睡眠医学
——理论与实践
Principles and Practice of Sleep Medicine

（第7版）　　　　　　　　　　　（上　卷）

原　著　Meir Kryger MD, FRCPC · Thomas Roth PhD
　　　　Cathy A. Goldstein MD · William C. Dement MD

主　译　陆　林

北京大学医学出版社

SHUIMIAN YIXUE——LILUN YU SHIJIAN（DI 7 BAN）

图书在版编目（CIP）数据

睡眠医学 ： 理论与实践 ： 第7版 ： 上下卷 ／（美）
迈尔·克利格（Meir Kryger）等原著；陆林主译.
北京 ： 北京大学医学出版社，2025. 3. -- ISBN 978-7
-5659-3268-7

Ⅰ. R749.7
中国国家版本馆 CIP 数据核字第 2024P7W954 号

北京市版权局著作权合同登记号：图字：**01-2024-4396**

Elsevier (Singapore) Pte Ltd.
3 Killiney Road, #08-01 Winsland House I, Singapore 239519
Tel: (65) 6349-0200; Fax: (65) 6733-1817

睡眠医学——理论与实践（第7版）

主　　译：陆　林
出版发行：北京大学医学出版社
地　　址：（100191）北京市海淀区学院路 38 号　北京大学医学部院内
电　　话：发行部 010-82802230；图书邮购 010-82802495
网　　址：http://www.pumpress.com.cn
E-mail：booksale@bjmu.edu.cn
印　　刷：中煤（北京）印务有限公司
经　　销：新华书店
策划编辑：冯智勇　袁帅军
责任编辑：袁帅军　张李娜　阳耀林　　责任校对：靳新强　　责任印制：李　啸
开　　本：889 mm×1194 mm　1/16　　印张：125.75　　字数：4435 千字
版　　次：2025 年 3 月第 1 版　2025 年 3 月第 1 次印刷
书　　号：ISBN 978-7-5659-3268-7
定　　价：850.00 元（上下卷）

版权所有，违者必究
（凡属质量问题请与本社发行部联系退换）

译者前言

《睡眠医学——理论与实践》（*Principles and Practice of Sleep Medicine*）是睡眠医学和精神病学领域经典的教科书，由该领域专家编著，为世界各国该领域医学生和从业者提供简明、准确的专业指导。该书自1989年第1版出版以来，一直与时俱进，不断更新，至今已经出版了7版。因该书专业内容更新及时、实用性强，被众多国外医学专业列为必需参考书。在北京大学医学出版社的支持下，我们有幸承担了《睡眠医学——理论与实践（第7版）》的翻译工作。希望该书中文版的出版和推广，可以帮助更多以睡眠医学为终身事业的同道和对睡眠医学感兴趣的朋友。

睡眠是人类不可或缺的基本生命活动之一，占据着生命三分之一的时间。随着社会压力的增大，睡眠障碍的发病率逐渐升高，严重影响人们的身体健康和生活质量。睡眠障碍与多种精神疾病和躯体疾病的发生发展密切相关（如抑郁、焦虑、痴呆、高血压以及癌症等），睡眠问题不仅影响个体的健康和生活质量，还会对国家经济造成重大损失。近30年睡眠医学得到了迅速发展，多学科的融合以及基于强大的科研和实践的基础，睡眠医学已经成为一门独立的学科，但是在国内该领域仍缺乏一本专业的参考书，而《睡眠医学——理论与实践（第7版）》的翻译出版可以填补这一空缺。《睡眠医学——理论与实践（第7版）》分为两大部分，总体目标是归纳和总结迄今为止在学术文章和一些专著中传播的科学思想。该版除了继承以前版本总结睡眠医学领域的新发现之外，在内容上做了诸多更新，涵盖了遗传学、生物节律学和睡眠监测等前沿研究领域，新增了"从儿童到成人"这一全新篇章。尽管全书约75%的章节都较前版有改动，但是该书仍然是睡眠医学领域的标准参考书，是医学生进入这一领域的入门必读书，更为经验丰富的临床医生在治疗睡眠障碍患者时提供重要参考。

《睡眠医学——理论与实践（第7版）》中文版的所有译者均为国内精神病学、睡眠医学、心理学、神经科学领域的高水平专家，对专业的领悟高、功底深厚、翻译和写作经验丰富、责任心强，确保了本书翻译工作的高质量完成。本书在翻译过程中虽多次校对和反复修改，但可能仍有表达不当之处，欢迎广大读者批评指正。

中国科学院院士
北京大学第六医院院长
北京大学精神卫生研究所所长

译审校者名单

主　　译　陆　林

副 主 译（按姓氏笔画排序）

时　杰　胡志安　唐向东　黄志力　韩　芳

秘　　书　邓佳慧　曹　露

审校专家（按姓氏笔画排序）

王　兵	上海交通大学医学院附属第九人民医院	张卫华	北京大学第六医院
王　赞	吉林大学第一医院	张克让	山西医科大学第一医院
王玉平	首都医科大学宣武医院	张继辉	广州医科大学附属脑科医院
王永祥	山东第一医科大学附属省立医院	陆　林	北京大学第六医院
王育梅	山东第一医科大学附属省立医院	陈　雄	武汉大学中南医院
王学义	河北医科大学第一医院	周新雨	重庆医科大学附属第一医院
王菡侨	河北医科大学第三医院	赵忠新	海军军医大学第二附属医院（上海长征医院）
王雪芹	北京大学第六医院	荣润国	香港中文大学
毛洪京	浙江大学医学院附属精神卫生中心（杭州市第七人民医院）	胡少华	浙江大学医学院附属第一医院
		胡志安	陆军军医大学
方　方	北京大学	贾福军	广东省人民医院精神卫生研究所
邓佳慧	北京大学第六医院	顾　平	河北医科大学第一医院
叶京英	清华大学附属北京清华长庚医院	徐　敏	中国科学院脑科学与智能技术卓越创新中心
师　乐	北京大学第六医院	徐　璎	苏州大学剑桥苏大基因组资源中心
吕云辉	云南省第一人民医院	殷善开	上海交通大学医学院附属第六人民医院
刘梅颜	首都医科大学附属北京安贞医院	高雪梅	北京大学口腔医院
孙洪强	北京大学第六医院	唐吉友	山东第一医科大学第一附属医院
李　哲	郑州大学第五附属医院	唐向东	四川大学华西医院
李　涛	浙江大学医学院附属精神卫生中心（杭州市第七人民医院）	黄　蓓	香港中文大学
		黄志力	复旦大学
李　韵	汕头大学精神卫生中心	宿长军	空军军医大学第二附属医院
李延忠	山东大学齐鲁医院	韩　芳	北京大学人民医院
李庆云	上海交通大学医学院附属瑞金医院	谢宇平	甘肃省人民医院
时　杰	北京大学	詹淑琴	首都医科大学宣武医院
汪　凯	安徽医科大学第一附属医院	潘集阳	暨南大学附属第一医院（广州华侨医院）
迟云鹏	首都医科大学附属北京安贞医院	魏世超	福州大学附属省立医院
张　斌	南方医科大学南方医院		

译　　者（按姓氏笔画排序）

干迪嘎	北京大学第六医院	弓　熙	北京大学口腔医院
于周龙	北京大学	马旭晅	南方医科大学南方医院
于　敏	北京大学口腔医院	马炜祥	复旦大学

马 薇	甘肃省人民医院	李世音	陆军军医大学
王 冉	河北医科大学第一医院	李红艳	昆明理工大学附属云南省第一人民医院
王 丽	北京大学第六医院	李志勇	武汉大学中南医院
王 兵	上海交通大学医学院附属第九人民医院	李明哲	北京大学
王 涛	苏州大学剑桥苏大基因组资源中心	李宗珊	首都医科大学宣武医院
王 森	首都医科大学附属北京安贞医院	李诗琪	上海交通大学医学院附属瑞金医院
王 颖	吉林大学第一医院	李艳玮	首都医科大学附属北京安贞医院
王 毅	上海交通大学医学院附属瑞金医院	李莹萱	首都医科大学宣武医院
王之琳	北京大学第六医院	李桃美	四川大学华西医院
王子健	河北医科大学第一医院	李雪玮	山东第一医科大学附属省立医院
王圣明	上海交通大学医学院附属第六人民医院	李晨阳	北京大学人民医院
王佳佳	南方医科大学南方医院	李银娇	北京大学第六医院
王熙凯	北京大学	李婷婷	北京大学第六医院
孔令玺	复旦大学	吴永希	福州大学附属省立医院
卢盼盼	北京大学第六医院	吴惠涓	海军军医大学第二附属医院（上海长征医院）
仝玉杰	北京大学第六医院	时 媛	四川大学华西医院
冯 晨	山东大学齐鲁医院	何 勍	北京大学
冯徐俊	四川大学华西医院	何 超	陆军军医大学
冯智博	河南医科大学第三医院	冷思琪	四川大学华西医院
司佳玥	北京大学第六医院	迟云鹏	首都医科大学附属北京安贞医院
朱 健	复旦大学	张 亚	武汉大学中南医院
朱心亿	北京大学	张 柳	上海交通大学医学院附属瑞金医院
朱立悦	北京大学第六医院	张 航	四川大学华西医院
朱希恩	河北医科大学第一医院	张 斌	南方医科大学南方医院
任若佳	河北医科大学第一医院	张 霄	山东第一医科大学第一附属医院
任栓成	陆军军医大学	张力戈	重庆医科大学附属第一医院
华子璇	上海交通大学医学院附属瑞金医院	张力月	上海交通大学医学院附属瑞金医院
刘飞翔	南方医科大学南方医院	张卫华	北京大学第六医院
刘元元	复旦大学	张小娜	浙江大学医学院附属精神卫生中心（杭州
刘志芬	香港中文大学		市第七人民医院）
刘砚南	北京大学第六医院	张云龙	北京大学第六医院
许 苑	南方医科大学南方医院	张苗玉	北京大学第六医院
许华俊	上海交通大学医学院附属第六人民医院	张雨欣	北京大学
孙 宁	山西医科大学第一医院	张明月	北京大学第六医院
孙 杰	北京大学第三医院	张凯琳	复旦大学
孙艳坤	北京大学	张思辰	河北医科大学第一医院
芦方颖	上海交通大学医学院附属瑞金医院	张保坤	山东第一医科大学第一附属医院
杨 雪	河北医科大学第一医院	张益萌	首都医科大学宣武医院
杨修平	武汉大学中南医院	张新阳	北京大学第六医院
杨晓桐	首都医科大学宣武医院	张慧敏	首都医科大学宣武医院
杨钰华	香港中文大学	陈 乐	汕头大学精神卫生中心
杨鑫跃	北京大学	陈 艳	昆明理工大学附属云南省第一人民医院
李 令	北京大学第六医院	陈 璐	复旦大学
李 哲	郑州大学第五附属医院	陈春霖	北京大学第六医院
李 娟	清华大学附属北京清华长庚医院	陈茜茜	上海交通大学医学院附属瑞金医院
李 彪	广州医科大学附属脑科医院	陈柏翰	北京大学第六医院

陈斯婧　香港中文大学
陈新贵　安徽医科大学第一附属医院
邵　岩　北京大学第六医院
范晓萱　暨南大学附属第一医院（广州华侨医院）
林莹妮　上海交通大学医学院附属瑞金医院
林倩雯　福州大学附属省立医院
林懿祺　福州大学附属省立医院
明小平　武汉大学中南医院
周　洋　北京大学第六医院
周　萌　浙江大学医学院附属精神卫生中心（杭州市第七人民医院）
周　鹏　武汉大学中南医院
周珊珊　河南医科大学第三医院
周娱菁　广州医科大学附属脑科医院
周新雨　重庆医科大学附属第一医院
郑永博　北京大学
郑西娟　北京大学
郑单丹　汕头大学精神卫生中心
郑娜娜　广州医科大学附属脑科医院
郎依琳　河北医科大学第一医院
孟适秋　北京大学
封红亮　广州医科大学附属脑科医院
赵浩芸　北京大学
郝凤仪　四川大学华西医院
郝文思　首都医科大学宣武医院
胡宇昕　北京大学第六医院
胡雨丝　复旦大学
胡佳慧　广东省人民医院精神卫生研究所
胡霖霖　浙江大学医学院附属精神卫生中心（杭州市第七人民医院）
段金凤　浙江大学医学院附属第一医院
侯钦格　浙江大学医学院附属精神卫生中心（杭州市第七人民医院）

饶培俊　首都医科大学附属北京安贞医院
姚忠祥　陆军军医大学
夏建霞　陆军军医大学
徐　敏　中国科学院脑科学与智能技术卓越创新中心
徐　悠　浙江大学医学院附属精神卫生中心（杭州市第七人民医院）
徐芳明　山东第一医科大学附属省立医院
高　腾　北京大学第六医院
郭俊龙　南方医科大学南方医院
郭誉鹏　北京大学第六医院
黄芷婷　南方医科大学南方医院
黄卓慧　广东省人民医院精神卫生研究所
龚思怡　香港中文大学
常祥文　北京大学
崇　杉　北京大学第六医院
章守业　首都医科大学宣武医院
惠培林　甘肃省人民医院
程岳阳　首都医科大学宣武医院
程金湘　空军军医大学第二附属医院
温冬妮　广东省人民医院精神卫生研究所
谢　枪　武汉大学中南医院
谢成娟　安徽医科大学第一附属医院
雷　倩　河南医科大学第三医院
雷彬斌　广州中医药大学
蔡　鹏　北京大学
蔡伟松　武汉大学中南医院
谭慧悦　广东省人民医院精神卫生研究所
谭　璐　四川大学华西医院
滕　腾　重庆医科大学附属第一医院
操瑞花　安徽医科大学第一附属医院
戴妍源　汕头大学精神卫生中心

怀念

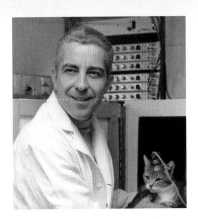

William C. Dement
1928—2020 年

William C. Dement，被誉为"睡眠医学之父"，是《睡眠医学——理论与实践》一书的发起者，并且从1989年发行首版开始就一致担任本书的主编。

William C. Dement 是一位卓越的科学家、导师、老师和领导者。他做了很多关于快速眼动睡眠的开创性研究，培养了众多在睡眠研究领域中成绩斐然的科学家。在斯坦福大学，他开设了一门极受欢迎的课程"*Sleep and Dreams*"。此外，他在推动"睡眠是一个重要生理过程"这一理念进入科学界、政府和公众视野方面发挥了举足轻重的作用。他的影响力广泛而深远，真正惠及了全球无数人。

我（Thomas Roth）第一次见到 William C. Dement 是在1972年，当时他来到辛辛那提参加一个关于睡眠医学的 CME 课程，他邀请了我来做两场讲座。那天我们几乎一整天都在一起交流。通过那次的接触，我深深体会到了他的聪慧和对睡眠医学的热情，最重要的是，他待人非常慷慨。在接下来的40多年里，我们有很多次互动，每次都让我更加坚定，他确如我对他的初印象那般热情和富有智慧。毫不夸张地说，若没有他，这本书就不可能诞生。

我（Meir Kryger）与 William C. Dement 初相识于1978年，在斯坦福的一次睡眠会议上，当时我大概是会场内唯一一个接受过呼吸系统相关医学培训的人，当我做完报告后，Bill 走到我面前，说："天啊，你这么年轻。"他没说错，当时的我确实是一个年轻人。那次的相遇开启了我们长久而深厚的友谊。

大约在1985年，我们开始讨论是否有必要编写一本睡眠医学专业的教科书。当时我们都很犹豫，一些同事甚至劝我们放弃，认为现有的科学成果还不足以支撑一本教材的编写。然而，当我们把这个问题抛给 William C. Dement 时，他斩钉截铁地说："没有教科书，这个学科怎么可能发展呢？"后来的故事就成了大家可以学习到的历史——1989年，《睡眠医学——理论与实践》第1版出版，共730页；而到第6版时（2017年），页数比第1版足足增加了1000页。William C. Dement 为睡眠医学领域的创建立下了汗马功劳，他的贡献将被永远铭刻在历史长河中。我们会永远怀念他。

Meir Kryger
Thomas Roth
Cathy A. Goldstein

原著序 1

祝贺《睡眠医学——理论与实践》：联结、协作、全球化！

自 1989 年首版问世到 2021 年第 7 版出版，《睡眠医学——理论与实践》始终被视为睡眠医学这一快速发展学科的知识"金标准"。如今，基于坚实的科研和临床实践基础，睡眠医学已成为一门成熟的学科，并稳步发展着。然而，在 30 多年前（对某些人来说，这仿佛还是昨日），这个领域的格局却大不相同。彼时，在 PubMed 上以"睡眠医学"为关键词的相关文献仅有 300 篇，而到 2020 年，这一数字已跃升至近 12 000 篇。知识的爆发式增长推动了临床睡眠医学中心及博士、博士后培训项目在美国及全球范围内的迅速增加。随着睡眠医学以及生物节律科学的不断进步，涌现出越来越多的诊断和治疗方法，帮助人们应对睡眠及生物节律紊乱，并进一步确立了"睡眠是维持各个年龄段人群健康与福祉的重要基石"这一理念，在缩小地区健康差异方面也起到了关键作用。

2017 年，诺贝尔生理学或医学奖授予了昼夜节律遗传机制的发现者，这对睡眠医学领域可谓是"梦想成真"的一件事情。大量研究表明，生物钟在中枢和外周组织中的节律调控对代谢、免疫、心血管及神经系统活动都有深远影响。如今，生物节律医学正逐渐成为一门新兴的临床专业。在过去，人们往往将生物节律科学和睡眠科学分隔来看，但现在越来越多的证据表明，它们二者在分子、细胞乃至系统层面的同步性对于健康至关重要。将节律生物学融入到医学实践中，可能为睡眠医学乃至整个医学领域的未来带来深远变革。

自第 6 版《睡眠医学——理论与实践》出版以来，睡眠医学领域内部间的相互联系变得更加紧密，大家一起通力合作，使睡眠医学的发展朝着全球化方向不断迈进。2016 年成立的世界睡眠协会汇聚了来自全球 40 多个睡眠协会的成员。通过举办国际会议、开设专业课程及举办世界睡眠大会和确定世界睡眠日等活动，协会积极推动了全球睡眠与生物节律健康的发展，培养了大量专业人才，并促进了全球范围内睡眠医学的学科建设。新冠肺炎疫情更加凸显了全球健康的互联性，强调了跨国合作的重要性，分享睡眠与生物节律医学的新视角，将科学研究转化为临床实践。

以第 7 版《睡眠医学——理论与实践》祝贺睡眠医学领域开创者和领军人物的远见卓识及伟大贡献，并为睡眠医学学科提供了最全面、最权威的知识体系。

——Phyllis C. Zee, MD, PhD
芝加哥西北大学费恩伯格医学院昼夜节律和睡眠
医学中心主任
世界睡眠协会主席

睡眠对健康至关重要！

我谨代表美国睡眠医学会（AASM）及其 11 000 余名成员和获得资质许可的睡眠中心，向本书的编者们表示祝贺，他们在全球疫情的挑战与困境中完成了这部具有里程碑式意义的教科书的新版编写。《睡眠医学——理论与实践》的每一版都展示了睡眠医学在相对较短的时间内取得的巨大进展，并成为该领域的权威著作。这一最新版本更深入地揭示了睡眠和生物节律系统在其他疾病及整体健康中的重要作用。科学家们一直在努力深入理解睡眠与觉醒的生理机制，为此，这一版专门增设了新型药物疗法章节，讨论如何通过靶向中枢神经系统中新的受体来治疗睡眠障碍。尽管本版在内容上作了诸多更新，涵盖了遗传学、生物节律学和睡眠监测等前沿研究领域，但有一点始终不变：这本教材依然是睡眠医学领域的标准参考书，照亮了这一学科的前行之路。尽管 AASM 针对睡眠科医师开发了很多新的培训模式，《睡眠医学——理论与实践》仍是学员们进入这一领域的入门必读书，更是经验丰富的临床医生在治疗睡眠障碍患者时的重要参考书。

在 AASM，我们始终致力于延续创始人之一、本书首版主编 William C. Dement 博士的精神与信念。2020 年，William C. Dement 与世长辞，全球的睡眠医学从业者因他的离世而深感哀痛。他推进学科发展的激情不断激励着睡眠医学领域的临床医生和科学家继续完成他的使命，他尽毕生之力推动了政策制定者以及全社会认识到睡眠的重要性。近来，美国国会成立了首个睡眠健康核心小组，此外，一些延迟学校上课时间的立法也取得了进展，以确保青少年能够获得充足的睡眠。这本教材在支持 AASM 实现"让睡眠健康被视为基础健康要素"的愿景中发挥了核心作用。AASM 及其成员视这本教材为指导，将其用于改善患者护理、培训临床医生和科学家，同时也让其他专业人士深刻理解睡眠对患者健康的重要性。

本书汇总了睡眠医学领域取得的成就，这些成果离不开过去和现在所有睡眠临床医生和科学家的共同努力。更重要的是，这本教材也为研究者提供了一条清晰的"路线图"，他们的研究成果必将在未来的版本中得以展现。本书是在全球新冠肺炎疫情期间完成的，这彰显了我们的同仁在困境中依然坚持探索睡眠与生物节律科学的韧性。这也是对众多睡眠专家和临床医生的致敬——他们在疫情肆虐的背景下，依然坚持为睡眠障碍患者提供基于循证医学的、最新的临床治疗。正如睡眠医学领域中出现的变革所体现的那样，许多新的发展和进步往往是迫于形势而诞生——在疫情期间，远程医疗的推广、家庭睡眠障碍诊断与监测的广泛应用，以及睡眠健康地区差异大等问题逐渐得到重视，都展示了我们的快速应变能力。毫无疑问，睡眠医学领域面对逆境的韧性和创新精神将帮助我们应对未来的挑战与变革。AASM 及其成员向所有编者和作者致以崇高的敬意，他们在重重困难中完成了这部具有深远影响力的巨著。我们感谢他们的努力，这将进一步推动 AASM 提升睡眠健康和改善生活质量的使命。

——Raman K. Malhotra, MD, FAASM
美国睡眠医学会主席（2021—2022 年）
华盛顿大学圣路易斯医学院睡眠医学中心神经病学
副教授

原著前言

肆虐的病毒如汹涌的海潮席卷整个地球，将所有人的生活彻底颠覆。我们挚爱的朋友兼合作主编 Bill Dement 在此期间与世长辞。几乎每个人都亲历或听闻了身边的亲友感染或逝去的消息，忧虑和不安笼罩着我们每一个人——第 7 版《睡眠医学——理论与实践》就这样在全球新冠肺炎疫情的风暴之中，艰难地诞生了。

在疫情暴发前，Cathy Goldstein 已经加入了本书的高级编辑团队。各章节的编辑和作者们也陆续应邀参与。然而，2020 年初，疫情首先波及欧洲，紧接着蔓延至其他大洲。一些编者在接到我们的联系时告知，他们本人正在住院治疗，或是家中亲人感染了新冠。编者中许多人被征调去疫情一线照顾住院患者，还有一些被迫居家隔离，无法进入办公室处理工作，也没有条件完成自己的章节。甚至，连加州的山火都影响到一些编者，他们或被困在家中，或被迫撤离。尽管困难重重，所有的编者依然都出色地完成了全部章节的撰写工作。

本书共分 23 篇，新增了"从儿童到成人"这一全新篇章。全书约 75% 的章节都较前版有改动。尽管编写团队有变化，但本书始终秉承其哲学理念，内容涵盖了从基础到临床的各个学科，并囊括了来自四大洲的编者。

在这本书的撰写过程中，多位本版及之前版本的作者永远离开了我们：Richard Allen、Rosalind Cartwright、Bill Dement、Christian Guilleminault、Mark Mahowald、Art Spielman 和 Mario Terzano。他们对医学领域的贡献将影响未来几代人的健康。愿他们的精神成为永恒的祝福，激励着后辈继续前行。

正如"最上等的美酒往往源自最为贫瘠的土壤"，这本历经磨难方才诞生的著作，历经千锤百炼，必将成为睡眠医学领域的传世经典，继续承载 30 多年前那不灭的梦想和愿景，指引我们迈向更加光明的未来。

Meir Kryger
Cathy Goldstein
Thomas Roth

第 1 版原著前言

与睡眠相关的疾病并非新鲜话题，但专门研究睡眠障碍的学科仍处于起步阶段。在这个领域，已有丰富的知识储备可以用来奠定睡眠医学这门学科的理论基础。我们希望本书能够在这一学科的发展中起到引领作用，为学界和临床提供方向和参考。

Douglas Hofstadter 曾深入探讨思想和概念如何演变并得以传播[1]。1965 年，Roger Sperry[2] 写道："思想会催生新的思想，并推动新理念的形成。它们彼此交织，不仅在同一个人的大脑中与其他心理力量互动，也能跨越时间与空间，在不同时空的大脑之间进行沟通。思想还会与外部环境发生联系，从而引发进化的突变式飞跃，这种演变远远超越了当今已知的任何生命现象，甚至包括细胞的诞生。"Jacques Monod[3] 在《偶然与必然》一书中写道："对生物学家而言，思想的进化与生物圈的演变有着惊人的相似之处。尽管抽象的知识相较于生物圈处于更高层次，超脱于无生命的物质世界之上，但思想依然保留了某些有机体的特性。它们试图维持自身的结构和延续，就像基因一样，思想也能重组、分裂并传播其内容；而在这一过程中，思想的选择机制同样发挥着至关重要的作用。"Hofstadter 将这个抽象领域称为"思想圈"，与生物圈相对应。思想圈中的"思想单元"，即"模因"（memes），就像生物圈中的基因，被 Richard Dawkins 视为一种特殊的"遗传因子"[4]。他写道："正如基因通过精子或卵子从一个个体传播到另一个体，模因也通过不同大脑间的相互传递而繁衍。一个科学家如果听到或读到某个好观点，就会将其传递给同事和学生，并在自己的文章和讲座中引用。若这种思想被广泛接受，我们就可以说，它像基因一样，通过思想在大脑间传播……模因应被视作一种'活的结构'，不仅仅是比喻意义上的存在。"

因此，这本书试图将那些至今大多只在口头交流、学术文章和少数专著中传播的科学思想进行系统化的总结和归纳。本书中涉及的"模因"源自多个学科领域，包括心理学、精神病学、神经病学、药理学、内科学、儿科学和基础生物科学。学科的演变离不开多学科的交融，而这一点在医学领域尤为常见。感染性疾病学就深植于微生物学，其从业者往往需要熟练掌握内科学、外科学、妇科学和儿科学等多方面的知识。同样，肿瘤学源于外科学、血液学和内科学，但其研究者还需要精通病毒学和分子生物学。对于睡眠障碍患者来说，这种多学科融合显得尤为重要。许多患者往往"被忽略"，他们通常在确诊前就已辗转多个科室，甚至需要咨询 5~10 位专家后才能最终确诊。这种现象表明，临床医生需要全面了解睡眠及其相关障碍，填补这一领域的知识空白，从而为患者提供更加及时和精准的诊断与治疗。

[1] Hofstadter DR. Chapter 3. In: Metamagical Themas: Questing for the Essence of Mind and Pattern. Toronto: Bantam Books; 1986.

[2] Sperry R. Mind, brain, and humanist values. In: Platt JR, editor. New Views of the Nature of Man. Chicago: The university of Chicago Press; 1965.

[3] Monod J. Chance and Necessity. New York: Vintage Books; 1972.

[4] Dawkins R. The Selfish Gene. Oxford: Oxford University Press; 1976. p. 206.

原著致谢

30多年来，我们始终致力于《睡眠医学——理论与实践》这部著作的打磨和完善。从第1版到第7版的问世，有成千上万的人参与其中。在全球疫情肆虐之时，能够完成这样一部巨著，实属艰难。在隔离、封锁和撤离等艰险环境下，编者和爱思唯尔（Elsevier）的员工们依然坚守岗位，有些人照顾住院病患，有些人则负责门诊患者。尽管我们无比希望能够逐一向每一位为本书付出的人表达感谢，但无论怎样，都难以列出所有人的名字。有些人已经退休，有些人已与世长辞，还有一些人在不同版本的编写中做出了重要贡献，但我们未能知晓他们的名字。他们当中有秘书、校对员、艺术家、设计师、负责校样的人、网络程序员，以及那些亲自将这本书送到读者手中的印刷工人。正是他们不计名利、甘于奉献的精神，让本书一步步走向成熟。

我们还要特别感谢所有爱思唯尔的杰出编辑，他们为本书的每个版本的诞生贡献了智慧和力量。这些编辑包括 Bill Lamsback、Judy Fletcher、Richard Zorab、Cathy Carroll、Todd Hummell 和 Dolores Meloni，是他们燃起了梦想的火炬，为开辟这一崭新的医学领域奠定了坚实的基础。

还有许多人协助准备了第7版的内容，包括爱思唯尔的 Nancy Duffy、Laura Kuehl-Schmidt、Lisa Barnes、Kate Mannix、Melanie Tucker、Amy Buxton，以及其他许多参与本书印刷版和在线版生产与设计的团队成员。

此外，我们还要特别感谢所有编者和工作人员的家属们。正是因为你们的支持与默默付出，他们才能心无旁骛、全力以赴，最终完成这项可能影响成千上万、甚至上百万人生命的伟大著作。

最后，我们由衷感谢所有为本书做出贡献的数百位作者，以及各篇的主编和副主编。没有他们的鼎力相助，这部书的诞生绝无可能。他们的贡献巨大而深远，无法用任何语言来衡量。每一个名字，每一份努力，都是这部巨著成功的基石，都是我们深深铭记的力量。

各篇主编和副主编

第1版 1989年

Mary Carskadon
Michael Chase
Richard Ferber
Christian Guilleminault
Ernest Hartmann
Meir Kryger
Timothy Monk
Anthony Nicholson
Allan Rechtschaffen
Gerald Vogel
Frank Zorick

第2版 1994年

Michael Aldrich
Mary Carskadon
Michael Chase
J. Christian Gillin
Christian Guilleminault
Ernest Hartmann
Meir Kryger
Anthony Nicholson
Allan Rechtschaffen
Gary Richardson
Thomas Roth
Frank Zorick

第3版 2000年

Michael Aldrich
Michael Chase
J. Christian Gillin
Christian Guilleminault
Max Hirshkowitz
Mark W. Mahowald
Wallace B. Mendelson
R.T. Pivik
Leon Rosenthal
Mark Sanders
Fred Turek
Frank Zorick

第4版 2005年

Michael Aldrich
Ruth Benca
J. Christian Gillin
Max Hirshkowitz
Shahrokh Javaheri
Meir Kryger
Mark W. Mahowald
Wallace B. Mendelson
Jacques Montplaiser
John Orem
Timothy Roehrs

Mark Sanders
Robert Stickgold
Fred Turek

第5版 2011年

Sonia Ancoli-Israel
Gregory Belenky
Ruth Benca
Daniel Buysse
Michael Cramer-Bornemann
Charles George
Max Hirshkowitz
Meir Kryger
Gilles Lavigne
Kathryn Aldrich Lee
Beth A. Malow
Mark W. Mahowald
Wallace B. Mendelson
Jacques Montplaisir
Tore Nielsen
Mark Sanders
Jerome Siegel
Fred Turek

谨以此书献给

Barbara Kryger、Jay 和 Shelley Gold、Emily 和 Michael Kryger、

Steven Kryger 和 Barr Even

Toni Roth、Daniel 和 Jeanne Roth、Adam 和 Carol Roth、Jonathan 和

Cheyna Roth、Andrea 和 Justin Leibow

Tadd、Evan、Cole Hiatt、Larry 和 Tamara Goldstein、Carolyn Hiatt

戏剧作品选段

每周二，英国女王 Elizabeth 二世（由 Dame Helen Mirren 饰演）都会在白金汉宫一楼的私人会客室中，与时任首相进行私密会晤。这段剧本选自 Peter Morgan 的戏剧作品 The Audience。在这一幕中，Elizabeth 正在与首相 Gordon Brown 会面。

Elizabeth： 既然你的周末和平时，都在如此勤奋的工作，你起床很早吗？

Brown： 我每天四点半起床。

Elizabeth： 哦，天哪。

Brown： 没关系，我平时睡得不多。

Elizabeth： 从什么时候开始的？

Brown： 一直以来都是这样。

Elizabeth： Harold Wilson 总是说，"成为首相的首要条件是要有一个良好的睡眠……以及对历史的洞察力。"Mrs. Thatcher 在任期的最后阶段让自己只需要很少的睡眠。但我依然不确定她的状态是否能让我放心。我赞同一个有权发动核战争的人还能睡个好觉，那这个人会让我觉得他是真的很强大。（停顿）此外，睡眠不足会在其他方面产生连锁影响。

Brown： 比如说？

Elizabeth： 影响一个人的健康、幸福感，以及内心平静。

（Brown 抬头看着她，沉默）

Elizabeth： 我还有些担心……

Brown： 关于什么？

Elizabeth： 关于你是否能感到幸福。不过别担心，你不是第一个在这个位置上感到不堪重负和有些许沮丧抑郁的人。（她在寻找合适的话来说）

以上来自 2013 年 Peter Morgan 的戏剧作品 The Audience，Faber and Faber
经 Peter Morgan 先生许可使用。

而老虎（此指危机）总是在夜晚出没
它们的低吼犹如暗雷低回
好像在哀悼你的希望被摧毁
并扭曲一切使你的梦想蒙羞

摘自《悲惨世界》（Les Misérables）中的歌曲 I Dreamed a Dream。
经制作人 Cameron Mackintosh 许可 © 1985 Alain Boublil 音乐公司，1991 年经许可使用，CMI。

文学作品选段

愿那位发明睡眠的人蒙受祝福。
——睡眠像斗篷一般，包裹住人的全部身体和思绪。
——对于饥饿的人，它是食物；对于口渴的人，它是饮料；对于寒冷的人，它是温暖；对于炎热的人，它是清凉。
——它让牧羊人与君王平等，让愚者与智者无异。
——但它只有一个缺点，那就是它与死亡相似，因为睡梦中的人和死去的人之间，几乎没有什么差别。

选自《堂吉诃德》
作者：萨维德拉·塞万提斯

"睡觉！忘记一切！"他心里这样想着，带着一个健康人的那种坦然和自信。只要他感到疲倦和困意，他立刻就能入睡。就在那一刻，他的头开始感到昏昏沉沉，他渐渐陷入了遗忘的深渊。意识慢慢消失，整个过程如海潮般开始在他头上汇聚，就在此时——突然之间——仿佛一阵强烈的电流穿过他的身体。他猛地一惊，从沙发上跳了起来，双臂支撑着膝盖，惊慌失措地坐着，双眼睁得大大的，好像从未入睡过一样。睡觉之前，他感觉到的头脑沉重感和四肢疲惫感都在睡觉后消失得无影无踪。

选自《安娜·卡列尼娜》第四部 第十八章
作者：列夫·托尔斯泰

《电流涌动的身体》

我们体内的每个细胞都有一个像门一样的孔洞，
它决定何时让带电的盐离子如潮水般涌入细胞。
然而，流经我们体内的能量却远远比电流慢得多，
电流能通过电线点亮灯泡，
而正是这盏灯照亮了我准备脱衣就寝的时刻。
我被告知，这脱衣的命令是由穿越突触间隙的电火花传递的，
它传递着这样一条信息：
"是时候睡觉了。"
当我掀开被子，躺进被窝，
我想，如果我能看到皮肤之下的世界，
我会看到我的身体像香港这座城市一样繁忙，
血流在血管里涌动，如同夜间拥挤的车流在高速公路上缓行，
而出租车里那些微小的脸庞则在手机的微光下仰望，
仿佛这样就能感觉到有人在注视着他们。

——James Crews，2020 年 12 月 3 日，《纽约时报》杂志。经诗人许可使用。

原著主编

Meir Kryger MD, FRCPC

Professor
Department of Pulmonary Critical
   Care and Sleep Medicine
Yale University
New Haven, Connecticut

Thomas Roth PhD

Director
Sleep Disorders Center
Henry Ford Hospital
Detroit, Michigan

Cathy A. Goldstein MD

Associate Professor
Department of Neurology
University of Michigan
Ann Arbor, Michigan

William C. Dement MD

Lowell W. and Josephine Q. Berry
   Professor of Psychiatry and
   Behavioral Sciences
Stanford University School of
   Medicine
Department of Sleep Sciences &
   Medicine
Palo Alto, California

原著者名单

Ghizlane Aarab, MD
Sabra Abbott, MD, PhD
Shervin Abdollahi, BS
Philip N. Ainslie, PhD
Cathy Alessi, MD
Richard P. Allen, PhD
Fernanda R. Almeida, DDS, MSc, PhD
Aurelio Alonso, DDS, MS, PhD
Neesha Anand, MD
Amy W. Amara, MD
Sonia Ancoli-Israel, PhD
Anna Anund, PhD
Taro Arima, DDS, PhD
J. Todd Arnedt, PhD
Isabelle Arnulf, MD, PhD
Vivian Asare, MD
Lauren Asarnow, PhD
Hrayr Attarian, MD
Alon Y. Avidan, MD, MPH
Nicoletta Azzi, MD
M. Safwan Badr, MD, MBA
Helen A. Baghdoyan, PhD
Sébastien Baillieul, MD, PhD
Benjamin Baird, PhD
Fiona C. Baker, PhD
Thomas J. Balkin, PhD
Siobhan Banks, PhD
Nicola L. Barclay, BA(Hons), MSc, PhD
Steven R. Barczi, MD
Mathias Basner, MD, PhD, MSc
Claudio L.A. Bassetti, MD
Celyne Bastien, PhD
Christian R. Baumann, MD
Louise Beattie, PhD
Bei Bei, DPsych(Clinical), PhD
Gregory Belenky, MD
Amy Bender, MS, PhD
Suzanne M. Bertisch, MD, MPH
Carlos Blanco-Centurion, PhD
Benjamin T. Bliska, DDS
Konrad E. Bloch, MD
Bradley F. Boeve, MD
Patricia Bonnavion, MD
Scott B. Boyd, DDS, PhD
Alessandro Bracci, DDS
Tiffany Braley, MD
Josiane L. Broussard, MD
Daniel B. Brown, JD
Luis F. Buenaver, PhD
Helen J. Burgess, PhD
Keith R. Burgess, MBBS, MSc, PhD, FRACP, FRCPC
Orfeu M. Buxton, PhD
Daniel J. Buysse, MD
Sean W. Cain, PhD
J. Lynn Caldwell, BS, MA, PhD
John A. Caldwell, BS, MA, PHD
Michael W. Calik, PhD
Francisco Campos-Rodriguez, MD
Craig Canapari, MD
Michela Canepari, PhD
Michelle T. Cao, DO
Colleen E. Carney, PhD
Michelle Carr, PhD
Santiago Carrizo, MD
Mary A. Carskadon, PhD
Diego Z. Carvalho, MD
Anna Castelnovo, MD
Eduardo E. Castrillon, DDS, MSc, PhD
Lana M. Chahine, MD

Etienne Challet, PhD
Philip Cheng, PhD
Ronald D. Chervin, MD, MS
Soo-Hee Choi, MD, PhD
Ian M. Colrain, PhD
Veda Elisabeth Cost, BA
Anita P. Courcoulas, MD
Michel A. Cramer Bornemann, MD, DABSM, FAASM
Ashley F. Curtis, PhD
Charles A. Czeisler, PhD, MD
Michael Czisch, MD
Armando D'Agostino, MD, PhD
O'Neill F. D'Cruz, MD
Steve M. D'Souza, MD
Meg Danforth, PhD
Yves Dauvilliers, MD, PhD
Drew Dawson, PhD
David de Ángel Solá, MD
Luis de Lecea, PhD
Massimiliano de Zambotti, PhD
Tom Deboer, PhD
Lourdes DelRosso, MD
William C. Dement, MD[†]
Jerome A. Dempsey, PhD
Massimiliano DiGiosia, DDS
Derk-Jan Dijk, PhD
David F. Dinges, MS, MA(H), PhD
G. William Domhoff, PhD
Jillian Dorrian, PhD, MBiostat
Anthony G. Doufas, MD, PhD
Luciano F. Drager, MD, PhD
Christopher L. Drake, PhD, FAASM, DBSM
Martin Dresler, PhD
Jeanne F. Duffy, MBA, PhD
Peter R. Eastwood, PhD
Danny J. Eckert, PhD
Jack D. Edinger, PhD
Bradley A. Edwards, PhD
Jason G. Ellis, MD
Daniel Erlacher, PhD, MD
Gregory Essick, DDS, PhD
Marissa A. Evans, MS
Véronique Fabre, PhD
Francesca Facco, MD
Ronnie Fass, MD
Luigi Ferini-Strambi, MD
Julio Fernandez-Mendoza, PhD, CBSM, DBSM
Fabio Ferrarelli, MD, PhD
Raffaele Ferri, MD
Stuart Fogel, PhD
Jimmy J. Fraigne, PhD
Paul Franken, PhD
Karl A. Franklin, MD, PhD
Neil Freedman, MD, FCCP
Liam Fry, MD, CMD, FACP
Patrick M. Fuller, MS, PhD
Constance H. Fung, MD, MSHS
Carles Gaig, MD, PhD
Philippa H. Gander, PhD, FRSNZ, ONZM
Sheila N. Garland, PhD
Philip R. Gehrman, PhD
Martha U. Gillette, PhD
Kevin S. Gipson, MD, MS
Peter J. Goadsby, MD, PhD, DSc
Avram R. Gold, MD
Cathy A. Goldstein, MD
Joshua J. Gooley, PhD
Nadia Gosselin, PhD
Daniel J. Gottlieb, MD, MPH

R. Curtis Graeber, BA, MA, PhD
Michael A. Grandner, PhD, MTR
Harly Greenberg, MD
Alice M. Gregory, BSc, PhD
Edith Grosbellet, PhD
Ludger Grote, MD, PhD
Ronald Grunstein, MBBS, MD, PhD, FRACP
Christian Guilleminault, MD, BioL[†]
Andrew Gumley, MD
Hannah Gura, BS
Monika Haack, MD
Martica H. Hall, PhD
Erin C. Hanlon, PhD
Ronald M. Harper, PhD
Krisztina Harsanyi, MD
Eric Heckman, MD
Jan Hedner, MD, PhD
Brent E. Heideman, MD
Raphael Heinzer, MD, MPH
Luke A. Henderson, BSc, PhD
Rebecca C. Hendrickson, MD, PhD
Alberto Herrero Babiloni, DDS, MS
W. Joseph Herring, MD, PhD
Elisabeth Hertenstein, MD
David Hillman, MBBS, FANZCA
Max Hirshkowitz, PhD
Aarnoud Hoekema, MD, DMD, PhD
Birgit Högl, MD
Richard L. Horner, PhD
Amanda N. Hudson, BS, MA
Steven R. Hursh, PhD
Nelly Huynh, DDS
Mari Hysing, MD
Octavian C. Ioachimescu, MD, PhD, MBA
Mary Ip, MD
Alex Iranzo, MD, PhD
Bilgay Izci Balserak, PhD
Chandra L. Jackson, MD
Shahrokh Javaheri, MD
Sogol Javaheri, MD, MPH, MA
Peng Jiang, PhD
Yandong Jiang, MD, PhD
Hadine Joffe, MD, MSc
David A. Johnson, MD, MACG, FASGE, MACP
Karin Johnson, MD, FAASM, FAAN
Anne E. Justice, MA, PhD
Marc Kaizi-Lutu, BA
David A. Kalmbach, PhD
Elissaios Karageorgiou, MD, PhD
Eliot S. Katz, MD
Brendan T. Keenan, MS
Sharon Keenan, PhD
Thomas Kilduff, PhD
Douglas Kirsch, MD
Christopher E. Kline, PhD
Melissa P. Knauert, MD, PhD
Kristen L. Knutson, PhD
Abigail L. Koch, MD, MHS
George F. Koob, MD
Sanjeev V. Kothare, MD, FAAN, FAASM
Kyoshi Koyano, DDS, PhD
James M. Krueger, PhD, MDHC
Meir Kryger, MD, FRCPC
Andrew D. Krystal, MD, MS
Samuel T. Kuna, MD
Scott Kutscher, MD
Stephen LaBerge, PhD

[†]Deceased.

Annie C. Lajoie, MD
Amanda Lamp, BS, MS, PhD
Hans-Peter Landolt, PhD
Jessica Lara-Carrasco, PhD
Gilles Lavigne, DMD, FRCDI, PhD
Michael Lazarus, PhD
Han-Hee Lee, MD
Guy Leschziner, MBBS, MA, PhD, FRCP
John A. Lesku, PhD
Christopher J. Lettieri, MD
Vicki Li
Paul-Antione Libourel, PhD
Melissa C. Lipford, MD
Frank Lobbezoo, DDS, PhD
Geraldo Lorenzi-Filho, MD, PhD
Judette Louis, MD, MPH
Brendan P. Lucey, MD, MSCI
Ralph Lydic, PhD
Madalina Macrea, MD, PhD, MPH
Mary Halsey Maddox, MD
Mark W. Mahowald, MD[†]
Atul Malhotra, MD
Raman K. Malhotra, MD
Beth A. Malow, MD, MS
Rachel Manber, PhD
Daniele Manfredini, DDS, MSc, PhD
Jim Mangie, BS
Edward Manning, MD, PhD
Pierre Maquet, MD, PhD
Jose M. Marin, MD
Marta Marin-Oto, MD
Jennifer L. Martin, PhD
Miguel A. Martínez-Garcia, MD, PhD
Kiran Maski, MD, MPH
Ivy C. Mason, PhD
Christopher R. McCartney, MD
Colleen McClung, PhD
Christina S. McCrae, PHD
Dennis McGinty, PhD
Andrew W. McHill, PhD
Reena Mehra, MD, MS
Emmanuel Mignot, MD, PhD
Katherine E. Miller, PhD
Brienne Miner, MD, MHS
Jennifer W. Mitchell, PhD
Murray Mittleman, MD, DrPH
Vahid Mohsenin, MD
Babak Mokhlesi, MD, MSc
Jacques Montplaisir, PhD
Charles M. Morin, PhD
Mary J. Morrell, PhD
Tanvi H. Mukundan, MD
Erik Musiek, MD, PhD
Carlotta Mutti, MD
Alexander D. Nesbitt, BM BCh, PhD, FRCP
Thomas Nesthus, PhD, FRAeS, FasMA
Natalie Nevárez, MD
Tore Nielsen, PhD
Christoph Nissen, MD
Eric A. Nofzinger, MD
Christopher B. O'Brien, BS
Louise M. O'Brien, PhD, MS
Bruce O'Hara, PhD
Yo Oishi, PhD
Eric J. Olson, MD
Jason C. Ong, PhD
Mark R. Opp, PhD
Edward F. Pace-Schott, PhD
Allan I. Pack, MB, ChB, PhD, FRCP
John Park, MD
Liborio Parrino, MD
Sara Pasha, MBBS
Michael Paskow, MPH
Susheel P. Patil, MD, PhD, ATSF
Alexander Patrician, MSc
Milena K. Pavlova, MD, FAASM
John H. Peever, PhD
Philippe Peigneux, PhD

Yüksel Peker, MD, PhD
Rafael Pelayo, MD
Thomas Penzel, MD
Jean-Louis Pépin, MD, PhD
Michael L. Perlis, PhD
Lampros Perogamvros, MD
Dominique Petit, PhD
Megan E. Petrov, PhD
Dante Picchioni, PhD
Grace W. Pien, MD, MSCE
Wilfred R. Pigeon, PhD
Margaret A. Pisani, MD, MPH
Melanie Pogach, MD, MMSc
Donn Posner, PhD
Ronald Postuma, MD, MSc
Naresh Punjabi, MD, PhD
Stacey Dagmar Quo, DDS, MS
Shadab Rahman, PhD
David Raizen, MD, PhD
Preethi Rajan, MD
Shantha Rajaratnam, MD
Kannan Ramar, MD
Winfried J. Randerath, MD
Karen Raphael, PhD
Murray Raskind, MD
Kavita Ratarasarn, MBBS
Niels C. Rattenborg, PhD
Susan Redline, MD, MPH
Kathryn J. Reid, PhD
Kathy Richards, PhD, RN, FAAN, FAASM
Samantha Riedy, PhD, RPSGT
Dieter Riemann, PhD
Timothy Roehrs, PhD
Thomas Roth, PhD
James A. Rowley, MD
David B. Rye, MD
Ashima S. Sahni, MD
Charles Samuels, MD, CCFP, DABSM
Anne E. Sanders, MS, PhD, MS
Clifford B. Saper, MD, PhD
Michael J. Sateia, MD, FAASM
Josée Savard, PhD
Marie-Hélène Savard, PhD
Thomas E. Scammell, MD
Matthew T. Scharf, MD, PhD
Steven M. Scharf, MD, PhD
Frank A.J.L. Scheer, PhD, MSc
Logan Schneider, MD
Michael Schredl, PhD
Sophie Schwartz, PhD
Paula K. Schweitzer, PhD
Bernardo Selim, MD
Frédéric Sériès, MD
Barry J. Sessle, PhD
Amir Sharafkhaneh, MD, PhD
Katherine M. Sharkey, MD, PhD
Paul J. Shaw, PhD
Ari Shechter, PhD
Stephen H. Sheldon, DO
Fahmi Shibli, MD
Priyattam J. Shiromani, PhD
Tamar Shochat, DSc
Francesca Siclari, MD
Jerome M. Siegel, PhD
T. Leigh Signal, Bav, MA (hons), PhD
Michael H. Silber, MBChB
Norah Simpson, PhD
Mini Singh, MBBS
Børge Sivertsen, MD
Lillian Skeiky, BS
Anne C. Skeldon, PhD
Carlyle Smith, MD
Michael T. Smith, PhD
Virend K. Somers, MD, PhD
Kai Spiegelhalder, MD PhD
Arthur J. Spielman, PhD, FAASM[†]

Victor I. Spoormaker, PhD, MD
Erik K. St. Louis, MD, MS
Robert Stansbury, MD
Murray B. Stein, MD, MPH
Robert Stickgold, PhD
Katie L. Stone, MA, PhD
Riccardo Stoohs, MD
Robyn Stremler, RN, PhD, FAAN
Patrick J. Strollo Jr., MD, FACP, FCCP, FAASM
Shannon S. Sullivan, MD
Peter Svensson, DDS, PhD, Dr.Odont
Steven T. Szabo, MD, PhD
Ronald Szymusiak, PhD
Mehdi Tafti, PhD
Renaud Tamisier, MD, PhD, MBA
Esra Tasali, MD
Daniel J. Taylor, MD, PhD
Mihai C. Teodorescu, MD
Matthew J.W. Thomas, PhD
Robert Joseph Thomas, MD, MMSc
Michael J. Thorpy, MD
Lauren A. Tobias, MD
Giulio Tononi, MD, PhD
Irina Trosman, MD
Fred W. Turek, PhD
Raghu Pishka Upender, MD, MBA
Andrew Vakulin, PhD
Philipp O. Valko, MD
Eve Van Cauter, PhD
Margo van den Berg, PhD
Hans P.A. Van Dongen, MS, PhD
Eus Van Someren, MD
Olivier M. Vanderveken, MD, PhD
Gilles Vandewalle, PhD
Andrew W. Varga, MD, PhD
Ivan Vargas, PhD
Bradley V. Vaughn, MD
Øystein Vedaa, PhD
Richard L. Verrier, PhD
Alexandros N. Vgontzas, MD
Aurelio Vidal-Ortiz, MD
Aleksandar Videnovic, MD, MSc
Martha Hotz Vitaterna, PhD
Lauren Waggoner, BS, MA, PhD
Arthur S. Walters, MD
Erin J. Wamsley, PhD
Paula L. Watson, MD
Terri E. Weaver, PhD, RN
Gerald L. Weinhouse, MD
Pnina Weiss, MD
Nancy Wesensten, PhD
Sophie West, MD
Ephraim Winocur, DMD
William Wisden, MA, PhD
Lisa F. Wolfe, MD
Christine Won, MD, MS
Jean Wong, MD, FRCPC
Kenneth P. Wright, Jr., PhD
Lora Wu, PhD
Mark Wu, MD, PhD
Don Wykoff, BBA, FRAeS
Lichuan Ye, PhD, RN
Magdy Younes, MD, FRCPC, PhD
Antonio Zadra, PhD
Phyllis C. Zee, MD, PhD
Jamie M. Zeitzer, PhD
Eric Zhou, PhD
Andrey V. Zinchuk, MD, MHS
Ding Zou, MD, PhD

[†]Deceased.

目　录

第 2 部分 睡眠医学实践

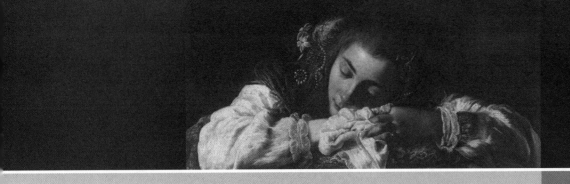

睡眠医学理论

第 1 部分

第1章

睡眠生理和睡眠医学史

Rafael Pelayo，William C. Dement[†]

郑永博　译　陆　林　审校

章节亮点

- 自从人类诞生以来，对于睡眠和梦的兴趣就一直存在。历史上一些伟大的人物尝试解释睡眠和梦境的生理和心理基础。

- 睡眠的现代科学研究始于对大脑电活动的发现。进一步的进展是通过对快速眼动（rapid eye movement，REM）和非快速眼动（non-REM，NREM）睡眠之间的发现和区分来标志的。辨识睡眠病理最终引发了睡眠诊所的建立。

- 睡眠医学作为一门医学专业已经存在了50多年。该领域的发展需要临床研究、临床服务的发展、培训计划以及对保险行业和公共政策的改变，必须意识到睡眠障碍对社会的影响。也许该领域所面临的最大存在危机是2020年的COVID-19病毒大流行。

- 这个领域仍在不断发展。睡眠影响着生理和医学的几乎所有方面——新的疾病正在被发现，新的治疗方法也在被提供。随着睡眠医学面临新的挑战，对睡眠医学史的了解可以为研究人员塑造这个学科的未来提供重要的见解。

本章的合著者 William C. Dement 博士于2020年在完成本章编辑后不久离世。他的去世受到了国际社会的关注（https://science.sciencemag.org/content/369/6503/512.full）。

他在本章以及本书的许多部分中所做出的贡献触动了我们所有人的生活。那些有幸见过他的人们很可能会对他的谦卑、优雅和幽默而印象深刻。

睡眠是被动状态

　　睡眠是清醒和死亡之间的中间状态；清醒被视为所有动物和智能功能的活跃状态，而死亡则是它们完全停滞的状态[1]。

　　上述内容是苏格兰医生 Robert MacNish 于1830年撰写的《睡眠哲学》（*The Philosophy of Sleep*）一书的第一句话。这句话体现了睡眠研究和睡眠医学的总体历史概念分歧，即睡眠作为一种被动过程与睡眠作为一种主动过程的对立。在快速眼动睡眠的发现之前，人们普遍认为睡眠是大脑处于非活动的状态。大多数专家认为睡眠是感觉输入减少、大脑活动减弱的必然结果。醒来和清醒被认为是这一过程的反转，主要是由于外部刺激对大脑的影响。人们没有真正区分睡眠和其他静止状态，如昏迷、恍惚、中毒、催眠、麻醉和冬眠。

　　当代研究者 J. Allan Hobson 也非常重视睡眠被动与主动的历史对立。正如他在1989年出版的《睡眠》

[†] Deceased.

（Sleep）一书中所指出的，"在过去的 60 年中，人们对睡眠的了解比之前的 6000 年还要多。"他接着说："在这短短的时间里，研究人员发现睡眠是一种动态行为。睡眠不是简单的不醒，而是大脑的一种特殊活动，由复杂而精确的机制控制[2]。"

梦和做梦被认为是这种静止睡眠状态的短暂中断。由于梦境似乎是自发出现的，有时是对环境刺激的反应（如众所周知的闹钟梦），因此产生梦境的刺激物的概念被推定为来自消化道或其他内部来源的刺激。一些人类学家认为，精神和灵魂的概念源于原始人需要解释他们的精气神为何能在夜间的梦中暂时离开身体，并在死亡时永久离开[3-4]。毫无疑问，梦影响了原始文化的信仰。

促进睡眠和抑制睡眠的物质是古代药典的一部分。人们在古代就观察到酒精会诱发类似睡眠的状态。5000 多年前，美索不达米亚就开始种植罂粟。公元前 4 世纪，希波克拉底承认鸦片具有麻醉作用。稍后，在埃塞俄比亚，当人们认识到咖啡具有防止睡眠的功效时，人们开始饮用咖啡。15 世纪，阿拉伯半岛开始种植咖啡，咖啡从那里传到欧洲，后来又传到美洲。

除了减少刺激，人们还提出了其他理论来解释睡眠的开始。有人从血液离开大脑积聚在消化道的概念出发，提出了血管理论，也有人从相反的概念出发，认为睡眠是由于血液对大脑的压力造成的。大约在 19 世纪末，出现了各种版本的"催眠毒素"假说，即疲劳产物在白天积累，最终导致睡眠，并在睡眠中逐渐消除。这是目前关于腺苷积累导致嗜睡的概念的早期镜像。1907 年，Legendre 和 Pieron 发现，睡眠不足的狗的血清可以诱导其他没有睡眠不足的狗入睡[5]。毒素导致大脑入睡的观点逐渐被一些内源性"睡眠因子"通过特定机制积极诱导睡眠的观点所取代。如今，人们仍在继续寻找促进睡眠的内源性因素。

20 世纪 20 年代，芝加哥大学生理学家 Nathaniel Kleitman 进行了一系列睡眠剥夺研究，并提出了一个精辟的观点，即熬夜的人第二天早上的困倦和精神受损程度通常低于不眠之夜。Kleitman 认为，这一观察结果与催眠毒素在大脑或血液中持续积累的概念不符。在其具有里程碑意义的综合性专著《睡眠与觉醒》（Sleep and Wakefulness）的 1939 年（第一版）中，Kleitman 将自己的观点总结如下：

> 需要解释的也许不是睡眠，而是觉醒，事实上，在系统发育和本体发育的不同阶段，可能存在不同种类的觉醒。尽管睡眠经常被认为是一种

本能或整体反应，是通过大脑皮质或皮质下结构的兴奋或抑制而主动启动的过程，但没有任何一个关于睡眠的事实不能被解释为清醒活动的放松[6]。

这句话简明扼要地揭示了阴阳符号"☯"作为睡眠医学标志的历史。阴阳符号曾是美国睡眠医学会官方标识的一部分，直到 2017 年才被更改。

大脑的电活动

1875 年，苏格兰生理学家理 Richard Caton 描述了兔子、猫和猴子大脑中的电节律。睡眠心理生理学研究协会第 15 届年会在爱丁堡召开，纪念他取得这一成就 100 周年。

20 世纪初，Camillo Golgi 和 Santiago Ramón y Cajal 证明神经系统并不是由大量融合在一起的细胞组成而共享一个共同的细胞质，而是由能够相互发出信号的离散细胞组成的高度复杂的网络。Luigi Galvani 发现动物的神经细胞能产生电流，Emil duBois-Reymond 和 Hermann von Helmholtz 发现神经细胞利用其导电能力相互传递信息。

然而，直到 1928 年，德国精神病学家 Hans Berger 才记录了人脑的电活动，并清楚地显示了这些节律在受试者清醒和睡眠时的差异[7]。这是第一次可以在不打扰睡眠者的情况下确定睡眠的存在，更重要的是，可以在不打扰睡眠者的情况下连续定量地测量睡眠。

哈佛大学的 Loomis、Harvey、Hobart、Davis 等人在 1937 年、1938 年和 1939 年发表的一系列有影响力的论文中描述了睡眠脑电波模式的所有经典主要元素[8-10]。Alfred Lee Loomis 是一位具有历史意义的人物，他在第二次世界大战中也发挥了关键作用。他开发了用于记录睡眠的放大器系统，而且由于历史上似乎已经失传的原因，他创造了"K- 复合体"一词[11]。Blake、Gerard 和 Kleitman 在芝加哥大学的研究中对这一成果进行了补充。在人类脑电图（electroencephalogram，EEG）上，睡眠的特征是高振幅慢波和棘波，而清醒时的特征是低振幅波和 α 节律[12-13]。睡眠大脑完全"关闭"的形象让位于睡眠大脑参与缓慢、同步、"闲置"神经元活动的形象。尽管这些发现的意义在当时并未得到广泛认可，但它们已成为睡眠研究领域最重要的进展之一。

同样在 20 世纪 30 年代，Frederick Bremer 的一系列研究似乎最终确立了睡眠的被动理论以及睡眠是对刺激和活动减少的反应[14-15]。Bremer 研究了两种猫的脑电波模式。Bremer 研究了两只猫的脑电波

模式。其中一只被 Bremer 称为 "encéphale isolé"，是通过切开髓质下部制成的。另一种称为 "cerveau isolé"，是在中脑眼球运动神经起源的正后方切开而成。第一种方法可以研究大脑皮质在嗅觉、视觉、听觉、前庭和肌肉神经冲动影响下的电节律；而在第二种方法中，研究范围几乎缩小到嗅觉和视觉冲动的影响。在第一种制备方法中，脑电图显示大脑继续表现出清醒活动与睡眠阶段交替出现。然而，在第二种制备方法中，脑电图模式呈现出明确的深度睡眠特征，并一直保持这种状态。Bremer 得出的结论是，大脑皮质在睡眠中发生了功能性（当然是可逆的）去感觉化。神经元隔离制剂会抑制神经冲动的不断涌入，尤其是皮肤和本体感觉神经冲动，这些神经冲动对维持端脑的清醒状态至关重要。显然，嗅觉和视觉冲动不足以使大脑皮质保持清醒。生理学者认为大脑已经完全关闭，无论这种比喻的含义是什么，这可能是一种误导，因为血液流动和新陈代谢可能仍在继续。不过，Bremer 等人肯定倾向于将睡眠视为活动减少——静止、缓慢、同步、"静止"的神经元活动。

网状激活系统

1949 年，关于睡眠和觉醒的一项最重要、最具影响力的研究发表了：脑电图脑干网状结构和活动表现（*Brain Stem Reticular Formation and Activation of the EEG*）[16]。这些作者得出结论，从睡眠到觉醒的过渡，或从松弛和嗜睡等不太极端的状态到警觉和注意力集中的过渡，都以大脑皮质各元素的同步放电明显中断为特征，这种变化在脑电图中的表现是高电压慢波被低电压快速活动所取代。

用植入脑干网状结构的电极进行高频电刺激，可产生脑电图激活和行为唤醒。这些发现似乎表明，脑电图激活、清醒和意识处于连续体的一端，而脑电图同步、睡眠和无意识则处于另一端。

Starzl 及其同事证明，感觉络脉会向网状结构放电，这表明存在一种机制，通过这种机制，感觉刺激可以转化为大脑的长时间激活和持续清醒[17]。对脑干网状结构慢性损伤的研究产生了持续的脑电图慢波和不动现象。这项研究的常用动物为猫，因为这种模式下大脑结构的立体坐标非常精确[18]。网状激活系统理论是基于解剖学的被动睡眠理论或主动觉醒理论。图 1.1 摘自《大脑机制与意识》（*Brain Mechanisms and Consciousness*）研讨会论文集，该论文集于 1954 年出版，可能是（除了 Freud 的作品之外）第一本真正意义上的神经科学畅销书[19]。

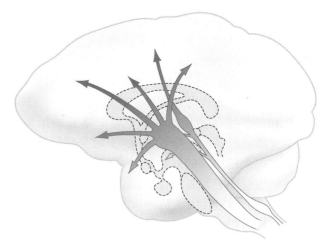

图 1.1 猴子大脑的侧视图，显示脑干中的上行网状激活系统接受直接传入路径的副传导，并主要投射到大脑半球的联想区（Redrawn from Magoun HW: The ascending reticular system and wakefulness. In: Adrian ED, Bremer F, Jasper HH, eds. Brain mechanisms and consciousness. A symposium organized by the Council for International Organizations of Medical Sciences, 1954. Courtesy Charles C Thomas, Publisher, Springfield, Illinois.）

睡眠病理学的早期观察

自从有历史记载以来，人们就一直在描述失眠，并将其归因于多种原因，包括认识到情绪障碍与睡眠障碍之间的联系。早期重要的观察结果是 von Economo 关于 "睡眠病" 的观察结果，以及巴普洛夫在条件反射实验中观察到狗睡着的观察结果。关于睡眠研究和睡眠医学，有两个早期的观察结果引人注目。首先是 Jean Baptiste Edouard Gélineau 在 1880 年对嗜睡症的描述，他从希腊语中的 narkosis（"麻木"）和 lepsis（"超越"）引申出这个词。在法国，嗜睡症仍被称为 "maladie de Gélineau"。Gélineau 是第一个明确描述构成该综合征的各种因素的人，尽管后来 Richard Henneberg 在 1916 年创造了 "cataplexy" 一词来描述由情绪引起的肌肉无力。

阻塞性睡眠呼吸暂停综合征（obstructive sleep apnea syndrome，OSA）无疑是 20 世纪最主要的睡眠障碍，1836 年，小说家 Charles Dickens 对其进行了著名的描述，但描述者并非临床医生。在《Pickwick 俱乐部遗稿》一书中，Dickens 描述了一个肥胖、爱打呼噜、总是昏昏欲睡的男孩 Joe。小说中有这样一句话 "来叫醒年轻的水肿吧！"（水肿是一个古老的医学术语，指软组织肿胀，所以 Dickens 可能是在描述右心衰竭）。值得注意的是，Joe 在饮酒后能立即入睡，这一点受到了称赞！此外，Meir Kryger 和 Peretz Lavie 发表了学术论文，介绍了许多早期关于打鼾和肯定是 OSA 表现的病症的记载[20-22]。Pierre Passouant 教授介绍了 Gélineau 的生平以及他对发作性睡病里程碑式的描述[23]。

西格蒙德-弗洛伊德与梦的解析

西格蒙德-弗洛伊德的理论引起了人们对睡眠最广泛的兴趣，特别是关于梦的理论[24]。《梦的解析》（*The Interpretation of Dreams*）于 1895 年首次以德文出版，1913 年被翻译成英文，之后又经过多次修订。弗洛伊德在描述人类脑电图之前的许多年就写过关于睡眠的文章。当然，弗洛伊德真正感兴趣的是做梦，而睡眠是必要的伴生物。弗洛伊德发展了精神分析和释梦技术，这是他治疗情绪和精神问题的方法之一。由于上行网状激活系统的概念在行为神经生理学中占主导地位，因此关于梦的精神分析理论也在心理学中占主导地位。梦被认为是睡眠的守护者，是对干扰的反应，是为了避免醒来。弗洛伊德认为梦是本能能量的释放，这一概念直接导致了梦是心理安全阀的概念。在发现睡眠中眼球快速运动的时候（约 1952 年），精神病学学术界由精神分析学家主导，全美国的医科学生都在互相解梦。William Dement 博士也不例外。

时间生物学

大多数（但最初并非所有）睡眠专家都认为，所谓的**时间生物学**（或生物节律研究）是睡眠研究和睡眠医学的合法组成部分。因此，2017 年诺贝尔生理学或医学奖授予 Jeffery Hall、Michael Rosbash 和 Michael Young 博士，以表彰他们"发现了控制昼夜节律的分子机制"，成为睡眠领域的一个重要历史里程碑。人们认识到动植物活动的 24 小时节律已有几个世纪。1729 年，Jean Jacques d'Ortous de Mairan 描述了一个实验，在这个实验中，一株石莲花植物在白天绽放叶子，即使它被移动到阳光照射不到的地方。该植物在白天张开叶子，并在整个夜晚折叠叶子，即使环境恒定不变。这是首次证明在没有环境时间线索的情况下，昼夜节律仍然存在。图 1.2 是 de Mairan 的原始实验，转载自 Moore-Ede 及其同事所著的《为我们计时的生物钟》（*The Clocks That Time Us*）一书[25]。

快速眼动睡眠的发现

芝加哥大学生理学教授 Nathaniel Kleitman（图 1.3）长期以来一直对婴儿的活动和不活动周期以及这种周期能否确保婴儿有机会对饥饿做出反应感兴趣。他推测，眼球运动可能是衡量"睡眠深度"的一

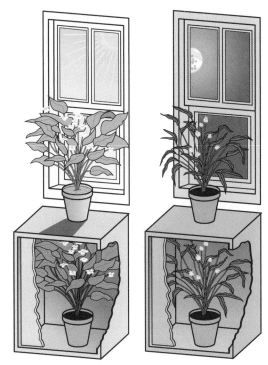

图 1.2 de Mairan 原始实验的示意图。在白天（左上角），植物的叶子张开；在晚上（右上角），叶子折叠。De Mairan 将植物置于完全黑暗的环境中，证明这些叶片运动并不需要阳光。即使在这种恒定条件下，叶片在白天（左下）张开，在夜间（右下）折叠（Redrawn from Moore-Ede MC，Sulzman FM，Fuller CA. The clocks that time us：physiology of the circadian timing system. Harvard University Press；1982：7.）

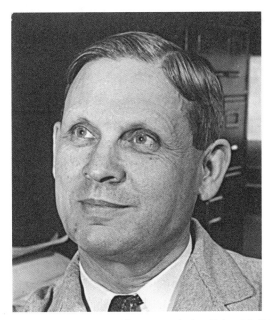

图 1.3 Nathaniel Kleitman（摄于 1938 年），芝加哥大学医学院生理学教授

种方法[26]。1951 年，他将观察眼球运动的任务分配给了一位名叫 Eugene Aserinsky 的研究生。观察熟睡婴儿闭合的眼睛是一件枯燥乏味的事情，Aserinsky 很快发现，如果他观察到任何运动，通常是眼睑的蠕

动或抽搐，而"无运动期"。被研究的婴儿中就有他自己的孩子。1952 年，William C. Dement 当时还是医学系二年级的学生。Dement 加入了这项研究工作。他被指派的第一项任务是相邻房间的记录仪器检测到电位时，他就用手电筒在黑暗中观察研究对象闭合的眼睛。

在描述了眼球运动的明显节律之后，Kleitman 和 Aserinsky 决定在成年人身上寻找类似的现象。同样，在白天观察眼睛是一件非常乏味的事情，而在晚上就更难了。在四处寻找的过程中，他们发现了眼球电图法，并决定（正确地）这将是连续测量眼球运动的好方法，而且可以减轻研究人员直接观察的乏味。在记录睡眠过程中的眼电图（electrooculograms，EOG）时，他们有时会看到与睡眠开始时的缓慢运动截然不同的电位突变。

Kleitman 和 Aserinsky 在观察婴儿时，并没有区分慢速眼球运动和快速眼球运动。然而，在眼电图上，睡眠开始时的缓慢眼球运动与新发现的快速眼球运动之间的区别是显而易见的。然而，有了眼电图作为信号，就可以同时观察受试者的双眼，从而轻松检测到闭眼时眼睑下的明显快速运动。

此时，Kleitman 和 Aserinsky 提出了两个假设：①这些眼球运动代表睡眠"变浅"。②由于眼球运动与不规则的呼吸和加速的心率有关，它们可能代表做梦。

此时，基本睡眠周期尚未确定，主要是因为眼电图和其他生理测量（尤其是脑电图）不是连续记录的，而是在每小时或每半小时的几分钟内进行"采样"。采样策略是为了节省纸张（在没有研究经费的情况下！）；此外，也没有找到连续记录的明确理由。这样的时间安排也使得研究人员可以在夜间取样间隙打个盹。

Kleitman 和 Aserinsky 在快速眼动出现和不出现的情况下，都启动了一个小系列的唤醒，目的是诱发梦境回忆。这些研究人员并没有采用复杂的梦境内容分析方法，但在两种情况下对梦境内容的描述一般都大相径庭，在快速眼动期间醒来的梦境往往会产生生动复杂的故事，而在非快速眼动期间醒来的梦境则完全没有或只有非常稀疏的描述。这种区别导致了眼球快速运动与做梦有关的假设。这确实是睡眠研究的一个突破[27-28]。虽然 Dement 作为医科学生参与了这项研究，但在这些早期的文章中却没有提到他。据他回忆，他后来创造了 REM（快速眼动）和 NREM（非快速眼动）这两个缩写词，以简化后续手稿和出版物的打字工作（Dement，个人通信，2014 年）。这些术语首次出现在 1957 年 Dement 和 Kleitman 的文献脚注中[29]。

整夜睡眠记录和基本睡眠周期

Kleitman 和 Aserinsky 于 1953 年发表的开创性论文[27]很少引起人们的注意，直到 1959 年才有其他实验室发表相关论文。20 世纪 50 年代初，以前对睡眠脑电图模式的大多数研究，就像对睡眠生理学的大多数研究一样，要么将短时间睡眠等同于全部睡眠，要么依赖于夜间不频繁的取样。在典型的夜间睡眠中获取连续记录似乎非常奢侈，这与所需的特殊纸张的成本不无关系。

然而，出于扩展和量化快速眼动描述的愿望，Dement 和 Kleitman 正是这样做的：他们对 33 名受试者进行了 126 个晚上的脑电图记录，并通过简化的脑电图模式分类，对纸质记录进行了整体评分。现在，世界各地都已观察到这一序列，并将其称为睡眠结构。这一原始描述基本未变。

Dement 和 Kleitman 发现，从一个眼动周期结束到下一个眼动周期结束，每隔 90 ～ 100 min，这种循环变化的脑电图模式会在整个夜间反复出现。快速眼动期和做梦的有规律发生强烈表明，做梦并不是由于偶然的干扰而发生的。在进行这些观察时，人们仍然认为睡眠是一种单一的状态。Dement 和 Kleitman 将快速眼动睡眠的脑电图模式描述为"突发第一阶段"，而不是睡眠开始时的"下降第一阶段"。快速眼动睡眠占总睡眠时间的 20% ～ 25%，而且快速眼动睡眠时间往往在夜间早期周期较短。这种整夜睡眠的模式在不同环境和文化背景下的正常男性和女性身上，以及在人的一生中都反复出现过。

动物的快速眼动睡眠

人们对快速眼动睡眠本质的认识与上行网状激活系统理论直接对立，并构成了范式。以下对人类和动物的观察结果至关重要：

- 在与低振幅、相对快速（第一阶段）脑电图模式相关的快速眼动睡眠期间，人类的唤醒阈值比睡眠开始时类似的"浅睡眠"期间要高得多。
- 在猫的睡眠过程中发现了快速眼动现象，其伴随的脑电波模式（低振幅、快速）与清醒状态下的脑电波模式没有区别。
- 通过舍弃采样方法，对人类进行连续记录，发现了非快速眼动的基本 90 min 睡眠周期，与快速眼动的睡眠周期交替进行。
- 通过观察人类和动物的运动活动，发现了脊柱运动活动和肌肉反射（麻痹）被主动抑制的独特现象。

因此，人类的睡眠显然不是由一种状态组成，而是由两种截然不同的机体状态组成，这两种状态与清醒状态截然不同。人们不得不承认，不能再把睡眠看作大脑不活动和脑电图减慢的时间。到 1960 年，关于睡眠本质的这一根本性思维转变已经确立。

在 21 世纪的今天，要理解和认识这些发现的极具争议性是非常困难的。以下 Dement 的亲身经历说明了科学教条的力量和危机：

> 我把它们（研究结果）写了出来，但论文几乎无法发表，因为它与当时完全占主导地位的神经生理学理论完全相悖。我断言激活的脑电图可能与明确的睡眠有关，这被认为是荒谬的。事实证明，之前的研究人员已经观察到猫在睡眠期间出现激活的脑电图，但根本无法相信，并将其归因于睡眠期间的唤醒影响。协助我工作的一位同事对此持怀疑态度，他希望我以唯一作者的身份发表这篇论文。经过四、五次拒绝后，主编 Herbert Jasper 接受了这篇论文，未作任何修改，并将其发表在《脑电图和临床神经生理学》（*Electroencephalography and Clinical Neurophysiology*）上，这让我万分感激。

但值得注意的是，许多早期研究人员（包括 Dement）并没有认识到猫在快速眼动期肌肉电位缺失的重要性。直到在法国里昂工作的 Michel Jouvet 才在其早期论文中坚持肌电抑制的重要性，第一篇论文发表于 1959 年[30, 34]。1960 年，Hodes 和 Dement 开始研究人类的"H 反射"，发现 REM 睡眠期间反射被完全抑制，来自意大利比萨 Octavio Pompeiano 等人则研究出了猫在 REM 睡眠失张力的基本机制[35-36]。

睡眠的双极性

尽管基本的快速眼动 / 非快速眼动睡眠周期已经确立，但人们认识到快速眼动睡眠与睡眠周期的其余部分有质的不同，这需要多年的发展。Jouvet 及其同事对睡眠的脑干机制进行了一系列研究，从而得出了睡眠由两种根本不同的状态组成这一不可避免的结论[37]。他们的众多早期贡献包括：阐明了脑桥脑干系统作为快速眼动睡眠机制的主要解剖部位的作用，以及明确证明肌电活动和肌肉张力在快速眼动期完全受到抑制，而且只有在快速眼动期才会受到抑制。这些研究始于 1958 年，并在 1959 年和 1960 年期间展开。

现在已经完全确定，失张力是快速眼动睡眠的一个基本特征，是由一个活跃和高度专业化的神经元系统介导的。Edward Evarts 在猫和猴子身上进行的开创性微电极研究，以及 Reivich 和 Kety 对猫脑血流的观察，提供了令人信服的证据，证明在快速眼动睡眠期间，大脑非常活跃[38-39]。在快速眼动睡眠中，大脑的某些区域似乎比清醒时更加活跃。到 1960 年，人们已经可以将快速眼动睡眠定义为一种完全独立的机体状态，其特点是大脑激活、运动抑制活跃，当然还与做梦有关。快速眼动睡眠与非快速眼动睡眠的基本双极性已成为既定事实。

睡眠医学的先导

睡眠研究，强调整夜睡眠记录，在 20 世纪 60 年代蓬勃发展，是睡眠医学，尤其是其核心临床测试——多导睡眠图的合法前身。当时的大部分研究强调对做梦和快速眼动睡眠的研究，其根源在于精神分析方法对精神疾病的研究，这种方法将做梦与精神病过程紧密联系在一起。在对人类进行了足够数量的整夜睡眠记录，以展示极具特征性的"正常"睡眠结构之后，研究人员注意到快速眼动潜伏期明显缩短与内源性抑郁有关[40]。从那时起，这一现象就一直被深入研究。睡眠医学的其他重要先导如下：

1. 在嗜睡症患者中发现睡眠启动快速眼动期（sleep-onset REM period，SOREMP）。

2. 对睡眠、癫痫和异常运动的兴趣——主要是在法国。

3. 引入苯二氮䓬类药物，利用睡眠实验室研究确定催眠药物的疗效。

睡眠启动快速眼动期和惊厥

1959 年，一位嗜睡症患者来到纽约西奈山医院，向 Charles Fisher 和 Bill Dement 医生求诊。在 Fisher 的建议下，开始进行夜间睡眠记录。患者在入睡后几秒钟内就出现了快速眼动和锯齿波，这是快速眼动睡眠的显著特征。1960 年，芝加哥的 Gerald Vogel 发表了第一篇在特定患者身上记录 SOREMP 的论文[41]。在芝加哥大学和西奈山医院的合作研究中，1963 年报告了 9 名夜间出现 SOREMP 的嗜睡症患者的数据[42]。随后的研究表明，没有惊厥的嗜睡症患者没有 SOREMP，而有惊厥的患者总是有 SOREMP[43]。多导睡眠图作为一种潜在的诊断工具，其临床作用首次被确定下来！睡眠研究正在成为睡眠医学。

发作性睡病诊所：一个错误的开始

1963 年 1 月，Dement 离开西奈山，来到斯坦福大学，他急切地想验证惊厥与 SOREMP 相关性的假设。然而，在旧金山海湾地区却找不到一名嗜睡症患者。无奈之下，研究人员在一份名为《旧金山纪事报》（*San Francisco Chronicle*）的日报上刊登了一则简短的"征人启事"，征集此类受试者。有 100 多人做出了回应；其中约 50 名患者患有真正的嗜睡症，并同时伴有嗜睡和惊厥。

对该广告的响应是睡眠障碍医学发展过程中值得注意的事件。除了一两个例外，没有一个嗜睡症患者得到过准确的诊断。为了方便他们参与研究，我们必须承担起对他们进行临床管理的责任。已故的 Stephen Mitchell 医生已完成神经病学培训，正在斯坦福大学接受精神病学住院医师培训，他与 Dement 一起于 1964 年创建了嗜睡症诊所，很快他们就管理了 100 多名患者。这个项目是典型的睡眠障碍诊所的前身，因为所有患者至少要进行一次日间多导睡眠记录，以确定是否存在 SOREMP。不幸的是，保险公司宣布对嗜睡症患者进行睡眠记录属于试验性质，因此诊所因资金不足而被迫关闭。

欧洲的研究

1963 年，H. Fischgold 教授在巴黎组织了一次研讨会，会议记录于 1965 年以《正常与病理睡眠》（*La Sommeil de Nuit Normal et Pathologique*）一书出版。这次研讨会的主要临床重点是记录与睡眠相关的癫痫发作，并分析大量与梦游和夜惊相关的研究。来自法国、意大利、比利时、德国和荷兰的研究人员参加了会议。本章稍后将讨论欧洲睡眠科学家在临床睡眠医学发展中的重要作用。

苯二氮䓬类药物和催眠药药效研究

在发现嗜睡症的同时，人们对失眠症的药物治疗也重新产生了兴趣。1960 年，随着氯氮䓬（利眠宁）的上市，苯二氮䓬类药物被引入市场。随后，地西泮（安定）和第一种专门用作催眠药的苯二氮䓬类药物氟西泮（达尔曼）也迅速上市。最早使用睡眠实验室评估安眠药的可能是 Oswald 和 Priest 在 1965 年进行的研究[45]。加利福尼亚大学洛杉矶分校的 Anthony Kales 及其同事开展了一系列重要研究，确立了睡眠实验室在催眠药疗效评估中的作用[46]。该研究组还对甲状腺功能减退症、哮喘、帕金森病和梦游症患者进行了开创性的研究[47-50]。

睡眠呼吸暂停的发现

对睡眠呼吸暂停的最初描述通常归功于法国的 Gastaut、Tassinari 和 Duron 以及德国的 Jung 和 Kuhlo 所发表的独立论文[51-52]。这两个小组都在 1965 年报告了他们的发现。该领域的早期工作也值得一提（Christian Guilleminault，个人通信，2014 年）。海德堡大学医院的一个研究小组在 1960 年发表的一份德文报告中描述了一名因反复晨起头痛来医院就诊的患者，该患者在睡眠过程中出现呼吸暂停，呼吸恢复时伴有响亮的鼾声[53]。该刊物还收录了小睡时的测谎记录。Drachman 和 Gumnit 描述了使用脑电图和血气分析对一名肥胖女性进行的评估，结果发现，尽管胸腹运动持续进行，但空气交换却反复停止。该患者接受了严格的饮食治疗，体重明显减轻后，嗜睡症状消失了[54]。目前还没有该研究小组在睡眠领域的其他出版物，因此他们的工作在当时似乎并没有得到重视。Peretz Lavie 详细介绍了世界各地的科学家和临床医生在帮助描述和阐明这种疾病方面做出的历史性贡献[21]。

这些重要发现在美国被广泛忽视。Burwell 及其同事的研究广为人知并经常被引用——尽管从文学意义上讲，该研究让人想起《*Pickwick* 外传》（*pickwickian*）中那个嗜睡的男孩 Joe，但该研究的不足之处在于，他们仅在清醒时对嗜睡的肥胖患者进行评估，并将嗜睡的原因归结为高碳酸血症[55]。Pickwickian 一词作为一个新名词立即获得了成功，其丰富多彩的内涵可能激发了同样对睡眠感兴趣的欧洲神经学家对这一综合征的兴趣。

一小群法国神经学家是临床睡眠研究的先锋。其中 Christian Guilleminault 对后来在斯坦福大学和全世界建立临床睡眠医学专科起到了重要作用。Guilleminault 还是第一个将阻塞性睡眠呼吸暂停描述为临床综合征的人[56-57]。

法国发现睡眠呼吸暂停的合作者之一 C. Alberto Tassinari 于 1970 年在博洛尼亚加入了意大利神经学家 Elio Lugaresi 的行列。多年来，这些临床研究人员与 Giorgio Coccagna 以及包括 Guilleminault 在内的其他许多人一起进行了一系列重要的临床睡眠研究，并对睡眠呼吸暂停综合征进行了完整的描述，包括首次观察到非肥胖患者出现睡眠呼吸暂停的情况、对心血管相关性的描述，以及明确指出打鼾和嗜睡作为诊断指标的重要性。Lugaresi 于 1978 年出版的《周期性呼吸暂停的过度失眠》（*Hypersomnia with Periodic Apneas*）一书中对这些研究进行了叙述[58]。

意大利专题研讨会

1967 年，Henri Gastaut 和 Elio Lugaresi（图 1.4）组织了一次研讨会，会议论文集以《人类睡眠异常》为题出版，涵盖了人类病理睡眠的所有问题。从睡眠临床研究的角度来看，这是一次史诗般的会议；唯一没有涉及的重大问题是临床实践模式的清晰概念和睡眠障碍高发人群的确凿数据。然而，可能最终引发国际社会对睡眠呼吸暂停综合征产生浓厚兴趣的事件，是 Lugaresi 于 1972 年在里米尼（亚得里亚海沿岸的一个小度假胜地）组织的一次研讨会[54]。

艰难的起步阶段

尽管进行了大量的临床研究，但由于以下几个原因，整夜睡眠记录作为临床诊断测试的概念多年来并未出现：经济和保险问题，缺乏门诊设施，非医院临床专业人员不愿在夜间工作，以及缺乏具备睡眠知识的医疗专业人员。

即使是嗜睡症，到 20 世纪 70 年代初，它已被完全定性为一种有趣的致残性临床综合征，需要睡眠记录来诊断，但并未得到广大医学界的认可，并被认为发病率太低，不值得设立一个医学亚专科。1972 年进行的一项研究表明，从出现日间过度思睡和惊厥的特征性症状到被临床医生诊断和治疗，平均需要 15 年的时间。该研究还显示，在这漫长的时间里，平均有 5.5 名不同的医生接受过咨询，但都没有得到治疗。

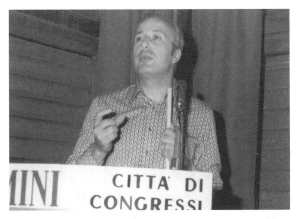

图 1.4　Elio Lugaresi，博洛尼亚大学神经学教授，于 1972 年里米尼研讨会上

斯坦福睡眠医学临床实践的早期发展

斯坦福大学睡眠障碍诊所的创建在很多方面都是全世界睡眠医学发展的缩影。Dement 于 1963 年来到斯坦福大学，建立了一个睡眠研究项目。很快，将所学知识应用于临床的需求变得显而易见。到 1964 年，嗜睡症试验的受试者也被当作患者来管理。主诉失眠的患者也被纳入催眠疗效研究。这种安排使斯坦福小组接触到了许多失眠症患者，并打破了大多数失眠症患者都有精神问题的说法。在整个 20 世纪 60 年代后半期，作为研究工作的一部分，斯坦福小组继续为嗜睡症和失眠症患者提供治疗。随着该小组的专业声誉日益提高，它开始收到来自美国各地医生的转介评估。精神科医生 Vincent Zarcone 加入了这一行列，在斯坦福大学发展临床睡眠医学领域。1970 年，斯坦福大学正式成立了睡眠诊所。不足为奇的是，刚成立不久的诊所立即面临报销问题。

当斯坦福诊所于 1970 年开业时，该小组还没有意识到阻塞性睡眠呼吸暂停作为睡眠相关病理机制的核心作用。在比利时布鲁日举行的一次国际会议上，斯坦福小组才认识到这一问题的重要性。在那次会议上，Christian Guilleminault 给 Zarcone 博士留下了特别深刻的印象，他是一位对睡眠呼吸暂停很有研究的神经学家，之前曾与 Steve Hendrickson 博士一起在斯坦福大学从事睡眠研究。布鲁日会议后，Guilleminault 受聘加强斯坦福大学的临床睡眠医学项目。在 Dement、Guilleminault 和 Zarcone 三位医生的共同努力下，斯坦福大学成功创建了第一家睡眠医学诊所，为世界其他地区树立了典范。

从 1972 年开始，这些呼吸和心脏传感器成为整夜诊断测试的常规组成部分。1974 年，斯坦福小组成员 Jerome Holland 博士将这项测试永久命名为多导睡眠图。由于对嗜睡症和过度思睡的宣传，斯坦福大学睡眠诊所收到了少量转诊患者，这些患者通常被推定为嗜睡症患者。最初几年，斯坦福诊所的目标是每周至少接诊 4 名新患者。

到 1972 年底，睡眠障碍医学的基本概念和形式已经成型，可以通过斯坦福大学研究生医学部开设为期一天的课程。该课程名为《睡眠障碍：新临床学科》，内容包括正常睡眠结构；失眠症的诊断和治疗，其中药物依赖性失眠症、假性失眠症、中枢性睡眠呼吸暂停和周期性腿部运动为诊断实体；日间过度思睡或嗜睡症的诊断和治疗，其中嗜睡症、NREM 嗜睡症和阻塞性睡眠呼吸暂停为诊断实体（图 1.5）。

严重睡眠呼吸暂停引起的心血管并发症令人震

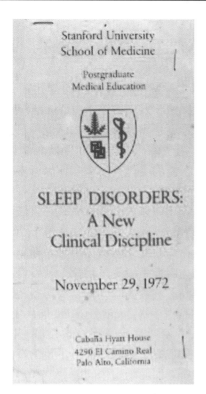

图 1.5　首次斯坦福睡眠医学临床学科会议医学

惊，而且往往会完全致残。遗憾的是，当时的治疗方法仅限于减肥和长期气管切开术，往往效果不佳。Lugaresi 及其同事早在 1970 年就报道了慢性气管切开术在改善阻塞性睡眠呼吸暂停症状和并发症方面的显著效果[61]。斯坦福大学睡眠诊所首批转诊的患者之一是一名 10 岁男孩，他因严重嗜睡和高血压而接受了气管造口术。从临床睡眠医学发展之初，儿童和成人就被放在一起治疗。1974 年，加利福尼亚州承认多导睡眠图是一种可报销的诊断测试，这为全美睡眠医学的发展打开了大门。现在回过头来看，我们可以清楚地看到，我们在教育方面所做的努力以及由此产生的政策决定无疑挽救了无数人的生命，改善了全球数百万人的健康和福祉。

日间过度思睡的临床意义

Christian Guilleminault 在一系列研究中明确指出，日间过度思睡是多种睡眠障碍的主要临床症状，其本身也是一种病理现象。然而，人们认识到，量化这一症状和潜在病症的方法不足以量化治疗效果。Hoddes 及其同事开发的主观性斯坦福嗜睡量表并不能提供可靠的结果。随着睡眠医学诊所的建立，一个新的问题出现了：如何客观地量化嗜睡。

Yoss 及其同事很早就尝试对嗜睡进行客观测量，他们通过视频监控直接观察瞳孔直径，并描述了睡眠不足和嗜睡症患者瞳孔直径的变化[64]。这项技术后来被命名为瞳孔测量法，但并未被广泛接受。Mary Carskadon 博士在斯坦福大学工作期间，开发了后世测量嗜睡程度的标准方法，即多重睡眠潜伏期测试（Multiple Sleep Latency Test，MSLT），该方法功不可没。她注意到，睡眠记录前对嗜睡程度的主观评定经常会预测睡眠潜伏期。1976 年春，她通过测量完全剥夺睡眠前、中和后两天的睡眠倾向，将睡眠潜伏期确定为"嗜睡-倦怠"状态的客观测量方法。单次测试时间为 20 min，两次测试之间间隔 2 小时，这些选择基本上是任意的，是由该研究的实际需要决定的。这项测试随后被正式应用于嗜睡症患者的嗜睡临床评估，后来又应用于 OSA 患者的嗜睡临床评估[67-68]。

随后，Carskadon 与 Sharon Keenan 和其他同事一起，对儿童的嗜睡情况进行了一项里程碑式的研究，对他们生命中的第二个 10 年进行了纵向跟踪，这 10 年也是嗜睡症发病风险最高的 10 年。通过使用新的 MSLT 测量方法，这些研究人员发现，10 岁的儿童在白天完全警觉，但到了性成熟时，他们就不再完全警觉了，尽管他们在夜间获得的睡眠量与研究期间几乎相同。在一篇重要的综述中，总结了这十年来的杰出工作和其他研究的结果[69]。在 Rafael Pelayo 博士的努力下，斯坦福大学于 2012 年在这项研究的宿舍安装了一块永久牌匾（图 1.6），以表彰这项历史性工作的重要性。

早期的 MSLT 研究确立了以下重要的思维的进步：

1. 白天嗜睡和夜间睡眠是一个互动连续体的组成部分，如果不补充测量白天嗜睡或其反义词警觉性的水平，就绝对无法了解夜间睡眠是否充足。

2. 过度嗜睡又称警觉性受损，是睡眠医学最重要的症状。

睡眠医学的进一步发展

随着 20 世纪 70 年代的结束，睡眠障碍医学的巩固和正规化工作已基本完成。现在的美国睡眠医学学会成立了，为对睡眠，尤其是睡眠障碍诊断和治疗感兴趣的专业人士提供了一个家园。1975 年，睡眠障碍中心协会（Association of Sleep Disorders Centers，ASDC）成立，最初只有 5 名成员。当时，该组织负责创办了科学杂志《睡眠》（Sleep）。它通过中心认证和从业人员考试来制定标准，通过考试的从业人员被指定为"经认证的临床多导睡眠技师"。

Christian Guilleminault 博士是《睡眠》（Sleep）杂志的第一任编辑，并一直担任主编直至 1997 年（图 1.7）。他也是为本教科书第一版撰稿最多的人。他

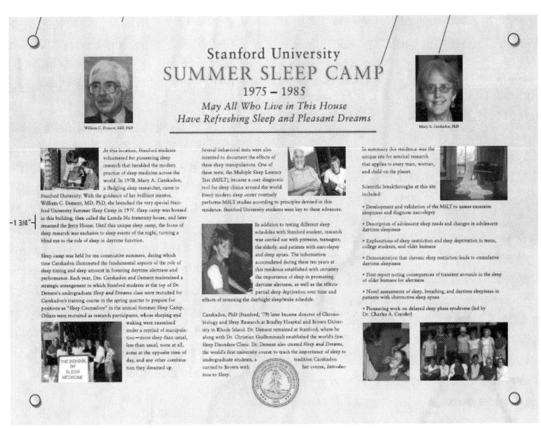

图 1.6　介绍暑期睡眠训练营和多重睡眠潜伏期测试的牌匾

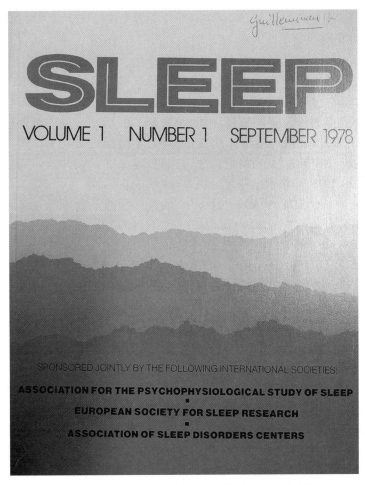

图 1.7　Christian Guilleminault 个人的《睡眠》(*Sleep*) 创刊号副本

体现了全世界临床睡眠医学的实践方式。他于 2019 年去世。William Dement 博士这样描述 Guilleminault 博士对睡眠领域的重要性：

> Christian Guilleminault 改变了世界。当他以惊人的精力和智慧加入斯坦福大学睡眠障碍诊所时，他真正将睡眠障碍医学推上了风口浪尖。他是最早认识阻塞性睡眠呼吸暂停和描述中枢性睡眠呼吸暂停的人之一。他为这些疾病的诊断和治疗设计了方案。能与 Christian 成为同事和朋友，我感到非常幸运。我们之间的合作对我的专业和个人都非常宝贵。他曾试图教我说法语，但没有成功，那是我的错，不是他的错。他是数百名新研究员敬爱的良师益友，是《睡眠》杂志的创始编辑，也是一位就就业业的临床医生，他更喜欢亲自为所有记录打分。最后，Christian 在将睡眠障碍医学推向世界舞台方面所做的工作比任何人都多。他能加入我在斯坦福大学的工作，我感到非常幸运。我将珍惜对他的记忆，数以万计的睡眠障碍患者也应如此。

1975 年夏天，爱丁堡第二届国际睡眠生理研究协会（Association for the Physiological Study of Sleep, APSS）大会结束后，第一届国际嗜睡症研讨会立即在法国朗格多克举行。APSS 会议除了在科学上富有成果之外，还具有里程碑式的意义，因为它首次就特定睡眠障碍的定义达成了共识，该定义由 65 位享有国际声誉的嗜睡症专家起草、修订并一致通过[70]。第一个睡眠障碍患者志愿者组织——美国嗜睡症协会也于 1975 年成立。由 Howard Roffwarg 博士担任主席的"命名"委员会由一小群热心人士组成，他们经过 3 年的不懈努力，于 1979 年秋季出版了《美国睡眠与唤醒障碍诊断分类》（ASDC/APSS）。这一早期的分类法是《睡眠障碍国际分类》（International Classification of Sleep Disorders）后续版本的先驱。

20 世纪 80 年代以前，治疗严重 OSA 的唯一有效方法是长期气管切开术。这种治疗方法虽然效果显著，但却不受欢迎，后来有两种新方法取而代之，一种是手术治疗，另一种是机械治疗。第一种是悬雍垂腭咽成形术（uvulopalatopharyngoplasty, UPPP），这种手术在当时被认为是一种进步，但最终因其既痛苦又经常无效而不受欢迎。不过，UPPP 确实为更先进、更有效的手术方案铺平了道路。第二种是由澳大利亚肺病专家 Colin Sullivan 引入的广泛使用且非常有效的持续鼻气道正压（continuous positive nasal airway pressure, CPAP）技术。最初的 CPAP 机器声音很大，

让人很不舒服。幸运的是，随着技术的进步，CPAP 设备进入了医疗主流。OSA 的高发病率和当时新出现的有效治疗方法共同推动了睡眠中心和临床医生的大幅扩张。时至今日，人们仍能感受到这种增长所带来的影响。

20 世纪 80 年代，睡眠医学的第一本教科书《睡眠医学原理与实践》（Principles and Practice of Sleep Medicine）第一版出版[74]。多年来，只有一本医学期刊专门讨论睡眠问题；如今，已有多本期刊出版，包括《睡眠》（Sleep）、《临床睡眠医学杂志》（Journal of Clinical Sleep Medicine）、《睡眠健康》（Sleep Health）、《睡眠研究杂志》（Journal of Sleep Research）、《睡眠与生物节律》（Sleep and Biological Rhythms）、《睡眠与呼吸》（Sleep & Breathing）、《睡眠医学》（Sleep Medicine）、《睡眠医学评论》（Sleep Medicine Reviews）和《睡眠研究在线》（Sleep Research Online）。有关睡眠的文章现在经常发表在主要的肺科、神经科、耳鼻喉科（ear-nose-throat, ENT）、儿科、初级保健和精神科期刊上。

20 世纪 90 年代，全世界对睡眠医学的接受程度不断提高。然而，并非所有地方都能随时提供充足的睡眠医学服务。

在美国，国家睡眠障碍研究中心（National Center on Sleep Disorders Research, NCSDR）是根据法规成立的，隶属于美国国立卫生研究院的国家心肺血液研究所[77]。国家睡眠障碍研究中心的任务是支持研究、促进教育活动以及协调美国政府各部门与睡眠相关的活动。也许批评任何政府机构或谴责研究经费不足都太容易了，但如果从睡眠领域如何起步的角度来看，联邦政府通过建立 NCSDR 而认识到睡眠的重要性，这本身就是一项巨大的成就。政府的这一举措推动了涉及睡眠障碍各个方面的大型研究项目的发展，并设立了各种奖项，用于编写各级培训的教材。

20 世纪 90 年代还成立了全国睡眠基金会以及其他患者组织。该基金会向公众指出嗜睡的危害，并主办一年一度的全国睡眠宣传周活动。

随着互联网规模的急剧扩大，医生、患者和公众获得睡眠知识的途径也越来越多。与 20 世纪 80 年代末的普通人相比，今天的普通人对睡眠及其疾病的了解要多得多。互联网一方面增加了睡眠信息的可获得性，这也许是睡眠领域独有的现象。另一方面，似乎不言而喻的是，互联网也加快了人类迈向 24 小时不眠社会的步伐，增加了睡眠不足和卫生条件差的压力，尤其是在年轻人中间。

21 世纪及未来

临床睡眠医学的早期发展以 2003 年被继续医学教育认证委员会（Accreditation Council on Graduate Medical Education，ACGME）接纳为正式培训项目而达到高潮。该领域在相对较短的时间内从萌芽状态发展为全球认可，这在很大程度上归功于公众对更健康睡眠和警觉性的巨大需求。2010 年，睡眠研究专家 Mark Rosekind 博士被任命为美国国家运输安全委员会（National Transportation Safety Board，NTSB）委员，这充分体现了人们对睡眠作为健康和保健组成部分的重要性的认识。这是美国国家运输安全委员会历史上首次由训练有素的睡眠科学家担任委员会成员（图 1.8）。这一认可可能会对公共安全产生深远影响。

2019 年，加利福尼亚州州长纽森签署了第一部承认青少年睡眠重要性的法律。在没有任何外部筹款的情况下，一群志愿者为州参议员 Anthony Portantino 提出的一项法案争取到了支持，该法案将州内公立高中的开学时间推迟至不早于上午 8：30。在该领域发挥重要作用的 William Dement 博士于 2020 年去世。

睡眠领域正面临着新的现实，这将不可避免地改变我们领域未来的发展方向。2020 年，随着 COVID-19 病毒大流行在全球爆发，睡眠医学领域可能面临着最大的生存危机。在撰写本文时，COVID-19 病毒大流行正在造成严重破坏。它迫使我们加速使用家庭睡眠测试（home sleep testing，HST）和自动滴定气道正压（positive airway pressure，PAP）设备，并采用远程医疗服务。远程医疗服务的使用范围从 OSA 扩展到失眠和其他睡眠疾病。

在大流行期间，迫不得已而做出的改变预计将对临床指南、实践模式和报销政策产生长期影响。为了避免接触病毒，许多睡眠实验室被迫关闭。规模较小的睡眠实验室面临着更大的经济压力，因为他们要在安全的环境中努力为患者提供护理服务。随着大流行病的蔓延，多导睡眠图技术员的角色也发生了变化，更加注重 HST。使用的 HST 类型也受到了大流行病的影响，对设备和工作环境清洁协议进行了重新评估，并更加依赖于一次性产品。一次性 HST 虽然具有创新性，但也引起了人们对医疗废物和成本增加的担忧。

大流行迫使大量紧张的人群留在室内并在家工作，导致睡眠模式改变和睡眠问题（见第 213 章）。许多从 COVID-19 中康复的患者都有长期睡眠不适和疲劳的问题。由于此次大流行恰逢跟踪包括睡眠在内的各种健康指标的消费技术的持续使用，我们预计将出现大量数据集，帮助我们了解社会疏离和这一前所未有的事件所带来的压力如何影响人们的睡眠健康。

也许最终，从 COVID-19 大流行中吸取的经验教训将使我们能够少花钱多办事，并将我们的医疗服务转变为更依赖于患者病史和结果，而不是实验室检测。

睡眠医学发展迅猛。1975 年，除斯坦福大学外，美国只有纽约蒙特菲奥雷医学中心、俄亥俄州立大学、休斯顿贝勒学院、辛辛那提大学医学中心和匹兹堡大学医学院提供临床睡眠研究。现在，美国睡眠医学学会（American Academy of Sleep Medicine，AASM）的成员包括 10 000 多名个人和经过认证的会员睡眠中心。全美有 2600 多家经 AASM 认证的睡眠中心。截至 2018 年，美国有近 6000 名医生获得睡眠医学委员会认证。睡眠医学和睡眠研究在全世界的重要性日益得到认可。世界睡眠学会（the World Sleep Society）成立于 2016 年，由世界睡眠联合会和世界睡眠医学协会合并而成。该学会的相关专业协会遍布美洲、欧洲、亚洲、澳大利亚和非洲。该学会每 2 年举办一次大型会议，2019 年的与会者来自 77 个国家。全球估计有 80 种期刊涉及睡眠领域。

从目前的角度来看，未来最大的挑战是以符合成本效益的方式扩展睡眠医学，为社会上越来越多的患者提供福利。睡眠不足及其在工作场所造成的严重后果，尤其是在那些依赖于持续运作的行业中，仍然需要越来越多的关注。健康睡眠必须成为每个人的优先事项。

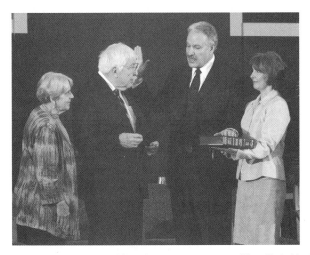

图 1.8　Mark Rosekind 博士在 William Dement 博士的主持下宣誓成为美国国家运输安全委员会（NTSB）的首位睡眠科学家。Mary Carskadon 博士和 Deborah Babcock 博士在一旁观看。2015 年，Rosekind 被任命为美国国家公路交通安全管理局局长（With permission from Dr. Rosekind and the NTSB.）

对所有保健专业人员的教育和培训任重而道远。医学研究所的报告强调了这一情况[76]。睡眠医学已经崭露头角。它使关注健康真正成为一项全天候的事业，并为揭示健康和不健康睡眠大脑的秘密注入了新的活力。

回顾睡眠医学的历史，迫使医学界乃至整个社会展望未来。睡眠研究的未来的确令人兴奋。最终回答有关睡眠和做梦基本功能的古老问题，可能就在当代年轻科学家的掌握之中。如果没有本章所述的早期工作，他们就不可能为这些未来的发现做好准备。

在其发展历程中，年轻的睡眠医学领域曾多次似乎注定要失败，但人们对了解睡眠及其疾病的巨大需求不断推动着它向前发展。目前，随着医疗保健和报销政策的变化，该领域面临着新的挑战，人们很容易对其未来感到悲观。然而，这些挑战是自然变化过程的一部分。推动这一领域发展的力量正在不断扩大。人口在增长，年龄在增长。人们越来越需要在 24 小时工作的社会中保持警觉，提高工作效率。非卧床睡眠检测和远程医疗服务模式的作用越来越大。测量睡眠的可穿戴设备正变得越来越流行，不仅用于医疗应用，还作为一般健康和保健意识的一部分。因此，睡眠医学必须不断适应这些社会变化。睡眠医学和睡眠研究领域的所有从业人员都应牢记，数百万人已从他们的工作中受益，还有数十亿人仍需要他们的帮助。

我们有充分的理由对睡眠医学的未来保持现实的乐观。

临床要点

睡眠科学、睡眠医学、公共政策和传播领域的最新进展将促进公众对睡眠及其疾病的了解。临床医生应该预料到，他们的患者可能已经从现成的信息来源中了解了自己的睡眠障碍。他们也可能从这些信息来源中获得了大量错误信息。睡眠专业人员需要了解睡眠医学的历史，以便在该领域不断发展的过程中获得正确的观点和有用的见解。

总结

人们对睡眠的兴趣可以追溯到古代，并影响了所有的文化和宗教。古代医学文献描述了治疗失眠等睡眠问题的方法。就在 100 多年前，人们还认为睡眠是一种被动状态。脑电图的使用使人们开始认识到睡眠是一种主动状态。20 世纪 50 年代，快速眼动睡眠的发现使人们得以根据经验对以前的观念提出质疑。20 世纪 60 年代，利用多导睡眠图对睡眠障碍进行正式研究取得了进展。当时，阻塞性睡眠呼吸暂停主要是由欧洲的研究人员描述的。尽管经历了一系列错误，临床睡眠医学还是于 1970 年在斯坦福大学成立，随后不久在其他机构成立。这些团体的组织促成了专业睡眠协会的成立，并推动了睡眠医学在全球范围内的发展和认可。2003 年，睡眠医学被 ACGME 认可为正式培训项目。这一领域仍在不断发展。COVID-19 病毒大流行迫使睡眠领域适应新的形势。当睡眠医学面临新的挑战时，对其历史背景的了解可以为从业人员提供塑造学科未来的真知灼见。

参考文献和拓展阅读

请扫描书后二维码，获取参考文献和拓展阅读资源。

人类正常睡眠概述

Shannon S. Sullivan，*Mary A. Carskadon*，*William C. Dement*[†]，*Chandra L. Jackson*

王熙凯 译 陆 林 审校

章节亮点

- 正常的人类睡眠包含两种状态——快速眼动（rapid eye movement，REM）和非快速眼动（non-rapid eye movement，NREM）睡眠，它们在一次睡眠周期中交替出现。这两种状态的特征都很明确：NREM 睡眠包括变化同步的皮质脑电图（electroencephalogram，EEG；包括睡眠尖波、K- 复合波和慢波）与低肌肉张力和最小的心理活动相关；而 REM 睡眠的脑电图是不同步的，肌肉是无力的，典型的情况下会出现梦境。

- 根据规律的睡眠时间进程，成年人每晚的睡眠模式有几个可靠的特征：睡眠开始于 NREM 阶段，并逐渐深入到更深的 NREM 阶段（使用《美国睡眠医学会评分手册》的定义，这些阶段是 N2 和 N3 阶段；或使用经典的定义，这些阶段是第 2、3、4 阶段），然后在 80 ～ 100 min 后，发生第一次 REM 睡眠。此后，NREM 睡眠和 REM 睡眠以大约 90 min 的周期交替。NREM 的第 3 和第 4 阶段（或 N3 阶段）集中在早期的 NREM 周期，而 REM 睡眠阶段则随着夜晚的深入而延长。

- 睡眠结构中与年龄相关的变化也是可以预测的：新生儿在进入 NREM 睡眠（被称为静态睡眠）之前先进入 REM 睡眠（被称为主动睡眠），并且睡眠周期较短（约 50 min）；随着大脑在第一年的成熟，连贯的睡眠阶段开始出现。出生时，主动睡眠约占总睡眠时间的 50%，并在最初的 2 年内逐渐降低到大约 20% ～ 25%。出生时还没有 NREM 睡眠的慢波，但慢波会在出生后的 2 年内出现。慢波睡眠（N3；经典定义中的第 3 和第 4 阶段）从青少年期开始逐渐减少，到青少年末期减少了约 40%，然后在进入老年期时，减少的速度会放慢，相比于男性，女性减少的速度相对更慢。从儿童、青少年、成年到老年，REM 睡眠占总睡眠的百分比相对稳定，大约在 20% ～ 25%，除非是痴呆症患者（图 2.8，B）。

- 还有一些可以预见的因素也可以改变睡眠，例如先前的睡眠-清醒史（即，稳态负荷），生物钟定时系统的阶段，环境条件，药物和物质，遗传因素[1]，以及睡眠、医疗和精神疾病。

什么是正常的睡眠？

睡眠对于人类生活至关重要，良好的睡眠有助于保持健康。清晰理解正常的睡眠特征为理解那些"正常"特征被改变的临床病例提供了坚实的背景和模板，也有助于解读睡眠障碍的某些后果。在这一章中，我们以正常的年轻成年人的睡眠模式作为基准来进行描述。我们概述了与年龄增长和其他因素相关的标准变化。在接下来的篇幅中，我们将通过它们与标准模式的差异来强调几个主要的睡眠障碍。

用什么特征和标准来定义睡眠？

根据一个简单的行为定义，睡眠是一种从对环境的感知解除和无响应的可逆的行为状态。确实，睡眠是生理和行为过程的复杂混合物。睡眠通常（但不一定）伴随着卧位、行为安静、闭眼，以及所有其他通常与睡眠相关联的指标。有时，通常与清醒状态相关联的行为可以在睡眠期间发生。这些行为可能包括梦游、梦话、磨牙和其他身体活动。反之亦然，在某些情况下，当人处于清醒状态时，可能会出现与睡眠相关的过程的干扰，如肌肉松弛、梦境影像，甚至微睡眠阶段等。

对于睡眠阶段，基于一系列生理参数，已经定义

[†] Deceased.

了两个独立的状态。这两种睡眠状态分别是快速眼动（REM）和非快速眼动（NREM），这两个睡眠状态几乎存在于所有已经研究过的哺乳动物和鸟类中，这些状态彼此之间以及它们与清醒状态之间的差异都非常明显。（关于睡眠阶段名称，请参见 2.1 框中的内容。）

NREM（non-REM）睡眠通常被划分为沿一个测量轴线定义的四个阶段，即表面脑电图（electroencephalogram，EEG）。NREM 睡眠中的 EEG 模式通常是同步的，其特征波形包括睡眠纺锤波、K- 复合波和高压慢波（图 2.1）。四个经典的 NREM 阶段（第 1、2、3、4 阶段）大致平行于一个深度睡眠连续阶段，其中唤醒阈值通常在睡眠第 1 阶段最低，在第 4 阶段最高。NREM 睡眠通常与微小或片段的精神活动相关联。NREM 睡眠的简洁定义是：一个相对不活跃但正在积极调节的大脑在一个可活动的身体中。

相比之下，REM 睡眠则是由 EEG 激活、肌肉无力和快速眼球运动的阵发性爆发来定义的。REM 睡

眠通常不被划分为阶段，尽管为了研究和某些临床目的，已经识别出了 REM 睡眠的强直型和阵发型。强直型与阵发型的区别基于如眼球运动等短暂事件，这些事件倾向于在相对安静的阶段之间以群集形式出现。在猫中，REM 睡眠的阵发活动以脑桥－外侧膝状体－枕叶（ponto-geniculo-occipital，PGO）波的爆发为典型，这些爆发伴随着周围的快速眼球运动、远端肌肉的抽动、中耳肌肉的活动和其他易于在人类中测量的阶段性事件标记。如第 8 章所述，PGO 波通常在人类中不可检测。因此，在人类中最常用的 REM 睡眠阵发活动标记是快速眼球运动的发生（图 2.2）；肌肉抽动和心肺功能的不规则性经常伴随着 REM。人类 REM 睡眠的精神活动与做梦有关，因为大约 80% 从这种睡眠状态唤醒后都报告说记得梦境非常清晰[2]。在 REM 睡眠中，脑干机制对脊髓运动神经

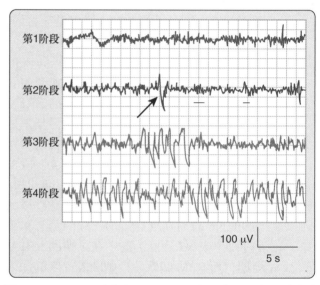

图 2.1　NREM 睡眠阶段。这里展示的 4 个脑电图迹线来自一名 19 岁的女性志愿者。每一个迹线都是从一个参考电极（C3/A2）记录的，使用的是 Grass Instruments（位于罗德岛州的西沃里克）的 7D 多道记录仪，纸张速度为 10 mm/s，时间常数为 0.3 s，半幅，高频设置为 30 Hz。在第二个迹线上，箭头指示的是一个 K 复合波，下划线显示的是两个睡眠纺锤

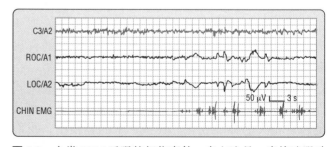

图 2.2　人类 REM 睡眠的相位事件。在左边是一串快速眼动 [右外眦（right outer canthus，ROC）/A1 和左外眦（left outer canthus，LOC）/A2 的反相偏移]。在右边，有更多的快速眼动，以及肌电图（electromyographic，EMG）导联上的抽动。眼动爆发和抽动之间的间隔描绘了 REM 睡眠的基调部分

元的抑制介导了姿势运动肌张力的抑制。因此，对于 REM 睡眠的简洁定义是，一个活跃的大脑存在于一个不能正常活动的身体中。传统的睡眠分期依赖于视觉评分。近期在计算机辅助技术方面的进步，如表面 EEG 模式的频谱分析和大脑内部的 EEG 记录，已经从其他视角揭示了睡眠中大脑的活动特征及其丰富性[3]。

睡眠的开始

在正常情况下，正常成年人的睡眠开始于 NREM 睡眠。这个关于正常人类睡眠的基本原则对于理解正常睡眠和病理性睡眠是非常重要的。例如，成年患者如果通过 REM 睡眠异常进入睡眠，可能是嗜睡症的一个诊断标志。

睡眠开始的定义

关于睡眠开始的精确定义一直是一个争论的话题，主要是因为没有一个度量标准可以在 100% 的时间里达到 100% 的明确性。例如，EEG 模式的改变并不总是与人的睡眠感知相关，然而，即使当受试者报告他们仍然清醒，清晰的行为改变仍然可以指示睡眠的存在。基于这个问题，让我们来看一下睡眠开始时睡眠的 3 个基本多导睡眠图测量参数如何改变。电极的放置在第 197 章和第 199 章中有描述。

脑电图

在最简单的情况下（图 2.3），EEG 从清晰的节律性 α 波 [每秒 8 ～ 13 个周期（cps）] 活动，特别是在枕部区域，变为相对低电压，混合频率的模式（即第一阶段睡眠）。这种 EEG 的改变通常在缓慢眼动开始后的几秒到几分钟内发生。关于自我感知，第

1 阶段 EEG 模式的开始可能与睡眠开始的感知相符，也可能不相符。正因为如此，一些研究者要求特定的 EEG 模式——K- 复合波或睡眠纺锤波（即第 2 阶段睡眠）的存在，才确认睡眠的开始。然而，即使是这些第 2 阶段的 EEG 模式，也并不是与感知到的睡眠明确相关[4]。更复杂的是，睡眠开始通常并不是一下子就发生的；相反，可能在"明确"的睡眠开始前有一段清醒的摇摆（图 2.4）。因此，很难接受单一的变量作为标记睡眠开始。正如 Davis 及其同事们[5] 多年前所写的（第 35 页）：

"入睡"是一个单一的事件吗？我们的观察表明，并非如此。诸如感官意识、记忆、自我意识、逻辑思维的连续性、对刺激的反应潜伏期，以及大脑电位模式的改变等不同的功能，虽然它们在总的来说是并行的，但是每个规则都有例外。然而，还是存在一个合理的共识，即 EEG 变化到第 1 阶段，通常预示着或伴随着慢速眼球运动，标志着转变为睡眠，只要不被其他 EEG 睡眠模式干扰。人们可能无法精确到毫秒来确定这个转变，但通常可以在几秒内可靠地确定这个变化。

眼电图

在睡眠即将来临时，眼电图（electrooculogram，EOG）会显示出可能不同步的慢速眼球运动（图 2.3），这些运动通常在随后描述的 EEG 变化几分钟后消失。有时，这些慢速眼球运动的开始与个人感觉的入睡时间相吻合；然而，更常见的是，受试者报告他们仍处于清醒状态。

肌电图

肌电图（electromyogram，EMG）可能表现出随睡眠接近，肌肉张力逐步减弱的现象，但极少有清晰的肌电图变化能精确指示出睡眠的开始。再者，如果个人处于放松状态，入睡前的肌电图水平可能与明确的睡眠状态无法区分（图 2.3）。

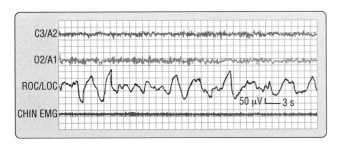

图 2.3 从清醒过渡到第 1 阶段睡眠。最明显的变化在 2 个脑电图（EEG）通道（C3/A2 和 O2/A1）上可见，其中清晰的节奏性 α 活动（8 cps）在图像的中间左右变为相对低压的混合频率模式。肌电图（EMG）的活动水平并未显著变化。缓慢的眼动 [右外眦（ROC）/ 左外眦（LOC）] 在这段过程中始终存在，至少提前了 EEG 变化 20 s。总的来说，如图所示，EEG 模式变为第 1 阶段被认为是睡眠的开始

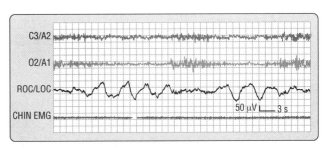

图 2.4 常见的从清醒状态到睡眠的模式转变。在尝试入睡过程中，脑电图模式从清醒状态（节律性 α 波）变为第 1 阶段睡眠状态（相对低电压，混合频率）的改变发生了 2 次。EMG，肌电图；LOC，左外眼角；ROC，右外眼角

睡眠开始的行为伴随现象

考虑到伴随睡眠开始的 EEG 变化,那么从清醒状态过渡到睡眠状态时会出现什么行为表现呢?接下来的内容将概述一些睡眠开始时常见的行为现象。请记住,正如我们从 20 世纪 30 年代初期的睡眠研究中了解到的,"各种功能的抑制可能会按照不同的顺序、不同的程度出现,并且这种现象在不同的个体和不同的场合中也会有所差异[3]。"

简单的行为反应

在第一个例子中,让困倦的志愿者们坐在桌前,以稳定的速度交替按下两个开关。如图 2.5 所示,这种简单的行为模式在慢速眼球运动开始后仍然持续,并可能在 EEG 变为第 1 阶段睡眠模式之后的几秒钟内保持[6]。然后,这种行为通常会停止,只有在 EEG 重新变为清醒模式后才会再次出现。这就是最基础的一种**自动行为**(automatic behavior)模式的例子。这种行为能在睡眠开始以及人们在睡眠和清醒之间切换的过程中持续,可能是解释精神不济、昏昏欲睡的驾驶者如何能继续在高速公路上行驶的一个因素。

视觉反应

睡眠开始时行为变化的第二个试验中,一盏明亮的灯被置于试验参与者的眼前,并要求他们在看到光闪烁时按下绑在手上的敏感微型开关[7]。当 EEG 呈现出第 1 阶段或第 2 阶段睡眠的模式时,超过 85% 的时间内,参与者都无反应。在事后进行询问时,他们表示并未看到光闪,而不是他们看到了但未作出反应。这是一个实例,揭示了伴随睡眠开始,人们对周围环境的感知能力逐渐减弱。

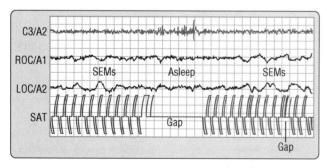

图 2.5　睡眠开始时无法执行简单行为任务。受试者经历了全夜的睡眠剥夺,他被要求交替按压两个开关,这一行为在标记为 SAT 的通道上表现为两种相反极性的笔振动。当脑电图(EEG;C3/A2)模式变为第 1 阶段睡眠时,行为停止,当 EEG 模式恢复为清醒状态时,行为恢复。LOC,左外眼角;ROC,右外眼角;SEMs,慢眼动(From Carskadon MA, Dement WC. Effects of total sleep loss on sleep tendency. Percept Mot Skills. 1979;48:495-506。)

听觉反应

在另一项与感知领域相关的研究中,通过耳机向试验对象播放一系列的音调,要求他们在每次听到音调时做出反应。研究发现,在进入第 1 阶段睡眠的过程中,反应时间会变得更长,同时伴随着 EEG 变化至明确的睡眠状态,听觉反应也会消失[8]。对于视觉和听觉两种感知方式,一旦其反应因为睡眠而消失,通常需要在 EEG 恢复到清醒状态后才能重新出现。

嗅觉反应

当人们在睡眠中被要求对闻到的气味作出反应时,反应的情况部分受到睡眠状态影响,部分又与特定的气味有关。与视觉反应不同,一项研究显示,在初期的第 1 阶段睡眠期间,对薄荷(强烈的三叉神经刺激物,通常被认为是愉快的)和吡啶(强烈的三叉神经刺激物,通常被认为是极度不愉快的)的反应程度是良好的[9]。与其他感官反应一样,当进入其他睡眠阶段时,嗅觉反应显著减弱。在第 2 和第 4 阶段的 NREM 睡眠以及 REM 睡眠期间,人们甚至无法察觉到薄荷的气味;在第 4 阶段睡眠中,吡啶的气味完全无法被察觉,而在第 2 阶段的 NREM 和 REM 睡眠中,吡啶的气味只能偶尔被察觉[7]。然而,无论在哪个阶段,声音都能成功唤醒年轻的成年受试者。由此研究得出的一个结论是,人类的嗅觉系统在睡眠期间并不适合作为警戒系统。

对有意义刺激的反应

我们不应从上述研究中推断,睡眠时,大脑屏蔽了所有感官输入。实际上,早期的研究显示,在睡眠中的人对于不同强度的听觉刺激有差异性的反应[10]。另一个展示感官敏感性的方式是通过试验来评估睡眠中对有意义和无意义刺激的区分反应,其中意义由许多方式提供,而反应通常以诱发的 K- 复合波或唤醒来测量。以下是一些例子:

- 人们对自己的名字的唤醒阈值通常低于对他人名字的唤醒阈值[11]。例如,在浅睡眠中,轻声说出自己的名字会产生唤醒效果;相似方式应用的无意义刺激则不会。同样,正在睡眠的母亲更可能听到自己孩子的哭声,而非不相关婴儿的哭声。
- Williams 及其同事[12]展示了,当一个本来无意义的刺激因未做出反应而被关联到惩罚(如响亮的警报、闪烁的灯光或电击的威胁)时,睡眠中做出适当反应的可能性就会增加。

- 功能性磁共振成像已经显示，在睡眠期间大脑的不同区域（中颞回和双侧眶额皮质）会对刺激产生反应并激活，其中有意义的刺激（如个人的名字）和无意义的刺激（如嘟嘟声）会引发不同区域的激活[13]。
- 有实验说明在睡眠中存在短暂的时间窗口，在这些时间窗口中，大脑对外部听觉刺激保持开放和敏感。这一特点与即使在深度睡眠中，也可以检测到有意义的听觉事件的观察结果相吻合[14]。

从上述这些例子和其他研究来看，在睡眠开始后的某些层次上，感官处理仍在继续进行。

入睡期肌阵挛

在入睡阶段，我们会有哪些其他行为？如果在人们进入第 1 阶段睡眠（EEG 模式显示）后不久唤醒他们，他们通常会描述他们的精神体验为思绪的中断和模糊、断片化的想象，通常是视觉上的[15]。另一种相当常见的入睡体验是入睡期肌阵挛，这种现象通常表现为全身或局部肌肉的突然收缩，并往往与生动的视觉想象紧密关联。入睡阶段的肌肉跳动并非病态，尽管在压力较大或睡眠规律不常规的情况下，它的发生会相对较常见。

关于入睡期肌阵挛的确切性质尚未明了。根据一种理论，这种现象在睡眠初期可能标志着 REM 睡眠成分的解离，即 REM 睡眠中的想象成分（即临入睡时的幻觉）在没有运动抑制成分的情况下突然出现。因此，个体对这种想象的反应会导致一种运动或抖动。这种事件在不规律的睡眠习惯中出现的频率增加，与在这样的条件下，从清醒状态到睡眠过渡时 REM 睡眠出现的概率增加是一致的（见后文）。虽然在成年人中，通常是通过 NREM 睡眠来进入睡眠，但在婴儿期，REM 睡眠是通常的睡眠入口，也可能在特殊环境下或在某些睡眠障碍（如嗜睡症）中部分显现。

睡眠开始前的记忆

从清醒到睡眠的过渡通常会导致记忆损伤。有一种观点认为，这就好像睡眠把短期记忆和长期记忆之间的通道关闭了。这种现象可以通过以下试验得到最好的描述[16]。在睡前的测试环节中，以 1 min 的间隔通过扬声器向受试者播放一组单词对。然后在睡眠开始（以 EEG 的第 1 阶段为标准）后的 30 s 或 10 min 唤醒他们，询问他们对睡眠开始前播放的单词的记忆。如图 2.6 所示，30 s 条件下，受试者对睡眠开始前整个 10 min 的内容都保持了一致的记忆水平。（尽管影响不大，但首位效应和最近效应是明显的。）

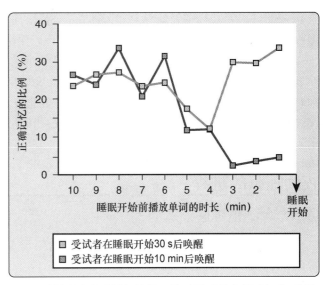

图 2.6 该图展示了研究结果，揭示了睡眠会导致记忆受损。具体解释请参见正文

然而，在 10 min 条件下，只有睡眠开始前的 4 ～ 10 min 的记忆与 30 s 组一致，之后的记忆则从那一时间点急剧下降，直到睡眠开始。

因此，在 30 s 条件下，长期（4 ～ 10 min）和短期（0 ～ 3 min）的记忆储存都是可被提取的。然而，在 10 min 条件下，只有睡眠开始前长期储存（4 ～ 10 min）中的单词是可被提取的，而睡眠开始时还在短期储存（0 ～ 3 min）中的单词就不再被提取；也就是说，它们没有被巩固到长期记忆储存中。这个试验的一个结论是，睡眠会使从短期记忆到长期记忆的储存转移失效。另一种解释是，睡眠开始前的材料编码力度不足以支持回忆。这种缺陷发生的确切时间点尚不清楚，可能是一个持续的过程，可能反映出顺行性遗忘。尽管如此，我们可以推断，如果睡眠持续大约 10 min，那么对睡眠前的几分钟的记忆将会丧失。以下的经历是这种现象的一些常见例子：

- 无法把入睡的瞬间记住；
- 忘记了半夜来的电话；
- 忘记了在夜里被唤醒时被告知的消息；
- 不记得你的闹钟响过；
- 清晨时对连贯的梦话有遗忘；
- 有片刻的梦境回忆。

过度嗜睡症患者如果白天睡眠入侵，也可能会经历类似的记忆问题。此外，充足的睡眠本身可能会改变神经退行性疾病（如临床前阿尔茨海默病）中记忆唤起障碍的症状，这暗示着睡眠和记忆之间存在更深层的复杂关系[17]。

学习与睡眠

与入睡后立即出现的"遗忘"相反，人们对睡眠对于学习，尤其是感知觉学习和运动学习巩固的重要性越来越感兴趣[18-19]。这种关联的重要性也引发了一些争论[20]。然而，一系列最近的研究正在重新唤起人们对该主题的关注，并且关于 REM 和 NREM 睡眠以及特定的睡眠 EEG 模式（例如，睡眠纺锤波）作用研究提供了确凿的证据，证明睡眠在学习和记忆中发挥了重要作用（详见第 29 章）。

夜间睡眠的进程

健康成年人的睡眠模式

对理想状态睡眠最简单的描述，即健康的年轻人每晚睡眠良好，固定睡眠约 8 h（图 2.7）。总体上，在年轻成人的正常睡眠模式中，尚未发现男性和女性之间有一致的区别。简而言之，正常的成年人进入睡眠是通过 NREM 睡眠，而 REM 睡眠直到 80 min 或更久之后才会出现，而且 NREM 睡眠和 REM 睡眠会在夜间交替，大约每 90 min 一个周期（有关睡眠阶段的完整描述请参见第 197 章）。

首个睡眠周期

正常年轻成人的首个睡眠周期以第 1 阶段（轻度）睡眠开始，这个阶段通常在睡眠开始时只持续几分钟（1 ~ 7 min）。在此阶段，轻轻唤人的名字、轻触皮肤、静静关门等行为都可轻易地中断睡眠。因此，第 1 阶段的睡眠具有低唤醒阈值。除了在初始的从清醒转为睡眠的过程中起到的作用，第 1 阶段的睡眠也作为一种过渡阶段在整晚出现。一种常见的严重睡眠破碎的标志是第 1 阶段睡眠的次数和比例增加。

接下来是第 2 阶段的 NREM 睡眠，睡眠纺锤波或 K- 复合波是其 EEG 中的标志，跟在短暂的第 1 阶段睡眠之后，在第一个睡眠周期中持续大约 10 ~

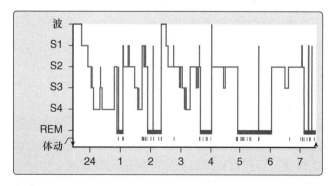

图 2.7 这张睡眠直方图展示了一个正常成年受试者一晚上的睡眠阶段变化。文本描述了理想或平均模式。该直方图是基于对一个正常的 19 岁男性受试者进行连续一晚上的脑电图、眼电图和肌电图记录而绘制的。记录被分为 30 s 的时间段，用于描述各个睡眠阶段

25 min。在第 2 阶段睡眠中，需要更强的刺激才能引发唤醒。通常情况下，足以从第 1 阶段睡眠唤醒的同样刺激，在第 2 阶段睡眠中往往只会引发 K- 复合波的产生，但不会导致醒来。

随着第 2 阶段睡眠的深入，高压慢波活动开始逐渐出现在 EEG 中。最终，这种活动达到了第 3 阶段 NREM 睡眠的标准[17]，即高压（至少 75 μV）慢波（2 cps）活动占据了超过 20% 但小于 50% 的脑电活动。第一周期中的第 3 阶段睡眠通常只持续几分钟，并随着高压慢波活动的增加而过渡到第 4 阶段。当高压慢波活动占据记录的超过 50% 时，就可以确定为第 4 阶段的 NREM 睡眠，对于健康的年轻成人，在第一个周期中通常持续大约 20 ~ 40 min。通常情况下，唤醒第 3 阶段或第 4 阶段的睡眠比唤醒第 1 阶段或第 2 阶段的睡眠需要更大的刺激。[研究者通常将第 3 阶段和第 4 阶段的睡眠合称为慢波睡眠（slow wave sleep，SWS）、深度睡眠或新命名法中的 N3。]

一系列的身体动作通常标志着"回归"到较轻的 NREM 睡眠阶段。可能会有一次短暂的（1 ~ 或 2 min）第 3 阶段睡眠，接着可能是 5 ~ 10 min 的第 2 阶段睡眠，期间身体动作会打断这个阶段，然后进入初始的 REM 睡眠阶段。在夜晚的第一个周期中，REM 睡眠通常短暂（不超过 10 min）。这个 REM 阶段的唤醒阈值是可变的，就如同整个夜晚的 REM 睡眠一样。有理论解释 REM 睡眠的可变唤醒阈值是因为有时人的选择性注意力被内部刺激（即梦境）吸引，从而排除了对唤醒刺激的反应，或者是唤醒刺激被融入正在进行的梦境故事中，而不是导致清醒。早期的一些试验在研究猫的唤醒阈值时发现，REM 睡眠阶段的阈值最高，因此该阶段被称为这种物种的**深度睡眠**。虽然这个术语仍经常用于关于动物睡眠的出版物中，但它不应与人的 NREM 的第 3 和第 4 阶段的睡眠混淆，后者也经常被称为深度睡眠。另外，**慢波睡眠**（SWS）用在其他物种中，有时被当作所有 NREM 睡眠的同义词（as is synchronized sleep），但它与人类的 SWS（第 3 和第 4 阶段的 NREM）是不同的。

NREM-REM 睡眠周期

NREM 睡眠和 REM 睡眠会以周期性的方式在整个夜晚交替出现。通常，REM 睡眠期的时长会随着夜晚的推移而变长。在第二个周期中，第 3 和第 4 阶段的睡眠占用的时间会减少，并可能在后续的周期中完全消失，而第 2 阶段的睡眠则扩展到占据 NREM 部分的周期。第一个 NREM-REM 睡眠周期的平均长度约为 70 ~ 100 min；第二个和之后的周期的平均长

度约为 90 ～ 120 min。整个夜晚中，NREM-REM 周期的平均时长约为 90 ～ 110 min。在一个健康的年轻成人中，整个夜晚的睡眠中，第 1 阶段睡眠大约占 2% ～ 5%，第 2 阶段约占 45% ～ 55%，SWS 约占 10% ～ 20%，而 REM 睡眠约占 20% ～ 25%。

夜晚睡眠阶段的分布

对于年轻人来说，SWS 在夜晚的前一部分（大约前 1/3）占据了 NREM 睡眠周期的大部分时间；而 REM 睡眠阶段则在夜晚的后一部分（最后的 1/3）最长。短暂的清醒时期倾向于在夜晚的后半段出现，通常在 REM 睡眠转换的附近，它们通常不会持续足够长的时间以至于被人们在早晨记住。在正常的成年人中，REM 睡眠主要集中在夜晚的后半段，这一现象与人体的昼夜节律有关，可以通过体温的变化来感知这种节律[16, 21]。SWS 在睡眠开始时的主要分布并不被认为是由昼夜过程调节的，但在长时间的清醒后会有显著反应[22]，因此反映了睡眠稳态系统，这个系统在睡眠开始时睡眠压力最高，即最需要睡眠，随着夜晚的推移，睡眠压力减少时，这个系统会减小，即对睡眠的需求减小。因此，正常睡眠模式的这些特征凸显出第 38 章详细阐述的睡眠双过程模型（two-process model）的特性。

睡眠长度

夜间睡眠的长度取决于许多因素，其中自愿控制在人类中是最重要的因素之一，因此很难描述一个"正常"的模式。新生儿可能会花多达 80% 的时间睡眠，典型的 1 岁儿童在夜间睡眠 10 ～ 12 h，再加上每日 2 次午睡[23]，而大多数年轻人在工作日的夜晚报告睡眠大约 7.5 h，在周末的夜晚稍长一些，8.5 h。然而，这些数据从人到人，从夜晚到夜晚的变化相当大。睡眠长度也取决于遗传因素[24]，人们可能会认为自愿决定因素（如熬夜、用闹钟叫醒等）是基于遗传睡眠需求的背景之上的。清醒时间的长短也会影响一个人睡眠的多少，尽管这并不是一对一的关系。实际上，睡眠的长度也由与昼夜节律相关的过程决定。因此，一个人何时睡觉有助于决定一个人睡眠的长度。此外，随着睡眠时间的延长，REM 睡眠的量会增加，因为 REM 睡眠的出现取决于睡眠持续到昼夜节律高峰期的情况。

健康成年人的睡眠概述

我们可以对生活在常规的睡眠-觉醒周期中，并且没有睡眠问题的健康年轻成年人的睡眠做出一些普遍性的陈述：

- 睡眠通过 NREM 睡眠进入。
- NREM 睡眠和 REM 睡眠以大约 90 min 的周期交替。
- 在夜晚的前 1/3，SWS 占主导地位，它与睡眠的开始以及醒着的时间长度（即，睡眠稳态）相关联。
- 在夜晚的后 1/3，REM 睡眠占主导地位，它与体温的昼夜节律相关联。
- 睡眠中的清醒状态通常占夜晚的不到 5%。
- 第 1 阶段的睡眠通常约占睡眠的 2% ～ 5%。
- 第 2 阶段的睡眠通常约占睡眠的 45% ～ 55%。
- 第 3 阶段的睡眠通常约占睡眠的 3% ～ 8%。
- 第 4 阶段的睡眠通常约占睡眠的 10% ～ 15%。
- 因此，NREM 睡眠通常占睡眠的 75% ～ 80%。
- REM 睡眠通常占睡眠的 20% ～ 25%，发生在 4 ～ 6 个离散的时段中。
- 睡眠期间可能会出现短暂的唤醒，这并不表明存在异常。

影响睡眠阶段分布的因素

年龄

对夜间睡眠阶段分布影响最大且最一致的因素是年龄（图 2.8）。与前述模式最显著的年龄相关的睡眠差异出现在新生儿身上。在生命的第 1 年里，从清醒状态到睡眠的过渡通常通过 REM 睡眠（在新生儿中称为活跃睡眠）来完成。NREM-REM 睡眠的周期性交替从出生开始就存在，但在新生儿中，周期约为 50 ～ 60 min，而在成人中，周期约为 90 min。婴儿也只是逐渐形成一致的夜间睡眠周期，NREM 睡眠阶段的完全发展的 EEG 模式并不在出生时存在，而是在生命的前 2 ～ 6 个月中出现。当大脑结构和功能达到能够支持高电压慢波 EEG 活动的水平时，NREM 第 3 和第 4 阶段的睡眠变得突出。

SWS 在幼儿中达到最大值，并随年龄的增长显著减少。儿童的 SWS 在质和量上都与老年成人不同。例如，几乎不可能在夜晚的第一个睡眠周期的 SWS 中唤醒年轻人。在一项研究中[25]，123 分贝的音调无法在平均年龄为 10 岁的一组儿童中产生任何唤醒的迹象。此外，直到青少年中期，孩子们经常"跳过"他们的第一个 REM 周期，可能是因为夜晚早期的慢波活动的数量和强度。在老年人中，发生在夜间第一个和随后周期的 SWS 也有类似的却又不是那么深刻定性差异。青少年期间，SWS 发生了显著的定量变化，当 SWS 在第 20 年降低约 40% 时，即使夜间睡眠的长度保持不变[26]。Feinberg[27] 假设，夜间 SWS 与年龄相关的衰减，与皮质突触密度的丧失相一致，可能与皮质重塑有因果关系。de Vivo 及其同事在更早期的动物模型中的发现对这种假设提出了质疑[28]。到青少年中期，年轻人通常不再跳过他们的第一个 REM 周期，他们的睡眠类似于前面描述的年轻成年人的睡眠。到 60 岁时，SWS 大大减少，特别是在男性中；女性比男性在生命的后期更能保持 SWS。

REM 睡眠占总睡眠的百分比在健康的老年人中保持得相当好；夜间的 REM 睡眠的绝对时长与智力功能[29]相关，并且在老年人有器质性脑功能障碍的情况下显著下降[30]。

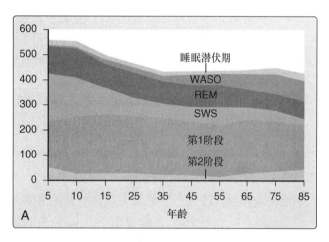

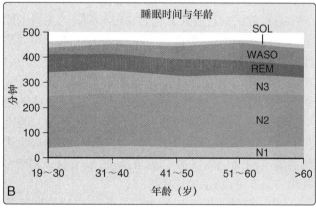

图 2.8　随着年龄的变化，睡眠的改变。**A**，睡眠潜伏期和入睡后觉醒时间（WASO），以及 REM 睡眠和 NREM 睡眠第 1、2阶段和 SWS 所需的时间（以分钟为单位）。给出了 5～85 岁的年龄范围内的总体数值。**B**，成年人按当前的 AASM 评分标准的睡眠变化。睡眠潜伏期和 WASO 所需的时间（以分钟为单位），以及 REM 睡眠和 NREM 睡眠阶段 N1、N2 和 N3。数值为中位数（**A**，From Ohayon M，Carskadon MA，Guilleminault C，et al. Meta-analysis of quantitative sleep parameters from childhood to old age in healthy individuals：developing normative sleep values across the human lifespan. Sleep. 2004；27：1255-73；**B**，Data from Mitterling T，Högl B，Schönwald SV，et al. Sleep and respiration in 100 healthy Caucasian sleepers—a polysomnographic study according to American Academy of Sleep Medicine standards. Sleep. 2015；38：867-75.）

睡眠期间的唤醒次数随年龄的增长显著增加。延长的清醒阶段，个人意识到并能报告的，以及可能不被记住的短暂唤醒，随着年龄的增长而增加[31]。后者类型的瞬间唤醒可能在没有已知关联的情况下发生，但通常与潜在的睡眠障碍有关，例如睡眠期间的周期性肢体运动（periodic limb movements during sleep，PLMS）和睡眠相关的呼吸不规则，这些在晚年也变得更为普遍[32-33]。

睡眠模式随着年龄的增长而改变，这与其他因素无关；这些变化可能包括提前的睡眠时间、缩短的夜间睡眠持续时间、增加的日间小睡次数、增加的夜间觉醒次数和夜间清醒的时间，以及减少的慢波睡眠[34]。关于老年人的睡眠，最值得注意的发现可能是个体间差异的显著增加[35]，这就排除了像年轻人那样的一般化定义的可能性。

既往睡眠史

当一个人在一个或多个夜晚失去了充足的睡眠后，其恢复期的睡眠模式会偏向深度睡眠阶段（SWS）（图 2.9）。此类恢复期的睡眠通常会比正常的基础睡眠更长、更深沉，即整个过程的唤醒阈值更高。在经历了睡眠损失的情况后，REM 睡眠通常会在第二个或之后的恢复夜晚表现出反弹。因此，在完全失眠的情况下，深度睡眠阶段（SWS）往往会优先得到恢复，而在 SWS 恢复之后，REM 睡眠阶段才会开始恢复。这两种睡眠状态都体现了它们的自稳调节特性。

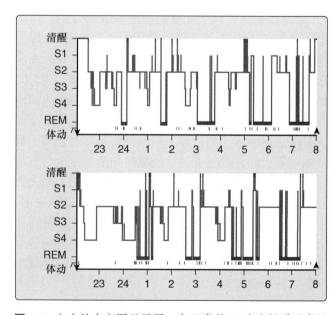

图 2.9　上方的直方图显示了一名正常的 14 岁女性受试者的基线睡眠模式。下方的直方图显示了该受试者在经历 38 h 未睡觉后的第一个恢复性睡眠夜的睡眠模式。值得注意的是，在下图中，第 4 阶段睡眠的时间比基线睡眠时更长，而第一个 REM 睡眠周期明显延迟

在一个人被特定地剥夺 REM 睡眠或 SWS 阶段的情况下，无论是通过在睡眠阶段发生时唤醒他们，还是通过药物手段，当他们恢复正常睡眠时，剥夺的那个睡眠阶段会表现出优先恢复的现象。这个现象在临床环境中具有特殊的重要性，其中突然中断治疗方案可能会导致误导性的诊断结果［例如，由于 REM 抑制药物被停用时 REM 睡眠反弹，导致睡眠起始 REM（sleep-onset REM periods，SOREMP）］或者可能加剧睡眠障碍（例如，如果睡眠呼吸暂停倾向于在反弹的睡眠类型中更频繁或更强烈地发生）。

长期限制夜间睡眠、不规律的睡眠安排或频繁打扰夜间睡眠都可能导致睡眠状态分布异常，这种情况最常见的特点是过早的 REM 睡眠，也就是所谓的睡眠起始 REM（SOREMP）。这样的情况可能会伴随着入睡时的幻觉、睡眠瘫痪，或者在没有器质性睡眠障碍的人中造成肌阵挛发生率的增加。

尽管这不严格地与既往睡眠史有关，但在实验室进行的第一夜的睡眠评估，通常会有更频繁的觉醒，以及正常睡眠阶段分布的打乱，主要表现为 REM 睡眠的延迟开始[36]。这种延迟通常表现为跳过了夜晚的第一个 REM 周期。也就是说，NREM 阶段按照正常的顺序进行，但是第一个周期以一次轻度睡眠或短暂的觉醒结束，而不是预期的短暂 REM 睡眠阶段。此外，REM 睡眠阶段常常被打断，而在实验室环境下的第一夜，REM 睡眠的总量也通常会低于正常值。

昼夜节律

睡眠发生的昼夜节律阶段影响睡眠阶段的分布。特别是 REM 睡眠，其在早晨时段达到昼夜节律分布的高峰，这与核心体温节律的低谷时段相吻合[16-17]。因此，如果睡眠开始时间被延迟到昼夜节律的高峰 REM 阶段，也就是早晨，REM 睡眠往往会占主导，甚至可能在睡眠开始时就发生。这种正常入睡模式的反转可能会出现在一个健康人短暂地经历阶段转变时，无论是由于工作班次的改变还是由于跨越多个时区的飞行所导致的改变。在一个没有所有时间提示的环境中睡眠的人的研究显示，睡眠开始时间和睡眠长度都会与昼夜节律阶段相关联[37-38]。在这些条件下，睡眠分布与昼夜体温相位位置的关系显示，睡眠开始最有可能发生在体温周期的下降阶段。午后小憩时也会出现对应的睡眠开始的次峰；睡眠结束最常在昼夜体温曲线的上升阶段发生[39]。

与睡眠的其他特性一样，昼夜节律和其他生物节律也会受到年龄的影响。在婴儿中，体温、皮质醇、褪黑素和睡眠-觉醒周期的协调在生命的前 6 个月中迅速发展[40]。虽然儿童的睡眠时间和持续时间是由

一套复杂的文化、社会、家庭和环境因素决定的，但到了青少年阶段，明显可以看到褪黑素分泌的延迟模式标志着昼夜节律的延迟，以及在清醒时期睡眠压力的较慢积累[41]。认识到这种生理上的睡眠开始时间较晚和早晨醒来时间较晚的现象，部分地推动了关于学校上学时间的争论，人们担忧过早的开始时间可能会减少睡眠时间，导致睡眠时间不规律，并可能对学术表现、健康和安全产生负面影响[42]。最后，衰老与另一种可能的时间转变有关，常见的是昼夜节律提前，导致人们在晚上更早感到困倦，早晨醒得更早。这种阶段的提前不仅在睡眠-觉醒周期中看到，而且在体温节律中，以及褪黑素和皮质醇的分泌时间也可见。除了阶段提前，衰老还与在老年人中这些昼夜节律幅度减小有关。

温度

睡眠环境中极端的温度会干扰睡眠。研究表明，REM 睡眠相对于 NREM 睡眠更加敏感，容易受到与温度相关的干扰。来自人类和其他物种的累积证据表明，哺乳动物在 REM 睡眠期间只具有极其有限的体温调节能力；换句话说，在 REM 睡眠期间，体温控制几乎是变温的[43]。这种在 REM 睡眠期间缺乏体温调节能力可能会影响对温度极端的反应，并且表明这种情况在夜晚早期不会像在夜晚晚期那样成为问题，因为夜晚晚期通常以 REM 睡眠为主。同时，需要明确的是，在环境温度极端下，出现出汗或者发抖的现象主要发生在 NREM 睡眠中，而在 REM 睡眠中这些现象受到限制。

药物和物质的摄入

许多常见药物对睡眠状态和阶段的分布产生影响，包括通常用于治疗睡眠障碍的药物，以及与治疗睡眠障碍无直接关联或社交娱乐用途的药物。这些药物是否对健康、疾病或心理产生影响尚不清楚；然而，在特定影响某个睡眠阶段的睡眠障碍情况下，这些区别可能与诊断或治疗相关。关于一些常用药物对睡眠阶段分布影响的部分普遍性概括如下：

- 苯二氮䓬类药物倾向于抑制 SWS，对 REM 睡眠没有一致的影响。
- 三环抗抑郁药、单胺氧化酶抑制剂和某些选择性血清素再摄取抑制剂倾向于抑制 REM 睡眠。某些药物可导致睡眠期间运动活动水平增加，导致 REM 睡眠时缺乏运动抑制或者 PLMS 的发生率增加。氟西汀还与所有睡眠阶段的快速眼动（"Prozac 眼动"）相关。
- 戒断那些有选择性抑制某个睡眠阶段的药物，

通常会伴随该睡眠阶段的反跳增加。因此，从苯二氮䓬类药物急性戒断可能会产生 SWS 增加；从三环抗抑郁药或单胺氧化酶抑制剂急性戒断可能会导致 REM 睡眠增加。在后一种情况下，REM 反跳可能导致非有机性睡眠障碍下的异常 SOREMP 产生，从而可能导致错误的嗜睡症诊断。

- 睡前饮酒可能会导致夜晚早期 SWS 增加和 REM 睡眠抑制，随着酒精代谢，夜晚后期可能会出现 REM 睡眠反跳。低剂量的酒精对睡眠阶段的影响较小，但可能会在晚间增加嗜睡感[44-45]。

- 大麻［四氢大麻酚（tetrahydrocannabinol，THC）］的急性作用包括对睡眠的轻微干扰，表现为 REM 睡眠的轻微减少。长期摄入 THC 会导致对 SWS 的长期抑制[4]。

病理学

睡眠障碍以及其他非睡眠问题会对睡眠的结构和分布产生影响。正如之前所提到的，这些差异似乎在诊断和治疗时比起对于由特定睡眠阶段变化导致的一般健康或疾病的影响更为重要。许多常见的睡眠阶段异常与睡眠障碍有关。在下文中，我们将重点介绍一些例子，这些以及其他例子将在后续章节中进一步详细阐述。

嗜睡症

嗜睡症的特征是异常短的进入 REM 睡眠的延迟，伴有睡眠起始快速眼动（SOREMP）。这种异常的入睡模式在某种程度上是相对一致的，但并不完全如此；也就是说，也可能出现 NREM 睡眠的入睡。

因此，其中一个诊断测试是在一天内提供数次入睡的机会（详见第 207 章）。如果在 2 个或更多的这类入睡机会中出现异常的 REM 睡眠，那么嗜睡症的可能性极大。这种异常的睡眠模式被认为是嗜睡症特征症状的原因之一。换句话说，REM 睡眠的某些成分在清醒状态下分离，导致幻觉入睡、睡眠麻痹，以及最显著的猝倒症。

其他可能导致短 REM 睡眠潜伏期的情况包括：婴幼儿时期，在该时期入睡 REM 睡眠是正常的；睡眠逆转或时差反应；急性戒断 REM 抑制剂化合物；长期睡眠限制或打扰；以及内源性抑郁症[47]。报告显示，年轻成年人[48]和早起的青少年中，入睡 REM 睡眠的发生率相对较高[49]。在后者中，早晨（上午 8:30 和上午 10:30）的午睡期 REM 睡眠与延迟的生理节律相关，表现为较晚的褪黑素分泌开始时间。

睡眠呼吸暂停综合征

睡眠呼吸暂停综合征可能与睡眠有关的呼吸问题导致 SWS 或 REM 睡眠的抑制相关联。成功治疗这种睡眠障碍，比如使用夜间持续正压气道治疗，初次实施时可能会导致 SWS 或 REM 睡眠出现大幅度的反弹效应（图 2.10）。

运动障碍和异态睡眠

睡眠中出现的不寻常事件或行为可能代表睡眠中的异常行为（parasomnia）、运动障碍或其他神经问题。其中一些情况，例如有规律的运动、梦游、REM 行为障碍或睡眠麻痹，明显出现在特定的睡眠阶段或睡眠-清醒状态的转换过程中。而其他疾病，如不宁腿综合征，与睡眠中明显的运动表现有关，如周期性肢体运动，并伴有睡眠片段化增加、入睡延迟、睡后

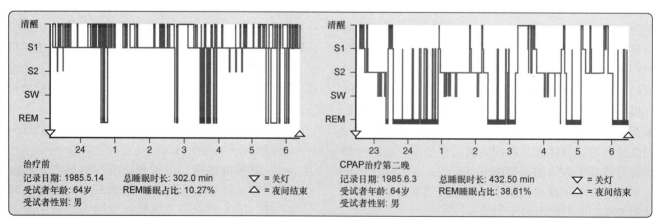

图 2.10　这些睡眠直方图展示了一名 64 岁患有阻塞性睡眠呼吸暂停综合征的男性患者。左图显示了治疗前的睡眠模式。请注意缺乏慢波睡眠，第 1 阶段（S1）的显著增多以及非常频繁的中断。右图显示了该患者在连续气道正压通气（CPAP）治疗第二个夜晚的睡眠模式。请注意睡眠更深（更多 SW 睡眠）且更加连续，特别是 REM 睡眠异常增加。治疗前，REM 睡眠占总睡眠的比例仅为 10%，而治疗后增加到近 40%（Data supplied by G. Nino-Murcia, Stanford University Sleep Disorders Center, Stanford, CA.）

觉醒时间增加以及睡眠时间减少[50]。不宁腿综合征患者的清醒和第 1 阶段睡眠的百分比增加，而第 2 阶段睡眠和 REM 睡眠则减少。另外，还有一些运动现象和睡眠结构的改变可能与药物或物质的使用有关，本章节对此进行了简要讨论。在处理这种与睡眠有关的现象时，重要的是要理解与睡眠相关的易感因素，以及睡眠改变或睡眠紊乱的后果。

睡眠碎片化

睡眠碎片化和频繁的觉醒在一些睡眠障碍以及涉及身体疼痛或不适的医学疾病中常常出现。周期性肢体运动、睡眠呼吸暂停综合征、肌肉骨骼疾病等可能与每晚数十次到数百次的唤醒相关。在过敏性鼻炎[51-52]、儿童类风湿关节炎[53]和帕金森病[54]等疾病中，短暂的唤醒很常见。在上呼吸道阻力综合征中[55]，EEG 唤醒是重要的标记，因为该综合征的呼吸征象不如明显的阻塞性睡眠呼吸暂停综合征那样明显，只有微妙的指标可用[56]。在特定情况下，自主神经系统的变化，比如短暂的血压变化[57]，可能意味着唤醒；Lofaso 及其同事[58]指出，自主神经系统的变化与 EEG 唤醒的程度高度相关。睡眠碎片化可能与皮质 EEG 信号中不可见的皮质下事件相关。这些疾病通常也涉及睡眠总时间和第 1 阶段睡眠的比例增加。

睡眠健康差异

社会群体（如种族和民族等）之间可能存在身体和社会环境上的潜在差异，这些差异很可能影响广泛观察到但尚不完全理解的睡眠健康差异。社会条件和制度可能通过影响政策和实践，直接或间接地影响个体的睡眠和生物学特征，包括影响特定社会认同群体个体居住区和住房质量、工作地点、受教育情况和娱乐活动方式等。

结构性种族主义被定义为"社会通过相互加强的住房、教育、就业、收入、福利、信用、媒体、医疗保健和刑事司法系统等制度培养种族歧视的全部方式"，[59]被认为是健康差异的主要、根本原因，导致边缘化群体对促进健康资源的获取有所不同，同时更容易暴露于可能对睡眠健康和昼夜节律产生负面影响的有害环境中。历史和现代的例子包括种族居住隔离（尤其在非洲裔美国人或黑种人个体中）以及劳动市场隔离，这些因素导致贫困集中[59-60]。社会资源匮乏、处于劣势社会地位群体在整个生命周期中更容易暴露于不利环境（如噪音、光线和空气污染以及心理社会压力）可能对其睡眠和随后的健康产生更消极的

影响，例如更难以维持生物平衡。这些身体和社会环境中的因素可能对生物学产生下游影响，包括昼夜节律，而结构性因素（如职业需求导致的轮班工作和昼夜节律不协调）也存在于社会认同群体之间的差异。这种社会生态学的观点表明，个体层面的人类特征（包括睡眠）是由上游的健康社会决定因素所塑造，需要被认识和理解[61]。

健康差异被定义为"对一个或多个健康结果有不利影响的健康差异，作用于特定的劣势群体[62]。"这些健康结果通常被认为是可预防且不公平的，因此，与生俱来或遗传因素相对立的，由环境因素引起的社会问题可能导致可观察到的生物学差异。在美国，受国家卫生研究院指定为受健康差异影响较大的社会劣势群体或人群包括非洲裔美国人 / 黑种人、西班牙裔 / 拉丁裔、美国原住民 / 阿拉斯加原住民、亚裔美国人、夏威夷原住民和其他太平洋岛民、社会经济劣势人群、被忽视的农村人群以及性别 / 性少数群体[62]。健康差异存在于许多国家。与健康结果相关的标准包括疾病的发生或患病率增加，包括更早的发病时间或更严重的进展；特定疾病的过早或过度死亡；疾病负担的增加，例如通过人口健康测量所测得的失能调整寿命年（disability-adjusted life years）等全球疾病负担；更差的健康行为和与失能调整寿命年相关的临床结果；以及在验证的自我报告量表上较差的结果，反映特定疾病的日常功能或症状[62]。

就睡眠健康差异而言，这些差异可能是由于不恰当的睡眠调节因素（如心理压力）暴露所致。一篇综述总结了关于种族 / 民族在睡眠健康方面的科学文献，指出种族 / 民族少数群体普遍比白种人更难获得推荐的睡眠时间，但西班牙裔 / 拉丁裔除外，他们不在美国出生[63-65]。研究还发现，总体上，种族 / 民族少数群体的睡眠效率较低。此外，少数群体通常在慢波睡眠（生理上最恢复的阶段）的时间较少。在睡眠时间方面存在更大的变异性，种族 / 民族少数群体更有可能出现昼夜节律不协调和更多的白天嗜睡现象。黑种人或非洲裔美国人和亚裔成年人更有可能报告自己属于晨活型人群，这可能受到社会习惯等影响生物钟的时间指示器因素的影响。种族 / 民族少数群体通常不太可能抱怨他们的睡眠情况，尽管客观睡眠数据通常显示他们的睡眠比白种人更差。此外，黑种人或非洲裔美国人、西班牙裔 / 拉丁裔和亚洲人（似乎更易受影响）患阻塞性睡眠呼吸暂停的患病率特别高，尽管这种病症仍然在很大程度上未被诊断、未接受治疗，并且比白种人病情更严重。数据，尽管存在混杂和方法学及抽样问题，总体上表明白种成年人更有可能患失眠。科学证据表明，睡眠健康和睡眠障碍

的差异从婴幼儿期就开始。例如，与白种人婴儿相比，黑种人婴儿缺少至少 12 h 推荐睡眠时间的可能性增加了 3 倍，而西班牙裔 / 拉丁裔婴儿的可能性增加了 2.5 倍[66]。鉴于健康差异是可改变和可解决的，有必要在人类中进行睡眠健康差异研究，以确定和了解多层次、多因素的背景因素对睡眠及其下游生物学后果的影响，以期为有效的多层次干预提供信息[67]。对于潜在的解决方案，改善人口健康和解决健康差距的干预措施应集中于确保物质和社会条件（特别是已知调节睡眠和昼夜节律的条件），以确保任何社会群体所有个体的健康。

临床要点

- 健康个体的睡眠结构在整个生命周期中以可预测的方式变化。
- 临床医生应预期在老年人（尤其是男性）中看到较少的慢波睡眠（第 3 和第 4 阶段；N3）。
- 临床医生或同事可能会因为接近入睡时发生的记忆缺陷而拒绝接听夜间通讯（夜间电话）。这个问题可能会因某些药物的使用而加剧，也可能解释过度嗜睡患者的记忆缺陷。
- 许多药物（即使不是为了睡眠而开的处方药）会影响睡眠阶段，它们的使用或停用会改变睡眠。例如，抑制 REM 睡眠的药物在停用时可能导致 REM 睡眠反弹。
- 某些患者的睡眠问题（失眠，嗜睡）可能是由于试图在不符合他们昼夜节律的时间入睡或保持清醒造成的。
- 在夜间早期醒来的患者可能患有影响 NREM 睡眠的疾病；在夜间晚期醒来的患者可能患有影响 REM 睡眠的疾病。
- 使用睡眠限制来积累睡眠压力时，如果在正确的昼夜节律阶段安排睡眠，治疗将更加有效。失眠患者小睡的问题在于小睡会减弱对睡眠的内稳态驱动。

总结

　　本章概述了人类的睡眠，重点关注健康的年轻成人并以此作为模板，用来评估和理解睡眠中可能发生的预期变化，以及不正常的情况及临床状况。因此，我们发现从婴儿期到老年期这一逐渐成熟的变化与健康成年人的睡眠有不同的关联。当面对一个未知病例时，我们应该首先问的问题是，年龄是多少？我们还了解到，睡眠和睡眠阶段对认知功能、感知觉和内部环境有重要的影响。接下来的章节详细描述了许多睡眠生理学、神经化学和睡眠障碍的特定属性；本章提供了一个基础，以支持整合那些详细信息。

参考文献和拓展阅读

　　请扫描书后二维码，获取参考文献和拓展阅读资源。

第 3 章

正常衰老

Brienne Miner, Brendan P. Lucey

郑永博 译 陆 林 审校

章节亮点

- 随着正常的衰老过程，睡眠结构会发生变化，导致从睡眠觉醒次数的增加和夜间总睡眠时间的减少，同时昼夜节律也会发生改变。尽管睡眠结构的变化可能导致睡眠时间或巩固的改变，但是睡眠时间短（小于 6 h）和严重的睡眠障碍不应被认为是正常衰老中的一部分。

- 在老年人中，午睡是很常见的，并且可能对健康产生或有益或不利的影响，这取决于午睡的时间、特点和总睡眠时间。

- 老年人出现睡眠障碍的原因多种多样，包括越来越多的医疗和精神疾病、药物使用以及社会心理和行为因素。这些都导致年龄增大成为了睡眠障碍的一个风险因素。

- 在比较中年人与老年人之间的睡眠与认知功能关系时，开始出现显著差异。认知表现的横断面研究和认知衰退的纵向研究显示，中年人的睡眠紊乱与较差的认知结果显著相关，但在老年人中这些关联较弱或不显著。

引言

随着人口老龄化，了解年龄如何影响睡眠变得非常重要。在美国，65 岁及以上的人口持续比 65 岁以下的人口更快增长，预计到 2050 年，超过 20% 的人口将超过 65 岁[1]。对于睡眠医学专家来说，辨别老年人中正常与异常的睡眠是一项重要技能。本章回顾了随年龄增长，睡眠结构和昼夜节律的预期变化，午睡的好处和风险，以及睡眠紊乱的原因和后果，尤其是在老年人的认知表现和认知衰退方面。

睡眠结构

几项对人类一生中的多导睡眠参数进行的大型荟萃分析已经很好地总结了夜间睡眠结构随着年龄增长的变化[2-4]。由 Ohayon 团队发表的第一项分析结果发现[2]，随着年龄的增长，总睡眠时间、睡眠效率、N3 睡眠和快速眼动（rapid eye movement，REM）睡眠的百分比显著减少，而入睡潜伏期、入睡后觉醒、非快速眼动（non-rapid eye movement，NREM）第 1 阶段（N1）和 NREM 第 2 阶段（N2）睡眠的百分比则随着年龄的增长显著增加。然而作者指出，尽管睡眠效率显示出明显的年龄依赖性下降，直到并超过 90 岁，但是大多数睡眠结构的年龄依赖性变化发生在 60 岁之前，60 岁之后 N3、REM 和 N1 睡眠百

分比的变化很少[2]。一些变量（总睡眠时间、REM 睡眠）呈线性下降，而其他变量（N3、入睡后觉醒）更多遵循指数过程。睡眠潜伏期在 60 岁以后没有显示出明显的年龄效应，尽管在此之间持续增加[2]。

最近，Boulos 团队在一项更大规模的健康成年人群中进行了另一项多导睡眠参数的荟萃分析，并总结了经过年龄和性别调整后的正常值[3]。图 3.1 总结了从 18 岁到 79 岁的多导睡眠结构的变化[3]。这份

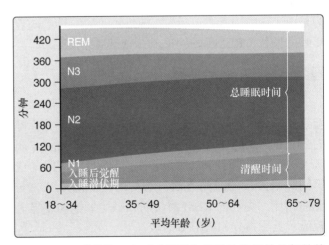

图 3.1 入睡潜伏期、入睡后觉醒和睡眠阶段相关的年龄趋势。这个睡眠个体发生图展示了随着年龄的增长，总睡眠时间减少和睡眠效率降低，同时入睡后觉醒和入睡潜伏期增加（From Boulos MI, Jairam T, Kendzerska T, et al. Normal polysomnography parameters in healthy adults: a systematic review and meta-analysis. Lancet Respir Med 2019; 7: 533-43）

报告的结果与 Ohayon 团队的研究在总睡眠时间、睡眠效率的年龄依赖性减少以及入睡潜伏期、N1 百分比和入睡后觉醒增加等方面的研究结果一致。然而，作者们并未发现 N2、N3 和 REM 百分比与年龄有关的明显变化（表 3.1）[3]。最近的荟萃分析的贡献包括提供证据表明，觉醒指数、呼吸暂停低通气指数（apnea-hypopnea index，AHI）和周期性肢体运动指数随年龄的显著增加，以及平均和最低氧饱和度的显著降低（表 3.2）。例如，在 18 ～ 34 岁的人群中，平均 AHI 为 1.6 次 / 小时，而 65 ～ 79 岁的人群中平均为 15.5 次 / 小时[3]。重要的是，与 Ohayon 团队的研究相比，Boulos 团队的荟萃分析包括了 2007—2016 年的研究，反映了对美国睡眠医学会（American Academy of Sleep Medicine，AASM）评分手册的修改；这些研究强调了在对睡眠阶段进行评分时的一致性[5]。然而，值得注意的是，只有一项研究（n = 10 名男性）检查了 80 岁及以上年龄组的参数，这在很大程度上限制了在这个年龄组中检测差异的能力[3]。最后，第三个荟萃分析仅关注了有无睡眠障碍样本中的 REM 百分比，发现了一个三次趋势，即在 75 岁之后 REM 显著增加，然后在 90 岁之后呈现更陡峭的下降[4]。这项荟萃分析中，通过曲线平滑法得出，75 ～ 85 岁人群的 REM 百分比为 18% ～ 20%[4]。

NREM 和 REM 睡眠的相位事件随年龄的变化也有所描述。在 NREM 睡眠中，K- 复合波和睡眠纺锤波的数量和密度随年龄减少[6]。纺锤波方面，纺锤波振幅和持续时间逐渐减少，同时纺锤波内频率增加，这些发现与性别无关[7-8]。衰老导致的慢波睡眠的主要变化是 δ 波振幅而非波长的降低（图 3.2），这被认为是由于脑内因素，包括皮质神经元的损失[9]。随着年龄的增长，REM 睡眠中的眼动密度减少[10]。

睡眠结构中的性别差异

尽管证据不一，老年人的睡眠生理学可能存在性别差异[2-3, 11-12]。在使用更新后的 AASM 评分标准的最近的一项夜间睡眠结构荟萃分析中（Boulos 团队），在总睡眠时间、睡眠效率、入睡后清醒时间或不同睡眠阶段的时间方面，未发现性别差异[3]。与女性相比，男性的 REM 潜伏期和平均氧饱和度显著较低，觉醒指数和 AHI 显著较高。

老年男性和女性在 N3 睡眠方面的变化值得特别关注。在"睡眠与心脏健康研究"（Sleep Heart Health Study，SHHS）中，随着年龄的增长，男性的睡眠质量呈现下降趋势，这主要表现在 N3 阶段的睡眠时间上[11]。在男性的每个年龄段，N3 百分比都存在很大的性别差异，而在老年女性中，N3 百分比的下降

并不明显[11]。然而，荟萃分析数据显示，老年男性和女性的 N3 百分比没有差异[2-3]。值得注意的是，SHHS 研究包括了患有各种疾病的人群，包括睡眠呼吸障碍（sleep-disordered breathing，SDB）[11]。一项针对健康老年男性和女性的小型研究可能会揭示这些差异[12-13]。在这项研究中，N3 百分比没有性别差异，但在 N3 睡眠的标志性特征——δ 波活动中发现了很大的差异。总体上，老年女性的 δ 波活动较高，在 REM 睡眠中的差异大于在 NREM 睡眠的差异。然而，老年男性在 NREM 睡眠期间的 δ 波活动增加了 50%，同时 α 波活动水平降低[12]。在 NREM 睡眠期间，老年女性呈现较低的 δ 波和较高的 α 波活动（即 α-δ 睡眠）的模式，与不良好的睡眠相关，可能解释了她们较高的失眠症状发病率[12]。作者还发现，与老年男性相比，老年女性入睡时生长激素的释放较低，这可能导致老年女性在 NREM 睡眠中 δ 波活动水平较低[13]。

觉醒和睡眠碎片化

觉醒频率随年龄的增长呈稳定上升趋势，从 18 ～ 34 岁的人平均每小时 9.6 次到 65 ～ 79 岁的人每小时 18.8 次（表 3.2）[3]。然而，虽然健康的老年人可能比年轻人更频繁地醒来，但重新入睡的难度未必更大[14]。尽管短暂的觉醒现象以男性为主[2-3]，但年龄和性别的影响可能没有呼吸事件的影响明显[11]。新的老年人睡眠碎片化的相关因素已经被注意。例如，睡眠脑电图中的 β 活动（而非 δ 活动）与睡眠碎片化显著相关，与昼夜节律无关[15]。与中年受试者中同样视觉评分觉醒相比，在老年人中视觉评分觉醒前，δ 波段功率增强相对较低且时间范围有限[16]。在一个 55 ～ 100 岁的男女性人群中，实际年龄与通过体动仪监测的休息 - 活动节律的碎片化显著相关[17]，这种效应在男性中更为明显。

睡眠时长

美国国家睡眠基金会（The National Sleep Foundation，NSF）建议 65 岁及以上的成年人每晚需要 7 ～ 8 h 的睡眠[18]。这个建议得到了证据的支持，即与睡眠时间较短或较长的老年人相比，睡眠时间在 6 ～ 9 h 的老年人具有更好的认知能力、心理和身体健康以及生活质量[18]。睡眠时间与不良的健康结果密切相关，有强有力的证据表明，睡眠时间短（少于 6 h）和长（大于 9 h）都与不良的心血管、代谢、免疫和认知结果以及死亡有关，尽管只是横断面分析[19]。因此，虽然老年人的睡眠结构发生正常变化可能导致获得充足睡眠的能力下降，建议的睡眠时间并不应该减少[20]。

表 3.1　总睡眠时间，睡眠效率，入睡后觉醒时间以及不同睡眠分期时间与年龄的关系

该表显示了基于年龄、性别和睡眠研究夜的随机效应模型，n =5273 名 10～100 岁成年人的总睡眠时间，睡眠效率，入睡后清醒时间和不同睡眠分期时间的均值和 95% 置信区间。

	总睡眠时间（min）	睡眠效率	入睡后清醒时间（min）	不同睡眠分期时间（占总睡眠时间的百分比）			
				N1	N2	N3	REM
总样本	394.6（388.4～400.8）；k =158	85.7%（84.8～86.6）；k =147	48.2（43.8～52.6）；k =94	7.9%（7.3～8.5）；k =104	51.4%（50.2～52.6）；k =104	20.4%（19.0～21.8）；k =107	19.0%（18.5～19.6）；k =108
平均年龄，岁							
18～34	410.6（404.5～416.6）；k =76	89.0%（88.0～90.0）；k =65	32.1（28.2～36.1）；k =42	6.0%（5.3～6.7）；k =38	51.3%（49.6～52.9）；k =39	21.4%（20.0～22.8）；k =42	19.8%（18.8～20.8）；k =44
35～49	386.6（371.4～401.9）；k =32	85.4%（83.7～87.1）；k =35	51.1（41.1～61.1）；k =22	8.0%（6.9～9.2）；k =23	52.2%（50.6～53.8）；k =24	20.4%（18.5～22.2）；k =23	19.3%（18.2～20.3）；k =24
50～64	372.0（358.1～385.9）；k =26	83.2%（81.0～85.4）；k =27	64.0（55.1～72.9）；k =17	8.7%（7.3～10.0）；k =22	52.8%（49.8～55.8）；k =22	18.1%（15.0～21.2）；k =23	18.7%（17.8～19.6）；k =2
65～79	346.0（326.7～365.4）；k =17	77.5%（73.0～81.9）；k =16	77.1（57.3～96.9）；k =12	9.3%（7.0～11.6）；k =11	53.3%（50.0～56.7）；k =11	19.9%（17.8～22.1）；k =11	17.7%（16.9～18.5）；k =10
≥80	198.6（142.5～254.7）；k =1	45.7%（33.7～57.7）；k =1	NA	27.5%（15.0～40.0）；k =1	43.5%（37.8～49.2）；k =1	19.1%（8.3～29.9）；k =1	9.9%（4.4～15.4）；k =1
性别							
两者	405.2（398.8～411.7）；k =101	86.7%（85.5～87.8）；k =96	43.3（37.9～48.8）；k =56	9.7%（8.7～10.6）；k =59	50.6%（48.7～52.5）；k =59	19.5%（17.5～21.4）；k =62	19.2%（18.5～19.9）；k =63
仅男性	374.6（357.3～392.0）；k =30	84.3%（82.0～86.6）；k =27	51.8（42.1～61.4）；k =20	5.3%（4.5～6.1）；k =23	52.1%（50.2～53.9）；k =24	21.0%（19.5～22.4）；k =24	19.9%（18.5～21.2）；k =24
仅女性	356.0（337.3～374.8）；k =19	84.1%（81.6～86.5）；k =20	55.0（46.3～63.7）；k =17	4.2%（3.6～4.7）；k =16	55.1%（54.0～56.3）；k =16	22.1%（20.8～23.4）；k =17	18.6%（17.9～19.3）；k =17
睡眠研究夜							
首夜	371.6（361.8～381.3）；k =89	84.2%（83.0～85.4）；k =88	52.7（46.7～58.7）；k =57	7.0%（6.4～7.5）；k =63	52.1%（50.8～53.3）；k =69	20.7%（19.6～21.8）；k =69	18.3%（17.7～18.8）；k =68
第二夜或之后	419.7（412.0～427.4）；k =48	89.3%（88.0～90.5）；k =39	37.9（30.6～45.2）；k =26	6.9%（5.6～8.3）；k =23	48.2%（45.7～50.8）；k =24	22.3%（18.5～26.2）；k =25	21.4%（20.0～22.7）；k =26

注：变量 k 代表为达到汇总估计值所需要的对照组数量。部分研究包含多个对照组。NA，无相关研究组。均值对应变量；REM，快速眼动。

From Boulos MI, Jairam T, Kendzerska T, et al. Normal polysomnography parameters in healthy adults: a systematic review and meta-analysis. Lancet Respir Med 2019; 7: 533-43.

表 3.2　睡眠潜伏期，REM 潜伏期，觉醒指数，AHI，平均和最低 SaO$_2$，及 PLMI 与年龄的关系

该表显示了基于年龄、性别和睡眠研究夜的随机效应模型，n = 5273 名 20 ～ 100 岁成年人的入睡潜伏期、REM 潜伏期、觉醒指数、AHI、平均和最低 SaO$_2$ 及 PLMI 的均值和 95% 置信区间。

	睡眠潜伏期（min）	REM 潜伏期（min）	觉醒指数，每小时事件次数	AHI，每小时事件次数	平均 SaO$_2$	最小 SaO$_2$	PLMI，每小时事件次数
总样本	15.4 (14.2 ～ 16.7)；k = 124	97.4 (93.9 ～ 100.8)；k = 89	12.6 (11.8 ～ 13.3)；k = 89	2.9 (2.6 ～ 3.1)；k = 99	95.0% (94.7 ～ 95.3)；k = 48	89.2% (88.5 ～ 89.9)；k = 58	2.5 (2.1 ～ 2.9)；k = 58
平均年龄，岁							
18 ～ 34	14.3 (12.5 ～ 16.1)；k = 58	96.4 (91.0 ～ 101.8)；k = 42	9.6 (8.8 ～ 10.5)；k = 32	1.6 (1.2 ～ 2.0)；k = 28	96.2% (95.9 ～ 96.5)；k = 15	91.8% (91.3 ～ 92.3)；k = 17	1.1 (0.6 ～ 1.6)；k = 11
35 ～ 49	14.4 (12.3 ～ 16.6)；k = 25	93.4 (88.9 ～ 98.0)；k = 18	12.5 (10.7 ～ 14.2)；k = 25	3.1 (2.5 ～ 3.7)；k = 28	95.3% (94.7 ～ 95.8)；k = 13	90.5% (89.3 ～ 91.7)；k = 19	3.1 (1.9 ～ 4.3)；k = 14
50 ～ 64	15.7 (13.7 ～ 17.8)；k = 19	101.3 (92.8 ～ 109.7)；k = 14	16.5 (14.9 ～ 18.2)；k = 19	4.2 (3.6 ～ 4.8)；k = 28	94.3% (93.9 ～ 94.7)；k = 11	87.0% (84.7 ～ 89.3)；k = 12	6.2 (4.1 ～ 8.3)；k = 15
65 ～ 79	19.5 (15.2 ～ 23.8)；k = 16	99.7 (85.6 ～ 113.8)；k = 11	18.8 (15.3 ～ 22.3)；k = 9	15.5 (12.9 ～ 18.2)；k = 10	93.3% (93.0 ～ 93.7)；k = 7	84.0% (83.0 ～ 85.0)；k = 7	8.5 (4.9 ～ 12.1)；k = 8
≥ 80	41.4 (14.2 ～ 68.6)；k = 1	182.0 (118.6 ～ 245.4)；k = 1	31.6 (15.4 ～ 47.8)；k = 1	30.3 (12.3 ～ 48.3)；k = 1	94.2% (92.5 ～ 95.9)；k = 1	88.0% (84.3 ～ 91.7)；k = 1	14.6 (5.6 ～ 23.4)；k = 1
性别							
两者	15.4 (13.7 ～ 17.1)；k = 76	96.7 (91.9 ～ 101.6)；k = 44	11.3 (10.3 ～ 12.4)；k = 47	2.2 (1.9 ～ 2.5)；k = 54	95.4% (94.8 ～ 95.9)；k = 14	91.7% (90.9 ～ 92.4)；k = 21	4.4 (3.4 ～ 5.4)；k = 26
仅男性	14.7 (13.0 ～ 16.4)；k = 25	92.5 (85.8 ～ 99.2)；k = 24	14.5 (12.6 ～ 16.5)；k = 20	5.2 (4.2 ～ 6.1)；k = 23	94.7% (94.3 ～ 95.1)；k = 18	87.9% (86.6 ～ 89.2)；k = 19	2.1 (1.3 ～ 3.0)；k = 16
仅女性	13.5 (11.8 ～ 15.1)；k = 20	99.5 (95.2 ～ 103.9)；k = 20	12.7 (11.1 ～ 14.4)；k = 15	3.1 (2.4 ～ 3.8)；k = 16	95.0% (94.5 ～ 95.6)；k = 14	87.6% (86.0 ～ 89.3)；k = 14	2.1 (1.4 ～ 2.8)；k = 15
睡眠研究夜 *							
首夜	14.7 (13.3 ～ 16.1)；k = 68	99.5 (96.1 ～ 103.0)；k = 49	13.5 (12.5 ～ 14.6)；k = 62	3.4 (3.1 ～ 3.8)；k = 72	95.0% (94.7 ～ 95.3)；k = 40	89.0% (88.1 ～ 89.8)；k = 49	2.2 (1.8 ～ 2.6)；k = 45
第二夜或之后	14.4 (12.3 ～ 16.4)；k = 41	87.3 (82.4 ～ 92.2)；k = 28	9.6 (8.0 ～ 11.2)；k = 14	—	—	—	—

注：变量 k 代表为达到汇总估计值需要计算的对照组数量。每个估计值对应的参与者数量都包含在附录中。部分研究包含多个对照组。

* 大多数报告的 AHI、平均和最低 SaO$_2$ 以及 PLMI 都是对首夜和睡眠研究后一夜的平均值，其余的研究主要提供了首夜的平均值，或者并没有说明研究夜，因此，在混合效应模型中，研究夜没有作有为这 4 个睡眠参数的协变量，而是对首夜研究的报告数值进行了估算。

From Boulos MI, Jairam T, Kendzerska T, et al. Normal polysomnography parameters in healthy adults: a systematic review and meta-analysis. Lancet Respir Med 2019; 7: 533-43.

AHI，呼吸暂停低通气指数；PLMI，周期性肢体运动指数；REM，快速眼动；SaO$_2$，动脉血氧饱和度。

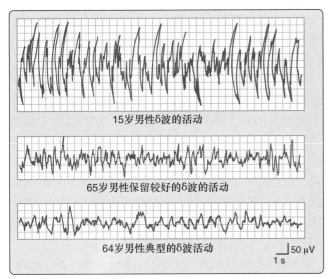

图 3.2　不同年龄的 δ 波活动差异。上图顶部为青少年丰富的高幅度 δ 波活动实例。上图中部为一个年长男性的 δ 波活动示例。注意该名男子的 δ 波幅度相对于青少年有显著降低。上图底部为一个年长男性更典型的 δ 波活动示例。注意图中未达到 75 μv 幅度标准的 δ 波的数量（From Zepelin H. Normal age related change in sleep. In：Chase，MH，Weitzman ED，eds. Sleep Disorders：Basic and Clinical Research. Spectrum；1983：431-53.）

当然，这些建议指的是夜间睡眠而不是 24 h 中的睡眠时间。一个尚未回答的问题是，24 h 内的睡眠时长是否是评估老年人适当睡眠时间的更好指标，特别是随着年龄的增长，午睡变得越来越普遍[21]。

衰老中的昼夜节律

生命周期内，昼夜节律可能在相位、振幅和相位转换能力方面发生变化。衰老通常与相位提前相关（即昼夜节律的峰值和谷值向较早的时间移动）[22]。研究表明，与年龄相关的生物钟相位提前会影响体温、褪黑素、皮质醇、血压和白细胞的内源性节律[22]。在睡眠-觉醒周期方面，生物钟相位提前会导致傍晚瞌睡的时间和早晨醒来时间提前[22]。白天的清醒程度也可能受到相位提前的影响，老年人在早晨时段更加清醒，傍晚时段更加困倦[23]。这种生物钟相位提前并不能通过生物钟周期性的改变来解释[24]。导致生物钟相位提前的机制较为复杂，可能包括生物钟机制（异常的生物钟校准，生物钟节拍器输入或输出的变化，下游生物钟信号受损）和损害的稳态睡眠需求之间的相互作用[24-28]。

在老年人中，生物钟节律的幅度也可能受到影响。当研究整个生物钟周期内的体温时（图 3.3），可以观察到生物钟节律的幅度变化，老年人体温的峰值和谷值之间的差距较小[29]。这种生物钟节律的幅度

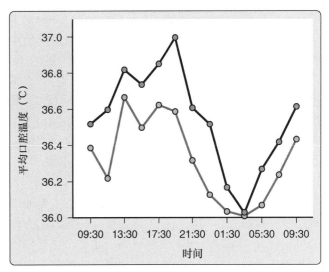

图 3.3　体温周期随年龄变化的关系。年轻（红色圆圈）和老年（绿色圆圈）受试者的口腔温度，显示随着年龄增长，体温周期的幅度减小且相位提前。数据是在校准条件下获得的［From Richardson GS，Carskadon MA，Orav EJ. Circadian variation of sleep tendency in elderly and young adult subjects. Sleep. 1982：5（Suppl 2）：S82-94.］

减小在老年男性中比在老年女性中更为明显[22]。

最后，衰老生物钟系统的一个众所周知的特点是相位移动能力相对受损[22]，这在一定程度上可能反映了视上核内节律功能的丧失[30]。老年人相位移动和对光线的校准能力可能受到特别大的影响，因为随着年龄的增长，视觉系统可能会产生病变（如白内障、黄斑变性等）。支持这一理论的流行病学研究表明，与视力未受损的老年人相比，视力受损的老年人夜间睡眠受损的可能性增加了 30%～60%[31]。相反，通过人工晶状体置换术纠正白内障的老年人可能会改善其生物钟节律，提高认知表现，改善睡眠[32]。然而，即使在无视力障碍的人群中，生物钟系统对光线暴露的反应性也可能降低[33]。

午睡

老年人午睡的普遍性已经被两项关于睡眠和衰老的里程碑式研究所证实，即老年人流行病学研究的已建立人群（the Established Populations for Epidemiologic Studies of the Elderly，EPESE）和 2003 年美国国家睡眠基金会（NSF）的美国睡眠调查[35]。EPESE 包括了 9282 名社区居住的 65 岁及以上的成年人，发现 25% 的人报告有午睡的现象[34]。2003 年 NSF 美国睡眠调查证实了老年人午睡的高发生率，发现 65～74 岁的社区居住成年人中有 39% 报告午睡，75～84 岁的成年人中有 46% 报告午睡[35]。

尽管老年人午睡可能很普遍，但它对老年人健康

的有害或有益程度尚不明确。大量文献表明，午睡对老年人来说既有益，可能具有保护作用，但也是发病率和死亡率的一个风险因素。午睡与跌倒[36]、脑内 β-淀粉样蛋白和 tau 蛋白的积累[37-38]、认知衰退[39]、抑郁[40]、夜尿[41]、糖尿病[42]以及生活质量降低[43]等现象有关。一些研究发现午睡和嗜睡可能加速死亡[44]和缺血性心脏病的发生[45]。另一方面，越来越多的证据表明，午睡可能对心血管事件具有保护作用[46-47]，还可以改善认知和日间功能[48-49]。

要得出有关午睡利弊的结论较为困难，主要原因有二：一是缺乏各项研究在午睡频率或持续时间方面的可比性，二是缺乏纵向观察研究。此外，还有依赖自我报告来估算白天小时睡眠生理倾向的复杂性，以及在所有其他问题之上，老年人白天睡眠可能是多因素所决定的现象。午睡是否有益或有害可能取决于午睡的特征以及个体的总睡眠时间。最近发表的研究发现，每周午睡 1～2 次的受试者发生心血管事件的风险较低，而对于更频繁的午睡或午睡持续时间则未发现相关性[47]。因此，需要考虑午睡频率可能有助于解释午睡与心血管风险之间关联的不一致研究结果。类似地，一项针对 75～94 岁个体的研究报告指出，如果考虑到较短的夜间睡眠时间，白天午睡对降低死亡率具有保护作用，但在夜间睡眠时间超过 9 h 的情况下，午睡与死亡风险增加有关[50]。这些研究强调了在评估午睡与各种健康结果的关联时，要考虑午睡特征以及总睡眠时间的重要性。此外，还有必要考虑午睡的时间以及个体是否有习惯性午睡[49]。

老年人睡眠不佳的原因及后果

原因

衰老过程通常与多种病理过程相关，这些过程可能影响睡眠，导致老年人在流行病学研究中失眠症状和白天嗜睡的患病率较高[23, 51]。在老年人中，近一半的人出现失眠症状[32, 52-53]，而白天嗜睡的老年人比例超过 20%[54]。

影响老年人睡眠问题的主要问题之一是合并症的发病率不断上升[55]。随着健康问题的增加，出现睡眠障碍的可能性也在增加[35]。尤其与慢性疼痛病状、心血管疾病、呼吸系统疾病和消化系统疾病有关。除了医学合并症外，精神疾病和原发性睡眠障碍的发病率也在增加，这同样导致了老年人睡眠障碍的加重[23, 51]。当排除这些合并症患者后，老年人群中的失眠患病率可能仅为 1%～3%[56]，这再次强调了年龄在预测睡眠质量方面的重要性有所降低。

夜尿症需要特别提及，因为它在老年人中的患病率较高，且与睡眠障碍有关。研究人员在考虑疼痛和医学合并症等其他因素后，发现夜尿症的发生似乎与睡眠质量差有关[57]。事实上，夜尿症可能是老年人睡眠质量差的最常见原因[57]。第一次不间断睡眠期的持续时间，也称为首次排空时间，已被证实与整晚睡眠质量的几乎所有指标相关[58]。一个包含大量老年人群的研究结果表明，延长第一次不间断睡眠期与许多这类指标的改善有关[59]，且这些效果与年龄无关。此外，目前研究证实了治疗夜间排尿时睡眠的改善[60]。夜尿症可能是睡眠呼吸障碍（SDB）的症状[61-62]，已有研究表明，当 SDB 用持续气道正压通气治疗时，夜尿症会减轻[63-64]。

药物和物质使用可能增加老年人睡眠障碍的风险。在老年人中，处方药、非处方药和膳食补充剂的使用正在增加[65]。药物可以通过多种机制直接影响睡眠，包括增加白天嗜睡、产生兴奋作用、加重潜在的原发性睡眠障碍，或破坏睡眠结构，或引起影响睡眠的症状[51]。

同样，酒精、咖啡因和烟草等物质也可能破坏睡眠结构，增加睡眠障碍的风险[51]。

心理社会和行为因素也可能会影响老年人的睡眠，因为它们与健康恶化和精神疾病有关[51]。尤其是照顾者的压力、孤独、社会孤立、身体功能丧失、久坐行为和丧亲之痛。照顾者经常经历心理压力、身体负担和不规律的生活，这些经历都可能导致睡眠质量降低和正常睡眠模式的紊乱。此外，照顾者还可能产生抑郁情绪以及身体健康恶化，进一步增加了睡眠障碍的风险[66-67]。孤独与短暂的睡眠时间和老年人失眠症状的增加有关，而这与社会人口统计、社会网络和健康状况指标无关[68]。在老年人中，社会孤立和身体功能减退逐渐增多[51]，这两种情况可能对睡眠产生影响，导致睡眠卫生状况变差或减少接触到有助于调整生物钟的环境信号，从而影响正常的睡眠-觉醒周期[69]。随着年龄的增长，久坐行为增加，并对睡眠产生不利影响[70, 71]。相反，体育活动干预可能会改善老年人的主观和客观睡眠指标，最近的证据表明，与中等到高强度的体育活动干预相比，轻度体育活动干预可能会对老年人更有益[70, 71]。最后，丧亲之痛可能导致身体健康恶化、情绪障碍、药物滥用和社会孤立[72]。

潜在后果

无论是与失眠症状还是嗜睡有关的睡眠问题，都对老年人有着重要的影响。除了对个体造成痛苦外，这些症状还预示着与身体和心理健康相关的生活质量不良[73]。纵向研究结果表明，失眠症状与不良结局有关，包括自我报告的健康状况不良、认知下降、抑郁、日常生活基本活动能力障碍、生活质量下降和更高的机构化风险[74-75]。失眠还与身体功能受损和跌倒风险增加有关[75-76]。日间嗜睡在纵向研究中也与有害结局有关，包括心血管疾病、跌倒和死亡[74]。研究显示，即使控制了性别和基线医疗负担，睡眠潜伏期大于 30 min、睡眠效率低于 80% 或 REM 睡眠百分比低于 16% 或高于 25% 的健康老年人也存在增加死亡风险[77]。

睡眠与认知

近年来，人们对睡眠对记忆和认知的影响越来越感兴趣[78]。除了睡眠质量的改变（如前所述），随着年龄和疾病的增加，记忆、注意力、执行功能和认知加工速度也会下降[79]。大量文献报告了睡眠不良对认知功能的短期和长期影响。目前，研究人员正在积极探究睡眠不良是否可能导致认知下降和认知障碍（例如阿尔茨海默病）的发生。

在短期影响方面，各种睡眠测量指标（自我报告、活动测量和多导睡眠图）与中老年人的认知测试表现之间存在显著相关性，即使在校正人口统计和与健康相关的混淆变量之后仍然如此。在横断面研究中，中年人认知表现往往与自我报告的短睡眠、长睡眠、入睡困难和夜间觉醒之间存在负性关系；相比之下，老年人认知表现则往往仅与自我报告的长睡眠或睡眠潜伏期延迟之间存在横断面关联[78]。大多数的睡眠剥夺研究表明，睡眠剥夺对老年人认知表现的影响比对年轻人的影响要小[78, 80]。

单次午睡前后认知表现评估的研究屡次指出，午睡会对中老年人认知表现有益[49]。在被试者被要求每天午后尝试午睡 1 个月的干预研究中，也得出了午睡对认知有益的类似结论[81]。然而，与睡眠剥夺文献所提示的情况类似，在老年人群体中进行的午睡干预研究往往没有给他们带来任何认知获益[82]。增强睡眠的药物，尤其是增加纺锤波[83]和慢波活动，在年轻和中年人中均能改善认知[84]，但对老年人的益处不大[85]。

多项纵向研究表明，基线自我报告的睡眠时间长短以及纵向睡眠持续时间的变化与智力下降之间存在关联[86-87]。一些大型横断面研究表明，睡眠质量不佳的多个方面，而非测评的 SDB，与失忆型和非失忆型轻度认知障碍关联最强[88]。老年人体动仪监测的睡眠-觉醒评估倾向于将睡眠觉醒时长或睡眠效率，而非总睡眠时间[89]作为认知受损的相关因素。另外，在纵向研究中发现，较少的 REM 睡眠量和密度与认知下降有关[90-91]，但至于是由 REM 睡眠减少导致认知功能下降，或是年龄和疾病相关的胆碱能神经递质下降推动了 REM 睡眠和认知的下降仍不清楚。

睡眠质量不佳可能通过降低睡眠依赖性记忆巩固的效率来影响老年认知功能。动物研究发现，睡眠期间存在位置细胞的海马再激活减少（即记忆"重现"）[92]。在人类中，睡眠依赖的记忆巩固也随着年龄的增长而呈现逐渐下降。记忆巩固效应往往在中年人群中比老年人群更显著[93]。老龄化对程序性（运动）记忆和陈述性（情节或外显）记忆巩固均有负性影响，80～90 岁的老年人可能根本不存在任何记忆巩固效应[94]。NREM 慢波和纺锤波的精准耦合对于记忆巩固是必要的。随着年龄的增长，这种耦合更可能受损，特别是中央前额叶存在萎缩[95]。

另一个解释睡眠不佳和认知退化的潜在机制涉及睡眠和阿尔茨海默病之间双向关系的假说[96]。阿尔茨海默病在病理学上的定义为：β - 淀粉样蛋白沉积，在细胞外形成不可溶的斑块和 tau 蛋白的细胞内缠结物，最终导致认知功能障碍[97]。在人类中，自我报告的短睡眠和体动仪监测的低睡眠效率，与认知正常个体正电子发射型计算机断层显像或脑脊液（cerebrospinal fluid，CSF）测量出的 β - 淀粉样蛋白的负荷增加有关[37]。日间过度思睡也被发现是老年人无痴呆症患者 β - 淀粉样蛋白增加的预测因素[99]。在小鼠和人类研究中发现，睡眠剥夺增加了可溶性 β - 淀粉样蛋白，并促进了 β - 淀粉样斑块的形成[100-102]。睡眠紊乱会增加小鼠和人类可溶性 tau 释放，并促进小鼠中 tau 聚集体的蔓延[103-104]。此外，连续多日睡眠质量不佳与 CSF 中 tau 的增加相关[105]。鉴于 tau 病理与阿尔茨海默病认知缺陷的发生相关，因此这些发现增加了睡眠紊乱与阿尔茨海默病病理进展之间因果关系的证据[106]。

> **临床要点**
>
> - 虽然睡眠障碍在老年人中很常见，但它不是衰老过程中固有的一部分，也不应归因于正常衰老。
> - 在老年人中，睡眠障碍的病因通常是多因素的，包括临床精神疾病、药物使用、心理社会和行为因素等。
> - 夜尿症在老年群体中普遍存在，是老年人睡眠障碍的最常见因素。
> - 午睡不应被认为是无害的，日间思睡也不应被明确地归因于潜在疾病。
> - 睡眠质量不佳不仅会影响老年人的生活质量，也往往预示着不良的健康后果。

总结

　　正常衰老会导致睡眠结构改变，这些变化往往包含夜间睡眠觉醒增加，夜间总睡眠时长减少，同时影响昼夜节律，如昼夜相位、振幅和相位变化等。然而，睡眠需求没有减少，睡眠不良问题也不应归咎于正常衰老。同样，尽管老年人普遍午睡，但其可能意味着潜在的疾病，尤其是午睡睡眠时间较长。老年人睡眠障碍的病因可能是多因素的，可能会导致诸多衰老相关的重要后果，包括认知功能、独立性、健康和生活质量。

致谢

　　本章基于的工作得到以下机构的部分支持：Miner博士得到耶鲁医学院 Claude D.Pepper 老年人独立中心（P30AG021342）、美国睡眠医学院基金会、美国睡眠医学院基金会以及老年研究所 T32AG019134 的支持。Lucey 博士得到老年研究所（K76 AG054863）的支持。

参考文献和拓展阅读

　　请扫描书后二维码，获取参考文献和拓展阅读资源。

日间嗜睡与警觉

第 4 章

Philip Cheng, Timothy Roehrs, Thomas Roth
赵浩芸 译 陆 林 审校

章节亮点

- 睡意是一种具有多重神经和神经化学基质的多因素生理需求状态。
- 睡意的决定因素包括睡眠的数量和质量、生物钟节律以及中枢神经系统的病理变化。单调的环境可能会揭示隐藏的睡意，但不会产生睡意。
- 过度思睡显著影响人的表现和安全，因此成为了公共卫生的关注焦点。
- 过度思睡也能损害社会心理功能，并可能引发精神难题。

引言

科学和临床对睡意的关注源于将日间过度思睡（excessive daytime sleepiness，EDS）认定为与严重且可能威胁生命的医疗状况相关的症状。在 20 世纪 60 年代后期，这个早先被忽视、被归咎于生活方式过度、被视为懒散和装病的迹象，或者最多被视为嗜睡症症状的现象，开始被科学家和临床医生认真研究。他们开发了用于描述、检测和量化睡意的方法。这促进了关于睡意本质及其在临床人群、健康志愿者群体和普通人群中的决定因素的科学文献的增长[1]。

这一章讨论了关于睡意的本质和神经生物学基础的信息，并描述了已知的睡意的决定因素。它也回顾了用于在人群和实验室中测量睡意的各种方法；提供了关于睡意临床评估的指导。最后，讨论了持续的睡意困扰在临床和公共卫生领域中的重要性。

睡意的本质

睡意是一种生理需求状态

根据睡眠研究者和临床医生的共识，睡意是一种基本的生理需求状态[2]。它可能类似于饥饿或口渴，这些是驱使个体有行为去满足其基本生存需求的生理需求状态。就像饥饿或口渴会随着食物和水的摄入而调节一样，睡意会随着睡眠剥夺或限制增加，并随着睡眠的积累而减少。然而，除了生物的日常稳态经济之外，还有其他因素可能调节睡意。就像味道、气味、一天中的时间、心理和社会因素可能进一步调节饥饿和口渴，睡眠和睡意也可能受到社会（例如，工作，家庭和朋友）和环境（例如，噪音、光和床）因素的影响。

通常，生理上的睡眠需求伴随着主观的睡意感及其行为表现（如打哈欠、揉眼睛、点头）。然而，在高度积极、兴奋、运动或存在竞争需求（例如，饥饿、口渴）的条件下，睡意的主观体验可能会暂时减少。也就是说，尽管存在生理睡眠需求，但生理睡意可能并不一定会显现出来。轻度到中度的睡意表现可能会被任何令人警觉的因素所掩盖，包括积极性、环境、压力、姿态、活动、光线或食物摄入等。例如，睡意的研究已经表明，通过改变床上的姿态（从躺下到坐着）和在前面 5 min 行走后，平均入睡延迟可以增加 6 min[3]。然而，当生理睡意最严重和持久时，减轻其对明显行为的影响的能力就会减弱。入睡的可能性增加，而微睡的入侵则会出现在正在进行的行为中。相比之下，生理上警觉的人（在这里，睡意和警觉被视为反义词）即使在最催眠的情况下也不会体验到睡意或显得困倦。饱餐一顿、温暖的房间、枯燥的讲座以及长途驾驶的单调乏味，这些因素都可能揭示出潜在的生理性睡意，但它们并不是引起这种睡意的原因。

值得注意的是，当生理上的睡意状态持续并且变成长期的（例如，经常性地睡眠不足自身生理需要的睡眠时间），人们对睡意的主观体验会出现适应性改变。这种情况通常表现为主观评估和客观评估的睡意之间的差异，即使评估采用了经过验证的量表和程序。进一步地，这种差异在最感到困倦的人中通常是最大的[4-5]，他们通常会否认自己感觉到的睡意，尽管存在明显的客观睡意指标。另外，临床医生也有报告说，经过睡眠治疗后感到恢复的患者经常评论他们已经忘记了完全清醒的感觉。相比之下，那些基本上保持清醒的人在经过一晚的急性睡眠限制后，在模拟驾驶任务中表现出的清醒程度与他们自我报告的睡意相符,相对应的是脑电图中 θ 波活动的增加[6]。

除了对睡意的习惯性适应,慢性疲劳的个体可能会因为某些补偿机制,这些机制可能会缓解睡意对认知和行为的影响,所以他们自我感觉会更加清醒。实际上,当睡眠损失轻微且以缓慢的速度积累时,特别是在实验性的睡眠限制和增强的睡意后,会产生认知和行为的补偿现象[7]。缺乏明显的行为缺陷可能会被看作一种反馈,进一步强化了人们对正常状态的感知,尽管像多次睡眠潜伏时间试验(Multiple Sleep Latency Test,MSLT)这样的客观睡意测量可能指明完全不同的情况。

睡意作为一个维度性概念

关于"睡意"本质的一个关键问题是,它是否是一个单一维度概念(即仅在严重程度上变化),或者是多维概念[在原因和(或)长期性上有所不同][8]。如果它是单一维度的,那么"睡意"和"清醒"是否处于这个维度的两个极端也是一个值得讨论的问题。"睡意"和"清醒"常常作为反义词使用,这似乎暗示着一个单向状态;然而,也有可能"睡意"在存在与否的程度上变化,且可能与"清醒"独立存在。另外,对一般人群的研究发现,主观感受的"睡意"与多个因素有关,这暗示"睡意"超越了简单的入睡倾向这个维度[9]。临床研究也发现,患者常常混淆"疲劳"和"睡意"。其他被提及的维度包括快速眼动(rapid eye movement,REM)睡眠与非快速眼动(non-rapid eye movement,NREM)睡眠,以及核心与可选的"睡意"[10]。关于这些区分的启发性价值以及支持这些区分的证据的全面讨论超出了本章的讨论范围。然而,值得强调的是,这些理论视角可能受到不同测量方法、实验需求、研究人群,以及主体或患者的动机(即对"睡意"的敏感性和对抗"睡意"的能力)的影响。

关于睡意神经机制的证据

人们对于"睡意"神经机制的研究仍在进行,但已经明确,"睡意"是中枢神经系统的现象,并有可识别的神经机制和神经化学相关性。"睡意"和"清醒"状态的神经化学涉及重要且复杂的问题,这些问题还未完全解答(关于这方面的详细讨论,见第7章、8章和49章)。首先,一个基础问题是,"睡意"-"清醒"状态是否拥有与睡眠过程本身独立的特殊神经特征。其次,尚不清楚"睡意"和"清醒"状态是由独立的神经化学物质控制,还是由单一的物质或系统控制。第三,"睡意"-"清醒"状态的神经化学与生物钟机制的关系还没有被完全确定。鉴于问题的复杂性,毫不奇怪这些领域是当前研究的活跃领域。

描述睡眠剥夺期间神经活动的研究表明,"睡意"现象包含睡眠过程相关神经机制的激活。实际上,检查睡眠剥夺生物神经电生理的研究已经展示,在行为清醒时会出现多种电生理活动,这些活动预示着即将发生的睡眠过程。这包括在睡眠剥夺后的清醒状态中出现的典型的非 REM 睡眠特征,即海马腹部尖峰活动,这种清醒状态被定义为没有表现出脑皮质 EEG 活动标志睡眠的典型变化[11]。被剥夺或限制睡眠的人也会表现出明显的微睡现象(睡眠 EEG 迹象的短暂出现)以及在行为清醒时 α 和 θ 活动的增加[12]。这些证据表明,"睡意"状态包含清醒状态的不稳定性,虽然似乎存在显著的个体差异[13]。

一系列新兴的神经影像学研究,无论是结构性的还是功能性的,都暗示了可能与"睡意"有关的各种大脑系统。在年轻且健康的志愿者中,睡眠剥夺已经被证实会降低大脑的区域性葡萄糖代谢。通过正电子发射断层扫描(positron emission tomography,PET)的评估,我们发现最大的降低发生在丘脑、颞上皮质/顶下皮质、前额叶和前扣带皮质、基底节以及大脑的边缘区域[14-15]。这些区域承担着包括警觉和注意力、高级分析、感觉-运动信息的整合以及情感价值和显著性在内的一系列认知和情感调节过程,这些过程在睡意和睡眠剥夺期间都会受到影响。

功能性神经影像学的研究也显示,睡意以及伴随着睡意出现的障碍,都与默认模式网络(default mode network,DMN)的活动增强有关[16]。DMN 是一组在清醒时休息最活跃、在执行有目标的任务时被抑制的大脑区域。由于 DMN 在任务执行期间通常被停用,所以 DMN 活动的增加可能意味着对于运动和注意力系统的资源减少,进而影响了人的表现。此外,其他的一些研究也发现,DMN 内部的功能连接在睡意状态下会降低[17]。实际上,伴随睡意出现的DMN 内部连接减弱的模式,与在 NREM 睡眠期间DMN 连接的模式相似[18],这与清醒状态的不稳定性和(或)微睡现象的出现是一致的。至今,虽然这些影像数据还无法提供确证,但它们确实暗示了与睡意相关的大脑区域和功能的活动变化是可以被识别出来的。然而,这种变化的性质可能取决于睡眠不足的个体所承受的行为负担以及睡意的成因。

在神经化学领域,对睡眠和清醒机制的研究已经揭示了组胺、5-羟色胺、促醒素、儿茶酚胺和乙酰胆碱在控制清醒状态中的作用,以及 γ-氨基丁酸(gamma-aminobutyric acid,GABA)在全面控制睡眠过程中的角色[19]。的确,对组胺系统的新的了解已经使 H3 受体成为了治疗嗜睡症和其他疾病中日间嗜睡的最新药物目标[20]。此外，大量来自动物研究的证据表明，细胞外腺苷累积是睡眠稳态的强烈指标，清醒期延长时，脑内腺苷水平会积累，而在睡眠时，这一水平会下降[21]。这一发现得到了最近的一项元分析的支持[22]，该分析也暗示，腺苷的累积可能特别发生在基底前脑，这里包含睡眠-清醒控制机制的核心组成部分。近期的研究还探讨了更长期的睡眠限制对腺苷及其受体的影响，研究结果显示，急性和慢性睡眠损失之间存在显著的差异[23]。与急性睡眠损失相关的睡意可能源于腺苷水平的增加[24]，而与慢性睡眠损失相关的睡意可能源于受体浓度的改变[25]。

下丘脑分泌素 / 促食欲素系统近年来备受瞩目，特别是在嗜睡症的病理生理学中的角色[26]。下丘脑分泌素 / 促食欲素由侧下丘脑的一群神经元产生，它们在整个中枢神经系统内有着广泛的投射，并且在大量的唤醒区域和抑制 REM 睡眠的区域中有重度投射。人们认为下丘脑分泌素 / 促食欲素是一个主要的促清醒下丘脑神经肽，并且已经发现在嗜睡症的人中存在与下丘脑分泌素 / 促食欲素神经元损失相关的下视丘分泌素 / 促食欲素缺陷。另外，将下丘脑分泌素 / 促食欲素受体重新表达在嗜睡症动物模型中，可以恢复唤醒的促进作用[19]。在嗜睡症之外，下丘脑分泌素 / 促食欲素在睡眠和睡意稳态控制中的互动角色尚待明确（更详细的讨论请参阅第 8 章、第 49 章和第 111 章）。然而，鉴于其在唤醒过程中的作用，特异性地减少下丘脑分泌素 / 促食欲素应能导致睡意和睡眠倾向的增加。因此，已经研发并在美国获得批准用于失眠的新型促食欲素受体激动剂（如 suvorexant、lemborexant）。双重促食欲素受体拮抗体能够选择性地结合促食欲素 -1 和促食欲素 -2 受体，降低促进清醒的过程，并已在新兴的临床试验中表现出能改善失眠患者的主观睡眠感觉[21, 27]。

药理学研究也提供了关于睡意和清醒状态神经化学的一些新颖假设。例如，苯二氮䓬类药物能引发睡意，并在 GABA_A 受体复合体上增强 GABA 的功能，因此暗示了这种广泛的抑制性神经递质的重要作用[28]。另一个例子涉及组胺，它被视为中枢神经系统的一种神经递质，具有激发中枢神经系统活动的效用[28]。能穿透中枢神经系统的抗组胺药物可以导致睡意的产生[29]。有一项关于人脑中组胺 H1 受体的功能性神经影像研究发现，西替利嗪（20 mg）引发的睡意程度与 H1 受体的占用程度相关[30]。

兴奋剂类药物提示我们应考虑其他一些递质和神经调节剂。例如，苯丙胺类药物通过阻断儿茶酚胺来产生精神运动刺激和觉醒[31]。另一类兴奋剂，甲基黄烷类，包括咖啡因和茶碱，是腺苷受体拮抗剂。腺苷被视为睡眠稳态调节的关键神经化学物质，能抑制两种主要的兴奋性神经递质——乙酰胆碱和谷氨酸。因此，它可能被视为睡意的生物标志物。然而，一些相互矛盾的证据使得我们难以得出明确的结论[33-35]。这里的篇幅限制了我们对所有证据的详细讨论。总的来说，尽管睡意被广泛认为是一种生理状态，但其生理基础还未完全确定。

衡量和定量睡意

睡意这一生理状态往往伴随着一些行为特征，这些特征常常是进入睡眠状态的前兆，包括打哈欠、眼睑下垂（重眼皮）、活动减少、注意力散漫，以及点头示意。实际上，在心理生理测量工具应用之前，睡眠 / 睡意的评估主要基于几个可观察的原则。这些包括：①睡眠是一个持续的行为静止时期，②有着典型的姿势（例如，人类通常会闭着眼睛躺平），③唤醒阈值较高，但仍然④可以在遇到足够强烈的刺激时迅速恢复。因此，接近于这些观察结果的行为通常被视为睡意的迹象。然而，如前所述，一些因素，如动机、刺激和竞争需求，可以降低睡意的行为表现和主观体验。

关于评估睡意的各种挑战，在早期的关于睡眠丧失对日间功能影响的研究中就已经显现出来。明确的是，睡眠丧失会影响日间功能；几乎每个人在没有得到足够睡眠的时候都会体验到痛苦和性能效率的降低。但大多数用来评估睡眠丧失效应的任务都没有足够的敏感性[36]。通常来说，只有长时间和单调的任务才能真实地反映夜间睡眠数量和质量的改变。唯一的例外是 10 min 的视觉警觉任务，这项任务在一天内多次进行，当睡眠丧失，无论是在全面剥夺还是在连续夜晚的限制就寝时间中，我们都可以观察到反应时间（≥ 500 ms）的增加和最佳反应时间的下降[37]。

除了睡意的行为指标外，个体也能方便地报告他们的主观睡意程度。在各种自我报告的睡意度量中，包括因子分析量表、视觉模拟量表，以及针对特定情绪方面的量表，都显示出在急性睡眠丧失时，受试者的疲劳或睡意增加。在各种主观睡意度量中，斯坦福睡意量表（Stanford Sleepiness Scale，SSS）的验证最为可靠，能够准确反映当前的睡意程度[38]。然而，临床医生发现，尽管在行为上显现出入睡的迹象，但慢性疲劳的患者在 SSS 上可能会评估自己是清醒的[39]。这样的量表是对个体当前感觉的状态进行的评估。另一种方法是将睡意定义为入睡的可能性。这是 Epworth 嗜睡量表（Epworth Sleepiness Scale，ESS）采用的方法，它要求个体评估在不同情境下（例如，驾驶、社交对话、饭后）以及在较长时间内入睡的可能性。ESS 在临床人群中得到了验证，显示出 74% 的敏感性和 50% 的特异性，与睡眠障碍患者的客观睡意评估相对应[40]。

因为行为和主观标识经常会低估生理上的睡意，因此，衡量睡意时更注重使用更客观的评估方式。衡量睡意的标准生理方法是多次睡眠潜伏时间试验（MSLT）。MSLT 把睡意理解为入睡的趋势，即当有机会睡觉时，一个人会多快入睡。MSLT 已经在睡眠及睡眠障碍领域获得了广泛的认可，被视为是量化睡意的标准方法[41-42]。使用标准的多导睡眠图技术，这个测试在一天中的 5 个时段，每隔 2 h，都会测量一个人在安静且黑暗的卧室内入睡的时间[42]。MSLT 基于一个假设，即睡意是一种生理需求状态，它会导致人们更容易入睡。通常用来表示睡意的指标是平均日睡眠潜伏时间（即 5 次测试的平均值），但生存分析也已被成功应用[43]。此量度的可靠性和有效性在各种试验和临床情况中均有记录[44]。与表现测试相比，即使受试者被告知尽量保持清醒，他们在经历完全失眠后，无法在黑暗的卧室中长时间保持清醒，尽管他们可以弥补表现的不足[45]。

另一种方法是清醒维持试验（Maintenance of Wakefulness Test，MWT），由一些临床研究者提出，作为 MSLT 的替代方法。尽管两者都是客观衡量睡意的方法，但 MWT 与 MSLT 的区别在于，它评估的是在有睡眠冲动的情况下保持清醒的能力，而不是在给予入睡机会时的入睡倾向。因此，MWT 的支持者认为，这更适用于那些意外睡意有可能造成问题的情境，例如工作适应性评估。尽管 MWT 的实施方法在历史上有所不同，但美国睡眠医学会已经发布了标准指南[42]。这些指南建议，受试者在黑暗的房间里舒适地躺在床上，并被指导尽量保持清醒[46]。与 MSLT 一样，衡量保持清醒能力的指标是入睡的潜伏期。每次试验应该持续 40 min，或直到入睡，每隔 2 h 进行一次，从习惯起床时间开始 1.5 ～ 3 h 后进行。尽管 MWT 是一个较新的评估方法，并没有像 MSLT 那样被彻底测试过，但一项研究报告，258 名日间嗜睡或睡眠呼吸暂停症状的患者中，MSLT 和 MWT 的相似度分别为 0.609 和 0.610[46]，这表明它们具有相似的可靠性和一致性。另一项研究报告了睡眠呼吸暂停综合征患者对连续正压通气（continuous positive airway pressure，CPAP）疗法的反应敏感性[47]。有数项研究也报道了在嗜睡症治疗中，对于兴奋剂疗效的敏感性[48]。还有一项研究试图分析 MWT 所能测量的关键因素，并得出结论：与测量睡意程度的 MSLT 不同，MWT 测量的是睡意程度与心率定义的

警觉程度的综合效应[49]。

MWT 的理念是，对患者来说，关键问题是他们能保持清醒多长时间。然而，这种理念背后的基本假设可能并不成立，即它认为可以在实验室环境中评估一些情境，反映一个人在真实世界中保持清醒的可能性。环境、动机、生物钟阶段以及任何竞争性驱动状态都会影响一个人保持清醒的倾向。简单来说，一个人在中午拥挤的路口过马路时，比他在深夜开车在荒无人烟的高速公路上更有可能保持清醒。而 MSLT 通过设定一个情境来解决一个人入睡风险的问题，即在这种情境下，所有可能阻止其入睡的因素都被排除在外。因此，MSLT 识别出睡眠倾向，或者在临床上确定了患者最大的风险。显然，实际的风险会因人、时间、环境的不同而变化。

睡意研究的未来：生物标志物研究

在睡眠领域，开发睡意的生物标志物引起了人们极大的兴趣，目标是为临床工具提供更有效的、省资源且时间有效的替代选项，比如替代现有的电生理和行为测试（例如，MSLT、MWT）。大多数研究者将"生物标志物"定义为容易获取的生物样本（如血液、尿液、粪便、唾液和呼吸）的可量化分子和化学性质。然而，也有研究者使用更宽泛的"生物标志物"的定义，包括通过可穿戴技术和其他行为指标获取的生物信息[50]。总的来说，任何生物标志物的目标都是提高临床应用（例如，诊断工具或监测治疗反应）的精确性、效率和可扩展性，并且提高睡眠和昼夜健康的群体研究。虽然目前市场上还没有可获取的生物标志物，但这是一个研究发展迅速的领域，目前已有多个目标在进行研究和开发。考虑到睡意可能是一个多维和动态的构造，许多这些目标技术上可以视为睡眠驱动力的生物标志物。事实上，睡眠和睡意的动物模型已经找到了潜在的睡意生物标志物——候选基因，因为这些基因在与生理需要反应相关的觉醒时期表达得较多[51-53]。其他研究领域关注蛋白质组（即由基因组编码的蛋白质集合），而不是基因组，这更符合睡意和睡眠驱动力的动态特性。蛋白质通过响应细胞环境中的不同信号参与生理相互作用，这使得我们能够测量生理状态的变化，大大增加了分析的复杂性。最后，随着移动和可穿戴技术行业的迅速发展，研究人员也在探索使用生物信息学作为睡意的生物标志物。例如，新近的研究正在验证使用手腕设备上的加速度计数据和光传感器来估计昼夜相位[54-57]，这有助于预测易于感到睡意的模式，如昼夜低点时段。另外，反应时间数据，特别是通过心理运动警觉性测试，也被用来评估与睡意相关的表现缺陷的风险

（例如，适合工作的评估）。值得注意的是，尽管反应时间对睡眠丧失和睡意的敏感度高，但由于它也受到其他一系列问题（例如创伤性脑损伤）的影响，其特异性较低[58]。

决定睡意的因素

就像许多生理需求状态一样，它们的出现有一定的可预测性。正如我们先前讨论的，睡意很明显是由睡眠剥夺或限制产生的；然而，睡意也在一天 24 h 内涨落。例如，在一个标准的 24 h 睡醒周期中，最大的睡意通常在深夜，即个体正在睡觉的时候出现；因此，睡意状态通常并不被体验到或记住。最后，许多药物和涉及中枢神经系统的疾病也可能引发睡意。

睡眠数量

日间嗜睡的程度直接与夜间睡眠的数量有关。急性和慢性睡眠剥夺的表现影响将在第 5 章和第 16 章中讨论。持续一晚的部分或全部睡眠剥夺将在次日显著增加日间嗜睡[44]；同样，每晚适度的睡眠限制会随着夜晚的累积，逐步增加日间嗜睡和表现故障[59]。然而，睡眠损失的速度至关重要，研究已经显示出对每晚 1 ~ 2 h 的缓慢积累的睡眠损失的适应，这随后会增加恢复过程的持续时间[60]。通过延长健康但昏昏欲睡的年轻人的就寝时间超过通常的每晚 7 ~ 8 h，

可以增加警觉度（即，减少睡意）[61]。此外，药理学上通过平均增加 1 h 的睡眠时间，可以增加老年人在 MSLT（即，提高警觉性）上的平均睡眠潜伏时间[62]。

减少睡眠时间解释了一些患者和非患者群体过度的睡意。例如，已经确定了一个睡眠诊所患者亚群，他们的日间过度思睡可以归因于慢性睡眠不足[63]。这些患者表现出有客观记录的过度睡意，"正常"的夜间睡眠和异常高的睡眠效率（睡着的时间与床上时间），并且他们每个周末的每天比工作日多睡约 2 h。规定就寝时间并增加床上时间可以解决他们的症状并使 MSLT 结果正常化[64]。健康年轻人的过度睡意也可以归因于夜间睡眠不足。当最昏昏欲睡的 25% 的年轻成年人样本被给予延长的床上时间（10 h）连续 5 ~ 14 个夜晚，他们的睡意就降低到与一般人相似的水平[61]。

有报道称，个体对于睡眠损失的耐受性存在差异[65]。这些差异可以归因于许多可能的因素。考虑到一般人中睡意的范围，可能存在在开始调整睡眠时间时的基础睡意水平的差异（图 4.1）。基础差异可能反映出相对于个体的睡眠需求，每晚的睡眠不足[61]。也可能存在睡眠稳态对于睡眠损失的敏感性和反应性的差异，即，系统可以容忍多大的睡眠缺口，以及当检测到缺陷时，睡眠稳态会如何强烈地产生睡眠。最后，一直有人假设，睡眠需求、睡眠稳态围绕其调节每日睡眠时间的设定点存在遗传差异，一项研究

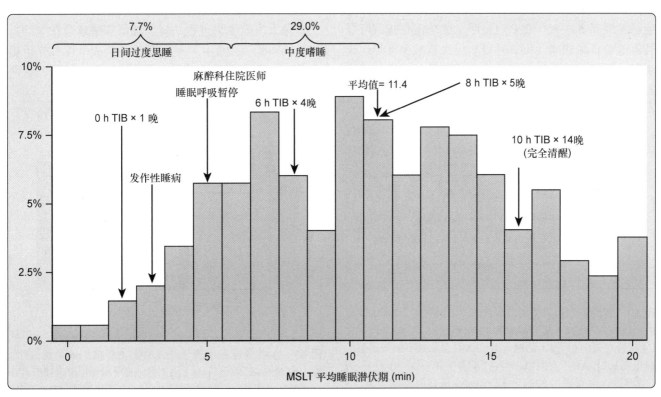

图 4.1 美国东南部密歇根州的大型随机样本（总样本数 1648 人）中选取的子样本（样本数 259 人，响应率 68%）在多次睡眠潜伏时间试验（MSLT）中得到的平均日睡眠潜伏时间（以分钟为单位）的分布图。人群的平均值是 11.4 min，该值被用来和各种患者群体的平均值，以及健康正常人群在进行各种睡眠时间操作后得到的平均值进行比较。TIB，躺在床上的时间（Time in Bed）

已经建议一个基因多态性可能介导对睡眠损失的易感性[66]。所有这些都是值得未来研究的领域。

睡眠质量

日间嗜睡也与前一晚的睡眠质量和连续性有关。影响睡眠质量的一种方式可能是通过短暂的觉醒，这些觉醒一般持续 3 ～ 15 s。实际上，许多睡眠障碍患者的睡眠常常被这样的短暂觉醒所打断。这些觉醒的特征是脑电图（EEG）速度的突然增快或出现 α 活动，偶尔还会出现短暂的骨骼肌张力增加。针对短暂的 EEG 觉醒，人们已经制定了标准的评分规则[67]。图 4.2 展示了一个短暂觉醒的示例。

这些觉醒通常不会导致根据 Rechtschaffen 和 Kales 的睡眠分期标准或行为指标的清醒，而在某些病症中，这些觉醒可能会频繁地每分钟出现 1 ～ 4 次。在不同的疾病中，导致觉醒的刺激因素各不相同，有些如呼吸暂停、腿部动作或疼痛可以明确识别出来，而有些则无法识别。无论病因如何，这些觉醒通常不会导致睡眠时间的减少，但会导致睡眠碎片化或间断，进而引发日间嗜睡[68]。

相关证据表明，睡眠的碎片化与日间嗜睡存在关联。用来指代碎片化的指标，例如短暂 EEG 觉醒次数，从其他睡眠阶段到第 1 阶段睡眠或清醒的转变次数，以及第 1 阶段睡眠的比例，与各种患者群体的日间过度思睡相关[68]。治疗研究也将睡眠碎片化和过度睡意联系在一起。那些通过手术成功治疗睡眠呼吸暂停综合征的患者（即，呼吸暂停次数减少）显示出睡眠中觉醒的频率以及睡意水平的降低，而那些没有

从手术中受益的患者（即，呼吸暂停仍然存在）觉醒的频率或睡意没有减少，尽管他们的睡眠氧合有所改善[69]。同样，通过提供气动支撑的 CPAP 可以减少呼吸障碍以及由此导致的睡眠中的觉醒，并消除日间过度思睡[70]。图 4.3 展示了 CPAP 治疗睡眠呼吸暂停综合征后日间嗜睡反转情况。连续使用 CPAP 的每晚时长可以预测到睡意的主观和客观测量[71]。

通过使用听觉刺激来引发清醒状态，可以试验性地破碎健康正常受试者的睡眠。众多研究已经揭示，在夜间被唤醒的受试者，在第二天的表现可能下滑，且会感到睡意增强[72]。还有一些研究通过在 EEG 显示清醒信号时终止刺激，以达到在不完全唤醒受试者的情况下分段他们的睡眠。一项研究发现，夜间睡眠分段会导致日间嗜睡增强（这表现为在 MSLT 中，潜伏时间缩短）[73]。而在另一项研究中发现，通过分段午睡时间，可能会降低睡眠缺乏后的恢复效果（在 MSLT 中，恢复期延长）[74]。

在非临床人群中，睡眠碎片化是老年人过度睡意的重要决定因素。许多研究已经表明，即使是没有睡眠问题的老年人在睡眠中也会有更多的呼吸暂停和周期性腿部活动[75]。正如前面提到的，作为一个群体，老年人比其他群体更容易感到困倦。此外，已经证明，睡眠中觉醒频率最高的老年人有最大的日间嗜睡[76]。

睡眠时间

像大多数生物过程一样，睡眠和睡意会在大约每 24 h 内可预测地变化。这种睡意的昼夜节律独立于稳态过程，尽管这两种过程通常同步运行。然而，这两

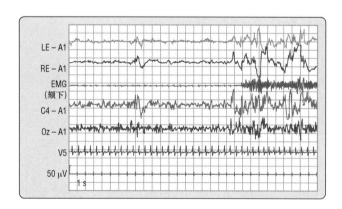

图 4.2　睡眠过程中短暂的清醒状态（图中右侧）。睡眠存在的证据在前一轮 K- 复合波的第 9 s 被观察到。C4-A1 代表在 C4 位置对 A1 进行参考的脑电图；EMG 是从颏下肌肉得到的肌电图；LE-A1 是左眼电图对 A1 的参考值；Oz-A1 是在 Oz 位置对 A1 进行参考的脑电图；RE-A1 是右眼电图对 A1 的参考值；V5 是在 V5 位置的心电图（Modified from American Sleep Disorders Association. EEG arousals: scoring rules and examples. Sleep. 1992；15：173-84.）

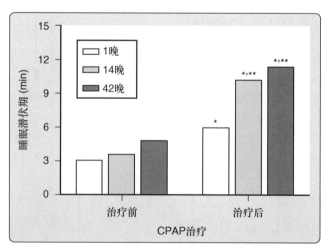

图 4.3　连续气道正压通气（CPAP）治疗前（pre）及治疗 1 晚、14 晚和 42 晚后（post）阻塞性睡眠呼吸暂停综合征患者在多次睡眠潜伏时间试验中的平均每日睡眠潜伏时间。*P ＜ 0.05；**P ＜ 0.01（Modified from Lamphere J，Roehrs T，Wittig R，et al. Recovery of alertness after CPAP in apnea. Chest. 1989；96：1364-67.）

种过程可以被剥离，比如在夜班工作中，工人需要在深夜保持清醒。尽管夜班工人常常存在睡眠剥夺的情况，但即使睡眠损失被最小化，仍然会出现睡意的迹象[77-78]。同样，整夜不睡的人（也就是完全的睡眠剥夺）常常会在清晨时分暂时性地睡意减轻[79]。事实上，当健康、正常的年轻成年人和老年人在整个 24 h 内每 2 h 进行测试时，观察到了客观睡眠倾向的双相模式[80]。在睡眠期间（下午 11:30 到上午 8 点），测量潜伏期是通过唤醒受试者 15 min 然后让他们回到睡眠来完成的。观察到了 2 个警觉性的低谷，一个在夜间（大约在凌晨 2 点到 6 点），另一个在白天（大约在下午 2 点到 6 点）。

其他研究也得出了类似的结果。在恒定常规研究中，受试者保持清醒状态，外部环境刺激被最小化，预期的由睡眠剥夺引起的自我评价疲劳上出现了与睡眠潜伏期类似的双相昼夜节律[81]。在另一项连续常规研究中，连续监测了 EEG，观察到了"非自愿睡眠"的双相模式[82]。在睡眠被安排在不常见的时间的研究中，睡眠期的持续时间被用作睡意水平的指标。观察到明显的昼夜变化，睡眠期的结束与先前引用的研究中的双相睡眠潜伏期函数密切相关[83]。如果允许个体在被置于无时间环境中时打盹，这种双相模式将以中周期打盹的形式明显显示出来[84]。

这种睡意的昼夜节律包含在一个很多生物过程在 24 h 内节律性变化的昼夜系统中。睡意的节律并行于体温的昼夜变化，体温降低时会出现睡眠潜伏时间缩短[80]。但是，这两个功能，睡眠潜伏时间和体温，并不是彼此的镜像；中午的体温下降相比于睡眠潜伏时间较小。此外，在自由运行的条件下，这两个功能会分离[85]。然而，没有其他的生物节律与睡意的昼夜节律如此密切地关联，如体温节律。

早些时候，我们注意到，轮班工人异常困倦，而乘坐飞机的旅行者在新的时区会急剧感到睡意。这两种情况下的睡意是由于睡眠和清醒的时间与现有的昼夜节律不同步所导致的。因此，不仅白天的睡眠缩短和碎片化，而且清醒发生在睡意的高峰或警觉性的低谷。已经有几项研究表明，药物延长和巩固非同步睡眠可以改善清醒期间的睡意[78]（详见第 43 章）。然而，睡意的基础昼夜节律仍然存在，尽管总体的睡意水平已经降低。换句话说，昼夜节律对新的睡眠清醒时间表的同步化并没有加快。

中枢神经系统药物对睡眠的影响

镇静药物对睡眠的效应

中枢神经系统抑制药物如预期增加了睡意。大多数这些药物在 $GABA_A$ 受体复合物上起拮抗作用。苯二氮䓬类药物缩短了睡眠的发生时间和夜间苏醒后返回睡眠的潜伏时间（这是他们的治疗目的），这一点已经被多项客观研究证实[86]。长效苯二氮䓬类药物继续在床前使用后的次日缩短 MSLT 的睡眠潜伏时间[86]。最后，白天（上午 9 点）使用酒精可以按照 MSLT 测量的剂量相关的方式减少睡眠潜伏时间[87]。

第二代抗癫痫药物，包括加巴喷汀、加巴曲林、氨己烯酸、普瑞巴林等，通过直接或间接涉及 $GABA_A$ 受体的各种机制增强了 GABA 活性[88]。这些各种药物的镇静效果尚未被彻底记录，但一些证据表明它们确实具有镇静活性。$GABA_B$ 受体激动剂已经作为治疗药物成瘾的药物进行了研究，预临床动物研究表明这些药物也可能具有镇静活性[89]。

作用在组胺 H1 受体的拮抗剂也有镇静效果。使用 H1 抗组胺药最常报告的副作用之一是日间嗜睡。几项双盲、安慰剂对照研究已经显示，某些 H1 抗组胺药，如苯海拉明，使用睡眠潜伏时间作为睡意的客观度量标准时，可以增加睡意，而其他药物，如特非那定或氯雷他定，则不会[90]。这些化合物之间的差异与它们的 CNS 渗透和结合有关。其他 H1 抗组胺药物（例如，他齐茶碱）被认为与中枢 H1 亲和力相比，更倾向于周围 H1 亲和力，因此，只有在相对高剂量下才能发现对白天睡眠潜伏时间的影响[90]。

许多降压药，包括 β 肾上腺素受体阻滞剂，已经被报告在白天产生镇静效果（尽管存在一些例外，如普萘洛尔）。这些 CNS 效应被认为与各种化合物的脂溶性有关[91]。然而，我们并未知晓任何直接测量 β 阻滞剂产生的日间嗜睡的研究；信息源自副作用的报告。如前所述，重要的是要区分睡意和疲劳或疲乏。患者可能描述的是药物的外周效应（即，降低心排血量和血压）所产生的疲劳或疲乏，而不是假定的中枢效应产生的睡意。

在治疗帕金森病时使用的多巴胺受体激动剂的镇静效应已在临床试验和病例报告中被报道为驾驶过程中的"睡眠攻击"[92]。现在明确这些"睡眠攻击"并非实质上的攻击，而是过度睡意的表现。虽然这些药物的剂量相关的镇静效果已经被确定，但镇静效果发生的机制尚未知晓。已知多巴胺激动剂还会干扰和破碎睡眠[93]。因此，过度的睡意可能是由于睡眠受到干扰或者是由于睡眠受到干扰和直接镇静效果的组合造成的。

提神药物对睡眠的效应

刺激性药物能够减少睡意并增强警觉性。这一类药物的作用机制各不相同。安非他明、哌甲酯和匹莫林能阻断多巴胺的再摄取，并在较小程度上增强去甲肾上腺素、多巴胺和5-羟色胺的释放。莫达非尼的作用机制尚未明确，一些证据表明莫达非尼的作用机制与经典刺激性药物不同。安非他明、哌甲酯、匹莫林和莫达非尼都用于治疗与嗜睡症相关的日间过度思睡（EDS），有些药物已经被研究用于在持续睡眠丧失的条件下（如军事行动）维持正常人的警觉性和清醒状态。使用MSLT或MWT对嗜睡症患者进行的研究已经证明，安非他明、哌甲酯、莫达非尼和匹莫林能够提高警觉性[94]。然而，关于这些药物能够多大程度上逆转嗜睡症患者的日间过度思睡，以及各种药物的相对疗效，目前还存在争议。对于睡眠受限或剥夺的健康正常人群，安非他明和哌甲酯都能提高MSLT的警觉性，并改善精神运动表现[95-96]。咖啡因是腺苷受体的拮抗剂。在相当于$1 \sim 3$杯咖啡的剂量下，咖啡因能够在前一夜睡眠5 h后减少正常人在MSLT上的日间嗜睡[97]。

药物对睡意基础水平的影响

药物的行为效果会受到预存的睡意-警觉水平和药物的交互影响。换句话说，当睡意达到最大或最小水平时，药物的效果是不同的。正如前面提到的，通过限制或延长睡眠时间可以改变日间嗜睡的基础水平[65]，这反过来又会改变刺激性药物和镇静药物的常规效果。有研究显示，睡眠5 h后日间嗜睡-警觉水平与睡眠11 h后早晨（早上9点）摄入酒精的水平相当[98]。后续研究探讨了酒精与基础睡意之间的剂量关系[99]。一夜只睡5 h的情况下，即使是酒精剂量与8 h睡眠后的日间嗜睡有关的差异也会减小，尽管测量到的呼吸中的酒精含量每天都是一致的。换句话说，睡意增强了酒精的镇静效果。相反，咖啡因和哌甲酯提高警觉性的效果，与基础睡意水平无关。在临床上，这些发现意味着，如血液酒精含量极低但感到困倦的驾驶员可能与酒驾但保持清醒的驾驶员一样危险[99]。

基础睡意状态也影响寻求药物的行为。健康的无药物滥用病史的个体在前一夜只睡4 h，其相比8 h的情况下，前者自我使用哌甲酯的可能性大大增加。尽管尚未通过试验证明，但基础睡意状态可能也会影响自我使用咖啡因的行为，尽管咖啡因摄入的习惯也可能有行为和社会影响。社区中高咖啡因使用率可能与由于慢性睡眠不足引起的寻求睡意治疗的高比例有关。

中枢神经系统病理

中枢神经系统的病理也是导致日间嗜睡的决定

因素。之前提到的下丘脑分泌素/促食欲素的缺失被认为是导致嗜睡症患者过度睡意的原因[100]。另一个因未知的中枢神经系统病理引发过度睡意的睡眠障碍是特发性中枢神经系统过度嗜睡症。一项关于严格诊断的病例报告（$n = 77$）发现，相对于嗜睡症（平均入睡潜伏时间4.1 min），这种病症的MSLT得分中等（平均入睡潜伏时间8.5 min）[101]。至今，这种疾病尚未显示出下丘脑分泌素/促食欲素的缺失。这两种情况在第111章和第113章中详细描述。

其他神经系统疾病也报告有过度睡意的现象。一项关于肌张力性萎缩症，类型1的患者的研究，报告在MSLT中显示出过度睡意，且下丘脑分泌素/促食欲素的脑脊液水平降低[102]。帕金森病中已经报告出现"睡眠发作"，并且通过MSLT的评估表明这些"发作"是EDS的表现[103]。帕金森病的过度睡意中尚未解决的问题是，疾病本身、由于周期性腿部运动或呼吸暂停导致的睡眠碎片化，以及用于治疗帕金森病的多巴胺类药物对睡意的相对贡献[104]。先前引用的研究发现，无论处方药物或睡眠碎片化如何，睡意程度都没有差异，尽管需要在更大的未筛选样本中进行进一步评估以确认这一发现。

临床与公共卫生影响

睡意的流行病学

根据所使用的睡意定义以及抽样人口的类型，人口中睡意的患病率估计差异很大。调查和问卷调查已经查询了睡意现象的各种维度或表现，包括睡意的心境或感觉状态的经验，疲劳或疲倦，不自主地入睡，或者关于努力保持清醒和抵制睡眠的情况。睡意流行病学的新发展包括使用标准化睡意量表和睡意的生理评估，这些评估测量入睡的行为，预计的发生可能性或实际发生的速度。尽管关注儿童和青少年睡意的研究数量正在增加，但本章仅讨论成人的睡意。

许多研究已经在便利样本或者存在睡意风险的人口中（例如，住院医师、卡车司机、轮班工人）检查了睡意。有些研究关注了更具代表性的大众人口的流行病学样本。在一项代表芬兰人口的研究中，11%的女性和7%的男性几乎每天都报告有日间嗜睡的情况[105]。在另一项代表瑞典大地理区域的调查中，12%的受访者认为他们的睡眠不足[106]。在那次调查中，问题关注的是睡眠不足，而不是其结果的日间嗜睡。代表美国人口的两项研究使用了MSLT来评估睡意。考虑到MSLT研究的参与者需要投入的时间，研究结果的代表性完全取决于招募响应率。从一个大的东南密歇根随机样本（$n = 1648$）中，代表美国人口，招募了一个子样本（$n = 259$），响应率为 68%，他们在第二天进行了夜间多导睡眠图和 MSLT。睡意的患病率，定义为 MSLT 平均睡眠潜伏时间少于 6 min，为 13%[107]。在另一个概率样本中，6947 名威斯康星州的公职员工，一个子样本（$n = 632$）响应率为 52%，他们在家中睡觉，然后在第二天在实验室完成 MSLT。有 25% 的人平均睡眠潜伏时间少于 5 min[43]。这两项研究也使用了 ESS 来评估睡意；在密歇根研究中，20% 的人 ESS 得分超过 10，而在威斯康星研究中，25% 的人得分超过 11。尽管威斯康星研究中的睡意定义更为严格（MSLT 为 5 min 而不是 6 min，ESS 为 11 而不是 10），但更高的患病率可能归因于样本的年龄差异（平均年龄 51 岁对比 42 岁）或者前一晚的睡眠时间和环境（家中习惯性平均 7.1 h 对比标准实验室 8.5 h）。在图 4.1 中，以 MSLT 平均睡眠潜伏时间定义的睡意分布，为密歇根人口代表样本进行了说明。各种临床样本和实验睡眠时间操作的平均睡眠潜伏时间（MSLT）提供了比较。

睡意与行为功能的关系

鉴于 MSLT 是一个有效且可靠的睡意测量方法，就此引发了一个问题，即这种测量方法与个体功能能力之间的关系是怎样的。在正常条件下，MSLT 与其他表现测量的直接相关性并不太强。然而，几项研究发现，当睡意达到最高水平时，其与表现的相关性很高。例如，睡眠剥夺后、使用镇静抗组胺药物后[90]，以及使用苯二氮䓬类药物后[109]的 MSLT 得分[108]，与表现的测量结果相关，并证明是最敏感的测量方法。研究还将睡意水平与已知的酒精损害效应进行了比较[110]。一项将警惕任务的性能间歇与睡眠限制的累积效应关联的研究，发现在类似的累积睡眠限制下，其功能与 MSLT 相当（图 4.4）[111]。许多研究发现在正常或中度睡意下表现与 MSLT 之间的相关性较弱，原因在于实验室表现和 MSLT 受年龄、教育、动机等变量的不同影响。

大多数情况下，有关睡意和行为功能的文献集中关注了精神运动和注意行为，主要结果是反应减缓和注意力暂失。这些损害可以归因于信息处理的减缓和微睡眠，即睡眠准备和入睡行为的干扰。研究还关注了其他与睡眠相关行为关联不明确的行为领域，包括决策和疼痛感知。有几项研究表明，增加的睡意与不良的冒险决策相关[112]。睡眠损失及其相关的睡意也被证实会增加对疼痛的敏感性[113]。

虽然睡眠障碍中心的患者不能代表一般人群，但他们确实提供了一些关于睡意的临床重要性的启示。他们的睡眠-觉醒历史直接指示了过度睡意对他们

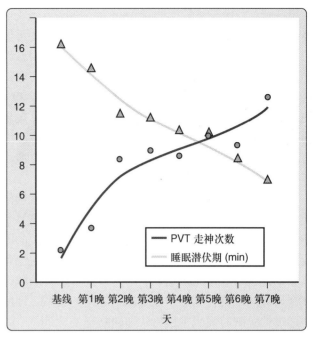

图 4.4 通过多次睡眠潜伏时间试验（MSLT）和视觉心理运动警觉性测试（PVT）得出的平均日间嗜睡和平均日间疲劳次数，这些指标与连续 7 晚的睡眠限制（每晚约 5 h 的睡眠时间）的累积效应之间的类似函数关系［第 1～7 晚（P1～7）］（Modified from Dinges DF，Pack F，Williams K，et al. Cumulative sleepiness, mood disturbance, and psychomotor vigilance performance decrements during a week of sleep restricted to 4-5 hours per night. Sleep. 1997；20：275.）

生活的严重影响[114]。近半数的过度睡意患者报告发生过汽车事故；有一半的人报告过职业事故，一些甚至威胁生命；还有许多人因为他们的睡意失去了工作。此外，睡意还严重干扰了家庭生活[115]。患有过度睡意的患者的汽车事故率显著提高（即提高了 7 倍），这一点已通过从机动车辆机构获取的驾驶记录得到证实[116]。

关于交通和工业事故的人口基础信息也表明，睡意与威胁生命的事件之间存在关联。在 MSLT 得分 5 min 或更短的人群中，经过验证的汽车事故更为频繁[98]。汽车事故的最高发生率在凌晨，这值得注意，因为在这些小时内，道路上的汽车最少。同样在这些凌晨小时内，人们体验到的睡意程度最高[117]。长途卡车司机在凌晨时段最常发生事故，这也是睡意达到顶峰的时候[118]。越来越多的商业车辆事故在彻底的事故调查中与疲劳和睡意联系起来[119]。

夜班工人被确定为一个特别困倦的亚群体。在 24 h 的移动脑电图记录睡眠和清醒的过程中，发现有工人（一项研究中的 20%）实际上在夜班工作时睡着了[106]。并不奇怪，最差的工作表现通常发生在夜班，而且工业事故的发生率通常在这个班次的工人

中最高[120]。医学住院医师是另一个特别困倦的亚群体。在调查中，那些每晚睡眠 5 h 或更少的人更可能犯医疗错误，报告严重事故，并且被列入医疗误诊诉讼的可能性是其他人的 2 倍[121-122]。在对医疗住宅的调查中，49% 的人报告在驾驶时打瞌睡，而 90% 的打瞌睡事件发生在接电话后，与医疗教职员报告的打瞌睡事件的 13% 相比，其中 70 位住宅员工中有 20 位涉及车祸，而 85 位教职员工中有 11 位涉及车祸[123]。

认知功能也受到睡意的影响。患有各种过度困倦疾病的成年人有认知和记忆问题[124]。记忆缺陷并不特定于某种睡眠障碍，而是特定于与该障碍相关的困倦。当得到适当的治疗，睡意就会得到改善，记忆和认知缺陷也会相应地改善[125]。健康正常患者的睡眠剥夺研究结果支持睡意和记忆缺陷之间的关系。即使是适度的睡眠时间减少也与认知缺陷有关[126]。

睡意也会抑制对生理挑战的唤醒能力：24 h 的睡眠剥夺会降低上气道舒张肌的活动[127]，减少对高碳酸血症和低氧的呼吸反应[128]。在一种睡眠呼吸暂停的犬模型中，通过声学刺激周期性地打断睡眠（即睡眠破碎，而不是睡眠剥夺）导致对气道阻塞的反应时间延长，氧饱和度降低，吸气压力增加，血压升高[129]。由睡意引起的生理反应抑制对患有睡眠呼吸暂停和其他呼吸障碍的患者具有临床意义，因为这些病症都会被睡意加重。早些时候提到的关于睡意和疼痛阈值的新数据，在急性和慢性疼痛病情的管理中也具有临床意义。

最后，生命期望数据直接将过度睡眠（不特指睡意）和死亡率联系起来。1976 年的一项研究发现，那些报告每天睡眠超过 10 h 的男性和女性比每天睡眠 7 至 8 小时的人早逝的可能性大约高出 1.8 倍[130]。然而，这项调查关联的是嗜睡症和增加的死亡率，而不一定是过度日间过度思睡（EDS），对于这种关系目前还不清楚。

在临床环境中处理睡意问题

评估患者对过度睡意的困扰在临床上的重要性可能相当复杂。这种评估主要依赖于两个重要因素：持续性和可逆性。简单地说，持续性意味着尽管健康的正常个体可能会短暂地感到困倦，但患者的睡意却是持续不断的。而在可逆性方面，与健康的个体不同，增加睡眠时间可能无法完全或持续地缓解患者的睡意。过度睡意的患者可能不直接抱怨睡意，而是抱怨其后果：能量丧失、疲劳、昏昏欲睡、疲倦、缺乏主动性、记忆片段或难以集中注意力。

为了明确患者的困扰，重要的是要聚焦那些更可能显现出生理性睡意的催眠情况。这些情况可能包括看电视、阅读、乘车、听讲座或坐在温暖的房间里。表 4.1 列出了一大批睡眠呼吸暂停综合征患者常报告的"催眠"情境。确定 1 周内（包括工作日和周末）的睡眠持续时间和规律，生物钟节律对睡意的影响也极其重要。医疗病史、药物使用和物质使用历史也可能提供重要的参考。明确了困扰和病史后，临床医生应询问患者整天的情况：早晨、中午和晚上。需要注意的是，中午的一些睡意报告是睡意正常生物钟变化的一部分。只要可能，就应客观记录睡意及其严重程度。如前所述，客观记录睡意的标准和接受的方法是 MSLT。

有关解读 MSLT 结果的指南可供参考[41]。已经发布了一些过度睡意疾病患者的病例系列，每种诊断分类都附带 MSLT 数据[131]。这些数据为临床医生提供了评估给定患者 MSLT 结果临床重要性的指南。虽然这些数据不能被视为规范，但已经建议了一种对 MSLT 得分进行病理程度排名的方案[47]。平均每日 MSLT 得分为 5 min 或更短的情况被认为是病理性的睡意，得分超过 5 min 但不足 10 min 被认为是诊断灰区，得分超过 10 min 被认为是正常范围（图 4.1 显示了一般人群的 MSLT 结果）。MSLT 也有助于识别睡眠开始的 REM 期，这在嗜睡症患者中很常见[42]。美国睡眠医学会实践标准委员会得出结论，MSLT 适用于评估疑似嗜睡症的患者[42]。然而，也必须根据进行测试的条件对 MSLT 结果进行评估。已经发布了实施 MSLT 的标准，必须遵守这些标准才能获得有效、可解读的结果[41]。

表 4.1	呼吸暂停综合征患者在特定场合中易产生睡意的统计（样本量：384 名患者）
场合	患者百分比
看电视	91
阅读	85
开车	71
参加教堂活动	57
访问亲友	54
驾驶	50
工作	43
等待红灯	32

临床要点

当睡意最为强烈和持久时，它会对个体发出停止操作的信号：在没有睡眠的情况下继续是危险且有生命威胁的。对临床医生来说，这个信号警告他们可能存在一些可以成功治疗的潜在病理或功能障碍，或者至少能够将其对生命的威胁影响降至最低。

总结

睡意是一个严重的公共卫生和安全问题，并且是一个复杂的现象。尽管睡意可以暂时被心理、社会和环境因素调节和（或）掩盖，但日间过度思睡高度预示着认知和表现的损害。事实上，过度的睡意已经导致了事故和死亡，因此对职业健康和安全至关重要。它被理解为与饥饿和口渴等其他生物驱动力相当的生理需求状态。与许多其他生理系统一样，睡意由多个系统和行为决定和调节。这包括睡眠历史（持续时间和质量）、一天中的时间，以及药物使用和中枢神经系统的病理。此外，当睡意长期出现时，人们会对主观的睡意感觉产生习惯性。这降低了通过自我报告测量睡意的可靠性和有效性；因此，标准化的评估通常使用睡眠和睡意的客观测量，如多次睡眠潜伏时间试验和保持清醒测试。本章回顾了睡意的性质和决定因素，包括与睡意相关的各种神经和神经化学基质；还讨论了常见的药物和中枢神经系统病理，这些通常会导致睡意增加；也讨论了睡意的评估和临床后果。

参考文献和拓展阅读

请扫描书后二维码，获取参考文献和拓展阅读资源。

第 5 章

睡眠剥夺

Siobhan Banks，Jill Dorrian，Mathias Basner，Marc Kaizi-Lutu，David F. Dinges

崇 杉 译 陆 林 审校

章节亮点

- 大约 35% 的美国成年人报告每天睡眠时间少于所建议的 7 h。
- 睡眠限制期间神经行为缺陷的累积程度相当于 1 至 3 晚完全睡眠剥夺后的水平。
- 人们发现，对睡眠剥夺的神经行为反应是稳定且一致的，这表明它们与性状相似，并且可能具有遗传成分。
- 恢复似乎受到类型（急性与慢性）、恢复睡眠持续时间以及允许恢复的天数的影响。此外，虽然个人可能会自我报告已恢复，但他们的表现可能仍然有所损害，从而增加了发生事故和受伤的风险。

引言

半个世纪前，Kleitman 首次使用"睡眠债"一词来描述因延迟入睡时间同时保持睡眠终止时间恒定而导致睡眠丧失的情况[1]。他描述了采用这种睡眠-觉醒模式的人所经历的困倦增加和警觉性降低的情况，并提出他们可以通过延长周末的睡眠时间"偿还债务"来扭转这些影响（第 317 页）[1]。最近，"睡眠债"被更广泛地用来指因生理正常睡眠不足而导致的睡眠压力增加。重要的是，充足的质量和持续时间是睡眠恢复效果的先决条件[2]。睡眠不足可以是急性的，也可以是慢性的。急性完全睡眠剥夺是指清醒时间超过通常的 16 ～ 18 h，而睡眠限制是指连续 1 个或多个晚上每 24 h 睡眠不足。睡眠限制经常发生，由多种因素造成，包括医疗状况（如疼痛）、睡眠障碍、工作要求（包括延长工作时间和轮班工作）以及社会和家庭责任[3]。

为了确定睡眠剥夺对一系列神经行为和生理变量的影响，使用了各种范式，包括在连续和分布式时间表中控制、限制在床上的睡眠时间（例如，有白天小睡的夜间锚定睡眠）[4]，随着时间的推移逐渐减少睡眠时间[5]，选择性地剥夺特定的睡眠阶段[6]，以及根据个人情况调整床上时间，使其减少到个人习惯床上时间的一定百分比[7]。

流行病学研究表明，习惯性短睡眠时间与负面健康后果相关，包括肥胖[8]、糖尿病[9]、高血压[10]、心脏代谢危险因素[11]和心血管疾病[12]、认知功能下降[13]、和全因死亡率[14]。重要的是，这些发现不仅在横断面研究中得到观察，而且在前瞻性人群研究中也得到了观察[14-15]。实验研究的证据表明，急性完全睡眠剥夺和睡眠限制都会导致胰腺胰岛素分泌不足[16]，胰岛素敏感性降低[17]，食欲调节激素瘦素和生长素释放肽发生变化[18]，对疫苗接种的免疫反应减弱[19]，并增加健康成人的交感神经活动和静脉内皮功能障碍[20]。这些效应为睡眠不足与负面健康结果之间的因果关系以及全因死亡率提供了生物学上的合理性，同时考虑到睡眠不足带来的有据可查的安全风险（例如，机动车辆抛锚的风险增加）。

本章回顾了健康个体急性完全睡眠剥夺和睡眠限制的认知和神经行为后果以及这些影响的理论解释。

睡眠不足的流行病学

人类睡眠需求可以定义为防止白天嗜睡和睡眠倾向升高以及相关认知缺陷所需的睡眠持续时间。尽管科学证明充足的睡眠对认知能力、安全和健康有好处，但目前的代表性调查表明，35% ～ 40% 的美国成年人报告工作日睡眠时间少于通常建议的每晚 7 ～ 8 h，大约 15% 的人报告睡眠时间少于 6 h[21-22]。重要的是，这些是自我报告的睡眠时间估计，已被证明会高估活动记录或多导睡眠图测量的睡眠长达 1 h[23-24]。虽然个人的睡眠需求有所不同，但这些统计数据表明，很大一部分人的睡眠可能低于他们的睡眠需求。

通常睡眠问题突出的一个社会群体是轮班工作人群。目前，轮班工作人群占美国劳动人口的 1/5，而且这一比例预计还会增加。轮班工作包括晚间工作、深夜工作或轮班，由于睡眠通常安排在不利的昼夜节律阶段，因此睡眠质量通常较低且持续时间较短[25]。

此外，轮班工人经常在一系列轮班里面经历睡眠限制以及急性睡眠剥夺，尤其是在从夜班工作转换到白班工作的过程中[26]。

事实上，基于美国时间利用调查的分析表明，美国人最常用睡眠时间交换的主要活动之一是工作时间。与私营部门雇员相比，从事多种工作的人睡眠时间短的可能性明显更大，而个体经营者睡眠时间短的可能性较小，这可能是因为工作开始时间的灵活性增加。一般来说，与有偿工作（25～64 岁、男性、高收入和就业本身）相关的社会人口特征始终与睡眠不足相关[27]。其他以睡眠为代价的活动包括旅行和社交。看电视或上网冲浪时进行交流是睡前 2 h 内最频繁的活动[27-28]。甚至锻炼，一项既有益健康又改善睡眠质量的活动，最近被证明会与睡眠争夺时间[29]。

总体而言，睡眠限制在普通人群中的发生率较高，并且与工作安排密切相关。尽管人们对人口中急性完全睡眠剥夺的患病率知之甚少，但鉴于轮班工作（包括夜班工作）在我们 24/7 制社会中的普遍存在，急性完全睡眠剥夺的患病率很可能也在增加。

睡眠不足的影响

急性完全睡眠剥夺

第一个完全睡眠剥夺和认知研究是在 19 世纪末进行的。当时的研究涉及大量睡眠剥夺期（36～90 h），并证明记忆力和反应时间显著受损[30]。随着时间的推移，数百项关于完全睡眠不足的研究发现了显著的认知缺陷（综述，请参阅 Durmer 和 Dinges[31]）。觉醒功能的许多方面都会受到睡眠不足的影响。

睡眠剥夺对需要保持警惕的任务尤其不利[32]。睡眠不足研究中最敏感和最广泛使用的认知任务之一是精神运动警觉任务（psychomotor vigilance task，PVT）[33]，它是衡量保持警惕的神经行为表现的指标[32]。研究一致表明，睡眠不足会增加 PVT 反应减慢和失误[34]，这被认为反映了微睡眠[1, 35]。随着睡眠不足的累积，微睡眠或半秒的短暂失误可能会增加到 10 s 甚至更长[1, 35-36]。有人认为，这些失误涉及大脑额叶、丘脑和次级感觉处理区域的神经元活动的变化[37]。在睡眠不足的受试者中，认知表现包含不可预测地发生的注意力失误，并且它们会增加频率和持续时间是睡眠剥夺长度与性能测试的内源性昼夜节律阶段相互作用的函数。这导致了这样的概念：睡眠剥夺会导致"觉醒状态不稳定"[32, 34, 36-37]。这种不稳定似乎涉及介导觉醒维持和睡眠启动的神经生物系统之间关系的时刻波动[37]。状态不稳定表现为对刺激的失败反应增加（遗漏错误）以及在没有刺激的情况下反应增加（冲突错误）[31, 36]。

睡眠不足会损害认知的其他方面，包括认知处理速度[38]、创造性思维[39]、词汇记忆[40]和空间工作记忆[41]以及记忆准确性[42]。此外，主观睡意会增加，情绪和情绪处理也会变得越来越不稳定。另外，解读积极情绪表达的能力会降低，经历压力的阈值也会降低[43-44]。相比之下，基于规则的推理、决策和计划任务似乎相对不受睡眠不足的影响[32]。

事实证明，这些实验室研究中捕捉到的急性完全睡眠剥夺的负面影响不仅是可测量的，而且是有意义的。睡眠剥夺和酒精中毒对表现的影响已被证明在质量和数量上相似[45]。Dawson 和 Reid 发现，清醒 17 h 后的表现损害相当于血液酒精浓度为 0.05% 时产生的损害[45]。

对完全睡眠剥夺的研究的一个重要发现是，觉醒功能受到睡眠稳态过程的影响，该过程在清醒期间建立并在睡眠期间以非线性方式下降［通过非快眼波能量或增量功率测量运动睡眠脑电图（electroencephalogram，EEG）］和昼夜节律过程，具有近 24 h 的周期性[46]。这些因素的综合影响被描述为双过程模型[47]。自诞生以来，双过程模型已经获得了它对睡眠时间和结构的解释被广泛接受。它的用途已扩展到预测清醒警觉性和神经行为功能，以响应不同的睡眠-觉醒场景[47]。双过程模型的这种扩展是基于这样的观察：随着睡眠压力因清醒时间的增加而积累，清醒时的神经行为或神经认知障碍也会增加，并且随着睡眠压力因睡眠时间的增加而消散，在接下来的清醒时期表现能力会得到改善。此外，强制不同步试验（在受控条件下将日长增加至 28 h，以便在数学上分离清醒时间和一天中时间的影响；有关更多详细信息，请参阅第 37 章）表明，睡眠稳态和昼夜节律过程相互作用，在正常的 24 h 内创造稳定的觉醒和巩固的睡眠[48]。

双过程模型已用于开发工具，以根据最近的睡眠-觉醒［和（或）工作］历史对睡眠、警觉性和表现的变化进行建模。一般来说，这些模型可以准确预测清醒时的表现以及自我报告对完全睡眠剥夺的反应。然而，他们常常无法充分预测睡眠限制期间的困倦和认知表现反应[49]。模型扩展已开始解决这些缺点[50]。

睡眠限制

两项大规模的对照实验室研究极大地加深了我们对睡眠限制影响的理解。这些研究确定了短期睡眠限制对神经行为表现测量的剂量相关影响[51-52]。在一项研究中，卡车司机被随机分为在 7 个晚上，每晚在床上睡眠 3、5、7 或 9 h[52]，而其他年轻人的睡眠时间被限制在连续 14 个晚上每晚 4、6 或 8 h（图 5.1）[51]。睡眠时间在 3、4、5、6 和 7 h 的个体在睡眠限制方案的几天内，认知功能缺陷有所增高，包括注意力下降、记忆力受损和心理处理速度减慢。

此外，连续多晚将夜间睡眠限制为每晚 4 或 6 h 对神经认知的影响与每天将睡眠分为 2 次睡眠机会的情况基本相同[53]。认知表现缺陷也会在睡眠受限的连续几天中累积。夜间[51]和白天[54]限制睡眠时间之间的主要区别在于，神经行为损伤的程度在白天睡眠中明显更大。

总体来说，这些研究表明，当健康成年人（21～64 岁）连续多个晚上的卧床睡眠时间被限制在少于 7 h/晚，各种认知表现功能的累积缺陷就会累积。此外，这些缺陷可能与 1 晚甚至 2 晚完全睡眠剥夺后出现的情况类似。这些发现可能表明存在一种神经生物学整合因子，它可能影响睡眠稳态或介导过度觉醒的神经生物学后果[51-52]。目前尚无明确证据表明这种神经生物学整合因子可能是什么，但一个假设表明它是存在的，可能涉及基底前脑中的细胞外腺苷[55]。

与睡眠限制相关的认知缺陷持续积累的报告相

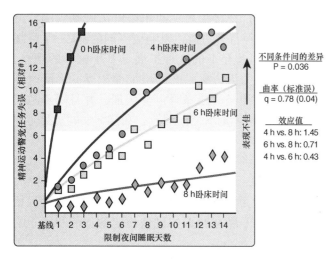

图 5.1　在不同的每日睡眠条件下，精神运动警觉任务（psychomotor vigilance test，PVT）表现下降。受试者在 14 天内 8 h（菱形）、6 h（浅灰色方块）和 4 h（圆形）以及 0 h（深灰色方块）卧床时间（time in bed，TIB）的组平均值。深灰色方块代表 3 天的睡眠状况。受试者每天每 2 h 接受一次测试；数据点代表相对于基线（baseline，BL）的每日平均值（7:30 至 23:30）。穿过数据点的曲线代表了在 4 种实验条件下受试者对睡眠剥夺反应的基于统计非线性模型的最佳拟合曲线。1 天和 2 天 0 小时睡眠（完全睡眠剥夺）的神经行为功能的平均值 ± 标准差范围分别显示为亮带和暗带，以便比较 3 天完全睡眠剥夺条件和 14 天睡眠限制条件（Redrawn from Van Dongen HPA，Maislin G，Mullington JM，et al. The cumulative cost of additional wakefulness: dose-response effects on neurobehavioral functions and sleep physiology from sleep restriction and total sleep deprivation. Sleep 2003；26：117-26.）

反，对困倦和警觉性的主观评估表明，在睡眠限制期间，功能接近饱和[51]。自我报告的情绪、困倦和疲劳与认知能力持续下降与每晚睡眠时间限制在 7 h 或更少有关[51]。这表明个人可能经常低估睡眠不足对其表现的影响。使用驾驶模拟器进行的实验也发现了类似的结果[56]。

对睡眠不足的反应存在个体差异

虽然大多数健康成年人在完全睡眠剥夺或睡眠限制的情况下会出现困倦和相关认知缺陷，但神经行为和生理反应的个体间差异很大[1, 31, 36, 57]。有些人表现出轻微的睡眠障碍，睡眠不足期间的不良损害，一些人受到中度影响，另一些人则十分严重（图5.2）[58]。研究并未显示出脆弱性差异反映基线分数（充分休息后），也没有研究发现智商、习惯性睡眠时间或性格等人口因素可以解释这些差异[59]。研究同一个人是否容易遭受完全睡眠剥夺和睡眠限制的影响，但得出的结果好坏参半，这可能是因为样本较小且方法不同[60-61]。

然而，重要的是，在反复接受相同睡眠不足干预的受试者中，对睡眠剥夺的神经行为反应被发现是稳定且高度一致的，提示其特征性[62]。对于完全睡眠剥夺和睡眠限制似乎都是如此。因此，有人提出，这些类似性状的脆弱性差异可能反映了潜在的遗传差异[59]。

嗜睡检测

困倦通常被定义为"入睡倾向"，并通过客观和主观测量[63]。然而，如前所述，研究表明，自我报告的困倦评级并不一定反映睡眠不足期间表现能力的变化[64]。这突出表明需要对性能能力进行简短、客观和不引人注目的测量，并且可以在操作条件下轻松应用。

最能追踪睡眠剥夺引起的表现细微变化的指标是神经状态指标［例如 EEG、眼电图（electrooculogram，EOG）、心电图（electrocardiogram，ECG）和功能性磁共振成像（functional magnetic resonance imaging，fMRI）指标］或注意力稳定性的行为指标[65]，如前所述，PVT 已被证明是睡眠不足最敏感的衡量标准之一，并且它不会像其他绩效衡量标准那样受到能力倾向和学习影响的影响[32, 65]。它还反映了具有生态影响的绩效（即学习、安全驾驶等需要保持警惕）。因此，PVT 经常被用作衡量睡眠不足神经行为后果的黄金标准，并与其他疲劳检测技术进行测量。

Chua 团队研究了在一晚急性完全睡眠剥夺期间，

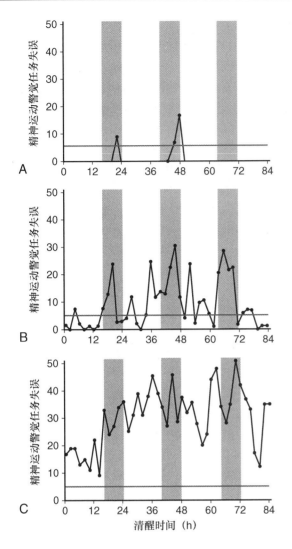

图 5.2　对睡眠剥夺反应的个体差异（DF Dinges，未发表的数据）。A-C 组中的 3 名受试者在 88 h 的急性完全睡眠剥夺期间，每 2 h 执行一次 10 min 的精神运动觉醒任务（psychomotor vigilance test，PVT）。水平线反映 5 个 PVT 失效（反应时间 > 500 ms），条形表示从 00:00 到 08:00 的时间段。A，未受到睡眠剥夺影响。B，受到睡眠剥夺的影响，但白天有所改善。C，对睡眠剥夺的反应较大。PVT 对睡眠剥夺反应的个体差异并未受到人口因素、智商或睡眠需求的影响［Reproduced with permission from Basner M，Rao H，Goel N，Dinges DF. Sleep deprivation and neurobehavioral dynamics. Curr Opin Neurobiol 2013；23（5）：854-63.］

几个客观生理变量以及主观嗜睡测量与 PVT 的相关性[66]。相关性最高的是缓慢闭眼的百分比，这与几位作者的观点一致，他们发现动眼神经反应对睡眠不足和夜间警觉性降低很敏感[67-68]。眼睑闭合和缓慢转动眼球运动是从清醒状态的初始过渡的一部分昏昏欲睡；它们与警惕性下降有关，并且被发现是驾驶时困倦的迹象[69]。据报道，住院医师的睡眠时间减少导致注意力不集中导致眼球运动缓慢[70]。还有发

现表明睡眠限制会降低眼跳速度，并增加仅允许 3 h 或 5 h 床上睡眠 7 天受试者的瞳孔收缩潜伏期[71]。与 PVT 表现高度相关的其他变量包括心率变异性（如 0.02 ～ 0.08 Hz 范围内的 ECG R-R 间期的功率谱密度所示）、慢波大脑活动（如 1 ～ 4.5 Hz 范围内的 EEG 增量功率）和自我报告的睡意测量值[66]。心率变异性和 PVT 之间的高度相关性也被复制用于睡眠限制[72]。

睡眠不足与大脑新陈代谢

睡眠剥夺会引起涉及分布式网络和连接的大脑代谢和神经激活的变化[2]。早期正电子发射断层扫描（positron emission tomography，PET）睡眠剥夺研究发现丘脑、顶叶和前额叶区域的代谢率降低与睡眠时间延长相关[52, 73]。血氧水平依赖性 fMRI 研究表明，在一晚完全睡眠剥夺后，认知任务执行过程中的区域大脑激活显著下降。这些变化包括在视觉选择性注意力任务失误期间额顶叶激活减少[74]，并且主要在表现缺陷较大的脆弱受试者中观察到，而有弹性的受试者在表现失误期间表现出顶叶激活增加的趋势[74]，这表明潜在的睡眠不足后的补偿机制。PET 研究观察到纹状体多巴胺受体的下调[75]和大脑血清素受体与睡眠剥夺的结合增加[76]。这可能反映了大脑对睡眠剥夺的复杂适应性反应。

Poudel 团队[77]使用动脉自旋标记灌注 fMRI 来测量一晚 4 h 睡眠机会后的静息脑血流量（cerebral blood flow，CBF）变化。只有昏昏欲睡的参与者（通过扫描过程中的眼睛视频确定）在睡眠剥夺后表现出额顶叶 CBF 显著降低，而不困倦的受试者则保持额顶叶 CBF，并在基底前脑和扣带回区域增加 CBF。这些发现支持睡眠不足后的补偿机制[77]，这可能解释了那些有弹性的人与容易遭受睡眠不足的人之间的一些差异。静息态功能连接性 fMRI（functional connectivity fMRI，FC-fMRI）研究一致显示了静息大脑功能的有组织模式[78]。两项 FC-fMRI 研究报告称，默认模式网络（default mode network，DMN）内以及 DMN 与其反相关网络之间的功能连接性降低与睡眠不足有关[79]，表明大脑的功能连接因睡眠不足而发生变化。一项关于急性完全睡眠剥夺对大脑影响的荟萃分析发现，额顶叶注意力网络（前额叶皮质和顶内沟）和显著性网络（岛叶和内侧额叶皮质）的大脑激活减少，但丘脑激活（显著网络将最相关的内部和外部刺激分开以指导行为）。作者推测，后者可能反映了睡眠不足的唤醒效应与任务执行对丘脑活动的唤醒效应之间复杂的相互作用[80]。

睡眠不足和阿尔茨海默病

大脑间质液中的 β - 淀粉样蛋白（β-Amyloid，Aβ）被视为"代谢废物"，且与睡眠剥夺和阿尔茨海默病（Alzheimer disease，AD）病理学之间的双向关系有关[81-82]。睡眠不足会增加可溶性 Aβ（一种与 AD 中观察到的神经元萎缩相关的蛋白质）的大脑中浓度，而睡眠延长则具有相反的效果[82-85]。随着 Aβ 的积累，觉醒度增加并改变睡眠模式[81]。因此，与年龄相关的睡眠质量下降老年人的睡眠质量和数量可能会导致 AD[84]。慢波睡眠在从睡眠不足中恢复和记忆巩固方面都发挥着作用，但会因 Aβ 水平升高而受到干扰[84, 86]，对认知功能构成风险。睡眠-觉醒周期还调节小鼠脑间质液 tau 蛋白和人类脑脊液 tau 蛋白[87]。慢振荡（< 1-Hz EEG 信号）和慢波纺锤体耦合活动可能是 Aβ 和 tua 蛋白增加的潜在生物标志物[88]。然而，仅考虑 AD 相关风险，最近对 6 项前瞻性队列研究进行的系统回顾和荟萃分析发现，睡眠时间越长，AD 风险增加 63%，但睡眠时间较短的风险不会增加。作者警告说，这些发现可能反映了可能导致 AD 发展的其他潜在健康问题[89]。

睡眠不足的恢复

一个新兴的研究领域已开始关注急性完全睡眠剥夺和睡眠限制的恢复过程。这些研究的结果表明，恢复过程可能比最初想象的更慢、更复杂。恢复似乎受到类型（急性与慢性）、恢复睡眠持续时间以及允许恢复的天数的影响。此外，神经行为功能的各个方面似乎以不同的速度恢复。尽管个人可能会报告感觉已康复，但他们的表现可能仍然受到损害，从而增加了发生事故和受伤的风险。

睡眠限制后的恢复

很少有研究考察睡眠限制期后的恢复睡眠。Dinges 团队[7]和 Belenky 团队[52]进行的两项重要的睡眠限制研究也包括短暂的实验室恢复阶段。在前一项研究中，睡眠时间被限制在低于习惯睡眠时间的 3%（平均 4.98 h，标准差 0.57 h/ 次；连续 7 晚），之后参与者被允许 1～2 个 10 h 的恢复性睡眠[7]。在后者中，参与者被允许每晚在床上躺 3、5、7 或 9 h，持续 7 晚，紧随是 3 个 8 h 睡眠的恢复机会[52]。这些研究表明，2 个 10 h 或 3 个 8 h 的睡眠机会足以将表现恢复到基线水平。尽管参与者认为他们的功能随着嗜睡和表现

恢复到基线的主观报告而恢复，但主观测量似乎并没有准确地与神经行为恢复的客观测量平行。这些发现表明，可能需要超过 2 或 3 晚的延长睡眠才能将神经行为功能恢复到基线水平。在个人无法选择或延长恢复睡眠时间长度的情况下，这可能尤其重要。

Rupp 团队以预防性方式控制了睡眠限制期之前获得的睡眠量、恢复期的持续时间（超过 3 天）以及恢复睡眠机会的长度。他们还将恢复期延长至 5 个 8 h 的睡眠机会，此前 1 周的睡眠时间限制为每晚 3 h[90]。尽管有额外的恢复夜，但表现仍然未能恢复到基线水平。在睡眠限制期之前预防性地将睡眠时间延长至床上 10 h 的组中，表现下降的速度较慢，恢复到基线的速度更快，这表明睡眠限制和恢复随先前睡眠的变化而变化[90]。因此延长睡眠时间或补充性小睡可用作预防或对策，以减轻长时间清醒或睡眠不足期间睡眠不足对表现的影响。

在第一项系统研究连续 5 晚每晚 4 h 睡眠限制后不同剂量的恢复睡眠（床上 0、2、4、6、8 或 10 h）的研究中，Banks 团队[38]发现，给予超过 10 h 恢复睡眠不足以完全恢复持续注意力、主观困倦或疲劳。重要的是，据观察，每个恢复睡眠剂量对于睡眠和客观嗜睡测量具有同等的恢复价值（即线性）。然而，相比之下，表现结果、持续注意力和主观困倦的恢复呈指数级增长，表明恢复睡眠剂量的恢复价值随着睡眠时间的增加而下降。

总体而言，迄今为止的研究表明，要从睡眠限制期中完全恢复，可能需要超过 10 h 的睡眠机会，如果每晚睡眠限制为 8 h，则需要超过 3 天的睡眠时间。此外，表现和神经行为功能的不同方面似乎以不同的速度、不同的轨迹恢复。

急性完全睡眠剥夺后的恢复

两项研究对完全睡眠剥夺后恢复所需的夜晚数和延长恢复睡眠机会进行了调查[91-92]。在一项特定研究中，91 名参与者被剥夺睡眠 1 或 2 晚，然后连续 5 晚进行恢复卧床时间要么限制为 6 h，要么延长至 9 h。经过 1 晚睡眠不足后和 1 晚延长睡眠后，表现恢复。然而，当睡眠剥夺更严重时（即 2 晚），即使经过 5 晚的延长恢复睡眠，认知表现仍显著低于基线。当恢复性睡眠时间为每晚床上 6 h，表现和主观嗜睡均未恢复至基线。这些研究强调了不要将恢复睡眠时间限制在 6 h 以内的重要性。事实上，仅仅增加 1 h 就可以显著提高从睡眠不足中恢复的速度。由此可见，睡眠不足越严重，恢复睡眠所需的时间就越长。

总结

睡眠对于健康功能很重要，但睡眠不足在社会许多部门都很常见。睡眠不足会导致认知和行为功能发生多种变化，并增加患 2 型糖尿病、肥胖、心血管疾病和 AD 等慢性疾病的风险。对睡眠剥夺的认知反应存在很大的个体差异。这些个体差异在多次暴露和睡眠不足类型中是稳定的，表明具有类似特征（可能是遗传）的基础。睡眠剥夺的负面影响可以通过延长睡眠来恢复，但恢复似乎取决于类型（急性与慢性）、恢复睡眠持续时间以及允许恢复的天数（图 5.3）。生物数学模型和开发工作时检测疲劳的不引人注目的技术是在我们 24/7 制社会中管理睡眠不足的有害影响的方法。

致谢

本章基于的工作得到以下机构的部分支持：NIH R01 NR004281（DFD）拨款和美国国家空间生物医学研究所（National Space Biomedical Research Institute，NSBRI）通过 NASA 合作协议 NCC 9-58（DFD，MB）。

参考文献和拓展阅读

请扫描书后二维码，获取参考文献和拓展阅读资源。

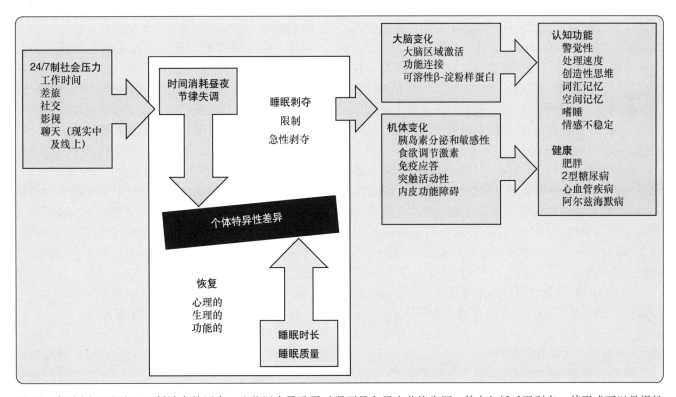

图 5.3　概念图显示了 24/7 制社会的压力，这些压力导致了睡眠不足和昼夜节律失调，其中包括睡眠剥夺，其形式可以是慢性受限或急性完全睡眠剥夺。相反，拥有足够时长和质量的睡眠有助于心理、生理和功能表现的恢复，而这些问题都受到睡眠剥夺的不同影响，并且具有不同的恢复轨迹。睡眠剥夺和恢复之间的这种平衡是由对睡眠剥夺反应的具有个体特异性差异。然而，睡眠不足会导致大脑和机体发生改变，从而对功能表现和健康造成负面影响

第 2 篇　　睡眠机制和系统发育

第 6 章　　导论：定义睡眠

Jerome M. Siegel

孔令玺　译　黄志力　审校

一个亲戚似乎在家庭聚会上睡着了，闭着眼睛，一动不动，不间断地打鼾。当他被"唤醒"时，他极力否认自己睡着了。然后他开始逐字背诵他被粗鲁地"唤醒"前所发生的对话。显然，说他睡着了是不正确的，肤浅的评估可能会得出相反的结论。相反，在看电视时、长途旅行中或在无聊的情况下睡着而没有意识到这一点是很常见的。当被告知你睡着了时，你可能会否认，但当被问及你在看或听的内容时，你的记忆中存在不可否认的空白。

区分睡眠通常有5个标准：①运动减少，②对刺激的反应减少，③刻板姿势（例如，人类闭着眼睛躺着），④相对可逆性（将其与昏迷、冬眠和夏眠区分开来）[1]，⑤稳态调节（即睡眠剥夺后出现睡眠反弹）。睡眠的一个常未被提及但很重要的特征是对环境的意识丧失。

重要的是要认识到这些不是双重标准。在什么时候运动活动、反应能力或可逆性被认为降低了？"意识丧失"的定义是什么？睡眠减少后是否总存在"反弹"，并且等于睡眠损失量？

这些定义和测量睡眠的标准是否常常得到严格应用？在人类研究中，答案是"很少"。在动物研究中，答案是"几乎从来没有"。

哺乳动物研究的常见方法是使用脑电图（electroencephalogram，EEG）活动作为睡眠的唯一标准，因为它似乎与人类的睡眠相对应。但这也不是双重特征。α 波足够吗？δ 波呢？信噪比是多少？位于大脑的哪些部位？显然，在快速眼动（rapid eye movement，

REM）睡眠的情况下，脑电图并不是"睡眠决定性的"，在快眼动睡眠中，脑电图是低电压"激活"的，就像觉醒时一样，而行为显然是睡眠。

与一些民间智慧相反，人类在睡眠期间甚至在"深度睡眠"期间并非完全不活动。睡眠和觉醒时都需要运动，这一点在无法运动的四肢瘫痪者中很明显。如果在睡眠和觉醒期间不频繁移动他们，就会产生褥疮，造成可怕后果，因此需要护理或专门设计的频繁改变压力点的床。即使在较小的动物中，"睡眠"期间也会有运动。

虽然使用运动探测器或视频记录静止状态相对容易，但升高的唤醒阈值更难以定义和测量。唤醒不仅仅是对强烈刺激的反应。您可能不会因雷暴而醒来，但可能会因宝宝微弱的哭声而醒来。非人类动物很可能同样能够在睡眠期间处理感官输入，并且仅在最显著的噪音、光线、气味等模式下醒来。

升高的唤醒阈值一定是物种特异的。如果生活在同一非洲生态系统中的狮子和长颈鹿的睡眠唤醒阈值同样高，那么长颈鹿就无法生存。成年长颈鹿绝不能像它们的捕食者那样睡得很沉。根据动物园的观察研究，长颈鹿不仅睡眠深度较低，而且每天睡眠时间不到4 h，这使它们成为睡眠最短的物种之一[2]。未成熟的长颈鹿、大象和其他新生儿似乎比同类成年成员睡得相对更深、时间更长，但它们总是离母亲足够近，可以免受捕食者的侵害。相反，狮子和其他捕食者可以从睡眠伴随的能量消耗减少中受益[3]，并且唤醒阈值大大提高。人类和动物个体的睡眠深度可能

有所不同（即，具有不同的唤醒阈值），具体取决于睡眠环境[4]、年龄[5]和其他特征。

人们认为，睡眠不足会造成一种"睡眠负债"，并在睡眠反弹中得到偿还。人类睡眠剥夺最长的记录之一是为期 11 天的完全自我睡眠剥夺。大约 80 h 的睡眠缺失。第一天的恢复睡眠持续了 14.7 h 的睡眠（1.8 h 的快速眼动睡眠和 1.9 h 的深度"第 4 阶段"睡眠）。第二天的睡眠时间为 10.4 h，第三天的睡眠时间为 9.1 h。1 周后进行下一次记录时，受试者只睡了 7 h[6]。相反，大鼠完全睡眠剥夺 11 ～ 32 天的主要影响是快速眼动睡眠的显著反弹，而不是非快速眼动睡眠时间的显著反弹[7]。可以认为，反弹睡眠虽然持续时间比睡眠"负债"短，但更"强烈"，具有更高的脑电图电压或更快的眼球运动。但由于对于睡眠的基本指标到底是什么尚未达成一致，因此恢复睡眠的强度很难量化。

小型鲸类（海豚和鲸鱼）海洋哺乳动物，如康氏矮海豚[8]，从出生的那一刻起一直到生命结束都在不断地运动。一项对海豚和虎鲸的研究发现[9]，幼崽和它们的母亲在出生后的几周到几个月里都有类似的连续运动。在此期间，幼崽会与母亲一起紧密地游动。在野外，这是迁徙和高危险的时期，母亲和幼崽都必须保持警惕。人们可以假设大脑运动和感觉系统在高水平上运作，这与前面列出的睡眠的行为定义相反。不活动行为逐渐恢复到成人模式，没有证据表明反弹超过成人基线水平。迁徙鸟类在迁徙期间睡眠减少，但没有明显的不足或反弹[10-11]。同样，研究表明，在某些鸟类中，3 周交配期间，交配行为的成功

与睡眠时间呈负相关[12-13]。

鲸类动物一次只有一个大脑半球显示出睡眠般的高压脑电图，从未见过双侧高压脑电图[14-19]。鲸类动物从未表现出快速眼动睡眠。一项尝试剥夺单半球睡眠的研究产生了不明确的结果。没有发现被剥夺半球特有的反弹。相反，海豚表现出高度不对称的单半球脑电图模式，这与之前的剥夺程序没有明显关系[20]。

临床要点

人们常说"所有动物都有睡眠"或"所有有神经系统的动物都有睡眠"。这是不正确的，除非人们对睡眠采用一种极其灵活的定义。当人们对动物的睡眠做出陈述时，传达的信息是这些动物"像我们一样"睡觉。这意味着一段不活动的时期，意识和反应能力大大降低，并且有稳态调节。这些标准中的每一个都需要进一步的数据验证。当人们研究果蝇等昆虫、鱼类、两栖动物、爬行动物或鸟类的"睡眠"时，这些问题变得更加困难。我们是否将活动的变化与睡眠的变化混为一谈？如果不严格应用睡眠定义，我们需要更加谨慎地对待睡眠、睡眠持续时间和睡眠深度的说法。我们还可以强调个体和物种在觉醒、休息和睡眠模式方面的定量和定性差异，以及这些差异如何在进化上适应。

参考文献和拓展阅读

请扫描书后二维码，获取参考文献和拓展阅读资源。

第 7 章　哺乳动物睡眠的神经控制

Dennis McGinty，Ronald Szymusiak

马炜祥　张凯琳　译　黄志力　审校

章节亮点

- 哺乳动物的睡眠和觉醒状态由位于脑干、间脑和端脑的多个神经系统调节。尽管孤立的脑干可以产生 NREM 样和 REM 样状态，但损毁脑干和前脑的几个区域会导致 NREM 和（或）REM 睡眠时间的改变。
- 脑桥、中脑、下丘脑后部和外侧下丘脑以及基底前脑中的不同神经元群促进了唤醒和觉醒。重要的唤醒系统包括谷氨酸能、组胺能、食欲素能、5- 羟色胺能、胆碱能、多巴胺能和去甲肾上腺素能神经元。
- 唤醒系统有广泛的投射，调节唤醒的整体方面，包括脑电、运动、感觉、自主神经和综合功能的变化。唤醒系统控制丘脑和大脑皮质神经元的兴奋性。唤醒系统活动减少促进皮质内和丘脑皮质回路的同步放电，这是基于脑电产生 NREM 睡眠模式的基础。
- 下丘脑视前区（preoptic area，POA）含有 γ- 氨基丁酸（gammaaminobutyric acid，GABA）能 / 甘丙肽（galanin）能神经元，这些神经元在 NREM 和 REM 睡眠期间表现出活性增加，并对增加睡眠的生理信号做出反应，如升温、持续觉醒和内源性睡眠因素。POA 睡眠活跃的 GABA 能神经元投射到组胺、促食欲素、5- 羟色胺和去甲肾上腺素能觉醒系统，并通过协调抑制这些唤醒系统，促进从觉醒到睡眠的转变。GABA 能促进睡眠神经元也位于延髓副面区，对延髓臂旁核中促进觉醒的谷氨酸能神经元产生睡眠相关的抑制作用。
- 促进睡眠的分子与睡眠的多种功能有关：腺苷补充大脑能量储备，细胞因子促进免疫功能，生长激素释放激素促进合成代谢过程，去折叠蛋白响应信号防止蛋白质错误折叠，以及氧化应激信号分子阻止氧化应激诱导的细胞损伤。

不同的大脑区域调节觉醒和非快速眼动睡眠

分离的前脑

睡眠和觉醒研究最开始是通过分离或移除主要脑区来研究不同大脑区域对睡眠和觉醒产生的作用。狗和猫前脑分离或慢性脑分离后检查其生理状况[1]。中脑横断后被分离的前脑在脑电图（electroencephalogram，EEG）上呈现出连续的慢波和纺锤波。正常情况下，中脑下方的结构会促进觉醒样脑电状态。相反，如果在中脑桥水平进行脑干横断，横切后立即出现激活或觉醒样前脑脑电状态，但仍有一些脑电慢波活动的残留。

这些研究认为，位于中脑桥和中脑上部之间的神经元群对于觉醒的产生很重要。在 5～9 天的恢复后，慢性脑分离大鼠呈现出脑电激活和同步的昼夜节律模式[2]。在这项工作中，视前区（POA）病变呈现持续激活的脑电模式。因此，分离的前脑可以产生持续的觉醒样状态，而 POA 在前脑睡眠样脑电状态启动中发挥关键作用（参见本章后面的内容）。觉醒和睡眠样脑电状态似乎依赖于促觉醒和促睡眠系统之间的平衡作用。这里使用"觉醒样"和"睡眠样"这两个术语，因为这些工作不能表现出睡眠和觉醒状态的全部行为。

间脑

猫的新皮质和纹状体被移除，表现出觉醒行为，如持续运动和对听觉刺激引发的转向觉醒，典型的猫睡眠姿势安静睡眠样或非快速眼动（non-rapid eye movement，NREM）样状态，以及快速眼动（rapid eye movement，REM）样状态，包括肌肉张力、快速眼动、肌肉抽动和脑桥 EEG 尖峰[3]。记录丘脑的脑电模式显示，尽管没有真正的纺锤波和慢波，但幅度增加与 NREM 样状态有关。在 REM 样状态下，丘脑 EEG 表现为去同步化。

总而言之，新皮质和纹状体不是睡眠觉醒状态所必需的，尽管没有睡眠纺锤波和慢波，但会出现 NREM 样状态。

54

丘脑

在脑电和行为上，猫完全切除丘脑后依旧表现出睡眠和觉醒，尽管脑电没有纺锤波，动物表现出 NREM 和 REM 睡眠的减少[4]。致命性家族性失眠[5]是一种罕见的人类神经退行性疾病，其特征是进行性自主神经过度活动、运动障碍、睡眠纺锤波缺失和严重的 NREM 睡眠失眠。神经病理学检查结果发现丘脑前内侧核（包括背内侧核）存在严重的细胞丢失和胶质增生。然而，经磁共振成像证实的丘脑旁正中核背内侧和中央内侧核受损的患者，表现为严重的睡眠亢进或白天嗜睡增加，而不是失眠[6]。综上所述，丘脑在调节觉醒和睡眠期间的皮质脑电模式方面起关键作用，该结构中的特定区域似乎具有促进觉醒或催眠的功能。

低位脑干

猫急性横断中间脑干区，低位脑干可以产生基本的行为如觉醒、NREM 样状态和 REM 样状态[3]。觉醒的特征是蹲下、坐着、尝试行走、瞳孔扩大和对噪音的头部转向。在首次 NREM 样睡眠中，这些猫以随机的姿势躺着，瞳孔缩小但可变，眼睛表现出缓慢和非共轭的运动。这些动物可以被听觉或其他刺激唤醒。如果这个阶段没有受到干扰，这些猫进入另一个阶段，特征是完全的瞳孔缩小，颈部肌肉张力丧失，快速眼球运动，被定义为 REM 样状态。更多的研究支持这一假设，即低位脑干发挥促进睡眠的作用。

低频电刺激孤束核中的延髓背侧网状结构产生新皮质脑电同步化[7]。破坏或冷却该部位之后，脑电被激活[8]。最近，在大鼠和小鼠的吻侧延髓中发现了一群睡眠活跃的神经元，位于面神经的外侧和背侧[9]。许多这些睡眠活跃的延髓神经元表达抑制性神经递质，如 GABA 或甘氨酸。面神经旁区（parafacial zone，PZ）的兴奋毒性损害与觉醒增加和 NREM 睡眠减少有关[9]。

综上所述，哺乳动物神经系统中广泛存在的结构，从新皮质到低位脑干，都有能力促进睡眠样状态和觉醒样状态，并调节睡眠时间。

网状激活系统与觉醒系统

上述描述的横断面研究支持脑桥唤醒或唤醒系统的概念。在历史上，没有任何发现比 Moruzzi 和 Magun 对网状激活系统（reticular activating system，RAS）的描述更有意义[10]。大面积损伤脑桥顶部和中脑被盖后，引发持续的嗜睡和脑电同步，对该区域

进行电刺激能够诱导睡眠向觉醒的转换。感觉通路的中断不会影响脑电的激活。据推测，RAS 中的细胞引发前脑激活和觉醒。

RAS 的概念已经被这样的发现所取代：即觉醒不是由一个单一的系统支配，而是由位于脑桥和中脑网状结构及其延伸到下丘脑的多个离散神经元群来共同支配（图 7.1）。这些神经系统是通过表达合成特定神经递质和神经调制相关的酶来区分的。这些神经元包括合成 5- 羟色胺、去甲肾上腺素、组胺、乙酰胆碱（acetylcholine，ACh）和促食欲素 / 下丘脑分泌素神经元。在控制觉醒行为特定方面的背景下，这些系统中的每一个都得到了广泛的研究。接下来对每一种唤醒系统进行简要概述，重点是它们对一般大脑唤醒或激活的贡献。作为背景，以下列表总结了这些神经元系统的一般特性：

1. 觉醒是一个整体过程，其特征是几个生理系统同时发生变化，包括自主神经、运动、内分泌和感觉系统以及脑电轨迹。所有的觉醒系统都有一个关键的共同特性：它们的神经元有长投射轴突，广泛投射到脑干和前脑多个区域。在这一章中，重点是从脑干和下丘脑到间脑、边缘系统和新皮质的上行投射，因为这些与皮质觉醒的产生特别相关。一些觉醒系统也会产生下行投射，这也可能在调节睡眠 - 觉醒状态的某些属性方面发挥作用，如肌肉张力和自主神经功能的变化。

2. 唤醒系统的研究是通过记录"自由活动"动物中神经元的放电模式，相对于那些自发出现的觉醒和睡眠状态的动物。与睡眠相比，唤醒或觉醒状态时放电增加。

3. 神经递质对靶神经系统的作用主要由靶区受体的特性决定。唤醒系统的神经递质和神经调质各自作用于几种不同的受体类型，具有不同的作用。此外，突触后效应由特定于递质的"重摄取"分子调节，这些分子将神经递质转运出突触间隙，终止其活动。

4. 单个觉醒系统的慢性损伤或关键分子的基因敲除对睡眠 - 觉醒模式的影响很小，有时甚至没有影响（促食欲素基因敲除除外；见下文），即使这些系统的急性操作对睡眠 - 觉醒模式有很大影响。没有慢性损伤或敲除效应很可能是由于唤醒系统的冗余，随着时间的推移，一个系统中的缺陷被其他系统或受体敏感性的变化所补偿。

5. 电生理学研究表明，唤醒系统通常在行为状态改变的几秒钟内被激活和去激活。因此，由急性给药产生的调节觉醒的神经递质的急性实验操作的效果可能很好地模拟了正常的生理模式，并且比慢性损伤更能提供关于其功能的信息。

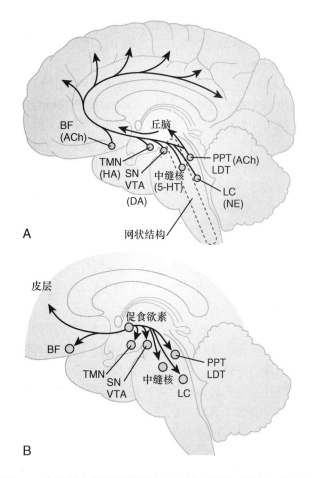

A

B

图 7.1　大脑的矢状图提供了文本中描述的觉醒控制网络的概述。上脑干、下丘脑后部和外侧，以及基底前脑（BF）含有一组促觉醒神经元。包括 5- 羟色胺、去甲肾上腺素（NE）、乙酰胆碱（ACh）、多巴胺（DA）和组胺（HA）神经元。脑干和间脑的矢状面展示促食欲素神经元向前脑和脑干的投射。所有这些神经元都有助于脑电唤醒（觉醒和 REM 睡眠）和（或）运动行为唤醒（觉醒）。唤醒系统通过丘脑和基底前脑以及通过直接投射到新皮质来促进前脑脑电的激活。唤醒系统还通过下行通路促进运动行为的唤醒。LC，蓝斑；LDT，被盖背侧；PPT，脑桥脚；SN，黑质；TMN，结节乳头核；VTA，腹侧被盖区

6. 光遗传和化学遗传方法可以在体内操纵特定类型细胞的兴奋性，具有高度的空间和时间分辨率。这些方法的应用正在迅速扩大我们对调节睡眠和唤醒的大脑环路的理解。

7. REM 睡眠具有行为和肌肉静止以及强烈唤醒样脑电特征。与 REM 睡眠的两个特征并行，觉醒系统可以分为两种类型：一种是 REM 状态处于"关闭"状态，符合其睡眠样特性；另一种是 REM 状态时处于"开启"状态，符合其觉醒样特性。一些促进觉醒的系统（稍后总结）也在 REM 睡眠控制中发挥作用。第 8 章详细分析了这些系统在 REM 睡眠中的控制作用。

唤醒-启动 / 快速眼动-关闭唤醒系统

5- 羟色胺

含有 5- 羟色胺的神经元位于中脑的中缝背核和中缝正中核。这些神经元几乎投射到间脑、边缘系统和新皮质的所有区域。最初的假设是 5- 羟色胺可能是一种促进睡眠的物质[11]，但证据表明，5- 羟色胺释放的直接效果是唤醒（如 Ursin 所述[12]）。尽管有一些典型的异质性，但大多数背侧和中缝神经元的放电率在觉醒时最高，在 NREM 睡眠时较低，在 REM 睡眠时最小。觉醒时前脑释放的 5- 羟色胺最多。由于 5- 羟色胺受体的多样性（至少有 14 种），5- 羟色胺对靶神经元的作用是复杂的。有些受体类型是抑制性的，有些是兴奋性的。至少有一类受体，如 $5-HT_{2A}$，似乎有助于 NREM 睡眠，因为 $5-HT_{2A}$ 基因敲除小鼠 NREM 睡眠减少[13]。选择性 5- 羟色胺再摄取抑制剂和 5- 羟色胺–去甲肾上腺素再摄取抑制剂增强了 5- 羟色胺的作用，被用于治疗各种精神问题，这类药物具有唤醒或警觉特性。5- 羟色胺神经元可能参与二氧化碳诱导的睡眠唤醒。向中缝背侧注入富含二氧化碳的酸化液，可唤醒睡眠中的 5- 羟色胺神经元，这种效应在中缝背侧 5- 羟色胺神经元的遗传缺失或 5- 羟色胺神经元的光遗传抑制中观察不到[14]。

去甲肾上腺素

哺乳动物中含有去甲肾上腺素的神经元群遍布脑干，但引起上行投射的主要核团是蓝斑。这个核团中的去甲肾上腺素神经元投射到间脑、前脑和小脑。大多数蓝斑神经元在觉醒时表现出规则的放电，在 NREM 睡眠中放电减少，在 REM 睡眠中几乎完全停止放电，这一模式与行为唤醒的作用是一致的[15]。蓝斑急性失活或损伤来自蓝斑的上行通路增加了睡眠中的慢波脑电活动[16]。光遗传激活蓝斑去甲肾上腺素神经元促进从睡眠中唤醒[17]。去甲肾上腺素受体 α_1、α_2 和 β 具有不同的作用。在 POA 和邻近的基底前脑部位直接应用 α_1 和 β 激动剂会增加觉醒（Berridge 综述[18]）。安非他命（amphetamines）等精神刺激性药物的唤醒作用部分依赖于去甲肾上腺素释放的增加和去甲肾上腺素再摄取的抑制，以及增强的多巴胺作用（见本章后面部分）。

组胺

哺乳动物组胺能神经元分布在结节乳头核（tuberomammillary nucleus，TMN）和邻近的下丘脑后核（posterior hypothalamus，PH）。组胺神经元投射到整个下丘脑和前脑，包括新皮质，以及脑干和脊髓

（Haas 等的综述[19]）。给予可透过血脑屏障的组胺 1 型（H₁）受体拮抗剂（抗组胺药）可以产生镇静作用[19]。TMN 区域的短暂失活导致 NREM 睡眠增加[20]。组胺神经元在觉醒时表现出规律的放电，在 NREM 睡眠中放电显著减少，并在 REM 睡眠中停止放电[21]。组胺神经元的光遗传学抑制促进 REM 睡眠[22]。组胺神经元表达 H₃ 抑制性自主受体，因此可以被组胺抑制。给予 H₃ 受体拮抗剂会解除组胺神经元的抑制，并增加觉醒时间[23]。

促食欲素（下丘脑分泌素）

促食欲素神经元的缺失被认为是人类发作性睡病的基础，其主要症状是猝倒和过度睡眠[24-25]。促食欲素神经元位于下丘脑中外侧，像其他唤醒系统一样，它们投射到大脑多个区域[26]。促食欲素神经元靶向其他促进觉醒的神经元，包括组胺、5- 羟色胺、去甲肾上腺素神经元，以及腹侧被盖区（ventral tegmental area，VTA）的多巴胺神经元及脑干和基底前脑的胆碱能神经元。促食欲素神经元在觉醒时很活跃，并且在 NREM 和 REM 睡眠中都表现出非常低的放电率[27-28]。在多个大脑局部给药可以诱导觉醒[29]。光遗传激活促食欲素神经元促进 NREM 睡眠到觉醒的转变[30]。蓝斑神经元活动似乎对促食欲素诱导的睡眠唤醒至关重要，因为同时光遗传抑制去甲肾上腺素神经元可以抑制促食欲素神经元促觉醒的功能。

唤醒-开启 / 快速眼动-开启唤醒系统

乙酰胆碱

乙酰胆碱能神经元位于两个区域：脑桥背外侧网状结构，包括脑桥脚被盖和背外侧被盖核，以及基底前脑（basal forebrain，BF）[32]。脑桥 ACh 神经元群投射到丘脑、下丘脑和基底前脑；基底前脑群投射到边缘系统和新皮质。在觉醒和 REM 睡眠状态下，两组神经元的放电率均高于 NREM 睡眠状态[33-35]，并且 ACh 的释放也在这些状态下增加[36]。光遗传刺激 BF 内 ACh 神经元诱导皮质激活以及从 NREM 睡眠中觉醒。

多巴胺

多巴胺能神经元主要分布在黑质和邻近的中脑 VTA 以及下丘脑的基底和内侧[38]。觉醒时额叶皮质的多巴胺释放量高于睡眠[39]。多巴胺主要通过多巴胺转运体的再摄取而失活。兴奋剂如安非他明和莫达非尼主要通过多巴胺受体发挥作用，特别是通过结合和抑制多巴胺转运体，减少再摄取[40]。黑质纹状体

多巴胺系统的退化是帕金森病的神经病理基础，可能伴有白天过度睡眠[41]。

体内 VTA 中的多巴胺能神经元的钙成像表明，与 NREM 睡眠相比，这些神经元在觉醒和 REM 睡眠中表现出最高的活动水平[42]。光遗传激活 VTA 多巴胺神经元促进觉醒，抑制这些神经元引发睡眠准备行为和睡眠。另一群含有多巴胺的清醒活跃神经元位于大鼠腹侧导水管周围灰质（periaqueductal gray，PAG）和中缝背核，6- 羟基多巴胺对该区域多巴胺能神经元的破坏使每日睡眠时间增加 20%[43]。与睡眠相比，PAG 多巴胺神经元的活性在觉醒时升高[43-44]。光遗传激活 PAG 多巴胺神经元促进觉醒，而光遗传抑制则促进睡眠。

谷氨酸

谷氨酸是大脑中分布最广泛的兴奋性神经递质。含有谷氨酸的神经元遍布整个大脑，包括在脑桥的核心和中脑网状结构[45]。与 NREM 睡眠相比，在觉醒和 REM 睡眠期间，大脑皮质和下丘脑的细胞外谷氨酸水平升高[46-47]。多个脑区的谷氨酸可以增加觉醒[48]。谷氨酸的作用是通过控制膜离子流受体介导的，包括控制细胞内过程的 N- 甲基 -d- 天冬氨酸（N-methyl-d-aspartate，NMDA）受体和"代谢型"受体。人类可能以麻醉剂（如氯胺酮）或娱乐性药物（如苯环利定）形式，接触全身性 NMDA 受体拮抗剂。这种影响是剂量相关的：低剂量产生唤醒，高剂量产生镇静。在大鼠中，暴露于 NMDA 拮抗剂可诱导 NREM 慢波活动有效、持久地增强[49]。

促进睡眠的机制

如前文提到的多种神经化学特异性觉醒系统的证据所述，在 NREM 睡眠期间，这些神经元群活动都会减少。在大多数情况下，神经元放电的减少先于脑电变化，这预示着睡眠的开始。入睡过程是如何开始的呢？

下丘脑吻侧睡眠促进系统

视前区的睡眠活跃神经元

70 多年前，von Economo 对患有严重失眠的脑炎患者进行尸检，发现 POA 脑区有炎性病变，因此推测 POA 有促进睡眠的区域[50]。睡眠过度的患者在 PH 附近有病变。von Economo 认为，这些观察结果提出了截然相反的下丘脑促进睡眠系统和促进觉醒系统的概念。大鼠对称的双侧 POA 横断术导致完全失眠，对称的双侧 PH 横断术导致持续睡眠[51]。双侧 POA 和 PH 横断术的大鼠表现出持续睡眠，就像单独

的 PH 横断术一样。这表明 POA 通常抑制 PH 促觉醒区域。PH 促觉醒系统现在可以理解为前面总结的促觉醒系统和通路的吻部延伸。

多种方法证实了 POA 中存在促进睡眠的机制。大鼠和猫双侧 POA 直径为 1 ～ 2 mm 的损毁可导致部分睡眠丧失。较大的双侧病变（直径 3 ～ 5 mm）延伸至邻近的基底前脑，与更严重的失眠有关（如本文所阐述[52]）。在 POA 损毁导致部分睡眠丧失后，剩余睡眠的特征是慢波（δ）脑电活动减少[53]。由于 δ 活动被认为是增强睡眠动力的标志，这一发现表明 POA 输出参与了睡眠动力的调节。

c-Fos 免疫组化方法的应用促进了睡眠活跃 POA 神经元的鉴定[54]。原癌基因 c-fos 的快速表达已被确定为大脑许多部位和多种细胞类型中的神经元激活的标志[55]。因此，c-Fos 免疫染色允许对神经元进行功能定位，识别之前 30 ～ 60 min 内激活的神经元。在持续睡眠而不是觉醒后，在腹外侧视前区（ventrolateral preoptic area，VLPO）发现了一簇离散的表达 c-Fos 的神经元[54]。VLPO 位于大脑底部，视交叉的外侧。与睡眠有关的 Fos 免疫反应神经元也位于吻侧和尾侧正中视前核（median preoptic nucleus，MnPN）[56]。c-Fos 免疫染色的例子以及 c-Fos 计数与睡眠量之间的相关性如图 7.2 所示。

VLPO 和 MnPN 含有高密度的睡眠相关放电神经元[57-58]。这些核团中的大多数睡眠活跃神经元在 NREM 和 REM 睡眠中都比在觉醒状态下更活跃（图 7.3）。VLPO 神经元在觉醒和睡眠之间的自发转换中典型地表现出神经元活性增加，并显示出从浅睡眠到深度 NREM 睡眠的放电率逐渐增加。

VLPO 和 MnPN 睡眠调节神经元对睡眠剥夺引起的稳态睡眠压力的变化有动态反应。在 MnPN，短暂（2 ～ 3 h）睡眠剥夺后 GABA 能神经元 c-Fos 的表达增加，即使没有恢复睡眠的机会也是如此。当连续记录基础睡眠–觉醒、睡眠剥夺和恢复睡眠时，MnPN 和 VLPO 中单个睡眠活动神经元的神经元放电对内稳态睡眠压力的变化有明显的动态反应[60]（图 7.4）。在自发基础睡眠中被识别为睡眠活跃的 MnPN 和 VLPO 神经元在睡眠剥夺期间表现出觉醒放电率的进行性增加，这与睡眠压力的行为指标相关（图 7.4）。与基础 NREM 睡眠相比，NREM 睡眠相关放电在恢复期早期升高，然后随着 EEG δ 能谱的降低而下降[60]。因此，MnPN/VLPO 中的睡眠活跃神经元参与了自发的觉醒–睡眠转换（见本章其他内容），并作为神经元回路的组成部分，介导持续觉醒的稳态反应。

POA 睡眠激活神经元如何启动和维持睡眠？睡眠期间显示 c-Fos 免疫反应的 VLPO 神经元表达谷氨

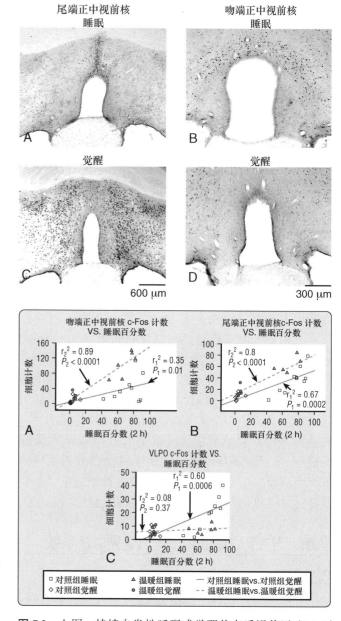

图 7.2　上图：持续自发性睡眠或觉醒状态后视前区（POA）c-Fos 免疫组化染色。c-Fos 是神经元激活的标志物，也是定位大脑睡眠活性神经元的一种方法。睡眠后，相对于觉醒样本（C 和 D），在第三脑室中线（A）或第三脑室顶部（B）周围可见 c-Fos 阳性神经元增加。这些部位对应于尾侧和吻侧正中视前核（MnPN）。腹外侧视前区（VLPO）也有类似的结果。在 POA 的其他部位，在觉醒和睡眠后均可见 c-Fos 免疫染色。下图：动物个体间 c-Fos 计数与处死前睡眠量的回归函数及相关性。研究人员在常温和温暖的环境温度下对动物群体进行了研究。在正常环境温度下，睡眠时间和 c-Fos 计数之间存在显著的相关性。在温暖的环境温度下，睡眠后 c-Fos 计数在 MnPN 部位（A 和 B）增加，而在 VLPO（C）则受到抑制（From Gong H，Szymusiak R，King J，et al. Sleep-related c-Fos expression in the preoptic hypothalamus：effects of ambient warming. Am J Physiol Regul Integr Comp Physiol 2000；279：R2079-88.）

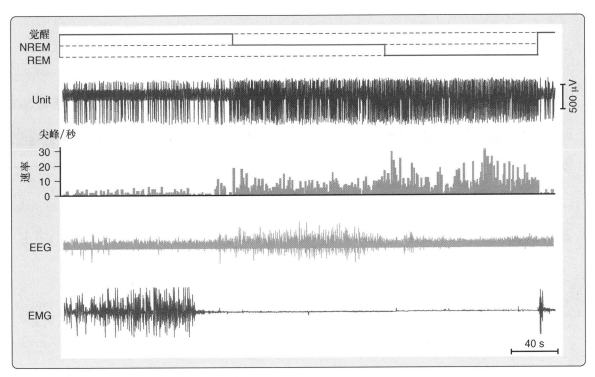

图 7.3 正中视前核（MnPN）睡眠活跃神经元示例。图中显示了在觉醒（W）-NREM-REM 周期（上）期间 MnPN 神经元的连续放电记录。睡眠开始时放电率增加，表现为脑电图（EEG）幅度的增加。与 REM 睡眠相关的放电率进一步增加（右）。睡眠活性神经元构成了在 MnPN 和腹外侧视前区（VLPO）中的大部分神经元。睡眠活跃神经元的存在是大脑区域在促进睡眠方面重要性的关键证据之一（From Suntsova N，Szymusiak R，Alam MN，et al. Sleep-waking discharge patterns of median preoptic nucleus neurons in rats. J Physiol 2002；543：665-77.）

酸脱羧酶，谷氨酸脱羧酶是抑制性神经递质 GABA 的合成酶。它们也表达抑制性神经肽甘丙肽[61]。大多数表现出睡眠相关 Fos 免疫反应的 MnPN 神经元也表达谷氨酸脱羧酶[62]。VLPO 神经元投射到 TMN 的组胺神经元[61]。此外，VLPO 的投射还包括中脑中缝背侧和蓝斑。MnPN 也投射到中缝背侧和蓝斑[63]。MnPN 和 VLPO 都投射到促食欲素神经元所在的下丘脑穹隆周围外侧区[63]。因此，睡眠中 VLPO 和 MnPN GABA 能神经元的放电可能会在这些部位释放 GABA。事实上，在 NREM 睡眠期间，GABA 的释放增加，而且在 REM 睡眠期在 PH 区、中缝背核和蓝斑进一步增加[64-66]。VLPO 和 MnPN 中的睡眠活跃神经元在觉醒 -NREM-REM 周期中呈现出与促觉醒的组胺、5- 羟色胺、去甲肾上腺素和促食欲素神经元相反的放电率变化曲线（图 7.5）。在失眠的动物模型中，POA 中投射到 TMN 的 GABA 能神经元的光遗传激活促进睡眠[67]。化学遗传兴奋 POA 中 Galanin 神经元促进睡眠和恢复睡眠[68]。这些发现支持 POA 睡眠活跃神经元通过释放 GABA 和（或）Galanin 而抑制多个觉醒系统的假说。

VLPO 区的 GABA 能神经元被 5- 羟色胺和去甲肾上腺素抑制[69]。MnPN 神经元被去甲肾上腺素抑制[70]。觉醒活跃的下丘脑外侧区 GABA 能神经元投射并抑制 VLPO 睡眠促进神经元[71]。因此 POA 睡眠活跃神经元抑制觉醒系统，觉醒系统抑制 POA 睡眠活跃神经元。这种相互抑制的过程被假设为双稳定的睡眠 - 觉醒开关的基础（图 7.5）[72]。唤醒系统的激活抑制了睡眠活动神经元，从而消除了对唤醒系统的抑制，促进了稳定的觉醒状态。反过来，促进睡眠的神经元的激活会抑制觉醒相关的神经元，从而解除对促进睡眠神经元的抑制，促进巩固睡眠。该模型为睡眠和觉醒状态的稳定提供了一种机制。

延髓促进睡眠神经元：面旁区

位于面神经外侧和背侧 PZ 区的 GABA 能 / 甘氨酸能延髓神经元具有睡眠调节功能。小鼠 PZ 神经元在睡眠后表达 c-Fos，但在觉醒后不表达 c-Fos[9]。大鼠 PZ 区存在睡眠相关放电的神经元。小鼠 PZ 区细胞特异性损伤导致显著睡眠丧失，PZ 中 GABA 能 / 甘氨酸能神经传导中断也是如此[9]。PZ 神经元促进睡眠的主要环路涉及脑桥臂旁核的单突触投射。臂旁核中的神经元是谷氨酸能的，并投射到基底前脑的皮质投射神经元[74]。在觉醒 - 睡眠转换中，PZ 神经元引起 GABA 介导的臂旁核神经元的抑制，从而导致

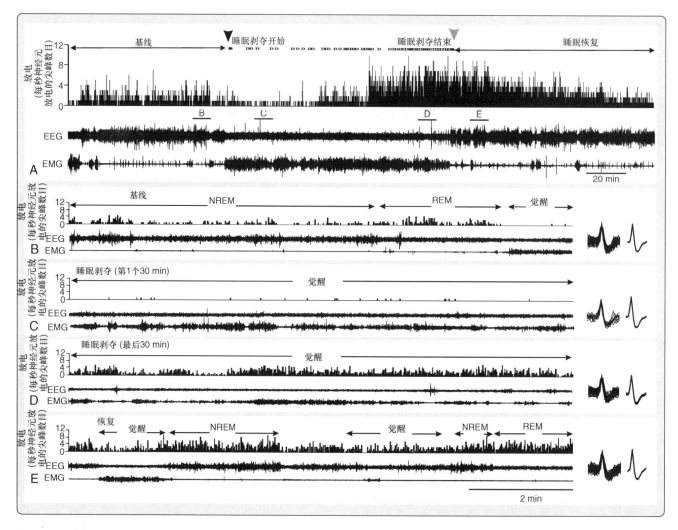

图 7.4 正中视前核（MnPN）睡眠活动神经元对睡眠剥夺（SD）和睡眠恢复（RS）的反应。A. 从上到下：基线、SD 和 RS 时的放电频率直方图（尖峰 / 秒）、皮质脑电图（EEG）和颈部肌肉肌电图（EMG）记录。顶部的黑色和灰色箭头分别表示 SD 的开始和结束。箭头之间的圆点表示动物开始入睡的时间，实验者进行干预以保持觉醒。B ～ E，A 标记的区域扩展，显示基线的 10 min（B）、SD 的前 30 min（C）、SD 的最后 30 min（D）和早期 RS（E）记录。B 到 E 右侧的波形叠加在一起，平均动作电位记录了每个图中所示的 10 min，显示了在所有 3 个实验条件下单位记录的稳定性。在基线阶段，与觉醒（B）相比，NREM 和 REM 睡眠期间细胞的放电率升高。在 SD 开始时，只需要很少的干预来保持动物的觉醒（A，顶部踪迹），细胞的放电率都很低，不到 1 个尖峰 / 秒（C）。稳态睡眠压力随着持续 SD 增加，维持觉醒所需干预次数的增加证明了这一点（A），细胞的放电率增加。在 SD 的 2 h 结束时，觉醒的放电率大约是基线睡眠时（B 和 D）的 2 倍。细胞放电在 RS 早期（B 和 E）仍高于基础睡眠水平，但在无限制睡眠 2 h 后恢复到基线水平（A）（From Alam MA, Kumar S, McGinty D, et al. Neuronal activity in the preoptic hypothalamus during sleep deprivation and recovery sleep. J Neurophysiol 2014; 111: 287-99. ）

促进皮质激活的基底前脑神经元的去易化[74]。觉醒-睡眠转换和稳定睡眠中 PZ 睡眠激活神经元的放电模式与 VLPO 和 MnPN 神经元相似[73]，表明延髓和视前区促进睡眠系统以互补的方式发挥作用。

黑素浓集激素神经元的睡眠调节功能

表达抑制肽黑素浓集激素（melaninconcentrating hormone，MCH）的神经元位于 PH 区，与促食欲素神经元交织在一起（Bittencourt 综述[75]）。大多数 MCH 神经元也表达抑制性神经递质 GABA。MCH 神经元主要位于 4 个区域，分别为：邻近第三脑室的内侧，穹隆周围，内囊内侧并延伸到未定带的远外侧，以及位于乳突上区域的后内侧[75]。MCH 神经元与参与睡眠-觉醒调节的下丘脑和脑干具有解剖上的相互联系[75-76]。

脑室注射 MCH 可增加 NREM 和 REM 睡眠，确定多肽对睡眠的潜在调节作用[77]。后续工作指出 MCH 神经元在 REM 睡眠控制中的作用。在 REM 睡眠剥夺 72 h 后，在 REM 丰富的睡眠期，MCH 神经元 c-Fos 免疫反应增强[78]。在 MCH 神经元中发现

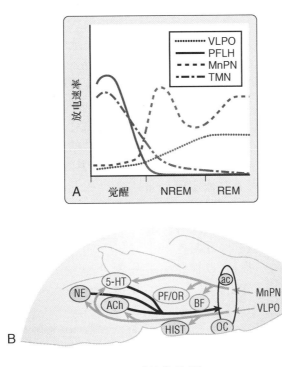

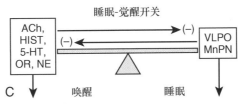

图 7.5　视前区（POA）促进睡眠的神经系统与唤醒系统的相互作用能够解释睡眠稳态过程。A，睡眠活跃神经元在觉醒 -NREM-REM 周期中的放电频率，这些神经元来自视前腹侧区（VLPO）和正中视前核（MnPN），以及穹隆周围外侧丘脑（PFLH）和结节乳头核（TMN）觉醒相关神经元。这些神经元群一般有相互的放电模式，尽管 MnPN 和 VLPO 神经元在 NREM 睡眠的不同时间表现出峰值活动。TMN 和 PFLH 神经元亚群显示的觉醒活跃、NREM 减弱、REM-off 的放电模式也是推测的中缝背核（DR）5- 羟色胺能神经元和蓝斑去甲肾上腺素能神经元的特征。B，大鼠间脑和上脑干矢状面显示 MnPN 和 VLPO 神经元与觉醒相关神经元群存在解剖联系。MnPN 和 VLPO 投射到觉醒相关的脑区，包括①基底前脑（BF），②含促食欲素神经元 Pf/OR 的 PFLH，③ TMN 的组胺（HIST）神经元，④脑桥中脑的乙酰胆碱（ACh）的神经元，⑤脑桥中脑的 5-HT 神经元，⑥脑桥，特别是蓝斑（LC）去甲肾上腺素（NE）神经元。5- 羟色胺、去甲肾上腺素和乙酰胆碱觉醒相关神经元为睡眠神经元提供抑制性反馈。与觉醒相关的神经元群也有广泛的上行和下行投射，控制着整个大脑状态相关功能。AC 为前联合体（Anterior commissure），OC 为视交叉。C. 觉醒和睡眠都是由几种神经递质和神经调节剂促成的。乙酰胆碱、5- 羟色胺、去甲肾上腺素、组胺和谷氨酸表达的神经元直接激活丘脑皮质和皮质神经元以及下丘脑和前脑基底核团促进觉醒。促食欲素（orexin，OR）神经元通过直接作用和兴奋 ACh、5-HT、NE 和 HA 神经元促进觉醒。在 POA 中表达的促睡眠神经元是 γ- 氨基丁酸（GABA）能神经元，通过抑制促觉醒神经元起作用。其他促进睡眠的分子、腺苷（AD）、内质网应激信号分子、生长激素释放激素、某些细胞因子，以及氧化应激信号，如氧化谷胱甘肽（GSSG），被认为是间接作用，通过促进睡眠活跃的神经元或抑制唤醒促进神经元，或在 AD 的情况下两者兼有作用。促觉醒神经元亚群与促睡眠神经元是相互抑制的。因此，就像电子 "flip-flop" 开关，如果一个系统被更强烈地激活，则相反的系统被抑制，进而减少了对启动神经元的反馈抑制，从而促进了睡眠-觉醒状态的稳定。视交叉上核的生物钟在白天的活动阶段刺激唤醒系统，在休息阶段通过刺激或解除对促睡眠神经元的抑制来调节睡眠的时间。由于促进觉醒和促进睡眠的系统都是冗余的，任何一个系统的不足可能对睡眠时间的影响很小，但可能会降低睡眠的稳定性。ac，前联合体（Modified from McGinty D，Szymusiak R. Hypothalamic regulation of sleep and arousal. Front Biosci 2003；8：1074-83.）

了与 REM 睡眠相关的 c-Fos 表达，其向下投射到与 REM 睡眠控制有关的关键脑干核团[79]。在头部束缚的大鼠记录的位于下丘脑外侧的已识别 MCH 神经元，在 REM 睡眠期间的放电速率高于清醒和 NREM 睡眠[80]，这与假设的 REM 睡眠调节作用一致。光遗传激活 MCH 神经元，促进 NREM 向 REM 睡眠的转变[81-82]，而在 REM 睡眠开始刺激则延长了 REM 持续时间[81]。光遗传激活 MCH 神经元可能是通过诱导其释放 GABA 从而实现促进 NREM 向 REM 睡眠的转变[81]。光遗传抑制 MCH 神经元对 REM 睡眠没有影响[82]，这表明激活 MCH 神经元能够充分诱导 NREM 向 REM 转变，但不是促进 REM 睡眠所必需的。

　　其他选择性遗传操控 MCH 神经元功能的研究表明，这些神经元在控制睡眠起始和 NREM 睡眠方面发挥了关键作用。在小鼠暗期（活跃期）开始时，对 MCH 神经元进行持续的光遗传兴奋（通过每 5 min 发出 1 min 的光脉冲），减少了睡眠潜伏期，觉醒的持续时间减少了 50%，并增加了 NREM 和 REM 睡眠时间[83]。在人脑，睡眠开始时杏仁核 MCH 释放最多[84]。通过细胞特异性表达白喉毒素 A 从而实现对 MCH 神经元群体广泛条件性消融，使觉醒增加，NREM 睡眠减少，而不影响 REM 睡眠[82]。综上所述，MCH 神经元功能存在异质性，一些神经元与控制 REM 睡眠的环路相互作用，而另一些 MCH 神经元则具有促进 NREM 睡眠起始和维持的作用。

大脑皮质睡眠活性神经元

　　之前已经描述了在睡眠中被特异性激活的皮质 GABA 能中间神经元[85]。除 GABA 外，这些神经元还与神经元型一氧化氮合酶（nitric oxide synthase，nNOS）和 P 物质受体 NK1 共定位免疫反应[86-87]。这些神经元中 c-Fos 免疫反应的表达与 NREM 睡眠时间和 NREM δ 能谱功率有关。Fos 在恢复睡眠期间的表达与之前觉醒的持续时间成正比，这表明睡眠活跃的皮质 nNOS 神经元在觉醒期被抑制，并在稳态睡眠压力下被激活[86-87]。觉醒抑制可能由基底前脑胆碱能神经元的突触输入以及 TMN、中缝背核和蓝斑产生的单胺能输入所介导[86]。尚不清楚睡眠期间的激活是由于与睡眠相关的皮质下输入沉默引起的去抑制，或者是涉及来自神经元和（或）神经调质（如腺苷、细胞因子）的睡眠相关兴奋。

　　尽管在大鼠和小鼠的多个皮质区发现了睡眠活跃的 nNOS 神经元，但这些神经元的密度很低。这些皮质神经元似乎是 Ⅱ 型 nNOS 中间神经元的亚型——即具有最大细胞体的神经元，这些细胞体是皮质和其他长距离投射的来源（Wisor 等综述[87]）。与这一解剖特征相一致，睡眠活跃的 nNOS 神经元非常适合在大量皮层神经元中组织同步放电，这是深度 NREM 睡眠的特征。这些神经元可能是局部皮质环路的一个组成部分，负责使用依赖的脑电慢波活动增强[87-89]。皮质睡眠活动神经元 GABA 与一氧化氮-硫酸盐（nitric oxide sulfate，NOS）信号传导的不同功能作用尚不清楚。

丘脑-皮质相互作用与睡眠脑电的产生

　　皮质脑电模式的变化通常被认为是哺乳动物 NREM 睡眠的典型特征。这里我们简要回顾了 NREM 睡眠脑电模式背后的丘脑皮质机制，以及觉醒和睡眠调节神经系统对丘脑皮质环路的调节如何影响睡眠脑电的关键特征。

　　丘脑皮质环路在睡眠-觉醒周期中表现出两种本质上不同的工作模式：在觉醒和 REM 睡眠期间处于强直性激活或去同步化状态，在 NREM 睡眠期间具有特征性的有节奏的同步活动状态[90]。在觉醒和 REM 睡眠中，丘脑皮质神经元表现出单一动作电位的强直性放电（图 7.6，A），该放电受到来自丘脑传入的兴奋性输入的调节，包括特定的感觉传入[90-91]。

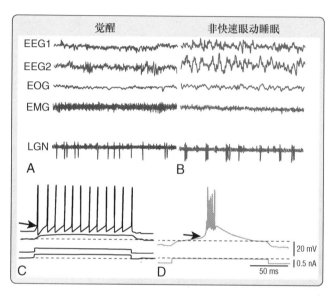

图 7.6　丘脑神经元在觉醒/REM 睡眠和 NREM 睡眠中表现出不同的动作电位产生模式。**A** 和 **B**，猫外侧膝状核在觉醒和 NREM 睡眠时典型的细胞外记录放电模式。注意从觉醒状态（**A**）的强直性单峰放电到 NREM 睡眠（**B**）的高频突发放电的变化。强直性与突发放电反映了丘脑神经元内在的、电压依赖的特性。这些放电模式可以在单独的丘脑切片的神经元中记录下来。**C** 和 **D**，豚鼠丘脑中继神经元的体外细胞内记录。**C** 显示了直流电注入和标记为 3 和 4 的细胞内电压记录。细胞的自发静息电位用虚线表示。静息电位（>-65 mV）下的去极化电流在神经元中引起强直性去极化反应，这是动作电位产生的阈下反应。当膜电位通过直流电注入变得更正时，相同的去极化步骤会引起快速动作电位（箭头）的紧张性产生，这种快速动作电位在去极化脉冲的持续时间内持续存在。在 **D** 中，通过注入负直流电，神经元已经超极化到静息电位（<-65 mV）以下，并且低阈值 Ca^{2+} 电流（I_t）被激活。当在超极化背景下施加去极化脉冲时，会诱发一个缓慢的 Ca^{2+} 尖峰（箭头），并被一个快速 Na^+ 动作电位的高频爆发所覆盖。它在响应 Ca^{2+} 介导的去极化时失活，尽管继续进行去极化电流步骤，膜电位仍向超极化水平下降。EEG，脑电图；EMG，肌电图；EOG，眼电图；LGN，外侧膝状核（**A and B** modified from McCarley RW, Benoit O, Barrionuevo G. Lateral geniculate nucleus unitary discharge during sleep and waking：state- and ratespecific effects. J Neurophysiol 1983；50：798-818. **C and D** modified from Jahnsen H, Llinas R. Electrophysiological properties of guinea-pig thalamic neurons：an in vitro study. J Physiol 1984；349：205-26.）

在 NREM 睡眠中，中继神经元以高频动作电位的爆发放电，随后长时间静止（图 7.6B）。

这两种动作电位产生模式反映了丘脑皮质神经元的固有特性，而一种特殊的、电压敏感的钙电流起着关键作用[92]。这种 Ca^{2+} 电流被称为低阈值或瞬时钙电流（I_t），当丘脑中继神经元的膜电位相对去极化（低于 -65 mV）时，它就会失活（不起作用）。因此，当去极化输入传递给处于这种膜极化水平的中继神经元时，该细胞开始进行强直单峰放电（图 7.6C）。当中继神经元超极化（膜电位比 -65 mV 更负）时，I_t 被激活，去极化输入引起缓慢的钙离子介导的去极化（持续 $100 \sim 200$ ms），并伴随 $3 \sim 8$ 个快速的 Na^+ 介导的动作电位（图 7.6D）。爆发放电后，快速动作电位的产生有一个暂停，因为 I_t 被钙离子介导的去极化自失活，膜电位降到动作电位产生的阈值之下，并恢复到静息的超极化状态（图 7.6D）。I_t 的特性使丘脑皮质神经元能够以两种不同的方式产生动作电位：①从相对去极化的静息状态受刺激产生强直性放电；②从超极化静息状态受刺激产生爆发-暂停放电[90-91]。

主要的 NREM 睡眠脑电节律-纺锤波、δ 波和慢振荡，所有这些都是通过固有神经元特性（如 I_t）和皮质与丘脑回路的突触组织的结合而产生的[93]。负责脑电中睡眠节律产生的核心环路的示意图如图 7.7 所示。丘脑皮质中继神经元接受来自感觉神经元和几个脑干觉醒系统的兴奋性输入，这些系统的功能是在觉醒时促进中继细胞的去极化和强直性放电。在觉醒时，这种兴奋由上升的丘脑皮质轴突有规律性地传递到皮质功能相关的区域进行处理和整合。丘脑中继神经元还向丘脑网状核（reticular nucleus，RE）的邻近部分发送侧支投射（RE 是围绕大多数丘脑中继核的一条薄带神经元）。RE 神经元是 GABA 能神经元，它们向中继神经元发送抑制性投射。中继神经元和 RE 神经元之间的这些相互联系被认为对觉醒期间丘脑的功能十分重要。

基础环路中要讨论的最后一个关键部分是从皮质 VI 层锥体细胞到丘脑中继神经元和 RE 神经元的反馈投射。皮质丘脑投射在构造上是有组织的，因此每个皮质柱都和丘脑中向对应皮质柱输入信息的相同的中继神经元以及与 RE 中相应扇区相连。在这种解剖学 / 功能学模式中，一个关键特征是 RE 神经元的中心位置，它接收丘脑皮质和皮质丘脑活动的复制，并将抑制性投射输入中继神经元。虽然皮质丘脑投射对其在丘脑的突触后靶点有兴奋作用，但皮质丘脑对 RE 的输入是十分强大的，以至于皮质刺激在中继神经元中诱发的净反应通常是抑制性的。

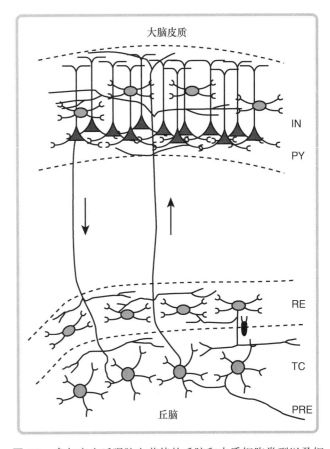

图 7.7　参与产生睡眠脑电节律的丘脑和皮质细胞类型以及细胞类型之间的突触连接示意图。图中显示 4 种细胞类型：丘脑皮质中继（TC）细胞、丘脑网状核（RE）神经元、皮质锥体（PY）细胞和皮质中间神经元（IN）。TC 细胞接受来自特定感觉系统的丘脑前传入纤维（PRE）以及位于脑干和下丘脑后部的胆碱能和单胺能唤醒系统的兴奋性输入。感觉系统的活动通过上行丘脑皮质轴突（向上箭头）传递到相应的皮质区域。TC 神经元也发送与 RE 神经元突触接触的轴突侧支。RE 神经元是 GABA 能神经元，它们向 TC 神经元发送抑制性投射（向下箭头）。皮质丘脑反馈是由第Ⅵ层 PY 神经元介导，这些神经元投射回它们获得丘脑输入的相同中继神经元，并向 RE 神经元发送轴突侧支。皮质丘脑投射对 RE 和 TC 细胞均具有兴奋性，但皮质刺激可通过激活 GABA 能 RE 神经元对 TC 神经元产生抑制作用（From Destexhe A，Sejnowski TJ. Interactions between membrane conductances underlying thalamocortical slow-wave oscillations. Physiol Rev 2003；83：1401-53.）

睡眠纺锤波

在人类中，脑电纺锤波是不断消长的、频率分布在 $10 \sim 15$ Hz 的近乎正弦波。丘脑切除消除了睡眠脑电中的纺锤波，证明了丘脑产生纺锤波[4]。在丘脑水平，纺锤波是由 RE 中的神经元和中继核团之间的相互作用产生的[90-91, 93]。RE 神经元也拥有 I_t 钙通道，并在超极化背景下表现出高频爆发式放电。RE 神经元的高频爆发会引起中继神经元产生强烈的抑制性突触后电位（inhibitory postsynaptic potentials, IPSP），随后出现反弹、缓慢的钙尖峰和高频爆发式放电。中继神经元的这种爆发式放电被传递回 RE，引发兴奋性突触后电位，从而触发 RE 神经元钙尖峰和爆发式放电。在丘脑脑片中，RE 和相邻的中继核之间的连接被保存下来，这种双突触环路可以产生自发的纺锤样振荡，并在脑片上传播。在完整的大脑中，丘脑中的纺锤波通过丘脑中继神经元的爆发式放电模式被传递到皮质。然而，在纺锤波振荡过程中，通过丘脑到皮质的特定感觉信息传递受到严重损害，这是由于觉醒系统的兴奋性输入丢失导致的中继神经元的非兴奋性和 RE 输入引起的节律性 IPSP 的结合。大脑皮质的这种感觉传入被认为在维持 NREM 睡眠的连续性方面起着重要作用。虽然纺锤波起源于丘脑，但丘脑的皮质反馈和皮质-皮质连接在广泛的丘脑和皮质区域的纺锤波同步发生中起着重要作用[93-94]。VI 层锥体神经元的相位激活兴奋 RE 神经元，并使丘脑中继神经元的 IPSP- 反弹爆发序列与皮质活动同步。

δ 波

NREM 睡眠的 δ 振荡似乎既有皮质部分也有丘脑部分。这一双重起源的证据是：在丘脑完全切除后，1 ～ 4 Hz 范围内的皮质 δ 活动持续存在[4]，以及孤立的丘脑中继神经元可以经由 I_t 和超极化激活的阳离子电流（称之为 h- 电流）相互作用产生自发的时钟样 δ 振荡[95]。在完好的睡眠大脑中，两种 δ 振荡的来源都促进大脑皮质脑电的频率组成。正如之前对纺锤体的讨论，皮质-丘脑和皮质-皮质连接的功能是在广泛的皮质区域同步 δ 振荡。

慢振荡

慢振荡（频率小于 1 Hz）是睡眠脑电的一个关键特征，因为它们协调其他同步脑电事件（例如，δ 波、纺锤波和 K- 复合波）的发生。慢振荡被认为主要源于大脑皮质。它们在慢性去皮质动物的丘脑中不存在，在丘脑切除后的皮质以及分离的皮质切片中存在[93-94]。最近有报道称，皮质传入神经阻滞导致慢振荡的急性抑制，但随后逐渐恢复这表明丘脑有贡献（David 和 Schmiedt 的综述[96]）。在慢振荡下，几乎所有皮质神经元的两种活动状态之间都会出现波动[95, 97]。"Up" 状态的特征是去极化和一系列动作电位的产生。Up 状态同时发生在所有类型的细胞中，包括中间神经元，快速兴奋和 IPSP 都是皮质神经元在这种状态下活动的特征。Up 状态之后是一段较长的超极化和静止期，称为 "Down" 状态（图 7.8）

Up 状态的产生依赖于 α- 氨基 -3- 羟基 -5- 甲基 -4-

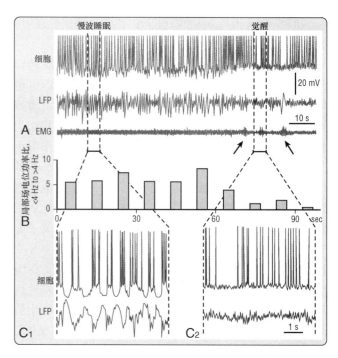

图 7.8　NREM 睡眠期皮质神经元局部皮质场电位（LFP）和膜电位的缓慢振荡。A，睡眠和觉醒期间同时进行细胞内、LFP 和肌电图（EMG）记录。在记录开始时，动物处于 NREM 睡眠状态，大约 70 s 后转换到觉醒状态（箭头表示肌电激活）。动作电位在细胞内记录中被截断。B，NREM 睡眠期 LFP 的 δ 功率水平高于觉醒期。绘制的是 LFP 的频谱功率（< 4 Hz/ > 4 Hz）比值，横线表示 10 s 的单位时间。C，在扩大的时间尺度显示 A 中的细胞内活性和 LFP 记录。注意在慢波（NREM）睡眠（C₁）中，膜电位在去极化（上）和超极化（下）状态之间的明显波动与 LFP 中的慢振荡（< 1 Hz）相关。在觉醒（C₂）期间，细胞是强直性去极化的，不存在持续的超极化发作（From Mukovski M, Chauvette S, Timofeev I, Volgushev M. Detection of active and silent states in neocortical neurons from the field potential signal during slow-wave sleep. Cereb Cortex 2007；17：400-14.）

异噁唑丙酸（α -amino-3-hydroxy-5-methyl-4-isoxazole propionic acid）和 N- 甲基 -D- 天冬氨酸受体（NMDA receptor）的兴奋性传递[98]。从 Up 到 Down 状态的转换涉及外向钾电流的激活和兴奋性突触抑制导致的障碍[98-99]。第 Ⅳ 层皮质丘脑投射神经元在 Up 状态下的放电可以通过激活 RE 神经元来同步丘脑中继神经元中的 IPSP，导致慢振荡背景下起源于丘脑的脑电纺锤体的表达和 δ 的活动。慢振荡通过皮质-皮质连接来组织皮质 δ 活动的同步和传播。人类 NREM 睡眠脑电的频谱反映了这种动态，在 δ（1 ～ 4 Hz）和慢振荡（小于 1 Hz）频率范围内有显著的频谱峰值。

因为慢振荡协调丘脑皮质回路中节律振荡的时间和空间一致性，所以它被认为在睡眠期间促进皮质功能性感觉去传入是重要的，这反过来又提高了睡眠的连续性和睡眠深度。大脑皮质神经元 Up-Down 状态之间的转换被认为是睡眠期间突触可塑性或突触强度变化的基础，并有助于睡眠相关的学习和记忆变化[101]。

刺激吻侧脑干会激活丘脑的胆碱能、单胺能、食欲素能和谷氨酸能输入，从而阻断纺锤波和 δ 振荡胆碱能和单胺能神经元的活动通过抑制钾通道促进丘脑的去极化[102]。相应地，抑制这些觉醒系统有助于丘脑神经元的超极化，从而激活基于纺锤波和慢波的电压依赖的膜电流。

昼夜节律与睡眠的整合

POA 的视交叉上核（SCN）产生的信号带来睡眠觉醒的昼夜模式[103]。从 SCN 到与睡眠调节有关的 POA 的直接投射很少，但已经阐述了 SCN 信号控制睡眠活动神经元的多重突触通路。损毁 SCN 主要的投射靶点室旁区（subparaventricular zone，SPVZ），就像 SCN 本身一样，消除了睡眠觉醒的昼夜节律[104]。SPVZ 通过下丘脑背内侧核直接投射到 MnPN，间接投射到 VLPO、MnPN 和其他 POA 区域[105-106]。损毁下丘脑背内侧核扰乱了大鼠睡眠-觉醒状态的昼夜分布。在昼行性动物中，SCN 神经元的活动可以抑制光照期的促睡神经元，促进黑暗期的促睡神经元，夜行性动物的模式则相反。

促进睡眠的神经化学物质

如前所述，基于神经环路的睡眠调控的概念是有缺陷的，因为它们不能解释睡眠或睡眠内稳态的定量特征。神经化学机制对神经元活动的控制（包括 GABA 的释放）发生在几秒钟的时间窗内。睡眠调节和内稳态在几小时到几天的时间窗内运作，而不是几秒钟。此外，完整的解释应考虑到睡眠的生物多样性，如某些物种的每日睡眠量较高，婴儿的睡眠量较高，身体加热后促进睡眠，以及急性感染期间睡眠倾向的增加。

为了解决这些问题，需要研究具有持续作用的生化机制。下面，我们对这一方法进行简要概述，重点介绍具有促进睡眠的神经化学物质。（睡眠-觉醒调节的生化机制的细节可见 Obal 和 Krueger 的综述[108]）。

腺苷

腺苷被认为是中枢神经系统的一种抑制性神经调质，咖啡因的强大唤醒作用印证了腺苷在睡眠中的作用，因为咖啡因是腺苷 A_1 和 A_{2A} 受体的拮抗剂。腺苷及其类似物在全身注射、脑室注射和 POA 微量注射以及在基底前脑微透析注射后都能促进睡眠（McCarley 的综述[109]）。在猫的持续觉醒过程中，通过微透析发现腺苷在猫的基底前脑和新皮质（程度较小）增加，丘脑或脑干部位没有增加。将阻断受体蛋白合成的腺苷 A_1 受体信使 RNA 反义寡核苷酸应用于基底前脑，可轻微减少自发睡眠，并显著减少睡眠剥夺后的反弹[110]。腺苷 A_1 激动剂通过与基底前脑神经元相邻的微透析给药，在觉醒和睡眠时都抑制觉醒活跃神经元[111]。一种假说认为腺苷对睡眠-觉醒的影响是通过 A_1 受体介导的[109]。腺苷可以作用于多个部位。腺苷 A_{2A} 受体也存在于限定的大脑区域，似乎介导了腺苷的一些促进睡眠的作用。通过脑室内或 POA 腹侧蛛网膜下腔注射 A_{2A} 激动剂可增加睡眠时间，并增加 MnPN 和 VLPO 中 GABA 能神经元的 c-Fos 表达[112]。敲除伏隔核外壳中的 A_{2A} 受体显著减弱咖啡因的觉醒作用[113]。

当三磷酸腺苷（adenosine triphosphate，ATP）产生减少时，脑内腺苷水平升高；在这种情况下，抑制神经元活动具有神经保护作用。星形胶质细胞和神经元都是腺苷的潜在来源。从基因上抑制星形胶质细胞释放包括三磷酸腺苷在内的神经递质会降低对睡眠剥夺的稳态反应[114]。有人提出，腺苷增加是觉醒时大脑能量储备减少的信号，并且腺苷增加诱导睡眠也是一种能量恢复的状态[115]。关于大脑能量恢复的概念，一些研究表明，睡眠剥夺后，作为能量供应底物的脑内糖原减少[116]。睡眠后大脑能量供应受到影响的功能证据仍然缺乏。这种证据的缺乏是该理论中的一个关键的漏洞。当然，腺苷成为促进睡眠的信号是基于能量供应限制以外的功能。

促炎细胞因子

几种促炎细胞因子具有促进睡眠的特性。接下来介绍一个已经被充分研究的典型分子，白细胞介素（interleukin，IL）-1。当通过静脉、腹腔或侧脑室给予 IL-1 时，可增加睡眠，尤其是 NREM 睡眠（如 Krueger 及其同事所述[117]）。基本的发现已经在几个物种中得到了证实。REM 睡眠通常会被 IL-1 抑制。更多的证据支持了 IL-1 调节自发性睡眠的假说。使用阻断 IL-1 的药物会减少睡眠。在大鼠睡眠最充分的光照期，IL-1 mRNA 在大鼠脑内表达增加。睡眠剥夺也会增加大脑中 IL-1 mRNA 的表达。

与外周感染相关的睡眠增加也可能由循环中 IL-1 介导，通过迷走神经传入或通过中枢内 IL-1 或其他催眠信号。局部 IL-1 给药激活 POA 睡眠活性神经元，抑制觉醒活性神经元[118]。IL-1 符合睡眠促进信号的多个标准，并且它可能在感染期间睡眠的促进方面发挥重要作用。

前列腺素 D₂

通过脑室内或 POA 内微量注射前列腺素 D₂（prostaglandin D₂，PGD₂）可增加睡眠，但最有效的给药部位是 POA 和基底前脑腹侧的蛛网膜下腔（由 Huang 等综述[119]）。根据脑电分析，给予 PGD₂ 诱导的睡眠与正常睡眠没有什么区别。合成 PGD₂ 所需的酶，脂钙蛋白-前列腺素合成酶（lipocalin-PGD synthase，L-PGDS），主要分布于蛛网膜层和脉络丛中，而其受体（D 型前列腺素受体）则定位于基底前脑和 TMN 下的软脑膜中。L-PGDS 基因敲除小鼠具有正常的基础睡眠，但与对照组动物不同，它们在睡眠剥夺后没有表现出 NREM 睡眠的反弹增加。大鼠在 NREM 睡眠时脑脊液中 PGD₂ 浓度高于觉醒时，在光照期（较多睡眠时）含量更高。睡眠剥夺使脑脊液中 PGD₂ 浓度升高。在此基础上，提出了 PGD₂ 在睡眠动态平衡中的核心作用。PGD₂ 的催眠作用被认为是通过腺苷释放作用于腺苷 A₂ₐ 受体而实现的。给予 A₂ₐ 拮抗剂可阻断 PGD₂ 的作用。PGD₂ 在睡眠稳态中的作用或其在脑膜中的主要定位的功能基础尚未确定。

生长激素释放激素

生长激素释放激素（growth hormone-releasing hormone，GHRH）主要因其刺激生长激素（growth hormone，GH）释放的作用而闻名。GH 释放的激增发生在人类主要的昼夜睡眠阶段的早期，特别是在最早的 N3 或 N4 NREM 睡眠期间。GHRH 是一种在下丘脑弓状核以及邻近的腹内侧部和脑室周围神经元中有局限性定位的多肽。后一部位的神经元被认为是 POA 和基底前脑的投射来源。GHRH 在脑室、静脉、鼻腔或腹膜内给药后或在 POA 直接微量注射后促进 NREM 睡眠（如 Obal 和 Krueger 所述[120]）。通过给予竞争性拮抗剂阻断 GHRH 可减少基础睡眠和短期睡眠剥夺后的睡眠反弹。GHRH 信号异常的突变小鼠的 NREM 睡眠时间较少。GHRH 兴奋培养的下丘脑 GABA 能神经元；这些可能构成睡眠促进环路中的 GHRH 靶点[121]。侧脑室注射 GHRH 可激活 MnPN 和 VLPO 中 GABA 能神经元的 c-Fos 表达，而竞争性 GHRH 拮抗剂脑室内注射抑制这些神经元的 c-Fos[122]。已有研究表明，GHRH 可能通过促进与睡眠相关的禁食期间生长激素的释放而引起睡眠的发生，这是一种促进蛋白质合成和防止蛋白质降解的协调过程。在大脑中，蛋白质合成在睡眠期增加，而蛋白质合成的抑制会增加睡眠[123]。GHRH 被认为是多因素睡眠促进系统的一个因素。

内质网应激

睡眠时大脑蛋白质合成增加。内质网（endoplasmic reticulum，ER）是一个大型细胞器，它包含了根据 mRNA 的指令合成和折叠新蛋白质的机制，包括神经元生长、修复和可塑性所需的蛋白质。内质网的能力是有限的，特别是在新的蛋白质折叠过程中，超负荷可能会导致细胞死亡。内质网产生一系列信号来防止超负荷，称为去折叠蛋白反应（unfolding protein response，UPR），它暂时抑制新的蛋白质合成。UPR 信号是由睡眠剥夺引起的[124]。对果蝇[125]和大鼠[126]的研究表明，UPR 信号也可以促进睡眠。长期睡眠剥夺造成的神经元损伤与 UPR 的保护失败有关[127]。

睡眠作为解毒或保护免受氧化应激的作用

活性氧（reactive oxygen species，ROS）包括超氧阴离子（O_2^-）、过氧化氢（H_2O_2）、羟基自由基（OH^-）、一氧化氮（NO）和过氧亚硝酸根（$OONO^-$）。这些分子是在 O_2^- 和 H_2O_2 或 NO 的氧化反应或反应过程中产生的。ROS 通常被结构性抗氧化剂如氧化谷胱甘肽（glutathione，GSSR）、内源性谷胱甘肽（endogenous glutathione，GSH）和不同形式的超氧化物歧化酶（superoxide dismutase，SOD）降低。当抗氧化机制不能充分清除 ROS 时，就会发生氧化损伤，导致产生以丙二醛（malondialdehyde，MDA）为标志的氧化脂质、以 8-羟基脱氧鸟苷为标志的氧化蛋白质（羰基蛋白质）和氧化核酸。

GSSR 被确定为从睡眠剥夺大鼠脑组织中提取的 4 种睡眠促进物质之一[128]。在黑暗期向大鼠侧脑室注入 GSSR 可以增加 NREM 和 REM 睡眠（Ikeda 等综述）。在使用水平台法的研究中，在 96 h 的睡眠剥夺后，大鼠下丘脑的 GSH 水平较低。同样在大鼠，使用水平台法剥夺睡眠 5～11 天会减少海马区和大脑中细胞质的 SOD 以及谷胱甘肽过氧化物酶的水平[129]。同样在大鼠，使用水平台法剥夺睡眠 4 天，减少海马区的 GSH 并增加丙二醛的含量[131]；使用相同方法剥夺睡眠 72 h，减少全海马区和新皮质样本中的 GSH[132]。在小鼠，使用水平台法剥夺 48～72 h 睡眠增加了整个海马区样本中的 MDA 水平[133]。这些研究表明，通过减少抗氧化剂的可获得性，睡眠剥夺可以增加氧化损伤的风险，并且睡眠可以起到对抗 ROS 的保护作用。睡眠剥夺后视上核神经元出现亚细胞损伤迹象，提示睡眠剥夺可能导致神经元损伤[134]。视上核神经元可能因为其蛋白质合成率高而对睡眠剥夺敏感[134]。小鼠睡眠剥夺仅 8 h 后，蓝斑神经元失去抗氧化表达和代谢应激反应的关键调节因子 Sirt3 的表达[135]，蓝斑神经元数量减少 30%。

随着持续的觉醒而增加，并能促进睡眠的，与氧化应激有关的信号分子是什么？除了 GSH，一个可能的信号是 NO，它可能是对谷氨酸能刺激、细胞因子和炎症以及氧化应激的反应[136]。一氧化氮合成酶-胞质 NOS 的活性在大鼠的暗期增加，最强烈的是在下丘脑（如 Gautier-Sauvigne 等所述[137]），NO 代谢产物在觉醒时增加，在睡眠中减少[138]。脑室或静脉注射一氧化氮合酶抑制剂可显著减少兔和大鼠的睡眠，并抑制睡眠剥夺引起的 NREM 睡眠反弹。给予 NO 增加睡眠。NO 抑制氧化磷酸化，并可能刺激腺苷的产生。因此，NO 可能是几个睡眠因素的中介物。

ROS 可能在阻塞性睡眠呼吸暂停的潜在病理中起作用。受影响的患者表现出氧化应激增加，包括患者来源的中性粒细胞、单核细胞和粒细胞产生的 O_2^- 增加。OSA 患者表现出通常由 ROS 诱导的血管内皮生长因子水平升高。这些变化可通过持续气道正压治疗逆转。根据这些和其他几项研究，有人提出，阻塞性睡眠呼吸暂停患者心血管疾病的增加是由血管壁氧化损伤造成。氧化应激被认为在其他形式的血管疾病和神经退行性疾病中发挥核心作用。重要的是要认识到腺苷、ROS、谷氨酸和 NO 在突触空间存留不超过几秒钟。如果这些分子调节睡眠，它们必须持续释放，否则它们可能会调节基因表达，从而产生持续的下游效应。这些机制是目前研究的对象。

促进睡眠的分子显然与睡眠的多种功能有关：腺苷能补充大脑能量储备，细胞因子促进免疫功能，GHRH 促进合成代谢过程，UPR 信号防止蛋白质错误折叠，GSSR 和 NO 防止氧化应激诱导的细胞损伤。

临床要点

- 多种局限性脑病变时睡眠减少；这种相关性可以解释失眠与各种神经病理状况之间的关联。
- 表达促食欲素的下丘脑促进觉醒细胞类型的退化是发作性睡病的基础。
- 主要促进睡眠的分子鉴定强有力地表明睡眠有助于恢复大脑能量储备，促进免疫功能，促进大分子合成，防止蛋白质错误折叠，以及减少氧化应激诱导的细胞损伤。

总结

在阐明促进睡眠和协调 NREM 睡眠以及促进觉醒的神经环路方面已经取得了进展。觉醒和唤醒是由几个不同化学性质的神经元群促进的，包括合成和释放乙酰胆碱、5-羟色胺、去甲肾上腺素、多巴胺、组胺、促食欲素/下丘脑分泌素和谷氨酸的群体。这些神经元组将轴突和轴突末梢分布在整个大脑中，为觉醒相关的生理变化提供了基础。促进睡眠环路的中心是下丘脑的 POA。POA 促进睡眠的环路与几个促进觉醒的系统有相互抑制的联系。促进睡眠和促进觉醒的神经系统活动之间的平衡决定了睡眠唤醒状态。SCN 中的生物钟与觉醒和睡眠调节神经元具有直接和多突触连接，为睡眠-觉醒日常节律的产生提供了神经学基础。促进睡眠和促进觉醒的神经元组群都受到一系列过程的调节，包括感觉、自主神经、内分泌、代谢和行为的影响，这些解释了睡眠对广泛的中枢作用药物和行为操作的敏感性。

睡眠-睡眠稳态的长期调节是相互竞争且仍不完整假说的主题。长期的睡眠内稳态可能反映了表达"睡眠因素"的几个神经化学过程的作用。其中一些睡眠因子，包括腺苷、PGD_2、IL-1β 和 GHRH，被认为直接作用于 POA 或邻近的基底前脑神经元靶点。睡眠因素与睡眠稳态的不同功能模型有关，包括大脑能量供应（腺苷），蛋白质合成的控制（GHRH 和 UPR 信号），局部睡眠、免疫保护和体温升高（IL-1），以及对氧化或谷氨酸应激（NO，抗氧化酶）的保护。所有这些因素都可能与睡眠内稳态有关，但每个因素对睡眠的相对重要性尚未确定。

致谢

本章所依据的工作得到了退伍军人事务部医学研究处的支持。

参考文献和拓展阅读

请扫描书后二维码，获取参考文献和拓展阅读资源。

第 8 章

快速眼动睡眠的控制与功能

Jerome M. Siegel

朱　健　译　黄志力　审校

章节亮点

- 快速眼动（rapid eye movement，REM）睡眠首次因其最明显的行为特征被识别，在睡眠期间出现快速眼动。在大多数成年哺乳动物中，新皮质的脑电图（electroencephalogram，EEG）在 REM 睡眠期间电压较低，就像在觉醒状态一样。相比之下，单目哺乳动物（如针鼹和鸭嘴兽）在 REM 睡眠期间的 EEG 电压较高。这也是大多数幼年哺乳动物（包括人类婴儿）的情况。在成年胎生哺乳动物中，海马区在 REM 睡眠期间具有规律的高电压 θ 波。

- 产生 REM 睡眠的关键脑结构是脑干，特别是脑桥（pons）以及邻近的尾侧中脑。孤立的脑干可以产生 REM 睡眠，包括快速眼动、与眼动相关的尖波电位，被称为脑桥-外侧膝状体-枕叶（ponto-geniculo-occipital，PGO）波（在猫中最容易观察到），自主神经的变异以及肌肉张力的抑制（张力弛缓）。从中脑-脑桥脑干的吻侧到尾侧结构，包括下丘脑，无法产生 REM 睡眠的前脑成分，如 PGO 波或快速眼动，也不是脑干 REM 睡眠现象的必要条件。脑干和下丘脑包含在 REM 睡眠时最活跃的细胞，被称为 REM-on 细胞，以及在 REM 睡眠中最不活跃的细胞，被称为 REM-off 细胞。REM-on 细胞亚群的神经递质如 γ- 氨基丁酸（γ-aminobutyric acid，GABA）、乙酰胆碱、谷氨酸或甘氨酸。REM-off 细胞亚群的

递质如去甲肾上腺素、肾上腺素、5- 羟色胺、组胺和 GABA 等。

- 中脑和脑桥内的较大区域破坏可以阻止 REM 睡眠的发生。脑干部分更有限的损害可以导致 REM 睡眠的某些方面出现异常。特别感兴趣的是影响 REM 睡眠中肌张力调节的操作。早期的动物实验发现，对脑桥和延髓的几个区域进行损伤可以导致 REM 睡眠发生，但没有正常的肌无力状态。在没有肌张力弛缓的 REM 睡眠中，动物表现出运动活动，似乎攻击想象中的物体，并在类似于 REM 睡眠状态下执行其他运动程序。随后研究发现，在人类中出现了类似的综合征，被称为 REM 睡眠行为障碍。对脑桥部分 REM 睡眠控制区域的刺激可以在觉醒时造成反重力肌张力和呼吸肌张力的丧失，而不会引起 REM 睡眠的所有方面。

- 发作性睡病（narcolepsy）的特征是 REM 睡眠调节的异常。大多数人类发作性睡病是由下丘脑的下丘脑分泌素（hypocretin）或促食欲素（orexin）神经元丧失引起的。下丘脑分泌素神经元位于下丘脑中，有助于调节去甲肾上腺素、5- 羟色胺、组胺、乙酰胆碱、谷氨酸和 GABA 细胞群的活动。无论是在人类还是在动物中，下丘脑分泌素神经元对警觉和运动控制都有强烈的影响，并在与特定的、通常是积极情感有关的情况下被激活。

引言

快速眼动（REM）睡眠于 1953 年由 Aserinsky 和 Kleitman 发现[1]。他们报告，REM 睡眠的特征是快速眼动的周期性重复，与较高电压的非快速眼动（non-rapid eye movement，NREM）睡眠时期的脑电图（EEG）振幅显著降低相关。REM 睡眠的 EEG 与

警觉觉醒状态的 EEG 非常相似，而从 REM 睡眠中唤醒的被试者报告了生动的梦境。Dement 在猫中发现了具有眼动的低电压 EEG 类似的状态[2]。Jouvet 重复了这一观察，此外，他还发现 REM 睡眠中肌张力的丧失（"肌张力弛缓"）。他使用了"异相睡眠"这个名词来指代这种状态。"异相"是指 EEG 类似于觉醒状态，而行为上动物仍然处于睡眠状态[3-5]。随后他们将这种状态描述为"激活"睡眠或"梦境"睡

眠。近年来对人类的研究表明，NREM 睡眠中可能存在精神活动，但这支持了最初的发现，即我们最生动的梦境与 REM 睡眠状态相关。在人类，部分额叶皮质和其他区域的损伤会阻止梦境产生，即使在 EEG、肌张力抑制和快速眼动的判断下仍然表现出正常的 REM 睡眠[6]。6 岁以下儿童的 REM 睡眠比成年人更多，通常不报告梦境状态，可能是因为这些皮质区域尚未发育[7]。鸭嘴兽[8]（表现出最多的 REM 睡眠）和相关的单目哺乳动物短鼻针鼹中[9]，REM 睡眠的生理现象主要局限于脑干，与它们传播到前脑相反，在成年胎生和有袋哺乳动物中前脑 EEG 呈低电压激活状态。这些发现使人们质疑是否所有具有 REM 睡眠的非人类哺乳动物，尽管它们的皮质结构与成年人类不同，但都具有梦境思维[10]。

本章回顾了以下内容：① REM 睡眠的定义特征，包括其生理和神经化学特性；②用于研究产生 REM 睡眠机制的技术；③ REM 睡眠期间肌张力抑制的机制以及破坏这些机制的病理效应；④发作性睡病及其与 REM 睡眠控制机制，尤其与下丘脑分泌素的关联；⑤ REM 睡眠的功能。

快速眼动睡眠的特征

REM 睡眠的主要电生理特征包括前脑 EEG 振幅的降低，特别是在较低频组分的功率降低（见图 8.1

顶部）。REM 睡眠还表现为肌张力的抑制（称为张力弛缓），在肌电图（electromyogram，EMG）中可见。男性通常会出现勃起[11]。大多数动物的体温调节（如出汗和发抖）在 REM 睡眠期间大部分停止，体温会逐渐趋向环境温度，类似于爬行动物[12]。瞳孔收缩反映出副交感神经在虹膜控制中的支配地位[13]。这些特征在整个 REM 睡眠期间存在，被称为"强直"特征。

此外，还可以观察到电位，最容易在猫的外侧膝状核中记录[14]。这些电位起源于脑桥，在外侧膝状核几毫秒后出现，并在枕叶皮质进一步延迟后被观察到，因此被称为脑桥-外侧膝状体-枕叶（PGO）尖波。根据脑电图和肌电图标准，它们在 REM 睡眠开始前 30 s 或更长的时间内以大振幅孤立电位出现。在 REM 睡眠开始后，这些电位以 3 ～ 10 个波的形式出现，通常与 REM 相关。PGO 相关的电位也可以在眼外肌的运动核中记录，它们触发了 REM 睡眠中的快速眼动。它们还存在于其他丘脑核和除枕叶皮质以外的新皮质区域[15]。类似 PGO 的活动也可以在其他物种中记录到[16-21]。

在人类中，REM 通常与中耳肌肉的收缩有松散的关联，这种收缩伴随着语音生成，也是对响亮噪音的保护性反应的一部分[22]。在 REM 期间，其他肌肉也会短暂地收缩，打破 REM 睡眠的肌张力弛缓状态。NREM 睡眠中呼吸和心率是规律的，与此相反，

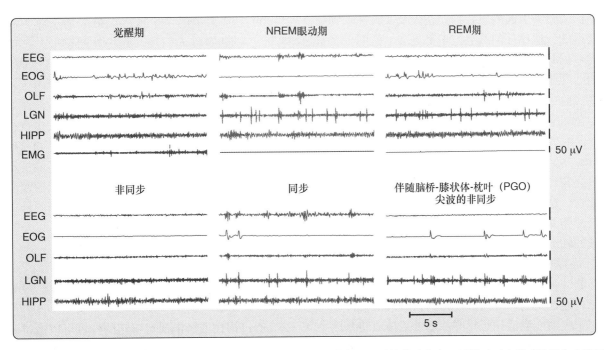

图 8.1　顶部显示完整猫的多导睡眠记录图。底部显示脑桥延髓连接处横断 4 天后的前脑状态。延髓对于皮质或脑桥和中脑区域的快速眼动（REM）睡眠和非快速眼动（NREM）睡眠的发生并非必需。EEG，感觉运动脑电图（sensorimotor electroencephalogram）；EMG，颈背肌电图（dorsal neck electromyogram）；EOG，眼电图（electrooculogram）；HIPP，海马；LGN，外侧膝状体核；OLF，嗅球；PGO，脑桥-外侧膝状体-枕叶

在 REM 睡眠期间，呼吸和心率表现出明显的不规则性。目前还没有发现导致所有这些不规律活动的单一起搏器。相反，导致外周或中耳肌肉抽动的信号可能在 PGO 尖波和 REM 之前或之后出现。脑干神经元活动的爆发也可能在记录的任何特定肌肉活动之前或之后发生[23-26]。

正如本章后面所述，对脑干的某些操作只能消除 REM 睡眠的时相性事件，而其他操作可以引起这些时相性事件在觉醒状态下发生；而其他处理可以影响强直成分。这些基本和时相性特征在不同物种中也以不同程度表现出来，并且并非所有被认为具有 REM 睡眠的物种都具有所有这些特征[27]。

REM 睡眠在动物界中的分布，见第 10 章。

快速眼动产生的机制

技术考虑

确定睡眠发生机制可以通过以下方法实现：通过**失活**或破坏特定的脑区或神经元，通过**激活**神经元群体，或通过**观察**神经元的活动或测量神经递质的释放。每种方法都有其优点和局限性。

神经元的灭活可以通过多种方法实现，包括损毁、抑制、反义核酸管理以及基因操作，包括光遗传学抑制

关于大脑功能和睡眠控制的更多知识是通过脑卒中、创伤或感染引起的患者脑损伤以及实验性动物脑损伤获得的，这比任何其他技术都更多。然而，在解释此类数据时，必须记住一些基本原则。脑损伤可以由缺血、压力、创伤以及退行性或代谢性变化导致。在动物实验中，实验性脑损伤通常通过抽吸、神经切断、电解、射频电流的局部加热或细胞毒素的注射被诱导。后者包括 N- 甲基 -D- 天冬氨酸（*N*-methyl-d-aspartate，NMDA）和钾盐镁矾（kainite）等物质，它们通过兴奋毒性，以及靶向细胞毒素（如皂苷）导致细胞死亡。这些细胞毒素与特定配体偶联，只会杀死含有该配体受体的细胞。细胞毒性技术在保留通过损伤区域的轴突方面具有相当大的优势，因此，缺陷将归因于局部神经元的丧失，而不是这些轴突的中断。注射抑制性神经递质（如蝇蕈碱）可以使注射区域的神经元可逆地失活。专门由设计药物激活的设计受体也可用于失活或激活神经元群。病毒载体或转基因小鼠模型可以用于在所需群体中表达受体，然后通过局部或全身应用的设计药物对其进行操纵。

如果对大脑的某一区域造成损伤或失活会导致睡眠状态的丧失，这并不意味着这个区域就是该状态的所在"中枢"。损伤效应通常在损伤后立即达到最大。由于肿胀和循环紊乱，功能丧失通常比标准尸检组织学技术所显示的要大。损伤一个脑区也可能会破坏其他地方组织的功能。例如，"脊髓休克"是一个众所周知的现象，切断脊髓与更多吻侧大脑区域的连接会导致已知由脊髓内固有回路介导的功能丧失。

另外，随着时间的推移，这种去神经化诱导的休克会逐渐减弱。此外，会发生适应性变化，允许其他区域代偿丧失的功能。通过新连接的出现来进行调节，以弥补丧失。在对负责 REM 和 NREM 睡眠的大脑区域进行损伤定位后，一个引人注目的现象是，即使大面积损伤的目标是假定的产生睡眠的"中枢"，通常只会导致睡眠的暂时性中断或减少，可能是由于补偿机制[28]或分布式生成机制所致。

对于理解 REM 睡眠生成的一种特别有用的方法是切断技术。通过在大脑神经轴的冠状面上切割，可以在脊髓延髓交界处、脑干的各个水平或前脑水平切割大脑。切口吻侧的区域可能被保留或移除。这种操作似乎可以完全阻止睡眠现象出现在切割的两侧。然而，令人惊讶的是，事实并非如此。正如将在本章后面介绍的那样，这些损伤发生后的数小时内 REM 睡眠重新出现。当大脑的两部分保留时，REM 睡眠的迹象通常只出现在切割的一侧。这种积极的证据比小面积损伤后的功能丧失更容易解释，因为可以确定已移除的区域不是维持持续存在的 REM 睡眠迹象所必需的。

现在越来越容易获得基因突变小鼠，其中有超过 20 000 个基因中的一个或多个被失活。对 3 种突变体[29-32]的研究使人们对人类发作性睡病[33-35]的病因有了重大的认识。出生后的基因失活技术允许研究基因缺失而不受这些缺失的发育影响。还可用于研究在特定脑区内失活基因的效果，通过局部微量注射，也可以实现类似的灭活效果。许多甚至是大多数这样的突变体很可能会表现出一些睡眠表型，比如总睡眠时间的增加或减少、睡眠补偿的改变、对环境变量的睡眠反应的改变，以及睡眠随着发育和衰老的改变。长期以来在损伤研究中受到重视的解释限制同样适用于解释使基因失活或阻止基因表达的操作，以及基因操作对脑外组织的直接影响的可能性。

通过电刺激、化学刺激、基因激活、mRNA 插入或光遗传学刺激激活神经元

通过损伤或解剖研究确定的位置可以通过刺激来识别它们在睡眠调控中的作用。早期的研究使用电刺激，成功地确定了延髓内侧作为介导肌张力抑制的区域[36-38]，以及基底前脑作为能够触发睡眠的部位[39]。电刺激显然是一种生理学技术，涉及通过刺激装置设置的频率强制去极化神经元，而不是通常控制神经元放电的模式传入冲动。因此，出于多种目的，这种方法已被神经递质激动剂的直接微注射或放置在目标区域的微透析膜中并用高浓度激动剂灌流，以及最近则采用光遗传学激活所取代。

通过给予激动剂产生的反应，并不一定证明是所应用的配体的正常作用。例如，已经向被认为能触发REM睡眠的脑桥区域注射了许多神经递质的激动剂和拮抗剂。在某些情况下，这种操作会增加 REM 睡眠。但由此得出的合乎逻辑的结论是注射区域的细胞有配体受体，并且与 REM 睡眠产生机制有联系。在正常情况下，这些受体可能不参与触发这种状态。只有通过显示给药复制了配体在该区域的正常释放模式，并且阻断激活的受体会阻止正常的 REM 睡眠，才有理由猜想这是正常的 REM 睡眠控制通路的一部分。

因为注射物质比收集和定量生理释放的配体要容易得多，因此有许多研究表明，仅基于微量注射，各种物质对 REM 睡眠控制至关重要。对这些结果的解释必须谨慎。例如，众所周知，下丘脑分泌素可以使几乎所有类型的神经元去极化。因此，不应感到惊讶的是，将下丘脑分泌素微注射到如蓝斑这样的唤醒系统中会引发觉醒[40]，将下丘脑分泌素微注射到控制进食的部位会增加摄食[41]，将下丘脑分泌素微注射到包含觉醒活跃细胞的区域会增加觉醒[42]，将下丘脑分泌素微注射到 REM 睡眠期选择性激活的细胞区域会增加这种状态的发生[43-44]，将下丘脑分泌素微注射到促进肌肉张力的区域会增加张力，将相同的注射物注入抑制张力的区域会降低张力[45]，而侧脑室内注射下丘脑分泌素可以增加摄水[46]，并激活其他室周系统[43]。这些发现本身并不能证明下丘脑分泌素（或任何其他神经递质）在观察到的行为中起作用。在认真考虑这些结论之前，有必要获得关于诸如下丘脑分泌素或下丘脑分泌素受体失活的影响的数据，并记录下丘脑分泌素神经元在适当时间活动的证据。

遗传操作使特定类型的神经元或非神经元细胞激活成为可能。最近的一个遗传方法的例子是使用慢病毒将一种感光离子通道插入下丘脑分泌素细胞中。光纤传输的光可以用来激活这些细胞，并确定对睡眠-觉醒转换的影响[47]。

神经元活动的观察

在体记录单个神经元的活动可以深入了解神经元放电的精确时间过程。单个神经元活动可以与其他技术相结合，使其更加有用。例如，电刺激潜在的目标区域可以用来反向识别记录细胞的轴突投射。用染料对神经元进行细胞内或"细胞旁"[48]标记，随后对

其递质进行免疫标记，可用于确定所记录细胞的神经递质表型。钙成像用来观察体内特定细胞的活动[49]。结合透析和单细胞记录或从多个桶状记录和刺激微移液管中离子导入神经递质可以用来确定被记录细胞的递质反应，尽管很难确定所见的效应是记录细胞的直接反应，还是由相邻细胞投射到记录细胞所介导的反应。在脑组织切片的体外研究中，可以通过阻断突触传递或通过物理分离研究的细胞来进行这种区分。然而，在后一种情况下，它们在睡眠中的作用可能不容易确定。

虽然神经元在几毫秒内发生的快速、突触介导的事件中的作用可以通过检查神经元放电并将其与运动或感觉事件的时间进行比较来追踪，但这种方法在应用于分析睡眠状态发生时可能会产生误导。睡眠周期是由 EEG、EMG 和其他现象在几秒到几分钟的时间内逐渐协调变化组成的，从清醒到 NREM 睡眠，及从 NREM 睡眠再到 REM 睡眠。

尽管存在这种时间上的不匹配，一些研究已经计算出了"强直潜伏期"，即记录下的细胞变化在 REM 睡眠开始活动之前的时间。据报道，在 REM 睡眠开始前几秒甚至几分钟，神经元的活动就会发生"显著"变化。然而，这种测量方法用处不大，因为在神经元水平上，关键细胞群的活动在整个睡眠周期中更适合看作是曲线状的，而不是像跟随离散的感觉刺激那样突然改变。正如前面所定义的，强直潜伏期的主要决定因素是细胞放电中的"噪声"或变异性水平，这影响到检测细胞群中显著的潜在速率变化的难度。因此，以强直潜伏期为基础被指定为控制 REM 睡眠的"执行性神经元"的细胞群，后来发现在产生 REM 睡眠方面没有实质性作用[50-52]。比较单细胞活动周期和状态控制更合适的方法是比较两种不同的细胞类型，观察在相似的条件下，它们的活动波峰或波谷的相位关系。这种研究是困难的，涉及多个细胞的同时长期记录很少进行。即使在这种情况下，相位先导并不能单独证明"先导"的神经元正在驱动"跟随"神经元中看到的活动，但它确实表明反过来不是这种情况。然而，觉醒是一个可以用这种方式研究的过程，因为它可以被外部刺激引发，并似乎在许多神经元群的活动发生突然变化之前出现[53]。电生理记录方法的主要优点是在完整动物中对于理解睡眠和其他行为过程具有极高的时间分辨率。

观察神经递质的正常释放模式和神经元活动可以帮助确定睡眠状态的神经化学相关性。神经递质的自然释放可以通过将长度为 1～5 mm 的管状透析膜放置在感兴趣的区域，并通过其循环人工脑脊髓液很容易地确定。透析膜外释放的神经递质将通过透析膜扩

散并收集。每个样品通常以 2 ～ 10 min 的间隔收集。收集的透析物可以通过色谱法、放射免疫测定、质谱法或其他方法进行分析。这种技术的时间分辨率通常为每个样品约几分钟[54-56]。

单细胞记录和透析方法需要对特定的神经递质或神经元群体进行研究。相比之下，组织学方法可用于在细胞分辨率水平上测量整个大脑的活动。动物研究中最常用的这种方法是标记激活的即刻早期基因。当神经元高度活跃时，这些基因在细胞核中表达，它们的表达是细胞对激活其他下游基因的早期步骤，这些下游基因调动细胞对激活的反应。这些基因的激活可以通过免疫组织化学来检测，最常用的方法是染色以检测 Fos 蛋白或用于合成该蛋白的 mRNA 的产生。神经元可以进行双标记以确定它们表达的神经递质。例如，下丘脑后部的组胺能神经元是否在特定的睡眠或觉醒状态中被激活。代谢标记物，如 2- 脱氧葡萄糖，也可以提供哪些神经元处于活跃状态的指示[57-58]。使用正电子发射体层成像（positron emission tomography，PET）研究中的放射性配体的类似技术可以在活体的人体或动物中使用。通过功能性磁共振成像（functional magnetic resonance imaging，fMRI），可以在整个大脑中进行血流的活体测量。所有这些技术都有一个共同之处，即它们都有能力从解剖学角度发现在特定状态下活跃的大脑区域，而不依赖于特定的假设。然而，这些类型的"记录"技术的另一个共同点是它们与神经元记录方法相比，在时间和空间分辨率方面非常差。Fos 激活可能需要 20 min 或更长时间。PET 需要类似的时间，而 fMRI 可以观察持续 1 ～ 15 s 的事件。不确定在特定状态下活跃的区域引起了该状态，还是因该状态而被激活。

技术考虑总结

显然，没有一种完美的技术来确定睡眠状态的神经学基础。理想情况下，应该同时使用所有 3 种方法来得出结论。接下来的部分将探讨通过损伤、刺激和记录研究获得的有关 REM 睡眠控制机制的主要发现。

横断研究

最彻底的损伤研究类型是那些切断脑干的研究，切断与切口的喙侧和尾侧区域之间的联系。Sherrington[59] 发现，在上丘喙侧边界的冠状面上切断神经轴后，前脑被切除的动物表现出"反重力肌"或伸肌的紧张性兴奋（图 8.2，A 级）。这种"去大脑强直"在停止麻醉后立即可见。Bard 在 1958 年报告称，表现去大脑强直的动物会显示周期性的肢体松弛[60]。实际上，Bard 观察到的是 REM 睡眠的周期性肌肉

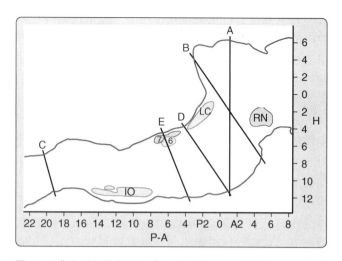

图 8.2　猫脑干矢状切面轮廓，根据 Berman 图谱的 L = 1.6 水平绘制，显示关键脑干切断研究的水平。6，外展神经核；7，面神经的屈曲部分；IO，下橄榄核；LC，蓝斑核；RN，红核。横向（H）和前后（P-A）标度绘制猫脑图谱（Berman AL. The brain stem of the cat. University of Wisconsin Press；1968.）

张力弛缓。

在发现猫的 REM 睡眠后[2]，Jouvet 发现，这种状态通常伴随着颈部肌肉的肌张力减小或消失，称为"张力弛缓"[4]。Jouvet 随后对由 Sherrington 和 Bard 使用的去大脑猫的实验进行了检查，还增加了肌张力、眼动和脑电图的测量。考虑到 REM 睡眠与梦境有关，REM 睡眠似乎是在前脑中生成，但 Jouvet 发现情况大不相同。当他在中脑水平将前脑从脑干分离后，并在前脑进行记录时（图 8.2，水平 A 或 B），他没有发现明显的 REM 睡眠迹象。在切断后的前几天，前脑中的 EEG 总是高电压，但当出现低电压活动时，在完整猫中用于识别 REM 睡眠的 PGO 尖峰没有出现在丘脑结构中，特别是在最容易地记录到的外膝状核中。因此，似乎分离的前脑具有慢波睡眠（slow wave sleep，SWS）及觉醒状态，但没有明显的 REM 睡眠迹象。相比之下，切断后的中脑和脑干显示了明显的 REM 睡眠迹象。肌张力弛缓以规律的周期和持续时间出现，类似于完整猫的 REM 睡眠周期。这种肌张力弛缓伴随着与完整动物中看到的相似形态的 PGO 尖峰。瞳孔在肌张力弛缓期间高度收缩，与完整猫的 REM 睡眠相同。

去脑动物 REM 睡眠的一个有趣特点是，其频率和持续时间随着动物的体温而变化。在去脑动物中，前脑的体温调节机制与脑干效应器是分离的。在相对较小的温度变化下，它们不会发生颤抖和喘息，而这些温度变化会在完整动物中触发。因此，如果不通过外部加热或冷却来维持体温，它将倾向于与室温靠近。Jouvet、Arnulf 和同事发现[61-62]，如果将体温维

持在正常水平，几乎没有或没有出现 REM 睡眠（图
8.3）。但如果允许体温下降，REM 睡眠的量会增加
到远高于完整动物的水平。这表明，相对于 REM 睡
眠抑制机制，REM 睡眠促进机制受降温的影响较小。
另一种看待这一现象的方式是，脑干机制通过触发
REM 睡眠来应对低温，也许是为了刺激脑干，而脑
干的高温会抑制 REM 睡眠。不清楚这种机制是否在
完整的动物体内起作用，其中温度变化范围较窄。请
参阅本章末尾的"快速眼动睡眠功能"部分。

通过研究已切断脑干脊髓连接的人类或动物的睡
眠，还可以进一步定位 REM 睡眠控制机制（图 8.2，
水平 C）。在这种情况下，除了脊髓介导的张力弛缓
外，正常 REM 睡眠的所有表现都存在[63]。因此，
可以得出结论，位于延髓尾部和中脑喙端之间的区域
足以产生 REM 睡眠。

这种方法可以通过分离尾部脑干和延髓尾部（图
8.2，D 级或 E 级）。在这种动物中，由脊髓控制的肌
肉中不存在张力弛缓，即使在去脑动物，电或化学刺
激也能抑制肌张力[64]。此外，延髓中的神经元活动
不像在 REM-NREM 睡眠周期中看到的那样，神经元
放电在许多小时内非常有规律，与完整动物的 REM
睡眠阶段相关的周期性速率调节相反[65]（图 8.4）。
这表明，尽管延髓和脊髓可能包含激活可以抑制肌张
力的环路，但当与脑桥和更多的吻侧脑干结构断开连
接时，它们不足以产生这方面的 REM 睡眠。

相比之下，切断吻侧区域显示出 REM 睡眠的一
些特征[66]（图 8.1 底部，图 8.5）。在这些区域中，我

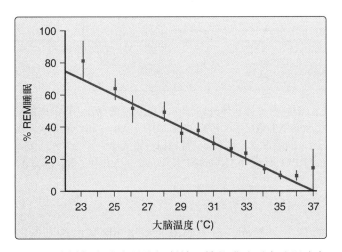

图 8.3　脑桥与中脑交界处切断神经轴的猫脑干大脑温度与
REM 睡眠量的关系。温度下降会导致几乎连续的 REM 睡眠
状态。在完整的动物中，NREM 睡眠与大脑温度下降有关，而
REM 睡眠与大脑温度上升有关[233]，表明脑干的 REM 睡眠调节
着整个睡眠期间的大脑温度（From Jouvet M, Buda C, Sastre
JP. Hypothermia induces a quasi-permanent paradoxical sleep state
in pontine cats. In Malan A, Canguilhem B, eds. Living in the
cold. John Libbey Eurotext, 1989: 487-97.）

们可以看到从孤立到成组 PGO 尖峰的进程，以及伴
随着在完整动物的 REM 睡眠前期和 REM 睡眠期间
发生的 PGO 尖峰振幅降低。我们还看到前脑单细胞
活动增加，神经元单细胞尖峰脉冲与 PGO 尖峰一起
出现，就像在 REM 睡眠中一样[65, 67]。

总之，这项工作表明：当脑桥区域连接到延髓时，
REM 睡眠的张力弛缓、快速眼动以及相关的 REM 睡
眠单细胞活动会发生，而延髓和脊髓一起与脑桥断开，
不足以产生 REM 睡眠的这些活动。当脑桥与前脑连
接时，可以看到前脑 REM 睡眠的这些活动，但没有
脑桥连接的前脑不会产生这些活动。Matsuzaki 和同
事的研究进一步证实了脑桥和中脑尾部的重要性[68]。
他们发现，将两个切口放置在中脑和脑桥交界处以
及脑桥和延髓交界处时，可以在孤立的脑桥中看到
PGO 尖峰周期，但在脑桥"岛屿"的吻侧或尾端结
构中没有看到 REM 睡眠的迹象。

这些横断研究表明，脑桥足以产生 REM 睡眠的
脑桥信号，即 PGO 尖峰的周期模式和表现为"相位
性" REM 睡眠的不规律神经活动。一个合理的结论是，
脑桥是生成 REM 睡眠的关键区域。本章稍后将更详
细地讨论该区域内生成 REM 睡眠核心要素的结构。

然而，很明显，仅凭脑桥不能产生 REM 睡眠的
所有现象。张力延缓需要在延髓中激活运动抑制系
统[69]。在完整的动物中，前脑机制与脑桥机制相互
作用，以调节 PGO 尖峰[70]的幅度和周期性，这又
与 REM 睡眠的抽搐和快速眼动相关。从人类 REM
睡眠行为障碍的案例中可以看出，梦中表现出的运动
活动与梦的意象相关[71]。对正常人类梦境意象的推
断可能会导致这一假设：由于 REM 睡眠的结构是前
脑和脑干机制相互作用的结果，梦本身不仅仅是被动
地由脑干驱动，而更多地代表了前脑和脑干结构之间
的动态相互作用的结果。

局部损伤研究

横断研究指出，位于脑干的相对较小部分，即脑
桥和中脑尾部，对于生成 REM 睡眠至关重要。对核
心区域的进一步确定可以通过在一个完整的动物中损
毁脑桥的部分区域，并观察哪些区域对于生成 REM
睡眠是必要，哪些是不必要。Carli 和 Zanchetti 对猫
进行的一项早期系统性研究[72]以及随后的研究强
调，蓝斑核[73]和中缝背核[74]的损伤或蓝斑、前脑
胆碱能神经元和组胺神经元[28]的同时损伤不会阻断
REM 睡眠。Carli 和 Zanchetti 得出结论，损毁位于蓝
斑腹侧区域，称为"网状脑桥嘴核"或"下蓝斑区"
的损伤，会导致 REM 睡眠的大幅减少。脑干的不同
图谱使用不同的命名法来识别相似或相同的区域。因

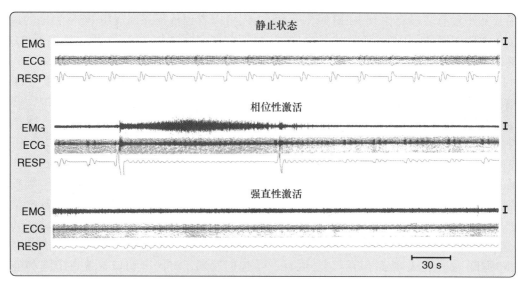

图8.4　在猫的脑桥延髓交界处进行慢性切断后观察到的状态。注意缺乏张力缺失期。ECG，心电图；EMG，肌电图；RESP，胸廓应变仪。刻度，50 μV（From Siegel JM，Tomaszewski KS，Nienhuis R. Behavioral states in the chronic medullary and mid-pontine cat. Electroencephalogr Clin Neurophysiol 1986；63：274-88.）

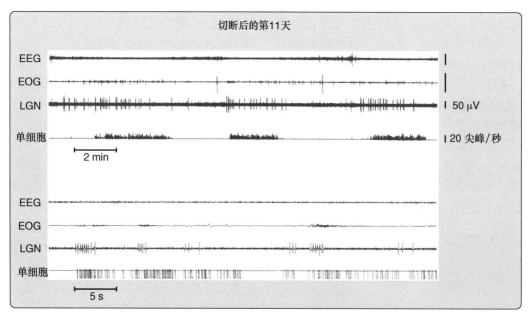

图8.5　在猫的脑桥延髓交界处的吻侧观察到的慢性切断的状态。注意脑桥-外侧膝状体-枕叶（PGO）尖峰的存在，以及由脑桥触发的单细胞活动的增加。中脑单细胞：位于脑桥延髓交界处慢性切断吻侧的脑电图（EEG），眼电图（EOG）和外侧膝状体核（LGN）活动。在图的上部，单通道显示积分数字计数器的输出，以1 s间隔重置。在下部，通过窗口鉴别器，每个尖峰产生一个脉冲（From Siegel JM. Pontomedullary interactions in the generation of REM sleep. In McGinty DJ，Drucker-Colin R，Morrison A，et al，eds. Brain mechanisms of sleep. Raven Press；1985：157-74.）

此这个区域或邻近的区域被称为背外侧下或臂旁内脑桥。在他们的研究中，Carli和Zanchetti使用了电损伤技术，通过传递电流，沉积金属杀死细胞和轴突。随着对细胞体有毒性而不损伤通道轴突的细胞毒技术的使用，这些初步结论得到了证实和细化。研究表明，包括"巨细胞"区域在内的脑桥内部的神经元对于REM睡眠控制并不重要[69, 75-76]，因为几乎损毁这些细胞后，一旦麻醉消失，REM睡眠的数量就会恢复正常[51, 77]。然而，对下蓝斑区和相邻区域的细胞毒损伤会导致REM睡眠量持续减少。根据一项研究，这种损失的程度与猫的下蓝斑区和相邻区域失去的胆碱能细胞的百分比成正比[78]。在大鼠中，损伤或失活蓝斑核下方相同区域（在Swanson的术语中称为下蓝斑区[79]）已被发现会减少REM睡眠[80]。

尽管大面积的损伤可能会消除REM睡眠的所有方面，但脑桥内的小型、双侧对称的损伤可以消除 REM 睡眠的特定方面。侧脑桥结构的损伤导致在 REM 睡眠期间肌张力弛缓。然而，当损伤包括猫的小脑上脚周围区域时，PGO 尖峰和相关的快速眼动就会消失[81]（图 8.6，顶部）。这表明了这个外侧区域在产生 PGO 波和 REM 睡眠的相关相位活动中的作用。

被 Carli 和 Zanchetti 认定为对 REM 睡眠至关重要的下蓝斑核区域或内侧髓质[69]的小损伤会导致一种非常不寻常的综合征。在 NREM 睡眠后，这些动物进入 REM 睡眠，表现出对环境的反应缺乏、PGO 波、EEG 不同步和瞳孔收缩，这表明他们处于 REM 睡眠状态。然而，缺乏通常表现出的肌张力缺失[5, 82]（图 8.6，底部）。在"无张力缺失的 REM 睡眠"期，这些猫表现在梦中行动，攻击看不见的物体，表现出不寻常的情感行为和共济失调的活动。当他们被唤醒时，正常的行为恢复。近期的研究已经证明，从腹侧中脑延伸到中脑延髓的系统损伤可导致无张力缺失的 REM 睡眠，激活该系统可以抑制肌张力[69, 83-85]。

下蓝斑核区域受到中脑区域的控制。位于中脑灰质下方和侧面的中脑区域（在猫称为背尾侧中央神经束）似乎通过抑制关键的"REM-on"下蓝斑核神经元来抑制 REM 睡眠。将麝香醇，一种 GABA_A 受体激动剂注入该中脑区域，可以通过阻断抑制，沉默这

些细胞并增加 REM 睡眠[86]。当用相同方法注入麝香醇时，同样的现象已经在豚鼠[87]和大鼠[88]中观察到。（在大鼠，这个中脑区域被称为深部中脑核）。深部中脑核的中脑区域是经典的网状激活系统的核心，已被证明在电刺激[89]时诱发觉醒，损伤时导致昏迷[90]。

增加下蓝斑核区域 GABA 水平（在大鼠和猫也称为脑桥口核）会增加觉醒，而不是前面提到的在中脑区域注入 GABA 后观察到的 REM 睡眠增加[91-92]。这再次提醒我们，尽管全身性服用 GABA 能药物（如苯二氮䓬类药物）有助于入睡，但局部操作显示 GABA 对于不同的脑区的睡眠和觉醒状态的影响各不相同。据报道，阻断下蓝斑核中的 GABA 可以增加猫的 REM 睡眠[93]。

刺激研究

George 及其同事进行的第一项研究表明，刺激可以引发 REM 睡眠[94]。他们发现，将乙酰胆碱激动剂卡巴胆碱应用于脑桥蓝斑腹侧的特定区域，可以引发猫的 REM 睡眠。一个令人印象深刻的证据表明，一种独特的 REM 睡眠生成机制被激活了，那就是引发的 REM 睡眠持续时间很长，可能会持续数小

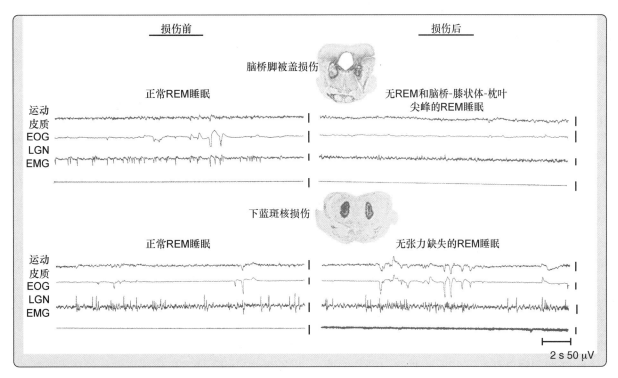

图 8.6 损伤引起 REM 睡眠的相位性或强直性中断。损伤前后 22 s 的 REM 睡眠多导记录，以及通过脑桥损伤中心的冠状切面。两种损伤后均出现 REM 睡眠的脑电图（EEG）电压降低（运动皮质记录）。顶部，射频损伤的脑桥脚区减少了 REM 睡眠期间脑桥-外侧膝状体-枕叶（PGO）尖峰和眼动爆发。底部，蓝斑腹侧区域病变产生 REM 睡眠，无张力弛缓，无 PGO 峰或快速眼动频率的减小率。EMG，肌电图；EOG，眼电图；LGN，外侧膝状核；PPT，脑桥脚区［Reprinted from Brain Research，vol 571，Shouse MN，Siegel JM，Pontine regulation of REM sleep components in cats：integrity of the pedunculopontine tegmentum（PPT）is important for phasic events but unnecessary for atonia during REM sleep，50-63，Copyright 1992，with permission from Elsevier Science.］

时。将乙酰胆碱微注射到去脑猫的这个区域可以立即抑制去脑强直。后来的研究表明，根据确切的部位，这种刺激可能会触发 REM 睡眠或觉醒状态下的张力弛缓[95-97]。当对病变阻断 PGO 波的侧面区域进行刺激时，即使动物并不总是处于行为睡眠状态，也会产生连续的 PGO 尖峰。

在大鼠中，在下蓝斑核中微量注射胆碱能激动剂可以增加 REM 睡眠[98-100]，尽管这种效应不如在猫中明显[101]。

第一个证明谷氨酸在控制 REM 睡眠中起作用的研究是在猫上进行的。将谷氨酸注射到下蓝斑核或腹侧髓质区可以引发肌张力的严重抑制[64, 102-103]。进一步的研究表明，在这一抑制区接受胆碱能输入的脑桥细胞使用谷氨酸作为它们的递质，并直接投射到内侧髓质的谷氨酸反应区[102, 104-111]。

大鼠的研究强调了该区域的谷氨酸能兴奋对 REM 睡眠的强烈触发[80, 112]。谷氨酸能兴奋猫的该区域也增加 REM 睡眠[113]，这表明胆碱能和谷氨酸能机制都与 REM 睡眠的触发密切相关。然而，两种神经递质的微量注射的相对效力似乎存在物种差异。

神经元活动，神经递质释放

切断、损伤和刺激研究都表明脑桥和中脑尾部相同的区域是整个 REM 睡眠状态产生的关键区域，而在脑干和前脑的较小亚区则控制其各个组成部分。脑桥包含多种类型的神经元，它们在神经递质、受体和轴突投射方面存在差异。单细胞记录技术允许分析这些神经元群体与它们的靶标间的相互作用，从而进一步细化对 REM 睡眠机制的剖析。

内侧脑干网状结构

脑干内的大多数细胞在觉醒状态下活跃，在 NREM 睡眠时放电大幅降低，而在 REM 睡眠时的放电则回升至觉醒状态水平[23-24, 76, 114-115]。放电在 NREM 睡眠时最规律，在觉醒状态和 REM 睡眠时相对不规律。觉醒状态和 REM 睡眠的放电模式的相似性表明这些细胞在两种状态下具有类似的作用。事实上，已经证明这些细胞的大多数在觉醒状态下与头部、颈部、舌头、面部或四肢的特定侧向运动相关。例如，某个细胞可能仅在同侧前肢伸展或舌头外展时放电。在 REM 睡眠期间通常在面部和四肢肌肉中可见的抽动以及无张力弛缓的 REM 睡眠现象，表明这些细胞控制的动作被 REM 睡眠期间的肌张力抑制所阻止。这些细胞的损伤对 REM 睡眠的持续时间或周期性几乎没有影响[51-52]，但在觉醒状态下明显阻止头部和颈部的运动[116]。

胆碱能细胞群

猫的胆碱能神经元群在 REM 睡眠控制中起重要作用。如前所述，将胆碱能激动剂微量注入猫的脑桥可触发长时间的 REM 睡眠，持续时间可长达数分钟或数小时。微透析研究显示，与 NREM 睡眠或觉醒状态相比，自然 REM 睡眠期间，脑桥乙酰胆碱释放显著增加[117]。在胆碱能细胞群内的神经元活动记录证明了这种释放的底物。某些胆碱能细胞在 REM 睡眠中最活跃（REM-on 细胞）。其他细胞在觉醒状态和 REM 睡眠中都活跃[118-119]。可以推测，REM-on 胆碱能细胞将投射到下蓝斑核内的乙酰胆碱响应区域[120]。

对快速眼动睡眠具有活动选择性的细胞

在猫[121]和大鼠[88]，可以在下蓝斑核区域内识别出具有对 REM 睡眠选择性活动的神经元。使用 Fos 标记、路径追踪和单细胞记录的解剖学研究表明，这些神经元是谷氨酸能和 GABA 能[122-128]，其中一些投射到涉及触发 REM 睡眠张力弛缓的腹侧延髓区域[64, 80, 88, 102, 104-106, 129-133]。

含单胺的细胞

含有单胺的细胞具有非常不同的放电模式。几乎所有的中脑和脑桥的去甲肾上腺素能（noradrenergic）[134-135]以及 5-羟色胺能（serotonergic）[136]细胞以及位于后丘脑的组胺能（histaminergic）[137]细胞在觉醒状态时保持持续活跃，而在 NREM 睡眠期间活动减少，在 REM 睡眠期间其活动进一步降低甚至停止（图 8.7）。如前所述，这些细胞群对于 REM 睡眠的生成并不至关重要，但它们很可能调节 REM 睡眠的表达。在 REM 睡眠期间，单胺能细胞的停止放电似乎是由 GABA 释放引起的[138-141]，可能是由 REM 睡眠活跃的 GABA 能脑干神经元释放的 GABA 所致[26, 49, 142-45]。对中缝细胞群使用 GABA 激动剂增加了 REM 睡眠的持续时间[139]，表明该细胞群在 REM 睡眠控制中具有调节作用。一些研究表明，多巴胺细胞在不同睡眠状态下的放电没有变化[56, 146-147]。其他研究则显示，在 REM 睡眠中有多巴胺的释放增加[148-149]，或者在 REM 睡眠中有多巴胺的释放减少[150]，或者在这些神经元中有选择性的觉醒活动[151]。这些发现可能反映了不同多巴胺细胞群的不同放电模式以及末梢多巴胺释放的突触前控制。

脑桥外侧区的其他胆碱能细胞

外侧脑桥区的其他胆碱能细胞爆发放电发生在每次同侧 PGO 波之前[152-153]。这些细胞因此可能参

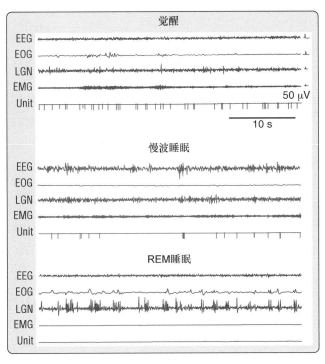

图 8.7　在蓝斑记录的一个"REM-off"（REM 关闭）细胞的活动。EEG，脑电图；EMG，肌电图；EOG，眼电图；LGN，外侧膝状核；Unit，由蓝斑细胞触发的脉冲

与触发 PGO 波。PGO 波在觉醒时受到 5- 羟色胺输入的强直性抑制[154-156]。因此，很可能某些胆碱能细胞群在觉醒时受到直接或间接的 5- 羟色胺能抑制，NREM 和 REM 睡眠中这种抑制的减少促进了 PGO 波以及 REM 睡眠的产生。

Fos 标记

通过使用 Fos 标记可以对前 20 min（或更长时间）内 REM 睡眠中活跃的神经元进行更全面的定位。Quattrochi 及其同事证明，微注射胆碱能激动剂卡巴胆碱（carbachol）可以在外侧背核和脑桥被盖核内激活的觉醒神经元中触发连续的 PGO 波。破坏这些核团可阻止 PGO 波[156-158]。

已经对大鼠进行了更广泛的 Fos 定位，以识别 REM 睡眠期间被激活的神经元。Verret 及其同事[159]发现，在 REM 睡眠后，Fos 只标记上少数外侧背核和脑桥被盖核的胆碱能神经元。相比之下，在中脑背外侧被盖核、下蓝斑区以及外侧、腹外侧和背侧导水管周围灰质中观察到大量非胆碱能 Fos 标记细胞。

此外，脑干之外对 REM 睡眠控制至关重要的区域也被标记出来，包括延髓的 α 和腹侧巨细胞网状核、背侧和外侧旁巨细胞网状核[160]和中缝隐核。后面这些核中有一半的细胞是胆碱能细胞，这表明这些神经元可能是 REM 睡眠期乙酰胆碱的来源。另一项

研究中，研究人员试图确定 REM 睡眠期间蓝斑细胞停止放电的 GABA 能输入的来源[140]。Verret 及其同事[103]发现，延髓的背侧旁巨细胞网状核和中脑导水管周围灰质区域，GABA 能细胞比例较多的区域，在 REM 睡眠中活跃。Maloney 及其同事[142]发现，在 REM 睡眠期间，蓝斑附近的 GABA 能细胞表达 Fos。由于 REM 睡眠的关键现象似乎不需要延髓，导水管周围灰质 GABA 能神经元和靠近蓝斑核和中缝核的 GABA 能神经元足以抑制去甲肾上腺素能和血清素能神经元的活动[139, 161]，尽管延髓神经元可能参与完整动物的活动。

Fos 标记也被用来识别可能控制 REM 睡眠的前脑区域。视前区在 NREM 睡眠控制中很重要（见第 7 章），其中包含的神经元在 REM 睡眠剥夺的动物中表达 Fos 最多，这表明这些神经元可能与脑干系统触发或维持 REM 睡眠有关[162]。Fos 研究还表明，位于下丘脑的黑素浓集激素神经元在大量 REM 睡眠期间表达 Fos，脑室内给予黑素浓集激素会增加随后的 REM 睡眠时间[163-164]。这些结果表明，黑素浓集激素神经元是前脑调节 REM 睡眠的另一个来源。然而，人类的研究表明，黑素浓集激素在睡眠开始时释放最多，而不是在 REM 睡眠期间[165]。

当然，鉴定参与触发和控制 REM 睡眠的神经元细胞并不容易。Fos 研究并不一定确定所有在 REM 睡眠期间活跃的细胞，只确定那些允许它们在测试操作期间表达 Fos 的表型。某些细胞类型即使在非常活跃的情况下也不容易表达 Fos。换句话说，在 REM 睡眠期间不表达 Fos 的细胞可能参与其中，这些细胞甚至可能在 REM 睡眠控制中发挥关键作用。相反，在 REM 睡眠期间，表达 Fos 的细胞可能会对这种状态的运动和自主神经变化做出反应，而不是引起这些变化。有了神经元活动的记录，如果没有整个睡眠周期的完整放电情况和候选细胞组的直接比较，就不能很容易地确定负责启动 REM 睡眠过程的细胞，原因如上所述。最后，对头部受限的动物的神经元进行记录，虽然比自由活动的动物更容易，但可能会产生误导，因为它会降低觉醒时与运动相关的细胞活动，使它们在 REM 睡眠中显得有选择性地活跃[50]。尽管如此，通过将多种记录和刺激技术的结果与损伤的结果进行比较，收集有助于确定脑干和前脑神经元群的证据，这些神经元群是控制 REM 睡眠状态的最佳候选。

肌张力控制

肌张力控制异常是许多睡眠障碍的基础。在 REM 睡眠期间，中枢运动系统高度活跃，而运动神

经元则处于超极化状态[166]。在 REM 睡眠中舌头和喉部肌肉的正常抑制是导致睡眠呼吸暂停的一个主要因素。REM 睡眠中肌张力抑制失败，导致 REM 睡眠行为障碍[167]。在觉醒时触发 REM 睡眠肌张力控制机制是导致猝倒的原因[168]。

早期使用细胞内记录和微离子电泳技术的研究表明，REM 睡眠期间，运动神经元的超极化伴随着甘氨酸同运动神经元释放[166, 169]。微透析取样显示，GABA 和甘氨酸在卡巴胆碱引起的猫张力弛缓过程中释放到运动神经元上[55]。这种释放发生在脊髓腹角运动神经元和舌下运动神经元中。免疫组织化学研究了卡巴胆碱引发的 REM 睡眠样状态下的甘氨酸能抑制，发现这是由于延髓前腹侧和副网状核腹侧的巨网状核和大细胞核中甘氨酸能神经元的激活所致，这些区域的激活已被证明在未麻醉的脱脑动物中抑制肌张力[102]。第二群甘氨酸能神经元位于靠近疑核的尾端延髓；这些神经元可能与 REM 睡眠相关的运动神经元抑制有关，这些运动神经元支配着喉部和咽部的肌肉。

相关研究表明，在肌肉松弛时，向运动神经元释放的去甲肾上腺素和血清素减少[170]。由于这些单胺能兴奋运动神经元，而 GABA 和甘氨酸能抑制运动神经元，因此这些细胞群的协调活动似乎通过抑制和去促进的结合产生运动神经元超极化，从而导致 REM 睡眠中肌张力弛缓。

抑制和促进系统是紧密而相互联系的。电刺激脑桥抑制区（位于蓝斑下区[102]）产生肌张力抑制。即使脑桥抑制区离蓝斑去甲肾上腺素能位置只有几毫米的距离，电刺激脑桥抑制区抑制肌张力总是会导致蓝斑去甲肾上腺素能神经元和其他促进细胞群的活动停止[171]。在 REM 睡眠中最活跃的细胞（"REM-on"细胞）存在于脑桥抑制区和接受脑桥抑制区投射的内侧延髓区域（图 8.8）。

在 REM 睡眠肌张力弛缓期间，GABA 和甘氨酸释放到运动神经元上很可能是由脑桥抑制区到内侧延髓的途径介导的[105-106]。触发这种释放的脑桥区域不仅对乙酰胆碱敏感，而且对谷氨酸也有反应[104]（图 8.9）[102]。向下投射到运动神经元的延髓区域可细分为对谷氨酸反应的吻侧部分和对乙酰胆碱反应的尾侧部分[64, 172]（图 8.9）。延髓与脑桥结构的相互作用对肌张力抑制至关重要，因为脑桥区域的失活大大降低了延髓刺激对肌张力的抑制作用[173-174]。这种从延髓到脑桥的上行通路可能介导张力弛缓期间蓝斑的抑制，也可能有助于调动其他主动抑制机制。因此，内侧脑桥延髓区任何部位的损伤都可以阻断脑桥延髓抑制系统的上行和下行部分，从而阻断肌张力弛缓，就像向脑桥注射蝇蕈醇一样[173]，再次表明脑桥是产生

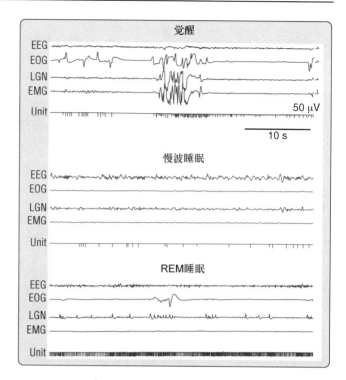

图 8.8 延髓 "REM-on" 细胞的活性。注意 REM 睡眠时的强直活动。在觉醒状态下，即使在剧烈运动时，通常也没有活动。然而，做低头和姿势放松的动作时，可以观察到一些活动。EEG，感觉运动脑电图；EMG，颈肌电图；EOG，眼电图；LGN，外侧膝状体核活动；Unit，REM-on 细胞触发脉冲

运动抑制回路的关键组成部分。

以往的研究主要集中在腹角和舌下运动神经元上。然而，下颌肌肉的控制也是一个关键的临床问题。下颌器械的成功使用表明，下颌肌肉活动的减少有助于睡眠呼吸暂停时气道的关闭。下颌肌肉松弛是卒中的常见初始症状，紧张性肌肉激活是磨牙症的基础。

对咬肌运动神经元控制的研究可以分析一侧面部肌张力的调节，同时用另一侧作为对照，观察应用神经递质激动剂和拮抗剂引起的行为状态变化[175]。利用这个模型，研究人员确定，强烈的甘氨酸释放会降低觉醒和 NREM 睡眠时的肌张力。然而，阻断甘氨酸受体并不能阻止 REM 睡眠中肌张力的抑制。同样，单独阻断 GABA 受体或联合阻断甘氨酸受体可增加觉醒和 NREM 睡眠时的肌张力，但不能阻止 REM 睡眠时咬肌张力[176]或颏舌肌张力[177]的抑制。然而，这两种方法都增加了 REM 睡眠时咬肌活动。

进一步的研究表明，相对于 NREM 睡眠的水平，谷氨酸受体的阻断，降低了觉醒时肌张力的正常增强。谷氨酸也有助于 REM 睡眠期间的阶段性运动活动。然而，仅减少谷氨酸不足以解释 REM 睡眠中肌张力的抑制，因为刺激 NMDA 和非 NMDA 谷氨酸受体似乎并不能恢复 REM 睡眠中的肌张力[178]。

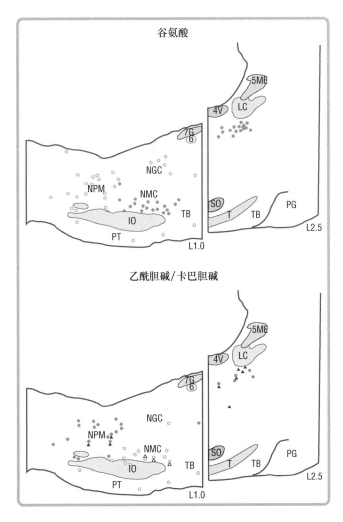

图 8.9 脑桥延髓抑制区的矢状图。电刺激所有点都产生张力。所有电定义的抑制位点都微注射谷氨酸或胆碱能激动剂。实心符号表示微注射降低肌张力的点（低于基线值的 30% 或完全张力弛缓）。空心圆图表示微注射增加或基础值没有变化的点。谷氨酸注射显示在顶部，乙酰胆碱（ACh）和卡巴胆碱（Carb）注射显示在底部。底部的圆圈和三角形分别代表乙酰胆碱和卡巴胆碱的注射。4V，第Ⅳ脑室；5ME，中脑三叉束；6，外展肌核；7G，面神经膝；IO，下橄榄核；LC，蓝斑核，NGC，巨细胞核；NMC，大细胞核；NPM，旁正中核；PG，脑桥灰质；PT，椎体束；SO，上橄榄核；T，斜方体核；TB，斜方体（From Lai YY，Siegel JM. Medullary regions mediating atonia. J Neurosci. 1988；8：4790-6.）

一项对麻醉大鼠的研究表明，去甲肾上腺素受体的激活，与谷氨酸受体的激活相结合，足以有效地增加咬肌的肌张力[110]。对未麻醉大鼠舌下运动核的研究表明，REM 睡眠中肌张力的抑制在很大程度上是由去甲肾上腺素释放的减少，而不是由血清素释放的减少所介导[179]。因此，在先前的微透析分析递质释放的背景下，这项工作表明，去甲肾上腺素释放的减少可能是调节肌张力以及之前描述的氨基酸释放的变化的关键因素。这些结论与先前的研究一致，表明猝倒与去甲肾上腺素能神经元活性的降低有关（见本章后面的内容）[180]。虽然目前的文献表明，三叉神经、舌下神经和腹角神经运动神经元在整个睡眠周期中受到类似的神经化学控制，但尚未对这些系统进行直接比较。并且很可能在不同的系统和物种之间部分控制机制不相同。

在大鼠舌下核中研究了血清素释放减少对肌张力抑制的作用。研究发现，在自然睡眠觉醒状态下，颏舌肌活动的调节并没有受到 5- 羟色胺能神经元内源性输入太大的影响，尽管先前对迷走神经和麻醉大鼠的研究表明，在这些生理状态下，5- 羟色胺对肌张力有影响[181-183]。

与去甲肾上腺素能、5- 羟色胺能和组胺能细胞相反，据报道，中脑多巴胺能神经元在整个睡眠周期中似乎不会改变其放电率[146]。透析测量的杏仁核中多巴胺释放在整个睡眠周期中没有显著变化[184]。与这一发现不一致的是，一项 Fos 研究表明，在 REM 睡眠增加期间，中脑被盖腹侧部的多巴胺能神经元被激活[185]。一项放电记录研究表明，在觉醒和 REM 睡眠时，中脑腹侧被盖区的多巴胺能神经元都表现出最大的爆发放电[148]。其他使用 Fos 标记技术，发现在腹侧导水管周围灰质中发现了一个觉醒活跃的多巴胺能细胞群[151]。在多巴胺释放的透析测量中，我们发现，在由卡巴胆碱引发的 REM 样睡眠中，脊髓背角的多巴胺释放减少。在腹角或舌下核没有看到这样的减少[170]。这些数据表明，多巴胺能神经元睡眠周期活动的异质性或突触前控制的多巴胺释放独立于细胞体的动作电位。

图 8.10 显示了 REM 睡眠时脑干产生 REM 睡眠的一些解剖学和神经化学基础。

嗜睡症和下丘脑分泌素

嗜睡症一直被认为是一种 REM 睡眠机制的疾病。发作性睡病患者通常在睡眠开始后 5 min 内进入 REM 睡眠，而正常人很少出现这种"睡眠启动性 REM 睡眠"。大多数嗜睡症患者会经历猝倒[186]，即肌张力突然丧失，同时伴有与 REM 睡眠相同的反射抑制。作为 REM 睡眠的特征，海马体中的高振幅 θ 波活动在狗的猝倒中也很突出[180]。发作性睡病和 REM 睡眠之间联系的进一步证据来自于对猝倒期间神经元活动的研究。脑桥和髓质的许多只在正常的 REM 睡眠期间活跃的相同细胞群，在发作性睡病患者的猝倒期间变得活跃，包括内侧延髓抑制区的细胞，它们选择性地活跃与 REM 睡眠肌张力弛缓有关[25, 168]。同样，蓝斑的细胞只在正常动物的 REM

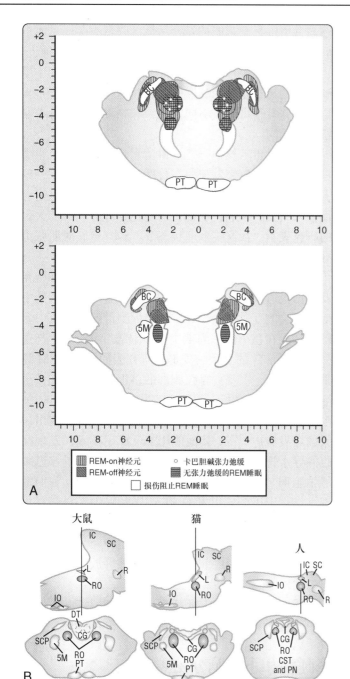

图 8.10　A 和 B，"REM-on" 和 "REM-off" 细胞的解剖关系，卡巴胆碱诱导的张力弛缓部位，损伤阻断张力弛缓但不阻止 REM 睡眠，损伤完全阻断 REM 睡眠。B 为猫、大鼠 REM-on 区域的解剖位置，以及人矢状面和冠状面投影位置。5M，三叉神经运动核；BC，结合臂；CG，中央 8- 灰色；CST，皮质脊髓束；DT，背侧被盖；IO，下橄榄；L，蓝斑；PN，脑桥核；PT，锥体束；R，红核；RO，网状嘴核；SC，上丘；SCP，小脑上脚（结合臂）（From Siegel JM, Rogawski MA. A function for REM sleep: regulation of noradrenergic receptor sensitivity. Brain Res. 1988; 13: 213-33; Siegel JM. The stuff dreams are made of: anatomical substrates of REM sleep. Nature Neurosci. 2006; 9: 721-2, 2006.）

睡眠中停止放电，在猝倒时也总是停止放电[187]。然而，正如猝倒与 REM 睡眠在维持意识方面的行为不同，并非所有 REM 睡眠活跃的神经元都在猝倒期间存在。如前所述，在正常动物中，去甲肾上腺素能、5- 羟色胺能和组胺能细胞在觉醒时具有紧张性活性，在 NREM 睡眠时放电减少，在 REM 睡眠时放电停止[180, 187]。然而，与去甲肾上腺素能细胞不同，5- 羟色胺能细胞在猝倒时不会停止放电，只会减少到安静觉醒的水平。相对于安静的觉醒的水平，组胺能细胞实际上增加了猝倒时的放电水平（图 8.11）[188]。以上发现可以帮助我们鉴别猝倒发生的一些细胞底物。延髓抑制和去甲肾上腺素能失活与猝倒的肌张力丧失有关。相反，维持组胺神经元的活动可能是在猝倒期间维持意识的基础，这将猝倒与 REM 睡眠区分开来。因此，对发作性睡病动物的神经元活动的研究，提供了对发作性睡病和这些细胞群在维持意识和肌张力方面的正常作用的深入了解。

2001 年，研究人员发现，大多数人类嗜睡症是由于含有下丘脑分泌素肽的下丘脑细胞的缺失引起的（图 8.12）[34-35]。在嗜睡症患者中，平均 90% 的下丘脑分泌素肽细胞丢失了。随后，人们发现帕金森病患者，损失约 60% 的下丘脑分泌素细胞[189-190]。研究发现，对患有遗传性嗜睡症的狗服用这种肽可以逆转这种疾病的症状[191]，对猴子服用此肽可以逆转嗜睡症[192]，这表明类似的治疗方法对嗜睡症和其他以嗜睡为特征的疾病可能是唯一有效的[193-195]。最近发现患有嗜睡症的人类患者可检测到的组胺细胞数量增加了 65% 以上[196-197]。据推测，由于在四种不同的发作性睡病动物遗传模型中均未发现这种变化，因此这种增加可能与假定的导致人类发作性睡病的免疫激活有关[196]。

研究人员确定，在正常动物中，下丘脑分泌素神经元在活跃觉醒时放电率最高[48, 198]（图 8.13）。在其他状态下，这种放电减少或不存在，即使 EEG 显示高水平的警觉性[48]。正常狗被放到院子里和其他狗玩耍时，它们体内的下丘脑分泌素水平几乎增加了 1 倍。然而，当这些狗在跑步机上以最大速度奔跑时，下丘脑分泌素水平没有变化，这表明运动活动和呼吸频率、心率和体温的相关变化本身并不能决定下丘脑分泌素的释放。对猫[199]的下丘脑分泌素释放的研究结果也与这一假设一致。下丘脑分泌素细胞除了向蓝斑和其他脑干区域发送下行投射外，还向皮质和基底前脑区域发送上行投射。由于下丘脑分泌素介导的前脑唤醒中枢的促进作用缺失，觉醒期被截断，导致嗜睡症的嗜睡[200]。

使用操作性强化任务，下丘脑分泌素的功能已经在没有肽的敲除动物和它们的野生型幼崽中进行了研

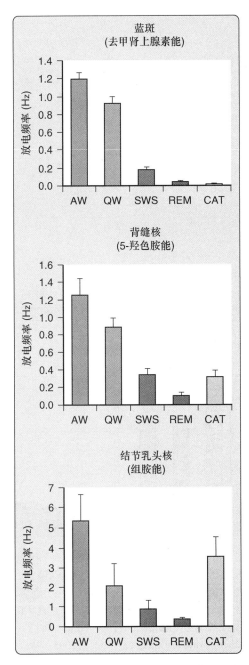

图 8.11 三个脑区记录的睡眠-觉醒状态和猝倒状态下 REM-off 细胞平均放电频率比较。在猝倒期间，下丘脑后部组胺能神经元保持活跃，而背缝核 5-羟色胺能神经元放电减少，蓝斑去肾上腺素能神经元停止放电。所有这些细胞类型在觉醒时都很活跃，在 NREM 睡眠时放电减少，在 REM 睡眠时沉默或几乎沉默。AW，活动觉醒；QW，安静觉醒；REM，REM 睡眠；SWS，慢波（NREM）睡眠（From John J，Wu MF，Boehmer LB，Siegel JM. Cataplexy-active neurons in the posterior hypothalamus：implications for the role of histamine in sleep and waking behavior. Neuron. 2004；42：619-34.）

究。下丘脑分泌素基因敲除的小鼠在获得食物或水的强化时缺乏压杠的表现。然而，当它们接受压杠训练以避免足部震动时，它们的表现与正常的幼崽没有什么不同。在正强化任务中表现不佳的时期以 EEG 失活

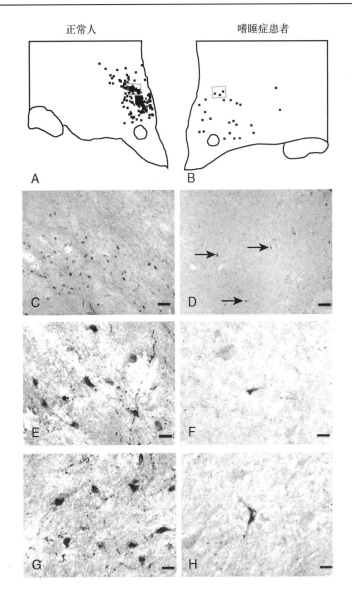

图 8.12 嗜睡症患者下丘脑分泌素细胞的丢失。正常人和嗜睡症患者下丘脑皮质周围区和背内侧区的细胞分布（From Thannickal TC，Moore RY，Nienhuis R，et al. Reduced number of hypocretin neurons in human narcolepsy. Neuron. 2000；27：469-74.）（见彩图）

为特征[201]。这种缺陷仅限于光照阶段，这表明下丘脑分泌素神经元调节光线的唤醒和情绪提升效应[201]，而这些效应是理解抑郁症的核心。正常同窝小鼠的 Fos 标记表明，本研究中使用的正强化任务以下丘脑分泌素神经元的激活为特征。然而，下丘脑分泌素神经元在负强化任务中或在黑暗阶段同样的积极激励任务中没有被激活，尽管 EEG 激活水平很高，这表明在这些行为中非下丘脑分泌素系统介导了觉醒。

动物研究的结论在人类大脑内下丘脑分泌素释放的首次研究中得到了扩展。研究发现，在积极情绪、社交互动和愤怒时，下丘脑分泌素水平最高，这些因素会导致嗜睡症患者发作。这与以下假设是一致的，即下丘

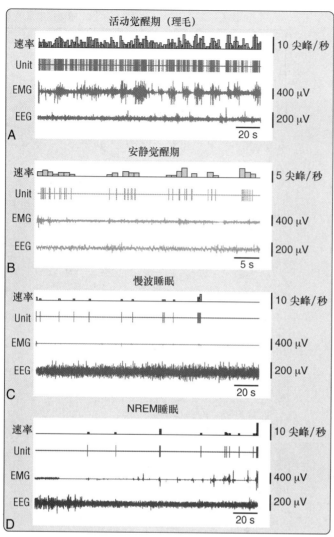

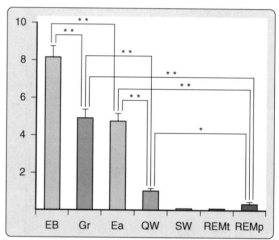

图 8.13　自由活动大鼠觉醒和睡眠行为中下丘脑分泌素细胞放电频率。左图为自由运动大鼠睡眠-觉醒周期中一个代表性下丘脑分泌素神经元的放电模式。**A**，在活动觉醒期（理毛）高放电率。**B**，在安静觉醒期和困倦中放电率降低或活动停止。**C**，在慢波睡眠期间，放电进一步减少或停止。**D**，在 REM 睡眠的强直阶段，放电率最低。短暂下丘脑分泌素（Hcrt）细胞放电爆发与 REM 睡眠阶段的肌肉抽搐有关。右图：已识别的 Hcrt 细胞的总结数据：探索性行为（EB）、理毛（Gr）、进食（Ea）、安静觉醒（QW）、慢波睡眠（SW）、强直睡眠（REMt）和相位睡眠（REMp）。最大放电见于探索趋向行为［From Mileykovskiy BY，Kiyashchenko LI，Siegel JM. Behavioral correlates of activity in identified hypocretin（orexin）neurons. Neuron. 2005；46：787-98.］

脑分泌素的释放促进了嗜睡症患者在引发猝倒的情绪紧张期间的运动活动[200, 202-203]。即使是正常人在这些时候也会感到虚弱，这可以从经常伴随着笑声的"翻倍"或其他突然发作的强烈情绪引起的虚弱中看到。在缺乏下丘脑分泌素介导的蓝斑和其他脑干区域的运动促进时，肌张力在这些时候消失。相反，人类的黑素浓集激素（一种由下丘脑神经元和下丘脑分泌素神经元混合产生的肽）在社交活动中释放很少，但在进食后会增加。这两种肽在术后疼痛期间都处于最低水平，尽管唤醒时水平很高。黑素浓集激素水平在睡眠开始时增加，与诱导睡眠的作用一致[204]，而下丘脑泌素 -1 水平在醒来开始时增加。人类体内这两种肽的水平不仅与觉醒有关，而且与特定的情绪和状态转

变有关[165]（图 8.14）。

下丘脑分泌素的释放和下丘脑分泌素神经元仅在与某些情绪相关的唤醒时才活跃，这一发现为理解唤醒系统提供了一种新方法。下丘脑分泌素显然与某些积极情绪相关的觉醒有关。其他唤醒系统必须在厌恶情境中调节唤醒。唤醒系统的不同激活作为情绪、光照水平和其他变量的函数，可能为了解每种唤醒系统的独特作用提供重要的临床和基础科学见解。

人类嗜睡症的持续研究需要人类"控制"的大脑来确定嗜睡症的相关因素。我们研究小组遇到了一个我们认为是正常的人类大脑，当计算它的下丘脑分泌素神经元时，惊讶地发现，它的大脑比正常大脑的平均水平高出 54%。下丘脑分泌素神经元比其他人类

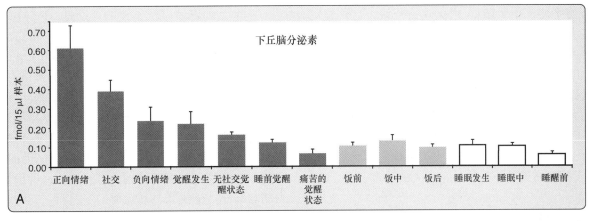

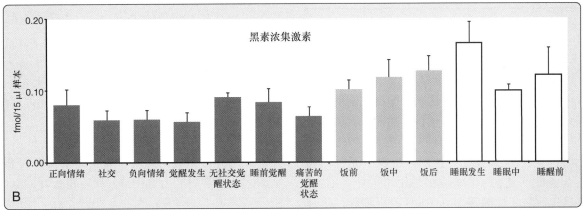

图 8.14 人类觉醒和睡眠活动中的下丘脑分泌素（Hcrt）和黑素浓集激素（MCH）水平。**A**，觉醒时 Hcrt 水平的最大值出现在积极情绪、社会互动和觉醒时；在入睡前和警觉觉醒时，当报告疼痛时，其含量最低。进食期间和进食后的变化比监测的非进食相关活动期间的变化要小。觉醒时的值用灰色表示，睡眠时的值用白色表示。"觉醒"指的是受试者处于觉醒状态，但没有表现出社会互动或情绪。**B**，最大 MCH 水平出现在睡眠开始和进食后。在醒来、社交和疼痛时最低（From Blouin AM，Fried I，Wilson CL，et al. Human hypocretin and melanin-concentrating hormone levels are linked to emotion and social interaction. Nat Commun. 2013；4：1547. doi：10.1038/ncomms2461.：1547）

"控制"大脑中的神经元要小得多。我们发现这个人是海洛因成瘾者。然后，我们获得了更多的鸦片成瘾者的大脑，发现了同样的模式。我们对小鼠进行了研究，发现慢性而非急性吗啡给药产生了与人类阿片类药物成瘾者相同的变化，并且慢性阿片类药物给药可以减轻或消除嗜睡症动物模型和嗜睡症患者的症状[32，205-206]。在一项后续研究中，在可卡因成瘾的大鼠中发现了类似的下丘脑分泌素神经元数量的增加，这表明下丘脑分泌素神经元的这种变化与成瘾有更普遍的联系。

下丘脑分泌素似乎主要通过调节氨基酸神经递质的释放而起作用[207]。全身注射下丘脑分泌素可使某些下丘脑分泌素神经支配的区域释放谷氨酸，产生强烈的突触后兴奋[175，208]。在其他区域，它促进 GABA 的释放，产生突触后抑制[199，209]。在发作性睡病，这些相互竞争的抑制和促进作用的丧失似乎会使脑运动调节和唤醒系统不稳定，而在下丘脑分泌素存在的情况下，大脑运动调节和唤醒系统可以保持严

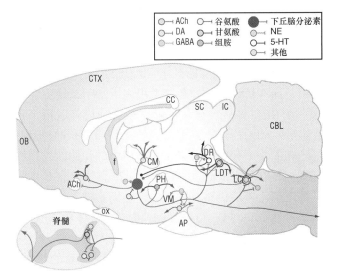

图 8.15 主要确定的下丘脑分泌素神经元的突触相互作用。以箭头结尾的线表示激活；圆形末端表示抑制。5-HT, 5-羟色胺；ACh, 乙酰胆碱；AP, 垂体前叶；CBL, 小脑；CC, 胼胝体；CM, 丘脑中央核；CTX, 皮质；DA, 多巴胺；DR, 背缝；f, 穹隆；GABA, γ-氨基丁酸；IC, 下丘；LC, 蓝斑；LDT, 背外侧被盖和脑桥脚；NE, 去甲肾上腺素；OB, 嗅球；OX, 视交叉；PH, 下丘脑后部；SC, 上丘；VM, 腹侧中脑（见彩图）

格调节的平衡（图 8.15）。根据这一假说，这种稳定性的丧失是发作性睡病的原因，在觉醒时肌张力的不适当丧失和睡眠时肌张力的不适当增加，导致嗜睡症患者 REM 睡眠行为障碍的发生率显著增加。同样，虽然发作性睡病的主要症状是觉醒期嗜睡，但发作性睡病患者夜间睡眠不好，经常醒来。换句话说，那些患有嗜睡症的人不仅仅是比正常人更虚弱和更困。相反，由于下丘脑分泌素功能的丧失，他们的肌张力和睡眠–觉醒状态调节不如神经正常人的稳定。

快速眼动睡眠的功能

对 REM 睡眠控制的研究似乎变成了一种无限的倒退，REM-on 细胞被 REM-off 细胞抑制，而 REM-off 细胞又可能被其他 REM-on 细胞抑制。很难确定这些细胞群正常激活的顺序，因为这些细胞群之间的轴突状态和突触延迟不可能超过几毫秒，然而，人类和猫的 REM 睡眠开始时间为几分钟，而大鼠的 REM 睡眠开始时间至少为 30 s 或更长。这也没有完全回答最终的功能性问题，"REM 睡眠是用来干什么的？"要回答这个问题，需要确定在 REM 睡眠期间，生理过程发生了什么变化。是排泄了某种毒素[213]，还是合成了某种蛋白质？如果是这样，我们该如何解释典型的 REM 睡眠持续时间的巨大差异呢？人类的 REM 睡眠通常持续 5 ～ 30 min，而小鼠的 REM 睡眠通常持续 90 s[214]。什么东西在小鼠身上 90 s 就能完成，而在人类身上平均需要 15 min？启动 REM 睡眠的生理需求是未知的，在 REM 睡眠剥夺期间积累的 REM 睡眠"债务"的来源也是未知的[215]。为什么一些海洋哺乳动物没有明显的 REM 睡眠（见第 10 章）？为什么在恒温动物（即鸟类和哺乳动物）中有 REM 睡眠，而在恒温动物的爬行类祖先中却明显缺失？

在 REM 睡眠产生机制的定位方面已经取得了很大进展。如前所述，许多关键的神经递质和神经元都是已知的。下丘脑分泌素在嗜睡症中的作用的发现提醒我们，在对 REM 睡眠的产生机制和功能有基本的了解之前，可能仍然有一些关键的细胞群必须被识别出来。然而，尽管有这样的警告，人们对 REM 睡眠期间大脑中发生的事情已经有了相当大的了解。

可以肯定的是，REM 睡眠中大脑活动的增加，消耗了大量的能量。大多数大脑神经元所表现出的强烈的神经元活动与觉醒时类似，甚至更强烈，在能量消耗和大脑"磨损"方面付出了代价。如果没有好处来补偿其明显的代价，这种状态不太可能产生达尔文的优势，并在哺乳动物中如此普遍。但这些好处是什么呢？

一个受到媒体广泛关注的观点是，REM 睡眠在记忆巩固中起着重要作用。然而，这方面的证据不足[216]。虽然早期的动物实验表明，剥夺 REM 睡眠会干扰学习，但随后的研究表明，关键的是剥夺 REM 睡眠过程的压力，而不是失去 REM 睡眠本身[217]。睡眠和记忆巩固关系的主要支持者已经得出结论，睡眠在陈述性记忆的巩固中没有作用[218]，这将排除睡眠在死记硬背记忆、语言记忆和概念记忆中的作用，只留下在程序记忆中起作用的可能性，这种记忆是学习骑自行车或演奏乐器所需要的。然而，支持睡眠在巩固人类程序性学习中的作用的研究，对类似的学习任务提出了相互矛盾的主张，一些人认为 REM 睡眠重要，而 NREM 睡眠不重要，另一些人则相反，还有一些人声称两种睡眠状态都是必不可少的[216]。数百万人服用单胺氧化酶抑制剂或三环抗抑郁药，通常持续 10 ～ 20 年。这些药物严重抑制或在许多情况下完全消除所有可检测到的 REM 睡眠[216, 219]。然而，并没有一个记忆缺陷的报告可归因于这种治疗。同样，经过充分研究的因脑桥损伤而永久失去 REM 睡眠的人，其学习能力也正常；研究得最好的这类人在受伤后完成了法学院的学业[220]，成为了他所在城市报纸的拼图编辑。患有多系统萎缩的人可以完全丧失 SWS 和 REM 睡眠中断，而不会表现出任何实质性的记忆缺陷[221]，最近一项控制良好的研究表明，使用选择性 5- 羟色胺再摄取抑制剂或 5- 羟色胺–去甲肾上腺素再摄取抑制剂抑制 REM 睡眠，对任何任务的记忆巩固都没有显著的下降，甚至对运动学习（即程序性）任务产生了微小但显著的改善[219]。

另一个被反复提出的观点是，REM 睡眠会刺激大脑[222-224]。根据这一理论，NREM 睡眠的不活动会导致代谢过程减慢，以至于动物在醒来后无法对捕食者做出反应，捕捉猎物或应对其他挑战。这将使哺乳动物的功能像爬行动物一样，在一段时间的不活动后反应缓慢。这一假说解释了在大多数情况下，NREM 睡眠之后会出现 REM 睡眠。这也解释了在人类和其他动物的睡眠周期接近尾声时，REM 睡眠所占的睡眠时间比例有所增加。人类从 REM 睡眠中被唤醒时比 NREM 睡眠更警觉，啮齿类相似[225]，与这个观点是一致的。脑干持续活跃的海豚的 REM 睡眠很少或根本不存在，而且从未出现过双侧 EEG 同步，这可以用这个假设来解释。如果一个半球总是活跃，就不需要定期刺激 REM 睡眠来维持快速反应的能力。然而，REM 睡眠功能的脑刺激假说并不能解释为什么觉醒不能代替陆生哺乳动物的 REM 睡眠。缺乏 REM 睡眠的人即使长时间保持活跃的觉醒状态，也会出现 REM 睡眠反弹，尽管这可能是压力作用，而不是缺乏 REM 睡眠的结果[217]。

一种可以解释 REM 睡眠反弹的现象是组胺、去甲肾上腺素和 5- 羟色胺神经元在 REM 睡眠期间停止活动。这种停止不会在觉醒时发生，因此觉醒不能代替 REM 睡眠的这一方面[226]。因此，REM 睡眠反弹可能是由于需要使这些胺能细胞群失活。一些细胞过程可能受益于胺能细胞活动的停止。这些单胺及其受体的合成可能在这段减少释放的时期得到促进。在没有激动剂的情况下，这些物质的受体可能会重致敏。参与这些递质的再摄取和失活的代谢途径也可能受益于不活动的时期。一些（但不是全部）研究支持这一假设[227-231]。

最近的研究为 REM 睡眠的适应性作用提出了另一种解释[232]。几乎所有陆地哺乳动物和鸟类都有两种睡眠状态：SWS 和 REM 睡眠。在被反复唤醒剥夺了 REM 睡眠后，哺乳动物增加了 REM 睡眠时间，这支持了 REM 睡眠是由体内平衡调节的观点。一些证据表明，持续 1 周或更长时间的 REM 睡眠剥夺会导致生理功能障碍和最终死亡。然而，将 REM 睡眠缺失的影响与伴随的 NREM 睡眠缺失和反复觉醒的压力区分开来是困难的。北方海狗（海熊）是半水生哺乳动物，它可以在陆地和海水中睡觉。海狗的独特之处在于，它既显示了大多数哺乳动物的双侧 SWS，也显示了此前报道的鲸类动物的不对称睡眠。我们发现，当海狗待在海水中（海狗一生中大部分时间都在海水中度过）时，它会在数天或数周内没有或大大减少 REM 睡眠（图 8.16）。在 REM 几乎完全消除之后，它在恢复到基线状态时显示出很少或没有 REM 反弹。大脑温度在 NREM 睡眠时降低，在 REM 睡眠时升高，这是公认的事实[232-233]。我们的数据与之前描述的假设一致，即 REM 睡眠通过脑干神经元活动的增加可能逆转双侧 NREM 睡眠降低的大脑温度和代谢效应，当海狗在海水中时，这种状态会大大减少[232]，而不是 REM 睡眠直接受到稳态调节。这可以解释为什么海豚和其他没有双侧 NREM 睡眠的鲸类动物没有 REM 睡眠，而随着人类和其他哺乳动物睡眠周期接近结束，REM 睡眠的比例越来越高。

临床要点

下丘脑分泌素神经元的丧失是大多数人嗜睡症的原因。人们认为这种细胞损失可能是免疫系统攻击这些神经元的结果，但缺乏令人信服的证据。下丘脑分泌素是未来治疗嗜睡症的一个有前途的途径。由于下丘脑分泌素系统对唤醒系统包括去甲肾上腺素、5- 羟色胺、乙酰胆碱和组胺系统有强有力的影响，因此用激动剂和拮抗剂控制下丘脑分泌素系统可能对发作性睡病、失眠和其他睡眠障碍以及抑郁症的进一步药物治疗很重要。

总结

REM 睡眠最初是通过其最明显的行为来确定的：睡眠期间的快速眼球运动。在大多数成年哺乳动物中，在 REM 睡眠期间，新皮质的 EEG 电压较低。海马体在 REM 睡眠期间有规律的高电压 θ 波。在这种状态下，体位肌肉的张力大大降低或消失。

产生 REM 睡眠的关键大脑结构是脑干，特别是脑桥和邻近的中脑部分。在识别这些区域内与 REM 睡眠联系最密切的神经元及其使用的递质方面，已经取得了相当大的进展。对 REM 产生区域的严重损伤会使 REM 睡眠中断。小损伤可导致动物无张力弛缓的 REM 睡眠或人类 REM 睡眠行为障碍。REM 睡眠可能在整个睡眠–觉醒周期中对大脑的调节，特别是对脑干温度的调节起着关键作用。

致谢

本章所依据的工作由退伍军人事务部医学研究服务处和美国国立卫生研究院（NIH）资助（HL148574 和 DA034748）。

参考文献和拓展阅读

请扫描书后二维码，获取参考文献和拓展阅读资源。

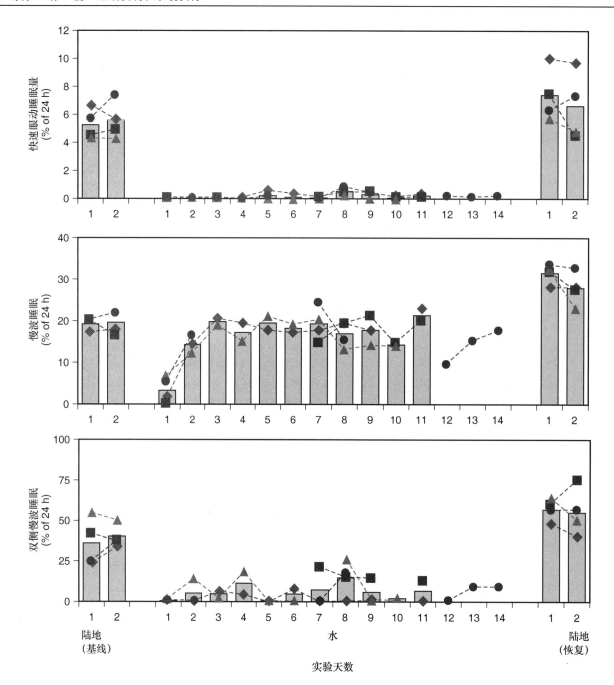

图 8.16　海狗在海水中待 14 天时，REM 睡眠被抑制，当回到基础状态"陆地"时，REM 睡眠几乎没有反弹。当在水中时，双侧 NREM 睡眠被抑制，就像海豚一样，它从来没有双侧 NREM 睡眠。海豚也不会有 REM 睡眠（见第 10 章）。海狗一年至少有 7 个月待在水里。单侧慢波睡眠（SWS）在水中也存在，海豚也是如此。彩色线条和符号表示单个值，浅绿色条表示平均值 [See Oleg I，Lyamin PO，Kosenko，SMet al. Fur seals suppress REM sleep for very long periods without subsequent rebound. Current Biology. 18；28（12）：2000-2005.e2.]（见彩图）

睡眠期间大脑神经元和神经胶质的深部脑成像

第 9 章

Priyattam J. Shiromani，Aurelio Vidal- Ortiz，Carlos Blanco- Centurion
胡雨丝 译 黄志力 审校

章节亮点

- 1918 年流感大流行，冯·伊科诺莫（von Economo）确定了调节睡眠和觉醒的特定大脑区域。自此，人们逐渐使用更好的工具来阐明睡眠和觉醒的神经环路。

- 新工具的应用已经验证了现有的数据，纠正了以往研究的错误，并取得新发现，推进了科学的发展。研究大脑是一个挑战，但新工具可以帮助我们解析大脑网络。

- 最新的工具是一种微型显微镜，它为我们研究自由运动小鼠中神经胶质细胞和神经元活动提供了前所未有的视角。来自大脑细胞的深部脑成像数据确定了正常大脑和患病大脑在细胞水平的活动，以及对特定催眠药的反应。

神经科学的一个目标是精确定位负责特定行为的神经元，这样就有可能通过识别特定的环路来纠正异常行为。在睡眠神经生物学领域，这包括识别负责觉醒和非快速眼动（NREM）和快速眼动（REM）睡眠的神经元。研究人员使用传统的神经科学工具，如横断、损伤、细胞记录、c-Fos 和环路示踪等方法，来识别调节觉醒、NREM 和 REM 睡眠的神经元群体。这些研究帮助我们推导出了参与调节睡眠和觉醒的神经元的基础环路（图 9.1）。然而，传统工具有根本的局限性，只能从基础环路出发回答领域中的关键问题。要解码调节特定行为（如睡眠）的复杂大脑环路，需要新技术。在过去的 10 年里，人们已经开发出新的基因工程工具，推荐读者参考 Shiromani 和 Peever 的综述，其中介绍了这些工具并描述了如何使用它们来鉴别构成睡眠的环路[1]。

本章重点介绍了活细胞成像方法，这种方法实现了对自由活动动物的大脑深处单个神经元和胶质细胞的活性进行成像，并能够实时监测不同条件下单个神经元和胶质细胞在数天乃至数月中的活性。通过数据集，人们可以绘制细胞的活动，并检验神经网络中关于正常与异常活动对比的假设。神经网络图谱可以通过使用基因转移或光遗传刺激修复网络中的缺陷节点来理解神经网络中的异常活动和正常运行。

深部脑成像的方法

目前，我们使用脑电图（electroencephalogram，

EEG）来记录大脑的活动，EEG 记录仪仍然是所有睡眠实验室的基石。然而，EEG 监测皮质表面的活动，不能揭示皮质下单个细胞的活动。目前已经开发出一种新方法，可以对自由活动的小鼠和大鼠大脑深处的单个细胞的活动进行成像[2]。成像是通过位于动物头部上方的微型单光子显微镜（Inscopix.com，Palo Alto，California）实现，也被称为微型显微镜（miniscope）（图 9.2）。这个微型显微镜与一根穿透大脑的显微内窥镜相连。显微内窥镜是一种玻璃透镜，我们称之为 GRIN 透镜（Gradient-Index；ThorLabs，Newton，New Jersey），它将透镜下层的细胞图像聚焦到显微镜上。微型显微镜捕捉细胞内钙离子（Ca^{2+}）水平的变化[3-4]。我们使用特殊的基因标记的传感器，被称为绿色荧光钙调蛋白（green fluorescent-calmodulin protein，GCaMP），荧光信号体现细胞内 Ca^{2+} 水平的改变，微型显微镜能够捕捉荧光变化。在静息状态下，含有 GCaMP 的细胞表现出基础的荧光信号。然而，当细胞（星形胶质细胞或神经元）兴奋时，细胞内的 Ca^{2+} 水平增加，导致荧光强度增加。荧光信号强度的变化可以通过经验来确定（df/f），并反映细胞的活动[5]。已经证实荧光与神经元的去极化有关[8]。人们已经证实 Ca^{2+} 荧光与动作电位直接相关[6]。新的基因编码的 Ca^{2+} 指标剂可从商业供应商处获得，并用于测量星形胶质细胞[7]和神经元[8]中的 Ca^{2+} 内流。

为了对神经元或胶质细胞中特定表型进行成像，将腺相关病毒 -DJ（adenoassociated virus-DJ，AAVDJ）-

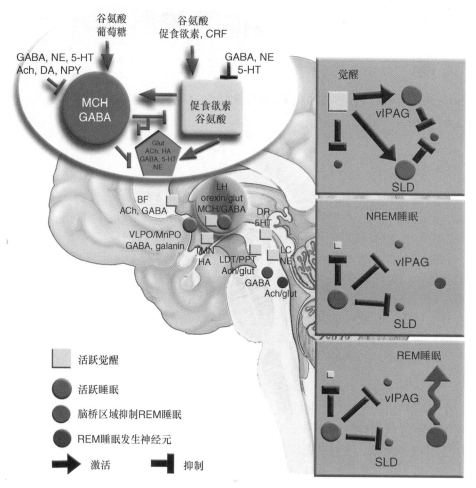

图 9.1　根据损伤、电生理和 c-Fos 研究得出的调节觉醒、NREM 和 REM 睡眠的神经元网络分布。新的工具可以进一步完善模型。ACh，乙酰胆碱；BF，基底前脑；CRF，促肾上腺皮质激素释放因子；DA，多巴胺；DR，中缝背侧；GABA，γ - 氨基丁酸；Glu，谷氨酸；HA；组胺；5-HT；5- 羟色胺；LC，蓝斑；LDT，背外侧被盖核；LH，外侧下丘脑；MnPO，正中视前区；NE，去甲肾上腺素；NPY，神经肽 Y；NREM，非快速眼动；PPT，脑桥脚核；REM，快速眼动；SLD，下外侧背核；TMN，结节乳头核；vlPAG，腹外侧导水管周围灰质；VLPO，腹外侧视前区（见彩图）

EF1a-DIO-GCaMP6m 注射到表达周期重组酶（cycle recombinase，Cre）的小鼠大脑中的目标部位（图 9.3）。在特定表型的神经元或胶质细胞中表达 Cre 的小鼠是可获得的（Jax.org）。小鼠被麻醉后（异氟烷：2%～3% 连续气体），固定于立体定位仪上。用微升注射器（通常体积为 0.2～1 μl）将包含 AAV 病毒的微粒缓慢注射到目标部位。在显微注射部位插入 GRIN 透镜，并将基板黏合到颅骨上。此时，将 EEG 和肌电电极连接到颅骨上，用牙科水泥固定各组件（详见参考文献 6）。术后，将小鼠送回它们的饲养笼，恢复 21 天。为期 21 天的恢复期可使 GCaMP6 能够在注射部位的 Cre 阳性细胞中充分表达，使细胞开始发出荧光，反映 Ca^{2+} 水平变化[8]。

为了使动物适应睡眠记录电缆和显微镜，一个标准实验开始前动物需要 3 天的适应期。在适应期，可以对显微镜的聚焦进行调整，以从体细胞中获得最清晰的荧光图像。通过手动转动显微镜，可将焦平面调节至 300 μm。最新一代设备的聚焦是电动的（Inscopix.com）。以获得最清晰的图像时显微镜的位置为基准，所有的图像都应在这个基准完成。可以通过调整焦平面观察其他神经元。这使得沿着背侧-腹侧焦平面对更多神经元进行成像成为可能。一个实验阶段通过一系列觉醒和 NREM 周期记录睡眠和荧光图像。并可以记录动物在一段时间内从事各种任务（喂食、理毛、运动活动）时的荧光图像。相同的神经元可以纵向成像，允许前后进行多次实验。实验范式完成后，通过脑组织学检查确认 GRIN 透镜神经元焦平面处是否存在含有 GCaMP6 的神经元（图 9.3）。

数据由微型显微镜捕获的视频图像组成，并存储在大容量存储磁盘（通常为 1 tb 的固态硬盘）上。一台配备了强大的视频图形处理器的高端计算机是分析数据所必需的。数据处理是通过 Inscopix 提供的专业

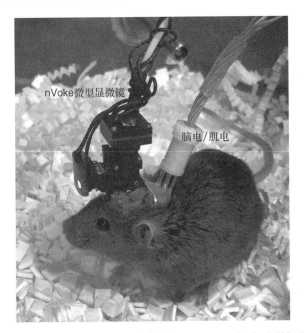

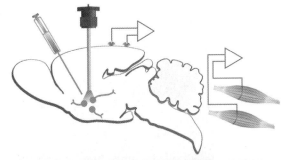

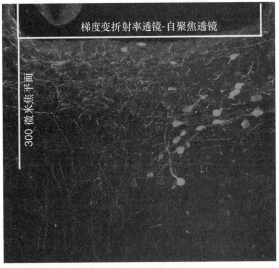

图 9.2 植入 nVoke 微型显微镜（Inscopix.com）和睡眠记录电极的小鼠。一个重达 2 g 的单光子微型显微镜可以与电极一起牢固地连接到颅骨上以记录睡眠。该微型显微镜对自由活动小鼠大脑深处单个神经元或神经胶质细胞的活动进行成像，使研究人员能够确定睡眠–觉醒状态下特定神经元或神经胶质细胞的网络活动（见彩图）

软件（Mosaic）离线完成的，Inscopix 是微型显微镜的供应商。Mosaic 与 MathLab（MathWorks Natick, Massachusetts）兼容，并允许导出数据，以实现与睡眠数据（Neuroexplorer.com, Colorado Springs, Colorado）的整合。

接下来，总结数据分析的步骤。对原始图像文件进行重新采样（抗锯齿；2×），修复坏点、行噪声和孤立的掉帧。然后，对干净的图像进行校正，消除动物呼吸时产生的运动伪影（沿 x 轴和 y 轴）。如果显微镜没有正确连接，那么就会出现严重的运动伪影，致使数据不能被纳入分析。运动校正后的图像用带通滤波器进一步清洗，然后确定一个参考荧光（F0）。通过主成分分析（principal component analysis，PCA）将数据集中的所有帧与参考帧进行比较，然后进行独立成分分析（independent component analysis，ICA）。PCA-ICA 产生一个定义的兴趣区域（region of interest，ROI）代表荧光细胞。如果 ROI 明确表示它代表两个相邻的细胞，则通过手动绘制各自的 ROI 来实现 Ca^{2+} 信号的分离。我们强调，在数据收集时获得清晰的荧光信号是必要的，这可以通过显微镜对焦来实现。研究者必须进行预实验，以确定能够产生最清晰信号的 AAV-GCaMP 的浓度和体积。Inscopix（Inscopix.com）现在提供覆盖有 AAV-GCaMP 的 GRIN 透镜。

荧光变化（ΔF）的计算方法：ΔF ＝ 像素（x,

图 9.3 GRIN 透镜焦平面下含有钙指示剂绿色荧光钙调蛋白 -6（GCaMP6）的神经元。上图简要地描述了在周期重组酶阳性的细胞中微量注射腺相关病毒 DJ（AAVDJ）-EF1a-DIO-GCaMP6m 来表达 GCaMP6。同时，将直径 600 μm 的 GRIN 透镜与电极一起插入大脑，记录脑电图和肌电图。注射 3 周后，连接显微镜记录与细胞内钙变化相关的荧光成像。下图为组织学结果，显示透镜下方有许多含有 GCaMP6 的神经元（见彩图）

y）处的电流荧光（F）减去像素（x，y）处的 F0，除以像素（x，y）处的 F0。对数据集进行归一化（Z 评分），绘制单个 ROI 随时间（通常以秒为单位）的荧光变化，并与睡眠或其他行为相关联。图 9.4 总结了数据分析的最终结果。ROI 代表的神经元在 GRIN 透镜的视场内清晰可见（图 9.4A 和 C）。每个 ROI 的荧光变化可以与睡眠–觉醒状态一起被追踪和绘制（图 9.4B 和 D）。

同一组细胞可以在不同的条件或处理中被追踪，这使得研究人员可以追踪细胞在数天至几个月期间的活性。事实上，这是实时成像的一个主要优势。电生理可以记录单个神经元的活动，但它的劳动强度极高，速度缓慢，而且不能选择性地识别被记录神经元的确切表型。另一方面，通过活细胞成像，研究人员现在可以"观察"具有已知表型起源的单个和群体神经元的活动，并迅速确定其在行为中的作用。这种方法解决了黑素浓集激素（melanin-concentration

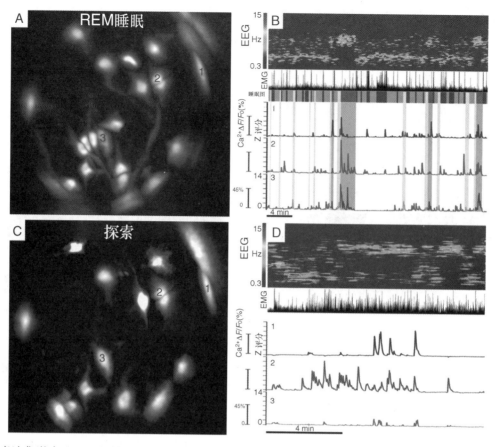

图 9.4　单个黑素浓集激素（MCH）神经元的钙荧光信号。（**A**）和（**C**）描绘了 GRIN 透镜与神经元胞体荧光（ΔF/F0）的相同视场，并通过主成分分析–独立成分分析（PCA-ICA）自动提取过程。我们已经标记了 3 个神经元（标记为 1，2，3），其钙离子荧光在（**B**）和（**D**）中绘制。（**A**）描绘了 REM 睡眠期间 MCH 神经元中的绿色荧光钙调蛋白 -6（GCaMP6）荧光（ΔF/F0）。Ca^{2+} 成像与记录皮质 EEG 和颈肌 EMG 活动同时进行。我们通过视频记录行为，并对其进行了检查，以识别行走、进食或理毛等行为。EEG 的活动（用功率谱表示，0.3 ～ 15 Hz）和 EMG 用于识别觉醒、NREM 和 REM 睡眠状态（标记为睡眠时相图）。在每个神经元中，ΔF/F0（以 Z 值表示）随动物的觉醒–睡眠状态而变化，荧光峰值与 REM 睡眠有关。睡眠时相图用以下颜色对睡眠–觉醒状态进行分类：紫色，活跃觉醒；蓝色，安静觉醒；绿色，NREM 睡眠；黄色，REM 前睡眠；红色，REM 睡眠。**C** 是与（**A**）相同的视野，显示的是小鼠正在探索放置在笼内新奇物体时提取的 PCA-ICA 神经元（ΔF/F0）。图片显示一些在 REM 睡眠（**A**）中信号明显的神经元在探索行为中也被激活。然而，（**A**）中的一些神经元在探索行为中并不明显，这表明这些神经元在 REM 睡眠期间有选择性激活（**A**）。30% 的神经元在 REM 睡眠期间被激活，但在探索行为期间没有被激活，这表明 MCH 神经元的一个子集在 REM 睡眠中有选择性活跃。**D**，MCH 神经元在探索新物体时的 GCaMP6 荧光。这些痕迹来自与 REM 睡眠相同的神经元（**A**）。EEG，脑电图；EMG，肌电图；NREM，非快速眼动；REM，快速眼动（For further details, see Blanco-Centurion and colleagues.[6]）（见彩图）

hormone，MCH）神经元的活动模式问题[6]。一项对头部固定大鼠进行的电生理学研究记录了 MCH 神经元的活动，并得出结论：这些神经元仅在 REM 睡眠期间活跃[9]。这个结果一直没有受到质疑，直到我们使用深部脑成像方法，发现 70% 的 MCH 神经元在觉醒期间的探索行为中也很活跃[6]。另一项研究也证实了这一结果[10]。在睡眠期间对谷氨酸能（Vglut2-IRES-Cre 小鼠）[11]、γ - 氨基丁酸（gamma-aminobutyric acid，GABA）（gad2-IRES-Cre 小鼠）[12-13]、甘丙肽[14] 和神经降压素[15] 神经元的活性进行了成像[16]。神经胶质细胞也在睡眠期间被成像（Marcos G. Frank 实验室[16a]）。通过深部脑成像方法，我们发现

了迄今未知的调节睡眠的神经元群体[17]。

钙成像识别网络激活

加州大学伯克利分校的研究小组率先使用深部脑成像方法来监测睡眠期间神经元的活动（例如，参考文献 17）。紧接着我们对 MCH 神经元进行成像[6]。与其他研究不同，我们认为脑成像可作为识别特定环路的网络激活的工具（图 9.5）。通过监测特定区域的网络活动，就有可能确定睡眠诱发信号在大脑中传播的模式。这样的大脑活动图谱对于理解大脑如何在意识状态之间转换以及导致睡眠障碍的原因至关重要。

如前所述，已经发现一个分布式的神经元网络可以产生觉醒、NREM 睡眠和 REM 睡眠。这些神经元的化学特征和连接也是已知的。下一步是确定这些神经元群体之间信号的时间进程，这将构建一幅在觉醒大脑陷入睡眠状态时信号贯穿大脑的时空地图。哪个群体首先受到影响？哪个群体最后接收到睡眠信号？特定的睡眠和觉醒神经元对刺激的瞬时反应和睡眠出现时的瞬时反应是什么？神经胶质细胞和神经元之间的瞬时反应是什么？这些信息对于识别睡眠相关的重要环路和节点是必要的，并可以使用催眠药，针对这些环路和节点促进睡眠。

在埃博拉病毒危机期间，手机数据和社交网站上的活动被用来绘制疾病传播的时间和空间地图。事实上，在 COVID-19 大流行中，手机信号被用来跟踪个人和疾病的传播。我们相信，这是第一次有可能获得大脑入睡时的点对点活动图谱。与植物状态／无反应性觉醒综合征相比，小网络中的活动可以区分出处于最小意识状态的患者[18-19]。换句话说，小网络中的功能活动可以鉴别正常大脑和患病大脑。最重要的是，药物治疗应该能够修复网络并使功能正常化（图 9.5）。数十年来，药物已经纠正了小网络中心脏的、癫痫样的和其他的电活动。然而，在睡眠障碍医学领域，尽管美国食品和药品管理局（Food and Drug Administration，FDA）批准了几种用于治疗发作性睡病的药物[20]，但并没有关于药物疗法对小型睡眠网络活动产生影响的数据。越来越多的人希望在细胞水平证明这些药物的效应，首先在动物模型中，进而应用于人体。我们认为，任何能够使细胞网络活动和功能正常化的药物都具有优势。

深部脑成像方法使研究人员能够在认定的行为期间识别神经环路的活动。例如，这种方法正在被用于解构猝倒期间特定神经元的活动。在嗜睡性促食欲素敲除小鼠的杏仁核中，GABA 神经元的活性用 vGAT-Cre 小鼠中的囊泡 GABA 转运体鉴定被成像，发现了一些 GABA 神经元在猝倒发作前变得活跃[21]。这表明在猝倒发作前，杏仁核神经元的一个亚群出现了过度活跃。这些神经元的活动可以被阻断，表明也可以阻断猝倒。研究发现，下丘脑中 MCH 神经元的活性没有变化，这表明这些神经元并不是猝倒的触发因素[21a]。

重要的是要认识到，与电生理学一样，显微内窥镜是一种提供描述性数据的工具，必须使用其他方法（如光遗传学或化学遗传学）来机制性地驱动环路，从而引起行为改变。钙成像方法的局限性在于它不能揭示被成像神经元的活动速率或模式。例如，它不能揭示被成像的神经元是单峰放电还是簇状放电。它也缺乏毫秒级的精确度，而毫秒级的精确度是识别与特定行为相关的事件的时间进程和顺序所必需的。GCaMP6m 荧光可能会猝灭，这就需要在给定的时间内捕获短时间内的图像。然而，这些局限性有可能通过更快的相机和更稳定的染料来解决。

未来的发展方向

小型化的电子放大器和电池供电设备，使得识别长时间飞行中鸟类的睡眠成为可能[22]。一种微型显微镜将使以往的挑战性问题得以解决。新型显微镜 nVoke（Inscopix.com）允许研究人员通过光遗传学方法刺激细胞并对邻近细胞的反应进行成像。这种显微镜可以刺激神经元并成像邻近神经胶质细胞的活动，反之亦然，从而确定在自由活动的动物中，细胞周围的细胞如何相互影响。显微内窥镜也可以用来确定爬行动物是否存在 REM 睡眠，或者确定 REM 睡眠是否也是单半球，就像 NREM 睡眠一样。这可以很容易地通过对保守类型的神经元的活动成像来实现，例如，下丘脑分泌素或 MCH 神经元，以确定它们的活动是否与小鼠的 REM 睡眠直接相关。

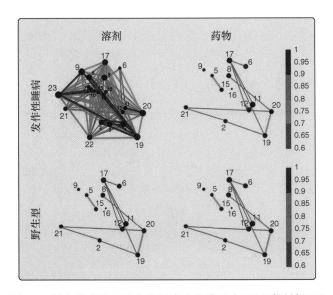

图 9.5　假定的药物对发作性睡病小鼠模型中睡眠诱导神经元网络活动的影响。圆圈代表在睡眠中钙离子荧光增加的神经元。圆圈的大小和神经元之间的线条标识了成对神经元之间的荧光强度。发作性睡病（溶剂）的睡眠网络有一种过度活跃的活动模式，导致睡眠片段化和发作性睡病行为。药物减少了网络活动，使其与正常野生型动物中看到的网络活动类似（见彩图）

临床要点

微型显微镜使监测调节特定行为（包括睡眠）的细胞环路的活动成为可能。小网络中的功能活动可以确定正常和病变的大脑，或识别感知能力较差物种的睡眠。如果网络活动异常，药物治疗应当能够修复网络并使功能正常化。能使细胞网络活动和功能正常化的药物将具有优势。

总结

传统的神经科学工具，如损伤、细胞记录、c-Fos和示踪方法，在识别复杂且混合的促进睡眠和觉醒的神经元群体方面发挥了重要作用，这些神经元协调并产生觉醒、NREM 和 REM 睡眠。挑战在于观察特定神经元在特定行为中的活动。现在，一种微型显微镜的开发，使我们能够实现深入观察自由活动动物的大脑。睡眠神经生物学家首次可以见证特定神经元在睡眠期间的动态激活，并识别正常与患病大脑中特定网络的活动。

致谢

Priyattam J. Shiromani 得到了退伍军人事务部（Department of Veterans Affairs）、退伍军人健康管理局（Veterans Health Administration）、研究发展办公室（Office of Research Development，BLR&D）和美国国立卫生研究院 NS052287 和 NS079940 的部分支持。

参考文献和拓展阅读

请扫描书后二维码，获取参考文献和拓展阅读资源。

哺乳动物睡眠的进化

第 10 章

Jerome M. Siegel

刘元元　译　黄志力　审校

章节亮点

- 对于大多数成年动物来说，睡眠与交配和喂养是不相容的。动物在睡眠期间似乎很容易被捕食。为什么进化保留了这种状态？我的结论是，几乎所有动物都存在睡眠，并且不同物种睡眠时间的巨大差异可以最好地解释为对生态和能量需求做出的适应。

- 睡眠并不是一种需要用未被发现的功能来解释的"不利于适应的状态"（尽管这些功能无疑是存在的）。遗传成功与资源的有效利用和风险的规避密切相关。因此，不活动可以减少伤害，安全的睡眠地点可以减少被捕食的风险。睡眠大大减少了大脑和身体的能量消耗。在野外，大多数动物都处于饥饿状态，并且在醒着的大部分时间里都在寻找食物。如果有充足的食物，一个物种的种群数量会迅速扩大，直到再次面临食物短缺，这一现象可以从上个世纪人口的大幅增长中看出。每天"小"的节能会产生巨大的进化优势。

- 相反，如果有食物但获取很耗时，减少睡眠时间对动物来说是有利的。同样，减少或消除睡眠以允许迁移和响应其他需求也是有利的。许多长期消除或减少睡眠时间而没有"反弹"的例子已被记录。

- 许多人认为，被捕食的风险在睡眠期间会增加；也就是说，睡眠时每小时被杀死的动物比觉醒时多。然而，缺乏证据支持这一论点。大多数动物寻求安全的睡眠地点，通常是在地下、在树上或在提供公共保护的团体

中。那些无法找到安全睡眠地点的大型食草动物似乎睡眠时间较少且睡眠深度较低。没有被捕食风险的大型动物，如大型猫科动物和熊，通常在未受保护的地方，可以长时间睡眠，并且似乎睡得很深。

- 已经有大量的数学分析对不同物种报告的睡眠时间与每个物种的其他特征进行比较。例如，将总睡眠时间或快眼动睡眠时间与体重、脑体重比和寿命进行比较。可用的睡眠参数通常来自对实验室或动物园受控环境中的动物研究。最近的研究表明，睡眠时间随季节、温度、迁徙、年龄和繁殖阶段的不同而有很大差异，从而削弱了此类分析。相反，恒温条件、完全没有捕食风险、圈养条件下可随意获取食物和水，这些条件在野外几乎不存在，这无疑是控制睡眠进化的主要因素。对睡眠进化完整的理解需要对每个物种进化和继续生存的实际条件下的睡眠进行分析。幸运的是，现在电子技术的进步使此类研究更加实用，并将有助于更好地理解睡眠进化的决定因素。

- 正如在人类狩猎采集期间（指在人类历史早期，靠狩猎、采集和捕鱼为生的人类社会）中观察到的"自然"睡眠，不会在日落时开始，通常不会被长时间的觉醒时间所打断，持续时间比工业社会的要短一些，并且夏季和冬季之间有近 1 h 的差异。打盹并不是狩猎采集者睡眠的常规特征，失眠也很少见。

适应性不活动

睡眠应该放在其他形式的"适应性不活动"的背景下看待。大多数生命形式都进化出了允许在条件不理想的情况下长时间减少代谢活动的机制。在动物中，这通常包括运动和感觉反应的减少或停止。休眠状态的发展是生命进化的重要一步，并且对于许多

生物体的生存仍然至关重要。许多物种已经进化出季节性休眠或冬眠模式，使它们能够预测不适合生存和繁殖的时期。在其他物种中，休眠是由环境条件触发的。许多生物体的大部分生命周期都处于休眠状态，只有在条件最佳时才变得活跃。在生物体中可以看到连续的适应性不活动状态，包括植物、单细胞和多细胞动物以及有或没有神经系统的动物[1]。

在植物界，种子通常处于休眠状态，直到出现

正确的季节、热量、湿度和 pH 条件。一个有记录的例子是一粒莲花种子，经过 1300 年的休眠期后，长成了一棵健康的树[2]。另一种是具有 2000 年历史的枣椰树种子，它长出了可存活的树苗[3]。某些形式的植被只在相隔数十年的火灾之后才能发芽。其中包括原产于美国西南部的巨型红杉。大多数落叶树木和植物都有季节性休眠期，在此期间它们停止光合作用，这一过程称为脱落。

据报道，被困在古代缅甸琥珀中长达 4500 万年的黎巴嫩象鼻虫体内的一小群酵母菌已被复活并用于酿造现代啤酒[4]。轮虫，一群小型多细胞生物，为了应对环境压力（包括缺乏水或食物），休眠期从几天到几个月不等[5-6]。寄生虫可以在动物组织内休眠数年，在免疫系统受损期间出现[7]。一些无脊椎动物寄生虫具有较长的休眠期，通过形成保护性包囊来保护自己[8]。昆虫休眠或滞育可能是季节性的，持续数月，而坊间报道表明，在某些条件下，可以持续数年至长达一个世纪，这可能发生在胚胎、幼虫、蛹或成虫阶段[9]。在滞育期间，昆虫可能很容易被捕食，一些睡觉的动物也是如此。被动防御策略被采用，如在地下或隐藏的凹槽中进入休眠状态，具有坚硬的外壳，以及对基质的顽强附着。陆生蜗牛和蛞蝓可以分泌黏液膜进行保护并进入休眠状态[10]。

生活在季节性结冰或干燥的湖泊中的爬行动物和两栖动物以及生活在寒冷或极端高温环境中的蛇都有能力进入休眠状态。这些可能仅发生在昼夜节律周期的凉爽部分，也可能在冬季持续数月[11]。夏眠是发生在温暖时期的一种休眠形式。它使得爬行动物、两栖动物、鱼类和昆虫[12-16]能够在第一场雨中从干燥、明显没有生命的环境中出现。

在哺乳动物中，可以看到从休眠到持续活动的连续状态。无法长距离迁徙并生活在温带或寒冷环境中的小型动物通常通过冬眠来度过冬天。一些蝙蝠、许多啮齿动物、有袋动物和食虫动物会冬眠。这种状态从非快速眼动（non-rapid eye movement，NREM）睡眠进入，并且通常终止于 NREM。冬眠期间，体温可降至 10℃ 以下，低至 -3℃（有防冻保护）[17-18]。动物在冬眠期间很难被唤醒，完全唤醒需要长达 2 h。因此，冬眠者很容易被捕食，并通过寻找受保护的地点来度过冬眠。麻木[17]是哺乳动物和鸟类每天都会进入的另一种休眠形式。麻木状态是通过 NREM 睡眠进入和退出的，并且可以按照昼夜节律反复出现或可持续数周或数月。处于浅度麻木状态的动物比冬眠的动物更容易被唤醒，但在受到刺激时仍然无法快速做出反应。其他一些哺乳动物，如熊，在冬天有较长的睡眠时间，在此期间，它们的新陈代谢率降低，体温也降低了

4～5℃[19]，但它们仍然比处于麻木状态的动物更敏感。

睡眠可以被视为处于这个连续时间上的一种适应性不活动形式。睡眠最引人注目的不是它造成的反应迟钝或脆弱性，而是它减少活动以及身体和大脑新陈代谢的能力，但相对于本章前面描述的休眠状态，仍然允许高水平的反应能力。经常被引用的例子是，父母因婴儿的呜咽而醒来，但在雷暴雨中能睡着，这说明睡眠中的人类大脑有能力在睡眠期间持续处理感官信号，并在几百毫秒内因显著性刺激而完全醒来。尽管睡眠时大脑能量消耗相对安静觉醒时大大减少，但这种能力仍然保留[20-21]。

青少年对睡眠期间出现的刺激反应不如成年人，任何养育过青少年的人都可以证明这一点。这可能是进化所选择的，因为免受掠食者侵害的保护是由家庭中年长的成员提供的，他们也照顾婴儿的夜间需求。儿童的不活动使该群体受益，因为这样减少了他们在家庭食物需求中相对较大的一部分，并将食物能量用于生长。

一些生活在食物或光照季节性减少或捕食者威胁周期性增加的气候中的动物，已经进化出迁徙以求生存。许多鸟类都会这样做，某些海洋哺乳动物也如此（请参阅"海洋哺乳动物"部分）。尽管有些可能在迁徙过程中保持昼夜节律的活动，但另一些则持续活跃数周或数月。有些脊椎动物在其一生中似乎从未达到睡眠、保持反应或反应和活跃的行为标准[22]。

患有"失眠"的人通常白天不困，尽管夜间睡眠时间减少（或在许多情况下正常）。他们可能被视为更接近迁徙动物或睡眠时间短的动物，而因睡眠剥夺、睡眠呼吸暂停或疼痛而睡眠紊乱的人类则在白天感到困倦[23]。相反，许多嗜睡症患者，而不是浅睡眠或睡眠中断的受害者，似乎需要更多的睡眠和睡得更深，这可以通过延长的睡眠时间来补偿。也许这些个体可能表达了一种对减少能量消耗具有高度适应性的基因和行为。

哺乳动物睡眠持续时间相关性的定量分析

喜欢数学的研究人员试图将收集到的哺乳动物睡眠持续时间数据与生理和行为变量联系起来，以便提出关于睡眠功能的假设。然而，这些研究所依据的数据并不理想。仅对大约 80 种哺乳动物进行了研究，并进行了足够的测量，以确定 24 h 内的快速眼动（rapid eye movement，REM）和 NREM 睡眠量。这些绝不是 5000 多个哺乳动物物种中的随机样本。相反，它们是可行的，并且在实验室研究或在某些情况下可用于动物园的非侵入性（且不太准确）研究。在实验室中，用于睡眠研究的动物受试者通常是随意进

食的。处于相对不变的热中性温度；并且处于人工（通常 12 h-12 h：12 h 光照 -12 h 黑暗）光暗周期。这些环境与动物进化的环境有很大不同。现在的数字记录和存储技术将能够收集自然环境中动物的测绘数据[24]。一个很好的例子是 Davimes 及其同事 2018 年在自然条件下对阿拉伯羚羊进行的一项研究。这种动物的睡眠时间存在明显的季节性差异（冬季 6.7 h，夏季 3.8 h），其睡眠的昼夜节律在各个季节也有很大差异[25]。这种"自然"观察对于确定睡眠时间的变化是必要的。由饥饿、对温度变化、捕食和其他变量的反应引起的睡眠时间推动了进化。研究睡眠的动物很少接受唤醒阈值、睡眠反弹的性质和程度以及睡眠的其他方面的测试，这些方面的物种间差异将有助于

了解睡眠的进化和功能。我们知道，在人类，睡眠深度［通过唤醒阈值或脑电图（electroencephalogram, EEG）幅度评估］在睡眠剥夺后会增加。在不纳入睡眠深度信息的情况下，可以对不同动物的睡眠时间进行有益的比较吗[26]？

最早的一项研究将 REM 和 NREM 睡眠持续时间与生理变量进行比较，发现睡眠持续时间与体重呈负相关[27-28]。随后的分析发现，这种关系仅适用于食草动物，不适用于食肉动物或杂食动物[29]。这项研究还表明，作为一个群体，食肉动物比杂食动物睡眠更多，而杂食动物又比食草动物睡眠更多（图 10.1）。

一项早期研究发现，大脑重量和 REM 睡眠时间（但不是总睡眠时间）之间有显著的负相关性关系。

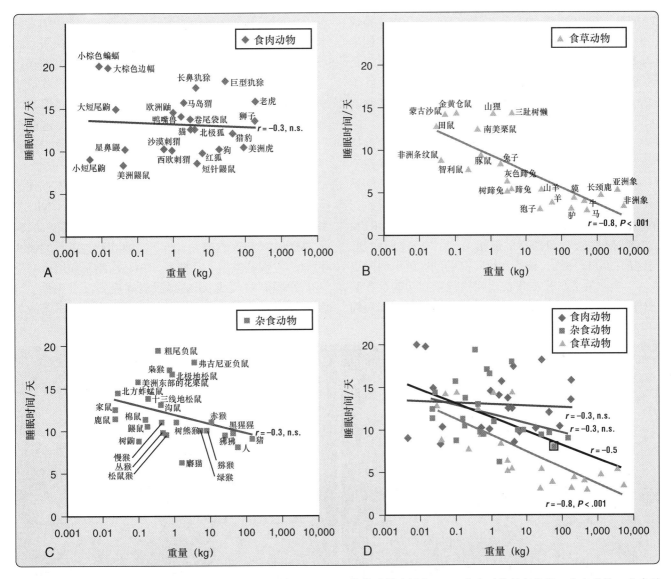

图 10.1　哺乳动物的睡眠时间。**A**，食肉动物以深红色显示；**B**，食草动物为绿色；**C**，杂食动物是灰色的。食肉动物、杂食动物和食草动物的睡眠时间存在显著差异，食肉动物的睡眠量显著高于食草动物。所有陆地哺乳动物的睡眠量是体重的反比函数（黑线）。该函数约占所报告的睡眠量物种间方差（**D**）的 25%。食草动物促成了这种关系，因为食草动物的体重和睡眠时间呈显著的负相关，但在食肉动物或杂食动物中则没有（From Siegel JM. Clues to the functions of mammalian sleep. Nature 2005；437：1264-1271.）（见彩图）

应该强调的是，后一种相关性很小，仅占 REM 睡眠时间方差的 4%（图 10.2）。这些早期研究中出现的最大相关性是身体或大脑质量与睡眠周期持续时间之间的关系，即从一个 REM 睡眠期开始到下一个 REM 睡眠期开始的时间，不包括中间的觉醒。这种相关性解释了动物之间睡眠周期时间差异的 80%，并且在随后的哺乳动物研究中也得到了证实。小鼠的睡眠周期持续时间约为 10 min，人类为 90 min，大象为 120 min。由于睡眠与体温降低[30]和能量消耗有关，因此有人假设能量守恒可能是睡眠的一个功能[31]。

　　几项研究重新分析了系统发育数据集。这些研究采用了多种策略从该数据集中提取关系。Lesku 及其同事[32]使用了一种"独立对比"的方法，试图控制所比较物种的相关性。之前的分析纳入了许多啮齿类动物，这些动物对哺乳动物睡眠的结论产生了不成比例的影响。他们证实了先前的发现，即基础代谢率（与体重相关）和睡眠时间之间存在负相关关系。与早期和后续对同一数据集的研究相比，他们报告了 REM 睡眠与相对脑质量之间呈正相关，而 REM 睡眠时间与捕食风险之间呈负相关。

　　另一项研究将其分析限制在符合他们认为更严格标准的研究中，发现与早期的研究相比[28]，代谢率与睡眠配额呈负相关，而不是正相关[33]。这一结果与之前的一些研究并不矛盾[29]。他们还报告说，与早期的研究不同，成人和新生儿的脑质量与成人 REM 或 NREM 睡眠时间都不呈正相关[28, 33]。他们发现，与之前的分析一致，被捕食风险高的动物睡眠时间更少[29, 34]。为了与仅在睡眠期间执行未知功能存在某种固定需求的概念保持一致，他们提出睡眠时间短的

物种会睡得更充分，以在更短的时间内实现这一功能，但他们没有为这一假设提供实验证据。对睡眠时间最短的哺乳动物中的长颈鹿和大象的观察，以及人类在青春期睡眠时间较长的睡眠深度的增加，表明情况恰恰相反。

　　Lesku 以及 Capellini 及其同事研究的一个显著特点是，两者都排除了他们得出的具有不寻常睡眠模式的动物。因此，在睡眠中结合了 REM 和 NREM 特征的针鼹被从分析中排除[35]。鸭嘴兽是迄今为止所研究的动物中 REM 睡眠时间最多的动物[36]，也被排除在本次分析之外，因为它是来自另一项专注于大脑大小关系的研究[37]。海豚和其他 3 种鲸目动物以及 2 种海牛由于缺乏 REM 睡眠和单半球慢波睡眠（unihemisphenic slow wave sleep，USWS），他们被排除在 Lesku 及其同事的研究之外。将这些物种纳入分析无疑会否定或扭转他们报告的大脑大小与快眼动睡眠之间的正相关关系，因为鸭嘴兽在所有研究的动物中拥有最长的 REM 睡眠时间，并且是大脑尺寸最小的动物之一。而海豚，似乎没有 REM 睡眠，但其大脑比人类更大[38-39]。正如我稍后将讨论的，这些被排除在先前分析之外的"不寻常"物种，实际上可能为跨物种的睡眠功能研究提供了重要的线索。

　　在考虑从人类到果蝇跨物种睡眠功能普遍存在的可能性时，重要的是要了解鸟类中 REM 睡眠和 NREM 睡眠的存在。鸟类和哺乳动物一样，都是恒温动物。对鸟类睡眠参数的相关分析与对哺乳动物进行的研究相似，发现脑质量、代谢率、相对代谢率和出生成熟度与总睡眠时间或 REM 睡眠时间之间没有关系[40]。所有这些关系的参数"明显不显著"，唯一显著的关

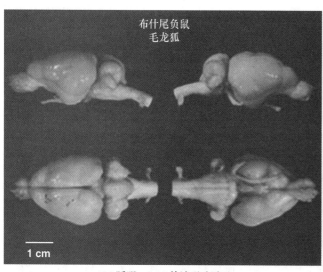

布什尾负鼠
毛龙狐

1 cm

18 h睡眠，6.6 h快速眼动睡眠

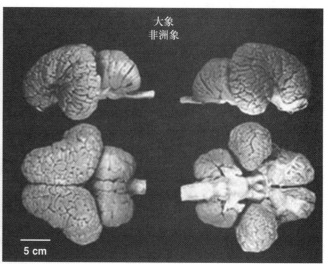

大象
非洲象

5 cm

2.05 h睡眠

图 10.2　睡眠量与大脑皮质的相对大小或脑化程度不成正比（From Siegel JM. Clues to the functions of mammalian sleep. Nature 2005；437：1264-1271.）

系是捕食风险与 NREM 睡眠时间（而不是 REM 睡眠时间）之间的负相关关系，这与本章前面报道的哺乳动物中捕食风险与 REM 睡眠（而不是 NREM 睡眠时间）之间的关系形成鲜明对比。这种唯一的显著关系只能解释鸟类 NREM 睡眠时间差异的 27%。

　　总而言之，各种相关性研究（大多数是在实验室或动物园条件下进行的）对于睡眠时间的生理和功能相关性得出了不同且常常相反的结论。应该强调的是，除了睡眠周期长度与大脑和体重之间的密切关系外，研究报道的所有"显著"的相关性仅解释了睡眠参数差异的一小部分，让人怀疑相关性方法是否触及

了睡眠功能的核心问题。即使具有相似的遗传学、解剖学、认知能力和生理学功能，近亲哺乳动物物种可以具有非常不同的睡眠参数，远亲物种可以具有非常相似的睡眠参数。尽管已确定 REM 和 NREM 睡眠时间的物种数量相对较少，但仍存在许多这样的例子（图 10.3）。例如，豚鼠和狒狒每天的 REM 睡眠和 NREM 睡眠时间相同[41]。

睡眠的多样性

　　在睡眠满足所有动物的未知但普遍功能的假定

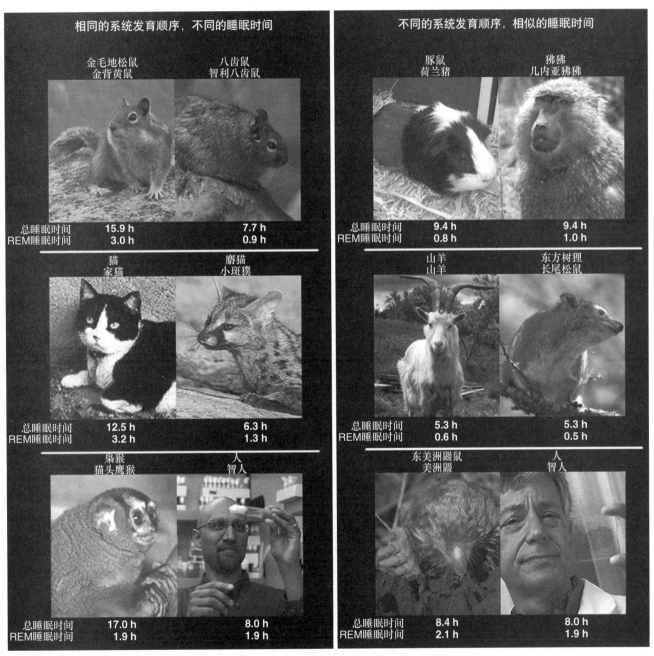

图 10.3　哺乳动物的系统发育顺序与睡眠参数没有强相关性。左边是 3 对动物，它们的顺序相同，但睡眠参数却截然不同。右边是 3 对不同目、睡眠时间相似的动物。哺乳动物的睡眠时间与系统发育顺序没有强相关性。REM，快速眼动（From Allada R, Siegel JM. Unearthing the phylogenetic roots of sleep. Curr Biol. 2008；18：R670-R679.）

条件下，一些研究已经在一些动物上进行，这些动物的遗传学和神经解剖学比哺乳动物更容易理解，也更容易操作。这项工作大部分集中在果蝇（Drosophila melanogaster）上。这些动物似乎符合睡眠的行为定义。他们的反应阈值在不动期间会升高，但当施加足够强烈的刺激时，他们会迅速"醒来"。在不受干扰的情况下，它们通过部分反弹的不活跃状态来弥补"睡眠"剥夺。然而，这些生物体与哺乳动物的生理学和解剖学之间的重大差异使得从果蝇睡眠研究中得到的见解很难转移到人类睡眠研究中。果蝇的大脑与脊椎动物的大脑不同。下丘脑分泌素是哺乳动物中主要的睡眠调节递质，但在果蝇中不存在[41]。果蝇不是恒温动物，而体温调节与哺乳动物睡眠的基本特征密切相关[29-30, 43]，而且它们没有 REM 睡眠。两项研究表明，调节神经元膜兴奋性的钾电流的基因改变会显著损害果蝇的睡眠和睡眠反弹[44-45]。钾电流的调节可能是睡眠的核心功能，或者只是可能影响调节活动和静止的环路的兴奋性，就像这些电流影响癫痫易感性一样[46-47]。

Leung 及其同事在 2019 年发表论文声称，在斑马鱼幼虫中检测到类似 REM 睡眠的状态[48]。然而，据我所知，尚未有关于成年斑马鱼或任何其他鱼类存在 REM 睡眠的报道。斑马鱼幼虫没有表现出唤醒阈值和稳态调节，因此尚不清楚所描述的状态是否是睡眠，更不用说是 REM 睡眠。秀丽隐杆线虫是一种神经系统比果蝇简单得多的蛔虫，已对其类睡眠行为进行了研究[49]。秀丽隐杆线虫在 60 h 内达到成年期，并且在成熟期间有一段称为"昏睡期"的不活动期，发生在成熟前经历的 4 次蜕皮之前。在昏睡期对秀丽隐杆线虫进行刺激，在昏睡期的剩余时间内，其活动会出现小幅但显著的下降，但不会延迟随后的活动期或总体上增加静止期，这些现象与在哺乳动物中睡眠剥夺的影响不同。目前尚不清楚成年线虫是否表现出睡眠行为[50]。

即使在哺乳动物中，睡眠的生理学和神经化学方面也存在基本的物种差异。尽管存在许多相似之处，但人类、大鼠、小鼠和猫（研究最多的物种）之间睡眠的 EEG 方面也存在很大差异[51-53]。人类第 4 阶段 NREM 睡眠（新命名中的 N3）与生长激素分泌有关。然而，对于狗来说，生长激素分泌通常发生在觉醒时，而不是睡眠时[54]。昼行动物的褪黑素释放量在睡眠期间达到最大，但夜行动物的褪黑素释放量在醒时达到最大[55]。研究表明，人类和大鼠在 REM 睡眠期间会出现勃起[56]；然而，犰狳只有在 NREM 睡眠时才会勃起[57]。海豚没有 REM 睡眠，尽管大多数动物睡眠剥夺和睡眠代谢研究将新皮质视为一个整体，成人 REM 睡眠中新皮质区域之间的血流和代谢存在显著差异[58]。

动物做梦？

顶叶皮质和某些其他区域的损伤消除了人类的梦境回忆，即使是通过皮质 EEG、REM 和肌张力抑制判断的 REM 睡眠正常的个体也是如此。6 岁之前的人类通常不会报告梦境思维，可能是因为这些皮质区域尚未发育[60]。这些发现让人怀疑具有 REM 睡眠的非人类哺乳动物是否具有梦境心理，因为它们的皮质区域的结构与成年人不同。我们在与 REM 睡眠控制相关的结构解剖学方面存在物种差异的背景下，审查了有关哺乳动物 REM 和 NREM 睡眠持续时间的数据[61]。我们推测某些物种做梦的可能性，强调我们无法知道动物是否做梦，不管它们是否有 REM 睡眠。但我们对不同物种睡眠生理学的了解表明，有些物种（例如猫和狗）可能会做梦，而另一些物种如鲸目动物（鲸鱼和海豚，地球上大脑最大的动物）则不大可能做梦。

大象和树懒

大象的睡眠非常有趣。它们是最大的陆地哺乳动物，拥有陆地哺乳动物中最大的大脑，也是寿命最长的哺乳动物之一。它们的社会结构和行为的复杂性可与灵长类动物相媲美。在野外，它们每天都会旅行，寻找最佳的草、植物、灌木、水果、树枝和树根资源来食用。通常，由母象领导象群。它必须导航到最近没有被进食的地区，这是一项艰巨的任务，也符合"大象永远不会忘记"的格言。目前的理论假设睡眠与认知因素、寿命和健康密切相关，可能表明大象的睡眠时间比社会结构较少和记忆需求较低的动物更长。然而，对圈养大象的研究得出的结论是，亚洲象每天只睡 4～6.5 h[62]。对圈养大象的第二项研究也报告了类似的结果[63]。在我们最近的研究中，我们对博茨瓦纳的两只野生非洲象进行了为期 35 天的记录。卫星追踪显示，他们每天的行程最远达 45 公里，平均每天 15 公里。我们通过记录躯干不移动的时期来监测睡眠行为，这表明休息或睡眠时期。我们发现平均每天休息时间为 2 h。即使所有这些静止期都是睡眠，其数量也远低于圈养的睡眠时间，并且是所有哺乳动物中最低的（图 10.4），这对睡眠持续时间与认知或社会结构因素相关的理论提出了挑战。但从行为的角度来看，圈养的大象早上会在围栏里扔一捆干草，它们比平均每天需要步行 15 公里才能获取食物的大象睡得更多，这一点也不足为奇。也就是说，动物园里的大象休息或睡眠更多，因为它们不需要活动。当比较圈养的树懒和野生的树懒时，也发现了

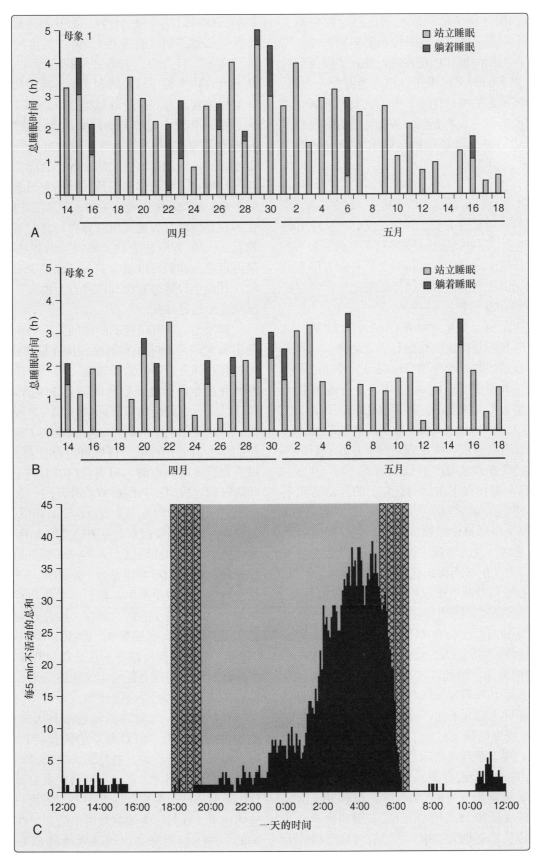

图 10.4　大象的睡眠时间、发生次数和时间分布。**A** 和 **B**，条形图代表每头大象在 35 天的记录期内每天的总睡眠时间。**A**，母象 1；**B**，母象 2。注意，在某些天没有观察到睡眠。这些条形图还代表站立睡眠（蓝色）和躺着睡眠（紫色）所花费的时间，尽管并非每天都发生躺着睡眠。**C**，图显示了 35 天记录期内任何给定 5 min 内不活动 / 睡眠事件的平均计数，并结合了两只大象的数据。请注意明显的夜间不活动模式，白天很少发生不活动。绝大多数睡眠发作发生在凌晨 2:00 和 6:00 时段。网格区域代表日落（ss）和日出（sr）之间的时间段。h，小时（Gravett et al，2017 Elephant.）（见彩图）

类似的现象。野外树懒的睡眠时间比圈养的树懒少得多[24, 64]。需要在自然环境中检查更多的物种，以确定这是一种共同的模式还是普遍的模式。但我们对人类狩猎采集者的研究结果（参见人类部分）表明，生活在这种环境和物种进化方式中的人类的睡眠时间也比工业化社会中的人类要短，尽管普遍的假设是工业社会及其电灯使人类的睡眠时间大大减少到低于"自然"水平。

海洋哺乳动物

对海象的一项研究表明，即使在没有明显压力的情况下随意进食，这些动物也经常会持续活跃数天[65]。生活在海洋环境中的动物可能不会受到昼夜节律变量的强烈影响，因为它们的进化已经被潮汐和天气特征影响，不遵循 24 h 周期。

已研究过的所有陆生动物都存在 REM 睡眠，但在鲸类（海豚和鲸鱼；他们是胎盘哺乳动物）中尚未发现这种状态的迹象。这些动物仅表现出可以被限制在一个半球 2 h 或更长时间的 USW。具有慢波的半球对侧的眼睛通常是闭合的，尽管遮住眼睛不足以产生慢波[36, 66]。鲸类动物从来不会在两侧表现出持续的高压电波。有时它们会漂浮在水面上并显示 USW。然而，它们通常在游泳时产生 USW（图 10.5）。当它们在具有 USW 的情况下游泳时，它们的运动活动不存在不对称性，这与海狗的行为相反（见本节后面部分）。无论哪个半球显示出慢波活动，它们都倾向于逆时针方向旋转 [在北半球（译者注：意思是生活在北半球的有 USW 的鲸类倾向逆时针方向旋转）[67]]。目前没有证据表明慢波半球的对侧感觉反应阈值升高。事实上，考虑到移动时发生碰撞的危险，身体一侧的感觉阈值大幅提高似乎会非常不适应。同样，大脑运动系统必须双侧活跃，以维持它们在 USW 期间表现出的双侧协调运动。因此，在 USW 期间，前脑和脑干的感觉和运动活动肯定与陆地哺乳动物在睡眠期间看到的完全不同（第 8 章[68-69]）。一项关于海豚 USW 剥夺后 USW 反弹的研究得出了非常不同的结果，每个半球损失的慢波量与动物随后不受干扰时恢复的慢波量之间几乎或完全没有关系[70]。另外两项研究表明，海豚能够每天 24 h 保持持续警惕，每隔 30 s 做出反应，在持续 5 天和 15 天的情况下，其警惕性不会下降。正如预期，在此期间结束时，没有可检测到的活动减少或注意力不集中或睡眠反弹的证据[22, 71-72]。

皮质中的 USW 预计将节省双半球慢波睡眠（bihemispheric slow wave sleep，BSWS）期间近一半前脑能量消耗[20-21]。USW 非常适合海豚的群体活动模式。由于海豚和其他鲸类动物在群体中游泳，因此群体两

侧的海豚可以监控视觉世界，而其余的海豚只需与群体保持接触即可。就像在 USW 中发生的那样，在常规"巡航"行为中，只需一只眼睛即可完成此操作，从而允许减少另一只眼睛和大脑连接的部分活动。这一假设需要通过观察野外鲸类群体的 EEG 来探索。

在一些较小的鲸类动物中，例如港湾鼠海豚[73]和康默森海豚[74]，其运动活动从出生到死亡基本上是连续的；也就是说，它们永远不会漂浮或沉入底部并保持静止。它们移动迅速，显然它们必须具有准确的感觉和运动性能以及相关的大脑激活才能避免碰撞。在不放弃睡眠行为定义所有方面的情况下，很难将这种行为与所有哺乳动物"睡眠"的想法相协调[22]。简而言之，我们可以说康默森海豚很少或根本没有睡眠，其他小海豚可能也有这种行为模式，所有新生海豚和虎鲸也是如此。

据报道，所有研究的陆地哺乳动物在出生时都表现出最大限度的睡眠和不动，从而得出这样的结论：大脑和身体发育可能需要睡眠。然而，新生的虎鲸和海豚在出生后数周至数月内都会持续活跃[75]。在圈养条件下，它们会以紧密的队形游泳，每分钟转身数次，以避免泳池中的同种动物和池壁。在此期间，幼崽们学会有效地哺乳、呼吸和游泳。尽管一些 USW 可能在这些时间出现，但当它们以不到 1 min 的平均间隔时间出现时，两侧眼睛是睁开的，这表明任何慢波模式的持续时间都不会超过这个时间段[75]。以这样的时间间隔中断睡眠对大鼠来说是致命的[76]，并且按这样的时间表中断睡眠，人类的睡眠就无法恢复[77]。在野外，母亲和新生幼崽会一起迁徙，通常从产崽到觅食地要迁徙数千英里。鲨鱼、虎鲸和其他掠食性动物都会以迁徙的小鲸鱼为目标，因此母亲和小鲸鱼都必须持续保持高度的警惕。因此，鲸目动物和候鸟（参见"睡眠反弹"部分）在迁徙过程中都大大减少了睡眠时间，而没有任何生理功能退化、呆滞、警觉性丧失或认知功能受损的迹象。

在陆地上，海狗的睡眠通常与大多数陆生哺乳动物的睡眠相似。EEG 是双边同步的，动物闭上双眼，看起来没有反应，并且在 REM 睡眠和 NREM 睡眠之间循环。相比之下，当海狗在水中时，它通常表现出不对称的行为模式，其中一个鳍状肢积极地保持身体位置，而另一个鳍状肢则不活动。在此期间，海狗的一侧大脑半球会出现高压慢波 EEG，而对侧眼睛通常是闭着的。另一只眼睛通常睁开或部分睁开，EEG 被激活，类似于觉醒状态（图 10.6）。因此，与海豚不同的是，大脑和身体的一半在某种意义上可能是"睡着的"，另一半是"醒着的"。微透析研究表明，在不对称睡眠期间，觉醒半球释放的乙酰胆碱水

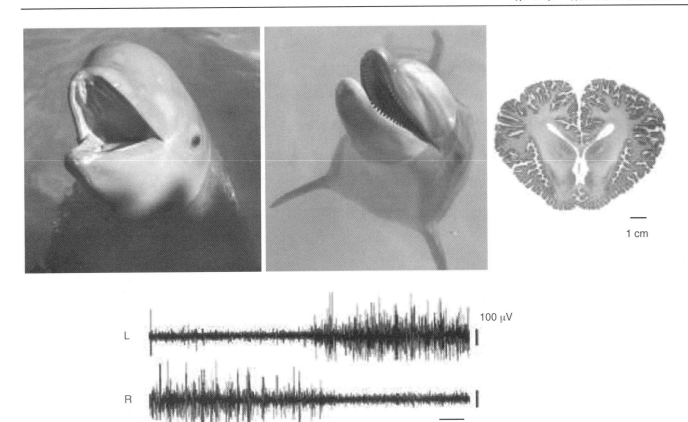

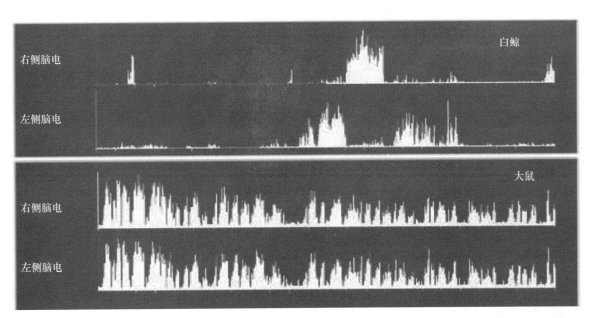

图 10.5　鲸类睡眠：鲸类的单半球慢波。上图：未成熟白鲸（左）、成年海豚（中）和成年海豚大脑切片（右）的照片。显示了成年鲸类动物（此处以白鲸为代表）睡眠期间的脑电图（EEG）。迄今为止记录的所有鲸类动物物种都具有单半球慢波。顶部波段显示左右 EEG 活动。频谱图显示 12 h 内两个半球的 1 ～ 3 Hz 功率。鲸类动物的模式与正常条件下所有陆生哺乳动物双侧慢波模式形成对比，这里以大鼠为代表（底部波段）（From Siegel JM. Clues to the functions of mammalian sleep. Nature 2005；437：1264-1271.）

平显著高于睡眠半球[78]。相反，5- 羟色胺[79]、组胺和去甲肾上腺素[80]传统上被认为与觉醒有关的递质水平，在高电压 EEG 的大脑半球和低电压 EEG 的大脑半球之间没有区别。

当海狗进入水中时，单半球睡眠几乎占据了所有的睡眠时间，而 REM 睡眠几乎消失。当它返回陆地时，REM 睡眠不会"反弹"。在自然条件下，海狗每年至少有 7 个月连续在海上度过。海狗的研究结果强化了这样一种观点：海豚明显缺乏 REM 睡眠，这并不是鲸类动物难以检测到 REM 睡眠状态的问题。相反，REM 睡眠似乎与双侧 NREM 睡眠有关。如果没有双侧 NREM，则不会发生 REM。我已在第 8 章中讨论为什么会发生这种情况，这直接关系到 REM 睡眠的功能问题。

单孔类动物

哺乳动物纲可细分为 3 个亚纲：胎盘类、有袋类和单孔类。现存的单孔类动物只有 3 种：短喙针鼹、长喙针鼹和鸭嘴兽。化石和遗传证据表明，单孔类动物系在大约 1.5 亿年前与其他哺乳动物分开，并且这两个针鼹物种都源自类似鸭嘴兽的祖先[82-85]。尽管单孔类动物是哺乳动物，但它们确实表现出许多爬行动物的特征，使研究它们的生理学成为确定哺乳动物和爬行动物生理学之间的共同点和差异的独特机会[83, 86-87]。

这一系统发育史引发了对针鼹的早期研究，以检验 REM 睡眠是一种更新的睡眠状态的假设。在这项研究中，没有发现表征 REM 睡眠的前脑低电压 EEG 的明确证据，因此得出初步结论：REM 睡眠是在单孔类动物与其他哺乳动物分化之后在胎盘类和有袋类动物中进化出来的[88]。这些发现鼓励我们对鸭嘴兽的睡眠进行电生理学研究。我们发现，鸭嘴兽具有明显的时相性运动活动，这是在 REM 睡眠中所见的典型特征[89]。当 EEG 表现出高电压活动时，可能会发生这种强烈的活动模式[36]，类似于针鼹中看到的现象。不仅睡眠期间的运动活动强度等于或大于其他动物的 REM 睡眠，而且这种每日 REM 睡眠状态的量也大于任何其他动物。然而，与成年胎盘类和有袋类哺乳动物的情况不同，单孔类动物 REM 睡眠的迹象

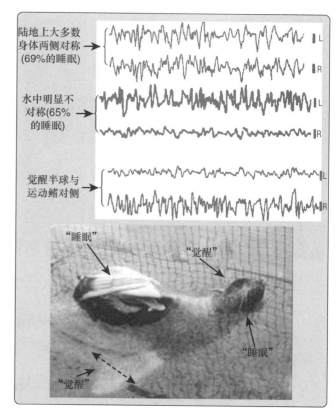

图 10.6 海狗睡眠。在陆地上，海狗通常像陆地哺乳动物一样睡觉，具有双侧脑电图（EEG）同步性和快速眼动睡眠（图中未显示）。然而，当在水中时，它们通常表现出不对称的慢波睡眠，其中一个半球具有类似睡眠的 EEG，而另一半球则具有类似觉醒的 EEG。与海豚不同的是，海狗的不对称 EEG 伴随着不对称的姿势和运动活动，其鳍状肢位于大脑半球的对侧，具有低电压活动，用于维持动物在水中的位置，而另一只鳍状肢则控制半球"睡眠"

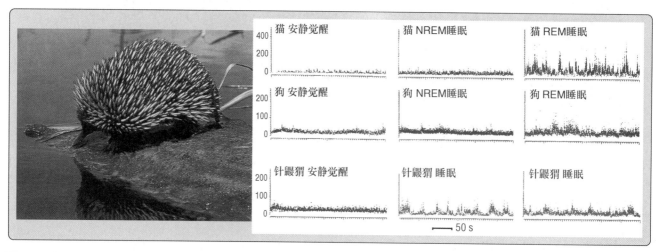

图 10.7 针鼹睡眠期间脑干的激活。猫、狗和针鼹的网状脑桥嘴核中记录的代表性单位的瞬时压缩率图。每个点代表前一个尖峰间隔的放电速率。在猫安静觉醒（QW）和非快速眼动（NREM）睡眠中，放电率较低且相对规律。在快速眼动（REM）睡眠期间，放电率增加并变化极大。狗的记录也可以看到类似的模式。在针鼹，睡眠的特点是单位放电率可变，如在 REM 睡眠中所见，但这种情况发生在皮质显示高电压活动时（From Siegel JM, Manger P, Nienhuis R, Fahringer HM, Pettigrew J. The echidna Tachyglossus aculeatus combines REM and nonREM aspects in a single sleep state: implications for the evolution of sleep. J. Neurosci. 1996；16：3500-3506.）

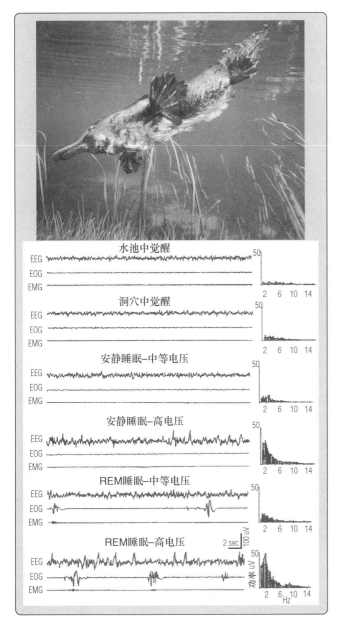

图 10.8　鸭嘴兽脑干快速眼动（REM）睡眠状态。当前脑呈现慢波活动模式时，可能会发生快速眼球运动和抽搐。图中显示鸭嘴兽睡眠-觉醒状态的样本脑电图（EEG）、眼电图（EOG）和肌电图（EMG）功率谱（From Siegel JM, Manger PR, Nienhuis R, Fahringer HM, Shalita T, Pettigrew JD. Sleep in the platypus. Neuroscience 1999；91：391-400.）

主要局限于脑干（图 10.7 和图 10.8）。这与大多数出生在未成熟（晚熟）状态的哺乳动物的睡眠有一些相似之处，这些哺乳动物在生命早期的 REM 睡眠期间没有显示出明显的前脑 EEG 激活。在对针鼹的初步研究中得出的结论，即单孔类动物没有 REM 睡眠，而 REM 睡眠是最近进化出来的状态，这一结论必须被推翻。看来，REM 睡眠的脑干表现很可能存在于最早的哺乳动物中，而且数量可能非常大。随后的一项题为"鸵鸟像鸭嘴兽一样睡眠"的研究[90]，在鸵鸟

身上发现了类似的 REM 睡眠模式，鸵鸟被认为是一种相对"原始"的鸟类[90]。这可能是由 NREM 睡眠的脑干静止以及 REM 睡眠的皮质 EEG 不同步所致（即低电压"激活"模式），这是哺乳动物睡眠中最新进化的方面。

人类

考虑本章前面回顾的因素，以及圈养的大象和树懒与"野外"同一物种的睡眠持续时间之间的巨大差异，使我们想知道工业时代之前人类是如何睡眠的。人们普遍认为电灯缩短了工业人口的睡眠时间，这种缩短可能对人类健康产生负面影响。所以我们对 3 种狩猎采集人群进行了研究，一种在纳米比亚卡拉哈里沙漠，一种在赤道坦桑尼亚，一种在玻利维亚亚马逊地区[91-93]。我们发现，与人们的假设相反，狩猎采集者几乎从不在日落时入睡，他们的总睡眠时间比工业人口的要短，很少打盹，并且通常在夜间不间断地睡眠[92]（图 10.9）。

长期以来，关于人类睡眠是否存在季节性差异一直存在争议，但一致认为，这种差异即使有，也是微乎其微的[94-95]。因此，我们在位于赤道以南北纬 20° 和 15° 的纳米比亚和玻利维亚的狩猎采集人群中研究了这个问题，发现冬天的睡眠时间比夏天多了近 1 h。这比工业人口中所见的差异要大得多。光或温度条件是否是这种差异的主要决定因素，仍有待确定。

与工业人口普遍存在的 10%～30% 失眠率相比，只有不到 5% 的狩猎采集者表示有入睡或保持睡眠困难。同样，在我们超过 1165 天的记录中，我们没有发现任何人在夜间睡眠期间持续表现出睡眠减少。我们正在研究一种可能性，暴露在工业社会中导致每日温度节律基本上被消除，这可能是正常调节睡眠开始和连续性以及狩猎采集人群几乎不失眠的关键。肥胖在狩猎采集者中极为罕见[91-93]，而且一般来说，心血管健康状况远好于工业人口[96]。这一现实有时因儿童期高死亡率而变得模糊，这主要是由于缺乏疫苗接种而导致平均寿命缩短。

睡眠反弹

睡眠反弹[97]指一段时间的睡眠不足后睡眠增加，这并不是一定发生的。在本章前面提到的海豚和虎鲸中，在迁徙过程中的几周内几乎完全消除了"睡眠样行为"，随后缓慢增加到基线水平，并且没有反弹到基线以上。同样的现象也出现在迁徙的白麻雀身上[98]。患有躁狂症的人会长时间大大减少睡眠时间，并且没有令人信服的证据表明躁狂期的表现或生理功能会逐渐退化，尽管有情绪病理学，或在此期间后睡

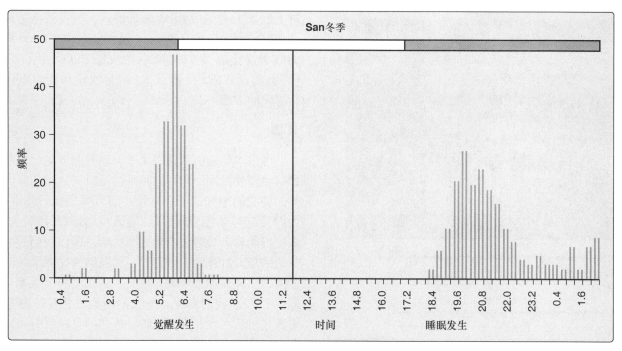

图 10.9　在纳米比亚记录的 10 多名桑族狩猎采集者的平均睡眠时间。注意，入睡时间平均发生在日落后 3 h 以上，且相对不规律。觉醒更为规律地发生在黎明前后［Yetish，G，Kaplan H，Gurven M，et al. Natural sleep and its seasonal variations in three pre-industrial societies. Curr Biol. 2015；25（21）：2862-2868.］

眠会反弹。通过将斑马鱼置于连续光照下，可以在较长时间内完全剥夺睡眠，但当返回到 12 h-12 h 明暗周期时，它们不会出现反弹[99]。另一方面，当他们被重复的触觉刺激剥夺时，他们确实表现出反弹，这表明反弹的基础是剥夺过程，而不是睡眠不足。即使没有失去睡眠，通过束缚对大鼠施加压力也可以增加 REM 睡眠。这是由垂体激素的释放所介导[100-101]。在某些物种中，反弹的其他方面可能是由与睡眠剥夺[1]相关的激素释放变化驱动的，而不是由睡眠的某些固有特性驱动的。

临床要点

尽管不同物种的睡眠和睡眠阶段的数量有所不同，但人类的睡眠在质量上似乎并不独特。这一因素使得动物模型适合药理学和病理学诸多方面的研究。

总结

睡眠可以被视为一种适应性状态，通过提高动物的活动效率而使动物受益。睡眠通过在捕食者风险最大时抑制活动，并在食物和猎物最充足时允许活动来实现。它还通过减少大脑和身体的新陈代谢来提高效

率。然而，与植物、简单多细胞生物和变温生物的休眠状态以及某些哺乳动物和鸟类的冬眠和迟钝不同，睡眠可以快速唤醒以照顾婴儿和对环境变化做出反应。许多生物体可以在迁徙期间长时间减少睡眠而不会反弹。

据记载，大棕蝠是哺乳动物中睡眠时间最长的动物，专门捕食从黄昏到傍晚活跃的蚊子和飞蛾。大棕蝠通常每天只觉醒约 4 h[29]。这种觉醒与果蝇活跃的时期同步。这种短暂的觉醒时间不太可能被解释为需要一些耗时的未知过程，这些过程仅在睡眠期间发生并且需要 20 h 才能完成。这种蝙蝠的生态特性可以更容易地解释这一点。同样，变温动物的"睡眠"很可能是由温度和其他环境变量决定的，而不是任何信息处理或生理维持要求。

许多重要过程发生在觉醒和睡眠阶段，包括肌肉从劳累中恢复、血流控制、呼吸、各种器官的生长和消化。有些可能在睡眠时更有效地发生，但也可能在觉醒时发生。有人声称睡眠在学习中发挥着重要作用，但进一步的证据对这些说法提出了质疑。似乎是来自觉醒状态下近乎连续学习的干扰，而不是睡眠中的某些独特过程，解释了睡眠期前所学过程的回忆与长时间觉醒期前所学过程的回忆之间的差异。这种解释与许多研究人员的研究结果一致，这些研究结果表明，安静的觉醒在保存新知识方面与睡眠一

样有效[102-107]。在各种动物中，某些功能很可能已经迁移到睡眠中或从睡眠中迁移出来。神经发生[106]、突触缩小[107]、免疫系统激活和氧化应激的逆转可能在哺乳动物的睡眠中完成。这些或任何其他重要功能是否只能在睡眠中执行还有待观察。然而，对系统发育文献的回顾表明，此类功能无法解释动物内部和动物之间睡眠量的变化以及睡眠生理的明显灵活性。将睡眠视为一段适时的适应性不活动时期，可以调节行为并减少能量消耗，可以更好地解释这种变化。

致谢

本章所依据的工作得到了 RO1 HL148574 和 DA034748 的支持。Siegel 博士获得了退伍军人事务部（Department of Veterans Affairs）颁发的 1IK6BX005245 高级研究职业科学家奖。

参考文献和拓展阅读

请扫描书后二维码，获取参考文献和拓展阅读资源。

第 11 章

非哺乳动物脊椎动物的睡眠

Niels C. Rattenborg，*John A. Lesku*，*Paul- Antoine Libourel*

陈 璐 译 黄志力 审校

章节亮点

- 尽管与哺乳动物有远亲关系，鸟类表现出类似于哺乳动物非快速眼动（non-rapid eye movement，NREM）和快速眼动（rapid eye movement，REM）睡眠的睡眠状态。鸟类NREM睡眠的特点是传播慢波，与哺乳动物一样，慢波以局部的、使用依赖的方式进行稳态调节。然而，一些与哺乳动物海马记忆处理有关的NREM睡眠大脑振荡尚未在鸟类中发现。

- 与哺乳动物一样，鸟类REM睡眠的特点是脑电图（electroencephalographic，EEG）活跃、体温调节反应减弱、快速眼球运动和睡眠剥夺后的恢复，以及在发育早期占主导地位。然而，与哺乳动物不同的是，肌张力的降低取决于姿势，并且很大程度上局限于肌肉支撑头部。鸟类每天都会经历数百次短暂的REM睡眠。

- NREM和REM睡眠要么是独立于哺乳动物和鸟类进化而来，或从它们的共同祖先遗传而来。对爬行动物、两栖动物和鱼类的研究尚未为这个问题提供直接答案，很大程度上是因为爬行动物的睡眠表现方式存在意想不到的多样性，而对两栖动物和鱼类的研究却很少。值得注意的是，仅在某些爬行动物物种中发现了与哺乳动物和鸟类的NREM和REM睡眠有些相似的睡眠状态。

- 最近对野生鸟类进行的基于EEG的研究表明，少量睡眠让它们在充满挑战的现实世界生态环境中，具有前所未有的适应性表现能力。

通过研究整个动物界的睡眠，可以深入了解人类睡眠的机制和功能。对动物的研究采用基于模型或基于比较的方法。基于模型的方法旨在通过检查具有类似哺乳动物睡眠且易于实验操作的动物来深入了解人类睡眠。模式物种的使用通常被认为受限于其模仿人类睡眠的程度。相比之下，基于比较的研究同样强调所有分类组之间的相似性和差异，试图揭示使用较窄的方法可能仍然模糊的总体原则[1-2]。此外，这种比较方法可以揭示不寻常动物的适应性，从而激发对人类睡眠的新视角。例如，最近发现，我们在新环境中的第一个晚上睡眠不佳（即"初夜效应"）是由于大脑左半球部分区域睡眠较浅，这一发现的灵感来自于鸭子的基于生态的睡眠研究[4-5]。

在本章中，我们总结了针对鸟类和非鸟类爬行动物（以下简称爬行动物）及两栖动物的比较睡眠研究。我们还讨论了最近一项关于斑马鱼的研究，该研究对脊椎动物睡眠状态的进化有直接影响。框11.1总结了这些群体之间的进化关系，框11.2回顾了脊椎动物的比较神经解剖学，因为它与后面的讨论有关。

鸟类睡眠

睡眠状态

鸟类在许多方面表现出两种睡眠状态，类似于哺乳动物的快速眼动（REM）和非快速眼动（NREM）睡眠（图11.1）。觉醒和NREM睡眠也称为慢波睡眠（slow wave sleep，SWS），主要区别在于NREM睡眠期间，EEG中存在峰值频率约为2 Hz的高振幅慢波[6-12]及上皮质（初级视觉皮质；框11.2）的"皮质"内局部场电位（local field potential，LFP）的记录（图11.2）[13]。虽然鸟类在自然睡眠期间的细胞内记录尚未见报道，但在麻醉状态下，大脑皮质神经元表现出在无动作电位的超极化"向下状态"和具有动作电位的去极化"向上状态"之间的缓慢振荡[14]，与哺乳动物在麻醉和自然睡眠过程中所描述的类似[15]。鸟类的少数记录表明振荡频率（1～2 Hz）可能高于哺乳动物（< 1 Hz）。在鸽子（Columba livia）的NREM睡眠期，LFP慢波通常起源于并通过丘脑外侧膝状体核接收视觉输入的高皮质区域传播（图11.2）[13]。正如在人类和其他哺乳动物中描述的那样，传播慢波

我们对脊椎动物睡眠状态进化的解释取决于对其系统发育关系的准确理解。哺乳动物、鸟类和爬行动物最后一次拥有共同的祖先是在 3.2 亿年前（million years ago, mya）[135]。尽管这个祖先的确切身份尚不清楚，但古生物学家将其称为"干羊膜动物"，因为羊膜卵的产生将哺乳动物、鸟类和爬行动物与不产生羊膜卵的两栖动物和鱼类区分开来。干羊膜动物是一种类似爬行动物的动物，它产生了两个谱系：突触类，导致哺乳动物 [单孔类、有袋类和真兽类（以前的胎盘类）] 的进化；蜥脚类，导致爬行动物的进化，包括鸟类的谱系。

在哺乳动物中，单孔类动物和兽类哺乳动物（有袋类动物和真兽类动物）在 1.66 亿年前分化。在现存的爬行动物类群中，鸟类与鳄鱼类的关系最为密切[136]，两者都是始祖目动物。化石证据表明，在始祖目中，鸟类是在 1.50 亿年前由不会飞、有羽毛的兽脚亚目恐龙进化而来[137]。现存鸟类包括两个类群：古颌类（大型不会飞的鸵鸟、鹤鸵、美洲鸵和食火鸡，体型小得多的不会飞的几维鸟和会飞的鹬鸟）和新颌类（所有其他鸟类），它们在 7.2 亿年前分化[138]。在古颌类中，不会飞的生物进化了好几次，只有鹤鸵保留了祖先的飞行能力[101]。

与早期认为海龟是最基础的爬行动物的观点相反，最近的遗传数据表明，海龟与祖龙的关系更为密切[139]。相反，鳞翅目龙（蜥蜴和蛇）代表了从产生乌龟和祖龙的谱系中分离出来的早期分支。最后，两栖动物和羊膜动物最后的共同祖先是在 3.38 亿年前，四足动物（两栖动物和羊膜动物）和斑马鱼最后的共同祖先生活在 4.3 亿年前，斑马鱼是比较睡眠研究中的一个新兴物种。

最后，值得注意的是，当今现存的所有动物都经历了相同的进化时间[140]。当鱼类和四足动物的祖先在 4.3 亿年前分化时，两个谱系都在继续进化。同样重要的是要认识到，现存物种的表型反映了原始、衍生、趋同进化和进化丧失特征多样性[2, 98, 101, 141-142]。因此，仅从一个物种中得出的关于睡眠演化的结论可能会被该物种进化历史的特殊性所误导[40, 106]。为了区分可能的进化情景并真正确定原始和派生的睡眠表型，应尽可能地研究所有分类群中的若干物种。只有这样我们才能梳理出睡眠演化及其多样性的功能含义。

是 NREM 睡眠的一个基本特性。

尽管有这些相似之处，但在鸟类的 EEG 记录中尚未检测到丘脑皮质纺锤波（哺乳动物 NREM 睡眠的一个显著特征）[13, 17-26]。早期报道的纺锤波被证明是在 NREM 睡眠、REM 睡眠和觉醒状态下眼睛间歇性高频振荡的产物[27]（图 11.1），这被认为是为了保持血管化不良的鸟类视网膜的氧合[28]。最近，van der Meij 及其同事使用大脑皮质和丘脑的 LFP 记录来确定纺锤波是否在先前（硬膜外）EEG 记录中被遗漏，然而，并没有检测到纺锤波[13]。

哺乳动物和鸟类在 NREM 睡眠期间的海马活动似乎也有所不同。在哺乳动物中，海马体表现出尖波波纹（sharp-wave ripple，SWR），这是啮齿类动物 NREM 睡眠期间以及梳理毛发、进食和行走暂停时发生的大量同步活动[29]。少数研究检查了鸟类在觉醒或 NREM 睡眠期间海马体的活动均未发现 SWR[22]。

与 NREM 睡眠一样，鸟类 REM 睡眠（图 11.1B）与哺乳动物 REM 睡眠有许多共同特征。鸟类 REM 睡眠的特点是 EEG 激活类似于觉醒期间发生的情况[30-31]。然而，与哺乳动物相反，鸟类 REM 睡眠期间没有观察到海马 θ 振荡[10, 21-23, 25, 30-35]。鸟类 REM 睡眠期间的 EEG 激活与快速眼动以及喙、翅膀（未发表的数据）、头部和身体的抽搐有关[19, 23, 36-38]，与 NREM 睡眠相比，眼睛闭上（如果它们在 NREM 睡眠前眼睛是睁开的）[10-11, 23, 26, 32, 39-40] 唤醒阈值更高[25-26, 37, 41]。NREM 和 REM 睡眠之间呼吸和心率的变化在所检查的物种中差异很大[25, 42-43]。

从行为上看，REM 睡眠通常伴随着头下垂[8, 11-12, 25-26, 35-36, 38-41, 44-47]。在站立的鸟类中也观察到翅膀下垂[34]、摇摆[11] 和身体倾斜[23]。头部的行为（部分）取决于它在 REM 睡眠阶段开始时的位置：当面向前方且没有支撑时，头部会下降，而当头部向后转动并靠在鸟的肩膀上时，它可能会从肩膀上滑下来或根本不动[19, 24, 42]。当头部完全靠在背部时，它在 REM 睡眠期间保持静止[42]。尽管在一些物种中有头部下降的报道，但颈部肌电图（electromyogram，EMG）显示与之前的 NREM 睡眠相比，要么没有变化，要么只是部分肌张力降低（肌张力低下）[17, 20, 24-26, 30, 32, 39-40, 47-49]。哺乳动物样的张力缺失只在家鹅（Anser Anser domesticus）中被观察到[42]。与其他鸟类一样，当家鹅进入 REM 睡眠且头部朝前无支撑时，头部会下降，颈部 EMG 显示肌张力低下或无变化；然而，当头部完全由背部支撑时，就会出现类似于哺乳动物的肌张力缺失（图 11.3）[42]。由于 REM 睡眠的持续时间并不取决于头部位置[42]，这种姿势依赖性的颈部肌张力差异是由其他原因造成的。在许多物种中，头部不是不断下降，而是以缓慢且受控的方式下降，经常被停顿打断[17-18, 20, 26, 47, 50]。此外，在 REM 睡眠期间也可能发生头部缓慢抬起[11, 50]。这和在家鹅身上观察到的与姿势相关的肌张力差异表明，竞争过程正在作用于颈部肌肉组织，一个驱动降低肌张力，另一个似乎限制或控制无支撑的头部下降[42]。最后，事实是即使单次 EMG 记录显示活动没有减少，头部也会下垂[20, 23, 25-26, 35, 45]，这表明以前用于测量颈部肌张力的方法无法反映鸟类肌张力调节的完整动态。

与哺乳动物不同，鸟类可以在站立时进行 REM 睡眠，甚至在用一只脚保持平衡时也是如此。长期以解释脊椎动物睡眠之间的异同需要了解大脑的进化。许多调节睡眠和觉醒的皮质下核团在斑马鱼和哺乳动物之间是保守的[143]。相比之下，前脑皮质神经元的组织在脊椎动物进化过程中已经多样化[135]。虽然蜥脚类动物缺乏哺乳动物的 6 层新皮质，但它们的前脑含有以不同方式组织的同源大脑皮质神经元。根据基因表达谱和连接组学，羊膜动物共有 3 种常见的大脑皮质神经元：接收丘脑投射的输入神经元、端脑内投射神经元以及从大脑皮质投射到其他大脑区域的输出神经元[135, 144]。

目前的争论是，蜥脚类动物的大多数大脑皮质神经元是否与哺乳动物新皮质神经元同源，或者是否只有其大脑皮质的某些部分与新皮质同源，而其他部分与大脑皮质屏状核和杏仁核同源[144-147]。这是由于（部分）与大脑皮质神经元的组织方式有关。胚胎背侧大脑皮质形成了哺乳动物的大部分新皮质，并产生了爬行动物的背侧皮质，这是一种 3 层层状结构[148]。在鸟类中，其爬行动物祖先的背侧皮质进化成了高苍白质（hyperpallium，简称 Wulst），这是大脑背表面的一个凸起，由几个细胞核堆叠在一起组成[135, 145-146, 148]。与爬行动物背侧皮质和哺乳动物新皮质不同，上皮质缺乏锥体神经元，其顶端树突延伸到各层并朝向大脑表面；相反，鸟类大脑皮质由星状神经元组成。尽管大脑皮质过度参与处理视觉、体感和嗅觉信息，但该区域的大部分致力于处理来自丘脑外侧膝状核的视觉输入，因此被认为在功能上与哺乳动物初级视觉皮质（V1）同源[148]。

除了背侧皮质的皮质细胞结构不同之外，蜥脚类动物还有一个被称为背脑室脊（dorsal ventricular ridge，DVR）的大脑区域，这是一个向侧脑室内侧突出的大核结构，在哺乳动物、两栖动物或鱼类中都不存在[135]。对于 DVR 是与部分新皮质同源，还是与屏状体和杏仁核同源，目前仍存在激烈的争论。DVR 神经元的转录组谱在不同程度上支持了这两种假设[135, 144-145, 149-152]。胚胎学研究表明，DVR 是从外侧和腹侧大脑皮质发育而来，这些区域在哺乳动物中产生杏仁核的屏状核和大脑皮质部分[147]。相比之下，连接组学表明 DVR 和新皮质之间具有同源性，神经元亚群对应于新皮质中的特定层[152]，或者更概括地说，对应于新皮质中的特定神经元类型（即输入、端脑内和输出）[135, 145]。

无论哪种情况是正确的，人们普遍认为 DVR 所执行的功能与新皮质处理的功能类似。尽管鳄鱼 DVR 具有与鸟类 DVR 类似的子区域（中皮质、巢皮质和内皮质）[145, 153]，DVR 在鸟类中达到最大尺寸，并在鸟类中得到了最广泛的研究[154-155]。在鸟类中，独立进化出与哺乳动物相对大小相当的大脑[156]，在很大程度上是由于 DVR 的扩展[153, 157]。值得注意的是，主要由 DVR 组成的鸟类大脑皮质中神经元的密度实际上超过了大脑大小相似的灵长类动物[158]。DVR 包括初级和次级感觉（视觉和听觉）区域，以及参与执行复杂认知过程的高阶关联区域，包括由哺乳动物前额皮质执行的操作[154-155, 159]。事实上，尽管缺乏神经元的层状排列，鸟类大脑在某些情况下仍能产生与灵长类动物相当的复杂行为，包括制造和使用工具[1, 154]。

来，人们一直认为鸟类依靠脚和腿的被动锁定机制在睡眠时站立，但最近对普通椋鸟（Sturnus vulgaris）的研究表明，它们需要积极保持一些肌肉张力以保持直立。因此，在 REM 睡眠期，鸟类需要维持站立时保持平衡所需的肌张力[47]，以及主动抬起另一只脚的肌张力[51]。结合先前描述的鹅的研究数据，表明与哺乳动物 REM 睡眠期间观察到的骨骼肌张力失调的集中、广泛的全局调节相反[52]，鸟类 REM 睡眠期间的肌张力是以局部方式调节的。

鸟类的 REM 睡眠周期非常短。对于 9 目 23 个物种，REM 睡眠持续 11.5 ± 7.8 s（平均值 ± 标准差）。然而，具有 6 个最高值（平均 22.7 ± 7.1 s）的物种来自一个研究小组。当排除这些未重复的值时，平均值下降到仅为 7.6 ± 2.1 s。

过渡状态

量化 NREM 和 REM 睡眠的确切时间存在一些挑战。这主要是由于鸟类每天在各种状态之间进行数百次转换。鉴于过渡状态的定义包含退出状态和进入状态的特征，因此在评分过程中它们很容易受到主观性的影响。

人们使用各种方法对过渡状态进行评分。困倦是一种定义不明确且使用不一致的行为状态，通常以

频繁眨眼和轻微头部运动为特征，同时伴有介于觉醒和 NREM 睡眠之间的慢波活动（slow wave activity，SWA）和（或）SWA 在觉醒和 NREM 睡眠水平之间快速波动[7-8, 17, 25, 41, 44, 48]。一项研究还定义了一种短暂的中间睡眠状态，其频谱特征介于觉醒和 NREM 睡眠或 NREM 和 REM 睡眠发生之间的过渡状态，包括 REM 睡眠[9]。类似的过渡状态在鸟类中很常见，因为每天都会发生数百次短暂的 REM 睡眠[9, 17-20, 23, 26, 32, 35, 39, 53-54]。如何处理这些过渡时期对 REM 睡眠评分无疑有很大的影响[17]。鉴于这些评分问题，基于多个物种和实验室数据的比较研究[6, 9, 55]应谨慎解释。

眼睛状态

鸟类在觉醒时很少闭上眼睛。然而，一些物种在眼睛部分或完全睁开、长时间不动时表现出与 NREM 睡眠相当的 EEG SWA 水平（通常为 $0.5 \sim 4.5$ Hz 频谱功率）[11, 23, 26, 32, 39]。在某些哺乳动物物种中也观察到这种状态[56]。这种状态被分类为安静觉醒、困倦[7]或 NREM 睡眠[10, 39]，在某些情况下，眼睛是睁开的[11]。尽管有这种类似觉醒的行为，但这些慢波似乎反映了 NREM 睡眠，因为它们通常以向 REM 睡眠的过渡而终止，其特征是双眼闭合、肌张力减弱

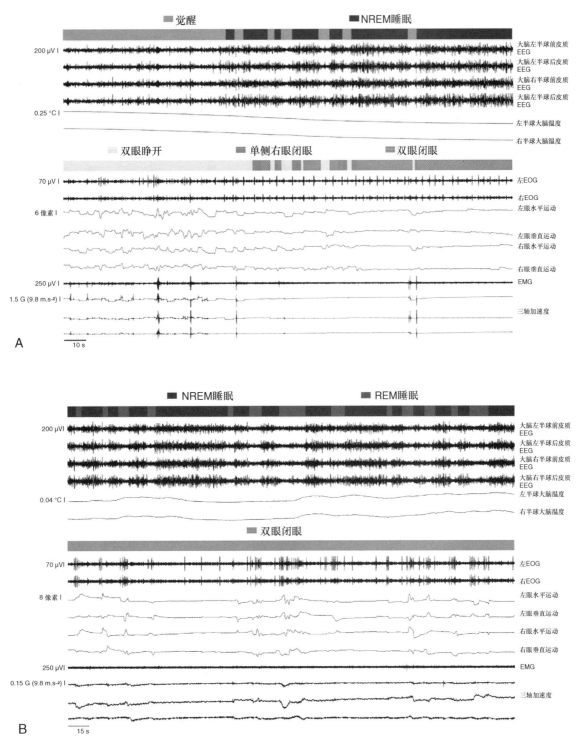

图 11.1　鸟类睡眠状态。（**A**）鸽子从觉醒状态过渡到非快速眼动（NREM）睡眠，以及（**B**）NREM 和快速眼动（REM）睡眠之间的转换。顶部栏，睡眠趋势图显示觉醒状态（绿色）、NREM 睡眠（蓝色）和 REM 睡眠（红色）；从左（L）和右（R）大脑半球的前后部上皮质记录的脑电图（EEG）；从 L 和 R 上皮质记录的脑温度；眼睛状态，双开（浅灰色）、双闭（深灰色）、左开右闭（橙色）；眼电图（EOG）记录左眼和右眼的带通滤波（25 ～ 39 Hz），以显示在所有状态下出现的高频眼振荡；左眼和右眼沿水平轴和垂直轴的运动，相对于由瞳孔测量计算的眼睑闭合平面（信号值的正增加分别代表吻侧和背侧运动）；颈部肌电图（EMG）；用加速度计记录头部沿 3 个轴的运动。跟踪持续时间：A = 210 s，B = 320 s（From Gianina Ungurean, unpublished data.）（见彩图）

的行为迹象以及 EEG 活跃[11, 24, 26, 32]。在 EEG 慢波时保持眼睛睁开，鸟类能够对环境中的威胁性视觉刺激保持一定的反应能力，同时仍然获得 NREM 睡眠的一些好处。

只睁一只眼睡觉的鸟类表明，视觉警惕性和 NREM 睡眠过程之间存在权衡。许多鸟类经常单侧

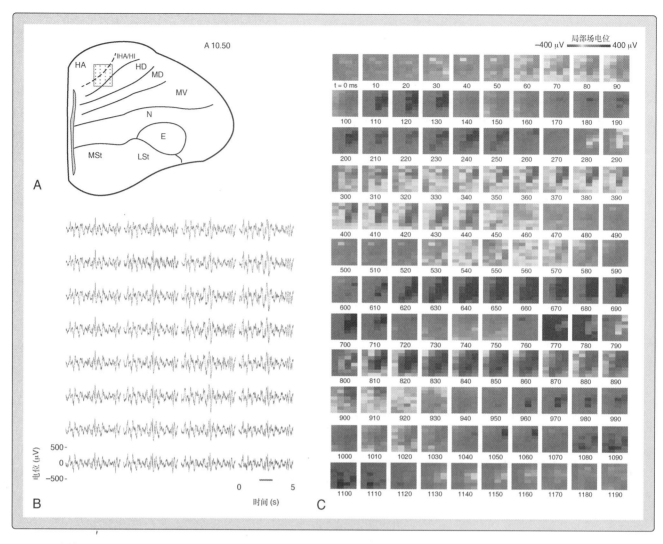

图 11.2 非快速眼动（NREM）睡眠期间鸟类"初级视觉皮质"（上皮质）的神经生理学。（A）32 通道硅电极网格（红色）在鸽子大脑皮质上的位置（内侧、左侧和背部、顶部）。来自鸟类外侧膝状体核（LGN）的输入主要投射到顶皮质（IHA）和中间皮质（HI）的间质部分。底层的超皮质致密细胞（HD）从 LGN 接收的输入相对较少。上皮质覆盖背侧、腹侧中皮质（MD和 MV）以及巢状皮质（N）并与其相互连接。（B）局部场电位（LFP）的 5 s 示例，显示 NREM 睡眠期间大脑皮质上层慢波的空间分布。（C）NREM 睡眠期间传播慢波：图 B 中红色下划线的 1.2 s 片段在一系列图像图中可视化，其中像素代表电极位置，电位以颜色编码。丘脑输入层的负电位和正电位幅度均最大。它们也主要在这些层内传播，其次是在上层的顶端高纹状体（HA）。E，内皮质；LSt，纹状体外侧；MSt，纹状体内侧（Reproduced from van der Meij J, Martinez-Gonzalez D, Beckers GJL, et al. Intra-"cortical" activity during avian non-REM and REM sleep: variant and invariant traits between birds and mammals. Sleep. 2019；42：zsy230.）（见彩图）

闭眼，这种行为与闭眼对侧半球的高水平 SWA 有关，并且在睁眼对侧半球闭眼时，SWA 水平介于觉醒和 NREM 动睡眠之间[4-5, 9, 21, 57-61]。这种状态被称为不对称 SWS（asymmetric SWS，ASWS）或单半球 SWS（unihemispheric SWS，USWS）[61]。鸟类能够在闭上眼睛的双半球 SWS（bihemispheric SWS，BSWS）和睁开一只眼睛的 ASWS 之间切换，以响应生态对觉醒的需求[4-5]。在绿头鸭（Anas platyrhynchos）中，与被其他鸟类包围的个体相比，当鸟类处于群体边缘时，一只眼睛闭着的 SWS 比两只眼睛闭着的 SWS 的比例增加[4-5]。此外，在睡觉时边缘的绿头鸭睁着

一只眼睛，将睁开的眼睛从其他鸟类身上移开，仿佛在观察接近的掠食者。这一发现以及睁着的眼睛对威胁性视觉刺激的反应表明，睁着一只眼睛睡觉反映了一种基于视觉的反捕食者策略[4-5, 60, 62]。（爬行动物在危险的情况下也睁着一只眼睛以保持警惕，尽管这种行为的神经关联还没有被系统地研究过[55, 63-65]）。处于群体边缘的绿头鸭只睁开一只眼睛，而不是两只眼睛，提示在视觉警惕性和与 EEG SWA 相关的过程之间存在着一种权衡。因此，睁着双眼的 NREM 睡眠可能反映了一种类似的策略，即当威胁来自四面八方时所使用的策略。

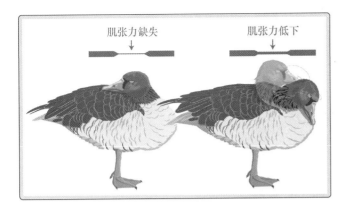

图 11.3 鹅快速眼动（REM）睡眠期间肌张力的姿势依赖性调节。像许多其他鸟类一样，鹅可以在单脚保持平衡的情况下进行 REM 睡眠。头部可以朝后，靠在鸟背上（左图），也可以向前，不靠在背上（右图）。当头部被支撑时，通常保持不动，颈部肌电图（EMG）显示张力缺失。相反，当头部没有支撑时，它以可控的方式下降，颈部 EMG 显示张力低下。鸟类只是偶尔表现出肌张力降低的行为迹象，这些肌肉与将翅膀紧贴身体和单脚平衡有关（Illustration by Damond Kyllo based on Dewasmes G, Cohen-Adad F, Koubi H, et al. Polygraphic and behavioral study of sleep in geese: existence of nuchal atonia during paradoxical sleep. Physiol Behav. 1985; 35: 67-73.）

NREM 睡眠调节

在哺乳动物中，NREM 睡眠期间 EEG 的 SWA 水平随着觉醒时间的增加而增加，而随着 NREM 睡眠时间的增加而减少。这种 SWA 和觉醒阈值之间的正相关性[66]表明，SWA 反映了在 NREM 睡眠期间发生的稳态调节过程。虽然 NREM 睡眠的 SWA 水平与觉醒阈值之间的直接联系尚未在鸟类中确定（参见 Szymczak 及其同事的工作[43]），但 SWA 的时间模式表明，日间鸣禽的 NREM 睡眠在夜间早些时候更为强烈[8, 43-44]。然而，鸽子在夜间 NREM 睡眠中 SWA 的变化是没有[7, 11, 67]或很弱的[10]，可能是因为它们白天有频繁小睡的习惯[67]。虽然被剥夺 24 h 睡眠的鸽子在恢复 NREM 睡眠期间没有显示出 SWA 的增加[11]，但剥夺白天 8 h 的小睡会导致它们在夜间恢复睡眠期间的 SWA 显著增加[10]。在 4～8 h 的夜间睡眠剥夺后，鸣禽 NREM 睡眠期间的 SWA 也有所增加[8, 68]，表明这是鸟类睡眠的普遍特征[69]。

Berger 和 Phillips 的研究显示，长达 74 天时间持续的光照，极大地抑制了鸽子的睡眠，但当它们被切换到持续的昏暗光线中时，却没有引起 SWA 的增加[7]。然而，在不考虑睡眠状态评分的情况下，持续光照下鸽子的 SWA 维持在 12 h 光照和 12 h 黑暗作息时 94.5% 的水平[7-8, 10]。因此，在昏暗光线下 SWA 没有变化也属正常。

局部 NREM 睡眠稳态

Lesku 及其同事使用单侧视觉刺激和完全睡眠剥夺来确定鸟类 NREM 睡眠相关的 SWA 是否以局部使用依赖的方式进行稳态调节（图 11.4）[70]。与没有不对称视觉刺激的睡眠剥夺后观察到的 SWA 对称增加相反[10]，在恢复的 NREM 睡眠期间，SWA 的不对称相当明显，先前视觉刺激的大脑上皮质显示出 SWA 的大量增加，而视觉剥夺的上皮质显示 SWA 没有变化。与人类一样[71-72]，前者可能反映了对长时间觉醒和耗费脑力的稳态反应，而后者可能反映了对 SWA 有相反影响因素的总和：即觉醒时间的延长增加了 SWA，视觉输入的降低则减少了 SWA。重要的是，这种不对称仅限于视觉上皮质，强调了视觉刺激和局部 SWA 稳态之间的特定联系。

REM 睡眠稳态

剥夺鸽子 8 h 或 24 h 的睡眠会导致 REM 睡眠显著增加[10-11]。然而，这种情况发生在白天被剥夺 8 h 睡眠后的下半夜，以及被剥夺 24 h 睡眠后的上半夜。在大鼠的恢复性睡眠中，睡眠剥夺的持续时间和 REM 睡眠时间之间也有类似关系[73]。REM 睡眠稳态也被证明是可能影响鸟类感知捕食风险的居住条件变化的反应[67]。最后，和大鼠一样，用改良版的圆盘过水法剥夺睡眠的鸽子在 REM 睡眠中也表现出明显的反弹[74]。然而，有趣的是，鸽子并没有出现用圆盘过水法的大鼠所描述的睡眠剥夺综合征的现象[75]。

睡眠结构

不同目鸟类的睡眠结构与哺乳动物相似。在许多昼行性鸟类中，NREM 睡眠占睡眠时间的比例在夜间下降，而 REM 睡眠增加，这主要是因为 REM 睡眠片段的增加[9-10, 17-19, 24, 40, 44, 49]，在某些物种中，它们的持续时间同样增加[9-10, 40]。然而，这种模式并非在昼行性鸟类中普遍存在[35, 76-77]。在夜间活动的仓鸮，REM 睡眠片段的次数和持续时间在白天增加[78]。

在鸟类中，NREM 和 REM 睡眠片段之间的"睡眠周期"持续时间尚未被系统地量化。虽然 REM 睡眠在一些物种的主要睡眠阶段之后变得更加普遍，但个体片段之间的间隔是高度可变的。这是由于鸟类的不频繁和频繁 REM 睡眠片段的睡眠期可发生交替[44]。

睡眠个体发生学

通过电生理学检查发现，大多数哺乳动物的睡眠时间，尤其是 REM 睡眠时间，在生命早期很长，然后逐渐下降到成年水平[79]（见 Scriba and colleagues[12]）。

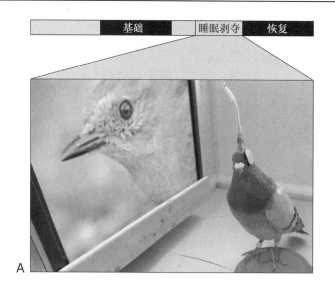

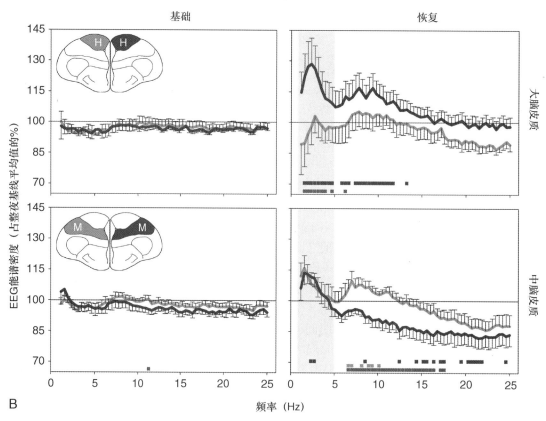

图 11.4 鸟类大脑的局部睡眠稳态。（A）实验设计：12 h 基础夜，8 h 双侧睡眠剥夺（SD）伴单侧视觉刺激，12 h 恢复夜。图为处理期间的实验环境。（B）基础夜和恢复夜的前 1/4 时间的 NREM 睡眠，大脑皮质和中脑受刺激（深蓝色）和视觉剥夺（浅蓝色）的归一化能谱密度（0.78 ～ 25.00 Hz）。数据以均数 ± 标准误表示。每个恢复夜图底部的彩色方块反映了受刺激（深蓝色）和视觉剥夺（浅蓝色）大脑皮质的基础和恢复夜之间的显著配对比较。红色方块表示恢复性睡眠期间左右脑区域之间的显著不对称。尽管实验处理在广泛的频率范围内诱导了皮质间的不对称，但皮质的慢波活动（黄色阴影）显示出最大的不对称。插图，鸽子大脑横切面的正面视图，突出显示了皮质（H）和中脑（M）（Courtesy of Axel Griesch for MPG）（见彩图）

直到最近，人们还不清楚雏鸟的 REM 睡眠是否也会随着年龄的增长而减少（见 Scriba 和 colleagues 的综述[12]）。最近在野外仓鸮（Tyto alba guttata）中研究了睡眠个体发生学。REM 睡眠占总记录或睡眠时间的百分比随着年龄的增长而下降（图 11.5），提示与哺乳动物一样，REM 睡眠与大脑成熟有关。

温度和光周期

哺乳动物和鸟类都是恒温动物，各种状态的体温调节方面表现出类似的变化。尽管鸟类在 NREM 睡

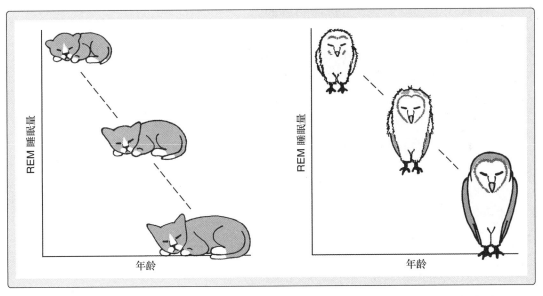

图 11.5　仓鸮类哺乳动物快速眼动（REM）睡眠个体发生学。在晚睡的哺乳动物中，如猫和晚睡的仓鸮，REM 睡眠在生命早期的记录和睡眠时间中所占的比例很高，并逐渐下降到成年水平[12]。此图表达的是一般模式，而不是绝对值（©Ninon Ballerstädt.）

眠中受到热刺激时会喘气或颤抖，当它们进入 REM 睡眠时，这些体温调节行为会减少[12, 80-81]。与许多哺乳动物一样，鸟类的大脑温度在 NREM 和 REM 睡眠期间分别下降和上升（图 11.1B）[83]。

适应性失眠

斑胸滨鹬（Calidris melanotos）在北极圈连续日光下繁殖，繁殖期 3 周。雄性是一夫多妻制的，因此它们的繁殖成功取决于它们与尽可能多的雌性交配的能力。相反，雌性必须选择质量最好的雄性来交配繁殖它一年中唯一的一窝幼仔。因此，雄性之间争夺并挑选有生育能力的雌性的竞争非常激烈。雄性通过建立和保护领地来对抗竞争对手，并在有效的交配之前通过空中和地面展示给雌性（图 11.6A 和 B）。

人类每天睡觉的生物驱动是如此强烈，以至于即使在威胁生命的情况下（如开车时）也会睡着。此外，睡眠限制和睡眠片段化会损害人类和其他动物觉醒时的表现[84-88]，这说明睡眠执行维持适应性大脑功能的恢复过程[84, 89-90]。因此，如果不是睡眠的生物驱动和觉醒表现对先前睡眠的依赖，雄性斑胸滨鹬就能昼夜不停地寻找配偶。因此，在这种高度竞争的环境中，性选择倾向于那些在睡眠很少的情况下能够很好地完成交配任务的雄性。通过野外活动记录仪和 EEG/EMG 记录，Lesku 及其同事们确定，一些雄性具有连续几周睡觉极少的非凡能力[91]。在最极端的情况下，一只雄性在 19 天的时间里，95% 以上的时间都是活跃的。此外，一些雄性获得的少量睡眠是高度片段化的，尽管这些雄性试图通过更强烈的睡眠来弥补失

去的睡眠（即更高的 SWA），它们也仍然保持着大量的睡眠债务。然而，令人惊讶的是，这些雄性最能说服挑剔的雌性与它们交配，并最终繁衍出最多的后代（图 11.6B），这表明它们觉醒时的表现并没有受到任何有意义的损害。重要的是，这些发现提示表现的受损并不是睡眠限制和碎片化进化不可避免的结果[91]。

迁移

通常昼行鸣禽在迁徙时改在夜间飞行[92]。为了响应内源性的周期节律，圈养的鸣禽在春季和秋季表现出夜间的迁徙不安，包括跳跃和挥动翅膀，而此时它们在野外的同类正在迁徙。圈养的鸣禽表现出夜间迁徙不安，夜间睡眠时间减少了 2/3，但可以通过增加白天昏昏欲睡或打盹的时间来补偿夜间失去的睡眠[44, 50, 57]。

最近，研究人员对刚越过地中海就在迁徙中途停留地点捕获的园莺的睡眠行为和生理学进行了研究[93]。有趣的是，在夜间，体脂、身体质量和肌肉质量较低的鸟类花更多的时间睡觉，更有可能采取一种将头埋在羽毛里保温的睡眠姿势，睡眠时代谢率较低，但对模拟接近捕食者的声音反应比身体状况较好的鸟类要低。此外，身体状况较好的鸟类表现出更多的迁徙不安[93]，这表明它们当晚会在野外继续迁徙[92]。总的来说，这些发现表明，条件较差的鸟类以牺牲对掠食性的警惕为代价，投入夜间深度睡眠，以保存能量，并可能恢复在不利环境条件下（例如，觅食困难或长时间飞行）导致其身体状况不佳的睡眠损失。

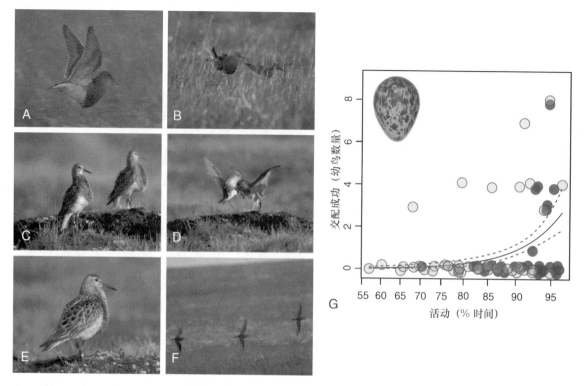

图 11.6　一夫多妻制雄性斑胸滨鹬的适应性睡眠缺失。雄性斑胸滨鹬在雄-雄争夺领地和雌性的激烈时期，会做出各种各样的行为。（**A**）雄性在飞行中的展示。（**B**）雄性在地面上向雌性（较小的鸟）的展示。（**C**）两只雄性之间的领土展示导致（**D**）身体上的冲突。（**E**）雄性对入侵的雄性、可用的雌性和捕食者保持警惕。（**F**）雄性进行空中追逐。图 G 显示了（拟合线，虚线表示 95% 置信区间）活动期（觉醒）时间与 2 年的幼鸟数量（浅灰色和深灰色圆圈反映原始数据）之间的正相关关系。插图，斑胸滨鹬蛋［CREDIT：（A）to（D）and（F）Wolfgang Forstmeier，Max Planck Institute for Ornithology. CREDIT：（E）B.K.］

飞行中的睡眠

　　与大多数迁徙的鸣禽每天都有机会降落和睡觉相反，最近在追踪和活动记录仪方面的进展已经证实，其他几种不停飞行的鸟类飞行时间可以持续几天到几个月（见 Rattenborg 综述[94]）。例如，大型军舰鸟要花 2 个月的时间在海上觅食[95]，但不能在不被水浸湿的情况下降落在水面上，因此它们需要不停地飞行[95]。考虑到每天睡眠的普遍需要，人们认为这些鸟会在飞行中睡觉。

　　通过在大型军舰鸟上安装 EEG 记录仪，Rattenborg 及其同事首次证实飞行中也会发生睡眠（图 11.7A）[96]。睡眠主要发生在夜间的前几个小时，即当鸟类在上升的气团中向左或向右盘旋时，但从不发生在拍打飞行期间（图 11.7B）。根据 EEG 中 SWA 的大脑半球间不对称程度，NREM 睡眠被分类为 BSWS 或 ASWS；USWS 是 ASWS 的一个亚类，其不对称性超过了用于定义海洋哺乳动物 USWS 的阈值[97]。大多数 SWS 是 ASWS，其中近一半是由 USWS 构成；然而，BSWS 也会在飞行中发生。虽然每次睡眠片段平均只持续 12 s（而在陆地上是 52 s），但 USWS、ASWS 和 BSWS 的发生偶尔会持续几分钟。加速计记录显示，当大脑左半球睡得更深时（基于 SWA），鸟类向左旋转，而大脑右半球睡得更深时，它们向右旋转（图 11.7B 和 C）。有趣的是，大脑半球间的 γ 波不对称（30 ~ 80 Hz）与旋转方向显示相反的关系（图 11.7C）。鉴于每个大脑半球主要接收来自对侧眼睛的输入，而 γ 波与视觉处理有关，这表明鸟类可能是为了避免与其他鸟类发生碰撞，从而保持眼睛朝向转弯处睁开（图 11.7D）。最后，除了 BSWS，军舰鸟在飞行中也表现出 REM 睡眠。在 SWS 发生时，短暂的 EEG 激活伴随着显示头部下降的加速度测量信号，与陆地上 REM 睡眠期观察到的现象相似。

　　令人惊讶的是，在为期 6 天的飞行中，军舰鸟平均每天只睡 42 min，而在着陆后，它们每天则会睡超过 12 h。飞行中的低睡眠量表明，军舰鸟在夜间面临意想不到的注意力需求，通常超过 ASWS 或 USWS 提供的注意力需求。除了在所有类型的 SWS 中睡得更多、时间更长、更对称之外，陆地上的睡眠强度更高。此外，着陆后的前 10 h 内，SWA 逐渐下降，提示鸟类正在补偿（至少部分）飞行中失去的睡眠。

　　飞行中雌性大型军舰鸟和一些雄性斑胸滨鹬所表现出的少量睡眠很难与大量研究相一致，提示从昆虫

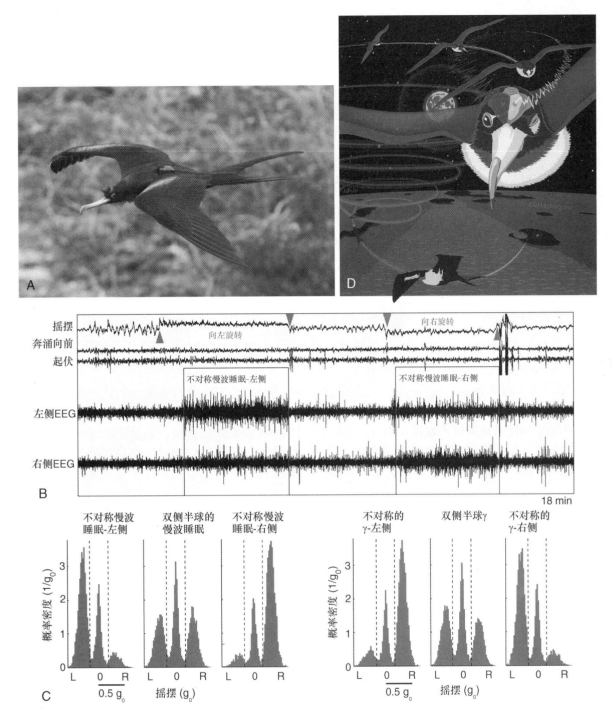

图 11.7　飞行中的睡眠。（**A**）雌性大型军舰鸟，头戴数据记录器，用于记录两侧大脑半球脑电图（EEG）与三轴加速度。安装在背上的 GPS 记录仪记录了位置和高度。（**B**）一只军舰鸟在上升气流中盘旋时睡眠的 EEG 和加速度测量仪（左右、前后和上下）记录。当鸟向左盘旋时（如显示在左右轴上检测到的向心加速度），它表现为不对称慢波睡眠（ASWS），即左侧大脑半球比右侧睡眠更深（大慢波）（不对称慢波睡眠-左侧：ASWS-L），当鸟向右盘旋时，右侧大脑半球比左侧睡得更深（不对称慢波睡眠-右侧：ASWS-R），在其他记录片段中，这只鸟是觉醒的。（**C**）所有鸟类在慢波睡眠（SWS）期间慢波活动（SWA；0.75 ～ 4.5 Hz）和 γ 活动（30 ～ 80 Hz）的大脑半球间不对称性之间的关系。在 ASWS 期间，鸟类通常向 SWA 较大和 γ 活动较低的一侧盘旋。相比之下，在没有 SWA 或 γ 不对称的双侧半球 SWS（BSWS）期间（双侧半球 γ；B Gamma），鸟类没有表现出向一个特定方向盘旋的偏好。左半球（不对称 γ-左侧；A Gamma-L）或右半球（不对称 γ-右侧；A Gamma-R）具有更大 γ 的 SWS。（**D**）插图显示一只鸟在用右半球睡觉时向右盘旋。虽然鸟类的眼睛状态尚不清楚，但基于对其他鸟类的研究，EEG 不对称表明军舰鸟的眼睛与更觉醒的半球（较低的 SWA 和较高的 γ）保持连接，并面向转弯的方向 ［**A** photo by Bryson Voirin. **D** illustration by Damond Kyllo. Panels（A to C）reproduced from Rattenborg NC，Voirin B，Cruz SM，et al. Evidence that birds sleep in mid-flight. Nat Commun. 2016；7：12468. ］

到人类，觉醒时的表现会因短得多的睡眠缺失而迅速下降。了解这些鸟类是如何避开大量睡眠的，可能会为睡眠的机制和功能带来新的视角。

古生代鸟类的睡眠

鸟类的两种睡眠状态与哺乳动物的 NREM 和 REM 睡眠非常相似，这引发了一个关键问题，即这些相似性是如何产生的。尽管化石为古生物学家追踪骨骼在进化过程的变化提供了线索，但科学家们只能通过研究现存动物作为灭绝动物的替代品来推断睡眠状态的进化。值得注意的是，现代的单孔类动物虽然属于哺乳动物，但却像爬行动物一样产卵。这些单孔类动物保留了一些被认为存在于所有哺乳动物共同祖先身上包括产卵在内的"原始"特征，所以单孔类动物常被视为研究早期哺乳动物生物学的一个窗口[98]。因此，对鸭嘴兽等单孔类动物的睡眠研究，可为哺乳动物 NREM 和 REM 睡眠的进化起源提供线索。Siegel 及其同事记录了鸭嘴兽睡眠时的眼球运动及头部和喙的抽搐，这种现象与有袋类和真兽类哺乳动物脑干产生的 REM 睡眠现象相似，然而，EEG 却显示 NREM 睡眠样的慢波，而并非 REM 睡眠样的活动[99]。单孔类动物中这种混合状态的存在表明，随着有袋类和真兽类哺乳动物谱系的出现，

REM 睡眠合并新皮质，而 NREM 和 REM 睡眠在时间上是分离的[100]。

与单孔类动物一样，古颚类动物也保留了一些祖先特征（框 11.1）[98, 101]。尽管人们在半个世纪前就已经发现，所有新颚类物种都表现出 NREM 和 REM 睡眠，但目前尚不清楚这些状态是否为所有现存鸟类共有，可能是所有鸟类的祖先状态。尽管古颚类中鸵鸟的睡眠模式与鸭嘴兽相似（图 11.8）[39]，但最近对另一种古颚类动物，优雅的带冠鹬鸵的研究显示，它们表现出了典型的新颚类行为和电生理睡眠状态[40]。考虑到鹬鸵体型较小且能飞行，相较于鸵鸟，它们可能更好地代表了早期鸟类（框 11.1），更能代表所有鸟类最近的共同祖先的睡眠状态。因此，针对哺乳动物提出的进化模式可能并不适用于鸟类[40]。

爬行动物、两栖动物和鱼类

哺乳动物和鸟类睡眠的相似性可能是由于它们的共同祖先（干羊膜动物）的遗传特征，也可能是趋同进化的结果[25]。虽然我们不能确切地说出干羊膜动物的睡眠特征，但从理论上讲，我们可以通过观察现存的爬行动物、两栖动物和鱼类的睡眠来推断其可能的睡眠模式。不幸的是，这种看似简单

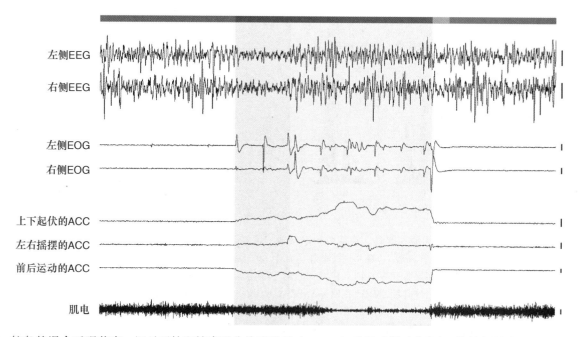

图 11.8　鸵鸟的混合睡眠状态。记录开始和结束于非快速眼动（NREM）睡眠时期（蓝条），其特征是脑电图（EEG）的高振幅、慢波，没有快速眼动［通过眼电图（EOG）测量］、没有头部运动［加速度计（ACC）］和中度颈部肌张力［肌电图（EMG）］。NREM 睡眠被一段快速眼动（REM）睡眠（红条）所干扰，这些睡眠要么是 EEG 激活（红色阴影），要么是慢波（蓝色阴影）。无论 EEG 活动的类型如何，鸵鸟在 REM 睡眠期间总是会出现快速眼动，伴有中度至低肌张力的前倾和头部摇摆。上下起伏的 ACC，沿背腹轴运动，向上倾斜表示向下运动。左右摇摆的 ACC，横向轴向上表示向右移动。前后运动的 ACC，前后轴向下表示向前运动。每个 EEG、EOG 和 EMG 迹线右侧的竖条表示每个 ACC 迹线右侧的 100 mV 和 100 mg 力。迹线持续时间：60 s（Reproduced from Lesku JA, Meyer LC, Fuller A, et al. Ostriches sleep like platypuses. PLoS One. 2011; 6: e23203.）（见彩图）

的方法已经被在少数爬行动物、两栖动物和鱼类中所报告的多样性所混淆（见 Libourel 和 Herrel[64]，Eiland[102]，Hartse[103]，以及 Kelly 及其同事的综述[104]）。报告包括无睡眠的行为和电生理信号，一种类似于 NREM 睡眠状态的信号，两种提示 NREM 和 REM 睡眠的睡眠类型，或与 NREM 或 REM 睡眠都不易相关的电生理状态。我们解释这种多样性的能力受到其来源的不确定性的阻碍。除了睡眠的种系差异外，动物的年龄、神经结构的变化、电极的类型和位置、居住条件和习惯、温度对变温 EEG 的影响，以及评估唤醒阈值的方法（在进行时），都可能导致研究结果的差异。在大多数情况下，缺乏独立实验室的复制会使问题进一步复杂化。如果不了解这种变异在多大程度上反映了真正的种系间差异，就不可能重建脊椎动物睡眠状态的进化历程。

最近对蜥蜴的两项研究，采用了最先进的方法，表明这种变化中的一部分反映了睡眠行为神经相关的种系差异。Shein-Idelson 及其同事使用放置在背侧皮质和背侧室间嵴（dorsal ventricular ridge，DVR；框 11.2）的高密度电极阵列记录了胡须蜥的夜间睡眠[105]。在行为睡眠期间，DVR 记录显示两种电生理模式大约每 80 s 交替一次，每种状态持续时间相同。第一种模式的特点是高振幅的尖波，与之前报道的蜥蜴、海龟和鳄鱼的一些研究相似（部分相似）[64, 103]。第二种模式的特点是 DVR 活动与觉醒时相似，眼动比第一种睡眠状态更频繁。基于这些发现，作者提出这些状态与哺乳动物和鸟类的 NREM 和 REM 睡眠相似。

重要的是，尽管对睡眠的记录来自相同的大脑区域，Libourel 及其同事在胡须蜥上复制了这些发现，但在另一种蜥蜴，阿根廷树栖蜥上却未能复制（图 11.9）[106]。在树栖蜥身上发现了两种睡眠状态，分别命名为 S1 和 S2。S1 也具有高振幅锐波的特征，但与胡须蜥相比，其振幅较低，持续时间较短，发生的频率也显著降低。与早期的爬行动物研究一致[64, 103]，高振幅锐波数量在睡眠剥夺后增加。第二种睡眠状态（S2）与单独的眼球运动有关，但 LFP 的特征是在觉醒状态下不会出现 15 Hz 的振荡。尽管如此，这种振荡能被一类抑制哺乳动物和鸟类 REM 睡眠的选择性 5-羟色胺再摄取抑制剂所抑制[107]。有趣的是，树栖蜥的睡眠结构与鸟类（而并非胡须蜥）的睡眠结构更为相似，因为 REM 样 S2 的短暂发作每晚短时间内可达数百次。最后，这两个物种在 REM 睡眠期间都没有抽搐。尽管在这两种蜥蜴表型上存在差异，但这两项研究表明，至少在一些爬行动物中存在某些方面类似于 NREM 和 REM 睡眠的两种睡眠状态。

与少数早期对成年鱼的电生理研究（Hartse[103]

和 Kelly[104]）相反，最近的一项研究表明，年轻的斑马鱼可能存在两种睡眠状态。Leung 及其同事使用经过基因改造的斑马鱼幼虫，对全脑活动、眼球运动、心率和躯干肌肉活动进行荧光成像[108]。这些鱼在夜间被限制在琼脂中，分别处于（Ⅰ）自发性觉醒和睡眠，（Ⅱ）睡眠剥夺后的睡眠，以及（Ⅲ）使用已知会诱导哺乳动物 NREM 和 REM 睡眠的药物治疗。发现了两种睡眠类型：慢爆发睡眠（slow bursting sleep，SBS）和传播波睡眠（propagating wave sleep，PWS）。SBS 的特征是活动的同步爆发，中间穿插着大脑皮质背侧神经元沉默期，这在睡眠剥夺或服用催眠药物后最为明显。在自发睡眠期间，PWS 的发作特征是躯干肌肉收缩波持续 10 ~ 15 s，神经活动爆发持续 5 分钟，并在整个神经轴传播。在神经活动爆发后，整个神经轴的活动被抑制在觉醒水平以下 20 min。在哺乳动物中，诱导 REM 睡眠的药物也诱导了类似的状态，尽管事件的时间顺序与自发 PWS 期间的时间顺序有很大不同。此外，虽然在觉醒状态下眼球可以自由运动，但在自发 PWS 期间没有检测到快速眼球运动。

在斑马鱼的 SBS 期间，皮质活动的同步爆发与哺乳动物和鸟类 NREM 睡眠期间的慢波相关的活动爆发有一定的相似性，尽管斑马鱼的频率要慢得多。总的来说，PWS 期间神经轴的广泛激活与哺乳动物 REM 睡眠期间神经轴的激活相似。然而，PWS 发作时的长时间肌肉收缩与哺乳动物和鸟类 REM 睡眠时的短暂间歇性抽搐不同。在一项对成年斑马鱼的行为研究中也发现一个与 PWS 和 REM 睡眠之间的关系不一致的现象，即在 PWS 期间缺乏眼球运动[109]。此外，如果 PWS 与 REM 睡眠同源，那么在活动波后，神经活动被抑制的时间延长就显得不同寻常。

最近对胡须蜥、树栖蜥和斑马鱼的研究，对于解释在变温脊椎动物中令人困惑的睡眠问题具有重要意义。值得注意的是，在同一个实验室使用相同的方法记录的两种蜥蜴之间的差异表明，在早期文献报道的变异性中，至少有一部分反映了真实的睡眠种系差异。未来需要使用现代技术对变温脊椎动物进行进一步研究，以表征干羊膜动物中存在的原始的睡眠状态，以及变温动物中睡眠多样性表达的功能含义。

功能的影响

相对较少的研究探讨了非哺乳类脊椎动物睡眠的功能。早期研究认为，只有哺乳动物和鸟类才有明确的 NREM 和 REM 睡眠，而这两种动物都是恒温动物，这一事实促使人们提出假设，NREM 睡眠是为

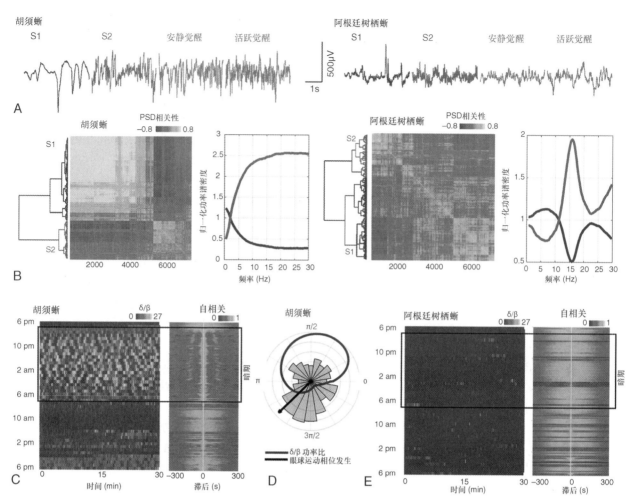

图 11.9　蜥蜴的睡眠状态。（A）在睡眠状态 1（S1，与哺乳动物非快速眼动睡眠相似，蓝色）、睡眠状态 2（S2，与哺乳动物快速眼动睡眠相似，红色）及安静和活跃的觉醒（绿色）时，记录的胡须蜥（左）和阿根廷树栖蜥（右）背侧室间嵴的局部场电位（LFP）。（B）各物种的分布图（胡须蜥，左；树栖蜥，右），显示了从每个 LFP 3 s 窗功率谱密度（PSD）的相关性之间的距离的层次聚类中得到的树状图（左）和相关图（中）。每个相关图的右侧是为一只动物计算的两个聚类的归一化平均功率谱，代表所识别的两种不同的睡眠状态，蓝色为 S1，红色为 S2。通过对各状态的归一化功率谱的比较，发现两种动物的频率分布明显不同，胡须蜥在 S2 阶段的非同步活动（由所有高于 5 Hz 的频率组成），而树栖蜥的 S2 阶段的功率谱主要由 15 Hz 振荡组成。（C）胡须蜥波段功率比 [δ（0.5 ～ 4 Hz）/β（11 ～ 30 Hz）]计算方法见 Shein—Idelson 及其同事 [105]。每一水平段代表 30 min 计算比例。比例的值从 0（蓝色）到 27（黄色）用颜色编码。从上到下的图代表了 24 h 内比例的演变，深色矩形表示暗期。右边是该比例的归一化自相关图。在暗期，当动物闭着眼睛躺在地板上时，两幅图揭示一种周期约为 90 s 的 δ 频率（黄色）和 β 频率（蓝色）的节律交替。（D）每个 δ-β 周期内眼球运动的分布，平均相位用黑色箭头表示。红线为 δ-β 周期的平均 δ/β 功率比。（E）与（C）相同，但适用于阿根廷树栖蜥。图中显示 24 h 内 δ/β 功率比没有明显的周期（Reproduced from Libourel PA，Barrillot B，Arthaud S，et al. Partial homologies between sleep states in lizards，mammals，and birds suggest a complex evolution of sleep states in amniotes. PLoS Biol. 2018；16：e2005982.）（见彩图）

了保存能量而进化的 [110]。NREM 睡眠期间较低的代谢率 [111] 及其持续性的低代谢状态，如麻木和冬眠 [112]，支持了这一假设。最近，Schmidt 提出，睡眠所产生的主要能量储存不仅是由于代谢率的降低，还是由于在特定状态下更有效地将能量分配给特定的过程 [113]。在哺乳动物和鸟类中，REM 睡眠期间体温调节反应的抑制，允许原本分配给体温调节的能量重新分配给其他过程，而不会产生额外的能量消耗 [82，113]。某些变温爬行动物中也存在 NREM 和 REM 睡眠样状态，提示这些状态可能并不仅仅与恒温动物有关，如果在时间分离的状态下执行相关的功能更有效，那么变温动物在两种睡眠状态下活动仍可以节省能量 [113]。

除了许多其他证据外，一些海洋哺乳动物和鸟类在连续活动期间单半球睡眠（而并非完全不睡觉）的事实表明 [96-97]，睡眠对大脑具有特定的功能。睡眠在维持适应性大脑性能方面的作用研究主要集中在哺乳动物身上。与大脑有关的功能可分为两大类：①维持和恢复；②参与记忆巩固的突触动力学[114]。与哺乳动物的新皮质中的情况一样，在鸟类中，睡眠期间前脑表达的转录物编码了参与细胞维持的蛋白质[115]。此外，NREM 睡眠中 SWA 的局部、使用依赖性调节表明，SWA 参与或与大脑响应先前唤醒激活时发生的恢复过程相关[70]。与哺乳动物一样，睡眠也与各种形式的记忆处理有关，包括小鸡的印记学习[117-118]、斑胸草雀的鸣叫学习[119-120]、椋鸟的记忆巩固等[121]。然而，很少有研究将依赖睡眠的记忆处理与鸟类的特定睡眠状态或大脑振荡联系起来。

一些研究表明，哺乳动物睡眠期间发生的大脑振荡积极参与了信息处理[16, 90, 116, 122-125]。特别是，一个显著的模型表明，新皮质慢波、丘脑皮质纺锤波和海马 SWR 形成了一个相互作用的振荡系统，通过睡眠期间的记忆再激活过程，逐渐将最初存储在海马中的信息整合到新皮质中的现有信息以进行长期存储[116]。海马与到内侧前额叶皮质（prefrontal cortex，PFC）的直接连接在这一系统水平的记忆巩固中起着重要作用[126-127]。哺乳动物海马通过内嗅皮质接收来自大多数高级新皮质联合区的输入，从而形成记忆，而与哺乳动物海马不同，鸟类 DVR 中大多数类似的区域并不向海马提供输入[22, 128]。此外，海马和尾侧巢状皮质（nidopallium caudolateral，NCL）之间的解剖或功能连接，哺乳动物 PFC 的鸟类类似物在鸟类中尚未发现[22, 128-129]。因此，尽管鸟类的海马体参与存储空间记忆，但没有证据表明鸟类的海马记忆会转移到大脑的其他区域[22]。因此，在哺乳动物 NREM 睡眠期间，与海马记忆转移有关的一些振荡（纺锤波和 SWR）在鸟类中未被发现也并不奇怪[13, 22]。

尽管有理由认为，在鸟类睡眠期间，海马体记忆没有在系统水平上进行处理，但传播的慢波参与了其他大脑区域之间记忆的传递[13, 16, 117, 130]。此外，慢波的局部使用依赖性调节也可能涉及鸟类和哺乳动物大脑的局部信息处理[70-71]。局部慢波可能会加强突触，从而加强存储在相应区域的记忆，同时削弱不重要的突触，避免这些突触会向系统中引入干扰并增加其能量需求[90]。

与在哺乳动物和鸟类中的作用相反，睡眠在爬行动物处理信息方面的潜在作用尚未得到研究。由于睡眠的电生理相关因素在不同的研究和物种中存在差异，推断爬行动物大脑如何处理信息变得复杂。尽管如此，最近在记忆处理方面，一些爬行动物的睡眠电生理相关的高振幅锐波引起了人们的关注。背侧皮质和 DVR 的记录显示，多种爬行动物都有高振幅尖波。尽管它们的发生率、持续时间和形态在不同的

研究和物种中有所不同[64, 106]。Hartse[103] 注意到爬行动物的尖波与哺乳动物海马体在 NREM 睡眠期间的记录的尖波之间的相似性。最近，Shein-Idelson 及其同事也注意到了这些电生理的相似性。此外，他们还检测到与哺乳动物海马 SWR 的波纹成分有关的尖锐波期间的高频（＞70 Hz）振荡。然而，尚不清楚这些尖锐波是否反映了哺乳动物海马 SWR，或是哺乳动物和鸟类引起慢波的慢振荡的变体[13, 15, 131]，因为新皮质慢振荡处于上升状态时，也会发生快速（80～200 Hz）波纹样活动[132]。无论哪种解释正确，爬行动物的尖波很可能与记忆再激活有关，因为它被认为发生在哺乳动物的 SWR 和慢振荡上升的状态中[132]。

鸟类 REM 睡眠和爬行动物 REM 样睡眠的功能尚不清楚。与哺乳动物一样，发育中的猫头鹰有大量的 REM 睡眠，提示它们在大脑发育中起着共同的作用。然而，海马 θ 波振荡的明显缺失表明，哺乳动物中与这种振荡相关的过程在鸟类中要么通过不同的机制发生，要么根本没有发生[122]。在爬行动物中，REM 睡眠样状态表现（或不表现）的各种方式很难概括这些发现的功能含义。即使在蜥蜴这种最多报告 REM 睡眠样状态的爬虫类，神经特征也有很大的差异[106]。需要进一步的研究来了解这种意想不到的，但可能提供信息的多样性的机制和功能含义。还需要进一步的研究来理解为什么 REM 睡眠在一些爬行动物研究中没有得到证实。某些物种是否错过了 REM 睡眠？如果不是，是进化上的缺失，还是在哺乳动物、鸟类和一些爬行动物中，REM 睡眠独立地进化了多次？如果 REM 睡眠真的只存在于某些爬行动物，那么进一步比较有和没有 REM 睡眠的爬行动物物种，可能会为其功能提供线索。乌贼，作为一种以复杂的认知能力而闻名的无脊椎动物（头足类软体动物），具有 REM 睡眠样状态[133]，但在海蛞蝓（腹足类软体动物）却没有类似 REM 睡眠的迹象[134]，这提出了一个有趣的可能性，即 REM 睡眠在进化过程中已经进化了很多次，甚至在无脊椎动物中也是如此。

临床要点

对不同分类群体的动物进行比较研究，可以帮助我们更好地理解人类睡眠。对鸟类的研究可以为"首夜效应"、睡眠期间的运动控制、大脑振荡的功能以及长时间觉醒期间的神经行为表现提供新的视角。最近在一些爬行动物身上发现的类似 REM 睡眠的状态，为研究这种神秘状态的功能提供了新的机会。

总结

尽管鸟类和哺乳动物在 3 亿多年前拥有共同的祖先，但鸟类表现出的两种状态在许多方面与哺乳动物的 NREM 和 REM 睡眠相似。通过对爬行动物、两栖动物和鱼类的研究，科研人员试图确定这些状态是存在于哺乳动物和鸟类最后的共同祖先中，还是通过趋同进化在每个谱系中独立进化而来。然而，与哺乳动物和鸟类不同，在大多数物种中，这两种状态是相似的，而在变温脊椎动物中，结果却有很大差异。这些差异包括无睡眠的行为或电生理信号、一种类似于 NREM 睡眠状态的信号、两种提示 NREM 和 REM 睡眠的睡眠类型，或难以与 NREM 或 REM 睡眠相比较的电生理状态。最近的研究表明，至少一些反映了睡眠的电生理相关的真实种系间差异。这种多样性阻碍了对 NREM 和 REM 睡眠的进化得出简单结论的尝试。尽管如此，它可能为研究与睡眠相关的大脑活动的机制和功能提供了丰富的资源。

参考文献和拓展阅读

请扫描书后二维码，获取参考文献和拓展阅读资源。

睡眠遗传学与基因组学机制

导论：睡眠遗传学和基因组学

第 12 章

Paul Shaw
李晨阳　译　韩　芳　审校

《睡眠遗传学和基因组学》这一篇的内容表明睡眠-觉醒周期的遗传控制已经成为睡眠研究领域的热点话题，既可以阐释控制睡眠-觉醒周期的调控机制，又能阐明睡眠功能。睡眠领域的首个诺贝尔奖认识到了睡眠、昼夜节律生理学和遗传学交叉的重要性。本节的标题中包含"基因组学（genomics）"一词，证实了许多睡眠研究者已经开始采用系统的基因组学方法研究基因和基因网络的相互作用，这些基因和基因网络调节构成睡眠-觉醒周期的多种表型或特征以及与疾病状态的相互作用。事实上，随着遗传学和基因组学方法被用于研究从苍蝇到小鼠再到人类等不同物种的睡眠（见第 14 至 16 章），随着许多研究者将遗传学和基因组学的工具引入到睡眠领域，随着时间的推移，许多睡眠进化功能问题成为易于研究的课题。睡眠-觉醒表型的复杂性，以及很难收集足够的动物或人类表型数据揭示遗传机制，在一定程度上导致了很少有研究识别调节睡眠时间的生物钟基因之外的"睡眠基因（sleep genes）"（见第 13 章）。

对睡眠的遗传学和基因组学方法的关注在很大程度上是基于这样一个概念，即睡眠调节机制从非常适合遗传分析的简单生物体（如果蝇和斑马鱼）到传统的啮齿动物模型甚至人类都是保守的（见第 15 至 17章）。核心生物钟基因是进化守恒最好的例子，这些基因调节着白天的睡眠-觉醒周期，以及大部分 24 h 的行为、生理和细胞节律。这些核心生物钟基因首先在果蝇中被发现，通过诱变和筛选数千只果蝇的突变表

型，最终在小鼠和人类中发现了相同的基因。的确，在啮齿类动物中，采用类似的筛选方法，简单、方便地监测中枢生物钟的"输出节律"，例如啮齿类动物自主运动或跑轮运动的精确节奏，也是揭示产生24 h 输出信号的保守分子转录-翻译反馈回路的主要因素（见第 27 章）。控制睡眠-觉醒周期时间的生物钟基因的发现代表了行为遗传学领域的重大发现之一，并为揭示睡眠动态平衡机制提供了思路。2017 年诺贝尔生理学或医学奖授予了美国遗传学家杰弗里·霍尔（Jeffrey C. Hall）、迈克尔·罗斯巴什（Michael Rosbash）以及迈克尔·杨（Michael W. Young），以表彰他们在控制昼夜节律的分子机制方面的发现。

此外，目前大量证据表明，许多典型生物钟基因的缺失或突变可能导致其他睡眠-觉醒特征发生本质变化，包括睡眠时长和对睡眠剥夺的反应[1]。首先在果蝇中发现的核心生物钟基因的不同等位基因可以影响对睡眠剥夺和（或）慢波睡眠时长的稳态反应（第 16 章），这一发现表明，果蝇睡眠基因的发现将直接导致哺乳动物睡眠-觉醒特征的变化。正如第 15章关于啮齿动物的睡眠遗传学所讨论的内容，有人认为许多生物钟基因也是"睡眠基因"。Dijk 和 Landolt（第 16 章）指出，睡眠是一种丰富的表型，可以根据脑电图和肌电图分解为各种各样的睡眠-觉醒特征。此外，调节多种睡眠-觉醒特征的"遗传景观"显然将涉及数百个基因和整合的分子神经生物学网络[2-3]。尽管 Valtex 及其同事利用近亲繁殖的小鼠品

系[4]和早期人类双胞胎[5]进行的研究提供了有力证据，证明某些睡眠-觉醒特征具有强大的遗传基础，但在揭示哺乳动物这种普遍行为背后的复杂的遗传相互作用网络方面少有涉及。环境和受试者的意志也会对睡眠-觉醒特征，特别是睡眠持续时间产生重大影响，这也导致很难揭示潜在的遗传调整机制。实际上，尽管大量的人类全基因组关联研究已经确定了参与多种生理系统和疾病状态调节的多个遗传位点和基因，但直到最近才使用这种方法来发现睡眠-觉醒基因（第 16 章和 17 章）。Franken 及其同事先在重组近交系小鼠品系中使用了数量性状位点，发现了少量与特定睡眠-觉醒特性相关的基因（见第 13 章）[6]。最近，首次尝试记录大量基因分离的小鼠的睡眠，揭示了多种睡眠-觉醒特征的遗传景观相当复杂[2-3]。发现这些基因位点并阐明基因-环境相互作用如何影响不同的睡眠-觉醒状态，不仅可以揭示睡眠-觉醒周期机制，还可以为新药物的研发提供新靶点。基于睡眠遗传控制的新疗法对于治疗遗传和环境因素导致的睡眠障碍尤其重要（见第 17 章）[7]。

参考文献和拓展阅读

　　请扫描书后二维码，获取参考文献和拓展阅读资源。

生物钟的遗传学和基因组学

Martha Hotz Vitaterna，*Fred W. Turek*，*Peng Jiang*
李晨阳 译 韩 芳 审校

章节亮点

- 单个哺乳动物细胞通过自我维持的方式产生昼夜节律（接近 24 h）。这些节律模式是由关键生物钟基因转录和翻译的昼夜振荡产生的。CLOCK 正性调控元件和 BMAL1 调控 *Per* 和 *Cry* 基因的负调控元件，形成计时机制的核心反馈回路。
- 这些基因和它们的产物以及其他蛋白质之间的相互作用调节生物钟，并将其与其他细胞途径联系起来。遗传时钟还调节组织特异性基因表达的昼夜节律程序。
- 除了转录组之外，其他基因组层的节律，如表观基因组、蛋白质组、磷蛋白质组以及"超越人类基因组"——微生物组，正在被探索，这使得更全面地了解生物钟网络。

引言

近 30 年来，在阐明哺乳动物 24 h 节律产生的分子基础方面取得了显著进展。过去 10 年主要发现了身体的大多数细胞和组织包含并表达核心的 24 h 分子钟机制。尽管通常是协调的，单个组织和细胞也能够单独产生持续的节律。这些节律源于一组核心的相互关联的生物钟基因（circadian gene）的振荡表达。本章描述了下丘脑视交叉上核（suprachiasmatic nucleus，SCN）和其他振荡细胞中表达的基因，以及如何理解其在这种日常节律中所起的作用。此外，鉴于哺乳动物生物钟基因与果蝇生物钟基因的同源性，对果蝇和哺乳动物生物钟基因的发现进行了讨论。

哺乳动物细胞生物钟

从 20 世纪 70 年代开始，有证据表明，SCN 是主要的昼夜节律起搏器。破坏 SCN 可消除血浆皮质醇浓度[1]、运动和饮酒中的昼夜节律振荡[2]。这些振荡是独立于眼睛输入的[1]，尽管已经证明在眼睛中存在一个控制着杆状细胞外节盘的脱落等功能的生物钟[3]。移植胎儿 SCN 组织可使 SCN 损伤动物恢复正常的昼夜节律，但移植大脑其他区域的胎儿组织则不行[4]。将昼夜节律突变动物的 SCN 的胎儿组织移植到 SCN 损伤的动物体内，可以缩短供体的周期[5]，这表明节律的特性是由 SCN 而不是其他组织或大脑区域决定的。这些证据表明，SCN 驱动或控制哺乳动物昼夜节律行为。

最近有关基因表达节律的研究表明，在整个生物体的组织中，甚至在长时间培养的组织外植体中，都可以观察到持续的节律[6-7]。这些外周组织节律的阶段不同于 SCN，但似乎是由 SCN 协调的。在 SCN 受损的动物中，这些外周节律持续存在，但不再表现出在完整动物中所见的一致阶段[7]。改变外部环境，如温度循环或限制进食，可以改变外周节律的相位[8-9]。此外，研究证实了基因表达在整个身体中存在波动，在不同的组织中有不同的阶段[10-13]。据报道，SCN 病变导致这些节律中的许多节律丧失。然而，值得注意的是，这些研究不能区分单个细胞节律性丧失和细胞间同步性丧失。因此，SCN 和外周振荡器在哺乳动物昼夜节律系统中的作用仍有待确定。

昼夜节律时钟特性和生物钟基因

近半个世纪前，已经很好地定义了昼夜节律"时钟"函数的形式性质。Colin Pittendrigh[14]定义的 16 条"关于昼夜节律的经验概括"，包括：昼夜节律在生命系统中无处不在；它们是内生的；它们是天生的；它们既不会从环境中学习，也不会被环境所改变；它们在细胞和整个生物体的组织水平上自主发生；昼夜节律的自由运行期对温度的依赖性很小，因此强调其与温度的接近独立性是恰当的；令人惊讶的是，它们不受化学扰动的影响。这些观察结果已经表明了我们现在所知道的情况，即一个细胞自主的基因表达程序构成了哺乳动物产生这些节律的昼夜"时钟"。

单个细胞如何产生周期约为 1 天的节律性活动？

许多起搏器神经元产生振荡活动，如动作电位的节律模式，少数离子通道的协同作用可以解释这些相对快速的振荡。然而，单个 SCN 神经元的较慢振荡机制不同。Pittendrigh 观察到昼夜节律不会因温度变化而加速或减慢，而且它们相对不受化学扰动的影响，这与这种 24 h 振荡产生背后的神经元机制相矛盾。事实上，发现非神经元组织（Pittendrigh 的细胞自主性）可以产生持续的昼夜节律，以及在植物和单细胞生物中普遍存在的昼夜节律（Pittendrigh 的普遍性），将反对昼夜节律产生背后的神经过程这一观点。

事实上，似乎每个振荡细胞的蛋白质合成是 24 h 节律产生机制的核心。这方面的初步证据是，在 SCN 区域应用蛋白质合成抑制剂会改变动物活动的昼夜节律阶段，其数量和方向取决于施加抑制的时间[15-16]。从外植的 SCN 中，血管加压素释放阶段的类似变化也源于蛋白质合成的抑制[17]。因此，基因表达是昼夜节律振荡产生的核心。

下面将详细讨论基因表达谱研究，其中在恒定黑暗的规则时间点采样表达水平（DD；自由运行条件下）聚焦于 SCN 和外周组织，揭示了大约 1/3 的转录组是有节奏地表达的，即使在外周组织中也是如此[18-21]。报告基因结构结合了已知的与荧光素酶有节奏表达的基因（从而允许通过将荧光素转化为发光的氧荧光素在培养中可视化表达），在大鼠和小鼠中证明了外周组织能够自我维持节律[6-7]。由于有如此多的基因表现出昼夜节律表达，并且在如此多的组织中存在有能力的振荡子，人们不能假设节律性表达或 SCN 中的表达是"生物钟基因"的有效标准。因此，确定哪些基因对昼夜周期的产生和维持至关重要，也是一项挑战。

对于生物钟基因（相对于生物钟控制基因）识别的挑战，一个潜在的解决方案是将注意力重新集中在昼夜节律系统的形式特性上。Arnold Eskin 等在 20 世纪 70 年代末提出了一个概念框架，认为节律特性描述为由输入途径、时钟本身或输出途径产生的[22]（图 13.1）。正如药理学方法（但同样适用于遗传学方法）所阐述的那样，在节律中产生相位依赖的位移（相位响应曲线），或相位响应曲线，或自由运行周期的变化的操作可能会影响时钟，或者至少不会影响输出过程[23]。基于这一逻辑，改变 DD 的自由运行周期、光脉冲的相位响应曲线或恒定条件下节律性持续的基因扰动可能是生物钟基因的扰动，尽管没有一个单独的改变必然是时钟的改变（相对于输入或输出）。

Zatz 和其他人[24-25]提出了更严格的标准：零突变应该废除节律性；该基因的蛋白质产物水平或活性

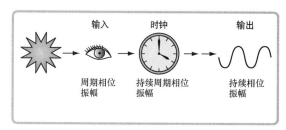

图 13.1 昼夜节律系统和生物钟特性的经典观点。至少，昼夜节律时钟系统将有一个接收携带信号的输入途径（如图所示），一个时钟机制和输出途径。观察到的昼夜节律的单一性质不一定是由时钟机制决定的；这些属性可能会受到输入或输出变化的影响。然而，当一个突变影响昼夜节律的多种特性时，那么这种遗传变化可能简单地归因于时钟机制本身的变化

应在光脉冲下振荡并复位；量或活动的变化应导致相移；预防蛋白质水平 / 活性的振荡会导致节律性的丧失[24]。用场的术语来描述，这些标准将定义一个"状态变量"—— 一个速率限制元素，它本身定义了核心振荡的相位。一个自我维持的时钟至少需要 2 个状态变量，当然可能更多[26]。到目前为止，哺乳动物系统中没有一个基因满足状态变量的所有标准。事实上，哺乳动物生物钟的一个特征似乎是许多基因的多重同源物，这些基因似乎发挥着相关但非冗余的作用。因此，可能"状态变量"的状态实际上是由哺乳动物系统中相关的基因群共享的。

正性调控元件

Clock

在 20 世纪 90 年代初，哺乳动物中甚至没有基因被确定为可能的候选生物钟基因，因此我们在小鼠中进行诱变和筛选，以确定哺乳动物的生物钟基因。为此，我们使用了 C57BL/6J 小鼠品系，其中野生型小鼠在 DD 自由运行条件下表现出强烈的光-暗循环，昼夜周期在 23.6 ～ 23.8 h。在对 300 多只接受诱变剂治疗的小鼠后代的突变进行筛选时，我们发现一只小鼠的自由运转周期约为 24.8 h，比平均值长 6 个标准差以上[27]。在纯合子条件下，这种突变导致周期急剧延长至约 28 h，通常在 DD 约 1 ～ 3 周后，昼夜节律消失（即节律失常）。将受影响的基因定位到小鼠 5 号染色体上，命名为 Clock[27-28]。我们采用遗传拯救和定位克隆相结合的方法克隆了 Clock 基因。Clock/Clock 突变小鼠通常被含有 Clock 基因的细菌人工染色体转基因所拯救，从而允许对该基因进行功能鉴定[29]。Clock 基因编码一种转录调控蛋白，具有基本螺旋-环-螺旋（basic helix-loop-helix，bHLH）DNA 结合域、PAS 二聚化域和富含 Q 的转激活域。

突变形式的 CLOCK 蛋白（CLOCK Δ19）缺乏在野生型蛋白中发现的部分激活域，因此，尽管它能够进行蛋白质二聚化，但转录激活减少或丢失。PAS 结构域之所以如此命名，是因为最初与该蛋白质二聚化结构域鉴定的基因（per，ARNT 和 sim）。时钟信使核糖核酸（messenger ribonucleic acid，mRNA）在 SCN 和其他组织中表达，但尚未发现其以昼夜节律方式振荡[30]。

Bmal1

CLOCK 蛋白中的 PAS 二聚化结构域，可能是一个异源二聚体，类似于 PER 和果蝇生物钟基因 TIM 的蛋白产物[31]。利用酵母双杂交系统筛选潜在的 CLOCK 蛋白伴侣，发现了一种功能未知的蛋白 BMAL1（Brain and Mus-cle ARNT-Like 1）能够与 CLOCK 蛋白二聚化[32]。携带 Bmal1（也称为 MOP3）空等位基因的模型小鼠证明了该基因在昼夜节律产生中的关键作用。这些突变小鼠虽然在活动水平上表现出明暗反应差异，但在 DD 释放后立即出现节律失常。

最近，CLOCK:BMAL1 异源二聚体的其他作用已经很明确。虽然 Clock mRNA 不会振荡，但其蛋白质的核与细胞质定位会振荡[33]。通过研究不同生物钟基因突变并异位表达的小鼠胚胎成纤维细胞中 CLOCK 和 BMAL1 的细胞内定位，发现 CLOCK 的核积累依赖于 CLOCK:BMAL1 二聚体的形成，以及该复合物的磷酸化及其降解[33]。其他含有 PAS 结构域的蛋白无法影响 CLOCK 的定位，这表明这些翻译后事件是 CLOCK:BMAL 二聚体所特有的。

负性调控元件

周期基因

第一个被确认的基因（被定义为"孟德尔"基因，而不是被测序、克隆的基因）编码一个时钟组件，周期，用符号 per 表示，该基因是 1971 年在果蝇身上发现的，方法是采用正向遗传方法，包括在基因组中化学诱导随机突变，并通过筛选突变个体的后代来检测影响昼夜节律的突变[34]。这种方法的优点是不需要对涉及的基因或基因产物的性质做任何假设，但它是基于这样的假设，即当存在基因发生突变时，会以一种可检测的方式改变节律。当时，这种认为存在调节复杂行为的基因的假设被认为是激进的，但已被证明在该领域起关键作用。

通过诱变和筛选，初步鉴定出 per 基因的 3 个等位基因。携带这些等位基因的果蝇，在羽化或运动中没有明显的节律，或是节律上有长期（如 29 h）或短

期（如 19 h）[34]。值得注意的是，3 种不同表型的 3 个等位基因的发现为我们有可能对 per 基因编码一种作为时钟成分的蛋白质提供有力的证据。如果只发现了一个节律失常的突变体，那么可以提出另一种解释，即缺乏昼夜节律行为是继发于另一个不存在于时钟组件中的主要缺陷。还应该指出的是，诱变和筛选的方法也已成功地识别了其他器官的生物钟基因，如粗神经孢子虫[35]、植物[36]和蓝藻[37]。然而，本章不讨论该部分内容。

在将 per 基因的野生型等位基因引入突变果蝇后，拯救了突变果蝇的表型，证实了 per 基因作为中心昼夜节律钟成分的重要性[38-39]。per 基因编码的 mRNA 转录物的水平被证明在转录调控的作用下以昼夜节律的方式振荡[40-41]，并且 PER 蛋白的水平被证明滞后于 per mRNA 的水平[42]。事实上，在非昼夜节律启动子的控制下，可以通过诱导 PER 蛋白引起昼夜节律阶段的变化[43]。因此，许多证据表明，每个基因编码的蛋白质是一个时钟的组成部分。Per1 基因的 3 个同源基因 Per1、Per2 和 Per3，现在已经在小鼠中被鉴定出来，它们的 mRNA 水平也被证明随着昼夜节律周期而波动。因此，许多证据表明，per 基因编码的蛋白质是一个时钟的组成部分。目前，已经在小鼠中鉴定出 Per 基因的 3 个同源基因 Per1、Per2 和 Per3，它们的 mRNA 水平也被证明随着昼夜节律周期而振荡[44-48]。

在确定 CLOCK:BMAL1 二聚体后，通过基于 per 基因上游调控元件的报告构建体测试该异源二聚体调节转录的能力。果蝇的 per 基因包含一个上游调控元件，即"时钟控制区"，其中包含转录正向调控所需的序列，即 E-box 元件（CACGTG）[49]。CLOCK-BMAL1 异源二聚体在需要结合 E-box 元件的过程中激活 mPer 基因的转录[32]。然而，CLOCK-Δ19 突变蛋白不能激活转录，这与在 CLOCK 突变动物中被跳过的外显子 19 是反激活所必需的发现一致[30]。因此，通过 CLOCK 蛋白与 per 基因的调控区域相互作用，per mRNA 转录和最终翻译 PER 蛋白。CLOCK-BMAL1 异源二聚体对 tim 基因转录的类似激活也发生在果蝇中[50]。然而，这种正性调控本身不会产生 per mRNA 水平的振荡，而 per mRNA 水平是导致 PER 蛋白水平振荡的原因[41]。证据表明，Clock 突变显著降低了 per 基因的表达，也证实了 Clock:BMAL1 对 per 基因转录的正性调控[51-52]。仅携带 Per1、Per2 或 Per3 零突变的小鼠表现出昼夜节律变化[53-54]，而同时携带 Per1 和 Per2 零突变的小鼠则失去节律性。Per3 零突变小鼠在节律上仅表现出细微的变化，Per1/Per3 或 Per2/Per3 双突变与 Per1 或 Per2 单突变

本质上无差别。这些发现表明，在不同的哺乳动物基因之间可能存在一些功能上的补偿，并提出了 *Per3* 对哺乳动物昼夜节律产生的重要性。

隐花色素

隐花色素是一种与光分解酶有关的蓝光响应型黄蛋白光色素，因其有助于孢子繁殖的隐花植物吸收蓝光而得名。在哺乳动物中，已经鉴定出 *Cry1* 和 *Cry2* 两个隐花色素基因，并发现它们在神经节细胞、视网膜内核层和 SCN 中高度表达[55]，并且它们在这些组织中的 mRNA 表达水平有波动。缺乏 *Cry2* 的靶向突变小鼠的昼夜节律周期延长，而缺乏 *Cry1* 的小鼠的昼夜节律周期缩短，具有这两种突变的小鼠在转移到 DD 后其节律性立即消失[56-58]。因此，像哺乳动物的周期基因一样，隐花色素基因似乎同时具有不同的（考虑到它们对昼夜节律的相反作用）和代偿性（考虑到任何一种基因都可以在缺乏另一种基因的情况下维持节律性）功能。

隐花色素因其表达模式被认为是长期未被识别的哺乳动物昼夜节律光感受器（见下文），因此光反应被用来表征零突变体。*Cry2* 突变小鼠对光脉冲的相移反应发生改变[56]。*Cry1/Cry2* 双突变体在 SCN 中表现出 *Per1* 的光诱导受损，而在双突变体中 *Per2* 的光诱导仍然存在[57, 59]。在 *Cry1/Cry2* 双突变体中，在恒定条件下，*Per1* 和 *Per2* 在 SCN 中的表达都没有持续的振荡。因此，尽管隐花色素不是哺乳动物的昼夜节律光感受器，但在昼夜节律信号的产生中可能起着核心作用。

隐花色素似乎与周期基因有许多共同的规律特征，这进一步证明了中央时钟功能。在 *Clock* 突变小鼠中，SCN 和骨骼肌中 *Cry1* 和 *Cry2* 的 mRNA 水平降低[60]，表明隐花色素也受到 CLOCK:BMAL1 反激活的诱导。与表位标记蛋白共转染实验表明，在哺乳动物（NIH 3T3 或 COS7）细胞系中，通过共免疫沉淀发现 CRY1 和 CRY2 与 PER1、PER2 和 PER3 相互作用，导致 CRY:PER 二聚体的核定位[60]。荧光素酶实验表明，CRY:CRY 或 CRY:PER 复合物能够抑制 CLOCK:BMAL1 的 *mPer1* 转激活或抗利尿素转录[60]。因此，CRY 和 PER 具有负反馈功能，抑制 CLOCK:BMAL1 诱导的转录。

调制器和生物钟的其他组件

Timeless

生物钟如何调节 PER 蛋白的水平？第一个线索来自对 *timeless* 基因 *tim* 的识别，该基因在果蝇体内

发生突变时，会产生异常的昼夜节律[61]。由 *tim* 基因编码的 mRNA 的水平随时间的变化而波动，与 *per* mRNA 没有区别[62]。TIM 蛋白的水平滞后于 *tim* mRNA 的水平数小时，这与 *per* mRNA 和 per 蛋白的发现相似[63]。PER 和 TIM 蛋白形成异二聚体[64]，并被转运到细胞核[65]。该异二聚体被转运到细胞核表明可能参与调控 *per* 或 *tim* 基因的转录。事实上，最近的实验表明，PER-TIM 蛋白异二聚体能够抑制 *per* 和 *tim* 基因的转录[50]。这一发现非常重要，因为它证明了时钟组件基因编码的 mRNA 的产生、编码蛋白的延迟积累以及后续对细胞核时钟基因启动子的反馈能够解释果蝇的生物钟的基本特征。

然而，PER-TIM 的相互作用并不能充分揭示基本机制，只有与其他生物钟基因的相互作用才能揭示。在荧光素酶报告分析实验中，荧光素酶蛋白在果蝇 *per* 和 *tim* 基因启动子区域的控制下表达。研究发现，果蝇的 *Clock*[66] 同源基因能够驱动在具有高内源性 BMAL1 果蝇同源物 CYC（*cycle*）的细胞中表达荧光素酶[50]。通过共转染编码基因到表达荧光素酶报告基因的细胞中，检测了 PER-TIM 异二聚体对 CLOCK-CYC 异源二聚体驱动 *per* 和 *tim* 基因转录的影响。事实上，发现自身蛋白产物的表达会降低 *per* 和 *tim* 基因的表达。最近发现，哺乳动物 TIMELESS 和 PER1 蛋白的同源异二聚体存在这种负反馈[67]。

哺乳动物 *tim* 同源基因是否真的代表一个同源基因一直受到质疑[67-69]。这个问题一直难以解决，因为基因靶向创造一个零突变导致早期胚胎致死。不同组检测 *Tim* 表达振荡结果的差异可能是由于表达的是全长和截断的蛋白，只有全长振荡，导致不同组检测 *Tim* 表达振荡结果存在差异[70]。在体外大鼠 SCN 切片预处理中，使用针对 *Timeless* 的反义寡核苷酸会破坏神经元振荡，这表明在节律性中可能存在作用[70]。然而，在哺乳动物中 *Timeless* 的功能同源性仍有待证实。

酪蛋白激酶 1

仓鼠的 *tau* 突变是在实验室中自发产生的[71]。该突变为半显性突变，突变周期短，杂合子为 24 ～ 22 h，纯合子为 20 h。由于某些原因，这种突变至关重要[1]。这种突变早于 *Clock* 突变，并证明单基因突变可以改变哺乳动物如苍蝇和神经孢子虫的生物钟[2]。*Tau* 突变体表现出其他生理表型，如雄性对光周期长度的反应改变[72] 和雌性发情周期的影响[73]，这进一步揭示了生物钟对其他生物周期的重要性[3]。通过移植带有 *tau* 突变的 SCN 证实了 SCN 是主昼夜振荡器（见上文）。同时也证明了 *tau* 突变编码的蛋白质是一

个时钟组件。遗憾的是，克隆该基因所需的遗传工具无法用于仓鼠，因此，传统的遗传作图 / 定位克隆方法无法确定其分子特性。

Lowrey 及其同事[74]能够在仓鼠、小鼠和人类中识别出包含 tau 突变的保守共系（染色体上的一组基因）的基因组区域。因此，Tau 蛋白被确定为酪蛋白激酶 1ε（Casein Kinase 1 epsilon，CK1ε）基因的突变，该基因是哺乳动物中果蝇双重基因的同源物。基因测序确定了一个点突变，导致酶动力学改变和自磷酸化状态。体外试验表明，CKε 可以磷酸化 PER 蛋白，而 tau 突变酶缺乏这种能力。因此，CK1ε 可能降解 PER，减缓 PER 在细胞核中的积累，从而抑制 CLOCK:BMAL1。酪蛋白激酶 1δ（CK1δ）也与哺乳动物的昼夜节律有关[75-78]。

Rev-erb α 和 ROR

虽然 PER 和 CRY 蛋白诱导其自身内部 CLOCK:BMAL1 转录的负反馈是一种负反馈形式，并且可能足以解释 Per 和 Cry 基因的表达振荡，但无法解释 Bmal1 的相反相位的节律表达。哪些调控元件产生 Bmal1 的节律性转录，并与 Pers 呈反相关系？Rev-erb α，是一种孤儿核受体，可能作为缺失的一环，它的启动子区域包含 3 个 E-box，因此转录受到 CLOCK 和 BMAL1 的正性调控[79]。其转录受 PER 和 CRY 的负调控，且在 mPER2 最高时处于最低水平，在 Cry1/Cry2 或 Per1/Per2 双敲除中处于中等水平。REV-ERB α 蛋白似乎驱动 Bmal1 转录的昼夜节律振荡：Bmal1 启动子包括两个 RORE 序列（识别 REV-ERB 和 ROR 孤儿核受体家族成员的增强子序列），并且在 Rev-erb α 无突变体表中达急剧减少[79]。因此，Rev-erb α 可能将其他生物钟基因的正调控信号和负调控信号与 Bmal1 的转录联系起来。鉴于孤儿核受体在调节细胞代谢特性中的重要性[80]，与生物钟基因的相互作用可能在分子水平上形成生物钟与代谢调节之间的联系，对健康和疾病具有重要意义。生物钟和细胞代谢之间的这种分子联系还包括生物钟代谢反馈回路。CLOCK:BMAL1 活性受到烟酰胺腺嘌呤二核苷酸（nicotinamide adenine dinucleotide，NAD）+ 依赖的去乙酰化酶 SIRT1（sirtuin 1，SIRT1）的抑制，SIRT1 反过来又受到 NAD+ 生物合成的昼夜节律控制的调节[81-84]。参见第 41 章了解更多内容。

Rev-erb α 导致了 Cry1 mRNA 节律的阶段与其他生物钟基因之间的差异，这些基因的转录通过 CLOCK: BMAL 与 E-box 结合而增强。Cry1 基因有 3 个候选 REV-ERB/ ROR 结合位点[85]，体外试验表明 REV-ERB α 与其中两个位点结合。荧光素酶报告基因分析表明 REV-ERB α 蛋白可以通过结合这两个位点抑制 Cry1 的转录。REV-ERB β 与 REV-ERB α 功能冗余部分相同[86]。

Fbxl3 和 Fbxl21

除了 Rev-erb 对 Cry 的调节（见上述内容），其他基因似乎也能调节隐花色素的活性。延长自由运行的昼夜节律周期的诱变筛选可导致小鼠的迟延突变[87]。一个已知的编码 F-box 蛋白的 Fbxl3 基因中确认了该突变，但这个基因先前尚未证明与昼夜节律有关。Fbxl3^OVTM 突变体与零突变体功能相同。FBXL3 蛋白导致 CRY1 的降解，而 OVTM 突变蛋白在这方面的效果较差。因此，周期延长可能是 CRY 降解延迟的直接结果，有效地阻止了核心循环的重新启动。最近研究发现，密切相关的蛋白 FBXL21[88]以类似的方式起作用[89-90]。

NPAS2

在所有已确定的 bHLH-PAS 家族成员中，NPAS2（神经元 PAS 家族成员 2）与 CLOCK 的同源性最相近。该基因的零突变改变了昼夜节律活动模式，特别是夜晚入睡较晚，且缺乏"午睡"，但在昼夜自由运行周期或持久性方面没有显著变化[91]。然而，当 Clock 基因的零突变体的表型不如 Δ19 突变体显著时[92]，重新研究了 NPAS2 的作用。当 CLOCK 功能缺失时，NPAS2 似乎能够部分补偿[93]。

Dec1 和 Dec2

像其他生物钟基因一样，Dec1 和 Dec2 是 bHLH 转录因子，与 E-box 结合。已发现 DEC1 和 DEC2 可抑制 CLOCK 和 BMAL1 对 Per 的转激活[94]。DEC1 和 DEC2 形成二聚体[95]。CLOCK 和 BMAL1 转录激活的抑制可能与 BMAL1 的相互作用有关，但也可能归因于与 E-box 的结合（因此可能与 E-box 竞争）[96]。

最近研究发现，两个人类 Dec2 等位基因变异与总睡眠时间有关[97-98]。在表达人类 Dec2 等位基因之一的转基因小鼠中，证实了 Dec2 与睡眠量之间的功能关系[97]。

其他的时钟调节器

生物钟核心分子机制的发现，使得通过表征与已知生物钟成分相互作用的蛋白质，能够识别出生物钟的其他调节因子。例如，RNA 和 DNA 结合蛋白 NONO 和组蛋白甲基转移酶复合物的亚基 WDR5 被确定为 PER1 的相互作用蛋白和调节剂。在哺乳动物细胞中使用 RNA 干扰（RNAi）敲除 NONO 和在

果蝇中使用 *NONO* 突变体都会破坏昼夜节律[99]。后来的另一项研究表明，NONO 和 PER1 通过控制细胞周期检查点基因 *p16-Ink4A*[100] 的昼夜节律表达参与细胞周期的昼夜节律门控调节。同样，RACK1（活化 C 激酶 1 的受体）和 PKCα（蛋白激酶 C α）被发现与 BMAL1 相互作用并调节 CLOCK-BMAL1 的转录活性。RNAi 敲除 PKCα 或 RACK1 均可缩短昼夜周期[101]。通过研究与已知时钟组分相互作用的蛋白而确定的时钟调节剂还包括 E3 连接酶 Arf-bp1 和 Pam，它们参与调节 REV-ERBα 的降解[102]。

此外，基于细胞的系统和大规模 RNAi 文库中使用荧光素酶报告基因检测的高通量筛选研究，还发现了许多其他基因调节核心生物钟基因的昼夜节律振荡。一项研究聚焦于已知和预测的激酶、磷酸酶和 F-box 蛋白，并确定了 22 种激酶、7 种磷酸酶（或调节亚基）和 6 种 F-box 蛋白作为生物钟的潜在组成部分[103]。其中，酪蛋白激酶 2（casein kinase 2，CK2）磷酸化 PER2 并调节其核积累和稳定性。使用类似的 RNAi 筛选方法，Zhang 及其同事[104] 搜索了整个基因组，并确定了 200 多个候选基因，敲除这些候选基因后，昼夜节律周期或振幅有显著影响。蛋白质相互作用网络分析表明，大多数已确定的候选蛋白与核心时钟元件直接或间接相关，这表明分子时钟系统之间的广泛而复杂的相互作用可能参与了昼夜节律的调节。

最后，随着"组学"（即基因组学、蛋白质组学、相互作用组学、代谢组学等）数据集的积累，可以使用"生物信息学"方法预测时钟组件。Anafi 及其同事[105] 首次使用计算机辅助完成研究。作者收集了许多基因组范围的数据集，并建立了描述核心时钟组件关键特征的指标，包括：① 24 h 振荡表达，② 当突变或敲除时影响昼夜节律的组件，③ 与其他核心时钟蛋白的相互作用，④ 在多种组织中普遍表达，以及 ⑤ 脊椎动物和苍蝇之间的保护。虽然这些时钟特征不是绝对的，但核心时钟指标允许作者使用机器学习算法来识别与已知核心生物钟基因共享相似指标的基因。最重要的基因包括许多已经与生物钟有关的基因。此外，一个先前未被表征的基因，基因模型 129（*Gene Model 129*，*Gm129*），也是最热门的候选生物钟基因之一，作者将其命名为 *Chrono*，用于计算突出显示网络振荡器的抑制因子。验证实验表明 *Gm129* 的表达在肝、心脏和脂肪组织中表现出强烈的昼夜节律。GM129 蛋白与 BMAL1 的 C 端相互作用，抑制 CLOCK/ BMAL1 的转录活性。最后，*Gm129* 基因敲除小鼠的自由活动周期延长。有趣的是，使用传统的生物化学方法同样发现了 *Gm129* 在生物钟中的作用[106]，与此同时，在计算机辅助研究中也发现了 *Gm129*。随着生物信息学技术和数据库的快速发展，可以预期计算方法将极大地补充传统的生化方法，有助于全面了解生物钟网络。

值得注意的是，生物钟的许多调节因子也是其他细胞过程的关键调节因子，包括代谢和氧化还原稳态（如 *Rev-erb*α 和 *Sirt1*）、细胞周期（如 *NONO*）、细胞信号传导（如 *PKC*α）等。大规模 RNAi 筛选研究的结果进一步支持了时钟和其他细胞通路之间的相互作用，因为通路分析表明，已确定的时钟调节剂过多地代表了参与胰岛素和 hedgehog 信号传导、细胞周期和叶酸代谢的基因[104]。许多影响生物钟的途径和关键调节因子都是由生物钟自我调节的。综上所述，这些发现表明，分子钟机制与多种细胞过程和途径紧密相连，为昼夜节律钟在多种途径之间的功能协调提供了基础。

输出调节

时钟的转录输出

如前所述，核心时钟组件形成一个转录和翻译反馈回路，产生一个涉及大约 1/3 转录组的振荡基因表达程序。许多努力都致力于了解昼夜节律转录组是如何被生物钟调节的。对多个组织中振荡基因的启动子区域的生物信息学分析表明，经典的增强子元件如 E-box 和 D-box 富集[107-108]。许多时钟控制的、含有 E-box 的基因本身就是转录因子，这被认为是将时钟调节的转录库扩展到广泛的基因范围的重要因素。有趣的是，生物信息学研究也表明，在果蝇和小鼠中，两个紧密间隔（相距 6～7 个碱基对）的 E-box 样元件（即 E1 和 E2 元件）的排列对许多时钟调节基因的强劲振荡至关重要，而不是单个 E-box[109-110]。一项研究利用染色质免疫沉淀（chromatin immunoprecipitation，CHIP）技术，结合深度测序（CHIP-seq）技术，确定了小鼠肝中 BMAL1 的直接 DNA 结合靶点[111]。共鉴定出 2049 个 BMAL1 靶点结合位点，其中 60% 表现出节律性结合。序列分析表明，13% 的 BMAL1 结合位点由一对 E1-E2 元件组成，这些 E1-E2 位点与更强的节律性 BMAL1 结合相关，而单独一个 E-box 就足以与节律性 CLOCK:BMAL1 结合。另一项研究使用 CHIP-seq 技术，比较了小鼠肝中 CLOCK、BMAL1、NAPS2、PER1、PER2、CRY1 和 CRY2 等 7 种时钟成分的结合靶点[112]。值得注意的是，尽管在 CLOCK、BMAL1、PER1、PER2、CRY1 和 CRY2 中发现了超过 1400 个共同的靶点，但这些核心时钟组件的每个靶点都明显不同。尽管所有时钟元件的靶标通常都富含 E-box，但 PER2、CRY1 或 CRY2 特异性结合的位点显示 E-box 的减少和核激素受体的富集，这与时钟的负性元件和核受体之间已知的伙伴关系一致[113-114]。最后，值得注意的是 E-box 元件可以被其他转录因子占用。例如，Clock Δ19 突变表型的抑制因子 USF1 与 CLOCK:BMAL1 竞争 E1 位点，调节昼夜转录组[115]。

昼夜节律转录组的调节可能涉及许多其他机制。例如，多种证据支持节律性音调修饰和染色质重塑在调节昼夜节律转录中的作用。P300 是一种组蛋白乙酰转移酶，在肝核制剂中与 CLOCK 一起免疫沉淀，在昼夜节律时间（Circadian Time，CT）6 达到峰值，在 CT 18 达到最低点[85]。

P300 增强了 CLOCK:BMAL1 介导的报告基因转录，而 CRY1 和 CRY2 抑制了这种表达的增加，这表明 CRY 蛋白可以通过潜在的机制阻止 CLOCK:BMAL1 靶基因的转激活。研究还表明，CLOCK 蛋白本身也可以作为一种组蛋白乙酰转移酶，而乙酰转移酶的活性对于 Clock Δ19 突变细胞中 CLOCK 基因的转录激活和昼夜节律的恢复至关重要[116]。事实上，基因组范围内的昼夜染色质修饰已经在许多研究中被广泛描述[111, 117-118]。值得注意的是，CLOCK:BAML1 与目标 DNA 的结合促进了核小体的去除，这导致结合位点的染色质打开，从而允许其他转录因子有节奏地结合[119]。最后，最近的一项研究报道了生物钟控制的远程相互作用和染色体组织，表明基因组环境与节律性基因表达相协调[120]。

除了直接的转录激活和染色质重塑外，转录后机制可能还参与了生物钟输出程序的形成。通过分离全基因组 RNA-seq 数据中的内含子和外显子信号，Koike 及其同事[112] 能够从总 mRNA 中推断出前 mRNA 的振荡模式。有趣的是，同时表现出外显子和内含子循环信号的基因仅占外显子循环基因的 22% 和内含子循环基因的 30%，这表明从头转录仅占转录组昼夜节律程序的一小部分。通过 RNA-seq 比较小鼠和果蝇新生 mRNA 和总 mRNA 的节律表达模式，也观察到类似的结果[121-122]，表明转录后机制在调节昼夜转录组方面有重要贡献。

复杂的节律性基因表达源于依赖时钟的转录、表观遗传和转录后调控。早期的微阵列研究表明，多达 1/3 的表达基因表现出昼夜节律振荡[18-21]。最近更高时间分辨率的研究为昼夜转录组的整体图景增加了大量细节，包括表现出时钟控制的谐波振荡（即 12 h 和 4 h 节律）[123] 的转录本和有节奏地表达的非编码调控 RNA[118, 124]。有趣的是，只有一小部分节律性表达基因常见于 SCN 和肝[20]、肝和心脏[21]、肝和骨骼肌[125]（图 13.2）。将迄今为止已经检测过的所有组织中的振荡基因加在一起，总共有 43% 的蛋白质编码基因在体内振荡[124]。至少在果蝇中，昼夜节律基因表达的组织特异性程序与由 CLOCK 和其他伙伴转录因子结合的基因的顺式调控基序的组织特异性偏好相关[126]。基因本体论表明，节律性表达的基因参与多种途径和细胞功能。此外，昼夜节律基因表达的组织特异性与组织的特定功能密切相关。例如，SCN 中的基因循环包括那些参与蛋白质 / 神经肽合成、加工和降解的基因，以及已知对昼夜运动活性重要的基因，而肝中的基因循环则参与营养代谢和代谢中间体的调节[20]。尽管如此，参与基本细胞功能（如氧化还原稳态）的基因表达似乎在不同组织中受到昼夜节律调节。值得注意的是，最近的一项研究表明，畅销药物和世界卫生组织的基本药物的靶标都高度富含振荡基因[124]。这一发现具有重要的临床意义，因为半衰期短的药物的治疗结果可能通过昼夜节律定时给药而得到改善。

值得注意的是，在 SCN 外观察到的振荡基因表达模式是由局部细胞自动时钟机制和源自 SCN 的系统信号驱动的。Kornmann 及其同事们[127] 使用一种

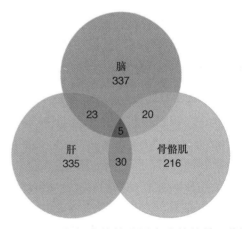

图 13.2　细胞和组织间节律性基因表达的差异。基因表达谱研究[124, 184] 表明，在任何给定的组织中，多达 1/3 的基因表达可能是有节律的。尽管构成转录-翻译反馈回路的核心昼夜节律基因在所有组织中都有节律性表达，一些共同的调控元件可能在多个组织中表达，但绝大多数节律性转录本是特定组织的细胞类型和功能所特有的。各种调节机制在决定组织特异性中的作用仍有待确定［Data from Miller BH, McDearmon EL, Panda S, et al. Circadian and CLOCK-controlled regulation of the mouse transcriptome and cell proliferation. Proc Natl Acad Sci U S A. 2007；104（9）：3342-47；McCarthy JJ, Andrews JL, McDearmon EL, et al. Identification of the circadian transcriptome in adult mouse skeletal muscle. Physiol Genomics. 2007；31（1）：86-95；Hogenesch, JB, Panda S, Kay S, et al. Circadian transcriptional output in the SCN and liver of the mouse. Novartis Found Symp. 2003；253：171-180；discussion 52-5, 102-9, 180-3 passim.］

可诱导的肝细胞特异性 *Rev-erb* α 转基因，通过在转基因激活后抑制 *Bmal1* 的表达抑制肝时钟。有趣的是，10% 的肝昼夜节律转录组，包括核心生物钟基因 *Per2* 的转录，在肝细胞时钟停止时仍保持循环。因此，这些基因的昼夜节律表达与主时钟的输出信号有关，包括来自 SCN 的直接神经和体液信号，以及与时钟控制的睡眠–觉醒、进食–禁食和体温节律相关的间接信号。特别是，睡眠–觉醒影响大量基因的表达[128-129]，最近记录了昼夜节律和睡眠 / 觉醒相关基因之间的相互作用[130-131]（详细讨论，见第 15 章）。值得注意的是，当动物在一天中的不同时间被剥夺睡眠时，睡眠债和体内平衡驱动的数量在采样时间点上是相似的，整个大脑转录组和前脑突触前泌体的昼夜节律在很大程度上减少了[132-133]，表明这些节律模式主要是由睡眠–觉醒节律而不是 SCN 时钟驱动的。同样，通过控制食物供应的时间的研究发现，摄食节奏与肝中 70% 的节律性表达基因有关[134]。最近的研究还表明，昼夜节律转录组可以通过环境条件重新编程。例如，与正常的食物喂养相比，高脂肪饮食抑制了肝中 1000 多个基因的循环，包括与胰岛素信号有关的基因，同时引发了数百个其他基因的节律性表达[135]。此外，在两种条件下循环的基因中，66% 在昼夜节律阶段表现出显著的变化。这些发现表明，基因表达的昼夜节律程序对环境条件和相关功能挑战具有高度可塑性。

视交叉上核的输出

神经和体液机制都可能参与主时钟的输出。分子钟控制着 SCN 神经元的放电节律，SCN 神经元投射到大脑的许多其他区域[136]。另一方面，包封的 SCN 移植物能够挽救 SCN 损伤动物的昼夜运动活动，这表明分泌因子也参与了 SCN 的输出[137]。迄今为止，一些蛋白质，如原运动素 2（prokineticin 2，PK2）、转化生长因子 - α（transforming growth factor- α ，TGF- α ）、心肌营养因子样细胞因子（cardiomyotrophin-like cytokine，CLC）和血管活性肠多肽（vasoactive intestinal polypeptide，VIP）已被证实与 SCN 的体液输出有关。

PK2 在 SCN 中有节律表达[138]，脑室输注 PK2 可抑制运动活动。具有 *PK2* 基因零突变的小鼠表现出显著降低的活动水平[139]和降低的昼夜节律振幅。这些小鼠在非快速眼动睡眠、快速眼动睡眠和睡眠剥夺后的 δ 功率中也表现出减弱的反弹[140]。

在筛选可能抑制运动活动的 SCN 因子时，发现了转化生长因子 - α（transforming growth factor- α ，TGF- α ）肽；当注入第三脑室时，这种肽抑制运动活动。表皮生长因子（epidermal growth factor，EGF）受体（可能结合 TGF- α 的受体）发生靶向突变的小鼠也表现出活动节律的破坏[141]。这些影响可归因于对 EGF 受体的作用。

缺乏肽受体 VPAC2 的小鼠表现出异常的夹带和节律紊乱，表明 SCN 中的 VIP 信号可能是正常表达和节律协调所必需的[142]。

CLC 也以抗利尿激素神经元的节律性方式在 SCN 中表达。将 CLC 输注到第三脑室（靠近 SCN）可显著抑制运动活动，而输注 CLC 受体抗体可增加运动活动[143]。

输入调节

许多盲人的昼夜节律，没有对光的有意识知觉，然而能够被光所吸引[144]。这一有趣的观察导致了对哺乳动物昼夜节律光输入途径和光感受器以及光色素的研究。

在突变导致视杆细胞或视杆细胞和视锥细胞退化的小鼠中，昼夜节律的光干扰得以保留[145-147]。然而，在哺乳动物中，眼睛一定是光携带通路的位置，因为去核的哺乳动物不具备光携带的能力。事实上，一组形态上不同的视网膜神经节细胞通过视网膜下丘脑束投射到 SCN[148]。SCN 的切除可消除昼夜节律性，视网膜下丘脑束的消融可消除光干扰[149]。因此，负责光夹带的光信号通过一条独特的轴突通道从眼睛进入 SCN。

视黑素是感光色素视蛋白家族的一员，最初在视网膜内发现[150]，后来发现在视网膜下丘脑束视网膜神经节细胞的体细胞和树突中表达[151]。视网膜下丘脑束轴突神经元表达垂体腺苷酸环化酶激活多肽（pituitary adenylate cyclase-activating polypeptide，PACAP）[151]；当 PACAP 作为大鼠视网膜下丘脑束神经元的标志物时，发现每个 PACAP 阳性的神经元都表达视黑素，每个视黑素阳性的神经元都是 PACAP 阳性的[151]。

基因工程小鼠进一步证实视黑素作为移相色素的作用，其中编码视黑素的基因被破坏[152-153]。这些小鼠对光的昼夜节律反应的两项行为测量发生了改变：与野生型小鼠相比，基因敲除小鼠对离散光脉冲的相移反应幅度较小，基因敲除小鼠暴露在恒定光下的自由周期比野生型小鼠要短。因此，视黑素似乎代表了一种主要的感光色素，其他感光色素也参与昼夜节律系统。

Rab3a 基因是在诱变筛选（*earlybird*）中根据提前的夹带相位角和缩短的昼夜周期鉴定出来的。零突

变小鼠表现出类似的表型[154]。此外，*Rab3a* 基因缺失和 *early-bird* 基因[154] 突变都表现出对睡眠剥夺的稳态反应和情绪行为的改变[155]。

非经典的振荡器

有趣的是，最近的研究发现了一种与转录无关的振荡器。在人类成熟的红细胞中，由于细胞核和转录-翻译时钟的缺失，过氧化物还原蛋白的高氧化表现出持续的昼夜节律，这种节律是可携带的，并且是温度补偿的[156]。过氧化物酶的氧化还原节律在真核生物和原核生物之间似乎是高度保守的[157-158]，在线粒体中也可以观察到[159]。先前对氧化还原状态节律的研究表明，烟酰胺腺嘌呤二核苷酸磷酸（nicotinamide adenine dinucleotide phosphate，NADP）和 SIRT 可以连接线粒体功能和规范时钟，并相互调节[81-84, 160]。因此，这些发现提出了一个有趣的假设，即不依赖转录的过氧化物酶的氧化还原节律可能代表了一种古老的昼夜节律振荡器。这种氧化还原振荡器可能受到转录-翻译时钟的影响，因为在培养的小鼠胚胎成纤维细胞中，过氧化物酶的氧化还原节律被 *Cry1* 和 *Cry2*[156] 破坏，而小鼠肝中过氧化物酶的体内节律在很大程度上不受 *Bmal1* 缺失的影响[161]。这个氧化还原振荡器的功能输出尚不明确。有趣的是，在缺乏 *Bmal1* 并保持 DD 的小鼠中，转录组、蛋白质组和磷蛋白质组的节律仍然存在，尽管这些节律和相关基因/蛋白质的模式与野生小鼠不同[161]。在生物信息学分析中，在缺乏 *Bmal1* 的情况下，可能调节基因节律表达的转录因子可以通过其他昼夜节律氧化还原调节因子（如 *Sirt1*）与过氧化物酶和经典时钟联系起来[161]。未来的研究需要阐明过氧化物酶氧化还原振荡的功能意义及其与经典转录-翻译时钟的关系。这些研究也有望揭示昼夜节律保持的进化历史。

胃肠道中可能存在的微生物时钟

生物钟基因组研究的新前沿涉及人类以外的基因组。肠道微生物组是指生活在哺乳动物胃肠道中的微生物菌群的基因组，它与宿主基因组相互作用，在宿主的代谢、免疫和神经行为功能中发挥重要作用。肠道微生物组的组成被宿主昼夜节律中的遗传和环境干扰所改变[162-165]。这种相互作用是双向的，因为外周转录组的昼夜节律振荡，包括生物钟基因的节律性表达，在无菌动物中被改变[166-168]。值得注意的是，已经观察到肠道微生物相对丰度的昼夜节律[164-166, 169]。

因此，了解这些节律是由宿主节律（例如，摄食、代谢和体温）被动驱动，还是在每个细菌细胞内内源性产生并受宿主节律的影响，是一个有趣的问题。至少在一种肠道细菌中，在恒定条件下培养时，产气肠杆菌在群体和运动方面表现出昼夜节律。在这种细菌中，编码鞭毛定子成分的基因 *MotA* 的转录表现出内源性的、可携带的和温度补偿的节律[170-171]，表明存在细菌生物钟。这种细菌时钟的分子特征尚不清楚，也不清楚它是否与蓝藻中的生物钟有相似之处。这些问题，以及肠道细菌时钟和宿主时钟之间的关系，都是未来研究的重要课题。

结论

核心昼夜节律振荡器对 SCN 的单个神经元是自主的，是几个时钟成分蛋白水平每日振荡的结果。哺乳动物和其他生物体中这种振荡的基础在于编码这些蛋白质的基因转录的节律反馈调节。PER 和 CRY 蛋白的水平改变了它们自身基因的转录速率。这种改变是通过抑制 CLOCK-BMAL1 异源二聚体与 *Per* 和 *Cry* 基因启动子区域的 E-box 元件结合而产生的转录增强而实现的。生物钟蛋白之间的额外相互作用可能会减慢这种反馈的时间过程，达到接近 24 h 的间隔：CK1ε 对 PER 的磷酸化可能导致其降解，而 CLOCK 在细胞核中存在似乎需要与 BMAL1 的关联。*Bmal1* 的节律性转录似乎是由 REV-ERBα 调控的结果，REV-ERBα 本身受 E-box 元件调控。最后，组蛋白乙酰化的节律似乎有助于一些核心昼夜节律基因的昼夜节律表达模式。虽然这些基因在昼夜节律系统中的作用仍有待确定，但基于突变体昼夜节律改变的其他基因已被确定。

有趣的是，大多数核心基因都是通过正向遗传学在小鼠或果蝇中鉴定出来的，在正向遗传学中，基因组随机诱导突变，而那些特异性影响昼夜节律振荡的突变是通过精心制作的昼夜节律表型筛选鉴定出来的。既然这些生物钟组成蛋白已经被识别出来了，那么就更容易找到为昼夜节律振荡器的输入和输出通路服务的蛋白质，也更容易识别出在疾病状态下影响昼夜节律的紊乱成分。此外，随着基因组学、蛋白质组学和代谢组学技术的巨大进步，研究已经在多维度水平上整合和描述了昼夜节律程序，这些研究最终将促进对生物钟如何与其他细胞和生理功能耦合的全面理解。幸运的是，在揭示昼夜节律的分子基础的同时，公众正逐渐意识到正常的昼夜节律计时对人类健康、安全、表现和生产力的重要性。

问题：生物钟的基因调控有多少个层次？

　　分子遗传钟的发展图景正变得多层次和复杂。其核心是一个由 CLOCK:BMAL1 和 PER:CRY 组成的转录-翻译反馈回路。该环通过氧化还原态、NAD 和 SIRT 与细胞代谢环相互作用。遗传生物钟通过直接转录调控、组蛋白乙酰化/去乙酰化、染色质修饰以及可能的其他修饰来调节基因表达的节律。这些修饰可能是组织特异性的，但可能受到 SCN 的影响[178]。节律/行为（由 SCN 驱动），如褪黑素水平[179]、体温[180]、摄食[181]或睡眠[131, 182]，也可以影响外周基因表达节律。因此，所谓的"细胞自主"遗传生物钟似乎受到从细胞内到营养、内分泌和行为的广泛调节。我们的生物钟是如何自我调节的？这种生理和行为上的破坏是由于 SCN 昼夜节律信息的改变，还是由于分子昼夜节律钟的局部组织特异性变化，尚需进一步研究。在 *Bmal1* 基因敲除动物的肝中重建一个功能性的生物钟（即，肝特异性的 *Bmal1* 基因恢复）与肝转录组和代谢组的节律模式有关，而这些节律模式与野生型动物的节律模式只有部分一致无论其机制如何，这些结果都表明生物钟基因在调节许多不同组织水平的生化、代谢和生理过程中发挥着非常重要的作用。

临床要点

　　我们对生物钟的遗传和基因组基础的理解已经从少数核心生物钟基因迅速发展到具有这种特异性的多层分子昼夜节律程序。这些昼夜节律程序的时间是由 SCN 时钟、行为和环境因素在组织间复杂地协调的，人类许多不利的健康状况如代谢紊乱和癌症会导致失调。昼夜节律程序的时间也对美国食品和药物管理局批准的治疗药物的有效性和安全性具有重要意义，因为大约一半的这些药物的靶点或代谢酶是昼夜节律调节的，至少在 mRNA 水平上是如此。自核心生物钟基因的发现和转录-翻译反馈回路的表征以来，生物钟的核心分子机制已经并将继续被用作生物医学研究人员理解昼夜节律计时临床意义的蓝图，并且这些见解正在积累以实现一个新的医学前沿：生物钟医学。

总结

　　在所有哺乳动物细胞和组织中发现的细胞自主昼夜节律钟，其核心是一组关键"生物钟基因"的转录和翻译的反馈循环。生物钟基因的鉴定是通过检查基因改变对时钟特性的影响来指导的。相当大比例的表达基因表现出昼夜变化；然而，不同的细胞类型似乎有自己独特的"时钟控制基因"，而核心生物钟基因保持不变。生物钟控制的基因参与多种细胞功能，对健康和疾病具有重要意义。转录-翻译反馈回路受到多个水平的调控，包括组蛋白、染色质和转录后修饰。来自下丘脑 SCN 和行为状态的信号，如睡眠-觉醒或进食-禁食，也可以影响外周组织的时钟。

致谢

　　本文的编写受到美国国立卫生研究院的资助（PO1 AG 11412）。

参考文献和拓展阅读

　　请扫描书后二维码，获取参考文献和拓展阅读资源。

简单模式生物睡眠的遗传学和基因组学机制

第 14 章

Mark Wu，*David Raizen*
李晨阳 译 韩 芳 审校

章节亮点

- 更简单的动物模型系统（simple animal model system）的可用性，如蠕虫、果蝇和鱼类，极大地促进了睡眠的遗传分析。
- 这些简单的动物模型表现出睡眠的特征，包括可逆的行为静止，对感官刺激的反应减

弱，以及体内平衡调节。
- 在这些更简单的模型中进行的遗传研究揭示了参与睡眠调节的回路和分子途径，其中包括许多与哺乳动物共有的途径。

哺乳动物睡眠的复杂性导致了在更简单的生物体中研究相关现象，这些现象具有哺乳动物模型中不存在的技术优势。这些系统包括果蝇、秀丽隐杆线虫和斑马鱼，它们分别被用于基因研究超过 100 年、50 年和 30 年。值得注意的是，哺乳动物果蝇、蛔虫和斑马鱼的同源基因被发现以一种类似于在这些简单系统中观察到的方式起作用。大多数人类疾病基因都有明确的果蝇、蠕虫和鱼类同源基因。鉴于这种遗传相似性，这些动物表现出许多睡眠的特征不足为奇，包括由内部时钟计时的可逆静止，对感官刺激的反应减弱，以及体内平衡调节。此外，初步迹象表明，甚至睡眠的遗传和药理学基础在这些简单系统和哺乳动物中都是保守的。本章讨论的主题包括使用果蝇模型进行睡眠研究，以及斑马鱼 *D. rerio* 和线虫 *C. elegans* 研究睡眠的独特特征。从这些模式生物中获得的见解可能对阐明人类睡眠的遗传基础很重要，并最终回答生物体为什么睡觉的问题。

与对人类自然发生的基因变异的研究相反，有可能在动物模型中诱导突变，以测试特定基因是否对睡眠重要。研究复杂行为（如睡眠）的分子基础的一种策略被称为**经典遗传学**或**正向遗传学**（forward genetics）。使用脱氧核糖核酸（deoxyribonucleic acid，DNA）改变化学物质或可移动的 DNA 转座因子随机诱变动物种群。然后，对突变人群进行筛选，以寻找感兴趣的突变表型，如睡眠改变。然后应用分子遗传学技术鉴定导致突变表型的突变基因。正向遗传学可以用来建立个体基因功能与表型之间的因果关系。正向遗传学在某种意义上是无偏倚的，因为它不需要提前了解感兴趣表型的遗传基础知识。考虑

到我们对睡眠的认识尚处于初级阶段，正向遗传学是研究睡眠的有力方法。相反，反向遗传学（reverse genetics）从一个被破坏的基因开始寻找表型。基因的发现可以让我们深入了解对睡眠很重要的生化和细胞途径，甚至可能为开发治疗睡眠障碍的药物提供新的诊断测试或靶点。

果蝇作为遗传学的模型系统

自 20 世纪初托马斯·摩根（Thomas Morgan）的开创性工作以来，果蝇 *D. melanogaster*（图 14.1）一直是基因研究的主力[2]。与哺乳动物模型系统相比，果蝇的一个主要优势容易成活并且成本较低[1]。一只雌性可以产生数百个后代。此外，果蝇的世代时间较短，在室温下，从受精卵到可育成虫约 10 ~ 12 天。由于这些特性，果蝇已被证明具有强大的高通量筛选具有改变表型的突变体。遗传作图、利用转座元件（可移动 DNA）进行基因破坏和全基因组测序，可以快速鉴定导致突变表型的突变基因[3]。值得注意的是，已经发现果蝇基因的哺乳动物版本（即同系物）的功能与果蝇的对应版本相似。事实上，整个信号通路经常是共享的[4-6]。

果蝇和哺乳动物之间的神经系统相似。虽然果蝇的神经元比人类少 6 个数量级（10^5 个 *vs.* 10^{11} 个），但果蝇和人类的基因组在基因数量上是相似的（分别约为 14 000 个和 22 000 个），这种差异主要由基因复制导致[7]。果蝇的大脑使用类似的神经机制，包括神经递质、离子通道、受体和信号转导途径。

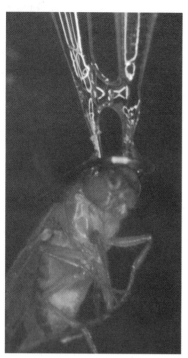

图 14.1　果蝇，遗传模式生物。图为一只果蝇，系在一根绳子上，绳子上植入了记录电极，用于测量行为状态（Courtesy B. Van Swinderen）

果蝇作为睡眠研究的模型

对果蝇睡眠的研究是基于一篇文献，该文献研究了其他无脊椎动物（如软体动物和其他昆虫，包括蟑螂和蜜蜂）的类似睡眠状态[8-11]。这些关于睡眠行为的经典描述为在果蝇身上进行类似的研究奠定了基础。

通常使用果蝇活动监测（Drosophila Activity Monitoring，DAM）系统（由 Trikinetics Inc.，Waltham，Massachusetts 开发）来测量果蝇的睡眠行为（图 14.2），该系统可以进行高通量分析。将单个果蝇放入一个小的透明玻璃管中，一端用琼脂食物塞住，另一端用多孔帽塞住，保证空气流通。每根电子管被置于一个监视器中，监视器包含一系列 32 对红外发射器-探测器，每根电子管一个。一只清醒的果蝇会在管中来回移动，周期性地破坏红外光束。独立的方法表明红外光束断裂和整体活动之间有密切的关系。5 min 的不活动（即，光束无中断）是睡眠的指标。基于视频的监测也与光束中断的测量相结合，以提供更高空间分辨率的果蝇睡眠行为分析[12-13]。使用无活动来测量果蝇的睡眠，在概念上类似于使用活动描记法来测量人类的睡眠[14]。

果蝇表现出许多睡眠的特征。它们表现出长时间的行为静止，可以持续几个小时，大多数静止持续 30 min 以上[12]。睡觉的果蝇和睡觉的人类一样，对感官刺激的反应也会降低[12, 15-18]。事实上，果蝇的

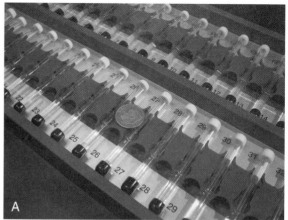

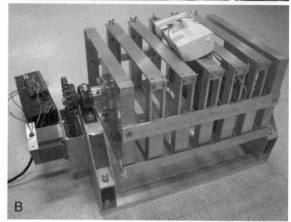

图 14.2　果蝇活动监测（DAM）系统和旋转剥夺睡眠箱。A，DAM 系统。显示比例为一个美国一角硬币（直径＝ 1.5 cm），放置在红外发射器 / 探测器的位置。B，果蝇睡眠剥夺仪。一个 DAM 监测器可以放在一个槽里，然后随机旋转这个盒子来干扰果蝇的睡眠（Courtesy B. Chung）

睡眠研究不仅依赖于自发运动的测量，还评估对感觉刺激的反应。唤醒阈值是通过应用刺激和测量行为反应来分析的，典型的是运动活动的诱导。在长时间不动期间，果蝇不太可能对一系列感官刺激做出反应，包括社交、机械、振动、热和视觉[12, 16, 19-20]。虽然这种反应性通常是通过行为来测量的，但它也可以通过电生理测量从运动中分离出来[21]。典型的果蝇表现出觉醒阈值的增加，在 5 min 后达到平稳期[16, 20]。果蝇睡眠 5 min 的标准在很大程度上是基于这一观察。最近的分析表明，像哺乳动物一样，果蝇也表现出更深的睡眠阶段，其特点是在不活动 10 min 或更长时间后，唤醒阈值会更高[22]。尽管如此，通过评估唤醒阈值可以将安静的清醒状态与睡眠状态区分开来。

重要的是，果蝇的睡眠是在体内平衡调节下的——也就是说，被剥夺睡眠的果蝇会在第二天表现出睡眠持续时间和强度的增加（后者是通过睡眠时长或觉醒阈值来衡量的）。通常使用自动装置或用手轻拍果蝇来机械地剥夺果蝇睡眠[12, 16, 20, 23]（图 14.2）。如果将类似的剥夺方案应用于已经清醒的果蝇，那么

就不会观察到睡眠反弹，或者不那么明显，这与机械干扰的非特异性应激效应相矛盾[12, 16, 20]。持续的睡眠剥夺最终会导致过早死亡，就像某些哺乳动物一样。因此，睡眠对果蝇的生活是必不可少的。

可能是由于大脑结构的差异，果蝇的大脑不像哺乳动物睡眠时的脑电图（electroencephalogram，EEG）那样经历神经活动的同步变化，即哺乳动物睡眠时的 EEG 上的慢波。也就是说，新数据表明，使用较新的成像技术可能会揭示特定睡眠回路中慢振荡的存在，这将在本章后面讨论[25]。果蝇确实表现出与睡眠相关的电位，提供了独立于行为的状态标记。来自果蝇大脑中心的电记录[19]（图 14.1）显示了局部场电位（local field potentials，LFP），它反映了电极附近神经元群的活动。从中央脑区记录到的尖峰状电位与清醒时的腿部运动之间存在普遍的相关性。将拴着的果蝇暴露在旋转的条纹下，其 LFP 的频率为 20 ～ 30 Hz，这反映了对刺激的关注，但当果蝇处于睡眠状态时，这些 LFP 减少[21]。LFP 和运动之间相关性较差的时期与唤醒阈值升高和行为静止之前有关[21]。正如下面所讨论的，最近的研究表明，不同的果蝇睡眠状态与不同的电生理特征有关，如神经元活动的广泛减少或特定的振荡活动[21a, b]。这些方法表明，唤醒状态的差异可以通过电生理学来表征，就像在哺乳动物身上一样。即使潜在的分子和细胞机制相似，果蝇和哺乳动物的神经解剖学差异也可能解释睡眠脑电波的不同。

和人类一样，果蝇的睡眠结构也显示出与年龄相关的变化。刚从蛹中出来后，小果蝇就表现出增加的睡眠时间和深度，就像它们的哺乳动物同伴一样[16, 26]。随着年龄的增长，睡眠变得越来越零碎，越来越不完整[27]。此外，增加氧化应激的药物可以引起类似这些作用的变化[27]。因此，果蝇有可能成为分析衰老对睡眠影响的有价值的模型。

哺乳动物的睡眠增强了记忆巩固的各个方面[28]。同样，果蝇在学习和记忆方面也表现出与睡眠不足有关的缺陷。例如，果蝇通常会被光吸引（即表现出正趋光性），但在同时暴露于具有厌恶刺激的光下后，它们可以学会避免光（即表现出负趋光性）。睡眠减少后，果蝇对这种联系的学习能力较差[29]。在另一种学习模式中，休息好的雄性果蝇学会停止向已经交配的雌性求爱，并持续 24 h。相比之下，训练后被剥夺睡眠的果蝇无法保留这种记忆[30]。最后，醒着的经历，特别是社交经历，可以增加随后的睡眠，这表明学习本身影响睡眠需求[30]。综上所述，这些数据表明，就像哺乳动物一样，果蝇的睡眠–觉醒调节与可塑性和记忆力之间存在相互关系。

果蝇的昼夜行为揭示了果蝇和人类之间的保守机制

对昼夜节律行为的研究支持了果蝇遗传学将阐明人类睡眠遗传学这一论点。与大多数生物体一样，果蝇的睡眠也受到生物钟的时间控制[12, 16]。正向遗传筛选在揭示分子钟的本质方面发挥了至关重要的作用。首次发现的果蝇昼夜节律突变体在恒定条件下表现出短周期和长周期的节律，在明暗条件下表现出阶段超前和延迟的活动，类似于人类的睡眠时相前移和延迟综合征[31-32]。克隆这些果蝇表型的基因有助于深入理解昼夜节律计时的核心生化机制，这一成果最终获得 2017 年诺贝尔生理学或医学奖[33]。尽管生物钟通常仅被视为计时器，但生物钟基因及其伴随的神经回路广泛地调节睡眠–觉醒，可能独立于其计时功能（参见本章后面的内容）。因此，更深入地理解昼夜节律系统的的分子机制有助于深入了解睡眠的控制机制。

果蝇分子时钟与哺乳动物（包括人类）在很多方面具有相似性（表 14.1）[34-35]。受家族性睡眠时相前移综合征影响的个体表现出睡眠–觉醒节律提前和昼夜节律缩短，并以显性方式遗传[32]。人类 PER2 和 CK1δ 基因的突变（分别是果蝇生物钟基因 period 和 doubletime 的同源基因）是家族性睡眠时相前移的原因[36-37]。这些数据表明，生物钟的基本结构和核心组成可以追溯到数亿年前果蝇和人类的共同祖先。鉴于昼夜节律与睡眠行为的密切联系，睡眠稳态的基本机制也可能在果蝇中保守。因此，用于研究昼夜节律的方法也可能有助于阐明睡眠和睡眠稳态的潜在过程。

表 14.1　果蝇生物钟基因及其高度保守的哺乳动物同源基因

果蝇生物钟	哺乳动物
Period	*Period 1，2，3*
Timeless	*Timeless*
Clock	*Clock*，*NPAS2*
Cycle	*Bmal1*
Doubletime	*CK1δ/ε*
CK2	*CK2*
Cryptochrome	*Cryptochrome 1，2*
Clockwork orange	*Dec1，2*
Slimb	*β-TRCP*

果蝇睡眠的细胞和分子基础

在识别离散的分子和神经回路方面已经取得了实质性的进展，这些信号传递给睡眠和清醒行为的时间。接下来将概述影响睡眠-觉醒行为的神经回路，以及调节睡眠的基因。最新发现控制果蝇睡眠的分子机制可能与哺乳动物相同。

对睡眠-觉醒调节很重要的特定神经回路

哺乳动物睡眠研究的一个研究主题是离散神经回路以自上而下的方式调节全脑的睡眠和清醒状态。果蝇也有不同的神经回路调节睡眠。许多解剖学上定义的位点与睡眠-觉醒调节有关：蘑菇体（mushroom bodies，MB）、椭球体（ellipsoid body，EB）环、背扇形体（dorsal fanshaped body，dFB）、脑间部（pars intercerebralis，PI）和昼夜节律起搏器神经元——腹侧神经元（sLNv 和 lLNv）和背神经元 1 簇（dorsal neuron 1 cluster，DN1）（图 14.3）。除了这些基因座，其他神经回路也基于其神经递质（如多巴胺）被定义。这些内容将在本章后面讨论。为了发现涉及睡眠调节的新回路，一种类似于正向遗传学的方法被采用；研究人员不是筛选赋予表型的基因，而是筛选调节特定行为表型的回路。

该方法的基础是二进制 GAL4/ 上游激活序列（upstream activating sequence，UAS）系统[38-39]。在一个亲本菌株中，酵母转录因子 GAL4 被置于组织特异性启动子的控制之下。在第二个亲本菌株中，携带 GAL4 结合位点的 UAS 与感兴趣的效应基因融合。在这两种菌株的后代中，效应基因在驱动 GAL4 的组织或回路特异性启动子指定的分布中表达。大量的 GAL4 细胞系可以提供几乎无限的时间和空间表达模式。

除了多种 GAL4 细胞系外，还产生了 UAS 效应细胞系来改变特定的细胞特性，如膜兴奋性或突触传递。许多细胞效应物已被成功地用于果蝇睡眠研究。一种用于有条件地阻断突触传递的工具是由 UAS 驱动的 *sbibire*[1]（*shi*[1]）转基因[40]。该转基因编码一种多聚鸟苷三磷酸酶（guanosine triphosphatase，GTPase），这是囊泡分裂所必需的，而这个过程反过来又需要突触囊泡循环，从而维持快速的突触传递。在野生型神经元中，UAS 驱动的 *shi*[1] 等位基因的表达在高温（例如 29℃）下会阻断突触传递，但在低温（例如 21℃）下则不会。使用 GAL4/UAS 系统，可以在活体动物中操纵离散神经回路中的突触传递，以温度作为遥控器，然后分析电路调节的行为后果。

操纵细胞兴奋性的工具也已经开发出来，并应用于使用异位表达的组成型和条件性活性离子通道来激活或沉默神经元活动。例如，光门控通道视紫红质离子通道（"光遗传学"）和热敏 TrpA1 通道（"热遗传学"）已被用于增加细胞的兴奋性[41-42]。相反，各种工程钾通道已被用于使神经元沉默[43-44]。

转基因工具与各种 GAL4 驱动因子联合使用发现了 MB 的睡眠调节作用，MB 是一种以其在学习和记忆中的作用而闻名的双侧神经纤维网[45-47]。MBs 在功能上类似于哺乳动物的大脑皮质和海马体[48-49]。使用粪便和化学消融术有条件地抑制 MB 会降低整体睡眠水平[46-47]。MB 受损或缺失的果蝇寿命缩短，这表明睡眠减少有重要的影响[46]。使用不同的 MB-GAL4 系，可以在成年果蝇中激活[50-51]来驱动激活和沉默分子工具，表明 MB 的其他部分促进觉醒。因此，MB 的不同部分在睡眠调节中起相反的作用。睡眠和记忆功能是由相同的 MB 神经元促进的，这表明睡眠和记忆之间存在功能联系。

如前所述，睡眠的一个决定性特征是它处于体内平衡控制之下。也就是说，睡眠不足会增加想睡觉的欲望。发生机制尚不清楚，但大多数研究聚焦促睡分子，这些分子的水平随着睡眠需求的增加而上升[52]。这种关注在很大程度上是由于 Ishimori 和 Pieron 在 20 世纪早期的经典工作，该工作表明，从睡眠剥夺的动物身上提取的脑脊液注射到清醒的动物身上时，可以诱导睡眠[53]。然而，这些促睡分子的短半衰期（例如，几分钟）表明，睡眠驱动的产生可能涉及其他机制，这种机制可以持续数小时。最近，一个 EB 神经元子集被提出编码果蝇的睡眠驱动[54]。EB 是一个神经纤维网，整合来自感觉运动过程和内部状态的信息来调节各种行为[55]。这些 EB 睡眠驱动神经元的激活诱导持续睡眠的机制似乎涉及调节突触传递的结构可塑性变化[54]。有趣的是，使用功能成像方法揭示了这些 EB 睡眠驱动神经元中的慢波振荡，并表明这些振荡的强度随着睡眠需求的增加而增加[25]。因此，传统上在哺乳动物和鸟类中研究的与睡眠有关的慢波振荡在动物中更保守[25, 57-58]。另一组神经元在激活后可以诱导持续睡眠行为，包括投射到大脑的外周神经元子集[59]。因为越来越多的证据表明，小鼠和人类的感觉输入可以调节睡眠行为[60-62, 62a, b]，该研究可能揭示调节控制睡眠稳态机制的外围过程。除了神经元，新证据也暗示星形胶质细胞（神经胶质细胞的一种亚型）参与感知需求和调节睡眠稳态[62c-e]。在小鼠身上也有类似的发现，表明这些过程是广泛保守的[62f-h]。

几十年来对哺乳动物的研究已经确定了大脑中独

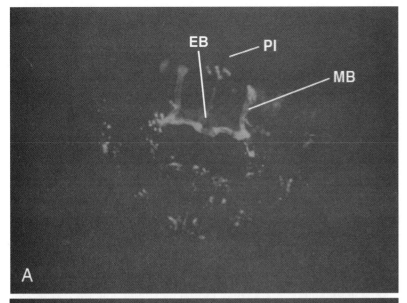

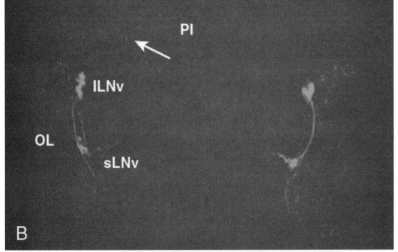

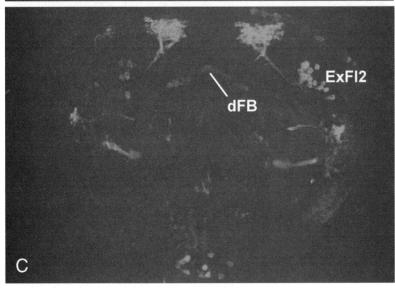

图 14.3　果蝇睡眠-觉醒回路的神经解剖学。A，用绿色荧光蛋白（GFP）标记睡眠调节蘑菇体（MB）、椭圆实体（EB）和脑间部（PI）神经元。B，GFP 标记的大、小腹侧神经元（分别为 lLNv 和 sLNv）。促进觉醒的神经元向同侧和对侧 sLNv 和视叶（OL）发送投影。sLNv 向 PI 发送投影（箭头）。C，促进睡眠的 ExFl2 神经元被 GFP 标记。ExFl2 神经元向中央复合体的末端背扇形体结构（dFB）发送投影（见彩图）

立的睡眠和觉醒中心[63]。例如，位于下丘脑前部的 γ-氨基丁酸（gamma-aminobutyric acid，GABA）能腹外侧视前核（ventrolateral preoptic nucleus，VLPO）促进睡眠，而脑干和下丘脑后部的单胺能核和乙酰胆碱能核则促进觉醒[63]。在果蝇中，dFB 是一个明确的睡眠中枢，因为使用 TrpA1 激活 dFB 神经元会在激活过程中诱发睡眠（图 14.3）[64]，而果蝇的睡眠剥夺会增强 dFB 神经元的兴奋性[66-67]。dFB 神经元似乎在 EB 睡眠驱动神经元的下游发挥作用[54]，但也参与了一个回路，通过这个回路，向 EB 睡眠驱动神经元发出信号。当睡眠被诱导时，他的反馈回路可能直接减少睡眠驱动[68]。最近研究了 dFB 激活后果蝇的神经生理脑状态。在一项使用电生理场记录的研究中，观察到 7 ~ 10 Hz 的振荡活动[21a]。另一项研究使用 Ca^{2+} 成像来比较自然睡眠和 dFB 神经元诱导的广泛神经群的活动。自发睡眠与神经元活动的普遍减少有关。有趣的是，dFB 神经元激活的睡眠状态类似于一种矛盾的"清醒"状态，在这种状态下，果蝇对环境的反应很差[21b]。这些发现表明，dFB 诱导的睡眠是一个独特的睡眠阶段，这些不同的睡眠亚状态的功能是未来研究的一个重要领域。

另一个睡眠调节位点是 PI，它的神经内分泌功能与哺乳动物的下丘脑相似[69]。PI 中表皮生长因子（epidermal growth factor，EGF）功能的减少导致睡眠减少[70]。重要的是，EGF 家族成员可能在秀丽隐杆线虫[71]和哺乳动物中发挥类似的促进睡眠的功能[72-73]，这表明 EGF 具有古老的睡眠功能。特定的 PI 神经元在单胺回路的下游活动以促进觉醒[74]。此外，PI 可能是昼夜节律起搏器神经元的直接靶点。

除了 MB、EB、dFB 和 PI 中的睡眠-觉醒回路外，生物钟神经元也调节觉醒和睡眠（图 14.3）。果蝇的生物钟回路由大约 150 个神经元组成[75]，其中 75 个神经元与哺乳动物的昼夜节律起搏器——视交叉上核相似。在这个网络中有前面提到的 LNv 神经元的两个亚群，大（lLNv）和小（sLNv）簇，它们在调节睡眠中作用相反。lLNv 促进觉醒，而 sLNv 诱导睡眠[76-79]。促进觉醒的 lLNv 的活动受到 GABA 的抑制[78]，这与哺乳动物睡眠回路类似[80]。相反，sLNv 通过短神经肽 F（short neuropeptide F，sNPF）[与哺乳动物神经肽 Y（neuropeptide Y，NPY）在功能上相关]的作用抑制 lLNv 细胞，从而增强睡眠[79]。LNv 的下游是一组背时钟网络，称为 DN1。这些神经元的不同亚群的激活根据其投射的目标诱导觉醒或睡眠[81-85]。来自 DN1 的一个投射支配 PI 的一个区域，该通路促进觉醒[81, 85]，而另一个投射调节 EB 环神经元的活动并促进睡眠[83-84]。这些研究表明，不同的时钟亚回路可以促进清醒或睡眠，这意味着类似的原理可能适用于哺乳动物的视交叉上核。

觉醒神经递质：单胺能觉醒途径

许多不同的神经递质和神经调节剂已被证明在睡眠调节中起重要作用。果蝇大脑的解剖结构与哺乳动物不同，而果蝇则使用类似的神经递质和受体系统。果蝇和哺乳动物一样，单胺类物质在睡眠-觉醒调节

中起着关键作用，这表明果蝇和哺乳动物共同祖先的神经系统使用了类似的觉醒递质。

在果蝇中，与觉醒联系最紧密的单胺是多巴胺。携带多巴胺转运基因 fumin 突变的果蝇睡眠时间会显著减少[86-87]。精神兴奋剂甲基苯丙胺会增加多巴胺能神经传递，也会减少睡眠[88]。当清醒时，多巴胺神经传递增强的果蝇表现出更多的自发运动以及对机械感觉刺激的高反应性，表明这些果蝇是高度兴奋的[86-88]。此外，虽然其作用机制尚不清楚，但促觉醒药物莫达非尼可能通过增强多巴胺能神经传递而起作用[89]。重要的是，莫达非尼在果蝇中也有类似的促觉醒特性[90]。

在哺乳动物中，睡眠和觉醒回路如何交互的主要模型涉及相互抑制的作用，促进双稳态之间的快速转换[63]。有趣的是，在果蝇中，促进觉醒的多巴胺能神经元投射到并抑制促进睡眠的 dFB 回路[91-92]。这种多巴胺能信号通过调节钾通道，将 dFB 神经元从活跃状态切换到稳定的沉默状态[67]。这种多巴胺能（DA-dFB）回路在年龄依赖性睡眠效应中也起着关键作用。当果蝇还小的时候（0 ~ 1 天大），这个回路是不活跃的，睡眠质量更高[26]。最后，DA-dFB 回路也参与了挥发性麻醉药对果蝇觉醒的介导作用[93]，这与在小鼠中发现的挥发性麻醉药增加 VLPO 回路的激活相似[94]。综上所述，这些数据表明多巴胺是果蝇觉醒和认知功能的重要递质。

另外两种与果蝇觉醒有关的单胺递质是章鱼胺和组胺。章鱼胺被认为是哺乳动物去甲肾上腺素的功能同源物。章鱼胺合成减少或章鱼胺神经元活动减少导致睡眠增加[95]。特定的促进觉醒的章鱼胺细胞向前面讨论过的 PI 回路发送信号，章鱼胺抑制 Ca^{2+} 依赖性钾通道的功能，增加这些 PI 神经元中的环腺苷单磷酸（cyclic adenosine monophosphate，cAMP）信号，以促进觉醒[74]。组胺主要与药理学研究有关。组胺 H_1 受体拮抗剂羟嗪在果蝇中诱导睡眠并减少睡眠潜伏期[16]，表明组胺的保守功能。在成年果蝇中进行的小分子筛选发现利血平是一种囊泡单胺转运蛋白（VMAT）的抑制剂，可导致睡眠增加[96]。鉴于 VMAT 的功能是在囊泡中装载单胺类神经递质，这些数据进一步强化了单胺类在促进果蝇觉醒中的重要性。然而，并不是所有的单胺类都能促进果蝇的觉醒，就像血清素能促进睡眠一样[97]。尽管如此，单胺类在哺乳动物中促进觉醒的作用在果蝇中很大程度上保留下来。

睡眠神经递质：γ-氨基丁酸和腺苷睡眠通路

在果蝇和哺乳动物中，促进睡眠的关键神经递质

是抑制性神经递质 GABA。临床使用的大多数催眠药作用于嗜离子性 GABA 受体，促进 GABA 能神经传递[98]。GABA 能神经元的沉默减少了果蝇的睡眠，这一发现与促进睡眠的作用相一致[99]。在果蝇中，GABA_A 受体亚基基因的突变负责对狄氏剂杀虫剂的抗性；因此它的名字是抗狄氏剂（*Rdl*）。这些受体在 GABA 激活时迅速脱敏，在抗杀虫剂的 *Rdl* 突变体中，这一过程减少，延长了 GABA 激活电流[99]。在这些 *Rdl* 突变体中，熄灯后的睡眠潜伏期增加，这一观察结果与 GABA 在促进果蝇睡眠中的重要作用一致。*Rdl* 可能通过减少 PDF 唤醒神经元的活动来促进睡眠（见上文；图 14.3）[78, 100-101]。

腺苷被认为在哺乳动物的睡眠稳态中起关键作用[102]。腺苷也与促进果蝇睡眠有关。腺苷是三磷酸腺苷的代谢产物，通过 G 蛋白偶联受体起作用[102]。在哺乳动物中，咖啡因的兴奋作用是通过拮抗腺苷受体而起作用的[103]。喂食咖啡因的果蝇睡眠减少，而喂食环己基腺苷（一种腺苷激动剂）的果蝇睡眠增加[12, 16]。然而，咖啡因在果蝇和哺乳动物身上的作用可能不同。除了对抗腺苷信号外，咖啡因和其他甲基黄嘌呤一样，是磷酸二酯酶活性的非选择性抑制剂[103]。在果蝇基因组中发现的单个腺苷受体的缺失并没有阻断咖啡因促进清醒的作用，这表明这种药物通过另一种机制促进清醒[104]。相反，降低神经元蛋白激酶 A（protein kinase A，PKA）活性在很大程度上抑制了咖啡因对睡眠的影响[104]，这表明，至少在果蝇中，咖啡因的促醒作用可以通过其对 cAMP 水平的影响来解释。

睡眠的遗传学和药理学：哪些分子调节睡眠？

果蝇系统的一个关键功能在于能够识别对睡眠很重要的新基因。一种策略是操纵基因的功能，并分析其对睡眠的影响。传统的药理学方法已经补充了遗传学来识别对睡眠有重要作用的通路。在果蝇中使用遗传学发现新的睡眠基因依赖于候选基因方法和经典正向遗传学的结合。此外，利用自交系对影响睡眠的数量性状位点的分子鉴定也发现了许多候选睡眠基因[105]。无偏倚的正向基因筛选尤其强大，因为它们往往能在数千个突变候选基因中识别出对某一过程贡献最大的基因。已确定的基因在神经功能的各个方面发挥作用，包括参与昼夜节律系统、神经递质/神经调节性信号传导、应激和免疫反应、细胞兴奋性和信号转导的基因。这些发现表明，许多睡眠通路在果蝇和哺乳动物之间是保守的，并支持这一观点，即对果

蝇的研究应该有助于深入了解更复杂系统中睡眠的分子基础。

生物钟通路

与许多物种一样，果蝇的睡眠受生物钟控制[12, 16]。核心生物钟转录因子 Clock（Clk）和 cycle（cyc）的突变会导致睡眠减少[101, 106]。然而，在某些节律失常突变体中，如 *per*^01，睡眠稳态是完整的，这表明昼夜节律过程与先前提出的睡眠调节的稳态过程在分子上是不同的[12, 16]。生物钟基因对睡眠的影响可能是由 PDF 神经肽通过其在唤醒中促进 lLNv[77-78] 的功能介导的（图 14.3）。

尽管已经对核心昼夜节律振荡器本质有一定理解，但这个核心时钟调节睡眠的机制仍然知之甚少。一种名为 Wide Awake（WAKE）的分子很可能是调节睡眠开始时间的关键时钟输出分子[101]。WAKE 在 lLNv 生物钟中循环表达，在晚上达到峰值，此时它通过上调 GABA_A 受体来抑制这些促进觉醒的细胞。相反，在 lLNv 时钟中 GABA_A 受体的降解也受到生物钟的调节。E3 泛素连接酶 Fbx14 的水平在早晨达到峰值，导致蛋白酶体介导的 GABA_A 受体降解，增加该唤醒回路的活性。

多巴胺通路

BTB 蛋白-蛋白相互作用基序也被认为是不宁腿综合征（restless legs syndrome，RLS）的遗传因素。果蝇的 RLS 同源基因 *BTBD9*（*dBTBD9*）的缺失导致睡眠片段化和运动活动增加，这与临床疾病相似[108]。dBTBD9 蛋白似乎在多巴胺能神经元中起作用，对于维持多巴胺水平与多巴胺在 RLS 中的既定作用一致至关重要[108]。这些数据为利用果蝇来模拟人类睡眠障碍提供了支持。

应激和免疫途径

免疫相关细胞因子是哺乳动物睡眠的重要调节因子[109]。先天免疫反应也调节果蝇的睡眠。免疫系统的主要调节核因子 -κB 的活性在睡眠剥夺时被上调[110]。果蝇的关键免疫反应组织脂肪体的食欲功能下降，导致睡眠减少[110]。在果蝇的正向遗传筛选中发现了一种名为 NEMURI 的抗菌肽，它能强烈地诱导睡眠[111]。这一发现表明，免疫相关分子作为循环的"睡眠原"可能是一种保守的传递睡眠需求的机制[109, 111]。

虽然睡眠的功能仍有争议，但一个被提出的功能是睡眠通过增强活性氧（reactive oxygen species，ROS）的清除来防止氧化应激[112]。最近对果蝇的研

究支持氧化应激和睡眠之间的双向关系[113]。短睡眠突变体对氧化应激敏感，而睡眠增加的果蝇则有抵抗力。通过增加抗氧化基因的表达来减少氧化应激导致睡眠减少，这表明活性氧可能是睡眠需求增加的一个信号[113]。有趣的是，睡眠不足已被证明会增加促进睡眠的 dFB 神经元的氧化应激，从而改变钾通道的活性。这些变化导致 dFB 神经元放电增加并促进睡眠，提供了 ROS 直接调节睡眠的回路机制[114]。虽然许多研究聚焦 ROS 在神经元中的作用上，但证据表明，睡眠不足导致的死亡是由非神经元肠道细胞中的 ROS 积累驱动的[114a]。这些发现提醒我们，睡眠的功能不仅仅局限于神经系统。睡眠的另一个假定功能是清除神经元产生的"废物"，这首先在小鼠中被发现[114b]。引人注目的是，在果蝇中也有相似之处，它们在睡眠时有节奏地抽动喙（许多昆虫的细长口器）以促进废物的清除[114c]。

内质网（endoplasmic reticulum，ER）应激反应也可能参与睡眠剥夺后的睡眠调节。作为内质网应激反应一部分而上调的内质网伴侣 BiP 在睡眠剥夺后表达增加[16, 115]，并且睡眠剥夺后反弹的睡眠量依赖于 BiP 水平[115]。作为未折叠蛋白反应（unfolded protein response，UPR）的一部分，BiP 上调，当 UPR 在内质网中积累时，UPR 被激活。在睡眠不足的哺乳动物中，UPR 本身是上调的[116]。这些数据表明，UPR 反应和随后的 BiP 激活可能是长时间清醒的结果，并支持 ER 应激途径在睡眠稳态中的潜在作用。

膜兴奋性

利用工程异源离子通道调节膜兴奋性的研究表明，膜兴奋性在睡眠调节中的作用是显而易见的（见上文）；然而哪些特定的通道是睡眠功能的基础仍有待进一步研究。对果蝇的研究强调了电压门控钾通道激振器（Sh）的功能。*Sh* 突变体是几十年前作为一种在乙醚麻醉下双腿颤抖的突变体被发现的[117]。该突变体的位置克隆导致在哺乳动物中鉴定了第一个电压门控钾通道和随后的几个类似通道，突出了果蝇和哺乳动物神经系统成分的相似性[118-120]。

独立、无偏倚的突变筛选发现了 Sh 钾通道和一种名为"警觉的"（sleepless，SSS）新型 Sh 调节因子的突变体，这些突变体表现出睡眠量急剧减少，在 *SSS* 突变体中损失的睡眠总量高达 80%[121-122]。*SSS* 基因编码一种糖基磷脂酰连接膜蛋白[122]，研究发现 *SSS* 直接调节 Sh 通道的水平、定位和功能[123]。此外，Sh 调节亚基 Hyperkinetic 的突变体也表现出睡眠表型减少[124]。Sh 在睡眠中的功能是高度保守的，

因为哺乳动物 Sh 同源物的基因失活也会导致睡眠减少[125-126]。在人类中，严重失眠是 Morvan 综合征和其他以电压门控钾通道抗体为特征的自身免疫性疾病患者的主要主诉[127-128]。

信号传导

cAMP 信号通路的组成部分在睡眠调节中发挥保守作用。多种神经递质作用于细胞表面 G 蛋白偶联受体，通过代谢受体（如多巴胺）激活细胞内信号转导级联。G 蛋白偶联受体（如多巴胺受体）的激活调节腺苷酸环化酶活性，进而调节 cAMP 水平。环状 AMP 激活 PKA，使许多靶标磷酸化，包括转录因子 CREB（cAMP 应答因子结合蛋白）。PKA 活性增加的突变体清醒度增加，而 cAMP 水平降低的突变体通常表现出清醒度降低[47, 129]。此外，CREB 活动与睡眠稳态有关。cAMP 反应元件（cAMP response element，CRE）报告基因在睡眠剥夺时上调，CREB 活性降低导致睡眠反弹升高[129]。除了在果蝇中具有觉醒作用外，cAMP 通路在线虫和小鼠中也具有类似的功能[130-131]。许多影响 cAMP 通路的突变最初是在对破坏学习和记忆的突变进行无偏倚遗传筛选时分离出来的。因此，对睡眠和记忆重要的信号可能在 cAMP 通路上交叉。

在哺乳动物中，乙酰胆碱能信号，起源于外侧背核和桥脚被盖核，促进觉醒和快速眼动（REM）睡眠。在果蝇中，烟碱乙酰胆碱受体在睡眠稳态输出通路中发挥作用。*redeye*（*rye*）基因编码烟碱乙酰胆碱受体 α 亚单位[132]，是果蝇正常睡眠量所必需的。Rye 蛋白水平随着睡眠需求的增加而增加，这表明 Rye 作为一种睡眠稳态输出分子。然而，目前 Rye 调控的回路仍不清楚。

小结：果蝇

果蝇 *D. melanogaster* 现在已经被确定为研究睡眠的遗传模式生物。果蝇遗传学在揭示生物钟背后的分子机制方面支持了这样一种观点，即这种方法也将对睡眠产生关键的见解。与哺乳动物相比，果蝇调节睡眠的神经回路仍然没有被很好地描述，而哺乳动物的神经回路已经被研究了 50 多年。然而，鉴于果蝇模型系统中可用的技术资源不断扩大，进食调节睡眠-觉醒的回路方面有望取得快速进展。反映了睡眠与多种生物过程的交集，已经确定了许多影响睡眠的途径和基因。目前的挑战是整合这些发现，以确定这些分子如何适应睡眠调节和功能的特定回路。

研究睡眠的新基因模型系统

果蝇作为睡眠和昼夜节律研究的成功模型，在一定程度上推动了其他动物模型用于研究睡眠。接下来将讨论两个模型：斑马鱼 *D. rerio*（图 14.4）和线虫 *C. elegans*（图 14.5）。

斑马鱼作为一种脊椎动物遗传学模型系统

20 世纪 70 年代，George Streisinger 及其同事为使用斑马鱼 *D.rerio* 作为脊椎动物发育遗传分析的模型系统奠定了基础[133]。斑马鱼特别适合这些研究，因为它们的体型小（幼虫约 0.5 cm，成虫约 2.5 cm），易于保存大量的标本，发育迅速，在胚胎和幼虫阶段身体透明，有利于观察内部结构。孵化后，斑马鱼的幼虫期大约为 1 个月，成年后可活 2～3 年。斑马鱼交配可以产生数百个后代，但缺点是它们的繁殖时间与小鼠相似接近 3 个月，比果蝇（大约 10 天）或蠕虫（大约 3 天）要长。

在斑马鱼中进行了大规模的化学诱变筛选[134-136]，表明它们适合正向遗传学方法。此外，转基因斑马鱼的产生是常规的。遗传分析的一个缺点是斑马鱼的基因组相对较大，并且通常比哺乳动物有更多的特定基因家族成员，这可能使功能丧失突变表型的分析复

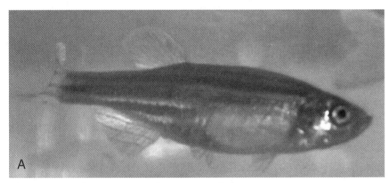

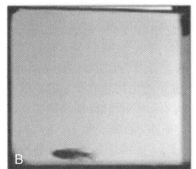 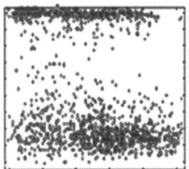

图 14.4　斑马鱼，一种新兴的研究睡眠的遗传模式生物。斑马鱼（*Danio rerio*）是研究脊椎动物睡眠的一种相对较新的遗传模式生物。**A**，成年斑马鱼。斑马鱼通常能长到大约 1 英寸长。**B**，左图，一只成年斑马鱼，尾鳍下垂，正在睡觉。右图，睡眠时喜欢在鱼缸的顶部或底部；点表示睡眠发作的位置（**A**，Courtesy S. Liu. **B**，From Yokogawa T, Marin W, Faraco J, et al. Characterization of sleep in zebrafish and insomnia in hypocretin receptor mutants. PLoS Biol 2007；5：e277.）

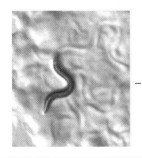 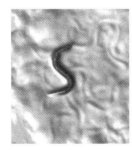 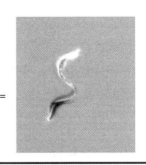

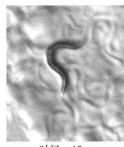 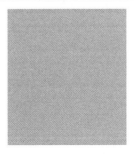

时间 = 10 s　　时间 = 0 s

图 14.5　秀丽隐杆线虫睡眠的模型。嗜睡期是秀丽隐杆线虫的一个静止发育阶段，它与其他动物的睡眠具有相同的行为、分子和遗传特征。采用帧减法测量蠕虫的行为静止，如图所示。深色像素表示动物移动到的位置，白色像素表示动物从哪里移动（Macmillan Publishers Ltd：Raizen DM, Zimmerman JE, Maycock MH, et al. Lethargus is a Caenorhabditis elegans sleep-like state. Nature 2008；451：569-72；with permission，copyright 2008.）

杂化[137-138]。

斑马鱼作为模型系统的一个主要优势是，作为脊椎动物，其神经系统的解剖结构和分子组织与无脊椎动物模型系统相比，与人类更相似[139-141]。虽然与哺乳动物相似，但斑马鱼的神经系统更小（幼鱼约有100 000个神经元）且更简单。相比之下，小鼠大约有5000个下丘脑分泌素/促食欲素（hcrt/orx）神经元，而斑马鱼幼虫大约有10个这样的神经元[142-144]。斑马鱼模型的另一个优点是易于在这些动物身上进行大规模的药物筛选，然后可以用来了解药物作用的机制，剖析分子途径，并指导研发新的药物[145-146]。

斑马鱼作为研究睡眠的模型系统

像果蝇和人类一样，斑马鱼是昼行性动物，白天的运动活动比晚上高。相比之下，另一种在睡眠研究中常用的脊椎动物遗传模式生物——家鼠——是夜行动物。斑马鱼的睡眠有两个发育阶段：幼虫期和成虫期[139-140, 143, 147-148]。就像果蝇和蛔虫一样，斑马鱼的睡眠是由行为准则来定义的[139-140]。斑马鱼在生物钟控制下表现出安静的时期，在此期间它们对外部刺激的反应较弱。这种行为受体内平衡控制，并与体位变化有关。为了测量斑马鱼的睡眠，采用了视频跟踪；以唤醒阈值的变化为标准，分别用静止1 min或6 s来确定幼虫和成虫的最低睡眠次数[149]。斑马鱼的睡眠时长在整个生命周期中是变化的——幼鱼的睡眠时长比成年鱼要多。大多数对斑马鱼睡眠的研究都使用了幼虫，因为它们的睡眠行为可以在孵化后大约1周内被描述，而且它们的透明性可以使用强大的成像方法（见本章后面的内容）。

斑马鱼的睡眠行为是受昼夜节律控制的，在没有环境刺激的情况下，斑马鱼在一天中的变化表明了这一点。核心生物钟振荡器的分子成分在斑马鱼中保存良好[150]。然而，目前尚不清楚斑马鱼是否有视交叉上核，即使存在，它也可能不像哺乳动物那样在组织节律方面具有核心重要性。相反，因为斑马鱼大部分是透明的，并且全身有许多可吸收光线的细胞[151-152]，所以可能不需要单一的主时钟。

斑马鱼的睡眠也受体内平衡控制。为了检查这些表型，通常使用机械扰动或轻微电击来进行睡眠剥夺[147-148]。在斑马鱼幼体中，用机械振动诱导的睡眠剥夺会导致"反跳睡眠"（即，运动行为减少与觉醒阈值增加相关）[147]。然而，体内平衡调节在成年斑马鱼中可能不那么明显[139, 148]。

斑马鱼调节睡眠的信号机制

如前所述，脑干和下丘脑中的一些单胺能和胆碱能细胞群促进哺乳动物的觉醒。大多数的细胞群——即结节乳头核（组胺）、中颚核（血清素）和蓝斑核（去甲肾上腺素）——在斑马鱼中保存良好[153]。在促进睡眠的中枢方面，斑马鱼在视前区有一簇表达丙氨酸的神经元，这类似于哺乳动物的VLPO[154]。此外，斑马鱼的睡眠受多种神经肽的调节，包括hcrt/orx、褪黑素和EGF信号通路。

调节睡眠和清醒的神经递质

去甲肾上腺素是一种经典的促进哺乳动物清醒的神经调节剂[155]。虽然药理学数据支持非肾上腺素的唤醒功能，但在小鼠中基因敲除其生物合成酶［多巴胺β-羟化酶（dopamine β-hydroxylase，DBH）］会导致对睡眠-觉醒状态的不一致影响[155-157]。另一方面，使用光遗传学方法（在特定神经回路中表达光门控离子通道）[158]激活或抑制小鼠蓝斑体内的去甲肾上腺素能神经元，分别导致清醒时间的增加和减少[159]。为了进一步研究去甲肾上腺素在睡眠-觉醒状态中的作用，在斑马鱼中产生了dbh突变体，这表明斑马鱼的睡眠行为显著增加[160]。此外，hcrt/orx信号的唤醒作用在这些突变体中被抑制[160]。这些研究支持内源性去甲肾上腺素在促进觉醒和介导下丘脑分泌素依赖性觉醒中的生理作用。

组胺是另一种促进觉醒的哺乳动物神经递质[161]。有趣的是，缺乏组氨酸脱羧酶（histidine decarboxylase，HDC）（组胺的生物合成酶）的小鼠在基线睡眠中表现出轻微缺陷，尽管这些动物确实难以被新的刺激唤醒[162-163]。同样，在斑马鱼中，hdc和多个组胺受体（单独或联合）的预测零突变不会导致显著的睡眠表型[164]。构成性基因缺失与急性药理学之间的一些表型差异可能是由于前者的补偿所致。例如，组胺能结节乳头神经元的急性抑制增加了小鼠的非快速眼动（non-rapid eye movement，NREM）睡眠，但这些神经元中组胺的慢性丧失对睡眠几乎没有影响[165]。尽管如此，斑马鱼体内去甲肾上腺素（而非组胺）的慢性缺失会导致睡眠时间的大幅增加，这表明除了发育补偿之外的因素可能解释了这两种表型之间的差异[160, 164]。

在上行唤醒系统中起作用的神经递质中，血清素的功能最具争议[166-167]。为了解决这一争议，一项研究在斑马鱼和小鼠中使用了药理学、遗传学和回路操作方法[168]。色氨酸羟化酶（tryptophan hydroxylase，TPH2）是中缝中5-羟色胺的生物合成酶，敲除色氨酸羟化酶会导致斑马鱼睡眠减少和碎片化。此外，中缝中5-羟色胺能神经元的光遗传激活诱导睡眠行为的增加。这些数据支持血清素在促进睡眠中的作用。有趣的是，在小鼠身上进行的类似研究表明，血清素能的背中缝神经元的放电模式决定了它对睡眠－觉醒状态的影响。特别是，这些神经元的突然放电促进清醒，而强直放电则促进睡眠[168]。这一发现解释了血清素在调节睡眠－觉醒状态中的独特作用机制。5-羟色胺在睡眠－觉醒调节中的功能也在果蝇中得到了证实，这项研究支持了 5-羟色胺促进睡眠的作用[97, 169]。总之，这些研究表明，单纯认为血清素只促进清醒的观点可能是不正确的。总的来说，对斑马鱼的研究支持了神经调节性神经递质在调节睡眠和觉醒中的重要性，并阐明了它们在这些过程中起作用的具体机制。

睡眠－觉醒状态的神经肽能控制

神经肽是一类重要的调节信号分子，与传统的小分子神经递质相比，它能更广泛、更长时间地调节神经回路的活动[170]。许多神经肽参与调节睡眠－觉醒状态[171]，在这里我们讨论神经肽调节斑马鱼的睡眠－觉醒状态。Hcrt 的缺失是发作性睡病的关键致病机制。与哺乳动物一样，斑马鱼的单个 Hcrt 前原蛋白被不同地切割以产生两种不同的肽，Hcrt-1（即食欲素-A）和 Hcrt-2（食欲素-B）。然而，斑马鱼蛋白质组（HcrtR2）中只存在 1 个 Hcrt 受体，而哺乳动物表达 2 个这样的受体。由于斑马鱼神经系统的简单性，Hcrt 神经元的数量要少得多（幼虫的每个大脑半球大约有 10 个神经元，成年的每个大脑半球有 50 个神经元）。在幼虫中，这些细胞位于下丘脑外侧[142]，并向多个唤醒中枢发送广泛的投射，包括 LC 的去甲肾上腺素能细胞[143-144]。与这一观察结果一致，Hcrt2 在单胺能唤醒中枢广泛表达[143]。

为了研究 Hcrt 在斑马鱼中的功能，利用诱导热休克启动子在斑马鱼幼鱼中过表达 Hcrt 前肽，导致清醒和觉醒的增加[143]。诱导消融斑马鱼幼体的 Hcrt 神经元增加了白天睡眠和睡眠－觉醒转换的数量，支持了 Hcrt 促进觉醒和睡眠－觉醒稳定性的观点[172]。此外，正如后面所讨论的，在体内监测 Hcrt 神经元的活动表明，这些神经元在强劲的运动活动期间是活跃的，这可能是幼虫高度兴奋的时候[173]。相比之下，鱼类中唯一的 Hcrt 受体（Hcrt2）的零突变导致睡眠片段化，这与小鼠中 Hcrt 信号的缺失一致[174]。然而，这些突变鱼类夜间总睡眠时间显著减少[148]。两项研究结果的差异可能是由诱导型（hs:hcrt）和组成型（HcrtR2 null）操作以及一项研究中的幼虫（hs:hcrt）和另一项研究中的成虫（HcrtR2 null）分析来解释的。总的来说，这些研究表明斑马鱼和哺乳动物之间的神经回路和 Hcrt 功能有重要的保守性，

并指出斑马鱼系统在揭示调节该途径的分子和细胞机制方面具有很好的前景。

在哺乳动物中，VLPO 是促进睡眠的主要区域。这一区域的大多数睡眠活跃神经元表达甘丙肽（一种抑制性神经肽）[175]，而在这一区域表达甘丙肽的神经元的激活能强烈诱导小鼠睡眠[176]。最近对斑马鱼的研究表明丙氨酸参与了睡眠的稳态调节[154]。既往研究表明，由于大脑特定区域的激活导致局部慢波睡眠的增加，因此睡眠需求是由新神经元活动的增加所驱动的[177-178]。因此，为了将睡眠需求与清醒分离开来，研究人员将清醒的鱼暴露在增加神经元活动的药物中。神经元活动升高的动物表现出睡眠反弹，鱼类视前区的丙氨酸神经元在这种药物诱导的反弹睡眠中活跃。虽然缺乏丙氨酸的鱼在基线睡眠时间上表现出轻微的减少，但它们在药理学诱导的反弹睡眠中表现出强烈的减少[154]。这些数据提供了一个如何将睡眠需求与清醒时间分开的例子，并证明了丙氨酸在稳态睡眠反应中的重要作用。

丙氨酸也被确定为神经肽（prokineticin 2, Prok2）抑制光促进觉醒作用的一种输出机制[179]。先前在小鼠中 Prok2 被认为是调节运动和（或）睡眠的昼夜节律输出分子[180-182]。在斑马鱼中，Prok2 的过度表达导致白天睡眠增加，但夜间睡眠减少，这些对睡眠的不同影响取决于光照，而不是昼夜时间[179]。Prok2 突变体在光照/黑暗条件下白天睡眠减少，但在持续的黑暗条件下没有。仅在有光的情况下，Prok2 的过表达上调丙氨酸的表达。总之，这些数据证实 Prok2 上调丙氨酸抑制光依赖性唤醒。

如前所述，斑马鱼系统能够进行大规模的正向遗传筛选，因为产生了大量的后代。由于鱼类基因组通常包含多个功能重叠的同源基因，单个基因的突变可能影响很小或没有影响。与这种功能丧失方法相反，功能获得过表达方法避免了鱼类的冗余问题，并且通常显示出更强的表型。基于这种功能的增益，我们发现了多种调节睡眠－觉醒的神经肽。这些包括促进睡眠的神经素 U[183]，神经肽 Y[184]，神经肽 VF（neuropeptide VF, NPVF）[185]，和上文提到的丙氨酸[154, 179]，均促进睡眠。

神经素 U 通过促肾上腺皮质激素释放激素（corticotropinreleasing hormone, CRH）依赖的信号传导促进觉醒并起作用[183]。相反，神经肽 Y，先前被认为是调节哺乳动物睡眠的物质，通过抑制去甲肾上腺素能信号传导而诱导斑马鱼睡眠。RF 酰胺神经肽在果蝇和蠕虫中有调节睡眠的作用[79, 186-188]，但 NPVF 是该类神经肽中第一个被发现在脊椎动物中起作用的[185]。总之，越来越多的神经肽，包括 Hcrt/

Orx，已参与调节斑马鱼的睡眠–觉醒。未来的研究将继续阐明这些神经肽及其不同的下游信号机制是如何协调调节睡眠行为的不同方面的。

褪黑素促进睡眠

在哺乳动物中，褪黑素是由松果体产生的，白天和夜间活动的动物都在夜间释放褪黑素。同样，褪黑素是由斑马鱼的松果体在昼夜节律控制下分泌的，夜间循环水平较高。此外，与哺乳动物一样，在斑马鱼中也发现了 Hcrt 神经元直接投射到松果体，这表明褪黑素 / 松果体系统可以通过非昼夜节律回路进行调节[189]。然而，在哺乳动物中，褪黑素的昼夜节律释放是由视交叉上核驱动的，而在斑马鱼中，松果体被认为是一个独立的昼夜节律振荡器，能够产生有节奏的褪黑素释放[190-191]。这种区别可能反映了解剖学上的差异，斑马鱼的松果体可以直接受到光的照射，而哺乳动物的松果体则不受光的直接照射。在斑马鱼中，褪黑素有显著的促进睡眠的作用。在白天给小斑马鱼服用褪黑素可显著增加睡眠时间[147]。与人类相比，这些影响作用似乎更明显，在人类身上，褪黑素的使用只会轻微增加睡眠时间[192-194]。然而，在大多数研究中，这种差异可能反映了夜间褪黑素的使用，此时褪黑素已经达到了足够的水平[192]。事实上，如果在白天给人服用褪黑素，可以观察到嗜睡显著增加[195]。这些对斑马鱼的研究强调了褪黑素作为一种睡眠促进因子的作用，这是由昼夜节律机制调节的。有趣的是，褪黑素不能促进夜间啮齿类动物的睡眠[196-197]，且常用的实验室小鼠品系（例如 C57BL/6 和 129/Sv）不合成褪黑素[198]。因此，与小鼠相比，斑马鱼可能是研究褪黑素对睡眠影响的更好的模型生物。

表皮生长因子信号是促进睡眠的保守通路

在过去的 10 ～ 15 年里，推动全基因组关联研究（GWAS）和下一代测序技术的发展产生了关于人类基因组变异和突变的大量数据。了解这些变异的功能相关性是后基因组时代的关键挑战之一。像斑马鱼这样的生物非常适合对这些基因组变异进行建模，并描述它们对相关表型或行为的影响。最近对斑马鱼的一项研究为这种方法提供了一个例子。对果蝇和蠕虫的研究已经证明了 EGF 信号在促进睡眠中的作用[70-71]。最近在斑马鱼中也有类似的报道；EGFR 配体转化生长因子 α（transforming growth factor α，TGF α）过表达会增加睡眠，而基因敲除 TGF α 会减少睡眠[199]。EGF 激活鱼类促睡眠神经肽 NPVF 的表达，在秀丽隐杆线虫中显示出与 EGFêRFamide 信

号的显著保护[200]。重要的是，对英国生物银行队列中可用的 GWAS 数据的分析显示，人类 EGF 信号相关基因（ERBB 和 KSR2）的变异与白天嗜睡增加和（或）睡眠时间延长有关[199]。因此，从蠕虫、果蝇、鱼到人类中，EGF 对睡眠的调节可能是保守的，这一观察结果强调了使用非哺乳生物研究睡眠的实用性。

调节睡眠的药理作用

就像其他睡眠的遗传模式生物一样，包括小鼠和果蝇，斑马鱼的睡眠对促进睡眠和唤醒的药物有反应。GABA 受体激动剂如地西泮和戊巴比妥能促进睡眠[139]，而莫达非尼能促进觉醒。然而，斑马鱼系统的一个明显优势是易于以高通量的方式进行给药试验。可在水中加入药物，由于斑马鱼幼体长约 0.4 mm，因此可在 96 孔板中监测个体动物[202]。此外，斑马鱼幼体容易吸收小分子，缺乏功能性的血脑屏障[146]。对斑马鱼幼虫的睡眠–觉醒表型进行了大约 4000 种化合物的大规模筛选[146]。这项研究发现了其他动物调节睡眠的已知分子通路的守恒，如单胺、GABA、腺苷和 Shaker 型钾通道。此外，还发现了 ether-a-go-go 相关基因钾通道和 L 型钙通道在睡眠–觉醒调节中的新作用。除了研究已被充分描述的药物外，这种方法在鱼类身上也有可能揭示尚未被充分描述的化合物的作用机制[146]。

斑马鱼睡眠和神经回路功能的影像学研究

斑马鱼胚胎和幼体的透明性有利于完整动物的活体成像方法。加上它们有用的遗传特征和相对简单的神经网络，斑马鱼在长期体内成像分析和系统神经科学方面具有巨大的潜力。越来越多的证据表明突触结构受昼夜节律和睡眠依赖过程的调节[203-207]。例如，果蝇 PDF+ sLNv 在其末端投射中表现出昼夜节律依赖性的变化[208-209]。为了解决这一问题，在斑马鱼幼体中，在 24 h 内对相同的 Hcrt 神经元进行了双光子成像。白天观察到 Hcrt 神经元向松果体的突触末端数量增加，提示 Hcrt 突触末端结构受昼夜节律控制[210]。

除了神经元结构，对神经回路功能的研究已经通过使用基因编码的神经元活动报告器（包括测量 Ca^{2+} 水平的 GCaMP）而发生了革命性的变化[211]。例如，斑马鱼研究者已经使用 GCaMP 来监测光运动行为背后的全脑电路功能的动态。使用 GCaMP 研究睡眠–觉醒电路的一个缺点是用于激发的蓝光会影响行为，因此使用该工具的实验应该使用 2 光子成像或具有红色激发光谱的 Ca^{2+} 报告。生物发光方法不需要荧光团激发，可以在几分钟到几小时的时间尺度上测量神经元活动，可以用来测量自由行为的斑

马鱼体内的新神经元活动。为了检测自由行为的斑马鱼幼鱼 Hcrt 神经元的活性，我们在这些神经元中表达了 Ca^{2+} 激活的生物发光报告绿色荧光蛋白（GFP）-apoAequorin。这些神经元的活动，通过总神经荧光来评估，被连续测量，发现在觉醒期间增加[173]，与在啮齿动物中获得的结果相似[213-214]。目前，这些生物发光技术缺乏空间分辨率来区分不同细胞的活性变化。然而，使用基因编码报告器可以探测斑马鱼睡眠-觉醒回路的全脑动态，从而获得这些网络在不同昼夜节律和睡眠稳态条件下如何运作和相互作用的信息。

最近，活体成像被用于斑马鱼的睡眠特征，超越了通常用于非哺乳动物生物的传统行为标准[58]。在类似于哺乳动物新皮质的背皮质中表达 GCaMP 的斑马鱼幼虫被固定并成像。令人惊讶的是，在假定睡眠期间，观察到神经元活动的同步爆发穿插着一段时间的沉默。在这些睡眠状态中，基于荧光的成像显示心率和肌肉张力的下降与哺乳动物和鸟类 NREM 睡眠期间观察到的相似。这种神经元活动的模式类似哺乳动物脑电图上慢波产生的"开"和"关"状态的交替[215]，这也表明睡眠期间缓慢振荡的神经元活动在数亿年的进化中是保守的。然而，如前所述，由于蓝光用于激发 GCaMP 会影响鱼类的行为，因此使用替代成像方法将有助于验证这些发现。

小结：斑马鱼

斑马鱼 D. rerio 作为研究脊椎动物发育的一种强大的遗传模型系统有着悠久的历史，最近也被用于研究睡眠。该系统的优点包括：①能够研究具有相对简单神经系统的昼夜活动的脊椎动物睡眠的分子和细胞机制；②与哺乳动物在神经解剖结构和睡眠相关的神经肽和激素方面具有较高的保守性；③进行高通量行为分析的能力；④早期斑马鱼的透明度，有助于体内神经元成像；⑤便于进行大规模药物筛选。缺点包括：①生成时间长；②与果蝇和秀丽隐杆线虫相比，相对缺乏遗传/基因组工具；③相对较大的基因组，具有相当数量的同源物，这可能使功能丧失表型的遗传分析复杂化。在斑马鱼睡眠领域的新兴工作，极大地促进了对包括人类在内的物种调节睡眠的分子和细胞机制的广泛保守的日益增长的共识。未来的研究将继续利用该系统的特殊优势，包括大规模基因或药物筛选的能力，以及在系统水平上对调节睡眠的神经网络进行体内成像的能力。

秀丽隐杆线虫作为遗传学模式系统

秀丽隐杆线虫提供了与果蝇类似的强大遗传工

具，在睡眠研究中具有独特的优势。成年线虫长约 1 mm，因此可以在单个培养皿中培养大量（多达 10 000）。它们的神经系统很简单，只有 302 个神经元，因此可以用高度简化的方法来研究神经功能[216]。蠕虫的小尺寸使其能够在超微结构水平上识别所有的神经元连接[217]。这个连接组对于研究蠕虫神经回路如何调节行为的研究者而言至关重要。像斑马鱼一样，秀丽隐杆线虫是透明的，因此非常适合操作和记录生理神经活动。成年秀丽隐杆线虫的生成时间很短，约为 3 天，可以进行快速的遗传操作。

秀丽隐杆线虫在一个叫做"昏睡期"的发育阶段[130]以及成虫阶段，对疾病或极度饥饿[218-220]或者是在进食之后[220-221]有反应。如下所述，研究蠕虫的静止行为可以揭示睡眠的共同机制，并确定新的遗传机制。

秀丽隐杆线虫作为研究睡眠的模型系统

如上所述，在小型非哺乳动物模型中，行为标准被用来定义睡眠。表面上看，蠕虫不符合"昼夜节律控制下的行为变化"的标准[223]。也就是说，还没有报道这些蠕虫表现出每日的行为周期。然而，人们长期以来一直认为，秀丽隐杆线虫在幼虫发育过程中表现出稳定的行为静止[224]。在每次幼虫蜕皮之前，有一个阶段被称为"昏睡期"，在这个阶段，动物不吃东西，也很少活动。将嗜睡与睡眠联系起来的一个重要线索是，蠕虫的周期同源物 lin-42 不像其他动物那样表现出每日循环的节律，而是表现出与嗜睡时间相协调的偶发性表达[225]。此外，lin-42 缺失会导致脱毛时间不规律和嗜睡行为[226]。因此，嗜睡是一种受某种分子控制的行为静止状态，这种分子以其调节生物钟的作用而闻名。昏睡时的静止符合睡眠的所有其他行为标准[130]。首先，在嗜睡期间，蠕虫采取一种特定的静止姿势，身体弯曲度降低[227]。其次，静止的动物在昏睡时对弱刺激的反应较弱，但对强刺激的反应正常，也就是说，它们表现出更高的唤醒阈值[130, 228-229]。再次，剥夺秀丽隐杆线虫的嗜睡行为导致这种行为的驱动力增加，表明它是在稳态控制下的[130, 220, 231]。在昏睡期的早期，静息期的持续时间更长[227]，并受活跃期持续时间的影响[230]。就像小鼠和果蝇的一样，完全剥夺昏昏欲睡的睡眠行为与蠕虫的致命性有关[232-233]。最后，调节其他生物体睡眠的分子途径也适用于蠕虫[71, 234]。因为嗜睡与蜕皮有关，重要的一点是，这种不动对强刺激是完全可逆的，因此不仅仅是因为与蜕皮过程有关的物理限制[130, 227]。

正如对斑马鱼睡眠的研究一样，测量蠕虫的昏睡状态使用高分辨率视频分析。这些研究主要集中在第一幼虫期和第四幼虫期发生的昏睡状态。自动检测静息发作的一种流行方法是对时间上相邻的视频帧进行数字减法[13, 130, 235]，尽管对动物的清醒行为的一些特征仍然是通过直接观察的[235a]。昏睡期持续 2 ～ 3 h，在此期间，成百上千次的静止，每次持续约 30 s，主要发生在这一阶段的早期，其间穿插着几次的活动。果蝇和斑马鱼的睡眠测量使用特定的不活动持续时间作为睡眠的最小周期，而蠕虫研究人员报告的是完全静止（或静止时间的一部分），而不使用静止最小阈值。这是因为静息发作往往太短，无法准确测量唤醒阈值。

除了通常被称为发育期睡眠（developmentally timed sleep, DTS）之外，蠕虫在生病时也会睡觉[218]，与哺乳动物[236]和果蝇[110]类似，导致疾病的暴露因素包括热休克、冷休克、渗透休克和紫外线照射[218, 237]。由于这些暴露会共同产生蛋白质毒性或基因毒性应激（统称为细胞应激），因此疾病期间的这种行为通常被称为应激或疾病诱发睡眠（sickness induced sleep, SIS）[238]。与 DTS 一样，SIS 是一种可逆的静止行为，与反应性降低有关，尽管尚未报道 SIS 的稳态调节。最后，人们注意到蚯蚓在没有食物的情况下[219-220]培养几个小时或在长时间饥饿后重新喂食时，会有静止时期[221]。

虽然在成年动物中缺乏昼夜睡眠节律限制了人们可以使用秀丽隐杆线虫来解决的问题类型，但在蠕虫中进行遗传和神经回路分析的能力是毋庸置疑的，这使得该系统成为解决保守的静止行为和系统发育上古老的睡眠功能方面的一个引人注目的系统。

秀丽隐杆线虫的睡眠–觉醒回路

作为研究睡眠的模型系统的斑马鱼秀丽隐杆线虫的神经系统的小有助于识别睡眠调节神经元。全脑成像与基因编码的 Ca^{2+} 指标显示，几乎所有秀丽隐杆线虫神经元的兴奋性在睡眠期间降低[239]。只有 2 ～ 3 个神经元在睡眠中表现出活跃。其中最好的特征是一个称为 RIS 的单个间神经元[239-240]。当动物处于静止状态时（在所有类型的静止状态中），RIS 神经元表现出增加的细胞质 Ca^{2+}，并且光遗传学激活 RIS 神经元会导致静止行为。最后，RIS 神经元的移除或其活动的抑制会导致睡眠行为的缺陷[220, 240]。

另一种特征明显的促睡眠神经元叫做 ALA。ALA 是 SIS 所需的二级中间神经元，但可能不是 DTS 所需的[187, 218]。ALA（像 RIS 一样）在动物生病时被 EGF 信号激活[218, 241]，并释放一种神经肽混合物[186-187]来

抑制促进觉醒神经元的分布式网络。这些神经肽由 *flp-13*、*flp-24* 和 *nlp-8* 基因编码，其中每一个基因单独对 ALA 诱导的静止行为只有很小的影响，但它们共同对这种静止行为是完全必需的[186]。这 3 种神经肽编码基因的过度表达影响睡眠行为的子程序，如进食静止、身体运动静息、鼻子运动静息状态、排便静息和觉醒阈值升高[186]。对这种简单蠕虫的分析表明，在其他动物中，睡眠行为的子集是由不同的神经化学和神经回路调节的。

由 *flp-11*、*flp-13* 和 *flp-24* 编码的肽属于一类以修饰的 C 端精氨酸 - 苯丙氨酸（RFamide）基序为特征的神经肽。从水母到人类的整个系统发育过程中都发现了 RFamily[242]。值得注意的是，线虫衍生的 FLP-13 导致斑马鱼的活性降低[185]。此外，FLP-13 的同源物 NPVF 的表达仅限于下丘脑的一小部分神经元，它在调节鱼类睡眠中起着重要作用[185]。正如在蠕虫中 FLP-13 的水平和释放是由 EGF 信号调控的[186-187]，鱼类中的 NPVF 也是如此[199]。与蠕虫和鱼类一样，果蝇的 RFamide 神经肽[243]和 EGF 信号也能促进睡眠[70, 244]。这些发现证明了睡眠信号通路的分子守恒，并为秀丽隐杆线虫系统可以用来发现基本的和保守的睡眠机制的概念提供了强有力的支持。

在其他动物中嗜睡和睡眠之间共享的分子机制

除了之前描述的 RFamide 肽的保守作用外，在蠕虫中还发现了其他共享的睡眠–觉醒信号通路。例如，20 种果蝇睡眠调节基因的线虫同源基因也在嗜睡时调节蠕虫的睡眠。多巴胺信号在蠕虫中促进觉醒，就像它在果蝇和哺乳动物中一样[234]，和秀丽隐杆线虫 PDF-1 促进觉醒，类似于果蝇 PDF。最后，褪黑素在秀丽隐杆线虫中促进睡眠，就像它在脊椎动物中一样[245a]。这些研究和其他研究都支持这样一种观点，即发育中的嗜睡阶段类似于其他动物的睡眠状态。

蛋白激酶信号传导可促进或抑制类睡眠状态

有 3 种蛋白激酶参与调节蠕虫的嗜睡行为。环鸟嘌呤单磷酸（cyclic guanine monophosphate, cGMP）依赖性蛋白激酶（protein kinase, PKG）促进行为静止，而 cAMP 蛋白激酶（即 PKA）抑制行为静止。*egl-4*（一种蠕虫 PKG）的缺失导致休眠减少[130, 221, 246-247]，而功能增益突变导致休眠升高[130, 246]，这表明 PKG 信号促进睡眠；类似的观察结果随后在果蝇身上得到证实[130, 248]。在小鼠中，PKG 活动的减少与脑电图 δ 波段功率的下降有关，表明睡眠动力的减少[249]。*egl-4* 通过抑制感觉输入在蠕虫感觉神经元中起作

用[250]，表明它调节睡眠时的感觉门控。相比之下，PKA 信号在蠕虫、果蝇和小鼠中促进觉醒[47, 129, 131]。在蠕虫中，通过 PKA 调控亚基 kin-2 的功能丧失突变或腺苷酸环化酶 -1 的功能获得突变来增加 PKA 活性，可减少幼虫休眠行为的数量[227, 251-252]。最后，作为小鼠睡眠促进蛋白激酶 SIK3 的同源物，KIN-29 在秀丽隐杆线虫睡眠的代谢调节中是必需的[252a]。

感觉刺激门控是调节行为静止的重要机制

调节睡眠的一个重要机制是"感觉门控"。在哺乳动物中，丘脑控制感觉输入，因此感觉信息在睡眠和清醒时都在皮质下处理[253]。感觉门控可以保护睡眠的连续性，因为来自轻微噪音的刺激会被过滤掉，而不会到达大脑皮质来干扰睡眠。研究秀丽隐杆线虫的嗜睡提供了对潜在的感觉门控机制的见解。例如，Egl-4/PKG 和 Notch 信号对嗜睡的影响取决于它们在感觉神经元中的功能[130, 247]，并且在嗜睡期间感觉神经元的活动受到抑制。例如，在温和的机械刺激下，ALM 机械感觉神经元表现出 Ca^{2+} 瞬变，而这些 Ca^{2+} 瞬变的振幅在昏睡期间大幅降低[228]。另一种在昏睡期间表现出状态依赖性变化的感觉神经元类型是 ASH 神经元，在昏睡状态下暴露于令人厌恶的化学刺激后，ASH 感觉神经元表现出活性降低[229]。除了在嗜睡期间调节感觉神经元的活动外，中间神经元的活动也变得不同步，而这些神经元的同步活动促进了觉醒[229]。

另一个调节嗜睡的感觉门控机制的例子是 PDF-1 神经肽。在嗜睡期间，PDF 的释放被 NPR-1（一种类似于哺乳动物 NPY 受体的新肽受体）所抑制[245]。PDF-1 作用于其在机械感觉神经元中的受体 PDFR-1，增强其对触摸刺激的敏感性，从而促进觉醒。PDFR-1 是 npr-1 突变体中这些神经元中接触诱发的 Ca^{2+} 瞬态增加所必需的[245]。总的来说，这些数据表明，NPR-1 在嗜睡期间抑制 PDF-1/PDFR-1 信号，从而抑制感觉神经元对外部刺激的反应。这种感觉门控机制可以通过抑制外界刺激对睡眠的干扰来促进睡眠。

秀丽隐杆线虫睡眠稳态的机制

像其他动物一样，秀丽隐杆线虫的睡眠也受体内平衡控制。与果蝇不同的是，果蝇在一天中通常醒着的时候表现出反弹的静止，而蠕虫在长时间的清醒后才表现出更深、更稳定的睡眠[130]。这种睡眠稳态反应需要应激反应 FOXO 转录因子 DAF-16[232-233, 254]，这表明就像在其他动物中一样，蠕虫在睡眠剥夺期间参与了细胞应激反应[16, 255]。对睡眠剥夺的体内平衡

反应的观察表明，睡眠对蛔虫起着不可忽视的重要作用。事实上，缺乏 DAF-16/FOXO 的动物通常在嗜睡期间死于机械刺激[232-233]，而 ALA 神经元缺陷的动物在热休克应激源后死亡加速，细胞内平衡修复不良[218, 256]。有趣的是，有 RIS 神经元缺陷的失眠动物在慢性代谢应激条件下被剥夺食物培养时，衰老现象急剧加速。综上所述，这些研究表明，蠕虫和其他动物一样，睡眠对健康很重要，并受到体内平衡的保护。

小结：秀丽隐杆线虫

使用秀丽隐杆线虫研究睡眠的优势包括强大的分子遗传技术，以及简单的神经系统，其 302 个神经元有一个完全定义的接线图。为了支持"嗜睡行为就是睡眠"的假设，已知的调节其他动物睡眠的一些信号机制也调节秀丽隐杆线虫的嗜睡。线虫睡眠的细胞和分子机制在多大程度上适用于其他动物仍有待确定。秀丽隐杆线虫在睡眠研究中的潜在劣势与它的一些独特性有关，比如它与蜕皮的关系以及它明显缺乏昼夜节律调节。因此，秀丽隐杆线虫没有明显的 24 h 行为和生理节律，寿命只有 2 ～ 3 周，因此睡眠可能与其他生物不同。然而，鉴于目前对这一主题的了解，很可能许多睡眠的遗传和分子途径在蠕虫中是保守的；在未来的研究中，该系统的主要优势将是识别新分子，以及它们如何在精确定义的神经回路中发挥作用来调节睡眠。

临床要点

长期睡眠不足会导致不良的健康后果。事实上，果蝇和蠕虫的睡眠剥夺会导致过早死亡。

总结

在过去的 20 年里，果蝇睡眠模型已经被证实是睡眠研究的一个重要模型。果蝇有许多与人类系统相同的睡眠的核心特征。果蝇睡眠的许多特征与自发运动的变化无关，包括觉醒阈值升高、体内平衡调节、电生理相关以及对睡眠-觉醒调节药物的保守反应。此外，基因筛选已经确定了与它们的哺乳动物兄弟共享的睡眠控制基因 / 途径。最近，斑马鱼和秀丽隐杆线虫加入了果蝇的行列，成为研究睡眠背后的分子和细胞机制的非哺乳动物遗传模式生物，每个系统都有其独特的优势（表 14.2）。利用这些模式生物的遗传学优势，未来的工作有望揭示睡眠调节的潜在分子和细胞机制，并最终为睡眠功能提供一些线索。

表 14.2　蠕虫、果蝇、斑马鱼和小鼠作为睡眠遗传模式生物的相对优势比较

生物	生产能力	简单神经系统	时间生态位	基因工具箱	与人体生理学相关性	特殊功能
秀丽隐杆线虫	＋＋＋＋	＋＋＋＋	－	＋＋＋	＋	连接体，成像
果蝇	＋＋＋	＋＋	日间	＋＋＋＋	＋＋	生理机制
斑马鱼	＋＋	＋	日间	＋＋	＋＋＋	成像，药物筛选
老鼠	＋	－	夜间	＋＋	＋＋＋＋	脑电图

注：－：不适用；＋：一般；＋＋：好；＋＋＋：强劲；＋＋＋＋：非常强。

致谢

感谢 Ravi Allada 的写作和 David Prober 的审阅。

参考文献和拓展阅读

请扫描书后二维码，获取参考文献和拓展阅读资源。

啮齿类动物睡眠的遗传学和基因组学机制

第 15 章

Peng Jiang, Bruce O'Hara, Fred W. Turek, Paul Franken
李晨阳 译 韩 芳 审校

章节亮点

- 睡眠、基因组和大脑在哺乳动物目中都是保守的。啮齿类动物，尤其是家鼠、小家鼠，失去了在多种途径中剖析基因作用的能力，包括那些影响或构成睡眠-觉醒调节的基因。
- 来自小鼠和人类的各种遗传方法的结果为5类重要的分子网络作为睡眠功能和调节的底

物提供了确凿的证据；即神经传递、突触可塑性、昼夜节律、炎症和能量代谢。
- 在计算工具的帮助下，系统遗传学整合了物种内和物种间的多层次遗传和基因组数据，为睡眠不足影响的中枢和外周信号通路带来了新的见解。

引言

睡眠是一种复杂的、多方面的行为状态。需要许多相关表型全面量化个体的睡眠特征。尽管很复杂，但睡眠表型是最高可遗传的特征之一，使遗传学和基因组学成为识别潜在睡眠的分子机制和揭示参与睡眠行为状态功能细胞过程的重要工具。在过去的 20 年里，许多遗传学和基因组学研究已经将大量基因与睡眠的表现、调节和功能联系起来。虽然睡眠的确切功能和潜在的分子机制仍有待研究，但通过对越来越多的睡眠相关基因的功能分类，一些普遍的"主题"开始出现。这些新出现的主题与一些流行的关于睡眠的假设一致，包括许多恢复功能，如平衡能量消耗、调节突触功能、调节灌注细胞信号、维持适当的大分子细胞负荷等。这符合睡眠受体内平衡调节的规律，参与恢复功能调节过程的基因影响睡眠的体内平衡。此外，睡眠相关基因和生物过程凸显了睡眠的重要作用。从这个角度来看，对睡眠的遗传和基因组基础的研究不仅增加了我们对睡眠调节和功能的理解，而且还提供了对睡眠不足或睡眠紊乱以及与疾病相关的睡眠障碍的危害机制见解。后者是睡眠医学的关键前沿问题之一。

目前，啮齿类动物，特别是小鼠，可以作为睡眠遗传学和基因组学研究的最佳动物模型，这要归功于已经建立的丰富的遗传资源，包括许多转基因小鼠品系和具有不同遗传组成的小鼠品系的集合。考虑到哺乳动物在生理学和遗传学上的相似性，影响

小鼠睡眠特征的基因很可能也会影响人类的睡眠特征。与人类和许多其他哺乳动物一样，小鼠的睡眠表现为两个不同的阶段，即非快速眼动（non-rapid eye movement，NREM）睡眠和快速眼动（rapid eye movement，REM）睡眠，这两个阶段可以通过脑电图（electroencephalography，EEG）记录的大脑皮质电活动模式区分。为了全面了解睡眠结构，研究通常采用几十种方法来描述每个睡眠-觉醒阶段，例如在该阶段持续的时间，碎片化程度，阶段转换的特征，以及脑电图频谱组成（或各种频段的功率）。人们对研究 24 小时内睡眠以及睡眠缺失后睡眠的内稳态变化有很大兴趣。例如，在非快速眼动睡眠期间，脑电图 δ 波（1～4 Hz）通常是睡眠-觉醒调节的研究中最典型的表型，因为它是广泛使用的睡眠内稳态压力标记，与先前清醒的数量密切相关。

虽然人类和小鼠睡眠的测量对环境刺激很敏感，并且在早期发育和衰老过程中发生了很大的变化，但它们是受基因调控的，该结果也在对人类[1-3]双胞胎和小鼠近交系[4-11]双胞胎的研究所证实（图 15.1）。最近对 240 多种小鼠睡眠表型的分析报告了高度狭义遗传力（h^2；如归因于加性遗传效应的表型变异比例），遗传力中位数为 0.68[12]。尽管睡眠特征具有如此高的遗传力，但潜在的遗传基础是复杂的。每种睡眠表型通常与许多基因有关，因此应被视为一种定量和多基因特征。虽然许多睡眠表型彼此密切相关，并与重叠的基因组有关，但许多其他表型似乎是具有不同遗传模式的独立特征。考虑到睡眠表型及其遗传的复杂性，重要的是要认识到，要全面了解睡眠的遗传

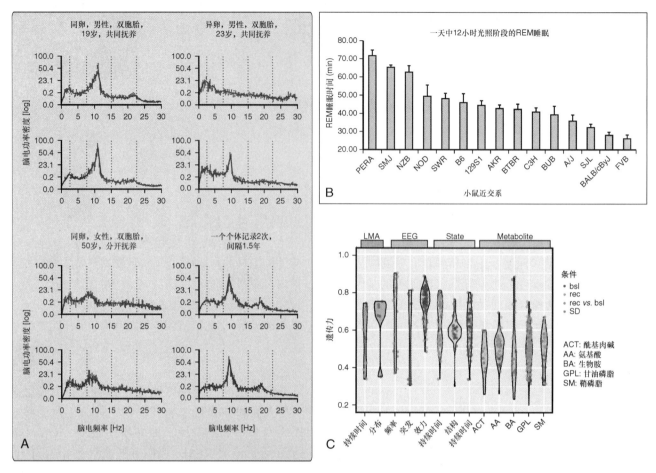

图 15.1　睡眠-觉醒表型具有高度遗传力。**A**，作为一个例子，清醒脑电图（EEG）的频谱组成受到强烈的遗传控制，双胞胎研究确定的遗传力高达 90%，表明 90% 的表型差异可以通过加性遗传因素来解释。请注意，即使分开抚养，同卵双胞胎（MZ）与异卵双胞胎（DZ）的相似性也很高。MZ 双胞胎几乎和在两个不同场合记录的同一对象一样相似。**B**，另一个例子是，在相同的环境条件下，不同的近交系小鼠在一天的 12 h 光照阶段的快速眼动睡眠时间有很大的不同。基因组成在同一品系的小鼠中是相同的，但在不同品系之间存在高度差异。**C**，在基线睡眠（bsl）、睡眠剥夺（SD）和恢复性睡眠（rec）条件下测量的运动活动（LMA）、EEG、行为状态和代谢物表型的狭义遗传力（h^2）（**A**，Stassen HH，Lykken DT，Propping P，Bomben G. Genetic determination of the human EEG. Survey of recent results on twins reared together and apart. Hum Genet 1988；80：165-76. **C**，From Diessler S，Jan M，Emmenegger Y，et al. A systems genetics resource and analysis of sleep regulation in the mouse. PLoS Biol 2018；16：e2005750，licensed under CC BY 4.0.）

和基因组基础，不仅需要识别一组基因，每组基因都是睡眠的一个特定方面的基础，还需要阐明它们在大网络中如何相互作用，将睡眠的功能和调节与生理的其他方面联系起来。

　　为了实现这一目标，使用新的遗传学和基因组学工具和资源的睡眠研究增加了我们对参与睡眠结构和功能的分子机制的理解，确定了参与睡眠调节的新神经元群和大脑区域，并揭示了睡眠障碍和疾病相关睡眠异常的潜在机制。在本章中，我们首先介绍了在睡眠研究中使用的遗传学和基因组学工具和资源，强调了使用这些工具来理解睡眠的优势和局限性。然后我们讨论从睡眠的基因学和基因组学研究中的结果。虽然我们不试图提供与睡眠有关的基因的完整目录，但我们在假设睡眠功能的背景下讨论了睡眠相关基因的

一些功能类别。最后，我们讨论了未来的研究需要更全面地了解睡眠的分子基础，以及这些分子机制如何与其他生物功能和病理生理条件相互作用。

睡眠研究中的遗传学和基因组学方法

　　遗传学研究通常使用两种常规策略将基因的等位变异与非典型变异联系起来。通过正向遗传学的方法可以研究一个群体的表型差异，并绘制出可能的因果等位基因的基因组位点。或者，可以将突变等位基因，特别是零等位基因（即基因敲除）引入特定的靶基因，并研究表型变化，称为反向遗传学。此外，研究还将基因产物的变化或动态，如 mRNA、蛋白质和（或）磷蛋白（或其他翻译后修饰）的水平，与

表型的变化和动态联系起来。这类研究现在通常是在"组学"水平上进行的（例如转录组学、蛋白质组学和磷蛋白质组学），属于广义的功能基因组学领域。这些方法的变体或组合，各有优缺点，在过去 20 年中应用于睡眠研究，发现了大量与睡眠各个方面相关的基因。

转录组学和其他功能基因组学方法

对睡眠和清醒之间基因表达模式变化的研究始于对感兴趣的单个基因的有针对性的研究，后来使用微阵列，现在使用核糖核酸（ribonucleic acid，RNA）测序来阐明大脑和其他组织中转录组的全局变化，以识别没有预先假设其功能参与睡眠的基因。这些研究通常将睡眠剥夺（sleep deprivation，SD）的动物与那些在大鼠和小鼠通常大部分时间都在睡觉的时期（例如，在一天的光照阶段，特别是最初的几个小时）不受打扰的动物进行比较，以便在一天的同一时间评估差异，以控制昼夜节律时间对基因表达的影响。早期对啮齿动物的微阵列研究表明，在 SD[13-15] 之后，特定大脑区域的转录组大约有 5% ～ 20% 发生了变化。虽然这些早期研究使用的动物数量相对较少，但最近的一项研究分析了来自 200 多只老鼠的几十个样本，允许足够的统计能力来检测基因表达的微小变化。该研究表明，SD 后大脑皮质中 78% 的表达基因出现差

异表达（图 15.2，A）皮质转录组的这些巨大变化表明，大脑的功能结构可能因睡眠不足而发生根本改变。此外，SD 还在小鼠肝（图 15.2，A）[12, 16] 和人类外周血中诱导了广泛的基因差异表达，这表明睡眠觉醒的功能影响并不局限于大脑，这同样表明了睡眠障碍对身体（而不仅仅是精神）健康的有害影响。基因差异表达的详细模式，特别是表现出相对较大变化的基因，在大脑的不同区域有所不同[13-15]。一项使用高通量原位杂交结合激光显微解剖样品的微阵列分析的研究进一步证明了 SD 的解剖特异性基因表达特征[18]。未来的研究有望利用技术的快速发展。例如将原位转录组学和单细胞 RNA 测序相结合[19]，阐明了一个全面而详细的转录组图谱，该图谱将基因表达与睡眠和清醒时特定神经元群的功能和活动联系起来。

值得注意的是，转录物水平的变化并不总是转化为蛋白质丰度的变化，尽管大规模研究表明转录物水平与相应蛋白质之间存在适度的相关性[20-22]。虽然蛋白质组学技术仍处于发展阶段，不足以评估整个蛋白质组学，但已经进行了一些蛋白质组学研究[23-25]。除了蛋白质的丰度，基因产物在功能上的显著变化还涉及翻译后蛋白修饰，如磷酸化，这改变了蛋白质的活性。最近的磷酸化蛋白质组学研究揭示了特别是那些位于突触的蛋白质磷酸化的睡眠-觉醒依赖性变

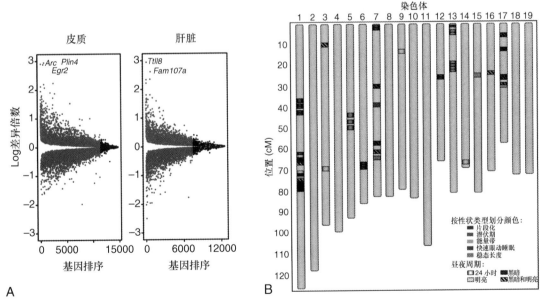

图 15.2　睡眠是多基因的。**A**，在大量 BXD/RwwJ 小鼠中测量的睡眠剥夺（SD）诱导大脑皮层和肝脏的转录组变化。每个基因用一个点表示，如果基因的差异表达显著，则用红色表示（错误发现率＜ 0.05）。蓝点表示一组 78 个基因，这些基因被认为是皮质中睡眠稳态反应的核心分子成分，因为它们在自发清醒、SD 后和去肾上腺小鼠 SD 后的差异表达一直被观察到。**B**、C57BL/6J×（BALB/cByJ×C57BL/6J）N2 小鼠睡眠 / 觉醒表型的数量性状位点（QTL）图谱研究。（**A**，Diessler S，Jan M，Emmenegger Y，et al. A systems genetics resource and analysis of sleep regulation in the mouse. PLoS Biol 2018；16：e2005750，licensed under CC BY 4.0. **B**，Winrow CJ，Williams DL，Kasarskis A，et al. Uncovering the genetic landscape for multiple sleep-wake traits. PLoS ONE 2009；4：e5161，licensed under CC BY 4.0.）（见彩图）

化[26-27]。最后，最近的研究报道了 SD 相关的非蛋白质编码转录物（如 microRNA）表达的变化[28]。通过 mRNA 的沉默和不稳定，microRNA 参与基因表达的转录后调控，通过睡眠-觉醒可以改变转录组。有趣的是，在脑室内注射一种特定的睡眠-觉醒依赖 microRNA 的抑制剂 miR-138，减少了睡眠总量和 NREM δ 功率，这表明一些 microRNA 也参与了睡眠调节[29]。

重要的是，转录组学/蛋白质组学分析研究仅显示了一段时间（大部分）睡眠或清醒后转录本或蛋白质相对丰度。因此，对这些分析研究结果的解释必须谨慎考虑细胞功能和过程如何受到基因产物丰度差异所反映的睡眠-觉醒行为状态的影响。例如，当一组基因的 mRNA 水平在清醒时高于睡眠时，尚不清楚清醒时是通过激活这些基因的转录来发挥与之相关的细胞功能，还是睡眠通过关闭基因转录或转录后沉默这些基因来抑制这些功能。结合 SD 和恢复性睡眠期间的多个时间点可以通过显示在清醒或睡眠的时间过程中基因的表达是增加还是减少来部分解决这个问题[15-16]，但它仍然不足以推断导致观察到的丰度差异的潜在过程。转录组学数据与表观基因组学分析相结合，如开放染色质区域评估或 DNA 甲基化和羟甲基化分析，已被用于提供睡眠-觉醒状态如何影响全局转录的机制见解[30-31]。此外，分析翻译与核糖体相关的 mRNA 可以提供蛋白质合成活性的代理，并且在特定细胞群中表达标记的核糖体成分允许对亲和纯化的样品进行细胞类型特异性翻译分析。最近的一项研究使用这种方法发现，在星形细胞中，翻译 mRNA 与睡眠和觉醒（SD 或相反昼夜节律阶段的自发觉醒）存在差异[32]。未来研究使用这些技术有望揭示更多的机制，了解不同细胞群的细胞功能如何在"组学"水平上受到睡眠和觉醒的调节。

关于睡眠和觉醒之间基因产物丰度差异研究的另一个问题是潜在过程的动力学。非快速眼动睡眠、快速眼动睡眠和觉醒之间的转换发生在几秒钟内。此外，小鼠的睡眠比人类的睡眠更不稳定，在 24 h 的明暗循环中，小鼠通常在睡眠和觉醒之间切换 100 多次，平均睡眠时间只有 2～5 min。只有快速的分子反应，如蛋白质磷酸化，似乎足够快，以对应睡眠和觉醒的动态，特别是在小鼠身上。其他过程，如诱导或抑制转录或翻译，需要更长的时间，甚至几个小时，才能产生丰度的功能显著变化。因此，转录本或蛋白质的丰度不太可能与行为状态转变的分子事件有关。相反，它们可能反映了先前睡眠-觉醒历史对细胞功能的累积影响。在特定的行为状态中，某些基因产物在不同时间尺度上的积累或消耗可能对行为状态

的延续施加限制，从而影响状态转换的倾向或概率。未来的研究需要评估各种类型的基因产物在睡眠和清醒期间的详细动态，并阐明这种动态的功能意义。有趣的是，最近的一项研究表明，SD 诱导的转录组学变化具有复杂的动力学，包括延迟或长期持续的变化，远远超出了睡眠类型的恢复。因此，需要进一步的研究来检验这些"后遗症"是否与睡眠不足（特别是慢性睡眠不足）相关的长期生理变化有关，如能量代谢紊乱，人类恢复性睡眠无法充分缓解[33-34]，以及睡眠稳态设定点的改变（即异稳态）[35-37]。

研究 SD 相关分子变化需要注意的是 SD 过程通常是有压力的。SD 后糖皮质激素和其他应激相关变化的增加可能是理解睡眠-觉醒状态影响的一个混淆因素。觉醒本身是否有压力是有争议的。人类在自愿长时间觉醒后，血浆皮质醇水平升高[38]。较高的皮质醇水平和下丘脑-垂体-肾上腺反应性也在失眠患者中有报道[39]。然而，除了睡眠不足（自愿的或病理性的），皮质醇水平表现出昼夜节律，这主要是由生物钟驱动的，而不是由睡眠-觉醒驱动的[40]。因此，长时间的清醒，即使是自愿的，也可能不同于正常的清醒。此外，啮齿动物的 SD 可能与额外的处理压力有关。一项研究试图通过检查肾上腺切除（adrenalectomized，ADX）和假性损伤小鼠前脑中 SD 相关的转录组学变化来解决这个问题[41]。ADX 导致 SD 诱导的基因表达变化幅度减小。然而，SD 在 ADX 小鼠中诱导的基因表达的估计折叠变化与假小鼠高度相关，这表明压力（或至少是压力激素）放大了而不是从根本上改变了睡眠和觉醒对转录组组织的影响。然而，一组 78 个基因在假性动物的 SD、ADX 动物的 SD 和一段时间的自发觉醒后都能被检测到差异表达，这可能是睡眠稳态的核心分子组成部分[41]。

反向遗传学

虽然研究基因产物丰度变化被广泛用于推断睡眠-觉醒对基因活动及其相关细胞过程的影响，但要了解这些过程如何影响睡眠和觉醒，往往需要研究基因等位基因变异的功能后果。在一个先验假设下，反向遗传学方法被用来操纵一组靶基因并评估睡眠-觉醒表型的变化。反向遗传学方法以可诱导和（或）细胞类型特异性的方式操纵靶基因，为睡眠调节基因的功能提供了机制见解，并阐明了特定神经元群在睡眠觉醒控制中的作用。特别是，最近使用基因工程可控离子通道（即光遗传学和化学遗传学方法）的努力已经绘制了许多睡眠-觉醒调节神经回路[42]。由于光遗传学和化学遗传学研究的目标是揭示睡眠调节环路而不

是基因，这些研究的结果将在第 7 章中重点介绍。

虽然大多数反向遗传研究仅针对少数感兴趣的基因，但反向遗传方法的扩展变体以无偏的方式筛选大量突变小鼠系，而无需先验假设。第一次大规模筛选研究利用了国际小鼠表型联盟（International Mouse Phenotyping Consortium）[43] 产生的小鼠基因敲除系[44]（基因敲除系）和一种非侵入式压电系统（基因敲除系）[45]。该系统允许在数千只动物中进行高通量睡眠表型分析这项研究无偏筛选了 343 个单基因敲除系，并确定了 122 个影响至少一种睡眠表型的基因，如白天或黑夜阶段的睡眠量和睡眠时间。如此惊人的高 "命中率"（约 36%）说明了睡眠的多基因性质及其潜在的分子机制的复杂性。尽管利用传统的基于同源重组的技术在小鼠中产生基因敲除系的效率对扩大这种筛选方法在全基因组中的应用提出了挑战，但全基因组筛选研究可以受益于快速发展的新技术，例如聚类规则间距短回文重复序列（clustered regularly interspaced short palindromic repeats，CRISPR），它可以更有效地产生靶向突变。一项小规模的概念验证研究使用 CRISPR-Cas9 系统筛选了编码 N- 甲基 -D- 天冬氨酸（N-methyl-d-aspartate，NMDA）受体家族成员的所有 7 个基因，发现 Nr3a 是一个短睡眠基因[46]。随后的研究使用了相同的方法，并从乙酰胆碱受体家族和参与 Ca^{2+} 依赖性超极性化的基因中确定了影响睡眠的基因[47-48]。除了扩大到全基因组筛选之外，未来的反向遗传学筛选也可以从 CRISPR 的灵活性中受益，以产生和测试一系列突变等位基因以及空等位基因，由于旁系基因的补偿，这些等位基因可能不会产生突变表型。

诱变筛选

与反向遗传学方法相反，正向遗传学不针对特定基因，而是筛选遗传多样性的群体，并通过基因组搜索将不同位点的基因型变异与表型变异联系起来。遗传变异可以通过注射诱变剂［如小鼠用 N- 乙基 -N- 亚硝基脲（N-ethyl-N-nitrosourea，ENU）］或转座子的化学方法随机引入基因组。在种系中发生的突变被传递给后代，从而允许对表型变化较大的动物（即表型偏差）进行表型筛选。然后将表型偏差与不同品系的野生型动物杂交。后代在整个基因组中定期使用多态性标记进行基因分型，以便通过跟踪与突变表型密切共分离的遗传标记来定位突变的基因组位点。这种方法被称为**诱变筛选**，已被证明是昼夜节律密切相关领域的一个非常强大的工具，因为它在识别多种生物生物钟的核心成分方面取得了显著的成功。然而，诱变筛选在睡眠研究中的应用并没有带来类似的突破，

尽管已经用这种方法在果蝇（黑腹果蝇）[49-51] 和最近在小鼠中发现了一些睡眠调节基因[52-53]。在小鼠中进行的大规模突变筛选的第一份报告描述了两个睡眠调节突变，其中一个是 Sik3（盐诱导激酶 3）基因，它增加了非快速眼动睡眠的数量，提高了睡眠的稳态驱动，另一个是 Nalcn（Na^+ 泄漏通道，非选择性）基因，它减少了快速眼动睡眠时间。导致了 Cacna1a（Ca^{2+} 电压门控通道亚基 α1 A）的鉴定，影响每天清醒的时间[53]。

诱变方法有许多明显的优势。除了在没有先验假设的情况下为新的睡眠调节基因提供全基因组范围的搜索之外，突变筛选通常会产生功能上比空等位基因更有趣的突变等位基因，这可能会得到补偿。对于使用 "显性筛选" 方法的研究尤其如此，在这种方法中，对诱变和野生型动物（即杂合小鼠）的 F1 后代进行表型筛选，以发现表型偏差，从而鉴定出（半）显性的功能增益等位基因。

然而，使用 ENU 诱变筛选来研究小鼠睡眠遗传学有两个主要缺点。首先是与使用 ENU 相关的突变偏倚。最近对 ENU 突变小鼠的大规模全外显子组测序分析发现，突变的分布偏向于开放的染色质区域，因此限制了遗传突变的覆盖范围，可能低至生殖系中可接近的基因组的几个百分比[54]。尽管尚不清楚不可接近的区域是否主要覆盖基因组的非编码区域，并且需要进一步的研究来进一步表征 ENU 诱变的偏倚，本研究的发现提出了当前小鼠诱变筛选方法的惊人局限性，该方法需要 ENU 诱导的突变通过种系传递。

睡眠诱变筛选的另一个主要缺点是效率低。先前提到的小鼠睡眠诱变筛选已经持续了数年，已经筛选了 10 000 多只小鼠，从而确定了 57 种表型异常[53]。57 种表型异常中只有 14 种在其 N2 后代中表现出强大的遗传（每个表型异常谱系约 100 只小鼠），因此可以绘制突变的基因组位置。这些影响睡眠的突变已被定位到 10 个位点，其中 4 个已在 2019 年年中被解析为因果基因[53]。尽管该程序进行了多次优化，例如使用遗传上密切相关的小鼠亚株来促进遗传定位，并使用全外显子组测序来加快因果变异的识别[53]，但在睡眠表型异常的发生（估计每 1000 只筛选的小鼠中约有 5 个表型异常）和睡眠表型异常谱系的遗传稳健性（约 25% 的谱系）中效率低于许多其他在小鼠中占主导地位的 ENU 突变筛选[55-64]，包括在仅 304 只小鼠的生物钟突变中发现 Clock[55]。

导致效率低的一个关键因素可能是定量睡眠特征的多基因性质。虽然 ENU 诱导的突变数量取决于剂量和小鼠品系，但通常预计每个基因组有几千个突变[56]。大多数突变预计只会对附近基因的功能造

成很小的干扰，但总的来说，它们可能会对睡眠现象产生重大影响，并在作图人群中造成很大的变化。因此，只有少数动物会出现表型异常，而已识别的表型异常可能在多个基因中含有多个因果突变，这些突变会传递给不同的后代小鼠，从而导致影响被稀释，并且在遗传确认和基因定位方面存在困难[53]。此外，由于许多基因在影响睡眠的通路中相互作用，导致基因功能严重缺陷的突变可能不会导致通路水平功能的重大变化，因为通路中其他基因的表达或活动发生了代偿性变化，这种效应被称为遗传缓冲[66]，这增加了识别表型异常和因果突变的困难。考虑到这些挑战，尽管一些有趣的睡眠调节基因已经通过诱变筛选确定，但更有效和更少偏见的方法有利于全面阐明睡眠的遗传景观。最后，除了这些主要缺点之外，还值得注意的是，诱导突变虽然对识别参与睡眠调节的基因有用，但对普通人群中复杂性状的变异和遗传能力提供的见解有限。

数量性状位点分析

没有化学诱变剂，突变自然发生的概率很低。在一些"幸运"的情况下，没有自发突变的动物表现出明显的异常，潜在的基因可以用与诱变筛查类似的方式被绘制出来。这些成果包括：通过绘制仓鼠自发性 tau 突变的图谱，发现酪蛋白激酶 I-ε（由 Csnk1e 编码）作为生物钟调节因子[67] 以及通过分析发作性睡病狗发现促进觉醒的下丘脑分泌素（也称为促食欲素，Hcrt 编码）信号。最近，在短睡眠者家族中发现了一些影响人类睡眠量的罕见突变，并通过携带人类基因突变形式的转基因小鼠进行了证实[69-72]，这将在本章后面讨论。

除了这些影响很大的突变外，在一般人群中发现的大多数自然发生的突变只产生中等到小的数量效应。这些自然发生的遗传变异的积累决定了复杂性状的遗传能力，并允许绘制数量性状基础的基因组位点。这种方法被称为数量性状位点（quantitative trait loci, QTL）分析，评估单个人群基因组中许多小影响的遗传变异[73-76]，特别适合于研究高度遗传和多基因的睡眠。一些研究已经使用了这种方法，并展示了一个复杂的遗传景观，揭示了影响小鼠睡眠-觉醒调节不同方面的数十甚至数百个位点（图 15.2，B）[12, 77-78]。

小鼠的 QTL 分析通常是在通过杂交不同自交系产生的分离群体中进行的，如杂交、回交、重组自交系（RI）菌株或异质种群（例如，将多个自交系一起繁殖而获得的远交系小鼠）。定位 QTL 的基因组位置类似于在诱变筛选中定位因果突变，并且基于跟踪多态性遗传标记，这些标记由于与致病遗传变异的遗传

联系，具有较高或较低表型值的共分离。然而，QTL 方法的主要挑战是难以确定 QTL 的潜在因果遗传变异。遗传作图的分辨率受到作图群体中积累的组合数量的限制，这打破了因果变异与远端遗传标记之间的联系，只留下与因果变异更接近的遗传标记仍然处于连锁状态。利用几百只老鼠进行交叉或回交的基因定位通常会产生 10 ～ 60 Mb 的候选区域，其中包含数百个基因。与诱变筛选不同，在诱变筛选中，因果变异是由化学物质诱导的新等位基因，因此可以通过候选区域的外显子测序来识别，QTL 分析通常需要额外的遗传作图资源的帮助，例如相关近交系的收集，先进的 RI 泛型和同源小鼠系，以缩小候选基因组，然后才能识别候选因果基因。

尽管存在这些困难，一些睡眠 QTL 研究已经成功地确定了候选基因。例如，Acads（**短链酰基辅酶 A 脱氢酶**）是影响 REM 特征 θ 波（～ 5 ～ 9 Hz）振荡峰值频率的 QTL 的基础，以及 Rarb（**视黄酸受体 β**）是影响睡眠期间脑电图同步的 QTL 的基础[79-80]。然而，已确定的候选基因的验证仍然具有挑战性，例如 Homer1a 作为睡眠调节基因的鉴定和表征。Homer1a 是 Homer1 基因的短剪接变体，编码全长 Homer1 蛋白的负调控因子，参与 1 组代谢性谷氨酸受体的突触后密度支架蛋白。在对源自 C57BL/6J 和 DBA/2J 菌株的一组 RI 小鼠（即 BXD RI 组）的分析中，一个影响 SD11 后脑电图 δ 功率稳态反弹的 QTL 被定位到 13 号染色体上，随后的生物信息学和基因表达分析确定 Homer1a 为候选基因[16, 81]。然而，敲除 Homer1a，在不干扰 Homer1 全长转录本的情况下，不会影响 SD[16] 后的稳态脑电图反应[82]。相反，本研究认为 Homer1a 在维持长时间清醒方面发挥作用[82]。可能 Homer1a 中 C57BL/6J 和 DBA/2J 的等位基因差异确实影响 SD 后的稳态脑电图活动，而其作用在 Homer1a 敲除小鼠中以某种方式被其他功能相关基因（如其他 Homer 基因的剪接变异体）所补偿。未来的研究需要使用精确的基因操作来验证这一假设，例如基因敲入或基于 CRISPR 的方法，以产生具有 C57BL/6J 遗传背景的 Homer1a 中 DBA/2J 单倍型的小鼠（反之亦然）。尽管 Homer1a 在睡眠调节和功能的其他方面发挥作用，但 QTL 区域的其他基因的遗传变异也可能是观察到的效果的原因。

新的小鼠遗传图谱正在开发中，有望增强 QTL 分析，以揭示睡眠-觉醒特征的遗传基础。例如，一个被称为协作交叉（Collaborative Cross, CC）的大型 RI 菌株组合正在一个联合体的努力下开发[84]。CC 菌株是由 8 个基因多样化的菌株产生的，捕获了小鼠 89% 的遗传变异[84]，这将允许对睡眠调节的基

因景观进行更完整的描述。此外，使用大约 1000 个 CC 系的完整面板进行 QTL 定位的分辨率预计小于 100 kb，在大多数情况下，这个间隔小到足以解析单个候选基因[85]。这种新的基因资源虽然还在开发中，但已经被证明对睡眠研究很有用。一项对前 CC 小鼠（不完全近交 CC 小鼠）的研究发现，一个影响 SD 后活性峰值时间的 QTL 位于 9 号染色体上一个 530 kb 的区域，该区域仅包含 3 个基因，包括 Ntm（neurotrimin）、Snx19（分选连接蛋白 19）和一个 microRNA 基因[86]。到目前为止，大约有 100 个 CC 系达到了完全的近交状态，可以很容易地分布。然而，由于在近亲繁殖中异常高的灭绝率，其他 CC-RI 系的发育似乎是缓慢的[87]。这一困难在一定程度上促进了一种相关遗传资源的发展，这种遗传资源被称为多样性远交种（Diversity Outbred，OD）小鼠，它是由前 CC 系的异交产生的[88]。由于通过几代异型杂交重组的持续积累，OD 小鼠的定位分辨率预计甚至高于 CC 小鼠。目前正在对 OD 小鼠的昼夜节律和睡眠-觉醒表型进行遗传学研究[89]。

在不知道系谱的情况下，可以在远交群体中进行 QTL 变异分析。近亲繁殖的种群可以被看作有限数量的共同祖先的后代，就像 OD 小鼠一样，尽管 OD 小鼠的祖先是已知的。近亲繁殖群体中的大多数基因位点似乎彼此之间没有联系，这种现象被称为连锁平衡，是通过世代重组事件对祖先单倍型进行洗牌的结果。然而，基因型关联存在于位置较近的遗传位点之间（即连锁不平衡），允许通过遗传标记基因型和表型值之间的关联推断附近的因果变异。这种方法被称为全基因组关联研究（genome-wide association study，GWAS），被广泛用于寻找人类疾病的遗传基础，包括睡眠障碍，如不宁腿综合征[90-91]。除了二元表型（即疾病与健康对照）外，还使用 GWAS 分析了从自我报告或手腕活动测量推断的睡眠时间和其他睡眠特征的定量估计。到目前为止，已经有十几项这样的研究在大量的人类受试者中进行，范围从数千人到超过 100 万人，并报告了数百个影响睡眠的基因位点[92-103]，尽管总的来说它们可能只占一般人群非典型变异的一小部分[103]。这些发现再次强调了睡眠-觉醒调节的遗传基础的复杂性。未来的研究有望利用快速发展的可穿戴传感器技术和更精确的睡眠推断算法来减少睡眠表型数据中的噪音，从而提高人类睡眠 GWAS 的效率和可重复性。在小鼠身上也进行了睡眠 GWAS[104]。在 Swiss Webster 近交小鼠队列（n = 1577）中，通过高通量压电系统分析了睡眠表型[104]。报道了 5 个影响睡眠的基因位点，其中 2 个影响睡眠片段化的基因位点被解析为单个候选基因，

Ppargc1a（过氧化物酶体增殖体激活受体 γ 共激活因子 1 α）和 Unc13c（Unc-13 同源基因 c），两者都参与突触传递。总之，这些对小鼠和人类的研究表明，GWAS 和 QTL 分析是揭示睡眠遗传格局的有效工具。然而，除了验证候选基因的挑战之外，对大量影响较小的遗传变异的识别也对理解这些等位基因和基因在正常生理环境下如何调节睡眠和觉醒提出了挑战。这些挑战可以通过 QTL 分析的扩展——系统遗传学——来部分解决。

系统遗传学

系统遗传学方法将基因产物的丰度作为中间表型纳入 QTL 分析，以描述遗传变异的影响如何通过相互作用的分子网络传播，并最终导致表型变异。系统遗传学方法的第一个优点是，它增加了以高置信度识别 QTL 候选基因的能力。例如，一项大规模的 QTL 研究已经确定了 52 个调节睡眠的 QTL，包括一个影响快速眼动睡眠时间、快速眼动睡眠次数和清醒次数的 QTL[77]。随后的一项研究通过整合 3 个大脑区域（额叶皮质、下丘脑和丘脑 / 中脑）的转录组学数据，发现这个调节 REM 的 QTL 与一个调节 Ntsr1 表达的 QTL（eQTL）紧密相连，Ntsr1 编码一种神经紧张素受体[105]，是一种与多巴胺能系统紧密相连的神经肽，与几种精神疾病有关。在小鼠中敲除 Ntsr1 证实了它在调节快速眼动睡眠中的作用，尤其是在夜间[105]。同样，在另一项对先前提到的 QTL 分析的后续研究中，使用了一种复杂的统计方法，称为因果推理检验[106]，来描述基因型、表达和表型之间的信息流，并确定潜在的睡眠调节 QTL 的候选因果基因[107]。然后选择候选因果基因的一个亚组进行药理学验证。因为它们对受体和离子通道进行编码，这些受体和离子通道的药理作用很容易获得。用这些选定的受体和通道的拮抗剂和（或）前抑制剂治疗动物确实影响了睡眠-觉醒周期的各个方面，这与因果推理测试的预测相一致[108]。最近，一项系统遗传学研究使用了 BXD/RwwJ RI 系（即，原始 BXD RI 面板的最新扩展），并在未受干扰的基线条件下和 SD 后获得了全面的睡眠-觉醒表型，皮质和肝转录组，以及血浆代谢组[12]。通过对多组学数据的综合分析，本研究强调了参与 α- 氨基 -3- 羟基 -5- 甲基 -4- 异唑丙酸（α-amino-3-hydroxy-5-methyl-4-isoxazolepropionic acid，AMPA）型谷氨酸受体和脂肪酸转换的基因在睡眠缺失的稳态反应中的作用[12]，本章后面将进一步讨论。

系统遗传方法的第二个优点是，它可以用来描述基因之间的相互作用，从而提供遗传变异影响复杂表

型的分子途径的推断。转录组分析在遗传多样性的人群允许协调的基因表达和基因调控关系的基因网络建模。利用这种方法，最近的研究分析了小鼠的两个交叉基因（C57BL/6J×A/J F2 和 C57BL/6J×129S1/SvImJ F2），重建了几个脑区的基因网络，并将总结的网络水平的基因表达与各种类型的睡眠表型相关联[78,109]。已确定的睡眠相关基因网络富含涉及特定细胞功能和（或）类似特定细胞类型的基因，从而可以推断涉及睡眠调节和功能不同方面的生物过程。此外，这两项研究广泛地表型化了情感和认知神经行为，从而阐明了睡眠-觉醒和情感/认知功能之间广泛相互作用的转录组学基础。有趣的是，几乎所有与睡眠相关的基因网络也至少与一种情感/认知表型相关，而只有少数候选因果基因被发现与不同神经行为域的表型多效性相关，这表明网络水平的分析在揭示睡眠在其他脑功能中作用的分子基础方面更有效[78]。

最后，系统遗传学研究中收集的全面的遗传、分子和表型数据提供了丰富的资源，使整合疾病相关数据能够理解功能障碍睡眠与疾病病理生理之间的关系。例如，在前面提到的 C57BL/6J×A/J F2 小鼠的研究中，我们利用纹状体中发现的睡眠和情绪相关基因网络来查询人类 GWAS 目录中与神经精神疾病相关的基因。有趣的是，GWAS 与神经精神疾病相关的基因在一个由线粒体和突触功能相关的基因组成的网络中富集，这些基因的表达与焦虑相关的行为和快速眼动睡眠中压力引起的变化有关，并且更有可能位于该网络的最上游调节位置。因此，这一发现通过描述遗传变异如何通过影响涉及特定细胞和神经行为功能的基因网络水平来促进神经精神疾病的风险，从而为 GWAS 的发现提供了有趣的生物学背景。

在一项后续研究中，将 C57BL/6J×A/J F2 小鼠中与睡眠和情感/认知行为相关的纹状体基因网络与帕金森病相关的转录组学数据整合，从而鉴定出 F2 小鼠中表达与睡眠片段相关的基因网络，睡眠片段是帕金森病患者中最常见的睡眠障碍类型[110]。这个网络由生物钟调控的基因组成，并参与染色质组织。进一步的分析表明，它在纹状体中棘神经元中起作用，并对多巴胺做出反应，这为帕金森病睡眠功能障碍的出现提供了机制上的见解。这一发现还暗示纹状体中棘神经元在睡眠调节中的作用，这与最近对人类睡眠 GWAS 数据和组织特异性 eQTL 数据的综合分析结果一致[103]。事实上，最近使用光遗传学方法的研究开始揭示基底神经节运动控制回路在睡眠-觉醒控制中的功能[111]。目前正在进行的研究旨在了解纹状体中棘神经元的睡眠调节功能以及该功能在帕金森病中是如何受到干扰的。

最后一个例子是，在 C57BL/6J×129S1/SvImJ F2 小鼠中发现的睡眠相关基因网络也被用于综合分析，以了解病理条件下的睡眠障碍。将这些网络与 SD 后小鼠和重度抑郁障碍（major depressive disorder，MDD）患者的转录组学数据相结合，发现了大脑皮质中三个基因网络，其网络水平的基因表达在 MDD 中与 SD 诱导的表达变化方向相反（图 15.3，A）[109]。睡眠不足是 MDD 的关键危险因素和核心症状，尽管急性 SD 在临床上用于诱导 MDD 患者的抗抑郁作用。睡眠和 MDD 之间这种复杂的相互作用导致了一种假设，即睡眠稳态受损是 MDD 的核心：重度抑郁症患者在清醒时睡眠稳态压力的积累速度要慢得多，导致睡眠缺失，但在 SD 后，当其被迫达到高水平时，可以实现情绪调节的改善[112]。因此，对 MDD 和 SD 相反干扰的网络的识别表明，MDD 中睡眠稳态受损的分子相关性似乎是合理的。

综上所述，系统方法不仅是识别睡眠调节基因的有力工具，也是理解睡眠及其在健康和疾病中的功能和功能障碍的分子过程和途径的有力工具。尽管迄今为止，睡眠系统遗传研究主要集中在转录组网络上，但未来的研究有望扩展此类应用，将多组学数据（如转录组、蛋白质组、磷酸化蛋白质组和代谢组）纳入多种组织和细胞类型，以更全面地阐明睡眠调节机制和功能。

睡眠的遗传学和基因组学研究的见解

随着遗传学和基因组学研究中涉及的基因数量的不断增加，人们开始清楚地认识到，与睡眠相关的基因的细胞功能一般可以分为几个大类，这与一些关于睡眠功能和调节的假设是一致的。在本章的这一部分，我们将讨论睡眠相关基因的功能是如何与这些睡眠理论相关的，并试图为潜在睡眠的分子机制的可能组成部分提供一些视角。

神经传递、离子通道和神经元活动

许多神经递质和神经调节系统参与调节睡眠和觉醒。一直以来，睡眠都是由参与代谢和各种神经递质和神经调节剂的信号级联的基因扰乱而改变的。大多数这些系统的功能是作为开关来调节行为状态在明确的神经回路之间的转换。这些系统中的遗传功能障碍通常会导致行为状态的减少或断裂，从而导致难以启动或维持行为状态。最值得注意的是，CRISPR-Cas9 介导的毒蕈碱乙酰胆碱受体 *Chrm1* 和 *Chrm3* 的双缺失几乎完全消除了 REM 睡眠[47]，表明 *Chrm1* 和 *Chrm3* 在 REM 睡眠或至少在 REM 睡眠的脑电图/肌电图表

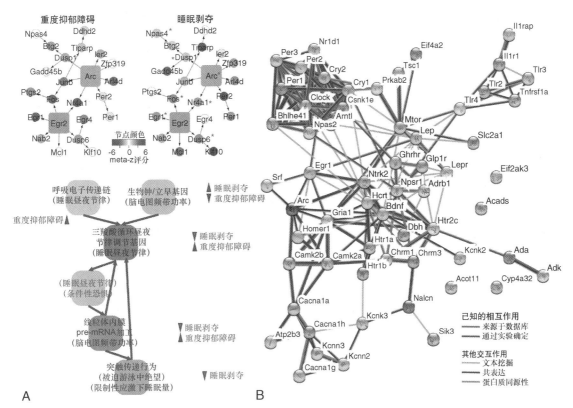

图 15.3　与睡眠有关的基因组成相互作用的网络。**A**，上图：大脑皮质的生物钟和立早基因（IEG）网络被重度抑郁障碍（MDD）和睡眠剥夺（SD）相反地改变。网络边缘表示以 eQTL 为因果锚点的贝叶斯网络重构预测的基因调控关系。基因根据 MDD 和 SD 数据集的元分析确定的表达变化而着色。下图：时钟 /IEG 网络（即上图中的网络）位于其他受 SD 影响的基因网络的上游。网络（用彩色方块表示）标记其基因本体和在 C57BL/6J×129S1/ SvImJ F2 小鼠群体中测量的顶级相关表型（在括号中）。SD-/MDD 诱导的表达变化方向用向上 / 向下指向的三角形表示。调控边缘是通过基因-基因调控的总结来确定的，并通过数据库中整理的转录调控信息来确定。基因标签旁边的绿色星号（＊）表示该基因属于一组 78 个基因，这些基因被认为是皮质睡眠稳态反应的核心分子成分，因为在自发清醒、SD 后和肾上腺切除小鼠的 SD 后，一直观察到它们的差异表达[41]。**B**，本章第二部分强调的睡眠相关基因之间相互作用。该网络是使用 STRING 数据库构建和可视化的。由于功能簇内广泛的相互作用可以看到基因的功能簇（如生物钟、炎症、代谢、神经传递和兴奋性、突触可塑性），不同功能群基因之间的相互作用也被广泛观察到（**A**，Modified from Scarpa JR，Jiang P，Gao VD，et al. Cross-species systems analysis identifies gene networks differentially altered by sleep loss and depression. Sci Adv 2018；4：eaat1294，licensed under CC BY 4.0.）（见彩图）

现特征中发挥了重要作用。这一发现是惊人的，因为迄今为止发现的其他基因定量地影响睡眠 - 觉醒，但并不排除行为状态。因此，*Chrm1/Chrm3* 双敲小鼠为研究快速眼动睡眠的基本功能提供了一个有趣的模型，因为它不同于选择性快速眼动睡眠剥夺（REM sleep deprivation，RSD）模型，在 RSD 模型中，一旦动物进入快速眼动睡眠，就会被吵醒。

一些神经调节剂似乎也能调节大脑不同区域的睡眠稳态驱动。去甲肾上腺素作为神经调节剂，它是由包括蓝斑（一个关键的促进觉醒大脑区域）在内的神经元产生的。去甲肾上腺素通过肾上腺素能受体或肾上腺素受体介导发挥促觉醒功能，其不同亚型在大脑的许多不同区域表达。例如，*Adrb1*（肾上腺素能受体 β1）在脑桥门侧的一组促进觉醒的神经元中表达，最近在一个短睡眠的人类谱系中发现了 *Adrb1* 的显性突变，该突变促进觉醒和 *Adrb1*＋神经元的活

性[70]。有趣的是，尽管 SD 诱导的 NREM 睡眠反弹基本完好，但大脑中去甲肾上腺素的药理学消耗导致 SD 后 NREM δ 功率的稳态升高减弱[113]。由于去甲肾上腺素合成所需基因 *Dbh*（多巴胺 β- 羟化酶）缺失而缺乏去甲肾上腺素和肾上腺素的小鼠，每天 NREM 睡眠时间增加 2 h，NREM δ 波功率升高，昼夜节律性消失，SD 诱导的 NREM 睡眠反弹受损[114]。因此，尽管遗传和药理学上的 NE 消耗的具体结果不同，但两者都表明除促进觉醒外，去甲肾上腺素信号在睡眠稳态中的作用。在去甲肾上腺素相关的睡眠稳态调节中，肾上腺素受体亚型和相应的神经元群的具体功能需要进一步的研究来剖析。

另一种参与睡眠稳态的神经调节剂是腺苷，它通常抑制表达腺苷受体的神经元的活动，促进睡眠。睡眠后，细胞外腺苷水平局部升高，与神经元代谢活动增加平行，腺苷水平升高及其对神经元活动的抑

制作用被认为是睡眠稳态的重要组成部分[118]。有趣的是，腺苷脱氨酶（由 *Ada* 编码）的多态性会将腺苷还原为肌苷，从而影响慢波睡眠的持续时间和强度（即 δ - 主导的深度 NREM 睡眠）以及长时间清醒时的主观嗜睡[119-120]。组织特异性敲除大脑或前脑谷氨酸神经元中编码腺苷 A1 受体的基因 *Adora1*，可减弱 SD 诱导的 NREM δ 功率的增加[121-122]。*Adk*（腺苷激酶）是一种编码通过将腺苷转化为单磷酸腺苷（adenosine monophosphate，AMP）来清除腺苷的酶的基因，胶质细胞特异性缺失 *Adk*（腺苷激酶）导致清醒期间 δ 能量升高后 δ 能量衰减较慢[121]。因此，这些发现表明神经元-神经胶质轴通过调节局部腺苷信号参与睡眠稳态。

第三个例子是，血清素信号似乎参与了 NREM 和 REM 睡眠的调节和体内平衡。缺乏 5- 羟色胺 -2C 受体（由 *Hrt2c* 基因编码）的小鼠在基线条件下 NREM 睡眠减少，但在 SD 后恢复期睡眠中 NREM δ 功率增加[123]。而缺乏 5- 羟色胺 -1A 或 -1B 受体（由 *Htr1a/1b* 基因编码）的小鼠在基线条件下 REM 睡眠增加，但在 RSD 后没有 REM 睡眠[124-125]。

此外，下丘脑分泌素（一种促进觉醒的神经调节剂，不直接参与睡眠的内稳态调节）的遗传研究也导致了对睡眠内稳态的有趣见解。下丘脑分泌素神经元在睡眠-觉醒调节中的作用是通过对发作性睡病的研究发现的，发作性睡病是一种以突然入睡的极端倾向为特征的睡眠障碍，通过结合狗的前向遗传学[68]、小鼠敲除[126]、人类病理学和病理生理学[127-128]和更早的研究，使用了基因表达分析和大鼠神经解剖学[129]。虽然下丘脑分泌素系统被认为主要稳定睡眠-觉醒状态，*Hcrt* 基因的缺失不会改变小鼠对 SD 的稳态反应[130]，但最近的一项研究发现，*Hcrt* 基因敲除小鼠的自发神经清醒不能诱导反映先前清醒时间的 δ 功率，因为清醒 θ（6.0 ～ 9.5 Hz）和快速 γ（55 ～ 80 Hz）活动的维持受损[131]，这是一种典型的与探索行为相关的 EEG 特征。当主动清醒时，特别是在 SD 期间，敲除小鼠的 θ / γ 活动完全实现，导致正常的睡眠稳态压力积累。通过详细的分析和建模，本研究进一步表明，θ 主导的觉醒，而不是整体觉醒，驱动睡眠内稳态压力。

除了神经递质 / 神经调节剂相关基因外，编码离子通道的基因也与睡眠-觉醒调节有关。如前所述，化学诱导的 *Nalcn*（一种电压无关的非选择性阳离子通道）和 *Cacna1a*（一种电压依赖的钙通道）的点突变分别显著减少了 REM 睡眠和清醒的时间[52-53]。促进超极化的离子通道基因如 *Kcnk2*（K⁺ 通道亚家族 K 成员 2；也被称为 *Trek-1*）和 *Kcnk3*（也被称为

Task-1）的表达，在睡眠时比清醒时更高[13]。此外，最近的一项研究通过将神经元网络简化为一个自我相互作用的"平均神经元"，模拟了慢波睡眠期间皮质和丘脑神经元的突发放电模式，并预测 Ca^{2+} 依赖的超极化对突发和沉默阶段的振荡至关重要，这两个阶段在皮质神经元之间同步产生了 δ 波与这一预测一致，CRISPR-Cas9 介导的 Ca^{2+} 依赖性 K^+ 通道（*Kcnn2* 和 *Kcnn3*）、电压门控 Ca^{2+} 通道（*Cacna1g* 和 *Cacna1h*）或 Ca^{2+} / 钙调蛋白依赖性激酶（*Camk2a* 和 *Camk2b*，其调节 KCNNs 的电导）的缺失会减少睡眠时间，而删除质膜 Ca^{2+} ATP 酶（*Atp2b3*）会增加睡眠时间[48]。这一预测进一步说明由于药理学上抑制或基因上删除 NMDA 受体而导致的睡眠时间减少[46, 48]。总之，这些观察结果强调了调节膜兴奋性在不同行为状态表现中的重要性。

一个关键的问题仍然是睡眠调节信号，特别是稳态信号，如何与这些离子通道传递，以调节膜的兴奋性。至少在果蝇中，这一过程涉及调节离子通道活动的膜相关蛋白。在突变筛选中发现的 *Shaker* 基因[49]编码电压门控 K^+ 通道的孔形成 α - 亚基，该通道控制膜的再极化[132]。*Shaker* 基因的空等位基因在果蝇或小鼠的哺乳动物同源物中减少了总睡眠时间，而不改变睡眠的昼夜节律时间或对 SD 的稳态反应[49, 133]。*Shaker* 基因的表达水平、脑定位和通道活性由一个编码糖基磷脂酰肌醇锚定蛋白的基因[50, 134]调控，该基因没有已知的哺乳动物同源物。像 *Shaker* 一样，失眠的零等位基因也大大减少了睡眠量。然而，携带失眠突变（只导致部分蛋白质功能丧失）的果蝇基本上表现出正常的基线睡眠量，但 SD[50] 后稳态反弹明显减少。因此，失眠可能是将睡眠稳态压力与膜-膜兴奋性联系起来的重要因素。

睡眠和清醒之间不同的神经元兴奋性和放电模式与立早基因（IEG）表达的显著差异密切相关，后者的表达可被广泛的刺激（包括神经元的兴奋）迅速诱导。大多数大脑区域在清醒时比睡眠时更活跃，因此在清醒时表现出更高水平的 IEG 表达[135-137]。作为不同脑区神经元活动标志物的 IEG 表达研究也有助于识别和表征睡眠期间活跃的脑区，如皮质神经元一氧化氮合酶（neuronal nitric oxide synthase，nNOS）表达神经元[138-139] 和下丘脑前部的腹外侧视前区（ventrolateral preoptic area，VLPO）[140]。最近的研究已经确定了其他的清醒活跃神经元群，并在第 7 章中详细讨论了这些电路及其在睡眠-觉醒调节中的功能。

然而，关键问题是，睡眠和清醒时不同的神经活动是如何与特定行为状态相关的不同功能背后的分子事件联系起来的。其中一个环节可能涉及 IEG。许

多 IEG 编码转录因子，这些转录因子参与多种细胞过程[141]。因此，清醒时的激活可能起着"主开关"的作用，它重新编程转录组，从而激活与清醒时所需的细胞功能相关的基因和（或）信号级联反应，从而导致睡眠稳态压力的积累。与这一假设相一致，通过转录组数据和基因组可及性的综合分析，**血清反应因子**（serum response factor，Srf），一个 IEG，被预测为一个关键的转录调节因子，塑造转录组对 SD 的反应模式和动态，包括其他 IEG 和生物钟基因的反应[30]。此外，由 IEG 和生物钟基因组成的基因网络在 SD 后显示出基因表达的升高，并且位于其他 SD 改变基因网络的上游（图 15.3，A）[109]。这些下游 SD 改变的网络的基因确实参与了假设的睡眠细胞功能的一些关键方面，如线粒体和突触功能的调节，这将在本章后面讨论。然而，这些典型的睡眠相关功能是如何在睡眠活跃的大脑区域（例如，VLPO 和皮质 nNOS 神经元）中执行的，仍然是未来研究的一个有趣话题。

突触可塑性

大脑转录组在睡眠和觉醒之间的显著差异涉及突触可塑性相关基因[13-16]，尽管它们在大脑区域之间的差异表达模式非常复杂[18]。突触可塑性相关基因转录水平的变化与 SD 改变基因组中这些基因的 DNA 甲基化的观察结果一致[31]。这些观察结果，以及电生理学和成像研究的结果，有力地支持了突触可塑性的调节和促进是睡眠的关键功能之一的假设。其中一种假说被称为突触内稳态假说（synaptic homeostasis hypothesis，SHY），该假说认为，在尾流期间暴露于新信息会导致突触的整体增强和加强，突触被重新归一化，从而导致突触强度的净降阶和信噪比的提高。在睡眠期间，当大脑处于离线状态时，可以系统地对突触连接进行"取样"，选择弱的突触进行降级，而保留强的突触不受影响，甚至升级[142]。这一假说为慢波睡眠的功能和体内平衡提供了一个优雅的概念框架，并且可以适应许多实验观察，特别是在大脑皮质，即显示 NREM δ 波的大脑区域。然而，人们提出了其他假说，这些假说主要与睡眠在突触可塑性中的作用有关的细胞过程不同。最值得注意的是，一个建立在突触标记和捕获（synaptic tagging and capture，STC）记忆巩固理论基础上的假设提出，睡眠是记忆巩固的首选时间，通过将可塑性相关产物（plasticity-related products，PRP）捕获到在清醒时被学习标记或启动的突触上，作为一种巩固突触强度变化（加强和减弱）的方式[143]。基于 STC 的假说并不能预测睡眠后神经网络的上升或下降，因此它更灵活，更容易适应在某些条件下睡眠后突触的整体加

强的观察结果，特别是在清醒时处理先验经验的相关神经回路中[143]。尽管存在差异，但这两种假设都表明，清醒时的突触过程有助于睡眠压力的积累，而睡眠时的突触过程有助于睡眠压力的消散。从这一暗示中得出的一个预测是，参与这些与睡眠 - 觉醒相关的突触过程的基因也调节睡眠的内稳态。一些基因研究的观察结果也证实了这一结论。

其中一类基因包括 Homer1a、Bdnf（脑源性神经营养因子）和 Arc（活性调节细胞骨架相关蛋白），它们属于被称为效应型 IEGa 的一个亚组。像其他的 IEG 一样，效应型 IEG 的表达与神经元活动有关，在 SD 后，在许多清醒时活跃、睡眠时休眠的大脑区域中，效应型 IEG 的表达通常更高。正如本章早些时候所讨论的，Homer1a 被确定为与睡眠后 NREM，δ 功率反弹相关的 QTL 的候选基因[16, 81]，尽管 Homer1a 的缺失不会改变睡眠稳态[82]，以及该 QTL 在扩展的 BXD/RwwJ RI 面板中没有复制，可能是因为次要等位基因频率较低[12]。最近的一项研究表明，睡眠期间谷氨酸能兴奋性突触的缩小需要 HOMER1A 蛋白的突触后密度募集，这一过程由腺苷能睡眠促进信号诱导，并受到去甲肾上腺素能唤醒促进信号的抑制[144]。另一种效应型 IEG，Bdnf，编码一种神经营养因子，其在神经发育和可塑性（特别是长期增强）中的作用已被广泛表征[145-146]。在大鼠中，清醒期间丰富的环境诱导的 BDNF 与随后睡眠期间 NREM δ 波功率的增加相关[147]。在大脑皮质单侧显微注射 BDNF，在随后的 NREM 睡眠中，特别是在注射的大脑半球，诱发了 EEG δ 波功率的增强[148]。相反，在清醒前单侧微量注射多克隆抗 BDNF 抗体或 TrkB（原肌球蛋白受体激酶 B，一种 BDNF 受体）抑制剂可导致 NREM δ 功率的局部降低[148]。人类 BDNF 中功能性的 Val66Met 多态性导致成熟肽的活性依赖性分泌减少，并与深度（即第 4 阶段）NREM 睡眠减少和 EEG δ 功率降低有关[149]。然而，在大鼠和家兔的脑室内注射 BDNF 而不暴露于新事物，只会诱导更多的 NREM 睡眠，而不会增强甚至降低 NREM δ 功率[150]。在小鼠中删除截断的同种异构体和 TrkB 负调节因子，或在 BDNF 异源缺失的大鼠中减少 50% 的 BDNF 蛋白水平，都不会改变 NREM 睡眠时间和 EEG δ 功率[151-152]。这些差异可能表明，在与 BDNF 相关的 NREM 睡眠稳态过程中，清醒时接触新鲜事物和学习的重要性：神经元活动依赖的 BDNF 释放与学习相结合，而不是基础水平的 BDNF 信号参与了 NREM 睡眠的调节，这一假设有待进一步研究证实。

第三种效应型 IEG，Arc，在突触可塑性中起着

深远的作用[153]。例如，突触 ARC 蛋白促进 AMPA 受体的内化和长期抑制[154]，而 ARC 易位到细胞核是抑制 *Gria1*（谷氨酸离子化受体 AMPA 型亚基 1；也被称为 *GluA1*）转录和 AMPA 受体传递的稳态降尺度[155]，提示 ARC 的转录辅助因子功能。在前面提到的 IEG 基因网络中，Arc 被发现是一个关键的上游调控因子，在 SD 后显示基因表达上调，并且是小鼠大脑皮质中其他 SD 影响基因网络的上游（图 15.3，A）[109]。利用系统遗传学分析重建的这一调控网络模型与实验观察结果一致，即 ARC 与 CREB 结合蛋白共免疫沉淀，CREB 结合蛋白是 CREB（cAMP 反应元件结合蛋白）介导的 IEG 活性依赖转录的关键调节因子[155]。值得注意的是，SD 诱导的稳态反应在 *Arc* 基因敲除小鼠的行为（例如，NREM 睡眠反弹）、电生理（例如，恢复 NREM 睡眠期间积累的 δ 能量）和分子（例如，突触中 GRIA1 及其磷酸化的升高、IEG 转录的诱导和 GRIA1 表达的抑制）水平上被减弱[156]。鉴于这些观察结果，*Arc* 被认为是连接睡眠稳态和突触可塑性的多功能中枢。

除了效应型 IEG，最近的研究表明突触蛋白的磷酸化可能是连接睡眠稳态和突触可塑性的另一个关键分子过程。突触体中蛋白质的磷酸化表现出主要由睡眠和清醒驱动的昼夜波动[27]。振荡的突触磷酸化蛋白包括许多激酶，包括 SIK3[27]，SIK3 的一个功能获得等位基因（即 *Sik3*ˢˡᵉᵉᵖʸ）导致构成性高的 NREM 压力[52]。在睡眠剥夺和 *Sik3*ˢˡᵉᵉᵖʸ 小鼠的大脑中发现了 80 个突触睡眠需要指数磷酸化蛋白（sleep-need-index phosphoproteins，SNIPP），其磷酸化状态与睡眠稳态压力相关[26]。SIK3 优先与这些 SNIPP 相互作用，这些 SNIPP 参与各种突触可塑性过程，如新递质释放、GTPase 调节、肌动蛋白/微管调节和支架。SNIPP 的一个子集也被认为可以改变睡眠 - 觉醒。总之，这些观察结果表明突触蛋白的磷酸化可能是突触可塑性相关睡眠稳态过程分子机制的重要组成部分。

在携带人类 *Npsr1*（神经肽 S 受体 1）基因突变形式的转基因小鼠中观察到睡眠稳态和记忆巩固之间的有趣关系，该基因在一个短睡眠者家族中被发现[69]。这种突变导致表达 *Npsr1* 的神经元对神经肽 S 过敏，导致睡眠时间减少，自发性觉醒或 SD 后 NREM δ 功率升高但迅速消散，SD 后 NREM 睡眠时间基本完整反弹。尽管睡眠时间较短，但携带这种突变的小鼠表现出正常的上下文记忆巩固，并且对 SD 引起的记忆巩固损伤具有抵抗力。考虑到神经肽 S 在增强记忆巩固中的作用[157]，我们很容易推测 *Npsr1* 的这种功能增益突变使一些记忆巩固过程在没有离线睡眠状态的情况下发生，而其他未受影响的睡眠功能构成了转基因 *Npsr1* 突变小鼠对睡眠的需求。

REM 睡眠是了解睡眠和突触可塑性之间关系的一个关键领域，需要进一步研究。以上讨论的分子和遗传证据以及突触可塑性相关的睡眠功能假说主要考虑了 NREM 睡眠，尽管快速眼动睡眠在记忆巩固中也起着重要作用[158-160]。值得注意的是，最近的数据表明，在发育和运动学习过程中，REM 睡眠选择性地修剪和加强小鼠运动皮质第 5 层锥体神经元的新突触[161]。此外，REM 睡眠的调节似乎包括调节 NREM-REM 睡眠过渡的"短期"成分和决定 REM 睡眠总量的"长期"稳态成分[162]。因此，了解 NREM 和 REM 睡眠如何在睡眠过程中分裂和协调可塑性过程的任务，以及这些特定状态但协调的分子事件如何与 NREM-REM 睡眠周期和快速眼动体内平衡的调节有关，是很重要的。这些分子事件可能再次涉及脑电图。例如，*Egr1*（早期生长反应蛋白 1；又名 *zif-268*）通常在清醒时高，在 NREM 和 REM 睡眠时低，但当大鼠在清醒时暴露于一个新的富集环境时，在随后的 REM 睡眠中，在海马和大脑皮质观察到 *Egr1* 转录的反应[163]。同样，REM 睡眠期间的皮质再激活 *Egr1* 转录也可能是由先前清醒时海马长期电位的诱导引起的[164]。此外，在大鼠中，RSD 后脑干 REM 睡眠调节区域的 BDNF 蛋白水平升高，并与 RSD 期间的 EEG δ 功率和随后恢复性睡眠期间的 REM 睡眠发作次数呈正相关[165]。*Bdnf* 杂合缺失大鼠的 REM 睡眠显著减少，REM 睡眠潜伏期增加，尽管 RSD 后 REM 睡眠仍有反弹[152]。同样，BDNF 信号的负调节因子 T1 增加了 REM 睡眠时间，减少了 REM 睡眠潜伏期[151]。这些发现表明，除了在 NREM 睡眠中发挥作用外，BDNF 还参与了 REM 睡眠的调节，特别是与 NREM 睡眠相互作用的假设的短期过程。REM 睡眠在突触可塑性中的作用及动态眼动稳态的遗传和分子机制有待进一步研究。

大分子与能量代谢

睡眠的假设功能还包括恢复在清醒时可能耗尽的某些分子。这一假设得到了基因表达谱研究的有力支持，这些研究表明睡眠可能是大分子生物合成的首选时间[13, 15, 166]。例如，蛋白质合成的正调节因子的 mRNA 表达水平，如大脑皮质中的 *Eif4a2*（真核翻译起始因子 4A2）和海马中的 mTOR（哺乳动物雷帕霉素靶点），在睡眠时高而在清醒时低[13, 166]。相反，蛋白质合成的负调节因子，如 *Eif2ak3*（真核翻译起始因子 -2A 激酶 3，也称为 PEK），在睡眠时的表达水平比清醒时低[13]。清醒也与较高水平的磷酸化有关，可能也与 AMP 激活的蛋白激酶（AMP-activated protein kinase，AMPK）的活性有关，AMPK 是蛋白质合成的抑制剂[26, 167]。这些发现与早期在大鼠和猴子中使用 14C- 亮氨酸放射自显影技术进行的蛋白质研究一致，后者显示标记亮氨酸在大脑中的掺入率与慢波睡眠的发生呈正相关[168-169]。此外，在 Tsc1（结节性硬化症复合体 1）缺失的小鼠中观察到由 mTOR 信号传导中断引起的睡眠障碍，Tsc1 编码 mTOR 依赖性促进蛋白质合成的抑制剂[170]。这些小鼠的 REM 睡眠减少和昼夜睡眠 - 觉醒节律减弱，雷帕霉素有效地治疗了这些症状。总之，以上结果表明睡眠可能是通过增加合成来恢复蛋白质。除了蛋白质合成外，睡眠的恢复功能可能包括脂质合成（如胆固醇）和转运、血红素和卟啉合成，以及线粒体成分的产生（如氧化磷酸化酶和柠檬酸循环酶），因为参与这些细胞功能的基因在睡眠期间也被上调[15]。

将大分子生物合成引入到睡眠中的生物学意义是什么？这可能是高水平的神经元活动和清醒期间的信号增加神经元的细胞应激，造成功能性细胞成分、细胞器和蛋白质复合物的损伤。即使参与未折叠蛋白反应的基因的转录和翻译在觉醒后被迅速激活[13, 15, 171]，这种细胞保护机制可能不足以抵消细胞应激。此外，蛋白质合成依赖的突触可塑性对记忆巩固至关重要，因此，睡眠期间蛋白质合成的升高可能是巩固突触变化的必要条件，这些突触在清醒时被暂时调节和标记[143]。尤其是睡眠中 mTOR 依赖蛋白合成的抑制可阻断突触强化的巩固[172] 和同一通路的增强[173]，提示 SD 诱导的记忆损伤。最后，分配大分子生物合成可能是能量平衡的适应性过程。在清醒期间维持膜兴奋性和突触过程是消耗能量的（例如，需要 ATP 依赖的 Na^+ 和 K^+ 运输），因此，睡眠过程中涉及其他消耗能量的过程（如大分子合成和运输以及线粒体恢复）。

调节能量代谢确实是睡眠的一个关键功能。值得注意的是，大脑能量消耗尽管差异相对较小（如约 15%），在 NREM 睡眠期间较低，而在清醒和 REM 睡眠期间较高。据推测，睡眠的功能之一是补充能量。例如，ATP 和 AMP 水平被认为会影响腺苷代谢途径的平衡，而清醒时更高的能量需求会导致 ATP：AMP 比例降低和细胞外腺苷水平升高，如前所述，这有助于睡眠[174-175]。然而，细胞能量分子在睡眠和清醒时的动态变化是复杂的，其具体的代谢过程有待进一步研究[176-177]。最近，有人提出，睡眠可能不仅仅是保存或补充能量，还是全身能量分配的过程[178]。可能的分子基础可能涉及 AMPK，AMPK 是一个关键的细胞能量传感器，受 AMP：ATP 和 ADP：ATP 比率调节，磷酸化激活后促进葡萄糖摄取并抑制蛋白质和脂质生物合成[179-180]。因此，睡眠 -

清醒依赖性 AMPK 磷酸化[26, 167] 可能在与睡眠和清醒相关的不同代谢程序之间起切换作用。有趣的是，这种能量调节途径的扰动会导致睡眠 - 觉醒模式的改变。在小鼠脑内注射 AMPK 抑制剂或激活剂分别抑制或增强 NREM δ 能量[181]。编码 AMPK β 亚基的果蝇同源基因 Prkab2 的神经元特异性敲低会导致睡眠片段化、睡眠时间减少和 SD 后睡眠反弹抑制[182]。AMPK 还能促进葡萄糖转运体 GLUT1（由 Slc2a1 编码）[183] 的转录并抑制其内噬作用，其 mRNA 水平在清醒时高，在睡眠时低[13]。杂合的 GLUT1 错义突变小鼠显示 NREM 睡眠减少和觉醒增加[184]。这些数据表明，能量代谢的调节不仅是睡眠的一项功能，也是正常的睡眠 - 觉醒模式所必需的。

重要的是，睡眠和细胞代谢之间的相互作用可能并不局限于大脑，而涉及多个系统。反复的睡眠不足会导致胰岛素敏感性降低，并与人类患糖尿病、肥胖和肝脂肪变性的风险有关[185]。根据肝代谢组学和转录组学分析，在禁食条件下的小鼠中，SD 诱导葡萄糖耐受不良，并伴有脂肪酸代谢紊乱[186]。有趣的是，系统遗传学研究已经确定了一些代谢基因，它们在肝（而不是大脑）中的表达与睡眠表型有关。例如，Glp1r 在肝中的表达，而不是在额叶皮质、下丘脑或丘脑中，被发现介导 QTL 调节 NREM 睡眠和清醒时间的因果效应[108]。Glp1r 编码胰高血糖素样肽 1 的受体，胰高血糖素样肽 1 是一种抑制食欲和降低血糖的激素，外周给予 Glp1r 激动剂促进轻度睡眠，以牺牲清醒和慢波睡眠为代价[108]。这一发现与在瘦素或瘦素受体缺乏的小鼠（分别为 $Lep^{ob/ob}$ 和 $Lepr^{db/db}$ 小鼠）中观察到的结果一致，这些小鼠是肥胖和糖尿病，睡眠发生了深刻的变化，包括睡眠片段化、睡眠 - 觉醒节律小鼠减少、NREM 睡眠增加、SD 的稳态反应受到抑制[187-188]。此外，Acot11（酰基辅酶 A 硫酯酶 11）的肝 eQTL 是一个参与脂肪酸代谢的基因，与 SD 后 NREM 睡眠反弹的数量和动态相关的 QTL 共定位，并且 Acot11 基因敲除小鼠在 SD 后黑暗期的下半部分表现出钝化的 NREM 睡眠反弹[12]。最后，Cyp4a32 是一个在大脑中不表达的基因，编码细胞色素 450 肝酶，催化脂肪酸的 Ω- 羟基化，该基因被认为是与 REM 睡眠期间 θ 波峰值频率相关的 QTL 的候选基因[12]，这与之前的 QTL 研究一致，该研究发现 Acads 基因与脂肪酸氧化有关，可以调节 REM 睡眠期间 θ 波振荡的速度[79]。值得注意的是，这些研究中使用的药理学和遗传学操作不是外周组织特异性的，需要进一步的研究来了解中枢和外周（或全身）代谢对睡眠 - 觉醒调节的影响及其潜在机制。然而，在遗传或行为扰动下，外周基因表达与睡眠之间的联系表明，睡眠功能和调节可能涉及大脑以外的多个器官系统。

炎症

另一个与睡眠功能和调节有关的系统过程是炎症。长期以来一直有证据表明，长期睡眠不足与免疫功能受损有关，而在感染期间，往往会增加睡眠[189]。中央和外周的促炎性信号水平因睡眠不足而升高[190-191]。与此一致的是，人类反复睡眠不足后，外周血中的基因表达谱表明白细胞处于更促炎的激活状态[192]。有趣的是，促炎信号似乎也能促进睡眠。这方面的证据可以追溯到 20 世纪 80 年代早期，当时从睡眠不足的动物的脑脊液和大脑中分离出促进睡眠的"因子 S"，结果证明它可能起源于细菌细胞壁肽聚糖[193-194]。

已经证明了许多促炎因子，以及参与促炎途径的基因在睡眠诱发中的作用。最值得注意的是，两种炎性细胞因子白细胞介素（interleukin，IL）-1β 和肿瘤坏死因子（tumor necrosis factor，TNF）-α 已被广泛研究[189]。在缺乏 1 型 IL-1β 受体、1 型 TNF-α 受体或两者都缺乏（分别由 Il1r1 和 Tnfrsf1a 编码）的小鼠中，每日 NREM 睡眠时间减少[195-197]。Il1r1/Tnfrsf1a 敲除小鼠在 SD 后也表现出较短的 NREM 睡眠反弹期，较长的 EEG δ 功率升高期[197]。在缺乏 Il1rap 基因神经元特异性异构体的小鼠中也观察到 NREM 稳态受损，Il1rap 基因编码 IL-1 受体辅助蛋白，是 IL-1 受体复合物的一个组成部分[198]。此外，IL-1 和 TNF-α 信号也介导感染的睡眠促进作用，因为流感感染诱导的睡眠反应在缺乏 Il1rap 基因神经元特异性异构体的小鼠或 Tnfrsf1a/b 双敲除动物中发生改变[198-199]。感染过程中促炎细胞因子的诱导受 Toll 样受体（Toll-like receptors，TLR）调控，TLR 通过识别微生物衍生分子在先天免疫系统中发挥关键作用。Tlr4 基因缺失或 Tlr2 和 Tlr4 基因同时缺失的小鼠减少 NREM 睡眠，敲除 Tlr3 可减弱感染引起的增强睡眠[200-202]。

重要的是，虽然这些炎症细胞因子已被证明直接作用于大脑调节睡眠[189-191]，但外周细胞因子可以通过作用于迷走神经，在中枢神经系统中引发促炎信号[203]。中枢和外周细胞因子可能通过脑膜淋巴系统和淋巴系统双向交换[204-205]。此外，在与睡眠相互作用的免疫功能和其他与睡眠相互作用的系统功能（如新陈代谢）之间可能存在串扰。甲型流感病毒感染导致生长激素释放激素（growth hormonereleasing hormone，GHRH）受体突变的小鼠（即 Ghrhr^lit/lit 小鼠）的 NREM 睡眠减少，而野生型动物的 NREM 睡眠增加[206]。GHRH 具有促进睡眠的作用，它独立于生长激素的释放，并被认为在与睡眠相关的有利生理条件下同步合成代谢活动[207]。同样，在 Tlr2 和 Tlr4 缺失的小鼠中不存在高脂肪饮食诱导的葡萄糖耐受不良和胰岛素抵抗[200]。据推测，感染期间炎症促进的睡眠（特别是 NREM 睡眠）是适应性的，因为它以能量平衡的方式支持合成代谢过程和发烧的产生，有利于恢复和最终生存[189]。睡眠和炎症之间的遗传和分子联系可能是睡眠对整体健康和福祉影响的系统性机制。与这一观点相一致的是，老年人睡眠不足和死亡率增加之间的联系可能归因于炎性原标志物的水平[208]。

生物钟基因

另一类涉及多系统功能和睡眠调节的基因是生物钟基因。在下丘脑的视交叉上核（suprachiasmatic nucleus，SCN）中，生物钟基因的翻译和转录反馈回路，包括正调节因子 Clock 和 Arntl（也称为 Bmal1），以及负调节因子 Per1/2/3 和 Cry1/2，产生许多分子、生理和行为过程的昼夜节律，包括睡眠-觉醒周期（见第 13 章）。在过去的 20 年里，生物钟基因在调节睡眠的其他方面，包括睡眠稳态和睡眠时间方面的作用已经明确。

生物钟基因在 SCN 中的表达具有内在的节律性，并且可以被外界的光-暗循环所携带，因为生物钟基因 Per1 和 Per2 的转录被眼睛光接受引发的信号级联快速诱导。然而，在大脑的其他区域，特别是大脑皮质，Per1 和 Per2 的表达似乎与睡眠和清醒周期有关，并且在清醒期间迅速升高[13, 41, 109, 209, 210]。同样，大脑皮质中 Clock 和 Npas2 mRNA 水平的昼夜振荡也主要由睡眠-觉醒驱动所有核心生物钟基因和许多生物钟调节基因（例如，Csnk1e、Bhlhe41 和 Nr1d1）在小鼠和人类中都被发现影响非昼夜睡眠-觉醒表型，包括 NREM 或 REM 睡眠的数量以及它们对 SD 的稳态反应[72, 211-219]。这些证据表明，生物钟机制不仅调节时间，还调节睡眠的数量和稳态。

生物钟基因在非昼夜睡眠-觉醒调节中的作用可能涉及一些机制。首先，生物钟基因紊乱对睡眠时间的影响可能与 SCN 生物钟缺陷有关。SCN 支配着大脑的多个睡眠-觉醒调节区域，SCN 的消融除了睡眠-觉醒节律性的丧失外，还会以一种物种依赖的方式导致睡眠量的变化[220]。此外，生物钟基因作为一组转录调控因子，在大脑的其他区域和全身表达，并可能调控大脑相关区域的睡眠-觉醒调节信号通路。例如，生物钟调节基因 Bhlhe41（也称为 Dec2）的错义突变会导致人类和小鼠睡眠时间减少[72]，这种影响至少部分是通过调节下丘脑 *Hcrt* + 神经元中 *Hcrt* 的转录来介导的[221]。

此外，生物钟的转录输出程序与多种细胞功能有关，其中最值得注意的是代谢功能。生物钟在新陈代谢中的参与已经在整个生物体水平和跨多个组织进行了广泛的研究（综述，见 Jiang and Turek[222]）。因此，有一种假说认为，生物钟在睡眠稳态调节中所起作用的关键细胞过程和机制涉及全身的生物钟控制代谢[223]。最近的一项研究表明，通过组织特异性敲除和挽救 *Arntl*，骨骼肌中的 *Arntl*，影响 NREM 睡眠时间和 SD 诱导的 NREM 睡眠的稳态反弹和 EEG δ 功率，而睡眠的昼夜节律是由大脑中的 *Arntl* 调节的[224]。虽然还需要进一步的研究来了解骨骼肌中 *Arntl* 的功能如何调节睡眠，但这项研究的结果表明，睡眠的外周影响，这是一个主要由大脑调节的生物过程。骨骼肌是体内葡萄糖的主要使用者，*Arntl* 的丢失会导致葡萄糖不耐受和非禁食性高血糖[225]。因此，全身葡萄糖稳态可能是骨骼肌生物钟功能与 NREM 睡眠量和稳态之间的关键中介。最后，生物钟、代谢和炎症之间存在显著的交互作用，如涉及昼夜节律基因 *Nr1d1*（也称为 *Rev-erbα*）[226-228]，该基因编码核受体型转录抑制因子，在生物钟的"稳定回路"中起作用，并作为代谢和炎症过程的昼夜节律"守门人"。*Nr1d1* 的表达在 SD 后降低[41]，*Nr1d1* 的缺失导致睡眠时间提前，以及清醒时体内平衡睡眠需求的缓慢增长，这在随后的睡眠中通过睡眠片段和 EEG δ 功率降低来反映[219]。虽然未来的研究需要了解生物钟如何通过与其他细胞和系统功能的复杂相互作用来调节睡眠，但时钟机制在广泛的生物过程中的深度参与可能使其成为一个有趣的整合器，可以根据细胞和系统状态的"总结"信息来调节睡眠的时间、数量和自我平衡驱动。

讨论与展望

遗传和功能基因组研究揭示了睡眠的多基因性质。尽管经过几十年的研究，睡眠的遗传和分子基础的蓝图无疑仍然不完整。未来研究的主要挑战不仅包括有效识别大量与睡眠相关的新基因和等位基因，还包括阐明这些基因及其产物和干预措施（如睡眠剥夺）之间的相互作用。这些信息必须被整合到分子途径中，这样基因和基因组的发现才能转化为对睡眠机制的见解，并最终转化为知识。为了完成这项任务，在多组网络中挖掘和整合许多可用数据库并推断因果关系的工具变得越来越重要，并且正在积极开发性能更好的工具（例如，参见 Sing 及其同事[229]以及 Argelaguet 及其同事[230]的研究）。

正如本章所讨论的，与睡眠相关的基因可以分为几个定义广泛的类别，这些类别与关于睡眠基本功能的流行假设相一致。虽然本章中提出的分类可能过于简单，但复杂睡眠机制的组成部分变得越来越明显。重要的是，新的睡眠功能可能会被发现，可能与额外的基因组或那些已经与睡眠的其他方面相关的基因组有关。例如，最近的研究表明，大脑中代谢废物和有毒错误折叠蛋白质的清除是由睡眠驱动的，特别是通过调节淋巴通道和脑脊液振荡[204, 231-233]。这些过程是否受基因调控以及潜在的分子过程是否也影响睡眠本身是未来研究的有趣主题。尽管如此，值得注意的是，参与膜运输的基因在睡眠时表达较高，而热休克蛋白（伴侣蛋白）在清醒时表达较高[13, 15, 171]。因此，了解这些过程是否以及如何协调以响应清醒时未折叠/错误折叠蛋白质的积累并在睡眠时将其排出是很有趣的。此外，虽然细胞骨架组织基因表达的睡眠-觉醒依赖性变化通常被认为与神经可塑性有关，但这些变化也可能与睡眠-觉醒相关的细胞外空间变化有关[15]。有趣的是，在星形胶质细胞中也观察到与细胞外基质和细胞骨架相关基因的睡眠-觉醒依赖性表达[32]。

需要强调的是，睡眠功能和调节的各个方面很可能在遗传和分子水平上相互关联（图 15.3，B）。随着新的基因被添加到睡眠机制的蓝图中，这一点预计会变得更加明显。睡眠遗传学领域的一个关键问题是，是否存在一组"主"睡眠基因，它们位于其他睡眠调节基因的上游，对睡眠的表现和核心功能至关重要，就像产生昼夜节律的核心生物钟基因一样。正如本章前面所讨论的，生物钟/IEG 网络似乎位于其他睡眠相关基因网络的上游（图 15.3，A）[109]。此外，一个 IEG，*Srf*，已经被预测为一个转录调节剂，驱动对 SD 的即时转录组反应[30]。然而，由于这种推断主要基于转录组变化，因此具有不同调控靶点的转录因子，如生物钟基因和 IEG，被确定为最上游的调节剂，这可能并不奇怪。当额外的"组学"数据层，特别是那些反映更快过程的数据层（例如，蛋白质修饰）被包括在内时，全球网络的整体结构有可能从一个更集中的网络切换到一个更分散甚至分布式的网络，在这个网络中，没有一组基因是主调节器。去中心化网络避免了单点故障，因此作为基本和多方面功能（如睡眠）的底层机制可能更具适应性。这与具有重大睡眠调节作用的基因变异是罕见的这一事实是一致的。

这些影响很大的基因可能代表了专门负责睡眠功能某些方面的子网络的局部枢纽。虽然可以预期，随着多尺度分子分析和计算建模技术能力的不断进步，广泛的网络模型将被重建，以捕捉睡眠调节基因和分子之间的相互作用。未来研究的主要挑战是如何有效地验证重建的网络模型。也许随着基于 CRISPR 技术的新发展，允许多重基因编辑[234]，很快就有可能通过同时操纵许多基因来评估基因网络水平的功能。

此外，神经科学领域在理解神经回路和网络的功能方面也取得了进展。未来的遗传学和基因组学研究不仅可以结合细胞类型特异性或单细胞转录组学，还可以结合神经网络连通性、突触密度和神经元活动的大规模成像数据作为全面因果模型的中间表型。

遗传学和基因组学研究的另一个未来方向是基因与环境的相互作用。正如本章前面提到的，清醒期间的环境暴露会调节随后的睡眠，并可能影响对睡眠调节基因功能的观察。因此，在未来的研究中考虑基因与环境的相互作用是很重要的。从更广泛的意义上说，由于睡眠的功能似乎是如此多样化，在其他生物功能响应环境刺激（如记忆任务、代谢挑战、感染等）之前、期间和之后对睡眠进行的遗传学和基因组学研究，为更全面地描述连接睡眠调节和功能的基因网络提供了独特的机会。此外，一种特殊类型的环境需要纳入未来的研究，它来自身体内部——肠道微生物群。越来越多的研究表明，肠道微生物群落在宿主代谢、免疫和神经行为功能中发挥着重要作用。尽管存在一些争议[235-236]，但反复的睡眠障碍似乎会改变肠道微生物组成[237-239]，以及改变肠道微生物群的益生元饮食已被证明可以调节睡眠[240-241]。通过与环境、宿主代谢和免疫途径的广泛相互作用，肠道微生物可能改变宿主遗传变异的外显率[242]。因此，对微生物组的研究，即"超越我们自身的基因组"，需要成为未来睡眠遗传学和基因组学研究的一个综合组成部分。

虽然还需要广泛的研究来确定更多的睡眠调节基因，并阐明已确定基因之间的复杂关系，以绘制更完整的睡眠机制蓝图，但潜在的回报是巨大的。对睡眠分子机制的全面理解最终可能不仅允许理解和治疗睡眠障碍和其他与睡眠中断相关的疾病 / 障碍（例如，几乎所有的神经 / 神经精神障碍和许多非神经系统障碍，包括肥胖、糖尿病以及心血管疾病），但也可能为我们现代睡眠剥夺社会中普遍存在的与睡眠卫生相关的社会经济问题提供见解和解决方案。

临床要点

了解影响睡眠和觉醒质量的基因以及对睡眠缺失的易感性可能为改善睡眠和觉醒以及治疗睡眠障碍提供新的目标或方法。正如在其他医学领域一样，这些基因的等位基因差异可能意味着对患有同一疾病的不同个体的不同治疗方法，因为病理生理可能是不同的。啮齿类动物研究使用分子、正向和反向遗传学方法，结合人类研究，可能会对睡眠的调节和功能产生新的见解，然后可以转化为改善睡眠-觉醒障碍以及与睡眠中断相关的其他精神和身体疾病的治疗方法。

总结

睡眠是一种复杂的行为，受遗传因素的强烈影响，而遗传因素又与睡眠的各个方面有关。在这两部分的章节中，我们概述了在识别睡眠的基因和基因通路方面取得的进展，并重点介绍了以小鼠为模型物种的睡眠调节的稳态方面。在第一部分中，我们介绍了研究人员用来揭示相关基因及其产物的技术和方法的进展。在这些方法中，系统遗传学整合了从遗传参考群体中获得的多层次信息（从基因组到转录组、蛋白质组、代谢组和微生物组，再到表型组），似乎是研究所涉及的中枢和外周通路以及这些通路如何受到睡眠不足的干扰的方法。第二部分强调了睡眠研究中与睡眠功能和调节相关的 5 个重点领域，这些领域从小鼠和人类基因研究中获得的见解有助于巩固。了解调节睡眠的分子机制不仅有助于治疗睡眠障碍，还有助于治疗与睡眠中断有关的许多疾病，包括抑郁症和代谢综合征。

致谢

这项工作得到了海军研究办公室 MURI 的资助 #N00014-15-1-2809（PJ 和 FWT）。

参考文献和拓展阅读

请扫描书后二维码，获取参考文献和拓展阅读资源。

Hans-Peter Landolt，Derk-Jan Dijk

李晨阳 译 韩 芳 审校

章节亮点

- 人类睡眠的不同特征受不同的分子和遗传机制调控，具有不同程度的遗传力。
- 在过去的几十年里，对控制昼夜节律系统的遗传和分子机制的理解已经取得了进展，但对调节睡眠稳态的基因仍然知之甚少。
- 睡眠脑电图是人类最易遗传的特征之一。阐

明潜在的基因可能会揭示新的睡眠功能。
- 与睡眠和睡眠调节过程的几个独特特征的遗传关联有待于进一步确认。
- 遗传变异的影响不局限于睡眠和觉醒之间的界限，以及昼夜节律和睡眠-觉醒调节的内稳态方面。

在昼间偏好、睡眠时间、睡眠脑电图、睡眠结构和睡眠持续时间方面的特点和基因型依赖性差异的证据

睡眠和睡眠-觉醒调节的许多方面在个体之间是高度可变的，但在个体内部是高度稳定的。揭示遗传因素对健康人类睡眠中这些特征的个体差异的影响，是促进我们对健康和疾病睡眠的新生物学理解的有希望的途径之一。本章总结了健康个体在睡眠时间、持续时间和结构以及睡眠脑电图（electroencephalogram，EEG）方面基因型依赖性差异的现有证据。我们还回顾了这些差异与睡眠的体内平衡和昼夜节律调节之间的关系，但我们在这里没有讨论性别和种族之间的睡眠特征差异。

睡眠的表现和调节以及睡眠 EEG 反映了复杂行为的不同方面。这些方面中的每一个都可能受到多个基因的控制，这些基因可能相互作用，也受环境和其他因素（如年龄）的影响。在人类中，尽管在动物中已经发现了相当数量的导致昼夜节律的基因，但我们目前对导致类似特征的个体"昼夜节律"和"睡眠表型"的基因的了解仍然有限。

目前具有研究正常人类睡眠基因的可用技术及方法。首先是检查候选基因的影响，有证据表明它们与睡眠和睡眠-觉醒（sleep-wake）调节有关。用这种方法，在睡眠实验室对已知遗传多态性的不同基因型的个体进行前瞻性研究。这种方法排除了发现新的"睡眠基因"，可能有助于理解这些多态性对睡眠-觉醒生理学的影响。相比之下，研究具有极端表型的家族谱系和全基因组关联（genome-wide association，

GWA）研究可以导致鉴定新的"睡眠基因"和发现新的睡眠-觉醒调节途径。在发现 GWA 研究中可能遗漏的罕见突变方面，家族谱系可以提供大量信息，这些突变通常揭示了基因组区域在大群体样本中改变睡眠-觉醒类型的微妙方面。最近详细讨论了这些策略的优缺点，以促进对正常睡眠的遗传学基础的理解[1]。

在完成不同认知任务的首选时间、睡眠时间、睡眠 EEG、睡眠结构和睡眠持续时间等方面观察到较大的个体间差异。对于其中一些变量，个体间差异的大小远远超过了睡眠-觉醒调节过程操作的影响大小，例如睡眠剥夺[2]。基因对每一种表型都有贡献，并且这些变量具有中到高度的遗传率，即由总体遗传效应解释的变异百分比。在接下来的章节中，我们将讨论遗传变异，趋同的证据表明，它们会导致昼夜偏好或睡眠时间、睡眠 EEG 以及睡眠结构和持续时间的基因型依赖差异（总结见表 16.1）。

影响人类清晨型 / 夜晚型和睡眠时间的相关基因

候选基因

在健康个体中，白天警觉性的高峰和低谷的时间以及夜间睡眠的时间（即，昼夜偏好）是高度可变的[3]。当别人醒来时，我们中的一些人睡着了。Horne-Östberg 清晨-夜晚型问卷（Horne-Östberg morningness-eveningness Questionnaire，MEQ）和 Munich 时型问卷等自评量表沿"清晨-夜晚"轴呈正态分布[4-6]，表明多基因与环境结合的累加性、小影响

表 16.1　导致健康人昼夜和睡眠表型个体差异的基因

基因家族	染色体定位	基因	昼夜偏好/睡眠时间	FASPS	睡眠 EEG/睡眠结构	睡眠持续时间/FNSS	睡眠体内平衡
生物钟机制	4q12	CLOCK					
	17p13.1	PER1					
	2q37.3	PER2					
	1p36.23	PER3					
	1q25.3	RGS16					
	7q22.1	FBXL13					
	12p12.1	BHLHE41					
转录因子	2q14.1	PAX8					
	2p16.1	VRK2					
	2p14	MEIS1					
	11p14.1	BDNF					
受体	6p12.1	HCRTR2					
	7p14.3	NPSR1					
	10q25.3	ADRB1					
	11q23.2	DRD2					
转运蛋白酶	5p15.33	DAT1					
	1p31.1	AK5					
	20q13.11	ADA					
	22q11.1	COMT					

基因：国家生物技术信息中心（National Center for Biotechnology Information，NCBI）的基因。ADRB1，肾上腺素受体 β₁；AK5，腺苷酸激酶 5；BDNF，脑源性神经营养因子；BHLHE41，基本螺旋-环-螺旋家族成员 E41；CLOCK，昼夜运动输出周期蛋白缺失；DAT1，多巴胺转运蛋白；DRD2，多巴胺受体 D2；FBXL13，F-box 和富含亮氨酸的重复蛋白 13；HCRTR2，下丘脑分泌素受体 2；MEIS1，同源盒蛋白 1；NPSR1，神经肽 S 受体 1；PAX8，配对盒基因 8；PER1-3，周期昼夜节律调节器 1-3；RGS16，G 蛋白信号传导调节因子 16；VRK2，牛痘相关激酶 2。ADA：腺苷脱氨酶；COMT，儿茶酚胺 O- 甲基转移酶；EEG，脑电图；FASPS，家族性睡眠时相前移综合征；FNSS，家族性自然短睡眠。

███ 来自多个研究或遗传方法的趋同证据。
▒▒▒ 缺少独立的复制/确认或部分不一致的证据。

的贡献。对同卵双胞胎（monozygotic，MZ）和异卵双胞胎（dizygotic，DZ）以及基于人群和家庭的队列进行的大量研究显示，昼夜偏好的遗传率约为 50%，习惯性就寝时间的遗传率为 22% ~ 25%[7-8]。

清晨型/夜晚型（morningness-eveningness）和睡眠时间被认为部分取决于中央昼夜节律振荡器的特征，并且该振荡器的内在周期和（或）相位标记与昼夜偏好之间存在关联[9-12]。这些振荡子在分子水平上构成一个互锁的转录/翻译反馈回路网络，其中涉及几个时钟相关基因，包括转录调节因子 CLOCK、BMAL1、PER1-3、CRY1-2 和其他基因。这一发现为寻找这些基因与清晨型/夜晚型和睡眠时间改变之间的关系提供了基础。

本文首次在中年人中研究了位于 4 号染色体上的

人类"生物钟"3′ - 非翻译区（3′-untranslated region，UTR）单核苷酸多态性（single-nucleotide polymorphism，SNP）对昼夜偏好的影响。这种 SNP 可能影响信使RNA（mRNA）的稳定性和半衰期[13]，从而改变最终翻译的蛋白水平。Katzenberg 及其同事研究表明[14]，携带 3111C 等位基因的人晚上更喜欢脑力活动和睡眠，比携带 3111T 等位基因的人晚 10 ~ 44 min。在日本人群中也发现了与昼夜偏好类似的关联，并且 MEQ 得分与睡眠开始时间和醒来时间显著相关[15]。相比之下，在健康的欧洲和巴西样本中进行的研究未能证实 CLOCK 基因变异与昼夜偏好之间的关联[16-17]。

小鼠的 Per1 和 Per2 参与维持昼夜节律[18]，在人类中也研究了这些基因变异与昼夜偏好之间的可能关联。在具有极端日间偏好的志愿者和睡眠时期延迟综合征（delayed sleep phase syndrome，DSPS）患者中，筛选周期-1 基因（PER1）启动子、5′- 和 3′-UTR 和编码区域的错义突变和功能或同义多态性最初仍未成功。相比之下，外显子 18 沉默多态性的 C 和 T 等位基因的分布在极端清晨型和夜晚型之间存在差异[19]。更具体地说，2434C 等位基因的频率在极端偏好清晨的受试者（24%）中大约是极端偏好夜晚的受试者（12%）的 2 倍。这种多态性可能与另一种功能多态性有关，或者在翻译水平上直接影响 PER1 的表达[19]。在一项与复制相关的候选基因研究中，基于活动谱发现 PER1 的多态性（单核苷酸多态性鉴定编号：rs7221412）与睡眠时间有关[20]。

目前生物钟基因的遗传变异与昼夜节律改变之间的直接联系最明显的表现是人类周期-2 基因（period-2 gene，PER2）的错义突变。对家族性睡眠时相前移综合征（familial advanced sleep phase syndrome，FASPS）家庭的连锁分析显示，PER2 的功能多态性与导致 PER2 酪蛋白激酶 1δ/ε（casein kinase 1 delta/epsilon，CK1δ/ε）结合区的氨基酸序列改变有关，这被认为在蛋白磷酸化和分子钟的稳定性中起重要作用[21-23]。表达人类 FASPS 突变的转基因小鼠模型的后续工程进一步证明了 PER2 是调节人类昼夜节律的分子机制的重要组成部分[24]。根据这一观点，位于 PER2 5′-UTR 的 C111G 多态性调节了健康志愿者的昼夜偏好[25]。111G 等位基因在极端偏好早晨的受试者中（14%）比在极端偏好晚上的个体中（3%）更为普遍。计算机模拟预测，111G 等位基因与 111C 等位基因具有不同的次级 RNA 结构，这两个转录本可能被不同地翻译[25]。

尽管在小鼠中的研究结果表明，Per3 主要在中央昼夜节律钟之外发挥作用[18, 26]，但相关研究已经将人类周期 -3 基因（PER3）的不同变体与昼夜偏好联系起来。首先，一个可变数串联重复（variable-numbertandem-repeat，VNTR）多态性被发现影响早晚偏好。更具体地说，位于人类 1 号染色体上该基因编码区域的 54 个核苷酸序列以 4 或 5 个单位重复。这种差异可能会改变 PER3 蛋白磷酸化的动力学。较长的 5 重复等位基因与清晨偏好相关，较短的 4 重复等位基因与夜晚偏好相关[27]。最近，PER3 的 SNP rs228697（与脯氨酸到丙氨酸的氨基酸替换有关）被报道与 925 名健康的日本对照者的昼夜偏好有关[28]。因此，主要的 C 等位基因在清晨型人群中更为普遍，而次要的 G 等位基因在夜晚型人群中更为普遍。此外，在英国的 966 名年轻人中，PER3 的 SNP rs10462020 与白天偏好之间存在显著关联，因此，与

T/G 和 T/T 个体相比，G/G 个体对清晨的偏好增加[29]。本研究还发现 BMAL（ARNTL2）多态性（rs922270）与昼夜偏好之间存在关联。最后，在一个 FASPS 家族中发现了 PER3 的两个罕见错义变异（rs150812083 和 rs139315125）[30]。在转基因小鼠中，这些多态性延迟了昼夜轮转节律的周期。分子水平的研究结果表明，这些变异降低了 PER3 蛋白的稳定性，降低了 PER3 对 PER1 和 PER2 的稳定作用[30]。

全基因组关联研究

在 Framingham 心脏研究 100K 项目中[8]，对 749 名受试者进行了表型和遗传分析，并揭示了习惯性就寝时间的遗传率估计为 22%。尽管如此，低的样本量仅为 GWA 研究提供了有限的力量，但这项研究表明，NPSR1 基因（新肽 S 受体 1）的非同名多态性 rs324981 调节了问卷调查衍生的通常就寝时间。这种多态性位于 NPSR1 的编码区，导致功能增益突变，强烈增加受体蛋白对其配体神经肽 S（neuropeptide S，NPS）的敏感性[31]。虽然对 393 名老年参与者进行的独立候选基因研究（采用活动描画法得出的睡眠估计）并没有证实先前的结果[32]，但最近的研究表明，人类的睡眠模式确实受到 NPS 系统的影响。然而，NPSR1 的功能性遗传变异似乎影响睡眠时间而非就寝时间（见后文）[32-33]。

最近在大样本中进行了多项 GWA 研究，超过 350 个遗传位点被认为与时间型的变化有关。总体来说，这些研究表明，时间型基因座影响睡眠时间，但不影响睡眠质量和持续时间[34-35]。一些与时间型相关的基因座包括 PER2 和 PER3 基因的变异，家族研究已经证实，PER2 和 PER3 基因是家族性睡眠阶段提前或延迟的原因。相比之下，被认为会导致家族性睡眠 - 觉醒期障碍其他变异，如 KC1δ 和 TIMELESS，通过 GWA 研究尚未得到证实。尽管许多基因座尚未在独立的 GWA 队列中被复制，但值得注意的是，4 项大型研究一致发现了编码 PER2、FBXL13（F-box 和亮氨酸丰富重复蛋白 13）、RGS16（G 蛋白信号传导调节因子 16）和 AK5 蛋白（腺苷酸激酶 5）的基因附近的基因座[35-38]。PER2、FBXL13 和 RGS16 基因在昼夜节律系统中具有已知的作用。此外，在 3 个 GWA 研究中一致发现编码下丘脑分泌素受体 2 型（hypocretin receptor type-2，HCRTR2）的基因多态性与清晨睡眠类型有关[34, 36-37]。众所周知，下丘脑泌素系统在调节睡眠 - 觉醒状态中起着重要作用，当其缺乏时可引起发作性睡病。

睡眠时的脑电图是人类最容易遗传的特征之一

研究表明，清醒和 EEG 是人类高度遗传的特征。健康个体的多次睡眠 EEG 显示出较大的个体间差异和较高的个体内稳定性[39]。Buckelmüller 及其同事[40] 记录了 8 名年轻男性的 2 对基线夜，间隔 4 周。尽管在非快速眼动（non-rapid eye movement, NREM）睡眠中的频率在个体之间存在很大差异，但每个受试者的频率在所有夜晚都是相对稳定的（图 16.1）。受试者之间最大的差异出现在 θ、α 和 σ（~5~15 Hz）范围。基于频率值作为特征向量的 Euclidean 距离层次聚类分析表明，每个个体的所有 4 个夜晚都被划分到同一个聚类中[40]。在快速眼动（rapid eye movement, REM）睡眠中，以及其他研究人员在老年男性和女性身上也得到了类似的结果[39]。这些数据表明，睡眠 EEG 包含了系统和稳定的个体间差异，这至少部分是由基因决定的。

研究睡眠 EEG 的遗传性的双胞胎研究进一步支持了这一观点。Ambrosius 及其同事[41] 对 35 对 MZ 双胞胎（男 17 对，女 18 对；年龄范围：17~43 岁），DZ 双胞胎 14 对（男 7 对，女 7 对；年龄范围：18~26 岁）。在大范围的 NREM 睡眠 EEG 中观察到稳定和强大的个体间差异。此外，MZ 双胞胎的光谱功率类

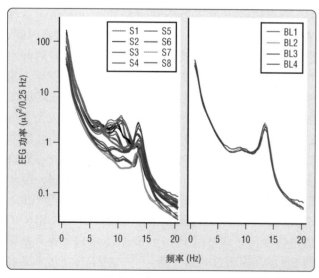

图 16.1　8 名年轻男性在 32 个基线夜（S1-S8）的非快速眼动睡眠（NREM）夜间脑电图（EEG）功率谱的高个体间差异（左）和高个体内稳定性（右）。个体间差异最大的是 θ、α 和 σ 频率（~5~15 Hz）。个体（S8）的所有 4 个基线夜（BL1~BL4）的光谱实际上是重叠的（Adapted and modified from Buckelmüller J, Landolt HP, Stassen HH, Achermann P. Trait-like individual differences in the human sleep electroencephalogram. Neuroscience. 2006；138：351-6.）（见彩图）

内相关系数（intraclass correlation coefficients, ICC）显著高于 DZ 双胞胎 ICC 反映了双胞胎的双内相似性[41]。在 0.75~13.75 Hz 的频率范围内，MZ 双胞胎的 ICC 大约等于 0.8，DZ 双胞胎的 ICC 大约等于 0.6。MC 和 DC 双胞胎在 θ 和 α（4.75~11.75 Hz）频率上的差异最为明显。

De Gennaro 及其同事[42] 还进行了一项双胞胎研究，以验证一种假设，即 NREM 睡眠中的 EEG 反映了基因决定的个体"指纹"。他们记录了 10 对 MZ 和 10 对 DZ 双胞胎（平均年龄：24.6±2.4 岁；每组 5 对男性和 5 对女性），在 8~16 Hz 的范围内观察到最大的变化。在该频段内，通过 ICC 程序量化的组相似度在 MZ 对中是（ICC = 0.934；95% 置信区间：0.911~0.965）是 DZ 对（ICC = 0.459；95% 置信区间：0.371~0.546）2 倍以上。这一差异表明 95.9% 的遗传率独立于睡眠压力[42]。因此，睡眠 EEG 是迄今为止已知的最具遗传性的特征之一，只有对大脑皮质灰质分布等独特特征的遗传性估计才能与之相匹配[43]。睡眠中有节奏的大脑振荡的特征，如睡眠纺锤波，很可能与不同的神经解剖学特征是相互关联的[43a]。

总之，证据表明，睡眠 EEG 是一种高度可遗传的特征，但潜在的遗传决定因素在很大程度上仍然未知。总的来说，这些发现证明了各种细胞、分子和信号通路的遗传变异可以深刻地调节睡眠 EEG 和其他睡眠表型。虽然关于调节睡眠 EEG 特定方面的核心基因的连贯图像尚未出现，但在独立研究中复制的选定基因和途径中的等位基因变异的影响将在以下段落中简要讨论。

影响睡眠脑电图的基因

生物钟基因

对转基因小鼠和果蝇的大量研究表明，生物钟基因对睡眠 EEG 的主要特征有很强的决定作用[43]。前面提到的 *PER3*（rs57875989）的 VNTR 多态性是健康人体内研究最多的"生物钟基因"变异[27]。除了影响昼夜偏好外，这种多态性还调节 NREM 睡眠和 REM 睡眠的睡眠 EEG。与 *PER3*[4/4] 基因型个体相比，长重复等位基因（*PER3*[5/5] 基因型）纯合携带者在 NREM 睡眠时 δ 波范围（1~2 Hz）和 REM 睡眠时 θ 波 / α 波范围（7~10 Hz）表现出更高的 EEG 活动[44]。在 55~75 岁的健康老年人中也进行了部分类似的观察[45]。

其他生物钟相关基因的变异，位于 *PER2* 上游启动子区的 rs6753456 和 *BHLHE41*（基本螺旋-环-

螺旋家族成员 e41；以前被称为 *DEC2*），也被认为与 NREM 睡眠中的 δ 频率活动改变和睡眠剥夺时的 EEG 反应有关[46-47]。这些发现在遗传水平上支持了昼夜节律系统和睡眠稳态之间的相互依赖关系（见睡眠-觉醒调节的遗传基础：昼夜节律系统和体内平衡系统之间的相互作用）。

腺苷神经调节

神经调节剂腺苷以活性依赖的方式释放，编码腺苷代谢酶和腺苷受体的基因被认为在调节动物和人类的睡眠和清醒质量中起着重要作用[48-49]。腺苷激酶和腺苷脱氨酶（adenosine deaminase，ADA）对细胞外腺苷水平的调节有重要作用[50]。对小鼠的遗传研究表明，这两种酶都参与了睡眠-觉醒的体内平衡[51-52]。在人类中，ADA 基因位于染色体 20q13.11 上，编码 ADA 的两个电性变异体，称为 ADA*1 和 ADA*2（rs73598374）。ADA*2 的变异是由核苷酸 22 上的鸟嘌呤到腺嘌呤的转变引起的，这被翻译成密码子 8（D8N）上的天冬酰胺到天冬氨酸的氨基酸替换。杂合 ADA*1-2（G/A）基因型显示与携带 ADA*1（G/G 基因型）变异的纯合个体相比，ADA 的催化活性降低。Rétey 及其同事观察到[53]，这种多态性会影响睡眠 EEG 的频谱组成。在 NREM 睡眠（0.25 ～ 5.5 Hz）和 REM 睡眠（2.0 ～ 2.25 Hz 和 3.5 ～ 4.75 Hz）时，G/A 基因型的 EEG δ 活动明显高于 G/G 基因型。在对近亲繁殖的小鼠进行的研究表明，编码 Ada 的基因组区域改变了清醒时睡眠需求积累的速度[51]，基于此随后研究了 G/A 和 G/G 基因型的个体对睡眠剥夺的反应是否不同。根据最初的研究，与基线和恢复夜的 G/A 基因型相比，NREM 睡眠中 G/A 基因型的 δ（0.75 ～ 1.5 Hz）活动升高[54]。然而，基因型依赖性 EEG 改变并不局限于 NREM 睡眠的低 δ 波范围，还包括 NREM 睡眠、REM 睡眠和清醒时 θ/α 频率的显著增加（～ 6 ～ 12 Hz）。重要的是，一项大型流行病学样本的独立研究证实，与纯合子 G/G 基因型携带者相比，A 等位基因携带者在 NREM 睡眠中的 δ 波中更高，在 NREM 和 REM 睡眠中的 θ 波中更高[55]。

腺苷通过结合高亲和力的 A$_1$ 和 A$_{2A}$ 受体参与睡眠-觉醒调节，这两种受体在不同脑区表达不同[49]。目前还没有研究调查 A$_1$ 受体基因变异对人类睡眠 EEG 的可能影响。相比之下，一项小型研究表明，位于 22q11.2 染色体上的腺苷 A$_{2A}$ 受体基因（*ADORA2A*）的常见变异 rs5751876 会影响 NREM 和 REM 睡眠的 EEG。这种多态性与 *ADORA2A* 的 3'-UTR 中的 2592C > Tins 多态性有关，并可能调节受体蛋白的表达。在一项病例对照研究中，Rétey 及其同事们观

察到，在所有警觉性状态下，C/C 基因型 rs5751876 的受试者的 EEG 活动在大约 7 ～ 10 Hz 范围内总是高于 T/T 基因型的受试者[53]。虽然不依赖于多导睡眠图（polysomnographic，PSG）测量，但更大规模的研究证实了 rs5751876 对睡眠质量的影响，表明与 T 等位基因携带者相比，C 等位基因纯合子的清醒时间增加（根据手腕活动仪估计），睡眠主诉更频繁[56-57]。

信号通路

越来越多的证据表明，多巴胺能神经传递对睡眠-觉醒调节有重要作用。人类大脑多巴胺能信号主要由纹状体中的多巴胺转运蛋白（dopamine transporter，DAT）和前额叶皮质中的儿茶酚胺 O-甲基转移酶（catecholamine O-methyl transferase，COMT）控制。COMT 酶在脑儿茶酚胺（包括多巴胺）的代谢降解中起着重要作用。编码 *COMT* 的基因位于人类染色体 22q11.2 上，靠近 *ADORA2A*。人类 *COMT* 含有一个共同的功能性 544G > A 变异，将 COMT 蛋白密码子 158 处的氨基酸序列从缬氨酸（valine，Val）改变为甲硫氨酸（methionine，Met）[58]。与 Met/Met 纯合子相比，Val 等位基因的纯合子个体在前额叶皮质表现出更高的 COMT 活性和更低的多巴胺能信号[59-60]。Val/Val 和 Met/Met 基因型男性携带者的睡眠变量和睡眠 EEG 对长时间清醒的反应没有差异[61-63]。相比之下，与 Met/Met 纯合子相比，*COMT* 的 Val158Met 多态性与 NREM 睡眠、REM 睡眠和 Val/Val 清醒时的上 α（11 ～ 13 Hz）范围的 EEG 活动持续较低相关[64]。NREM 睡眠的差异在剥夺睡眠之前和之后都存在，并且在服用促醒化合物莫达非尼后持续存在（图 16.2）。这些数据表明，COMT 基因的功能变异预测了睡眠 EEG 的强大的个体间差异。尽管不同的方法也存在差异[65]，但最近的研究证实，与 *COMT* rs4680 的 Met/Met 等位基因携带者相比，Val/Val 在清醒[66-67]和睡眠[63]中 α/σ 振荡活性降低。

另一个影响睡眠 EEG 的功能性基因变异的例子是编码脑源性神经营养因子（brain-derived neurotrophic factor，BDNF）（rs6265）基因的第 196 位核苷酸上鸟嘌呤到腺嘌呤的转变。这种多态性位于人类染色体 11p13 上，导致前 BDNF 序列密码子 66 上缬氨酸到甲硫氨酸的氨基酸替换。体外研究表明 Met 等位基因的存在减少了成熟 BDNF 蛋白的细胞内运输和活性依赖性分泌[68]。这种多态性通常与认知任务的表现下降有关，这也受到睡眠剥夺的影响。采用病例对照的方法，对 11 例 Val/Met 基因型和 11 例 Val/Val 纯合子进行了睡眠和睡眠 EEG 研究。研究发现，BDNF 的 Val66Met 多态性不仅降低了口头反向工作

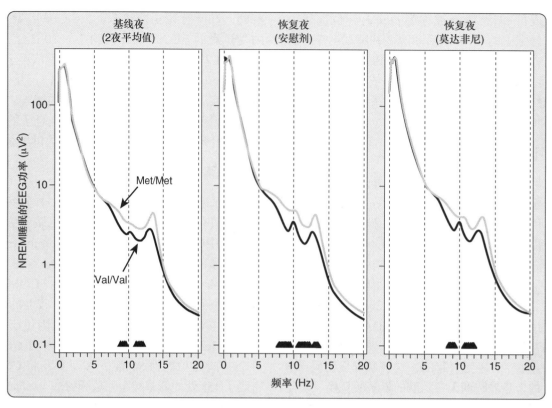

图16.2　编码儿茶酚胺 O-甲基转移酶（COMT）基因的 Val158Met 多态性（rs4680）调节非快速眼动睡眠（NREM）（第2～4阶段的整夜功率谱）的脑电图（EEG）α活动。面板底部的黑色三角形表示频率箱，在 Val/Val（$n = 10$，黑线）和 Met/Met（$n = 12$，灰线）基因型（$P < 0.05$，未配对，双尾 t 检验）。基因变异的频率特异性效应对长时间清醒和兴奋剂莫达非尼的影响显著（Data replotted from Bodenmann S，Rusterholz T，Durr R，et al. The functional Val158Met Polymorphism of COMT Predicts interindividual differences in brain alpha oscillations in young men. J Neurosci. 2009；29：10855-62.）

记忆任务的反应准确性，还以特定于频率和警觉状态的方式调节了 EEG 的频谱组成[69]。在睡眠剥夺后的基线和恢复夜，Met 等位基因携带者与 Val/Val 纯合子相比，在 NREM 和 REM 睡眠中 EEG δ、θ 和 α 活动较低。尽管在第一项小型研究中，基因型依赖性差异的效应大小可能被高估了，但 *BDNF* rs6265 对大脑 α 振荡的影响在睡眠期间和 100 多名接受地氟醚诱导全身麻醉的手术患者中得到了大规模和种族多样化的流行病学样本的证实[70-71]。进一步支持和扩展这些发现，*BDNF* Met 等位基因携带者似乎更容易受到睡眠剥夺的影响，因此这些个体在抑制执行功能任务的优势反应时比 Val/Val 基因型需要更长的时间，特别是在夜间[72]（图16.3）。

影响睡眠结构的基因

　　许多基于 PSG 的表征睡眠结构（sleep architecture）的变量在个体之间表现出很大的差异和个体内部的高稳定性[2, 40]。例如，据报道，在不同条件下，用于估计给定睡眠变量（即基线与睡眠剥夺）的个体内部稳定性的 ICC 系数在慢波睡眠（slow wave sleep，SWS）中为 0.73，在 REM 睡眠中为 0.48[2]。这一观察结果表明，除了 EEG 外，生理睡眠变量中也存在类似特征的个体间差异。这些变量也可能有遗传基础。事实上，双胞胎研究表明，MZ 双胞胎在视觉上定义的睡眠变量具有惊人的相似性和一致性，而 DZ 双胞胎则没有。在 MZ 双胞胎中进行的第一次 PSG 显示，睡眠阶段的时间序列几乎完全一致[73]。随后的研究表明，特别是那些最可靠地反映睡眠需求的变量受到严格的基因控制。除了总睡眠时间外，这些变量还包括 NREM 睡眠阶段的持续时间，特别是 SWS，以及 REM 睡眠中的快速眼动密度[74-76]。Linkowski[75]估计，睡眠动态平衡标记的可遗传力高达 90%（REM 密度）。然而，要量化睡眠稳态过程的遗传力，就需要量化睡眠剥夺对这些假定的睡眠稳态标记的影响。这样的实验已经在小鼠身上进行[51]，但还没有在人类身上进行。有趣的是，在长时间清醒期间，精神运动警觉性任务的累积缺陷导致广义遗传力估计约为 0.83%[77]。

慢波睡眠

　　一些研究已经对定义的基因型进行了 PSG 评估。

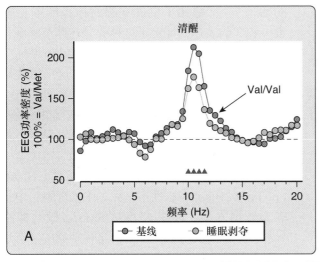
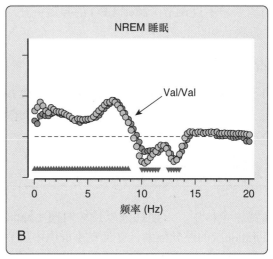
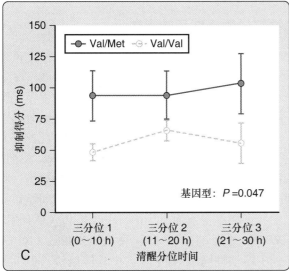
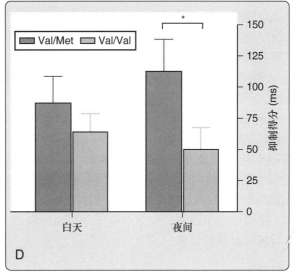

图 16.3　编码脑源性神经营养因子（BDNF）的基因 Val66Met 多态性（rs6265）以状态特异性的方式影响清醒和非快速眼动（NREM）睡眠时的脑电图（EEG），以及睡眠剥夺时的认知表现。（**A** 和 **B**）携带 Val/Val 基因型个体（$n = 11$）的绝对功率值表示为 Val/Met 基因型个体相应值的百分比（$n = 11$；水平虚线在 100%）。清醒：第 1 天（基线）和第 2 天（剥夺）清醒时的相对脑电图功率谱。非快速眼动睡眠：基线和恢复夜的相对脑电图功率谱。面板底部的三角形表示 Val/ Val 和 Val/Met 基因型之间功率差异显著的频率箱。（**C**）每只延长清醒 30 h 的小白鼠在 Val/Val（$n = 18$）和 Val/Met（$n = 12$）基因型上 Stroop 颜色命名任务的抑制得分。（**D**）在生物夜间，Val/ Met 基因型在抑制阳性反应时的反应比 Val/Val 基因型慢（* $P < 0.03$）[**C**, Data replotted from Bachmann V, Klein C, Bodenmann S, et al. The BDNF Val66Met polymorphism modulates sleep intensity：EEG frequency-and state-specificity. Sleep. 2012；35：335-44. **D**, Data replotted from Grant LK, Cain SW, Chang AM, Saxena R, Czeisler CA, Anderson C. Impaired cognitive flexibility during sleep deprivation among carriers of the brain derived neurotrophic factor（BDNF Val66Met allele. Behav Brain Res. 2018；338：51-5.）]（见彩图）

研究发现，与携带 4 个重复基因的纯合子个体相比，携带 PER3 长重复基因 PER3$^{5/5}$ 等位基因的年轻纯合子入睡速度更快，睡眠时间更长（尤其是第 4 阶段睡眠）[44, 78]。在老年人中也观察到 SWS 存在差异[45]。

除了 PER3 的遗传变异外，PER2 的多态性 rs6753456 也可能调节健康人的 SWS。尽管目前还没有得到证实，携带变异等位基因的人可能比不携带变异等位基因的人少出现 20 min 的 SWS[47]。其他变量在基因型之间无差异。

参照 ADA 基因多态性 rs73598374，健康 ADA*2 等位基因（G/A 基因型）携带者的 SWS 发生率始终高于 G/G 基因型携带者[53-54]。所有其他睡眠变量在两种 ADA 基因型中无差异。

最后，BDNF rs6265（Val66Met）多态性对睡眠 EEG 的影响在睡眠结构中也有影响。在基线和恢复夜，Val/Val 等位基因携带者比 Val/Met 基因型多花大约 20 min 的时间进入深度第 4 阶段睡眠。相比之下，与 Met 等位基因携带者相比，第 2 阶段睡眠减少了[69]。

综上所述，编码 PER3、PER2、ADA 和 BDNF 基

因的功能变异不仅调节了睡眠 EEG 的频谱特征，还调节了睡眠结构。

全基因组关联研究

由于在受控条件下对大量人类样本进行经典 EEG 和 PSG 衍生睡眠表型的 GWA 研究需要较高的时间和成本，目前尚无此类研究。

影响习惯性睡眠时间的基因

在健康个体中，习惯性睡眠持续时间（habitual sleep duration）的差异很大，并且在小群体中研究了习惯性短睡眠者和习惯性长睡眠者的生理睡眠和昼夜节律决定因素。夜间褪黑素和皮质醇水平、体温和困倦在恒定环境条件下以及在睡眠不足的情况下，昼夜节律起搏器在长睡眠者中设定的生物夜晚比短睡眠者长[79]。这方面的个体差异可能会导致习惯性睡眠时间的巨大差异，这种差异在大量人群中呈非正态分布[6]。这种分布与多种低外显率多态性的存在和影响是一致的。事实上，目前在动物或人类中还没有已知的基因，其功能丧失突变会阻止睡眠[1]。双胞胎和 GWA 研究报告睡眠时间的中等遗传力估计为 38%（95% 置信区间：16%，56%）。这些估计的高度异质性表明，重要的调节因素，如参与者的年龄和环境因素，影响睡眠时间的遗传力[80]。

生物钟基因

第一项候选基因研究调查了睡眠时间与欧洲人群（$n = 283$）中 194 个生物钟基因变异之间的可能关联[81]。在原始样本、重复样本（$n = 1011$）以及荟萃分析中，位于 4 号染色体 rs12649507 上的一个 CLOCK 变异与自我报告的睡眠时间显著相关（P < 0.009）。在 3 个欧洲血统的大型独立队列中收集的 PSG 数据提供了大于 99% 的力量来证实最初的观察结果，显示 CLOCK 变异与睡眠持续时间没有显著的关联[82]。然而，有趣的是，来自 9 个欧洲队列的近 15 000 名参与者的证据表明，rs12649507 可能通过影响多不饱和脂肪酸的摄入来改变短睡眠时间与肥胖之间的关系[83]。

家族性自然短睡眠（familial natural short sleep，FNSS）被定义为生理性短睡眠者的一种稳定特征，每晚只需要 4～6.5 h 的睡眠，没有白天嗜睡或认知障碍的症状[84]。在这样一个罕见的家族中进行的一项候选基因研究表明，BHLHE41 基因外显子 5 的一个点突变导致睡眠时间缩短[85]。由于这种错义突变（c.1151C > G），脯氨酸在 384 个氨基酸位置被精氨酸取代（p.Pro384Arg），这降低了转录抑制因子 BHLHE41

的活性[86]；增加了促进觉醒的神经肽下丘脑分泌素 1 和 2 的表达；证实了这种变异在调节睡眠长度方面的因果作用，敲入人类突变到小鼠和果蝇中，减少了转基因动物的睡眠时间[85]。在这项原始研究的基础上，在 2 个较大的健康志愿者队列（$n = 417$）中，通过 DNA 测序寻找 BHLHE41 基因的其他变体，并在 BHLHE41 的同一外显子中发现了另外两个罕见变体[46]。在 3 个非同音变体 c.1151C > A（p. Pro384gln）的携带者和一个与功能性 c.1086C > T（p. Tyr362His）多态性不一致的 DZ 双胞胎中报道的表型数据表明，改变 CLOCK/BMAL1 激活抑制的变异导致睡眠时间短，而不影响这种抑制的多态性对睡眠时间没有影响[46]。

神经递质受体和转运体

最近在 FNSS 家族中发现的另一个致病突变是编码肾上腺素能 β_1 受体（adrenergic β_1 receptor，ADRB1）的基因[87]。这种受体在脑桥背等大脑区域高度表达，这些区域在清醒和 REM 睡眠时活跃。激活 ADRB1 阳性神经元可导致觉醒，并且神经元活动受到所鉴定的突变的影响。这种突变降低了蛋白质的稳定性，并降低了受体激动剂在体外的效力。将人类的变异基因植入小鼠体内会导致睡眠时间缩短[87]。

正如本章前面提到的，一项遗传关联研究表明，NPSR1 基因的功能增益突变 rs324981（N107I）减少了习惯性睡眠时间[32]。更具体地说，小 T 等位基因的纯合子携带者比 A/A 等位基因携带者睡眠略少（约 20 min）。有趣的是，最近在另一个 FNSS 家族中发现了相同基因的突变（Y206H），导致更强的表型（睡眠时间缩短 2 h）[33]。N107 和 Y206 残基都位于 G 蛋白偶联 NPS 受体的胞外结构域，可能增加配体亲和力或功效[31-33]。有趣的是，在小鼠中引入同源的 Y206H 突变产生了类似于人类 FNSS 的短睡眠表型[33]。以上表明，增加 NPS 激活敏感性的突变导致短睡眠。

最近在两个大型欧洲队列中进行了评估了来自 20 个不同候选基因的 27 个常见 SNPs 对自我报告的习惯性睡眠时间的影响[88]。在之前的研究中，所有的 SNPs 都被认为与各种睡眠表型有关。其中包括编码 DAT 的基因 DAT1［也称为 SLC6A3（solute carrier family 6 member 3）］的常见 VNTR 多态性（rs28363170）。这种多态性影响了人类纹状体中 DAT1 的表达和 DAT1 的可用性[89-90]。在一项探索性研究中，这种多态性与主观嗜睡有关，但与基于活动记录仪的睡眠时间无关[91]。Rhodes 及其同事证实了这与睡眠时间长短没有关联[88]。然而，这些作者在 111 975 名中年人中

发现了 *DAT1* 的另一种变体 rs464049 与自我报告的睡眠时间之间的密切联系[88]。这一发现在英国生物银行对另外 261 870 名参与者的后续研究中得到了成功的复制。这些一致的结果支持 DAT 在睡眠-觉醒调节中的作用，这与各种动物模型一致。

纹状体多巴胺系统和睡眠-觉醒调节之间联系的进一步证据来自编码多巴胺 D_2 受体的 *DRD2* 基因的两个变体。更具体地说，rs17601612 和 rs11214607 多态性似乎与报告的睡眠时间密切相关[88]。在之前的一项针对 25 000 名不同种族的个体的研究中，同样的两种变异已经与睡眠时间有关（见全基因组关联研究）。尽管 *DAT1* 和 *DRD2* 多态性的每个小等位基因只会导致报告的睡眠时间改变 1 min，但研究结果在统计上是高度一致的。他们可能表明，这些基因的变异轻微地调节了对睡眠的内在需求或睡眠剥夺的功能后果。事实上，虽然重点关注其他 *DAT1*（rs28363170）和 *DRD2*（rs6277）多态性，但这些基因组区域的功能变异可以改变长时间清醒的神经生理和行为后果[92-95]。这些关联的生物学后续研究有必要揭示人类睡眠-觉醒调节的分子过程的新见解。

全基因组关联研究

根据这一观点，Cade 及其同事[96]研究了 25 000 名不同种族的个体中大约 50 000 个 SNP 对自我报告的习惯性睡眠长度的影响，并确定了 *DRD2* 的 rs17601612 和 rs11214607 多态性对睡眠时间的影响。这些发现证实了多巴胺 D_2 受体在睡眠-觉醒调节中的作用。以上结果表明纹状体发育和多巴胺信号通路中富集的基因位点与基于加速计的睡眠时间有关[34]。

最近的 GWA 自我报告睡眠时间的研究分析了越来越大的样本数据，其中一些包括远远超过 10 万人[34-35]。迄今为止在英国生物银行最大的队列中，有超过 446 000 名参与者，78 个基因组范围内的显著位点与自我报告的习惯性睡眠时间有关[35]。虽然这些基因座只解释了 0.7% 的差异，而且每个受影响的等位基因对睡眠持续时间的平均影响仅为约 1 min，但携带最多睡眠持续时间增加等位基因的 5% 的参与者报告的睡眠持续时间比携带最少的 5% 的参与者长约 22 min[35]。这一效应大小与其他影响睡眠时间的常见因素相似。

与自我报告的睡眠时间最密切相关的包括人类 2 号染色体上 *PAX8*（配对盒基因 8）和 *VRK2*（牛痘相关激酶 2）基因的变异或附近的变异。这些关联与先前在较小的欧洲血统样本中的研究结果一致[38, 97]。*PAX8* 是一种甲状腺特异性转录因子，VRK2 是一种丝氨酸／苏氨酸激酶，在几个信号转导级联中起重要

作用。重要的是，这些基因组区域对习惯性睡眠长度的影响在较小的（亚）样本中得到了证实，通过运动检测活动记录仪对睡眠时间的客观估计[35, 98]。

2 号染色体上的另一个基因组位点一直被发现有助于自我报告和基于加速计的睡眠持续时间估计，其中包括编码 MEIS1（同源盒蛋白 Meis1）的基因[35, 98]。该蛋白作为神经系统发育和纹状体中棘神经元活动的转录调节因子。有趣的是，*MEIS1* 基因座已经从第一项人类睡眠 GWA 研究中出现，作为不宁腿综合征（restless legs syndrome，RLS）的风险基因座[99]。睡眠持续时间和睡眠相关运动之间的重叠可能反映了依赖于运动活动、共同病因或 *MEIS1* 基因效应的多效性的睡眠测量装置的使用。多效性在睡眠和神经表型之间是非常普遍的[100]。

睡眠-觉醒调节的遗传基础：昼夜节律和体内平衡系统之间的相互作用

本章前面描述的许多特征和基因都与基线条件下评估的睡眠-觉醒特征有关。这些睡眠特征的改变是如何与睡眠-觉醒调节相联系的，以及它们是如何导致功能性后果的，这在很大程度上仍未被探索。然而，现有的数据已经表明，这种影响不仅仅局限于睡眠和觉醒之间及睡眠-觉醒调节的稳态和昼夜节律方面。例如，*PER3*、*ADA* 和 *DAT1* 基因的多态性会影响 NREM 睡眠、REM 睡眠和觉醒时的脑电图。为了研究这些变化是否反映了 EEG 产生机制的变化，这些变化是否与睡眠调节过程有关，需要对这些过程进行挑战，例如，通过睡眠剥夺进行检查。虽然先前已经证实，个体对睡眠不足的行为反应不同，而且这种脆弱性是一种类似性状的遗传特征，但人类睡眠动态平衡的神经生理标记的遗传程度尚不清楚[77]。

生物钟基因

比较睡眠剥夺对 *PER3*$^{4/4}$ 个体的影响发现，*PER3*$^{5/5}$ 基因型携带者在清醒时 EEG 中 θ 波活动的增加速度更快[44]。此外，在完全睡眠剥夺后的恢复性睡眠中，*PER3*$^{5/5}$ 个体的 REM 睡眠减少。最后，一些数据表明，携带 *PER3*$^{5/5}$ 基因型的成年人在睡眠限制后慢波能量的增加略高于携带 *PER3*$^{4/5}$ 和 *PER3*$^{4/4}$ 等位基因型的成年人，并且 *PER3* 基因型在长时间清醒和睡眠限制后认知能力的下降也有所不同[102-104]。睡眠不足对清醒表现的负面影响的不同易感性在昼夜节律夜的后半段和执行功能任务中尤为明显[102]。对这些数据的一种解释是，*PER3* 中的 VNTR 多态性影响了体内平衡过程的动力学，然后通过其与昼夜节律调节的相

互作用，导致睡眠能力的差异和对睡眠不足的负面影响的脆弱性[102, 105]。数据表明，*PER3* 对个人对轮班工作和时差反应的容忍度有一定影响，而这在社会上越来越普遍。

对携带 *BHLHE41* Pro384Arg 突变的小鼠进行 6 h 的睡眠剥夺，与对照小鼠相比，NREM 睡眠和 REM 睡眠的反弹较小，EEG δ 功率的相对增加较小[85]。在一对 DZ 双胞胎中研究了同一外显子另一个位点的功能变异（c.1086C > T）。携带变异等位基因的人比不携带变异等位基因的人在长时间清醒时更少出现注意力缺失，表现出更少的恢复性睡眠，这表明 BHLHE41 的功能有助于睡眠的稳态调节[46]。在体外功能分析中，该变异降低了 BHLHE41 抑制 CLOCK/BMAL1 和 NPAS2/BMAL1 转激活的能力。

腺苷神经调节

基于对包括 *Ada* 在内的基因组区域改变小鼠 NREM 睡眠需求积累速率的观察[51]，在人类中研究了 G/A 和 G/G 基因型 *Ada* 的携带者对睡眠剥夺的反应是否不同[54, 106]。Bachmann 及其同事系统地研究了 245 名健康成人的注意力、学习、记忆、执行功能和自我报告的睡眠时间。变异等位基因杂合携带者（G/A 基因型，n = 29）在 d2 注意力任务中的表现显著低于 G/G 纯合携带者（n = 191）。为了测试这种差异是否反映了睡眠压力的升高，研究人员分别记录了 11 G/A 和 11 G/G 基因型两组受试者在睡眠剥夺前后的睡眠和睡眠 EEG。证实两项独立的早期研究[53, 55]，EEG δ 活动和慢波睡眠在 G/A 基因型高于 G/G 基因型。此外，持续注意力（d2 和精神-运动警觉性任务）和活力降低，而清醒时的 EEG α 振荡、嗜睡、疲劳和唾液中的 α-淀粉酶活性（一种被提议的睡眠驱动的生物标志物）在长时间的清醒状态下增加[54]。这些趋同的行为、神经生理学、主观和生化数据表明，基因上 ADA 活性降低与睡眠压力升高有关。相比之下，*ADA* 基因型对睡眠剥夺的动态稳态反应不受影响[54, 106]。因此，数据表明，与 G/G 纯合子相比，G/A 基因型的 NREM 睡眠倾向水平升高，这可能是由于遗传上 ADA 活性降低导致突触腺苷能张力升高。

多巴胺能神经调节

与纹状体多巴胺神经传递在睡眠稳态中的重要作用一致，睡眠剥夺诱导的 SWS 增加；EEG δ 活动；以及纯合子 10R/10R 基因型在 NREM 睡眠中低频振荡（0.5 ~ 2.0 Hz）的数量、振幅和斜率大于携带 *DAT1* 基因（SLC6A3）功能性 3′-UTR VNTR 多态

性的 9R 等位基因携带者[92]。考虑到 10R 等位基因纯合子与 9R 等位基因携带者相比，数据可用性降低了 15% ~ 20%[90]，人类数据与转基因动物的证据很好地融合在一起[107, 108]。他们指出，10R/10R 对睡眠剥夺的稳态反应比 9R DAT1 等位基因携带者更明显。此外，*DRD2* 的功能性 c.957 > T 多态性调节 EEG 和睡眠需求升高的不同行为标记，以及咖啡因和莫达非尼对这些标记的影响[93, 95]。这些研究结果均支持了纹状体中棘神经元共同表达高密度的腺苷 A_{2A} 和多巴胺 D_2 受体。这些神经元主要投射到腹侧苍白球，并可能通过调节上升唤醒通路和丘脑参与睡眠-觉醒调节。调节睡眠需求标志物的腺苷能-多巴胺能信号通路支持这一结论[106]。

结论

睡眠和觉醒是复杂的行为，基因对睡眠和睡眠相关功能的影响也是如此。许多基因的多态性变异被认为影响睡眠的一些特征，但在多项研究中只有少数基因被复制。概述中强调的基因是通过不同方法研究得出的，并且结果是可重复的。最一致的基因包括调节昼夜偏好和睡眠时间的生物钟机制（*PER1-3*，*RGS16*，*FBXL13*），以及 2 号染色体编码的不同转录调节因子（*PAX8*，*VRK2*，*MEIS1*），这些基因导致睡眠时间习惯的巨大个体差异。虽然一些进化的遗传系统和途径在调节生物钟功能（如 *PER2*）和睡眠-觉醒机制（如腺苷能神经传递）方面已经确立了作用，但其他遗传变异（如 *DAT1*、*DRD2*）的影响促进了我们对正常睡眠-觉醒行为个体差异的理解。

对于大多数遗传位点，需要进一步研究来阐明与观察到的昼夜节律和（或）睡眠表型变异相关的生物学途径。例如，单个基因变异和睡眠相关表型之间的因果关系不太可能被确定，或者说非常罕见。此外，可以预期的是，GWA 研究中基因组关联结果并不能总是观察到表型相关的基因。综合方法，包括中间表型类型，如基因组、转录组、蛋白质组、代谢组、炎症体、生物组等，是跟踪从基因组到表型的信息流所必需的[110]。在睡眠调节的动物研究中，这种系统的遗传方法已经得到了应用[110]。这些方法可以揭示决定健康睡眠-觉醒表型的性状、基因网络以及发育和环境因素之间的相互作用。换句话说，表型组（生物系统）从相互作用的复杂网络中出现，并经历多种遗传和环境影响，需要同时考虑。这些新颖的方法挑战了从基因型开始的因果关系的简化概念。英国生物银行（UK Biobank）和 23andMe 等公共数据库正在积累大量的且种类繁多的信息。然而，为了阐明健康睡眠

的遗传、表观遗传和环境决定因素，需要新的方法，即对同一个体进行长期跟踪，并使用可用的组学和深度睡眠-觉醒表型技术（如系统医学中提出的技术）进行详尽的表征[111]。

临床要点

第一项"睡眠"GWA 研究是一项睡眠相关障碍 RLS 的病例对照研究[99]，临床使用多巴胺 D$_2$ 受体激动剂治疗。功能随访研究，包括使用小鼠模型，证明转录因子同源盒蛋白 Meis1（MEIS1）增加了 RLS 的风险。在普通人群的大队列中，一直发现 2 号染色体上的 MEIS1 基因位点调节自我报告和基于加速计的睡眠持续时间估计[35, 98]。MEIS1 作为纹状体中神经系统发育和中棘神经元活动的转录调节因子。结合候选基因和健康人群药物遗传学研究中的深度睡眠-觉醒表型[109]，这些互补的遗传方法的发现现在汇集在一起，支持纹状体多巴胺能机制在调节健康和疾病的睡眠-觉醒表型中的新作用。

总结

睡眠是一种非常丰富的表型，在健康人群中，睡眠的许多方面都有很大的不同（即使只考虑一个非常小的年龄范围）。睡眠时间的个体间差异（昼夜偏好），睡眠时间，睡眠结构，NREM 睡眠、REM 睡眠和清醒时的 EEG 都有遗传基础。对睡眠调节过程挑战的反应，如睡眠剥夺和昼夜节律失调，也被证明是因人而异的。一些导致睡眠特征变化的基因多态性变异现已被确定。最一致的变异包括与生物钟机制（如 CLOCK、PER1-3、BHLHE41）、腺苷能（ADA）和单胺能（如 DAT1、DRD2、ADRB1）神经传递以及转录调节途径（如 PAX8、VRK2、MEIS1）相关的基因。对于其中的一些基因，迄今为止只报道了与睡眠的一个方面有关（例如，HCRTR2 和睡眠时间）。其他基因的变异已被证明会影响睡眠和清醒的多个方面，以及对睡眠不足或药物-药理干预的反应。例如，PER3、ADA 和 BDNF 影响长时间清醒时的 EEG 和表现，而 DAT1、DRD2 和 ADORA2A 调节 EEG 和对咖啡因和莫达非尼等兴奋剂的反应。除了在具有极端表型的家族谱系中发现的少数基因（例如，NPSR1 在一个自然短睡眠的家庭中），目前已知的多态性变异只能解释健康人类睡眠表型变异的一小部分。深度表型分析方法涵盖所有 3 种警觉状态的 EEG、睡眠结构和睡眠-觉醒调节的内稳态方面，需要进一步了解基因变异对健康人类睡眠的影响。

致谢

作者的研究得到了瑞士国家科学基金会、苏黎世大学能力睡眠与健康中心、苏黎世大学"睡眠与健康"临床研究优先项目、苏黎世综合人体生理学中心、苏黎世神经科学中心和几个私人基金会（HPL）、生物技术和生物科学研究委员会、威康信托基金、空军科学研究办公室、英国高等教育基金委员会以及沃尔夫森皇家学会奖（授予 DJD）的资助。

参考文献和拓展阅读

请扫描书后二维码，获取参考文献和拓展阅读资源。

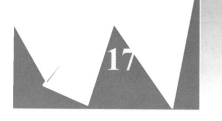

睡眠障碍的遗传学和基因组学机制

Allan I. Pack, Brendan T. Keenan, Philip R. Gehrman, Anne E. Justice

李晨阳 译 韩 芳 审校

章节亮点

- 使用不断发展的方法对人类进行基因研究，使人们认识到存在导致睡眠障碍的遗传风险因素。
- 全基因组关联研究（genome-wide association studies，GWAS）表明，睡眠时间、睡眠类型和对睡眠剥夺的反应存在遗传决定因素。
- 发作性睡病的遗传学研究表明，人类白细胞抗原（human leukocyte antigen，HLA）变异会增加发病风险和保护作用。此外，T细胞 α

- 受体的变异支持这种疾病的自身免疫基础。
- 不宁腿综合征的遗传学研究确定了基因和新途径（如 *MEIS1* 和 *BTBD9*），必须确定其作用。
- 睡眠呼吸障碍的遗传学研究发现了一些基因和新的通路（如 *PHOX2B*、*LPAR1* 和 *IL18R1/IL18RAP*）。
- 生物钟相关基因的变异不仅影响睡眠时间，还影响睡眠持续时间和对睡眠剥夺的反应。

鉴定人类遗传变异的方法

人类绝大多数的生物学特征和疾病都涉及遗传因素。最近的许多研究表明，睡眠和睡眠障碍也不例外。遗传因素在人类疾病中的作用已经被研究了几十年，从传统的遗传力和连锁研究到更集中的候选基因分析，然后到全基因组分析。人类基因组测序促进了全基因组分析，这导致了基于阵列的基因分型技术的科学进步，以及最近的全外显子组和全基因组测序分析，以及全基因组表观遗传修饰的分型。利用这些技术，生物医学研究在了解人类疾病的遗传结构和分子途径方面取得了巨大进展[1-2]。然而，由于样本量不足、表型异质性和许多疾病机制等原因，只有少数被证实的遗传风险变异被发现与睡眠相关的特征。本章末尾的附录回顾了遗传学研究中使用的方法。理解这种方法——特别是统计显著性的适当阈值、独立复制的重要性和功能验证的必要性——对于正确解释当前关于睡眠和睡眠障碍的遗传文献至关重要。因此，读者在开始阅读以下章节之前，可能想要回顾一下这个附录，这些附录描述了目前特定睡眠相关疾病和表型的遗传证据。

睡眠时长的遗传学

每个人的睡眠时间在一般人群中差别很大。在芬兰人口中，14.5% 的人平均睡眠时间少于 7 ~ 8 h，而 13.5% 的人睡眠时间更长[3]。在美国，睡眠不足的人口比例要高得多，大约 35% 的人平均每晚睡眠不足 6 h。虽然这种短睡眠大部分是由行为引起的，但也有遗传因素。经典的双胞胎研究分析了同卵双胞胎和异卵双胞胎睡眠时间的差异，睡眠时间遗传率估计为 31% ~ 44%[4-6]。

与睡眠持续时间相关的常见和罕见变异已被描述。许多全基因组关联研究（GWAS）已被报道。最初的 GWAS 基于 Framingham 队列，使用了相对较小的样本（*n* = 738），并评估了 70 987 个单核苷酸多态性（single nucleotide polymorphisms，SNP）。在全基因组范围内，没有发现与睡眠持续时间有显著关联的基因。最显著的关联是通过 Epworth 嗜睡量表评估的嗜睡，以及 *PDE4D* 内含子中的一个 SNP，该内含子编码 cAMP 特异性磷酸二酯酶，这是一个生物学候选基因[7]。

另一项 GWAS 研究（*n* = 42 517；均为欧洲人）发现，与 *ABCC9* 的内含子变异具有全基因组范围的显著关联[8]。该基因编码三磷酸腺苷（adenosine triphosphate，ATP）敏感钾通道（K_{ATP}）的孔形成亚基的 17 个跨膜结构域中的一个。然而，在复制阶段，这种变异与睡眠持续时间的关系并不显著。随后的 GWAS 也未能证明这种关联[9-10]。此外，Allebrandt 及其同事的研究未能重复这一发现[8]。然而，*ABCC9* 的另一种变异与抑郁症状有显著关联[11]。

尽管 *ABCC9* 的这种变异似乎不太可能解释人类睡眠时间的变化，但 Allebrandt 及其同事确实进一步研究了这种基因在睡眠-觉醒控制中的作用[8]。他们使用在神经元中表达 RNAi 的果蝇模型来抑制该基因的果蝇同源物的表达。该研究显示，*ABCC9* 基因缺失的人晚上睡眠时间减少，尤其是在晚上早些时候，但白天却没有。因此，这个通道可能在睡眠-觉醒控制中起作用，需要进一步的研究。

CHARGE 联合体报告了一个更大样本的 GWAS[10]。该研究使用了来自 18 个基于社区的队列的数据，这些队列具有自我报告的睡眠时间信息，并对其受试者进行了基因分型（$n = 47\ 180$）。这种大样本量不仅导致了全基因组范围内的显著关联，而且还首次在独立样本中复制了关联。最强烈相关的位点位于 2 号染色体上两个基因之间：*PAX8*（配对盒蛋白 Pax-8）和 *CBWD2*（钴胺合酶 W 结构域蛋白 2）。*PAX8* 在其他最近的 GWAS 中被复制[12-14]。*PAX8* 是一个参与甲状腺发育的转录因子，但可能更广泛。*CBWD* 功能未知，但在大脑中广泛表达。最初的关联是在欧洲血统的个体中发现的，但在黑种人的独立样本中得到了验证（$n = 4771$）。致病变异仍有待进一步验证。

最近还进行了其他的 GWAS 研究来评估与睡眠时间相关的变异[12-16]。这些是基于高产的英国生物银行。主要采用了两种方法。首先，研究使用了简单问卷中自我报告的睡眠时间[12-15]。其次，研究已经检查了在一部分受试者中可用的加速度计的客观表型。虽然最初计划用加速度计来评估活动水平，但通过将加速度计的数据与全多导睡眠图（polysomnography, PSG）进行比较的研究，可以开发出一种算法来客观地估计睡眠持续时间[17]。这些 GWAS 不仅与睡眠时间有关，还与其他睡眠特征有关，包括过度嗜睡。我们稍后将描述这两种方法的结果。

如前所述，自我报告研究一致显示与 *PAX8*[12-14] 的变体相关，这在英国生物银行和 CHARGE 联盟中得到了重复[10]。除了在甲状腺发育中起作用外，*PAX8* 在许多癌症中表达[18-19]。*PAX8* 基因变异对睡眠持续时间的影响是未知的，最终这种变异对睡眠持续时间的影响很小。另一个在自我报告的睡眠持续时间研究中一致确定的基因是 *VRK2*（牛痘相关激酶 2）[12, 14]。该基因的变异也与多种精神和神经系统疾病有关，包括精神分裂症、重度抑郁症和遗传性癫痫[20]。

采用加速度计定义睡眠时间的研究揭示了一组与自我报告的睡眠时间已知问题相关的基因。客观测量的睡眠时间的遗传率估计[19.0%（95% 可信区间，CI：18.2% ～ 19.8%）]高于自我报告的睡眠时间[8.8%（8.6%，9.0%）][16]。客观测量睡眠的两种 GWAS 都与 *DPYD*、*LOC101928419*、*MEIS1* 和 *PAX8* 基因的变异有关。在其中一项研究中发现了其他基因的变异，包括 *BTBD9* 和 *ANK1*。鉴于 *MEIS1* 和 *BTBD9* 都与不宁腿综合征（restless legs syndrome,

RLS；见下文）有关，可以推测在英国生物银行样本的受试者中有很多未被识别的 RLS。这仍然是一个悬而未决的问题。

关于与睡眠时间相关的遗传变异的结果促进了多基因风险评分（polygenic risk score, PRS）的发展，这是一个单一的评分，总结了个体对某一特征的估计遗传风险[21]。使用 PRS 的研究是在 Partners 生物银行的大型电子健康记录（electronic health record, EHR）生物银行中进行的[21]。从电子病历中可获得关于自我报告睡眠时间和特定疾病患病率的数据。然而，PRS 只解释了睡眠持续时间的 1.4% 的表型差异。另外，PRS 与充血性心力衰竭、肥胖、高血压、睡眠倒退和失眠有关[21]。显然，研究还处于初步阶段，目前还不清楚这些基因是否真的是导致睡眠不足的特定疾病的原因。

在英国生物银行也进行了过度嗜睡的 GWAS 研究[22]。这些分析是基于对一个问题的回答：当你在白天无意中打瞌睡或睡着的可能性有多大（例如，在工作、阅读或开车的时候）？鉴定出 42 个与该表型相关的变异。在脑组织和神经元传递途径中表达的基因有富集[22]。不足为奇的是，在调整了已知睡眠障碍后，几个位点的关联减弱了。在其他队列研究中，有一些有限的证据表明个体关联的重复性。开发了一个 PRS，但在其他两个队列中没有重复。

这些研究显示了大规模 GWAS 方法的潜力。然而，为了充分实现这一潜力，必须对表型进行更深入的评估，并更好地描述个体是否有特定的潜在睡眠障碍。用于评估睡眠模式和睡眠障碍的可穿戴技术正在迅速发展，在这方面具有巨大的潜力。Collins 和 Varmus 提倡使用可穿戴设备进行表型分析，这是美国正在发展的精准医学倡议的一部分[23]。

影响睡眠时间的罕见变异也被描述[24-25]。He 及其同事[24]进行的这项开创性研究仅以 2 名研究对象为基础，他们从晚上 10 点左右入睡到凌晨 4 点（即 6 h），没有白天受损的迹象。He 及其同事对这些受试者的生物钟和生物钟相关基因进行了测序。他们在 *BHLEH41*（E 类基本螺旋-环-螺旋蛋白 41）的第 5 外显子（也称为 *DEC2*）的 384 个氨基酸位置上发现了突变。突变导致脯氨酸在该位点被精氨酸取代。为了评估这种变异的功能作用，他和同事们将这种突变基因敲入果蝇和老鼠体内，发现它会导致睡眠减少，即睡眠时间缩短。此外，与野生型对照相比，有这种突变的小鼠在睡眠剥夺后恢复睡眠的时间明显减少。

鉴于表现出具有重大影响的罕见突变的基因可能表现出多个这样的突变，也就是说，它们是"热点"，因此怀疑 *DEC2* 的其他罕见变异可能影响睡眠持续时间和对睡眠不足的反应是合理的。Pellegrino

及其同事[25]解决了这个问题，并在两个人类样本中对 DEC2 进行了测序，即先前的双胞胎研究和慢性部分睡眠剥夺的研究在 DEC2 中发现了 2 个新的突变[26-27]。其中一个与 He 及其同事发现的外显子在不同的位置还导致了氨基酸的变化[24]。这种情况发生在异卵双胞胎中的一个成员身上。携带突变基因的双胞胎每天比另一个少睡 2 h，在长时间睡眠不足的情况下，表现不佳的情况也少得多。另一个突变与他及其同事描述的位点相同，并且在慢性部分睡眠剥夺的队列中发现了 3 个不相关的个体。然而，这种变异对睡眠时间没有明显的影响。

为了进一步研究为什么 DEC2 的一些变异对睡眠持续时间有影响，而另一些则没有，Pellegrino 及其同事将这些不同的突变敲入一个基于细胞的系统，该系统使用 PER2：荧光素酶报告基因来评估 PER2 表达的节律性变化[25]。He 及其同事描述的变异[24]和双胞胎中的变异（见前文）导致 DEC2 抑制 CLOCK/BMAL1 激活的能力降低；也就是说，它们有明确的功能后果。相比之下，在 3 个不相关的个体中发现的突变没有这种功能影响。这可能就是这些人的睡眠时间没有受到影响的原因。对 DEC2 外显子 5 的随机突变发现，许多其他突变降低了 DEC2 抑制 CLOCK/BMAL1 转录激活的能力。这些突变是否也发生在人类种群中还有待确定。然而，DEC2 的其他变异可能会导致睡眠不足。

可变串联重复序列数目的作用

关于其在正常睡眠-觉醒行为中的作用，研究最多的基因变异可能是 PER3 基因第 18 外显子中的 54 个核苷酸可变串联重复数（variable number of tandem repeats，VNTR）（见 Dijk 和 Archer[28]的综述）。这种多态性只存在于灵长类动物中[29-30]。在不同的灵长类动物中，重复的次数从 2 到 11 不等[30]。人类可以是 4 个（PER3^{4/4}）或 5 个（PER3^{5/5}）重复的纯合子，或者是杂合子（PER3^{4/5}）。在欧洲血统的人群中，约 10% 为 PER3^{5/5}，50% 为 PER3^{4/4}，40% 为 PER3^{4/5} 杂合子。在新几内亚，这些不同基因型的流行情况正好相反[31]。因此，这是一种常见的多态性，可能影响很小，需要具有独立重复的大样本来确定真正的关联。然而，这一领域的研究样本量非常小，大约只有 20 个人。通过选择性地根据基因型招募个体，从而丰富了不太常见的 PER3^{5/5} 基因型的研究样本，从而增加了效力。即便如此，这些研究的力度仍然不足。权力的问题可能导致文献中的不同结果。此外，这种多态性与大量不同的表型相关（表 17.1），进一步增加了发现虚假

表 17.1　PER3 串联重复序列多态性在人类中有正相关研究	
表型	**文献**
日间偏好	Archer SN，Robilliard DL，Skene DJ，et al. A length polymorphism in the circadian clock gene Per3 is linked to delayed sleep phase syndrome and extreme diurnal preference. Sleep. 2003；26：413-5.
长时间清醒时脑电图谱的变化	Viola AU，Archer SN，James LM，et al. PER3 polymorphism predicts sleep structure and waking performance. Curr Biol. 2007；17：613-8.
长时间清醒时认知表现的变化	Groeger JA，Viola AU，Lo JC，et al. Early morning executive functioning during sleep deprivation is compromised by a PERIOD3 polymorphism. Sleep. 2008；31：1159-67.
基线和恢复性睡眠时交感迷走神经心率平衡	Viola AU，James LM，Archer SN，et al. PER3 polymorphism and cardiac autonomic control：effects of sleep debt and circadian phase. Am J Physiol Heart Circ Physiol. 2008；295：H2156-163.
功能磁共振成像的变化评估了大脑在不睡觉的情况下对执行任务的反应	Vandewalle G，Archer SN，Wuillaume C，et al. Functional magnetic resonance imaging-assessed brain responses during an executive task depend on interaction of sleep homeostasis，circadian phase，and PER3 genotype. J Neurosci. 2009；29：7948-56.
对光的警觉反应	Chellappa SL，Viola AU，Schmidt C，et al. Human melatonin and alerting response to blue-enriched light depend on a polymorphism in the clock gene PER3. J Clin Endocrinol Metab. 2012；97：E433-7.
蓝光抑制褪黑素分泌	Chellappa SL，Viola AU，Schmidt C，et al. Human melatonin and alerting response to blue-enriched light depend on a polymorphism in the clock gene PER3. J Clin Endocrinol Metab. 2012；97：E433-7.
酒精依赖导致的失眠严重程度	Brower KJ，Wojnar M，Sliwerska E，et al. PER3 polymorphism and insomnia severity in alcohol dependence. Sleep. 2012；35：571-7.
唾液皮质醇分泌	Wirth M，Burch J，Violanti J，et al. Association of the Period3 clock gene length polymorphism with salivary cortisol secretion among police officers. Neuro Endocrinol Lett. 2013；34：27-37.
睡眠的能力	Maire M，Reichert CF，Gabel V，et al. Sleep ability mediates individual differences in the vulnerability to sleep loss：evidence from a PER3 polymorphism. Cortex. 2014；52：47-59.

关联的可能性。

这种多态性与昼夜偏好有关。PER3[5/5] 基因型在晨型人群中患病率较高,而在睡眠时相延迟综合征患者中患病率很低[32]。与昼夜偏好的关联强度随着年龄的增长而减弱[33]。与昼夜偏好有关,但与睡眠时相延迟无关,巴西的研究也证实了这一点[34]。在南非也发现了与昼夜偏好的联系[35],但在哥伦比亚[36]和挪威没有发现[37]。

在这些初步观察之后,在 PER3[5/5] 纯合子(n = 10)和 PER3[4/4] 纯合子(n = 14)的小样本中进行了更深入的表型研究[38]。在生理行为方面没有发现差异,包括褪黑素分泌的开始时间。相反,基因型之间的主要差异在于睡眠和清醒行为,特别是在睡眠剥夺期间。与 PER3[4/4] 基因型的人相比,PER3[5/5] 基因型的人在持续清醒状态下的 θ 波能量上升幅度更大,在长时间清醒状态下的一系列测试中表现更差。PER3[5/5] 纯合子在生物学夜表现特别差。此外,在睡眠剥夺后的恢复性睡眠中,PER3[5/5] 对快速眼动(rapid eye movement,REM)睡眠的抑制作用更强。随后的一份报告强调,PER3 多态性会影响睡眠剥夺对清晨表现的影响[39]。然而,也有不一致的研究结果(见 Kuna 及其同事[26],Barclay 和 Ellis[40],Goel 及其同事的研究[41])。关于 PER3 中 VNTR 多态性直接影响睡眠稳态的最直接证据来自对小鼠的细致研究。Hasan 及其同事[42]创造了 C57BL/6 基因背景的小鼠,他们敲入了人源化的 PER3[4/4] 或 PER3[5/5] 基因。评估这些小鼠的表型,并与野生型进行了比较。在基线睡眠-觉醒或生理行为方面没有差异。然而,对睡眠剥夺的反应有所不同。与其他基因型相比,PER[5/5] 型小鼠睡眠不足时 EEG δ 波功率的增加更大,而这些小鼠更能充分补偿睡眠不足的影响。不同基因型的小鼠大脑皮质和下丘脑基因表达随睡眠缺失的变化也不同。

这些小鼠实验结果与人类实验结果一致。最终,在人类中将需要更大的样本、复制数据和仔细的表型分析。目前,人类中这种多态性的重要性还没有定论。

睡眠类型和昼夜节律睡眠障碍

鉴于在识别所有细胞固有的分子生物钟的组成方面取得了巨大的成功,生物钟和昼夜节律性睡眠障碍(circadian rhythm sleep disorders,CRSD)将成为遗传学研究的热点。分子生物钟由周期基因(PER1、PER2 和 PER3)和隐色素基因(CRY1 和 CRY2)的自调节负反馈回路组成[43]。其他参与昼夜节律分子生成的基因包括酪蛋白激酶 1δ 和 1ε(CK1δ 和

CK1ε)、CLOCK、NPAS1、NPAS2、DEC2、BMAL1 和 BMAL2。关于睡眠类型,一些双胞胎和家庭研究估计了"早起和晚起"这一更广泛特征的遗传性,而不是检查 CRSD。这些研究大多采用 Horne-Ostberg 晨昏性问卷(Morningness-Eveningness Questionnaire,MEQ)来评估时间型[44]。使用双胞胎数据,时间型的遗传率在美国约为 54%[45],在荷兰约为 44%[46]。Hutterites[47] 和亚马逊地区[48]的家庭研究估计遗传率较低,分别为 14% 和 23%。综上所述,结果表明,时间型是一种中等程度的遗传特征,遗传因素可能解释种群内高达 50% 的变异。CRSD 的遗传性目前尚不清楚。

有研究表明,大家族中 CRSD 的发生率很高,主要是晚期睡眠同步综合征(advanced sleep phase syndrome,ASPS)。首篇研究表明,根据临床病史和客观指标,发现 3 个具有非常强的睡眠阶段的家庭成员具有较短的内在内源性心律[49]。在其他家族中,已经有可能鉴定出与 ASPS 分离的特定遗传变异。一项研究报道了 PER2 酪蛋白激酶 epsilon 结合区丝氨酸到甘氨酸的突变[50],尽管在日本的两个 ASPS 家系中没有这种突变的证据。在另一个家系中,CK1δ 基因的错义突变被确定为致病变异[51]。值得注意的是,在这项研究中,该基因在转基因果蝇和小鼠中进行了研究,模型系统分别显示出更长和更短的昼夜节律周期的相反表型。这证明了将模型系统与人类研究相结合,以更好地分离因果变量及其作用机制。

一些研究使用了候选基因方法,并检查了昼夜节律基因与时间型或 CRSD 之间的关系。研究已经确定了夜猫子和 CLOCK 基因的 3111C 等位基因之间的关系,其中一些[52-53],但不是全部[54-56],发现了显著的联系。在其他研究中发现,早起与生物钟基因 PER1 和 PER2 的多态性有关[57-58]。已经发现睡眠时相延迟综合征与 PER3 VNTR 多态性[32, 34, 59](前文有详细的讨论)和 CLOCK 基因的 3111C 等位基因之间存在关联[52]。最后,在 966 名英国成年人的样本中,PER3 和 ARNTL2 基因的多态性与时间型有关[60]。因此,这些研究的结果是混合的,这可能是由于样本量相对较小(n < 450)。然而,总体模式表明,昼夜节律基因在时间型的决定中起着重要作用。在 CRSD 中进行的研究较少,无法得出任何确定的结论。

最近,有 3 个独立的 GWAS 来评估与时间型[61-63]相关的基因变异(见 Kalmbach 及其同事的综述[64])。这些 GWAS 是基于来自 23andMe 队列或英国生物银行的有限问卷数据。23andMe 是一个商业项目,面向对自己基因型数据感兴趣的个人,而英国生物银行是一个由惠康基金会资助的大型企业。来自英国生物

银行的数据可供感兴趣的研究者使用。不同的研究在如何定义时间型和分析程序上存在差异。因此，来自英国生物银行的两项研究没有报告相同的结果[62-63]。调查问卷与 Horne-Ostberg 不同[44]，不是完整的时间型工具，而是典型地要求个人确定他们认为自己是一个早起的人，还是一个晚睡的人，或者两者都不是。

尽管缺乏表型信息的深度，大量的全基因组显著关联被确定。所有 3 种 GWAS 均与 PER2、RGS16、FBXL3 和 AK5 的时型相关。已知其中两个基因 PER2 和 RGS16 在生物钟中起作用。另外 5 个基因在 3 项研究中的 2 项中被证明与之相关，包括编码促食欲素受体 2 的 HCRTR2，羟色胺受体 HTR6，参与 microRNA 基因沉默的基因家族之一 TNRC6B，APH1A（编码 V- 分泌复合物的一个亚基，可以清除淀粉样蛋白 - β 系统蛋白），ERC2（编码调节神经递质释放的蛋白质家族成员）。另外 19 个基因座仅在 3 项研究中的 1 项中被确定（见 Kalmbach 及其同事文章中的表格[64]）。

失眠的遗传学

关于失眠（insomnia）的遗传学研究很少。在某种程度上，这可能反映了适当表型的不确定性。失眠作为一种临床诊断被定义为难以开始或维持睡眠，并伴有明显的痛苦或白天的后果。因此，基因研究的表型可以依赖于问卷中自我报告的失眠症状，如失眠严重指数[65]。或者，表型可以基于定量参数，如睡眠潜伏时间或睡眠日记中睡眠开始后的清醒情况。另一种方法是使用活动描记仪或 PSG 对睡眠进行客观评估，以产生定量参数。由于客观评估避免了与自我报告相关的认知偏差，并且考虑到基于脑电图的参数是已测量的一些最具遗传性的特征，因此更常使用客观评估失眠症[66]。然而，这些测量与失眠症患者的自我睡眠报告之间经常存在差异。睡眠时间短的失眠症患者比睡眠时间正常的失眠症患者的预后更差[67]，表明同时考虑客观和主观数据的重要性。

许多家族和双胞胎研究使用失眠症特征的自我报告测量已经证明了适度的遗传性。在仅有的一项关于儿童期失眠症的研究中，Hauri 及其同事发现，儿童期失眠症患者报告的睡眠抱怨家族史阳性比例（55%）高于成年期失眠症患者（39%）[68]。在一项更大的队列研究中[69]，在被归类为睡眠良好者和有失眠症状或符合完全失眠综合征标准者中，阳性失眠家族史没有显著差异（比例分别为 32.7%、36.7% 和 38.1%）。只有当睡眠良好的人被分为有和没有个人失眠症时，才发现有显著差异，其中没有个人失眠症史的人的家族史比例（29.0%）明显低于有过失眠症史的人（48.9%）。一些双胞胎研究已经检验了失眠相关特征的遗传性，如睡眠潜伏时间和睡眠质量。澳大利亚对 1792 对同卵双胞胎和 2101 对异卵双胞胎进行了一项研究，其中包括几个与睡眠质量、睡眠失调和整体模式有关的问题[4]。在睡眠质量（h^2 = 0.32）、初始失眠症（h^2 = 0.32）、睡眠潜伏时间（h^2 = 男性 0.44，女性 0.32）、"焦虑性失眠"（h^2 = 0.36）和"抑郁性失眠"（h^2 = 0.33）方面发现了加性遗传影响。在对越南时代双胞胎登记处的双胞胎进行的一项研究中，观察到 70 个相似的遗传率估值，包括入睡困难（h^2 = 0.28）、睡眠维持困难（h^2 = 0.42）、每晚觉醒数次（h^2 = 0.26）、醒来时感到疲倦和疲惫（h^2 = 0.21）和综合睡眠评分（h^2 = 0.28）。因此，数据表明，自我报告的失眠特征具有中等程度的遗传性，其中 30% ～ 40% 的差异可归因于附加遗传因素。

最近有 3 项 GWAS 研究探讨与失眠的联系[13, 71-72]。在这些研究中，失眠的定义是基于有限的问卷调查数据。所有的研究都基于英国生物银行[13, 71-72]，其中一项研究还包括 23andMe[72] 的数据。在英国生物银行的样本中，基于一个关于睡眠问题和发生频率的单一问题识别失眠。

在英国生物银行进行的最大规模的研究中，仅使用来自 453 379 个人的数据确定了 57 个基因座[71]。然而，这 57 种关联只能解释 1% 的表型变异。发现了与 MEIS1 的关联，证实了早先使用英国生物银行数据在一个小得多的样本中的研究结果[13]。来自 HUNT 人群研究的独立样本和来自 Partners Biobank 的病例（医生诊断的失眠症）队列研究的数据也发现了 MEIS1 的重复发现。在 HUNT 研究和 Partners Biobank 中开发了一种与失眠相关的 PRS。但相关性不强（OR 分别为 1.015 和 1.017）。

最大的失眠基因研究是基于英国生物银行（n = 386 533）和 23andMe（n = 944 477）[72]。因此，该研究包括了 100 多万受试者（1 331 010）。共鉴定出 202 个基因座，可定位到 956 个基因。然而，有了这些广泛的数据，只有 2.6% 的差异得到了解释。这在一定程度上反映了在如此大的样本中检测非常小的（可能临床上不显著的）影响的高统计能力。在本研究涉及的这些基因中，MEIS1 和 BTBDP9 都被发现是相关的，这可能反映了之前发现的与 RLS 的关联（见本节后面的内容）。

在这项研究中[72]，研究人员还使用来自现有表达数据库的数据检查了大脑中相关基因的表达位置。在分析中发现，4 个大脑区域显示出显著的基因富集：整个中央皮质、额叶皮质的布罗德曼第九分区、前扣带皮质和小脑半球。这些脑区的神经元是否在失眠中起重要作用仍有待确定。

这是与失眠和精神特征相关的基因之间的重叠[72]。相关性最强的是抑郁症状，其次是焦虑症、重度抑郁症和神经质。这种相关性的基础尚不清楚，但值得注意的是，失眠是其他神经精神疾病（如抑郁症）的风险因素。或者，这种相关性可以用多效性来解释，也就是说，相同的基因变异直接导致失眠和其他神经精神疾病的风险增加。遗传多效性很可能解释了许多神经和精神疾病中较高的睡眠异常率[73]。

值得注意的是，在相对缺乏深度表型信息的情况下，取得了如此大的进展；研究基本上依赖于对一个问题的回答。然而，这仅仅是个开始。我们需要确定这些以人群为基础的方法是否可以推广到临床出现失眠的受试者。需要基于实际患者的互补策略和更深入的表型分析。我们知道失眠是一种异质性疾病[67]。因此，必须解决遗传异质性的问题，也就是说，是否存在具有不同表型特征和独特遗传风险模式的受试者亚群。

发作性睡病的遗传学

1984 年日本的一项研究表明，发作性睡病（narcolepsy）与特定的 HLA 抗原有关[74]。HLA 抗原在免疫细胞中表达，并将外源肽呈递给 T 细胞上的受体。在日本人和欧洲人后裔中，发作性睡病的风险等位基因是 *DQB1*0602*，与 *DQA1*0102* 表现为单倍型[75]。在黑种人中，DQB1 等位基因与不同的 DRB1 单倍型[76]（*DRB1*1503*，*DRB1*1501*，*DRB1*1101* 和 *DRB1*0806*[77-78]）存在差异。与无猝倒的发作性睡病相比，伴猝倒的发作性睡病与 *DQB1*0602* 的相关性尤其显著[79]。来自欧洲发作性睡病研究的数据显示，在多个欧洲国家，发作性睡伴猝倒与 *DQB1*0602* 之间存在非常高的相关性，总比值比（OR）高达 251（表 17.2）[80]。

发作性睡病也有保护性的 HLA Ⅱ类单倍型[80]。这些在欧洲个体的 GWAS 中得到了证明，这些个体具有病例对照设计和独立的复制样本。在鉴定出 *HLA-DQA2* 附近的保护性变异后，分析显示病例几乎没有携带 trans-*DRB1*1301-DQB1*0603* 单倍型（OR = 0.02，$P < 6 \times 10^{-14}$）。研究 HLA 抗原谱在疑似非发作性睡病病例可能有临床用途。这仍有待评估。

虽然特异性 *HLA-DQB1** 等位基因对发作性睡病 1 型具有风险或保护作用[80-81]，但 Ollila 及其同事提出，除了 *HLA-DQB1** 外，*HLA-DQA1** 的 HLA 分型可以更好地表征特定的单倍型和可能的异源二聚体，这可能是理解这种关系的关键[82]。他们提出了一种等位基因竞争模型，其中特定 *DQB1** 等位基因所赋予的风险根据存在的特定 *DQA1** 等位基因进行修改，因为特定 *DQA1** 和 *DQB1** 等位基因之间的结合亲和力存在差异。例如，虽然 *DQA1*01:02 ～ DQB1*06:02* 单倍型纯合子的患者患发作性睡病的风险最高，但如果患者在另一条染色体上携带 *DQA1*01:02* 和 *DQB1*05/06* 等位基因，而该等位基因在另一条染色体上不是 *DQA1* 06:02*，则该患者患发作性睡病的风险可能会适度增加（OR = 1.0 ～ 1.5），或者如果他们在另一条染色体上携带 *DQA1*01* 等位基因，而该等位基因不是 *DQA1*01:02*，则该患者不会患发作性睡病（OR = 0.5）。虽然初步数据支持这些断言，但等位基因竞争模型假说的有效性受到质疑[83]。无论如何，HLA-DQ 等位基因与发作性睡病密切相关。

虽然发作性睡病伴猝倒与 *DQB1*0602* 有很强的相关性，但在许多非发作性睡病患者中，这也是一种常见的变异。这种变异的频率因祖先而异，12% 的日

表 17.2 欧洲国家发作性睡病和猝倒患者中 DQB1*0602 的相关性

国家（病例，对照组）	病例 -DQB1 + N（%）	对照组 -DQB1 + N（%）	OR	*P*
DE（232，296）	227（97.84）	72（24.32）	141.24	9.71E-26
CH（66，473）	65（98.48）	102（21.56）	236.42	7.01E-8
NL（323，469）	318（98.45）	114（24.31）	198.05	3.62E-30
PL（63，197）	63（100）	44（22.33）	438.08	2.65E-09
FR（341，499）	335（98.24）	94（18.84）	240.56	1.18R-37
IT（66，433）	64（96.97）	30（6.93）	429.87	3.21E-16
Mantel-Haenszel（荟萃分析）	1198（98.36）	626（17.68）	251.12	1.04-120

CH，瑞士；DE，德国；FR，法国；IT，意大利；NL，荷兰；PL，波兰；OR，比值比。

风险 OR 值增加的病例和对照组中 *DQB1*0602* 的频率和 *P* 值。

From Tafti M, Hor H, Dauvilliers Y, et al. DQB1 locus alone explains most of the risk and protection in narcolepsy with cataplexy in Europe. Sleep. 2014；37（1）：19-25.

本人和 38% 的黑种人携带这种变异[75]。因此，即使是纯合子，也不足以导致发作性睡病。首先，发作性睡病可能是一种复杂的疾病，与 *DQB1*0602* 以外的多个相关基因变异有关。其次，*DQB1*0602* 的存在可能使个体更容易受到尚未确定的环境因素影响。

Hallmayer 及其同事进行了一项创新的 GWAS（图 17.1）研究[84]。他们集合了多个不同种族的伴猝倒的发作性睡病病例队列。所有个体 *DQB1*0602* 阳性。这种设计消除了 *DQB1*0602* 效应，从而可以识别其他潜在的基因变异。通过这种策略，他们在 T 细胞受体 α（T-cell receptor alpha, *TRCA*）位点内发现了 3 个显著相关的 SNP。最高相关性 OR 为 1.87（$P = 1.9 \times 10^{-12}$）。这些关联在独立的白种人样本和来自日本和韩国的亚洲人样本身上得到了重复。在黑种人样本中也有类似的、不显著的趋势。这可能是样本大小的问题，因为这是研究的最小样本。这种关联已经在欧洲的和中国的发作性睡病研究中得到了证实[85]。

在一项使用"免疫芯片"评估与免疫系统相关的变异的研究中，这种与 *TRCA* 基因座的关联也得到了证实[86]。本研究还发现了另外两个关联，一个与组织蛋白酶 H 有关，一个与肿瘤坏死因子（配体）超家族成员 4（*TNFSF4*）有关。由此可推测，抗原向 T 细胞受体的呈递是发作性睡病发病机制的关键部分（图 17.2）。

另一项针对伴猝倒的发作性睡病 GWAS 研究，在嘌呤受体亚型 *P2Y₁₁* 基因（*P2RY11*）的 3′ 非翻译区发现了一个 SNP[87]。变异的 OR 为 1.28（95% CI = 1.19 ~ 1.39；$P = 6.1 \times 10^{-10}$）。这种变异也可能在免疫系统中发挥作用。该变异与 P2RY11 在 CD^4+ T 淋巴细胞和自然杀伤细胞中的表达显著降低有关。因

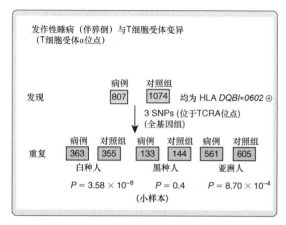

图 17.1 设计伴猝倒的发作性睡病全基因组关联研究，确定 T 细胞受体 α 位点变异的作用。所有病例和对照组均为 HLA *DQB1*0602* 阳性。在最初的发现阶段之后，在不同的种族群体中进行了 3 个复制样本。这些变异在白种人和亚洲人身上结果相同，但在黑种人身上没有复制该结果。然而，有一个很小的黑种人样本可以解释矛盾结果（From Hallmayer J, Faraco J, Lin L, et al. Narcolepsy is strongly associated with the T-cell alpha receptor locus. Nat Genet. 2009；41：708-11.）

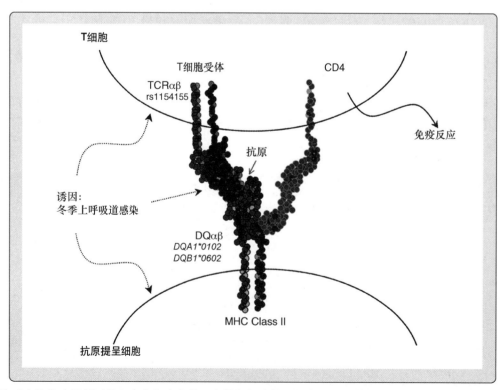

图 17.2 发作性睡病的发病机制可能与自身免疫有关。人类白细胞抗原的变异是发作性睡病的风险或保护因素。此外，T 细胞受体 α 位点的变异也会增加风险。这些变异使个体容易受到环境影响，如上呼吸道感染（From Faraco J, Mignot E. Genetics of narcolepsy. Sleep Med Clin. 2011；6：217-28）

此，发作性睡病是一种复杂的疾病，但在撰写本文时，所有已知的变体都可能影响免疫系统。这同样证实了发作性睡病是一种非常特殊的自身免疫性疾病的观点。

与其他领域一样，也有一些影响很大的罕见变异，可能导致发作性睡病。这些症状通常与发作性睡病症状一致。一种综合征为常染色体显性小脑性共济失调、耳聋和发作性睡病。症状通常在 30 ~ 40 岁出现。嗜睡和耳聋通常出现在共济失调之前。对 3 个个体的外显子组测序发现了 DNA 甲基转移酶基因（DNA methyltransferase gene，DNMT1）的罕见突变[88]。这种酶可以维持发育过程中的甲基化模式。它在免疫细胞中表达，是 CD^{4+} 细胞向 T 调节细胞分化所必需的。该基因的另一种变体在一名巴西患者中发现[89]。

另一种罕见的髓鞘少突胶质细胞糖蛋白（myelin oligodendrocyte glycoprotein，MOG）变异发生在一个伴猝倒的发作性睡病家族中[90]。这一发现是基于对一个有 12 个患病个体的大家庭的关联研究。外显子组测序在该基因的第二个外显子上发现了一个罕见的突变。该突变存在于所有受影响的个体中，但不存在于所有未受影响的家庭成员和 775 名不相关的对照受试者中。

可能还有其他罕见的变异会增加发作性睡病发生风险，外显子组测序和全基因组测序的研究正在进行中。对 18 个至少有 2 名发作性睡病和猫中风患者的家庭的外显子测序显示，P2RY11 基因的第二外显子存在非同义突变[91]。削弱 P2RY11 信号发作性睡病 1 型的发作中起重要作用[91]。

总而言之，有关发作性睡病的遗传风险的证据支持自身免疫假说。支持这一假说的研究表明，在体外，发作性睡病患者血液中的 CD^{4+}T 细胞对下丘脑分泌素（促食欲素）有反应[92]（见 Szabo 及其同事的综述[93]）。

不宁腿综合征的遗传学

在阐明睡眠障碍的基因变异的现代遗传时代的主要成就之一是与不宁腿综合征（restless legs syndrome，RLS）有关的发现。尤其值得注意的是，这种 RLS 的诊断主要是基于问卷调查。关键的基因变异现已经在多个研究中被复制。这一成就是建立在确定诊断标准的坚实基础之上的[94]。

该领域的基因研究很大一部分源于有阳性家族史的 RLS 患者[95-97]。双胞胎研究证实了遗传性[98-100]。复杂分离分析研究了德国 RLS 家族的遗传模式[101]。对于 30 岁之前发病的早发的 RLS，遗传模式为具有

单一主基因的常染色体显性模式。在美国进行的一项类似的研究也得出了同样的结论[102]。

由于 RLS 的家族聚集性较高，因而在大家族谱系中使用连锁分析。这项研究为多中心，包括法属加拿大、意大利北部、北美洲和蒂罗尔南部。这些研究结果表明，许多不同的区域具有全基因组显著的连锁关系（RLS-1 ~ RLS-5；表 17.3）。然而，在对这些连锁区域的 SNP 进行病例对照关联分析之前，连锁年龄研究本身并没有确定特定的基因变异。

以这种方式研究的第一个连锁区域是 12 号染色体上的 RLS-1[103]。在发现阶段，对该区域的 1536 个 SNP 进行了病例对照关联分析，其中 24 个最显著相关的 SNP 在独立的病例对照复制样本中进行了研究。与 nNOS 中 SNP 的显著关联被鉴定为具有保护性 [OR（95% CI）= 0.76（0.64，0.91）]。[103]

采用类似的策略评估了 9 号染色体上的 RLS-3 区域，在发现阶段有 3270 个 SNP，在独立复制样本中有 8 个 SNP[104]。蛋白酪氨酸磷酸酶受体型 δ（protein tyrosine phosphatase receptor type delta，PTPRD）基因内含子中的两个不同 SNP 被证明与 RLS 显著相关。有两个独立的关联信号。在小鼠敲除模型中研究了该基因的功能[105-106]。PTPRD 基因敲除小鼠在发育过程中表现出记忆形成长期增强功能受损和运动神经元轴突靶向异常[105-106]。这种发育作用可能是该基因在 RLS 中作用的基础，并且有研究已经证实了这一关联[107]。

虽然连锁研究带来了新的见解，但 RLS 遗传学的开创性事件是 2007 年两个独立成功的 GWAS[108-109]。这些研究涉及 3 个遗传位点，包括 MES11（2 号染色体），BTBD9（6 号染色体）和 MAP2K5/SKOR1（15 号染色体）基因。这些最初的 GWAS 和随后的复制研究都提供了关于潜在机制和基因特异性关联的信息。

第一个 GWAS 是在德裔和法裔加拿大人中进行的，RLS 通过问卷诊断[108]。在发现阶段，有两个独立的病例对照样本进行复制（研究设计见图 17.3）。它在 3 个不同的位点上发现了关联：2 号染色体上 MEIS1 上的 2 个内含子 SNP；6 号染色体上 BTBD9 的 5 个内含子 SNP；15 号染色体上的 MAP2K5 基因和邻近的 SKOR1 基因的 7 个内含子或基因间 SNP。

另一项研究主要是在冰岛进行的[109]，使用了冰岛的一个发现样本和两个独立的复制案例——对照样本——一个在冰岛，一个在美国。这些研究人员使用了一种不同的表现型策略——基于腿部活动记录仪来测量几个晚上记录的周期性肢体运动的频率。他们发现 BTBD9 的 SNP 与德国人和法裔加拿大人的研究相同。这种关联只在周期性肢体运动的病例中发现，而

表 17.3   不宁腿综合征（RLS）家族研究中发现的连锁区域

位点（OMIM）	文献	染色体位置	遗传模式	参考 LOD 分数
RLS-1	Desautels 等，2001[a]	12a22-23.3	AR pseudo dominant	3.42（2P） 3.59（MP）
RLS-2	Bonati 等，2003[b]	14q13-22	AD	2.23（2P）
RLS-3	Chen 等，2004[c]	9p24-22	AD	3.77（2P） 3.91（MP）
RLS-4	Pichler 等，2006[d]	2q33	AD	4.1（2P）
RLS-5	Levchenko 等，2006[e]	20p13	AD	3.34（2P） 3.86（MP）
—	Levchenko 等，2009[f]	16p12.1	AD	3.5（MP）
—	Winkelmann 等，2006[g]	4q25-26	AD	2.92（MP）
—	Winkelmann 等，2006[g]	17p11-13	AD	2.83（MP）
—	Kemlink 等，2008[h]	12p13	AD	2.61（MP）

根据染色体带、建议的遗传模式和参数连锁分析的概率（LOD）分数的对数，给出了 RLS 连锁区域的染色体位置。两分和多点的分数都被报告。基因座编号已于 2010 年 1 月在人类孟德尔遗传中列出。

[a] Desautels A，Turecki G，Montplaisir J，et al. Identification of a major susceptibility locus for restless legs syndrome on chromosome 12q. Am J Hum Genet. 2001；69：1266-70.

[b] Bonati MT，Ferini-Strambi L，Aridon P，et al. Autosomal dominant restless legs syndrome maps on chromosome 14q. Brain. 2003；126：1485-92.

[c] Chen S，Ondo WG，Rao S，et al. Genomewide linkage scan identifies a novel susceptibility locus for restless leg syndrome on chromosome 9p. Am J Hum Genet. 3004：74（5）：876-885.

[d] Pichler I，Marroni F，Volpato CB，et al. Linkage analysis identifies a novel locus for restless legs syndrome on chromosome 2q in a South Tyrolean population isolate. Am J Hum Genet. 2006；79：716-23.

[e] Levchenko A，Provost S，Montplaisir JY，et al. A novel autosomal dominant restless legs syndrome locus maps to chromosome 20p13. Neurology. 2006；67：900-1.

[f] Levchenko A，Montplaisir JY，Asselin G，et al. Autosomal-dominant locus for Restless Legs Syndrome in French-Canadians on chromosome 16p12.1. Mov Disord. 2009；24：40-50.

[g] Winkelmann J，Lichtner P，Kemlink D，et al. New loci for restless legs syndrome map to chromosome 4q and 17p. Mov Disord. 2006；21：S412. Suggestive evidence only.

[h] Kemlink D，Plazzi G，Vetrugno R，et al. Suggestive evidence for linkage for restless legs syndrome on chromosome 19p13. Neurogenetics. 2008；9：75-82. Suggestive evidence only.

2P，2 点 LOD 评分；AD，常染色体显性；AR，常染色体隐性；MP，多点 LOD 分数。

参考 Schormair B，Winkelmann J. Genetics of restless legs syndrome：Mendelian，complex，and everything in between. Sleep Med Clin. 2011；6：203-15.

在只有感觉症状的病例中没有发现，这表明 *BTBD9* 变异可能与 RLS 的运动表现有关。

发现的 *MEIS1* 和 *BTBD9* 的关联已在一项研究中得到证实[110]，并且已在其他研究中证实了所有 3 个已确定的位点[111-113]。在另一项研究中，*MAP2K5/SKOR1* 位点的几个变异也证实了与 RLS 风险的关联[114]。在终末期肾病患者继发性 RLS 中，*BTBD9* 和 *MEIS1* 的变异再次与 RLS 相关，但 *MAP2K5/SKOR1* 的变异与 RLS 无关[115]。

MEIS1[116] 和 *SKOR1*[117] 都在机体发育中发挥作用，提示可能存在一条共享通路。有趣的是，*BTBD9* 中的 SNP 与冰岛 GWAS 中的铁蛋白水平有关。人们早就知道，铁代谢的改变可能在 RLS 的发病机制中发挥作用（见 Earley 及其同事的综述[118]），支持一种潜在的机制。然而，在其他研究中，*BTBD9* 并没有被认为是决定铁代谢的基因[119]。此外，寻找 RLS

与已知影响铁代谢的基因之间关系的研究结果一直是阴性的[120]。

最近的一项荟萃分析使用了来自 4 个 GWAS 的数据，确定了 13 个新的 RLS 风险位点，并确认了 6 个先前确定的位点[121]。已确定的通路涉及神经发育，基因与轴突引导、突触形成和神经元规范有关[121]。最强的相关性再次出现在 *MEIS1* 的变异上。

尽管这些发现令人兴奋，但已确定的变异仅占 RLS 遗传率的 3% 左右[122]。不幸的是，这在复杂性状中并不罕见[123]。"缺失遗传性"的原因包括罕见变异的作用。通过对相关基因进行深度重测序，包括外显子组测序或全基因组测序，可以鉴定出罕见的变异。使用这些方法来研究 RLS 的遗传学的努力已经开始，但仍处于起步阶段。一项研究表明，与对照组相比，RLS 患者有更多的罕见的 *MEIS1* 变异[124]。特别地，在 RLS 病例中存在过多的功能缺失等位基

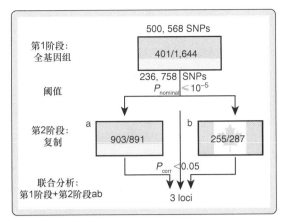

图 17.3　不宁腿综合征全基因组关联研究（GWAS）。第一阶段的发现阶段包括在 431 例病例和 1644 例对照中评估大量的单核苷酸多态性（SNP）。在两个复制样本中评估了少数在 $P < 10^{-5}$ 显著的 SNP（它们不具有全基因组显著性）：一个为 903 例和 891 例对照，而另一个为 255 例和 287 例对照。然后在所有三个样本的联合分析中评估复制样本中显著的 SNP（From Winkelmann J, Schormair B, Lichtner P, et al. Genome-wide association study of restless legs syndrome identifies common variants in three genomic regions. Nat Genet. 2007；39：1000-6.）

因[124]。外显子组测序的应用也已经开始，但仍处于起步阶段[125]。在一个有 RLS 的家庭中，有一种 *PCDHA3* 的变体，而在 500 个对照中缺失，这表明它具有功能性作用。该基因编码原钙黏蛋白 - α 3，原钙黏蛋白基因家族的一员。它在神经元中表达，存在于突触连接处，在神经细胞间的相互作用中起作用[126]。最近，对 84 个候选基因进行下一代测序的研究也发现，与对照组相比，RLS 患者存在低频罕见变异的差异负担[127]。

因此，毫无疑问，利用新的测序技术寻找 RLS 的罕见变异将继续进行，拷贝数变异和甲基化模式改变的研究也将继续进行。鉴于大量精心收集的病例控制和基于家庭的队列，我们可以期待这一领域进一步令人兴奋的发展。有关 RLS 遗传学的有益综述，请参见 Jimenez-Jimenez 及其同事的文章[128]和 Winkelmann 及其同事的文章[129]。关于 *MEIS1* 在 RLS 中的作用的综述，见 Salminen 及其同事的研究[130]。

阻塞性睡眠呼吸暂停的遗传学

阻塞性睡眠呼吸暂停（obstructive sleep apnea，OSA）是一种常见病[131]。中年人的主要危险因素是肥胖[131]。随着美国肥胖率的增加，这种疾病的患病率也在增加[132]。OSA 会在家庭中聚集。最初发现 OSA 可能是一个主要的遗传因素，这一发现来自对一个 OSA 高患病率家庭的研究[133]。随后，研究表明，OSA 的症状，如习惯性打鼾、过度嗜睡、打鼾、喘气和呼吸暂停也在家庭中聚集[134]。

这些观察结果导致了对家庭成员的研究，包括在睡眠中测量呼吸暂停和呼吸不足。这些研究分别在美国[135-136]、以色列[137]、苏格兰[138]、冰岛[139]进行。由于肥胖是 OSA 的主要危险因素，其本身是可遗传的[140-143]，因此 OSA 的家族聚集性是否仅仅由肥胖引起还有待研究。克利夫兰家庭研究解决了这一问题，并评估了一级家庭成员患 OSA 的相对风险增加。在控制 BMI 后，不影响增加的风险[135]。因此，家庭聚集不太可能简单地用肥胖症来解释。

肥胖症是 OSA 家族聚集性的一个解释，Mathur 和 Douglas 更明确地提出了这一观点[138]。他们调查了 OSA 患者中肥胖程度较轻的一级亲属的患病率（BMI < 30 kg/m²），并将其与从初级保健实践的患者名单中随机选择的对照组进行比较。对照组根据年龄、性别、身高和体重进行匹配。OSA 患者一级亲属的患病率明显高于对照组。一级亲属的下颌骨和上颌骨的逆行性也比对照组多[138]。因此，在这些不太肥胖的病例中，颅面结构的细微差异可能起了关键作用，表明颅面结构的基因可能参与其中（参见 Redline 和 Tishler 对 OSA 遗传学早期研究的综述[144]）。

虽然在 20 年前已经发现了家族聚集，但在识别相关基因变异方面进展有限。这方面的研究问题尤其多。早期基于家族的连锁研究力量不足，没有发现全基因组范围内的显著联系，也没有使用精细的图谱来确认峰值和缩小连锁区域[145-147]。检查多个候选基因的研究没有使用任何复制样本[148]，并且对于常见变异的预期小效应研究能力严重不足（例如 OR ~ 1.2；图 17.4）[149]。荟萃分析显示，大多数候选基因变异，包括 *APOE-ε4*，没有显示出相关性[149-150]。唯一的例外是 308 肿瘤坏死因子 - α（tumor necrosis factor-α，TNF-α）启动子多态性[151]。这种变异影响基因转录在欧洲人群[152]和印度人群[153]中已经发现了这种 SNP 与 OSA 的关联。然而，这种基因变异似乎不太可能导致 OSA 的风险。在患有 OSA 的儿童人群中，与没有该 SNP 的患者相比，具有该 SNP 的 OSA 患者的过度嗜睡更为明显[154]。因此，该 SNP 可能是 OSA 公认的关键后果之一，使具有该变异的患者更有可能寻求评估和诊断。这一概念增加了确定导致 OSA 风险的基因变异的难度。

纳入克利夫兰家庭研究和睡眠心脏健康研究部分受试者的研究证实了相关基因变异[155]。他们使用了一个定制的候选基因阵列，其中包含了来自 2000 多个候选基因的 45 237 个 SNP，因为它们与心脏、肺、血液和睡眠障碍有潜在的相关性[156]。欧洲血统受试

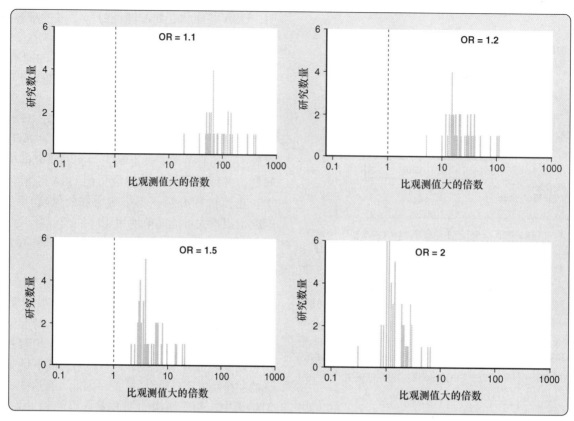

图 17.4　计算需要多大的候选基因研究来确定 1.1（左上图）、1.2（右上图）、1.5（左下图）和 2.0（右下图）的比值比（OR）。常见的变量通常导致低 OR，例如 1.2。可以看出，对于这个 OR，研究必须使用比原始研究中的大 10～100 倍。大多数研究甚至无法检测到 2.0 的 OR，这种效应通常不会在普通变异中发现（From Varvarigou V，Dahabreh IJ，Malhotra A，et al. A review of genetic association studies of obstructive sleep apnea：field synopsis and meta-analysis. Sleep. 2011；34：1461-8.）

者的复制样本来自西澳大利亚睡眠健康研究，黑种人受试者的复制样本来自克利夫兰睡眠呼吸暂停、能量学和癌症结肠息肉研究的跨学科研究。

在黑种人中，溶血磷-磷脂酸受体 I（lysophosphatidic acid receptor I，*LPAR1*）基因的含子区域的一个 SNP 显示与 log 转化的呼吸暂停–低通气指数（apnea-hypopnea index，AHI）存在全基因组关联。考虑到已知的夜间测的使用 AHI 作为定量表型具有挑战性[157]。与肥胖受试者相比，非肥胖受试者的这种关联更大。在一个复制样本中证实了与 OSA 状态的关联。在欧洲样本中，该 SNP 也显示出与呼吸暂停表型相关的证据（*P* = 0.01）和与 log AHI 相关的趋势（*P* = 0.06）。*LPAR1* 被认为具有促炎作用[158-159]。在发育中的大脑皮质中也有表达[160]。老鼠基因的敲除会导致行为的改变以及颅面畸形[161]。因此，与 OSA 的联系可能是由于气道控制的神经差异或颅面改变。

在这项对欧洲人队列研究的调查中，没有 SNP 符合与 log AHI 有统计学显著关联的标准。前列腺素受体 2 基因内含子区域的一个 SNP 与 OSA 显著相关。在复制样本中有一些关联的证据。

OSA 的基因研究之所以成果不显著，不仅与较差的研究设计有关；这也是一个极具挑战性的领域。OSA 风险或保护涉及多种途径（图 17.5），每种途径都有许多可能的相关变异。

如前所述，OSA 的一个主要危险因素是肥胖。遗传易感性会导致肥胖，这一观点已被广泛接受。这一观点得到了来自众多 GWAS 的 1000 多个与肥胖、BMI 和其他肥胖相关特征的独立关联的支持[162-165]。这些肥胖相关基因位点强调了中枢神经系统中作用于食欲调节的基因在整体肥胖中的重要性，以及与脂肪生成、血管生成、脂质生物学相关的基因。胰岛素抵抗与身体脂肪分布有关[162-168]。这些基因在 OSA 中的作用尚未确定。更重要的是，它可能不仅仅是肥胖，而是一种特殊的脂肪分布导致了 OSA 的风险。新的影像学研究显示，即使在控制了总体 BMI 的差异后，OSA 患者和对照组之间的舌头脂肪体积也存在差异[169]。体重减轻的 OSA 患者的严重程度（AHI）和 Dixon 成像测定的舌头脂肪体积均有所改善[170]。中介分析表明，大约 30% 的体重减轻对 AHI 改善的影响可以通过舌脂的减少来解释[170]。有些基因变异与其他特定的脂肪分布有关，例如，心包脂肪[171]。确定舌头脂肪是否是一种独特的脂肪分布，以及基因变异

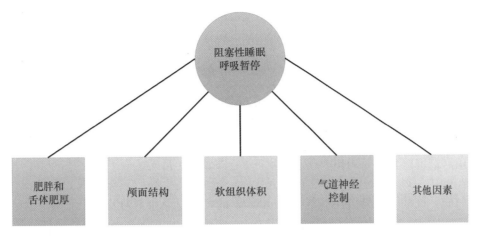

图 17.5　阻塞性睡眠呼吸暂停（OSA）的多种途径。每一种都可能有许多独特的基因变异。这些多种途径使得寻找具有风险或预防阻塞性睡眠呼吸暂停的基因变异具有挑战性

是否会影响舌头脂肪，是一个有待探究的领域。

软组织结构的体积也可能与 OSA 的遗传有关。导致 OSA 风险的关键上呼吸道软组织的体积是遗传的[172]。具体来说，数据表明，咽侧壁体积的遗传率估计为 25.6%，舌体积的遗传率估计为 37.8%，上气道软组织结构的总体积估计为 41.3%。这不仅仅与肥胖有关，因为在控制了颈部脂肪总量后，遗传力估计值要么保持不变，要么增加。

软组织结构不是唯一相关的解剖危险因素，颅面结构也是如此。虽然在 OSA 患者和对照组之间颅面结构存在一些差异，但荟萃分析显示，OSA 患者下颌骨长度缩短[173]。颅面尺寸的遗传力已通过颅面测量分析得到证实[174-175]。这种遗传性得到了 MRI 三维分析的支持[176]。下颌长度和下颌宽度都是可遗传的。研究与这些不同的结构数量性状相关的基因变异是一个有前景的领域。

这些不同的结构性风险因素在不同的族群中发挥着独特的作用。一项比较澳大利亚悉尼的白种人和来自香港的中国人患同样程度的 OSA 的优雅研究发现，白种人更肥胖，舌头更大。颅面尺寸对中国人的影响更大，颅面基底的限制更多[177]。最近一项使用 MRI 比较冰岛和中国 OSA 患者的研究也支持了这些种族特异性差异[177]。因此，不同基因决定的 OSA 途径的相对作用因种族而异。

然而，OSA 不仅有结构性的危险因素，也有生理性的危险因素[179]。关键的生理变量包括总循环增益、唤醒阈值和气道肌肉反应性。其中，总回路增益至关重要[179-180]。有些 OSA 患者的气道并没有特别的可折叠性，但却有很高的循环增益环路[179]。增益的主要决定因素是对缺氧和高碳酸血症的通气反应。对双胞胎的研究表明，缺氧反应也是一种高度可遗传的特征[181]。然而，尚未确定决定缺氧反应的基因变

异。因此，这是另一个潜在的遗传因素。

与其他睡眠障碍一样，最近有 GWAS 来识别与 OSA 相关的风险变异[182-184]。英国生物银行没有足够的数据来做到这一点，而且这些研究主要是在美国进行的基于人群的研究，这些研究最初是为了确定心血管疾病的风险而建立的，但现在包括了夜间睡眠研究。OSA 与肥胖和其他合并症（如高血压）相关，这一事实对 OSA 的病例对照 GWAS 提出了重大挑战。通常，已确定的遗传变异与肥胖有关，并与潜在的合并症有关，这使得发现 OSA 特有的信号变得困难。因此，GWAS 用于 OSA 的方法主要集中在通过夜间睡眠研究确定的 OSA 严重程度的定量特征分析。基于克利夫兰家庭研究的研究表明，AHI、平均夜间血氧饱和度、占睡眠时间的百分比和呼吸事件的平均持续时间是遗传的[185]。因此，这些变量被用于数量性状分析。尽管已经进行了许多 GWAS，但研究结果具有差异性。这种缺乏复制的基础尚不清楚，但这意味着必须谨慎解释结果。

第一个主要的 OSA 相关特征的 GWAS 是在西班牙裔 / 拉丁裔美国人中进行的[186]。在以 AHI 为表型的定量性状分析中，发现了两个新的基因座在全基因组范围内具有显著意义。一个位点跨越多个基因，包括 *GPR83*、*LINC01171/C11ORF97* 和 *MRE11A*。在染色体 6q21 上也发现了与事件持续时间显著相关的基因组区域，该区域跨越两个假基因（*CCDC162P* 和 *C6ORF183/ LOC100996694*）。不幸的是，没有复制。这项研究的结果突出了这种方法的挑战之一。虽然受试者来自 3 个不同的队列研究，但几乎所有受试者都来自西班牙裔社区健康研究 / 拉丁裔研究（HCHS/ SOL）。该队列的受试者很少有 OSA，AHI 中位数（四分位数范围）仅为 1.97（0.42，6.62）事件 / 小时。因此，数量性状分析主要是评估正常 / 轻度范围内 AHI

的遗传关联。

其他 GWAS 使用了不同的队列。多民族 GWAS 研究纳入了 7 个队列[183]。研究结果在其他队列中得到了重复，主要的重复队列是一个独立的生理研究，只有 67 个个体。非快速眼动（Non-rapid eye movement，NREM）AHI 和 REM AHI 分别进行研究，男女受试者分别进行分析。在男性 NREM 期 AHI 中发现了全基因组关联。这在女性中没有明显的相关性。发现的 SNP 位于 RAIA 基因中，该基因编码一种在神经元中高水平表达的蛋白质。该基因的单倍性不足与 Smith-Magenis 综合征有关[187]。患有这种综合征的患者有多处颅面异常[187]。

GWAS 还与睡眠期间的血红蛋白氧饱和度进行了 3 个相关测量：平均年龄 SaO_2、最低 SaO_2 和 SaO_2 低于 90% 的睡眠时间百分比[182]。本研究基于多个队列，8326 人处于发现阶段，14 410 人处于重复阶段。在发现阶段，不同队列中 30.0% ～ 54.8% 的受试者 AHI 至少为 15 事件 / 小时。在复制样本中，一个基于临床睡眠研究人群的队列有 70.9% 的受试者患有中度至重度 OSA，而另一个基于人群的队列只有 11.7%。

在全基因组范围内，发现 IL18R1 区域的 SaO_2 最低，HK1 区域的 SaO_2 平均。HK1 是糖酵解途径中的限速酶，其活性受缺氧诱导因子 1a 的调控[182, 188]。IL18R1 基因编码 IL18 受体的一个受体亚基。IL18 受体作用的生物学机制尚不清楚。已知 IL18 调控 HIF1A 的表达[189]。

同一个调查小组采用了一种混合绘图策略[190]。这是一种可以应用于最近混合的种群的方法，这些种群的祖先来自不同的孤立大陆。这项技术利用了不同祖先的优势。它已被广泛用于确定哮喘的遗传风险[191]。我们寻找了 4 项指标的相关性：AHI、事件持续时间和 2 项缺氧指标（平均、% 时间 < 90% SaO_2）。发现 FECH（铁螯合酶）的新变异与 AHI 和 SaO_2 低于 90% 的百分比时间显著相关。这些关联在独立队列中得到了证实。FECH 主要在血液中表达，是血红素生物合成途径的最后一种酶[190]。

与其他领域一样，研究正在超越来自 SNP 阵列的基因型数据。最近报道了一项全基因组测序数据的研究（尽管还没有同行评议）[184]。该研究基于早期 GWAS 中使用的相同队列，并且是国家心肺和血液研究所 TOPMed 项目的一部分。研究人员再次从夜间睡眠研究中寻找各种指标之间的联系[185]，对这些指标进行了全面的分析，并按性别分层。给出了基于基因的试验和单一变异的结果。在基因分析方面，在多种群分析中发现了 4 个显著相关基因。其中一个基因，ARMCX3，在中枢神经系统中高水平表达，并在神经元发育中起作用[192]。在单变异分析中，IL18RAP 的变异与平均事件去饱和和最小 SaO_2 有关。这与早期 GWAS 的研究结果一致[182]。

因此，尽管 OSA 的遗传学研究取得了进展，但进展非常缓慢。除了 IL18R1/IL18RAP 位点的变异外，在后续研究中未发现重复。和失眠一样，失眠也是有挑战的。首先，尚不清楚社区样本中睡眠呼吸紊乱的个体是否反映了临床出现的受试者[193]。考虑到不同的发病途径和不同的临床亚型，也可能存在遗传异质性[194]。这将需要新的分析方法。此外，考虑到表型的性质，似乎不太可能在果蝇和斑马鱼等高通量系统中进行后续功能研究。相反，后续的功能研究可能不得不在老鼠身上进行。

先天性低通气的遗传学

先天性低通气综合征（也称为 Ondine 的诅咒）是一种罕见的疾病，但在了解遗传基础方面已经取得了相当大的进展。它通常出现在生命早期。患有这种疾病的人在清醒时呼吸不正常。问题出现在睡眠中。当个体入睡并失去清醒时呼吸的动力时，他们就会呼吸不足。问题在于它们对二氧化碳系统的依赖。他们对高碳酸血症的通气反应很低或没有通气反应。这种低通气可能很严重，二氧化碳分压明显升高。因此，他们在睡眠时需要辅助通气。这通常是在生命早期进行气管切开术，并在睡眠期间通过气管切开术进行正压通气（见 Healy 和 Marcus 的综述[195]）。

相关基因是 PHOX2B。这是一种参与自主神经系统发育的转录因子。2003 年，Amiel 和他的同事发现了这种基因在这种情况下的作用[196]。携带 PHOX2B 突变的小鼠对高碳酸血症没有反应，并在产后早期死亡。

在人类中，最常见的突变是基因外显子 3 中多丙氨酸重复序列的表达[196]。重复次数的正常上限为 20[196]。大多数突变是从头发生的，即没有家族史[198]。很少有常染色体显性的病例，高达 25% 的病例显示出体细胞嵌合体，也就是说，在病例父母的一些细胞中发现了突变，但不是所有的细胞[199]。92% 的病例多丙氨酸重复序列扩增（25 ～ 33 个重复序列）[200]。有病例报告，个别病例有 25 例重复，以成人的形式出现[201]。有一个病例报告，一个更典型的突变的个体，也以成年人的形式出现[202]。

患有这种疾病的患者在第 3 外显子中没有增加的多丙氨酸重复序列，最常见的是 PHOX2B 的其他突变[198, 203]。先天性低通气综合征患者患有先天性巨结肠疾病和神经嵴源肿瘤的发生率增高[203]。与多丙氨酸重复序列增加的患者相比，*PHOX1B* 突变不同的患者更容易出现这些相关疾病[203]。详情请参阅 Bishara 及其同事的研究[204]。

临床要点

- 临床医生应该意识到样本量（统计效力）的相关性，以及在评估睡眠及其障碍的基因变异文献时独立复制的重要性。
- 有许多影响很小的常见基因变异以及影响很大的罕见基因变异，它们会增加睡眠障碍的风险，也会预防睡眠障碍。
- 已经有成功的发作性睡病（HLA 抗原，如 *DQB1*0602*）、不宁腿综合征（*MEIS1* 和 *BTBD9*）和先天性低通气综合征（*PHOX2B*）的基因研究。
- 时钟相关基因 *DEC2* 的变异影响睡眠持续时间和对睡眠剥夺的反应。模型系统的研究证实了它们的功能作用。
- 利用大规模数据资源（如英国生物银行和 23andMe）的睡眠和昼夜节律表型遗传研究正在迅速兴起。深入的表型和复制研究仍然需要。

总结

识别基因变异的方法已经迅速发展，这些基因变异对睡眠障碍有风险或保护作用。在遗传学研究中，理解研究设计、样本量和复制的重要性是很重要的。从小样本的连锁分析和候选基因关联分析到使用自我报告表型的大规模 GWAS 的研究表明了许多可能的基因型-表型关联。然而，许多已发表的关于睡眠障碍遗传学的文献并没有达到得出确切结论所需的标准（有关不同方法的完整描述，请参见附录）。

在发作性睡病、RLS 和先天性低通气综合征方面有重要的发现。对于后者，基因分型和确定致病突变现在是常规临床实践的一部分。对于发作性睡病和 RLS，已确定的基因变异尚未改变当前的临床实践。发作性睡病的研究结果，特别是关于不同 HLA 抗原的作用，确实表明在个体患者中研究这些变异可能具有临床作用。这还有待确定。这与 RLS 的情况不同，因为所发现的变异对遗传性的解释太少了。目前在这一领域的关键价值的结果是鉴定新的基因和相关途径。现在的问题是，这些基因有什么作用？这为了解睡眠障碍的基本发病机制和开发治疗干预的新靶点开辟了全新的机会。其中一个例子是基因 *BTBD9*，该基因在多项研究中被发现与 RLS 有关。开始确定其功能的方法是研究基因表达改变的动物模型。对于

BTBD9，已经在果蝇和老鼠身上进行了实验。在小鼠中敲除 *BTBD9* 导致表型差异[205]。敲除小鼠海马长时程增强，提示和情境恐惧条件反射增强。因此，*BTBD9* 与突触可塑性有关。没有对这些老鼠的睡眠进行研究。对果蝇的研究更直接地将 *BTBD9* 与多巴胺神经元的功能和铁代谢联系起来[206]。失去 *BTBD9* 功能的果蝇睡眠不完整。使用 RNAi 仅在多巴胺能神经元中敲除 *BTBD9* 可导致相同的表型。*BTBD9* 缺失的果蝇大脑中的多巴胺水平较低，而用于治疗人类 RLS 的多巴胺激动剂可以逆转果蝇的睡眠片段表型。与铁的联系来自对细胞培养的研究。具体来说，*BTBD9* 的过表达导致铁反应元件结合蛋白的减少，从而导致铁蛋白水平的增加。多巴胺神经元功能与铁代谢之间的关系尚未被研究。

这些功能研究只是一个开始。最终，我们需要了解这些新发现的基因变异的作用，以及它们是否代表未来药物开发的潜在目标。有一些数据库可以显示被识别的基因是否是一个药物治疗的靶点。因此，睡眠障碍遗传学和基因组学研究正处于早期发展阶段，还有待进一步探索。

附录

以下简要概述了与睡眠障碍相关的基因研究的潜在方法。

遗传力估计

遗传分析是了解疾病遗传基础的第一步。通过估计由遗传变异解释的疾病变异性的数量来确定遗传风险因素与疾病表型之间是否存在关系。遗传力可以广义地定义为可归因于遗传因素的表型变异的比例；较高的估计值表明，遗传对种群中某一特定性状的变异性的影响更大。有许多估计遗传力的技术，从利用双胞胎的表型信息[207]或家庭系谱数据[208-209]到最近发展的基于无亲缘关系个体的全基因组基因型数据估计遗传力的统计技术[210]。遗传能力只是对研究中所包括的特定人群的估计。对于特定的疾病或特征，没有一种真正的遗传性。相反，遗传性会随着环境的变化而随时间变化，也会因地理、种族或年龄而变化（见 Visscher 及其同事对遗传性概念的综述[210]）。

利用双胞胎或家庭数据估计某一特定性状的遗传力不需要对遗传变异进行具体测量。更确切地说，这些方法是基于这样一个原则，即基因关系更密切的人在表型上应该更相似。对于二元特征，如睡眠障碍，可以测量亲属的复发风险。也就是说，如果一个家庭成员被诊断出患有某种疾病，那么他们的家庭成员患

同样疾病的风险是多少。这种复发风险可以与一般人群的疾病风险进行比较，以估计家族聚集性。

最近建立的技术允许通过同时检查给定性状与所有遗传多态性之间的关联来估计不相关个体的遗传力[210-213]。这些技术已被使用和扩展，以更准确地捕获变异性的数量，可以通过全基因组关联分析来解释。

已经估计了对睡眠相关疾病和中间表型的遗传力，包括睡眠时间[4-6]、睡眠类型[45-48]、RLS[98-100]、失眠[4, 68-70]、睡眠异常[214]、OSA[133-139]以及与OSA相关的关键特征，如颅面结构[176]、上呼吸道软组织体积[172]、缺氧通气反应和过度呼吸[181]。对觉醒的心率反应也被证明是遗传的最可遗传的行为特征之一是睡眠时 EEG 的频谱特征[66]。尽管观察到其中一些性状的遗传率估计超过 50%，但发现的遗传变异通常解释不到任何给定表型中已知总体变异的 5%，或估计遗传率的大约 10%。寻找这种"缺失遗传能力"的原因是一个正在进行的研究领域，确定特定表型遗传能力的方法也在不断发展（参见 Lander、1 Altshuler 及其同事[2]、Manolio 及其同事[123]、Maher[2, 216]和 Eichler 及其同事的综述[217]）。对"遗传力缺失"的解释包括：大量影响小的常见变异，多个影响大的罕见变异，现有基因分型平台对因果变异的标记不足，基因–基因、基因–环境的相互作用，以及拷贝数变异、表观遗传修饰等其他类型遗传变异的作用。

连锁分析

一旦一种性状被证明是可遗传的，下一个显而易见的问题是，"哪些基因或区域与表现型有关？"遗传连锁分析可以回答这个问题[218-224]。在最基本的层面上，连锁研究比较患病和未患病个体之间的染色体区域，以确定在患病亲属之间更常见的 DNA 片段[219-220]，这些片段预计包含与疾病相关的遗传因素。该方法不涉及基因的初始评估，而是使用多个多态遗传标记，例如散布在基因组中的微卫星或 SNP。然后计算最大似然对数赔率（LOD）分数作为标记位置的函数。一旦确定了具有高 LOD 分数的标记位置，就可以缩小基因组区域，并通过确定特定于该区域精细映射的额外一组标记的 LOD 分数来验证链接（参见示例，图 17.6）。这一策略已成功应用于 RLS 的遗传风险因素研究（表 17.3）[103]。

因为连锁分析在整个基因组中执行多次计算，可能偶然发生错误的关联。根据遗传的映射方法和模型，提出了统计显著性水平的一般接受阈值。这些阈值包括：全基因组显著连锁的家庭 LOD 值至少为 3.3（对应于 $P = 4.9 \times 10^{-5}$）；兄弟姐妹对研究的 LOD 值略高，至少为 3.6。在鉴定出具有显著联系的基因

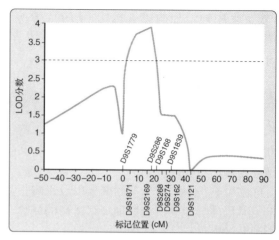

图 17.6　通过联动分析识别区域示例。标记位置在 X 轴上，对数赔率（LOD）分数在 Y 轴上。当发现基因组中间隔相等的多态性标记存在显著连锁时（虚线表示全基因组显著连锁的阈值），计算区域中其他标记的 LOD 分数（见 X 轴上的注释）。如图所示，这导致基因组区域缩小，并导致 LOD 评分增加。在这个例子中，毫无疑问，在这个区域存在一种变异，增加了不宁腿综合征的风险（From Chen S, Ondo WG, Rao S, et al. Genomewide linkage scan identifies a novel susceptibility locus for restless legs syndrome on chromosome 9p. Am J Hum Genet. 2004；74：876-85.）

组区域之后，精细定位分析（检查鉴定区域内的特定遗传标记）是缩小基因组区域和鉴定与感兴趣表型相关的特定变异的重要步骤。

连锁研究已经进行了几十年，在睡眠相关疾病中显著的成果之一是确定了 RLS 的 5 个连锁区域，即 *RLS-1* 至 *RLS-5*（表 17.3）[225-220]。这是基于对世界不同地区的几个 RLS 大家族谱系的研究。随后的精细图谱分析确定了感兴趣的特定变异[103]，从而对 RLS 遗传学产生了新的见解。相比之下，早期对欧洲人和黑种人 OSA 的关联分析得出的结果尚未被复制[145-147]。这些研究报告了与大多数 LOD 评分的关联，但没有达到统计学意义，也没有完成任何精细的映射。因此，这些早期的研究不足以产生强有力的效果。似乎不太可能仅凭连锁方法就能识别出存在 OSA 风险的基因组区域。

候选基因研究

使用候选基因方法进行关联研究是发现重要基因和遗传变异的更直接的方法。这些研究可以使用不相关的个体（例如，病例和对照），也可以使用家庭。人们可以使用靶向基因分型来检查先验假设基因内或附近的变异与给定表型之间的关联，这些变异可能来自连锁分析和 GWAS（见下文），或来自现有的生物学机制知识。此外，由于与全基因组连锁和多重检测负担较高的关联研究相比，关联测试较少，因此需要较

不严格的显著性阈值来保持较低的错误率[220, 230-231]。使用强大的功能假设是候选基因研究的一个重要方面，因为假阳性很常见[220, 230, 232]。然而，候选基因研究涉及关于哪些遗传区域最有可能与表型相关的先验假设，因此可能受到当前已知信息量的限制。

使用候选基因的关联研究与检查非遗传风险因素与感兴趣表型之间关系的典型流行病学研究无明显不同。标准统计模型可用于评估等位基因和感兴趣表型之间的关联。

与连锁分析相比，候选基因研究对复杂疾病性状具有更强的统计能力。然而，与许多类型的关联分析一样，最初的候选基因研究容易高估真正的关联（也被称为"赢家的诅咒"）[234-236]。另一个重要的考虑因素是群体分层，当不同祖先的群体之间的疾病患病率和等位基因频率的差异导致明显的关联时，就会发生这种情况[237-243]。已有人详细讨论了适用于候选基因研究和 GWAS 的群体分层校正方法[237, 240-243]。这种潜在的混淆，加上小样本量和大量的基因关联不能在独立数据集中复制，导致了关于结果的效用和解释的相当大的争议[220, 230-231, 234-236, 244]。在 OSA 的候选基因研究中，检测预期效果的能力明显不足（图17.4）。

通过设计，候选基因研究主要集中在基因编码区域的变异。然而，在蛋白质编码基因之外发现的常见遗传变异有助于明确疾病的病因。在过去的几年中，我们对基因组非编码功能区的理解有显著的提高，不能仅仅关注外显子组中的变异。

全基因组关联研究

人类基因组计划的完成，以及随后描述个体遗传变异的图谱和测序项目，极大地提高了我们进行遗传关联研究的能力。而不是依赖于通过连锁识别广泛的区域，或将我们的注意力限制在假设的候选基因上，全基因组基因分型允许对整个基因组中给定性状和个体遗传变异之间的关系进行公正和"无假设"的检查。根据国家人类基因组研究所-欧洲生物信息学研究所（National Human Genome Research Institute-European Bioinformatics Institute，NHGRI-EBI）GWAS 目录（可在 https://www.ebi.ac.uk/gwas/ 获得详细信息[253-255]），使用 GWAS，数千个遗传位点现已与复杂性状相关联。然而，正如本章前面所讨论的，最近关于睡眠的 GWAS 表明，可以通过有限的表型数据获得发现。重要的考虑因素包括对结果的解释，适当的显著性阈值，以及需要设计良好的研究，并考虑到祖先种群结构的复制。

目前研究遗传变异和疾病之间关系的主要焦点是 SNP。这是因为 SNP 是最常见的遗传变异形式。SNP 在个体之间的 DNA 序列中存在一个核苷酸的差异。由于基因组的块状结构，其中靠近的基因组区域倾向于一起传播，称为连锁不平衡（linkage disequilibrium，LD），对一个 SNP 进行基因分型可以提供许多附近 SNP 的遗传变异信息。最初的出版物表明，大约 500 000 个常见多态性提供了捕获基因组中 90% 变异性的能力[2, 256]。因此，大多数 GWAS 依赖于使用基于微阵列的基因分型方法的遗传变异子集[257]。这些有限的遗传信息可以用来通过参考人类基因组序列来推算缺失的基因型信息，包括人类基因组计划[1, 249, -252]，国际人类基因组单体型图计划（HapMap）[247-248]，千人基因组计划（1000 Genomes Project，1kGP）[246]，单体型参考联盟（HRC）[258]，和精确医学跨组学（TOPMed）计划[259]。

在收集了遗传数据后，通过 GWAS 包括进行个体回归模型，评估每个 SNP 与表型之间的关系。在这些模型中，SNP 可能是与感兴趣的等位基因拷贝数相关的加性编码，或者可以假设显性或隐性基因型效应。由于对所有 SNP 进行单独检查所产生的大量测试，因此需要进行多次测试校正以确定统计显著性并防止假阳性关联。通常 $P < 5 \times 10^{-8}$ 提示全基因组结果显著，反映了 100 万次独立测试的 Bonferroni 校正[2, 232, 260-261]。随着分析中包含的基因变异数量不断增加，将有必要制定更严格的标准。

虽然达到统计显著性是重要的，确定一个强大的遗传关联需要对初始研究和复制分析进行严格的审查。NCI-NHGRI 关联研究复制工作组发表了一篇关于基因型-表型关联的解释、有效性、复制和出版的综述[232]。建立初步关联报告有效性的标准包括：足够的样本量、检测合理效应的能力、对多重测试的适当校正、任何相似表型和群体亚群的一致结果、应用于基因型的标准和描述良好的质量控制方法、通过群体分层评估潜在的混淆。高度相关的 SNP 与连锁不平衡的 SNP 之间存在相似的关联，并且重复性研究报告的结果（即使这些结果无效）[232]。

尽管已经确定了遗传性，但与睡眠相关的特征的 GWAS 导致了不同的结果。简而言之，使用 GWAS 来了解基因对 RLS 和嗜睡症的影响已经取得了显著的成功。对于其他特征，包括时间型、睡眠时间[12-16]和失眠[13, 71-72]，具有表型信息的大规模遗传资源的开发和可用性，如英国生物银行和 23andMe，导致最近大量的 GWAS 分析。然而，这些研究主要使用自我报告的表型来确定基因变异。与客观数据的结果相比，这些特征可能有显著差异，因为对睡眠的主观评估是一种"嘈杂"的表型，需要非常多的受试者。

解释 GWAS 结果的另一个重要考虑因素是，结果不一定确定致病基因或变异，因为 LD 中其他基因或变异与已确定的 SNP 实际上可能是致病的。因此，GWAS 提供了支持特定位点或遗传区域的证据。新的方法正在发展，以在 GWAS 中确定所有可能的致病基因位点[262]。一旦确定可能的致病基因，它们的功能作用可以通过评估模型生物或组织的感兴趣表型来研究，其中基因在感兴趣的部位被改变，或者动物被创造出具有基因功能的丧失和获得。对于睡眠和昼夜节律，这两种表型现在都可以在非常高通量的模型系统中进行评估，即果蝇和斑马鱼。

罕见变异分析

尽管 GWAS 分析增加了我们对疾病遗传结构的理解，但通过基因分型芯片获得的遗传变异分析通常仅限于常见和低频 SNP。分析方法区分常见多态性（在人群中发生的频率高于 5%）和低频多态性（频率低于 5%），前者可能产生较小的效应，后者可能产生较大的效应，但更难发现（图 17.7）。

罕见变异可以在家族或双胞胎研究中进行分析，也可以在已确定的极端表型中进行分析，方法是在具有相同表型的个体中检查特定区域中罕见变异的共同发生率[263-264]。罕见的变异也可以用最近建立的技术在不相关的个体中检查[263, 265-272]。关于这种频率的变异的信息通常是通过深度插入或测序分析获得的[273]。尽管早期评估罕见变异的研究提出，结合极

端表型设计的大效应将允许在小样本中识别重要的变异，但最近的研究表明，仍然需要大样本量[274]。

与对常见变异所做的一样，检验目标结果与罕见变异之间关联的个体变异试验可能导致不稳定的效应估计，并且由于研究人群中存在的等位基因拷贝较少，通常效果不足。相反，可以使用各种已建立的技术来分析罕见变异，包括跨多个研究的荟萃分析[265-272]。由于罕见变异的标准误差估计的不稳定性，在罕见变异分析中使用了其他检验统计量（如评分或 Firth 试验）[275]。Firth 试验用于罕见频率变异的联合分析，已被证明具有 I 型误差和统计功率特性的最佳组合[275]。然而，分数检验在罕见变异关联检验的荟萃分析中更受欢迎[276-277]，在研究内部或跨研究的病例控制不平衡的情况下保持统计效力（在检查罕见疾病的罕见变异时，这是一个很大的问题）[277-278]。

对于罕见的变异，我们通常可以假设特定基因或区域的变化对生物功能产生类似的影响，并最终改变表型。因此，有可能将基因或区域内的变异汇总为一个分数，从而创建多个"副本"用于测试关联。大多数聚合试验可分为负担型试验或方差成分试验[279]。当罕见变异具有相同方向的影响（即所有有害或所有保护）时，负担测试是最强大的，而当一个区域包含既有害又保护的罕见变异时，基于方差分量核的关联方法（例如，SKAT）更强大。SKAT-O 测试将这两种测试作为特殊情况结合起来，并且在多个场景中都是最佳的[266-267]。除了以特定染色体区域为基础进行

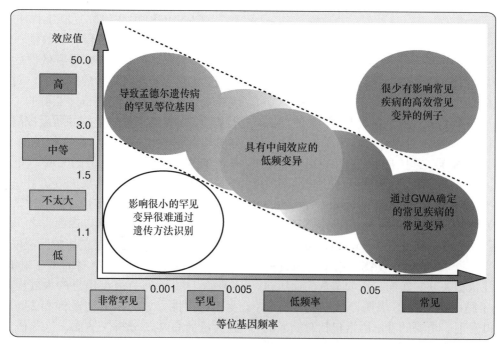

图 17.7 变异等位基因频率（X 轴）与变异效应量的关系。图中右下角的常见变异在人群中的频率超过 5%，但在对照组中的影响较小。向左的变异很少见，但影响很大。GWA，全基因组关联（From Manolio TA, Collins FS, Cox NJ, et al. Finding the missing heritability of complex diseases. Nature. 2009；461：747-53 with permission.）

这些检测外，检测还只能考虑预计通过改变氨基酸组成或调节基因活性（即通过表达）对蛋白质功能产生重大影响的罕见变异。功能预测分数也可以纳入罕见变异测试[265, 280]。通过消除新的非功能变异，仅限制这些功能变异可以增加检测罕见变异关联的能力。

当前和未来的方向：测序，拷贝数变异和表观遗传学

虽然与睡眠相关的文献主要集中在遗传力、连锁和候选基因或 GWAS 分析上，但遗传学研究的新兴领域包括全外显子组和全基因组测序、拷贝数变异（copy number variation，CNV）研究和全基因组表观遗传效应。新兴的测序技术使研究人员和临床医生能够以较低的成本对基因组的大部分区域进行测序。当与新兴的生物信息学技术相结合时，全外显子组和全基因组测序分别提供了蛋白质编码基因或整个基因组内所有遗传变异的准确鉴定[273, 281-282]。通过测序进行准确的变异鉴定，可以鉴定出重要的变异，包括没有从父母那里遗传的变异[273, 282]。

研究的重点是单核苷酸变异和表型变异之间的关系。然而，在目前的研究中，另外两种类型的遗传变异可能解释了一些缺失的遗传性。第一种是 CNV，它被定义为 DNA 中大于 1000 个碱基的结构变异，包括缺失、插入和重复[283-285]。与 SNP 不同，SNP 只改变 DNA 序列中的一个碱基，而 CNV 导致大量碱基的移除或重复，在某些情况下包括整个基因或基因群。因此，有理由相信 CNV 可以对表型产生很大的影响。因为它们对发育和功能有很大的影响，个体的 CNV 通常非常罕见，所以很难检测到它们之间的关联。因此，许多研究都集中在评估与对照组相比，病例中是否存在 CNV 数量的总体富集。一项研究发现，与对照组相比，日本发作性睡症患者中罕见的大 CNV（频率为 1%，长度为 100 kb）富集[286]，表明 PARK2 基因附近的区域是与发作性睡病相关的 CNV。考虑到它们对行为特征的影响[287-289]，对 CNV 在睡眠障碍中作用的分析很可能在未来证明是有成效的。

除了 CNV 之外，最先进的基因研究已经开始检查表观遗传学[290-293]，或者基因功能或活性的遗传修饰的影响，这些修饰不涉及潜在 DNA 序列的改变。研究最多的表观遗传修饰形式之一是 DNA 甲基化，它涉及在胞嘧啶-鸟嘌呤（cytosine-guanine，CpG）二核苷酸上添加甲基（CH3）基团，典型地抑制区域基因表达[294]。虽然甲基化模式是可遗传的，但 DNA 甲基化也会受到环境和行为的影响，如饮食、吸烟、体育活动和睡眠模式[298-300]。由于它们在基因表达中的作用，表观遗传模式的改变是这些因素和其他环境因素改变疾病遗传易感性的一种机制[301-302]。由于表观遗传修饰能够调节和改造特定细胞类型内的基因表达，因此表观遗传修饰有望在疾病中发挥重要作用[290, 303]。尽管该领域不断发展，最近的进展包括使用全基因组范围的 DNA 甲基化特征，从而产生了第一个全表观基因组关联研究（epigenome-wide association studies，EWAS），该研究最近发表了一些性状，包括 BMI[304-306]。

随着分析这些数据的方法不断发展，测序的价格不断下降，这些新兴遗传领域的研究将进一步加深我们对复杂疾病背后的遗传结构的理解。鉴于人类已知的许多睡眠和昼夜节律特征和紊乱的遗传力，这将是睡眠研究的一个重要机遇。

参考文献和拓展阅读

请扫描书后二维码，获取参考文献和拓展阅读资源。

第4篇　睡眠生理学

第 18 章　导论

Kenneth P. Wright，Jr.，Renaud Tamisier
何　超　任栓成　译　胡志安　审校

章节亮点

学习和阅读有关睡眠生理学的知识，有助于探索睡眠研究和睡眠医学的本质。对生理学的理解和认识病理生理学奠定了基础。对于临床医师来说，这些知识是诊断和管理与睡眠相关的各种疾病所需的基础。本篇涵盖了睡眠生理学的各个方面，从睡眠的基本机制到导致睡眠障碍的途径，最杰出的研究人员和临床医师提供了深入的见解。他们以清晰、精确的方式解释了最复杂的概念，使所有读者都能从他们的知识中受益。

睡眠医学是一门相对较新的学科，涵盖了从神经系统疾病到呼吸系统疾病的广泛疾病。另外，睡眠是一种可以被环境改变的生理状态，如海拔或温度，但当器官或生理功能受损时，睡眠也会受损。因此，睡眠生理学为研究人员和临床医师提供了思路，帮助他们理解睡眠障碍发生发展的不同过程和途径。

在本篇中，共 14 章涵盖睡眠医学知识，对于需要学习睡眠研究和临床实践基础的专业概念的人来说，这是非常重要的。前 6 章为我们提供了基本生理学概念的最新观点，从神经解剖生理学到上呼吸道生理学（见第 19 章至第 24 章）。睡眠时呼吸控制稳定性较差，在这种生理状态下，呼吸的许多潜在代偿输入显著减少或缺失。因此，无论潜在的原因是什么，一个或多个对呼吸控制有重要贡献的因素异常都会导致睡眠呼吸障碍。由此导致的睡眠相关呼吸不稳定取决于呼吸控制系统受损的程度。本篇对呼吸和心血管生理学的理解（见第 21 章和第 23 章）以及它们之间的相互作用（见第 20 章）进行了综述，展示了睡眠如何具体地与心血管和呼吸功能相互作用，以及将这些作用转化为临床实践时必须考虑的心血管和呼吸功能耦合。这些章节确实是临床医师和研究人员的无尽资源。最后，睡眠期间呼吸神经元和运动神经元的中枢神经调控一章概述了睡眠期间运动神经元的中枢处理过程，包括药物的作用，并为睡眠障碍的治疗开辟了新的领域（见第 22 章）。如第 129 章所述，生理表型分型将有助于睡眠呼吸障碍的个性化治疗。

本篇的第二部分更多地与环境或其他生理状态如何影响睡眠和睡眠生理学有关。因此，在高海拔地区或受体温和冬眠条件影响下的睡眠生理学被重新提出（见第 25 和 28 章）。共 4 章致力于阐述主要生理功能和睡眠之间的相互作用。内分泌功能、记忆、感觉和运动处理确实与睡眠神经通路和睡眠功能紧密相关

（见第 27、29 和 30 章）。

本节的最后 3 章涉及睡眠的局部和使用依赖方面（见第 31 章），以及疾病状态如何影响睡眠和宿主防御（见第 26 章）及创伤性脑损伤（见第 32 章）。关于局部睡眠的章节是全新的，其挑战在于将分子生物学和电生理学的高度专业化概念引入神经生理学，从而通过局部睡眠这一假说进一步理解之前无法解释的睡眠异常，如梦游、睡眠惰性、长时间清醒时的表现不佳、失眠和其他的分离状态。

现在的挑战是选择从哪里开始。

第 19 章

神经影像揭示了大脑产生、维持和调节睡眠的区域

Gilles Vandewalle，*Pierre Maquet*

何 超 任栓成 译 胡志安 审校

章节亮点

- 神经影像技术的发展使得在各种睡眠相关条件下表征人类的局部脑功能活动成为可能。这些技术已被用于表征正常人类受试者在睡眠–觉醒周期中的大脑活动。

- 与觉醒时不同，睡眠期间的局部大脑活动在皮质和皮质下区域是分离和整合的。

- 局部脑活动受到传入刺激、觉醒时的活动经历和昼夜节律系统的影响。

- 功能神经影像通过稳态睡眠压力、昼夜节律和光的非成像效应来鉴别睡眠–觉醒调控的神经相关性。

- 睡眠障碍患者的功能成像和对治疗干预的反应表明，在整个睡眠–觉醒周期中，神经系统发生了明确的变化。

引言

功能神经影像包括所有可以生成大脑活动图像的技术。应用于人类的技术通常包括单光子发射计算机断层扫描（single photon emission computed tomography，SPECT）、正电子发射断层扫描（positron emission tomography，PET）、功能磁共振成像（functional magnetic resonance imaging，fMRI）、光学成像、弥散加权成像（diffusion-weighted imaging，DWI），更小范围上也包含了多通道脑电图（electroencephalography，EEG）和脑磁图（magnetoencephalography，MEG）。每种技术在空间和时间分辨率、可访问性、安全性和成本方面都有其自身的优点和缺点。例如，EEG 和 MEG 以精确的时间分辨率（通常在几毫秒的量级上）来记录脑振荡，但考虑到在脑外放置的传感器数量有限，它们的定位能力是有限的，并且对电或磁源信号进行建模的方法是次要选择的。因此，MEG 和 EEG 仅仅可以提供关于睡眠相关机制的大脑相关性的有限信息。相比之下，SPECT、PET 和 MRI 提供了良好的空间分辨率（≈ 0.5 mm 至几毫米），但由于它们基于血流动力学或代谢参数的测量，因此时间分辨率降低至约 1 s 至数分钟。

因此，对具有睡眠功能的脑区的全面理解需要跟随技术创新的不断发展，使用尽可能多的技术来鉴定大脑在睡眠和觉醒期间的功能。例如，最近出现的 7T 及更高的超高场 MRI、定量 MRI 和弥散加权 MRI（diffusion-weighted，DWI）打开了一个全新的尺度，可在亚毫米尺度（0.02 ～ 1 mm）上进行直接观察，并推断微观特性［< 0.02 mm（例如，髓鞘含量、轴突密度）］。同样，具有高灵敏度、更低电离水平和更短采集时间（< 1 s）的临床前 PET 开发，无疑将为未来几年的睡眠研究开辟新的视角。

本章总结了在健康睡眠者和睡眠障碍患者中，使用功能神经成像在睡眠觉醒与认知的密切关系方面取得的主要进展。这些进展是基于 5 个主要背景进行考虑：人类正常睡眠期间局部大脑活动的特征，睡眠压力增加条件下的局部大脑功能，昼夜节律系统和非经典光感受系统调节睡眠–觉醒周期的神经相关性，及睡眠障碍管理的临床应用。

正常人睡眠期间的功能分离和整合

临床前研究已鉴定出了大脑中促进觉醒的基础环路。一般来说，这些系统活动的减少对于睡眠的产生和维持至关重要。该网络的主要核团之一是脑干网状核，主要是由谷氨酸能长投射神经元和 γ - 氨基丁酸（gamma-aminobutyric acid，GABA）能神经元形成的局部微环路组成的差异性网络。另外还有脑干被盖中的一些核团（主要在网状结构的背侧），其中包括胆碱能和单胺能（5- 羟色胺能、去甲肾上腺素能和多巴胺能）神经元。这些核团向吻侧发出投射，与脑干网状核的投射平行并相互连接。胆碱能核聚集在喙侧基底前脑，包括隔核和布罗卡（Broca）斜带。包围大

部分间脑结构的丘脑网状核也在睡眠启动和维持以及睡眠阶段活动中起作用。

很多文献聚焦研究下丘脑在觉醒和调节睡眠-觉醒转换中的重要作用。比如，下丘脑后部中结节乳头状核的组胺能神经元和穹窿周围促食欲素能神经元与基础促觉醒系统联系紧密并相互作用（详情见第 7 章和第 8 章）。这些主要调节区域的活动变化导致丘脑皮质回路中的活动模式发生长久性的改变，包括抑制网状核活动，相关结构如基底神经节或小脑也受到影响。功能成像研究的主要目的是表征正常人类睡眠期间区域脑功能的这种重组和对外部刺激的反应以及先前觉醒经历对睡眠期间区域脑活动的影响。这些研究的结果总结于表 19.1，详见下文（图 19.1）。

非快速眼动睡眠

对睡眠中的动物进行神经生理学记录表明，在非快速眼动（non-rapid eye movement，NREM）睡眠时，大脑的神经活动以慢波为主（< 1 Hz），以去极化膜电位组成的基本振荡为特征，与神经元放电密切相关（"上升"状态），随后是超极化阶段，在此期间皮质神经元保持沉默几百毫秒[5-6]（"下降"状态）。慢波振荡同步发生在大神经元集群中，波形在 EEG 记录上反映为高振幅、低频率[5, 7-9]。慢波振荡夹带着其他睡眠振荡，也在这些振荡夹带中产生[7, 10]。在后者中，纺锤波与丘脑皮质群体中的爆发性放电有关。它们源于丘脑网状结构神经元对丘脑皮质神经元的周期性抑制，丘脑网状结构神经元被基底前脑（basal forebrain，BF）和脑干中的胆碱能神经元激活，并在丘脑皮质细胞中引发抑制后反弹形成尖峰爆发，这反过来又使皮质神经元群体产生纺锤波[10-11]。

在宏观系统水平上，PET 测量脑代谢或血流动力学通常需要在较长时间内整合脑活动［从 $H_2^{15}O$-PET 的几十秒到 ^{18}F-氟脱氧葡萄糖（^{18}F-FDG）PET 的 45 min］，这导致在先前描述的上升和下降状态下脑活动的平衡。因此，NREM 睡眠系统地与觉醒时的脑能量代谢降低相关[12]。相对于觉醒状态，大脑中葡萄糖和氧代谢物以及脑血流量在第 2 阶段睡眠期间减少 5% ～ 10%[13-14]，在慢波睡眠（slow wave sleep，SWS）即第 3 阶段 NREM 睡眠期间减少 25% ～ 40%[15-17]（另见第 20 章）[15-17]。这些发现通过使用 MRI 中的 EEG 和动脉自旋标记（arterial spin labeling，ASL）测量和绝对脑血流量测量得到证实，但 ASL 具有更好的时间分辨率，因为全脑采集需要约 10 s[18]。

PET 和 MRI ASL 均表明这些降低并不相同，但展现出可重复的区域分布。人们认为，在同步睡眠振荡中具有高比例神经元的脑区可能具有最低的区域活动[12]。在浅 NREM 睡眠期间，脑桥和丘脑各核以及额叶和顶叶区域的脑血流量减少，但在中脑中保持不变[19]。与丘脑核在纺锤波产生中的作用一致，在第 2 阶段睡眠期间，丘脑血流量与 Σ 频率范围内的功率密度成比例地减少（12 ～ 15 Hz）[20]。慢波睡眠中，在 NREM 睡眠及其特征性振荡中发挥允许性和主动作用的区域均观察到最一致的减少，这些区域是背侧脑桥和中脑、丘脑、基底前脑及下丘脑。在 NREM 睡眠期间，皮质血流减少的地形图也表现出高度的可重复性，涉及前额皮质、前扣带回皮质、楔前叶和颞叶的内侧。MRI ASL 进一步揭示了与早期报道的所有区域（如皮质、间脑和脑桥）中的 NREM 睡眠相关的脑血流量减少与脑电低频带中的功率密度成比例，通常称为慢波活动（slow wave activity，SWA）[18]，这已被证明是非常有用和常用的参数，因为它最好地量化了 NREM 睡眠期间稳态睡眠压力的降低[21]。EEG 与 MRI ASL 结合还显示，睡眠期间枕极和海马旁回的特征可能是脑血流量相对于觉醒时增加，并与 SWA 成比例（正相关）[18]，这可能是由于梦样活动、基本感觉处理和（或）记忆过程（海马旁回）。此外，在睡眠期间发生血流量减少的大多数区域中，睡眠后立即觉醒期间的脑血流量低于睡眠前觉醒时的血流量，这可能构成所谓的睡眠惰性[18]，且与先前确定的进行性再激活和功能重组相关[22]。

产生局部血流量变化的机制尚不清楚，即使没有提出因果关系和方向推断，但慢波数量和（或）强度以及脑血流量之间存在着紧密的关系。额叶和顶叶联合皮质是觉醒时最活跃的大脑结构之一[12]。因此，在正常觉醒的白天，局部累积的睡眠压力被认为在这些皮质区域特别重要，并在 NREM 睡眠期间产生大量的局部慢波并大幅度降低局部能量代谢[12]。在小脑和基底神经节中也意外观察到血流量显著减少。目前尚不清楚血流的这些变化是否表明这两个区域在产生和维持皮质振荡中起作用，或者它们仅仅只是被皮质慢波活动所携带。

EEG 和 fMRI 技术的发展使得与瞬时事件相关的大脑活动有了更细的描述，如纺锤波[23] 或慢波[24]。证据表明，在人类的睡眠期间会出现两种不同类型的纺锤波，分别是慢纺锤波和快纺锤波，这两种纺锤波在血流地形图及其调节的某些方面有所不同[25]。两种纺锤波类型都会在丘脑、前扣带和岛叶皮质以及颞上回中触发显著活动[23]。除了常见的激活模式外，慢纺锤波（频率为 11 ～ 13 Hz）与额上回的活动增加有关。相比之下，快纺锤波（13 ～ 15 Hz）招募参与感觉运动处理的皮质区域，并招募内侧额叶皮层和海马。

在 SWS 期间，最大振幅波（> 140 μV）是慢振

表 19.1　NREM 和 REM 睡眠期间全脑和局部血流动力学或代谢的变化

面积	深度 NREM 睡眠 — Kety-Schmidt[a] 氧代谢	Kety-Schmidt[a] 血流	PET 葡萄糖代谢	PET 血流	fMRI BOLD 信号	REM 睡眠 — Kety-Schmidt[a] 氧代谢	Kety-Schmidt[a] 血流	PET 葡萄糖代谢	PET 血流
全脑改变	相对于觉醒和 REM 睡眠，↓	相对于觉醒和 REM 睡眠，↓	相对于觉醒和 REM 睡眠，↓	相对于觉醒和 REM 睡眠，↓		≈觉醒	≈觉醒	≈觉醒	≈觉醒
局部改变									
外侧额叶				相对于觉醒，↓	对慢波反应↑				相对于觉醒，↓
内侧前额叶（包括眶额）				相对于觉醒，↓	对慢波反应↑			相对于觉醒，↑	↑
侧顶叶				相对于觉醒，↓					相对于觉醒，↑
内侧顶叶（包括楔前叶）				相对于觉醒，↓	对慢波反应↑				相对于觉醒，↓
颞枕叶			相对于觉醒，↓					相对于觉醒，↓	
扣带回前部					对慢波反应↑				相对于 SWS，↓
内侧颞叶（海马体、海马旁）									相对于觉醒或 SWS，↑
内侧颞叶（杏仁核）									相对于觉醒或 SWS，↑
丘脑				相对于觉醒，↓					相对于觉醒，↓
基底节				相对于觉醒，↓					相对于觉醒，↓
脑桥，中脑				相对于觉醒，↓	对慢波反应↑				相对于觉醒或 SWS，↑
小脑				相对于觉醒，↓	对慢波反应↑				相对于觉醒或 SWS，↑

[a] Kety Schmidt：一种测量器官血流量的方法，由 C.F.Schmidt 和 S.S.Kety 于 1944 年首次应用于大脑。化学惰性指示气体与感兴趣器官的组织平衡，并测量从器官消失的速率。假设惰性指示剂从组织中消失的速率是指示剂在任何时间组织中的量的函数。假设消失率为指数。

静脉血液浓度处于扩散平衡，并且指示剂从组织中消失……未计算血流量；↓，减少；↑，增加；BOLD，血氧水平依赖；fMRI，功能磁共振成像；PET，正电子发射断层扫描；NREM，非快速眼动；REM，快速眼动；SWS，慢波睡眠。≈，大致相同的活动。

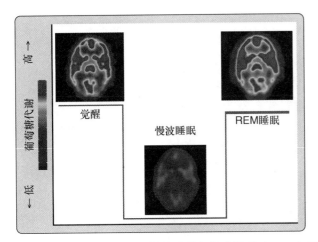

图 19.1　大脑在静息觉醒、慢波睡眠和快速眼动（REM）睡眠中的葡萄糖代谢整体变化的示意图。这些图像代表了单个受试者在脱氧葡萄糖 [18]F 正电子发射断层扫描的 3 个不同阶段中测量的大脑葡萄糖代谢率。功能图像以相同的大脑水平显示，并使用相同的色阶。在觉醒和 REM 睡眠期间，大脑葡萄糖代谢的速率相似。相对于觉醒和 REM 睡眠，慢波睡眠期间的大脑葡萄糖代谢显著降低 [Modified from Maquet P, Dive D, Salmon E, et al. Cerebral glucose utilization during sleep-wake cycle in man determined by positron emission tomography and（[18]F）2-fluoro-2-deoxy-d-glucose method. Brain Res. 1990; 513：136-43.]（见彩图）

荡（< 1 Hz）的实现，而低幅慢波（75 ～ 140 μV）被认为响应 δ 节律 [26-27]。与慢波（> 140 μV）和 δ 脑电波（75 ～ 140 μV）相关的脑活动的短暂增加可以在脑桥被盖（包括蓝斑）、中脑和小脑以及几个皮质区域中检测到，还有下额叶、内侧前额叶、楔前叶和后扣带回海马旁回 [24]，这些区域被证明是支撑人类慢波的电流源 [28]。

与基线活动相比，慢波与海马旁回、小脑和脑干的显著活动相关，而 δ 波与额叶反应相关 [24]。这些发现表明，NREM 睡眠并不是大脑静止状态，而是一种活跃状态，在此期间，特定大脑区域的神经活动始终通过睡眠振荡（纺锤波、慢节律）进行同步。来自皮质和丘脑的电生理学和计算证据表明，在缓慢振荡向上状态期间，紧张性放电模式和膜电位的波动与觉醒状态的特征相似，这表明向上状态是皮质丘脑网络中神经元动力学的普遍特征，再现了促进神经元相互作用的"微"觉醒状态。

EEG-fMRI 改进了睡眠阶段的表征。对 fMRI 数据进行的未经指导的数据驱动的时间分析导致了不同状态的隔离，或准静态活动的时间段，跨越覆盖整个大脑的 90 个感兴趣区域（regions of interest，ROI），并分别记录了觉醒时，试图入睡时和睡着时的脑电活动。这些状态最显著地与觉醒、N2 或 N3 相关，并聚集成一组状态，优先于彼此之间切换。状态的转化

主要与 ROI 的特定子集中的活动减少或增加相关联。SWS 的特征在于更稳定的状态（状态之间的切换更少并且状态数量更少），而 N1 在振荡组成成分方面是非常异质的，因此在与其相关联的稳态方面很难进行准确的描述，这表明 N1 仍然是多导睡眠图中定义最模糊的睡眠阶段，且在人为视觉评分之间的分歧最大。这种新方法揭示了大脑活动的复杂性高于传统的睡眠评分，但目前尚不清楚这种高复杂性是否可以更精确地理解睡眠的功能。默认模式网络中平均激活的增加似乎与从觉醒状态到 NREM 睡眠–睡眠状态簇的切换有关。这是在与事件相关的 fMRI 证明 SWS 波相关的区域活动模式与默认模式网络之间的部分重叠之上，因此，这可能对睡眠启动和 NREM 睡眠期间缓慢振荡同步的大脑反应起关键作用 [24]（图 19.2）。

非快动眼睡眠期对外界刺激的加工

到目前为止，只有少数神经影像学研究调查了人类大脑在睡眠期间处理外部刺激的相关性，其结果是有争议的。在使用镇静剂进行 fMRI 检查的幼儿中，视觉刺激引起了前内侧枕叶皮质反应的反常下降 [31]。尽管这一神秘发现的神经生物学意义仍然难以捉摸，但使用 fMRI 和 PET 发现在自然睡眠的成年人 SWS 期间也观察到了相似的反应模式 [32]。这种反应模式似乎不是视觉刺激所特有的，因为在 NREM 睡眠期间给予听觉刺激时也可以观察到 [33]。

与这些结果形成鲜明对比的是，也有证据表明，在 NREM 睡眠期间，听觉刺激仍然由大脑的皮质区域进行处理 [34]。在觉醒和轻度 NREM 睡眠期间，在双侧听觉皮质、丘脑和尾状核中检测到对听觉刺激的显著反应。此外，左杏仁核和左前额叶皮质被个体受试者的特定情感意义的刺激所招募。然而，在睡眠纺锤波和慢速振荡的负向阶段，高级皮质区对睡眠中的声音处理似乎发生了改变或缺失 [35]。与此相反，当声音与慢速振荡的正向阶段相关联时，反应会在远处的额叶区引起。因此，NREM 睡眠期间的感觉信息处理似乎受到基本脑振荡模式（慢振荡和纺锤波）的限制，这导致自发和诱导脑活动之间的复杂相互作用。这些感觉信息的扭曲可能在功能上将皮质与环境隔离，并为离线记忆处理提供了独特的有利条件。（更多关于大脑在睡眠中如何处理输入的感觉信息，详见第 30 章）

随着对睡眠期间记忆再激活的关注增加，通过与学习材料相关的感官刺激来实现这一过程似乎是有效的 [36-37]。当在睡眠期间记录 fMRI 数据（没有伴随的脑电图）时，在前一段觉醒期间与物体位置记忆任务中的成对物体相关的嗅觉刺激触发了海马体的激

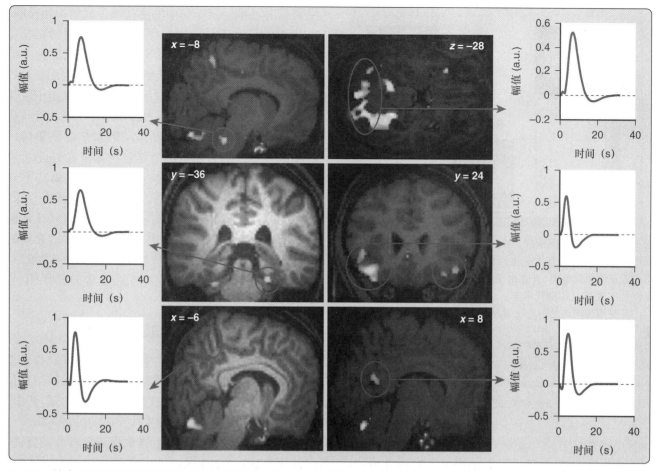

图 19.2 结合脑电图和功能磁共振成像观察到与慢振荡（包括高振幅慢波和 δ 波）相关的脑区被激活。结构图像-中心面板，显著的反应与慢波和 δ 波相关。功能结果显示在单个图像上（ $P < 0.001$ ，未校正），显示在 x、y 和 z 轴的不同水平上。侧图（左和右），相应的脑区慢波或 δ 波期间拟合反应振幅 [任意单位（a.u）] 的时程（秒）。所有反应均表现为脑活动的区域性增加。从左到右、从上到下：脑桥基底部、小脑；右侧海马旁回、额下回；楔前叶，后扣带回皮质（Modified from Dang-Vu TT, Schabus M，Desseilles M，et al. Spontaneous neural activity during human slow wave sleep. Proc Natl Acad Sci U S A. 2008；105：15160-5.）（见彩图）

活[38]。同样，在睡眠期间呈现与觉醒期间的物体位置记忆任务相关的气味线索，会增加涉及记忆回忆的腹内侧前额叶皮质的激活水平，这与睡眠后的记忆表现显著相关[39]。这进一步强化了睡眠是一种活跃状态的观点，并且即使在睡眠期间，大脑的区域也可以参与外界刺激的复杂处理过程。（有关脱机存储器处理的更多信息，请参阅下文和第 29 章）。

与年龄有关的非快速眼动睡眠的变化

睡眠和觉醒调节的变化是衰老过程的标志。在 50 岁左右，睡眠就会出现时间减少、更片段化，慢波出现频率减少，这可能反映了睡眠需求的积累和消散减少。在 24 h 中，可能由于昼夜节律系统在衰老过程中提前，导致睡眠时相也提前。（有关与年龄相关的睡眠变化的更多信息，请参见第 3 章和第 42 章）[40-41]。

尽管这些常见的变化已被广泛接受，但关于哪些脑区活动可能是睡眠随年龄变化的基础却几乎没有信息。但已有相关的大脑结构被报道。例如，MRI 表明，在健康的老年人中岛叶和扣带回以及前额叶和下颞叶皮质的几个部分的皮质变薄。EEG 记录表明，睡眠期间前额叶皮质和下颞叶皮质的慢波密度和振幅下降与年龄有关[42]。同样，扩散成像显示，连接丘脑和额叶皮质的白质束改变与年龄伴随的纺锤波特征改变有关[43]。此外，老年人内侧额叶皮质的选择性萎缩预示着慢波睡眠和纺锤体在时间上的耦合更弱[44]。此外，正常衰老与大脑调控睡眠觉醒的间脑、基底层和大脑皮质的结构变化有关[45]。然而，皮质或皮质下的功能性 PET 或 fMRI 测量是否与睡眠期间 EEG 的短暂改变（如慢波振荡和纺锤波）相关还是未知的。

最近的研究表明，MRI 数据中与年龄相关的变化可能反映了神经元铁离子或轴突髓磷脂含量的改变，而不仅仅是神经元或突触的损失，这使得对大脑结构变化的解释变得更加复杂[46-47]。无偏定量 MRI[48]

的发展将为解决睡眠觉醒质量与大脑宏观和微观结构之间的联系提供重要工具。

快速眼动睡眠

快速眼动睡眠大脑区域功能的重组：与梦境特征的关系

REM 睡眠期间记录到的能量代谢水平与觉醒时的水平相似[16-17]。但大脑活动区域的分布却与觉醒时明显不同。据报道，除了已知参与 REM 睡眠产生和维持的区域（如脑桥被盖核、丘脑各核）外，在 REM 睡眠期间，边缘和旁边缘区域（如杏仁核复合体、海马结构、前扣带皮质、眶额皮质）也有显著的激活（图 19.3）[15, 49-50]。

虽然这一观察结果并非在所有研究中都有报道，但在 REM 睡眠期间，颞枕区的后皮质通常被激活[15]。相反，背外侧前额叶皮质、顶叶皮质、后扣带皮质和楔前叶是最不活跃的脑区[15, 50]。尽管早期的动物研究已经提到了在 REM 睡眠期间边缘区域的高水平活动，但人类的功能性神经成像强调了边缘、旁边缘和

后部皮质区域的激活与联合额叶和顶叶皮质的抑制之间的对比。

与觉醒相比，REM 睡眠期间的区域功能整合也发生了改变。例如，纹状皮质和纹外皮质功能的相互作用，在觉醒时是相互促进的，在 REM 睡眠时变成相互抑制的[51]。同样，在 REM 睡眠期间，杏仁核和颞枕区之间的功能连接比在安静觉醒时更紧密[52]。

REM 睡眠期间人脑功能的组织在某种程度上与梦境的一些特征有关[51]。梦境中感知觉可能与后皮质（枕叶和颞叶）的激活有关，而情感特征可能与杏仁核复合体、眶额叶皮质和前扣带皮质的激活有关。中颞叶区域激活可以解释梦中常观察到的过往记忆内容。前额叶皮质相对低的激活可能有助于解释逻辑推理、工作记忆、情景记忆和执行功能的改变，这些改变是实验诱导的在 REM 睡眠后唤醒收集的梦的特征。在觉醒认知神经科学的研究中，前扣带皮质和周围的中央内侧前额叶皮质的激活被认为与自我参照认知和行为监测有关。在 REM 睡眠中，这些结构的激活可能代表了 REM 睡眠在自我意识方面的作用，特

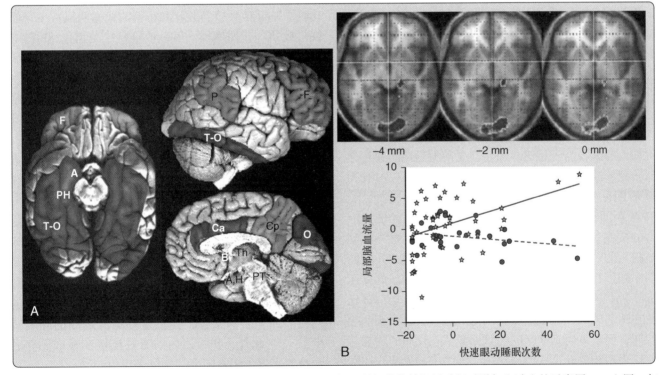

图 19.3　通过正电子发射断层扫描观察到的与快速眼动（REM）睡眠相关的神经活动相对增加和减少的示意图。**B.** 上图，与快速眼动相关的大脑区域在 REM 睡眠状态下比在觉醒状态下更活跃。横断面距双颞平面 0 ～ 24 mm。未校正的 $P < 0.001$ 功能数据叠加在睡眠受试者大脑的平均磁共振成像扫描上，并将其配准到相同的参考空间。**B.** 下图，调整后的右侧膝状体任意单位的局部脑血流量（rCBF）与 REM 数量的关系图。在 REM 睡眠期间（圆圈）膝状体脑血流与 REM 次数的相关性比觉醒期间（星星）更强。A，H，杏仁核和海马；B，基底前脑；Ca，前扣带回；Cp，后扣带回和楔前叶；F，前额叶皮质；H，下丘脑；M，运动皮质；P，顶叶边缘上皮质；PH，海马旁回；PT，脑桥被盖；O，枕外侧皮质；Th，丘脑；T-O，颞枕纹状外皮质。（A，Modified from S，Maquet P. Sleep imaging and the neuro-psychological assessment of dreams. Trends Cogn Sci. 2002；6：23-30；B，Modified from Peigneux P，Laureys S，Fuchs S，et al. Generation of rapid eye movements during paradoxical sleep in humans. Neuroimage. 2001；14：701-8.）（见彩图）

别是那些具有情感意义的方面，与其他相关的边缘和副边缘结构的激活保持一致[54]。（关于梦境的神经生物学的更多信息可以在第 57 章和第 58 章中找到）。

快速眼动睡眠的脑成像和其他特征

快速眼球运动是 REM 睡眠的一个显著特征。在人类的 REM 睡眠和觉醒状态中，产生自发眼球运动的大脑机制是不同的。在 REM 睡眠期间，外侧膝状体和纹状皮质的区域脑血流量变化与眼动密度的相关性明显高于觉醒状态[55]，这一模式后来被 fMRI 证实[56]。这种活动模式使人联想到脑桥-外侧膝状体-枕叶 PGO 波，即与眼球运动相关的显著的相位生物电，发生在 REM 睡眠前或在 REM 睡眠期间，以单独或爆发形式出现，这也最容易在猫和大鼠的中脑桥被盖区、外侧膝状体和枕叶皮质中被记录下来。[57]

REM 睡眠的另一个重要特征是不稳定的自主调节，尤其是心血管调节。在觉醒状态下，右侧岛叶参与心血管调节[58]，但在 REM 睡眠期间，心率的变化与右侧杏仁核复合体的活动有关[59]。与觉醒状态相比，REM 睡眠中杏仁核和岛叶皮质这两个参与心血管调节的大脑区域之间的功能联系存在显著差异[59]。这些结果表明，在 REM 睡眠期间，中枢心血管调节的功能重组（参见第 20 章）。

非快速眼动和快速眼动睡眠期间的特定脑区功能可以被觉醒期间的经历改变

觉醒时的经历对睡眠中的脑区活动有很大影响。例如，与未参与者相比，那些在之前觉醒期间通过虚拟城镇（通过计算机软件程序）的受试者，在 NREM 睡眠期间海马体和海马体旁回的血流量增加[60]。SWS 期间海马活动水平的表达与第二天路径恢复能力的提高呈正相关，提示 NREM 睡眠期间海马活动与随后的"离线"空间记忆加工有关。同理，在对面部序列进行陈述性记忆任务后，在快速纺锤波的存在下，梭状回也会有很大的反应[61]。重要的是，该任务在睡前编码和睡眠后成功回忆的过程中也会调动梭状回，而从编码到回忆的梭状回激活在夜间的增加与回忆表现相关。这些发现支持了睡眠中与先前陈述性学习有关的大脑区域海马体和皮质的再激活促进了记忆的巩固和学习成绩的提高。

除了陈述性记忆外，在觉醒状态下执行一系列反应时间任务时被激活的几个大脑区域（脑干、丘脑、枕叶、顶叶和运动前区）在 REM 睡眠期间明显比未经训练的受试者更活跃[62]。这些在 REM 睡眠期间增加的激活进一步被认为与大脑功能连接的显著变化有关[63]。此外，在学习了敲击手指的任务后，训练

期间对该任务的神经表征在 NREM 睡眠期间被削弱，从而使第二天评估的任务的神经表征逐渐受益[64]。总的来说，这些结果支持了一个假设，即运动序列的记忆在人类 NREM 和 REM 睡眠期间被进一步处理和重组（图 19.4）。（关于睡眠在记忆巩固中的作用以及在衰老过程中陈述性记忆和程序性记忆发生的变化的更多信息，请参见第 29 章。）

人类睡眠剥夺的脑成像

睡眠的产生和维持受内稳态睡眠驱动的强烈影响。因此，了解在睡眠剥夺后的觉醒大脑的神经相关性、有可能阐明与睡眠相关的机制，以及因睡眠缺失导致事故的检测与预防的更多线索。这是因为在睡眠剥夺期间、内稳态睡眠驱动增加，大脑更容易出错，并与昼夜节律信号失调。（关于睡眠剥夺对觉醒状态下大脑功能的影响的更多信息，可参考第 5 章、第 37 章和第 38 章）

使用 ^{18}F-FDG PET 方法评估健康受试者在剥夺睡眠 32 h 之前和之后的大脑代谢[65]。研究人员注意到丘脑、基底神经节、颞叶和小脑的代谢明显减少，而视觉皮质的代谢增加。另一项研究[66]使用 18F-FDG PET 评估睡眠剥夺 24、48 和 72 h 对觉醒调控脑区代谢，以及警觉性和认知表现的影响。发现睡眠剥夺与额顶叶皮质相关，这些观察结果一致，即睡眠剥夺对 SWS 和觉醒时自发性 EEG 活动的影响在额叶中最大。

许多 fMRI 研究比较了休息良好和睡眠不足的大脑在持续集中注意力或执行任务时的表现。在一晚睡眠剥夺后，观察到在持续注意力任务时额叶和顶叶反应减少[67-68]。此外，警觉性失败（失忆）与这些皮质区域和丘脑的激活减少有关[69-70]，睡眠剥夺期间的注意力下降似乎与脑区之间联系的改变有关。自发（即无任务）功能连通性的变化表明，默认情况下和背/腹侧注意力通路（包括许多额叶和顶叶区域）的连接（或整合）减少，并且这些脑区之间的隔离减少[71-74]。此外，扣带回内的有效连接在睡眠剥夺后会减少，这预示着随后的持续表现更差[75]。

睡眠剥夺后，对工作记忆任务的反应最一致的下降是在后部皮质（顶叶、枕叶、颞叶），以及额叶区域[76-79]。相比之下，虽然并不总是检测到[79]，但睡眠剥夺的有害影响（见下一节）使丘脑、前扣带回和前额叶区域的反应增加[66, 76-77, 79-80]。此外，这些特定区域的反应模式似乎能区分在进行工作记忆任务时，将对睡眠不足的恢复能力较强的参与者区分出来。因此，睡眠剥夺后顶叶激活的减少被认为是工作

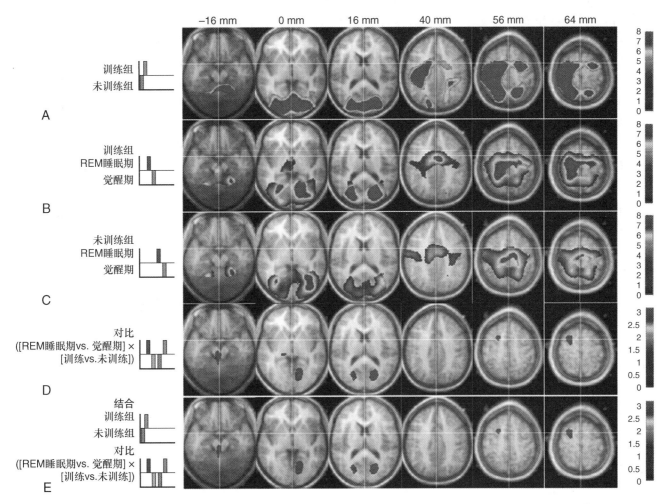

图 19.4　先前的觉醒经历（在本例中是程序性运动学习序列）对随后快速眼动（REM）睡眠期间大脑区域活动分布的影响。不同对比的统计参数图显示在 6 个不同的大脑水平（从双侧平面下方 16 mm 到上方 64 mm），叠加在睡眠受试者大脑的平均（共登记和归一化）磁共振成像扫描上。所有地图的统计值均为 $P < 0.001$（未校正），除了 **A**，其统计值为校正体素水平（$P < 0.05$）。**A**，在连续反应时间（SRT）任务中，在觉醒状态下（SRT- 休息）的大脑区域被激活。**B**，先前接受 SRT 任务训练的受试者在快速眼动睡眠（REM 睡眠–觉醒）期间激活的大脑区域。**C**，未经训练的受试者在 REM 睡眠（REM 睡眠–觉醒）期间激活的大脑区域。**D**，在 REM 睡眠期间，受过训练的受试者比未受过训练的受试者的大脑区域更活跃——也就是说，不同组（受过训练的与未受过训练的）的状态（REM 睡眠与觉醒）的交集。**E**，在 REM 睡眠［即 SRT- 休息与状态（REM 睡眠与觉醒）的结合］中，各组（训练与非训练）被扫描的训练对象在执行运动任务时被招募的大脑区域比未训练的被扫描对象更活跃（Modified from Maquet P，Laureys S，Peigneux P，et al. Experience-dependent changes in cerebral activation during human REM sleep. Nat Neurosci. 2000；3：831-6.）（见彩图）

记忆任务中易受睡眠剥夺影响的生理标志[81]。相反，睡眠剥夺引起的腹侧前额叶皮质激活通常出现在恢复能力较强的参与者中。

内源性睡眠-觉醒周期调节的脑成像和神经相关性

睡眠和觉醒的时间是由稳态睡眠压力和内在昼夜节律振荡之间的相互作用来调节的（关于睡眠和觉醒调节的更多信息请参见第 36 ～ 38 章）。因此，评估觉醒大脑在不同昼夜节律阶段和不同睡眠-觉醒模式下的功能至关重要。使用 ^{18}F-FDG PET，在大部分脑干中线结构中，与早晨相比，在晚上检测到局部葡萄糖代谢的相对增加（但 Shannon 等人[84]没有检测到变化）。更具体地说，这些改变局限于脑桥和中脑网状结构、中脑中缝核、蓝斑和下丘脑后部。值得注意的是，夜间觉醒与后部皮质区相对代谢下降有关。

使用 fMRI 分析静息状态数据，发现在早上和晚上测量之间内侧颞叶（medial temporal lobe，MTL）和大脑其他部分之间功能连接的变化。在早上，双侧内侧颞叶区域似乎主要是与局部区域产生功能联系，而在晚上，它们的连接在一组对记忆巩固很重要的区域的皮质上扩散。这一发现可能支持白天经验依赖性变化的渐进式增强。这也可能要求对 MTL 连接进行昼夜调节。

同样使用 fMRI 技术，一些研究利用睡眠-觉醒调节的个体间差异来评估睡眠稳态和昼夜节律因素对局部大脑功能的影响。在一组年轻健康志愿者中，根据时钟基因 PERIOD3（PER3）编码区可变数量（4 或 5）串联重复多态性的纯合性进行分层，研究了他们在正常睡眠-觉醒周期和睡眠丧失期间对工作记忆任务的执行反应。长等位基因的纯合性（5/5）与睡眠稳态的快速建立和睡眠缺失的增加有关。在较不脆弱的基因型（4/4）中，在正常的睡眠-觉醒周期中，没有观察到大脑反应的变化。在睡眠缺失期间，这些受试者除了丘脑后枕核外，还会发现前额叶和颞叶区域，同时执行功能也会得到维持。相比之下，在脆弱的基因型（5/5）中，在正常的睡眠-觉醒周期中，对比晚上和早上的反应，前额叶的后部区域的激活明显减少了。此外，在一夜失眠后的早晨，在该基因型中可以观察到前额叶、颞叶、顶叶和枕叶区域的激活普遍减少。这种差异发生在昼夜节律期没有基因型依赖差异的情况下。这些结果清楚地表明，前额叶资源的分配受睡眠压力和昼夜节律阶段的限制。

研究人员在早上和晚上（分别在觉醒 1.5 h 后和 10.5 h 后）[87] 评估了睡眠时间类型为"极早"和"极晚"型个体的持续注意力的大脑相关性。早睡型和晚睡型在生理周期方面有所不同，但早睡型在清醒时也会比晚睡型积累更大的内稳态睡眠压力[88]。持续注意力相关的大脑反应在丘脑、蓝斑区和视交叉上核兼容区域的时间类型之间存在差异。值得注意的是，夜间视交叉上核与注意力相关的持续活动与随后第一个睡眠周期记录的 SWA 呈负相关。这一发现表明，视交叉上核（suprachiasmatic nucleus，SCN）主时钟作用于持续注意力的大脑，其相关性的活动特征本质上取决于睡眠稳态器的状态。换句话说，在晚上，夜间类型的人可以从不断增加的昼夜节律警觉性信号中受益，以达到最佳的表现水平，而早晨类型的人则必须对抗不成比例地增加的体内平衡睡眠压力，因此他们从有益的昼夜节律警惕性信号中获益的能力更小，这也是"提前"和下降更早的，以实现持续的注意力表现。

当考虑冲突处理时，这一发现在一定程度上得到了证实[89]。认知干扰对于保持连贯的思维至关重要，因此代表了在许多日常生活中行为得体所必需的认知方面[90]。用 Stroop 范式评估了时间型干扰加工的神经基础。在这个框架内，与干扰相关的皮质反应的每日波动不同，时间型也不同[89]。更准确地说，从主观的早上到晚上，与干扰相关的血流动力学反应在一组对成功的认知抑制中起关键作用的大脑区域中保持

甚至增加，而在相同的条件下，与干扰相关的血流动力学反应在早晨类型的大脑中减少。与持续注意力环境相似，在夜间，下丘脑后部区域的干扰活动以时间型特异性的方式与夜间开始时的 SWA 相关，这再次支持了在正常清醒的一天中，皮质下驱动的促觉醒信号的差异表达。值得注意的是，在持续的注意力任务中，激活簇位于比下丘脑前区更靠后的部位，可能对应于报道的在发作性睡病患者中显示灰质浓度降低的下丘脑后外侧区[91]。

考虑工作记忆和执行功能时，极端时间类型再次对昼夜节律阶段和睡眠需求的变化表现出不同的敏感性[92]。在晚上，晚上型比早晨型表现出更高的工作记忆负荷的丘脑活动。相反在晨间工作中，早晨型个体在背外侧前额叶皮质表现出与高工作记忆负荷相关的更高活动。这让人想起了早些时候报道的具有不同 PER3 基因型的个体的发现[85]。对执行任务的最佳表现的要求，可能有利于晚上型或睡眠不足后早晨 PER3^{4/4} 基因型的丘脑相关唤醒水平的暂时增加。同时，早晨型的表现可能会受到前额叶区域策略性或注意力募集增加的支持，然而作为早晨型的 PER3^{5/5} 基因型个体似乎经历了睡眠需求的快速积累，却无法在晚上保持这种前额叶活动。

最近的两项研究通过增加 24 h 周期内 fMRI 评估的采样率，强调了昼夜节律系统和睡眠稳态对清醒大脑功能的影响，而不是依赖个体间的差异。第一项是受试者内交叉设计，包括两组不同的 5 次 fMRI，时间跨度为 40 h，在此期间，参与者进行持续的注意力任务[93]。这 40 h 可能包括完全睡眠剥夺，睡眠需求随着之前的清醒时间逐渐增加，或者是"多次小睡协议"，包括 10 个交替周期的 160 min 清醒和 80 min 睡眠，其中睡眠需求仍然很低。当睡眠被剥夺时，与持续注意力相关的丘脑激活与主观嗜睡的时间进程相平行，表现出夜间的高值和随后的一天的低谷。丘脑活动进一步与表示促进觉醒和睡眠的昼夜节律信号振幅的复合值相关。相反，当困倦程度随着睡眠负债的增加而增加时，即在夜间和随后的第二天，与任务相关的大脑皮质激活会减少。在低睡眠压力下，没有发现大脑反应和主观嗜睡之间的显著联系。这些发现进一步强调，调节睡眠和清醒的两个过程主要在睡眠压力高的时候影响大脑功能，对大脑皮质区域的影响不同，大脑皮质区域的激活减少，可能更密切地反映认知输出。皮质下的大脑活动可能整合了睡眠需求和昼夜节律信号，来平衡皮质的减少。

然而，要在区域大脑水平上充分表现这两个过程的双重影响，还需要更多的 fMRI 评估。第二项研究包括 12 次 fMRI，在此期间，参与者在 42 h 的睡眠

剥夺过程中进行持续的注意力任务，以及恢复睡眠后的第 13 次训练[94]。结果表明，大脑皮质的很大一部分经历着昼夜节律波动，但大脑各区域的节律相位各不相同，枕叶和旁皮质区域（杏仁核和扣带皮质）的最大反应发生得比多模式关联区域（楔前叶、颞叶皮质和前额叶区域）更早。研究进一步揭示，皮质下区域（中脑、小脑、基底节区和丘脑）表现出强烈的昼夜节律调节，也就是说，它们遵循褪黑素分泌的规律，但没有或很少受到睡眠不足的影响（图 19.5）。相比之下，在前一段详细的研究中，睡眠债的负面影响在一大组皮质区域中被观察到，包括前额叶、顶叶、岛叶和扣带皮质的高级关联皮质，以及视觉和感觉运动皮质。他们的反应模式显示，清醒时的反应减少，在恢复睡眠后恢复到基线水平。似乎睡眠负债和昼夜节律各自的影响在皮质后部区域更为平衡，而睡眠负债对更多的前联想区域产生了不成比例的更大影响。这种区域大脑反应的差异调节也许可以解释睡眠不足时丘脑重复报告的所谓"代偿"反应。然而，这些强烈的丘脑反应可能仅仅表明皮质和皮质下反应振幅对昼夜节律期的依赖性。最后一项研究证明了昼夜节律和稳态睡眠压力对特定区域（即局部）大脑功能的相对贡献。

光对睡眠和觉醒调节的非图像形成影响的脑成像研究

SCN（主时钟）的活动受到外部时间标志物（环境因子）的影响，其中最重要的是光。除了视觉，光还广泛地影响着人类的生理机能，调节着睡眠-觉醒周期、体温、内分泌功能、警觉性和表现[95]。动物和人类研究表明，非图像形成或非视觉的光感受器系统介导这些效应，包括昼夜节律系统的同步、褪黑素的抑制、睡眠的调节、警觉性和认知能力的提高。这种光感受系统包括了经典的视网膜感光细胞（视杆细胞和视锥细胞）以及表达黑色素的内在光敏感视网膜神经节细胞，黑色素是一种对蓝色波长（≈ 480 nm）最敏感的感光色素，使得表达它的视网膜神经节细胞的感光度倾向于短波长光[96]。表达黑色素的视网膜神经节细胞投射到脑干、下丘脑、丘脑和皮质结构的众多核团；这种解剖连接表明，非图像形成系统可以影响许多大脑功能。

一系列实验探讨了光对觉醒程度的影响，以及在进行各种认知任务时，光对皮质和皮质下活动的诱导调节。首先使用多色光（相对于黑暗），然后使用针对表达黑色素蛋白酶的神经节细胞的单色光（与偏向锥细胞反应的其他波长相比）。在夜间和白天，多色

明亮白光（> 7000 lux）增强了皮质下（下丘脑和丘脑）和皮质区域对注意力任务的反应[97-98]。这些影响主要取决于多色光中的蓝色含量，因为据报道，单色蓝光（470 nm）可以增强大脑对丘脑和联合皮质等区域工作记忆任务的反应，蓝光刺激对后期大脑反应的影响似乎在暴露后持续存在；至少，当曝光时间设置为 30 min 时，当光照减少至不到 1 min 时，最显著的区别是，大脑活动的显著调节似乎主要局限于皮质下区域，如丘脑、下丘脑、脑干和边缘区域（如杏仁核）。这与光线首先影响黑色素神经节细胞或 SCN 投射区域的情况是一致的，这些区域涉及警觉性、注意力和睡眠调节[95, 101]。除了光对注意力和执行功能的影响外，光线还影响大脑对杏仁核和下丘脑的情绪刺激的处理，这种影响可能是光对情绪长期影响的部分基础——光照疗法的积极影响和冬季缺乏光线的消极影响[102]。

周围光对认知的这些直接影响反过来又取决于昼夜节律阶段、内稳态睡眠压力和基因型[103]。一项功能磁共振成像（fMRI）研究表明，在一个更容易失眠的基因型（PER3$^{5/5}$）中，在睡眠剥夺后，早晨暴露在哪怕只有 1 min 的蓝光下，左侧丘脑-额-顶叶回路的反应就会增加。相比之下，在睡眠缺失的基因型中没有观察到环境光的影响（PER3$^{4/4}$）。这些结果支持了这样一个观点，即当内源性警报机制尚未激活时，光线对大脑认知功能的影响在具有挑战性的条件下尤其明显。最后，fMRI 对衰老的研究表明，衰老与睡眠和清醒调节的改变、瞳孔缩小和晶状体透射率的降低（由老年性小瞳孔现象和晶状体黄化所致）有关，减少了光线对非视觉认知大脑活动的影响[104]。对白内障手术后进行了晶状体置换的患者研究表明，光照对白内障影响的降低确实取决于晶状体的透射率，因为在晶状体透明的患者和晶状体部分发黄的对照组患者之间没有观察到差异[105]。

总的来说，这些发现表明，光，尤其是蓝光，不仅可以影响睡眠和觉醒周期的时间（关于光对昼夜节律系统的相位转换影响的更多信息，见相关章节），而且可以深刻和迅速地影响区域大脑功能。潜在的机制更有可能是调节皮质下结构的活动，以提高警觉性（例如，下丘脑前部、中脑桥被盖区丘脑）（图 19.6）[95]。要在老年人中引发同样的效应，必须根据更高的强度或蓝色波长组分来调整暴露。光的所有这些作用很可能在很大程度上依赖于表达黑色素的视网膜神经节细胞。一项 fMRI 研究确实表明，蓝光会影响盲人的持续认知活动，尽管他们完全没有视觉感知，但夜间光线仍会抑制褪黑素，这很可能是因为他们保留了表达黑色素的神经节细胞[106]（图 19.6）。

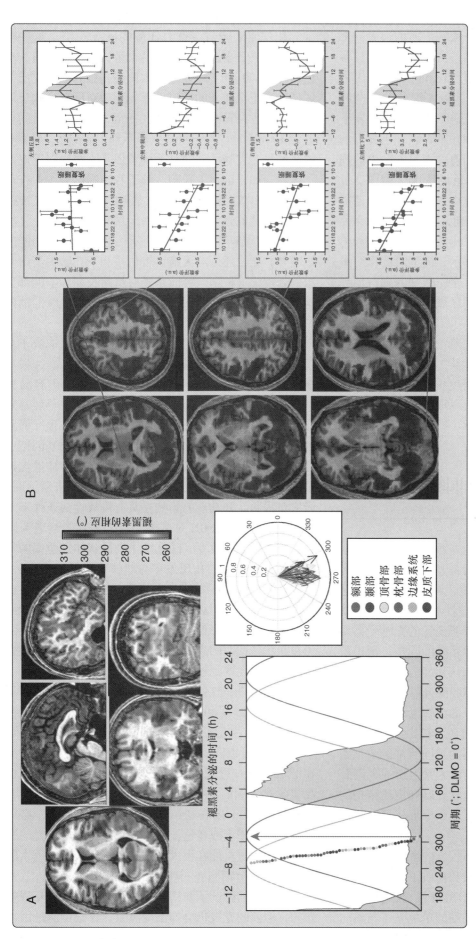

图 19.5 昼夜节律系统和睡眠稳态对认知脑反应的双重影响。A，上图，大脑对精神运动警觉性任务反应的昼夜节律相，该任务探测持续注意力，根据固定 24 h 周期的正弦波样回归推断（P < 0.05，全脑错误发现率）。局部响应相位根据颜色阶显示。坐标以毫米为单位，沿 z、y 和 x 轴。左下图，预测 24 h 周期反应的近似于昏暗的褪黑素的开始对应于褪黑素（褪黑素 = 0°），并覆盖单个归一化 T1 磁共振振（MR）扫描上。坐标以毫米为单位，沿 z、y 和 x 轴。左下图，预测 24 h 周期反应的近似于昏暗的褪黑素的开始对应于褪黑素值峰响应的时间。根据褪黑素曲线显示为灰色。正弦波说明了最早（米色，杏仁核）和最晚（绿色，额下回）的反应应时间。在这两个极端阶段之间，交错的点对应于显著区域响应的时间。这些回答被分为 6 个不同的区域。右下为不同脑区反应相位坐标表示（褪黑素 = 0°）。及其相互作用（绿色）在各个标准化 T1 加权 MR 扫描上显示 P < 0.05（多个比较的家庭误差校正——全脑）的显著影响。图像显示睡眠稳态睡眠压力（蓝色）和昼夜节律（红色，大脑反应的代表性时间过程的两种不同表示，这些睡眠质（蓝边界），昼夜节律（红边界）或相互作用（绿边界）以灰色显示（左图：根据睡眠剥夺期间的觉醒时间计算性回归）和相对于褪黑素的时间（右图：平均褪黑素水平以灰色显示）绘制的。右面板，第二行，恢复夜，如第 1、3 和 4 行。注意，所有皮质区域都显示出昼夜节律系统和睡眠态的双重影响，从额叶区域（主要依赖于睡眠内稳态）到枕叶区域（主要受昼夜节律系统的影响）的梯度。皮质下区域似乎主要受昼夜节律系统的影响。a.u.，任意单位。（Modified from Muto V，Jaspar M，Meyer C，et al. Local modulation of human brain responses by circadian rhythmicity and sleep debt. Science. 2016；353：687-90）（见彩图）

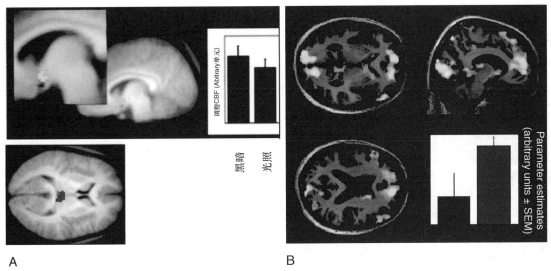

图 19.6 **A**，上图，正电子发射断层扫描评估夜间暴露于明亮白光对大脑区域活动的影响。在近黑暗条件下（＞ 8000 lux）或完全黑暗条件下，用听觉刺激测量受试者的局部脑血流（rCBF）。视交叉上区显示血流明显减少与之前暴露在光线下的时间成比例。插图显示了在黑暗或光照后相应调整的血流。下图，白天暴露在明亮的白光下对区域大脑活动的影响，用功能磁共振成像评估。在接近黑暗的环境下（＞ 7000 lux）或完全黑暗的环境下，用听觉刺激测量区域 BOLD 信号。丘脑枕核在光照后比黑暗后表现出更强的 BOLD 反应。**B**，Impact of light in totally blind individuals retaining nonimage-forming photoreception. Blind individuals were alternatively exposed to monochromatic blue light（9.7×1014 photons/cm2/sec）or maintained in darkness while performing an auditory cognitive task. Brain areas showing significant increases in activity under blue light exposure while performing the task，compared with darkness，are overlaid over the mean structural image of the participants. Inset shows one example of activity estimates（arbitrary unit±SEM）in a region showing significant differences between blue light and darkness episodes（P ＜ .05，corrected）. BOLD，Blood oxygen level-dependent；SEM，standard error of the mean.（**A**，Top，Modified from Perrin F，Peigneux P，Fuchs S，et al. Nonvisual responses to light exposure in the human brain during the circadian night. Curr Biol. 2004；14：1842-6；**A**，Bottom，modified from Vandewalle G，Balteau E，Phillips C，et al. Daytime light exposure dynamically enhances brain responses. Curr Biol. 2006；16：1616-21；**B**，modified from Vandewalle G，Collignon O，Hull JT，et al. Blue light stimulates cognitive brain activity in visually blind individuals. J Cogn Neurosci. 2013；25：2072-85.）（见彩图）（受第三方版权限制，图 B 保留英文）

此外，光组成的变化刺激黑色素细胞，同时保持视杆和视锥细胞的刺激基本不变（使用同色异谱色），当除了盯着暗屏幕上的中心点且不做任何特定任务时，触发皮层活动的调节[107]。

睡眠障碍中的功能神经成像：失眠案例

虽然对睡眠障碍全谱系神经影像学研究的概述超出本章的范围，但值得一提的是，对昼夜节律障碍、发作性睡病和睡眠过度障碍、睡眠相关呼吸障碍、睡眠异态、不宁腿综合征和周期性肢体运动障碍进行了广泛的研究，同时神经影像学研究报告了各种睡眠障碍治疗对大脑功能的影响。在本章的选读部分列出的 Nofzinger、Maquet 和 Thorpy（2013）编写的教科书《睡眠和睡眠障碍的神经影像学》（Neuroimaging of Sleep and Sleep Disorders）对这些发现进行了更广泛的详细回顾。

睡眠 EEG 的改变并不总是在有失眠主观感受的人身上发现。报道的一致损害包括碎片化睡眠、过度

觉醒、反刍以及情绪和执行功能障碍。例如，失眠患者在入睡时体温升高、肌张力升高、心率升高、心率变异性交感神经张力升高，以及睡眠后的觉醒时间与尿去甲肾上腺素和多巴胺代谢物呈正相关。失眠患者自我报告的反刍和侵入性想法的发生率较高，这支持了失眠的过度觉醒（另见第 89 ～ 100 章）。

一组新证据表明，尽管相对缺乏失眠的 EEG 睡眠迹象，但大脑的特定区域发生了改变。对失眠受试者的人类睡眠神经成像研究支持基本觉醒网络参与了 NREM 睡眠障碍。与健康受试者相比，在脑干网状核和下丘脑中，失眠患者从觉醒到 NREM 睡眠的 PET 成像显示相对葡萄糖代谢率下降更少，这支持了该基本觉醒网络中的持续活动可能是失眠患者客观和主观睡眠受损的原因（图 19.7）[111]。此外，失眠患者在岛叶皮质、杏仁核、海马体、前扣带和内侧前额叶皮质从觉醒到 NREM 睡眠的代谢下降幅度小于健康受试者，表明觉醒系统的边缘或边缘旁系统水平的持续过度活动有助于失眠患者的非恢复性睡眠[111]。fMRI 进一步表明失眠患者的特征是在觉醒时执行功

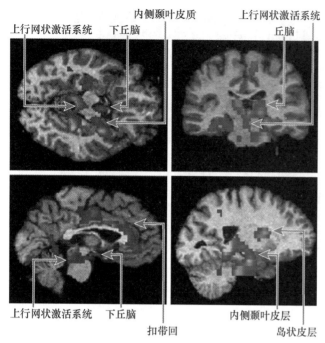

图 19.7 失眠症患者从觉醒到入睡的大脑结构中代谢率没有下降。与健康睡眠对照受试者相比，所有显示的区域均达到 $P < 0.05$ 的统计显著性（From Nofzinger EA, Buysse DJ, Germain A, et al. Functional neuroimaging evidence for hyperarousal in insomnia. Am J Psychiatry. 2004；161：2126-31.）（见彩图）

能期间左尾状核头部的募集减少，而尾状核募集的个体差异与过度觉醒严重程度相关。来自灰质密度降低的眶额投射区的输入似乎有助于失眠患者尾状核募集的改变。在成功治疗失眠后，尾状核募集持续减弱，这是一个潜在的脆弱性特征。值得注意的是，SWS片段化可以在健康个体中引起类似的尾状核募集的选择性减少，从而提供了一个模型来促进失眠的原因和后果研究[112]。

失眠和情绪障碍之间存在显著的流行病学重叠，这为失眠的部分研究提供了方向。REM 睡眠与情绪和情绪边缘及前旁边缘结构的激活有关，并且在抑郁症中发生改变（具有更多的 REM 睡眠），在失眠中似乎相对不安。不安的 REM 睡眠可能反映了一个干扰痛苦经历在一夜之间解决的过程，如果重复和积累，可能会促进慢性过度觉醒、反刍和未解决的痛苦经历的发展。支持这一点的是，健康个体不安的 REM 睡眠阻碍了杏仁核对情绪处理的过夜适应，这与巩固的 REM 睡眠的总持续时间成比例[113]。此外，在失眠患者中检测到异常的边缘反应，特别是在背侧前扣带皮质，重温过去的不良经历，而这种反应在正常睡眠者中不存在[114]。一份报告显示，在双侧海马和左额回之间功能连接更强的人中，会发现更严重的失眠和更差的睡眠质量，这可能有助于反刍[115]。

根据睡眠期间的全脑 SPECT 记录，失眠患者在大脑的大部分区域表现出一致的低灌注模式，这显然与失眠的过度兴奋假说相矛盾[116]。同样，失眠患者在完成分类任务和字母流畅性任务时，也表现出内侧和下前额叶皮质区域的低激活。一项提供了精心选择的结构萎缩和功能紊乱模型的荟萃分析进一步指出了失眠研究之间的不一致性，但没有发现通过 SWS 片段结合健康个体的显著趋同证据[117]。难以描述和理解失眠以及治疗失眠，可能与失眠患者的异质性有关。这将在以下章节中进一步强调，但失眠确实可能由不同的亚型组成，根据痛苦水平、反应性和对奖励的敏感性可能分为 5 种[108]。这些亚型仍需仔细区分，以设想适应的治疗方法。

在干预方面，镇静催眠药的作用可能主要是针对基本觉醒系统。对 8 名受试者获得的数据进行脑成像分析表明，使用艾司佐匹克隆（一种非苯二氮䓬类环吡咯酮）治疗 2 周对睡眠质量、情绪和警觉性的主观感知的有益影响伴随着从觉醒至 NREM 睡眠的代谢差异更大，包括脑桥网状结构和上升至中脑、丘脑底核和丘脑，前额叶、颞叶、顶叶和扣带结构也是如此[118]。非药物干预是必不可少的失眠治疗方法。认知行为疗法是目前长期缓解失眠症状的最佳方法。fMRI 显示，这种类型的干预可以逆转分类任务和字母流畅性任务中前额叶皮质的异常活动，这表明失眠以可逆的方式干扰了白天任务执行过程中前额叶皮质系统的激活[119]。

临床要点

- 大脑成像技术有助于睡眠医学领域更精确地探索睡眠-觉醒和睡眠障碍之间的关系及其与认知功能的关系。
- 与睡眠-觉醒调节和睡眠功能相关的神经系统及涉及觉醒认知、情绪行为的重要方面的神经系统广泛重叠。
- 睡眠障碍患者的睡眠中断可能与这些神经系统的改变有关；反之，睡眠的改善会导致这些神经系统的变化并损害觉醒行为。

总结

功能神经成像方法在人类健康和疾病睡眠研究中的应用为睡眠产生和维持的神经机制提供了独特的见解。在许多情况下，这些研究为临床前研究中发现的机制提供了辅助支持。他们还阐明了广泛的神经网络在皮质下和皮质水平以明确和有规律的方式运行，以产生人类最终的睡眠体验。脑成像研究有助于了解觉醒和睡眠网络如何表现出病理性行为，从而产生各种睡眠障碍，并有助于识别特定治疗（无论是药物治疗还是行为治疗）可以逆转这些异常的病例。

致谢

Gilles Vandewalle 和 Pierre Maquet 过去和现在的研究得到了比利时国家科学研究基金会（Fonds National de la Recherche Scientifique，FNRS）、伊丽莎白女王医学基金会（Fondation Médicale Reine Elisabeth，FMRE）、列日大学研究基金、瓦隆-布鲁塞尔联合会 Action de Recherche Concertée、瓦隆生命科学和生物技术卓越奖（Walloon Excellence in Life Science and Biotechnology，WELBIO）、阿尔茨海默病研究基金会（比利时）和加拿大健康研究所的资助。

参考文献和拓展阅读

请扫描书后二维码，获取参考文献和拓展阅读资源。

第 20 章　心血管生理学以及与呼吸的协同作用：中枢神经系统和自主神经系统的调节

Ronald M. Harper, Luke A. Henderson, Richard L. Verrier

何　超　夏建霞　译　胡志安　审校

章节亮点

- 睡眠状态有助于心率和冠状动脉血流的实质性变化，由自主神经系统性副交感神经和交感神经的明显激活和失活介导。在快速眼动睡眠期间，自主神经系统的两个组成部分同时伴有脑电图活动的激增可以显著改变心率和冠状动脉血流，可能危及患有心脏病或睡眠呼吸障碍的个体。睡眠呼吸障碍导致脑组织的显著变化，包括细胞和轴突的丧失以及表明损伤的胶质细胞的改变。

- 这些变化出现在为基本的自主神经、激素、认知、情感和运动控制功能服务的神经结构中，包括作为神经递质系统起源的细胞核，

以及重要的髓系心血管部位，而且往往是偏侧的。

- 损伤的特异性和不对称性，自主神经调节区包括自主神经皮质区、下丘脑和髓质区，导致显著的功能受损后，会表现为高血压、心律失常的可能性和脑灌注改变。

- 婴儿猝死综合征（sudden infant death，SIDS）、癫痫猝死（sudden unexpected death in epilepsy，SUDEP）和不明原因夜间猝死综合征（sudden unexplained nocturnal death syndrome，SUNDS）在内的一些综合征似乎都以睡眠相关的自主神经调节紊乱为基础。

引言

由于中枢结构与心肺功能之间存在密切的神经体液耦合，因此心律、动脉血压、冠状动脉血流和呼吸之间存在着动态的协调。非快速眼动（non-rapid eye movement，NREM）睡眠与呼吸、心脏泵血作用和动脉血压维持之间的相对自主稳定性和功能协调有关。在快速眼动（rapid eye movement，REM）睡眠中，心脏结合的交感神经和副交感神经活动的激增分别引起心律的加速和暂停。在快速眼动睡眠中，这种激增与脑电图（electroencephalogram，EEG）的改变有关，表明阶段性中枢神经系统激活，即所谓的阶段性快速眼动睡眠。尽管自主神经系统扰动在正常个体中耐受性良好，但患有心脏病或睡眠呼吸障碍的患者可能有更高的心脏事件发生风险，特别是因为快速眼动睡眠的交感神经张力被夸大了。在阻塞性睡眠呼吸暂停（obstructive sleep apnea，OSA）和心力衰竭中，自主调节往往因中枢自主调节部位的损伤而受到损害，导致优先的高交感神经输出侧化和对短暂挑战的不适当反应。在心脏严重受损的患者中，非快速眼睡眠可能与低血压发作有关，而低血压反过来会损害通过狭窄冠

状动脉的血流。在一个典型的夜间睡眠中，一个广泛的自主神经模式展开，为心血管系统提供了喘息和压力。这些效应是由中枢神经系统生理学的自然、精心安排的变化造成的，因为大脑在快速眼动睡眠中周期性地从相对平静的非快速眼动睡眠中重新兴奋。

这一章调查了睡眠期间调节心血管功能的中枢和自主神经系统机制，并确定了一些可能出现在患者潜在病理条件下的功能障碍。特别关注心脏电稳定性和冠状动脉血流，因为这些心血管功能因素的紊乱可引发危及生命的心律失常和心脏病患者的心肌缺血和梗死。与睡眠呼吸障碍（包括 OSA）相关的高交感神经张力的中枢机制和心力衰竭，以及婴儿的心血管功能，特别是因为这些系统的夜间调节紊乱可能是婴儿猝死综合征（sudden infant death syndrome，SIDS）的一个重要因素。这些问题对公共卫生的重要性被每年夜间、睡眠相关的心脏事件的死亡人数所强调，这些事件在美国约占 20% 的心肌梗死（约 250 000/ 年）和 15% 的心脏性猝死（47 500/ 年）[1]。关于临床结果的详细报告和讨论，见第 144 章和第 145 章。以无创方式干预睡眠期间的病理性呼吸和心血管问题目前是一系列周围神经调节技术的目标。这些方法，包括增强副交感神经张力或触发及时的呼吸模式，可能会

解决呼吸和心血管相互作用的问题，而目前的正压通气疗法无法很好地控制呼吸和心血管相互作用。

睡眠状态对心血管功能的控制

第一个非快速眼动睡眠周期，从睡眠开始，其特征是一段相对自主稳定的时期，迷走神经支配和压力感受器增益增加。在非快速眼动睡眠中，呼吸和心肺脑中心的耦合发生心率变化的近正弦调节，导致所谓的"正常呼吸窦性心律失常"（图 20.1）。在吸气时，心率加速以适应增加的静脉回流，增加心排血量，然后在呼气时心率逐渐减慢。这种正常的心率变化，特别是在非快速眼动睡眠期间，通常表明心脏健康，而内在变异性的缺失与心脏病理和年龄的增长有关[2]。

呼吸过程中的反射性心血管变化表现为循环心率变化，也有相反的关系，即动脉血压的短暂升高，导致呼吸力减慢、停止或减少。这种一连串的反射适应在睡眠中得到增强，即使是动脉血压的小幅度降低也会增加呼吸频率[3-5]。这些呼吸暂停和呼吸频率的增加是使动脉血压正常化的代偿机制。呼吸变化的减少和正常呼吸暂停的缺失，以及呼吸诱导的心率变化的下降，是后来死于 SIDS 的婴儿的特征[6]，并可能提示该综合征的代偿机制失败。先天性中枢性通气不足综合征的婴儿出现心率变异性降低，这种综合征的特征是睡眠时呼吸动力减少，自主神经调节受损，交感神经张力高[7]。阻塞性睡眠呼吸暂停患儿出现心率变化过度，与呼吸暂停引起的心动过缓/心动过速增强相一致，但也伴有较低的窦性心律失常[8]。心力衰竭患者通常表现出高水平的交感神经张力，也有与呼吸功能相关的心率变化减弱[9]。因此，与心率变异性降低相关的心脏风险的共同特征似乎是交感神经活动的增强，以及迷走神经功能的降低。

交感神经活动在非快速眼动睡眠期间似乎相对稳定，从清醒到非快速眼动睡眠的 N3 期，其心血管输入减少了一半以上[10]。一般来说，非快速眼动睡眠的自主神经稳定性，伴有低血压、心动过缓、心排血量减少和全身血管阻力，当心脏有机会恢复代谢时，提供了一个相对有益的神经体液背景[11]。心动过缓似乎主要是由于迷走神经活动的增加，而低血压主要是由于交感神经血管舒缩性张力的降低[12]。在非快速眼动到快速眼动的睡眠过渡过程中，迷走神经活动爆发可能导致心律暂停和明显的停搏[13]。快速眼动睡眠每隔 90 min 开始一次，在促进大脑神经化学功能和行为适应方面，会破坏心肺稳态[14]。

在快速眼动睡眠期间，大脑兴奋性增加会导致冠状动脉的心脏交感神经活动激增。压力感受器增益减少[15-16]。心率波动剧烈，伴有明显的心动过速和心动过缓发作[11]。心脏传出迷走神经张力通常在快速眼动睡眠期间受到抑制，并且高度不规则的呼吸模式可导致氧水平降低，特别是在肺部或心脏病患者中[14]。支配膈肌呼吸肌的神经元免受全身抑制，尽管辅助肌肉和上呼吸道肌肉减少了活动[17-18]（另请参见第 22 章）。快速眼动弛缓在婴儿胸腹肌中尤其明显，当胸腔尚未钙化时，胸壁顺应性增加[19]，从而导致危险的低残余潮气量。在睡眠呼吸暂停期间，中枢呼吸活动的丧失和（或）气道阻塞可能每晚发生几百次，由此产生的间歇性缺氧会对神经结构造成可怕的后果。

心肺相互作用

中枢机制

在睡眠过程中，心肺功能的整合是在几个神经轴水平上实现的。一些脑桥和脑桥上部以及小脑机制可以改变睡眠和清醒时的心肺模式，大脑皮质部位发挥主要作用，特别是在调节交感神经和副交感神经活动和呼吸力方面。快速眼动睡眠的成像研究已经证实了脑桥在快速眼动睡眠激活中的作用，与清醒或非快速眼动睡眠相比，快速眼动睡眠时优先激活前脑边缘和边缘旁区。[20-22]脑桥核和中缝髓核含有

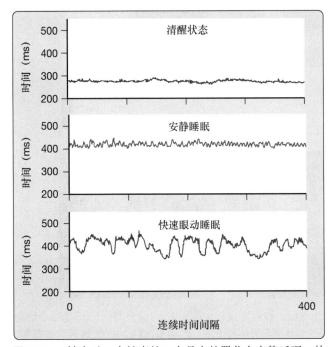

图 20.1 *x* 轴表示一个健康的 4 个月大的婴儿在安静睡眠、快速眼动睡眠和清醒状态期间的连续心跳和心跳之间的间隔。*y* 轴表示这些心跳之间的时间（以毫秒为单位）。注意由呼吸变化导致的安静睡眠期间对时间间隔的快速调节。同样明显的是快速眼动睡眠期间的低频调制和清醒时持续快速频率的时期

5- 羟色胺能神经元，在血管控制和心率中发挥重要作用[23]；OSA 和心力衰竭患者中缝核受损（图 20.2），可能是由于灌注改变和间歇性缺氧伴睡眠呼吸受损造成的[24, 26-28]。此外，包含大脑中几乎所有交感前运动神经元的吻侧腹外侧延髓（rostral ventrolateral medulla，RVLM）区域在阻塞性睡眠呼吸暂停和心力衰竭中都表现出明显的损伤[26-27, 29]（图 20.2）。孤束核整合压力感受器和其他感觉信号，将信息传递到延

髓尾侧腹外侧区（CVLM），然后投射到 RVLM，最后到脊髓中间外侧柱，进行交感神经输出。与啮齿类动物通常的解剖描述相比，人类的 RVLM 和 CVLM 是背侧移位的，它们的静息信号波动与肌肉交感神经放电的自发爆发有关[30]。此外，在阻塞性睡眠呼吸暂停中，多个大脑结构因缺氧等过程而受损；这种损伤尤其出现在中缝核和 RVLM[25-26, 31-33]，这两个结构的损伤程度与不断增加的肌肉交感神经活动密切

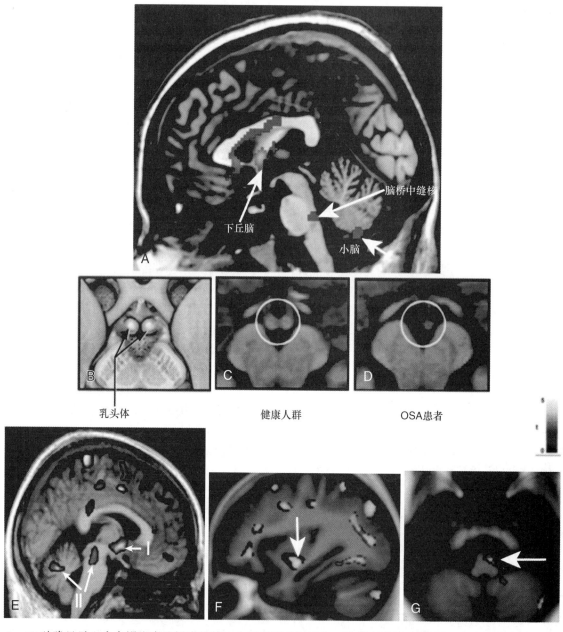

图 20.2　A，T2 弛豫显示心力衰竭患者脑桥中缝核、小脑和下丘脑损伤。脑桥中缝核（箭头）、穹窿纤维、下丘脑和小脑均有损伤。B ～ D，阻塞性睡眠呼吸暂停（OSA）中的乳头体体积损失。B，乳头体的草图。C 和 D，T1 加权磁共振成像图像。C，健康对照组的乳头体。D，OSA 患者的乳头状体。E，OSA 患者的平均扩散系数扫描、下丘脑（Ⅰ）及小脑和中脑（Ⅱ）损伤。F，平均扩散系数扫描，脑岛（箭头）损伤。G，平均扩散系数扫描，OSA 患者腹外侧髓质损伤（箭头）（Data from Woo MA，Kumar R，Macey PM，et al. Brain injury in autonomic，emotional，and cognitive regulatory areas in patients with heart failure. J Cardiac Fail 2009；15：214-23；Kumar R，Birrer BV，Macey PM，et al. Reduced mammillary body volume in patients with obstructive sleep apnea. Neurosci Lett 2008；438：330-4；Kumar R，Chavez AS，Macey PM，et al. Altered global and regional brain mean diffusivity in patients with obstructive sleep apnea. J Neurosci Res 2012；90：2043-52. Drawing by Acerland International.）（见彩图）

相关[34]。

除了脑干部位，腹内侧额叶、扣带皮质和岛叶皮质，以及海马形成部分、乳头体和下丘脑结构，参与心肺模式、自主控制、认知和情感功能；所有这些结构（图 20.2）在阻塞性呼吸暂停综合征中均有损伤[25-26, 31-33]。杏仁核中央核广泛投射到脑桥臂旁、孤束核（nucleus tractus solitarii，NTS）、背侧运动核和导水管周围灰质（periaqueductal gray，PAG），所有这些区域对呼吸和心脏活动有重要影响。部分杏仁核、扣带回、海马体、额叶和岛叶皮质帮助调节由冷加压或 Valsalva 刺激引起的短暂动脉血压变化[36-37]。这些部位的损伤可能导致阻塞性睡眠呼吸暂停患者动态血压控制受损和慢性高血压。对低血压的损伤介导区域不能忽视，因为阻塞性睡眠呼吸暂停可发生意外猝死，癫痫猝死（sudden unexpected death in epilepsy，SUDEP）在睡眠中是一个严重的问题[38]；膝下扣带的激活可引起严重的血压下降[39]。

在睡眠和清醒时，岛叶皮质在心血管调节方面值得特别注意。动物和人类的研究都表明，这些区域调节交感神经和副交感神经活动，其中，右脑岛主要影响交感神经的输出，而左脑岛则主要影响副交感神经的活动，尽管左右脑岛之间存在相互作用[41]。右侧前岛叶调节压力反射动作[41]，功能磁共振成像（functional magnetic resonance imaging，fMRI）信号在不同自主反应（Valsalva，手握或冷加压）刺激下出现偏侧和前后地形图[42]。岛叶功能地形组织对睡眠、心力衰竭和卒中区域有影响，因为在阻塞性睡眠呼吸暂停和心力衰竭中，右岛叶优先受到损害[24, 26, 31, 43-44]（图 20.3，A），并且可以因大脑中动脉卒中而受到血管损害。心力衰竭和阻塞性睡眠呼吸暂停伴有交感神经放电增强和高血压，可能是由于前脑岛损伤及其压力反射调节作用。这种岛叶损伤伴随着 fMRI 信号的振幅和时序受损，以及无法获得适当的心率反应[45-48]。岛叶的单侧癫痫病灶可对动脉血压和心率产生深远影响[49]，可能包括来自右侧病灶的过度交感神经驱动，从而可能导致会发生癫痫猝死的情况[50-51]。腹内侧额叶皮质和扣带回皮质也分别在迷走神经和交感神经控制中发挥重要作用[52-55]。皮质对皮质下部位的影响对心肺控制具有重要意义。

小脑在睡眠和清醒状态下对心血管和呼吸控制的调节尤为重要。尽管它不是传统意义上的呼吸或心脏调节的组成部分，但小脑的这种作用已经被认识了半个多世纪[56]，部分作用通过前庭/小脑机制调控血压。[57]前庭机制改变动脉血压对快速体位变化的反应，这一过程与直立性低血压患者晕厥时从水平位快速上升的过程相似。猫小脑顶核的病变会对低血压产

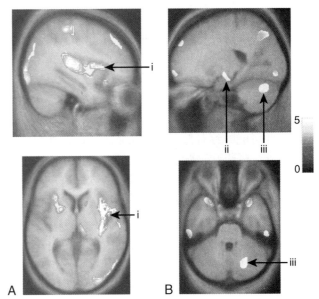

图 20.3　心力衰竭患者（n = 9）岛叶灰质丢失区域（箭头）（i）（A）以及阻塞性睡眠呼吸暂停（OSA）患者（n = 21）的海马区（ii）和小脑区的灰质丢失区域（iii）（B）。与对照组相比，通过结构磁共振成像扫描计算灰质损失。0 ～ 5 的刻度代表 t 值；所有光照区均有显著性差异（P < 0.05）（A，From Woo MA，Macey PM，Fonarow GC，et al. Regional brain gray matter loss in heart failure. J Appl Physiol 2003；95：677-84；B，From Macey PM，Henderson LA，Macey KE，et al. Brain morphology associated with obstructive sleep apnea. Am J Resp Crit Care Med 2002；166：1382-7.）

生无效的代偿反应，从而导致死亡[58]。小脑深部核也参与了呼吸暂停的终止，在心力衰竭[43]（图 20.3，B）、阻塞性睡眠呼吸暂停[44]和癫痫猝死[60]患者中对生存起到了"挽救"作用，小脑皮质和深层核团出现明显的灰质损失，这可能有助于这些综合征中异常的心血管控制。小脑异常发育或小脑损伤可导致心肺功能障碍，特别是阻塞性睡眠呼吸暂停[61-63]。

心肺稳态

在睡眠过程中，保持循环稳态的一个重要考虑是协调两个系统的控制：氧气交换所必需的呼吸系统和血液运输所必需的心血管系统。两个运动系统的协调，其中一个为躯体肌肉组织（即膈肌、肋间肌、腹部肌和上气道肌）以及其他的自主调节（心脏和血管），在睡眠中是一项艰巨的任务，尤其对于患有呼吸系统或心血管系统疾病的患者，特别是呼吸暂停或心力衰竭的患者，或婴儿，其发展中的控制系统可能会受到损害。呼吸神经元活动在不同的睡眠状态之间有很大的差异，心脏节律的规律性也是如此。由强烈的自主神经活动引起的心动过速、呼吸急促、出汗和动脉血压显著升高主要发生在快速眼动睡眠期间。

通过适当的动脉血压控制来维持重要器官的灌注

对心肺稳态至关重要。呼吸机制被用来支持心血管活动，通过协助静脉回流和反射性改变心率。快速眼动睡眠引起副呼吸肌（包括上呼吸道肌肉）近瘫痪，减少前脑下行对脑干脉管系统和运动控制区的影响[64-65]。在快速眼动睡眠期间，这种调控的重整可能会干扰代偿性呼吸机制，而代偿性呼吸机制有助于动脉血压的控制，并可能导致对低血压或高血压的保护性前脑影响的消失。呼吸和动脉血压之间的显著相互作用表现在呼吸暂停诱导的高血压患者通过持续气道正压通气（continuous positive airway pressure，CPAP）使血压部分正常化[66]。

睡眠期间的动脉血压控制对于检查婴儿猝死综合征（SIDS）的失效机制很有意义。一些报道表明，SIDS 的死亡序列可能起源于心力衰竭，具体来说，最终事件的特征是心律失常或心动过缓和低血压，而不是最开始停止呼吸[68-69]。先行性心动过速可持续 3 天。SIDS 的终末事件似乎与休克的两个阶段平行相关——即最初的交感神经兴奋，随后突然的、由中枢触发的交感神经抑制和心动过缓，导致危及生命的动脉血压下降。一些监测的 SIDS 病例显示，在致命事件发生后的 1 min 内，动脉血压几乎完全下降。由于 SIDS 死亡主要发生在睡眠过程中，因此存在睡眠状态和代偿机制的相互作用。俯卧睡姿增加了 SIDS 的风险，这可能源于前庭和小脑对动脉血压的控制作用[57]。由于前庭和小脑机制可辅助调节体位改变所引发的血压变化，静态刺激，如俯卧位的刺激，可以直接改变心血管对血压挑战的反应。在检查动脉血压控制机制时，必须考虑睡眠对前庭系统的影响。

小脑在血压维持、呼吸暂停后的恢复以及心血管和呼吸协调方面的作用表明，在受损的情况下，小脑的作用应该正常化。人们早就知道，通过电刺激或光学刺激激活小脑结构可以抑制癫痫发作、调整血压和使呼吸模式正常化。小脑可以很容易被无创本体感受性刺激激活，这一原理已被用于减少早产儿中呼吸暂停患儿的中枢呼吸暂停、周期性呼吸和心动过缓。

与睡眠状态相关的心律变化

最近的证据表明，在快速眼动睡眠和睡眠状态之间的转换期间发生的明显心率变化是由与特定大脑部位相关的独特机制引起的，而不是自主神经的连续变化。

心率激增

一些研究人员已经报道了在实验动物中快速眼动睡眠引起的心率增加。在犬类中可以观察到在相位快速眼动睡眠（phase REM）期间集中出现的突然的（尽

管短暂）35%～37% 的加速（图 20.4）[76]。这些明显的心率激增伴随着平均动脉血压的升高，随后是明显由压力感受器介导的心率减速。由于这一序列因交感神经输入到心脏的中断而完全消失[76-78]，因此心跳的加速似乎并不依赖于副交感神经活动的停止[15, 78]。

在猫科动物中也观察到快速眼动睡眠状态相关的心率激增。心跳的加速与中枢神经系统的激活有关，反映在脑桥-外侧膝状体-枕叶（ponto-geniculo-occipital，PGO）活动增加和眼球运动[79]。在猫身上，θ 波的出现是觉醒、定向活动、警觉和快速眼动睡眠的特征[79-83]。阿替洛尔阻断心脏选择性 β-肾上腺素能受体可消除这种波动，提示外周效应可归因于心脏交感神经传出活动的爆发，直接影响心率。这两个物种在速度反应上的主要区别在于，在犬科动物出现心率加速过程中，会伴随着一种压力反射介导的减速。这些心率反应模式差异的确切依据尚不清楚，但一个合理的解释是，对犬类的研究是在比格犬身上进行的。比格犬是为了进行高强度体力活动而培育的，

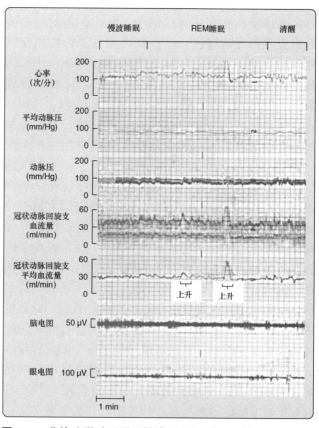

图 20.4 非快速眼动睡眠（慢波睡眠）、快速眼动（REM）睡眠和安静清醒状态对犬心率、相位和平均动脉血压、相位和平均左旋冠状动脉血流、脑电图（EEG）和眼电图（EOG）的影响。睡眠纺锤波在非快速眼动（NREM）睡眠期间很明显，在 REM 睡眠期间眼球运动明显，在清醒时眼球运动明显。在 REM 睡眠期间，心率和冠状动脉血流会激增（From Kirby DA, Verrier RL. Differential effects of sleep stage on coronary hemodynamic function. Am J Physiol 1989；256：H1378-83.）

众所周知，这是一种增强压力感受器反应性的因素。

心律暂停

猫科动物实验中还发现，主要发生在强直性快速眼动睡眠期间的突然心率减速，与之前或之后的任何心率或动脉血压变化无关（图 20.5）[84]。迷走神经的兴奋似乎是直接由中枢影响引起的，因为静止心率或动脉血压没有先前或随后的变化发生。中枢神经系统激活的主要表现为 PGO 活动的持续、先行、突然停止和海马 θ 节律的伴随中断。在正常的人类志愿者中，Taylor 及其同事观察到，在眼球运动爆发 3 s 之前的快速眼动睡眠中，心率会减慢，表明这一现象反映了做梦开始时的定向反应。紧张性快速眼动睡眠诱导的迷走神经张力增加抑制窦房结活动的中枢神经系统变化的过程仍不清楚。尽管对 PGO 活性的生理学和解剖学基础进行了广泛的研究，但对其传导性和功能与睡眠时心率控制的关系知之甚少。

在紧张性快速眼动睡眠期间，心率突然减慢最可能是由于中枢诱导的交感神经活性下降或迷走神经张力增强，或两者结合。在猫科动物中，用阿替洛尔阻断心脏选择性 β_1-肾上腺素能受体不会影响发生率或减速的幅度，但用格隆溴铵阻断毒蕈碱完全消除了这种现象。这些观察表明，强直性快速眼动睡眠诱导的减速主要是由心脏迷走神经传出纤维

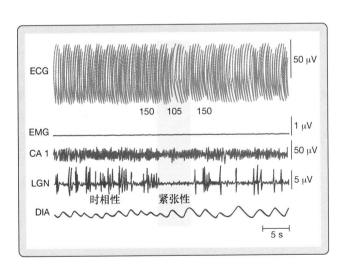

图 20.5　在紧张性快速眼动睡眠期间，主要心率减速的代表性多谱仪记录。在这个减速过程中，心率下降了 30%，从 150 次/分降至 105 次/分。减速发生在外侧膝状核（LGN）的脑桥-外侧膝状体-枕叶（PGO）尖峰或海马（CA 1）导联的 θ 节律缺失期间。海马 θ 波（CA 1）、PGO 波（LGN）和呼吸频率（DIA）振幅的突然下降是阶段性快速眼动睡眠向紧张性快速眼动睡眠过渡的典型特征。ECG，心电图；EMG，肌电图（From Verrier RL，Lau RT，Wallooppillai U，et al. Primary vagally mediated decelerations in heart rate during tonic rapid eye movement sleep in cats. Am J Physiol 1998；43：R1136-41.）

活动介导的。众所周知，迷走神经活动的增强能突然而显著地影响窦房结的放电率[86]。因为 β-肾上腺素能受体阻断对减速的频率或幅度没有影响，所以心脏交感神经张力的消失似乎不是心率变化的重要因素。呼吸的相互作用不是减速的基本组成部分，因为这种现象经常发生在与努力吸气的没有时间联系的情况下。

这种主要的心率暂停现象似乎与压力感受器介导的心率下降不同，后者几乎总是伴随着心率加速和动脉血压升高（图 20.6）[13]。第二组心脏节律暂停在犬科动物中被观察到，主要发生在从慢波睡眠到去同步睡眠的过渡阶段，在相位性快速眼动睡眠中出现的频率高于紧张性快速眼动睡眠。这些停顿持续 1～8 s，随后冠状动脉血流显著增加，平均增加 30%，幅度高达 84%，这与心率-血压乘积所反映的心脏代谢活动无关。这种现象似乎是由一种强烈的迷走神经活动引起的，因为这种停顿是在明显的呼吸性窦性心律失常的背景下发生的，伴有不同程度的心脏传导阻滞（非传导 P 波）和低心率。此外，通过电刺激迷走神经可以再现心脏节律暂停。Guilleminault 及其同事记录了健康的年轻成年人中类似的停顿。

睡眠时冠状动脉血流的调节

在快速眼动和睡眠状态转换期间，冠状动脉血流发生显著变化[13, 76-78, 88]。Vatner 及其同事研究了睡眠-觉醒周期对狒狒冠状动脉功能的影响。在夜间，当根据动物的行为指标判断它们处于睡眠状态时，冠状动脉血流量少量增加，增幅高达 100%。血液流动的周期性振荡与心率或动脉血压的改变无关，并且是在动物闭着眼睛保持静止时发生的。因为狒狒没有进行脑电图记录，所以没有获得关于睡眠阶段的信息，也没有确定冠状动脉血流激增的机制。

血液流动的周期性振荡与心率或动脉血压的改变无关，并且是在动物闭着眼睛保持静止时发生的[76-78]。我们可见平均动脉血压的变化无显著性。冠脉血流激增时心率升高，提示心脏代谢活动增加是冠状动脉舒张的基础。事实上，心率-压积（代谢需求指标）与血流波动的大小之间的密切耦合表明，血流波动并不构成心肌高灌注状态。这些冠脉血流的激增似乎是肾上腺素能神经元放电增强的结果，因为它们通过双侧星状神经节切除而被消除，而不是由躯体活动或呼吸波动的非特异性影响造成的。

在犬的重度实验性冠状动脉狭窄（基线血流减少 60%）模型中，我们观察到在与心率激增同时发生的 REM 睡眠期，冠状动脉血流并没有增加，而是呈

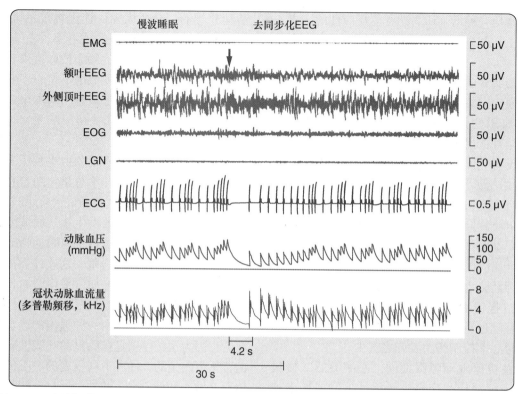

图 20.6　深度 NREM 睡眠期激增的冠状动脉血流量（CBF）被去同步化脑电中断。这种反应模式很常见，似乎代表了一种短暂、低程度的唤醒。心律暂停 4.2 s 后，CBF 的平均峰值短暂增加 46%，心率-收缩压乘积下降 49%。ECG，心电图；EEG，脑电图；EMG，肌电图；EOG，眼电图；LGN，外侧膝状核场电位；SWS，慢波睡眠（From Dickerson LW，Huang AH，Nearing BD，et al. Primary coronary vasodilation associated with pauses in heart rhythm during sleep. Am J Physiol 1993；264：R186-96.）

阶段性减少（图 20.7）[77]。肾上腺素能神经元放电增加可通过至少两种可能的机制导致冠状动脉血流减少。第一种是刺激冠状动脉血管平滑肌上的 α-肾上腺素能受体。然而，这种效应可能只是短暂的，因为 α-肾上腺素能受体兴奋即使是在麻醉动物的交感神经兴奋期间或在与厌恶行为条件反射相关的强烈唤醒期间，也会导致短暂的（10～15 s）冠状动脉收缩。第二种可能的机制是机械性的：心率骤升引起冠状动脉舒张期的灌注时间缩短。为了支持这一解释，研究者证实了心率增加的幅度与冠状动脉血流减少之间有很强的相关性（$r^2 = 0.96$）。Nowlin 及其同事报道了快速眼动诱发的心率变化与晚期冠心病患者发生心肌缺血之间的关联。此外，夜间心肌缺血对缺血性心脏病患者的冠状动脉功能和心脏电稳定性有显著影响，因为它与心肌梗死（20% 的心肌梗死发生在夜间）和心律失常有关（第 144 章）。

睡眠对心律失常的影响

影响心脏电稳定性的中枢神经系统部位

对中枢神经系统诱发的心律失常的广泛研究证明，由中枢神经系统诱发的心律失常不仅是自主神经系统强烈激活的结果，而且是特定神经模式的一种功能表现。心脏神经活动的调节是高度整合的，并通过多级电路体现（图 20.8）[92]。高级脑中枢通过下丘脑内复杂的环路运作，受皮质影响和髓质心血管调节部位的调节。长期以来，压力感受器机制一直被认为是心血管系统自主控制不可或缺的一部分，这一点在心脏病患者和正常人的心率变异性和压力感受器敏感性试验中得到了证明。虽然负责压力反射的基本环路位于延髓，但这一环路可被各种高级中枢调节，包括中脑（PAG）、下丘脑和岛叶皮质，以及局部的支配心脏的神经、脂肪。

神经环路重构现象归因于神经的生长和变性。在心肌细胞水平，自主神经受体通过作用于 G 蛋白来控制离子通道、泵和交换器。迷走神经对心室电特性的影响取决于交感神经的张力水平，这一现象被称为"增强拮抗"。其机制是迷走神经激活后释放的乙酰胆碱通过突触前抑制交感神经末梢释放去甲肾上腺素和在心脏受体水平拮抗第二信使的形成而发挥相反的作用[93]。因此，必须考虑传入心脏的自主神经系统各分支的平衡及其相互作用。另一个重要概念是，由中枢神经系统活动触发心律失常也可能依赖于几种中介机制。其中包括神经递质对心肌及其特有传导系统的

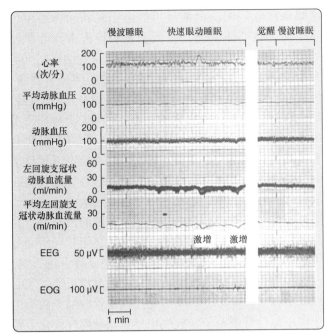

图 20.7　睡眠阶段对犬冠状动脉狭窄时心率、平均动脉压和时相动脉压以及左回旋支冠状动脉平均血流和时相血流的影响。在犬处于快速眼动睡眠时心率激增时冠状动脉血流的阶段性减少，在脑电图（EEG）上表现为典型的低振幅、高频模式。眼电图（EOG）追踪显示在快速眼动期间存在眼球运动，而不是慢波睡眠（From Kirby DA，Verrier RL. Differential effects of sleep stage on coronary hemodynamic function during stenosis. Physiol Behav 1989；45：1017-20.）

直接作用，以及由于冠状动脉血管舒缩张力改变、血小板聚集性增强或这两者共同导致的心肌灌注变化。因此，对心脏的净影响取决于所引起的特定神经模式和潜在的心脏病理之间复杂的相互作用。

　　100 多年前，Levy 证明[94]，通过刺激正常动物大脑中的特定区域，可以诱发室性快速性心律失常，这一发现随后在几个物种中得到了证实。Hockman 及其同事利用立体定位技术证明，脑皮质刺激和下丘脑激活诱发了一系列室性心律失常[95]。刺激下丘脑后部可使实验性冠状动脉闭塞引起的心室颤动的发生率增加 10 倍[96]。这种增强的易感性与交感神经活性增加有关，因为 β- 肾上腺素能受体阻滞剂（而非迷走神经切断术）阻止了这种易感性。这些发现与脑血管病（特别是颅内出血）可引起显著的心脏复极异常和危及生命的心律失常的临床报道一致[97-98]。低温阻断丘脑的门控机制或从额叶皮质到脑干[99]和杏仁核[100]的输出可延迟或预防猪应激时心室颤动的发生。

　　还有强有力的证据表明，慢性情绪应激与心血管疾病（包括高血压、缺血性心脏病和心律失常）的发生相关，并且发现急性应激源可引起心脏功能障碍和猝死[101-105]。重要的是，情绪压力能够促使冠状动脉疾病患者或其他结构性心脏病患者甚至无可见或可

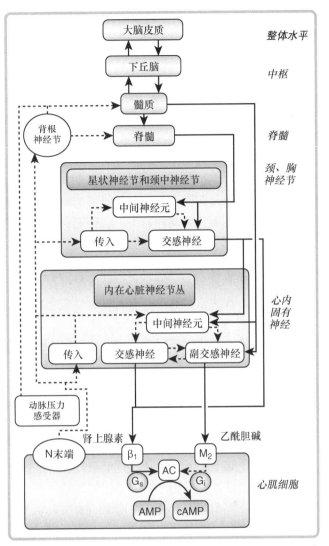

图 20.8　关于睡眠期间心脏电活动的神经控制中重要的整合水平的新观点和现有观点的综合。更传统的概念侧重于心肌神经末梢和反射感受器（如压力感受器）产生的传入束（虚线），这些反射感受器在下丘脑和延髓的心脏刺激和心脏抑制脑中心的中央整合，以及交感神经和副交感神经流出的中枢调节（实线），在脊髓水平以及颈胸神经节内几乎没有中介处理。最近的观点纳入了在脊髓外颈胸神经节和心脏神经节丛内的额外水平的复杂处理，中间神经元被设想提供新的非中枢整合水平。从节后的交感神经元释放神经传递素，认为加强窦房结的兴奋和心肌细胞通过去甲肾上腺素结合 β1-肾上腺素能受体，而提高腺苷酸环化酶（AC）活性通过中介刺激 G 蛋白（Gs）。副交感神经切除术后增加了节后释放和乙酰胆碱与毒蕈碱（M2）受体的结合，并通过耦联抑制性 G 蛋白（Gi）抑制环磷酸腺苷（cAMP）的产生。cAMP 通过影响特定膜钠、钾和钙通道的活性来改变电生成和起搏活动（From Lathrop DA，Spooner PM. On the neural connection. J Cardiovasc Electrophysiol 2001；12：841-4，with permission.）

检测的心脏疾病的个体中出现异位搏动[106-107]。目前认为，对心理应激源的心肺反应可能是由背内侧下丘脑（dorsomedial hypothalamus，DMH）介导的，它直接投射到室旁下丘脑释放皮质醇，以及投射到脑干

部位，如 PAG、RVLM、中缝和 NTS，以神经控制心肺功能[108]。此外，在情绪紧张期间，DMH 和 PAG 向心脏的不对称自主神经输出被认为是诱发心律失常的一个原因[109-112]。事实上，在精神压力下，右脑中脑活动与心室复极诱发心律失常异常之间存在正相关关系，并且右脑 DMH 的激活比左脑 DMH 的激活更容易引起异位搏动[114]。除了在下丘脑刺激期间可能发生心律失常外，间脑或下丘脑刺激停止后也可能立即发生心律失常，这需要具备完整的迷走神经和星状神经节[115-116]。这种中枢神经系统刺激后心律失常的可能电生理基础是心率过度抑制异位活动的丧失。这种现象发生在迷走神经在中枢诱导的肾上腺素能刺激停止后恢复其活性时。因此，迷走神经张力恢复，减慢窦性心率，这时肾上腺素能神经兴奋，引起心室异位起搏点自律性升高。这些心律失常虽然可能有明显的临床表现（包括室性心动过速），但很少发展为室颤。自主神经系统双重激活致心律失常作用曾被错误地解释为致室颤效应。

阻断 β-肾上腺素能受体的抗心律失常作用可能部分源于阻断中枢 β-肾上腺素能受体。Parker 及其同事发现[118]，在猪左冠状动脉前降支闭塞和行为应激时，侧脑室内给予亚全身剂量的 L-普萘洛尔（而不是 D-普萘洛尔）显著降低了心室颤动的发生率。令人惊讶的是，即使是相对较大剂量的 L-普萘洛尔静脉给药也无效。后者的结果可能部分与物种的依赖性有关；与犬不同，猪对 β-肾上腺素能受体阻滞剂没有表现出对缺血诱发心律失常的抑制作用。有人提出，β-肾上腺素能受体阻断的中枢介导的保护作用是由于交感神经活性和血浆去甲肾上腺素浓度的降低[118, 120-121]。重要的是，尽管 β-肾上腺素能受体阻滞剂的中枢作用可能在降低急性心肌缺血时对心室颤动的易感性方面发挥了重要作用，但它们不太可能是唯一的机制，因为 β-肾上腺素能受体阻滞剂阻止了直接刺激外周交感神经结构（如星状神经节）所产生的促纤颤作用[122]。值得注意的是，对心脏病患者死亡率有长期影响的所有 3 种 β-肾上腺素能受体阻滞剂（普萘洛尔、美托洛尔和卡维地洛）均为亲脂性[123]，因此容易穿过血脑屏障，影响睡眠结构，对睡眠连续性产生显著干扰[124]。

睡眠期间心律失常发生的自主神经因素

对神经-心脏相互作用的广泛研究和临床经验均表明，非快速眼动睡眠通常对室性心律失常的发生有益。迷走神经的激活可降低心率，增加心脏电稳定性，并降低心率-血压乘积（反映心脏代谢活性的指标），从而改善冠状动脉狭窄段的供需关系。然而，在严重冠状动脉疾病或急性心肌梗死的情况下，非快速眼动睡眠期间的低血压可能由于冠状动脉灌注压不足而导致心肌缺血，从而引发心律失常和心肌梗死[11, 125]。在快速眼动睡眠或睡眠状态转换期间可能发生的迷走神经张力突然增加可导致心律显著暂停、缓慢性心律失常和潜在的触发活动，而触发活动是致死性尖端扭转型心律失常的机制。长 QT 综合征三型患者在夜间更容易出现致心律失常水平的 T 波交替和尖端扭转型室性心动过速，而不是在应激或运动期间[126, 70]。迷走神经对心外膜冠状动脉管径的强直控制可能是作为睡眠-觉醒周期功能的冠状动脉阻力动态调节的一个重要因素[127]。一个重要的问题是，在动脉粥样硬化性疾病患者中，强直性迷走神经活动是否对心肌灌注和心律失常产生保护还是有害的影响。在这些患者中，迷走神经活动的夜间激增可能促发心肌缺血和心律失常，其原因是冠状血管收缩，而非由于内皮源性舒张因子释放受损导致动脉粥样硬化节段扩张[128]。

由于随之而来的交感神经活动和心率的激增，快速眼动睡眠有可能引发室性心律失常[129-130]。心率和呼吸模式的显著变异性可能对心血管功能产生显著影响，这一点在心肌受损患者的缺血和心律失常发生中很明显。事实上，使用睡眠分期的临床研究确定了快速眼动是心律失常发生的状态[1, 131-132]。由于神经释放的儿茶酚胺具有致心律失常的作用，因此在快速眼动睡眠期发生的交感神经活性增加对室性快速性心律失常提供了有力刺激[10]。通过刺激中枢[94-96, 115-116]或外周肾上腺素能结构[122-123]、输入儿茶酚胺[134]或施加行为应激[135-136]引起的交感神经激活，可增加正常和缺血性心脏的心脏脆弱性。β-肾上腺素能受体拮抗剂可大幅削弱这些促室颤效应[135]。自主神经兴奋也可以诱发多种室上性心律失常[117]。

当交感神经活动增强时，它会通过复杂的机制增加正常或缺血心脏的脆性。特别是在受损内皮血管与前负荷和后负荷改变的环境下，会导致心脏代谢活动增加和冠状动脉收缩，从而导致氧供需比受损，这是交感神经活动增强对心脏的主要间接影响之一。它还会导致心脏电生理功能的促颤作用，这是由于冲动形成或传导紊乱，或两者兼而有之[117]。儿茶酚胺水平的增加会激活 β 肾上腺素能受体，反过来改变腺苷酸环化酶活性和细胞内钙离子通量。这些作用可能由环核苷酸和蛋白激酶调节级联介导，其可以改变钙瞬变的空间异质性，从而增加复极的分散。这最后的影响是增加了对心室颤动的易感性[90, 137-138]。相反，通过星状神经节切除术减少心脏交感神经驱动已被证明是抗纤颤的。

尽管有证据表明自主神经因素可显著改变对心

律失常的易感性，观察到快速眼动睡眠的心率激增有助于心肌缺血，以及关于睡眠诱发心脏事件程度的人类流行病学数据[1]，但关于睡眠期间心肌梗死影响的信息非常少。心肌梗死后，猪在非快速眼动睡眠期间出现心室异位活动，但不出现心室颤动[139]。这可能归因于非快速眼动睡眠期间心率减慢和迷走神经活动增加，去除了窦房结起搏器活动对心室节律的正常超速抑制，并导致潜伏性心室起搏器的放电和触发活动。Snisarenko 发现猫模型心肌梗死后急性期（4～10天）和亚急性期（3～12个月）心率显著升高。在急性期，这些影响伴随着觉醒增加、心率变异性降低和严重睡眠障碍。在干预的几周内，睡眠质量完全恢复，直到在亚急性期，用普萘洛尔阻断 β - 肾上腺素能受体导致睡眠结构重新出现明显的紊乱，觉醒增加，快速眼动睡眠减少，N1 和 N2 期非快速眼动睡眠延长。Snisarenko 将这些结果归因于冠状动脉结扎后某些脑结构中肾上腺素能、去甲肾上腺素能和多巴胺能神经的反射激活。

睡眠相关心血管事件的当前治疗方案

睡眠呼吸障碍综合征（如 OSA），长期以来与睡眠和清醒期间显著增加的肌肉交感神经活动相关[34, 66, 141-146]，导致高血压和增加的心血管发病率[147-148]，包括心肌梗死。OSA 的标准治疗选择是 CPAP，保持气道通畅并防止呼吸暂停及其相关的血压、心率和交感神经活动激增。CPAP 治疗可以逆转升高的交感神经驱动以及诸如 RVLM 和中缝核的区域中改变的脑活动和结构。虽然 CPAP 治疗有效地逆转与 OSA 相关的升高的交感神经活动，但关于其是否逆转升高的血压存在争议。最近一项纳入 32 项随机对照试验的荟萃分析报告称，CPAP 治疗可使日间血压平均降低约 2 ～ 3 mmHg，且对重度 OSA 患者的影响更大[152]。虽然这种对血压的影响是适度的，但有研究表明，CPAP 治疗可能通过减少睡眠呼吸暂停 / 呼吸不足发作期间发生的大血压峰值而降低总体心血管风险，而不会显著改变静息血压[153]。使用无创神经调节技术稳定呼吸暂停期间的心血管模式可能是成人有用的方法，因为它已经用于新生儿[75]。

心力衰竭还与肌肉交感神经活动增加[154-155]和静息心率变异性改变[9]以及调节自主活动的脑区（如岛叶、RVLM 和延髓中缝核）的生化[156]、体积[43]和弥散性变化[157]相关。心力衰竭患者的肌肉交感神经活动升高与睡眠呼吸紊乱相关，包括阻塞性和中枢性睡眠呼吸暂停综合征[158]，其本身与死亡率和心脏事件增加相关[159-160]。此外，CPAP 治疗可成功降低患

有任一呼吸暂停综合征的心力衰竭患者的血压和交感神经活动[161-162]。虽然 CPAP 治疗中枢性睡眠呼吸暂停不会触发吸气，但它可改善氧储存，降低呼吸暂停频率和去甲肾上腺素水平，并增加夜间氧饱和度和射血分数[163]。尽管 CPAP 如何降低心力衰竭患者的交感神经驱动尚不清楚，但鉴于 CPAP 对无心力衰竭的 OSA 患者的影响，CPAP 可能恢复自主神经相关脑区的结构和功能，如岛叶和 RVLM。

虽然 CPAP 是 OSA 患者的标准治疗，但最近已开发出适应性伺服通气系统，主要用于治疗中枢性睡眠呼吸暂停。虽然这种治疗也依赖于输送气道正压，但它根据呼吸努力来调整其设置，以维持稳定的分钟通气量和低级别的呼气末正压。最近的研究表明，适应性伺服通气系统可降低心力衰竭患者的心脏和肌肉交感神经活动指数[164-166]。尽管认为使用这个系统有利于减少所有中枢性呼吸暂停患者的有害症状，但最近发现，有些患者不推荐使用该疗法。在心力衰竭、射血分数 ≤ 45% 和中度或重度中枢性睡眠呼吸暂停患者中，伺服呼吸机通气与心源性死亡风险增加相关[167]。因此，虽然适应性伺服通气可以用于减少由呼吸暂停引起的损伤并降低一些个体的心血管风险，但在其他个体中，这种正压方式是不推荐的，并且需要替代疗法。这是特别的情况，因为长期遵守这些程序是欠缺的[168]。

除了用于阻塞性和中枢性睡眠呼吸暂停的气道正压介入外，科学家正在开发其他替代治疗方案，特别是对于存在未发育完全的肺损伤危险的新生儿或对于具有周期性呼吸的患者，其中血流和呼吸的化学传感之间的干扰相互作用的循环定时是潜在的问题。通常有一种克服化学感受器驱动的方法。这个方法是募集除了来自温度和化学刺激之外的呼吸驱动，其通过反射作用可以使心血管作用正常化。这种方法已经通过使用夸张的本体感受激活来"欺骗"大脑通过模拟肢体运动来增强呼吸驱动而得到证明[75]，这种方法也有助于心血管过程。

正在开发诸如可植入神经刺激器的疗法以直接激活横膈膜或上气道肌肉。可植入膈神经刺激器目前可用于通过在睡眠期间引发类似于正常呼吸的平滑膈肌收缩来治疗中枢性睡眠呼吸暂停。这些神经刺激器耐受性良好，可有效降低中枢性睡眠呼吸暂停的严重程度，但它们是否也能改善自主神经功能尚不清楚[169-170]。该手术经常用于先天性中枢性通气不足[171]，这是一种必须小心地重新调整压力以防止上呼吸道阻塞的干预。为了避免上呼吸道直接塌陷，刺激舌下神经也被使用，舌下神经支配主要的上呼吸道扩张肌、颏舌肌和其他上呼吸道肌肉[169, 172]；这些神经刺激介入需

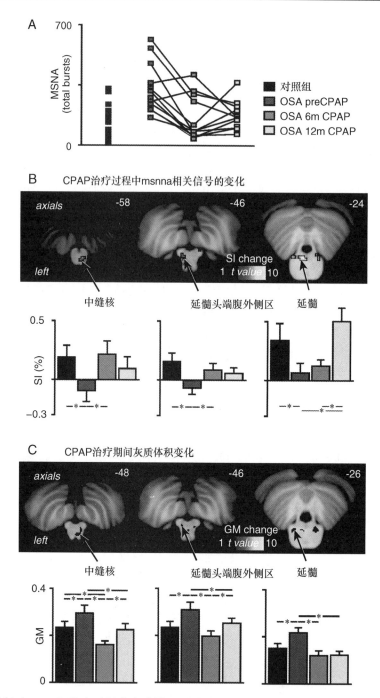

图 20.9 持续气道正压通气（CPAP）治疗对肌肉交感神经活动（MSNA）、MSNA- 耦合脑干活动和局部脑干体积的影响。**A**，对照组（黑色）和阻塞性睡眠呼吸暂停（OSA）患者在 CPAP 治疗之前（红色）、之后 6 个月（橙色）和 12 个月（黄色）的静息 MSNA 水平。注意 CPAP 后静息 MSNA 的减少。**B**，在相同的对照和 OSA 受试者中 MSNA- 耦合的功能磁共振成像（fMRI）信号强度（SI）的变化。注意，CPAP 治疗恢复 MSNA- 偶联活性至延髓中缝、延髓头端腹外侧（RVLM）和背外侧脑桥（dlPons）中的对照水平。蒙特利尔神经学研究所空间中的位置在每个切片的右上方指示。**C**，相同对照和 OSA 受试者中区域灰质（GM）体积的变化。再次注意，CPAP 疗法将 GM 体积恢复到中缝、RVLM 和 dlPons 中的对照水平。*$P < 0.05$（Modified from Henderson LA，Fatouleh RH，Lundblad LC，et al. Effects of 12 months of continuous positive airway pressure on sympathetic activity related brainstem function and structure in obstructive sleep apnea. Front Neurosci 2016；10：90 with permission from the authors.）（见彩图）

要侵入性手术。

　　迷走神经的直接刺激会加重睡眠呼吸障碍。该疗法已用于控制难治性癫痫超过 20 年，可使成人癫痫发作减少 50%，儿童癫痫发作减少 90%[173-174]。然而，迷走神经刺激可显著增加呼吸暂停事件，应谨慎使用[175-176]。当然，迷走神经刺激可改变流向心脏的副交感神经，还可激活脑干自主调节区，如 NTS。这使迷走神经处于改变交感神经 / 副交感神经平衡和改善自主神经功能的位置，并且迷走神经刺激确实改善了心力衰竭个体的结果[177]。舌咽神经也参与自主控制，将压力感受器信息传递到 NTS 和颈动脉窦，并且直接刺激该脑神经可以帮助治疗睡眠呼吸障碍。需要进一步研究探索舌咽和其他颅神经刺激器对睡眠呼吸障碍及其后遗症的影响。

除了正压通气外，还有多种选择来支持睡眠中的通气问题的方法，该方法将提供上气道和横膈膜驱动（记住，上气道扩张必须在横膈膜下降之前），并且同时提供心血管支持，考虑到在睡眠呼吸障碍的情况下，调节交感神经作用的脑结构经常受损。

临床要点

- REM 睡眠的特征在于交感神经和迷走神经活动的激增，其在正常个体中是良好耐受的，但在患有心脏病的人中可能导致心律失常、心肌缺血和心肌梗死。
- 在 NREM 睡眠期间，全身血压可能下降，从而潜在地减少通过狭窄冠状血管的流量，以促成心肌缺血或梗死。
- 睡眠呼吸障碍可引起脑自主调节区的显著损伤。
- 阻塞性睡眠呼吸暂停患者心房颤动的患病率增加。
- 从本质上讲，睡眠是对心脏的自主神经压力测试，夜间监测心肺功能具有相当大的诊断价值。

总结

睡眠状态对心肺功能产生重大影响，这是在 NREM 和 REM 睡眠之间的正常循环中发生的大脑状态的显著变化的直接结果。中枢神经系统变量的动态波动影响心律、动脉血压、冠状动脉血流和通气。尽管 REM 睡眠诱导的交感神经和副交感神经活动激增以及伴随的心律显著激增和暂停在正常人中耐受良好，但对于心脏病患者可能面临威胁生命的心律失常和心肌缺血和梗死的风险增加。在严重受损心脏的 NREM 睡眠期间，存在低血压的可能性，这可能会损害通过狭窄冠状血管的血流，从而引发心肌缺血或梗死。由于睡眠呼吸障碍、心力衰竭或卒中对调节自主活动和协调上气道和膈肌活动的中枢脑区域造成的累积损伤可能导致交感神经流出增加，增加心力衰竭的风险并导致 OSA 的高血压。心肺控制的协调在婴儿期尤其关键，此时发育不成熟可能损害功能并造成特殊风险。在整个睡眠过程中，冠状动脉疾病和呼吸暂停的共存与心血管事件的高风险相关[136]，包括心肌梗死[149]，由呼吸和心血管系统的双重控制的挑战引起。

感谢 Sandra S 对撰写本章方面的贡献。

致谢

本章基于的工作得到了美国国立卫生研究院（National Institutes of Health，NIH）的以下资助：MH13923，来自美国国立心理健康研究所；HD22695，来自美国国立儿童健康和人类发育研究所；HL22418 和 HL60296，来自美国国立心脏、肺和血液研究所；U01-NS090407，来自美国国立神经疾病和卒中研究所；以及 NR012810，来自美国国立护理研究所。

参考文献和拓展阅读

请扫描书后二维码，获取参考文献和拓展阅读资源。

第 21 章

心血管生理学：正常与睡眠障碍中的自主调控

Sébastien Baillieul，*Virend K. Somers*，*Jean-Louis Pépin*

何　超　姚忠祥　译　胡志安　审校

章节亮点

- 通过持续和快速地调节心率（heart rate，HR）、动脉血压（blood pressure，BP）和血流再分配，血液循环的自主控制对于确保重要器官有足够的血流量至关重要。从长远来看，神经循环控制似乎与昼夜节律、睡眠−觉醒周期和亚昼夜节律相关联，包括快速眼动（rapid eye movement，REM）和非快速眼动（non-rapid eye movement，NREM）睡眠过程。
- 心血管自主神经系统的主要作用是通过持续和快速地调整 HR、动脉 BP 和血流再分配，确保重要器官有足够的血流量。
- HR 和 BP 具有昼夜节律，其特征是在夜间显著降低。睡眠不足和睡眠障碍会改变这种

生理模式，这对心血管健康有重要影响。
- 在 NREM 睡眠期间，心迷走神经驱动增加，心脏和外周交感神经活动减少。在 NREM 睡眠期间，压力感受性反射增益随着 BP 的增加而增加，而 BP 减少时的变化不明显，以确保在 NREM 睡眠期间维持稳定的低 BP 和 HR。相比之下，REM 睡眠是一种自主神经不稳定的状态，由副交感神经和交感神经交互作用的显著波动主导。
- 睡眠不足、睡眠质量改变和睡眠障碍与夜间持续的高交感神经活动和生理性夜间血压下降的减少有关。这些效应导致随后几天的持续的交感神经激活和血压增加。

引言

自主循环控制通过副交感神经元传到心脏，通过交感神经元传出到心脏、血管、肾和肾上腺髓质[1]。副交感神经刺激心脏，通过心脏毒蕈碱受体的激活，导致心动过缓，而交感神经刺激心脏，通过激活 β_1-肾上腺素能受体，导致心动过速和收缩力增加。血管床交感神经激活通过刺激 α_1-肾上腺素能受体诱导血管收缩，通过刺激 β_2-肾上腺素能受体诱导血管舒张。一些反射，包括动脉压力感受性反射、心肺反射和化学感受性反射，在与姿势变化、低氧血症、温度变化和睡眠相关的循环快速调节中也很重要。心率和血压具有昼夜节律，其特征是在夜间显著降低，继发于活动和姿势的变化，以及睡眠和昼夜节律的影响。睡眠不足和睡眠障碍会改变这种生理模式，这对心血管健康有重要影响。

心血管自主神经系统通过精确控制数字血流动力学变量，包括心率、动脉血压和外周血流量，来维持体内平衡。神经循环控制与睡眠和昼夜节律生理学密切相关，这表明伴随睡眠中断的自主控制中断，例

如，睡眠中断和睡眠呼吸暂停。另一方面，自主神经功能的主要改变是否可能转化为睡眠障碍也必须加以考虑。

本章首先对自主心血管调节及其中枢和外周控制器进行一般概述，然后描述用于探索人类睡眠时心血管神经控制的方法及其优点和局限性。本章继续概述了正常睡眠期间神经循环控制的一些现有知识，以及睡眠剥夺、睡眠质量改变、睡眠呼吸暂停和自主神经功能障碍（如糖尿病）可能导致的变化。

心血管自主神经系统：定义和功能

心血管自主神经系统是一个高度整合的网络，在短时间内（几秒到几小时）控制内脏功能，调节循环与行为、环境和情绪保持一致。它的主要作用是通过持续和快速地调整心率、动脉血压和血流再分配，确保重要器官有足够的心排血量。从长远来看，这种神经循环调节似乎与昼夜节律、睡眠−觉醒周期和一些亚昼夜节律相结合，包括 REM 和 NREM 睡眠过程，以及与长期血压调节有关的激素。

血液循环的神经控制通过副交感神经元传到心

脏，通过交感神经元传到心脏、血管、肾和肾上腺髓质。副交感神经对心血管系统的刺激主要是通过迷走神经激活毒蕈碱受体来介导的；它会导致心动过缓。心脏交感神经刺激通过激活窦房结（心脏起搏器）和心肌的 β_1-肾上腺素能受体发挥作用，导致心动过速和收缩力增加。血管床的交感神经激活通过刺激 α_1-肾上腺素能受体（在皮肤和内脏区）诱导血管收缩，通过刺激 β_2-肾上腺素能受体（在心脏和骨骼肌）诱导血管舒张。心脏的副交感神经和交感神经传出活动也可能调节心脏的电生理特性，这可能与几种类型的心律失常的发生有关，特别是在促心律失常底物存在的情况下。

自主神经系统的中枢组织及其与睡眠调节机制的关系详见第 20 章。简单地说，对脉管系统和心脏的自主冲动起源于脑干的血管舒缩中心，位于髓质和脑桥的两侧。血管舒缩中心反过来由脑桥、中脑和间脑的高级神经系统区域调节，包括下丘脑和大脑皮质的许多部分。一些心血管反射在与姿势变化、低氧血症、运动和中等温度变化相关的血压快速调节中也很重要，也可能与睡眠中观察到的心血管变化有关。这些因素包括动脉压力感受性反射、心肺反射和化学感受性反射。肾素-血管紧张素-醛固酮系统、血管加压素和其他血管活性机制也可能有助于睡眠期间的心血管调节。更多关于心血管疾病和睡眠之间相互作用的信息可以在这本书的第 16 篇——心血管疾病中找到。

动脉压力感受性反射

动脉压力感受性反射是短期内血压的重要调节因子[2]。压力感受器是主动脉弓和颈动脉窦中的感觉感受器，在大脑的髓质区域传递。动脉压力感受器传入放电的变化触发反射调节，缓冲或对抗血压的变化。例如，血压的升高会牵张受体，导致到脑干神经元网络的传入流量增加。这抑制了心脏和血管平滑循环的交感神经流出，增加副交感神经心脏张力，导致心率减缓，收缩力降低，周围血管收缩减少，随后血压代偿性降低。血压下降则有相反的作用，并引起反射性心动过速、收缩力增加和周围血管收缩，随后的血压代偿性升高。

心肺反射

心肺反射是由刺激位于心房、心室和肺动脉中的低压受体来触发的。心肺受体是容积受体，可减轻血容量变化引起的血压变化。这些受体的放电模式与心脏腔或血管内的压力变化相似，有助于调节血液体积。心肺反射激活导致周围血管舒张，肾交感神经流出减少，激活垂体后叶以抑制抗利尿激素的释放，导

致尿排泄增加。

动脉反射和心肺反射与姿势改变时的血压调节有关。假设直立位置会产生血容量的尾部移动，并急剧降低每搏输出量和血压。对这种直立应激的循环调整是快速的，其特征是心率和周围血管阻力的反射性增加，随后是抗利尿激素的分泌增强和肾素-血管紧张素系统的激活。在睡眠中，短暂休息会增加心室的容量负荷，并引起相反的效果。

化学感受性反射

化学感受性反射介导对缺氧和高碳酸血症的通气反应，并发挥重要的心血管效应[3]。最重要的外周动脉化学感受器位于颈动脉体，主要对氧分压的变化做出反应。低氧刺激引起呼吸肌肉兴奋增加，诱导过度通气，外周血管交感神经兴奋增加，导致血管收缩。过度通气继而激活肺牵张反射，缓冲交感神经和迷走神经兴奋的增加，从而在正常情况下维持稳态。在呼吸暂停期间，当过度通气缺失或被阻止时，血管收缩增强，并与心脏迷走神经驱动的激活同时发生，导致心动过缓。这被统称为"潜水反射"，这是一种保护机制，有助于保持流向心脏和大脑的血液流动，同时限制心脏的氧需求[4-5]。

中枢化学感受器位于脑干，主要对由二氧化碳张力介导的 pH 变化做出反应。高碳酸血症刺激中枢化学感受器也会引起交感神经和呼吸激活，但没有低氧血症所见的心副交感效应[3]。

探讨睡眠中的变化及其生理意义的措施

心率、动脉血压及其变异性

RR 间期是心电图上 QRS 信号连续两次 R 波（以及 HR）之间的时间，是窦房结固有特性和自主神经影响的函数。血压是血管阻力（动脉收缩或扩张的表达）和心排血量（1 分钟内泵出的血容量）的函数，这是心率、心脏收缩力和舒张血容量的函数，所有成分部分由自主神经系统控制。

自主心血管调节可以通过量化稳定条件下（如清醒和睡眠）的平均心率和血压，或它们对内源性或外源性挑战的反应（如姿势的变化、对呼吸变化的反应和睡眠中的觉醒）来研究。

心率和血压都表现出自发的波动，这可以用均值的标准差或它们的节律性和非节律性特征来描述。当用 24 h 动态记录的标准差来描述时，RR 间期的高变异性是心血管系统应对环境挑战能力的重要指标[6]。相反，发现血压变异性的升高伴随着衰老和高血压[7]。在描述 24 h 心率和血压变化的各种循环成分中，从自

天清醒到夜间睡眠的循环成分受到了极大的关注。具体来说，心率和血压在夜间生理性地下降[8]。这种昼夜模式在动态受试者中很明显，甚至在保持睡眠-觉醒周期的卧位受试者中也是如此[9]。昼夜节律因素与非昼夜节律因素的贡献以及这些因素在睡眠障碍中的变化稍后会被讨论。

RR 和血压也表现出短期振荡，频率范围在 0 ～ 0.5 Hz，似乎受到内在自主节律和呼吸输入的影响。RR 和血压变异的光谱分析提供了信号功率（即方差）作为频率函数分布的估计。事实上，RR 和血压变异性似乎分为 3 个主要组成部分：高频（high-frequency，HF）呼吸频带（＞ 0.15 Hz）、低频（low-frequency，LF）频带（约 0.1 Hz）和极低频（very low-frequency，VLF）频带（0.003 ～ 0.039 Hz）（图 21.1 和表 21.1）[10]。RR 变异性的 HF 成分主要反映呼吸驱动的窦性心律调节，表现为窦性心律失常，并已被用作强直性迷走神经驱动的指标。与心脏透壁压力、心房扩张和静脉回流的呼吸波动有关的非神经机制也是 HF 功率的决定因素，可能在心脏移植等心脏去神经支配后变得尤为重要[11]。LF 节律似乎有广泛

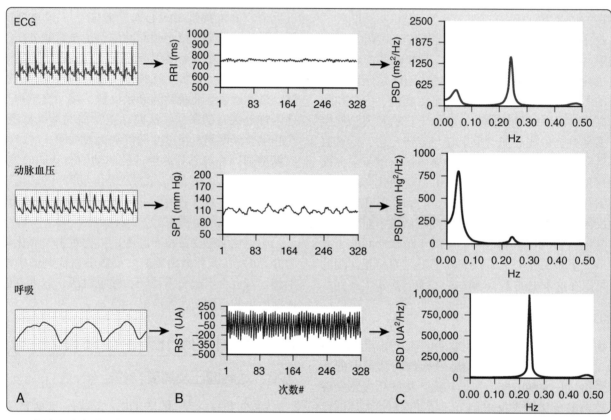

图 21.1　在单个健康受试者中发现的心电图（ECG）、搏动血压和呼吸记录（A），RR 间期、血压和呼吸的时间间隔图（B），以及 R-R 间期、血压和呼吸变异性的功率谱图（C）。PSD 为功率谱密度、RRI 为 RR 间期、RS1 为呼吸信号、SP1 为收缩期血压、UA 为相对单位，用于显示物质量、强度或其他量与预定参考测量的比例。

表 21.1　短时间内 RR 间期变异性的能谱组成 [a]

变量	单位	短时间（5 min）记录的描述性分析	频率范围
总功率	ms²	分析了时间序列上 RR 间期的方差	约≤ 0.4 Hz
VLF	ms²	VLF 范围内的功率	≤ 0.04 Hz
LF	ms²	LF 范围内的功率	0.04 ～ 0.15 Hz
标准化 LF	%	标准化 LF 范围内的功率：LF/（总功率－VLF）×100	
HF	ms²	HF 范围内的功率	0.15 ～ 0.4 Hz
标准化 HF	%	标准化 HF 范围内的功率：HF/（总功率－VLF）×100	
LF/HF		比例：LF（ms²）/HF（ms²）	

HF，高频；LF，低频；VLF，极低频。

的神经发生基础[12]，部分反映了心脏的交感神经调节[13]以及对动脉血压随搏动变化的压力感受性反射反应[14]，但是也受低频或不规则的呼吸模式调节。重要的是，呼吸中的 LF 成分混淆了对心血管变异性 LF 成分的解释，这对理解心血管控制的自主特征至关重要。因此，关于 LF 和 HF 成分对任何特定的生理状态或疾病状况的相对贡献进行评估时，确保呼吸模式仅限于 HF 成分是至关重要的。LF/HF 比值常用于提供交感迷走神经对窦房结影响的平衡指数[15]，前提是在严格控制的条件下进行测量。最后，VLF 可能反映了温度调节和肾素-血管紧张素系统[16]。关于血压变异性，收缩压变异性中的 LF 成分是交感神经调节血管的指标，而 HF 成分反映了呼吸对血压变化的机械效应[13]。HF、LF 和 VLF 的测量通常以绝对值（ms）表示，但 LF 和 HF 通常以标准化单位（nu）表示，代表每个功率分量与总功率减去 VLF 分量的相对值（表 21.1）。标准化有利于评价最小化总功率变化对低频和高频分量的影响。

传统的光谱分析技术包括快速傅里叶变换（fast Fourier transform，FFT）算法和自回归建模，这在大多数情况下提供了可比较的结果[17]。这些技术需要被处理的信号的平稳性，因此不能应用于有显著短暂活动的过程（例如，睡眠开始、唤醒、睡眠阶段过渡和觉醒）。此外，这些方法在发生呼吸或运动事件（如周期性肢体运动、磨牙症）时必须谨慎使用。更先进的信号处理算法可以用来克服这一限制和评估动态变化的自主心血管控制瞬态事件（如睡眠发作、觉醒、磨牙症）[18]和帮助定义动态变化之间的时间关系发生在不同的系统，如脑电图（electroencephalogram，EEG）和心电图（electrocardiogram，ECG）[19-20]。最常用的算法包括短时傅里叶变换、维格纳-维尔分布、时变自回归模型、小波和小波包[18]。

最后，除了周期性振荡行为观察到 RR 间期和动脉血压，非周期性行为也出现了不太具体的可变性，这可以用基于非线性系统理论的方法（"混沌理论和分形分析"）来描述[21]。这种非谐波拍对拍行为在很宽的时间范围（几秒到数小时）延伸，其生理基础仍然不确定，尽管有人认为它处于更高的中枢调节之下[22]。这种类型的分析在睡眠心血管生理学中的应用仍然有限。

压力感受性反射敏感性

动脉压力感受性反射在缓冲血压的短期变化中起着重要作用。动脉压力感受性反射的增加，或压力感受性反射敏感性，是通过特定血压单位变化的心率或交感神经流量的变化程度来衡量的[23]。有两种

技术主要用于睡眠研究来评估心率的自发压力反射调节：序列技术和光谱分析技术。第一种是识别连续跳动的跳动序列，其中收缩压逐渐增加后，RR 逐渐延长（或反之）。以这些序列内 RR 间期和收缩压之间的回归线的斜率作为反射增益的幅度。第二种是基于对收缩性血压和 RR 短片段的交叉谱分析，并基于 RR 变化的某个频带（在 0.04 ~ 0.35 Hz）受到压力感受性反射调制的假设。压力感受性反射敏感性通过传递函数的增益来表达，该传递函数将血压的变化与 RR 或肌肉交感神经活动（muscle sympathetic nerve activity，MSNA）的相关变化联系起来。

射血前期

射血前期（preejection period，PEP）是从左心室电去极化（心电图 QRS）到心室射血开始之间的时间，表示左心室收缩与心脏瓣膜关闭的时间。PEP 受到通过 β_1-肾上腺素受体作用的交感神经活动的影响，并在刺激下缩短。PEP 可以从阻抗心电图中无创获得，它将经胸阻抗（通过胸部和颈部电极测量）的变化转换为体积的变化，并允许跟踪体积变化，如心脏周期中发生的变化。这种方法已被应用于评估睡眠期间稳态条件下的心脏症状影响，尽管不是很深入[24-25]。瞬态交感神经反应的应用受到限制，因为在血压增加的情况下，解释可能会出现错误，这可能会导致 PEP 延长（而不是预期的缩短），因为克服外部压力需要更长的时间。

交感神经活动的微神经学记录

微神经造影提供了肌肉和皮肤交感血管舒缩和汗腺活动的直接信息。肌肉交感神经活动（muscle sympathetic nerve activity，MSNA），通常在腓神经上测量，可诱导血管收缩，并受到压力感受性反射的调节[26]。MSNA 也会因缺氧和高碳酸血症化学感受性刺激而增加[2]。皮肤交感神经活动反映了与发汗和血管舒缩活动相关的体温调节输出，并受到情绪刺激的影响，但不受压力感受性反射的影响。

虽然微神经造影术可以直接测量外周交感神经驱动力，但它具有侵入性，对操作者和患者的技术要求都很高。此外，所提供的信息仅限于区域交感神经活动。考虑到系统特异性神经支配的异质性，MSNA 和皮肤交感神经活动评估可能不一定反映整体交感神经张力。

外周动脉张力和脉搏传输时间

从手指测量的外周动脉张力（peripheral arterial tone，PAT）提供了指向外周血管床的交感血管收缩

机制的间接指标。它是基于对指尖血管床脉动体积变化的测量，这种变化是交感神经介导的 α-肾上腺素能血管收缩引起的。因此，服用 α-肾上腺素能阻滞剂酚妥拉明后，睡眠呼吸暂停患者在呼吸暂停和觉醒结束时的 PAT 振幅下降较少[27]。PAT 不能提供绝对值。只有在受试者内部，才能评估脉搏波分析在有限时间间隔内的变化，但可能足以评估与呼吸事件和微环境相关的 PAT 衰减[28]。PAT 是无创的，可以在睡眠期间持续监测，并被提议作为成人和儿童觉醒时发生的自主神经变化的一种测量方法[29-31]。PAT 与活动描记术和血氧计相结合，已被用于诊断睡眠呼吸暂停。REM 睡眠与交感神经张力的增加和巨大的变化有关。高交感神经张力对 PAT 信号的持续衰减做出反应，据报道，这种衰减有助于识别 REM 睡眠[32]。此外，与 REM 发生相关的表观血管收缩也叠加在这种衰减上。据报道，与 NREM 睡眠相比，REM 睡眠期间 PAT 信号的振幅及其可变性存在差异，并且已经开发出一种自动 REM 评分算法，并使用 PAT 设备对其进行了验证，以对 REM 进行评分[33]。

脉搏传导时间（pulse transit time，PTT，另见第 167 章）是指脉搏波在两个动脉部位之间传播所需的时间[34]。在实践中，在 PTT 的无创评估中，心电图中的 R 波通常用于指示测量的起点，而外围波形（通过手指的光描记术评估）则用于指示测量结束。PTT 对瞬间交感神经活动敏感，当血压升高时缩短，当血压下降时延长。重要的是，PTT 包含几个难以控制的生理成分，不建议进行受试者间比较。我们只建议使用个体内从基线条件（超过几次读数）的相对 PTT 变化。与 PAT 一样，PTT 也可以持续监测，并已用于评估对觉醒的交感神经反应[29-30]和呼吸事件，尤其是儿童[35-36]。在 REM 睡眠期间，交感神经活动的变化自发地非常高，因此 PTT 基线变化很大。因此，与其他睡眠阶段相比，在 REM 睡眠期间对真实微结构的识别没有那么具体。心脏和大血管位于胸腔内，因此受到胸腔容积和压力变化的影响。吸气过程中，胸腔容积增加，降低胸腔内压力，从而减少对心脏和大血管（腔静脉和主动脉）的压迫，降低血压并减缓 PTT。呼气情况正好相反。随着胸腔内压力的增加，心脏受到压迫，血压升高，PTT 加快。PTT 可以作为呼吸努力的非侵入性标志，尤其是在定义某些呼吸事件（低通气、呼吸努力相关觉醒和中枢事件）时[37-38]。

全身儿茶酚胺

血浆儿茶酚胺（肾上腺素和去甲肾上腺素）的测量提供了对整体交感神经活动的估计。然而，血液中的去甲肾上腺素只反映了交感神经激活期间的一小部分（8%～10%）神经递质释放。此外，血液中儿茶酚胺的相对快速清除可能限制了检测交感神经活动的短暂变化的能力。因此，只有频繁的睡眠采样才能检测到与睡眠-觉醒周期和睡眠阶段相关的变化[39]。测量尿排泄物中的儿茶酚胺及其代谢物是一种更简单的方法，可以评估提供儿茶酚胺在一段时间内的累积分泌，已广泛应用于临床和睡眠研究中。尿中儿茶酚胺的排泄严格依赖于肾功能。因此，建议根据肾功能指标（尿肌酐）校正排泄的儿茶酚胺数量。

睡眠相关的心血管自主改变

神经循环控制的昼夜变化

与白天相比，活动性受试者以及 24 h 保持仰卧位的受试者夜间的心率和血压在生理上降低。具体来说，与白天相比，正常的 24 h 血压模式包括睡眠时收缩压降低 10% 或更大，这种降低通常被称为"下降"。姿势和活动强烈影响白天的心率和血压[40]，而姿势和睡眠则影响夜间的心率和血压[9]。然而，即使在保持仰卧位 24 h 的受试者中，在夜间与睡眠相关的心血管功能下降也很明显[9]，这强调了睡眠在诱发夜间心率和血压下降方面的重要性。研究与睡眠-觉醒周期相关的自主神经变化的研究指出，副交感神经功能指标，如 RR 间期和 RR 变异性的 HF 成分，早在睡眠开始前 2 h 就开始变化[24]，而心脏和外周交感神经活动指标，如 LF/HF 比、射血前期、MSNA、儿茶酚胺，只在睡眠开始后才开始减少，并随着睡眠的加深而继续减少[24, 26, 39]。晨醒诱导交感肾上腺系统的逐步激活，心率、血压和血浆儿茶酚胺增加，随着姿势的改变和身体活动，儿茶酚胺进一步增加[24, 41]。

仰卧条件下进行的 24 h 睡眠剥夺研究表明，夜间 HR 和心迷走神经指数的下降仍然存在，而夜间血压和 PEP 延长（即交感神经活动减少）减弱[24, 42]。因此，HR 和副交感神经机制可能主要受到昼夜节律的影响，并且与睡眠准备机制有关，而对心脏和血管的交感神经驱动主要与睡眠-觉醒周期有关。越来越多的证据表明，无论 24 h 血压水平如何，平均夜间血压水平都是心肺发病率和死亡率的主要预测因子[43]。任何睡眠质量或睡眠数量的恶化都可能与夜间血压的升高有关，而这可能参与了高血压的发展或控制不良[44]。

对 NREM 睡眠和 REM 睡眠的生理反应

在健康受试者中，自主心血管调节随着睡眠阶段的不同而变化很大，不同的自主模式在 NREM 和 REM 睡眠中占主导地位。随着 NREM 睡眠从第 1 阶段发展到第 3 阶段，RR、呼吸介导的 RR 变异性 HF 成分和 PEP 增加，而与清醒相比，收缩压 BP 变异性中的血压、LF 成分和 MSNA 显著减少。这些变化表明心迷走神经驱动力增加，交感神经和外周交感神经活动减少（图 21.2）[9, 26, 45]。与清醒时相比，睡眠期间的压力反射敏感性似乎也有所增加[46]。然而，反应是可变的。也就是说，与清醒时相比，在 NREM 睡眠期间，压力反射增益随着血压的增加而增加，而不是减少。这种机制可能有助于确保在 NREM 睡眠期间维持稳定的低血压和心率。

相反，REM 睡眠是一种自主神经不稳定的状态，由副交感神经和交感神经影响之间的显著波动主导，这会导致心率和血压的突然变化[47]。REM 睡眠期间的平均心率和血压高于 NREM 睡眠，交感神经血管舒缩驱动也是如此[26]。REM 睡眠的心血管兴奋也反映在低频成分（LF，约 0.1 Hz）的显著增加和 LF/HF 比例向交感优势的转变上[9]。

RR 变异性和脑电图耦合

评估 RR 变异性和脑电图 EEG 之间夜间关系的研究表明，RR 变异性的动态与 EEG 的动态密切相关，反映了睡眠深度。在标准化 LF 中存在 80 ～ 120 min 的亚昼夜节律，在 REM 睡眠期间高水平，在慢波睡眠期间低水平[48]。这些振荡以"镜像"的方式与 δ 波活动的夜间振荡惊人地耦合，后者反映了睡眠的加深和减轻。同样，据报道，RR 变异性的归一化 HF 分量与所有 EEG 波段一致，δ 活动的增益最大（HF 振幅/EEG 振幅之比较高），β 活动的增益最小（即 HF 较低）[49]。这两种振荡与几分钟的相移耦合，心脏变化先于 EEG 变化。尽管这种耦合的机制尚不清楚，但据推测，在自主神经和睡眠调节中，可能存在一个同步振荡过程的中央发生器，其中心血管功能会预测睡眠阶段的变化[48]。

与睡眠和周期性腿部运动中唤醒有关的自主神经反应

唤醒

睡眠中自发的皮质电唤醒（即 EEG 与低幅、高频 EEG 的出现去同步）是由外源性刺激引起的，或在睡眠呼吸紊乱的情况下，与交感神经激增有关，导致心率、血压和 MSNA 的短暂增加[50-52]，PTT 突然下降，且 PAT 衰减。典型的心脏反应是双相的，心动过速持续 4 ～ 5 s，随后出现心动过缓，在皮质唤醒前心率增加。使用时变分析，似乎在心率、血压和 MSNA 恢复到基线值后很长时间内，由 RR 变异性和血压变异性的 LF 成分所代表的交感兴奋激增仍显著高于基线[19]。这与夜间频繁觉醒的情况尤其相关，可能会导致对心血管系统产生持续的交感神经影响。据报道，在睡眠呼吸暂停中，睡眠期间 PAT 的重复减弱与办公室血压之间存在关联，与年龄、性别和体重指数（body mass index，BMI）无关[53]。这些结果表明，即使在白天，夜间交感神经活动也可能是对人类慢性血压升高的直接刺激。

睡眠期间的听觉刺激可能导致自主神经和呼吸的改变，即使在没有明显的 EEG 激活（所谓的"自主觉醒"）的情况下，或与常规觉醒不同的 EEG 模式相关联时，如 K 复合波或未伴随 EEG 去同步化的高幅度 δ 波（所谓的"皮质下觉醒"）。这些观察结果提示，存在一系列部分觉醒反应，这些反应涉及自主神经反应，EEG 表现不同于经典的觉醒，甚至没有任何 EEG 反应。不同的 EEG 模式和相关的心脏反应表明从较弱的高振幅 δ 爆发到较强的低电压 α 节律的强度不断增加的分级频谱[52]（图 21.3）。

睡眠期间周期性腿部运动

周期性腿部运动（periodic leg movement，PLM）被描述为大脚趾的重复节律性伸展和踝关节的背屈，偶尔在膝关节和髋关节发生屈曲。PLM 可以发生在清醒时和睡眠期间（PLMS）。PLMS 经常发生在几

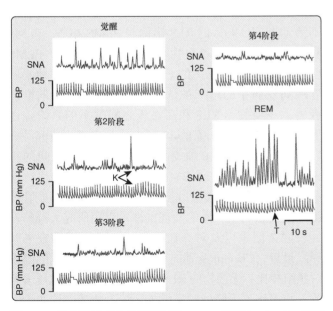

图 21.2　单个受试者在觉醒期以及 NREM 期第 2、3、4 阶段和 REM 睡眠的交感神经活动（SNA）和平均血压（BP）的记录。随着非快速眼动睡眠的加深，SNA 和血压逐渐降低。在快速眼动睡眠期间，心率、血压和血压变异性增加，同时 SNA 的频率和振幅显著增加［Reprinted from Somers VK, Dyken ME, Mark AL，Abboud FM. Sympathetic-nerve activity during sleep in normal subjects. N Engl J Med 1993；328（5）：303-7］

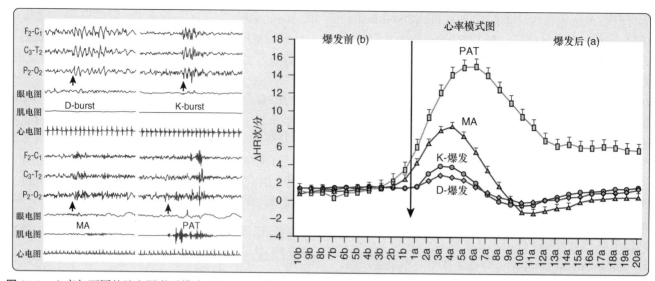

图 21.3　心率与不同的脑电图激活模式之间的关系［Modified from Sforza E，Jouny C，Ibanez V. Cardiac activation during arousal in humans：further evidence for hierarchy in the arousal response. Clin Neurophysiol 2000；111（9）：1611-1619.］

种睡眠障碍［例如：如不宁腿综合征（restless legs syndrome，RLS）、嗜睡症、REM 睡眠行为障碍和睡眠呼吸暂停］和充血性心力衰竭患者中[54]，但也出现在健康、无症状的受试者中，尤其是随着年龄的增长[55]。在睡眠呼吸暂停的情况下，PLMS 可能与呼吸相关的腿部运动共存（通常很难区分），这是气道阻塞［阻塞性睡眠呼吸暂停（obstructive sleep apnea，OSA）］或通气高峰（中央睡眠呼吸暂停）的唤醒反应的一部分。大约 30% 的 PLMS 与皮质唤醒相关，而超过 60% 的 PLMS 与 K 复合波或爆发性 δ 波相关[56]。

　　PLMS 产生的原因目前尚不清楚。然而，研究与 PLMS 相关的心血管变化及其与 EEG 事件的时间关系为了解 PLMS 的生理机制提供了新的见解。伴随 PLMS 的刻板自主反应，包括心率和血压快速升高[56-57]，随后出现显著的快速心动过缓，血压恢复到基线值（图 21.4）。无论 PLMS 是否与唤醒相关，这些心血管变化都存在。然而，当 PLMS 与皮质唤醒相关时，心血管反应的幅度更大。此外，睡眠时 PLMS 的心血管反应幅度比清醒时自发或模拟 PLMS 的心血管反应幅度更大。这些观察结果表明，用 PLMS 观察到的心血管反应强度与伴随 PLMS 的中枢神经系统的激活（脑干至皮质激活）程度有关，而与躯体运动反应（即不是经典的感觉运动反射）无关。

　　评估腿部运动事件与自主神经和皮质激活之间的时间关系的研究一致报道，心率和 EEG 活动的变化先于腿部运动数秒的时间。具体来说，心率和 EEG δ 波首先上升，然后是腿部运动活动，最终逐步激活更快的 EEG 频率（即 α、β 和 σ 频率）。最近的一项研究评估了与 PLMS 相关的 RR 变异性变化和 EEG 变化的动态时间过程，证实 RR 变异性的 LF 成

分是最先发生的生理变化，其次是 δ 频率的 EEG 变化，之后是伴随或者不伴随更快 EEG 频率的腿部运动[20]。这些数据证实了一个原始的假设，即唤醒反应存在一个整合的层次，主要是涉及交感兴奋的自主反应，然后是 EEG 同步（以爆发性 δ 波为特征），最后是 EEG 去同步（唤醒）并最终觉醒[56]。在这种观点中，腿部运动是负责睡眠期间心血管和 EEG 变化的周期性激活过程的一部分[58]。

　　PLMS 的临床意义一直是一个有争论的话题。RLS 的特点是感觉障碍和腿部不安，主要发生在夜间不活动期间。80% 的 RLS 病例与 PLMS 相关。PLMS 和 RLS 已被发现与心血管风险的增加相关[59]，PLMS 已被发现与 RLS 无关的心血管疾病相关。这种心血管疾病发病率的增加被认为与交感神经活动的增加有关。一项关于 RLS 和高血压之间关系的系统综述确定了来自 12 个国家的 17 项主要为横断面研究[63]。17 项研究中只有 10 项支持 RLS 和高血压之间的正相关关系；在调整了 BMI、吸烟和睡眠问题后，这些关联仍然存在。这些关于 RLS、PLMS 和心血管健康之间关联的不一致的发现也许可以用研究人群的差异、混杂因素以及对高血压和 RLS 的不同探查来解释。最近，Chenini 及其同事[64]表明，与匹配的健康对照组相比，无药物的 RLS 患者表现出 24 h 血压去调节，收缩压不下降的频率增加。综上所述，这些研究表明，当 RLS 症状频率较高，每月超过 15 天，PLMS 指数在严重范围内时，RLS 可能与高血压呈正相关[65]。

衰老对正常睡眠的神经循环反应的影响

　　衰老导致心血管系统及其自主控制的形态和功能

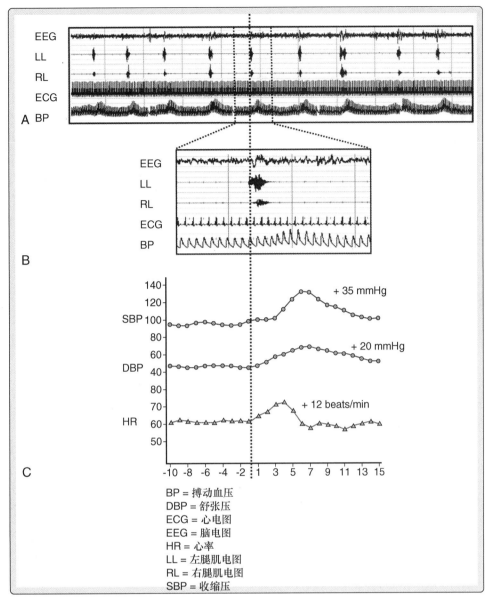

图 21.4　不宁腿综合征患者同一时间内心电图、搏动血压和多导睡眠图记录（**A**），而（**B**）的时间窗则更宽，心率和血压显著升高，且伴随着周期性腿部运动（**C**）［Modified from Pennestri MH，Montplaisir J，Colombo R，et al. Nocturnal blood pressure changes in patients with restless legs syndrome. Neurology 2007；68（15）：1213-8.］

的深刻改变。在这些变化中，基础中枢交感神经驱动似乎增强（静息血浆儿茶酚胺、MSNA 和 RR 变异性的 LF 成分的增加），但 HR 对交感神经刺激的反应性减弱，至少部分原因是心脏感受器对儿茶酚胺的敏感性丧失。老年受试者中枢交感神经驱动的增加在睡眠期间反映为 RR 变异性的减少和相对较低的副交感神经影响，这似乎与慢波睡眠的丧失有关[67]。

心脏对 EEG 唤醒和 PLMS 的反应也随年龄的变化而改变。具体来说，与年轻受试者相比，年老者的心率增量衰减和心动过缓的严重程度较小[68-69]。心动过速的减弱可能是心脏对交感神经刺激反应的一般年龄相关衰减的一部分，而在老年人中遇到的压力反射机制的损害可能是心动过缓迟钝的一个因素。

睡眠障碍和原发性自主神经功能障碍对昼-夜自主神经功能变化的影响

睡眠不足和睡眠障碍对夜间血压的影响

如前所述，与白天相比，夜间的心率和血压出现生理下降，这种下降通常被称为"倾斜状态"。夜间收缩压持续升高和缺乏收缩压下降在临床上很重要，并且与动脉粥样硬化的前兆有关，包括炎症和内皮功能障碍[70]。在校正了包括日间值在内的几个混杂变量后，收缩期无收缩压下降[71]和缺乏心率下降[72]被认为与心血管死亡率增加相关。睡眠不足和睡眠障碍被认为是这些异常背后的一些潜在因素[44]。对照研究表明，在部分睡眠剥夺 / 限制（允许 4 h 睡眠）期间，夜间血压和儿茶酚胺水平保持较高，而夜行动物在夜间保持觉醒状态，随后睡眠会使血压和儿茶酚胺水平正常下降[73-74]。在同一研究中，睡眠剥夺后，早晨血压和儿茶酚胺的激增比对照组更明显，特别是在高血压受试者中[73-74]。一项针对男性工人的研究表明，相对于允许 8 h 睡眠的正常工作日，加班且仅睡眠 4 h 导致第二天白天血压升高，同时出现更高的 LF 成分和尿中去甲肾上腺素增加[75]。因此，睡眠不足①似乎与持续的高交感神经活动有关，只要保持夜间觉醒，就会减弱生理上的夜间血压下降；②可能增强早晨觉醒时的交感神经激活；③诱导第二天血压增加和持续的交感神经激活。

在没有睡眠障碍的正常血压和高血压受试者的不同队列中，血压没有下降与睡眠质量差和睡眠碎片化的指标相关，包括睡眠开始后较长的清醒时间和较高的唤醒频率[76-77]。有报道称，中度至重度 OSA 的夜间血压升高[78]，血压改变的程度与睡眠呼吸暂停的严重程度成正比。

已经提出了几种机制来解释血压没有下降和夜间血压升高的心血管内在风险增强。除了前面提到的因素（即高交感神经张力，压力反射敏感性降低），盐敏感性的增加被认为是通过促进利钠来促进睡眠中的高血压[79]。这可能与 OSA 作为肾功能障碍的危险因素的影响有关[80-81]。

失眠症

根据美国睡眠医学学会的说法，失眠的临床定义为入睡困难、难以入睡、清晨醒来不能恢复体力或不能使人清醒的睡眠。睡眠碎片和减少慢波睡眠可能导致减少睡眠中副交感神经状态的增加，交感神经状态失衡可能是睡眠结构客观受损的失眠患者心血管疾病风险增加和高血压患病率增加的一个合理假设。首先，使用 24 h 搏动血压记录与多导睡眠图同时进行，有报道称，与年龄匹配的良好睡眠者相比，血压正常的慢性失眠症患者夜间收缩压较高，昼夜收缩压下降减弱[82]。Vgontzas 及其同事已经证明，只有当失眠与客观测量的睡眠时间短相关时，失眠才与普遍的高血压相关。当睡眠时间为 5～6 h 时，高血压患病率增加了 3.5 倍；当睡眠时间低于每晚 5 h 时，高血压患病率增加了 5.1 倍。因此，宾夕法尼亚州立大学队列的 786 名成年人的一般人群样本中随访超过 7.5 年，在基线时没有高血压，睡眠时间短的慢性睡眠（睡眠时间少于 6 h）与发生高血压的风险升高（比值比 3.8）有关[84]。

发作性睡病猝倒

嗜睡症有两种临床类型，1 型和 2 型。在这两种类型中，主要症状是白天过度嗜睡，这与 1 型嗜睡症的猝倒（通常由强烈的情绪引起的肌肉张力的突然丧失）有关。在这两种类型中，睡眠 - 觉醒周期都被白天睡眠时频繁发生的 REM 睡眠发作和夜间睡眠时的多次觉醒所中断[85]。1 型嗜睡症（type 1 narcolepsy，T1N）的特征是室旁核中下丘脑促食欲素神经元的数量显著减少，这些神经元在中枢自主神经和心血管调节中发挥作用[86-87]。尽管嗜睡症通常与肥胖、2 型糖尿病和代谢综合征等导致心血管风险增加的合并症有关，但对人类嗜睡症的心血管研究却很少。最近，一项研究描述了无药物嗜睡症患者与对照组相比的 24 h 动态血压测量模式[88]。在 1/3 的 T1N 患者中发现了"非倾斜状态"，而在对照组中只有 4.8%。舒张压的不下降与嗜睡症密切相关，其比值比高达 12 倍，并与 REM 睡眠的百分比显著相关。Grimaldi 及其同事[89]证明，嗜睡症患者在夜间 REM 睡眠时的收缩压增加。因此，T1N 是主要在 REM 睡眠期间夜间血压升高的一个独特例子。然而，考虑到嗜睡症患者的余生将接受精神兴奋剂治疗，这是一种对自主神经系统和心血管系统都有直接影响的治疗方法，初步研究表明 T1N 对血压倾斜模式的影响可能具有重要的临床意义。因此，进一步研究 T1N 和高血压之间的纵向关系以及机制显然是有必要的。

糖尿病患者自主神经功能的昼夜节律丧失：谁是因谁是果？

心血管自主神经病变是糖尿病的严重并发症。它是在糖代谢受损的情况下，参与心率和血压控制的自主纤维受损所致[90]。在非胰岛素依赖型糖尿病（或 2 型糖尿病）受试者中，心率和 RR 的周期性消失，白天交感神经控制减弱，晚上副交感神经功能迟钝[91]。在无明显糖尿病的不同程度血糖异常的受试者中，RR 变异性及其频谱成分在白天与对照组相似，但在睡眠时发生显著改变，其标准化 LF 显著升高，HF 显著降低，与胰岛素抵抗程度成正比[92]。已知胰岛素抵抗（一种胰岛素的生物学效应降低的状态）和交感神经过度兴奋之间有联系并可能相互增强，胰岛素增加交感神经活性和神经肾上腺素能机制可增加血浆葡萄糖利用率并降低外周胰岛素敏感性。这些数据表明，在显性糖尿病明显之前，这些受试者的自主神经系统可能在睡眠中发生原发性改变，并可能与胰岛素抵抗水平有关。然而，一项研究也观察到，2 型糖尿病父母的非糖尿病后代也存在夜间自主神经功能的选择性改变，无论他们是否有胰岛素抵抗[93]。这表明，夜间受损的副交感神经机制可能是遗传原因，可能先于代谢异常。

2 型糖尿病是一种复杂的疾病，它起源于遗传易感性背景下的环境因素的相互作用。慢性睡眠债务，无论是由于睡眠限制还是睡眠呼吸暂停，都已被证明是可以改变葡萄糖处理[94]和增加 2 型糖尿病发展可能性的因素之一。对于不同严重程度葡萄糖异常的受试者及其健康后代的这些睡眠障碍和早期自主神经功能障碍之间的关系和相互作用，我们知之甚少。夜间血压不下降的 1 型糖尿病患者的睡眠时间比夜间血压出现生理性下降的患者更短[96-97]。

阻塞性睡眠呼吸暂停中的交感神经激活

交感神经系统似乎在睡眠呼吸暂停的心脏病理生理学中起着关键作用（另见第 16 篇）[98-99]。在没有其他心脏代谢危险因素或其他情况下，OSA 很少出现。肥胖、高血脂水平[100]、高血压和糖尿病都与高自主心血管张力有关[101]。

即使 OSA 患者保持清醒，呼吸正常，并且没有任何明显的心血管疾病，如高血压或心力衰竭，他们也有证据表明交感神经心血管调节受损。具体来说，它们有高水平的肌肉交感神经活动，增加的儿茶

酚胺，更快的心率，以及减弱的心率变异性[102]。此外，尽管他们血压正常，但血压变异性过大[103]。在呼吸暂停的情况下，胸腔传入神经的抑制作用缺失，从而导致交感神经激活的进一步增强。如前所述，由此导致的血管收缩引起血压显著飙升。由于胸腔传入神经的抑制作用，交感神经活动在呼吸开始时突然停止（图 21.5）[104]。

在少数 OSA 患者中，前面提到的潜水反射被激活。因此，这些患者可能已经有与阻塞性呼吸暂停相关的慢性心律失常标记，即使它们没有任何内在传导系统异常[5]。由于缺氧和呼吸暂停，心动过缓继发于心脏迷走神经激活。这些对阻塞性呼吸暂停的急性反应可能会导致心脏和血管结构和功能的长期异常。

已经提出了几种机制，可能将 OSA 与夜间反复出现的缺氧／复氧循环导致的心血管疾病联系起来[105]。这些物质会促进氧化应激和低度炎症，这是首先导致交感神经过度活动的病理生理级联反应的启动因子。OSA 患者表现出的高血管交感神经张力导致全身阻力升高，从而导致血压升高。动脉血管舒张能力受损可能导致血压升高，并导致血管疾病。慢性间歇性缺氧（chronic intermittent hypoxia，CIH）单独或与其他特征 OSA（即呼吸努力、窒息和睡眠唤醒）的动物模型显示在一天的非 CIH 部分血压升高。这些数

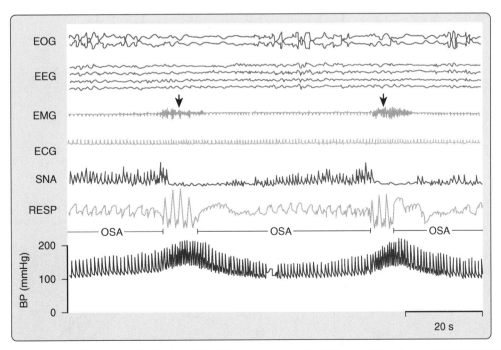

图 21.5 与阻塞性睡眠呼吸暂停（OSA）相关的交感神经活动（SNA）和血压（BP）记录。SNA 在呼吸暂停期间逐渐增加，因为低氧和高碳酸血症可引起外周和中枢性化学反射。随后的血管收缩导致明显的激增血压在过度通气时达到峰值。由于对胸腔传入神经的抑制作用，SNA 在呼吸开始时突然停止。ECG，心电图；EEG，脑电图；EMG，肌电图；EOG，眼电图；RESP，呼吸［Reprinted from Somers VK, Dyken ME, Clary MP, Abboud FM. Sympathetic neural mechanisms in obstructive sleep apnea. J Clin Invest 1995；96（4）：1897-904.］

据表明，血压的升高首先是由交感神经的激活引起的。这需要一个完整的化学反射环。也有研究表明，在OSA中，动脉压力反射增加减少。虽然动物模型已经提高了我们的理解，但人类生理学的某些具体方面可能没有得到充分的代表。因此，健康人类的间歇性缺氧模型已经建立，可诱导不稳定的通气和睡眠碎片，类似于在OSA患者中观察到的模型。暴露于1或2周CIH的健康人类表现出缺氧和高碳酸通气反应的增加，这证实了颈动脉化学反射功能的增强参与了诱导持续的交感神经过度活动。CIH暴露2周后，MSNA增加，交感神经流出控制下降。因此，CIH在暴露2周（收缩压8 mm Hg和舒张压5 mm Hg）后显著增加了日间动态血压[106]（图21.6）。

临床要点

自主神经系统是睡眠期间发生的中枢心血管相互作用的中介，其正常功能似乎对保持健康很重要。尽管有公认的方法学局限性（如表21.1所示，技术要求高，对关注的结局的解读需谨慎），但将睡眠多导监测纳入心率和血压记录的范围扩大可能有助于更好地理解与睡眠相关的心血管自主神经调节的生理和病理。它们可能为许多与睡眠相关的疾病（如高血压、糖尿病、代谢综合征、周期性肢体运动和睡眠呼吸障碍）的管理提供了创新途径。

总结

自主神经系统与中枢神经状态的变化密切相关，这在生理性睡眠和睡眠障碍中尤为明显。很明显，虽然不同的生理睡眠阶段导致神经循环控制的结构化变化，但睡眠紊乱，如OSA患者、PLMS患者或睡眠剥夺患者，破坏了与睡眠相关的心率和血压的生理调节变化。我们对这一领域的知识受到可用于全面和直接评估人类自主神经系统的工具的限制。虽然微神经造影提供了外周血管交感神经活动的直接测量，但这种测量本身有局限性。其他可用的选择主要是那些监测血液和尿液中儿茶酚胺的水平。心率和血压变异性等测量方法虽然可以提供一些见解，但只能间接提供关于自主心血管控制的信息，而且由于数据获取方面的问题、药物的混杂效应和异常呼吸模式以及解读方

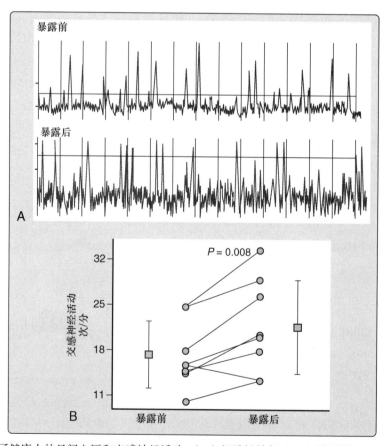

图21.6 间歇性缺氧提高了健康人的日间血压和交感神经活动。（**A**）间歇性缺氧（IH）暴露前和暴露后仰卧休息时呼吸肌肉交感神经活动（MSNA）的代表性神经图。（**B**）MSNA在整个暴露过程中不断增加（17.2±5.1 *vs.* 21.7±7.3 次/分；$P = 0.008$），因此反映了交感神经的激活

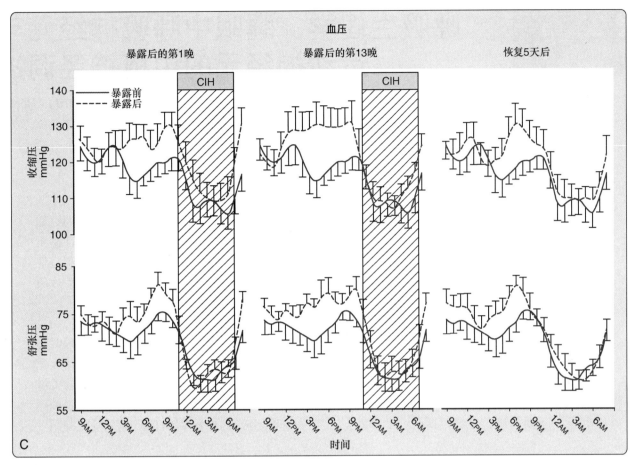

图 21.6（续）　**C.** 对健康人进行 24 h 监测的每小时收缩压和舒张压。数据是在 1 晚、13 晚以及暴露于慢性间歇性缺氧（CIH）与暴露前值相比的恢复后提供的。实线为暴露前；虚线为暴露后。CIH 在暴露后显著增加日间动态血压（平均和舒张压为 3 mmHg），暴露 2 周后进一步增加日间血压（收缩压 8 mmHg 和舒张压 5 mmHg）[Modified from Tamisier R，Pepin JL，Remy J，et al. 14 nights of intermittent hypoxia elevate daytime blood pressure and sympathetic activity in healthy humans. Eur Respir J 2011；37（1）：119-28.]

面的不一致，这些测量方法的应用有限。采用符合标准建议[10]的严格方法是强制性的。因此，尽管本章旨在探讨正常和睡眠紊乱期间神经循环控制领域的一些前沿知识，但可用数据有限，部分原因在于方法学的不足，以及在夜间进行人类睡眠生理学的研究所固有的明显困难。

参考文献和拓展阅读

请扫描书后二维码，获取参考文献和拓展阅读资源。

第 22 章

呼吸生理学：睡眠中呼吸神经元与运动神经元的中枢神经调控

Richard L. Horner

何 超 李世音 译 胡志安 审校

章节亮点

- 在呼吸医学领域中，觉醒状态对呼吸的刺激以及其在睡眠过程中的减弱是一个持续存在的规律，因为这一规律决定了睡眠对呼吸影响的根本机制。关于这种觉醒状态对呼吸刺激的神经基础已有较为明确的认识。

- 要理解睡眠中的呼吸过程，关键在于明确睡眠对中枢呼吸神经元和运动神经元影响的神经生物学机制，以及紧张性非呼吸相关的兴奋性驱动在睡眠-觉醒周期中对呼吸系统整体兴奋性水平的重要作用。

- 目前，重要的研究进展包括确定了睡眠中，尤其是快速眼动睡眠期间抑制咽部肌肉活动的神经基础。在睡眠过程中，颏舌肌抑制机制包括减少来自觉醒依赖细胞群体的兴奋性输入和主动抑制。这一理解对于药物治疗阻塞性睡眠呼吸暂停具有重要帮助。

- 呼吸节律的产生机制和影响运动神经元兴奋性的因素，对于在睡眠-觉醒周期中对有效呼吸表现均至关重要。通常使用的药物如阿片类药物和镇静催眠药物作用于呼吸网络的关键部位，其神经抑制作用可以解释在使用这些药物时睡眠中可能发生的有时严重的呼吸抑制。

呼吸神经生物学：基本概述

延髓呼吸神经元和运动神经元

延髓的双侧神经元柱的活动模式随呼吸周期的某些组成部分而变化。背侧呼吸组（dorsal respiratory group，DRG）位于延髓背内侧，特别是在孤立束腹外侧核，主要包含吸气神经元[1-2]（图 22.1）。DRG 和孤立束的其他亚核也是肺迷走神经传入神经以及颈动脉和主动脉化学感受器和压力感受器传入神经的主要投射部位，它们对呼吸有重要的反射影响。这些预测表明，包括 DRG 在内的孤立束核是整合来自肺的感觉信息的关键部位，以及有关动脉 PCO_2、PO_2、pH 和全身血压的主要水平的信息。腹侧呼吸组（ventral respiratory group，VRG）从面核延伸至延髓第一颈椎段，包含吸气和呼气神经元（图 22.1）[1-2]。疑核也由表达呼吸相关活动的吻侧至尾侧神经元柱组成，亚区含有支配喉部和咽部肌肉的运动神经元，除了疑核外，这些运动神经元本身不被认为是 VRG 的一部分[3]。从吻侧到尾侧，VRG 由包钦格（Bötzinger）复合体（呼气）神经元、前包钦格（pre-Bötzinger）复合体（吸气）神经元、吻侧疑核后肌（主要吸气）神经元和尾侧疑核后肌（主要呼气）神经元组成（图 22.1）。

VRG 和 DRG 既包含球延髓呼吸前运动神经元（即投射到延髓运动神经元的神经元，延髓运动神经元依次支配各自的呼吸泵和呼吸腹肌），也包含本体球神经元（即投射到其他延髓呼吸神经元并影响其活动的神经元，但本身不投射到运动神经元）（图 22.1）[1-2]。舌下、三叉神经和面部运动核也支配对咽运动控制和维持上呼吸道通畅很重要的肌肉（图 22.1）。然而，呼吸相关活动的表达并不局限于支配咽部和喉部肌肉的 DRG、VRG 和颅运动神经元的神经元。例如，在脑桥中表达呼吸相关活动的神经元，如图 22.1 中的脑桥呼吸组（pontine respiratory group，PRG），被认为在塑造呼吸过程中延髓呼吸神经元的活动中起重要作用。

前包钦格复合体

前包钦格复合体具有类似起搏器的特性，对基础呼吸节律的产生和呼吸神经网络中其他神经元节律活动很重要[5-6]（图 22.1）。产生呼吸节律的前包钦格复合体共表达 μ 阿片样物质和神经激肽 -1 受体（即 P 物质受体），在动物实验中，上述物质分别减缓和增加呼吸速率[6]。表达神经激肽 -1 的前包钦格复合体损伤后出现不协调（共济失调）横膈膜呼吸，这种

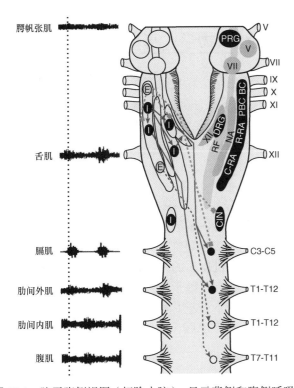

图 22.1　脑干腹侧视图（切除小脑），显示背侧和腹侧呼吸组（分别为 DRG 和 VRG）中呼吸神经元的主要聚集区域。图中显示的是位于包钦格复合体（BC）、前包钦格复合体（PBC）、吻侧疑后核（R-RA）和尾侧疑后核（C-RA）中呼气（E）神经元和吸气（I）神经元所在的位置。颈部吸气神经元（CIN）和呼吸相关神经元在外侧网状结构（RF）投射到舌下运动核（Ⅻ）的位置也在图中显示出来。吸气和呼气神经元的投射分别用实线和虚线表示，而兴奋性和抑制性突触连接分别用箭头和正方形符号表示。各种吸气肌肉（例如，舌、膈肌、外肋间肌）和呼气肌（例如，肋间内肌，腹肌）相关的肌电图活动。值得注意的是，不同肌肉的呼吸相关活动和紧张性活动水平不同，一些肌肉，如腭帆张肌主要表达紧张性活动。虚线显示了相对于膈肌活动的起始点。图中显示了颅神经Ⅴ、Ⅶ、Ⅸ、Ⅹ、Ⅺ、Ⅻ的根及脊髓的颈（C）和胸椎（T）段，以及颅神经Ⅻ、Ⅶ、Ⅶ、Ⅴ的运动核。脑桥呼吸组（PRG）和疑核（NA）的位置显示，但它们下游投射并不清楚。详情请参见正文部分

异常呼吸首先表现在睡眠中[7]，表明前包钦格复合体对体内正常呼吸有重要贡献。前包钦格复合体首先在啮齿动物中发现并确定，随后在其他哺乳动物物种包括人类中发现[8-9]。前包钦格复合体的损伤，例如衰老和神经退行性脑干疾病，可能使受影响的人在睡眠中容易出现呼吸异常、共济失调以及中枢呼吸暂停[6, 9]。

前包钦格复合体神经元上具有 μ 阿片受体的表达，可能是阿片类药物抑制呼吸频率这一重要临床表现的原因，使用 μ 阿片受体拮抗剂纳洛酮局部应用于前包钦格复合体，可以防止系统应用阿片类药物引起的呼吸减慢和中枢呼吸暂停，这表明该延髓区域

是介导阿片类药物诱导的呼吸速率降低的关键（可能不是唯一）部位[10]。此外，在深度非快速眼动（non-rapid eye movement，NREM）睡眠和全身麻醉中，如在围手术期和患者睡眠时，阿片类药物在前包钦格复合体中最容易产生呼吸抑制，是阿片类药物的潜在临床危险。值得注意的是，阿片类药物（和其他呼吸抑制药物）在患者觉醒时可能被误认为耐受性良好，但当处于非觉醒状态时，患者可能遭受严重的呼吸抑制（即"呼吸停止"）。

神经元的连接

构成基本呼吸神经网络的神经元（即呼吸本体球神经元、前运动神经元和运动神经元）之间的解剖连接以及这些细胞的膜特性最终负责整个呼吸活动的两个关键组成部分：①呼吸节律的产生；②激活呼吸运动神经元的中枢呼吸驱动电位的形成（发生模式）。目前的参考文献中对起搏模型（呼吸节律是某些细胞固有的，然后驱动呼吸神经网络中的其他细胞）、神经网络模型（呼吸节律依赖于神经元之间的抑制性和兴奋性突触连接，而紧张性兴奋来自呼吸化学感受器和脑干网状神经元）和混合模型的概念进行了极好的总结[1, 3, 6]。

由外周化学感受器和中枢化学感受器引起的对呼吸系统的紧张性驱动，后者包括延髓腹侧表面的神经元（如斜方体后核），以及二氧化碳激活的睡眠状态依赖于单胺能唤醒系统的神经元的输入（如血清素和去甲肾上腺素能神经元；见下一篇）[11]。理解中枢呼吸神经网络和睡眠对呼吸神经元和运动神经元的影响十分相关；下面将简要讨论这些概念。

在吸气过程中，中枢呼吸驱动电位通过 DRG 和 VRG 的吸气前运动神经元的单突触连接传递到膈神经和肋间运动神经元（图 22.1）。包钦格复合体呼气神经元在整个脑干和脊髓中存在广泛的抑制性连接，在呼气时抑制吸气前运动神经元和运动神经元（图 22.1）。尾侧疑核神经元也增加了呼气时脊髓呼气运动神经元的兴奋性（图 22.1），尽管这种兴奋并不一定达到表现出呼气肌活动的阈值。

从生理学和临床意义上讲，脊髓呼吸运动神经元活动的神经控制机制似乎与咽部运动神经元的控制机制不同。例如，动物研究发现，舌下运动神经元的吸气驱动源［主要来自舌下运动核外侧的网状神经元（外侧脑野）］不同于膈运动神经元的驱动源［来自延髓 VRG 和 DRG 神经元（图 22.1）］[1]。脑干网状神经元为呼吸系统提供了一个重要的紧张性驱动来源，这种驱动在睡眠中尤其受影响。

咽部和膈肌功能控制的进一步差异通过观察表

明，舌下运动神经元与膈运动神经元不同，在呼气时不被积极地抑制。因此颏舌肌在呼气时的活动只是一种普遍的紧张性输入的表现。这种回路的实际含义是，在呼吸过程中舌下运动神经元整体激活，通过吸气驱动，加入到连续的张力驱动中，当吸气激活停止时，张力驱动一直持续到呼气。此外，这种对咽肌的紧张性驱动有助于气道的基线和稳固，在觉醒时最为明显并在睡眠时减少，并且上层气道较容易塌陷，可能引起睡眠期间呼吸障碍发作。目前刺激舌下神经已成为一种治疗方法。

这种强直性**觉醒刺激**已在人类咽肌中进行了表征和量化[13]，在对调节觉醒、非快速眼动睡眠和快速眼动睡眠状态的大脑机制进行简要概述之后，对控制呼吸神经元和运动神经元活动的神经机制进行了更详细的分析。

睡眠神经生物学：基本概述

虽然本书第 2 篇提供了关于觉醒和睡眠状态调节的详细论述，但一些细节是睡眠中呼吸神经元和运动神经元控制的关键。因此，下文将简要介绍睡眠和觉醒产生系统的神经生物学。

觉醒

图 22.2 显示了一些主要的神经元群，它们是起源于脑干的上行促觉醒系统。这个上行的觉醒系统包括胆碱能外侧核和脚桥被盖核，它们通过兴奋性丘脑皮质的投射促进皮质的激活，上行唤醒系统还包括胺能唤醒系统，它起源于脑干神经元群，主要含有血清素（中脑背核）、去甲肾上腺素（蓝斑）、组胺（结节乳头核）和多巴胺（中脑导水管周围灰质）。来自

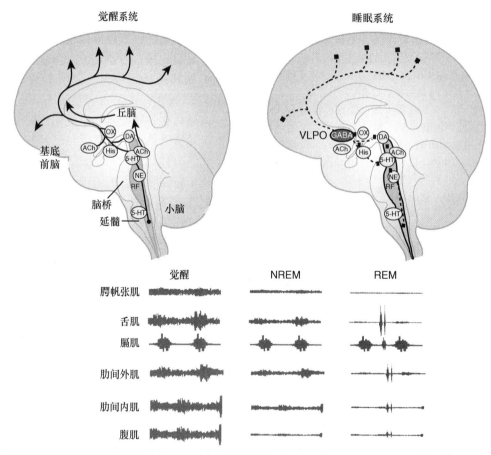

图 22.2 大脑矢状面显示了主要的觉醒系统和睡眠系统。在觉醒状态下，乙酰胆碱（ACh）、促食欲素（OX）、组胺（His）、多巴胺（DA）、5- 羟色胺（5HT）和去甲肾上腺素（NE）能神经元有促觉醒作用（用箭头的黑线表示）。这个上行激活系统在睡眠期间被腹外侧视前区（VLPO）GABA 能神经元所抑制（用虚线和 ■ 符号表示）。这些觉醒或睡眠相关神经元通过对脑桥、延髓、脊髓的发出投射，也可以影响呼吸神经元和运动神经元（图 22.1）。然而，不同的觉醒相关神经元的影响是兴奋性的还是抑制性的，将取决于激活的受体亚型（这种不确定性用延髓中的符号 ● 来描述）。总的来说，睡眠–觉醒状态下神经元活动的这些变化及其对呼吸神经元和运动神经元的影响，介导了不同呼吸肌活动的张力和呼吸成分的典型变化，以及它们在睡眠中对运动抑制的不同敏感性[20-21]。GABA，γ- 氨基丁酸，RF，网状结构（Modified from Saper CB, Scammell TE, Lu J. Hypothalamic regulation of sleep and circadian rhythms. Nature. 2005；437：1257-63.）

下丘脑皮质周围区域的促食欲素神经元和来自基底前脑的胆碱能神经元也有助于这种上行促觉醒系统。总的来说，多个神经元系统参与皮质活跃和觉醒。这些神经系统还可以通过向脑桥、延髓和脊髓的解剖投射来影响呼吸神经元和运动神经元（图 22.2）。

NREM 睡眠

睡眠主要是由腹外侧视前区、下丘脑前部和基底前脑的神经元所启的（图 22.2）[14]。这些神经元在 NREM 睡眠中变得活跃，这一效应受到热刺激的影响，热刺激伴随着昼夜节律介导的体温下降[15]。这种由昼夜节律介导的体温下降是由下丘脑温度调节神经元设定点的变化介导的，这一变化最初会导致相对的"热刺激"，因为体温最初高于新的设定点，即在热损失发生之前。这种热刺激会激活 NREM 睡眠相关的下丘脑神经元，从而促进睡眠的开始。体内温度对睡眠的影响不同于环境温度对睡眠调节的影响。腹外侧视前神经元的激活导致皮质所介导觉醒的直接抑制，这是通过上行的抑制性皮质投射。腹外侧视前神经元通过释放 γ - 氨基丁酸（gamma-aminobutyric acid，GABA）和丙氨酸来降低上述脑干促觉醒神经元的抑制作用，从而促进睡眠[15-16]。GABA 的这种作用解释了巴比妥类药物、苯二氮䓬类药物、咪唑吡啶化合物和酒精以及一些全身麻醉药的镇静催眠作用，所有这些药物都通过与 GABA$_A$ 受体结合位点的相互作用增强了 GABA 介导的神经元抑制作用[17]。GABA$_A$ 受体也与呼吸控制密切相关，并存在于整个呼吸网络中[18]，过度刺激可引起呼吸抑制[19]。总之，睡眠的开始是由 GABA 能神经元活动的增加引发的，这伴随着大量脑干觉醒神经元活动的功能降低，包括血清素能神经元、去甲肾上腺素能神经元、组胺能神经元和胆碱能神经元。这群调控睡眠状态的神经元群具有广泛投射，睡眠中神经元活动的这些变化也影响呼吸神经元和运动神经元（图 22.2）[20]。

REM 睡眠

REM 睡眠之前和期间血清素能和去甲肾上腺素能活性的降低，可解除对侧背和脚桥被盖核的抑制[14, 16]。这种作用增加了乙酰胆碱释放到脑桥网状结构，促进 REM 睡眠的进入[21-22]和稳定[23-24]。然而，内源性乙酰胆碱释放到这一区域似乎对 REM 睡眠状态本身的优先产生并不必要[23-24]（见本章后面的内容）。故在动物实验中，外源性应用胆碱能激动剂或乙酰胆碱酯酶抑制剂（增加乙酰胆碱）到脑桥的同一区域，模拟这种释放，即 REM 睡眠的"碳醇模型"[21-22]。REM 睡眠运动抑制的一个重要组成部分是由下行通路介

导的，下行通路涉及激活腹侧髓网状中继神经元[25]，该神经元通过释放甘氨酸抑制脊髓运动神经元[26]。

尽管脑桥单胺能神经元和胆碱能神经元在促进 REM 睡眠中有很强的联系和相互作用，但最近的证据表明，谷氨酸能 -GABA 能机制是 REM 睡眠状态最初产生的关键[27-28]。除了不同的神经回路和神经元相互作用对 REM 睡眠产生的关键作用外，REM 睡眠产生的单胺能胆碱能和谷氨酸能，GABA 能机制的另一个区别是，运动性肌张力是由另一种途径产生的，不需要在髓腹侧区进行中继[28]。相反，在 REM 睡眠诱导的谷氨酸能 -GABA 能机制中，REM 睡眠活跃的脑桥神经元被认为通过谷氨酸能长投射到脊髓腹角的方式抑制脊髓运动神经元的活动，然后激活局部甘氨酸能中间神经元来抑制活动[28]。这些抑制机制被认为与快速眼动睡眠中脊髓肋间运动神经元的强烈抑制有关。本章稍后将讨论 REM 睡眠中上呼吸道运动抑制机制的最新发现（参见"睡眠-觉醒状态的抑制影响"一节）。有关更多细节和进一步讨论的评论资料可供查阅[29-30]。

总之，许多神经系统在睡眠-觉醒状态中表现出活动的变化，并投射到呼吸神经元和运动神经元。由于运动神经元是中枢神经系统影响运动活动的最终共同输出途径，本章首先关注睡眠-觉醒状态下呼吸运动神经元的控制，然后再讨论最终由这些运动神经元驱动呼吸的中枢呼吸神经元的控制。

呼吸运动神经元的控制

哺乳动物运动活动的表现和决定性特征是觉醒时体位性肌张力最高，在 NREM 睡眠期间降低，在 REM 睡眠期间最低，并且 REM 睡眠期间张力降低时偶尔会有肌肉抽搐，这与剧烈的眼球运动和"阶段性"REM 睡眠事件有关[26]。在不同睡眠-觉醒状态下，呼吸肌活动是否受到与体位性肌肉活动相同的影响，由于睡眠状态的主要影响（如抑制肌张力）和随后的呼吸反应（如补偿通气不足）之间的相互作用，这一点有些复杂。然而总的来说在睡眠-觉醒周期中，体位性肌肉活动抑制的整体模式也通常发生在呼吸肌中，睡眠状态依赖性调节的程度最明显地出现在那些结合了呼吸和非呼吸［例如，体位和（或）行为］功能的肌肉中，如肋间咽肌[31]。在这些呼吸肌中，活动的减少通常在睡眠开始时立即发生[31]，表明睡眠神经机制对呼吸运动神经元活动的主要抑制作用——也就是说，在血气改变、机械负荷或睡眠呼吸素乱引起的任何代偿性活动增加发生之前。与那些同时具有呼吸和非呼吸功能的呼吸肌相比，横膈膜肌

几乎只有呼吸功能，在 NREM 睡眠中活动受到的抑制较小，并且在很大程度上避免了在 REM 睡眠时的运动抑制（图 22.2）[32]。本章描述了睡眠对呼吸系统影响的基本机制。本篇的其他章节提供了更多关于睡眠期间呼吸控制和上呼吸道功能的临床方面的细节。

呼吸运动神经元活性的决定因素

呼吸运动神经元的紧张性和呼吸相关输入

　　睡眠-觉醒周期中肌张力的变化最终是源于睡眠对中枢神经系统运动池中单个运动神经元的电特性和膜电位的影响。反过来，单个运动神经元的兴奋性在睡眠-觉醒周期中也会发生变化，这是因为大脑中与睡眠-觉醒相关的区域以及在特定行为（如觉醒时

有目的的运动行为）中被激活的神经元对运动神经元的兴奋性和抑制性输入程度不同[20]。因此，在每个单独的运动神经元上，兴奋性和抑制性输入随时间变化的相对强度和平衡最终决定了净运动输出，当膜电位上升到产生动作电位的阈值以上时，神经活动就会产生（图 22.3）。除了对运动神经元的兴奋性和抑制性非呼吸输入改变整个睡眠-觉醒周期中的膜电位外，呼吸运动神经元还接受额外的输入（兴奋性和抑制性），这些输入在呼吸周期的吸气期或呼气期同步调节膜兴奋性和神经活动。简而言之，呼吸运动神经元在控制原理上与体位运动神经元相似，接受与呼吸有关的额外节律驱动，即中枢呼吸驱动电位。图 22.3 展示了在给定的呼吸肌中记录的肌电活动依赖于对该肌肉内部运动神经元的呼吸和非呼吸（即强直）输入的总和。

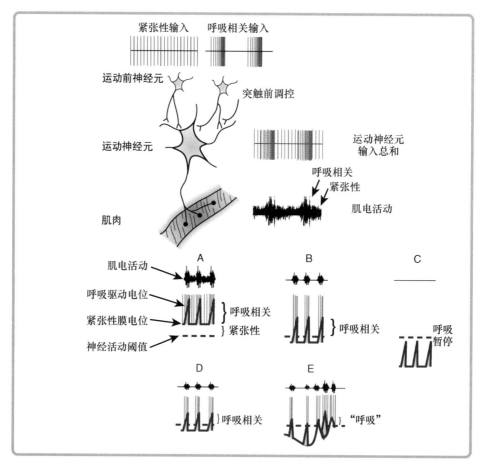

图 22.3　描述运动神经元的紧张性（如体位性、非呼吸性）和呼吸相关输入如何聚合以产生肌电活动的紧张性和呼吸成分。这些运动前紧张性和呼吸输入可以是兴奋性的，也可以是抑制性的，但这里简单地表示为兴奋性的。图 **A ～ E** 进一步显示了呼吸肌活动的张力和呼吸成分的变化是如何由影响张力膜电位（图 **A、B、C** 和 **E**）的张力驱动的独立变化（例如，可能发生在从觉醒状态过渡到 NREM 或 REM 睡眠时）或呼吸驱动电位的大小（例如，可能发生在 NREM 和 REM 睡眠与觉醒状态相比）引起的。运动神经元呼吸驱动电位的变化可能是由于呼吸神经元输入的减少、该输入的突触前调节和（或）运动神经元膜本身输入阻力的变化引起的（详见正文）。在图 A 至 E 所示的例子中，呼吸驱动被表示为 3 个去极化电位，当膜电位超过阈值时，每个去极化电位都与运动神经元动作电位的产生有关（虚线）。图 E 还显示，膜电位随时间变化的改变，例如发生在 REM 睡眠中，可以产生与主要呼吸输入无关的呼吸肌激活。因此，从膈肌活动或气流的外围测量来看，似乎有 5 个"呼吸"，尽管只有 3 个呼吸驱动电位由中央呼吸振荡器产生

认识到运动神经元的紧张性和呼吸相关输入在决定整体运动输出中的重要性，对于解释在睡眠-觉醒周期中观察到的呼吸肌活动的变化是必要的。事实上，在 REM 睡眠期间出现的低通气期、明显的中枢性呼吸暂停，甚至是零星的呼吸肌激活，都可能是睡眠神经过程对呼吸运动神经元的紧张性和（或）呼吸相关输入的独立作用造成的（图 22.3，A～E）。例如，记录在呼吸肌上的明显不活动不能作为控制回路不活动的证据；也就是说，明显的呼吸暂停可能并不是真正由于呼吸驱动的"中枢"停止。事实上，睡眠中简单的强张性驱动的退出可能足以使一群（例如，与呼吸相关的）运动神经元接近或低于运动活动产生的阈值，这样任何兴奋性呼吸输入在产生运动神经元的动作电位的阈值以下，不会显示为呼吸肌活动（图 22.3，C）。

综上所述，非呼吸性紧张性驱动对呼吸运动神经元的静息膜电位有重要影响，从而显著调节运动神经元对传入的中枢呼吸驱动电位的兴奋性。非呼吸性紧张性驱动对呼吸运动神经元活动的显著影响具有明确的生理学相关性：经实验证实，呼吸运动神经元的紧张性驱动通常在觉醒至 NREM 睡眠期间减少，从而导致睡眠相关的呼吸肌活动减少，进而导致通气不足（图 22.3，A 和 B）[33-34]。在 REM 睡眠中，呼吸运动神经元的紧张性驱动也会进一步减少，尽管这种紧张性驱动的时变波动会产生短暂的呼吸肌活动增加或减少，并通过一种独立于呼吸相关输入影响的机制，导致 REM 睡眠中肺通气的变化（图 22.3，E）。在 REM 睡眠中，存在内源性兴奋性输入到呼吸运动神经元（即与呼吸本身无关，类似于肢体肌肉相肌抽搐的机制），可以产生呼吸肌的散发性激活，并有助于 REM 睡眠中快速和不规则呼吸的表达（图 22.3，E），即使存在低二氧化碳水平，否则足以在 NREM 睡眠中产生中枢性呼吸暂停[33-34]。

运动神经元的电性能

运动神经元膜的电特性也显著影响该运动神经元对给定突触输入的反应。例如，运动神经元对传入的呼吸驱动电位的反应减少，不仅是由于上述张力驱动减少和随之产生的膜超极化（图 22.3），而且是由于运动神经元膜本身的电阻。膜的输入电阻被定义为其对给定突触电流的电压响应，输入电阻的降低导致给定突触驱动的膜去极化减少，即细胞兴奋性降低（图 22.3）。可兴奋膜的这种电特性具有明显的生理相关性，因为与 NREM 睡眠和觉醒状态相比，REM 睡眠中运动神经元的输入电阻大幅下降（-44%）[26]。此外，输入阻抗的短暂波动会发生在整个 REM 睡眠期间，如

躯体运动神经元输入阻抗的下降，与 REM 睡眠的阶段性事件在时间上存在关联。与 REM 睡眠相比，这种效应可能是在 REM 睡眠期间吸气时上气道肌肉活动明显抑制的原因[35]。

总之，REM 睡眠中运动神经元输入阻力的降低，尤其是与眼动相关的运动神经元输入阻力的降低，可导致咽喉和呼吸泵肌的运动输出减少，从而导致上呼吸道阻力增加和通气不足。此外，尽管在 REM 睡眠中支配这些运动神经元的中枢呼吸神经元的活动持续存在，甚至增强，但呼吸运动神经元活动的减少仍可能发生（图 22.4）（参见后面的呼吸神经元控制部分）[3, 34]。这一观察结果强调，呼吸运动神经元必须发生强大的抑制和（或）阻碍（即兴奋的减退），以解释尽管呼吸神经元的输入持续甚至增加，在 REM 睡眠仍然是运动输出减少的时期（图 22.4）[3, 36-37]。

突触前调节

通过改变睡眠状态依赖的神经调节剂和（或）来自呼吸神经元的输入对呼吸运动神经元活动的控制通常强调释放的神经递质的突触后效应（见上文）。然而，这种突触后效应并不能完全解释对运动神经元活动的控制，因为对前信号输入的突触前调节在运动控制中也很重要（图 22.3）。例如，抑制性的输入在下行兴奋性驱动到达神经末梢之前到达，可导致兴奋性新递质的释放明显减少，从而导致运动神经元活动的抑制。这种神经元活动的突触前调节被认为对由几种

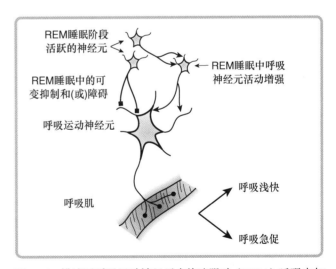

图 22.4 描述了呼吸运动神经元在快速眼动（REM）睡眠中如何接受竞争性的兴奋性（箭头）和抑制性（■）输入，其平衡导致呼吸频率和振幅的增加或减少，分别表现为呼吸过度或低通气。导致 REM 睡眠中肺通气变化的其他因素包括：① REM 睡眠中咽部运动神经元的兴奋性和抑制性的相似竞争影响，导致上气道大小和阻力随时间变化，以及②调节静息肺容量和胸壁顺应性的胸壁肌和腹肌（Modified from Orem J. Neuronal mechanisms of respiration in REM sleep. Sleep. 1980; 3: 251-67.）

重合通路支配的神经元的信息处理具有重要意义，呼吸运动神经元的组织也是如此（图 22.3）。因此在特定行为下，一些输入可以被选择性地抑制，而另一些则不受影响。这种特定输入的突触前调节允许对运动神经元兴奋性的选择性控制，这是影响整个细胞的广泛的突触后调节无法实现的效果。这种差异控制与具有呼吸和非呼吸双重功能的运动神经元的控制特别相关，例如支配舌下颏舌肌的舌下运动神经元。在舌下运动神经元中，传入中枢呼吸驱动电位的突触前抑制使得运动输出的转换适合于其他行为，如吞咽、吸吮或说话，而不受呼吸的干扰[38]。

呼吸肌的紧张性活动和呼吸相关活动

一些呼吸肌表现出比其他呼吸肌更多的呼吸相关活动，而另一些肌肉表现出更强的紧张性活动，相对表现出很少的呼吸相关活动（图 22.1 和 22.2）。例如舌上的颏舌肌既表现出紧张性活动，也表现出呼吸有关活动，睡眠时该肌肉活动的减少与阻塞性睡眠呼吸暂停的发病机制密切相关[39]。同样，不同的肋间肌表现出不同程度的呼吸相关和紧张性活动，这些活动与这些肌肉的呼吸和姿势功能有关，而这种呼吸相关和紧张性活动的表达与胸壁的特定解剖位置和持续行为有关[32, 40]。在 REM 睡眠中抑制肋间肌活动被认为会增加胸壁的顺应性，并导致功能残余容量的下降，这种影响反过来会导致通气不足，尤其是婴儿，因为他们的胸壁已经顺应很强了[32]。与这些有呼吸相关活动的肌肉相比，软腭腭张肌主要表现为紧张性活动，这种活动随着从觉醒到 NREM 和 REM 睡眠的进展而减少。颚帆张肌的强直活动被认为增强了软腭水平上气道段的僵硬，这是阻塞性睡眠呼吸暂停中气道关闭的一贯部位[4]。因此，从觉醒到睡眠，紧张性腭帆张肌活动的减少（图 22.2）导致上呼吸道阻力的增加和睡眠中气道闭塞的倾向，睡眠的这种影响主要是通过对这些运动神经元的紧张性（非呼吸）输入的影响来影响呼吸，这些运动神经元在休息时很少或根本没有呼吸输入。最终一些肌肉在静止状态下是否表现出呼吸相关的活动，取决于呼吸神经元输入的"强度"与紧张性驱动比较（见图 22.5 和后面的"控

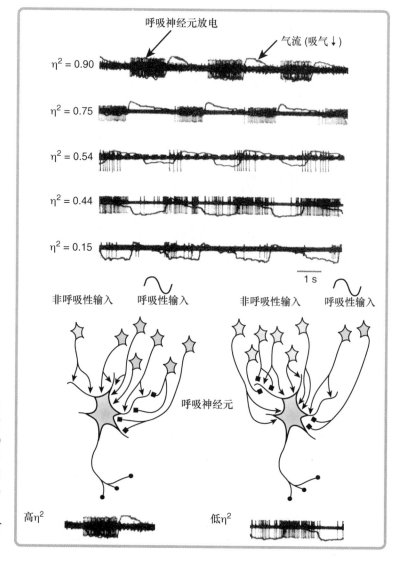

图 22.5　在猫的非快速眼动睡眠中记录了 5 种不同的延髓呼吸神经元。这些神经元与呼吸的关系强度各不相同，这种影响可以通过 η^2 来量化，其值从 0（最弱关系）到 1.0（最强关系）。高 η^2 细胞被认为受呼吸性输入比非呼吸性输入的影响更强，反之亦然（Modified from Orem J, Kubin L. Respiratory physiology: central neural control. In: Kryger MH, Roth T, Dement WC, eds. Principles and Practice of Sleep Medicine. 3rd ed. WB Saunders; 2000.）

制呼吸神经元"部分）[3]以及与肺容量相关的迷走神经输入对呼吸活动的抑制程度[4]。

呼吸神经调节睡眠-觉醒周期中的运动神经元

在体内研究自然睡眠-觉醒周期中呼吸运动活动调节的神经化学基础，主要局限于舌下和三叉神经运动核[21, 26, 30, 41]。咽部运动神经元对阐明阻塞性睡眠呼吸暂停的发病机制具有临床相关性，在舌后软腭及以下水平均发生气道阻塞与对咽运动神经元的关注相反[4]，在自然睡眠的动物中，缺乏对肋间和膈运动神经元控制的类似研究。然而，对脊髓运动神经元的研究已经发现了关于在睡眠-觉醒状态下对体位运动神经元的控制的重要信息[26]。由于肋间运动神经元同时执行体位和呼吸功能，在初级体位运动神经元中发现的机制可能与控制肋间运动活动的非呼吸（体位）成分的机制非常相似。关注支配呼吸泵肌肉的运动神经元的控制也与本章的范围相关，因为在患有限制性肺部疾病（如脊柱后凸、肥胖症低通气）和神经肌肉无力（如脊髓灰质炎后综合征、肌肉萎缩症、肌萎缩侧索硬化症、部分膈肌麻痹）的患者中，睡眠特别是 REM 睡眠中可能发生明显的低通气[42]。下面总结了呼吸运动活动的睡眠状态依赖性调节的动物研究的主要发现。这些数据大部分来自舌下运动核的研究，舌下运动核是一个具有双重呼吸和非呼吸功能的运动池模型[20, 30]。

睡眠-觉醒周期中的兴奋性影响

紧张性驱动在觉醒时激活呼吸肌，但在睡眠时不激活呼吸肌（即觉醒时刺激呼吸）的概念在呼吸医学中一直是一个重要而持久的概念[3, 32]，尤其是因为它有助于理解睡眠对呼吸的影响，并有助于阐明与睡眠有关的呼吸障碍的发病机制。胺能唤醒系统的神经元是呼吸系统强直驱动的重要来源（图 22.2）[3, 20-21]。含有 5- 羟色胺和去甲肾上腺素的神经元在实验中受到了特别的关注，这些神经元向呼吸运动神经元发送兴奋性投射，这些神经元在觉醒时活动最多，在 NREM 睡眠时活动减少，在 REM 睡眠时活动最少——这种模式可能通过兴奋消退导致睡眠中呼吸肌活动减少[3, 20-21]。

研究表明，舌下运动核的内源性去甲肾上腺素能驱动有助于觉醒状态下舌肌小环激活的呼吸和紧张性成分，以及随着紧张性驱动的退出，在 NREM 睡眠中持续存在的呼吸相关活动的剩余表达[43]。此外，这种去肾上腺素能对 REM 睡眠中颏舌肌张力的影响

被证明是最小的，因此，至少部分地解释了 REM 睡眠时期中颏舌肌张力低下[43-44]。内源性兴奋性去甲肾上腺素能驱动在觉醒时促进颏舌肌激活，但在睡眠时减少，这是第一次识别神经驱动促进肌肉的睡眠状态依赖活动，解释了该阻塞性睡眠呼吸暂停疾病的核心机制。中枢去肾上腺素能神经元可能为舌下和其他呼吸运动神经元提供这种驱动，其位置已在其他地方进行了综述[20]。如前所述，随着脑干单胺能神经元的广泛投射，它们也被定位为为其他呼吸神经元和运动神经元提供内源性输入，从而影响睡眠-觉醒周期中呼吸泵肌的活动和通气[45-46]。其他数据还指出，内源性谷氨酸能输入对紧张性兴奋驱动的作用，该驱动在觉醒时增加咽肌活动，而咽肌活动的减少有助于减少睡眠活动。与这些功能性活跃的张力性输入相反，睡眠动物舌下运动核内源性 5- 羟色胺水平对颏舌肌活动的变化贡献较小[20]。静脉内血清素对颏舌肌活动的这种微小影响是否也适用于人类仍有待确定。如果是这样，可以解释（至少部分）选择性 5- 羟色胺再摄取抑制剂对接受这些药物的患者咽肌活动和阻塞性睡眠呼吸暂停严重程度缺乏显著影响[20, 49-51]。

局部应用 5- 羟色胺能、去甲肾上腺素能和谷氨酰胺能激动剂于舌下或三叉神经运动核，在觉醒和 NREM 睡眠时产生强大的运动激活[20, 48]。有可能开发出增加睡眠中呼吸肌活动的药理学策略——例如，作为阻塞性睡眠呼吸暂停的潜在治疗方法。然而，重要的是，在 NREM 睡眠中观察到的对这些激动剂反应的运动激活的一个主要组成部分在 REM 睡眠中被克服[20, 48]。已经认识到，在 NREM 和 REM 睡眠中咽运动反应对其他强兴奋性神经调节剂的差异调节有重要实际意义。即使有可能通过定向药物操作有效地靶向咽部运动神经元，如用于治疗阻塞性睡眠呼吸暂停，也可能需要不同的策略在 NREM 和 REM 睡眠阶段产生持续的咽部肌肉激活，运动控制的神经生物学在这两种状态之间有着根本的不同[20, 52]。针对这些机制的阻塞性睡眠呼吸暂停药物治疗的最新突破将在后面的部分进行讨论（参见"跨睡眠-觉醒状态的运作机制和阻塞性睡眠呼吸暂停药物治疗的潜力"）。

睡眠-觉醒周期中的抑制性影响

甘氨酸和 GABA 是中枢神经系统中主要的抑制性神经递质。体内舌下运动核的甘氨酸和 $GABA_A$ 受体刺激会产生预期的颏舌肌活动抑制，而这些受体的拮抗会在所有睡眠-觉醒周期中增加颏舌肌活动[20, 29-30]。通过应用抑制性神经递质拮抗剂，在所有睡眠-觉醒周期中增强呼吸相关的运动活动，最符合连续背景

（即紧张性）抑制性张力的概念，该抑制性张力限制了节律性激活。此外，在脑膜运动池中观察到甘氨酸和 GABA 受体阻断后任何运动激活效应都是微不足道的，值得注意的是与觉醒和 NREM 睡眠相比，REM 睡眠的幅度最小。在舌下[54-55]和三叉神经[44, 56]运动区观察到的发现表明，甘氨酸和 GABA 的抑制不应被视为 REM 睡眠中咽运动抑制的重要介质，因为抑制性张力在所有睡眠-觉醒状态中都存在，并且在 REM 睡眠中最弱［详见参考资料[29-30, 57]；参见下文关于快速眼动睡眠中舌下运动池的强抑制性（胆碱能）机制的讨论］。

然而，鉴于镇静催眠药的广泛使用，GABA 对呼吸神经元[18]和运动神经元[20]的强张力性抑制作用具有临床意义。例如，苯二氮䓬类药物和咪唑吡啶类药物通常被处方为镇静催眠药（如劳拉西泮和唑吡坦），这两类镇静药通过与 GABA_A 受体[17]结合位点相互作用，增强 GABA 介导的神经元抑制，从而促进睡眠[17]。劳拉西泮和唑吡坦作用于舌下运动核可抑制颏舌肌的活动[20]。镇静催眠药对呼吸运动核的这种抑制作用可能是临床观察到的过度刺激 GABA_A 受体的呼吸抑制的一个组成部分，并且在一些人服用镇静催眠药与其他 GABA_A 受体调节神经抑制药物（如酒精和某些全身麻醉药）联合使用时，可能易患阻塞性睡眠呼吸暂停[19]。

强抑制性甘氨酸能电位在 REM 睡眠中抑制脊髓运动神经元活动[26]中起重要作用，解释了在睡眠状态下抑制肋间呼吸肌活动[32]。然而，如前所述，甘氨酸和 GABA_A 受体在舌下[54-55]和三叉神经[44, 56]运动神经元区拮抗并不能逆转 REM 睡眠中颏舌肌或咬肌活动的深度紧张性抑制，尽管在这两种情况下，这种拮抗都增加了 REM 睡眠中散发性相运动激活的数量和（或）幅度。在甘氨酸和 GABA_A 受体拮抗作用下，REM 睡眠期间相运动活动的增加表明散发性抑制性神经传递在调节舌下和三叉神经运动兴奋性中的功能作用[20, 41]，并且在 REM 睡眠中舌下运动神经元中记录了这种抑制电位[58]。然而，基于本文所述的研究结果，这种抑制甘氨酸能和 GABA 能机制似乎不如脊髓运动神经元的抑制作用那么深刻[26]。

事实上，舌下运动在 REM 睡眠中的抑制机制似乎与脊髓运动神经元的抑制机制不同。与 G 蛋白耦联的内向纠偏钾（G protein-coupled inwardly rectifying potassium，GIRK）通道相关的胆碱能（毒蕈碱）受体机制介导了 REM 睡眠中舌肌肉组织的强烈抑制[57]。这种抑制足够强大，足以抵消来自呼吸神经网络的舌下运动神经元的吸气兴奋驱动（图 22.1），因此，即

使在高碳酸血症的强烈呼吸刺激下，舌肌肉组织的呼吸运动激活也可以在 REM 睡眠期间被消除[59]。此外，与甘氨酸和 GABA_A 受体阻断舌下运动池不同，阻断这种胆碱能-GIRK 通道机制能够逆转快速眼动睡眠引起的舌下运动抑制，并在 REM 睡眠期间恢复呼吸舌下肌活动[29, 57, 60]。

在 REM 睡眠中观察到的各种呼吸泵肌的抑制程度似乎与这些不同肌肉的纺锤波密度密切相关[40]。在 REM 睡眠中，横膈膜的纺锤波很少，而且几乎没有抑制作用，而不同的肋间肌（尤其是外吸肋间肌）在 REM 睡眠中有大量的纺锤波，并且对活动有深刻的抑制作用，其抑制程度随纺锤波密度的不同而不同[32, 40]。与临床相关的是，急性膈肌麻痹增加了对肋间肌和副肌维持有效肺通气的依赖，但这种代偿在 REM 睡眠中丧失，此时支配这些具有双重呼吸和姿势功能的肌肉的运动神经元受到抑制[61]。然而，令人感兴趣的是，慢性双侧膈肌麻痹患者能够在 REM 睡眠期间调动非膈肌的吸气肌活动，从而减轻任何伴随的通气不足。这种补偿表明，患者的中枢神经系统能够在功能上重组控制副呼吸肌的驱动，从而使活动在长期内较少受到 REM 睡眠机制的抑制[62-63]。

睡眠-觉醒机制阻塞性睡眠呼吸暂停综合征的药物治疗现状和潜力

目前来自睡眠动物实验信息表明，兴奋减少主要是由于内源性去甲肾上腺素能和谷氨酸能输入的退出，这是咽肌张力从觉醒到 NREM 和 REM 睡眠减少的主要原因[20-21, 48]。相比之下，内源性血清素的驱动作用较小[20]。甘氨酸和 GABA 介导的抑制性神经传递增加也有助于抑制 REM 睡眠中的咽运动活动，但这一机制的贡献似乎远低于脊髓运动神经元研究的预期[20-21, 29, 48, 26]。相反，胆碱能-GIRK 通道抑制机制作用于舌下运动池，该机制在 REM 睡眠中抑制作用最大，而在觉醒或 NREM 睡眠中影响最小或没有影响[29-30, 57]。这一机制是 REM 睡眠中舌头肌肉组织受到抑制的主要原因[29-30, 57]。相比之下，甘氨酸和 GABA 在所有睡眠-觉醒状态中都表现出连续的背景抑制性（即紧张性）活动，这种音调通过增益调制约束舌下呼吸运动的流出。用常用的神经抑制性药物增强这种紧张性抑制性 GABA 活动，可能会导致咽肌活动进一步抑制，易感人群（如那些解剖上呼吸道狭窄的人，他们本身就容易遭受阻塞性睡眠呼吸暂停）上呼吸道阻塞的早期发作。

目前没有理想的药物治疗阻塞性睡眠呼吸暂停[52]，确定关键的神经调节剂及其在睡眠中增加舌

运动张力的作用是潜在药物治疗的必要的第一步[52]。最近的一项筛查确定了具有高度战略意义的目标，用于激活睡眠期间舌头肌肉组织的运动输出[52]。此外，最近一项重要的临床数据表明，使用托莫西汀（一种去甲肾上腺素再摄取抑制剂）和奥昔布宁（一种毒蕈碱受体拮抗剂）联合治疗阻塞性睡眠呼吸暂停有很大的潜力[51, 64]。选择托莫西汀[51, 64]可以促进上述内源性兴奋性去甲肾上腺素对咽运动神经元的驱动[43]，而选择奥昔布宁[51, 64]可以阻断在 REM 睡眠期间发生的毒蕈碱受体介导的咽运动神经元的强烈胆碱能抑制[57]。

未来的研究将在更多的患者中建立潜在的临床疗效，以观察到阻塞性睡眠呼吸暂停严重程度（由呼吸暂停-低通气指数判断）、氧去饱和和颏舌肌对食管压力波动的反应性的改善，以及这些药物作用的机制和部位[51, 64]。然而需要强调的是，药物治疗本身可能无法治愈或消除阻塞性睡眠呼吸暂停，但仍可能是一种有用的辅助手段，可以通过降低所需的有效治疗压力来提高其他主要治疗手段的有效性和依从性，例如持续气道正压通气。

呼吸神经元的控制

呼吸神经元和呼吸之间关系的变化强度

John Orem 及其同事对动物睡眠的研究得出了一些基本概念，这些概念至今仍能最好地解释睡眠对呼吸影响的神经基础（包括觉醒刺激的性质），以及 REM 睡眠的快速和不规则呼吸模式[3]。这一成就的关键是开发了一种统计方法来量化神经元活动中与呼吸相关的成分的一致性和强度，并将其与整体放电相关。这种关系的强度通过 eta-squared 统计量（η^2）来量化，η^2 的取值范围为 1.0（最强关系）到 0（最弱关系）[3]。重要的是，不同的脑干呼吸神经元与呼吸循环的吸气期或呼气期的关系强度不同（图 22.5）。

对于任何给定的呼吸神经元的 η^2 值的解释和生理意义，从 Orem 的引文中可以得到最好的解释。具有高 η^2 值的细胞"本质上是呼吸性的……免受非呼吸性扭曲，这可能是因为兴奋性和抑制性突触后电位的严格序列排除了非呼吸性的活动。"相比之下，"低 η^2 值细胞"的活性显然是呼吸和非呼吸形式的输入混合的结果。图 22.5 进一步说明了这一概念，显示了给定呼吸神经元的呼吸相关活动程度（即其 η^2 值）取决于该神经元的呼吸和非呼吸输入的平衡。这是一个重要的概念，因为不同的 η^2 值的呼吸神经元受睡眠-觉醒状态的影响是不同的。

NREM 中的呼吸神经元活动

特定呼吸神经元的呼吸相关活动程度取决于其呼吸和非呼吸输入的平衡，这一概念与在睡眠-觉醒周期中进行的实验观察具有重要的生理和临床相关性：

- 低 η^2 活动的神经元——即那些受呼吸振荡影响较小但受非呼吸张力驱动影响较大的神经元——最容易受到从觉醒到 NREM 睡眠过渡的影响，以至于它们的活动甚至可以在睡眠期间停止。
- 高 η^2 活动的神经元——即那些可能与呼吸振荡紧密相连并受其控制的神经元——受从觉醒状态到 NREM 睡眠过渡的影响最小。

这些监测和发现见图 22.6[3]。

值得注意的是，那些低 η^2 值的呼吸神经元在睡眠中变得不活跃，并不仅仅是因为这些神经元失去了呼吸输入而停止活动。这种观点不太可信，因为对那

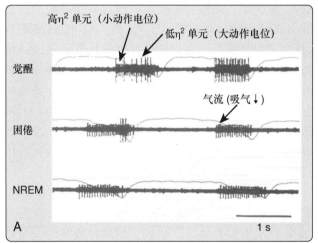

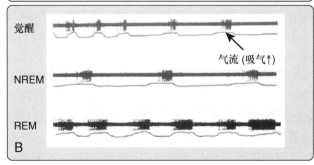

图 22.6　**A**，NREM 睡眠中，高 η^2 型延髓呼吸神经元的活动受影响较小，而低 η^2 型延髓呼吸神经元的活动受到明显抑制。NREM 睡眠对这些不同类型的呼吸神经元的不同影响被认为是由于强直性非呼吸输入对睡眠-觉醒状态变化的特殊敏感性，这就是所谓的觉醒刺激呼吸的基础。**B**，肌电图显示在 REM 睡眠时晚期吸气神经元活动增加和增强（Modified from Orem J，Kubin L. Respiratory physiology：central neural control. In：Kryger MH，Roth T，Dement WC，eds. Principles and Practice of Sleep Medicine. 3rd ed. WB Saunders；2000.）

些在 NREM 睡眠期间沉默的低 η^2 呼吸神经元进行实验性再激发，可以恢复它们有节奏的呼吸活动。这一发现表明，在 NREM 睡眠中，呼吸相关的输入持续存在于非活动的低 η^2 呼吸神经元上，但这种呼吸信号处于阈下，因此并不表现为运动激活（这一原理的比较和解释见图 22.3，C）[3, 65]。Orem 明确提出的主要原则是，"睡眠对呼吸神经元的影响程度与该神经元活动中非呼吸活动的数量成正比"，因此"对呼吸的觉醒刺激是非呼吸的形式，并且对某些呼吸神经元的影响大于对其他呼吸神经元的影响。"这一原理强调了紧张性驱动对紧张性神经元和呼吸神经元活动表达中的关键重要性。

REM 睡眠中的呼吸神经元活动

REM 睡眠的特征是：①高碳酸血症和低氧血症的通气反应总体抑制[32]；②呼吸肌肉（如肋间肌和咽部肌）[20-21]和非呼吸肌肉（如体位肌）运动活动深度抑制的周期[26]；③呼吸频率偶尔减慢。在 REM 睡眠中，间歇性呼吸减慢与乙酰胆碱释放到脑桥网状结构的增加有关[22]。然而，将 REM 睡眠视为中枢呼吸神经元的全面抑制状态是不正确的，因为就中枢神经系统中的大多数细胞而言，脑干呼吸神经元在 REM 睡眠时的活动通常比 NREM 睡眠时更活跃[3]。例如，在 REM 睡眠中，晚吸气神经元的活动增加，活动提前；也就是说，在 NREM 睡眠的启发后期放电的细胞在 REM 睡眠的整个启发过程中都是活跃的（图 22.6）[3]。

在 REM 睡眠中，呼吸神经元的放电模式存在很大程度的可变性；这种变异性与张力性和阶段性 REM 睡眠事件有关[3]。例如，髓质呼吸神经元活动的增加与桥-膝-枕波的增加有关，这些波是阶段性 REM 睡眠事件的一个决定性特征。这一发现表明，REM 睡眠中呼吸神经元的活动受到 REM 睡眠状态特有的神经生物学过程和活动的强烈影响[3]，而不是呼吸网络的固有组成部分。这种非呼吸输入对呼吸网络活动的重大影响的概念与之前在觉醒刺激呼吸的背景下讨论的强直驱动的主要影响相似。总之，这些概念强调中枢呼吸神经元和运动神经元的活动水平是由它们组成的非呼吸和呼吸输入的相互作用决定的。非呼吸输入对整体呼吸活动有重要影响，对睡眠-觉醒状态的变化尤为敏感。

正如之前关于呼吸运动神经元的讨论，REM 睡眠对中枢呼吸神经元的激活会导致呼吸频率和呼吸肌活动的增加。重要的是，如前所述，REM 睡眠中呼吸网络活动增加的时期与 REM 睡眠状态本身的神经基质密切相关。因此，它们也在很大程度上与呼吸控制过程无关，包括稳态反馈调节和对当前血气紧张的反应[3, 33-34]。REM 睡眠中中枢呼吸神经元活动的增加也可能是在呼吸运动神经元正常时变抑制短暂减弱或停止时，呼吸频率增加和呼吸肌活动增加的原因（图 22.3 和图 22.4）。REM 睡眠会导致与血气紧张无关的膈肌活动增强；这与临床观察特别相关，即低碳酸血症中枢性呼吸暂停最常发生在 NREM 睡眠中，但在 REM 睡眠中可能不存在，因为此时呼吸特征不稳定[66-67]。图 22.4 说明了呼吸运动神经元的兴奋性和抑制性影响的平衡如何成为 REM 睡眠中高度变化的呼吸活动的基础，包括中枢呼吸神经元激活后的呼吸抑制期。

呼吸神经元的神经调节睡眠状态

与对呼吸运动池进行的研究不同[20-21]，目前尚未有研究确定或以其他方式确定可能通过睡眠-觉醒状态介导体内呼吸神经元控制的神经化学物质。然而一个合理的工作假设是，参与调节呼吸运动神经元在睡眠-觉醒状态的神经元群也可能影响呼吸神经元。因此，脑干网状神经元（可能是谷氨酸能）的影响被定位为为呼吸神经元提供强直驱动的来源，这种影响从觉醒到 NREM 和 REM 睡眠时发生了变化[3, 20-21, 48]。与觉醒状态相比，脑干网状神经元在 NREM 睡眠时通常表现为活动减少，而在 REM 睡眠时活动增加[3, 25]——这种模式与前面讨论的呼吸神经元活动的变化相似。对中脑网状神经元的电刺激可将若干呼吸运动神经或肌肉的活动从睡眠状态转变为觉醒状态[3]。在觉醒状态下，延髓呼吸神经元的强直性（非呼吸性）输入（即觉醒刺激）的一个关键来源被认为来自脑干网状神经元[3]。然而在 REM 睡眠中激活中枢呼吸神经元的驱动源尚未确定。

单胺能唤醒系统的神经元（血清素能、组胺能和去甲肾上腺素能）和其他睡眠状态依赖的神经元群，也被定位为在睡眠-觉醒状态中为呼吸神经元提供辅助（即非呼吸）驱动的来源。然而，这些张力性驱动对呼吸神经元是兴奋性的还是抑制性的，取决于激活的受体亚型，以及这些受体的突触前或突触后位置（图 22.2 和图 22.3）。呼吸神经元的睡眠状态依赖性神经调节知识的缺乏可以通过进一步的研究来解决，这也可以确定特定的药理学方法，可以在睡眠和药物诱导的脑镇静状态下保持呼吸神经元的活动，从而最大限度地减少呼吸抑制。对呼吸系统施加行为控制的各种大脑结构也应被认为是唤醒呼吸刺激的来源[3]。然而，尚不清楚这些输入是否与上述来自脑干网状神经元和睡眠状态依赖的神经元系统的输入共享相同的神经化学物质。

临床要点

在觉醒到睡眠的过渡过程中，觉醒刺激对呼吸作用的减少是临床主要睡眠相关呼吸障碍的主要机制。目前的证据表明，单胺能觉醒系统的神经元和网状神经元提供了觉醒刺激的关键组成部分。这种对上呼吸道肌肉的张力性兴奋驱动的减少被认为是正常睡眠相关的上呼吸道阻力增加和在易感人群（例如，解剖上已经狭窄的上呼吸道）中观察到的通气不足、血流限制和阻塞性睡眠呼吸暂停的发病基础。刺激舌下神经分支已成为阻塞性睡眠呼吸暂停的一种治疗选择。患有限制性肺部疾病和神经肌肉无力的患者在不同程度上依赖非膈肌的激活来帮助维持觉醒状态下的充分通气，但这种补偿在睡眠中可能减少或缺失，导致严重的通气不足，因为在觉醒状态下存在的必要的张力性兴奋驱动减少。REM 睡眠机制也会导致呼吸运动神经元的抑制，从而解释了与 NREM 睡眠相比，REM 睡眠中异常呼吸事件的严重程度通常更高。一些人在服用镇静催眠药和其他 $GABA_A$ 受体调节神经抑郁药物（如酒精和某些全身麻醉药）的同时，有发生阻塞性睡眠呼吸暂停的潜在倾向。

总结

睡眠时呼吸系统较为脆弱。各种与睡眠有关的呼吸障碍的发病机制的核心是，在觉醒时觉醒刺激可以维持充足的呼吸，但在睡眠时其影响消失。这种觉醒刺激的减少是睡眠对呼吸影响的根本原因。在觉醒和睡眠期间支持呼吸的神经生理学机制方面的重大进展有助于确定这种觉醒刺激的神经化学底物。这种理解核心是描述睡眠的神经生物学，以及它对中枢呼吸神经元和运动神经元的影响，以及张力性兴奋（非呼吸）驱动在促进整个呼吸系统活动中的重要作用。此外，在认识到睡眠的开始不仅仅是觉醒的被动退出的同时，睡眠中的呼吸也不仅仅是由于觉醒刺激的被动减少。NREM 睡眠和 REM 睡眠是本质上不同的神经生物学状态，它们对呼吸神经元和运动神经元的控制有不同的影响。因此，NREM 和 REM 睡眠模式对患有不同病理状况的人的睡眠呼吸存在不同的问题。了解这些机制对于确定与睡眠有关的呼吸障碍的生理基础、适当的临床管理以及新疗法和（或）辅助疗法的潜力是必要的。

致谢

本章所依据的工作得到了加拿大卫生研究院、安大略省胸科学会、加拿大创新基金会和安大略省研究与发展挑战基金的部分支持。

参考文献和拓展阅读

请扫描书后二维码，获取参考文献和拓展阅读资源。

第 23 章

呼吸生理学：通气控制

Danny J. Eckert

张 亚 杨修平 译 陈 雄 审校

章节亮点

- 如果没有呼吸系统疾病，我们很少在意我们的呼吸。然而，它显然是我们生存的基础。
- 多种刺激条件可以调节我们呼吸的速度和深度。这些都是由前馈和反馈机制调节的，这些机制将血气水平控制在相对较小的波动范围内以维持机体内环境的平衡。
- 机体改变呼吸的潜能是巨大的。在睡眠时期，机体处于低耗能状态，机体可以忍受非

常低的通气水平。然而，睡眠期间呼吸控制发生的重大变化会导致呼吸暂停。
- 控制通气的方式可能影响睡眠呼吸障碍患者的病理生理，并可能预测治疗的结果。
- 本章概述了呼吸的关键神经传入通路，描述了睡眠期间呼吸控制发生的变化，包括男性和女性之间的差异，并简要强调了异常通气控制如何导致睡眠呼吸障碍。

呼吸控制概述

呼吸是通过高度有效的前馈和反馈机制控制的。从概念上讲，发挥功能的器官由 3 个关键部分组成：①负责呼吸模式产生的脑干神经元（中枢神经系统）；②产生使气流进出肺部力量的呼吸肌（效应器）；③多种信号的输入将呼吸感觉信息（传感器）传递到脑干呼吸控制中心，以便根据当前的生理条件进行调整（图 23.1）。这 3 个部分中的任何一个环节出现损伤都会导致呼吸异常。然而，在清醒状态下某一关键呼吸环节受到破坏时，由于有多种传入通路能够激活，可以维持呼吸和血气水平在机体可接受的范围。例如，与健康的年轻人相比，健康的老年人和患有慢性阻塞性肺疾病患者的大脑皮质对呼吸的贡献更大[1]。因此，呼吸问题通常只在睡眠期间出现（或恶化），此时觉醒补偿机制被下调或者处于失活状态。呼吸控制可能影响睡眠呼吸障碍患者的病理生理，并可以用来预测治疗结果（见第 129 章）。

本章概述了构成呼吸控制的关键部分，并强调了其在睡眠期间发生的变化。该章节包含了 20、22、24 和 25 章节中的许多内容，加上关于睡眠呼吸障碍的第 14 节，使得我们更加全面地了解人体的呼吸和睡眠障碍。

呼吸的中枢控制

脑干中产生呼吸模式的精确神经解剖学定位尚不

完全清楚。中枢呼吸控制网络既包括吸气神经元，也包括呼气神经元。以下内容将主要基于动物实验中获得的一些关于脑干关键定位及其相互联系内容进行简要总结。

中枢呼吸和节律的控制主要位于脑桥和髓质内。在髓质内，背侧呼吸核团和腹侧呼吸核团显得尤为重要（图 23.2）。**背侧呼吸核团**包括孤束核（nucleus tractus solitaries，nTS）。nTS 是心和肺感受器整合的关键部位。来自膈神经、迷走神经和外周化学感受器的传入信息（经舌咽神经）到达 nTS。nTS 会产生大

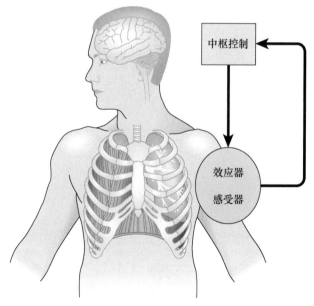

图 23.1 呼吸控制概述。呼吸受到前馈及反馈机制控制，包括中枢控制系统、效应器和感受器。有关更多细节，请参阅正文

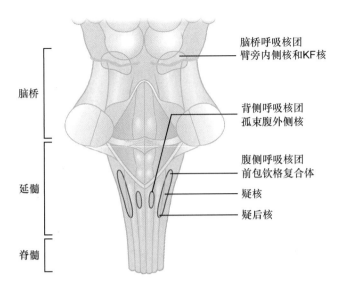

图 23.2 呼吸中枢控制系统。参与呼吸中枢控制的主要区域位于脑桥呼吸核团［臂旁内侧核和 Kölliker-Fuse（KF）核］、腹侧呼吸核团（前包钦格复合体、疑核和疑后核）和背侧呼吸核团（孤束腹外侧核）。有关更多细节，请参阅正文（From Eckert DJ, Roca D, Yim-Yeh S, Malhotra A. Control of breathing. In: Kryger M, ed. Atlas of Clinical Sleep Medicine. Vol 2. 2nd ed. Elsevier Saunders; 2014: 45-52.）

量神经信号传输到重要的呼吸控制中心，包括其附近的斜方体后核[2-4]（见 20 和 22 章节）。通常认为 nTS 的腹外侧区域对吸气相关活动控制特别重要。腹侧核团也会投射大量信号到其他关键的呼吸控制中枢内。然而，目前尚不清楚是否有直接投射到呼吸运动神经元当中。

前包钦格复合体构成了**腹侧呼吸核团**的一部分（图 23.2）。前包钦格复合体被认为是主要的呼吸起搏器[5]。这源于实验中观察到在最小的切片中，该部位的细胞呼吸节律持续存在[6]。为了确保前包钦格复合体在呼吸节律控制方面的重要性，其在脑干内与其他多个已知的呼吸节律控制核团存在投射[7]。与前包钦格复合体相连的是包钦格复合体，该区域通过抑制呼吸运动神经元调节整体呼吸驱动，在呼气过程中发挥积极作用。头端腹侧呼吸核团还包括吸气前运动神经元，如位于疑核的神经元。疑核通过迷走神经向喉部和咽部提供呼吸运动的神经输出，疑核后核也可能参与呼吸节律的产生[8-9]。

虽然产生呼吸节律的神经元主要位于髓质内，但**脑桥呼吸核团**（以前称为呼吸调节中枢）在中枢对呼吸促进的控制中也发挥了重要作用[10-11]（图 23.2）。脑桥呼吸核团包括含有呼气活跃神经元的臂旁内侧核。臂旁外侧核团和 Kölliker-Fuse 核（脑桥上部）包含吸气神经元。脑桥呼吸核团激活可降低背侧呼吸核

团内的吸气活动，导致吸气时间缩短。这种"吸气-呼气相转换"可以增加呼吸频率。

化学感受器对呼吸的控制

化学感受器控制是健康人在安静呼吸时最重要的呼吸调节器，在清醒和睡眠时都是如此。所有细胞都可以根据化学环境的极端变化来改变它们的活性。然而，某些细胞对非常微小的化学变化极为敏感。这些化学敏感区域可以直接调节呼吸节律，或者对呼吸的中枢控制部位有神经投射。因此，这些被称为化学感受器的细胞群对呼吸的控制至关重要。

外周细胞与中枢细胞

化学感受器位于外周和中枢（图 23.3）。主要的外周化学感受器位于颈总动脉的分叉处。研究人员已经认识到颈动脉小体会感应氧、二氧化碳和氢离子的变化[12]，当化学感受器感受到这些变化时（1～2次呼吸），能够迅速改变呼吸状态。此外，最近的研究结果表明，颈动脉体对多种其他刺激也会有反应，包括钾离子、去甲肾上腺素、温度、葡萄糖、胰岛素和免疫相关细胞因子水平[12-13]。

反复暴露于缺氧环境中会导致颈动脉体的可塑性发生改变[13]。这种变化可能导致疾病病理变化，包括睡眠时呼吸不稳定的倾向增加[12-13]。除了颈动脉小体，附近的主动脉小体也能对氧气和其他化学刺激的变化做出反应。虽然外周化学感受器对呼吸的时刻调节很重要，但在安静清醒时，最强大的呼吸输入来自中枢化学感受器。

位于髓质腹侧表面，毗邻腹侧呼吸群的是斜方体后核，该区域对中枢化学感受器尤为重要[14-15]。斜方体后核主要投射到关键的呼吸控制中心，包括背侧呼吸组内的 nTS[2-3]。中枢化学感受器通过细胞外液 pH 的变化对 pCO_2 做出反应。二氧化碳通过血脑屏障扩散，增加脑脊液中的氢离子浓度。因此，与反应相对较快的外周化学感受器相比，中枢化学感受器可能需要 1 min 才能对化学刺激的变化做出反应。正如后文所述，化学受体反应延迟在睡眠期间调节循环呼吸不稳定中起着至关重要的作用[16-18]。

尽管外周和中枢化学感受器处于不同的解剖部位，具有不同的反应特征，但最近的研究结果表明，它们之间存在复杂的相互联系[12-13, 19-20]。中枢化学感受器的活性严重依赖于外周化学感受器的活性，反之亦然。这种联系被描述为"超加性模型"[12-13, 19-20]。

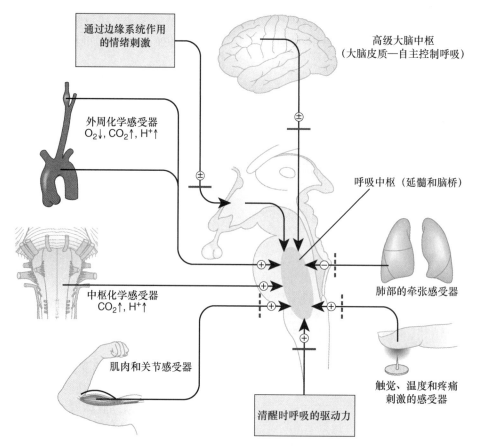

图 23.3　呼吸输入刺激。能够调节呼吸的多个输入刺激的示意图。在睡眠期间，这些输入刺激要么大幅度减少（虚线），要么缺失（实线）。因此，在睡眠中主要的呼吸输入刺激是化学感受器，但是其也因机体状态而表达下调和被影响。注：为简便起见，呼吸的自主控制通过呼吸中枢发挥作用。然而，目前尚不清楚是这种情况是否如此，且意识控制是否能直接作用于呼吸运动神经元也尚不清楚（Modified from Kehlmann GB，Eckert DJ. Central sleep apnea due to a medical condition not Cheyne Stokes. In：Kushida CA，ed. Encyclopedia of Sleep. Vol 1. 1st ed. Elsevier；2013：244-52；Eckert DJ，Roca D，Yim-Yeh S，Malhotra A. Control of breathing. In：Kryger M，ed. Atlas of Clinical Sleep Medicine. Vol 2. 2nd ed. Elsevier Saunders；2014：45-52.）

其他刺激呼吸的输入信号

除了来自化学感受器的输入信号外，还有其他重要的输入信号和感受器可以影响我们呼吸的频率和深度（图 23.3）。肢体肌肉和关节中的感受器可以对运动做出反应，以增加微小的通气。同样，当负责触觉、温度和疼痛的感受器受到刺激时，呼吸也会增加。还有一种独立的呼吸刺激，称为清醒时的呼吸驱动[21]。相反，过度充气或过度肺牵张可通过 Hering-Breuer 反射抑制微小通气[22]。其他的输入信号也可以刺激或者抑制呼吸。然而，对呼吸的自主控制是直接通过中枢呼吸模式产生的信号调控，还是通过膈肌运动神经元直接发挥作用，亦或是两者共同发挥作用，目前仍不确定[23]。尽管如此，我们改变呼吸的潜能是巨大的。正如本章后面所述，当睡眠期间代谢需求减少时，我们可以忍受非常低的通风水平（小于 5 L/min）；相反，在剧烈运动时，通气量可增加到 200 L/min 以上。

不同状态下对呼吸的控制

呼吸控制的主要变化发生在从清醒到睡眠的过程中。从清醒到睡眠发生的最显著的变化是大多数调节呼吸的输入刺激逐渐下调或者消失（图 23.3）。因此，化学呼吸控制是睡眠中呼吸的主要驱动因素。尤其是二氧化碳浓度是睡眠期间调节呼吸的关键因素。某些疾病状态会对呼吸的化学控制产生不利影响，并可能导致易感人群的睡眠呼吸紊乱。本章节概述了呼吸控制中与状态相关的关键变化，这些变化是睡眠期间周期性呼吸不稳定的根本原因。

睡眠开始期

在从清醒到睡眠的过渡过程中，呼吸控制是不稳定的[24]。几个因素会导致睡眠转换时呼吸不稳定。控制呼吸节律的某些因素随着睡眠的开始而迅速改变，而其他因素则需要更长的时间才发生改变。时间的不匹配加上控制呼吸节律的重要刺激机制的下调是睡眠开始期呼吸紊乱的基础。事实上，睡眠时短暂的呼吸暂停是很常见的，即使在健康的人身上也能观察到。

通俗地说，清醒时刺激呼吸的动力和行为随着睡眠的开始而停止[25]。其他外部感受器对呼吸运动和兴奋性刺激输入减弱或者消失，化学敏感性也会下降[26]（图 23.3 和图 23.4）。相应地，呼吸肌运动减少，微小通气量降低[27]。随着睡眠的开始，上呼吸道肌张力和保护性反射也会快速减少[27-31]。这些变化导致上呼吸道阻力增加[29]。这些变化发生的时间和程度因人而异。兴奋性吸入驱动的快速减退本身可以引起呼吸兴奋，这是由呼吸延迟引起化学感受器的代偿反应所必需的[32]。与健康对照组相比，睡眠呼吸暂停患者在清醒状态下的呼吸驱动力似乎更容易明显减弱[33]。因此，睡眠开始阶段影响控制呼吸的所有因素，并可能导致严重的"状态不稳定"。

睡眠稳定期

在稳定的睡眠期，大多数在睡眠开始期出现的兴奋性呼吸输入刺激下调或缺失仍然存在。与清醒时相比，稳定睡眠时呼吸负荷补偿也减少[34]。因此，与清醒水平相比，稳定睡眠期间的微小通气量减少，化学感受器刺激输入主导了对呼吸的控制。然而，化学敏感性的下调并不只发生于睡眠开始期。与清醒时相比，N2 和慢波睡眠（N3）期间对缺氧的通气反应

减弱，因此需要大量减少氧气水平来刺激睡眠期间的呼吸（图 23.4）[35-37]。因此，CO_2 是睡眠时呼吸的主要调节因子。然而，与清醒时相比，尽管程度低于缺氧时，但睡眠时对高碳酸血症的通气反应也有所降低[38]。因此，与清醒时相比，我们可以忍受更低的每分通气量和更高的 CO_2 水平。通常情况下，根据当时的代谢水平，在稳定睡眠期间，每分通气量减少 1～2 L/min，血液中二氧化碳分压（$PaCO_2$）比清醒时增加 3～8 mmHg（图 23.5 A）[39]。

在没有呼吸道疾病的情况下，在稳定的非快速眼动（non-rapid eye movement，NREM）睡眠期间，呼吸是非常规律的。然而，快速眼动（rapid eye movement，REM）睡眠的特点是呼吸不规律。与 NREM 睡眠相比，在 REM 睡眠期间，髓质中许多参与中枢呼吸控制的区域的活动增加[40]。人类随着呼吸频率增加，呼到吸的潮气量发生重大变化。REM 睡眠期间的活跃眼动与抑制上呼吸道扩张肌活动和减小潮气量有关[34, 41]。保护性上呼吸道反射也受到抑制[42]。因此，阻塞性呼吸暂停在 REM 睡眠期间很常见。

短暂的觉醒（从睡眠中唤醒）

在健康人群中，睡眠中短暂的皮质觉醒持续时间少于 15 s，每小时发生 10～20 次。觉醒的频率随着年龄的增长而增加[43]。觉醒可以自发发生，也可以伴有睡眠障碍，如睡眠呼吸暂停或周期性腿部运动障碍。过去观点认为，觉醒是在阻塞性呼吸事件中重新打开上呼吸道的必要条件[44]。在某些情况下，唤醒确实有助于快速纠正血气紊乱，减轻在流量受限的呼吸过程中增加的呼吸运动[45]。尽管与生理变化相关的微觉醒可能有利于调整呼吸稳态，但从睡眠到清醒的快速转换以及随后重新入睡的过程可能会严重扰乱呼吸控制[45]。觉醒使呼吸不稳定并导致中枢或阻塞性呼吸事件的程度取决于两个关键特征：①个体的觉醒阈值（觉醒阈值）；②对觉醒的通气反应。

觉醒阈值

无论觉醒是由于周期性的腿部运动而自发发生，还是与呼吸障碍有关，一个容易觉醒的患者（低觉醒阈值）都可能容易受到睡眠状态呼吸不稳定的影响。具体来说，睡眠开始时呼吸不稳定的倾向和低觉醒阈值可能导致个体在清醒和睡眠之间反复波动，从而出现反复的呼吸紊乱[16]。在某些患者人群中，大约有 1/3 的阻塞性睡眠呼吸暂停患者（例如，非肥胖的睡眠呼吸暂停患者）在适度的呼吸刺激（气道负压小于 15 cmH_2O）下觉醒[45-47]。这可能会导致他们的睡眠呼吸紊乱[45]。对于低呼吸觉醒阈值的患者，提高觉醒阈值可以稳定

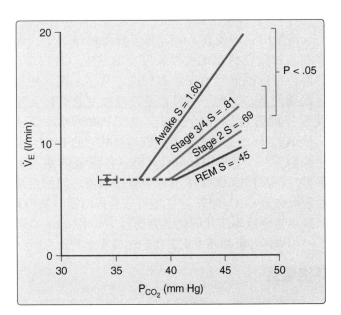

图 23.4　Mean minute ventilation/PETco₂ relationships for all 12 subjects indicating the mean ± SEM resting minute ventilation/CO₂ point in the awake state. The hypercapnic ventilatory response is reduced in Stages 2 and 3/4 compared with that in wakefulness and is further decreased in REM sleep. $\dot{V}_E$, Expired ventilation; *, p < .05 REM different from Stage 2 and 3/4 sleep. [From Douglas NJ, White DP, Weil JV, et al. Hypercapnic ventilatory response in sleeping adults. Am Rev Resp Dis. 1982；126（5）：758-62.]（受第三方版权限制，此处保留英文）

图 23.5　睡眠状态对呼吸节律的改变。**A**. 图示显示从清醒到睡眠的每分通气量和 $PaCO_2$ 的典型变化。在睡眠开始（垂直虚线），每分通气量迅速减少（从 7 L/min 降至 5 L/min）。通气量的减少和 $PaCO_2$ 的变化之间存在延迟（从睡眠开始到点 a）。随着二氧化碳上升，上呼吸道的肌肉重新被激活，导致每分通气量可能会有所增加（周期 b），直到达到新的睡眠通气（5.5 L/min）和 $PaCO_2$（45 mmHg）（c 点）。水平虚线表示理论上的呼吸暂停阈值（在本例中为 39 mmHg）。**B**. 从中枢性呼吸暂停中苏醒的呼吸示意图。在 d 点，在睡眠中出现短暂的觉醒（觉醒持续时间由灰方块表示）。过度换气的发生与觉醒刺激的重新输入有关（对觉醒的通气反应）。过度通气会降低 $PaCO_2$。然而，在换气和 $PaCO_2$ 的变化之间存在延迟（点 d 到点 e）。当患者恢复睡眠时，由觉醒时的通气反应引起的 $PaCO_2$ 降低，低于呼吸暂停阈值（在本例中，非常接近睡眠时的 $PaCO_2$ 水平），呼吸暂停发生（f 点）。呼吸暂停导致 $PaCO_2$ 增加，直到觉醒发生并重复循环，或者越过呼吸暂停阈值并恢复呼吸（From Kehlmann GB, Eckert DJ. Central sleep apnea due to a medical condition not Cheyne Stokes. In: Kushida CA, ed. Encyclopedia of Sleep. Vol 1. 1st ed. Elsevier；2013：244-52.）

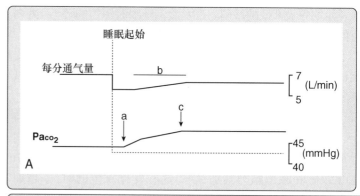

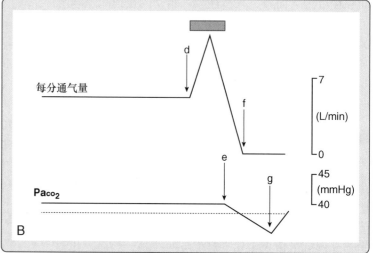

呼吸状态[48]。事实上，尽管确切的机制尚不清楚，但觉醒阈值和上呼吸道肌肉活动在睡眠较深阶段会增加，睡眠呼吸紊乱的严重程度降低[49-51]。然而，是否较深程度的睡眠会使呼吸控制更稳定，还是呼吸稳定了可以加深睡眠的深度，其机制至今尚不清楚。

对觉醒的通气反应

正如睡眠开始时呼吸控制的快速变化一样，从睡眠中觉醒会导致呼吸稳态控制的快速变化。如前所述，在稳定的睡眠中，与清醒时相比，我们可以忍受更低的每分通气量和更高的 CO_2 水平（高出约 3 ~ 8 mmHg）。随着觉醒，清醒时能控制呼吸的化学感受器被激活，睡眠期间机体可以忍受的 CO_2 水平突然变得过度累积。当上呼吸道运动神经元被激活时，睡眠相关的上呼吸道阻力迅速得到缓解[52]。此时清醒状态下的呼吸驱动也重新被唤醒。因此，从睡眠中觉醒通常伴随着呼吸频率的加快。觉醒时的通气反应的强度受到上述各因素的综合影响，并可能因独立的觉醒反射而进一步增强[53]。实际上，个体对觉醒后通气反应的强度有很大的不同[54]。后文我们还将阐述，在恢复睡眠后，先前对觉醒的通气反应可以将 $PaCO_2$ 水平驱动到非常低的水平，即呼吸暂停阈值的临界水平以下[55]（见下一节和图 23.5B）。

呼吸暂停的阈值

清醒时，即使在 $PaCO_2$ 显著降低的情况下，也存在多种代偿机制抵抗呼吸停止的发生（图 23.3）。然而，在睡眠期间情况并非如此。具体来说，如果睡眠期间 $PaCO_2$ 低于临界水平，呼吸就会暂停。呼吸暂停阈值范围为低于稳定睡眠 $PaCO_2$ 水平 2 ~ 6 mmHg。因此，呼吸暂停阈值与清醒时的 $PaCO_2$ 水平相似[56, 57]（详见 Dempsey 2005 年发表的期刊文章）。清醒时 $PaCO_2$ 水平与呼吸暂停阈值之间的差异通常被称为"CO_2 储备"。引起呼吸暂停所需的 $PaCO_2$ 的减少主要依赖于外周化学感受器[59]。图 23.5 显示了一些概述呼吸控制中重要状态相关变化的示意图。

环路增益

如本章所述，有多种信号输入有助于控制呼吸。环路增益是一种概念化和量化通气控制系统总体灵敏度的方法（参见第 22 章和第 25 章关于高海拔呼吸的内容）。具体来说，通气控制反馈回路的增益可以量化为通气反应与通气干扰的比值[16, 60]。环路增益包括 3 个主要元素：①机体增益（呼吸去除 CO_2 的效率，这是由肺、血液和身体组织的特性决定的）；②混合和循环延迟（在到达化学感受器前，肺泡 CO_2 的变化与心脏和动脉中的血液混合所需的时间），③控制器增益（化学感受器的敏感性）。考虑到 CO_2 是睡眠期间通气控制的主要调控因子，确定睡眠期间的环路增益为通气控制系统的整体敏感性提供了重要的参考，并且环路增益可以在健康个体和患者群体之间进行比较。因此，现在已经开发出了量化睡眠期间稳态环路增益的技术[61-63]。如果导致环路增益的某些因素异常（如机体增益和控制器增益）则可能引起呼吸不稳定。循环延迟是呼吸不稳定的一个组成部分；没有它，循环呼吸就不会发生。然而，虽然增加循环延迟会增加呼吸不稳定的长度和持续时间，但增加循环延迟本身并不会导致呼吸不稳定。

性别差异

睡眠呼吸障碍在男性中比在女性中更常见。男女之间呼吸控制的差异可能是造成这种差异的原因之一，至少是部分原因。黄体酮是一种呼吸兴奋剂，因此睡眠呼吸紊乱在绝经后的女性中更为常见。然而，尽管在整个月经周期中机体对 CO_2 和缺氧的通气反应有所不同，但睡眠时对化学刺激的通气反应在性别之间似乎没有明显差异[64-65]。总体稳态环路增益在男性和女性之间没有差异，与这些早期的观察一致[66-67]。然而，与呼吸不稳定的易感性增加相一致，在睡眠开始时的呼吸、觉醒时的通气反应和呼吸暂停阈值在男性和女性之间观察到重要的差异[24, 68-70]。男性是否系统性地降低觉醒阈值仍不清楚。这些差异可以解释睡眠呼吸暂停患病率与性别相关；女性在 NREM 睡眠中的循环增益较低，气道塌陷性较低，觉醒阈值较低[71]。

临床表现

呼吸控制的改变会导致各种形式的睡眠呼吸紊乱。导致呼吸控制异常的原因有很多。这些内容在本书的其他部分（第 65 章和第 66 章，以及第 15 篇睡眠呼吸障碍）中有涉及，并且一直是综合评估的重点[16-18, 72-74]。简而言之，本章概述的一种或多种对呼吸控制有重要作用的因素异常会导致睡眠时呼吸不稳定。呼吸控制中枢的损伤或损害其功能的药物可直接影响中枢对呼吸的控制（例如，某些脑肿瘤、Chiari I 型畸形、多发性硬化症和吗啡）[16-18, 75-77]。先天性中枢性低通气综合征与斜方体后核内化学敏感神经元的主要损失有关[17]。心力衰竭与周围化学敏感性升高和呼吸暂停阈值易感性增加有关。相反，肥胖低通气综合征患者对化学刺激的通气反应迟钝，在睡眠期间经历持续低通气和严重的血气障碍。因此，高回路增益和低回路增益可能会产生问题，并可能导致睡眠期间阻塞性和中枢性呼吸不稳定[72]。事实上，大约 1/3 的阻塞性

睡眠呼吸暂停患者具有异常增强的环路增益，这可能是导致其阻塞性呼吸暂停的发病机制[46, 78]。

> **临床要点**
>
> 睡眠是呼吸控制稳定性特别脆弱的阶段。许多潜在的呼吸代偿输入刺激在睡眠中明显减少或消失。因此，无论潜在的原因是什么，一个或多个对呼吸控制起重要作用的因素异常都会导致或加重睡眠呼吸障碍。随后发生的睡眠相关呼吸不稳定取决于呼吸控制系统改变的程度以及呼吸控制系统的组成成分参与情况。

总结

了解通气的控制为理解各种形式的睡眠-呼吸紊乱的原因提供了重要的理论基础。通气控制通过高度有效的正反馈和负反馈机制进行调节，将血气水平波动控制在相对较窄的范围内，以维持体内平衡。调节通气控制的输入刺激有多种。虽然这些过程主要是受到自主神经控制，但我们也可以主动调节呼吸。

背侧、腹侧和脑桥呼吸核团是髓质和脑桥内负责中枢呼吸控制的关键区域。中枢（如斜方体后核）和外周（如颈动脉小体）化学感受器为调节呼吸提供必要的感觉信息。其他感觉系统也可以提供输入刺激来改变我们呼吸的速度和深度。然而，大多数感觉系统在睡眠期间要么被下调，要么不发挥作用。因此，呼吸的化学控制（特别是 CO_2）是睡眠中呼吸控制的主要输入刺激信号。睡眠开始阶段对通气控制的稳定性尤其不稳定。睡眠觉醒和高环路增益会导致 CO_2 的显著波动，如果睡眠中呼吸暂停阈值被超过，则会导致呼吸停止。一种或多种有助于通气控制的成分的异常可导致睡眠期间的中枢和阻塞性呼吸事件发生。

致谢

Danny J. Eckert 获得了来自 the National Health and Medical Research Council of Australia (1116942) and an Investigator Grant (1196261) 高级研究奖学金的支持。作者对于本章内容主题没有冲突的声明。

参考文献和拓展阅读

请扫描书后二维码，获取参考文献和拓展阅读资源。

第 24 章

上呼吸道与下呼吸道的生理学

Annie C. Lajoie，Raphael Heinzer，Frédéric Sériès
蔡伟松 杨修平 译 陈 雄 审校

章节亮点

- 睡眠通过增加气道阻力以及减少肺容量和肺顺应性来影响通气和气体交换。
- 睡眠期间，尤其是快速眼动（rapid eye movement，REM）睡眠期间，上气道稳定性可能会发生改变。
- 当上气道解剖结构受损时，这些与睡眠相关的影响可能会导致阻塞性呼吸障碍。
- 评估睡眠期间上气道塌陷的位置和模式已成为预测阻塞性睡眠呼吸暂停舌下神经刺激治疗疗效的重要工具。

一些早期的睡眠呼吸紊乱的临床研究认识到，异常的上气道生理在其中起着关键作用[1]。对这些疾病的患者表型进行分型的一个方面就是评估上气道，以帮助做出管理决策（见第 129 章）[2]。因此，了解上气道的正常和异常功能至关重要。

呼吸的主要目的是为身体的所有组织供氧，并清除细胞新陈代谢产生的二氧化碳。这是通过吸入和呼出的空气与肺循环中血液之间持续的气体交换来实现的。右心的血液充满氧气后进入左心，再由心脏通过动脉系统输送到身体的各个部位。然后，不同的器官从动脉血液中吸收氧气，排出二氧化碳。携带二氧化碳的血液通过静脉系统到达肺循环，在那里二氧化碳被动地通过肺泡毛细血管膜进入气道，再由此呼出。人的生存取决于这一生理过程的完整性，如果呼吸功能停止超过几分钟，就会死亡。维持正常的动脉血气涉及几个生理系统：呼吸控制系统、呼吸力学、循环系统和血液运输系统，这些系统彼此紧密相连。本章只考虑了影响睡眠期间通气的胸部和上、下气道的机械特性（框 24.1）。

框 24.1 呼吸力学中使用的一些定义

胸 / 肺顺应性
每次压力变化引起的体积变化：$\Delta V / \Delta P$

每分通气量
潮气量乘以呼吸频率：$V_T \times RR$

层流
每个阻力的压力变化：$\Delta P / R$

湍流
沿气道压降与流量及其平方成正比：$\Delta P \propto aV + bV^2$（$V$ 为气流，a、b 为常数）

解剖学和生理学

上气道包括鼻腔、咽和喉，滋润并加热吸入的空气，再将其输送到气管和肺。尽管呼吸既可以经鼻也可以经嘴，但鼻呼吸是生理呼吸途径，可以加湿和过滤吸入的空气。上气道肌肉有助于维持上气道通畅，同时也参与发声和吞咽。声带张力微弱的调节也使得人类能够在呼气时说话和唱歌。据推测，语言的进化需要咽部的大量活动，使上气道失去刚性支撑，导致人类的上气道比大多数哺乳动物更容易塌陷。下气道包括气管和肺（支气管和肺泡）。肺泡内壁的血管（毛细血管）允许吸入的空气和血液之间进行气体交换。

胸腔为肺部提供保护，并允许肺活量根据人的身高、性别和种族的不同而变化，从最小的大约 1.5 L 到最大的 6～8 L[3]。肋骨与胸椎的横突相连，并与胸骨可弯曲的前软骨连接，每侧半胸的内侧面衬有壁层胸膜和肺被薄的脏层胸膜覆盖。壁层胸膜和脏层胸膜之间的空间含有几毫升润滑液，让这几层膜在通气过程中可以容易滑动。由于食管靠近胸膜，食管压力与胸膜压力的变化平行，通常可以用于量化呼吸努力。

呼吸肌

横膈是主要的呼吸肌，它是一种分隔胸腔和腹腔的圆顶形肌肉，受膈神经支配。吸气时，来自呼吸中枢的神经输出导致横膈收缩，这些肌肉纤维的缩短使横膈膜变薄，改变了圆顶的形状，从而增加了胸腔容积。肋间肌也可以通过抬高肋骨和增加胸腔前后径来增加胸腔容积（图 24.1）。辅助呼吸肌（如斜角肌或

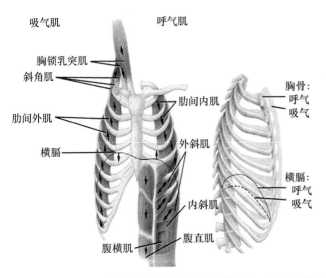

图 24.1　绘制从腹部到颈部的吸气肌和呼气肌。主要吸气肌包括膈肌和肋间外肌。辅助吸气肌包括斜角肌和胸锁乳突肌。呼气通常是一个被动的过程。然而，在用力呼气时，会招募肋间内肌和腹肌（Reproduced from Netter FH. Atlas of Human Anatomy. Saunders；2006.）

胸锁乳突肌）在正常呼吸期间并不活跃，但在呼吸努力或存在胸肺疾病时可以募集它们。

弹性力和肺容积

由于肺组织内有大量的弹性纤维，孤立的肺（未被胸廓包围）往往会收缩直至最终塌陷。因此，肺承受恒定的反冲力。相比之下，离体胸廓往往会膨胀到比其自然的体内静止位置大约 1 L 的体积。在气道开放且没有气流的放松受试者中，肺部的向内弹性反冲力将由来自胸廓的向外静止力平衡。肺顺应性或扩张性定义为跨壁压力梯度每单位变化引起的肺容量变化：

$$肺顺应性 = \Delta V / \Delta P$$

其中 V 是体积，P 是压力。

呼气末自然静息位置的肺容量称为功能残气量（functional residual capacity，FRC）。当胸腔和肺部完全扩张（最大吸气力）时，达到肺总量（total lung capacity，TLC）。残气量（residual volume，RV）表示在深呼气后肺内剩余的气量。肺活量（vital capacity，VC）是肺部完全充气后可以排出的最大空气量。潮气量（tidal volume，V_T）是每个安静呼吸周期内吸入或呼出的空气量（图 24.2）。一般的 Vt 值为 500 ml，但在运动过程中会急剧增加。只有大约 2/3 的吸入空气参与氧气和二氧化碳交换，因为上气道、气管和支气管对应的体积不能参与气体交换；这个区域是气道的死角[3]。

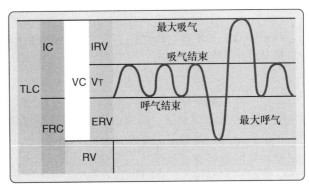

图 24.2　由肺活量计测定的静态肺容积示意图，其中气流速度不起作用。肺容量是通过两个或多个肺容量细分的总和来估计的。ERV，呼气储备量；FRC，功能残气量；IC，吸气量；IRV，补吸气量；RV，残气量；TLC，肺总量；VC，肺活量；V_T，潮气量（Reproduced with permission from American Association for Respiratory Care. AARC clinical practice guideline：static lung volumes：2001 revision & update. Respir Care. 2001；46：531-9.）

呼吸周期和每分通气量

空气总是从压力较高的区域流向压力较低的区域，以达到平衡。胸膜腔内的压力是由吸气和呼气过程中产生的力产生的，与呼吸努力量成正比。胸膜压代表驱动压。吸气期间，横膈和肋间肌收缩，胸腔内的压力降低至大气压力以下（负跨肺压梯度）。这种梯度促使空气从鼻子（大气）到气管支气管树再到肺泡的运动。呼气时，吸气肌肉放松，使静息呼气成为一种被动现象。然而，在主动呼气期间（自主或运动期间），腹部和肋间外肌的收缩增强了胸内压力的变化。这会导致胸膜压力突然增加到一个较小的负值，而肺泡压力相应增加同等的量。这些变化会产生从肺泡到口腔的正压力梯度，从而引发呼气。随着空气流出，肺和胸腔容积减少，导致肺弹性反冲压力下降，直到在 FRC 处达到新的平衡。

呼吸速率或呼吸频率表示每分钟呼吸的次数。健康成人受试者休息时的平均呼吸频率约为 12 次（范围 10～18 次 / 分）。每分通气量（$\dot{V}$）可由下式计算：

$$V = RR \times V_T$$

其中 RR 为呼吸速率，V_T 为潮气量。在安静呼吸时，每分通气量约为 6 L/min，但在运动时可升至 180 L/min。

阻力

根据气道解剖结构（根据气管支气管树的具体划分）和气道结构的机械特性（口径、形状、塌陷性）以及驱动压力的大小，可以在气道内部观察到不同的气流轮廓。在恒定层流方案下，阻力与沿着管道的压力梯度成正比：

$$流量 = \Delta P/R$$

其中，ΔP 是压差，R 是阻力。当沿气道的压降与流量及其平方值成正比时，气流被描述为湍流：

$$\Delta P \propto AV + bV^2$$

其中，ΔP 是压差，V 是气流。

沿气道的气流很复杂，通常由层流和湍流混合组成。在正常肺部，呼吸阻力主要取决于气道直径。气流速度和气道直径在连续的气道生成中从气管中的最大值减小到最小细支气管中的几乎为零。

第三种流动方式是用流量限制来表示的，一旦驱动压力达到一定水平，流量就会停滞。在这种方案中，流量值取决于腔内和腔外压力的差异，以及气道的顺应性。呼气时，当呼气力产生的压力增加腔内压力并同时引起气道壁的外部压缩时，可发生流量限制。在呼气时，当呼气产生的压力增加腔内压力，同时引起气道壁的外部压缩时，可能会发生流量限制。然而，这种流动模式更可能在吸气期间在上气道水平看到。上气道阻力取决于鼻和咽部的解剖结构、声带的位置和肺容量（参见本章后面所述）。

体位和肥胖对肺活量的影响

在一个清醒、标准、健康的受试者中，无论是成年人[4] 还是儿童[5]，仰卧位的 FRC 和 TLC 都比直立位低。这种减少被认为是由于胸腔内血容量的增加或腹部内容物的重力效应将松弛的膈肌推向更靠近嘴部的位置[6]。横膈位置的改变降低了收缩的能力，仰卧位的最大吸气压力比直立和坐位时的最大吸气压力低[7]。此外，肺容量的这种限制性缺陷增加了呼吸作功，并通过降低肺依赖部分的通风/灌注比从而恶化了气体交换。肺容量减少还可以通过减少纵隔和气管对咽壁的末端牵引来增加上气道阻力，使它们在吸气时更容易塌陷（如本章后面所述）[8]。

在肥胖受试者中，坐位时也观察到肺容量的限制性缺陷[9-10]。当肥胖受试者仰卧时，FRC 和 TLC 的平均值从约 2.4 L 进一步小幅下降 70 ～ 80 ml。考虑到腹部容积对坐位肥胖受试者肺功能的影响，与瘦人相比，采用仰卧位时肺容积可能会减少得更多。然而，据记录，肥胖受试者仰卧位时 FRC 和 TLC 下降幅度较小[4, 6]。一种可能的解释是，在坐着肥胖的受试者中，横膈已经移动到更靠前的位置，不能在仰卧位置移动更远。两项实验研究还提出了一种可能的保护或适应机制，以对抗清醒[11] 和睡眠期间[12] 呼气末肺容量的大幅变化。最大每分通气量、呼气储备量、用力肺活量（forced vital capacity，FVC）和 1 秒用力呼气量（forced expiratory volume in 1 second，

FEV_1）也受到肥胖[13] 的影响。据估计，FVC 下降男性为 17.4 ml/kg 体重增长，女性为 10.6 ml/kg 体重增长。据估计，男性 FVC 随着体重增加减少量为 17.4 ml/kg，女性为 10.6 ml/kg[14]。随着体重增加，男性比女性表现出更多的 FVC 受损，可能是因为脂肪沉积模式不同：腰围与用力肺活量和 FEV_1 呈负相关。平均而言，腰围每增加 1 cm，FVC 就会减少 13 ml[15]。如第 137 章和第 138 章所述，在从直立状态到仰卧状态以及肥胖者中观察到的所有这些效应都可能导致在存在睡眠障碍的情况下呼吸障碍的恶化。

睡眠对肺活量的影响

大多数健康受试者在睡眠期间 FRC 会出现适度但显著的减少。与清醒时正常 FRC（对于一个平均体型的男性约为 2.4 L）相比，使用氦稀释法测量时，FRC 在第 2 阶段的非快速眼动（non-rapid eye movement，NREM）睡眠中减少约 200 ml，在慢波睡眠（slow wave sleep，SWS）和快速眼动（rapid eye movement，REM）睡眠中减少约 300 ml[16]。当使用体积描记术测量肺容量的差异时，在 NREM 睡眠（从第 2 阶段到 SWS）中报告了 440 ～ 500 ml 的肺容量减少，REM 睡眠中也有类似的减少[17]。FRC 在睡眠期间减少的可能机制包括：由于横膈肌张力减退导致的横膈头侧移位、呼吸中枢的呼吸时序改变、肺顺应性的降低、胸顺应性的降低以及血液向中央聚集。

据报道，在 NREM 睡眠（N2 和 SWS）期间，V_T 减少 6% ～ 15%，REM 睡眠期间进一步减少（比清醒状态低约 25%）[18-19]。与清醒状态相比，所有 NREM 睡眠阶段中的每分通气量显著降低，并在 REM 睡眠，特别是在时相性 REM 睡眠期间进一步降低（约为清醒期间水平的 84%）[18]（图 24.3）。这种减少可能是由于在所有睡眠阶段中，尤其是在 REM 睡眠期间，呼吸更快更浅，V_T 更低。然而，这一解释存在争议，因为另一项研究显示在清醒状态和任何睡眠阶段之间 V_T 没有显著变化，并认为每分通气量的减少（NREM 睡眠中减少 8%，REM 睡眠中减少 4%）是由于呼吸频率的降低[20]。然而，大多数研究一致认为，在 NREM 睡眠期间，肋间肌肉活动增加约 34%，肋间肌肉对 V_T 的贡献增加[20]。因此，胸肌肌电活动的增加和分钟通气量的减少之间存在明显的矛盾。一个可能的解释是，即使肌肉活动增加，由于在 NREM 睡眠期间肌肉收缩效率降低，实际的胸腔负压也减少[21]。在 REM 睡眠中，胸腔和腹部的相对贡献与清醒状态相比没有显著差异[22]。年龄和性别似乎不会显著改变与睡眠相关的肺容量变化。

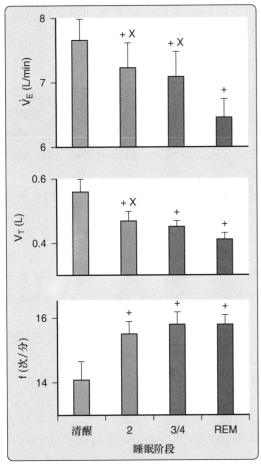

图 24.3　睡眠对通气和肺容量的影响。图中描绘了清醒状态和不同睡眠阶段中的每分通气量（V_E）、潮气量（V_T）和呼吸频率（f）。在 NREM 睡眠中，VE 有所减少，并在 REM 睡眠中进一步减少。+，与清醒状态相比 $P < 0.05$；+X，与 REM 睡眠相比 $P < 0.05$（Reproduced with permission from Douglas NJ, White DP, Pickett CK, et al. Respiration during sleep in normal man. Thorax. 1982；37：840-4.）

睡眠对呼吸模式和血气的影响

在 NREM 睡眠期间，每分通气量的减少导致 PaO_2 下降 3～9 mmHg，同时 $PaCO_2$ 和 $PACO_2$ 水平增加 2～4 mm Hg[23]。在稳定的 NREM 睡眠期间，呼吸模式通常是规律的。然而，在睡眠开始时（不稳定的 NREM 睡眠）常常观察到周期性呼吸，表现为通气量的逐渐增加和减少[23-24]。即使在健康人群中，此时也可能出现呼吸完全停止超过 10 s，伴有呼吸努力（阻塞性睡眠呼吸暂停）或没有呼吸努力（中枢性睡眠呼吸暂停）。在这些情况下，短暂的周期性呼吸似乎是由不稳定的通气反馈回路（环路增益）引起的。在这个阶段，低的唤醒阈值也可能诱发睡眠-觉醒周期的不稳定，导致呼吸不稳定。由于在睡眠期间 CO_2 设定点较高，唤醒时会突然增加通气量，从而降低 CO_2 水平。如果在重新入睡时 CO_2 水平低于

呼吸暂停阈值（低于该阈值时，中枢呼吸驱动被抑制），当 CO_2 水平再次达到睡眠设定点时，将会出现呼吸暂停，呼吸恢复。呼吸波动的幅度和程度取决于多种因素，例如化学感受器的敏感性（控制器增益）、肺到化学感受器的循环延迟，以及呼吸系统引起 CO_2 水平变化的效率（机体增益）[25, 26]。

在 REM 睡眠期间，通气的幅度和频率都有显著的变化。这种异质性似乎直接与相型活动的强度有关，如通过眼动的爆发所示。具体来说，以高密度快速眼球运动和肌肉抽搐为特征的时相型 REM 活动似乎对通气有抑制作用[18]。总体而言，与清醒状态相比，肺泡通气大约下降了 20%，主要是由于 V_T 的下降[22]。

上气道

上文总结的通气的机械决定因素中，上气道发挥着独特的作用，因为其机械性质受到睡眠的极大影响。

气道可分为胸腔内气道和胸外气道，包括气管的上部、喉和不同的咽（鼻咽、腭咽、口咽、喉咽）段。上气道对应咽和喉。气道应在整个呼吸周期内保持开放。胸腔内、气管和喉的气道结构由软骨结构支撑，以防它们在正常人的潮气呼吸期间塌陷。咽部气道没有这种刚性支撑，容易在扩张或关闭气道的力之间不平衡的情况下关闭。

从机械的角度来看，上气道表现为 Starling 电阻器，其中咽气道代表可塌陷的段，位于两个不会塌陷的结构（喉和鼻咽）之间。流动模式取决于可塌陷段内外施加的力量。跨壁压力梯度是所有这些相反力之间的净压力差。塌陷力由负吸气跨壁压力梯度和上气道组织施加的压力表示（图 24.4）。上气道稳定肌肉（上气道扩张器）的收缩是主要的扩张力，另一种力量表现为气管牵引（图 24.5）。因此，上气道稳定肌肉的神经肌肉激活过程的量和时间以及上气道组织的机械性质在决定上气道稳定性方面起到关键作用。

根据 Starling 电阻模型[27]，吸气流量随着吸气努力（驱动压力）的增加而增加，直到达到最大值，然后独立于呼吸努力而趋于平稳（图 24.5A）。流量-压力关系的这些特性表征了一种流量限制状态。初始流量增加的陡度取决于可塌陷部位上游和下游的阻力。流量开始趋于平稳的压力取决于上气道的机械性质。临界压（critical pressure，Pcrit）表示扩张力不能克服塌陷力而导致上气道关闭的压力。通过改变上游压力来改变最大吸气流量可以用于确定 Pcrit 和塌陷部位上游的阻力。这些变量之间可以呈线性正相关（图 24.5B）。该关系的斜率对应于上游阻力的倒数，

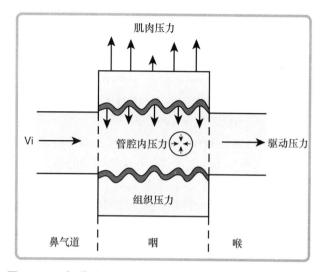

图 24.4　上气道（upper airway，UA）和施加于咽气道的力量的示意图。肌肉压力代表来自 UA 扩张肌的紧张性和时相性活动的扩张力。管腔内压力和组织压力都倾向于闭塞 UA。Vi，吸气流量

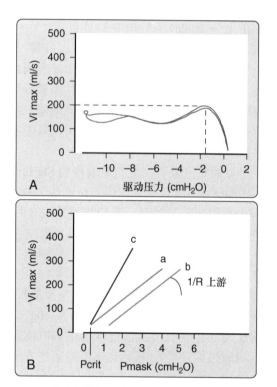

图 24.5　**A**，呼吸流量与驱动压力间关系在流量受限呼吸中的一个代表性例子。尽管驱动压力持续下降，瞬时流量值达到最大值后会趋于平稳。**B**，一系列流量受限呼吸中流量与上游压力间的典型关系（斜率 a）。上气道的不稳定性增加将伴随着流量-压力曲线（斜率 b）向右移动。上游阻力的减少将增加流量-压力曲线的斜率（斜率 c）。Pcrit，临界压力；Pmask，面罩压力；1/R 上游，上游阻力的倒数；Vi max，最大吸气流量

而流量为零时的压力代表 Pcrit。在给定的受试者中，上气道闭塞倾向的增加会将流量压力关系向右平移，而斜率没有变化（即斜率 a 到斜率 b），从而使 Pcrit 值更正。在上游阻力减小的情况下，斜率会增大（上

游压力变化时流量变化较大），但 Pcrit 值保持不变（即图 24.5B 中的斜率 a 到斜率 c）。

塌陷力

由于膈肌收缩产生的胸腔负压会传至整个气道，从肺泡到鼻，以形成吸气气流。在咽部，腔内和组织周围压力（跨壁压力）之间的差异代表了一种倾向于动态关闭上气道的吸力。根据伯努利原理，随着流速的增加，气道壁上的压力会下降，使得腔内压力随着吸气流的增加而下降（变得更负）。从层流到湍流的流动变化增加了气道壁附近的空气速度，这将进一步降低腔内压力。塌陷模式也受到上气道位置的影响。在软腭水平，塌陷模式通常是向心性的。而在喉咽水平，侧壁塌陷更为常见[28]。评估塌陷的位置和模式已经成为预测阻塞性睡眠呼吸暂停患者对舌下神经刺激治疗反应的重要工具[29]。

上气道组织的重量（包括由于舌增大导致的重量）显著影响上气道的稳定性[30]。另一方面，颈部周围施加的负压可以显著减轻上气道的负担[31]，上气道组织的切除改善了睡眠呼吸暂停患者的 Pcrit[32]。

液体转移也是一个影响因素，当患者在长时间站立后采取仰卧位，液体从下肢向颈部和胸部重新分布，增加了气道的可塌陷性[33]。由此导致的上气道水肿增加了颈围，减小了咽部的横截面直径，从而更容易导致气道塌陷。这一现象已在非肥胖个体中描述，并似乎是患有液体潴留状况（如慢性心脏或肾病）的阻塞性睡眠呼吸暂停患者中的一个重要决定因素[34]。

扩张力

吸气肌（膈肌、肋间肌和辅助肌）的收缩引起肺膨胀。膈肌的向下运动产生气管和支气管的纵向牵引，这种牵引作用传递到上气道，在那里有助于减轻该区域的负担[8]。从动态角度来看，气管牵引通过打开上气道软组织和降低管腔外气道压力来提高上气道的稳定性[35]。

许多维持上气道稳定的肌肉（如颏舌肌、腭帆提肌、腭帆张肌、颏舌骨肌、悬雍垂肌和腭咽肌）有助于维护上气道通畅（图 24.6）。咬肌和翼状肌的激活也可能通过影响口腔和下颌的位置来稳定上气道[36]。上气道肌肉的激活特征是它们的紧张性活动以及与呼吸相关的和传入反射介导的时相活动[37]。最后一个因素是上气道肌肉活动的重要决定因素，上气道内形成的负压通过激活张力感受器和机械感受器通路对肌肉活动产生正反馈[38]。

紧张性肌肉活动有助于维持上气道孔径，其在睡

咽部肌肉的侧面图

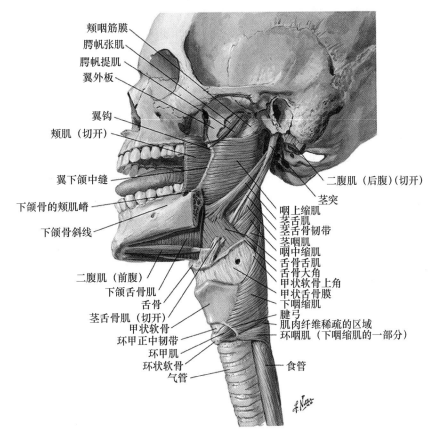

图 24.6 上气道肌肉（Reproduced from Netter FH. Atlas of Human Anatomy. Saunders；2006）

眠期间的必然下降会导致上气道容积减少[39]。吸气相肌肉活动具有自主成分，通过运动前吸气神经元向舌下运动核的投射与中枢呼吸活动相关联（如第 22 章和第 23 章所述）[39]。神经调质（血清素、去甲肾上腺素、谷氨酸、促甲状腺释放激素和 P 物质）在上气道肌肉活动中起着关键和复杂的作用[40]。在瘦的动物中，颏舌肌的静息强直和阶段性活动主要依赖于内源性去甲肾上腺素，而不是舌下运动核上的血清素驱动，但这些神经调节剂具有类似的刺激作用[41]。

然而，如果上气道出现阻塞，血清素驱动对上气道稳定肌活动的影响可能会增强。例如，通过血清素拮抗剂（利坦色林）对上气道口径和稳定性，以及在阻塞性睡眠呼吸暂停动物模型中发生的呼吸异常就证明了这一点[42]。这种去甲肾上腺素-血清素驱动平衡的改变可能是由于促进了间歇性低氧诱导的舌下神经活动[43-44]或者来自去甲肾上腺素和血清素神经元对间歇性严重缺氧的相对易损性[44]。通过间歇性缺氧刺激外周化学感受器可以导致每分通气量（长时程易化）[45]和上气道阻力的持续增加[46]。这些通气和上气道易化效应被认为是由血清素驱动的膈神经和舌下神经活动通过可塑性变化而介导的[43, 47]。在人类

中，睡眠期间在流量受限的呼吸条件下（如打鼾者和患有睡眠呼吸暂停的人）会观察到缺氧后上气道的促进[46, 48]，但在清醒期间不会观察到[49-51]，除非周期性去饱和与高碳酸血症有关[52]。

除了上气道肌肉相位活动程度的影响外，这种相位活动的动态特性在维持上气道通畅性方面起着关键作用。上气道肌肉的相位活动早于呼吸肌的激活，并比呼吸肌更早地达到峰值[53]。相位活动和预激活延迟随着中枢呼吸活动的增加[53-54]和上气道压力的降低而增加[55]。这种激活模式减少了上气道阻力，防止了上气道的吸气性塌陷。正常清醒受试者在失去上气道稳定肌的预激活（如与膈肌起搏、膈神经刺激或铁肺通气有关）[56]时，上气道阻塞的发生进一步支持了上气道肌肉预激活模式在维持上气道通畅性中的重要性。通气和上气道稳定性之间存在的联系（参见本章后文）可能源于呼吸和上气道稳定肌肉的共同激活过程，该过程将负责这些不同肌群的幅度和激活模式的微调。

另一个相位成分来自上气道肌肉的反射激活，与吸气期间上气道压力的降低有关[55]。上气道机械感受器传入纤维有助于调节上气道肌肉相位活动的不同

组分，如局部麻醉对紧张性和时相性活动的影响[57]以及对颏舌肌反射介导的负压反应的影响所示[58]。因此，调节上气道肌肉激活特性的任何这些组分都可能影响上气道的通畅性[59]和稳定性[60-62]。

睡眠对上气道肌肉活动的影响

失去清醒刺激是睡眠引发的上气道肌肉活动减少的原因[63]。在睡眠期间，上气道的紧张性和时相性活动都发生了显著变化[37, 64-65]。不同肌肉对睡眠影响的反应也不同。腭帆张肌具有紧张性活动，而颏舌肌、腭舌肌和腭帆提肌表现出时相性活动。这些活动在清醒状态下更高，但只有腭帆张肌的活动在入睡时始终下降[66]。腭帆张肌活动的减少与睡眠引发的上气道阻力增加有关，而颏舌肌活动则出现相应的增加[66]。

在清醒和睡眠状态下，腭帆张肌和颏舌肌对负压的反应差异很大[67]，腭帆张肌的活动与驱动压力之间没有相关性。即使腭帆张肌和颏舌肌的活动受不同的传出运动纤维（三叉神经运动核与舌下神经运动核）的控制，两者的活动都取决于中枢神经调节器的驱动[68-69]。在睡眠期间观察到的上气道肌肉紧张性活动的最先下降[70]可能与中枢兴奋性驱动到上气道运动核的减少有关，这源于清醒皮质运动刺激驱动的丧失和神经调节因子刺激效应的减少[41, 71-73]。睡眠还可能通过改变上气道肌肉的预激活模式来影响上气道的稳定性[74]。这种预激活的丧失与上气道阻力的增加和上气道的闭合有关。在脑电图上重新出现的 α 活动恢复了正常的预激活模式，上气道阻力平行下降，通气恢复。

上气道和呼吸肌的神经肌肉激活过程密切相关。潮式吸气具有促进作用——增加运动反应的幅度和缩短潜伏期——在膈肌延髓活动上，这种作用在睡眠时增强。这可以归因于与清醒相关的膈神经运动神经元的持续去极化缺失，进而揭示了球脊髓指令对膈肌皮质运动可兴奋性的作用。目前尚不清楚睡眠如何与吸气对上气道肌肉可兴奋性的促进作用相互作用[75]。另一方面，有证据表明，睡眠期间的呼吸不稳定可能促使上气道闭合。

阻塞性呼吸紊乱主要出现在 NREM 和 REM 睡眠的 N1 和 N2 阶段，此时通气生理上不稳定，而在呼吸幅度和频率特别规律的慢波睡眠期间较少发生[76]。即使通过气管切开术缓解了上气道阻塞，患有阻塞性睡眠呼吸暂停的患者的呼吸仍然不稳定（周期性）[77]。这一发现可能解释首次开始持续气道正压通气治疗的

患者出现复杂睡眠的原因[78]。在正常睡眠的受试者中，周期性呼吸的诱导可能导致上气道部分阻塞[79]。用 CO_2 进行通气刺激可减少患有睡眠呼吸暂停的患者呼吸受阻的发生[80]。在上气道塌陷度中度增加的患者中，阻塞性睡眠呼吸障碍的频率与呼吸不稳定的程度相关[81]。

影响稳定和塌陷的因素

对于给定数量的上气道神经肌肉输出，神经肌肉激活过程的净力学效应取决于上气道稳定肌肉收缩的力学有效性[82]。这种功能取决于诸如上气道形状和尺寸等因素。实际上，当上气道轴从横向转变为前后方向时，为维持给定的上气道横截面积所需的时相性活动会增加[83-84]。肺容量影响上气道的大小，表现为当肺容量从 TLC 减少到 RV 时，咽部横截面积减小，上气道阻力和塌陷性增加[85-87]。上气道的大小在整个呼吸周期中也不同，在呼气开始时最大，在呼气结束时最小[88]。血管张力还通过影响上气道的大小与上气道的塌陷性相互作用；血管张力的降低或血管含量的增加会降低上气道的口径，但不会降低上气道的塌陷性[89]。在这些生理情况下，如果上气道的稳定性已经受损（即具有高度顺应性的上气道），则所述的各种因素可以与上气道通畅相互作用，从而引发上气道的阻塞。

肌肉收缩时的机械状态也决定了肌肉所能产生的力量腔内负压的吸力作用会导致吸气时上气道肌肉的拉长（偏心收缩）[90]，这会干扰它们扩张上气道的能力，并导致上气道肌肉疲劳和结构损伤[91-93]。上气道肌肉周围软组织的特性也会影响这些肌肉改善上气道通畅的能力，组织硬度的增加阻碍了扩张力传递到上气道结构[94]。

结论

正常呼吸的调节涉及许多因素，包括不同肌肉的主要作用，如呼吸肌和上气道肌肉，以及决定其收缩效果的机械条件。睡眠可以干扰正常通气的几个决定性因素，如通气控制、骨骼肌活动和肺容量。因此，由于胸肺力学对上气道通畅性的影响，以及呼吸肌和上气道肌之间的密切联系，睡眠对上气道孔径和机械特性也有很大影响。仔细描述与呼吸生理学有关的睡眠相关变化是提高我们对于睡眠呼吸紊乱认识的关键，因为这些理论涉及所有夜间呼吸障碍：低通气、周期性呼吸、中枢呼吸暂停和上气道闭塞。

临床要点

多种因素共同影响胸肺系统的通气和机械特性。由于睡眠与其中几个因素相互作用，它通过影响气道阻力、肺顺应性和肺容量，对通气和气体交换产生影响。由于其对上气道肌肉控制和胸部力学的影响，睡眠对上气道稳定性有很大影响。因此，上气道解剖结构受损的人在清醒和睡眠过渡期间，发生阻塞性、睡眠诱导的呼吸紊乱的风险增加，缓解这类患者的阻塞可能会导致复杂的睡眠呼吸暂停。

总结

呼吸系统可以分为两个部分，即上气道和下气道。

这两个部门的力学都受到睡眠的强烈影响。肺容量、胸腔肌肉活动和每分通气量在睡眠期间都有所减少，上气道稳定肌肉的活动也是如此。

上气道在决定睡眠期间通气和呼吸模式方面也起着关键作用。其通畅性不仅受到咽部和口面肌活动的影响，还受到胸肺力学的影响。因此，睡眠对上气道孔径和机械特性有很大影响。尽管肥胖和易感的咽部解剖结构是导致睡眠诱发呼吸紊乱发展的重要因素，但睡眠在产生上气道不稳定性方面起着关键作用，从而决定了潜在的病理生理机制。

参考文献和拓展阅读

请扫描书后二维码，获取参考文献和拓展阅读资源。

第 25 章

呼吸生理学：高海拔地区的睡眠

Alexander Patrician，*Keith R. Burgess*，*Philip N. Ainslie*

李志勇 谢 枪 译 陈 雄 审校

章节亮点

- 高海拔地区相关呼吸的适应涉及化学感受器和中枢神经系统的细胞和神经化学重组。
- 在高海拔地区，睡眠会受到各种因素的干扰，包括睡眠环境的改变、打鼾和失眠。
- 然而，睡眠时的周期性呼吸可能是最大的干扰，大多数人在海拔 3500 m 以上时都会出现这种情况。
- 在高海拔地区睡眠期间，周期性呼吸的程度会随着暴露时间的延长和严重程度的增加而加剧，部分原因是环路增益的升高。环路增益是一个工程术语，用于测量/描述受反馈回路控制的系统对干扰的反应。
- 由于周期性呼吸可能会在睡眠期间提高（而不是降低）平均动脉血氧饱和度，所以这可能代表了对高海拔的一种适应性反应，而不是适应不良的反应。
- 尽管新的物理和药物治疗技术正在出现，但迄今为止，口服乙酰唑胺仍然是减少高海拔周期性呼吸最有效和最实用的方法。

引言

所有去过高海拔地区的人都可以证实，在这样的环境中最初的睡眠都会受到影响。这个问题影响着在海拔 2500～3000 m 的地方休息的滑雪者和徒步旅行者，以及在更高海拔地区生活的当地人。常见的主诉包括入睡困难、频繁醒来，以及早晨醒来时持续的疲劳感。除了来自寒冷或不满意的床上用品的物理不适和其他人打鼾的噪音外，生动的梦境、思维奔逸以及醒来时的窒息感也是许多人的常见体验。在这些主诉背后，是睡眠生理学的重要变化，包括睡眠结构和呼吸控制的变化。后者的改变经常导致周期性呼吸，这是影响高海拔睡眠质量的主要因素。极端高海拔地区的呼吸暂停期后会导致严重的低氧血症[1]，这可能是影响人体对极高海拔的耐受性的重要因素之一。

这一章详细阐述了高海拔地区的睡眠生理学，包括睡眠结构、呼吸控制和周期性呼吸，并通过关注高海拔地区原住民（即世代适应高海拔并具有适应特征的人群）的周期性呼吸或缺乏周期性呼吸的情况，指出了适应性对高海拔睡眠的潜在影响。此外，本章还阐述了药理和非药理措施来改善人们在这种环境中的睡眠质量，以及儿童和患有睡眠呼吸紊乱的患者前往高海拔地区所产生的睡眠变化。本章内容与第 141 章有所重叠：通气控制对高海拔环境下睡眠期间的呼吸模式具有重要影响。

背景

睡眠质量

睡眠质量的降低是最早一些关于高海拔睡眠的轶事性报道之一。Joseph Barcroft 描述了他在英国剑桥进行的玻璃箱实验期间的睡眠[5]，他说："非常轻浅而且多梦……大多数情况下，睡眠质量都较差……夜晚似乎很漫长，我们醒来时感到并未恢复精神"[6]。Joseph Barcroft 认为的高海拔睡眠异常，表现为觉醒次数增多和清晨精神缺乏恢复感，在近期的高海拔研究中得到了印证[7-8]。

周期性呼吸

在 19 世纪，有多个文献提及在海拔超过 2500 m 的地方，睡眠时的呼吸模式存在不均匀的情况。英国物理学家 John Tyndall 是一位狂热的登山爱好者，他在 1857 年首次攀登勃朗峰时感到非常疲倦便躺下休息。他后来写道：我躺在由雪和花岗组成的床上，立刻就睡着了。然而，我的朋友很快就唤醒了我。"你真的把我吓坏了"，他说，"我听了几分钟，都没有听到你呼吸一次"。这种被称为"Stokes 型"的呼吸模式，由 Egli-Sinclair 在 1893 年的一篇关于高山病的文章中再次提及[9]，并由爱尔兰医生 William Stokes[10] 和 John Cheyne[11] 所具体描述。尽管常用的术语是 Cheyne-Stokes 呼吸，但是这种现象最早是由 John Hunter 在 1781 年描述的[13]。

1886 年，Angelo Mosso 第一次对人们在高海拔地区睡眠时的周期性呼吸进行大规模研究（图 25.1）[14]。他使用一个放在胸部上的水平仪来测量呼吸运动，他证明他的兄弟（Ugolino Mosso）呼吸暂停的时间达到了 12 s。后续的观察揭示了呼吸运动的增强和减弱被较短的呼吸暂停时间所隔开。这些观察也在几十年后被其他研究者再次证实[15]。

高海拔攀登期间的睡眠特征

在急性暴露于低压缺氧环境下（即由于气压降低和吸入氧分压降低导致的动脉氧含量减少），睡眠受到负面影响，包括觉醒频率的增加，睡眠状态的改变，以及呼吸控制的改变。这些变化在下面的部分中有详细说明。

觉醒频率增加

在高海拔地区的人们常常觉得他们在夜间比在低海拔有着更频繁的觉醒。这一现象已在几项严谨的研究中得到证实，这些研究连续记录了脑电图（electro-encephalogram，EEG）、肌电图（electromyography，EMG）和眼球运动，在此期间，通过 EMG 激活、眼球运动和 EEG 上的 α 波活动来识别觉醒[7-8, 16-17]。例如，在一项海拔 4300 m 的研究中，研究对象平均每晚有 36 次觉醒，相比之下，在海平面上为 20 次。有些研究人员认为，觉醒在某种程度上是由周期性呼吸引起的，频繁的觉醒与周期性呼吸的强度高度吻合。有些研究表明，当周期性呼吸的强度高时，觉醒更频繁。很容易解释，在长时间的呼吸暂停后需要产生繁重的肌肉呼吸活动，而这可能会导致觉醒。确实，这可能与周期性呼吸期间长时间的呼吸暂停引起的呼吸困难有关。然而，由于没有发生周期性呼吸的人有些也会出现觉醒，所以周期性呼吸不能完全解释高海拔地区觉醒频率的增加[7, 18]。

睡眠结构改变

多项 EEG 研究提供了高海拔地区睡眠结构变化

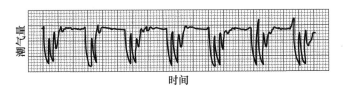

图 25.1 在意大利阿尔卑斯山 4559 m 的睡眠期间出现的周期性呼吸（Modified from Mosso A. Life of Man on the High Alps. London；1898.）

的客观证据，这些证据支持了主观结论，即高海拔睡眠通常质量较差，且不如海平面睡眠那样令人恢复精力。最早的相关研究之一由 Joern 及其同事完成，他们评估了南极附近的睡眠结构变化，在那里由于地理海拔高度和极高的纬度，大气压力显著降低[19]。他们报道了睡眠第 3 和 4 阶段的几乎消失，以及快速眼动（rapid eye movement，REM）睡眠大约减少 50%。尽管与其他睡眠环境相比，这里的光暗循环周期并不典型，但他们的发现已经在较低的纬度得到了证实。

几年后，Reite 及其同事研究了 6 名受试者在快速攀登派克峰（海拔 4300 米）后的睡眠模式[7]。研究发现了类似的现象，深度睡眠阶段转向较浅的睡眠阶段，同时 REM 睡眠显著减少。周期性呼吸现象普遍存在，但在 REM 睡眠期间消失。睡眠和呼吸模式的变化在高海拔的第一个晚上最为明显，随后逐渐减轻。

后续的研究普遍证实了这样的发现，即在浅睡眠（NREM 睡眠的第 1 和 2 阶段）中度过的时间增加，而在深睡眠（根据早期分类方法的 NREM 睡眠的第 3 和 4 阶段）中度过的时间减少。然而，关于在 REM 睡眠中度过时间的数据存在冲突，一些动物研究报道称它几乎消失[20-21]，而其他研究报道了在这一阶段中度过的时间减少[22-23]或没有变化[8, 24-26]。

关于睡眠模式的改变，睡眠剥夺的受试者和高海拔地区的人们在脑部受到缺氧影响方面存在相似之处。在这两种情况下，那些"机械性"的脑力活动，如整理一组数据，可以准确地完成，而需要解决问题和采取主动的活动则受到严重影响。也许高海拔地区的居民中某些中枢神经系统功能的损害可以归因于睡眠质量差，但缺氧对大脑的直接影响也在起作用，正如 West 的综述所指出的那样[27]。

呼吸控制改变

对于海平面上的睡眠期间呼吸控制的讨论在之前的章节中已经提到（参见第 22 章和第 23 章）。很少有研究探讨高海拔对睡眠期间高碳酸血症和低氧血症通气反应的影响（请参阅周期性呼吸和低氧通气反应部分）。关于这个问题的少数研究之一是在 4300 m 的高海拔地区监测了 6 名健康男性在第 1、第 4 和第 7 晚的高碳酸血症通气反应（hypercapnic ventilatory responses，HCVR）[28]，发现在 NREM 和 REM 睡眠期间，反应的减弱程度与海平面上的情况相似。他们还观察到，随着从清醒到 NREM 和 REM 睡眠的转变，每分钟通气量减少，主要原因是由潮气量的减少。然而，在停留高海拔的时间延长后，每分钟通气量有所增加，这主要归因于呼吸频率的增加。脑血流（cerebral blood flow，CBF）的改变也被认为会影响呼吸控制（请参阅脑血流在高海拔呼吸稳定性中的作用）。

周期性呼吸

特征

在从海平面到 8050 m 不同海拔的许多研究中已经确认了周期性呼吸的常见模式[15, 25, 29-30]。一名适应良好的低地居民在海拔 5050 米使用现代设备记录的典型模式如图 25.2 所示（由 Ainslie 及其同事在综述中描述）[31]。值得注意的是，在每次周期性呼吸期间，潮气量（即流量）呈周期性增减，伴随着大约 8 s 的

呼吸暂停，每 15～25 s 循环一次。通过脉搏血氧饱和度（SpO$_2$）测量的动脉氧饱和度也与周期性呼吸的频率波动相一致，这也反映了血压的大幅波动，同时也驱动了 CBF 的波动（图 25.3，中间和右侧面板）。尽管在呼吸恢复和 SpO$_2$ 波动之间存在相位差，但 SpO$_2$ 最低点实际上发生在呼吸暂停期的结束处。这些 SpO$_2$ 的周期性波动很可能是由于处于氧解离曲线陡峭部分以及从肺毛细血管到手指的循环时间相关。例如，在海拔 6300 m 进行的夜间周期性呼吸研究中，SpO$_2$ 从最小值 64.5% 波动到最大值 74.5%，平均值为 68.8%，这种情况至少占据了总睡眠时间的 50%[1]。通过心电图测量的心率显示出与周期性呼吸相同频率

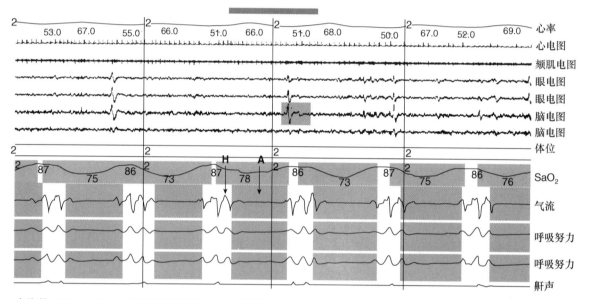

图 25.2　在海拔 5050 m 处，一名受试者记录的多导睡眠图上，显示中枢性睡眠呼吸暂停（CSA）的 2 min 片段。箭头：H 表示过度换气的时期，A 表示呼吸暂停的时期。动脉氧饱和度（SaO$_2$）读数显示了氧饱和度下降的时期。通过压力传感鼻导管测量了鼻流量。通过压电带测量了呼吸努力［Modified from Ainslie PN，Lucas SJE，Burgess KR. Breathing and sleep at high altitude. Respir Physiol Neurobiol. 188（3）：233-256，2013.］

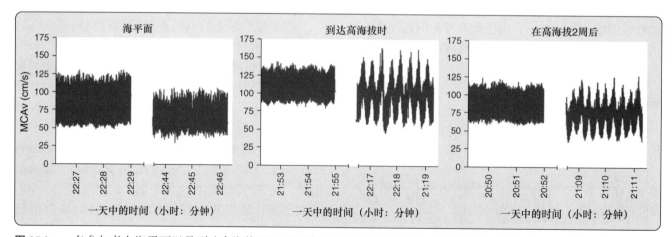

图 25.3　一名参与者在海平面以及到达高海拔地区后 2 周记录的脑血流变化的典型曲线图，脑血流以大脑中动脉血流速度（middle cerebral artery blood velocity，MCAv）为指标，分别显示在入睡前（左侧曲线）和第 2 阶段睡眠期间（右侧曲线）的变化。请注意，与经过 2 周适应后相比，刚到达高海拔时 MCAv 升高（Modified from Burgess KR，Lucas SJ，Shepherd KL，et al. Worsening of central sleep apnea at high altitude—a role for cerebrovascular function. J Appl Physiol.2013；114：1021-8.）

的波动。这很可能反映了一些心血管压力反射机制，心率的最高值出现在通气突发期的结束处。

除了周期性呼吸在低海拔地区升高海拔的人中普遍存在之外，还有几个重要特点需要进一步讨论。

周期性呼吸的时间百分比

另一个重要特点是随着海拔的升高，周期性呼吸所占的时间百分比也增加。例如，Waggener 及其同事报道称，在海拔 2440 m 上，周期性呼吸和呼吸暂停占据了睡眠时间的 24%，而在海拔 4270 m 上，这一比例增加到了 40%。这种时间比例的增加与本章后面讨论的理论模型一致（请参阅"周期性呼吸的机制"部分），并且此前已有文献对其进行了记录[25, 31, 34-35]。

周期性呼吸和睡眠分期

多项研究表明，在高海拔地区，周期性呼吸在 NREM 睡眠中非常常见[7, 29]。它通常不会在中等海拔下的 REM 睡眠中发生，尽管在高海拔地区的 REM 睡眠中仍可能周期性地发生，这一现象已经在其他地方进行了综述[18, 31]。巧合的是，至少在海平面上检测时，健康受试者在 NREM 睡眠中，呼吸暂停阈值（即导致呼吸暂停的 PaCO_2 短暂降低）通常比正常清醒水平低 2 ～ 5 mmHg。但在 REM 睡眠时相时，这一现象不易表现出来[36]。NREM 睡眠中对增加二氧化碳（CO_2）的呼吸反应也受到抑制，部分原因是由于 CO_2 化学感受器敏感性降低[37]；此外，咽腔扩张肌的紧张神经输入丧失，导致上呼吸道阻力增加[38]。呼吸暂停终止时的暂时性觉醒可以恢复这种紧张性输入并减少呼吸道阻力，从而在睡眠恢复之前促使呼吸增强。同样，在 REM 睡眠中，对 CO_2 的呼吸反应超过平静呼吸，并显示出潮气量和（或）膈肌 EMG 对增加 PaCO_2 的响应几乎是随机的（伴有或不伴有同时性的呼吸道阻塞），而不像清醒状态或 NREM 睡眠中那样有规律的反应[39]。这些在海平面上进行的实验室研究结果需要在未来的研究中推广到高海拔地区。

周期性呼吸周期长度

早期的研究证据表明，呼吸暂停的周期长度（在考虑个体通气反应强度的情况下进行校正）随着海拔的升高而减少，海拔 3350 m 处的平均周期长度为 20 s，而海拔 4300 m 处为 18 s，而美国医学研究探险队（AMREE）的数据显示，高海拔的居民在海拔 5400 m 处的平均周期为 19 s[32]。需要更多的证据来确认周期长度是减少还是保持稳定，但在高海拔地区进行的研究表明，随着高海拔和暴露时间的增加，周期长度保持相对稳定，甚至有所减少（请参阅高海拔地区周期性呼吸的持续性）。

周期性呼吸的机制

引起高海拔环境下睡眠期间呼吸暂停和周期性呼吸的机制在之前的章节中以一般的背景进行了讨论（见第 22 章至第 24 章）。随后的章节（见第 141 章）也对高海拔环境下的特点进行了探讨，但在这里需要对在高海拔环境下可能经历的变化以及这些变化对周期性呼吸的影响进行简要回顾。

在低氧环境下，引起呼吸暂停和周期性呼吸的主要原因被认为是控制器或反馈增益的增加，通常被称为"控制理论"，如 CO_2 反应斜率在平静呼吸以上和以下的急剧增加以及 CO_2 储备的大幅缩小[31, 40]。控制理论可以更好地解释周期性呼吸的中枢机制[33, 41]。例如，控制系统具有两个关键特征：一个是"干扰"（如肺泡通气的变化），然后是"校正行动"，它倾向于抑制干扰。例如，在肺泡通气增加的情况下，校正行动将降低 PCO_2，通过作用于中枢和周围化学感受器减少通气，从而构成负反馈。

当满足两个条件时，呼吸控制系统将产生持续的振荡行为。首先，校正行动的幅度必须超过干扰的幅度，这个比例被称为环路增益。其次，校正行动必须与干扰呈 180° 的相位差，以使本来会抑制通气变化的因素现在增强它。当环路增益在 180° 的相位差下超过 1 时，就会出现持续的振荡行为。控制理论预测，环路增益在 180° 相位角下越高，周期性呼吸的发生的可能性越大，周期性呼吸的模式越明显，周期性呼吸的周期长度越短。

在适应高海拔的居民中，增加环路增益的主要因素是化学感受器增益的增加，特别是对严重低氧的反应。然而，如在其他文章详细描述的那样[42]，化学感受器控制系统的环路增益是两个增益的乘积：①控制器增益（即通气反射增益（$\Delta V_E / \Delta CO_2$）和②效应器增益[即肺泡通气对血气变化的有效性（$\Delta CO_2 / \Delta V_E$）]。尽管尚不完全理解另一个增益，特别是在人体中，称为混合增益，其也可能影响呼吸的稳定性。混合增益是指 CBF 在中枢化学感受器水平引起变化的有效性（$\Delta CO_2 / \Delta CBF$）。还有一个被认为影响通气稳定性和周期性呼吸的重要因素是刺激后的短期增强，或最初被称为"通气后放电"[43]。尽管这些概念在睡眠呼吸暂停中已经详细描述[42]，但在这里提供了关于高海拔环境下可能经历的变化以及对周期性呼吸的影响的最新信息。

延髓呼吸模式生成神经元的暂时停止需要在 NREM 睡眠中显现出一个敏感的呼吸暂停阈值。这种阈值的显现是由瞬时的通气过度引起的，包括轻度至中度低碳酸血症以及潮气量的增加。猫和大鼠的颈动脉体去神经研究表明颈动脉体对于感知低 $PaCO_2$ 并引起通气不稳定和周期性呼吸暂停是必需的[42, 44]。然而，外周和中枢化学感受器都需要低碳酸血症来引发呼吸暂停[45-46]。睡眠动物中的迷走神经阻滞也显示肺部牵张伴随短暂潮气量增加的抑制性反馈导致通气过剩后的呼吸暂停[47]。这种对呼吸的抑制作用与兴奋性的中枢短期增强机制相对抗，后者可以在通气过剩后立即保持通气驱动，但在 NREM 睡眠中似乎不起作用[48-49]。增强呼吸暂停后通气过剩的 2 个附加机制包括①呼吸暂停通常会延长，直到 $PaCO_2$ 上升到高于其正常的、呼吸暂停前的静息水平[50]；②呼吸暂停结束时的短暂觉醒很常见，并会增强对化学感受器刺激的短暂通气过度反应的幅度。

这些机制构成了睡眠诱发的呼吸暂停，但是反复出现的短暂通气不足（呼吸暂停 / 低通气）和通气过剩（呼吸过度）需要受试者的呼吸调节系统的"环路增益"升高。环路增益的主要组成部分是对 CO_2 的高敏感性，无论在正常通气水平之上还是之下。这种高增益意味着，在短暂低碳酸血症的情况下，通气不足的反应会过度，而由于呼吸暂停引起的缺氧和高碳酸血症化学感受器刺激的组合，通气过度的反应也会过度，从而引发持续的呼吸周期性波动[40, 51]。环路增益的概念及其两个主要组成部分，控制器（CO_2 化学敏感性或 $\Delta V_E / \Delta PaCO_2$ 斜率）和效应器增益（或 $\Delta PaCO_2 / \Delta V_E$），如图 25.4 所示[52]。

在缺氧或高海拔环境中，环路增益增加是因为化学感受器对 CO_2 的敏感性增加，而控制器增益的减少不如化学感受器敏感性的增加明显。因此，在 NREM 睡眠期间，呼吸暂停阈值与正常通气时的 $PaCO_2$ 相差 $1 \sim 2$ mmHg，即使是短暂的低碳酸血症水平也会导致显著的呼吸不足。此外，在呼吸暂停结束时，由于

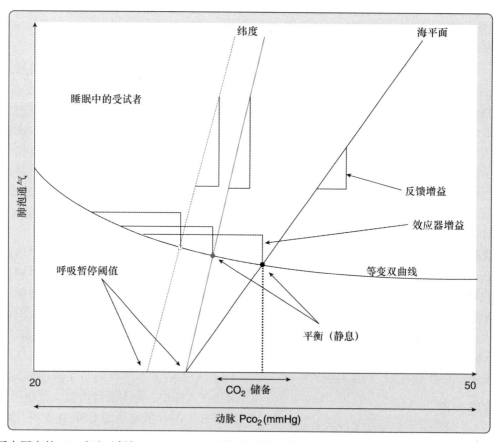

图 25.4　描述了在固定的 CO_2 产生（例如，250 ml/min）下肺泡通气和肺泡 PCO_2 之间的关系。上升到高海拔增加了化学反射斜率（灰实线），但不一定改变呼吸暂停的阈值；斜率的增加将平衡点移动到更高的通气水平和较低的 PCO_2，从而减少效应器增益。这种效应——由高海拔引起的慢性过度换气和随后的效应器增益减少——表示需要更大的肺泡通气（V_A）瞬时增加和相应的 $PaCO_2$ 减少来达到呼吸暂停的阈值，而在正常 CO_2 含量的条件下则不是这样。因此，效应器增益的降低有助于稳定呼吸。如果在高海拔适应时呼吸暂停阈值也减少（灰虚线），则通气增加，$PaCO_2$ 减少，效应器增益进一步减少。对于给定的背景 $PaCO_2$，正常通气水平以下的 V_e 随 $PaCO_2$ 变化关系的斜率变化会改变 CO_2 储备（即，引起呼吸暂停所需的 $PaCO_2$ 减少量）。改变通气对 CO_2 的响应斜率超过正常呼吸会改变对短暂呼吸过度的易感性。尽管在高海拔，慢性过度换气引起的低碳酸血症可能对抗呼吸暂停和呼吸不稳定性通过减少效应器增益是"保护性"的，但其他化学感受器（例如，控制器增益）和非化学感受器（例如，增加的肺压，行为驱动，醒来到睡眠的转换，运动反馈 / 前向刺激）因素可能会有贡献，可能抵消这种反应（Modified from Ainslie PN，Lucas SJ，Burgess KR. Breathing and sleep at high altitude. Respir Physiol Neurobiol. 2013；188：233-56.）

缺氧和高碳酸血症（窒息）[53] 对颈动脉化学感受器的协同刺激作用，通气过剩被放大。化学感受器传感输入既驱动延髓节律产生神经元，又驱动产生唤醒的皮质神经元[29, 51]。这些相互作用的强大的驱动和抑制机制可能分别解释了呼吸暂停结束时突然出现的大幅通气过剩和高通气结束时突然出现的通气不足，从而导致簇型呼吸模式（图 25.2）。

周期性呼吸和低氧通气反应

如果控制器增益的增加是导致周期性呼吸的主要机制，那么在其他条件相同的情况下，具有缺氧和高碳酸血症的人应该有更严重的周期性呼吸。尽管许多研究采用经典的 Lahiri 研究来证明缺氧通气反应（hypoxic ventilatory response，HVR）与周期性呼吸之间的相关性，但这种关系主要是由于纳入 HVR 减弱的夏尔巴人群而产生的[30]。在调查中，所谓的低海拔居民群体内的 HVR 和周期性呼吸之间并未发现明显的关系。这种关系的缺失在海拔 6300 m 和 8050 m 高度的亚组（$n = 5$）中得到了进一步的确认。这些研究结果与 Masuyama 等人的研究结果一致，其中 9 名登山者中有 2 名没有在高海拔产生中枢性睡眠呼吸暂停（central sleep apnea，CSA），尽管其 HVR 值正常[54]。最近还有报告称，在海拔 5050 米，HVR 与周期性呼吸之间不存在关系[26]。相比之下，在海拔 4400 米的小样本研究中（$n = 4$），研究表明，呼吸刺激剂阿米三嗪使 HVR 翻倍，并且与乙酰唑胺或安慰剂相比，提高了周期性呼吸的发生率[55]。然而，夏尔巴人的已知 HVR 减弱和周期性呼吸减少为 HVR 在周期性呼吸中的作用提供了支持[30]。存在多种可能的假说来解释这些不一致和变化的研究结果，包括：证据表明缺氧和 CO_2 反应在正常通气之上和之下并不总是相似[40]；清醒与睡眠时呼吸控制的差异；酸碱状态的不同；以及方法学差异（例如，化学感受器反射测试以及是否将脑血流量纳入测量，使用稳态或再呼吸方法，自然海拔和模拟海拔等）。至少基于人体在高海拔下的再呼吸测量，尚不清楚实际清醒时化学反射增益在静息平衡之上和之下是否有所不同[56-58]。总体而言，这些发现突出了研究高海拔周期性呼吸具有多因素复杂性。

周期性呼吸的性别差异

有趣的是，性别可能会影响高海拔地区周期性呼吸的程度［以呼吸暂停低通气指数（apnea-hypopnea index，AHI）为指标］。例如，与男性相比，女性在海拔 2000 m 下表现出较少的低通气现象[59]，并且在海拔 5400 m 和模拟海拔（3500 m、4500 m 和 5500 m）下，女性的 AHI 较低[60]。此外，在海拔 4559 m 的一项研究中发现，男性在该海拔时的睡眠期间周期性呼吸的严重程度比女性更高，这被归因于他们对缺氧的化学敏感性增加[61]。然而，乙酰唑胺在男女性别中都能抑制周期性呼吸的发生，从而改变呼吸暂停阈值并改善氧合[62]。关于睡眠期间性别差异的详细描述在后续章节中以一般性的背景进行讨论（请参阅第 183 ~ 189 章）。

影响周期性呼吸的其他因素

低氧环境下的周期性呼吸以呼吸"簇"的形式出现，潮气量在每次呼吸暂停后几乎瞬间从零增加到对照水平的 3 ~ 4 倍。这种模式被认为反映了呼吸控制系统在呼吸暂停结束时出现的短暂觉醒状态，进一步增强了呼吸控制系统的反应性，产生突然的呼吸过度[63]。周期性呼吸的另一个可能影响因素是脑缺氧的直接影响[42]。基于动物研究的其他证据也支持这样的观点：呼吸不稳定可能涉及肺部 J 感受器[64-65]。这些感受器在高海拔时被肺充血 / 肺水肿刺激，引发呼吸抑制反射，从而延长呼吸暂停时间。此外，睡眠时的急性肺动脉高压（在控制良好的动物模型中表现为左心房压力升高 5.7 mmHg）会导致 CO_2 储备减小，因此易于出现呼吸暂停 / 不稳定呼吸。周期性呼吸引起的脑血流量振荡似乎也通过引发脑组织 pH 的大幅波动，从而刺激和抑制中枢化学感受器，从而破坏呼吸的稳定。虽然目前还缺乏在高海拔环境中这些复杂途径的明确证据，但已知在海平面上，患有肺动脉高压的患者在睡眠时的周期性呼吸比无肺动脉高压的患者更为明显[67]。

呼吸适应

正如 Houston 和 Riley 在 1947 年经典的总结："对高海拔的适应是一系列相互关联的适应性变化，这些适应倾向于在大气氧分压降低的情况下将组织氧分压恢复到正常海平面值[68]。"这个适应过程有两个主要组成部分：对缺氧的呼吸适应和肾排泄碳酸氢盐，从而进一步促进呼吸适应。可参考有关这个主题的详细综述[31, 69, 70]。

简而言之，高海拔的急性暴露导致以下生理事件的顺序发生：①初始变化包括肺泡氧分压（PO_2）和相应的动脉氧分压（PaO_2）的下降。②这种氧张力的下降刺激了外周化学感受器（主要位于颈动脉窦），导致呼吸增加。③根据肺泡通气和气体方程式，这种初始呼吸增加（缺氧性呼吸适应）降低了动脉 PCO_2 并增加了肺泡气中的 PO_2。④动脉 PCO_2 的下降（以及由此导致的动脉 pH 升高——这就是呼吸性碱中毒的定义）抑制了外周化学感受器。此外，由于 CO_2

可以自由地穿过血脑屏障，脑脊液中的 CO_2 下降，从而提高了脑脊液和脑细胞外液的 pH，导致中枢化学感受器的抑制。⑤最后，这两种效应促使呼吸再次回到海平面的水平。然而，在高海拔环境中，经过几小时到几天的时间，机体通过增加肾对碳酸氢盐的排泄和脉络丛对细胞外液中碳酸氢盐的移除来补偿呼吸性碱中毒。⑥因此，中枢和外周化学感受器的抑制被解除，通气量再次增加。缺氧对中枢神经系统的直接影响也可能导致通气量逐渐升高（由 Ainslie 等人进行了综述[31]）。如图 25.5 所示，高海拔的适应在 $PaCO_2$ 降低和 PaO_2 增加方面得到体现。尽管这些变

化有助于减轻缺氧环境的有害影响，但应注意到，将 PaO_2 恢复到海平面值是不可能的。

周期性呼吸随着低氧刺激的强度和持续时间而变化

最初认为睡眠中的周期性呼吸在常压低氧环境下会随时间推移大大减少[18, 29, 71]。然而，至少在高海拔环境下，使用完整的多导睡眠图技术得出的证据显示相反情况，即在给定的海拔高度下，周期性呼吸随时间推移（12～15 天）不断加剧（见图 25.6）[26]。

此外，如图 25.7 所示，周期性呼吸与海拔高度

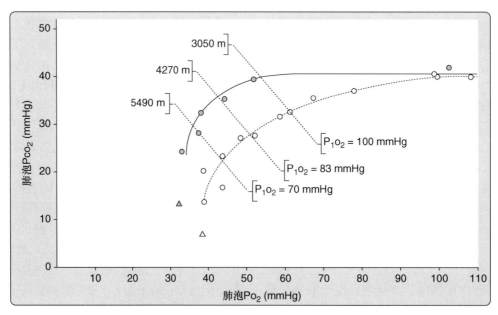

图 25.5　高海拔适应对肺泡气体成分的影响。灰色符号代表未适应的数据。空心（白色）符号代表适应后的数据。等海拔线是根据理想的肺泡气体方程和假设的呼吸交换比为 0.85 确定的（Data from Rahn H，Otis AB. Man's respiratory response during and after acclimatization to high altitude. Am J Physiol. 1949；157：445-559；West JB，Hackett PH，Maret KH，et al. Pulmonary gas exchange on the summit of Mount Everest. J Appl Physiol. 1983；55：678-87；Malconian MK，Rock PB，Reeves JT，et al. Operation Everest Ⅱ：gas tensions in expired air and arterial blood at extreme altitude. Aviat Space Environ Med. 1993；64：37-42；and Wagner PD，Sutton JR，Reeves JT，et al. Operation Everest Ⅱ：pulmonary gas exchange during a simulated ascent of Mt. Everest. J Appl Physiol. 1987；63：2348-59.）

图 25.6　在海拔 5050 m 处随时间增加的呼吸暂停低通气指数（AHI）。线条代表各个受试者。其中 * ≤ 0.01，† ≤ 0.01。SL，海平面（Modified from Burgess KR，Lucas SJ，Shepherd KL，et al. Worsening of central sleep apnea at high altitude-a role for cerebrovascular function. J Appl Physiol. 2013；114：1021-8）

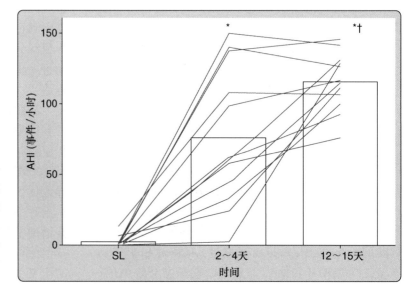

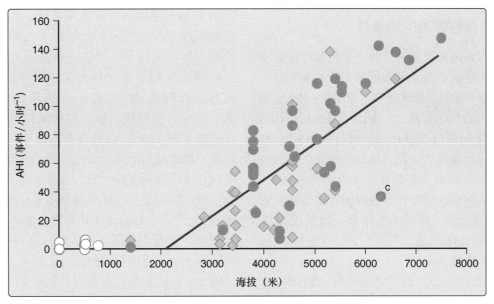

图 25.7 海拔与呼吸暂停低通气指数（AHI）之间的关系。每个点代表研究的一个特定时间点［白色空心圆，基线；灰色实心菱形，急性暴露（即，在指定海拔下至 2 天）；黑色实心圆，长时间暴露（即，在指定海拔超过 2 天）］，黑色实线表示时间点之间的回归。C，基于周期性呼吸周期数与研究持续时间的比例的个体数据计算的 AHI，乘以 60（该图汇编了多个研究的结果＊）

＊ References 1，8，24，26，28，30，34，35，60，62，72，87，97，130，142，145-152.

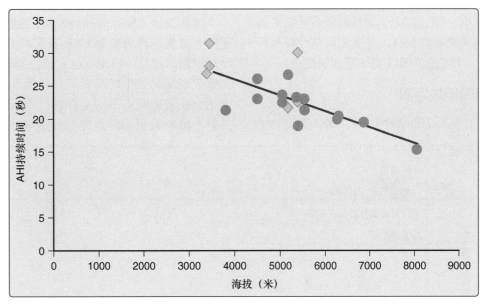

图 25.8 海拔与呼吸暂停低通气指数（AHI）持续时间之间的关系。每个点代表研究的一个特定时间点［灰色实心菱形，急性暴露（即，在指定海拔处至 2 天）；黑色实心圆，长时间暴露（即，在指定海拔超过 2 天）］，黑色实线表示时间点之间的回归（该图汇编了多个研究的结果＊）

＊ References 1，24，34，35，54，60，87，142.

成正比增加，如图 25.8 所示，随着海拔的升高，呼吸暂停低通气事件的平均持续时间会出现小幅但逐步的减少。由于 CSA 几乎只发生在 NREM 睡眠（尤其是在第 1 和第 2 阶段），综合这些信息可以确定在高海拔环境下 CSA 的理论上限。当然，这个限制会因个体的周期持续时间和快速眼动睡眠所占时间的

百分比而有所不同。然而，基于这些信息，我们可以确定何时呼吸暂停循环达到了最大的理论值。在这一点上（可能是通过适应过程实现），这些计算非常重要，因为它们表明 CSA 的发展与影响其严重程度的关键因素无关（例如，控制器增益、呼吸暂停阈值和脑血管影响）。

267

高海拔地区周期性呼吸的持续性

长时间暴露在高海拔环境下的一个显著特征是周期性呼吸的持续存在。West 及其同事在所有 8 名登山者身上都观察到明显的周期性呼吸，即使在 6300 m 高度停留了数周之后仍然存在[1]。同样，Bloch 及其同事在攀登穆斯塔阿塔峰（7546 m）过程中研究了 34 名登山者的夜间呼吸模式，发现周期性呼吸在数周内持续存在，并且当登山者在攀登结束返回到营地时，他们在营地停留期间的周期性呼吸时间比攀登期间更长[34]。最近，Tellez 及其同事报道称，即使低海拔居民在南极高原（3800 m）停留了 12 ～ 14 个月后，周期性呼吸仍然持续存在[72]。

正如图 25.6 和图 25.7 所总结的那样，睡眠时的周期性呼吸程度随着暴露的持续时间和严重程度而加剧而不是改善。

高海拔环境下周期性呼吸持续存在或加重的机制尚不清楚，但已在其他地方进一步讨论和详细回顾[31]。无论如何，考虑到在高海拔环境下长时间停留时 AHI 的增加与普通较轻的高山病（acute mountain sickness，AMS）相一致，以及周期性呼吸可能提高而不是降低睡眠期间的平均 SaO_2，这表明周期性呼吸可能代表了一种适应性的反应而不是不适应的反应。

高海拔居民的周期性呼吸

在青藏高原和安第斯高原的常住人口都有约 25 000 年和 11 000 年的高海拔遗传背景。这两个族群有足够的时间进行自然选择，以抵消长期暴露在高海拔环境中所带来的不可避免的环境压力[73-74]。这些族群在高海拔环境下表现出最小限度的周期性呼吸，而与低海拔居民（经过 2 ～ 24 周的长期高海拔暴露）形成鲜明对比，后者的周期性呼吸严重程度仍在增加（图 25.9）。在高海拔人群中，有许多差异被认为是源于他们不同的祖先时期。西藏夏尔巴人在睡眠时几乎没有周期性呼吸，且常常伴有迟钝的呼吸反应，因此控制系统的环路增益降低，导致周期性的因素较弱[30, 75]。Lahiri 及其同事认为，这是夏尔巴人等高地土著真正适应高海拔的重要特征。相比之下，安第斯土著人适应程度较低，尤其是那些患有慢性高山病（一种以过度红细胞增多和严重的可逆性组织缺氧疾病[77]）的人仍然有明显的周期性呼吸[78-79]。夏尔巴人睡眠时周期性呼吸减弱作为一种重要的适应性表型，其意义和益处尚需进一步探索。

脑血流在高海拔呼吸稳定性中的作用

现在关于 CBF 对呼吸稳定性的影响有了支持性证据。首先，药物抑制 CBF 及其对 CO_2 的反应性会导致控制器增益的增加、CO_2 储备的降低，以及随后在睡眠期间易发生呼吸暂停和呼吸不稳定[80]。这些变化也在清醒状态下明显存在[81]。此外，通过静脉注射乙酰唑胺引起的急性 CBF 速度和对 $PaCO_2$ 的反

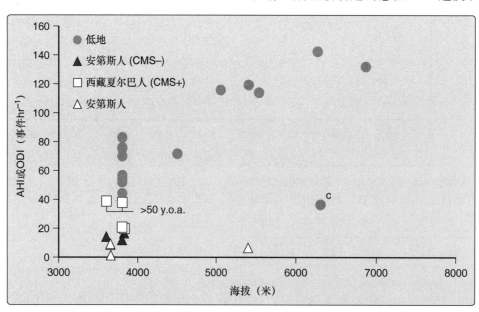

图 25.9　对部分适应的平地居民（≥ 2 周）和高海拔原住民的总结。C，基于周期性呼吸周期数与研究持续时间的比例的个体数据计算的 AHI，乘以 60。CMS，慢性高山病；y.o.a.，年龄。平地居民研究：[30] $n = 7$ 在海拔 5400 m 超过 32 晚后；[1] $n = 8$ 在海拔 6300 m 17 天后和在海拔 ≥ 5400 m 3 ～ 5 周后；[24] $n = 3$ 在海拔 3800 m 3 周后；[34] $n = 24 ～ 32$ 在海拔 4497 ～ 6865 m 大约 2 ～ 3 周；[87] $n = 12$ 在海拔 5050 m 大约 2 周后；[26] $n = 12$ 在海拔 5050 m 大约 2 周后；[72] $n = 7$ 在海拔 3800 m 6 ～ 24 周后）。高海拔原住民研究：[153] 安第斯人（$n = 6$ CMS −；$n = 14$ CMS ＋）；[79] 安第斯人（$n = 12$ CMS −；$n = 23$ CMS ＋）；[154] 安第斯人（$n = 171$ CMS −，$n = 8$ CMS ＋）；[30] 夏尔巴人（$n = 6$）；[78] 夏尔巴人（$n = 11$）；[75] 夏尔巴人（$n = 61$）

应性升高已被证明与高海拔环境下清醒和睡眠时呼吸稳定性的改善有关[82-83]。相关研究表明，理论上将脑血管对 CO_2 的反应性增加 1 倍可以显著减缓高海拔环境下睡眠条件下的呼吸振荡。相反，将脑血管对 CO_2 的反应性减半后，一个简单的叹息就足以将稳定的呼吸模式转变为周期性呼吸模式，所以恢复反应性可以恢复稳定性[84]。因此，CBF 及其相关的 CO_2 反应性通过对中枢化学敏感性的影响，为 CSA 的病理生理提供了一个重要机制（图 25.10）。

如前所述，刚到高海拔时人的 CBF 会增加。这种升高的 CBF 旨在在降低动脉血氧含量的情况下恢复氧气输送，但也可能对 CSA 具有保护作用[85, 86]。在海拔 5050 m 的 11 名受试者中，CBF 的增加促使中枢化学感受器中产生的 CO_2 的排出增加，导致高碳酸盐性通气反应的降低，从而减少了环路增益。在部分适应高海拔后，CBF 及其反应性下降，导致 HCVR 进一步增加，并普遍出现严重的 CSA。这些变化最终由控制器增益的升高和 CO_2 储备的降低介导[87]。

中枢化学感受器的刺激来自于周围大脑实际产生的 CO_2。流向大脑的动脉血流会将化学感受器周围的 CO_2 带走。这意味着睡眠期间 CBF 可能在呼吸控制中非常重要。在清醒状态下的呼吸驱动力缺失时，脑血流量会因周期性呼吸产生显著波动，这与在海平面患有睡眠呼吸暂停的患者中观察到的现象相似[88-89]。以前的研究表明[26, 90]，CBF 从清醒到 NREM 睡眠的下降与 CSA 之间存在关系，尽管其预测作用较为有限。值得注意的是，在高海拔逗留 2 周后，该关系更为显著，此时绝对灌注量（无论清醒还是睡眠时）都较低，进一步支持了大脑内［H^+］清除降低会增强化学感受器激活的观点。此外，考虑到呼吸模式与 CBF 之间的联系[91-92]，这些 CBF 的振荡很可能对周期性呼吸的病理生理起重要作用。事实上，无论第一个呼吸暂停的发生原因是什么，即基础 CBF 的改变[93]、大脑或动脉 PCO_2 的改变[94-96]（或这些和其他因素的组合）是否启动呼吸暂停周期，随之而来的大幅度 CBF 波动似乎很可能加重 CSA 呼吸驱动的过度抑制与过度补偿的情况[42]。

在高海拔环境下，睡眠期间 CBF 的改变对呼吸控制的潜在作用得到了通过药物使用研究的进一步支持。一组 12 名健康志愿者在 5050 m 的地区口服

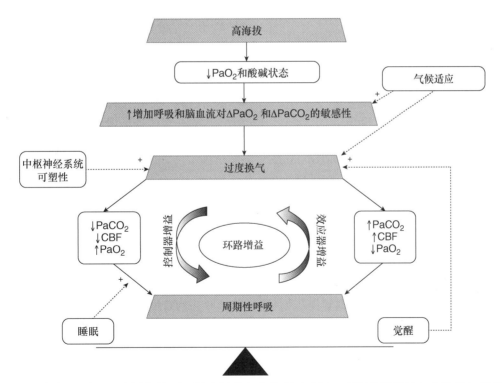

图 25.10　高海拔暴露如何导致睡眠中周期性呼吸的发展的各种机制示意图。高海拔暴露的初步效果包括动脉氧的部分压（PaO_2）的减少和酸碱调节。这些变化导致了化学反射控制和脑血管对动脉血气变化的反应的改变。总的来说，这些化学反射、酸碱状态和中枢神经系统（CNS）中的复杂细胞和神经化学变化导致了过度呼吸。至少在平地居民中，适应性会放大这些变化。环路增益的上升超过了慢性低碳酸血症所导致的效应器增益的改进，从而导致了周期性呼吸。睡眠和觉醒导致呼吸更不稳定。与 $PaCO_2$ 的增加和 PaO_2 的减少［和（或）觉醒］相关的呼吸暂停，重新刺激外周化学感受器，从而导致了通气。血气中的这些变化也导致了脑血流（CBF）（图 25.3）的显著改变，这反过来可能导致脑干 pH 的突然上升（伴随 CBF 降低）或降低（伴随 CBF 增加）（Modified from Ainslie PN，Duffin J. Integration of cerebrovascular CO2 reactivity and chemoreflex control of breathing：mechanisms of regulation，measurement，and interpretation. Am J Physiol Regul Integr Comp Physiol. 2009；296：R1473-95.）

100 mg 吲哚美辛（indomethacin）可使 CBF 降低约 23%，导致 CSA 的严重程度增加了 16%，HCVR 也增加了 66%，这表明 CBF 的减少可能导致 HCVR 的增加，从而增加了 CSA 的严重程度[83]。相反，静脉注射乙酰唑胺短期内在不改变酸碱平衡的情况下使 CBF 增加了 28%，并将 CSA 的严重程度降低了约 47%[83]。这些结果与建模研究的结论相一致，表明 CBF 通过影响中枢化学感受器，在静息状态下对通气有支持作用，在高海拔环境中稳定睡眠期间的呼吸。

改善高海拔地区居民的睡眠

由于海拔高度与 CSA 的严重程度之间存在着密切的关系（图 25.7），显而易见的治疗方法是降低环境海拔。此外，有多种选项可用于减少周期性呼吸，可以广义地分为两类：药物治疗和非药物干预，其中后者包括医用气体和设备。这些治疗方法的有效性证据将在接下来的部分中进行讨论。

药物干预

鉴于周期性呼吸对睡眠质量的不良影响，人们对使用药物来减少周期性呼吸并改善高海拔下的睡眠质量产生了相当大的兴趣。许多研究在高海拔条件下使用药物干预手段来改善周期性呼吸，包括乙酰唑胺、甲唑胺、茶碱、各种镇静催眠药以及地塞米松。

乙酰唑胺

一些研究表明口服乙酰唑胺（Acetazolamide）可以有效抑制周期性呼吸的持续时间（在睡眠期间减少 50% ~ 80%），并改善高海拔下的动脉氧饱和度[55, 97-99]。除了对周期性呼吸的影响，乙酰唑胺还可降低急性高原反应的发生率[98]，而这一益处并未在其他同样能减少周期性呼吸（如茶碱等）药物中得到体现。乙酰唑胺通过引起稳态过度通气，从机制上减少循环增益，稳定睡眠期间的呼吸（通过减少周期性呼吸），并减少觉醒次数[99-101]。

醋甲唑胺

醋甲唑胺（methazolamide）是乙酰唑胺的类似物，在口服 3 天后会导致代谢性酸中毒，使呼吸性二氧化碳反应曲线向左移动，而不降低氧气敏感性[102]。有趣的是，与乙酰唑胺相比，醋甲唑胺似乎对神经肌肉疲劳的影响程度较小[103]；然而，这对睡眠的影响尚待研究。

茶碱

茶碱（theophylline）具有呼吸刺激作用，已被证明可以减少周期性呼吸的程度并降低睡眠期间的氧饱和度下降[97]。然而，该药物具有狭窄的治疗窗口和潜在的重大毒性，因此在这方面，它不如乙酰唑胺或其他药物实用。

苯海拉明

虽然苯海拉明（diphenhydramine）在低海拔常被用作助眠药，但从未对其在高海拔下的使用进行研究。由于可能导致持续镇静状态，不适合用于需要在接下来的一天进行高技术或高风险活动的人群改善睡眠。

镇静催眠药

高海拔环境中睡眠紊乱的一部分表现是失眠（包括入睡困难和睡眠维持困难），其原因在于周期性呼吸的过度通气阶段反复引发微觉醒和觉醒。从理论上讲，镇静药物可能抑制通气反应性，从而导致睡眠期间动脉氧饱和度下降，这可能进一步损害睡眠质量并加重 AMS。然而，几项在高原环境中进行的安慰剂对照研究表明，使用 10 mg 苯二氮䓬类药物替马西泮（temazepam）能够改善主观和客观的睡眠质量指标[104-106]。Röggla 及其同事报告称，在使用替马西泮后 1 h 内测得的耳垂血中的 PCO_2 升高，PO_2 降低，但这些评估仅针对未经适应的受试者，并不反映该药物在整夜睡眠中的效果和安全性，或者在高海拔下停留时间较长的情况下。尽管数据表明苯二氮䓬类药物可以通过减少觉醒次数来减少中枢型睡眠呼吸暂停，但最近的研究结果表明这一作用已被过分放大[26]。

非苯二氮䓬类催眠药物或 γ - 氨基丁酸受体药物，如唑吡坦（zolpidem）和扎来普隆（zaleplon），也已被证明可以改善睡眠质量和睡眠结构，包括增加慢波睡眠和第 4 阶段睡眠以及总睡眠时间，但没有证据表明这些药物对周期性呼吸的发生率有任何影响[107-110]。镇静催眠药右佐匹克隆（eszopiclone）尚未在高海拔环境中进行研究，但鉴于其作用机制与唑吡坦和扎来普隆相同，可以预计其在高海拔环境中也会是安全且有效的[111]。

地塞米松

尽管地塞米松（dexamethasone）通常不被视为改善高海拔下的睡眠的选择，但有研究显示，在容易发生高原肺水肿（high-altitude pulmonary edema，HAPE）

的人群中，使用地塞米松（8 mg 每天两次，并在登山前开始服用）可在海拔 4559 米处预防严重低氧血症和睡眠紊乱；若在到达海拔 4559 米后 24 h 后再开始使用，可提高血氧水平并增加深睡眠[112]。

虽然尚不清楚地塞米松是否对非易患 HAPE 的个体有效，但也有报道称，在慢性阻塞性肺疾病的低海拔居民前往 3100 m 时，地塞米松（每天 2 次 4 mg）在上山前 24 h 开始使用并在到达后继续使用，可以改善夜间氧饱和度、周期性呼吸和主观睡眠质量[113]。

各种助眠药物的最佳剂量尚不清楚，联合治疗的效果和安全性以及各种药物作为单药治疗时的相对疗效也尚不明确[111]。

非药物干预措施

医用气体

Lahiri 及其同事证明了辅助氧疗对 5300 m 高度的持续性 CSA 患者具有较好的治疗效果（图 25.11）[30]。通过提高吸入氧浓度（FiO_2）快速恢复正常的动脉血氧饱和度（SaO_2）后，周期性呼吸仍然持续，并伴有长时间的呼吸暂停，直到过度通气逐渐减少，$PaCO_2$ 恢复正常。

小剂量对 $FiCO_2$ 的稳定作用具有类似的效果[29]。其机制可能是通过稳定颈动脉体，从而减弱 CSA 过度通气期间 $PaCO_2$ 的瞬时变化。

在室内通风环境中增加氧气浓度也表现出较好的前景，特别是对于上高海拔工作的人群[114]。Luks 及其同事在 3800 m 高度进行了一项随机双盲试验，以确定在夜间将室内空气的 FiO_2 增加到 0.24 是否能改善睡眠质量、提高第二天的工作表现和幸福感。与在室外空气中睡眠相比，在富氧环境中睡眠后，受试者

的动脉氧饱和度更高，呼吸暂停次数更少，并且周期性呼吸的时间明显减少。在富氧环境中睡眠还改善了对睡眠质量的主观评估和在醒来时的 AMS 评分，但在心理测验表现上没有变化[115]。Barash 及其同事采用类似的研究方案，也观察到富氧睡眠中的睡眠结构改善，包括更长的慢波睡眠时间[116]。McElroy 及其同事在随后的研究中证实了这些发现，并认为动脉氧饱和度的提高可能是由于亚临床肺水肿发生率降低，而不是室内富氧对通气调节的影响，因为在不同治疗方案之间的缺氧或高碳酸血症通气反应没有观察到变化[117]。大多数休闲滑雪者和远足者不会去上述研究中描述的高海拔地区，但仍会在 2000 ～ 3000 m 的较低海拔处报告明显的睡眠障碍。对室内空气进行氧气富集在这些海拔高度的度假胜地是可行的，并且可以显著改善睡眠质量[118]。

医用设备

最近，一些设备显示出在高海拔下治疗周期性呼吸的潜力，包括双水平正压通气（positive airway pressure，PAP）、通过改良的面罩简单地增加死腔和呼气阻力。

通过佩戴伺服通气或持续正压通气（continuous positive airway pressure，CPAP）进行 PAP 治疗在减少健康志愿者和阻塞性睡眠呼吸暂停（obstructive sleep apnea，OSA）患者的缺氧性 CSA 方面有效性并不一致[119-120]。相比之下，Johnson 及其同事在 3800 m 高度的正常人睡眠中记录到夜间氧饱和度和 AMS 评分的改善，但没有对睡眠质量进行客观或主观的测量[121]。至少在正常氧合和缺氧状态下的实验室研究中，通过增加 1 ～ 2 mmHg 的 $PaCO_2$（通过增加 $FiCO_2$）足以通过降低效应器增益完全消除周期

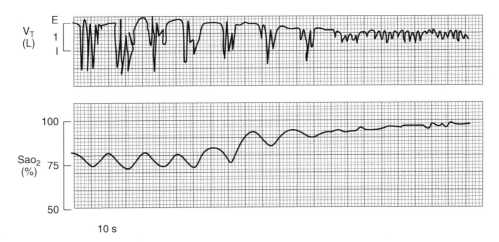

图 25.11 多项示波追踪。氧气对海拔 5400 m 睡眠时周期性呼吸和动脉氧饱和度的影响。随着动脉氧饱和度的增加，周期性呼吸被浅而连续的呼吸所取代。E，呼气；I，吸气（Modified from Lahiri S，Maret K，Sherpa MG. Dependence of high altitude sleep apnea on ventilatory sensitivity to hypoxia. Respir Physiol. 1983；52：281-301.）

性呼吸[29, 122]。

简单地增加 500 ml 的死腔还被证明可以改善海拔 3500 m 处一些受试者的睡眠[123]。该研究在 12 名未适应环境的人进行了全面多导睡眠图检查。以随机顺序，半夜时间通过定制的全面罩增加 500 ml 死腔，另一个半夜时间不增加。尽管死腔对于 AHI < 30 次 / 小时的个体没有影响，但它确实显著降低了 AHI（从 70 次 / 小时降至 30 次 / 小时）和氧减指数（从 73 降至 43）。因此，通过贴合的面罩增加 500 ml 死腔可能改善严重高海拔诱发的睡眠呼吸障碍患者的夜间呼吸。与前述使用 $FiCO_2$ 提高周期性呼吸的研究类似，通过增加死腔来改善周期性呼吸的机制可能是通过增加 $PaCO_2$ 对 CO_2 储备的稳定影响。

呼气阻力装置（通常使用单向杠杆系统，允许正常吸气但通过狭窄的开口限制呼气流量）已显示在改善低氧血症以及治疗和预防 AMS 方面具有效果[124-125]。最近的研究发现，在戴有呼气阻力面罩（含有少量死腔）的受试者中，与对照设备相比，睡眠中的 AHI 减少约 50%[126]。然而，在实地评估中，在急性上升至 4300 米时，这些面罩设备并未改善 AHI[127]。

间断性低氧策略

在计划去高海拔地区之前，可以通过各种形式的间断性低氧暴露（intermittent hypoxic exposure，IHE）作为改善高海拔下睡眠的手段。在 7 天的时间内，每天暴露于相当于 4300 m 高度的环境 3 h，在随后暴露于相同海拔高度时没有改善睡眠期间的氧饱和度、睡眠质量或睡眠时间[128]，而连续 7 晚在常压低氧环境中睡眠则改善了平均睡眠血氧饱和度，并减少了觉醒次数，但在随后暴露于海拔 4300 米的环境时，低氧事件的次数或清醒时长没有变化[129]。这两项研究均未研究周期性呼吸的时间[128-129]。IHE 没有明显益处的原因之一可能与 IHE 增强了通气适应能力有关，因此可能加剧了导致周期性呼吸问题的环路增益现象，这对于睡眠质量的恶化起到了重要作用。IHE 研究的另一个挑战是不同研究之间低氧暴露方案存在显著差别，这使得很难对研究结果进行比较，并了解哪种方案提供了最佳方法。

这些治疗措施是否必要呢？

尽管有药物和非药物措施可以减少周期性呼吸和改善睡眠质量，但值得探讨采取这些措施的必要性。如前所述，尽管周期性呼吸持续存在，但睡眠质量在高海拔环境中随着时间的推移得到改善[130]。此外，

并没有明确的证据表明睡眠质量或周期性呼吸会导致高海拔的并发症，这也体现在 Lake Louise AMS 评分问卷中将"睡眠质量"作为指标被排除掉[131]。基于这些原因，可以认为这些干预措施的好处不如药物副作用的风险或旅行到高海拔地区所面临的后勤挑战[132]。然而，有趣的是，最近的研究报道称，在 3800 m 高度稳定呼吸（通过自适应伺服通气）或增加睡眠氧合（通过补充氧气）可以减轻疲劳和困惑感，但白天的低氧血症可能在其他认知损害中起到更大的作用[132]。因此，对于某些人群，如那些需要在第二天进行复杂技术工作的人，可能仍然会从这些干预措施中受益，而对于大多数旅行者来说，睡眠不良可能只是一种自限性的困扰，并不需要采取积极的预防措施。

前往高海拔地区时需要考虑的因素

阻塞性睡眠呼吸暂停

除了前面描述的问题，对于那些在海平面已知有睡眠障碍的人群，在高海拔环境中睡眠的改变值得考虑。特别重要的问题是，在高海拔停留期间，没有使用 CPAP 的情况下，那些患 OSA 的人是否会出现与他们在家中正常经历的阻塞性事件相同或更少的情况。Burgess 及其同事报道了在 2750 m 高度，5 名患有中度 OSA 的男性（基线 AHI 25.5±14.4 次 / 小时）的阻塞性呼吸障碍指数下降，并伴随着中枢性呼吸障碍指数的显著升高[133]。这项研究是在正常氧合缺氧条件下进行的，然而，随后的实地研究涉及低压缩性低氧环境的暴露表明，尽管高海拔环境下的气压和空气密度下降，阻塞性事件的数量保持相对稳定。然而，这些个体的总呼吸暂停次数增加，因为他们经历了大量的中枢性事件[134-135]。AHI 的增加不仅与夜间氧饱和度降低相关，还与高海拔下注意力损害、收缩压增加和心律失常增加相关。后两个可能与增加的觉醒和低氧血症引起的交感兴奋有关。

由于海拔增加后阻塞性事件仍然存在，对于患有 OSA 的个体来说，在高海拔地区携带 CPAP 是合理的，前提是他们可以获得电力供应。随着轻便、电池供电的便携式 CPAP 机的日益普及，CPAP 在这种环境下的使用范围可能会增加[136]。可以考虑将乙酰唑胺添加到自动 CPAP 中，因为这种联合干预措施可以降低中枢型呼吸暂停和总呼吸暂停低通气指数，并可以改善夜间氧饱和度[120]。

在高海拔地区计划使用 CPAP 时，需要考虑的一个问题是高海拔的气压变化是否会影响 CPAP 机的性能，特别是其提供所需压力的能力。旧型机器

缺乏压力补偿功能，影响其对气压变化的补偿能力，但是更近期的设备具备这种功能[137]。例如，Patz 及其同事使用自动 CPAP 设备，追踪 7 名前往低海拔地区的高海拔居民的 CPAP 需求，结果发现在低海拔和高海拔之间用于防止阻塞性事件的压力没有显著变化[138]。制造商提供的产品信息表明，压力补偿在海拔约 8000 ～ 8500 英尺（约合 2440 ～ 2590 m）的范围内是有效的，这恰好对应于商用飞机在巡航高度的最大允许飞行高度，但有一份个案报告表明，一些设备在海拔高达约 13 000 英尺（约合 3900 m）时仍然可以提供所需的压力[136]。

儿童

儿童前往高海拔地区并不罕见。因此，重要的是意识到儿童对高海拔的反应以及急性或长期暴露对其发育的影响，特别是考虑到儿童脑部的神经发育、髓鞘化、代谢需求和对葡萄糖的增加尚不完全清楚[139]。本节从一些已发表的关于儿童在高海拔的相关指南出发，来重点讨论儿童在高海拔地区的睡眠情况[140-141]。

急性情况下，儿童在高海拔地区通常呈现出与成人类似的生理反应，但有趣的是，他们的周期性呼吸较少[142-143]。Kohler 及其同事对 3450 m 海拔处的儿童（9 ～ 12 岁）及其父亲进行了呼吸感应式体积描记术的研究，结果显示，相较于其父亲，儿童在连续两个晚上的周期性呼吸减少了 26% 和 13%，这被归因于儿童对二氧化碳的窒息阈值较低。实际年龄也可能影响儿童对低氧的敏感性，如婴儿对脑组织氧饱和度下降（通过近红外光谱测量）更加敏感[144]。

值得注意的是，儿童与成人一样容易患上高山病，这对于无法表达症状的幼儿尤为重要[140-141]。因此，在无法表达或展示痛苦的儿童身上，应当假定他们患有高山病，除非有明确的其他诊断依据[141]。

临床要点

在高海拔地区，如超过 3500 m 的地方，造成旅行者睡眠问题的最常见原因是与低氧有关的周期性呼吸。令人惊讶的是，在相同海拔高度至少停留 1 个月期间，周期性呼吸的严重程度在适应过程中会随着时间的推移而增加。除了降到较低的海拔以外，已经确定的治疗方法包括定期口服乙酰唑胺，它可以减轻中枢型睡眠呼吸暂停的严重程度（同时改善动脉血氧分压，从而减轻高山病症状）以及催眠药物，可以减少由觉醒引起的睡眠干扰。

总结

在高海拔地区，睡眠受到多种因素的干扰，包括睡眠环境的改变、打鼾和失眠；然而，在睡眠期间的周期性呼吸可能是最常见的干扰因素，几乎每个人在 5000 m 以上的高度都会出现。在高海拔地区逗留的几天或几周内，通气适应涉及外周化学感受器和中枢神经系统中的细胞和神经化学重组。睡眠期间的周期性呼吸程度随着暴露时间和严重程度的增加而加剧，其中部分原因是由环路增益的升高所致。虽然新的机械和药物管理技术正在出现，但口服乙酰唑胺仍然是减少周期性呼吸最有效和实用的方法。使用苯二氮䓬和其他催眠药物似乎是改善极高海拔下睡眠质量的安全方法；然而，应该谨慎给出建议，因为它们可能对决策处理和警觉性产生一些影响。地塞米松是治疗高山病（以及相关睡眠障碍）的有效方法，但对睡眠质量可能没有影响。

参考文献和拓展阅读

请扫描书后二维码，获取参考文献和拓展阅读资源。

第 26 章

睡眠与宿主防御

Mark R. Opp，*Monika Haack*，*James M. Krueger*

杨修平 明小平 译 陈 雄 审校

章节亮点

- 生病时睡眠会发生改变，这一点早就为人所知。然而，在过去的 30 年里，人们才进行了旨在阐明睡眠在多大程度上因免疫刺激而改变的系统和对照研究。

- 历史上被视为先天免疫系统组成部分的物质，现在已知在没有免疫刺激的情况下参与调节或调节生理性睡眠-觉醒行为。免疫攻击过程中睡眠的变化是主动驱动的，是这些生理机制放大的结果。

- 尽管睡眠-觉醒行为的确切变化取决于病原体、感染途径、感染时间、宿主物种和其他因素，但免疫攻击期间睡眠的改变通常表现为非快速眼动（non-rapid eye movement，NREM）睡眠增加、NREM 睡眠期间 δ 波增加和快速眼动睡眠受到抑制。感染引起的睡眠改变通常伴有发热或体温过低。

- 我们研究了人类在病理和（或）感染病原体期间睡眠的改变，包括人类免疫缺陷病毒/获得性免疫缺陷综合征、鼻病毒（普通感冒）、链球菌、锥虫、朊病毒和败血症。实验动物模型包括败血症、流感和其他病毒（γ 疱疹病毒、水疱性口腔炎病毒、狂犬病、猫免疫缺陷病毒）、几种细菌、锥虫和几种朊病毒疾病。

- 将睡眠与先天免疫联系起来的机制涉及一个由细胞因子、趋化因子、生长因子、转录因子、神经递质、酶及其受体组成的生物化学脑网络。这些物质和受体中的每一种都存在于神经元中，尽管与神经胶质的相互作用对于宿主对免疫刺激的防御反应至关重要。冗余、前馈和反馈回路是这种生物化学网络的特征。这些特性为机体对免疫攻击的反应提供了稳定性和灵活性。

引言

大多数人在感染开始时都会出现嗜睡、不适和渴望睡眠的症状。此外，大多数人都被告诫要"充分休息，否则你会生病"。传统观点和个人经验表明，睡眠和宿主防御系统之间存在联系。我们的睡眠在生病时会有明显的不同，睡眠不足可能容易生病。这些信念并不新鲜，事实上，希波克拉底、亚里士多德和我们的许多前辈都承认这种关系。但只有在过去的 30 年里，现代科学和医学才系统地研究了睡眠和宿主防御系统之间的关系。本章围绕 4 个主要主题展开，这四个主题与睡眠和宿主防御有关。它们是①急性期反应和宿主防御；②感染引起的睡眠改变；③睡眠不足对免疫功能的影响；以及④睡眠与免疫之间的联系机制。最后，在临床要点中，我们简要介绍了睡眠作为疾病期间的一种疗养方式的作用。

急性期反应和宿主防御

在感染、创伤后或某些恶性疾病期间，会引发涉及多种细胞类型和外周器官的复杂反应，统称为急性期反应（acute phase response，APR）。APR 的标志物包括血清急性期蛋白浓度的变化。急性期蛋白的测量，例如 C 反应蛋白（C-reactive protein，CRP），在临床实践中是有用的，因为它们可以作为炎症的标志物。除了急性期血清蛋白浓度的变化外，APR 还包括生理变化，如发热和血管通透性增加以及其他代谢和病理变化。本章的一个主要主题是，改变睡眠作为宿主防御也是 APR 应对炎症刺激的一部分。炎症刺激期间睡眠的改变是由多种介质和系统反应积极驱动的，其中许多介质和系统反应对 APR 的其他方面有共同驱动作用。

中枢神经系统（central nervous system，CNS）的先天免疫研究的进展，为我们理解 APR 的许多共同机制以及免疫刺激期间睡眠发生的特定变化提供了一个框架。APR 是一种关键的先天免疫反应[1]，它发生在任何炎症刺激之后，如感染或创伤。局部炎症刺激（例如，轻微割伤或碎片）可能会激活低水平APR，表现为损伤部位的发红，受试者可能无法察觉。但随着损伤严重程度的增加，或对感染挑战的反应增加，全身 APR 会加重。入侵病原体感染的 APR 在几个小时内发生，受试者会感到恶心。在感染的情况下，APR 的功能是提醒宿主注意入侵并动员全身保护反应，分离和摧毁入侵的病原体，并清除组织碎片。全身炎症反应激活大脑、肝和骨髓，以固有的方式做出反应。APR 包括生理学和行为反应（如发烧、过度睡眠、厌食），以及生化反应（如 CRP、血清淀粉样蛋白 A、甘露糖结合蛋白）。包括应激激素在内的多种内分泌激素的分泌也会增加。这种复杂的反应导致宿主的保护行为（如社交退缩）[2]、生理反应（如发烧，它可以提高免疫反应的效率并抑制某些微生物的生长）[3-4]和免疫反应［如白细胞和自然杀伤（natural killer，NK）细胞的动员］[1]。激素变化（如催乳素调节抗微生物一氧化氮水平）[5]和生化变化（如增强微生物吞噬作用）[6]也有助于宿主防御。尽管物理屏障（皮肤、黏膜）是第一道防线，但 APR

是宿主防御的第一反应者，是获得性免疫的触发因素，由特异性抗体和细胞毒性 T 淋巴细胞介导[7]。

一类主要的蛋白质——细胞因子——启动 APR。细胞因子通常与免疫细胞有关，但它们可以由大多数不同种类的细胞产生。人们已经鉴定出 100 多种细胞间信号分子，它们相互作用的复杂性与中枢神经系统不相上下。细胞因子诱导自身和其他细胞因子的产生，并形成以大量冗余为特征的生化级联反应。细胞因子分为两大类，促进炎症（促炎）的 I 型细胞因子和抑制炎症（抗炎）的 II 型细胞因子[8]。有 3 种促炎细胞因子似乎是 APR 的主要触发因素，这些早期反应细胞因子是白介素 -1β（interleukin-1β，IL-1β）、肿瘤坏死因子 -α（tumor necrosis factor-α，TNF-α）和 IL-6，它们中的每一个都与睡眠的调节 / 调整有关。II 型细胞因子包括干扰素 -α（interferon-α，IFN-α）、IFN-β、IL-4 和 IL-10。这些细胞因子抑制 APR，也可能调节睡眠反应，例如，IL-4 和 IL-10 抑制自发的非快速眼动（non-rapid eye movement，NREM）睡眠。细胞因子可以自分泌、近分泌、旁泌或内分泌的方式通过一氧化氮、腺苷和前列腺素等效应物激活大量 APR（图 26.1）。

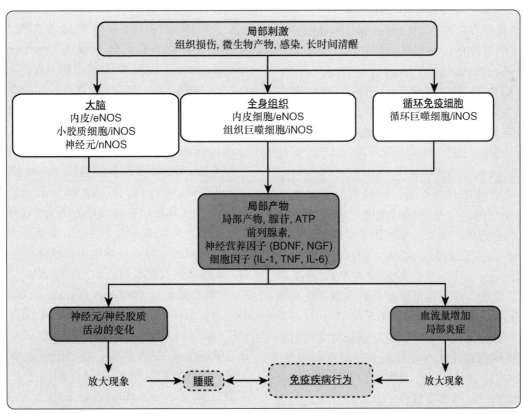

图 26.1　不同组织来源的多种细胞类型（白色方框）有助于睡眠和宿主产生对微生物和组织损伤刺激的防御反应（浅灰色方框）。睡眠和炎症反应是由一组常见的调节分子介导的，这些分子的产生 / 释放会因局部刺激而改变，从而增强细胞活性，如神经元的动作电位（深灰色方框）。这些调节分子是血管舒张因子，通过上述作用导致局部炎症。这些分子也是睡眠调节物质，它们在大脑中产生和发挥作用。当局部活动增加，合并和放大组织的更高阶水平时，导致整个动物过程（例如睡眠）的出现。局部活动提供了一定程度的睡眠和炎症作用的分隔。然而，这些反应仍然相互影响（下方的虚线框）。这些行为可能是与某些睡眠病理（如睡眠呼吸暂停）相关的低度炎症的原因。ATP，三磷酸腺苷；eNOS，内皮一氧化氮合酶；IL，白细胞介素；iNOS，诱导型一氧化氮合酶；NO，一氧化氮；TNF，肿瘤坏死因子；nNOS，神经元型一氧化氮合酶

感染引发的睡眠变化

已经确定对睡眠存在影响的感染因素包括：病毒、细菌和真菌病原体，朊病毒相关疾病，寄生虫。大多数研究都使用病毒和细菌作为感染病原体，因此在本章中，我们主要关注由这些病原体诱发的睡眠改变。

病毒感染与睡眠改变

导致中枢神经系统损伤和（或）全身炎症的病毒性疾病会改变睡眠[9]。在 von Economo 的开创性论文中[10]，他将昏睡性脑炎患者死后脑损伤的位置与睡眠模式的特定变化联系起来。这项研究提出了睡眠是一个活跃的过程的概念，而不仅仅是由感觉刺激的撤回引起的，并提出了调节睡眠的神经网络存在一定程度的局限性的观点。尽管 von Economo 脑炎通常被认为是由 1918 年流感病毒大流行（"西班牙流感"）引起的，但最近的分析表明，这种疾病发生在 1918 年流感大流行之前，可能是影响基底神经节的链球菌感染导致的自身免疫性并发症[11-12]。虽然有了 von Economo 的重要研究，我们仍然用了许多年时间才通过实验确定了病毒感染对睡眠的直接影响。

在感染人类免疫缺陷病毒（human immunodeficiency virus，HIV）的早期阶段和患者出现获得性免疫缺陷综合征（acquired immunodeficiency syndrome，AIDS）症状之前，睡眠会发生变化，因此在后半夜会出现过度的第 4 阶段 NREM 睡眠[13]。其他中枢神经系统病毒性疾病，如狂犬病[14]或水疱性口炎病毒（vesicular stomatitis virus，VSV）[15]感染后的病毒性脑炎也与睡眠改变有关。在这些中枢神经系统感染中，很难知道睡眠是否是通过对睡眠调节机制的直接作用而改变的，还是睡眠的改变是否是由病毒诱导的脑损伤引起的。然而，细胞因子信使核糖核酸（messenger ribonucleic acid，mRNA）翻译和 toll 样受体（toll-like receptor，TLR）信号通路在 VSV 侵袭神经之前发生了改变，这表明至少有一些病毒在没有明显病理学改变的情况下调节睡眠调节系统[16]。

流感是一种经常被用来确定病毒感染对睡眠影响的模型。流感病毒在疾病早期局限于呼吸道和嗅球，不会引起脑损伤。此外，由于每年有数十万人丧生以及流行病的威胁，流感感染造成了巨大的公共卫生负担。Smith 及其同事[17]报告称，低剂量的流感会增加人类的睡眠和认知功能障碍；这些症状出现在低病毒载量感染后，而低病毒载量未能诱导出更为人所知的 APR 特征，如发烧。然而，在那项研究中，使用了行为指数，而不是多导睡眠图进行研究。Drake 及其同事[18]在健康的人类志愿者身上证明，感染 23

型鼻病毒会扰乱睡眠并损害认知能力。（鼻病毒是"普通感冒"的主要原因。）在自然发生的呼吸道感染中，个体在感染的症状期主观和客观上扰乱了睡眠，而在床上的时间更长，总睡眠时间增加[19]。在兔子中，静脉注射流感病毒也与 NREM 睡眠的大幅增加和快速眼动（rapid eye movement，REM）睡眠的抑制有关，尽管病毒不会在这个物种中复制[9]。对感染流感病毒的小鼠的研究表明，在疾病进展的过程中，睡眠发生了深刻的变化[20-22]。流感期间小鼠睡眠的变化具有与对细菌感染的睡眠反应的相似一些特征（稍后描述）。作为一种临床前模型，小鼠的流感感染具有临床相关性，因为这种病毒可被引入适应株小鼠的呼吸道并在肺部完全复制，导致严重的 APR。用流感病毒鼻内攻击的小鼠表现出 NREM 睡眠的显著增加和 REM 睡眠的抑制，持续 3 天或更长时间[20]。巨噬细胞似乎是驱动 NREM 睡眠增加的关键免疫细胞类型，而 NK 细胞、中性粒细胞和 T 淋巴细胞没有发挥重要作用[23]。小鼠对这种挑战的反应存在菌株差异，表明遗传成分影响了对流感病毒的睡眠反应[24]。小鼠和人类对流感的炎症反应的遗传调控已在其他地方进行了综述[25]。

一种增加 NREM 睡眠并启动 APR 其他方面的通用病毒病原体相关分子模式（pathogen-associated molecule pattern，PAMP）是病毒相关双链 RNA（double-stranded RNA，dsRNA）。所有被检测的病毒都会产生病毒相关的 dsRNA，它通常来源于病毒复制产物的退火步骤，而不是病毒本身[26]。由病原体识别受体（pathogen recognition receptor，PRR）TLR3 识别的病毒相关 dsRNA 诱导许多细胞因子，包括 IL-1、IL-6、TNF 和 IFN。病毒相关的 dsRNA 可以从感染小鼠的肺中提取[27]，并且能够在幼稚的兔子中诱导类似于活病毒的 APR。类似地，给予对应于流感基因片段 3 的一部分的短双链（但不是单链）寡聚体的兔子也表现出 NREM 睡眠的大量增加[28]。合成 dsRNA [聚核糖肌苷酸：聚核糖胞苷酸（polyriboinosinic：polyribocytidylic acid，poly I:C）]，当接种到用 IFN-α 引发的小鼠的肺中时，诱导与流感病毒后几乎相同的 APR[26]。流感病毒是单链负义 RNA 病毒；在复制过程中，正义链被合成，并形成双链流感 RNA。相比之下，导致 2019 年新冠肺炎（coronavirus disease 2019，COVID-19）的严重急性呼吸综合征冠状病毒 2（severe acute respiratory syndrome coronavirus 2，SARS-CoV-2）是一种单链正义 RNA 病毒[29]；在其细胞内复制过程中，双链病毒 RNA 也有望形成并具有生物活性。截至本文撰写之时，尚不清楚肺部和（或）嗅球中的 SARS-CoV-2 dsRNA 是否是潜在睡眠反应或嗅觉缺失的原因。无论如何，这些观察结果表明，病毒相关的 dsRNA 足以启动 APR。

很明显，在 COVID-19 重症病例中，血浆炎症介质升高，包括 IL-1β、TNF-α 和 IFN-γ 等[29]。根据重症病例的血浆浓度，TNF-α 可能是导致或指示疾病严重性的介质之一[30]。冠状病毒激活的 PRR 之一是 TLR7，随后启动上调 I 型 IFN 和其他炎性胞质分裂因子的信号传导[29]。

干扰素（interferon，IFN）在病毒症状中起着重要作用。敲除（knockout，KO）小鼠已被广泛用于更好地了解特定细胞因子或激素在宿主防御中的作用。同时结合 IFN-α 和 IFN-β 的受体（I 型受体）基因缺陷的小鼠对 poly I：C 的反应是睡眠改变和类似于感染野生型小鼠的低温反应。然而，在流感感染的 IFN 受体 KO 小鼠中，APR 发生得更早[31]，这表明 I 型 IFN 可能通过调节促炎细胞因子的产生来调节 APR。感染流感的 IFN 受体 KO 小鼠在感染后病情较轻，恢复得更快[31]。除 IFN 外，睡眠调节细胞因子可能介导对流感病毒的睡眠反应。例如，尽管病毒攻击后两种菌株的 NREM 和 REM 睡眠改变的持续时间相同，但缺乏 55 kD 和 75 kD TNF 受体的小鼠表现出脑电图（electroencephalogram，EEG）δ 波频率降低，这是一种睡眠强度的衡量标准，而在野生型对照小鼠中，δ 波频率增加[32]。大脑中的 IL-1 信号需要脑特异性受体辅助蛋白[33]。缺乏 IL-1 受体脑特异性辅助蛋白的小鼠在接种流感疫苗后发病率和死亡率更高，而且与野生型小鼠相比，它们在感染期间睡眠更少。

生长激素释放激素（growth hormone-releasing hormone，GHRH）受体自然突变的小鼠和大鼠表现出侏儒表型，并改变了自发 NREM 睡眠[34]。GHRH 受体是调节流感病毒引起的 NREM 睡眠增加的候选蛋白[35]。GHRH 受体无功能的侏儒小鼠（称为 lit/lit 小鼠）无法对流感病毒做出反应，NREM 睡眠或 EEG δ 频率增加[36]。相反，受感染的 lit/lit 小鼠表现出一种病理状态，伴有 EEG 慢波、肌张力增强和死亡率增加[36]。这些结果表明，单个基因可以显著改变睡眠对感染刺激的反应。重要的是，lit/lit 小鼠的结果还表明，构成 APR 一部分的睡眠反应与生存率相关。

流感病毒是 APR 研究中经常使用的模型，部分原因是人们认为该病毒不会入侵大脑或导致与使用神经毒性病毒相关的并发症。然而，最近的研究表明，临床前研究中最常用的流感毒株在鼻内接种后会迅速侵入小鼠大脑的嗅球[37]。该病毒激活嗅球外层的小胶质细胞，并在感染后系统性 APR 开始的时间段

上调 IL-1 和 TNF。同样的机制可能适用于其他病毒。例如，小鼠嗅球在鼻内接种 VSV 后数小时内检测到细胞因子 mRNA 转录[16]。这些研究表明，嗅球中产生的细胞因子会影响 APR 对某些病毒的中枢神经系统成分，包括睡眠反应。

细菌刺激

细菌感染后也会观察到睡眠改变。事实上，给兔子接种革兰氏阳性菌金黄色葡萄球菌后获得的结果首次表明，NREM 睡眠反应是 APR 的一部分[38]。在这些实验中，给兔子静脉注射金黄色葡萄球菌以诱导败血症，在接种后的几个小时内，NREM 睡眠量是对照接种后可比时期的 2 倍。与 NREM 睡眠增加相关的是 EEG 慢波振幅的增加。EEG 慢波（0.5 ～ 4.0 Hz）振幅被认为指示 NREM 睡眠的强度。NREM 睡眠持续时间和强度增加的初始阶段持续了约 20 h；随后是更长时间的 NREM 睡眠减少和 EEG 慢波振幅减少[38]。在 NREM 睡眠变化的两个阶段，REM 睡眠受到抑制，动物发热。APR 的其他特征性变化（如纤维蛋白原血症和中性粒细胞增多症）与睡眠变化同时发生[38]。在随后使用革兰氏阴性菌和其他给药途径的研究中，观察到类似的双相 NREM 睡眠反应和 REM 睡眠抑制的一般模式[39]。然而，睡眠反应的时间取决于细菌种类和给药途径。例如，静脉注射大肠杆菌后，NREM 睡眠反应迅速，但 NREM 睡眠增加仅持续 4 ～ 6 h。NREM 睡眠减少和 EEG 慢波振幅减少的后续阶段持续相对较长的时间。相反，如果鼻内注射革兰氏阴性菌多杀性巴氏杆菌（兔子的一种天然呼吸道病原体），则会观察到不同的睡眠反应时间过程。在这种情况下，增加的 NREM 睡眠反应发生在更长的潜伏期之后，并且 NREM 睡眠增加的幅度小于其他给药途径给予的这种病原体的影响。

哺乳动物的肠腔中含有大量不同种类的细菌。在正常情况下，细菌会转移到肠道淋巴管中。重要的是，睡眠不足后肠道通透性发生改变，导致细菌产物向淋巴管的释放增加。局部淋巴结巨噬细胞吞噬并消化这些细菌产物[40]，并释放 PAMP，引发睡眠反应。这种机制在正常条件下以低基础速率运行，并在全身炎症期间被放大。巨噬细胞对细菌产物的吞噬作用也可能与睡眠剥夺和过量食物摄入引起的睡眠反应有关。肠道细菌在睡眠调节中的作用也通过观察证明，肠道细菌数量的减少与睡眠减少有关[41]。

另一种与革兰氏阴性菌的睡眠反应有关的细菌产物是细胞壁内毒素的脂多糖（lipopolysaccharide，LPS）成分。LPS 是与内毒素相关的主要 PAMP，它与 TLR4 结合。LPS 已经在动物模型[42]和人类志愿

者[43]中对睡眠的影响进行了深入研究。LPS 改变人类和非人类动物的睡眠[44-45]。注射 LPS 的健康人类志愿者表现出睡眠变化、发烧、细胞因子表达和激素变化[43]，与动物相似。然而，LPS 对人类 EEG 的影响与在兔子或大鼠中观察到的不同，在人类中，增加 NREM 睡眠比抑制 REM 睡眠需要更高的 LPS 剂量。

大多数关于细菌感染和睡眠的实验研究都将接种单一病原体作为感染刺激。然而，肠道微生物组是多微生物的，许多感染是由多种病原体入侵引起的。败血症也是如此，在败血症期间经常发生多种微生物感染。临床研究表明，败血症患者的 EEG 异常[46]。败血症的病因复杂，败血症可能由多种不同的损伤引起。因此，已经开发了几个临床前模型来研究败血症。尽管使用的每种模型都有优势和局限性，但目前被认为是黄金标准的模型是盲肠结扎和穿刺（cecal ligation and puncture，CLP）[47]。CLP 产生的多种微生物感染被认为具有临床相关性，因为它的时间进程、它再现了在人类患者中观察到的心脏功能的动态变化，以及炎症介质的逐渐释放。在这个模型中，随后感染的严重程度很容易被滴定。大鼠 CLP 败血症急性期（败血症诱导后 1 ～ 4 天）睡眠发生改变[48]。在此期间，大鼠的 NREM 和 REM 睡眠在黑暗期（夜间啮齿动物的正常活动期）增加，而这些睡眠阶段在明亮期（夜间啮齿类动物的非活动期）减少。睡眠中的这些变化与大脑中细胞因子 mRNA 和蛋白质的增加相一致[49]。有趣的是，脓毒症对体温和活动节律的影响在动物康复后很长一段时间内持续存在，并且不再有死亡的风险[49]。这些观察结果表明，脓毒症会改变大脑功能，并且与脓毒症幸存者经常遭受严重和使人衰弱的认知障碍的观察结果一致。

总之，感染刺激与睡眠的显著变化相关。正如 APR 概述中所提到的，PRR，如 TLR 和 NLR 受体家族，检测能够改变睡眠的各种 PAMP。先天免疫系统对 PAMP 的检测在一定程度上解释了为什么不同的微生物病原体会激活刻板的宿主防御反应，如发烧、厌食和睡眠改变。与 APR 的其他组成部分一样，微生物引起的睡眠改变是适应性的[50]。

睡眠不足对免疫功能的影响

睡眠在免疫刺激过程中会发生改变，但睡眠不足是否会改变免疫功能则更难证明。有多种系统与免疫相关，每个系统都有无数的介质和调节剂。正反馈和负反馈控制机制以复杂的方式相互作用。免疫系统的复杂性使得很难确定应该使用哪些测量方法来评估免疫功能。从功能的角度来看，最重要的问题是睡眠不

足是否会使动物或人类更容易感染、肿瘤形成或罹患全身炎症性疾病。（我们已经知道，睡眠不足会使个人更容易受到意外伤害。）尽管很少有研究涉及睡眠，但一些研究表明睡眠与功能性免疫结果之间存在关系。例如，在抽样的 12 种哺乳动物中，那些每天睡眠时间较长的物种白细胞数量最多，对寄生虫最不敏感[51]。在一些人类受试者的研究中，对感染的易感性被当作终点。

对短期睡眠不足的实验动物的研究结果与大多数人类研究一致。Toth 及其同事[52]在睡眠不足 4 h 之前或之后用大肠杆菌攻击兔子。他们得出的结论是，睡眠剥夺并没有加剧大肠杆菌引起的临床疾病，尽管与单独操作相比，睡眠剥夺和细菌感染的结合改变了睡眠反应的某些方面[52]。此外，对流感病毒进行免疫接种，然后在睡眠剥夺前再次接受流感攻击的小鼠未能清除肺部的病毒[53]。然而，在一项类似的研究中，睡眠不足未能改变年轻或衰老小鼠先前存在的黏膜和体液免疫[54]。在感染流感病毒的小鼠中，睡眠不足对结果的影响可能是由于睡眠剥夺方案、分析的终点和使用的流感模型的差异。很少有研究关注睡眠不足和对细菌的临床反应，但在被 CLP 感染后睡眠被破坏的小鼠中，死亡率更高[55]。总之，这些研究表明，急性睡眠不足会削弱或改变宿主的防御。

长期睡眠不足对实验室啮齿动物宿主防御的影响更为显著。如果大鼠在被水上圆盘法剥夺时仅获得约 20% 的正常睡眠[56]，它们在 2 ～ 3 周后死亡[57]。在实验期间设法维持约 80% 正常睡眠的大鼠存活下来。实验大鼠（而非对照大鼠）会出现败血症[57]。从血液中培养的细菌主要是宿主和环境固有的兼性厌氧菌。这些结果表明，使用这种方法，大鼠的先天宿主防御会因长期睡眠不足而受损。这些结果表明，长期睡眠不足可能会加剧肠道对细菌和细菌产物的正常渗透过程。

睡眠中断可能会诱发轻度炎症，或使动物更容易受到炎症刺激。我们最近证明，长时间（9 天）扰乱小鼠的日间睡眠会加剧对 LPS[58]的发热反应。在本研究的条件下，对 LPS 的发热反应加剧可能是由于睡眠中断本身，因为所测量的其他参数（皮质酮、食物或水的摄入量、体重）与家笼对照动物或被安置在睡眠中断装置上但允许随意睡眠的动物没有显著差异。

与动物研究相反，利用细菌或病毒进行体内挑战的实验在人类中很少见。研究主要集中在睡眠不足引起的血液中白细胞数量（如单核细胞、中性粒细胞、T 细胞）、免疫细胞活性和增殖（如 NK 细胞、淋巴细胞增殖、T 调节功能）以及细胞因子和细胞因子受体水平的变化在血液中或通过刺激的免疫细胞产生

（见 Besedovsky 及其同事的综合综述[59]）。关于细胞因子反应，例如，急性完全睡眠剥夺增加了健康志愿者血液循环中 IL-1b 和 IL-1ra 的水平[60]。在使用模拟常见睡眠限制模式（通常限制在每晚 4 h 睡眠）的模型的研究中，受刺激的外周血单核细胞产生 IL-1b 和 IL-6[61]、表达 TNF、刺激单核细胞产生 IL-6[62]和血液循环中的 IL-6 增加[63]。此外，数天的睡眠限制导致 IL-2/IL-4 比率降低，表明向 Th2 细胞因子平衡转变[64]。在最近的一项研究中，使用模拟反复睡眠限制和间歇性恢复睡眠超过 3 周的常见模式的模型，IL-6 的单核细胞表达随着持续的睡眠限制而逐渐增加，并且在一夜的充分睡眠后并未完全恢复[65]。尽管这些免疫措施并没有直接表明对宿主防御的影响，但细胞因子（如 IFN、IL-1 和 TNF）作为免疫调节剂的作用而广为人知，其长期干扰会使肿瘤恶化和降低对病原体的防御（见 Frasca 及其同事的综述[66]）。

有几份报告显示，健康志愿者的血浆细胞因子水平与睡眠-觉醒周期有关。这种关系最初是通过证明血浆 IL-1 样活性与慢波睡眠的开始有关来描述的[67]。TNF 的血浆浓度随 EEG 慢波振幅同相变化[68]。健康人类志愿者的睡眠与 IL-1 活性之间也存在时间关系[69]。与嗜睡相关的几种临床状况，如睡眠呼吸暂停，慢性疲劳综合征、慢性失眠、先兆子痫、透析后疲劳、精神病、类风湿性关节炎（rheumatoid arthritis，RA）和艾滋病与血浆 TNF 和其他细胞因子水平升高有关[70]。只有那些 TNF 活性升高的睡眠呼吸暂停患者才会感到疲劳[71]。

免疫反应的其他方面也与睡眠有关。大约 40 年前，有报道称睡眠不足后抗原摄取发生了变化[72]。20 世纪 70 年代进行的研究还表明，睡眠不足 48 h 后淋巴细胞 DNA 合成减少，72 h 后吞噬细胞减少[73-74]。睡眠不足也会引起有丝分裂原反应的变化。循环免疫复合物在睡眠中下降，在起床前再次上升。在小鼠中，睡眠不足减少了 IgG 的分解代谢，导致 IgG 水平升高。相反，一项研究未能显示睡眠剥夺对大鼠脾细胞计数、淋巴细胞增殖或对抗原的斑块形成细胞反应的影响[55, 75]。在一项针对人类志愿者的综合研究中，64 h 的睡眠剥夺降低了 CD4，CD16，CD56，1 晚失眠后 CD57 淋巴细胞减少，而在 2 晚失眠后 CD56 和 CD57 淋巴细胞的数量增加[76]。另一组也显示，持续清醒一晚所有淋巴细胞亚群的计数减少[77]。

睡眠和睡眠不足与 NK 细胞活性的变化有关。失眠患者的 NK 细胞活性降低[78]，在部分夜间睡眠受限后降低[79-80]。相反，在完全剥夺睡眠 64 h 后，NK 细胞活性增加[76]。循环 NK 细胞活性以及各种组织中的 NK 细胞活动可能对睡眠敏感，尽管 NK 细胞活

性和睡眠之间关系的确切性质可能取决于用于阐明它们的特定实验条件。

总之，睡眠剥夺对免疫功能影响的确定可能会受到动物应激和其他同时发生的生理反应的影响。同时发生的生理变化（压力除外）也使人类睡眠剥夺研究变得复杂。动物或人类研究中的睡眠剥夺方案并未标准化，因此很难比较不同研究的结果。缺乏标准化的睡眠剥夺方案只是导致所报告的结果经常不同的众多因素之一。

睡眠与免疫的联系机制

现已有大量证据表明，IL-1 和 TNF 参与生理性睡眠调节[70, 81]。此外，在以睡眠改变为特征的病理过程中，IL-1、TNF 的 mRNA 和蛋白质发生变化。睡眠剥夺与嗜睡、睡眠反弹、对兴奋和疼痛刺激的敏感性、认知和记忆障碍、表现障碍、抑郁和疲劳有关。外源性给予 IL-1 或 TNF 会诱导这些睡眠损失相关症状[42, 70]。此外，代谢综合征、慢性炎症和心血管疾病等慢性睡眠损失相关病理也以 IL-1 和 TNF 活性的变化为特征[42, 70]，在某些情况下，如果这些细胞因子受到抑制，这些病理会减弱[82-84]。临床上可用的 IL-1（如 IL-1 受体拮抗剂阿那白滞素）或 TNF（如 TNF-α 可溶性受体依那西普）抑制剂可缓解患有睡眠呼吸暂停或 RA 等疾病的疲劳和过度嗜睡[82-83, 85]。IL-1 受体阻断剂和 TNF 可溶性受体是在血液和大脑中发现的正常基因产物，其浓度会因睡眠而改变[42]。

IL-1 和 TNF 除了是免疫细胞产物（其产量会被病毒和细菌成分放大）之外，也存在于正常大脑中[42, 70]。IL-1 和 TNF 的 mRNA 在大脑中具有昼夜节律，最高值与最长的睡眠期有关。TNF 蛋白在几个大脑区域也有与睡眠相关的昼夜节律，脑脊液中的 IL-1 随睡眠-觉醒周期而变化[86]。传入神经活动增强了 TNF 的皮层表达[87]，当神经元受到刺激时，培养物中 IL-1 和 TNF 的表达增强[88]，这可能是导致局部依赖性睡眠过程的一部分[42]。

给予 IL-1 或 TNF 可促进 NREM 睡眠[42, 44, 70]。给予 IL-1 和 TNF 后 NREM 睡眠的增加是生理性的，因为睡眠仍然是间歇性的，如果动物受到干扰，很容易逆转。此外，IL-1 或肿瘤坏死因子增加了 NREM 睡眠强度，这是通过脑电增量波的幅度来衡量的。IL-1 对睡眠的影响取决于剂量和给药时间[89-90]。IL-1 和 TNF 抑制视交叉上核中 BMAL/CLOCK 复合物的结合[91]；这种作用可能是这些细胞因子在一天中不同时间产生不同作用的原因。最后，缺乏 I 型 IL-1 受体[92]、55 kD TNF 受体[93]，或敲除这两种受体[94]

的小鼠睡眠少于对照组。

　　睡眠不足、食物摄入过多或环境温度急性轻度升高后，NREM 睡眠增加。这些操作中的每一种的促睡眠作用都与 IL-1 或 TNF 的产生增强有关。睡眠剥夺后，循环 IL-1 增加，大脑 IL-1 mRNA 水平增加，如果使用抗体或可溶性受体阻断 IL-1 或 TNF，通常在睡眠剥夺后发生的 NREM 睡眠反弹会大大减弱[95]。

　　IL-1 和 TNF 在生物化学网络中起作用（图 26.2）。例如，IL-1 和 TNF 刺激核因子 κ B（nuclear factor kappa B，NF κ B）的产生。NF κ B 是一种参与转录的 DNA 结合蛋白。其他改变睡眠的细胞因子，如酸性成纤维细胞生长因子、表皮生长因子和神经生长因子，也刺激 NF κ B 的产生。NF κ B 促进 IL-1 和 TNF 的产生，从而形成正反馈回路。睡眠剥夺与大脑皮质、基底前脑胆碱能神经元和下丘脑外侧的 NF κ B 活化有关。NF κ B 的激活也促进 IL-2、IL-6、IL-8、IL-15 和 IL-18 的产生，每一种都促进大鼠的睡眠[42, 44, 70]。

　　人们开始了解睡眠调节物质（sleep regulatory substance，SRS）调节和诱导睡眠的机制。TNF 和 IL-1 神经元表达因传入神经活动而增强。例如，过度刺激大鼠面部胡须 2 h 会增强输入的体感皮质柱中的 IL-1 和 TNF 免疫反应性[87]。

　　是什么导致 SRS 活动增强的神经元活动或清醒？神经元活动表现为突触前和突触后事件，在短期和长期内都有作用。突触前的神经元活动导致递质和三磷酸腺苷（adenosine triphosphate，ATP）的释放[96]。反过来，其中一些 ATP 转化为腺苷，一些 ATP 作用于神经胶质上的嘌呤 P2X7 受体以释放 TNF 和 IL-1[42, 97]。ATP 还作用于释放免疫系统中的细胞因子[98]。来源于 ATP 的细胞外腺苷通过腺苷 A1 受体（adenosine A1 receptor，A1AR）与神经元相互作用。响应 ATP 释放的 TNF 激活突触后和突触前神经中的 NF κ B[42]。NF κ B 增强 A1AR，从而使细胞对腺苷更敏感。NF κ B 还增强 α- 氨基 -3- 羟基 -5- 甲基 -4- 异恶唑丙酸（α -amino-3-hydroxy-5-methyl-4-isoxazolepropionic acid，AMPA）受体 gluR1 mRNA 亚基的产生。受体或配体的 mRNA 增强的时间过程比腺苷或 TNF 的直接作用慢得多；随后蛋白质的产生为大脑提供了一种跟踪先前神经元网络活动的方式，并将这种活动转化为更大的睡眠倾向。神经递质的各种作用过程（毫秒）、ATP 向腺苷的转化及其作用（秒）、ATP 诱导的细胞因子的释放及其随后对基因表达的影响（几分钟到几小时）为神经元组装睡眠的活动依赖性振动提供了一种机制[99]。

　　越来越多的文献证明了 IL-1 和 TNF 对与睡眠调节有关的神经基质的直接影响。其中一些机制包括

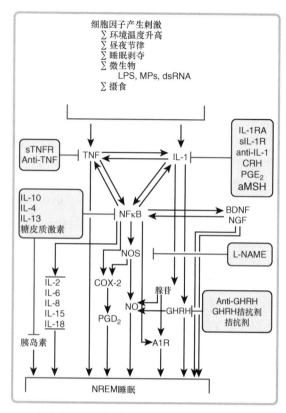

图 26.2　白细胞介素（IL）-1 β 和肿瘤坏死因子（TNF）- α 是调节生理睡眠的大脑生化网络的一部分，并将先天免疫的多个方面与睡眠调节联系起来。人们对 IL-1 和 TNF 直接或间接调节 / 调节非快速眼动（non-rapid eye movement，NREM）睡眠的机制知之甚少。关于快速眼动（rapid eye movement，REM）睡眠的作用机制——免疫攻击的抑制作用，人们知之甚少。目前对将环境扰动信息转化为主动驱动睡眠-觉醒行为变化的宿主反应的生化网络的了解比描述的要复杂得多，并且没有指出作用位点（请参阅 Imeri 和 Opp[50] 的工作）。这种生化级联反应包括细胞因子、趋化因子（不包括）、生长因子、转录因子、神经递质、酶及其受体。由于网络是冗余和并行的，抑制任何单个成分都不会导致完全的睡眠损失，也不会阻止免疫挑战引起的睡眠改变。这种冗余途径为睡眠调节系统提供了稳定性，并提供了替代机制，使促睡眠或抑制睡眠的刺激可能影响睡眠。盒子里的物质会抑制 NREM 睡眠，并抑制下游通路中物质的产生或作用。所有这些物质的受体和细胞内信号系统都存在于神经元中。该方案中也没有描述该生物化学网络的组成部分与神经胶质细胞的相互作用。神经递质传递与生理睡眠的调节有关，并可能在大脑对免疫刺激的反应中发挥关键作用，从而导致睡眠-觉醒行为的改变（参见 Ingiosi 及其同事[97] 和 PorkkaHeiskanen 的工作）。→ 表示刺激或上调；⊥ 表示抑制或下调。BDNF，脑源性神经营养因子；CRH，促肾上腺皮质激素释放激素；GHRH，生长激素释放激素；MSH，黑素细胞刺激激素；NGF，神经生长因子；PGD，前列腺素

与经典神经递质的相互作用，如谷氨酸、5- 羟色胺、乙酰胆碱、γ- 氨基丁酸、组胺和多巴胺[100]。例如，IL-1 增加了与睡眠调节有关的大脑区域的 5- 羟色胺能活性[101]，并且需要完整的 5- 羟色胺能系统才能

使 IL-1 对睡眠的完全影响显现[102, 103]。IL-1 抑制脑干中 5- 羟色胺能[104-105] 和胆碱能[106] 神经元的放电率。在下丘脑内，IL-1 增加 c-Fos[107] 并抑制觉醒活动神经元[108]。如果将 TNF 微量注射到下丘脑前部，则可促进睡眠，而将可溶性 TNF 受体注射到该区域可减少睡眠[109]。如果将 TNF 注射到蓝斑，也会改变睡眠[110]，可能与 α_2 肾上腺素受体机制和去甲肾上腺素释放的相互作用有关[111]。有趣的是，如果 TNF 或 IL-1 单方面局部应用于大脑皮质表面，则会增强其应用侧的 EEG δ 活性，而不是对侧[112-113]。相反，将 TNF 可溶性受体单方面应用于睡眠剥夺大鼠的皮质，可以在注射侧而不是对侧减弱睡眠损失诱导的 EEG δ 波活动。此外，单侧应用 TNF siRNA（抑制 TNF）可降低同侧皮质自发 TNF 表达和 EEG 慢波活动[114]。后一项研究表明，TNF 在皮质内局部发挥作用（除了在下丘脑的促睡眠作用外），以增强 EEG 同步性，并可能增强睡眠强度。事实上，将 TNF 直接应用于完整小鼠的皮质[87] 或神经元和胶质细胞的共培养物[88] 增加了局部回路中出现类似睡眠状态的可能性。

临床方面及意义

睡眠对感染风险和疫苗接种反应的影响

在受控的实验环境中，急性睡眠不足和（或）睡眠紊乱会影响多种免疫细胞、介质和功能[115]。这种免疫变化也会发生在更慢性的睡眠不足或睡眠紊乱中，比如失眠障碍或轮班工作。人们认为，随着时间的推移，这些变化会增加感染和其他疾病的风险，但确切的机制尚不清楚。一些研究调查了睡眠对更多临床结果的影响，如感染风险或疫苗接种反应，这将在以下章节中讨论。

睡眠与感染风险

在啮齿类动物中，睡眠可以影响细菌或寄生虫感染的结果，因此，睡眠时间的减少或延长分别会降低或增加存活率[116-117]。人体研究关注的是睡眠与感染风险之间的关系，而不是感染结果（即生存）。使用由鼻病毒引起的上呼吸道感染的实验模型，报告在实验感染前一周每晚睡眠少于 7 h 的参与者患临床感冒的可能性几乎是其 3 倍。这一发现在一项使用体动仪客观测量睡眠时间的研究中得到了重复[119]。就自然发生的感染而言，在一大批护士中，睡眠不足 5 h 的女性患肺炎的风险增加了近 40%［调整后的优势比（OR）为 1.39］[120]。睡眠不足 5 h 的成年人与睡眠 7 h 的成年人相比，呼吸道感染风险（包括流感和肺炎）增加了约 50%（调整 OR 为 1.51）[121]。最近的一项研究重点关注睡眠障碍的影响，而不是睡眠持续时间。通过每日感染日记评估，成年人自我报告的失眠症状与呼吸道感染前瞻性相关[122]。流感和肺炎是美国十大死亡原因之一[123]（https://www.cdc.gov/nchs/fastats/leading-causes-of-death）。目前的研究结果表明，充足的睡眠有助于预防呼吸道感染和其他感染，可能包括 SARS-CoV-2 感染。虽然尚未有记录，但预计急诊和重症监护医护人员的睡眠不足会加剧呼吸窘迫和与 COVID-19 相关的其他症状。

睡眠和疫苗接种反应

只有当抗原刺激（疫苗接种）引起足够的抗体反应（获得性免疫），从而在随后暴露于相同或类似病原体时，产生有效的免疫记忆，疫苗接种才有效。一些个体对疫苗接种没有足够的抗体反应以提供保护，导致"无反应"的因素尚不清楚。实验研究了睡眠时间对人类对疫苗的后续抗体反应的影响。在接种甲型肝炎、乙型肝炎或流感毒株疫苗之前或之后，一个晚上的完全睡眠剥夺或连续几个晚上的睡眠限制会降低抗体反应[124-127]。在所有研究中，抗体反应平均减少一半，并且睡眠剥夺导致抗体反应减少的持续时间在不同的研究中有所不同。在一些研究中，效果在接种疫苗后 4 周消失，而在另一项研究中，效果在首次接种疫苗后 1 年仍然存在（见 Bsedovsky 及其同事的综述[115]）。一项研究调查了习惯性睡眠时间对标准的三联乙肝疫苗接种后抗体反应幅度的影响[128]。第一次疫苗接种前后几天的睡眠时间较短（通过体动记录仪客观评估）与较低的二抗水平相关。当睡眠时间分为每晚少于 6 h、6～7 h 和超过 7 h 的睡眠时，睡眠时间每减少 1 h，抗体反应就会减少约 50%。重要的是，根据最后一次接种疫苗 6 个月后的评估，睡眠不足 6 h 意味着对病毒缺乏保护的风险很大。睡眠对感染风险或疫苗接种反应的有益影响的潜在机制尚不清楚，但在短时间或干扰睡眠时经常观察到的炎症介质的升高与启动适应性免疫反应的能力降低有关[129]。总之，上述研究表明，充足的睡眠有助于预防和（或）降低呼吸道感染和其他感染的风险，并支持对疫苗接种的最佳抗体反应。

慢性感染性和炎症性疾病的睡眠障碍：药物和非药物干预的影响

睡眠障碍在普通人群中越来越普遍，30% 的人报告有失眠症状（例如，入睡或睡眠维持困难），6% 的人符合失眠障碍的诊断标准（见 Ohayon 的综述[130]）。失眠或失眠症状在患有慢性感染性或炎症性疾病的医疗人群中更为常见。这些患者包括感染人类免疫缺陷病毒[131]、丙型肝炎病毒[132]、Epstein-Barr 病毒[132]、炎症性疾病，如炎症性肠病（inflammatory bowel diseases，IBD）[133]、风湿性关节炎[134]、系统性红斑狼疮[135]、Sjögren 综合征[136] 和其他炎症性慢性疾病（如骨关节炎或偏头痛）的患者（见 Bjurstrom 及其同事的综述[138]）。考虑到睡眠与免疫之间的双向关系，慢性传染病或炎症性疾病与睡眠障碍之间的高共病率并不令人意外。因此，当炎症介质不断失调时，生理睡眠调节可能会失败，反过来，睡眠障碍可能会对潜在的免疫病理过程产生负面影响，从而陷入恶性循环。针对免疫失调或睡眠障碍的干预措施可能对睡眠和免疫病理过程产生有益的结果。

针对炎症的药物干预

抗炎疗法通常用于治疗几种慢性炎症性疾病，包括 RA 或 IBD。在类风湿关节炎中，大约 50% 的患者经历睡眠障碍[135]。而 PSG 衍生睡眠的特征是睡眠障碍指数，如增加的 α-EEG，增加的夜间觉醒时间，或频繁的睡眠阶段转换（见 Bjurstrom 及其同事的综述[138]）。RA 的免疫病理已经被很好地理解，包括各种细胞因子的不适当产生，特别是 TNF，它是第一个被证实为 RA 治疗靶点的细胞因子之一[139]。考虑到 TNF 的睡眠调节特性，下调 TNF 的增加也可能对睡眠有直接影响（见 Rockstrom 及其同事的综述[140]）。事实上，抗 TNF 治疗可改善 RA 患者的主观和客观睡眠指标；在活动性疾病患者中，抗 TNF 输注治疗可减少睡眠潜伏期，提高睡眠效率[141]，并减少夜间清醒时间[142]。这些睡眠改善与输注治疗后早晨关节疼痛的减少无关，表明对睡眠的影响可能独立于抑制 CNS 中 TNF 的作用[87]。同样，用 IL-6 受体抑制剂（托珠单抗）治疗活动性疾病的 RA 患者可改善自我报告的睡眠质量和白天嗜睡。观察到的睡眠改善不能用疾病活动的减少来解释，这再次表明细胞因子对睡眠调节的直接影响是独立于疾病活动的[143]。抗炎药物抗整合素（维多珠单抗）或抗 TNF（英夫利昔单抗或阿达木单抗）也可改善 IBD 患者在治疗开始 6 周内的睡眠质量[144]。这些有限的发现表明，在风湿病或 IBD 中，药理学上减少 TNF 的产生或阻断 IL-6 的作用可能对睡眠调节有直接影响，而不仅仅是改善疾病活动（如疼痛）的结果。

非药物的睡眠干预

睡眠卫生（即良好的睡眠习惯）、正念和放松训练是改善睡眠质量的有效策略，可以帮助报告睡眠健康状况不佳的人群（见 Murawski 及其同事的综述[145]）。在符合失眠症诊断标准的临床人群中，认知行为疗法（cognitive behavioral therapy for insomnia，CBT-I）是治疗失眠症的一线疗法[146]，在长期疗效方面优于药物治疗[147]。一些研究评估了 CBT-I 的免疫作用。在被诊断为失眠症的成年人中，CBT-I 已被证明可以降低急性期蛋白 CRP 的全身水平。这种减少与失眠的缓解有关，并持续到治疗后 16 个月[148]。CBT-I 还降低了单核细胞的 TNF 和 IL-6 的表达水平，下调了参与炎症的基因转录本（例如 TNF、IL-6、IL-1β），同时上调了参与干扰素和抗体反应的基因（例如 CD19，MX-1）[149]。这些免疫效应表明，患有失眠症的成年人 CBT-I 可以减轻失眠症状和炎症。尽管失眠症状在这些人群中非常常见，但关于 CBT-I 对患有慢性感染或炎症性疾病的医学人群的影响知之甚少。据报道，在患有骨关节炎并伴有失眠的成人中，CBT-I 可改善睡眠和疾病活动度[150-151]，并导致成年人对生理挑战（冷加压试验）的血清 IL-6 反应性较低，表明与没有接受生理挑战的人相比，他们的睡眠状况有所改善[152]。

虽然这一领域还需要更多的研究，但研究结果表明，通过改善睡眠或免疫病理过程，可以对睡眠和免疫结果产生有益的影响。

睡眠和术后效果

慢波和 REM 睡眠的抑制可能会严重扰乱术后期间的睡眠模式[153]。手术后的睡眠数量和质量受到多种因素的影响，包括与医院有关的环境因素（如噪音、光线）、护士检查或其他医疗干预导致的睡眠中断、手术组织损伤的程度、手术应激反应的程度（即手术创伤后的自主神经、神经内分泌和炎症反应）、镇痛药的有效性和疼痛（这是对感染或组织损伤的炎症反应的主要标志之一）[154]。睡眠障碍会引起痛觉过敏和疼痛，从而有可能加剧术后阶段的疼痛[155]。最近一项关于围手术期药物睡眠干预（唑吡坦或褪黑素）效果的荟萃分析报告显示，术后疼痛控制得到改善，疼痛报告减少，镇痛药的使用也有所减少[156]。目前尚不清楚药物诱导的睡眠改善是否介导了疼痛控制的有益效果，或者药物是否独立于其促进睡眠的作用对疼痛控制机制产生直接影响。

睡眠障碍也是术前的一个问题。术前睡眠不足或睡眠不安会导致术后结果较差。在接受冠状动脉搭桥手术的患者中，术前 1 个月自我报告的睡眠抱怨与术后 2 个月内更严重的身体症状和感觉疼痛相关，表明身体恢复较差[157]。在接受乳房切除术的乳腺癌患者中，术前睡眠质量差预示着术后 24 h 内严重疼痛和发热的发生率较高，并且对镇痛药的需求较高[158]。使用大鼠手术切口模型，手术前一晚的急性睡眠剥夺导致术后机械过敏明显增加，并延长术后恢复时间[159]。增加手术前的睡眠时间对术后结果有临床益处。因此，习惯性睡眠不足、计划接受关节置换手术的患者被要求在手术前一周将卧床时间延长 2 h。就寝时间的延长导致术前体动记录仪监测的睡眠时间每晚增加 1 h，与按习惯就寝时间的患者相比，术后每日疼痛减轻，阿片类药物使用也减少[160]。关于术前睡眠障碍与术后疼痛控制较差之间的关联机制，有人提出炎症途径的失调，包括参与睡眠和疼痛控制的介质，例如 IL-1、IL-6 和 TNF[156]。睡眠障碍诱导的炎症失调是否可能影响手术对组织损伤的应激反应程度？这与许多术后结果有关，值得进一步调查[161]。总之，手术前一晚获得充足的睡眠质量可以作为手术疼痛管理的干预目标。

与睡眠不足或睡眠紊乱对术后结果的不利影响相反，有限的证据表明，睡眠剥夺在某些临床模型中也会产生有益的影响。使用皮肤同种异体移植模型，据报道，在大鼠急性睡眠剥夺和慢性睡眠限制后，同种异体移植物的存活时间延长，同时伴随着移植物浸润 CD4 T 细胞数量的减少[162]。使用缺血性卒中模型，多项研究表明，卒中前睡眠不足可以改善预后（例如，减少缺血性脑损伤），而卒中后睡眠不足则有害（参见 Pincherle 及其同事的评论[163]）。一种解释是，如果卒中前发生睡眠不足，那么微生物产物（例如肽聚糖）从血液进入卒中损伤大脑部位的数量就会增加，从而启动大脑，就像此类产品在免疫系统中所做的那样。总体而言，需要进行大量研究来调查是否存在某些临床情况，在这些情况下，受控的睡眠剥夺超过了睡眠不足或睡眠不安的总体有害后果。

总而言之，睡眠会影响感染风险、疫苗接种结果、慢性感染或炎症病理、术后结果以及本文未讨论的许多其他免疫相关病理，例如过敏性疾病或肿瘤相关免疫反应[164-165]。研究结果表明，改善睡眠的干预措施在许多临床环境中都具有有益的效果。

临床要点

尽管医生通常会规定卧床休息以帮助从感染和其他疾病中恢复过来，但迄今为止几乎没有直接证据表明睡眠有助于恢复。此类研究很难进行，因为例如感染的恢复受到感染的基线严重程度（即决定入侵微生物的复制水平和清除的暴露或先天抵抗力的差异）以及患者在感染期间所做的事情的影响。医生会继续建议卧床休息，而这往往正是患者所希望的。这样的建议似乎是有益的，因为增强睡眠是适应性 APR 的一部分。据我们所知，与这个问题

相关的唯一证据是与睡眠有助于恢复的概念相一致的。感染后，具有强烈 NREM 睡眠反应的动物比未表现出 NREM 睡眠反应的动物有更高的生存概率[166]。尽管严格来说这些数据只是有相关性，但它们表明睡眠确实有助于恢复。也许我们的祖母们关于睡眠和疾病的预防和治疗属性的民间智慧是正确的，尽管我们还需要进行大量的研究才能知道这种警告是否有生物学基础。

总结

嗜睡，就像发烧一样，通常是在感染或其他全身炎症开始时出现的。睡眠对微生物的反应变化似乎是 APR 的一个方面。通常，在感染刺激后不久，花费在 NREM 睡眠中的时间增加，REM 睡眠受到抑制。睡眠反应的确切时间进程取决于感染源、给药途径和一天中给予感染的时间。

人们普遍认为，睡眠不足会使人容易受到感染。一些研究表明，睡眠不足会损害获得性免疫力；许多研究表明，睡眠不足会改变先天免疫反应的某些方面。一些研究将睡眠不足与传染性挑战结合在一起。在轻度睡眠剥夺后，一些免疫系统参数（如 NK 细胞活性）发生变化，自发睡眠较少的人对病毒挑战的抵抗力降低。目前还没有研究确定睡眠不足对感染康复的影响。

与感染相关的睡眠变化的分子机制似乎是生理睡眠调节生化级联的放大。睡眠调节机制和免疫系统共享调节分子。其中最具代表性的是 IL-1 和 TNF，它们参与生理性 NREM 睡眠调节。IL-1 和 TNF 在感染因子诱导 APR 的发展中起关键作用。在对感染挑战的初始反应中，这些促炎细胞因子被上调，导致急性期睡眠反应。这一系列事件包括众所周知的免疫反应调节剂，例如前列腺素、一氧化氮和腺苷。这些物质及其受体都是大脑的正常组成部分，并且每种物质都参与生理睡眠调节。

致谢

在撰写本章期间，作者得到了美国国立卫生研究院 NS25378（JMK）、HL136310（MH）和 AG064465（MRO）以及 W. M. Keck 基金会（JMK）的部分资助。

参考文献和拓展阅读

请扫描书后二维码，获取参考文献和拓展阅读资源。

第 27 章

睡眠与睡眠障碍的内分泌生理学

Erin C. Hanlon, *Eve Van Cauter*, *Esra Tasali*, *Josiane L. Broussard*

周 鹏 谢 枪 译 陈 雄 审校

章节亮点

- 睡眠和昼夜节律共同调节内分泌和代谢功能，影响下丘脑-垂体轴、糖代谢、食欲、骨代谢活动，并影响调节血压和体液平衡的激素的分泌。
- 越来越多的证据表明，睡眠-觉醒调节、昼夜节律系统和新陈代谢之间存在着复杂的相互作用。虽然无法单独分析睡眠与昼夜节律的相对效应，但它们对内分泌功能的相对重要性因不同的内分泌轴而异。
- 睡眠不足是现代社会的一种普遍现象。严格控制条件下的实验室研究证据表明，睡眠不

足对人的内分泌调节、糖代谢和食欲调控有害，会增加肥胖和 2 型糖尿病的风险。
- 越来越多的证据表明，延长长期睡眠不足患者的睡眠时间可能有益于代谢，并有助于减肥计划的进行。
- 要准确评估代谢状态和内分泌功能，不能只依靠"一晚的睡眠监测"结果。需要收集监测前一晚的睡眠时间和质量，以及往常的睡眠-觉醒信息，并在诊断和制订下一步检查计划时予以考虑。

引言

本章阐述了睡眠和睡眠障碍对内分泌系统的影响，睡眠时间减少和质量降低对激素和代谢的影响，以及睡眠时间延长有益于减轻肥胖和 2 型糖尿病的新证据。读者可参考第 155 章中睡眠障碍与内分泌疾病之间相关性的详细阐述。本章分为 3 个部分。我们首先回顾了睡眠与下丘脑-垂体轴激素分泌之间的相互作用，以及睡眠在健康成人糖代谢、食欲调节、骨代谢和激素调控体液平衡中的作用。表 27.1 归纳了本章所讨论的激素的基本信息。关于睡眠不足与内分泌和代谢功能改变的相关性的研究逐年增多，随后，我们对这些证据进行了总结。最后，我们回顾了关于睡眠时间延长有益于长期睡眠不足者代谢的新证据。

睡眠-觉醒稳态和昼夜节律对内分泌的调控

生理通路概述

在健康成年人中，基本上所有激素和代谢过程会都随着睡眠、觉醒-睡眠、睡眠-觉醒的转换而发生可重复性的变化。这些日常活动部分反映了昼夜节律中枢和睡眠-觉醒稳态的相互作用。中枢神经系统控制昼夜节律和睡眠-觉醒稳态，从而影响外周内分

泌和代谢的通路包括：调控下丘脑分泌释放激素或抑制激素；自主神经系统调控内分泌和代谢活性，以及糖皮质激素和褪黑素的 24 h 周期性节律。在哺乳动物的所有血液成分中，糖皮质激素的每日波动可能是最大和最稳健的昼夜节律。糖皮质激素受体在大脑和外周组织中普遍存在，并介导糖皮质激素在免疫、炎症、代谢、认知功能、情绪、生长、繁殖、心血管功能和应激反应中的多重作用。循环中广泛波动的皮质醇水平是人类昼夜节律系统的主要同步器，其功能和意义逐渐被认识到[1]。褪黑素的 24 h 节律变化起着与内在同步器类似的作用，但可能由于褪黑素受体的分布不那么广泛，因此，对外周的节律性影响较小。第 40 章和第 51 章讨论了褪黑素作为节律调节剂和代谢调节剂的作用。

为了区分昼夜节律的影响和睡眠-觉醒稳态的影响，研究人员根据中枢节律器调控的节奏需要几天时间才能适应睡眠-觉醒或暗-亮的突然变化（如时差、倒班工作）这一现象，设计了一系列的试验研究。

这样的研究方案可以观察缺少睡眠对昼夜节律的影响，并观察不同时间段的昼夜节律对睡眠的影响[2]。图 27.1 显示了健康受试者在睡眠-觉醒和暗-亮周期突然延迟 12 h 之前和延迟期间观察到的激素和葡萄糖浓度以及胰岛素分泌率（insulin-secretion rate，ISR）的平均曲线。为了消除饮食、禁食和体位变化的影响，整个研究过程中参与者保持平卧姿势，

表 27.1　激素来源和主要作用

激素	主要分泌器官 / 细胞	成人中的主要作用
生长激素（GH）	垂体 / 促生长细胞	调节身体合成代谢的激素
催乳素（PRL）	垂体 / 催乳激素分泌细胞	刺激女性泌乳；多功能，包括正向免疫调节
促肾上腺皮质激素（ATCH）	垂体 / 促肾上腺皮质细胞	刺激肾上腺皮质释放皮质醇
促甲状腺激素（TSH）	垂体 / 促甲状腺细胞	刺激甲状腺释放甲状腺激素
黄体生成素（LH）	垂体 / 促性腺细胞	刺激卵巢释放雌二醇和黄体酮（女性），以及睾丸释放睾酮（男性）
卵泡激刺激素（FSH）	垂体 / 促性腺细胞	刺激卵泡生长（女性）和精子产生（男性）
皮质醇	肾上腺皮质	介导应激反应和糖异生
肾上腺素	肾上腺髓质	介导应激反应；增加心率、肌肉力量、血压，还有葡萄糖代谢
睾酮	性腺	合成代谢和男性化的激素，促进精子发育
雌二醇	卵巢	刺激卵泡生长和成熟
三碘甲状腺原氨酸（T3）和甲状腺素（T4）	甲状腺 / 滤泡细胞	调节新陈代谢
胰岛素	胰腺 / β 细胞	调节血糖水平
胰高血糖素	胰腺 / α 细胞	增加血液葡萄糖和脂肪酸，增加能量消耗
胰多肽（PP）	胰腺细胞 / PP 细胞	影响胰腺其他激素分泌的饱腹感因子
瘦素	脂肪组织	调节能量平衡的饱腹激素
胃饥饿素	胃细胞	调节能量平衡的饥饿激素
肽酪氨酸-酪氨酸（PYY）	肠道（回肠和结肠）	厌食肽
胰高血糖素样肽 -1（GLP-1）	肠道（回肠和结肠）	饱腹肽，影响胃肠道蠕动，抑制胰高血糖素分泌刺激胰岛素分泌
胃抑制多肽（GIP）	肠道（十二指肠和空肠）	刺激胰岛素分泌和胰高血糖素分泌
褪黑素	松果体	黑暗激素，传递光信息至昼夜节律时钟

并以恒定速率静脉滴注葡萄糖来代替进食[2]。如图 27.1 所示，对睡眠的强制干预仅轻微影响了皮质醇分泌曲线的波形，这与睡眠-觉醒周期转变后生长激素（growth hormone，GH）和催乳素（prolactin，PRL）节律立即转变形成鲜明对比。促甲状腺激素（thyroid-stimulating hormone，TSH）分泌的时间似乎受到昼夜节律和睡眠过程的双重调控。事实上，TSH 水平在夜间的升高发生在入睡之前，这反映了昼夜节律的相位。在睡眠期间，存在一种抑制程序阻止 TSH 浓度进一步上升。因此在缺乏睡眠的情况下，夜间 TSH 的升高会显著增加。睡眠和一天中的各个时刻都明显调节血糖水平的 ISR。即使在受试者被剥夺睡眠的情况下，夜间葡萄糖和 ISR 的升高仍然发生，而在异常的昼夜节律时间里进行恢复性睡眠也会导致血糖和 ISR 升高。值得注意的是，葡萄糖水平 ISR 模式的改变反映了葡萄糖利用率的变化，因为外源性葡萄糖输注在很大程度上抑制了内源性葡萄糖的产生。图 27.1 说明了睡眠-觉醒周期与昼夜节律的重要性在不同内

分泌轴中的差异很大。

生长激素轴

下丘脑生长激素释放激素（growth hormone-releasing hormone，GHRH）刺激垂体释放生长激素（growth hormone，GH），生长抑素（somatostatin，SS）抑制其释放。此外，酰化形式的胃饥饿素（ghrelin，又叫促生长激素释放肽，是一种主要由胃产生的肽）是刺激 GH 分泌的一种强有力的内源性物质[3]。睡眠中，GHRH 刺激、夜间胃饥饿素水平升高和生长抑素水平降低可能联合或协同促进 GH 分泌。虽然睡眠有促进 GH 分泌的作用，但有大量证据表明，促生长激素轴的激素，包括 GHRH、胃饥饿素和 GH 本身，似乎反过来也对睡眠产生影响[4-5]。在健康成人中，24 h GH 大部分时间呈低水平的稳定，但是会突然出现脉冲式分泌高峰。最可重复的 GH 脉冲发生在睡眠开始后不久。在男性中，通常睡眠时的 GH 脉冲是最大的，并且通常是在 24 h 内观察到的唯一分

泌脉冲。在女性中，白天的 GH 脉冲更频繁，虽然睡眠中也发生脉冲，但并不是 24 h 分泌量的主要部分。睡眠前一般都能检测到 GH 脉冲。无论睡眠提前、延迟或中断后重新开始，睡眠开始时都会有 GH 分泌的脉冲。图 27.1 所示的 GH 分泌曲线表明，即使睡眠严重延迟，睡眠开始和 GH 释放之间的关系仍然存在。脑电图（electroencephalogram，EEG）的 δ 波与 GH 浓度升高之间存在一致性，最大 GH 释放发生在慢波睡眠（slow wave sleep，SWS）开始后数分钟内[6]。在健康的年轻男性中，睡眠脉冲时分泌 GH 的量与 SWS 的持续时间之间存在定量关系。药物刺激 SWS 可增加 GH 的分泌[7-9]。不增加 SWS 的镇静催眠药，如常用的苯二氮䓬类药物和咪唑吡啶，不能增加夜间 GH 释放。睡眠开始和 GH 释放之间的牢固关系与体内合成代谢处于休息状态，以及大脑葡萄糖摄取处于最低状态是同步的[10]。有证据表明，夜间 GHRH 释放和 SWS 反应刺激，在很大程度上反映了至少 2 个下丘脑 GHRH 神经元群的同步活动[10]。睡眠时，GH 分泌主要受 GHRH 刺激的调节，这种情况发生在生长抑素活性降低的时期[11-12]。此外，睡眠时循环中的胃促生长素水平可能由于餐后反弹升高，从而导致 GH 分泌增加[13]。图 27.1 的最上面的图显示，GH 分泌增加发生在实际睡眠中，而不是昼夜节律中的睡眠时间，睡眠剥夺导致 GH 释放急剧减少。经过一夜完全睡眠剥夺，在白天补充睡眠时 GH 的释放增加，这样 24 h 的总分泌不会受到显著影响[14]。这种白天的 GH 脉冲可能反映了胃促生长素水平的升高，这种现象在部分或完全睡眠剥夺的多项实验研究中已经观察到[15-17]。GH 脉冲也可能会发生在入睡前。睡眠前的 GH 脉冲可以反映睡眠负债的存在，因为它们在反复的实验性睡眠限制后重复出现[18-21]。GH 对其自身分泌施加的短期负反馈抑制可能会在第一个

图 27.1　从上到下：血浆生长激素（GH）、皮质醇、促甲状腺激素（TSH）、催乳素（PRL）、葡萄糖浓度和胰岛素分泌率（ISR）24 小时图谱。该研究对 8 名健康年轻男性（20～27 岁）的进行了 53 h 的研究，其中包括 8 h 夜间睡眠（左边黑色横条）、28 h 睡眠剥夺（中间灰色横条）和 8 h 白天睡眠补偿（右边白色横条）。图上的竖条表示每个测试时间点的标准差（SEM）。热量摄入完全靠葡萄糖静脉给药。睡眠的改变导致 GH 和 PRL 释放的改变。相比之下，皮质醇和 TSH 的分泌节律与昼夜节律保持同步。葡萄糖水平和 ISR 受睡眠和昼夜节律双重影响（Modified from Van Cauter E，Spiegel K. Circadian and sleep control of endocrine secretions. In：Turek FW，Zee PC，editors. Neurobiology of sleep and circadian rhythms. New York：Marcel Dekker；1999；and Van Cauter E, et al. Modulation of glucose regulation and insulin secretion by sleep and circadian rhythmicity. J Clin Invest. 1991；88：934-942.）

SWS 期抑制或减少 GH 脉冲，导致睡眠中断的觉醒会抑制 GH 的释放[22]。因此，睡眠片断化通常会减少夜间 GH 分泌。

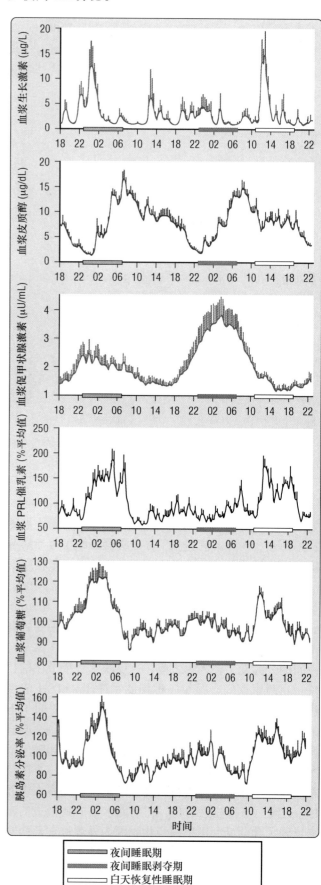

夜间睡眠期
夜间睡眠剥夺期
白天恢复性睡眠期

促肾上腺皮质轴

促肾上腺皮质轴（与应激反应和行为活动相关的神经内分泌系统）的活性可以通过外周血垂体促肾上腺皮质激素（pituitary adrenocorticotropic hormone，ACTH）和皮质醇（cortisol；受 ACTH 调控的肾上腺激素）的血浆水平来测量。这些激素的血浆水平在清晨达到峰值，然后在白天下降，在傍晚和睡眠初期达到最低浓度。虽然 ACTH 的节律反映了促肾上腺皮质激素释放激素（corticotropin-releasing hormone，CRH）活性的昼夜节律，CRH 本身受中枢昼夜节律器控制，但肾上腺的外周节律可以增强对糖皮质激素释放的节律，这是人体最大、最强的节律之一[23-24]。此外，有证据表明，视交叉上核与肾上腺之间存在直接的多突触连接通路[25]。睡眠通常是在 ACTH 活性处于静止状态时开始的。在清晨睡醒前数小时，ACTH 和皮质醇的释放突然增多。

图 27.1 是皮质醇分泌的平均值曲线，显示即使在对睡眠-觉醒周期强行干预，这种清晨分泌增加也仍然存在。尽管如此，研究已经表明睡眠或觉醒对皮质醇分泌有调节作用。事实上，睡眠开启确实与皮质醇分泌的短期抑制有关。在正常情况下，皮质醇分泌在深夜已经处于静止状态，睡眠带来的抑制效应（与慢波睡眠时间相吻合）延长了静息期[26-28]。相反，在睡眠结束期醒来，会伴随着皮质醇分泌脉冲，被称为"皮质醇觉醒反应"[29]。

在睡眠剥夺期间，睡眠开始和睡眠结束对促皮质激素的活动的显著影响消失，如图 27.1 所示，皮质醇水平的最低点略高于夜间睡眠期间（因为缺乏睡眠最初几个小时的抑制作用），而早晨的最大峰值略低（因为缺乏早晨醒来的刺激作用）。总体而言，与正常情况相比，在睡眠剥夺期间，峰值降低了约 15%。除了睡眠-觉醒转换对皮质醇水平的直接调控作用外，夜间睡眠剥夺，即使是部分睡眠剥夺，也会导致第二天晚上皮质醇水平的升高[30]。

甲状腺轴

白天血浆 TSH 水平较低且相对稳定，傍晚迅速升高，在睡眠开始时达到高峰[31-32]。然后，TSH 水平逐渐下降，并在早晨醒来后不久恢复白天值。图 27.1 中研究的前 24 h 是典型的 TSH 节律[32]。夜间 TSH 的升高在睡眠开始前就发生了，并且与昼夜节律有关。在睡眠剥夺期间发现睡眠对 TSH 分泌有显著影响，睡眠剥夺时夜间 TSH 分泌增加可能多达 200%。因此，睡眠对 TSH 分泌有抑制作用，而睡眠剥夺会消除这种抑制作用。有趣的是，白天睡眠时，

TSH 分泌并没有被抑制到明显低于正常白天水平，当睡眠剥夺导致随后睡眠深度增加时，夜间 TSH 升高现象被抑制，这表明 SWS 可能是睡眠时激素下降的主要决定因素[32]。夜间觉醒导致的睡眠中断似乎解除了对 TSH 的抑制，并导致 TSH 短期升高。甲状腺激素的昼夜节律和睡眠之间的关系尚无定论，可能是因为这些激素的半衰期很长，并且与血清蛋白结合。然而，在睡眠剥夺的情况下，TSH 分泌的增加会导致血浆三碘甲状腺原氨酸（triiodothyronine，T3）水平的增加，与夜间 TSH 的上升对应。睡眠剥夺后的第二晚，夜间 TSH 的升高与第一晚相比明显减少[33-34]，可能是在睡眠剥夺之后，甲状腺激素水平升高持续到白天，并通过负反馈抑制夜间 TSH 升高。一项 64 h 睡眠剥夺的研究表明，长时间睡眠不足与甲状腺轴的上调有关，TSH 水平较低，甲状腺激素水平较高[35]。

催乳素分泌

正常情况下，PRL 水平在睡眠开始后不久经历一个主要的夜间高峰，并在睡眠中期达到高峰。在成年男女中，夜间 PRL 的峰值大约是白天平均水平的 2 倍[33]。早晨醒来和睡眠中断都会快速抑制 PRL 分泌[33]。对白天小睡或夜班后的 PRL 分泌的研究都表明，一天中任何时间，睡眠都对 PRL 的释放有促进作用。图 27.1 很好地说明了这一点，其中 PRL 升高发生在夜间睡眠和白天恢复性睡眠期间，而夜间睡眠剥夺与 PRL 浓度升高无关。然而，在睡眠剥夺期间，仍然可以检测到 PRL 在夜间的小幅上升，这可能反映了昼夜节律效应[36-38]。PRL 分泌增加与 SWS 有密切的时间关联[39]。然而，与男性中存在的 SWS 和生长激素释放之间的定量相关性相反的是，在男性或女性的 PRL 分泌中没有这种"剂量-反应"关系。

常用的催眠药，如三唑仑和唑吡坦，可引起夜间 PRL 短暂升高，导致夜间的浓度有时接近病理范围[40-41]。与 PRL 相反，三唑仑和唑吡坦对皮质醇、褪黑素或 GH 的 24 h 谱都没有影响[40-41]。在正常受试者和发作性睡病患者中，单次睡前剂量的氧化钠会同时增加 PRL 释放和 SWS[42]。

性腺轴

睡眠与促性腺激素的释放和性激素水平的 24 h 波动之间的关系因年龄和性别而异（有关综述，见 Copinschi 和 Challet[33]）。青春期前，黄体生成素（luteinizing hormone，LH）和卵泡刺激素（follicle-stimulating hormone，FSH）以脉冲的形式分泌，而脉冲活动的增强与大多数女孩和男孩的睡眠有关。睡眠时促性腺激素释放增加是青春期的标志之一。在多导睡眠监

测同时频繁取样发现 LH 脉冲发生在入睡开始时伴随 SWS 发生。即使 SWS 在实验中被唤醒刺激打断，累积的 SWS 仍然是 LH 脉冲发生的预测因子[43-44]。因此，SWS 似乎在青春期性成熟过程中起着关键作用。

在青春期向成年期过渡期间，性激素的分泌开始出现明显的性别差异。在青春期男性中，白天 LH 脉冲增加，而在成年人中，血浆 LH 水平的昼夜变化被抑制甚至无法检测到。在睡眠期间，大多数 LH 脉冲是在非快动眼动（non-rapid eye movement，NREM）睡眠期间启动的[45]，类似于青春期的情况，尽管促性腺激素在夜间释放峰值幅度较低，但循环睾酮水平的昼夜节律明显存在，晚上水平最低，睡眠开始后急剧上升，清晨水平最高[46-47]。睾酮在夜间短暂的升高似乎与第一个 NREM 期的持续时间有关[48]，在白天睡眠时也可观察到睾酮的剧烈上升，这表明无论什么时间的睡眠，都能刺激性激素的释放[49]。对年轻男性进行的实验性睡眠碎片化实验结果显示，睾酮夜间峰值降低[50]。完全睡眠剥夺期期间，青年男性的雄激素浓度显著下降，在恢复睡眠后迅速恢复[49, 51]。睡眠对雄激素释放的重要性已在一些部分睡眠剥夺的研究中得到证实。关于疾病状态下睡眠障碍与男性性腺轴双向作用的综述，读者可参考第 155 章。

在成年经期妇女中，FSH、LH、雌二醇和黄体酮在 24 h 内表现出间歇性脉冲[33]。24 h 血浆 LH 变化受月经周期的调节[52-53]。在卵泡早期，LH 脉冲大而不频繁，而睡眠期间分泌脉冲明显减少，提示睡眠对 GnRH 释放脉冲有抑制作用。睡眠中觉醒通常与 LH 脉冲有关[54]。在卵泡中期，脉冲幅度减小，脉冲频率增加，睡眠对 LH 脉冲的调控不明显。到卵泡后期，脉冲峰值再次增大。黄体期早期，脉冲幅度明显增加，频率减少，夜间频率再次显著减少。在黄体中后期，脉冲幅度和频率下降，不受睡眠调控。

葡萄糖调节

人类睡眠持续 7～9 h，这意味着必须在夜间保持长时间的禁食。尽管长时间禁食，葡萄糖水平在整个晚上保持相对稳定。相反，如果受试者醒着并保持平卧位禁食，葡萄糖水平在 12 h 内平均下降 0.5～1.0 mmol/L（±10～20 mg/dl）[55]。因此，在夜间睡眠期间的一些机制必须进行干预，以在夜间禁食期间维持稳定的葡萄糖水平。

图 27.1 最下面的图显示葡萄糖静滴条件下观察到的血糖和 ISR 的概况，这是一种抑制内源性葡萄糖产生的方法。因此，血浆葡萄糖水平的变化主要反映了葡萄糖利用的变化。葡萄糖耐量的显著下降在夜间和白天睡眠时都很明显。葡萄糖和胰岛素水平在睡眠

剥夺期间也会小幅升高，表明受昼夜节律的影响。恢复性睡眠与葡萄糖和胰岛素的强劲增长有关，这是由于睡眠时 GH 的释放增加。尽管通过葡萄糖静脉滴注保持严格恒定的热量摄入，在夜间睡眠期间血浆葡萄糖的总体增加幅度在 20%～30%，在睡眠中期左右达到最高水平。在夜晚的后半段，葡萄糖耐量开始提高，葡萄糖水平逐渐降至早晨的水平。夜间睡眠中葡萄糖变化的调控机制在睡眠早期和晚期是不同的。据估计，睡眠早期全身葡萄糖利用率下降的 2/3 是由于脑葡萄糖代谢减少[56]，此时期的 SWS 使脑葡萄糖代谢比清醒状态减少 30%～40%[57]。另外 1/3 的血糖利用下降反映外周使用的减少，包括肌张力降低和睡眠开始时 GH 脉冲导致的高血糖效应。此外，夜间褪黑素水平的升高可能导致夜间葡萄糖耐量降低[58]。接近睡眠结束时，葡萄糖水平和胰岛素分泌恢复到睡眠前的水平，部分原因是觉醒和快动眼（rapid eye movement，REM）阶段的增加[59]。实际上，REM 睡眠和清醒期间的葡萄糖消耗量比 NREM 期间要高[57]。此外，由于皮质醇水平在傍晚和夜间早期水平较低的延迟效应，导致清晨胰岛素敏感性的增加，会降低葡萄糖水平[60]。

饥饿与食欲

睡眠在能量平衡中起着重要作用。在啮齿类动物中，食物短缺或饥饿会导致睡眠减少[61]，相反，完全剥夺睡眠会导致食欲大增[62]。下丘脑兴奋性神经肽［又称下丘脑分泌素（hypocretin）或促食欲素（orexin）］具有强效的促醒和刺激食欲作用，这一发现为进食和睡眠调节之间的相互作用提供了分子基础[63-64]。含有促食欲素的神经元在清醒时活跃，在睡眠时静止。促食欲素的活性受到瘦素（leptin；一种由脂肪组织释放的饱腹感激素）的抑制，并受到胃促生长素（ghrelin；一种由胃细胞分泌的促进食欲的激素）的刺激。来自肠道、脂肪和其他组织的多种多肽和非肽信号参与对饥饿感和饱腹感的调控，实验证据表明，其中一些信号会受到睡眠的影响[65-67]。图 27.2 显示了多种代谢信号 24 h 内的比较一致的波动情况，这些信号反映了进食-禁食时间、睡眠-觉醒周期和昼夜节律的影响。试验中参与者接受 3 顿同样的高碳水饮食，同时接受不同时间点采血和多导睡眠监测。左上角的 3 个图显示了胰岛素、胰岛淀粉素和胰多肽（pancreatic polypeptide，PP）的分布，这 3 种不同的肽是由不同类型的胰腺细胞在餐后血糖升高时同时分泌的。胰岛淀粉素由胰腺 β 细胞在分泌胰岛素的同时分泌，充当饱腹感剂[68-69]。PP 由 F 细胞分泌，与胰岛淀粉素类似，减缓食物通过肠道

的运输，增加饱腹感。

肥胖受试者的 PP 水平比较低[70-71]，给体型瘦的受试者输注 PP 可减少食物摄入[70]。从图 27.2 所示的 PP 曲线可以看出，进食对 PP 的影响呈"双相"，第一阶段被称为"前期"，它发生在进餐后不久，食物进入胃之前，血液葡萄糖水平上升之前[72]。前期 PP 的反应与口鼻信号对迷走神经的刺激有关。图 27.2 的左下数据图显示，摄入富含碳水化合物的食物刺激了源自肠细胞的两种肽的释放，胰高血糖素样肽 -1（glucagon-like peptide-1，GLP-1；小肠远端 L 细胞）和葡萄糖依赖性促胰岛素释放肽（glucose-dependent insulinotropic peptide，GIP；肠道近端 K 细胞）。GLP-1 和 GIP 被称为"肠促胰岛素"激素，因为它们在进食后迅速释放，促进胰岛素分泌[73-74]。GLP-1 激动剂和 GIP 激动剂是广泛使用的一类降糖药物。GLP-1 激动剂也能降低食欲并使体重减轻。在一夜禁食维持稳定的低水平后，胰岛素、胰岛淀粉素、PP、GLP-1 和 GIP 餐后释放增加，图 27.2 右侧的曲线似乎受进食以外的因素调节。胃促生长素是一种强效的饥饿激素，由胃细胞释放[75]。白天血浆胃促生长素水平的变化主要受食物摄入的调节：进食后其水平急剧下降，并随着饥饿感的增加而上升，直到下一顿饭开始[76]。在睡眠期间，胃促生长素水平先是上升，部分原因是饭后的反弹，但随后在整个睡眠期间稳步下降，这是由于睡眠时需要抑制饥饿感[13]。肽酪氨酸-酪氨酸（peptide tyrosine-tyrosine，PYY）由小肠远端和结肠 L 细胞释放，是一种食欲抑制剂，在 24 h 内与胃促生长素分泌呈相反的关系，在进食后短期增加，在晚上和睡眠的前半段稳步下降。图 27.2 右下方的三个面板显示了 24 h 内游离脂肪酸（free fatty acid，FFA；由储存在脂肪细胞中的甘油三酯释放），瘦素（脂肪细胞释放的一种饱腹激素）和内源性大麻素（endocannabinoid，eCB）2- 花生四烯酰基甘油（2-arachidonylglycerol，2-AG；一种享乐性食物摄入的兴奋剂）。这三种循环代谢信号在 24 h 周期中显示出较大的振幅变化，这种变化跟进食和禁食关联不大。FFA 在夜间的升高部分取决于睡眠，因为它在很大程度上取决于睡眠时分泌的 GH 的溶脂作用，这一事件与睡眠中首次 SWS 的出现密切相关[21]。人体内循环瘦素浓度在睡眠前达到峰值，然后持续下降到第二天上午。然后，瘦素水平随着白天累积的热量摄入而升高[77]，瘦素水平的这些变化与饥饿感的变化有关。一直认为，夜间瘦素水平的升高可以抑制夜间禁食期间的饥饿感[77]。虽然白天进食在瘦素从早到晚的逐渐升高中起着主要作用，但一项使用持续肠内营养来消除进食影响的研究显示，与睡眠相关的瘦素升高持续

存在，尽管幅度比正常饮食要低[78]。长时间的完全睡眠剥夺会导致瘦素白天变化幅度的减小[79]。最后，如图 27.2 所示，最近证明了 2-AG（最大量的 eCB 配体）的循环水平在 24 h 内的剧烈变化[80]。外周 eCB 的具体来源尚不清楚，它们可能来源于含有 eCB 合成酶的多种组织，包括但不限于脑、肠道、肌肉、胰腺和脂肪组织[81-82]。eCB 系统由大麻素受体 CB1 和 CB2 组成；这些受体的内源性配体，包括 2-AG 和大麻素（anandamide，AEA）；以及负责 eCB 生物合成和降解的酶。eCB 系统参与控制摄食、体重和外周代谢，是抗肥胖药物研发的目标。享乐性进食，被定义为为了快乐而不是为了满足能量需求而进食，已经被证明与血浆 2-AG 和胃促生长素水平的增加有关[83-84]。因此，从睡眠开始到次日中午，2-AG 水平增加了 3 倍多，这表明，从清晨开始，进食的快感驱动会增加，在习惯性的午餐时间左右达到顶峰。24 h AEA 浓度与 2-AG 浓度明显不同[85]，表明睡眠和昼夜节律系统对 eCB 系统的这两个内源性配体有不同的影响。

睡眠期间的水和电解质平衡

水和盐的体内平衡是由垂体后叶分泌的抗利尿激素（vasopressin）、肾素-血管紧张素-醛固酮系统（renin-angiotensin-aldosterone system）和心房利尿钠肽（atrial natriuretic peptide）的释放联合控制的。白天尿量和电解质排泄高于夜间，这种变化在一定程度上反映了昼夜节律的调控。除了这 24 h 的节律外，尿量和尿渗透压也随着 REM-NREM 周期而波动。REM 睡眠与尿量减少和渗透压增加有关。抗利尿激素的释放是脉冲式的，但与睡眠阶段没有明显的关系[86]。心房利钠肽水平相对稳定，不表现出与睡眠-觉醒或 REM-NREM 周期相关的波动[87]。血浆心房利钠肽是否根据昼夜变化仍是一个有争议的问题[87]。图 27.3 显示了一个人在正常睡眠-觉醒周期和夜间睡眠剥夺、白天补充睡眠的 24 h 血浆肾素活性（plasma renin activity，PRA）节律[88]。无论何时开始睡眠，都与 PRA 的显著增加有关。相反，当受试者被剥夺睡眠时，夜间 PRA 并不会升高（图 27.3 的下方数据图）。一项研究全面记录并描述了睡眠期间 PRA 升高的机制[89]。最初是交感神经张力降低，随后是平均动脉压的降低和慢波活动的增加。慢波活动增加数分钟后，PRA 开始显著上升。在 REM 睡眠期间，交感神经活动增加，而肾素和慢波活动减少，血压变得非常不稳定。睡眠期间 PRA 的这种变化导致夜间醛固酮水平的变化（见文献）[90]。急性完全睡眠剥夺抑制了夜间 PRA 的上升，从而抑制夜间血浆醛固酮升高，增加尿钠排泄[90]。REM 睡眠的开始与 PRA 和醛固酮活动

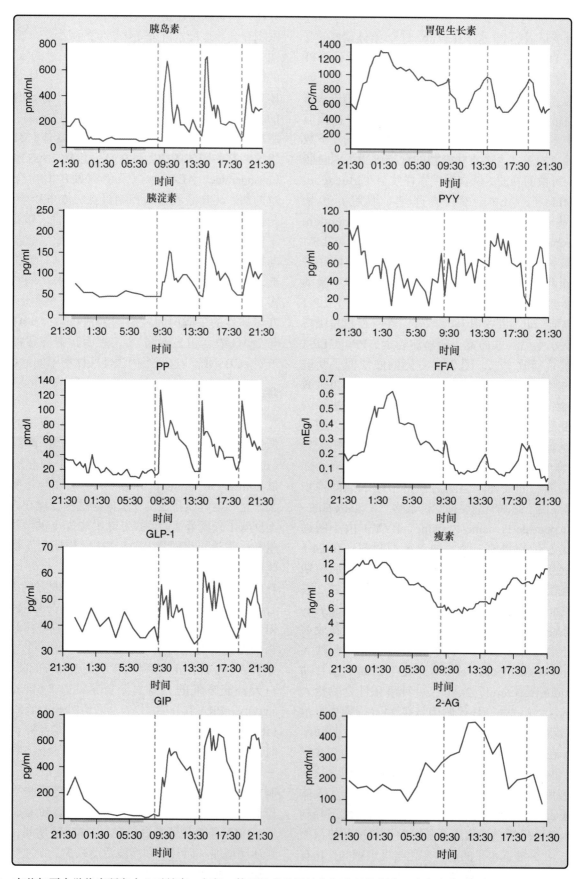

图 27.2　在芝加哥大学临床研究中心对健康、年轻、体型较瘦的男性参与进行的研究。参与者接受 3 顿相同的高碳水化合物饮食（上午 9 点、下午 2 点、晚上 7 点）的同时，频繁抽血检测 24 h 循环代谢信号和多导睡眠监测（PSG）。左图显示了胰岛素、胰岛淀粉素（Amylin）和胰多肽（PP）的分泌情况，这是由不同胰腺细胞分泌的 3 种不同的肽，以及源于肠细胞的两种肽：胰高血糖素样肽 -1（GLP-1；小肠远端和结肠 L 细胞）和葡萄糖依赖性促胰岛素释放肽（GIP；小肠近端 K 细胞）。这 5 种激素都会随

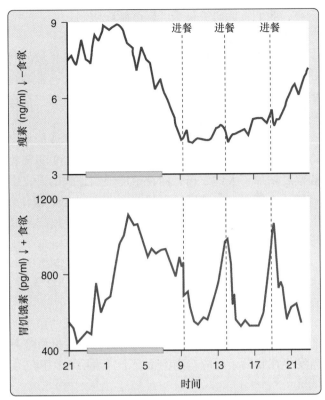

图 27.3　每隔 10 min 采样的健康受试者 24 h 血浆肾素活性图谱。**A：** 晚上 11 点到早上 7 点的夜间睡眠；**B：** 一晚上的睡眠剥夺后，早上 7 点到下午 3 点的睡眠。激素上方显示睡眠的不同阶段：W，觉醒阶段；REM、NREM 1、2、3、4 期。血浆肾素活动的波动与睡眠期间的 REM-NREM 周期同步（From Brandenberger G, et al. Twenty-four hour profiles of plasma renin activity in relation to the sleep-wake cycle. J Hypertens. 1994；12：277-283.）（原著图注与图片不符）

下降之间的密切联系已经多次被观察到。并在选择性剥夺健康受试者 REM 睡眠的研究中证实，剥夺 REM 睡眠会增加 PRA 和 EEG 中的慢波活动[90-91]。

反复睡眠限制：对内分泌、代谢功能和能量摄入的影响

睡眠不足：当代社会非常普遍的状况

2015 年，一个专家小组发表了一项共识声明，建议成人"每晚至少有规律地睡 7 h"，以促进成年人的最佳健康状态[92]。与这一建议形成鲜明对比的是，美国疾病控制与预防中心 2014 年的一项调查显示，不同州每晚睡眠不足 7 小时的成年人比例也不同，从 28.5% 到 44.5% 不等[93]。一项对 324 242 名 18 岁及以

上的美国成年人进行的调查显示，1985—2012 年，成年人睡眠时间不足 6 h 的比例增加了 31%[94]。最近的一项调查发现，2012 年之后，成年人这一比例进一步上升[95]。

对于工业化国家的相当一部分成年人来说，每周工作 5 天积累的睡眠债，可能相当于整整一个晚上的睡眠剥夺。每晚需要高达 9 h 睡眠的年轻人尤其可能积累睡眠债[92]。事实上，关于延长就寝时间的实验室研究发现，7～8 h 睡眠不能满足 30 岁或 30 岁以下的健康成年人的睡眠需求，即使没有明显感觉到睡眠不足，也会导致睡眠债的积累[96-99]。

睡眠持续时间对健康影响的研究：方法与挑战

2000 年以来，睡眠不足对健康的影响一直是大量文献的焦点。这恰当地填补了对长期以来被人类行为方面进行严格科学评估的需求。目前主要采用了 3 种方法。第一：控制良好的实验室研究，受参与者数量和干预持续时间的限制，但可以在 24 h 周期内有多个时间点而不是只能在某个时间点监测生理变量，可以揭示因果关系。第二种：可穿戴技术的出现促进了一些研究，在这些研究中，日常睡眠持续时间可以在数天或数周内进行定量评估，并在现实生活条件下前瞻性地收集健康数据。样本量可以比局限于实验室的研究大得多，但有需要对潜在的混淆因素进行统计控制。第三种：大型前瞻性流行病学队列研究，研究睡眠时间对生物学指标的影响，这种研究中自我报告的睡眠时间存在偏差和不准确性，但是是最常见的自变量。大样本量允许探索人群和社会因素在睡眠行为和健康指标关系中的作用。

这三种方法是互补的，新出现的证据也一致表明，睡眠不足会对健康有多种不利影响。然而，比较来自不同实验室的睡眠限制研究仍然具有挑战性，归因于睡眠开始时间的差异，干预的天数，限制睡眠的时间段，参与者人群差异，饮食、活动、光照条件，以及强制保持清醒的方法。特定干扰的严重程度与"睡眠债"的大小之间是否存在"剂量-反应"关系，这个问题仍未阐明。将实验室研究结果转化为现实生活条件是具有挑战性的，因为在实验室中，睡眠债是日复一日地积累的，而在现实生活中，多日睡眠不足通常会导致至少 1 天的睡眠时间延长。尽管流行病学研究相当一致地观察到日常睡眠时间 6 h 或更少

着餐后血糖升高而迅速释放。右图显示了胃促生长素（来自胃细胞）、肽酪氨酸-酪氨酸（PYY；来自小肠远端）、瘦素（来自脂肪细胞）、游离脂肪酸（FFA；来源于脂肪细胞）、2- 花生四烯基甘油（2-AG；多种组织释放的内源性大麻素）。这 5 种循环代谢信号在 24 h 中表现出较大的波动性，这些变化不只是由于进食和禁食交替导致的，也受睡眠的影响。卧床时间用灰色横条表示。垂直虚线表示进食高碳水化合物的时间（Unpublished data from the Sleep, Metabolism and Health Center at the University of Chicago.）

有显著不利影响，这相当于健康成人 5 天的睡眠债积累达到 5 ～ 10 h。但实验室研究为了缩短干预的持续时间，通常使用更严格的每日就寝时间限制，以便更快地积累大量睡眠债。最后，限制就寝时间会延长室内光照的持续时间，可能会影响昼夜节律系统。尽管存在这些不足，但当实验室、部分人群和流行病学三种研究方法使用类似的研究方案和结局指标时，结果通常是一致的。

在这里，我们回顾了关于睡眠对激素和代谢影响的实验室研究，这些研究通过至少连续 2 个晚上的限制或延长健康成年人睡眠时间来控制睡眠。急性完全睡眠剥夺（必然是一种短期状况）对代谢和内分泌的影响，由于之前已与反复睡眠限制进行了对比[99]，因此将不予考虑。

轻度和重度睡眠限制对内分泌和代谢的影响

为了弄清楚睡眠债累积的总量并定性和定量激素和代谢紊乱的问题，我们将比较在芝加哥大学完成的两个独立的实验室研究，并试图提供重要问题的答案。多次睡眠限制的早期和延迟后果是什么？累计睡眠债总量与内分泌和代谢紊乱程度之间是否存在"剂量－反应"关系？这种比较是否有助于对发病机制的理解？在这两项研究中，参与者具有相似的人群特征，数据是在相似的饮食和照明环境中收集，记录和分析方法几乎相同，限制就寝时间同样以日常习惯下的睡眠时间为中心。一项研究对 11 名健康年轻男性先进行了 6 天的每晚睡眠时间延长到 12 h，随后 6 天的每晚睡眠时间限制在 4 h[20, 101]，图 27.4 的左侧图总结了第一次"睡眠债"的一些激素和代谢改变[100]。每个受试者都作为自己的对照。延长睡眠时间随后是限制睡眠。睡眠限制条件下的第 5 晚和睡眠延长条件下的第 6 晚之后开始 24 h 的血样采集。图 27.4 从上到下显示两种睡眠条件下，生长激素（growth hormone，GH）、皮质醇、促甲状腺激素、葡萄糖、胰岛素和瘦素的 24 h 变化情况。这项研究中，12 h 睡眠条件下参与者平均每晚睡眠时间为 10 h 9 min±15 min，而 4 h 限制睡眠条件下的参与者收集第一次血液样本时，睡眠时间较之少 48 h。在接下来的对比分析中，我们将把这项研究称为"严重睡眠限制"。图 27.4 的右侧图显示了一项随机对照研究中 19 名健康年轻男性 24 h 内同一时间点 6 种血液成分的变化情况，本研究采取 4 晚睡眠时间限制在 4.5 h 与 4 晚睡眠时间 8.5 h[17, 21]。在两种睡眠条件下的第二个晚上之后开始 24 h 的血液采样。这项研究中，4.5 h 睡眠限制条件下收集第一次血液样本时，参与者获得的睡眠时间比 8.5 h 睡眠条件下少 16 h。相对于"重度睡眠限制"

研究，我们将此研究称为"轻度睡眠限制"。

图 27.4 中各图的定性对比可以总结如下：

1. 在轻度和重度睡眠限制后，夜间 GH 释放的时间改变，GH 脉冲发生在睡眠开始前，早于通常的睡眠开始后脉冲。延长 GH 释放导致的生理改变包括夜间游离脂肪酸的释放增加[21]。

2. 无论睡眠状况如何，皮质醇谱的整体波形都保持不变。轻度限制睡眠的研究中，觉醒后皮质醇释放的幅度增加了大约 2 倍，而在重度限制睡眠的研究中增加了 3 倍以上。重度睡眠限制后，夜间皮质醇水平（4:00 ～ 9:00 pm）几乎翻了一番，但轻度睡眠限制影响较小。

3. 在睡眠时间限制为 4 h 6 天后，平均 24 h TSH 水平显著下降，但在睡眠时间限制为 4.5 h 2 天后，TSH 没有显著下降。

4. 在两种睡眠限制条件下，早餐对血糖的影响增加。当睡眠债增大时，这种影响更大。早餐后血糖升高发生在胰岛素反应略高的情况下，表明存在胰岛素抵抗。

5. 轻度睡眠不足后，总体瘦素水平不受影响，但在 6 天内累积大量睡眠不足的情况下，瘦素水平明显下降。

这一对比揭示了夜间 GH 脉冲随睡眠而改变，醒来后皮质醇增加，以及与胰岛素抵抗相关的早晨葡萄糖耐量降低，这些变化在睡眠债的早期出现，在睡眠持续不足时变得更加明显。相比之下，TSH 和瘦素这两种能量平衡的主要调节因子，只有在睡眠债更大的情况下才会明显降低。后面的内容中，我们将讨论睡眠限制对主要内分泌轴、葡萄糖和食欲调控的机制。

垂体和垂体分泌的激素

睡眠相关激素：GH 和催乳素

跨昼夜采样，对完整地评估这些垂体轴至关重要。由于采样困难，睡眠限制对 GH 和催乳素（prolactin，PRL）释放影响的信息非常少，这是两种最依赖睡眠释放的垂体激素。关于 GH，除了图 27.4 上部图所示的数据外[20-21]，我们没有其他数据。轻微的睡眠限制即可导致入睡前和入睡后夜间 GH 脉冲的分解。由于 GH 对其自身释放的负反馈，在睡眠债的情况下，入睡后 GH 脉冲与睡眠前分泌的量呈负相关[20]。夜间 GH 释放分解为两个脉冲，导致夜间 GH 释放持续时间增加，与睡眠债的严重程度无关（平均而言，轻度睡眠限制研究中 + 52 min，重度睡眠限制研究中 + 47 min）。导致入睡前释放 GH 的机制尚未被发现。与睡眠无关的昼夜节律有可能导致夜间 GH 释放，这可能是由生长抑素的抑制作用降低导致的。轻度睡眠

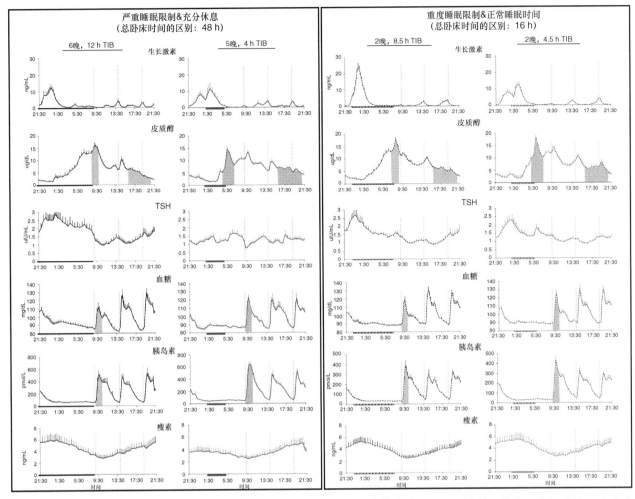

图 27.4　左右两侧图对比了健康年轻男性的生长激素、皮质醇、促甲状腺激素（TSH）、葡萄糖、胰岛素和瘦素的 24 h 变化情况。左侧图：严重睡眠限制（与充分休息组比，睡眠减少 48 h。$n = 11$ 名男性）。右侧图：轻度睡眠限制（与正常睡眠组比，睡眠减少 16 小时。$n = 19$ 名男性）。黑色图形代表充分休息或正常睡眠状态，灰色图形代表睡眠限制状态。水平横条代表睡眠时间段。在皮质醇曲线上，阴影区代表夜间皮质醇水平和醒来后皮质醇脉冲的增加。在葡萄糖和胰岛素曲线上，阴影区代表早餐后的反应（数据来源于参考文献 18，21，22，113-114。轻度睡眠限制组的 TSH 数据尚未发表过。）

限制与正常睡眠条件下，胃饥饿素水平在入睡前阶段基本一致[17，21]。因此，睡眠不足的情况下，胃饥饿素不太可能导致睡眠前 GH 脉冲的出现。

促肾上腺皮质激素轴（垂体－肾上腺轴）

睡眠不足会导致应激性促肾上腺皮质激素轴活动增加。在一项随机交叉设计研究中，比较了两晚 10 h 睡眠和两晚 4 h 睡眠觉醒后，短睡眠组血浆促肾上腺皮质激素（adrenocorticotropic hormone，ACTH）和皮质醇总体水平分别升高了 30% 和 20%[102]。如图 27.4 所示，反复的睡眠限制导致 24 h 皮质醇水平的改变，包括醒来后大幅升高，下午晚些时候和晚上皮质醇水平升高。重度睡眠限制导致晚上皮质醇水平升高，反映了重度睡眠限制比轻度睡眠限制的促肾上腺皮质激素轴的静止时间更长。有几项研究评估了参与者在 2～7 天中每晚睡眠限制在 4～5 h，其血浆或唾液

中皮质醇水平，同样观察到皮质醇浓度在下午晚些时候或晚上升高[102-104]。因此，睡眠不足可能会抑制皮质醇的昼夜节律，皮质醇是中枢和外周生物钟的主要内部同步器[1]。最近的一项研究调查了睡眠不足的参与者在下午晚些时候和晚上出现的相对高皮质醇症是否与 ACTH- 皮质醇对促肾上腺皮质激素释放激素（corticotropin-releasing hormone，CRH）刺激的反应改变有关[105]。为此，在两种睡眠状态下，于下午 6 点静脉注射 CRH。发现睡眠限制时 ACTH 和皮质醇的变化与其对夜间 CRH 刺激的反应降低有关，并且皮质醇反应的敏感性降低，恢复速度减慢。因此，这项研究表明，睡眠不足时垂体－肾上腺对 CRH 的反应减弱，CRH 是神经内分泌对压力反应的关键因素，并且肾上腺从刺激中恢复的弹性降低。与促肾上腺皮质激素轴在晚上的反应性降低相反，皮质醇觉醒反应（cortisol awakening response，CAR），即在早晨醒

来后皮质醇立即快速上升并持续约 1 h[106]，在睡眠不足时会加重。图 27.4 数据表明，随着睡眠限制的增加，这种影响变大。长时间的觉醒（≥ 5 min）打断睡眠与皮质醇脉冲相关。在睡眠限制情况下，CAR 代表着比正常睡眠条件下更严重的应激反应，因为研究过程中参与者睡眠中被闹钟或研究者唤醒。在整个昼夜节律的时间点都有可能发生 CAR[106]。

促甲状腺轴（垂体-甲状腺轴）

在严重睡眠限制研究中（图 27.4 左侧图），睡眠债导致促甲状腺功能的变化[100]。在睡眠不足状态下，夜间 TSH 上升受到抑制，甲状腺激素水平较正常睡眠更高。先前的研究表明，完全睡眠剥夺早期 TSH 分泌显著增加（图 27.1），但当睡眠剥夺继续时，TSH 分泌开始减少，这可能是甲状腺激素水平缓慢上升的负反馈效应。反复睡眠限制后促甲状腺功能改变可能是类似的机制。在睡眠限制或完全睡眠剥夺的受试者中，游离甲状腺素（thyroxine，T4）指数、T3 和游离 T4 水平升高与这一假设相一致[100-101, 107-108]。在接受 14 天中度睡眠限制的中年超重成年人中，睡眠限制后的 TSH 和游离 T4 水平低于正常睡眠[109]。

垂体-性腺轴

关于睡眠时间对女性激素影响的研究很少。读者可参考第 155 章"更年期和多囊卵巢综合征的睡眠障碍"的综述。有证据表明，睡眠不足对男性睾酮分泌的性腺轴有不利影响。对健康的年轻男性实行 1 周的部分睡眠限制（5 h 睡眠）与睡眠充足的 10 h 睡眠相比，下午和晚上的睾酮水平下降 10% ～ 15%[110]。目前认为这种睾酮水平的下降会导致 15 ～ 20 岁年轻男性的衰老[110]。在一项连续 5 晚只睡 4 h 的研究中也观察到类似的趋势[104]。在另一项研究中，完全剥夺睡眠一晚或睡眠时间限制在前半夜 4.5 h 后，早晨的睾酮水平降低了约 20%[111]。最近对全国健康和营养调查的流行病学研究，包括 2295 名 16 岁及以上（中位年龄 46 岁）的男性，分析了睾酮水平与自我报告睡眠时间的关系[112]。多因素回归分析显示，睡眠不足使睾酮水平降低 5.85 ng/（dl·h）（$P < 0.01$），而年龄对睾酮的影响仅为 0.49 ng/dl/y。值得注意的是，这是一项横断面流行病学研究，因此不能证明其因果关系。综上所述，这些发现表明，了解日常睡眠时间，以及睾酮测试前一晚的睡眠时间，对雄激素缺乏症的诊断很重要。因为 2010 年以来，用于成年男性精力不足、疲劳和性欲下降的外源性睾酮替代治疗急剧增加，应考虑到睡眠不足可能导致或加重这些症状。

葡萄糖代谢

在重度睡眠限制的研究中（图 27.4 左侧图），在睡眠不足和充足睡眠条件下，早餐后血糖峰值水平（即 ±15 mg/dl）的差异与葡萄糖耐量下降是一致的[100]。在该研究中，经过连续 6 晚的 4 h 睡眠后进行的静脉葡萄糖耐量测试证实了这种葡萄糖耐量恶化的临床意义[100]。研究发现，葡萄糖耐量降低是葡萄糖有效性（一种非胰岛素依赖型葡萄糖使用量的指标）下降和胰岛素对葡萄糖的急性反应降低（尽管胰岛素敏感性下降）的综合结果。胰岛素敏感性和急性胰岛素对葡萄糖反应的乘积，即处置指数，是糖尿病风险的有效指标。在睡眠不足的状态下下降了近 40%，达到了糖尿病高风险人群的水平[113]。值得注意的是，反复睡眠限制的影响仅在进食和静脉注射葡萄糖的反应中表现出来，空腹血糖水平保持不变。在轻度睡眠限制的研究中，早餐或静脉注射葡萄糖的葡萄糖耐量也降低，但程度较轻，呈剂量-反应关系[21]。

迄今为止，至少有 15 项控制良好的研究探讨了睡眠限制对葡萄糖代谢的影响[21, 100, 103-104, 114-124]。除了其中两项研究（参考文献[115, 122]）外，所有研究都观察到睡眠不足状态下葡萄糖耐量下降。在实验室研究中，睡眠限制的持续时间从 2 晚到 14 晚不等，睡眠时间为 4 ～ 5.5 h。图 27.5 总结了使用静脉注射试验评估胰岛素敏感性的 8 项实验室研究的结果，共包括 95 名受试者。这 8 项研究均发现胰岛素敏感性降低，幅度为 17.5% ～ 39%[21, 100, 103, 114, 117-118, 123-124]。有一项研究胰岛素敏感性（insulin sensitivity，SI）的降低幅度最大，该研究将检测时间安排在睡眠限制醒来后大约 1 h，此时褪黑素水平仍然是升高的。这种早晨的昼夜节律失调可能导致 SI 的明显下降。有两项研究通过静脉注射检测睡眠质量下降而不是睡眠时间下降对葡萄糖代谢的影响[125, 126]，结果都显示 SI 的下降（图 27.5）。

人们提出了多种机制来解释睡眠不足导致的胰岛素抵抗。在一项随机交叉研究中[127]，比较了 4 天 4.5 h 的睡眠时间和 8.5 h 的睡眠时间，在每种睡眠状态结束时，从 7 名参与者那里获得了腹部皮下脂肪活检样本[127]。脂肪细胞在体外暴露于递增的胰岛素浓度中，以检测胰岛素激活 Akt 磷酸化的能力，这是胰岛素信号通路的关键步骤。当受试者睡眠不足时，达到 Akt 反应的最大磷酸化的一半所需的胰岛素浓度大约高 3 倍，这表明睡眠是这种外周组织中胰岛素作用的重要调节因素。这项 2012 年的研究首次揭示了反复睡眠限制后全身胰岛素敏感性降低的分子机制[127]。使用相同的随机交叉试验方案，作者后续报告显示，

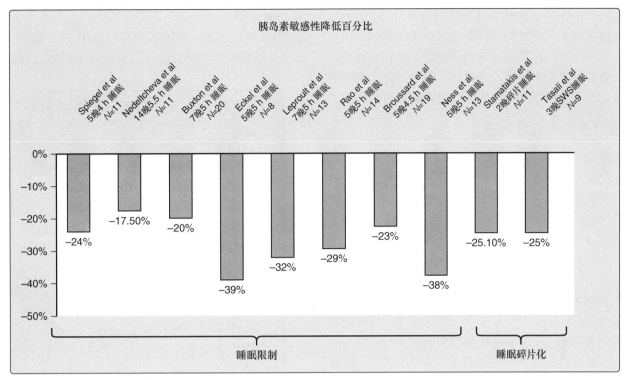

图 27.5　限制睡眠（8 项研究[22, 113, 116-127, 130-131, 136-137]）或碎片化睡眠（2 项研究[138-139]）后，通过 IVGTT 或高胰岛素正血糖钳夹测量的胰岛素敏感性的相对变化（与正常睡眠状态相比下降的百分比）（Adapted from Reutrakul S，Van Cauter E. Sleep influences on obesity，insulin resistance，and risk of type 2 diabetes. Metabolism. 2018；84：56-66.）

全身胰岛素敏感性的降低与禁食导致的 FFA 增加显著相关[21]。之前的多项研究显示睡眠限制的受试者循环 FFA 浓度的快速升高与胰岛素抵抗有关[128-129]，尽管没有发现直接因果关系。因此，睡眠不足后出现的脂肪组织功能障碍可能是通过增加脂肪分解和血浆中游离脂肪酸的含量而导致全身胰岛素敏感性下降。2015 年，一项设计全面的随机交叉研究中[117]，14 名参与者每人两次入院，第一次入院后 5 个晚上睡眠时间限制为 4 h，第二次入院后 5 个晚上 8 h 正常睡眠，研究使用高胰岛素正葡萄糖钳夹试验间接评估了参与者们肌肉和肝的胰岛素敏感性（通过稳定同位素技术检测）。睡眠限制后，肌肉胰岛素敏感性降低了 29%，虽然糖异生增加，肝胰岛素敏感性（估计是由于内源性葡萄糖生成）没有显著变化[117]。在睡眠限制条件下，空腹 FFA 水平的显著升高证明夜间脂肪分解增加，这与 Broussard 及其同事的观察结果一致[21]。作者提出如下假设，FFA 升高一部分原因是外周敏感性降低和肝代谢调节的结果（即仅糖异生增加而内源性葡萄糖生成没有增加）[117]。这 3 项研究的结果[21, 117, 127]表明，有一条潜在的通路将睡眠 - 觉醒稳态的中枢活动与生长激素分泌改变、早晨 FFA 浓度升高联系起来，从而导致脂肪和肌肉组织的胰岛素敏感性下降。下丘脑 - 垂体 - 肾上腺（hypothalamic-pituitary-adrenal，HPA）轴和交感神经活动（sympathetic

nervous activity，SNA）的兴奋性增加可以发生在睡眠不足之后[100-104, 118]，与胰岛素敏感性降低也有关。事实上，胰岛素抵抗可能是由于 SNA 和（或）HPA 活性增强导致的。例如，外源性皮质醇和（或）去甲肾上腺素（这两种激素分别在 HPA 轴和 SNA 被激活时分泌增多）已被证明会诱导全身以及细胞的胰岛素抵抗[130-132]。在其他情况下，慢性全身性和脂肪组织炎症也与胰岛素抵抗有关。有几项研究证实反复睡眠限制影响炎症标志物［最常见的是 C 反应蛋白（C-reactive protein，CRP）］的分泌。有两项平行研究[133-134]显示延长睡眠限制（10 ～ 12 天），并比较每晚 4.0 ～ 4.2 h 与每晚 8.0 ～ 8.2 h 的正常睡眠（参与者在实验室控制条件下睡眠）参与者的血清 CRP 水平差异。尽管样本量小（n = 5 ～ 9 名受试者），但两项研究都观察到 CRP 升高的趋势接近显著。随后进行的两项规模稍大的研究（每个研究 n = 13），睡眠限制时间较短（5 ～ 8 天，每晚 4 ～ 5 h 睡眠时间与 8 ～ 9 h 睡眠时间比较），观察到 CRP 分别增加 45%[135]和 64%[114]。因此，睡眠不足与炎症关系的证据很少，仍然没有定论，但值得进一步探索。血液和外周组织中氧化应激标志物的增加与胰岛素抵抗有关，并可能与睡眠不足对代谢的不利影响有关。人类睡眠限制与氧化应激关系的研究很少。一份报告显示，健康男性 5 个晚上每晚 5 h 睡眠限制后，过氧化物酶修饰的氧化低密度脂蛋白升高[136]。其他机制，包括脑葡萄糖利用率降低和昼夜节律失调，也可能在代谢障碍中起作用。这两种改变都能导致血糖水平升高和随之而来的胰岛素抵抗。综上所述，睡眠限制后，有多种机制同时或协同作用影响葡萄糖代谢。

食欲的神经内分泌调控

图 27.6 显示与控制食欲有关的 5 种循环信号的 24 h 变化，数据来源于将控制饮食摄入且体重稳定的非肥胖成年人的睡眠时间分别限制在 4.5 h 和 8.5 h 的第三天进行评估[80, 85, 137]。这项随机交叉研究采用了与图 27.4 的轻度睡眠限制研究类似的方案。瘦素是一种源自脂肪组织的饱腹感信号，在睡眠减少时，瘦素是第一个被检测到的变化。最早将睡眠不足与瘦素失调联系起来的两项研究发表于 2003 年[79, 138]。两者都采用重度睡眠限制，第一项采用连续 7 天将睡眠时间限制在 4 h，另一项是让参与者连续 88 h（即 > 3 天）不睡觉。这两项研究都表明，睡眠不足后，瘦素水平和昼夜变化幅度都有所下降。图 27.4 左侧图的重度睡眠限制研究中进一步证实了这些早期发现[101]。瘦素平均浓度下降 20% ～ 30%，表明睡眠限制会改变瘦素精准调控能量信号平衡的能力。这一结果在后来的随机交叉研究中得到了证实，该研究通过更长时间的频繁血液采样来评估瘦素水平[16]。图 27.4 通过比较轻度和重度睡眠限制后瘦素的水平，发现只有在睡眠严重不足的情况下，总瘦素浓度的改变才能被检测到。最近的一篇综述[66]收集早晨样本，检测不同程度的睡眠限制对瘦素的影响，但是这些研究的参与者是偏瘦、超重或肥胖的男性和女性在不同的饮食条件下（维持体重、随意或减肥）进行的。毫不奇怪，研究结果各不相同。在"轻度睡眠限制"的研究中（图 27.6），平均瘦素浓度不受轻度睡眠限制的影响，其分泌的幅度略有降低，差异有统计学意义[137]。

胃促生长素（胃饥饿素）是一种由胃细胞分泌的促进食欲的激素，其复杂的 24 小时调节机制意味着

评估睡眠限制的影响，需要频繁的白天和夜间采样。在 2004 年发表的一项随机交叉研究中[16]，持续 2 天的 4 h 睡眠时间，使胃促生长素较 10 h 睡眠时间组增

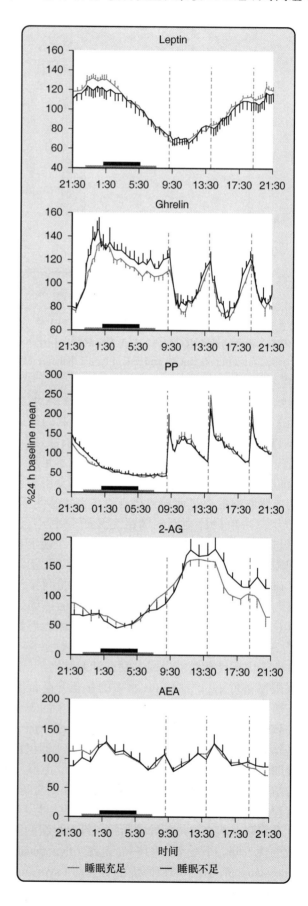

图 27.6 调节食欲的激素在实验性睡眠限制［3 晚 4.5 h 睡眠（黑色横条）与 3 晚 8.5 h 睡眠（灰色横条）］时的 24 h 变化。图中从上到下：瘦素（Leptin，饱腹感）；胃促生长素（Ghrelin，饥饿感）、胰多肽（PP，饱腹感），以及 eCB2-2-AG 和 AEA（享乐性进食）。这些数据是在一项单独的实验室研究中获得的，该研究包括 14 名年轻的非肥胖成年人，他们接受了三餐含相同碳水化合物的体重维持饮食。每个时间点的纵行条代表平均值的标准差（SEM）。垂直虚线表示进餐时间。值得注意的是，如果采样仅限于清晨时间，则不会检测到睡眠限制对瘦素和2-AG 的影响（数据来源于参考文献 82，87，152。关于 PP 的数据尚未发表。）

加了 28%，睡眠不足后胃促生长素增加在后期的研究中也得到了证实[115, 139]。图 27.6 的第二组显示年轻男性在饮食控制条件下，每晚 4.5 小时睡眠第三天的胃饥饿素较 8.5 小时睡眠组升高，即使是轻度睡眠限制也可导致胃促生长素升高。也有阴性结果被报道[66]。抽样的不同，如早晨取样时间不同、食物摄入不同、研究参与者的人群差异以及睡眠限制严重程度的差异，都会导致结果的不同。最近的两项荟萃分析发现睡眠限制对瘦素或胃促生长素没有显著影响，并发现研究之间的高度异质性，这是由于各个睡眠限制对瘦素和胃促生长素影响的研究结果差异较大导致的[65, 140]。图 27.6 中从上到下的第 3 个图显示了两种睡眠状况下 PP 的 24 h 分泌节律。PP 是胰腺 F 细胞分泌的一种饱腹感因子，通过减缓食物在肠道的转运来促进饱腹感。没有检测到睡眠限制对 PP 的显著影响。图 27.6 最下面两个图显示了研究最多的两个 eCB 受体的配体，2-AG 和 AEA。长期以来，eCB 受体系统的激活被认为可以强有力地刺激食欲。配体 2-AG 在外周血中含量最多，与 CB1 受体结合，CB1 受体是抗肥胖药物的靶目标。图 27.6 显示了 2-AG 和 AEA 24 h 内的调控存在显著性差异[85, 137]。睡眠限制导致 2-AG 分泌节律更明显，峰值延迟并增强，这表明睡眠不足时 eCB 分泌规律的改变可能导致享乐性进食的增加[137]。而 AEA 不受睡眠限制的影响，表明两种 eCB 配体有不同的调节通路，要弄清楚两者的不同，需要在一整天不同时间点进行研究[85]。GLP-1 和 PYY 是两种抑制食欲的肠道激素，在睡眠限制的研究中报道比较少。在 4 天的 4 h 睡眠限制后，下午 GLP-1 水平在女性中较低，而在男性中没有此发现[115]，表明这一通路可能会促进女性在睡眠不足时暴饮暴食。各研究中，睡眠限制对 PYY 影响的研究结果是不一致的[66]。

睡眠不足对饥饿和进食的影响

我们筛选出 11 项为期 2 天或更长时间的睡眠限制[16, 104, 116, 124, 137, 141-146] 对主观饥饿或食欲影响的研究。除了 3 项研究外[104, 116, 141]，所有研究都显示睡眠限制条件下饥饿感较正常睡眠时增加。这 11 项研究比较了睡眠限制和正常睡眠期间的热量摄入，其中 7 项研究观察到睡眠不足时热量摄入增加[66]。2019 年发表的一项荟萃分析得出结论，睡眠限制导致主观饥饿感增加 100 mm 水平（$MD = +13.4$ mm，$P < 0.001$），平均热量摄入增加 253 kcal/d（$P = 0.011$）[65]。有几项研究显示，在睡眠限制期间进食模式变得不健康，包括深夜或夜间进食[147-148]、多吃零食[17, 147] 和增加脂肪摄入[148-149]。在一项对健康成年人（$n = 19$）的

研究中，他们每个人都参加了两次间隔 60 天的睡眠限制实验（5 晚 4 h 的睡眠时间[150]），男性参与者在两次睡眠限制中都表现出一致的热量摄入变化（相关性为 0.69）。深夜（晚上 10 点至凌晨 4 点）的食物摄入量在参与者之间差异很大，但同一参与者在两次睡眠限制中的一致性较高（相关性为 0.86），无论男女。最近的一项分析也显示了睡眠限制后能量摄入的巨大个体间差异，并且平时被忽视的个人食物喜好可能在这种差异中发挥了作用[151]。

睡眠恢复或延长对内分泌和代谢的益处

"反复睡眠限制：对内分泌、代谢功能和能量摄入的影响"一节中回顾了实验性睡眠限制对代谢和内分泌的不利影响，这些证据强烈支持习惯性睡眠不足可能会增加肥胖和 2 型糖尿病的风险。图 27.7 的信号通路显示睡眠不足与当代社会这两种高度流行的代谢疾病联系。流行病学的纵向队列研究得出一致结论，睡眠不足与体重增加、肥胖以及糖尿病显著相关。2010 年以来发表的系统综述和荟萃分析总结了这些数据[152-157]。在 2014 年的一项研究中，与睡眠不足相关的肥胖的相对风险为 1.45［95% 置信区间（CI）：1.25 ~ 1.67］[153]，在 2017 年的一项研究中相对风险为 1.38（95% CI：1.25 ~ 1.67）[156]，与最近的研究结果一致[157]。2014 年的研究首次评估了睡眠不足（5 ~ 6 h）相关的糖尿病相对风险为 1.28（95% CI：1.03 ~ 1.60）。另一项荟萃分析得出结论，睡眠时间为 7 ~ 8 h 发生糖尿病的风险最低，睡眠时间每减少 1 h，糖尿病风险增加 9%[154]。有研究显示，睡眠时间少于 5 h 的糖尿病相对风险为 1.48（95% CI：1.25 ~ 1.76），而睡眠时间少于 6 h 的相对风险为 1.18（95% CI：1.10 ~ 1.26），与公认的糖尿病风险因素——缺乏运动——相同或更高[155]。

图 27.7 所示的通路的简化模式显示慢性睡眠限制可能是所有哺乳动物物种中人类独有的行为，可能通过多种机制影响代谢。从这个示意图中可以得到以下重要信息：针对某一信号通路的一种药物不太可能预防或减轻慢性睡眠不足的不利影响。因此，延长慢性睡眠不足者的日常睡眠时间是一种简单、低成本干预的方法，保障睡眠可以维持体重、促进减重，减轻 β 细胞的胰岛素抵抗，从而降低患糖尿病的风险，来预防代谢功能障碍。矫正睡眠不足导致的代谢障碍所需恢复性睡眠的质和量是一个新的研究领域。一些短期的实验室研究已经探讨了在反复睡眠限制后通过延长几天睡眠时间，是否能够纠正代谢缺陷。更具挑战性的问题是，当前影响 30% ~ 45% 美国人的长期

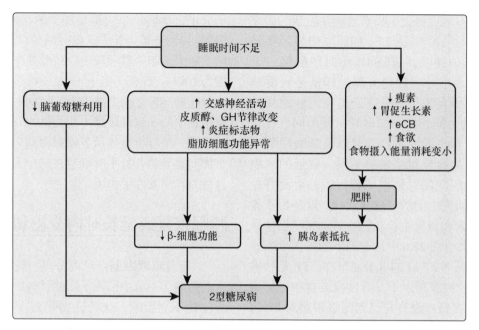

图 27.7　睡眠不足与肥胖和糖尿病风险的相关通路。eCB，内源性大麻素；GH，生长激素（Adapted from Reutrakul S，Van Cauter, E. Sleep influences on obesity，insulin resistance，and risk of type 2 diabetes. Metabolism. 2018；84：56-66.）

睡眠不足是否可以通过改变这种行为以有益于激素和新陈代谢，以及有益于健康和幸福等其他方面。

　　1999 年发表的"睡眠不足研究"中[100]，参与者在依次经历 3 种睡眠模式（3 天每晚 8 h，6 天每晚 4 h，6 天每晚 12 h 睡眠）检测主观睡眠、上午和下午心脏-迷走神经反射（通过心率变异性分析）、夜间游离皮质醇水平（通过唾液样本）、24 h 血浆瘦素水平和早晨葡萄糖反应[101]。在卧床时间为 12 h 的第一个晚上，受试者的总睡眠时间略长于 10 h，而到第 6 个晚上，他们的总睡眠时间平均为 9 h 43 min。由于数据是在每个睡眠模式结束时收集的，总睡眠时间与每个评估变量之间都存在剂量-反应关系，在 12 h 卧床结束时具有最佳值。这一结果表明，各指标的恢复不仅是可能的，而且推荐的 8 h 睡眠时间对年轻男性来说可能不够。现实生活中很少实现连续 1 周如此长时间的睡眠。Eckel 及其同事评估了受试者静脉给药和口服胰岛素敏感性[123]，这些受试者先是 5 天内睡眠被限制在 5 h，然后连续 5 天 9 h 的睡眠时间。口服胰岛素敏感性在 3 天 9 h 的睡眠后恢复到基线，而静脉注射胰岛素即使在连续 5 天 9 h 睡眠后，其敏感性也没有恢复。2016 年的一项研究表明，在 4 晚 4.5 h 的睡眠限制后，2 晚的恢复睡眠（分别为 12 h 和 10 h）足以使胰岛素敏感性恢复到基线水平[158]。最近的一项研究包含 3 个睡眠模式：10 h 卧床，随后 5 晚 5 h 的睡眠，最后是 2 晚 10 h 的恢复性睡眠。其结果表明，恢复性睡眠后不能完全纠正睡眠不足状态下胰岛素敏感性的降低[159]，可能是因为睡眠不足比

之前的研究更严重，而恢复性睡眠时间比较短。然而，静脉注射葡萄糖和摄入高脂肪晚餐后游离脂肪酸的变化在恢复性睡眠后恢复正常[124, 159]。最后，一项模拟周末恢复性睡眠的研究中，比较了 8 晚 5 h 的睡眠和 8 天模拟 1 周的睡眠（其中包括 5 天 5 h 睡眠，然后是 2 天模拟周末的自由睡眠，然后是 1 天 5 h 的睡眠）这两种情况[160]。上述两种睡眠情况出现以下类似改变：胰岛素敏感性低于基线水平和餐后能量摄入高于基线水平。因此，周末补偿睡眠可能无法避免 1 周睡眠不足导致的相关代谢失调。总之，5 项关于短期睡眠限制后恢复性睡眠的研究表明，恢复是可能的，但在正常的生活条件下不太可能。

　　对于长期睡眠不足的人来说，延长睡眠时间对葡萄糖稳态的潜在益处尚不清楚。第一项试验包括了 125 名肥胖的日常短睡眠参与者。虽然该方案受到霍桑效应（Hawthorne effect）的影响，但参与者 81 天（中位数）的自行居家睡眠时间延长，可能与胰岛素抵抗的改善、空腹血糖异常和代谢综合征患病率的降低有关[161-162]。最近的一项研究观察了居家延长睡眠时间对健康志愿者（$n = 16$）葡萄糖代谢的影响，这些志愿者在工作日长期睡眠不足，但在非工作日可以延长睡眠时间，表明他们没有失眠障碍[163]。经过 6 周的睡眠延长（平均增加 44 min/d），睡眠持续时间（基于活动轨迹记录的）的增加与空腹胰岛素敏感性的改善之间存在很强的相关性[164]。在另一项研究中，10 名超重的年轻人在他们的家庭环境中报告日常睡眠时间为 6.5 h 或更少[164]。1 周的日常短睡眠后，

2 周 8.5 h 的延长睡眠，平均每天睡眠时间增加 1.6 h。睡眠延长导致食欲下降 14%，并对甜食和咸味食物的欲望降低 62%。此外，健康的年轻男性如果每周睡眠时间只有 6 h，但在周末连续 3 天每晚睡眠 10 h"补觉"，可以改善口服葡萄糖耐量[165]。最后，2019 年发表了一项针对 19 名泰国成年人的研究，这些成年人报告每晚睡眠时间不超过 6 h，从 2 周的习惯性睡眠过渡到 2 周的延长睡眠[166]。在每种睡眠情况结束时进行口服葡萄糖耐量测试。在日常睡眠条件下，通过活动描记记录法记录到睡眠时间平均为 5 h 19 min，睡眠平均只延长了 36 min 的参与者的葡萄糖耐量并没有因为睡眠延长而改善。而在睡眠时间延长至 6 h 以上的参与者（$n = 8$）中，胰岛素抵抗降低，胰岛素释放增加。该研究显示了慢性睡眠不足者延长睡眠的艰巨性，但当参与者依从性增加时，结果是令人满意的。总而言之，有少量证据一致表明，优化日常睡眠时间可以降低慢性睡眠不足者患肥胖症和糖尿病的风险。目前尚需要更大规模、更长时间的研究来进一步证实这些发现。

临床要点

内分泌和新陈代谢在一天 24 h 内变化很大。对于绝大多数的激素和代谢标志物来说都是如此。大量的实验和流行病学研究表明，睡眠不足会影响葡萄糖耐受和糖尿病的多种信号通路，也会导致体重增加和肥胖。相反，新的证据表明，延长习惯性睡眠不足者的睡眠时间，可能有益于代谢。临床医生在评估内分泌以及代谢性疾病的风险和严重程度时，应系统地采集有关睡眠持续时间、睡眠质量和规律性的信息。预防或治疗肥胖和（或）糖尿病干预措施的随机临床试验，应考虑将日常睡眠时间作为各指标的潜在影响因子。

总结

本章综述了健康成人睡眠与下丘脑-垂体轴内分泌轴的相互作用，以及睡眠在碳水化合物代谢、食欲调节、骨代谢和体液平衡相关激素调控中的作用。自 2010 年以来，人们对内分泌系统作为一个重要信号网络的复杂性逐渐重视。目前已知大多数内分泌细胞具有昼夜节律，并受到睡眠时间、时长和质量的影响。然而，大多数关于激素和新陈代谢的临床研究仍然只采用一天中的某一时间点，而忽略了受试者的睡眠和昼夜节律。虽然人们逐渐认识到了睡眠在内分泌和代谢调节中的重要作用，仍有 30% 以上的美国成年人睡眠时间少于 6 h。自本卷第 6 版出版以来，科学界进行了大量研究，以证明睡眠不足对激素和新陈代谢的不利影响。本章的重点是总结研究结果及其意义。近年来取得的重要突破是证实了延长习惯性睡眠不足者的睡眠时间有益于健康。

参考文献和拓展阅读

请扫描书后二维码，获取参考文献和拓展阅读资源。

第 28 章

睡眠与冬眠中的体温调节

Eus Van Someren, *Tom Deboer*

孙艳坤 孟适秋 张雨欣 译 时 杰 审校

章节亮点

- 尽管长期以来人们都能意识到睡眠与体温调节是密切相关的，但人们仍然缺乏对关键机制的了解。

- 本章描述了人类的正常睡眠与核心体温的昼夜节律调节之间的关系。基于这种相关性，人类和动物干预研究通过改变环境温度或睡眠压力，探讨了可能的因果机制。热干预可能在失眠治疗中发挥了作用。

- 除了睡眠，本章也会介绍动物的蛰眠状态。由于这种状态是通过正常睡眠进入的，因此这一模型可能对于进一步研究体温调节与睡眠之间的关系具有一定价值。

体温调节系统和睡眠调节系统分别由两个相互作用的生理原理——稳态和昼夜节律调节——所驱动[1]。本章主要分为 3 个部分：①简要介绍核心体温（core body temperature，CBT）的昼夜节律调节；②睡眠与体温调节机制的交互作用；③冬眠，这是少数哺乳动物特有的特殊状态。

动物通过居住在安全的睡眠地点来提高生存能力，并利用睡眠来减少身体和大脑的能量消耗以使能量节省最大化，同时进行各种恢复过程[2-3]。研究热生理学及其与睡眠的关系，使得人们寄希望于温度相关干预可以缓解睡眠障碍，并有助于部分解决普通人群中的睡眠和警觉性问题。在动物界中，静息和睡眠状态以及热生理学的变异性很大[2-3]，为了限制本章的讨论范围，我们将重点介绍人类和啮齿动物的研究结果。

核心体温的节律调节

50 多年前，Aschoff[4]表明人体由两个热生理室组成：产热的恒温核心和调节散热的变温壳。后者的大小主要取决于环境温度。在温暖的环境中，壳体较小；在寒冷的环境中，壳体较大，以此作为缓冲，保护核心不被过度冷却。所有的外周组织，如脂肪、皮肤，特别是腿部和手臂的骨骼肌，都可以在外周血流量低的情况下显著调节壳体的大小。因此，肌肉和皮肤的血流速率是决定壳体大小变化的主要因素，进而影响外围的保温。远端皮肤区域，特别是手指和脚趾，是核心体温散热的主要热效应器，因为它们具有散热的最佳物理和生理特性。它们具有理想的表面形

状（圆形，小半径），可以更好地将热量传递给环境；从近端到远端皮肤部位，表面积与体积比逐渐增加。因此，远端皮肤温度可以很好地衡量外壳的大小。

核心体温（CBT）包括大脑和腹腔内以及内脏器官（如肝、心脏和肾）的温度[4]。哺乳动物的平均核心温度约为 38℃；其中下限和上限分别为象的体温 36.5℃，山羊的体温约为 39.7℃。行为和生理过程在广泛的环境温度范围中将 CBT 保持在一个狭窄的范围内。关于体温调节系统的详细描述请见其他部分[5]。

CBT 由独立的热效应器回路调节，每个回路都有自己的传入神经元和传出神经元[6]。回路之间的协调是通过它们共同的受控变量 CBT 来实现的，其中热效应器阈值受到昼夜节律的调节[7]。哺乳动物的昼夜节律是由位于下丘脑视交叉核（suprachiasmatic nuclei，SCN）内的自维持中枢调控的。尸检研究证实，人类的体温节律也与 SCN 密切相关[8]。即使在早产儿中发现的未成熟的 SCN，通常也具有内源性体温节律的能力[9]。昼夜节律（以及其他节律）通常被同步性光线同步到 24 h 的太阳日中[10]。SCN 还参与光对体温的即时影响[11]。

SCN 到视前区下丘脑前部（Preoptic anterior hypothalamus，POAH）的前向投射将昼夜节律信号传递给体温调节系统[10]。CBT 的调节是通过稳态和昼夜节律的协同作用实现的。在人类中，傍晚 CBT 的下降是由于产热和散热调节阈值的有规律的下降；而早晨则相反。当产热超过散热时，体内热量增加，反之亦然。

根据环境温度，人体大约 70% ～ 90% 的体热储

存在核心区域。因此，CBT 的变化在很大程度上反映了体热含量的变化。热量产生和热量散失随着肌肉活动、液体和食物摄入等行为活动而变化。这些活动通常发生在昼夜节律的特定阶段，因此可能影响测量到的温度周期[11]。固定程序（constant routine，CR）的开发可以在人工条件下研究人体的温度节律，从而最小化特定阶段的行为和生理影响[12]。使用这一方法进行研究，结果表明，热量产生先于热量散失，而 CBT 的变化是一项中间结果[12]。体内的热量产生和散失不仅体现在时间上，在空间上也是分开的[4]。在静息状态下，约 70% 的热量产生依赖于内脏的代谢活动，而散热则是通过血液流动将核心区域的热量转移到体表，如远端皮肤区域[4]。皮肤远端血流的温度调节主要由自主神经系统通过动脉-静脉吻合支的收缩或扩张来实现，这些吻合支仅存在于无毛的远端皮肤区域，如手指和脚趾[4]。当这些吻合支开放时，温暖的血液直接、快速地从动脉流入真皮静脉丛，从而有效地从核心区域向远端皮肤进行热量交换。因此，远端-近端皮肤温度梯度（distal-proximal skin temperature gradient，DPG）提供了远端皮肤血流的选择性测量，从而提供了通过四肢的身体热量损失[4]。交感神经活动似乎对外周血管的收缩至关重要，但实现这种调节的确切神经过程仍有争议[13]。

在人工 CR 条件下（这些条件最大限度地减少了特定阶段的行为和生理对温度的影响），远端皮肤温度（如手和脚）的时间变化呈现出与 CBT 相反的昼夜节律，大约提前了 100 min[12]（即在晚上，远端皮肤温度上升先于 CBT 下降）[12]。这些远端皮肤温度节律的振幅大约是 CBT 的 3 倍[12, 14]。相比之下，近端皮肤区域（如大腿、锁骨下区域、腹部和前额）的温度变化与 CBT 同步，振幅相近[12, 14]。在 CR 中获得的曲线被认为代表了"真正的未被遮盖"的昼夜节律。然而，这些曲线及其相位关系仅在一种特定类型的 CR 中被研究：人们保持仰卧且不活动。这些发现可能并不适用于人们持续活动、坐着或站立的人工 CR 条件。CR 方法可能解决了某些问题，但也引入了其他问题，因为它试图在阻断正常的过程后来研究复杂系统。因此，结果应谨慎解读，因为该方法可能导致在缺乏正常连接过程的情况下出现相反的条件补偿反应。另一个由于中断原本连接的过程而可能产生严重问题的例子是在强迫睡眠和（或）在一天中的错误时间醒来后，基因表达谱发生了巨大变化[15]，这在 CR 和超短睡眠-觉醒节律模式中都很常见[15]。

夜间松果体分泌的褪黑素，受 SCN 调控，对于夜间的体温降低起着关键作用[16]。在下午，当体内的褪黑素水平较低时，摄入褪黑素会引发与自然晚上类似的热生理效应[16]。褪黑素是否通过直接作用于血管受体，间接调节交感神经活动，或是两者兼有，仍有待确定[16]。此外，作为睡眠-觉醒状态的客观指标，它还能增加主观的困倦感，以及脑电图（electroencephalogram，EEG）中 θ 波和 α 波活动水平[16]。值得注意的是，晚上褪黑素分泌的增加是 SCN 调控的昼夜节律生理调节的一部分，同时可以降低体温、增加困倦感并促进入睡。

睡眠与热生理变量的相关性

接下来的章节将通过两方面的证据来阐明睡眠与体温调节系统之间的关系：在基础的舒适温度条件下，以及在昼夜节律、温度和睡眠压力变化等不同条件下。神经解剖学研究也揭示了这两个系统之间显著的相互作用，进一步揭示了体温调节与睡眠的关系。

睡眠开始时的体温

体表温度的日间变化反映了复杂的昼夜节律体温调节系统和行为，包括睡眠、姿势、活动、饮食和光照。从站立到仰卧的姿势变化会导致血液和热量从核心区域向外围重新分布，从而增加皮肤温度，降低 CBT，并增加困倦感[17]。因此，躺下行为引起的姿势变化显著促进了从睡眠开始前到睡眠开始后观察到的 CBT 下降。图 28.1 总结了热生理变量、心率、嗜睡主观评分和习惯性就寝前后以及 CR 条件下的睡眠前后的唾液褪黑素分泌之间的时间关系。在该方案中唯一发生变化的是，在时间 = 0 时关闭低强度灯（< 10 lux），暗示着可以入睡。在熄灯前，已经可以看到先前描述的内源性 CBT 下调模式。晚上，心率（间接反映个体内部热量产生的变化）首先下降，接着是热量损失，最后是 CBT 的降低。主观困倦感与 DPG 和唾液褪黑素水平同步增加。在强制不活动和仰卧姿势的人工 CR 条件下，近端皮肤温度也表现出与 CBT 相似的模式。与此形成鲜明对比的是，在日常生活中，睡眠期间近端皮肤温度实际上比清醒时高出 1℃ 甚至更多[18-20]。在熄灯后和睡眠第 2 阶段之前，近端和远端皮肤温度立即升高，心率下降[21]。此外，取决于 CBT 的出汗增加也经常可以观察到[22]。

如图 28.1 所示，远端皮肤温度的典型升高是由热量从核心区域向外围重新分布引起的。睡眠开始时，在小腿下端中也有类似发现[23]。同时，核心体温在关灯后的下降速率也略有加快[4, 24]，从而导致入眠期间核心体温比静止清醒期间低约 0.3℃[25]。与皮肤温度的快速变化相比，核心体温的下降较慢，这可以解释为入睡过程中心脏输出减少，阻碍了在热中

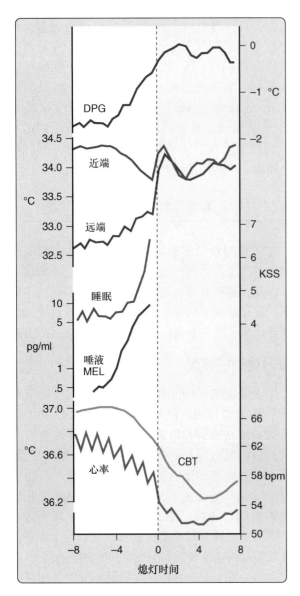

图 28.1　心率和核心体温（CBT）的时间过程（见下图）以及唾液褪黑素浓度、嗜睡等级、远端和近端皮肤温度以及远端和近端皮肤温度梯度（DPG）的变化，在基线 7.5 h 的恒定程序中，随后是 7.5 h 的睡眠期（灰色区域）。连续测量的数据绘制在 30 min 的箱中。图中数据为 *n* = 18 名男性受试者的平均值。嗜睡的主观评分：卡罗林斯卡嗜睡量表（Karolinska sleepiness scale，KSS）；MEL，褪黑素；心率，每分钟跳动次数（bpm）。注：熄灯前，远端和近端皮肤温度的时间变化相反，但大约 1 h 后几乎无法区分。心率反映了熄灯前每小时食物和水摄入的实验节律，并在此后急剧下降。平均入睡潜伏期：12±4 min（Modified from Kräuchi K，Cajochen C，Werth E，Wirz-Justice A. Functional link between distal vasodilation and sleep-onset latency? Am J Physiol Regul Integr Comp Physiol. 2000；278：R741-8.）

性条件下睡眠过程中更快的热量散失[21]。核心体温下降的幅度与环境温度呈负相关[26]。0℃ 的 DPG 表明，在睡眠过程中，热调节壳体已经消失，类似于人体在温暖环境（如 35℃）的清醒状态[4]。从关灯后

起，核心热量向外层的再分配大约需要 1 h。当热生理核心和壳体融合在一起时，这种完全放松的单格体在凉爽的环境中睡觉时容易快速降温。在正常条件下，由于人类和动物都试图选择一个舒适的热环境，所以 CBT 会受到保护[27]。当人类在非自然的时间范围内入睡，例如午后小睡，同样会在关灯后和进入睡眠第 2 阶段之前发生类似的热生理变化[28]。有一些人（大多数是女性）容易手脚冰冷，因此也容易有较大的壳体[29-30]。这些人在一些睡眠的宏观结构变量上出现改变，如入睡至第 2 阶段的延迟时间（sleep-onset latency to stage 2，SOL2）显著增加[29-30]。事实上，已经有实验证实对有入睡困难的失眠受试者的手指进行轻微加热，可以减少指端的热量散失，从而改善损失[31]。在这种情况下，有研究证明手腕处的皮肤温度最能预测热感觉，尤其是女性，因此手腕处的皮肤温度可以作为确定热调节行为的生理参数[32]，如使用热生理疗法（如睡袜）[23]。

睡眠期间的体温

在人类中，体温的最低值通常出现在凌晨 4 点到 6 点之间[33]。描述体温生理变量变化的研究表明，与非快速眼动（non-rapid eye movement，NREM）-快速眼动（rapid eye movement，REM）睡眠周期相关的 CBT 和近端、远端皮肤温度的变化非常小[34-35]。相对于 NREM 睡眠，心率在 REM 睡眠前后明显增加，但与慢波睡眠（slow wave sleep，SWS）而非睡眠第 1 或第 2 阶段相比，在 REM 睡眠期间可能会略微增加能量消耗[36-39]。对 NREM-REM 睡眠周期的体温生理变化的广泛研究表明，大脑产生热量的变化对于大脑温度的变化实际上没有影响[40]。据我们所知，只有一项人体研究在记录睡眠 EEG 数据的同时记录了脑温，但未发现与 NREM-REM 睡眠周期相关的显著系统性变化[41]。

动物研究的一个优势是可以同时记录身体和大脑温度，睡眠-觉醒状态和 EEG。在小型哺乳动物（兔子、大鼠、加卡利亚仓鼠）中，NREM 睡眠与大脑温度下降相关，而 REM 睡眠和清醒与大脑温度升高相关[42-43]（图 28.2）。

在老鼠中进行的一项巧妙的研究显示，当觉醒状态改变时，体内热量会重新分配[44]。在 NREM 睡眠开始时，大脑和腹膜温度下降，而尾部皮肤温度上升。从 NREM 睡眠到觉醒时，情况则相反。从 NREM 到 REM 睡眠的过渡中，大脑温度略微上升，而腹膜和尾部温度则不变。这些数据与人类研究结果一致。在入睡开始时，热量从核心向体表重新分布。人类通过血管扩张和收缩来对四肢皮肤内的血管进行体温调

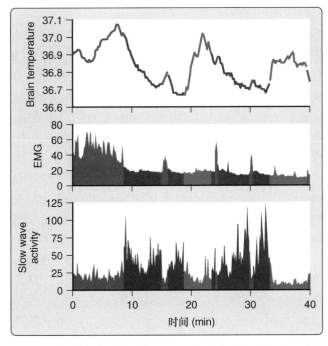

图 28.2　在顶叶皮质测量的 40 min 的大脑温度的记录，来自颈部肌肉的综合肌电图（EMG）活动，以及加卡利亚仓鼠的 EEG 慢波活动（SWA；平均 EEG 功率密度在 0.75 ～ 4.0 Hz）。蓝色：觉醒，红色：NREM 睡眠，绿色：REM 睡眠。图中所绘制的数值为 8 s 的数据。值得注意的是，进入 NREM 睡眠时大脑温度下降，REM 睡眠和觉醒时大脑温度升高（见彩图）

节；在大鼠中，它的尾巴部分也会观察到类似的变化。主要的差别在于，在睡眠开始和觉醒中，热量重新分布的时间不同。在人类中，入睡前几小时就可以观察到变化；而在大鼠中，这些变化发生在睡眠开始时。这种差异可能与大鼠较小的体型和短而重复的短睡眠-觉醒模式有关，这使得几个小时的时间差不起作用。

在啮齿动物中无法使用 CR 方法。然而，根据大脑温度与觉醒状态的关系，可以消除觉醒状态变化对大脑温度的影响，从而得出数学上的 CR[45]。这项研究得出结论，在大鼠中，约有 90% 的大脑温度变化是由觉醒状态的变化引起的。觉醒状态相关的大脑温度变化与生物钟的功能无关，因为在去除 SCN 后，这些变化仍然存在[46]。

综上所述，躺下和准备放松的睡眠行为会引发强烈的体温调节效应。然而，在人类中，NREM-REM 睡眠周期对体温调节的影响较小。在睡眠-觉醒转换期间的体温调节机会将热量从核心向体表转移，导致心率下降、能量消耗减少[36, 47]，以及 CBT 降低[35]。人类和动物在睡前的放松行为与睡眠密不可分，因此这些数据并不违背睡眠能量保存假说[48]。人类的体温调节效应可能来自进化[48]。

睡眠结束时的体温变化

在睡眠结束时，从睡眠转向觉醒的过程伴随着相反的热生理模式[28, 49]。觉醒后需要一定的时间间隔来恢复所有生理和认知功能。这段时间被称为**睡眠惯性**[28, 49]。在此期间，远端血管的收缩有一个类似但相反的时间变化[28, 49]。可以通过黎明模拟（即模拟日出前约 30 min 逐渐增加的光照强度）来加速这种时间变化过程以及缓解睡眠惯性[50]。

生活在前工业社会中的人类中，睡眠终止的时间与环境温度的最低点相一致。在一年中，环境温度最低点和环境光线的相对相位会发生变化。全年来看，睡眠结束总是与环境温度的最低点相一致，而不是光照的最低点[51]。这表明，从降低到升高的环境温度变化可能是睡眠结束时间的自然调节因素。

清醒期间体温与警觉性的耦合

体温与警觉性的耦合不仅限于从入睡到觉醒这段时间，在清醒期间也可以观察到这一现象。在恒温环境中，白天的皮肤温度也会有波动。这些正常的波动与困倦和任务表现有关。在健康受试者中，对反应速度和持续警觉任务中的失误进行评估，在近端皮肤温度较高的情况下，反应速度较慢，失误次数更多[52]。在发作性睡病患者中，近端温度升高也与更快的入睡速度相关[53]。虽然 CBT 不像皮肤温度那样显示出相对快速的波动，但人们在 CBT 的高峰平台附近时的表现最佳，而在 CBT 下降时最容易入睡[54-55]。

间接相关的体温与睡眠操纵研究

间接操纵研究显示，在不入睡的情况下，服用苯二氮䓬类药物后可以观察到类似于睡眠开始时的体温生理效应[50]。类似的，瑜伽、温暖暗示、自主训练和冥想等放松技巧也能产生类似的效果[4, 56-58]。通过减少肌肉和皮肤交感神经活动，会使远端皮肤温度升高、心率降低、能量消耗减少以及 CBT 下降[56-57]。而咖啡因摄入后，会引发相反的效果，如 CBT 升高、远端血管收缩、白天恢复睡眠受阻以及夜间睡眠剥夺后的延迟入睡[59]。因此，远端血管扩张和 CBT 下降似乎是一种与睡眠前放松相关的生理现象[60]，而血管收缩则相反。关于改变核心或皮肤温度以评估对警觉性影响的直接操纵研究将在本章后面的部分进行介绍。

改变昼夜节律条件

观察发现，在正常环境下生活时，人们选择睡觉时间（熄灯）是在他们的 CBT 节律下降速率最大的时候[61]。然而，当人们在无时间限制的环境中可以自己选择睡眠-觉醒时间时，睡眠时间会被推迟，接近 CBT 的最低值，这表明睡眠-觉醒周期和 CBT 的生物钟是独立但通常同步的振荡系统[62]。不幸的是，在这些无时间限制环境的研究中，没有同时进行直接或间接的热量损失和热量产生的测量。因此，CBT 可能不是睡眠诱导的关键变量，而是其中一个决定因素（例如，热量损失）。当在 CBT 达到最大值时开始睡眠，睡眠片段的持续时间最长，而在 CBT 节律上升阶段开始睡眠时，睡眠时间最短[63]。由于热量损失似乎与睡眠开始紧密相关，可以推测在无时间限制状态下，热量损失的昼夜节律会延迟。

在大多数实验条件下，REM 睡眠倾向呈明显的昼夜节律模式，其峰值大约在 CBT 节律最小值之后 1～2 h[35, 63]。此外，SOL2 也有可重复且稳定的昼夜节律，该节律与之前描述的 CBT 昼夜节律和热调节效应密切相关[33]。在强制不同步研究中（即，以 28 h 为一天，包括 9.3-18.7 h 的睡眠-觉醒周期），表明 SOL2 在 CBT 达到最大值的昼夜节律相位最长，即在 CBT 开始下降和褪黑素分泌上升之前的 1.5 h[63]。在这一昼夜节律相位下，被称为清醒维持区[64]，内部热传导最低，这表现为 CBT 与远端皮肤温度之间的差异最大，DPG 负值最大。此后，SOL2 迅速下降，并在 CBT 达到昼夜节律最低点时达到最小值，此时内部热传导最强（躯体远端皮肤温度最高，CBT 与远端皮肤温度之间的差异最小）。然而，尚不清楚在清醒维持区进行热干预，例如下肢加温，是否像褪黑激素给药那样能够成功减少 SOL2[65]。

总之，自行选择的睡眠时间、SOL2、REM 睡眠潜伏期、REM 睡眠倾向和睡眠时长与 CBT 密切相关。尽管这些变量与 CBT 并没有完全同步，但有可能 CBT 的其中一个决定因素（例如，热量产生、热量损失）与睡眠直接相关。目前仍需确定这些节律是由 SCN 独立调控，还是与测量的热生理效应直接相关。这些相关性研究结果引发了一个问题，热调节困难对睡眠有何影响？

临床干预研究

直接操纵体温对睡眠的影响

直接操纵温度研究旨在评估核心温度和皮肤温度的变化是否仅仅与睡眠和警觉性特征相关，还是具有因果关系。一些研究应用了热负荷，并观察改变的核心体温与警觉度的变化之间的相关性。其他研究假设在舒适范围内改变皮肤温度可能具有因果效应，这可能通过皮肤温度感受器向参与睡眠和觉醒调节的脑结构传递而发挥作用[66]。

热干预，无论是被动还是主动地通过体育锻炼来施加，都可以显著改变皮肤温度和 CBT[35, 47, 63, 67-68]，有些专门的干预措施甚至能更具体地改变近端或远端皮肤温度，而不影响 CBT[69-72]。热干预的强度至关重要，选择的皮肤区域和作用的时间也同样重要。在睡眠期间，只能使用被动的热负荷。研究已表明，睡眠会降低自主体温防御机制的阈值和增益，扩大阈值区间（即代谢产热或蒸发散热的激活温度范围）[63, 69, 73]。这些阈值变化在 SWS 中较小，但在 REM 睡眠中明显增大[63, 68]（框 28.1）。因此，CBT 和皮肤温度在睡眠期间对环境温度的变化更为敏感。在中性温度区（仅通过血管调节维持体温的环境温度范围）内，最大总睡眠时间（total sleep time，TST）达到峰值，且 REM 睡眠比 SWS 更易受到热干预的影响[63, 68]。过度的热干预会引发觉醒，导致体温生理效应，如 CBT 升高[68]。当反复应用热负荷时，体温调节系统会逐渐适应，对睡眠的影响也会改变；例如，寒冷或温暖的刺激作用降低了。在现代体温调节技术到来之前，澳大利亚中部沙漠的土著居民和芬兰北极地区的游牧萨米人在夜间会经历相当程度的寒冷，他们的寒冷阈值也更低[74-75]。因此，他们睡眠期间的 CBT 会降低得更多，在较低的环境温度下就能维持无干扰睡眠。目前该领域的一个局限性是对睡眠期间众多热干预方式的研究不足，而且热干预对正

框 28.1　REM 睡眠期间体温调节是否停止？

下列论据认为 REM 睡眠期间的体温调节是有限的或者不存在体温调节。

- 提高热中性区内的环境温度（从最低到最高）可以使 REM 睡眠持续时间增加 2 倍[158-159]，这表明 REM 睡眠主要发生在最不需要体温调节校正的时候。

- 在热中性区内，REM 睡眠期间不会出现体温调节性出汗[160-162]，体温高于热中性区时，REM 睡眠过程中出汗的阈值大幅增加[163]。体温低于热中性区的最低值，或当下丘脑大脑温度被人为降低时，在 REM 睡眠过程中几乎没有体温调节性反应[164]。在 REM 睡眠期间，体温调节受到抑制，体温取决于环境温度；因此，REM 睡眠甚至被称为一种微热态[165]。

- 在视前下丘脑前部区域发现了警觉状态可以对体温调节反应进行调节。与清醒时相比，NREM 睡眠期间热敏神经元的数量以及单个神经元的热敏性都有所减少，并且大多数神经元在 REM 睡眠期间对温度变化变得不敏感[166-167]。

- 对黑色素浓缩激素（melanin-concentrating hormone，MCH）受体敲除和 MCH 神经元的光遗传学刺激的研究表明，在环境温度变化的影响下，MCH 系统在 REM 睡眠的动态变化中发挥作用[168]。然而，对这一过程随后产生的体温调节控制的缺失仍知之甚少。

常个体和睡眠障碍个体的影响可能会不同。

调整环境温度

环境温度，尤其是在高湿度的情况下，对睡眠的数量和质量至关重要[68]。当人们在温暖的环境温度（31～38℃）下入睡，清醒时间会增加，REM 和 NREM 睡眠时间会减少[47, 63, 67-68]。同时，寒冷暴露（21℃）会使觉醒增多，睡眠第 2 阶段和 TST 减少，但不会影响其他睡眠阶段的持续时间。这些操作条件会引起明显的体温调节效应[47]。在夜间，21℃条件下 CBT 比 29℃中性温度下降的更多。寒冷暴露条件下，与 SWS 相比，在 REM 睡眠期间前额温度和氧消耗增加，脚部温度下降。因此，寒冷暴露条件下，人类在 REM 睡眠期间可能不会像小型哺乳动物那样完全抑制体温调节（框 28.1）。

当睡眠期间环境温度逐渐降低，皮肤温度最低点提前，REM 睡眠倾向的峰值也会提前[76]。尽管睡眠效率降低，但通过使环境温度持续轻微降低，增加正常夜间 CBT 的下降，可以增加深度睡眠阶段的持续时间[76]。同样，当睡眠期间环境温度下降 2℃时，同时观察到 SWS 增加与慢波活动（SWA；EEG 功率密度约为 1～4 Hz）增多，睡眠效率和 REM 睡眠的减少并未改变[77]。这种温度调节不仅降低了下肢皮肤温度，还降低了 CBT 和心率。综上所述，增加热量散失以减低 CBT 似乎是增加 SWS 的关键变量。这一知识现在被应用于实验中，使用高热容量床垫逐渐降低受试者的体温，可以使他们睡得更深[78-79]。

睡前改变身体热量

将身体浸入温暖或寒冷的浴缸，可以有效调节人体的身体热量，从而调节 CBT。例如，在冷浴中，由于快速的传导性热量损失，CBT 的下降速度比在相同温度的空气中更快。在冷浴后，冷却的壳体回暖会导致 CBT 典型滞后下降[80]。一些研究显示了正热负荷对睡眠的影响[47, 67-68]，但没有探讨冷浴后对睡眠的影响。通常情况下，对身体进行被动加热（40～43℃，持续 30～90 min，使体温升高 1.4～2.6℃）对健康年轻人、老年人和睡眠障碍者的睡眠会有许多积极影响。研究发现，晚上进行温水浴有助于缩短入睡延迟时间，延长慢波睡眠时间，有时还会减少 REM 睡眠的时长。然而，SWS 的增加并不依赖于 REM 睡眠的减少。目前还不清楚哪种热生理相关过程是增加 SWS 和缩短入睡时间的原因。然而，睡前热负荷似乎能增加 SWS 的持续时间。早晨或午后洗澡对睡眠结构没有影响。入睡时的实际 CBT 水平或之后的 CBT 下降可能与温水洗澡后 SWS 的量有关[47, 67]。此外，晚上热水浴会导致体温最低点延迟。这种延迟与同时增加的 SWS 时间有关[81]。这些 CBT 指标可能是相关的，因为在正向热负荷后，CBT 下降的速度更快，在入睡前 CBT 升高，并且睡眠期间明显的 CBT 最低点可能会延迟。然而，人类被动热负荷的相位移效应尚未进行系统研究。CBT 之外的其他因素，如皮肤温度，可能也会起作用。由于研究设计和方法的多样性，以及许多研究的统计效力低，现有的发现并不一致。在一项研究中，关灯前 35 min 进行全身热浴和热足浴[82]，全身热浴能使 CBT 大约升高 1℃。但两者都能增加平均皮肤温度，缩短后续睡眠的入睡时间和运动。这些发现表明，提高皮肤温度而不是改变 CBT 对于快速入睡至关重要，这与后续将讨论的特定皮肤温度调整相符[71, 83]。

年龄较大的睡眠障碍患者在进行足浸浴后，入睡延迟第 1 阶段（sleep-onset latency to stage 1，SOL1）有轻微的减少，NREM 睡眠第 2 阶段的清醒时间显著减少[84]。在这些年长者中，在睡眠的第 1 个小时，热足浸浴可以使 CBT 和 DPG 都升高。然而，这些作者后来报告说，只有对脚部寒冷的人，加热脚部对改善睡眠有效[85]。

剧烈运动也能提高 CBT。随后，由于体温调节的热量损失，CBT 会因血管扩张和出汗而下降。晚上锻炼后会发生几个可重复的睡眠变化：入睡延迟缩短、TST 和 SWS 增加、REM 入睡延迟时间延长以及 REM 睡眠减少[86-87]。但接近入睡时进行运动对睡眠有负面影响。最佳的运动时间应该是在睡前 4～8 h[87]。长期锻炼的研究并没有提供太多强有力的证据表明运动有助于睡眠。相反，在经过训练的运动员中，减少锻炼负荷会导致 SWS 和 REM 潜伏期减少，而 REM 睡眠持续时间和入睡潜伏期增加[88]。总的来说，剧烈运动后，睡眠开始得更快，更深。

睡眠期间的皮肤温度变化

临床研究数据表明，整夜使用电热毯会导致 REM 睡眠时间和 TST 减少[89]，这表明通过电热毯施加的热负荷过强，反而干扰了睡眠，而非支持睡眠。在一系列实验中，研究人员使用热力服，研究了在舒适温度范围内，皮肤温度仅提升 0.4～2℃而不是显著改变 CBT 对多个睡眠参数的影响[83]。研究表明，在睡眠过程中尤其是皮肤温度间歇性升高能够抑制夜间苏醒，加深健康年轻人和老年人的睡眠，以及改善失眠或嗜睡症患者的睡眠[71, 83]。值得注意的是，这些干预是轻微而暂时的，因此不会影响 CBT。然而，目前尚需证明如果干预导致 CBT 增加，是否会影响整夜睡眠。

有人提出的解决方法是通过闭环反馈控制来调节皮肤温度，以皮肤温度的最小增量来触发最大皮肤血流量。这样的调节能促进热量散失到环境中，而不会像在较高皮肤操作温度下那样将环境热量"注入"血液，从而增加 CBT[66]。然而，这些研究结果强调了皮肤温度的重要性，尤其是近端皮肤（包括躯干）的温度，也在年轻人、老年人以及失眠和嗜睡症患者中得到了证实[70, 83]。此外问卷调查显示，失眠患者温度感知的改变[90]会阻碍正常的入睡[72]。最后，日间操作研究进一步支持了皮肤温度变化对警觉性变化的因果关系，表明稍微增加皮肤温度对年轻人和老年人、健康人群和疾病人群都有降低警觉性和促进睡眠的作用[69, 71, 91-92]。

综上所述，通过内源性昼夜节律调节晚间的热量损失、被动和主动热负荷后的 CBT 稳态调节以及选择性皮肤加温均会导致快速入睡、深度睡眠和持续注意力下降。进一步的研究需要探索热干预和就寝时间之间的最佳时间间隔，以及观察到的效果涉及哪些生理机制。可能热感传入会影响警觉性相关脑区的神经活动[19]。

改变睡眠压力

关于睡眠剥夺对体温调节系统影响的研究结果可能因研究方法（CR 方法或常规办公室或临床条件）而异。一项让受试者保持仰卧姿势的 CR 研究显示，即使在极度困倦的情况下，40 h 的睡眠剥夺并未改变 CBT、远端和近端皮肤温度、心率和能量消耗[12]。包括定期小憩以减少睡眠压力的类似 CR 研究也未发现变化。仰卧 CR 条件下未观察到效果与睡眠剥夺后通常感到寒冷的观念相矛盾。早期动物研究还显示，例如，下丘脑温敏感神经元的放电频率增加[93-94]，以及在长时间睡眠剥夺后，保持体温的能力下降[95]，进而导致 CBT 急剧下降[96]。在不强制保持仰卧姿势的实验中，确实观察到了睡眠剥夺对体温生理学的影响。在坐着评估的人群中，睡眠剥夺导致皮肤温度梯度波动的显著分离，表明手部的热量损失减弱，而脚部的热量损失增强[97]。这表明睡眠剥夺影响了皮肤血流波动与压力感受器介导的心血管调节之间的协调，当直立姿势面临正立静脉血液团聚带来的直立挑战时，这种调节防止了血液在下肢的静脉堆积。在 CR 实验中常见的半仰卧姿势下，可能无法检测到这些效应。

啮齿动物干预研究

改变温度

在大鼠中，当环境温度降低时，其每天 REM 睡眠的百分比通常会下降[44, 98]，表明 REM 睡眠对温度变化非常敏感，且不适应低温环境。加卡利亚仓鼠在大脑温度相对较低时更容易进入 REM 睡眠[99]，但当环境温度降低时，这一物种的 REM 睡眠可能会首先消失。在这种情况下，低温环境被用作剥夺 REM 睡眠的研究工具，以探究 REM 睡眠的调节机制[100-101]。

总体来说，人们普遍认为提高环境温度会增加睡眠压力。在大鼠实验中，将环境温度升高至 33～35℃ 持续 3 h，使大脑温度接近 40℃，与对照组相比，随后的 NREM 睡眠中慢波活动增多[102]。REM 睡眠的量与对照组相比没有变化，且在恢复的最初 5 h 内，大脑温度显著下降。在这种条件下，动物在加热期间的睡眠时间比基线时减少，表明过高的环境温度会降低睡眠需求。

在两项大鼠实验中，环境温度被升高至 30～32℃ 持续 24 h，远高于大鼠的热中性区上限阈值（大约 28℃[103]），大脑皮质温度显著升高 0.3～1.0℃，而下丘脑温度没有变化[104-105]。这种处理在一次实验中导致了 NREM 睡眠的增加，在两次实验中，黑暗期间的 NREM 睡眠中的 SWA 也有所增加。这些数据表明，通过提高环境温度，即使不改变下丘脑温度，也能诱导睡眠变化。

另一种方法是加热 POAH，通过局部增加下丘脑脑温，而不改变环境温度。在猫的研究中，这种加温方式（比基线升高 1.0℃）会导致 1 h 内的 SWA 和 NREM 睡眠的增加[106]。相反，1 h 的冷却（比基线降低 2.0℃）并未引发反应。这些数据表明，环境温度或脑温的急剧增加（0.3～1.0℃）可以增加 NREM 睡眠，并可能增加 NREM 睡眠 EEG 中慢波活动的出现。

改变睡眠压力

在剥夺睡眠期间，脑温通常高于基线水平，在随后的恢复过程中脑温会低于基线水平，NREM 睡眠和 NREM 睡眠中的 SWA 增加[43, 105, 107-108]。研究人员认为这一结果是因为在睡眠剥夺期间累积了热负荷，通过增加 NREM 睡眠和 SWA 进行恢复[93]。从这些实验中获得的一个明确结果是 NREM 睡眠的量与脑温水平之间存在负相关关系[99, 107]。然而，NREM 睡眠中的 SWA 与脑温之间没有显著相关性[99, 107]，排除了睡眠深度直接决定脑温的可能性。此外，在适应冬季短光照周期的加卡利亚仓鼠中，其大脑温度比夏季长光照周期时低 1℃，睡眠剥夺后的恢复睡眠会伴随脑温的升高[99]。这与在长日照条件下，剥夺睡眠后脑温下降的情况形成了对比[43, 99]。结合这些数据，SWA 与脑温的相关性支持了睡眠剥夺后脑温在两种条件下被设定为同一温度的观点[99]，这表明在恢复期间可能存在 NREM 睡眠高振幅慢波活动的最佳温度。

在两项大鼠实验中，研究人员将环境温度升高至 32℃，在 2.5 h[105] 或 3 h[108] 睡眠剥夺后并未得到相同的结果。在 2.5 h 睡眠剥夺后，观察到了短暂增加的 SWA 和 NREM 睡眠[105]，但在 3 h 睡眠剥夺后未观察到相似的情况[108]。相反，3 h 睡眠剥夺后观察到 REM 睡眠的短暂增加[108]，而在 2.5 h 睡眠剥夺后未观察到相似的情况[105]。对于大鼠来说，这些短暂的睡眠剥夺持续时间是否可以得到一致的结果值得怀疑。可能需要更系统地在不同环境温度下进行更长时间的睡眠剥夺来解决这些差异。

大脑温度、EEG 和温敏神经元

EEG 也会受到大脑温度变化的影响。通过对加卡利亚仓鼠在进入冬眠状态（见 "冬眠" 部分）时的 EEG 分析，以及对大鼠、猫或人类进行降温后发现，当脑温下降时，EEG 的振幅和频率会发生变化。随着温度降低，振幅减小，EEG 中的主导频率也会变慢[109]。在药物诱导低温的实验中，通过抑制大鼠中枢神经体温调节性防寒通路中的神经元，证实了 EEG 的减速现象[110]。EEG 频率与脑温之间的关系遵循 Q_{10} 约为 2.5 的规律[111]，这意味着当脑温下降 10℃时，频率会减慢 2.5 倍。在恒温状态下，这种影响相对较小，但频率低于 5 Hz 时，它的影响仍然较为显著[109]。当频率较快时，例如啮齿动物的 θ 节律（6 ~ 9 Hz）[109,112] 以及频率高于 10 Hz[109,112] 都会受到每日脑温变化的显著影响。

在 POAH 测量神经元的电活动，揭示了两种不同类型神经元的活动，它们的放电速率在脑温升高时要么增加，要么减少。后者被称为**冷敏神经元**，而前者称为**温敏神经元**。当温度升高时，放电速率减慢的生化过程是特有的，因此，当观察到冷敏神经元时，可以认为是真实的。相反，当温度升高时，生化过程加速是正常的。这种理论在 19 世纪末就已经得到了解释[109]。从 SCN 神经元的放电速率[113] 到 EEG 的主导频率[109,114]，再到肌肉收缩[115]，当温度升高 10℃（$2 < Q_{10} < 3$）时，这些过程会变化 2 ~ 3 倍。

文献中识别温敏神经元通常有两个标准。首先，当温度升高 10℃时，神经元的放电频率必须增加 1 倍以上（$Q_{10} > 2$）[116]。其次，要求每升高 1℃，放电频率增加至少 0.8 次 / 秒[117]。这两个定义都不够充分。$Q_{10} > 2$ 的标准忽略了大多数生化过程的 Q_{10} 值通常在 2 ~ 3。因此，Q_{10} 必须达到 3 才能相对确定放电频率的变化是温度不敏感神经元的被动生化反应。在第二个标准中，温度升高 10℃时，如果快速

放电神经元遵循 Q_{10} 规则，放电频率翻倍，它们仍有很大可能被包括在内。尽管如此，POAH[118] 和其他脑区（如斜角带）[119] 中确实存在温敏神经元。

POAH 中温敏神经元和冷敏神经元的放电频率已被证明与警觉状态有关。大多数温敏神经元在 NREM 睡眠开始时活动增加。另一方面，大多数冷敏神经元在觉醒状态下更活跃[118-119]。这些结果强调了将电生理学与多导睡眠记录相结合的重要性，以便区分警觉状态相关的放电频率变化与温度相关的变化[120]。睡眠-觉醒调节中心（如蓝斑和侧被盖系统）的去甲肾上腺素投射神经元也参与了 POAH 的放电频率变化[121]。神经元集群的放电频率变化被认为塑造了动物对体温调节需求的睡眠-觉醒反应。

冬眠

冬眠期间观察到的低体温状态可能为研究体温调节与睡眠的关系提供有价值的模型，并为理解人类生理学提供相关数据。大多数冬眠哺乳动物的体型小，体重在 10 ~ 1000 g[122]。在冬眠季节，这些动物大部分时间处于昏睡状态，体温低于恒温（即低于 30 ~ 32℃）。这种持续的低体温状态是动物主动进入并可以自行终止的。体温可能下降超过 35℃[123]，而代谢率仅是正常体温时的一小部分[124]。

冬眠动物的昏睡状态可以持续数天到数周。一些体重在 5 ~ 50 g 的小型哺乳动物会日常休眠，在休息期间体温会下降几个小时，但在活动期间会恢复到正常体温[122]。它们都能节约大量能量[125-126]，并因此被认为是在不利环境条件下保留能量的适应机制。

关于冬眠期间的昼夜节律是否仍然存在，目前尚不清楚。在冬眠的地松鼠中，休息-活动节律在长时间冬眠后的几天内才会缓慢恢复，并与 SCN 中含有催产素的神经元数量相关[127]。同样，冬眠地松鼠的睡眠-觉醒分布并未显示出昼夜节律的调节[128]。相反，对睡眠剥夺、温度变化等内稳态调节过程的反应仍然存在[129-133]。在某些情况下，冬眠期间可以观察到体温轻微的昼夜节律调节[134]，但可以得出结论，昼夜节律的贡献减小，而内稳态调节与冬眠季节外的调节几乎相同。

体温调节与代谢率下降

动物如何降低代谢率的机制仍然存在争议。传统观点认为，进入冬眠时动物的体温下降，代谢率也随之下降。在正常体温和冬眠之间的代谢率的 Q_{10} 通常接近 2，这是生化过程的典型特征[109]。因此，代谢率的降低似乎仅可以由体内生化过程对温度的影响来

解释[135-136]。

然而，冬眠开始时和在相对较高温度下冬眠时，代谢率的 Q_{10} 值已超过 3。因此，有人提出在代谢率降低过程中一定会涉及额外的生理抑制[137-138]。在进入冬眠前，代谢率就已经开始下降，体温下降是代谢率降低的结果而不是原因[139-141]。另一种假设认为，代谢率是环境温度与体温之间差异的函数，类似于正常体温时的代谢率[139]。由于冬眠期间这种差值通常很小，所以代谢率也会相应降低。

冬眠期间代谢率的降低可能是因为 pH 降低，从而减慢代谢的过程[142]。在冬眠的地松鼠中，进入冬眠时呼出的二氧化碳比例下降，而在觉醒时上升，这表明二氧化碳的储存可能导致 pH 降低。相反，在日常休眠的加卡利亚仓鼠中，进入冬眠时呼出的二氧化碳比例增加，而从冬眠中醒来前下降。酶活性的变化也是代谢率降低的可能因素。在冬眠的地松鼠中，与正常体温相比，冬眠期间线粒体呼吸降低了 50%。

上述数据支持了冬眠动物和日常休眠动物的代谢率降低机制不同的观点[142]。日常休眠的动物代谢率降低很大程度上取决于体温下降，而冬眠动物可能采用某种额外的降低代谢率的方式[143]。

由于一些很重要但是仍然未知的原因，冬眠动物的深度冬眠会定期被短暂（通常少于 24 h）的恒温状态打断[144-145]。在 0℃ 以上的体温下，冬眠期的长度与环境温度呈负相关[146]，而代谢率完全取决于环境温度，因此也取决于体温。正常体温时期（也称为觉醒）的时间与前一个冬眠期的动物代谢率和环境温度有关。觉醒可能不是由多日冬眠过程中积累引起的，而是存在一个单独的觉醒过程，在较高的身体或环境温度下，唤醒更容易发生[147]。虽然觉醒的机制尚不清楚，但似乎完全是内源性的。

关于觉醒原因的问题至关重要。冬眠的功能显然是能量保存，冬眠期间的能量消耗减少到动物在整个冬季保持正常体温所消耗能量的不到 15%[124]。然而，仍有改进的空间，因为周期性觉醒的能量成本占整个冬眠期间总能量消耗的 64% ～ 90%[124, 148-149]。有人提出，觉醒是为了消除代谢废物、补充血液葡萄糖水平或恢复细胞电解质平衡。所有这些假设都没有通过严格的实验检验[150]。根据 EEG 观察，有人提出动物结束冬眠，返回恒温状态以恢复睡眠[151-152]。在恒温期开始时 NREM 睡眠最深，大部分恒温期都在睡眠中度过。NREM 睡眠的潜在恢复功能被认为与冬眠不相容。

冬眠与睡眠

冬眠中的动物似乎在睡觉。它们以睡眠般的姿势停留在巢穴中，唤醒阈值提高。根据一些行为和生理学发现，通常认为冬眠是睡眠的延伸。当动物进入冬眠状态，EEG 分析发现，啮齿类动物主要处于 NREM 睡眠状态，REM 睡眠减少或不存在[153-154]。对下丘脑神经元活动的记录表明，在冬眠动物的大脑温度为 10 ～ 20℃ 时，这些动物在长时间的 NREM 睡眠和短暂的清醒状态之间交替[155]。在 10℃ 以下，电生理方法无法确定警觉状态[147]。这些发现支持了 NREM 睡眠是能量保存的适应性行为的假设，这种功能在冬眠期间得到加强[126, 148, 156]。

然而，当动物从冬眠中醒来，无论它们是从深度冬眠[151-152]还是日常休眠中醒来[154]，它们都会立即进入深度 NREM 睡眠。这一观察表明，在深度冬眠期间，睡眠的功能无法完全实现，动物必须返回恒温状态来恢复低温状态下积累的睡眠剥夺。最初，这种假设在日常休眠的加卡利亚仓鼠的睡眠剥夺实验中得到了证实[129]。相比之下，类似实验在冬眠的地松鼠中并没有得到证实[131-132]。在大鼠从药物诱导的低温中恢复后，也观察到了深度睡眠的增加[110]。根据加卡利亚仓鼠冬眠后 NREM 睡眠 EEG 中慢波的形状分析表明，冬眠期间的睡眠过程可能与睡眠剥夺后的过程不同[157]。这意味着冬眠后的睡眠与睡眠剥夺后的睡眠有不同的功能，但仍存在一定的恢复过程。这种恢复可能包括恢复冬眠期间损失的突触连接。

然而，日常休眠动物和长时间冬眠动物之间似乎存在根本差异。代谢率降低的机制似乎不同[142]。这两类动物之间的另一个根本差异是冬眠对后续睡眠的影响。在像地松鼠或仓鼠那样深度冬眠的冬眠动物中，体温和睡眠的调节降低到目前无法测量的水平。相比之下，日常休眠动物以极端的方式利用了相同的机制，在人类睡眠开始时就降低了体温。后一种两者间的相似性可能为研究睡眠与体温之间的关系提供更大的变异性。

临床要点

手脚冰冷的人容易出现入睡困难的问题。更好地了解睡眠热生理学有助于开发基于证据的热干预措施，以缓解睡眠障碍，并管理普通人群中与睡眠和警觉性相关的问题。因此，要评估功能失调的体温调节，临床医生可以结合客观的皮肤温度测量（例如，手腕和脚背是与睡眠最相关的身体部位，其冷感评估与性别有关）和患者关于体温不适的自我报告（例如，手脚冷的感觉）的自我报告，来诊断、监测患者的睡眠障碍或体温不适相关的问题，并向患者提供建议。

总结

人类的睡眠-觉醒周期与 CBT 的昼夜节律密切相关。晚间远端皮肤区域的热量损失增加和热量生成减少与困倦和入睡的难易程度有关。入睡后，超日 NREM 和 REM 睡眠周期的波动在人类的体温调节中似乎发挥的功能较小。睡眠剥夺引起的稳态睡眠压力增加可能不会影响仰卧条件下的体温调节系统，但在直立条件下则会出现影响。

POAH 接收与昼夜节律、体温和睡眠-觉醒调控有关的大脑区域的输入，并通过这些输入影响警觉状态和体温。实验数据表明，轻度的皮肤变暖可能会影响 POAH，可以增加睡眠倾向、睡眠巩固和 SWS 的持续时间。

在动物中，冬眠状态可能是研究热调节与睡眠之间关系的有价值的模型。在每日冬眠期间，会经历与正常入睡相似的生理过程，但这些过程以更极端的方式发生，为详细研究这些过程提供了很好的机会。

参考文献和拓展阅读

请扫描书后二维码，获取参考文献和拓展阅读资源。

第 29 章

睡眠相关的记忆加工

Stuart Fogel，Carlyle Smith，Philippe Peigneux

郑西娟　孟适秋　译　时　杰　审校

章节亮点

- 睡眠是新获取记忆发生转换和强化的最佳时间，这一过程通过重新激活新获取的记忆痕迹完成，最终形成更灵活、更易提取、整合并持续存在的长期记忆。
- 睡眠阶段和特定的睡眠特征（如脑振荡活动、慢波、纺锤波）对记忆巩固过程有不同
- 的贡献作用，包括突触可塑性、长时程增强、再激活和功能连接增强。纺锤波等特征也是评估认知功能的电生理标志物。
- 睡眠紊乱和减少会影响认知功能，尤其是学习和记忆能力。相比之下，增强睡眠可以修复与睡眠相关的记忆缺陷。

摘要

虽然我们凭经验已认识到睡眠对我们日常生活质量具有极其重要的作用，但睡眠的功能目前尚未研究清楚。除了目前已知的生理功能外，越来越多的证据表明，睡眠在大脑可塑性和记忆巩固过程中具有显著作用。根据上述思路，在学习过程中形成的记忆痕迹不会立即以最终形式存储。相反，它们最初处于一种不稳定、易受影响的状态，在这种状态下，它们很容易被破坏或中断。随着时间的推移，在睡眠中，记忆痕迹会经历一系列的转变，被巩固并完全整合到长期记忆中。在本章节中，我们提供的实验数据支持睡眠对记忆巩固的可塑性过程有促进作用这一假设。本章描述了支持这一假设的几个来源，包括：①评估训练后睡眠剥夺对记忆巩固和长期记忆神经基质重组影响的研究；②学习对训练后睡眠的影响及训练后睡眠中行为特异性神经模式的再表达；③睡眠中刺激对睡眠模式和夜间记忆的影响。尽管我们对睡眠和认知过程之间关系的理解有所进步，但潜在的机制仍有待充分阐明。现在我们需要更加深入地了解伴随睡眠障碍和睡眠紊乱影响认知功能的相关病理过程，特别是人类的学习和记忆巩固过程，以发现相应的治疗干预措施。

引言

1867 年，Hervey de Saint Denys 通过一系列巧妙的实验表明经历过的事件可以融入我们的梦中，在梦里，它们可以结合起来，在过去的"记忆图像"之间建立原始的联系[1]。因此，他反对普遍持有的观点，即睡眠时进入认知"消失"状态，在这种状态下，我们休息的大脑功能连接是断开的。相反，他声称"……没有梦的睡眠是不存在的，正如没有精神活动的清醒是不存在的一样。"然而，除了做梦的活动，在这本书中提到过（见第 7 部分），我们认识到睡眠中的大脑容纳了各种各样的认知过程，比如对外部刺激的持续处理，对过去经历的恢复，以及将新信息巩固为长期记忆。有趣的是，直到 20 世纪的最后 25 年，人们才认识到，睡眠者持续的心理活动可能是睡眠促进记忆巩固相关生理过程的一个组成部分。现在人们普遍认为，睡眠时大脑是高度活跃和动态的，但直到最近，人们还没有很好地理解这种特殊活动除了启动和维持睡眠本身之外还可以导致什么结果。

这一章介绍了基于人体试验，睡眠在记忆巩固中可能发挥的作用。我们应该认识到无论是从认知还是神经生理学的角度来看，记忆都不是一个单一的现象。相反，记忆应该被视为信息存储的一般概念，包含一系列特定的子域。因此，睡眠的多维状态和不同记忆系统之间的相互作用使得并非所有的睡眠都产生相同程度的影响作用，这取决于记忆任务的性质和要求。新形成记忆的巩固和睡眠之间的关系是一个至关重要的问题，因为记忆是我们大多数日常行为的根源，例如简单的技能习得（如打字），复杂的操作程序（如使用基于计算机的系统），或跟踪个人事件和关系，但也是心理健康治疗干预的一个组成部分[2]。

记忆系统和记忆巩固

人类长期记忆主要分为陈述性记忆和非陈述性记忆（图 29.1），两者有不同的神经解剖学基础。陈述性记忆的特点在于，信息很容易通过口头描述获得，编码和（或）检索通常是明确进行的（即，受试者可以意识到存储信息存在并且正在被访问）。而非陈述性记忆的特征不易通过言语描述获得，多为内隐获得和重新表达（即没有清晰的知识或编码、检索的意识）。非陈述性记忆还包括技能、习惯、启动、条件反射，甚至某些形式的问题解决。

新获得的信息不会在学习时立即以最终形式储存起来。相反，记忆会随着时间经历一系列的转变，从几小时到几天，甚至几年，在此期间，它们将逐渐融入到先前存在的记忆表征中，并将被遗忘或重新巩固[3-6]。这种动态的纵向过程适用于记忆巩固的概念，它可以定义为将不稳定的记忆痕迹转化为更持久和（或）增强形式的时间依赖过程[7]。

在此框架下，科学证据表明，睡眠和大脑可塑性的相关过程在记忆巩固的时间依赖性过程中起着重要作用，是整合信息到长期记忆的转化链中的重要组成成分[8]。此外有研究表明，睡眠的脑电图（electroencephalogram，EEG）特征及其所表征的睡眠状态可能具有不同的记忆功能。这些发现用两种不同但非排他性的方式来解释。根据"双过程假说"，快速眼动（rapid eye movement，REM）和非快速眼动（non-rapid eye movement，NREM）睡眠对记忆痕迹的作用不同，这取决于它们所属的记忆系统或过程。例如，有人提出慢波睡眠（slow-wave sleep，SWS）促进陈述性记忆和空间记忆的巩固，而 REM 促进非陈述性记忆的巩固[9]［但请参阅与 Tulving 的系列并行且独立（serial，parallel，independent，SPI）

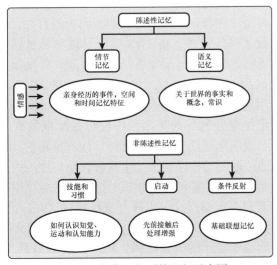

图 29.1　长期记忆系统组织示意图

模型一致的睡眠和陈述性记忆的另一种解释[10]或睡眠状态和非陈述性记忆之间关系的另一种解释[11]］。另一种模型假设认为，睡眠期间的记忆加工是以顺序的方式进行的，即从一种睡眠状态到另一种睡眠状态的特定过渡调控记忆巩固的特定方面[12]。这两种方法都认为训练后的第一个晚上的睡眠对记忆巩固最重要。尽管如此，认为睡眠是神经系统中巩固新记忆的必要条件，这种表述并不恰当，因为在清醒时也观察到类似睡眠的认知和记忆巩固的神经过程[13-14]。尽管有大量的证据支持睡眠是巩固过程发生的合适时间，甚至可能积极地增强巩固，从而为加强记忆提供优先的好处，但在线（即实际学习期间）和清醒及睡眠离线（即学习后）的巩固过程之间关系的确切性质仍待解决。

睡眠对记忆巩固的主要研究方法

有三大类实验方法被用来验证睡眠对记忆巩固发挥有利或促进作用的假设：①训练后睡眠剥夺对记忆巩固和长期记忆神经基质重组的影响；②学习对训练后睡眠和训练后睡眠中行为特异性神经模式重新表达的影响；③睡眠内刺激对睡眠模式和夜间记忆的影响。

训练后睡眠剥夺

最早关于学习后当晚进行睡眠剥夺的负性影响的研究表明，与睡眠剥夺受试者相比，在学习后被允许睡眠的受试者，其长期记忆表现会更好。从本质上讲，这是一种"损伤技术"，即睡眠（或部分睡眠）被剥夺或干扰，与休息良好的对照组相比会出现缺陷。在经典的实验过程中，受试者学习新的材料。之后，一些参与者被允许正常睡觉，而另一些参与者①整个研究过程禁止睡眠（完全睡眠剥夺），②在研究中的睡眠起始阶段被唤醒（选择性剥夺睡眠），③在夜间睡眠阶段清醒期占主导（部分剥夺睡眠），或④缩短睡眠时间（睡眠限制）。最后，在第二天或随后几天，比较睡眠和睡眠不足亚组在夜间前后的记忆测量结果。这种方法早在 80 多年前就被首次使用，结果表明，对于新学习的语言材料的正常遗忘曲线会因中间睡眠期的存在而显著减弱，作者将这种效应解释为睡眠的保护作用，即防止"新事物干扰、抑制或覆盖旧事物"[15]。

睡眠在记忆过程中被动作用的假设受到了选择性睡眠剥夺研究的挑战，这些研究发现 REM 睡眠在人类和动物的记忆储存和巩固中具有特定作用[16]。此外，研究还证明，在 SWS 较多的时间间期内的记忆优于 REM 睡眠较多的时间间期内的记忆[17]。以上看似矛盾的结果后来被证实，研究表明在 SWS 丰富的前半夜睡眠后对配对联想列表的回忆明显比保持清醒时更好，而镜像追踪技能的巩固特别受益于 REM 睡眠较多的后半夜睡眠。其他的实验操作表明，N2 期睡眠对于运动记忆巩固具有显著作用[18]。睡眠剥夺研究表明，人类睡眠的各个阶段（REM，SWS 和 N2 期睡眠）以不同的方式影响学习和记忆巩固过程[19-20]。

神经成像方法证明：①训练后夜间的睡眠剥夺最终会抑制大脑活动的重组和优化，从而导致清醒时巩固记忆的延迟检索；②即使在训练后不同睡眠条件下的行为表现相似表明睡眠对记忆没有影响的情况下，记忆相关大脑活动模式的睡眠依赖性改变可能仍然存在[21-24]。后者进一步表明长期记忆表现可以通过训练后夜间睡眠功能状态启动不同的大脑策略来实现。

训练后睡眠调节

EEG 研究表明，睡眠结构和睡眠特征都可以受到睡前学习经历的影响。例如，学习后睡眠调节可使 REM 睡眠、N2 期睡眠和 SWS 持续时间的绝对或占比（即相对于总睡眠时间）增加[19, 25-27]。有研究发现 REM 和 N2 期睡眠纺锤波活动密度增加，以及 REM 睡眠的 θ 波功率增加[28-34]。许多人发现睡眠的定量参数与夜间表现的改善或学习结束时的表现水平之间存在关系，这表明睡眠生理学的变化与记忆巩固之间存在密切联系[25, 30-31, 34-38]。为了支持之前描述的序贯两步假说，其他研究证明了表现变化与 NREM/REM 睡眠周期之间的关系[39-40]。因此，这些主要基于非侵入性电生理技术的研究一致证明日间学习表现影响睡眠生理状态。

非侵入性神经成像研究，从最初使用的正电子发射体层扫描（positron emission tomography，PET）测量，到最近使用的功能磁共振成像（functional magnetic resonance imaging，fMRI）和脑磁图（magnetoencephalography，MEG）研究为在记忆任务练习中发生的与学习相关的大脑皮质的神经活动可以在 REM 睡眠和 NREM 睡眠以及训练后清醒期间重新表达这一现象提供了证据[13, 41-43]。最近同步 EEG-fMRI 记录的进展表明可以实现观察睡眠 EEG 特征脑电相关的大脑区域的功能激活。这些研究表明，在学习中使脑区活跃的活动在随后的睡眠中也会优先得到加强和转化，并且这种记忆痕迹的再激活是时间锁定时相性活动，比如睡眠纺锤波[44-46]。尽管这些开创性的动物研究并没有成功建立与记忆巩固或再激活行为的关联性，但这些数据与动物颅内脑电记录相关研究一

致证明了睡眠期间神经元的再激活[47-48]。人类神经成像数据显示，SWS 期间经验依赖的局部海马活动再激活与空间导航后记忆性能的夜间增强有关[43]。相反，睡眠前的内隐程序学习水平与 REM 睡眠皮质区域的再激活幅度相关，在此期间学习相关区域之间的连接模式进一步加强[49]。fMRI 研究还显示，在陈述性学习和程序性学习之后，锁定在睡眠纺锤波上的海马活动会重新激活[45-46]。此外，程序性学习依赖的再激活招募了其他与任务相关的结构，并加强了在学习过程中招募的大脑区域网络中的交流，包括壳核，其程度与夜间的提高相关[44]。综上所述，人类再激活研究表明，在睡眠过程中存在对先前经验的神经元回放，而在学习过程中涉及的大脑区域中，训练后的睡眠活动代表了与记忆相关的认知过程的神经特征，可能与纺锤波等阶段性睡眠事件有关。另一种但并非唯一的假设是，清醒时的学习诱导局部突触变化，而突触变化本身又诱导局部慢波活动（slow wave activity，SWA）的变化，SWA 是睡眠稳态的主要标志，而这些变化最终有利于新记忆的形成[50-51]。

睡眠中刺激

为了证明睡眠在记忆巩固过程中具有积极的、潜在的因果作用，一些采用靶向记忆再激活（targeted memory reactivation，TMR）范式的研究发现，与正常的训练后睡眠相比，训练后睡眠期间进行刺激可能具有功能增强作用[52-55]。事实上，在学习莫尔斯电码后，在 REM 睡眠期间呈现非唤醒性听觉刺激，或在 REM 睡眠期间重新呈现学习复杂逻辑任务时听到的背景声音，都能提高夜间记忆表现[52-53]。重要的是，只有当听觉刺激与快速眼动的爆发同时出现时，这种效果才会出现，这种快速眼动反映了人类的时相性脑桥-外侧膝状体-枕叶（ponto-geniculo-occipital，PGO）活动，进一步表明睡眠的特征是重要的标志物，甚至可能与记忆巩固过程的细胞机制有关，但仅限宏观水平。同样，在 SWS 期间呈现学习过程中作为情境线索的气味可触发海马脑区反应，并巩固陈述性记忆而非程序性记忆[55]。在学习后的 N2 期睡眠中使用类似的方法可强化程序性记忆的巩固[56]。因此，记忆痕迹的靶向再激活不仅仅是睡眠的附带现象，对先前学习任务具有高度特异性。事实上，在被训练通过跟随动作序列来产生两种音乐旋律的受试者中，运动序列的准确性在睡眠时被重放的旋律中得到了显著提高，而且这种提高与训练后的 SWS 和睡眠纺锤波的数量有关[57]。此外，TMR 的效果仅限于睡眠期间再次提示的语言材料，并且 NREM 睡眠 TMR 的作用程度与随后的 REM 睡眠数量有关，因此支持

了在 NREM/REM 睡眠阶段连续且可能不同的信息处理的观点[12, 58-59]。与纺锤波的联系得到了加强，表明在 NREM 睡眠呈现学习相关刺激导致睡眠纺锤波活动和巩固增加，但纺锤波活动在第一次刺激后 1.3 s 内出现，第二次刺激时被抑制，同时夜间记忆巩固效应消失[60-61]。同样，在 SWS 期间进行经颅直流电刺激（transcranial direct current stimulation，tDCS）可以调节皮质兴奋性并改善陈述性记忆，特别是当使用约 0.75 Hz 的振荡电位模仿 NREM 深度睡眠的慢振荡（slow oscillations，SO）诱导慢振荡样电位场时[54, 62]。

最近，通过闭环听觉刺激来精准定位并增强大脑振荡波，进而促进睡眠期间的记忆加工。与 TMR 不同，闭环刺激采用无意义但有节奏的声音刺激来增强特定的睡眠振荡波，如 SO 和睡眠纺锤波[63-64]。值得注意的是，这些研究表明，与对照组相比，使用精确定时的听觉刺激可以增强慢振荡频率和相关的纺锤波活动，从而增强陈述性记忆。另外至少有一项研究表明在睡眠中可以建立新的简单的刺激-反应联系[65]。最后，在 SWS 期间人为地维持高水平的皮质醇反馈和胆碱能张力会损害海马体依赖性陈述性记忆的形成，这表明中枢神经系统胆碱能张力从获取时清醒状态的高水平到 SWS 期间最低水平的自然转换优化了陈述性记忆的巩固[66-68]。相反，阻止 REM 期睡眠皮质醇的自然增加似乎可以增强杏仁核依赖的情绪性记忆[67]。值得注意的是，随后的研究发现，在 SWS 期间人工维持高胆碱能水平并不会改变 TMR 在该睡眠阶段的有益影响，这表明睡眠期间自发和提示，即 TMR，记忆再激活的机制有些许不同[69]。

其他新兴的非侵入性脑刺激技术，如经颅磁刺激和 tDCS 已被用于促进神经元活动（如增强慢波）或刺激大脑脑区以加强对新获取信息的记忆。例如，在学习后睡眠期间使用 tDCS 增强 SO 已被证明会增强记忆[54, 62]。然而，在各种不同的方法中，目前还不清楚什么类型的记忆可以从非侵入性脑刺激中受益，睡眠的哪个阶段是最理想的刺激目标，以及潜在的生理机制是什么。

这些研究已经证明了在训练后的睡眠期间，各种刺激和操作对夜间表现的有益/有害影响，进而证明睡眠在记忆加工中不仅仅只起被动作用，还可以保护新记忆不受干扰。相反，这些研究支持该假说，即睡眠以一种复杂的方式为神经系统中新记忆的巩固提供了最佳条件。

睡眠和陈述性记忆

如前所述，长期陈述性记忆包括：①语义记忆成分和②情景记忆成分。实验数据表明，睡眠在巩固这两种记忆成分中的作用可能在一定程度上是分离的；③情绪变量在情景记忆巩固中起调节作用。下一节将介绍这些方面。

语义记忆

很少有研究关注睡眠对语义信息本身的巩固作用，尽管诱发电位研究已经表明，外部呈现刺激的语义处理在 REM 睡眠和 N2 期睡眠是可能的，但在 SWS 期间则不可能[70-72]。此外，研究表明，语义启动（即，由先前呈现的语义相关材料产生的促进加工效应）在从 N2 期睡眠和 REM 睡眠醒来时具有质的不同[73]。睡眠还会增强与语义相关的错误记忆的形成（例如，与语义相关的单词列表相关联的"主题词"；但请参阅 Fenn 及其同事的文章了解另一种观点）[74-75]。此外，准确和虚幻的回忆都与睡眠后海马活动的增加有关，尽管行为影响是相似的[76]。即使存在残留语义处理的证据，但在睡眠期间使用直接听觉刺激来创建新的语义关联的尝试并不成功，请参见 Züst 及其同事的研究[77-78]。一种可能的解释是，新信息从海马体依赖的情景记忆存储转移到新皮质语义、去语境化记忆表征是一个渐进、缓慢的过程，可能需要数年才能完成[79]。因此，最初的编码、训练后的睡眠时间和时间很接近的检索通常不适合将记忆的语义成分与其他成分分离开。解决这个问题的一个很有前景的方法是将语义记忆网络的高频及低频词汇进行整合[80]。结果显示，在学习低频语义词汇时睡眠纺锤波和 SWA（0.5～4 Hz）增加的幅度大于学习高频语义词汇的幅度，这表明 NREM 睡眠参数参与了将新信息整合到现有语义网络这一过程。

在这方面，一些神经影像学调查通过对间隔 6 个月以上的成对联想的单词或风景图片进行回忆来研究陈述性记忆检索的大脑相关性[22, 81]。虽然这些实验并不是专门设计来检测再次测试时记忆材料是否被"语义化"，但神经影像结果清晰地显示早期学习后观察到的海马部位的活动在 6 个月后进行记忆检索时转移到内侧前额叶皮质（medial prefrontal cortex，mPFC）部位[22, 81]。此外，在学习后的当晚完全剥夺睡眠会阻碍这种逐渐巩固的过程。事实上，在学习语言材料 6 个月后进行记忆检索，初始编码后睡一晚比剥夺睡眠的记忆检索对 mPFC 的激活更强烈，这表明睡眠会导致神经解剖学层面上记忆表征的持久变化[22]。这些结果可能与睡眠对学习材料的逐渐语义整合产生影响的假设相一致。值得注意的是，在言语记忆中整合和巩固新信息所需的时间延迟可能取决于发展阶段。有证据表明，在青春期前的儿童中，在一次小睡后，海马体-新皮质的语言信息快速转移，可能与这个发育阶段 SWA 较高的数量和密度有关[82]。

情景记忆

睡眠对情景记忆的影响已经通过一系列陈述性记忆范式进行了广泛的研究。其中，大多数使用部分行为或药理学睡眠剥夺的研究一致发现，SWS 或至少是富含 SWS 睡眠的前半夜，有利于巩固新的陈述性记忆，特别是当即将记住的材料对未来很重要时[19, 22, 66, 83-84]。此外，与老年人相比，睡眠对情景回忆的好处对年轻人更大，并且与睡眠时间有关，且在这一人群中长期遗忘与睡眠中断有关[85-86]。研究表明，与年龄相关的睡眠变化会导致情景记忆随着年龄的增长而恶化。此外，陈述性学习的巩固与训练后 N2 期睡眠中纺锤波活动的增加以及精神分裂症中 SWS 和纺锤波的改变有关[30-31, 34, 36-37, 87-88]。纺锤波被认为是 NREM 睡眠期间促进记忆巩固过程的有力候选者，因为纺锤波被认为支持神经可塑性[89]。此外，陈述性学习能力与健康受试者 N2 期睡眠时增加的纺锤波活动和 NREM 睡眠期间的周期性觉醒波动有关[35, 90]。相反，陈述性记忆缺陷与阿尔茨海默病患者睡眠纺锤波活动以及慢性非恢复性睡眠患者的 NREM 睡眠持续时间和周期数减少有关[91-92]。其他研究报告称，陈述性言语记忆的夜间表现主要取决于睡眠周期的保护组织（即睡眠连续性），而不是特定睡眠阶段本身的完整性[40]。此外，研究发现，REM 期睡眠剥夺会特异性损害对记忆的空间和时间特征的回忆，以及受试者对自己记忆的信心[93]。这些参数被认为是情景记忆的真正组成部分，而不是一般回忆，后者可能部分依赖于语义等非情景化的记忆[10]。因此，据报道，睡眠期间的巩固增强了识别记忆中的外显回忆，并加强了三重词列表的原始时间序列结构[94-95]。综上所述，这些研究提供了令人信服的证据，证明睡眠对新情景体验的形成以及情景记忆的保存、整合和回忆非常重要。当睡眠受到年龄、精神疾病和神经退行性疾病或更简单的睡眠中断或剥夺的不利影响时，情景记忆就会受损。

情景记忆中的情绪

情绪可以被看作情景记忆保持的重要情景线索。尽管如此，与 NREM 期睡眠相比，REM 期睡眠唤醒后情绪材料在可以被更好地回忆起来，在睡眠剥夺后被改变，尽管信息中情绪内容比背景更多[96-98]。另有研究发现，在完全剥夺睡眠后，情绪记忆得以保留，或者至少比中性记忆受到的干扰更少[67]。后一项研究结果表明，情绪记忆在清醒期间也能有效地巩

固，这种效应可以用快速获得情绪刺激-反应关联的重要生态价值来解释。此外，缺乏行为效应并不能保证睡眠对记忆巩固过程没有任何影响，因为在训练后的晚上，睡眠剥夺有效地改变了检索时大脑活动的潜在模式[23, 99-100]。

从另一个角度来看，在正常睡眠 3 天后进行的测试中，情绪依赖性记忆效应（即，在学习过程中，在相同的情绪下比在不同的情绪下对中性材料的记忆力更好）被减弱了，但在学习后的晚上进行睡眠剥夺时则没有减弱[101]。然而情绪依赖性记忆效应在以 NREM 或 REM 睡眠为主的 4 h 睡眠后，或在整夜睡眠后，都同样保持不变，表明中性记忆的情绪脱语境化发生需要经历多个夜晚的睡眠，这个过程在训练后的第一个晚上开始[102-103]。我们未来研究需要确定这种影响是具体的情绪还是仅仅与语境信息有关[104]。

睡眠和非陈述性记忆

如前所述，非陈述性类别下的记忆能力包括各种不同的子类型。这些可能相对独立于认知和神经解剖学的观点，但被共同认为是"如何"执行各种任务的程序，这些程序通常与获得这些技能的明确知识经验分离。技能和习惯是指通过反复练习逐渐获得的新的感知、运动和认知能力（例如，辨别数字、弹钢琴、骑自行车或检测环境规律），这是与睡眠有关的最广泛的研究。在这个方面，许多研究发现，训练后睡眠可以提高非语言运动、知觉和知觉运动程序性学习任务的习得水平[18, 49, 51, 105-110]。研究还显示，睡眠可以增强儿童运动学习中的主动干扰效应，而在这一人群中，程序性记忆效应通常无法通过直接测量观察到[111-112]。此外，有研究发现，通过药物增强睡眠纺锤波后（例如，使用非苯二氮䓬类催眠药物）可以恢复精神分裂症患者的睡眠依赖性运动记忆巩固[113]。此外，睡眠特别能提高脑损伤个体的程序性记忆表现，但对患有退行性帕金森病的患者却无显著效果[114-115]。与年龄相关的睡眠纺锤波变化也可能是与年龄相关的纹状体激活减少和运动记忆巩固相关缺陷有关[116]。在下一节中，我们将进一步描述睡眠在知觉、运动、知觉-运动学习和启动中的作用。

睡眠和知觉学习

睡眠与视觉辨别能力的发展有关。大多数研究使用了纹理辨别任务，在该任务中学习是视网膜定位的，即特定于训练的视觉象限，并且任务表现提高最初与 REM 睡眠有关[110, 117-119]。研究发现夜间记忆力的改善与前 1/4 夜间睡眠的 SWS 数量和后 1/4 夜间

睡眠的 REM 期都有直接关系,这表明 SWS 促进记忆形成并可能(但不一定)在 REM 睡眠期间进行巩固[25]。有进一步的证据表明,睡眠在视觉知觉学习的离线(即发生在实际练习之外)巩固过程中起着补充作用。事实上,有研究发现,在同一天内重复练习这项任务不会带来任何改善,甚至可能导致训练视觉象限的表现恶化,除非中间有睡眠间歇[109]。但最重要的是,他们证明了睡眠的持续时间和它的组成时相在这个过程中是至关重要的,因为 30 min 的白天小睡仅仅停止了表现的恶化,60 min 的小睡恢复到原来的水平,90 min 的小睡提高了辨别能力[109, 118]。主要的区别在于 NREM 睡眠时间在 60 min 的小睡中的时长比 30 min 的更长,而 90 min 的小睡更容易进入 REM 期睡眠。其他研究证实了训练后睡眠在粗视觉辨别巩固中的重要性,以及视觉适应范式对后续睡眠参数的影响,从而证明了 REM 和 NREM 睡眠状态对视觉系统程序能力巩固的重要性[120-121]。

有趣的是,视觉感知技能表现转移到未训练的眼睛也倾向于在睡眠后泛化到未训练的视觉象限,这表明睡眠有助于将感知技能学习推广到初级视觉皮质之外[122]。然而,睡眠依赖性的改善还不能在各种形态中完全推广,因为在听觉领域已经报道了相互矛盾的结果[123-124]。从更复杂的听觉辨别能力来看,在听觉单词识别过程中,必须将新学到的口语形式与发音相似的单词区分开来,这需要一个类似孵化期的睡眠[125]。

睡眠和运动学习

运动学习的时间依赖进化研究发现,与相同时间间隔的清醒相比,训练后睡眠在没有进一步练习的情况下具有显著强化效应[32, 106-107]。然而,与前一节描述的使用知觉视觉辨别任务的观察结果相反,这里不能认为训练后清醒时间阻止了长期运动记忆的形成,因为表现只是稳定在学习结束时达到的水平上,不会恶化,而是在重复练习中适度提高。然而,在学习结束后的 5 ~ 30 min 内,表现会有短暂的提高;如果在 4 h 内不进行中间睡眠,这种效果就会消失[32, 126]。有趣的是,这 5 ~ 30 min 的提升可以预测一夜睡眠后的表现水平[126]。这种训练后的早熟期对于运动记忆的初始稳定似乎很重要;研究表明,在这段时间内学习另一个序列会干扰初始序列,而经过小睡后则避免这种干扰[13, 127]。在初始训练后进行整晚的睡眠,与同等时间的清醒相比,12 h 后训练表现离线提高以及 fMRI 显示壳核激活增加[116, 128]。睡眠纺锤波密度,特别是顶叶区域的快频率纺锤波(13 ~ 15 Hz),与睡眠依赖的行为改变和神经变化相关[129-130]。随着年龄的增长,睡眠对运动序列巩固的有益影响减少,同时

伴随着与年龄相关的壳核激活减少,反过来又与纺锤体密度相关[116]。值得注意的是,睡眠对运动记忆巩固的作用超出了真正的运动成分,因为在一系列手指运动练习后观察到睡眠结构的训练相关变化,而不是在随机按键后观察到[105]。同样,睡眠对获得新的复杂的运动模式很重要,比如蹦床,但在熟悉和众所周知的运动活动(如足球或舞蹈)中就没那么重要了[131-132]。后一种结果与睡眠对运动技能过程的最大益处在学习过程中是很难被证明这一结论是一致的[133]。训练后睡眠参数的运动学习相关变化主要在 N2 期睡眠中观察到,尽管也有人报道了与 REM 睡眠或 SWS 和 REM 睡眠的联系,导致超长睡眠周期的延长[33, 106, 131-132]。综上所述,这些结果表明睡眠可能通过再激活过程加强在学习过程中形成的最初不稳定的记忆痕迹。

神经影像学研究表明纹状体和运动皮质区域在运动序列学习过程中被调动,相较于保持清醒,在休息间隔中进行睡眠可使纹状体活动增强[128, 134-136]。激活增加的程度与睡眠纺锤波的特征(如振幅)有关[130]。因此,纺锤波可能是睡眠期间进行记忆巩固的标志。在习得运动序列任务后,在睡眠期间使用联合 EEG-fMRI 直接验证了这一假设[44, 46, 137]。经过一段夜间睡眠后,在运动技能任务的初始表现期间活跃的大脑区域网络转变为更强烈的壳核活动,并减少对运动皮质区域的依赖,这与睡眠促进行为自动化的概念一致。有趣的是,只有在一段时间的睡眠后,这个整合网络内的功能交流强度才会增加,壳核的功能连接随着睡眠而逐渐增加,但在清醒状态下没有此现象[44, 137]。此外,练习时活跃的大脑区域的睡眠纺锤波活动与夜间表现的改善和功能连接的变化有关。此外,纺锤波与纹状体区域的激活有关,这表明不同类型的纺锤波可能巩固记忆痕迹的不同方面。需要进一步的研究来准确地描述睡眠在各种类型的运动学习中的作用和益处以及所涉及的神经生理机制。

睡眠和知觉运动学习

以上章节中描述的运动学习任务具有明确的特征。它们是自我启动的,习得最初是以一种明确的、几近陈述性的方式进行的,且要产生的运动序列是已知的,甚至可以用语言表达。在这方面,运动程序学习反映了预定义的运动形式的优化,可能是由情景记忆过程所贡献。相比之下,感知-运动程序性学习需要由外部刺激触发的运动表现,但要学习材料的组织对受试者来说是非必需的,尽管这点会影响他们的表现。这些特征应该能让我们区分睡眠在巩固内隐记忆和外显记忆中的作用。

最初发现，在转子追踪任务上的表现改善被完全剥夺睡眠和夜间第二部分的睡眠剥夺所影响，但不被选择性的 REM 睡眠剥夺所影响[18]。任务的改善也与睡眠纺锤波活动的增加有关，这表明运动适应性记忆的巩固主要依赖于 N2 期睡眠[38, 138]。fMRI 还显示训练后完全睡眠剥夺阻碍了在目标轨迹中隐藏规律的视觉运动追踪任务中表现的执行能力提高和大脑活动的重组[21]。然而，镜像追踪技能表现良好的个体在后半夜睡眠中提高更多，并且与 REM 睡眠增加有关，这表明后一项任务可能更依赖于 REM 期睡眠[9, 27]。尽管如此，在 N2 期睡眠主导的小睡后，镜像追踪的表现也有所改善，并与 N2 期睡眠纺锤波活动相关[139]。在感知–运动学习领域中，睡眠阶段和任务关联之间的明显差异可以用参与者初始技能水平的差异来解释。事实上，在高技能受试者中，转子追踪任务的表现改善与 N2 期睡眠纺锤波活动之间存在关联，而在低技能受试者中，任务表现与 REM 睡眠密度相关，这与"与 REM 睡眠和 N2 期睡眠相关的运动技能任务可能依赖于两个独立但重叠的神经系统"这一看法相一致[29, 38]。

这种解释可能与训练后 REM 期睡眠活动与高阶感知运动认知技能巩固相关联的神经影像学数据一致。事实上，在既往接受过任务训练的个体中，概率序列学习任务（即内隐序列学习范式）练习激活的皮质下和新皮质区域在训练后的 REM 睡眠中被重新激活[41-42, 49, 134]。进一步证明，这些再激活不仅与活动相关，而且是由于在先前的练习中内隐学习了基于规则的序列，这支持了 REM 睡眠深度参与学习材料中包含的高阶信息的再加工和优化（如镜子追踪任务和河内塔）的可能性[42]。最近，有研究表明，对这种高阶信息的专业知识的获取受益于睡眠，而 NREM 睡眠可能会"微调"执行和学习潜在策略所需的运动技能[29, 38, 140]。事实上，一项研究表明，睡眠（而非清醒）有助于将新获得的认知策略应用于更复杂的问题，但不利于获得策略本身所涉及的运动[141]。

这些结果似乎与之前提到的高阶概率序列学习的 REM 睡眠依赖发现相矛盾，其中学习无疑是内隐的[42, 134]。然而，这些研究与那些声称睡眠依赖只针对明确顺序材料的研究之间的一个被忽视的区别是，后者使用了确定性的、重复的序列，而前者研究中使用的概率序列则更加模糊。因此，对概率 SRT 中不可预测元素的神经反应在睡眠中减弱，表明学习结构的整合性更好[24]。因此，睡眠（尤其是 REM 睡眠）可能主要支持内隐习得的复杂关系的巩固。这种解释可能与程序性记忆的不同方面在巩固过程中分别进行处理的观点一致。例如，运动序列本身（如重复的、确

定性的序列）在独立于睡眠的日间清醒期得到改善，而其目标（如复杂的、在概率序列中项目连续的抽象规则）在一夜睡眠后得到改善[142]。进一步的研究试图将运动学习从涉及高阶运动序列的认知复杂策略中分离出来，以及运动的确定性序列。具体来说，越来越多的证据表明，睡眠对程序性运动技能的好处只有在任务是明确学习的情况下才会出现，换句话说，即在有意识的情形下。因此，当序列被内隐学习时，一个晚上的睡眠对表现的影响并不会超过同等时间的清醒，但仍有待深入研究[24, 42, 143]。就通过运动技能练习获得的高阶认知策略而言，越来越多的证据表明，只有睡眠才能提高需要获得一种新的认知策略的运动技能的表现[140-141]。有趣的是，当直接与涉及相同动作序列但无法获得学习策略所需信息的情况进行比较时，睡眠优先增强了对认知策略本身的记忆，而不是用于获得策略的内隐运动技能。此外，对于这种程序性技能学习，N2 期和 REM 睡眠似乎都与认知策略的掌握有关[140]。对运动学习的学习后巩固过程有益的确切睡眠时相等确切条件仍有待进一步研究。

睡眠和启动

知觉启动指的是遇到刺激进行处理时的促进或偏见[144]。少数探索睡眠在巩固与启动相关的记忆表征中的作用的研究得出了不同的结果[83, 145-146]。研究发现，干预剥夺睡眠，特别是 REM 睡眠，会改变词干完成和面部处理的启动效应，并增强对情绪图片的反应性[146-148]。然而，另一项研究未能揭示睡眠依赖效应，该研究使用了更好控制的视动镜识别图像，并且发现完全睡眠剥夺只影响右半球的启动样表现，这表明记忆巩固的睡眠依赖程序存在大脑半球间差异[145-146]。

大脑可塑性和记忆巩固的睡眠依赖机制

在本节中，我们概述了对支持睡眠时相相关的大脑可塑性和记忆巩固过程特别重要的特定机制：①脑桥-外侧膝状体-枕叶（PGO）波；②海马节律；③睡眠纺锤波。

PGO 波

PGO 波是与快速眼动密切相关的突出的相位生物电位，在 NREM 睡眠到 REM 睡眠的过渡期间或在 REM 睡眠期间单独或爆发式出现。在人类中，癫痫患者的脑内记录、健康志愿者的无创 PET、fMRI 和 MEG 扫描结果表明，在 REM 睡眠期间观察到的快速眼动与动物的 PGO 波由相似或相同的机制产

生[149-152]。最重要的是，动物数据表明，REM 睡眠的 PGO 活动与学习和记忆巩固有关，这表明，REM 睡眠中 PGO 的激活可能代表了记忆的自然生理过程之一，可能是通过在丘脑皮质和皮质内回路中传递经验依赖信息的快速振荡同步进行的[153, 154]。

尽管有来自动物研究的证据，但 PGO 活性与人类 REM 睡眠记忆巩固之间的直接关联尚未完成。然而，这一假设得到了一些研究的支持，这些研究发现在程序学习和强化学习期间 REM 睡眠期间的快速眼动密度增加，以及学习莫尔斯电码后的陈述性记忆表现或保持水平与训练后 REM 睡眠期间的快速眼动之间具有相关性[28-29, 155-157]。此外，在清醒时学习复杂逻辑任务同时播放背景声音，当在 REM 睡眠期间再次播放相同的声音时，第二天早上的任务表现会有所提高。然而，最有趣的是，只有当声音与训练后反映 PGO 活动的快速眼动爆发同时出现时，才能发现增强作用，这进一步表明它与记忆巩固过程有关[53]。此外，有人提出，在人类的时相 REM 睡眠期间，PGO 活动在海马体旁 / 海马体区域的传播与言语学习表现和记忆保留值有关[158]。

海马节律

θ 波（即海马 EEG 记录的 4～7 Hz 的规律正弦振荡波）是包括人类在内的哺乳动物 REM 睡眠的一个显著特征[159]。θ 波代表海马体的"在线"状态，被认为对活跃神经元群的时间编码 / 解码和突触权重的修改至关重要[159]。此外，锥体细胞的种群同步在安静清醒和 SWS 期间达到最大，与尖锐波（即，SWS 的尖锐波是 CA3 锥体神经元爆发的同步放电的结果）和快速震荡（140～200 Hz）有关。在 SWS 过程中，尖锐波和快速震荡是诱导神经元可塑性的良好候选者[160]。因此，REM 睡眠 / 活跃清醒时 θ 波活动和 SWS/ 清醒时锐波和涟漪之间的交替可能有助于增强大脑的可塑性。根据记忆形成的 2 个阶段模型，新皮质信息激活了内嗅输入，这将导致海马 CA3 系统在学习过程中发生突触变化，与海马活跃清醒和 REM 睡眠 θ 节律活动相关[160]。在随后的非 θ 波状态（即 SWS，但也可能是安静的清醒状态）中，先前激活的神经元在尖波爆发期间被重新激活，并且短暂存储在 CA3 区域的记忆表征可以转移到新皮质目标长期保存。

此外，动物和人类研究表明，在陈述性记忆学习后，REM 睡眠的 θ 节律增加，以及 REM 睡眠期间 θ 波与情绪任务的记忆促进的相关性增加[27, 161-162]。人脑成像研究发现在虚拟城镇中进行空间导航后，在 SWS 期间海马活动的经验依赖性再激活，但在 REM

睡眠中没有[43]。此外，人类的脑内记录表明，在 NREM 睡眠期间，海马体中缓慢的脑电波频率有助于空间记忆的巩固[163]。同样，在 SWS 期间，在海马体相关记忆区域观察到气味引起的激活，最终导致夜间表现改善[55]。这些研究还发现，海马体记忆长期转移到新皮质进行存储，这一效应会被训练后夜晚睡眠剥夺所干扰[22, 81]。与此同时，神经影像学数据表明，在清醒状态下，与记忆相关的大脑活动离线持续存在，并在海马体中动态演化[13]。尽管上述数据很好地支持了这一模型，并且可以解释陈述性材料的离线处理，但在训练后的 REM 睡眠和程序性非海马学习后的清醒期间都观察到了再激活，这一事实表明同时存在其他记忆巩固途径，需要进一步研究[13, 41-42]。

睡眠纺锤波、慢波和海马体尖波涟漪

虽然纺锤波最常出现在 N2 期睡眠，它们在 SWS 中也出现但较少，但被 δ 波活动所掩盖。纺锤波被认为是由于丘脑神经元的内在特性和连接模式，并由 SO 调节[164]。纺锤波产生似乎是神经可塑性的理想机制[89]。因此，纺锤波可能在睡眠期间的记忆巩固过程中发挥重要作用。一些研究报告表明在学习之后的夜间和白天睡眠期间，口头陈述性记忆的巩固与纺锤波密度的增加密切相关[30-31, 35-36]。夜间言语记忆与纺锤波密度的关联在左额中央区有所增加，而面孔记忆则没有这种关联性[36]。同样，学习后的 σ 波频谱功率（11.25～13.75 Hz）在白天午睡时增加，尤其是在左侧额叶区域。此外，这些增加与难词联想的学习表现呈正相关，但与易词联想无关，同时新语言学习与现有知识的整合与睡眠纺锤波相关[31, 165]。

最近的研究试图通过操纵纺锤波来研究记忆增强过程。一项研究发现增加睡眠纺锤波密度可以改善言语记忆[113]。一项功能性神经影像研究发现，陈述性学习后，海马在睡眠期间重新激活，并与睡眠纺锤波的开始时间锁定，由纺锤波振幅调节，并与记忆表现相关[45, 166]。这表明纺锤波积极参与记忆巩固，可能是通过新形成的记忆重复再激活。这个过程也可能驱动大脑区域之间的交流，导致记忆痕迹的转变，从而它变得越来越依赖于支持性能自动化的大脑区域（例如纹状体）。此外，SO 对包括纺锤波在内的更快频率进行分组（参见 Steriade 的综述）。最近的研究为这些时相振幅相互作用对记忆巩固的功能意义提供了潜在的见解[167-168]。具体来说，SO 的上升支与学习后的纺锤波相耦合。这两个在时间上相关的事件可能同时起作用，因此纺锤波可能诱发突触增强[169]。相反，SWA 可能参与突触降幅，这是优化新形成记忆的必要操作[170]。除了慢波和纺锤波的交叉频率耦合，更高频率的海马体活动爆发（100 ～ 200 Hz），或 "涟漪"，也暂时与纺锤波耦合[171-172]。新皮质纺锤波和海马尖波涟漪之间的这种协调被认为是海马-新皮质信息传递的一种假定机制[171]。最后，进一步的研究表明，在 TMR 程序线索提示后的睡眠期间有一段安静且不受干扰的可塑性时期对成功再激活和随后的记忆巩固增益十分必要[60-61]。事实上，条件刺激的呈现被反复证明会诱导 σ 波（纺锤体）相关活动增加，然而，在 1300 ms 的范围内呈现第二种听觉刺激既破坏了 σ 波活动，又抵消了线索对记忆的有益作用。综上所述，这些研究表明，睡眠纺锤波对于陈述性记忆的夜间巩固很重要，并且在初始学习期间募集的大脑结构中，睡眠纺锤波以及皮质 SO 和海马尖波涟漪的协调活动共同促进再激活和巩固过程。

同样，在程序性记忆方面，训练后的 N2 期睡眠剥夺会损害感知运动任务的记忆且 N2 期睡眠的数量与手指敲击任务的学习进展相关[18, 106]。此外，在感知运动学习任务上的强化训练导致在随后的 N2 期睡眠中纺锤波的数量和密度以及平均纺锤波持续时间显著增加[27]。额叶和枕叶区域的低频 σ 波功率（12 ～ 14 Hz）在训练后增加，而高频 σ 波没有变化[27]。使用相同任务的小睡试验研究提供了类似的结果：规律小睡的受试者在小睡后表现和 N2 期睡眠纺锤波密度之间呈正相关[173]。在这种情况下，低频纺锤波活动（12 ～ 14 Hz）与额叶部位的表现相关，而高频纺锤波活动（14 ～ 16 Hz）与中央和顶叶部位的表现相关。此外，不经常午睡的受试者并没有从午睡中受益[173]。在另一项研究中，在完成敲击手指的动作任务后，进行更长时间（60 ～ 90 min）的午睡，发现运动表现最显著的受试者在 N2 期睡眠中也有最大的增长，纺锤波密度和午睡后的表现之间存在显著的相关性但仅限于学习半球[32]。最后，N2 期纺锤波密度在完成手指敲击任务后显著增加，但在完成控制运动任务后没有明显增加，这表明这种变化不是由一般运动活动引起的[105]。神经影像学研究还显示，与陈述性记忆类似，在练习运动程序任务涉及的脑区（如海马体、壳核）中，睡眠纺锤波锁定的激活时间与整夜表现的提高有关[46]。事实上，纺锤波与陈述性和非陈述性记忆的巩固都有关系，这表明它们在睡眠依赖的记忆过程中起着重要作用，尽管纺锤波是否在陈述性和程序性记忆中起着同样的作用还有待研究。

最后，纺锤振荡波可能不是孤立地起作用，因为它们是由慢波分组和调节的。如前所述，慢波对记忆巩固和突触可塑性具有重要作用[174]。事实上，在 NREM 睡眠期间经验依赖的 δ 波活动区域增加表明记忆巩固存在局部稳态机制[51, 170]。此外，在频率低于 1 Hz 的 SO 去极化阶段，学习后一致性增强[174]。相反，在 NREM 睡眠期间，以频率（< 1 Hz）接近 SO 的慢节奏应用可能有助于调节皮质兴奋性的 tDCS，可以改善陈述性记忆的夜间保留[54]。此外，通过 tDCS 减少 NREM 睡眠期间的 SWA，会减少口头陈述性记忆的保留，这表明慢波与陈述性记忆之间存在因果关系[175]。综上所述，现有数据表明，NREM 睡眠期间的 SO 可能在神经元可塑性和记忆痕迹的持续转换和巩固中发挥促进作用，要么与纺锤波一致，要么可能以某种独特的方式促进记忆巩固过程。未来需要进一步的研究来更好地区分 NREM 睡眠的这两个相互关联的方面对记忆巩固可能具有的独特作用。

睡眠和智力

在认知优势和劣势方面的特质样个体间差异通常用 "智力" 来描述，并且可以被描述为由不同的认知领域和技能组成的因素的子集（例如，流动智力和固定智力）[176]。睡眠纺锤波是唯一已知的自发神经振荡波，它被确定为认知能力和智力的电生理标志，智力通常通过智商（intelligence quotient，IQ）测试来评估（见 Fogel 和 Smith 的综述）[138]。纺锤波甚至被认为是许多可能的 "电生理指纹" 之一，因为它们在夜间非常稳定，但在每个人之间差异很大[177]。

纺锤波特征的个体间差异与推理能力有关，即识别复杂模式和关系的能力，以及利用逻辑、现有知识、技能和经验解决新问题的能力[33, 178-180]。此外，纺锤波和认知能力之间的关系主要针对推理能力，而非语言能力或短期记忆，并且独立于其他相关因素，如睡眠质量和昼夜节律类型[181-183]。然而，介导纺锤波和认知能力之间关系的神经解剖学和神经生理学机制在很大程度上仍然是未知的。有趣的是，纺锤波活动期间动员的大部分脑区都支持推理能力。最近有研究表明，与纺锤波时间锁定的神经激活模式与推理有关，但与语言或短期记忆能力无关[181]。此外，皮质纹状体回路和丘脑皮质回路的功能连通性与推理能力有关，但与短期记忆或语言能力无关[182]。综上所述，现有证据表明，纺锤波可能是大脑效率和大脑区域激活的电生理标记，这些区域支持运用推理解决问题和在新情况下应用逻辑的能力。

临床要点

从长远来看，REM 睡眠不足的患者可能比睡眠健康的同龄人更难学习新的认知程序。SWS 较少或受损的患者可能在陈述性学习方面受损（例如，记忆大量事实材料）。那些有特定 N2 期睡眠障碍的人（例如，纺锤波减少）可能会在改进和执行相当简单的运动技能任务方面有困难，并表现出陈述性记忆缺陷。这些异常的睡眠状态可能是精神和神经疾病认知缺陷的标志，甚至可能是治疗目标。最后，那些睡眠质量差或所患疾病影响所有睡眠阶段的患者，其各种类型的记忆里长期记忆表现都会普遍恶化。然而，由于睡眠只是记忆巩固过程的一部分，这些缺陷可能以一种微妙的方式表现出来，并在一定程度上通过在清醒或睡眠时发生的交替巩固策略来补偿。

总结

虽然目前对睡眠的研究尚不完全清楚但睡眠是支持记忆巩固的离线过程中不可或缺的组成部分，相关论点已有大量报道。尽管如此，与认知其他领域相比，该领域仍然有待进一步发展。事实上，我们迫切需要对研究进行重复和验证，以证实或反驳一系列假说，如什么类型记忆可以从睡眠中受益，以及在什么情况下发生。此外，支持这些过程的机制仍有待充分阐明和（或）充分理解。最重要的是，我们仍然需要了解睡眠障碍和伴随睡眠障碍的病理性改变是如何影响认知过程，特别是人类的学习和记忆。

参考文献和拓展阅读

请扫描书后二维码，获取参考文献和拓展阅读资源。

第 30 章 睡眠和觉醒状态下的感觉和运动处理

John H. Peever, Han-Hee Lee, Barry J. Sessle

常祥文 孟适秋 译 时 杰 审校

章节亮点

- 睡眠期间感觉与运动处理均会减少，并且不同的睡眠状态对其整合的影响也有所区别。例如，呼吸反射在非快速眼动（NREM）睡眠期间会减弱，但在快速眼动（REM）睡眠期间几乎完全被抑制。上述现象表明，感觉与运动处理的调控具有状态依赖性，在 NREM 和 REM 睡眠期间的方式存在差异。

- 睡眠期间感觉处理的变化影响了将伤害性信号传导和转运到中枢神经系统的体感通路。感觉机制受睡眠影响，而睡眠反过来也会受到伤害性过程的影响。疼痛与睡眠之间

的相互作用在患有慢性疼痛的患者中很常见，例如与癌症或颞下颌关节紊乱相关的疼痛。

- 睡眠状态下，感觉和运动功能异常是常见睡眠障碍产生的根本原因。例如，睡眠过程中，呼吸的化学性调节降低会对先天性中枢性肺泡低通气产生影响，以及在 REM 睡眠期间，运动控制障碍可导致 REM 睡眠行为障碍。运动控制和感觉处理异常还与周期性肢体运动障碍、睡眠磨牙症、嗜睡和睡眠呼吸暂停有关。

引言

睡眠对中枢神经系统（central nervous system，CNS）传导和表达感觉与运动指令的机制具有深远影响。在睡眠期间，感觉信息传递到 CNS 的程度明显减弱，这使得睡眠得以连续；然而，在某些情况下，一些感觉输入（如疼痛）可能会影响睡眠模式。睡眠机制不仅能调节传递感觉指令到 CNS 的途径，还会影响调节性脑中枢（如丘脑-皮质回路）将传入的流量传递到适当的感觉和运动控制中心，包括躯体运动神经元。调控睡眠-觉醒状态的神经回路还影响感觉-运动处理的基本整合和表达。

本章主要围绕 3 个部分展开：①感觉处理的途径和机制，尤其是与疼痛有关的过程；②感觉和运动处理的整合；③呼吸反射。上述 3 个部分均与睡眠和觉醒有关。同时，本章也讨论了睡眠如何影响伤害性信息的核心处理，以及疼痛如何作用于睡眠。尽管所有的感觉和运动系统都会受到睡眠的影响，但本章则主要关注了睡眠如何影响与反射功能相关的感觉运动处理，包括脊髓反射、颌反射以及与化学刺激［如二氧化碳（CO_2）］和机械刺激（如气道压力）有关的呼吸反射。本章还介绍了这些特征和基本过程的临床相关性，因为加强临床医生对上述生理过程的了解是非常重要的，可以使其进一步认识到与

睡眠相关的感觉运动处理及整合对人类健康和疾病有着直接的影响，并且有可能成为常见和严重睡眠相关疾病的根本原因。

睡眠和觉醒状态下对感觉处理的调节

感觉处理通路和机制

身体的周围组织，如皮肤、黏膜、牙齿、肌肉和关节，分别由大、中、小三种直径的初级传入神经纤维供应。大部分中直径（A-δ）和大直径（A-β）的传入神经纤维是有髓鞘的，作为感觉器官（受体）依附于组织中，用于对施加在组织上的触觉或本体感觉刺激的检测。然而，一些 A-δ 传入神经纤维与没有髓鞘的 C-传入神经纤维一起作为自由神经末梢终止于组织中；其中一些起到热感受器的作用，对升温或降温刺激做出反应，但其中许多则作为"伤害性感受器"，也就是说，它们是对周围组织的有害刺激做出反应的感觉器官。在伤害性信息传入末梢上的离子通道和膜受体激活可能导致 A-δ 或 C-传入神经纤维出现动作电位，并且这些动作电位沿着传入神经纤维传导至中枢神经系统，并向大脑提供伤害性刺激的位置、性质、强度和持续时间等感觉辨别信息[1-8]。

在组织损伤或炎症后，伤害性感受器的兴奋性持续增强频繁出现，它们对有害刺激变得更加敏感，甚至开始对通常无害的刺激做出反应。这种"外周敏

化"可能会导致某些疼痛情况下的高痛觉敏感性（对正常疼痛刺激的敏感度增加）和触痛（由通常不引起痛觉的刺激导致的疼痛）。许多化学介质参与了外周敏化的过程，并激活伤害性感受器对有害刺激的反应[1, 9-11]。

脊神经中的初级传入纤维被来自四肢、躯干和颈部组织的触觉或本体感觉刺激所激活，并投射到脊髓，在脊髓背角和背柱核中与二级非伤害性神经元［如低阈值机械感受器（low-threshold mechanoreceptive，LTM）神经元］形成突触并激活[7-8]。类似的三叉神经（trigeminal，V）感受器传入神经分布于口腔颌面组织，在位于后脑干的三叉感觉神经复合体（trigeminal brainstem sensory nuclear complex，V-BSNC）的所有层次上终止。此结构分为主要感觉核和脊髓束核两个部分[6, 12-13]。V-BSNC 的尾侧亚核，具有许多与脊髓背角相似的解剖和生理特征，现今通常称之为延髓背角[11-12]。负责携带温度或伤害性信息的脊髓和 V- 初级传入分别终止于脊髓背角（图 30.1）和尾侧亚核（图 30.2），通过释放兴奋性神经递质或神经调节物（如谷氨酸和 P 物质），可以激活两种主要类型的痛觉神经元：仅作用于周围组织（如皮肤）局部感受野的有害刺激（如夹捏、热刺激）产生兴奋的特异性伤害感受（nociceptive-specific，NS）神经元，以及对非伤害性刺激（如触觉）和伤害性刺激均能产生兴奋性的广动力范围（wide-dynamic-range，WDR）神经元[8, 11-12]。

脊髓背角和尾侧亚核中的一些 NS 和 WDR 神经元仅被来自于浅表（如皮肤）组织的伤害性刺激所激活，并具有编码特性，这表明它们是浅表疼痛的检测和区分的关键神经元。然而，来自深部组织（如肌肉、关节、内脏）的伤害性信息主要由脊髓背角或尾侧神经元处理，它们接收来自这些组织和皮肤的广泛传入神经冲动。这些汇聚模式似乎是深层疼痛的 CNS 机制的基础，也可能解释涉及深层组织的疼痛情况的定位不准确、扩散和引起相关疼痛的原因。

神经可塑性变化可通过伤害或炎症引发的痛觉传入输入在尾侧和脊髓背角痛觉神经元中表现出来[8, 11-12]。这种神经可塑性是由伤害性传入的感受神经末梢释放出的神经化学物质（如谷氨酸）引发的一系列细胞内事件，可通过作用于神经元上的离子通道或膜受体来影响伤害感受神经元。这些事件可能导致伤害感受神经元兴奋性增加，反映出伤害感受神经元的"中枢敏

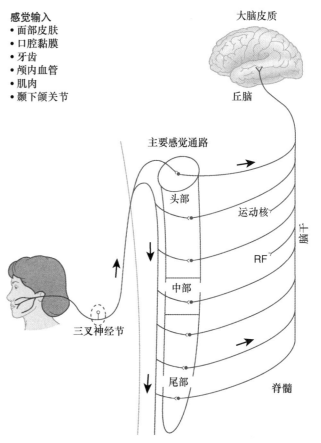

感觉输入
• 面部皮肤
• 口腔黏膜
• 牙齿
• 颅内血管
• 肌肉
• 颞下颌关节

图 30.2　面部和口腔的主要躯体感觉神经传递途径。三叉神经主要传入神经元通过三叉神经节到达三叉神经脑干感觉核结构中的二级神经元。这些神经元可能连接至大脑的更高级神经元（如丘脑）或脑干区域，如脑神经核团或网状结构（RF）。未显示出部分颈神经和脑神经Ⅶ、Ⅹ和Ⅻ传入神经的投射，以及许多Ⅶ、Ⅸ和Ⅹ传入到孤束核的投射（From Sessle BJ. Acute and chronic craniofacial pain：brainstem mechanisms of nociceptive transmission and neuroplasticity，and their clinical correlates. Crit Rev Oral Biol Med. 2000；11：57-91.）

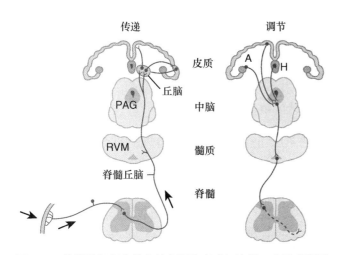

图 30.1　从脊髓组织中传来的主要伤害感知途径。此示意图显示了从具有脊髓内部连接的组织传输和调节伤害性信号的上行和下行途径。伤害感知传入纤维与脊髓背角的脊髓丘脑神经元形成突触，这些神经元再将传入信号传递到丘脑，然后传递到大脑皮质（例如，前扣带回和后扣带回皮质）。上行脊髓丘脑神经元传入也会被位于较高的脑中枢的下行途径所调节，如皮质、杏仁核（A）和下丘脑（H）。在与脊髓丘脑神经元形成突触前，下行途径汇聚于导水管周围灰质（PAG），然后再汇聚于延髓吻侧腹内侧核（RVM）（From Price DD. Psychological Mechanisms of Pain and Analgesia. IASP Press；1999：250-71.）

化"。中枢敏化已在急性和慢性疼痛模型中得到证实，并涉及非神经元（即胶质细胞）和神经元过程。中枢敏化的神经可塑性改变可以解释一些疼痛状况中的触痛和过度痛感，以及疼痛传播和转介的机制，类似于之前讨论的外周敏化。

孤束核（solitary tract nucleus，NTS）是另一个接收初级传入输入的脑干区域，主要包括来自呼吸道和消化道传入、味觉传入以及心血管、化学感受器和压力感受器传入。NTS 在自主神经功能（如呼吸、心血管功能）、味觉以及对呼吸道和消化道刺激引起的反射（如咳嗽、吞咽）中起重要作用。

部分位于脊髓背角、背柱核、NTS 和 V-BSNC 中的神经元产生支配该结构内的树突，用于调节其他神经元的活动。然而，这些结构中的许多神经元也与其他脊髓或脑干区域相连，包括网状结构、导水管周围灰质（periaqueductal grey，PAG）、中缝核和脊髓腹角或脑神经运动核。这种连接提供了支配自主神经和肌肉反射对外周刺激做出反应的中枢环路，或者为某些结构中的神经元提供感觉输入，这些输入有助于下行调控系统（后续讨论）通过有害刺激影响睡眠和意识水平[14-15]。

脊髓背角、背柱核、NTS 和 V-BSNC 中的许多神经元也（或者是代替地）投射到对侧丘脑（图 30.1 和 30.2）。接收和中继这种感觉信息的主要丘脑区域有腹侧基底核丛（或灵长类动物中的腹后核）、内侧丘脑和后核群[7, 11, 16-17]。这些丘脑区域包含 LTM、温度感受器、NS 和 WDR 神经元，其中一部分投射到的躯体感觉皮质，在这里会处理其传递的信号，以提供触觉、非伤害性热刺激和伤害性刺激的检测和定位。在感到疼痛的情况下，丘脑-体感皮质环路的时空编码被认为对推断和分辨疼痛感觉的层面非常重要。相比之下，内侧丘脑核和后核群中大多数伤害性感受神经元的时空编码特性及其与前扣带回皮质等区域的连接更暗示其在疼痛的动机或情感维度中具有一定作用[18-19]。值得注意的是，位于大脑较高层次（如体感丘脑皮质、感觉运动皮质）的神经元也会受到反映中枢敏化的神经可塑性变化的影响。

感觉处理（包括疼痛）的调节过程

感觉信息的丘脑皮质传递和处理受到来自局部神经回路或来自其他中枢神经系统区域（如网状结构）的促进性和抑制性过程的调节或"门控"[1, 20-23]。这些门控过程在行为状态和意识变化期间尤为明显。例如，在非快速眼动（non-rapid eye movement，NREM）睡眠期间，从丘脑传递的感觉信息流明显减弱；这很可能有助于维持睡眠连续性。相反，在清醒状态下，流动仍然非常明显甚至增加，以保持觉醒和认知。

无论如何，体感传递的改变也可以在脊髓和脑干水平上发生，并且在不同的行为状态下可能以不同程度发挥作用，确实可能对这些状态的特定特征有所影响，如快速眼动（rapid eye movement，REM）睡眠的肌张力减低。这些调节机制可能涉及脊髓背角、V-BSNC 和 NTS 及其相邻区域内的神经回路，以及来自初级传入神经元和来自网状结构、中缝核、蓝斑以及大脑皮质的传入。这些回路和输入使用了包括 γ-氨基丁酸（gamma-aminobutyric acid，GABA）、去甲肾上腺素、5-羟色胺（5-hydroxytryptamine，5-HT）和阿片类物质在内的各种神经化学物质。

在伤害传导的情况下，早先提到的脊髓背角和尾侧亚核中的多种输入和互连为来自外周组织的多种传入输入（如所谓的分段或传入抑制）或来自内在脑区的传入输入（如下行抑制）之间的密切交互提供了基础[11]。例如，脊髓背角的胶状质内部的神经元系统和尾侧亚核，以及来自 PAG / 中缝核、网状结构、大脑皮质和其他几个脑中心等结构的下行输入（图 30.1）。包括 GABA、5-HT、去甲肾上腺素、多巴胺、下视丘分泌素、胆囊收缩素、催产素、褪黑素和阿片类物质（如脑啡肽）在内的几种神经化学物质提供了一个神经化学基质，多个传入和下行输入可以通过这个基质来调节痛觉传递。值得注意的是，许多这些神经化学物质和下行影响也参与睡眠调控机制[20-21]。在多种输入信号中，抑制伤害感受神经元是多种镇痛方法产生镇痛效应的固有机制之一，包括深部脑刺激、针灸以及阿片类物质（如吗啡）和 5-HT 激动剂（如阿米替林）。其中一些机制反过来则有助于伤害传导（例如，在前述的中枢敏化过程中）[8, 11-12]。

睡眠和觉醒期间与疼痛有关的处理过程

如前所述，睡眠期间可以通过脊髓和脑干以及丘脑和大脑皮质来调节感觉信号的传递，同时为保证睡眠的连续性，可能会导致大脑对外界刺激的反应性降低。包括警觉状态、注意以及注意力分散等在内的行为因素对伤害感受神经元的调控作用可以表征与上述状态相关的高级脑中枢所导致的下行影响，从而加深我们对于这些行为因素对疼痛影响的认识。然而，尽管我们已经对疼痛或睡眠都有了较深的理解，但关于睡眠如何影响疼痛以及疼痛如何反作用于睡眠的研究仍然有限，尤其是慢性疼痛和睡眠之间的相互作用（请参阅第 156 章）[14]。

与觉醒状态相比，包括疼痛在内的感觉处理在睡眠状态下会减少，但其中的基本过程仍不清楚。然而，既往研究显示在 REM 睡眠期间，经由脊髓背角发源的多条上行途径的体感传导会被持续减弱。显然，在 REM 睡眠期间，门控过程相当复杂，因为对体感传导的调节在阵发性和持续性 REM 睡眠之间可能存在差异[24]。另有证据发现，在 NREM 睡眠的部分阶段中，通过一些上行传导通路的感觉传递可能会减弱，并且丘脑和皮质活动也会减少[21-22, 24-26]。在 REM 睡眠期间，脊髓感觉传递的调节似乎涉及突触前抑制和突触后抑制机制[24]，这支持了之前的研究结果：突触前调节过程在 REM 睡眠中很重要，并且有助于减少运动活动（后续讨论）。此外，脊髓中的突触前抑制过程涉及 GABA 的参与，而突触后抑制则主要为甘氨酸。来自较高级别脑中心神经元释放的其他几种神经化学物质，如 5-HT、去甲肾上腺素、乙酰胆碱和下视丘分泌素等，也被认为参与了睡眠依赖性对脊髓神经元或丘脑靶点的调控[14, 21, 24-26]。

具有状态依赖性的 V-BSNC 喙侧部分也存在一种复杂的门控机制，例如，许多大脑 V-BSNC 神经元的活动以及它们对感觉输入的反应，包括由伤害性（牙髓）刺激引起的反应，在 REM 睡眠期间可能通过 GABA 和甘氨酸调制过程分别在突触前和突触后受到抑制[14, 21, 24-26]。尽管 V-BSNC 具有许多与脊髓背角伤害性感觉神经元相似的特征，并在三叉神经伤害性感觉传递中发挥关键作用，然而，在更尾侧的 V-BSNC 伤害感知（如尾状核）神经元中，并没有进行类似的比较研究；因此，睡眠阶段如何影响其特性依然是未来研究的一个重要领域。值得注意的是，关于具有状态依赖性的脊髓和 V-BSNC 伤害性感觉传递的研究仅在急性睡眠模型中得到了验证。在临床上患有慢性疼痛的情况下，目前尚不清楚睡眠与疼痛相互作用过程中有可能涉及的神经调节机制。此外，如果伤害性感觉传入神经元达到了皮质水平并产生疼痛的感觉，则睡眠可能会被打断以提醒受试者发生了伤害性事件。

临床相关性

当健康受试者处于有利于良好睡眠质量的环境中（如安静、舒适的环境）睡觉时，弱刺激可能对睡眠质量几乎没有影响，而大声噪音或睡眠期间的突然疼痛攻击可能会导致清醒，并可能引发焦虑或担忧，从而影响随后的睡眠[14, 27]。然而，除疼痛以外，其他因素也可以影响睡眠质量（例如，过去的经历、心理变量、焦虑、情绪、生活方式、健康状况以及其他任何伴随的疼痛与睡眠之间的相互作用）。

疼痛患者可能会有较长的入睡潜伏期，以及睡眠时长改变、觉醒次数增加和身体运动控制异常；此外，一些镇痛药物（如阿片类药物）可能会影响睡眠

模式（见第 52 章）[14]。约有 1/3 的慢性疼痛患者患有失眠[28-29]，尽管大多数慢性疼痛患者报告疼痛发生在睡眠质量下降之前或同时出现，提示疼痛可能对睡眠质量产生直接影响，但给予健康受试者实验条件下的伤害性刺激，其只报告出现了轻微的睡眠障碍[30-31]。然而，这些研究引发了急性疼痛，而慢性疼痛如何对睡眠质量产生负面影响的机制尚不清楚。尽管如此，正如前面所提到的，慢性疼痛可能与脊髓背角、V-BSNC 以及丘脑皮质回路中的神经可塑性变化有关，因此这些或其他与疼痛相关的变化可能会对睡眠产生影响；然而，这些变化如何影响与睡眠相关的脑干和丘脑皮质回路在很大程度上尚未可知[14, 21]。

反之，睡眠质量差是否会导致疼痛也仍不清楚。已有研究显示，睡眠剥夺或碎片化可能导致疼痛，而恢复睡眠质量（连续性和持续时间）可以减轻相关疼痛[32]。同样，在动物中，睡眠限制导致清醒期间伤害感知阈值降低，一旦恢复睡眠则会逆转[33]。然而，一些研究表明其他因素（如疲劳、情绪变化、认知障碍）也可能会参与其中[33]，因此，不良睡眠是否为疼痛的主要或特异性原因仍存在疑问。呼吸系统的变化也可能起到一定作用。例如，睡眠呼吸暂停和睡眠呼吸紊乱可能会影响疼痛，如研究发现，近 30% 的颞下颌关节紊乱症（temporomandibular disorder, TMD）相关疼痛患者也同时患有阻塞性睡眠呼吸暂停（obstructive sleep apnea, OSA），而 OSA 的症状和病征与首次发生 TMD 的概率增加有关[34-35]。

因此，睡眠和疼痛之间的相互作用非常复杂，许多因素可以影响这种相互作用。然而，较差的睡眠质量可能加重疼痛，尤其是慢性疼痛可能会干扰许多患者的睡眠，而慢性疼痛患者经历了一夜不良的睡眠后，加剧了第二天的疼痛，随之出现夜间睡眠质量继续降低。相比之下，急性疼痛可能会影响睡眠，但它对睡眠的干扰作用通常是短暂的，如果有效处理急性疼痛，睡眠很快就会恢复正常；这种模式表明疼痛和睡眠之间存在线性关系[14]。

睡眠-觉醒期间感觉运动处理的调节

睡眠机制明显影响感觉运动功能。睡眠不仅抑制基础肌肉张力，而且还减弱，有时甚至废除运动反射（见"特殊反射"部分）。感觉和运动处理及整合也受当前不同行为状态的影响。例如，在清醒状态下，喉部组织的化学和机械刺激可引发咳嗽；然而，在睡眠期间，同样的刺激只会引发短暂的呼气。这些发现不仅表明感觉运动过程被睡眠抑制，而且睡眠机制本身控制着感觉运动过程的整合和表达。

感觉运动通路和机制

提供进入脊髓、脑干、丘脑和大脑皮质的传入输入，不仅参与感知过程，还参与感觉运动整合和控制[5, 13, 36-37]。神经肌肉系统受到传递疼痛、触感、关节位置以及肌肉伸展或张力的感受器的反射影响。来自脊髓支配组织的传入神经通过脊髓内的后根进入，并投射到脊髓内，从而可以刺激或抑制支配骨骼肌的运动神经元。支配颅面肌肉（如下颌、软腭、喉头、舌头）的运动神经元位于脑干的运动神经元池中，主要包括三叉神经、面神经、疑核和舌下核。

一类能反射性地影响运动神经元的传入输入来源为肌梭，它可以感知并传导肌肉拉伸的受体。Ⅰa 初级传入神经元直接与肌梭相连，通过兴奋运动神经元来引起伸展肌肉的收缩。这种单突触的神经回路是 H- 反射和关闭颌反射的神经基质。肌梭传入神经元是四肢、颈部和躯干肌肉的基本运动控制机制；然而，大多数颅面部肌肉中存在的肌肉传入神经元数量很少（如二腹肌、面部肌肉、喉肌），其他受体系统，比如牙周组织和咽喉黏膜中的受体，对这些肌肉的控制起到了重要作用[5, 13, 36]。

一些感觉输入通过影响脊髓背角、V-BSNC、NTS 或运动神经元池内部的中间神经元的活动，引发兴奋性或抑制性的反射。中间神经元和运动神经元都受到调节体感传导的下行神经系统的调控，如网状结构、PAG、边缘系统、下丘脑外侧区（lateral hypothalamus，LH）、基底节、LC、红核、小脑和感觉运动皮质[11, 36-37]。其中一些系统还参与了运动的启动和引导，比如感觉运动皮质中通过感觉和运动表征中的神经可塑性改变促进新的感觉运动技能的学习。另外，有一些系统参与了运动的控制和引导，以及与其他感觉运动功能的整合（如基底节；用于运动、咀嚼或吞咽的脊髓或脑干中枢模式生成器），还有一些系统则参与了自身的睡眠-觉醒状态的调节（如 PAG、外侧脑桥被盖和 LH）[38]。

睡眠-觉醒期间体感反射刺激的处理

睡眠影响着感觉-运动反应的处理，比如回缩反射、下颌闭口反射、下颌开口反射和其他 H 反射。由于躯体反射反应的变化与运动障碍［例如周期性肢体运动障碍（periodic limb movement disorder，PLMD）和不宁腿综合征（restless legs syndrome，RLS）］相关[39-40]，因此，很有必要考虑这些反射通常是如何受睡眠影响的，并确定睡眠如何调控这些反射的机制。本章还讨论了 H- 反射在发作性睡病期间如何受影响，因为这些变化为加深理解发作性睡病对脑功能的调控机制提供了有价值的见解。

回缩反射（也称为屈曲反射）是一种多段落的脊髓反射，触发受刺激肢体的撤退（屈曲）。它的功能是将受影响的肢体从可能导致组织损伤的有害刺激中移开。回缩反射由两个兴奋反应组成。第一个组分称为 RⅡ，被认为是一种触觉反应，其特征是在神经刺激（如跟腱神经）后 40～60 ms 内发生的肌肉激活（如股二头肌肌肉）。第二个组分称为 RⅢ，在刺激后 85～120 ms 内发生，被认为是一种痛觉的多突触反射[41]。第一个和第二个组分可能分别代表 A-β 和 A-δ 皮肤传入纤维的激活。由于在 RⅢ 阈值和主观疼痛阈值之间找到了强有力的相关性，本章主要关注点是睡眠对反射的这一组分的影响。

睡眠对人类的回缩反射表达有显著影响。与清醒相比，在 NREM 和 REM 睡眠期间，需要显著增加的刺激强度来激活反射[42]。同时，在猴子的 NREM 睡眠期间，多突触的下颌开口反射（类似于肢体回缩射的反射）也被抑制；三叉神经运动神经元兴奋性降低是导致该反射在 NREM 睡眠期间被抑制的一个因素[15, 43-44]。虽然在睡眠期间刺激阈值升高，但回缩反射与其他体感反射一样，在 NREM 睡眠期间仍能被激活且最稳定。在 NREM 和 REM 睡眠期间[42]，RⅢ 成分的潜伏期延长，表明睡眠能降低伤害性反射的兴奋性并起到过滤感觉输入以保持睡眠连续性的作用。然而，在 REM 睡眠期间，RⅢ 反射的幅度和持续时间均有增加。这个发现具有悖论性[45]，因为单突触反射在这个状态下被最大限度地抑制，并且猫在 REM 睡眠期间的感觉运动神经元超极化[46]。不过，REM 睡眠期间 RⅢ 反射促进的潜在机制尚不清楚。

与 RⅢ 伤害性组分不同，RⅡ 触觉反射在睡眠期间消失[42]。这一发现具有重要的生理意义，因为它表明睡眠可以不同程度地影响介导这两个反射组分的感觉通路，这意味着睡眠机制对所有生理系统的影响并不相同。这个概念具备临床相关性，因为它表明睡眠能抑制触觉反应（即 RⅡ），而如果通过身体转换等方式激活了，可能会导致不必要的觉醒，而痛觉反射（即 RⅢ）及其运动组分在睡眠期间依然保持活跃。因此，保护性反射反应可以确保在受到疼痛刺激时引发适当的运动反应，并在必要时从睡眠中苏醒。

睡眠也能对单突触反射的表达产生强大影响，比如下颌闭口反射和典型的 H 反射。在人类中，在 NREM 睡眠的第 1～4 阶段，H 反射幅度逐渐减小，同时在 REM 睡眠期间，反射几乎完全丧失（图 30.3）[45]。动物研究还表明，在睡眠过程中，触发咬肌反射所需的刺激强度增加，其中在 NREM 睡眠期间，反射反应减弱，而肌张力在持续性 REM 睡眠期间几乎没

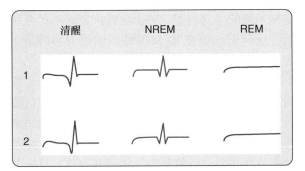

图 30.3 睡眠和清醒期间的 H 反射幅度。分别在清醒（觉醒）、非快速眼动（NREM）睡眠和快速眼动（REM）睡眠状态下给予一名 22 岁男子的胫神经电刺激，以触发腓肠肌的 H 反射，并重复 2 次（1 和 2）。相比于清醒期，NREM 睡眠中的 H 反射受到抑制，而 REM 睡眠中的 H 反射则完全消失（From Shimizu A，Yamada Y，Yamamoto Y，et al. Pathways of descending influence on H reflex during sleep. Electroencephalogr Clin Neurophysiol.1966；20：337-47.）

有，且在活跃 REM 睡眠期间会被最大程度的抑制[43]。然而，已有证据表明，Ⅰa 传入神经元的突触前抑制也可能在 REM 睡眠期间起到抑制单突触脊髓反射的作用[47]。因此，针对运动神经元和Ⅰa 感受器的抑制性输入信号在睡眠期间有助于减弱单突触反射。

临床相关性

睡眠磨牙症

睡眠磨牙症被归类为与睡眠相关的运动障碍，其特征是睡眠时磨牙或牙关紧闭，可能导致牙齿或牙齿修复体的损坏，并引起颚部和头部疼痛（请参阅第 169 章和第 170 章）[14, 48-49]。约有 8% ～ 10% 的成年人会出现，其特点是有节律的、不自主的下颌肌活动，主要在 NREM 睡眠过程中发生，在 REM 睡眠中出现较少[50]。尽管尚未完全理解睡眠磨牙症的发病机制和病理生理，但中枢神经系统水平的感觉运动处理异常被认为是睡眠磨牙症发生的根源，而不是牙齿等外周感觉反馈的异常处理[14-15]。

脑干结构（如网状结构、LC、中缝核）可以影响睡眠-觉醒控制和感觉运动处理，以及睡眠磨牙症的发生机制，并涉及许多相同的神经化学物质（如 5-HT、GABA、乙酰胆碱、多巴胺）。此外，这些有节律的运动出现与"觉醒"有关的中枢神经系统事件之后，自主神经（心脏和呼吸）和脑活动增加反映了运动之前网状结构觉醒系统的再激活[14, 48]。LC 中的去甲肾上腺素细胞的活性也可能会增加睡眠磨牙症（见第 169 章）的发病风险。

在清醒状态下，能引发有规律的咀嚼运动的下行皮质通路，也可能与磨牙症有关。在灵长类动物清醒和 NREM 睡眠状态下比较皮质诱发的颚部运动的研

究结果表明，在 NREM 睡眠期间，皮质的影响受到抑制[15]。这些研究结果表明，睡眠能抑制皮质延髓束兴奋性，以保持睡眠的连续性，从而间接支持脑干结构在睡眠磨牙症发生发展的重要性。

周期性肢体运动障碍和不宁腿综合征

感觉运动处理异常会增加 RLS 和 PLMD 的发生风险。例如，明显的单突触反射和多突触反射过度兴奋是这两种疾病的特征之一[39]。与健康对照组相比，在睡眠期间，RLS 和 PLMD 患者的触发回缩反射所需的阈值较低，反应幅度也较大[39]。在 RLS 和 PLMD 患者中所观察到的比较明显的变化是，腓肠肌 H 反射的反应特性发生了改变——具体来说，晚期促进增加和晚期抑制减少[52]。脊髓运动神经元或前突触机制的抑制降低可能是促进运动反应的原因，并且可以解释为什么 RLS 和 PLMD 患者表现出脊髓反射的异常兴奋性[51, 53]。大脑成像研究显示两种患者群体的丘脑、小脑和脑桥活动发生变化[51, 54-55]，表明这些区域可能影响脊髓反射活动，从而导致 RLS 和 PLMD 的发生。

发作性睡病

猝倒是一种在保持清醒的情况下，突然失去骨骼肌张力（即无力症）的特征，它是发作性睡病的确诊症状[56]。它通常是由强烈的情绪触发的（见第 111 章和第 112 章）。由于肌无力是病理性昏迷和 REM 睡眠的定义性特征，类似的神经回路可能介导这两种运动现象。在人类和犬类发作性睡病中，病理性昏厥的无力可持续数秒至数分钟[57]。在狗和人类中，猝倒发作期间的单突触 H 反射很少，甚至几乎不存在[58]。这一发现表明，"清醒驱动力"减少被认为是导致睡眠期间肌张力丧失的原因[59]，无法介导在猝倒发作期间的运动抑制，因为清醒状态在这种情况下得以保留。兴奋性去甲肾上腺能驱动对运动神经元的影响减少，可能导致肌肉张力和 H 反射在猝倒发作期间的丧失，因为 LC 中的去甲肾上腺素细胞投射到运动神经元，并且其在患有发作性睡病的狗中发生猝倒期间停止释放（图 30.4）[60]。此外，由于 LC 神经元在 NREM 睡眠中减少其放电活动并几乎在 REM 睡眠中停止[60]，运动神经元的去甲肾上腺能驱动丧失也可能解释了 NREM 和 REM 睡眠中的运动反射和肌张力减弱的原因[61]。

睡眠-觉醒期间的呼吸反射

睡眠不仅影响脊髓和颅面感觉运动活动的处理，而且还改变了呼吸系统对机械和化学刺激的反应（见

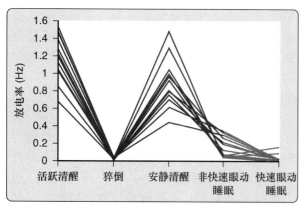

图 30.4　患有发作性睡病的狗在清醒、睡眠和猝倒状态下其蓝斑的去甲肾上腺素细胞的放电活动。蓝斑神经元的放电率与行为状态密切相关。细胞活动在活跃清醒和安静清醒时达到最大值（分别为 AW 和 QW），在非快速眼动（NREM）睡眠期间减少。当运动张力低或松弛时，即在快速眼动（REM）睡眠和猝倒（CAT）期间，细胞活动最小，甚至没有（From Wu MF，Gulyani SA，Yau E，et al. Locus coeruleus neurons: cessation of activity during cataplexy. Neuroscience. 1999；91：1389-99.）

第 22 到 24 章）。本节重点介绍上气道和颅面部肌肉的感觉运动整合，因为这些反射在睡眠过程中的变化可能导致呼吸不稳定。气道反射，包括咳嗽、吞咽、喉关闭、呼吸暂停和负压反射，旨在保护气道免受不适当物质的吸入，并在易受损期间，如麻醉和睡眠期间保持气道通畅。上消化道和气道黏膜以及肌肉中有大量的传入神经末梢，能够检测肌张力、压力、气流、温度和化学状态（例如酸性液体）的变化，并能对此做出反应，从而触发适当的呼吸反射。接下来介绍两个重要的气道反射如何受到睡眠的影响；然后对调节这些反射的潜在机制进行了回顾。

特殊反射

气道负压通气反射

最具临床意义的反射之一是气道对负压的反应。气道负压反射的特点是在横膈肌收缩产生的负吸引力压力作用下上气道肌肉张力增加。在正常呼吸过程中，该反射不活跃，因为气道压力低于触发该反射所需的刺激阈值；然而，在睡眠过程中，尤其是 REM 睡眠，气道肌张力降低导致气道狭窄和阻力增加，从而增加了负压，触发了压力反射。负压反应的主要功能是在气道压力威胁到阻塞空气空间时增加上气道肌张力。这种反射反应在 OSA 中发挥重要作用。

负压反射以面部及咽喉肌肉（如软腭肌和颏舌肌）在气道压力低于可变阈值时迅速激活为特征。使用阻性负荷的研究，这种负压反射在睡眠中会减弱，甚至常常不存在，除非出现高碳酸血症或低氧血症[62]。

动物和人类的研究表明，NREM 睡眠期间咽扩张肌的激活程度降低，而在 REM 睡眠期间进一步降低（图 30.5）[63]。

介导气道负压反射的机制尚未完全了解（见第 24 章）。压力变化可能是通过位于气道黏膜和气道肌肉内的机械感受器检测到的；目前是否所有气道水平都存在这两种机制的运作尚不清楚。三叉神经感觉神经末梢在检测上气道压力变化中起着特别重要的作用，因为它们不仅对压力变化做出反应，而且当三叉神经传入区域被局部麻醉时，压力反射也会减弱[64]。睡眠时，部分三叉神经通路的兴奋性变化可以减少负压反射。在 REM 睡眠期间，远侧 V-BSNC 的神经活动减少[23]，因为其中一些神经元将其兴奋信号传递给呼吸中枢和触发反射表达的运动神经元，它们的活动减少可能会导致睡眠中的反射反应降低，尤其是在 REM 睡眠期间。

气道压力变化也可以通过由喉上神经供应的机械感受器来检测；这种传入信号在到达呼吸中枢之前被传递到 NTS。由于睡眠生成回路的兴奋性成分（例如，中缝核 5-HT 能神经元、下丘脑泌素细胞）和抑制性成分（腹外侧视前区中的 GABA 能神经元）也投射到并与 NTS 神经元建立突触，降低 NTS 神经元的兴奋性和增强抑制性可能会减少睡眠期间的负压反射[38]。此外，NREM 和 REM 睡眠期间[43]，抑制上呼吸道运动神经元的 GABA 能和甘氨酸能活性可能会发挥使压力传入神经元所产生的兴奋信号被转移的作用，该效应还可以限制睡眠期间负压反射的表达。

喉和支气管反射

鼻、口腔、咽、喉和下气道（例如气管）中的化学感受器能检测到不同的化学刺激，引发保护性的上气道反射。用酸性液体或机械力刺激喉会引发喉反射，在清醒状态下，会引发成年人吞咽或咳嗽。然而，在 NREM 和 REM 睡眠期间，喉反射不仅被抑制（刺激阈值增加），还会发生截然不同的运动反应。与清醒状态下引发咳嗽的反射相比，在睡眠期间刺激喉通常会引发呼吸暂停和心动过缓（图 30.6）[65]。激活支气管肺感受器还会在清醒和睡眠期间引发不同的呼吸运动反应。在清醒状态下，通过机械激活能够检测气流和（或）肺部伸展变化的支气管肺感受器会触发咳嗽反射；而在 NREM 和 REM 睡眠期间，它会引发反射性呼吸暂停[66]。这些发现提示睡眠回路抑制了这些条件反射的表达，而激活觉醒回路需要触发这些条件反射。

在睡眠期间逆转喉和支气管肺反射的机制尚未确定。然而，这种逆转反应先前已在其他运动通路

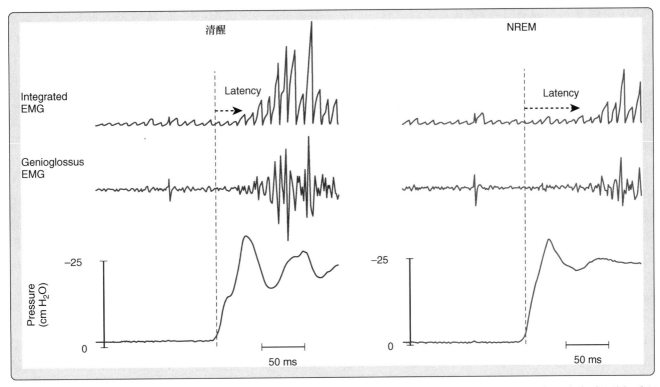

图 30.5　由受试者在睡眠-觉醒期间的肌电图可以看出，气道负压通气反射在睡眠期间受到抑制。上方 2 条示踪分别是从额舌肌记录的整合以及原始肌电活动；下方示踪为气道压力变化。在清醒状态下，负压（−25 cm H₂O）会迅速激活额舌肌的张力；然而，在非快速眼动（NREM）睡眠期间，该反射的强度被抑制。并且反应潜伏期显著增加（From Horner RL，Innes JA，Morrell MJ，et al. The effect of sleep on reflex genioglossus muscle activation by stimuli of negative airway pressure in humans. J Physiol. 1994；476：141-51.）

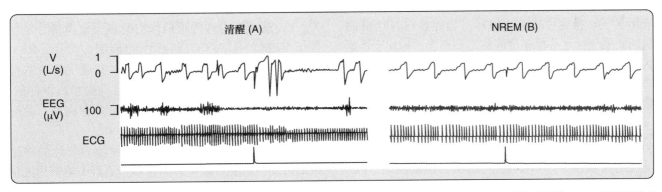

图 30.6　喉部刺激在清醒时触发咳嗽反射，但在睡眠时不会触发，如本例所示，**A** 为清醒时对呼吸活动的影响，**B** 为睡眠时对呼吸活动的影响。上方示踪为通气气流（V˙）数据，吸气显示为向上的尖峰，呼气显示为向下的尖峰。中间示踪为同时进行的脑电图（EEG），下方示踪为心电图（ECG）。底部为显示注入喉部的时间。向气管喉部注入 0.2 ml 的水导致立即呼气，随后触发咳嗽反射（**A**）。在非快速眼动睡眠期注入相同体积的水仅导致短暂呼气，不会触发咳嗽反射（**B**）（From Sullivan CE，Murphy E，Kozar LF，et al. Waking and ventilatory responses to laryngeal stimulation in sleeping dogs. J Appl Physiol. 1978；45：681-9.）

中被发现并确认。在清醒期间，听觉刺激（如突然的大声噪音）或骨骼肌刺激（如肌肉拉伸）引起感觉运动神经元的反射性激活，并随后促进骨骼肌张力增加；然而，在 REM 睡眠期间，相同的刺激尽管强度更大，会导致相反的效果，即运动神经元抑制和肌肉张力降低。这种状态依赖的反应逆转至少部分是通过脑桥中脑的网状结构（pontomesencephalic reticular formation，PMRF）来调节参与的[67]。PMRF 的刺激在清醒时下颌闭口咬肌反射激活时，引发三叉神经运动神经元的兴奋性突触后电位（即兴奋），但在 REM 睡眠期间，PMRF 刺激会触发运动神经元的抑制性突触后电位（即抑制）并减少咬肌反射输出[67]。因此，

PMRF 可能在不同的清醒-睡眠状态下对感觉-运动反射起到调节作用；在清醒时，它允许感觉刺激产生适当的运动促进活动，如咳嗽，而在睡眠时，当运动激活可能引起不适当的觉醒时，这些刺激会触发运动抑制（如呼吸暂停）。目前尚不清楚这种反应反转是否可以解释与状态相关的喉部和支气管反射的变化。

睡眠-觉醒期间的化学反射

清醒期间，呼吸调控机制对血液和组织 CO_2 水平的变化非常敏感，CO_2 水平的微小增加会引起通气量的明显增加。然而，CO_2 可以影响睡眠过程中的呼吸控制，而睡眠对 CO_2 的呼吸敏感性也具有重要影响。在睡眠期间，尽管 CO_2 水平升高，但通气量会下降。这种通气量的下降是矛盾的，因为在清醒期间，CO_2 水平的增加会引起通气量的明显增加。这些变化在生理学上非常重要，因为在清醒期间，CO_2 分压（PCO_2）增加 1 mmHg 会导致通气量增加 20%～30%；然而，在睡眠期间，CO_2 水平可以增加 2～6 mmHg 而不会影响呼吸。因此，在睡眠期间，通气量与 CO_2 水平检测机制之间的关系发生了改变；这种变化反映了睡眠对呼吸化学反射的处理有着显著影响。

高二氧化碳通气反应在睡眠过程中发生了两个重要的变化。首先，与清醒状态相比，在睡眠期间触发增加通气量的 PCO_2 阈值显著增加。这种与睡眠有关的变化表明，在睡眠期间需要更高水平的 CO_2 来增加通气量，这可能部分解释了为什么在 NREM 睡眠期间通气量水平低于清醒状态。其次，相比于清醒状态，在睡眠期间，通气反应对 CO_2 的敏感度显著降低。例如，在 NREM 睡眠期间，相较于清醒状态，高二氧化碳通气反应减少了 25%～75%。

REM 睡眠对 CO_2 通气敏感性也有深远影响。与 NREM 睡眠相比，REM 睡眠期间的高二氧化碳通气反应进一步减少。事实上，在 REM 睡眠期间，CO_2 敏感性通常被抑制，直到高水平的 CO_2 对呼吸的影响可以忽略不计。在狗身上，高浓度的 CO_2 对呼吸的影响也非常小，尽管给予其强烈的 CO_2 刺激，在 REM 睡眠期间主导的不规则呼吸模式（如潮气量和呼吸频率的快速波动）仍然存在[68]。这是一项重要的发现，因为通常这种水平的 CO_2 会导致在清醒和 NREM 睡眠期间的呼吸变得深沉和规律。在 REM 睡眠期间呼吸不规律的持续性表明 REM 睡眠呼吸的感觉控制具有特殊性。

CO_2 敏感性在无眼动和有眼动的 REM 睡眠中有所不同。与清醒或 NREM 睡眠相比，CO_2 对呼吸的反应在有眼动 REM 睡眠期间被有效抑制。相比之下，在无眼动 REM 睡眠期间的 CO_2 反应与 NREM 睡眠期间没有区别；然而，在这种状态下，CO_2 的敏感性仍低于清醒水平[69]。这一重要发现强调了 CO_2 敏感性在 NREM 和 REM 睡眠中受到不同影响，并且也存在着内部变异性。这些发现表明行为状态对中枢神经系统检测和应对 CO_2 变化的感觉机制有显著影响。

睡眠还影响不同呼吸肌对 CO_2 的反应方式。无论是人类还是动物，高碳酸血症都会导致膈肌和上呼吸道肌肉（如颏舌肌）的活动明显增加。然而，与清醒状态相比，NREM 睡眠和 REM 睡眠期间的肌肉活动水平显著降低。尽管高碳酸血症会在 NREM 睡眠和 REM 睡眠期间增加膈肌张力，但 REM 睡眠期间舌骨上呼吸道肌张力的敏感性却明显降低[70]。因此，尽管高碳酸血症可以在 REM 睡眠中增加膈肌的活动，但对于保持气道开放并克服 OSA 所需的上气道肌肉激活的影响相对较小（请参阅以下部分的临床相关性）。

睡眠依赖性的呼吸肌功能抑制可能限制了高二氧化碳通气反应的表达。尽管在 NREM 睡眠中呼吸肌张力降低，但这种变化不太可能解释 CO_2 敏感性降低的原因，因为在这种状态下暴露于高二氧化碳环境会增加通气量和呼吸肌张力（如膈肌和颏舌肌），使其接近清醒水平。然而，在 REM 睡眠中，上气道肌张力极小且对高 CO_2 几乎不敏感；这些效应可能掩盖了对 CO_2 的通气反应。通过切开气管来绕过上气道可以防止猫在 REM 睡眠期间对 CO_2 通气反应表失[71]，这表明上呼吸道肌张力的丧失至少部分地导致了 REM 睡眠对 CO_2 敏感性的抑制。然而，REM 睡眠期间肌肉松弛不能完全解释 CO_2 通气反应的抑制，因为在 REM 睡眠相时，CO_2 反应极小或不存在，而在 REM 睡眠张力相时，CO_2 反应是存在的，此时骨骼肌张力是最低的[69]。

目前关于 CO_2 水平变化有两种较为公认的神经系统机制。首先，颈动脉体化学感受器中的感觉细胞（球形细胞）对动脉 PCO_2（和 O_2）的变化做出反应。目前尚不清楚这种感知机制如何影响与睡眠相关的 CO_2 敏感性；然而，由于球形细胞通过 NTS 向大脑传递其传入信号，所以影响 NTS 神经元活动的睡眠机制可能会影响 CO_2 敏感性。其次，脑内也存在与 CO_2 感应机制相关的内在感知机制。这些被称为中枢化学感受器的 CO_2 感受器由神经元组成，对局部组织中 CO_2 的变化做出反应，进而触发通气。主要监测 CO_2 变化的区域包括 NTS、LC、中缝核和斜方体后核（retrotrapezoid nucleus，RTN）[72, 73]。下丘脑中的下丘脑泌素/食欲素神经元是唤醒基本神经回路的一部分，它们还能感应和检测 CO_2 的变化。对下丘脑泌素神经元进行局部酸化（也就是增加 CO_2）会导致其去极化并增加其放电频率[74]。清醒小鼠的下丘脑神经元遗传缺失会减少对 CO_2 的通气反应，并且在 NREM 和 REM 睡眠期间促进呼吸的不稳定性[75]，这表明下丘脑神经元作为中枢 CO_2 感受器的作用有助于在睡眠和清醒期间维持正常的呼吸反射[73]。

动物研究表明，一些 CO_2 传感器只能在清醒状态下检测到 CO_2 的变化，而另一些只能在睡眠状态下检测到 CO_2 的变化。例如，RTN 内的局部 CO_2 增加只会在清醒时激活呼吸；同样的刺激对睡眠时的呼吸没有影响（图 30.7）[72]。尽管 CO_2 对 NTS 的刺激会在清醒和睡眠期间导致通气增加，但清醒期间的增加响应要明显大于睡眠期间。因此，RTN 和 NTS 在清醒期间可能充当主要的 CO_2 感受器；在睡眠期间失去它们对 CO_2 的敏感性可能解释了为何睡眠期间高二氧化碳通气反应被抑制。尽管在睡眠中 CO_2 的敏感性降低，但并未完全消失；因此在睡眠期间，其他 CO_2 感受器必须继续监测组织中的 CO_2 水平。其中，中缝核 5- 羟色胺能神经元是一个潜在的

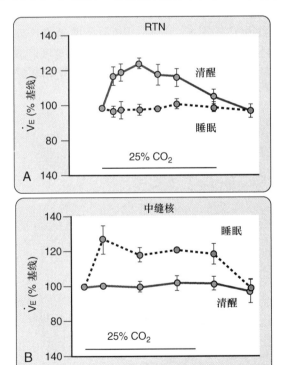

图 30.7 部分二氧化碳（CO_2）传感器只在清醒状态下起作用，而另一部分只在睡眠状态下起作用。**A** 和 **B**，大鼠在清醒（灰实线）和睡眠（黑虚线）期间，通过激活斜方体后核（RTN）（**A**）或中缝核（**B**）的 CO_2 传感器引发的呼气总通气量（$\dot{V}_E$）的变化。将 25%CO_2（在盐水中）直接灌注到 RTN 或中缝核中，以激活 CO_2 传感器；该 CO_2 浓度对 CO_2 传感器具有一定的生理意义。RTN 的 CO_2 传感器被激活只增加清醒状态下的通气，在睡眠时无效（见 **A**）。相反，激活中缝核的 CO_2 传感器，只增加睡眠状态下的通气，在清醒状态时无效（见 **B**）（From Nattie EE. Central chemosensitivity, sleep, and wakefulness. Respir Physiol. 2001；129：257-68.）

靶点，因为该脑区域内 CO_2 水平的局部增加只会在睡眠期间增加呼吸，而不会在清醒期间影响呼吸（图 30.7）[72]。因此，中缝核可能是睡眠期间 CO_2 的主要感知器。在缺乏功能性血清素神经元的小鼠中验证了这一猜想，在睡眠期间，小鼠对 CO_2 有异常的唤醒反应。

调节睡眠的神经回路可能也会影响 CO_2 传感器传递其兴奋性驱动到呼吸中枢的能力，从而在睡眠期间限制高二氧化碳通气反应的表达。举例来说，因为单胺能（如 LC 中的去甲肾上腺素能）和下丘脑素能神经元在睡眠期间减少放电活动，并且这些神经元也投射到 CO_2 传感器（如 RTN），那么这些区域的兴奋性驱动减少将限制 CO_2 传感器将其传入信号传递到呼吸运动池和触发 CO_2 反应的呼吸中枢的能力[76-77]。相反，腹外侧和正中视前核可以调节 NREM 睡眠，增强该区域 GABA 能神经元的抑制驱动可能会在这种状态下抑制 CO_2 敏感性，因为这些抑制性区域也投射到 CO_2 传感器和呼吸中枢。因此，在睡眠期间降低兴奋和增加抑制可能会削弱 CO_2 感知机制，使睡眠中的高二氧化碳通气响应减弱。

临床相关性

在清醒状态下，呼吸持续进行，然而在睡眠期间，呼吸变得脆弱，大约有 2% ～ 5% 的成年人伴有短暂的窒息性发作，临床上可表现为睡眠呼吸障碍（见"睡眠呼吸障碍"一篇）。OSA 是最常见和最严重的与呼吸有关的睡眠障碍，其患病率与肥胖及肥胖相关疾病呈正比。OSA 的一个决定性特征是它仅在睡眠期间发生；OSA 患者在清醒时呼吸正常，但在睡眠时出现异常。睡眠期间的化学和机械处理的改变导致呼吸控制发生剧烈变化，进而导致 OSA。睡眠期间上气道肌张力降低，特别是在 REM 睡眠期间，是 OSA 的主要原因；它会引起上气道狭窄或完全堵塞，两者都会导致低通气和随后的窒息。在清醒状态下，呼吸刺激（即呼吸道狭窄和窒息）会触发上气道肌张力增加，通过激活负压反射和高二氧化碳通气反应重新打开气道空间。由于这些反射在睡眠期间被抑制，因此它们仅被部分重新激活，因此肌张力不会导致气道重开。相应地，气道仍然封闭，窒息加剧，直到最终从睡眠中触发苏醒。尽管清醒恢复并重新激活增加肌张力的呼吸反射，从而导致气道重开，但它还导致过度通气，进而导致低碳酸血症。低碳酸血症反射性地触发一次短暂的无呼吸期，同时重新进入睡眠；由于睡眠会降低机械反射和化学反射的敏感性，所以，无呼吸会持续到伴随的窒息引起从睡眠中苏醒为止。这种恶性循环在整个夜晚反复发生，并是

OSA 的典型特征，导致睡眠片段化、白天过度嗜睡和相关共病症状（如高血压）。

睡眠中因疼痛和高碳酸血症诱发觉醒的环路机制

正如前面所述，睡眠影响感觉系统、疼痛处理以及对高碳酸血症的呼吸反应的处理。不过，感觉系统也会影响睡眠稳定性。最后这部分的重点是概述在睡眠期间如何通过高于阈值的感官刺激（比如与疼痛和高碳酸血症有关的刺激）触发觉醒。身体的感官系统直接与稳定（或不稳定）睡眠的觉醒系统进行沟通。例如，已经确定了脑桥被盖外侧网状结构中的臂旁核（parabrachial nucleus，PB）是感官觉醒传递信息的位置（图 30.8）[14, 78-79]。既往研究表明，来自三叉神经核、脊髓背角和 NTS 的疼痛和高碳酸血症的感觉信息编码都在 PB 内汇聚[79-80]。这些感觉输入增加了 PB 神经元的活动，随后通过向觉醒促进核团［如基底前脑（basal forebrain，BF），LH 和丘脑］发送兴奋信号，触发了从睡眠-觉醒的反应[81-83]。最近的研究表明，在睡眠期间抑制位于 PB 的谷氨酸释放神经元可以显著延迟对高碳酸血症的觉醒反应[78]。此外，在 PB

的尾部位置的 LC 也具有类似的功能。LC 神经元能释放去甲肾上腺素，可以密集地支配觉醒系统，在受到感觉刺激激活时能迅速唤醒（见图 30.8）[84-85]。例如，LC 神经元对于与疼痛、高碳酸血症和声音相关的不同感觉刺激具有高度的反应性，这使得 LC 成为感觉处理的最佳位置[86-87]。最近的研究表明，睡眠期间对丘脑核心区神经元的抑制明显减弱了由听觉刺激引起的觉醒反应[88]。这项研究证实，除了 PB 外，LC 也是在睡眠期间传递感觉信号到觉醒回路的中心。感觉觉醒系统的修改也发生在其他脑中枢。例如，研究表明，BF 和 LH 的抑制能够减弱由高碳酸血症引起的觉醒反应，它们接收 PB 和 LC 的上行传入神经元，或是 RTN 向 PB 发送上行传入神经元[78, 89-90]。这些发现共同证明了感觉和觉醒系统之间的连接，以及这些系统如何共同发挥作用来影响睡眠稳定性。

临床相关性

在睡眠期间对感官刺激的检测可能有助于从睡眠中觉醒，并且作为一种防护机制来对抗外部威胁，例如捕食和自然灾害。然而，由于环境条件（如交通声、环境光和空气污染）对感觉系统的过度刺激，对睡眠的维持产生了负面影响，导致反复和频繁的觉

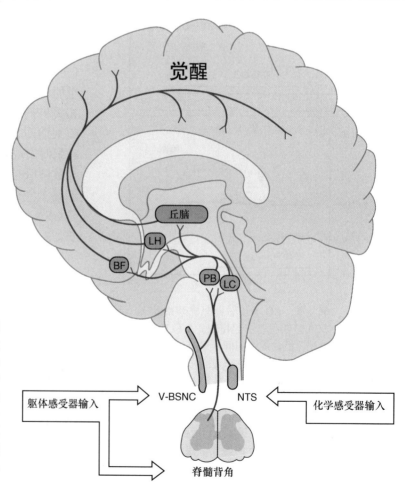

图 30.8 睡眠期间觉醒对躯体感觉和化学感觉信息的反应回路。疼痛和高碳酸血症的感觉信息分别在三叉感觉神经复合体（V-BSNC）、脊髓背角和孤束核（NTS）进行编码。臂旁核（PB）和蓝斑核（LC）作为中枢将感觉信息分发至觉醒系统的各个核团［包括下丘脑外侧区（LH），丘脑和基底前脑（BF）］，可以对上述信息进行中转。通过这种感觉-觉醒途径，如疼痛和高碳酸血症等超阈感觉输入可以刺激觉醒系统并促进睡眠中的觉醒

醒，从而造成睡眠碎片化。同时，值得注意的是，感官和觉醒系统之间不恰当的门控机制和（或）这些系统的过度活化与某些感觉运动障碍有关。例如，在 RLS 和 OSA 中，由疼痛或高碳酸血症引起的反复觉醒可能导致睡眠碎片化，对认知、心血管和免疫功能等产生严重的生理后果[91]。因此，有可能持续刺激感官觉醒系统会导致睡眠中不断惊醒，从而导致睡眠不足。在这些情况下，常用的方法是提高觉醒阈值来解决睡眠碎片化问题。觉醒阈值可以通过各种生理因素进行调节，如年龄、一天中的具体时间、睡眠阶段和对睡眠的需求[92-94]，但在处理 OSA 等睡眠障碍时，可以使用药物来显著提高觉醒阈值[95]。例如，曲唑酮是一种常用于抗抑郁的血清素拮抗剂，也能提高 OSA 患者的觉醒阈值并改善睡眠质量[95-96]。然而，它的基本机制仍然不清楚，并且在使用过程中伴随着各种副作用[97]。因此，需要进一步的研究来开发更好的治疗药物，能通过抑制从感觉刺激接收输入的觉醒系统以充分地提高觉醒阈值，同时也能改善与 OSA、RLS 和失眠相关的睡眠片段化的治疗[78]。

临床要点

确定睡眠如何控制感觉和运动过程对于睡眠医学至关重要，因为一些睡眠障碍是由于感觉或运动控制的紊乱所导致的。已有证据显示，中枢神经系统的伤害性传导受到睡眠的影响，且急性疼痛会导致一些睡眠障碍。不过，慢性疼痛如何影响睡眠，以及睡眠如何作用于慢性疼痛，其程度和机制尚未被充分探索。临床医生需要注意，尽管有证据表明

慢性疼痛和睡眠质量之间存在相互作用的关系，但仍需结合患者自身情况，因为许多因素可以影响二者之间的关系。大部分严重的睡眠障碍在睡眠期间都会表现出运动控制异常，包括 OSA、发作性睡病–猝倒、不宁腿综合征、周期性肢体运动障碍和睡眠磨牙症等。确定睡眠期间运动调节的潜在机制是开发更合理治疗此类睡眠障碍的先决条件。

总结

睡眠期间感觉和运动处理能力降低，这些过程的整合在不同的睡眠状态下受到不同的影响，这表明离散的 NREM 和 REM 睡眠机制可调节和控制睡眠状态依赖性下的感觉和运动处理。睡眠期间感觉处理的变化会影响传导和中继中枢神经系统内伤害性信号的躯体感觉通路。感觉机制受睡眠的影响，而疼痛感觉的过程也会受到睡眠的影响。疼痛和睡眠之间的相互作用在患有慢性疼痛（如肿瘤和颞下颌关节紊乱）的患者中很常见。睡眠期间的感觉和运动功能异常是常见睡眠障碍的基础。例如，睡眠期间呼吸化学控制能力的降低在先天性中枢性肺泡低通气综合征中起到一定作用，而 REM 睡眠期间异常的运动控制是 REM 睡眠行为障碍的基础。

参考文献和拓展阅读

请扫描书后二维码，获取参考文献和拓展阅读资源。

第 31 章

睡眠的局部性和功能依赖性调节

James Krueger, *Mehdi Tafti*

于周龙　孟适秋　译　时　杰　审校

章节亮点

- 由脑电图（EEG）慢波功率确定的局部睡眠强度的变化取决于先前的清醒活动。

- 将促进睡眠的物质应用于单侧皮质表面可以增强同侧的睡眠强度，而抑制这些物质会降低 EEG 慢波功率。此外，海洋哺乳动物和一些鸟类也会出现单侧睡眠状态。

- 单个皮质柱在清醒样状态和睡眠样状态之间振荡，在整个动物清醒状态期间处于清醒样状态的皮质柱百分比较高，相反，在整个动物睡眠状态期间处于睡眠样状态的皮质柱百分比较高。

- 从实验的角度，在依赖于单个皮质柱活动的特定学习任务中出现错误与单个皮质柱的睡眠样和清醒样状态有关。

- 分散的神经元和神经胶质的共培养表现出睡眠样和觉醒样状态，这取决于神经元的突发性、电活动的同步性、慢波（0.25 ~ 3.5 Hz）功率、基因表达模式、睡眠稳态和自发可逆性。此外，如果睡眠调节物质治疗后培养物会进入更深的睡眠样状态，如果应用兴奋性氨基酸或肽，则会更多地表现出清醒样状态。

- 总之，已有数据表明，小型神经元 / 神经胶质网络是大脑中能够达到睡眠状态的最小组成部分，大脑可以同时表达睡眠和清醒状态。这一假设为以往无法解释的睡眠异常提供了更全面的理解，如梦游、睡眠惯性、长时间清醒时表现不佳、失眠和其他睡眠无关状态。

引言

历史

　　睡眠和清醒状态同时发生，比如睡行症发作已有相关针对人的研究基础。因此，梦游处于睡眠状态，但可以被唤醒，有时他们像清醒状态一样在物体周围行走。近来对睡眠惯性的特征研究表明，在清醒后，认知功能恢复需要相当长的时间才能恢复到最大，大脑的某些部分仍处于类似睡眠的状态。相反，随着清醒时间的延长，认知和行为表现会减退，这表明参与执行任务的一些小网络正在进入类似睡眠的状态[1]。神经科学家也早认识到，行为障碍患者的异常临床表现［例如，快速眼动（rapid eye movement，REM）睡眠］可能是由状态解离来解释的[2]。我们的梦游、睡眠惯性、长时间清醒导致的减退以及分离状态代表了将睡眠视为全有或全无的全脑现象的范式是不全面的。

　　回顾性研究表明，大脑的某些部分可以处于睡眠状态的同时，其他部分处于清醒状态。例如，早在 1949 年在缺乏丘脑输入但保持脑血流的孤立皮质脑区发现慢波的增减现象，表明慢波与睡眠是密切相关的[3]。在脑桥中段横断后，前脑有在清醒状态和脑电图（electroencephalogram，EEG）高振幅慢波睡眠［以下称为非快速眼动（non-rapid eye movement，NREM）睡眠］脑电振荡，而在横断后会发生 REM 睡眠的增减[4]。皮质多个脑区的缓慢刺激会导致 EEG 的短暂同步，这种脑电同步会持续到刺激期之后。事实上，Jouvet 认为，如果用慢波来定义睡眠，那么"整个大脑具有量化特性"[5]。尽管 Jouvet 拒绝了这一假设，这可能在睡眠从根本上来说是一个局部活动的初步认识。

　　使用 EEG 可直接测得海豚单侧 NREM 睡眠，直接证明睡眠和清醒状态可同时发生[6]。海豚两个大脑半球不会同时表现出 NREM 睡眠，并且无 REM 睡眠。此外，与非睡眠脑区相比，睡眠剥夺脑区会导致同侧皮质的 NREM 睡眠反弹[7]。这项工作已经扩展到其他海洋哺乳动物以及鸟类[8]。

　　有大量证据表明，特定的皮质脑区参与睡眠调节。然而，其他脑区参与睡眠所必需脑区还需进一步证明。因此，尽管已有数以百万计的大脑大部分损伤发生卒中后临床病例和许多损伤到调节睡眠脑区的实验，但不是单一脑区损伤后人 / 动物无法入睡这种简单的异常表现研究。例如，兔的下丘脑前部发生大的病变（睡眠调节区），NREM 睡眠持续时间和 REM

睡眠显著减少。然而，病变损伤后初始阶段，对睡眠诱导药物仍有反应。此外，在恢复 1 周或更长时间后，自发睡眠的持续时间会恢复到损伤前的水平[9]。这项实验证实了 von Economo 的早期工作[10]，其他研究人员也证实了这一点，即下丘脑前部参与了睡眠的主动调节。然而，正如 Jouvet 在刺激脑区的综述中的结果所示，多个脑区部位均能够启动睡眠[5]。

这项研究提出了假设"睡眠是以功能主导而不是简单的清醒主导的行为；它解释了有的脑结构对睡眠调节很重要，而病变不会引起永久性失眠。这表明睡眠可以在局部神经元群水平上启动"[11]。在过去的 28 年里，这一理论被扩展和证实，并且已有大量的实验数据来支持。本章的后续部分将对这些进展进行总结。

定义

有多种心理、行为、生理和生化指标与睡眠有关。在实验和临床上，尚无一个明确的单一的测量值指示睡眠起始，所以通常使用两个或多个测量值来表征睡眠（框 31.1）。其中一些特征是整个大脑或身体的特征，这些特征是否作为识别局部睡眠的标准还有待商榷。因此，像在果蝇睡眠研究中，运动活动减少经常被用作睡眠的替代指标。然而，严重流感病毒感染的哺乳动物通常静止不动，但根据 EEG 判断，它们是处于清醒状态。类似地，通过与觉醒时的心理状态来判断，睡行症患者可以行走并同时处于睡眠状态。无论如何，睡眠的许多定义为睡眠的特征（框 31.1 中的划线标注的类型）发生在大脑的局部甚至在体外。例如，大鼠视觉皮质的 EEG 功率在白天较高而在夜间较低。相比之下，躯体感觉皮质接收大鼠

框 31.1　睡眠的定义特征

- 对传入输入的响应性降低
- 运动活动减少
- 不同的睡眠姿势
- 心理素质
- 昼夜节律相关
- 特异性的发展模式
- 自发可逆
- 特异性的脑电图波形
- 稳态调节
- 特异性的神经元放电模式（例如，爆发 / 暂停放电）
- 特异性的基因表达模式
- 由睡眠调节物质诱导或通过觉醒神经调节剂抑制

睡眠的生物学特征在本书的多个章节中进行了讨论。对于整个动物的睡眠特征包括本框中列出的所有特征。该列表不包括睡眠定义的所有特征（例如，呼吸频率和心率的变化），也不包括 REM 睡眠与 NREM 睡眠中特有的表现（例如呼吸和心率可变、体温调节异常）。到目前为止，体内局部睡眠的特征是红色字体。如果一个特征也在体外研究也有表现，使用下划线标记。在本章中使用红色进行标记。

夜间用来导航的胡须的信号，与白天相比，夜间的 EEG 慢波功率更高[12]。这些结果将特征性睡眠 EEG（高慢波振幅）与局部使用依赖性联系起来。

局部睡眠表型

局部脑电图慢波功率取决于清醒活动

EEG 慢波功率通常被用作衡量睡眠强度的指标，如 NREM δ 波睡眠（旧的睡眠分期规则中的第 4 阶段）。睡眠强度通过高电压慢波的出现来识别，并且相比第 1、2 阶段或 REM 睡眠，需要更强的刺激来唤醒受试者。局部 EEG 慢波可以在多个物种中测量，包括人、猫、大鼠、小鼠、鸡和鸽子。如果一个局部区域在清醒过程中受到不成比例的刺激，那么在随后的 NREM 睡眠过程中，该区域的 EEG δ 功率会增强[12-18]。事实上，首次实验证明睡眠是一种局部依赖性现象，是使用了手部振动器来长时间刺激对侧躯体感受皮质。在随后的 NREM 睡眠中，接受增强传入输入的一侧 EEG 慢波功率更大[19]。如前所述，这一发现已在多个物种中重复多次。局部 EEG 慢波功率在数量上取决于传入输入的一个有力证明是，如果受试者的手臂在睡眠开始前的 10 h 内被固定，那么 NREM 睡眠期间的 EEG 慢波功率在体感皮质中会减少[20]。这些发现表明，睡眠强度取决于清醒时的活动度，并局限于激活或抑制的区域。

许多其他关于人的相关研究中，使用经颅磁刺激来增强清醒时的局部大脑活动，随后测量睡眠时的 EEG 慢波功率。这些研究得出了类似的结论：局部睡眠强度取决于清醒活动[21-22]。此外，功能磁共振成像和正电子发射体层成像（positron emission tomography, PET）也被用于类似研究中。综合以上这些研究表明，局部脑血流量或代谢的变化会改变随后的局部睡眠[23-24]。从机制上讲，大脑产生的多种睡眠调节物质是血管扩张剂。

单侧慢波功率与皮质柱睡眠的实验操作

为了强调使用依赖性分子的睡眠相关作用及其局部起源，本部分介绍它们如何影响睡眠或多水平睡眠生物标志物。在整个动物研究水平，外源性给予白细胞介素 -1β（interleukin-1β，IL-1）、肿瘤坏死因子 -α（tumor necrosis factor-α，TNF-α）、生长激素释放激素和脑源性神经营养因子（brain-derived neurotrophic factor，BDNF），通过侧脑室内给药或注射到下丘脑睡眠调节脑区，可以增强睡眠，所有这些都是特征明显的睡眠调节分子[21, 25]。将这些物质单侧局部注射到皮质表面可增强同侧 EEG 慢波功率，

表明注射侧的睡眠状态更深[26-29]。相反，抑制这些物质会降低单侧 EEG 慢波功率[28, 30-31]。这些物质在皮质的应用也会影响彼此在皮质的表达[32]。总之，以上实验通过 EEG 慢波的振幅变化可以证明，局部作用的睡眠调节物质会单方面影响皮质的睡眠状态。

在视觉皮质感受野中，猴子在入睡后执行视觉任务时神经元处于沉默状态，这种以精确的方式调节的模式为局部睡眠提供了充分的证据。因此，当行为正常的猴子处于入睡状态时，部分神经元停止放电；感受野外缘与任务相关的神经元也停止放电。随着进入深睡眠阶段，动物停止执行视觉任务，参与感受野中心附近的神经元也停止放电。Pigarev 及其同事得出结论，这种局部非同步睡眠发展模式表明睡眠是作为一个局部过程启动的[33]。

较小的局部皮质网络，如单个皮质柱，诱发反应电位（evoked response potentials，ERP）振幅，可以引起觉醒和睡眠状态之间振荡。当受试者清醒时，与睡眠期间发生的 ERP 相比，ERP 的振幅较小[34-36]。在清醒时期，大部分皮质柱处于清醒样状态。相比之下，在动物整个睡眠过程中，大多数皮质柱处于睡眠样状态，单个柱也表现出睡眠稳态。因此，单个柱处于清醒样状态的时间越长，它进入睡眠样状态的概率就越高。此外，个体的皮质柱状态会影响行为。因此，Rector 及其同事训练大鼠舔舐甜溶液，观察对面部胡须的刺激反应[23]。如果接受胡须传入输入的躯体感觉皮质柱处于唤醒状态，则大鼠没有出现行为错误。相比之下，如果躯体感觉皮质柱处于睡眠状态，就会出现错分和漏分错误。这些结果表明，在体的局部脑电在睡眠和清醒状态之间振荡。TNF 在皮质柱上的局部应用会诱导更高的 ERP 振幅，这表明睡眠调节物质在局部水平起启动睡眠作用[37]。此外，由于 TNF 和其他细胞活动依赖的睡眠调节物质（图 31.1）与长期细胞激活相关，因此该结果也对睡眠剥夺受试者有负面影响[1]。IL-1、TNF 和 BDNF 的皮质表达随着传入输入的增强而上调[38-39]，并诱导局部睡眠状态，这表明局部状态和这些分子正在驱动 EEG 慢波功率的强化，这些强化的改变与如前所述的清醒期局部活动增强相关。

睡眠体外研究

如前所述，睡眠作为一种整体行为，不足以在脑网络、细胞和分子水平去解释。为了能够确定睡眠的最小网络机制，需采用多种方法。我们已经提出，睡眠可能是任何简单神经网络的默认属性，分布在复杂神经系统中被多个其他网络修改。体外模型（神经细胞培养、类器官培养或切片组织）长期以来一直用于神经科学领域，对理解中枢神经系统功能的基本机制（例如，海马切片中的长时程增强）做出了重大贡献。最近，人类神经发育、神经退行性疾病和神经精神疾病正在体外建模，如啮齿动物衍生的原代神经元培养物或人源性神经元诱导的多能干细胞[40-43]。

突发-间歇神经元放电是首次使用分离的大鼠皮质培养物在体外证明慢波睡眠特征[44]。神经元网络的这种内源性（默认）放电活性已在器官型外植体和多电极阵列（multi-electrode arrays，MEA）上的游离神经元培养物中得到验证，促使 Corner 提出，体外记录的自发爆发式放电是体内固有慢波睡眠的基础[45-49]。为了扩展这些观察结果，Hinard 及其同事使用了生长在 MEA 上的小鼠胚胎游离皮质培养物，并记录自发放电活动。测量了细胞对清醒神经调质的反应、可塑

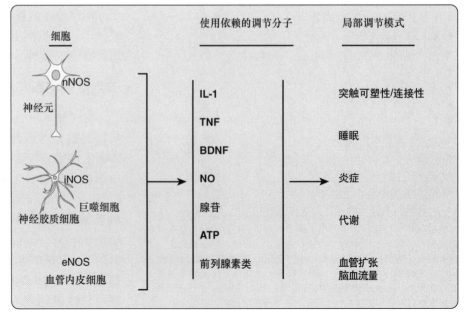

图 31.1　不同类型脑细胞产生多种睡眠调节分子作用于局部细胞。调节分子启动局部事件（右），进而在更高层次的组织中，以改变包括睡眠在内的多种行为。ATP，三磷酸腺苷；BDNF，脑源性神经营养因子；eNOS，内皮型一氧化氮合酶；IL-1β，白介素 -1β；iNOS，诱导型一氧化氮合酶；nNOS，神经型一氧化氮合酶；NO，一氧化氮；TNF-α，肿瘤坏死因子 -α

细胞

神经元 nNOS

巨噬细胞 iNOS
神经胶质细胞

血管内皮细胞 eNOS

使用依赖的调节分子

IL-1
TNF
BDNF
NO
腺苷
ATP
前列腺素类

局部调节模式

突触可塑性/连接性

睡眠

炎症

代谢

血管扩张
脑血流量

性相关基因的表达以及代谢变化[50]。由于皮质培养物会产生突发暂停活动，类似于 NREM 睡眠的慢波振荡（< 1 Hz），因此挑战在于产生"清醒样"的放电活动。这是通过应用已知生理浓度的清醒神经调质的混合物来实现的。化学刺激导致了不同步的"清醒样"放电活动，24 h 后，缓慢振荡再次出现。在基线或睡眠剥夺后，用活体小鼠皮质组织体外刺激基线和恢复之间的比较，显示在基因表达水平和代谢水平变化方面具有相似性[50]。这项研究和其他研究使用不同的技术，有力地证明了体外记录的睡眠样状态是成熟神经胶质细胞培养物的一种新兴神经网络特性[51-52]。

在 Jewett 及其同事的一项平行和互补的工作中，使用电、TNF 和光遗传学技术刺激培养的皮质神经元和胶质细胞，详细分析显示，电刺激导致同步爆发暂停活动的消失，一天后表现出稳态反弹（通过慢波功率密度测量），这种稳态反应依赖于刺激模式[51]。相反，向培养物中添加 TNF 会增强爆发性和同步性放电活动，表明存在更深的睡眠样状态。另一种睡眠促进剂 IL-1 的作用也在体外睡眠模型中进行了研究[53]。野生型小鼠的培养物进行干预后显示出增强的慢波活动，而使用来自神经元特异性 IL-1 辅助蛋白受体敲除小鼠的细胞培养物，在其自发放电活动中成熟缓慢，IL-1 治疗后的 δ 活性并没有增强[53]。在另一项研究中，通过 3 种不同浓度的神经调节剂刺激（模拟体内维持不同持续时间的清醒状态），证明了体外放电活动的稳态调节[54]。局部场电位（local field potentials，LFP）和细胞内记录证实的 NREM 睡眠的慢振荡（< 1 Hz）与体外研究中出现的爆发暂停网络活动相同[55-56]。总之，总结以往的体外工作表明与该假设一致，即小神经元 / 神经胶质网络表现出的睡眠-觉醒状态与皮质内局部睡眠和整个动物睡眠相似。体外研究最重要的发现之一是对神经网络的持续刺激不能阻止睡眠样状态的再次出现[50, 55]，有力地证明了网络刺激（通过体外的电刺激或兴奋性神经调节剂，或动物清醒状态的在体研究）激活了稳态过程，以重建默认状态的睡眠。

局部机制

神经环路机制

缓慢的振荡是由皮质神经元交替同步的活跃（向上）和沉默（向下）状态引起的，不仅在人类睡眠期间，而且在雪貂的皮质切片中，同样会局部产生这种振荡，并沿前后方向穿过皮质表面[57-58]。与慢波振荡相反，快速睡眠振荡，如 δ 波（1 ～ 4 Hz）和纺锤波（10 ～ 15 Hz），需要皮质和丘脑（可能还有其

他皮质下结构）之间相互作用。皮质慢波振荡、慢波和纺锤波的频率由丘脑输入调制[59-60]。皮质纺锤波的产生依赖于丘脑网状核、丘脑皮质中继投射和皮质-丘脑反馈之间的相互作用[61]。丘脑是促进觉醒的核和皮质之间的主要中继，因此对诱导清醒的活跃皮质状态是必要的。因此，利用光遗传技术激活室旁谷氨酸能神经元、丘脑中央内侧核或腹内侧核脑区，可以诱导 NREM 睡眠到清醒的转变[60, 62-63]。

到目前为止，在皮质和海马神经元的培养中，只有慢振荡作为 NREM 睡眠的特征。其他睡眠特征是否可以在丘脑-皮质在体外共培养物中重现，目前尚在研究中。皮质下网络在体外是否表现出局部相似或其他睡眠特征尚不清楚。事实上，即使在没有复杂大脑的物种（如秀丽隐杆线虫）中，NREM 睡眠样状态也是一种默认状态，这强烈表明睡眠是任何神经网络的一种新兴特性。与 NREM 睡眠特征类似，REM 睡眠中皮质网络的周期性去同步以及相关的肌张力降低和出现的眼动是否会出现局部变化仍然不清楚。

与睡眠相关的多个脑区参与局部睡眠机制

局部细胞参与大脑相关的生理过程。这些过程包括睡眠、脑血流量、炎症、神经可塑性和新陈代谢。细胞响应后会产生和分泌多种分子，包括一氧化氮（NO）、三磷酸腺苷、腺苷、前列腺素、IL-1 和 TNF（图 31.1）。这些分子具有扩张脑血管，影响大脑可塑性，促进局部炎症和睡眠的作用[23-25]。尽管所有过程都是由局部事件所引发的，但由此导致更高、更复杂的组织水平的变化。例如，局部环路可塑性的变化可能导致新的记忆形成，或者局部炎症可能导致整个动物的行为，包括睡眠。每个过程中的个体效应机制在一定程度上被划分，部分原因是受局部细胞激活影响的不同类型的细胞（例如，神经元与巨噬细胞）。此外，高阶涌现过程以行为、温度、各种动态电化学电势等形式提供反馈，以调整初始细胞激活相关事件。负责高阶事件的机制始于细胞水平，局部诱导的事件上升到组织水平上，进而合并、整合、同步并放大为更大的事件。

然而，由于常见的局部分子启动事件，睡眠、炎症、可塑性、脑血流量和代谢的调节很难在实验上相互分离。因此，提出的睡眠功能包括可塑性、炎症、新陈代谢和脑血流量。此外，大多数分子调控食欲、体温和情绪，因此大脑过程的调节也是睡眠功能的调节。尽管睡眠功能的原因可以理解，原始睡眠功能需要降低对环境线索（如意识改变）的敏感性，这方面难以解释[65]。如前所述，大脑回路依赖可塑性 / 连接性提供了卓越的进化适应度。然而，

可塑性／连接性涉及改变局部回路，从而导致给定输入的电路输出发生变化。因此，清醒状态下的电路输出是自适的，是因为活体动物清醒的活动导致回路通过使用依赖分子的作用而改变，从而改变给定输入的输出信息。在该时间里，动物有利的状态是无任何行为表现；而无意识状态可确保这种降低的反应状态（即睡眠）。其他提出的睡眠功能可以在不改变行为的情况下以较小的风险实现。然而，所有提出的使用依赖的睡眠功能在休息阶段的同步性将提供更大的进化适应度。

从局部到全局的假设及其含义

参与局部网络状态启动的局部事件最终将表现为整个生物体的睡眠。框 31.2 简要概述了所涉及的步骤及其对睡眠的影响（见划线处）。目前研究中仍需要明确细节，特别是确定单个事件的发生时间及其与所涉及的各组织水平（例如，细胞-小网络-大网络-整个大脑）的出现和特征的关系。

临床要点

负责局部睡眠的使用依赖性生化机制涉及多个额外的生物过程，如炎症、脑血流量、代谢和神经可塑性。睡眠病理可能会影响这些过程。此外，清醒时出现的局部睡眠可能与多种临床观察有关，如失眠、睡眠惯性、游离状态、表现不佳和过度嗜睡。最后，参与清醒感知的局部脑回路在睡眠期间处于活跃状态，根据其他标准判断患者处于睡眠状态，也能感知到清醒，如发生在失眠期间[23, 66-67]。

总结

大量证据表明，在其他脑区清醒时（如梦游、睡眠惯性、海豚单侧睡眠），大脑的某些部分可以处于睡眠状态。小网络，无论是在体内还是体外，都表现出睡眠特性，并且假设这些网络中的睡眠是由局部细胞活动启动的。几乎所有的睡眠调节分子都是根据细胞活性而局部合成的。在实验中，局部皮质睡眠强度可以分别通过先前的局部激活或抑制来增加或减少，无论是通过增强或减少局部传入输入，还是通过用睡眠调节物质或其抑制剂治疗来实现。皮质柱振荡存在于睡眠样和觉醒样状态之间；如果皮质柱处于睡眠样

框 31.2　局部依赖性睡眠的机制假说及其启示

第 1 步：细胞活动（即代谢和电活动）诱导局部睡眠调节物质（SRS）的合成和释放（图 31.1）（睡眠是局部启动的）

第 2 步：因此，SRS 的产生依赖于活动（睡眠稳态驱动）

第 3 步：SRS 局部改变神经元感受野，从而影响放电活动，改变周围神经网络的输入输出的关系（睡眠针对较活跃的网络）

第 4 步：改变的传入输出网络关系反映了功能状态的变化（睡眠是局部的）

第 5 步：局部回路中的睡眠样状态与导致机体状态改变同步发生（生物体睡眠是一种网络涌现的特性）[a]

第 6 步：睡眠调节回路将个体网络（如皮质柱）的功能状态协调到生物体睡眠结构中（睡眠适应生物体的生态位）

第 7 步：SRS 作用于神经轴的多个水平，以促进睡眠（睡眠机制普遍存在，进化上也很保守）

[a] For a discussion of spontaneous synchronization, see Strogatz S. Sync: The Emerging Science of Spontaneous Order. Hyperion; 2003. For a mathematical model see Roy S, Krueger JM, Rector DM, Wan Y. Network models for activity-dependent sleep regulation. J Theor Biol. 2008; 253: 462-8.

状态，依赖于单个皮质柱的行为就会受到干扰。

神经元／神经胶质共培养物具有默认的睡眠样状态，其经过电刺激或化学刺激后，睡眠调节物质的表达增强，并且睡眠样状态反弹表明处于睡眠稳态。与整个动物睡眠一样，体外睡眠样状态也以神经元爆发、慢电位同步、睡眠相关基因表达和自发可逆性为特征。我们得出结论：小型神经元／神经胶质网络构成了大脑中能够进入睡眠状态的最小部分，而睡眠样状态是依赖于先前细胞使用的默认状态。该研究对分离状态的大脑、不良的行为表现、失眠、睡眠惯性和其他睡眠异常和病理提供了最直接的解释。

致谢

本章研究工作得到以下机构支持：美国国立卫生研究院（NS025378）、W. M. Keck 基金会（对 JMK）和瑞士国家科学院基金会（MT 基金支持 173126）。

参考文献和拓展阅读

请扫描书后二维码，获取参考文献和拓展阅读资源。

脑损伤后睡眠-觉醒障碍的病理生理学

第 32 章

Nadia Gosselin, *Christian R. Baumann*

于周龙　孟适秋　译　时　杰　审校

章节亮点

- 睡眠-觉醒障碍（sleep-wake disturbances，SWD），特别是疲劳、日间嗜睡、过度睡眠（24 h 睡眠需求增加），多发生在创伤性脑损伤（traumatic brain injury，TBI）后，相关的病理生理学机制尚不清楚。
- 大量的动物研究表明创伤性脑损伤导致睡眠-觉醒模式的改变，表明创伤性脑损伤导致一定比例的 SWD。
- 创伤后脑功能障碍影响神经递质信号传导、基因表达改变、昼夜节律改变、脑代谢降低、神经炎症、垂体功能减退；以上表现是创伤后睡眠-觉醒障碍的发生和持续存在

的主要因素。
- 其他与创伤性脑损伤相关的因素在合并疼痛和精神疾病的患者中也是睡眠-觉醒障碍的独立影响因素。长期使用镇静药/镇痛药和精神活性药物治疗同样会加重睡眠-觉醒障碍。
- 睡眠在认知、神经可塑性、神经发生等方面的作用被广泛认可，但是越来越多的证据表明，睡眠和异常睡眠在临床和神经病理水平影响 TBI 后的恢复后[1]。提高当前对 TBI 后 SWD 的认识，有助于更精准有效地干预 TBI 的恢复。SWD 是否会导致 TBI 后痴呆风险增加，是一个新的研究方向。

在工业化国家中，创伤性脑损伤（Traumatic brain injury，TBI）是导致年轻人死亡和残疾的主要原因。据统计，在普通人群中每 100 000 人中就有 600 人患病，其中年轻人是主要的发病人群。TBI 通常会导致短期或者长期的损害，并且影响患者正常的生活。疲劳、日间嗜睡、过度睡眠（24 h 睡眠需求增加）和失眠均是 TBI 最持久和异常的症状。慢性睡眠-觉醒障碍在 TBI 的患者中发病率至少为 50%，但是其影响因素复杂，发病和进展尚不清楚。

本章节共分为 3 个部分：① TBI 的诊断和病理生理学导论；②用于表征创伤后睡眠-觉醒的动物模型；以及③人类神经病理学数据的更新，对于深入了解导致 SWD 发生和进展的生理因素和并发症的影响。与 TBI 相关的其他重要的 SWD，如失眠、发作性睡病、睡眠呼吸障碍以及睡眠相关运动障碍；这些在本书的其他章节会有讨论。

引言

TBI 是一种导致大脑功能改变或其他外力因素导致的大脑病理性的改变[2]。有以下特点则认为是大脑功能改变：任何时候的意识水平下降，事件之前（逆行性健忘症）或损伤后（创伤后健忘症）的记忆丧失，神经功能缺损（如虚弱、失去平衡、视力改

变、失语），或者在受伤时精神状态的任何改变（如，困惑、定向障碍）。其他脑病理学证据包括视觉、神经放射性或者实验室确认对大脑损失。TBI 的诊断涉及多方面[3]。一般，**轻度 TBI** 特征是短暂的意识丧失（< 30 min），在创伤后最初的格拉斯哥评分（Glasgow Coma Scale，GCS）总分在 12 ~ 15，并且会伴有短暂的创伤后健忘症（< 24 h）。**中度 TBI** 指意识丧失持续 30 min 到 24 h，GCS 评分在 9 ~ 12，创伤后健忘症持续时间为 1 ~ 14 天。**重度 TBI** 指意识丧失持续时间超过 24 h，GCS 评分在 3 ~ 8，创伤后健忘症持续数周以上。

创伤性脑损伤的病理生理学

TBI 后的脑损伤包括原发性和继发性[4]。**原发性损伤**主要是由于生物力学所导致的局部损伤（如颅骨骨折、颅内血肿、撕裂伤和挫伤）或者弥漫性轴索损伤。**继发性损伤**主要由于大脑缺氧和葡萄糖供给障碍导致神经元缺氧[5]。颅内高压是最常见的继发症状。原发性和继发性脑损伤均会导致神经化学改变，如细胞外兴奋性氨基酸（谷氨酸和天冬氨酸）[6]，引发过多的细胞内钙流入，导致游离自由基生成、线粒体功能障碍、细胞凋亡，以及炎症反应。

对 TBI 患者尤其是中重度脑损伤患者，计算机断层扫描技术是一项很好的检测大脑局部病变的临床

技术[7]，因为其主要定位在腹侧和额极区和颞前叶[8]。然而，TBI 通常与弥漫性轴索损伤密切相关，计算机断层扫描难以量化。突然加速－减速产生的剪切力，最终导致弥漫性轴索损伤。弥散张量成像（diffusion tensor imaging）可在微观结构测量白质的完整性，显示轴突肿胀所致的胼胝体和内囊中白质的损伤程度，以及 TBI 2 周内全部白质损伤程度[9-10]。神经影像学结果表明，在 TBI 急性阶段，病变的严重程度和部位个体差异变化较大，对轻度 TBI 通常不会导致急性白质病变[11]。

TBI 还可能导致大脑结构永久性的病理改变，这也是导致该类患者伴发神经精神病和认知功能障碍的原因。在慢性 TBI 患者中，可见灰质损伤，特别是在海马脑区，以及在额叶和颞叶皮质、丘脑、基底前脑、前扣带、尾状核和脑岛[12-13]。在 GCS 评分低的患者或者在 ICU 中颅内高压的患者中，灰质密度长期减少更加严重[14]。在更严重的患者中，所有主要纤维束中均可观察到白质变性，包括胼胝体、扣带、上下纵束、钩束和脑干[15]。一般来说，皮质和皮层下相互关联路径破坏，患者的认知功能更差。

创伤性脑损伤和神经退行性疾病

多项研究表明，随着神经退行性疾病的进展，可能会伴发 TBI。TBI 可以使阿尔兹海默症或其他痴呆疾病的风险增加 50%，并随着 TBI 的严重程度增加，其风险更大[16]。轴突中的高浓度淀粉样前体蛋白会在受损的轴突中积聚，并通过受损轴突转运，通常在 TBI 后会导致毒性蛋白和肽的产生，包括 β 淀粉样斑块和神经纤维缠结[17]。

在 TBI 患者中，一种潜在的病理假说认为多种长时间的创伤性损伤特别像运动员。重复的加速或者减速的生物力直接影响大脑并导致慢性创伤性脑病，目前潜在的病理生理学机制尚不清楚，可能与痴呆症和 β 淀粉样蛋白沉积或者弥散或神经斑块有关[18-19]。α-突触核蛋白在帕金森病和其他神经退行性疾病中发挥重要作用，然而，在 TBI 病史患者的脑组织样本，同样检测出 α-突触核蛋白水平增加[20]。一项研究表明，使用患者自我报告和临床访谈，重复发生的 TBI 会增加创伤后失眠的严重程度[21]。鉴于 TBI 在后期对神经退行性疾病的进展的影响，TBI 对大脑功能慢性和持久性的影响，包括睡眠－觉醒和昼夜节律调节，也就不足为奇了。

创伤性脑损伤对行为和认知的影响

中重度 TBI 患者后期会出现意识水平改变，随后出现谵妄、紊乱、激越和创伤后遗忘，当患者处于 ICU 苏醒期时最为显著，还可以观察到神经行为障碍，如冲动、易怒、去抑制、缄默和情感淡漠[22]。TBI 患者在急性发作期可见认知功能缺陷，受到多种因素影响，如脑损伤的严重程度、病灶的位置、弥漫性轴索损伤的严重程度、创伤性遗忘持续时间、年龄、受教育水平和先前的症状。尽管认知功能障碍存在多样性，但是其常见的核心问题，包括觉醒和警觉性受损、信息处理速度降低、记忆受损、执行功能障碍、语言障碍以及自我意识的降低。不幸的是，这些症状在 50% 的中重度患者中持续超过 1 年，并且在慢性轻度 TBI 患者中也可见，这些损伤可能会导致患者日常生活活动能力下降以及重返工作和学校受到影响[23]。

创伤性脑损伤预后的生物标志物

已有研究对预后短期和长期神经和功能的标志物进行报道。最主要的研究结果表明，遗传因素对 TBI 预后影响最大。在 TBI 患者中研究最多的是载脂蛋白（apolipoprotein，APOE）ε4 的等位基因多态性，它与损伤 6 个月后的预后不佳、认知功能下降的风险增大有关[24]。初步研究表明，脑源性神经营养因子（brain-derived neurotropic factor，BDNF）和邻苯二酚-O-甲酯转移酶（catechol-O-methyl transferase，COMT）基因功能多态性分别影响 TBI 后大脑神经可塑性和多巴胺调节以及认知功能恢复[25-26]。BDNF 多态性有助于调节睡眠中慢波震荡，因此会增加非快速眼动（NREM）睡眠期睡眠深度[27]。此外，也有证据表明，BDNF Val/Met 多态性调节睡眠质量和认知功能[28]，进一步表明，研究 BNDF 表达可明确不同个体之间 TBI 后睡眠－觉醒障碍和转归的差异。其他潜在的遗传生物标志物可能与昼夜节律障碍有关。例如，骨形态发生蛋白-6 的表达与褪黑素水平密切相关[29]。

也有研究重点关注预后的蛋白生物标志物。TBI 患者血清中 S100B 蛋白水平是研究最广泛的生物标志物[30]。在预测重度 TBI 不良后果和轻度 TBI 颅内病变，期望具有一定的敏感性和特异性[31]，但是 S100B 蛋白水平在其他情况下也会发生变化，如感染和其他骨科损伤。胶质纤维酸性蛋白（glial fibrillary acid protein，GFAP）是一种星形胶质细胞中特异性表达的蛋白，是中枢神经系统病理性改变的标志物。一项 94 名轻度 TBI 患者的研究结果表明，血清中 GFAP 水平可预测患者回归工作和预后功能[32]。一项小鼠实验研究发现，TBI 4 周后，睡眠障碍发生前丘脑网状核 GFAP 表达水平增加以及小胶质细胞显著激活[33]。但是，以上这些蛋白质如何影响 TBI 后睡眠－觉醒障碍的证据仍不明确。

创伤后的睡眠－觉醒障碍的病理生理学

本部分重点探讨创伤后最新睡眠－觉醒相关的动物模型。同时，本部分关注了导致睡眠－觉醒障碍发生发展的潜在病理生理学原因、生理因素和共病的影响。

图 32.1 是创伤后 SWD 潜在因素的综合模式图。

动物研究中创伤性脑损伤的实验模型和睡眠－觉醒的行为研究

液压冲击

在对小鼠颅骨暴露后，施加流体压力至硬膜[34]，导致双侧皮质和其他生理性改变，液压冲击模型是模拟人 TBI 疾病常用模型[35]。**中线液压冲击损伤**导致创伤后前 6 h 睡眠显著增加[34]。在随后的研究中，研究人员采用同样的方法，无法鉴别损伤后 2～5 周内睡眠－觉醒障碍[36]。在另一方面，在 3 h 内重复使用 TBI，可以破坏创伤后睡眠，当在 9 h 内进行第二次 TBI 后，可观察到更严重的功能和组织病理学结果[37]。

侧位液压冲击损伤是可重复的，并且可以模拟人体多种损伤[38]。脑电图（electroencephalogram，EEG）/肌电图（electromyogram，EMG）记录可见，侧位液压冲击损伤后，TBI 可持续性地破坏大脑清醒维持能力[39]。与对照组相比，脑损伤小鼠会出现频繁的清醒与 NREM 睡眠的转换，以及快速眼动（rapid eye movement，REM）睡眠到清醒转换，表明脑损伤会导致明显的睡眠碎片化。

一项研究对比分析发现，与对照组相比，接受侧位液压冲击损伤的小鼠和轻度 TBI 患者，清醒时表现出更高 θ：α 振幅比，更多的脑电慢波，低脑电相干性分析与脑震荡后综合征严重程度密切相关[40]。以上来自小鼠与人的研究结果表明，慢波数量与相干性可能作为轻度 TBI 预后的一个典型的生物标志物。

控制性皮质撞击损伤模型

一项在控制性皮质撞击损伤模型小鼠研究中发现，在造模后的前 3 天进行 EEG/EMG 记录，与对照组相比，小鼠表现活动度降低和觉醒事件缩短[41]。该 TBI 模型可导致中脑的弥漫性轴索损伤和皮质下区域、小脑结构、脑干等其他病理性改变。

落体打击模型

使用一种闭合性头部颅脑损伤模型，成年大鼠使用自由落体打击系统，轻度 TBI 可减少损伤后前 24 h 内清醒持续时间[42]，其他研究也有相似报道[41]。此外，有研究采用了近距离落体打击模型，基于加速－减速机制进行物理撞击动物造模，可实现 EEG/EMG

记录[43-44]。总之，金属棒置于厚的海绵垫子上，使得自然掉落打击到颅骨，导致的加速机制可以很好地模拟人 TBI 形成，随后，会出现广泛的组织病理学变化，包括弥漫性轴索损伤，特别是在胼胝体、中脑、大脑和小脑病理学改变[35]。接受 TBI 模型大鼠在脑损伤 1 个月之内，NREM 睡眠增加，睡眠片段化减少[44]。

重复创伤性脑损伤

与一次性脑损伤相比，重复 TBI 对大脑健康和长期预后具有不同的和更加严重的影响作用。使用小鼠模型，每天进行连续 6 次损伤，连续 7 天。在损伤 1 个月后进行 24 h EEG/EMG 数据记录，结果显示，与对照组相比，单次和重复 TBI 均表现出 NREM 睡眠降低，NREM 睡眠片段化增多，清醒时间增加。NREM 睡眠中 EEG 进行频谱分析表明，与对照组相比，单次和重复 TBI 极低频波（1～2 Hz）功率降低，θ 频段波功率增加。今后的研究中，仍然需要更大规模的研究支持动物研究的结果，即反复创伤会导致更高的 SWD 负担，不仅与失眠有关，还与其他 SWD 相关。

另一组实验使用轻度重复闭合头骨冲击 TBI 小鼠模型[46]。丰富环境具有 REM 增强效应，并且提高 TBI 后功能恢复，连续 3 次轻度 TBI 可以阻断丰富环境的以上作用。该作用对 TBI 患者的康复具有重要意义，因此需进一步探究。

总之，啮齿类动物 TBI 不同模型，可用于验证创伤后 SWD，包括行为学和 EEG/EMG 记录。该方法的异质性导致迄今结果的不确定性。然而，大量研究发现，TBI 后前几天以及 2～4 周内，睡眠质量增加，维持清醒的能力下降。未来需要研究的问题包括，TBI 后观察到睡眠增加仅仅是创伤和睡眠－觉醒调节信号通路相互影响的结果，或是睡眠是否对康复至关重要。

动物研究中炎症介质

炎症介质是 TBI 后导致 SWD 的重要因素。TBI 后出现的急性炎症应答，最显著的特征就是白介素 1（interleukin 1，IL-1）、IL-6 和肿瘤坏死因子-α（tumor necrosis factor-α，TNF-α）。促炎因子 IL-1β 和 TNF-α 会增加嗜睡，延长睡眠时间和慢波睡眠，并增加脑电信号中 δ 功率[47]。TNF-α 可以抑制大鼠褪黑素的合成和促食欲素的活性[48-49]，进而影响睡眠和觉醒。一项小鼠研究表明，轻度 TBI 后数小时内促炎因子 IL-1β 水平与睡眠时间增加之间存在相关性[34]。研究人员认为，TBI 小鼠中存在睡眠时长增加与继发性

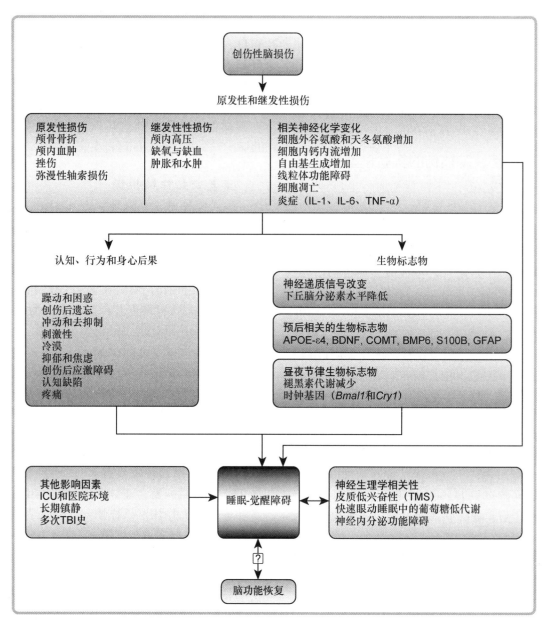

图 32.1　创伤性脑损伤（TBI）后睡眠–觉醒障碍（SWD）潜在因素的综合模式图。轻度、中度或重度 TBI 后 SWD 的所有潜在因素。创伤性脑损伤导致原发性和继发性损伤，直接影响睡眠–觉醒模式，同时会导致认知、行为和（或）心身后果，如已知的会增加 SWD 的风险。其中一部分生物标志物与预后相关，一部分标志物与 SWD 风险增加相关。其他重要因素包括环境、药物和多发性脑脊髓炎病史。SWD 与 TBI 患者的生理变化有关，具体表现在皮质兴奋性低、快速眼动（REM）睡眠中的葡萄糖代谢降低和神经内分泌功能障碍。创伤后 SWD 可能影响 TBI 后的大脑功能恢复。APOE，载脂蛋白；BDNF，脑源性神经营养因子；BMP6，骨形态发生蛋白 -6；COMT，儿茶酚 -O- 甲基转移酶；GFAP，胶质纤维酸性蛋白；ICU，重症监护室；IL，白介素；S100B，S100 钙结合蛋白质 B；TMS，经颅磁刺激；TNF-α，肿瘤坏死因子 -α

损伤相关的炎症反应有关，但这种研究需要在未来的研究中得到进一步验证。

最近，同一组试验证明新型 TNF 受体拮抗剂不仅影响创伤后睡眠，还改善小鼠 TBI 后的功能恢复。作者发现与溶媒组相比，抑制剂干预组小鼠表现出睡眠减少，而且抑制剂恢复了认知、感觉运动和神经功能。这种抑制剂是否改变了睡眠或者神经炎症反应，需要进一步深入研究。

动物创伤性脑损伤模型中神经递质信号通路受损

TBI 患者中大脑结构，尤其是下丘脑、中脑和参与睡眠、觉醒和昼夜节律的脑干网络，可能会有一定比例的受损，可以解释在该人群中观察到的 SWD。基于以上机制，神经递质信号传导持续受损，有助于改变行为状态的调节。

有研究表明，控制小鼠皮质影响，进行脑内微透系发现下丘脑分泌素水平下降[41]。此外，下丘脑分泌素水平对觉醒的影响降低。下丘脑分泌素分泌异常与下丘脑神经元急性缺失无关，但与下丘脑星形胶质细胞增生有关。Lim 及其同事[39]，利用小鼠液压冲击模型，在有下丘脑神经元的下丘脑外侧脑区，观察 c-Fos 的表达。TBI 小鼠表现出，在清醒期下丘脑分泌素神经元活性降低，但是神经元的数量不受影响，表明非致命性的损伤主要影响下丘脑分泌素的生理学功能而不是明显的细胞丢失。在该研究中，直接补充食物中的支链氨基酸、从头合成谷氨酸和 γ- 氨基丁酸，可以恢复下丘脑分泌素神经元活动和睡眠-觉醒的调节。在随后的研究中，该研究团队发现，TBI 会降低突触前末端的谷氨酸相对浓度，作用于下丘脑和皮质之间的轴树连接的结构，提示 TBI 通过降低谷氨酸浓度影响下丘脑分泌素神经元功能[50]。

此外，一项研究了 TBI 后下丘脑分泌素 -1 受体的免疫活性，在损伤的半暗带区周围免疫反应活性增加[51]。最后，也有研究团队对比了野生型动物和下丘脑分泌素敲除的动物的创伤后睡眠，结果表明，只有在野生型动物中发现中度 TBI 后，NREM 睡眠增加以及其他睡眠的改变，下丘脑分泌素神经元损失约 1/4[52]。总之，以上研究结果表明，TBI 后下丘脑分泌素及其受体可能在睡眠-觉醒行为异常中发挥重要作用，但下丘脑分泌素信号传导及病理生理学机制目前仍不明确。

动物研究中 TBI 后其他研究结果发现，组胺系统在病理性的睡眠-觉醒中发挥重要作用[44]。动物体细胞计数显示，结节乳头核的组胺能神经元较少与 24 h 睡眠总时间呈负相关。以上研究可能是首次阐明 TBI 影响睡眠紊乱的机制。

创伤性脑损伤患者中神经递质信号通路受损

目前，TBI 后神经递质信号通路研究有关人的数据很少。首次提示 TBI 后下丘脑分泌素（促食欲素）信号异常是在一篇研究神经功能障碍患者中下丘脑分泌素水平的文章补充材料中描述，表明一些脑损伤患者的脑脊液中下丘脑分泌素水平出现病理性的降低[53]。一项前瞻性研究，TBI 患者在创伤后前 4 天脑脊液水平显著降低，在发作性睡病患者中同样有此变化[54]。然而在几个月后，下丘脑分泌素水平大多恢复到正常水平（图 32.2）[55]。总之，这些基于脑脊液的研究结果表明，促觉醒的下丘脑分泌素神经元信号通路受损可能会导致 TBI 后觉醒减少。

一项针对 4 名致死性 TBI 患者的研究报告表明，下丘脑的下丘脑分泌素神经元显著丢失 27%[56]。同样，在研究 12 名死于致死性 TBI 患者的大脑中发现，下丘脑的下丘脑分泌素神经元丢失 21%[57]。然

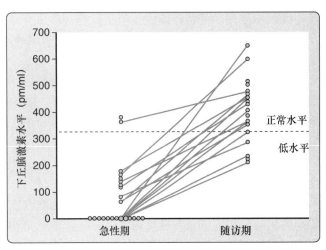

图 32.2 创伤性脑损伤受试者的脑脊液中下丘脑分泌素（促食欲素）水平。在创伤后 1 ～ 4 天（急性期；n = 27）和 6 个月后（随访期；n = 21）测量水平。连接线来自同一患者（n = 15）的下丘脑分泌素。部分患者在急性期下丘脑分泌素检测不到（标为 0）。在所有患者中，除个别患者下丘脑激素仍处于低水平，其他患者均恢复到正常水平（From Baumann CR, Werth E, Stocker R, et al. Sleep-wake disturbances 6 months after traumatic brain injury：a prospective study. Brain. 2007；130：1873-83.）

而，在结节乳头核中的组胺能神经元丢失最为显著，达到 41%。相比脑干中的促觉醒神经元，下丘脑中的神经元被影响更大[58]。同样，以上数据表明下丘脑后部脑区更易受损，这可能与 TBI 之后出现 SWD 有关。

皮质低兴奋性与经颅磁刺激

如前所述，中脑或脑干结构的损伤可能导致创伤后 SWD。在一项研究中，研究人员使用经颅磁刺激（transcranial magnetic stimulation，TMS）来确定创伤后的 SWD 是否与大脑皮质的病理性兴奋性有关[59]。该研究被试者包括白天表现出过度嗜睡、疲劳或睡眠需求增加的 TBI 患者以及与之匹配的对照受试者。该项研究结果发现，仅仅是在客观上过度嗜睡（经过多次睡眠潜伏期试验确定）的患者与皮质低兴奋性有关。研究人员得出结论，这一发现是在皮质水平上可能反映了兴奋性下丘脑分泌素系统的缺陷。事实上，早期的功能成像研究表明，如通过单光子发射计算机体层扫描，脑灌注异常主要出现在中脑脑区，而极少出现在皮质区[60]。

睡眠的神经影像学

功能性神经影像学包括非侵入性技术，可以探索人类清醒和睡眠时大脑激活的模式。在过去几年中发表的研究中，虽然有一些研究涉及健康受试者以

及在睡眠中使用功能神经影像，但是仅有一项研究涉及轻度 TBI 患者[61]。该项研究是在 14 名经历爆炸受伤史和（或）伴有轻度 TBI（受伤后 42.6±26.9 个月）的退伍军人中进行，包括连续 5 次多导睡眠监测（polysomnographic，PSG），以及分别在清醒、REM 睡眠和 NREM 睡眠期间使用 ^{18}F- 氟代脱氧葡萄糖正电子发射体层扫描。该研究发现，在控制创伤后应激障碍的影响后，与对照受试者（其他退伍军人）相比，试验组患者在清醒和 REM 睡眠期间，杏仁核、海马体、海马旁回、丘脑、脑岛、脑髓、视觉联合皮质和内侧额叶皮质的葡萄糖代谢降低。尽管睡眠结构正常，但代谢低下。这些发现表明，经历爆炸创伤和（或）伴有轻度 TBI 可以产生持久的神经效应，并且在清醒和快速眼动睡眠期间可以观察到。

最近的研究使用结构神经成像，即弥散加权磁共振成像（magnetic resonance imaging，MRI）来评估 TBI 患者白质损伤与 SWD 的关系。一项对 34 名有 TBI 的成年人群的研究显示，多个通路白质丢失的标志物［即分数降低各向异性和增加的平均、径向和（或）轴向扩散率］与主观睡眠质量降低和抑郁症状之间具有相关性[62]。在睡眠客观评价中，白质损伤是重度 TBI 的标志特征，白质损伤如何影响睡眠微结构，尤其是 NREM 睡眠中出现的振荡（睡眠纺锤波和慢波）是很有趣的。事实上，在健康受试者中，已经初步证明白质的特征可以预测 NREM 睡眠振荡密度和形态[63-64]。Sanchez 及其同事进行的一项研究中[15, 65]，对 23 名中重度 TBI 患者和 27 名健康受试者进行 MRI 和 PSG 检查。他们发现丘脑皮质束中大量白质丢失束不会阻止在 TBI 患者正常的纺锤波的形成。此外，TBI 患者和健康受试者在慢波密度和形态方面并无差异。然而，他们发现，白质损伤程度越重，N2 和 N3 睡眠慢波越宽大，以及慢波负向到正向的波峰偏转更陡峭，是神经元同步性的标志物。白质损伤也与自我报告的疲劳程度以及更高的慢波活动功率有关，可能反映了较高的稳态睡眠压力。

昼夜节律

昼夜节律系统的改变是导致 SWD 的一个潜在原因。不规则的昼夜节律会导致日间睡眠增加、整夜睡眠减少，以及睡眠片段化[66]。当下丘脑的生物钟与 24 h 不同步时，和（或）当它产生的昼夜节律信号太弱而无法导引大脑和身体的外周时钟时，可能会发生昼夜节律紊乱。TBI 后进行了短期（急性期）和长期研究，但目前尚缺乏有力证据，因此需要谨慎解释相关数据。

急性创伤性脑损伤中的昼夜节律研究

只有极少数研究了创伤性脑损伤在 ICU 住院期间的褪黑素、皮质醇和体温节律，这 3 个是最常见的昼夜节律标志物。在一项对 3 名 TBI 患者和 8 名其他急性神经损伤患者中，研究血浆褪黑素、血浆皮质醇和体温发现缺乏昼夜节律[67]。与没有神经损伤的危重患者相比，脑损伤患者的昼夜节律变化更大。以上结果表明，在重症监护室中，脑损伤在一定程度上是昼夜节律改变的原因。另一项在 8 名昼夜节律异常以及服用镇静药的 TBI 患者中的研究中发现，血清褪黑素减少可能与脑损伤的严重程度有关[68]。对 10 例重度 TBI 患者进行微透析发现，皮质醇的昼夜节律存在缺失[69]。在解释重度脑损伤患者的昼夜节律缺乏中，重点关注在视交叉上核的大脑病变，因为该脑区调控大多数内源性昼夜节律的主时钟[70]。其他影响因素包括，光照模式的改变（如白天的对比度太小和夜间光照[71]）、缺氧[72]和麻醉 / 镇静。

急性创伤性脑损伤后的昼夜节律研究

在中重度 TBI 住院患者使用体动记录仪研究发现 24 h 睡眠-觉醒周期异常[73]。这种节律异常是在 TBI 患者中发现的，在相同住院环境中有严重骨损伤的住院患者中未发现这种情况，这表明 TBI 会影响昼夜节律[74]。生物钟是导致睡眠-觉醒周期异常的主要因素，主要通过调节夜间起始时褪黑素的分泌增加发挥作用。在一项中级护理病房进行的研究中，对 17 名非创伤性脑损伤患者和 14 名骨科损伤非创伤性脑患者，在创伤后平均时间为 18.3 天进行研究，体动仪测量睡眠-觉醒周期和尿褪黑素反映昼夜节律（连续 26 h 每小时测量）评估[74]。两组的夜间 6- 巯基褪黑素代谢相似，夜间浓度显著增加，超过日间浓度峰值。尽管褪黑素存在昼夜节律，TBI 患者出现非巩固性睡眠觉醒周期，而非创伤性脑损伤的骨科患者有一个明确的 24 h 睡眠-觉醒周期。以上结果表明，TBI 急性期出现的不稳定睡眠-觉醒周期不是由于缺乏褪黑素产生的昼夜节律。但是，缺乏昼夜节律的睡眠觉醒周期可能是由于 TBI 后额叶皮质和海马褪黑素受体减少，正如一项在大鼠中研究皮质的影响，褪黑素主要治疗靶点 MT1 和 MT2 受体减少[75]。

慢性创伤性脑损伤的昼夜节律研究

几个案例研究报告了昼夜节律紊乱与慢性 TBI 相关（更多细节见第 43 章），还有 2 项特别研究了睡液中褪黑素在昏暗光线起始时的变化规律。第一项研究据报道，夜间褪黑素的分泌在起始时没有组间差异，但受试者之间存在高度变异性[76]。该团队在另

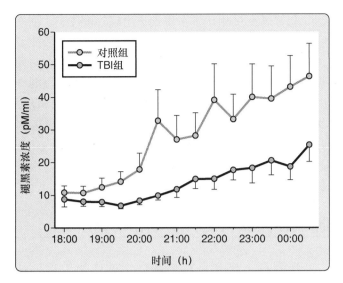

图 32.3 创伤性脑损伤（TBI）患者和对照受试者夜间唾液褪黑素水平变化趋势。TBI 组（黑色）和对照组（灰色）从下午 6 点到凌晨 00 点 30 分的唾液褪黑素水平。数据以平均值 ± 标准差表示。唾液样本每半小时采集一次。与对照组相比，TBI 组在整个采样期内的褪黑素浓度较低（From Shekleton JA, Parcell DL, Redman JR, et al. Sleep disturbance and melatonin levels following traumatic brain injury. Neurology. 2010；74：1732-8.）

一项研究中发现，与对照组相比，中重度 TBI 患者夜间褪黑素的分泌更低，但是使用昏暗灯光起始时褪黑素无差异（图 32.3）[77]。因为唾液褪黑素浓度在晚上只连续测量了 6.5 h（即从下午 6 点到凌晨 00 点 30 分），在后一项研究中，无法确定褪黑素分泌是否存在相位延迟以解释 TBI 后褪黑素分泌减少。

时钟基因

有假说认为，TBI 后昼夜节律紊乱是由视交叉上核和海马中时钟基因表达的变化介导的。研究发现，与假手术组大鼠相比，在液压冲击诱导的 TBI 大鼠视交叉上核和海马中，两种关键时钟基因（即 *Bmal1* 和 *Cry1*）均发生了改变[78]。本研究中，日间活动节律改变与时钟基因的失调有关。研究人员表明，TBI 会导致在转录翻译环路中调节昼夜节律。最近，一项初步研究探讨了轻度脑外伤伴睡眠障碍和不伴睡眠障碍患者的昼夜节律时钟基因表达水平[79]。作者发现，有睡眠 – 觉醒障碍的患者褪黑素、时钟基因和 Per2 基因在 RNA（mRNA）水平昼夜节律表达较低和（或）表达异常，但 Bmal1 基因表达正常。

神经内分泌功能障碍

神经内分泌功能障碍主要是垂体功能减退，常见于 TBI 后的患者。在 TBI 急性期估计患病率为 15%～68%，中度和重度 TBI 患者的患病率最高，但在受伤后的第一年往往会减少[80]。慢性垂体功能减退可能

导致生长激素和促性腺激素缺乏以及甲状腺功能减退。这些神经内分泌功能的改变在 TBI 后 SWD 的病理生理学中很重要，因为激素分泌和睡眠之间可相互影响[81]。生长激素缺乏是所有激素紊乱中最严重的，与慢波睡眠增加和 EEG δ 功率以及主观睡眠质量和嗜睡密切相关。到目前为止，很少有研究 TBI 后与睡眠改变和疲劳相关的神经内分泌变化，只有初步证据表明垂体功能减退和 SWD 或疲劳在 TBI 人群中的作用。在一项研究中，报告疲劳的 TBI 患者的生长激素缺乏率总体上高于未报告疲劳的患者[82]。然而，在另一项研究中，研究人员对 119 名 TBI 患者创伤后至少 1 年进行测试，未观察到内分泌功能异常与疲劳之间的相关性[83]。在这两项研究中，睡眠是经问卷调查进行评估，没有进行客观的睡眠测量。进一步的研究表明，TBI 患者的神经内分泌功能障碍不仅可以解释睡眠质量的主观评估，还可以解释该人群中 PSG 的异常结果。

长期使用镇静和精神活性药物的影响

镇静药和镇痛药通常用于长期入住 ICU 的重症 TBI 患者，忽视了对患者具体的生物节律的影响。这些药物用于防止躁动、促进机械通气和减轻疼痛，还可以改善颅内压和脑灌注。然而，镇静和镇痛是否共同恢复睡眠的特性仍不清楚，因为它们在行为和电生理（EEG）上的特征明显不同。一些研究表明，丙泊酚可延长镇静时间，不会导致睡眠不足。丙泊酚给药 12 h 后，大鼠没有表现出类似于睡眠剥夺后典型的慢波活动增加[84]。然而，异氟烷麻醉及其恢复效果有一定的争议[85-86]。无论如何，镇静和镇痛会对昼夜节律产生负面影响，特别是给药时间与昼夜节律时间不匹配，即白天给药比晚上给药对睡眠 – 觉醒周期机制的影响更大[87]。镇静药和镇痛药与创伤后大脑互相作用进而促进睡眠和昼夜节律紊乱仍无法明确，但有研究表明，在 ICU 中 TBI 急性期后恢复中 SDW 与镇静药和镇痛药的累积剂量之间无相关性[88]。阿片类镇痛药对睡眠的作用机制详见第 52 章。

很大一部分脑外伤幸存者有长期使用精神活性药物史，在睡眠研究中是否排除这部分患者目前仍有争议。事实上，药物本身可以改变睡眠特征，但药物使用也可能是睡眠障碍和（或）更复杂 TBI 的后果。在一项对 34 名患有慢性中重度 TBI 患者进行的活动量研究中，与 34 名对照受试者进行了比较，发现使用精神活性药物的脑外伤患者的总睡眠时间更长，而未使用药物的患者与对照受试者相比，总睡眠时间无显著变化[89]。尽管这项研究不能明确药物在睡眠模式中的因果作用，但它强调了 TBI 研究中使用药物的重要性。

疼痛

一项病例对照研究表明，TBI 后疼痛普遍存在并且与失眠密切相关[90]。焦虑、抑郁和疼痛均会影响睡眠质量；然而，只有焦虑和疼痛似乎可以解释睡眠质量变化的 32%[91]。相反，另一项研究报告中，经过多次逐步分析后在控制多因素的前提下，采用匹兹堡睡眠质量指数（Pittsburgh Sleep Quality Index）评估显示，抑郁症是睡眠质量不佳的主要原因[92]。这种差异并不令人惊讶，因为慢性疼痛是多因素的；它是创伤性脑损伤的常见合并症，有报道指出脑损伤患者的创伤后应激障碍和抑郁无关[93]。在研究中，一方面考虑疼痛和情绪的相互作用，另一方面，需要考虑到人群的异质性，需要增大样本量。

鉴于疼痛可能对睡眠质量产生影响，一项研究使用活动量和定量脑电图分析，明确疼痛如何影响睡眠的质量和数量，以及睡眠微观结构[92, 94]。与不伴有疼痛的 TBI 患者相比，伴有疼痛的 TBI 患者表现出更长的总睡眠时间、更频繁的小睡、REM 睡眠更快的 EEG 频率（9～50 Hz），NREM 睡眠中的 β 频率（16～30 Hz）增加。睡眠微结构的变化是否可以解释睡眠需求增加目前尚不清楚。此外，这种现象的特异性还有待证明，因为脑外伤伴有疼痛患者在睡眠中会有快速脑电侵入现象。这种差异也可能反映出中枢神经系统的痛觉加工改变，如在慢性疼痛患者的睡眠中可见，过度警觉的加重和睡前的认知觉醒。

精神疾病共病

大约 65% 的 TBI 患者至少患有一种精神障碍，最常见的伴有抑郁、焦虑和创伤后应激障碍[95]。这些精神障碍与睡眠障碍（主要是失眠）之间的关系在非 TBI 患者已有相关报道[96]。与此密切相关的是，SWD 被认为是重度抑郁障碍、广泛性焦虑障碍和创伤后应激障碍的诊断特征[97]。

例如，大量研究调查 TBI 患者的合并 SWD 和精神综合征的共病率，相比不伴有睡眠问题的人，有睡眠问题的人精神疾病负担更高。例如，在两个不同的慢性 TBI、抑郁和焦虑症状的队列研究，有助于失眠综合征的预测[98-99]。

然而，对精神疾病与伴有 SWD 的 TBI 是如何相互作用仍不明确。有研究指出 SWD 在精神疾病中具有一定的预测作用。一项对 443 例轻度 TBI 患者的回顾性研究创伤后 10 天的睡眠问题，结果表明，分别在创伤后 10 天和 6 周，患者抑郁的风险增加 9.9 倍和 6.3 倍[100]。同样发现，创伤后 3 个月内出现睡眠障碍可以预示着 TBI 后 12 个月出现抑郁和焦虑症状[101]。

与普通人员相比，军事人员出现轻度 TBI、创伤后应激障碍和抑郁症的风险更高。最近有一项涉及 29 640 名美国海军和海军陆战队男性受试者大型对列研究，表明睡眠障碍在精神健康问题发展中有重要作用，睡眠问题介导的 26% 的 TBI 会发展为 PTSD 以及 41% 发展为抑郁症[102]。良好的睡眠质量可能对退伍军人的不良情绪调节和焦虑有保护作用[103]，但睡眠、焦虑、抑郁、PTSD 和情绪调节之间的因果关系很复杂。

睡眠和大脑恢复：基础和动物研究

睡眠在记忆和结构可塑性中的作用被广泛认可[104-105]。睡眠通过强化新的突触来优化记忆的巩固，并已被证明在神经发生中起着至关重要的作用。事实上，啮齿类动物经历的睡眠剥夺或片段化睡眠（＞3 天）与海马细胞增殖减少 30%～80% 有关，并且成熟并发育为成年大脑神经元细胞百分比的降低[106-107]。为阐明 TBI 后急性期的睡眠异常在临床和神经病理学水平上是否会影响 TBI，一项动物实验研究对成年小鼠 TBI 后 6 h 急性睡眠中断，对神经和认知功能恢复的无显著影响[108]。该研究也表明轻度 TBI 之后睡眠中断不会影响认知功能。然而，也有研究报道，大鼠在 TBI 造模前进行 24 h 的睡眠剥夺恢复更快[109]。此外，也有报道表明 TBI 后 24 h 的睡眠剥夺可以减少大鼠的形态学损伤并提高行为学恢复[110]。以上改变是否与深睡眠的恢复有关尚不清楚。

药物诱导或者部分睡眠剥夺反弹导致慢波活动增加可以改善落体打击 TBI 模型大鼠的功能恢复和组织学结果，即减少弥漫性轴索损伤伴深度睡眠[111]。在动物实验中，也有研究表明睡眠中断与恢复之间具有反向关联性[42]。在成年小鼠轻度 TBI 造模前后，在昼夜节律的光周期连续两次 6 h 睡眠剥夺，研究与睡眠调节和神经可塑性相关的基因。定量检测皮层和海马体以及丘脑和下丘脑 mRNA 水平。在轻度 TBI 小鼠中，睡眠剥夺仅降低海马脑区 *Arc* 和 *EfnA3* 的表达。同样在轻度 TBI 小鼠中，睡眠剥夺会降低丘脑-下丘脑中 *Homer1a* 表达水平。这些结果表明，睡眠剥夺对轻度 TBI 后睡眠或可塑性相关基因影响更加显著。

睡眠与大脑恢复：人体试验与临床研究

这些发现对人类 TBI 疾病有重要意义，TBI 患者长期睡眠受限或中断会降低学习能力、大脑可塑性和大脑中特别是海马脑区新神经元的生成。这种联系在脑损伤的情况下尤其重要，因为脑损伤的恢复特异性依赖于新的学习、大脑可塑性和神经发生。一项应用多模态脑成像技术的研究发现，脑网络结构的局部变化对改善行为结果很重要，如语言和视觉运动功能，与睡眠纺锤波活动同步化，这表明睡眠和 EEG 同步在功能重塑中发挥作用[112]。同样在一项儿童对列研究中，采用 MRI 方法发现，睡眠障碍与脑功能连接降低有关[113]。

在人体相关试验中，SWD 与 TBI 急性期功能预后恶化有关，稳定的睡眠–觉醒周期可以预测创伤后消退时间和出院时的功能恢复[114-115]。另一项研究中，对 238 名 TBI 患者随访 6 个月，发现报告睡眠不佳的患者整体恢复功能较差[116]。此外，在康复病房住院 TBI 患者常伴有躁动，睡眠效率和总睡眠时间较差[117]。基于以上观察结果，需进一步探索睡眠改善和认知行为的改善之间的因果关系。在一项针对 30 名中重度 TBI 急性期住院患者的研究中，发现认知 / 意识水平与睡眠巩固之间的相互关系，最佳适配为 0，这表明认知 / 意识的改善与睡眠巩固的改善同时发生，它们可能都是由大脑的总体恢复驱动的[88]。然而，在中度和重度 TBI 慢性阶段，改善睡眠与随后认知功能的改善有关[118]。因此，监测 TBI 后的睡眠可以作为识别预后不佳患者的一种策略，需早期干预以改善功能预后。

另一项试点研究，通过非药物手段改善 TBI 后的睡眠，发现睡眠卫生教育与早晨 30 min 蓝色光照治疗相结合，可以改善睡眠活动描记术测量的睡眠质量[119]。此外，一项随机、双盲、安慰剂对照试验，在 32 名近期轻度 TBI 的成年人中，早晨（6 周内 30 min）使用蓝光与对照组用琥珀色光，观察到睡眠时间提前、白天嗜睡减少、执行功能改善、丘脑–皮质功能连接增强以及这些通路的轴索完整性增强[120]。总之，尽管已有文献表明，睡眠可能影响 TBI 后的恢复，相关的机制以及提高的策略仍然是一大挑战。

睡眠、创伤性脑损伤和神经退行性疾病：淋巴系统是否发挥关键作用？

TBI 与阿尔茨海默病风险增加和慢性创伤性脑病（见前文）密切相关。鉴于人们已经认识到，慢性睡眠障碍是认知功能下降和痴呆症的潜在诱因[121]，由 TBI 引起的 SWD 是否成为 TBI 与痴呆症相关的关键机制，是值得研究的问题。

尽管缺少相关的证据表明淋巴系统发挥重要作用，但这个概念在过去的几年里备受关注。这种假定的跨血管周围间隙的脑脊液和脑间质液交换系统被称为**淋巴系统**，主要是在深度睡眠期间，是以主动交换的方式将脑间质溶质清除到血液中[122]。最近研究表明，睡眠有利于脑脊液和脑间质液通过血管周围间隙（淋巴系统）交换，以清除代谢废物，包括 β 淀粉样肽[123]。初步结果表明，在 TBI 史的成年人中发现，血管周围间隙增大可能是免疫系统受损的标志，与总睡眠时间缩短和睡眠效率下降有关[122]。最近有假说认为，创伤后 SWD 可能会影响神经肽的清除，神经肽参与创伤后头痛发病机制，有助于解释 TBI 后头痛[124]。未来的研究需要明确睡眠障碍和淋巴系统之间的相互作用是如何增加 TBI 患者患痴呆症甚至创伤后头痛的风险。

临床要点

● 创伤性脑损伤（TBI）和并发症，如疼痛和精神障碍，均是创伤后睡眠–觉醒障碍（SWD）在急性和慢性损伤阶段的潜在原因。

● 急性 SWD 可能对 TBI 后的大脑恢复产生不利影响，并导致创伤后的并发症状。

● 鉴别创伤后 SWD 发病机制及影响因素，有助于提高慢性期长期管理。

总结

疲劳、白天过度嗜睡和昏睡症是 TBI 后的常见 SWD。近来对动物模型的研究对创伤后 SWD 有新的认识；将动物研究结果转化为人类 TBI 的研究，表明 TBI 病理生理学以及导致 SWD 的出现之间的关系有特定的原因。与动物模型一致，在人类 TBI 急性期，下丘脑分泌素显著减少直到在损伤后的几个月内才会恢复。在重症监护室长期使用镇静药和镇痛药、昼夜节律改变、合并疼痛、焦虑、抑郁、创伤后应激障碍和精神活性药物是与 TBI 后 SWD 出现和（或）持续存在的因素。急性睡眠障碍和睡眠中断是如何改善或阻碍 TBI 后的大脑恢复需进一步研究。但有趣的是，初步研究发现，睡眠剥夺对 TBI 后睡眠和（或）参与神经可塑性的基因表达具有促进作用。急性期和慢性期之间观察到的差异表明，阐明 TBI 和 SWD 的病理生理学机制应持续更长的时间周期，进而得到最佳的治疗方法策略。

参考文献和拓展阅读

请扫描书后二维码，获取参考文献和拓展阅读资源。

第 5 篇　时间生物学

第 33 章　导论

Phyllis C. Zee，*Sabra Abbott*
王　涛　译　徐　璎　审校

昼夜节律涵盖了在几乎所有陆地物种中观察到的多个周期接近 24 h 的生理和行为振荡，使有机体能够根据 24 h 昼夜环境变化适时安排活动。尽管本部分的章节主要关注哺乳动物的生物钟系统（circadian system），但昼夜节律在细菌、植物、昆虫和包括人类在内的哺乳动物中广泛存在。时间生物学的一个重要里程碑事件发生在 2017 年，当时杰弗里·霍尔（Jeffrey Hall）、迈克尔·罗斯巴什（Michael Rosbash）和迈克尔·杨（Michael Young）因他们在 1984 年发现果蝇（*Drosophila* spp.）生物钟分子机制而被授予诺贝尔奖[1]。这一发现表明，生物钟利用振荡蛋白在反馈回路中生成接近 24 h 的自主节律，促进了昼夜节律在几乎所有组织中对健康和疾病的重要作用的发现，而非局限于其对睡眠和觉醒功能的明显影响。然而，正如第 34 章所强调的那样，生物钟系统的主时钟位于视交叉上核，在环境和行为中协调着内部生物节律过程的振荡。

第 5 篇中有两章讨论生物钟系统，重点介绍哺乳动物中神经生物钟系统的解剖学（第 35 章）和哺乳动物生物钟系统的生理学（第 36 章）。生物钟核心机制的分子和遗传基础至少从昆虫到哺乳动物一直高度保留，对这部分内容的综述被包含在本卷的第 3 篇中。第 37 章和第 38 章从不同的角度讨论生物钟系统

如何与睡眠-觉醒（sleep-wake）调节系统高度整合。第 39 章重点关注生物钟和睡眠内稳态调节系统如何独立和互动地调节神经行为表现。

在 Borbely 及其同事所提出的经典的双过程模型（two-process model）中，睡眠和觉醒的时间调节是一个功能性的稳态过程，该过程定义了睡眠需求与此前的睡眠和觉醒有关（S 过程），以及调节睡眠的相位和倾向的生物钟有关（C 过程）（第 37 章和第 38 章）[2]。然而，正如 Buxton 和 Czeisler 所指出的，生物钟主控器和睡眠内稳态之间的相互作用不容小觑；在功能上，将这两个过程分开是非常困难的。此外，最近的遗传学和解剖学发现（第 35 章）也倾向于"模糊"睡眠-觉醒周期调节中的内稳态和生物钟输入之间的区别。尽管双过程模型在指导我们理解睡眠调节机制方面起到了作用，并将继续发挥作用，但要解释这些过程的破坏如何导致如此广泛的健康后果，需要理解生物钟、内稳态、代谢以及可能的其他生理过程之间的相互作用，这些过程构成了复杂的睡眠-觉醒周期调节的基础。

昼夜节律失同步（circadian misalignment）和（或）振幅降低会导致睡眠和觉醒活动的时间紊乱，或者在 24 h 内导致睡眠和觉醒的断片化。因此，睡眠障碍是昼夜节律失同步的最常见的临床表现。本篇

的最后一章（第 43 章）综述了由昼夜节律系统紊乱引起的睡眠和觉醒障碍。昼夜节律睡眠-觉醒障碍（circadian rhythm sleep-wake disorders，CRSWD）在临床医学中仍然未被充分认识，对其潜在的病理生理机制的理解有限。除了睡眠和觉醒障碍外，中枢和外周内生节律之间、外周节律之间，以及内生节律与外部环境的相位关系的改变，都可能导致健康问题的发生。该章节还讨论了 CRSWD 的评估和治疗方法。

越来越多的证据表明，昼夜节律和睡眠的紊乱将增加心理和身体健康问题发生的风险。然而，直到最近几年，动物模型才开始出现，阐明了内生昼夜节律同步对生物体的健康和福祉以及在细胞和组织水平上失同步的重要影响（第 40 章）。事实上，有相当多的新证据表明，昼夜节律紊乱可能改变甚至加重各种身体和精神障碍的表现，如第 41 章和第 42 章所述。我们对昼夜节律在健康和疾病中重要作用的理解表明，有必要将时间生物学整合入医学，并促进新兴的昼夜节律医学领域的发展。

参考文献和拓展阅读

请扫描书后二维码，获取参考文献和拓展阅读资源。

第34章

主时钟和主时钟节律

Phyllis C. Zee，*Fred W. Turek*

王　涛　译　徐　璎　审校

章节亮点

- 生物体将睡眠和觉醒时间稳定在 24 h 中相对固定的时间段内，最大限度地增强了其生存能力。在哺乳动物中，视交叉上核是最上级的生物钟，调节睡眠和觉醒的相位，从而影响其他众多重要生命过程的进行和协调。
- 在分子、细胞和系统水平上，生物钟调节睡眠-觉醒内稳态、代谢和免疫功能以及神经活动等决定睡眠时长和相位的重要因素。
- 睡眠-觉醒调节系统与生物钟系统高度耦合，因此当昼夜节律失调合并睡眠不足时，对心理和身体健康的不良后果比单纯的睡眠时间短更为突出。

在昆虫、鱼类和哺乳动物等各种动物中，睡眠的一个显著特征是其在一天或一夜中特定的时间发生。正如本节中的多个章节详细阐述的那样，主时钟调节哺乳动物睡眠和觉醒的时相，同时也调节大多数（如果不是全部）接近 24 h 的行为、生理和生化节律[1]。在哺乳动物中，这个主时钟是位于前下丘脑的双侧配对的视交叉上核（suprachiasmatic nucleus，SCN）[2]。最近的研究发现，许多组织和器官在体外也能产生昼夜节律，因此它们的节律与 SCN 无关[3]。然而，SCN 仍然在哺乳动物生物钟系统的层次结构中处于顶端：许多中枢脑区和外周组织的节律通常受到由 SCN 控制的 24 h 节律的同步。

事实上，可以认为睡眠-觉醒（sleep-wake）周期代表着"主要的昼夜节律"；而 SCN 对该节律的控制，通过神经和体液信号，协调着众多下游节律的时相和表达。尽管许多 24 h 节律的表达主要受到 SCN 内的生物钟的控制，但许多节律的表达在很大程度上取决于生物是处于睡眠还是觉醒状态，而不论生物钟的时间[4]。毫无疑问，大多数行为、生理和生化水平的节律表达受到生物钟和生物的睡眠-觉醒状态输入的综合调控。实际上，我们可以认为一个生物体的整体时间组织代表了来自环境和行为信号（如光线、体力活动和进食）、生物钟输入以及生物的睡眠-觉醒状态的综合协调效应。因此，昼夜节律和睡眠-觉醒控制中心共同演化，以确保相对于体内过程和外部环境的时相协调，从而最大限度地提高物种的生存能力。

在调控昼夜节律的"下游"节律中，特别值得注意的是饮食节律，因为动物在睡眠时通常不进食。近年来的研究表明，摄食时间可以调控许多外周组织中生物钟基因的表达，这些基因进而控制着许多受生物钟调控的基因表达，可能占据特定组织中所有基因表达的 10% ~ 50%[5]。这些昼夜节律、睡眠和能量平衡系统之间的多种相互作用引起了人们对它们与肥胖、糖尿病和心血管代谢紊乱之间联系的广泛兴趣[6]。

从生命出现在地球上开始，"休息"的需求和适应日常环境由于天体力学作用的物理变化，成为了引导生物体进化的两个达尔文压力。（在地球历史的早期，一天被认为是 18 h。随着数百万年的变化，逐渐转变为目前的 24 h，给时钟基因提供了足够的时间来调整，以使分子钟与太阳日保持同步。）正如本章的其余部分所详细阐述的，早期对休息的需求以及在日常外部环境的特定时段休息的需求可能导致昼夜节律和睡眠-觉醒周期的共同演化，并在多个组织层面上相互耦合。这种耦合包括与新陈代谢、能量输入和输出调控相关的复杂行为、细胞和生理事件的耦合。

生物钟与睡眠-觉醒系统的耦合

第 5 篇中的许多章节从不同的视角讨论了生物钟系统如何与睡眠-觉醒调节系统在生物组织的多个层面上高度融合，包括从分子到行为层面，以及大脑中相关的神经回路。这种对涉及睡眠和昼夜节律调节的一体化系统的新理解，与对昼夜节律与睡眠-觉醒系统之间复杂关系的不断增长的知识相结合，对我们理解同步的睡眠和昼夜节律对生物体健康和福祉的重要性产生了革命性的影响。现在有相当多的证据表明，与分散和减少的睡眠相结合，24 h 节律的紊乱可能会加剧甚至引发一系列生物学变化，导致各种心理和身体疾病的发生[2, 6]。值得注意的是,许多已有的健康问题,特别是在弱势人群中,与 COVID-19 大流行中患者的发病率和死亡率增加有关;其中许多已有的健康状况(如高血压、肥胖和糖尿病)与睡眠质量差和(或)节律紊乱有关。

昼夜节律和睡眠领域密切相关。曾经被视为两个不同的生物医学研究领域,现在通过阐明昼夜节律和睡眠稳态过程的耦合,揭示了睡眠调控的复杂机制,并指出由于生理或社会原因破坏耦合可能会影响健康和疾病。

在最初由 Borbely 及其同事提出的双过程模型(slow wave activity, SWA)中,无论是在基线还是睡眠剥夺条件下,非快速眼动(non-rapid eye movement, NREM)睡眠中的脑电慢波活动(slow wave activity, SWA)被视为睡眠稳态的指标。尽管有大量证据表明,根据 NREM 睡眠期间的慢波活动定义的"睡眠稳态"在机制上独立于昼夜节律,但我们对这两个过程如何实际贡献于生物体的整体"睡眠需求",以及昼夜节律可能在受稳态调节的睡眠功能中起何种作用了解甚少。实际上,人 Per 等位基因的不同与慢波睡眠差异的关联指出了昼夜节律和稳态过程在调控睡眠中的密切联系(见第 3 篇)。同样,已经发现组成分子钟的核心昼夜节律基因的突变和(或)敲除会影响除了睡眠时间之外的许多睡眠特性[7]。

调节睡眠量:稳态和节律输入

许多睡眠和觉醒特征受到稳态控制。也就是说,越久觉醒或缺乏特定的睡眠阶段[如快速眼动(rapid eye movement, REM)睡眠剥夺],恢复丢失的睡眠或睡眠阶段的驱动力就会越大。然而,这只在短时间的睡眠剥夺之后才成立,因为在连续的慢性部分睡眠剥夺中,啮齿动物的稳态恢复性睡眠增加丧失,似乎睡眠-觉醒系统从稳态转变为应变反应系统[8-9]。此外,正常睡眠和觉醒的不同阶段均受昼夜节律的控制;时钟所做的不仅仅是在特定的时间说"醒来"或"入睡"。

一个未解答的问题是,实际上是什么调节了睡眠的量?换句话说,稳态和昼夜节律过程对于动物实际觉醒和与外界互动的时间,或是睡眠和避开外界的时间的相对贡献是什么?实验室、动物园和野生动物的研究表明,总睡眠时间与分类无关,正如 Siegel 所指出的[10],"不同灵长类动物的睡眠时长与啮齿动物类似,啮齿动物的睡眠时长与食肉动物类似,以此类推,跨越多个哺乳动物目。"总睡眠时长

在全球范围内与体型相关;例如,负鼠睡眠 18 h,雪貂睡眠 14.4 h,猫睡眠 12.5 h,狗睡眠 10.1 h,人类睡眠 8 h,大象睡眠 3 h[10]。虽然从整体上看,体型(和相关的代谢率)与总睡眠时间呈负相关,但似乎还有其他因素调节睡眠持续时间,这可以从小鼠和大鼠睡眠时间大致相等的事实看出。实际上,在不同品系的小鼠中睡眠量存在相当大的变异性[11-12];体型相似、属于同一物种的小鼠品系之间的总睡眠时间差异可高达 2.5 h[12]。

在地球生命的演化过程中,生物面临着巨大的压力,需要调整生活方式适应外部世界,并协调内部的时间环境,以最大限度地提高生存的机会,并将遗传物质传递给下一代。总睡眠时间被认为是生存策略的一部分,以确保动物在适当的白天和黑夜时刻与外部环境进行交互和脱离。同样地,正如本章开头所提到的,睡眠-觉醒周期可以被视为主要的昼夜节律,因为许多行为和生理节律的表达与睡眠-觉醒/活动-休息周期紧密相关。因此,各个物种中演化出的睡眠和觉醒的总量和时间,部分原因是为了与昼夜节律结合,创建一个内部的时间框架,以最大限度地提高生存和繁殖适应性。

事实上,主要的生物钟在确定睡眠压力或保持觉醒能力方面也起着重要作用,这在神经、遗传和分子水平上具有机制性的意义,同时也可能对应用新颖的基于昼夜节律的方法治疗超越传统昼夜节律睡眠障碍的疾病具有重要的治疗意义。

> **临床要点**
>
> 我们的全天候社会导致人类成为唯——种经常忽视生物钟的动物物种:我们经常在生物钟告诉我们该入睡时保持觉醒。长期的昼夜节律紊乱和长期的睡眠不足与多种心理和身体疾病有关。现代医学才刚刚意识到,治疗许多人类健康问题可能需要考虑昼夜节律医学,以改善中枢神经系统和外周组织内部及之间的整体 24 h 时间协调。

总结

最近的发现(包括 SCN 是哺乳动物的主时钟),帮助我们更充分地理解睡眠-觉醒机制与生物钟的重要关系。这些系统经过数百万年的演化,旨在最大限度地提高物种的生存能力。随着对这种复杂关系的理解不断深入,我们也能够看到这两个相互关联的过程的紊乱如何对健康产生不利影响,并可能导致我们在

现代社会中看到的许多慢性疾病的发生。

致谢

作者得到以下机构的支持：美国国立卫生研究院：美国国立心脏、肺、血流研究院（HL14058003，HL141881-02，HL007909-21），美国国立衰老研究院（AG011412-20）和西北大学范伯格分校医学院节律与睡眠医学中心

参考文献和拓展阅读

请扫描书后二维码，获取参考文献和拓展阅读资源。

哺乳动物生物钟系统的解剖学

第 35 章

Joshua J. Gooley，*Patrick M. Fuller*，*Clifford B. Saper*
王 涛 译 徐 璎 审校

章节亮点

- 哺乳动物的昼夜节律，包括睡眠−觉醒周期，是由位于下丘脑的视交叉上核（suprachiasmatic nucleus，SCN）内部产生的内源性驱动。
- SCN 是一个主时钟，将昼夜节律的输出（output）信号传递给执行系统，从而保证行为和生理节律与环境昼夜变化相协调。
- SCN 中神经活动的近 24 h 节律通常与地球自转导致的光暗周期同步。光信息通过含有感光色素视黑蛋白的特殊视网膜神经节细胞传递给 SCN。当被光激活时，视网膜轴释放谷氨酸和垂体腺苷酸环化酶激活多肽到 SCN 神经元。SCN 中的时钟细胞还接收来自丘脑膝状核间小叶、中缝核以及腹侧被盖区的输入，这些区域在调节昼夜节律中起到作用。

- 调节睡眠−觉醒周期的主要神经途径涉及密集的 SCN 输出投射到相邻的室旁核区，然后是到背内侧下丘脑核团的次级投射，后者又向其他调节睡眠和觉醒的脑区投射。SCN 还直接和间接地向室旁核投射，以调节糖皮质激素分泌和褪黑素的合成。除了调节行为和内分泌功能的昼夜节律外，SCN 在协调外周组织中的时相和功能中扮演着高级的角色。
- 了解细胞、回路和突触基础对于开发改善睡眠−觉醒周期质量的疗法尤为重要，特别是对于患有睡眠−觉醒节律障碍的人群。本章描述了 SCN 中生物钟的内在组织、输入和输出，重点介绍了神经回路和神经递质在调控睡眠−觉醒和休息−活动周期方面的作用。

引言

大多数动物表现出与太阳日周期同步的明显的休息−活动日节律。在很大程度上，这些节律的定时取决于生物钟系统（"大约一天"）。在缺乏定期环境提示的情况下昼夜节律仍然存在，但它们通常会受到光−暗周期和进食时间的调节。生物钟系统的主要作用是确保行为和生理节律与环境的日变化相协调。通过提供昼夜信息的内部表现，生物钟系统预测太阳的升起和落下，从而使动物能够适时进行睡眠和觅食行为。因此，生物钟系统促进了对日环境周期的适应，以维持能量平衡，这被认为增加了生存和繁殖适应性。本章综述了生物钟系统的组织以及昼夜节律调节睡眠−觉醒周期和内分泌功能的解剖基础。

位于视交叉上核的主时钟

控制行为节律（包括睡眠−觉醒周期）的主时钟位于视交叉上核（SCN）[1]。SCN 位于前部下丘脑，紧邻视交叉上方，第三脑室的外侧（图 35.1A）。

SCN 的神经活动的昼夜节律是通过细胞水平上的转录−翻译−翻译后分子反馈机制产生的。如果分子钟功能紊乱，休息−活动模式将呈现不规律和非 24 h 周期。同样，SCN 或其输出投射的损毁会消除行为和内分泌节律，这证明了 SCN 时钟在产生昼夜节律（包括睡眠）中的关键作用。

根据神经递质表型和传入−传出连接，SCN 被习惯地分为腹外侧和背内侧两个部分，通常分别称为核心区（core）和壳区（shell）（图 35.1B 和 C）[2]。核心区有许多含有血管活性肠肽（vasoactive intestinal polypeptide，VIP）的神经元，而壳区则有大量含有精氨酸加压素（arginine vasopressin，AVP）的神经元。在对 SCN 的研究中，核心和壳的边界通常由 VIP 和 AVP 的分布来定义，这些细胞群在啮齿动物、猴子和人类的 SCN 中是保守的。虽然 SCN 神经元在其神经肽含量上有所不同，但相比之下，快速抑制性神经递质 γ- 氨基丁酸（gamma-aminobutyric acid，GABA）、其受体以及囊泡 GABA 转运蛋白（Vgat，用于 GABA 的包装和突触释放）在整个 SCN 的两个亚区中都有大量表达，并且这些存在于大多数（如果不是所有）SCN 神经元中[3]。啮齿动物的 SCN 核心

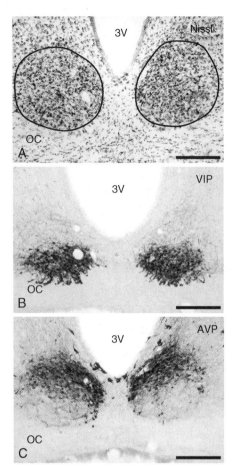

图 35.1 下丘脑视交叉上核（SCN）由腹外侧（SCNvl）和背内侧（SCNdm）两个亚区组成。**A**，在大鼠的 Nissl 染色冠状切片中，通过其位于视交叉背侧、第三脑室外侧的紧密排列的小直径神经元，可以识别出 SCN。**B**，SCNvl 中存在 VIP 免疫阳性的细胞体。**C**，SCNdm 中存在 AVP 免疫阳性的细胞体。3V，第三脑室；AVP，精氨酸加压素；OC，视交叉；VIP，血管活性肠肽。比例尺为 200 μm

区还含有许多表达促胃液素释放肽（gastrin-releasing peptide，GRP）的神经元，以及较少量表达神经降压素（neurotensin，NT）的神经元。在人类中，NT 阳性细胞的大量群体分布在整个 SCN 中，神经肽 Y（neuropeptide Y，NPY）阳性神经元主要位于核心区，与 VIP 阳性细胞的分布重叠[4]。还有小部分含有血管紧张素 II、脑啡肽（enkephalin，ENK）、生长抑素、神经介肽 S 和神经肽物质 P 的神经元也被发现存在于 SCN 中，但在这些神经递质的丰度和分布方面存在物种特异性差异[4-6]。因此，虽然人类 SCN 在功能上与其他哺乳动物的 SCN 是同源的，但调节昼夜节律的 SCN 神经递质的相对贡献和组合似乎在不同物种间存在差异。此外，SCN 还含有大量星形胶质细胞，虽然它们在保持昼夜节律方面的作用尚未被完全理解，但研究明确表明 SCN 星形胶质细胞具有调节 SCN 神经元功能的能力，并且可能通过释放多种

胶质递质实现[7]。

SCN 功能上被划分为核心区和壳区，其中 SCN 核心区的 VIP 和 GRP 神经元受到视网膜轴突的密集支配，而 AVP 神经元在内部壳区接受较少的突触联系[8-9]。VIP 阳性神经元在 SCN 内的两个亚区中都有较强的投射，与 VPAC2 受体（也称为 VIP 受体类型 2）的分布重叠，而 GRP 受体主要存在于 SCN 壳区。研究表明，微量注射 VIP 或 GRP 到 SCN 区域中会引起类似于光的作用，使休息-活动节律的相位重置，说明了 VIP 和 GRP 在传递光信息方面的作用[10]。同时，SCN 的 VIP 神经元对光刺激有显著的反应[11-12]。与此相反，在 SCN 区域中同时应用 VIP 和 GRP 受体拮抗剂会削弱昼夜节律的光反应[13]。光遗传学刺激 SCN 中的 VIP 神经元也可以使缺眼小鼠的行为昼夜节律同步[14]。VIP 基因敲除小鼠和 VPAC2 受体基因敲除小鼠在持续黑暗条件下表现出明显减弱或无节律的活动节律[15-16]，进一步证明了 VIP 信号在协调 SCN 神经元活性节律中的作用[17-18]。此外，选择性的、基因驱动的分子钟干扰或特定细胞类型中 SCN VIP 神经元的消除也会在持续黑暗条件下产生类似的无节律的活动行为[11]，而选择性化学遗传学调控 SCN VIP 神经元可以急剧调节小鼠的运动活动水平、心率和循环皮质酮水平[11, 14, 19]。最近还揭示了至少一部分 VIP/GRP SCN 神经元含有雄激素受体。考虑到雄激素对 SCN 时钟的明确影响[20]，VIP/GRP SCN 神经元可能介导非光照、雄激素输入对节律节拍器功能的影响。如果是这样，并且考虑到 VIP 和 GRP 在介导光输入到 SCN 中的已知作用，可以推测 SCN VIP/GRP 神经元可能在整合光照和非光照信号流到 SCN 时钟中发挥独特的作用。自上一版的本章写作以来，揭示了一部分表达神经介肽 S（neuropeptide neuromedin S，NMS）的 SCN 神经元，并通过基因驱动和选择性破坏其分子钟的方式证明了其对于行为的日节律生成的必要性[5]。NMS 本身对于 SCN 的正常功能并非必需的。SCN 中的 NMS 细胞种群规模较大，约占所有 SCN 神经元的 40%，分布在 SCN 的核心区和壳区的部分范围，并包括大部分但不是全部表达 AVP 和 VIP 的神经元。

尽管 SCN 壳区存在丰富的 AVP 及其受体（V1a 和 V1b），并且 SCN 中有 AVP 基因的强节律性表达，但 AVP 信号在过去并不被认为在生成 SCN 节律或调控休息-活动周期的输出中起重要作用。与这一观点一致的是，缺乏 AVP 的大鼠表现出正常的行为昼夜节律，而将 AVP 或 V1 受体拮抗剂注入 SCN 区域也不会改变活动的相位或周期[21]。然而，V1a 和 V1b 受体的双重敲除小鼠相比野生型小鼠对时差反应更具

抵抗力，并且可以迅速适应大幅度光暗周期相位的改变[22]。最近的遗传靶向研究表明，选择性干扰 AVP 神经元内的分子钟会延长内生节律周期并增强对光的重新同步[23-24]，从而支持了 AVP SCN 神经元参与调节 SCN 神经元耦合并在塑造昼夜节律行为方面起到基础性作用的观点。

根据观察到大多数节律细胞含有 GABA，人们认为 SCN 神经元的输出主要是抑制性的。组织学和功能研究表明，GABA 在 SCN 中作用于离子型 GABAA 受体和代谢型 GABAB 受体。在下丘脑脑片中，GABAA 受体激动剂抑制 SCN 神经元的神经活动和代谢活动[25-26]，而 GABAB 受体激动剂巴氯芬则抑制了视神经刺激下产生的场电位[27]。与这些发现一致的是，单次注射 GABAA 或 GABAB 受体激动剂可以阻断光诱导的活动相位偏移[28]。相比之下，在数小时内反复注射 GABAA 受体激动剂可以模拟光的重置效应，而长时间应用 GABAA 受体拮抗剂则减弱光对行为的相位重置效应[29]。因此，GABA 能否调节昼夜节律反应可能取决于神经递质释放的时间过程。在离体细胞培养中，每天给予 GABA 可以同步 SCN 神经元的放电节律[30]，这表明 GABA 能信号在协调同步 SCN 细胞振荡器的节律相位中发挥作用。

SCN 的信号输入

SCN 神经元的内源性昼夜节律接近于 24 h，但并不完全相同。为了与外界的太阳日长度同步，SCN 时钟必须每天通过外部时间线索进行重置，其中最重要的是光暗周期。光激活 SCN 神经元会触发钙依赖的细胞内信号级联，从而重置分子钟。SCN 节律可以通过非光线输入（input）进一步调节，以便将行为和生理模式与环境的昼夜变化协调起来。SCN 核心区接收来自视网膜、膝状核间小叶（intergeniculate leaflet，IGL）和中缝核的密集输入[31]，而 SCN 壳主要接收来自其他下丘脑区域、基底前脑、边缘皮质、隔区和脑干的投射（图 35.2A）[32]。在接下来的章节中，我们将讨论一些调节 SCN 神经活动节律的时序的主要通路。

视网膜

视网膜下丘脑束（retinohypothalamic tract，RHT）双侧投射到 SCN（图 35.3A）。RHT 将最密集的投射发送到 SCN 核心区，该区域富含 VIP 免疫反应阳性细胞，但 RHT 轴突也到达 SCN 壳区、下室旁区（subparaventricular zone，SPZ）和其他下丘脑区域。这些视网膜投射来源于含有光感色素视黑蛋白

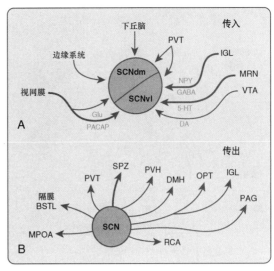

图 35.2　下丘脑视交叉上核（SCN）的传入和传出投射。A，SCN 的传入投射在腹外侧（SCNvl）和背内侧（SCNdm）亚区以不同方式终止。箭头旁边显示了这些投射中包含的神经递质。B，SCN 的传出投射主要限于下丘脑。5-HT，5- 羟色胺（5-Hydroxytryptamine）；BSTL，纹状束床核；DA，多巴胺；DMH，下丘脑背内侧核；GABA，γ- 氨基丁酸；Glu，谷氨酸；IGL，膝状核间小叶；MPOA，内侧视前区；MRN，中缝核；NPY，神经肽 Y；OPT，顶盖前橄榄核；PACAP，腺苷酸环化酶激活多肽；PAG，导管周灰质；PVH，下丘脑室旁核；PVT，丘脑室旁核；RCA，视交叉后区；SCNdm，SCN 背内侧（壳状部分）；SCNvl，SCN 腹外侧（核心部分）；SPZ，下室旁区；VTA，腹侧被盖区

（photopigment melanopsin，OPN4）的内源性光敏视网膜神经节细胞（intrinsically photosensitive retinal ganglion cells，ipRGC）[33-34]，该光敏色素偏好对短波长（蓝光）敏感[35-36]。目前已知在小鼠中存在 6 种不同类型的 OPN4 神经节细胞（M1 至 M6），它们在形态学、视网膜内连接、对光的生理反应、光传导级联和行为功能方面有所不同[37]。而在人类和猕猴中，根据它们在内网膜层的内侧或外侧边界附近的树突分层，有两个明显不同的 OPN4 神经节细胞群体[38-39]。在人类器官捐献者的视网膜中，已经描述了 3 种不同的功能性 ipRGC 亚型，它们在对光的敏感性和时间响应上有所不同[40]。需要进一步研究以了解 OPN4 神经节细胞响应特性的多样性如何影响 SCN 神经活动和昼夜节律行为。

在小鼠中，M1 神经节细胞密集投射到 SCN，被认为主要负责光周期性的昼夜节律同步[37]。M2 神经节细胞也神经支配 SCN，但它们在昼夜节律光反应中的作用尚未直接确定。M1 神经节细胞不仅投射到 SCN，还投射到其他与非视觉光接收有关的脑区，包括：视叶前腹外侧核（ventrolateral preoptic nucleus，VLPO），这是位于前下丘脑的促进睡眠区域；

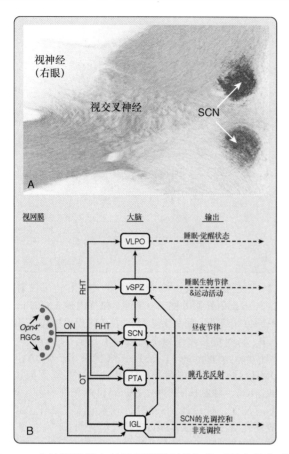

图 35.3 表达视黑蛋白的视网膜神经节细胞对昼夜节律系统的输入。**A**，在向左眼注射霍乱毒素 B 亚基后，顺行标记的轴突投射到大鼠的下丘脑双侧 SCN，经过视交叉的水平切面如图所示。**B**，表达视黑蛋白的视网膜神经节细胞投射到参与非视觉信息处理的脑区，包括 SCN 和 IGL。自视黑蛋白细胞的分枝箭头表示其向下丘脑 SCN 和 PTA 投射，以及向 SCN 和 IGL 的投射。长虚线箭头表示靶向视网膜接受区脑区的生理和行为输出。直接的脑区之间的投射如图所示，但出于清晰度考虑，图未显示间接的投射。IGL，膝状核间小叶；Opn4+RGCs，表达视黑蛋白的视网膜神经细胞；ON，视神经；OT，视神经束；PTA，顶盖前区；RHT，视网膜下丘脑传导神经束；SCN，视交叉上核；VLPO，视叶前腹外侧核；vSPZ，腹侧下室旁区（B from Gooley JJ, Lu J, Fischer D, et al. A broad role for melanopsin in nonvisual photoreception. J Neurosci. 2003；23：7093-106. Copyright 2003 by the Society for Neuroscience. ）

下室旁区（SPZ），这对于昼夜节律的睡眠调节至关重要（稍后讨论）；顶盖前橄榄核（olivary pretectal nucleus，OPT），它是介导瞳孔光反射的传入途径的一部分；以及膝状核间小叶（IGL），它在调节昼夜节律中发挥作用（图 35.3B）[36, 41]。最近的基因示踪研究表明，个别的 M1 神经节细胞神经支配 SCN 双侧，并通过轴突投射到参与睡眠-觉醒调节的其他脑区[8]。这些观察结果表明，来自表达 OPN4 的视网膜神经节细胞（retinal ganglion cells，RGC）的光输入可以通过多个途径调节睡眠和昼夜节律。

尽管表达 OPN4 的 RGC 本身对光敏感，但它们也从视网膜外侧的杆细胞和锥细胞感受光信息[35, 42]。尽管存在这些额外的输入，但即使在没有杆细胞和锥细胞功能的情况下，ipRGC 仍能介导对光的昼夜节律反应，这在失明的人类和受损的小鼠的内侧视网膜功能正常的情况下得到了证实[43-44]。此外，即使在正常视力的人中，相位偏移和褪黑素抑制对蓝光最为敏感[45-46]，于 OPN4 的最大刺激峰值范围内，这表明 OPN4 在昼夜节律光感受中起着重要作用。OPN4 缺陷小鼠在杆细胞和锥细胞功能正常的情况下显示出适度的昼夜节律光重置缺陷，但这些动物仍能适应光-暗周期，这表明可见光感受器和视黑蛋白在昼夜节律光感受中发挥重叠作用。与这些发现一致，人类的昼夜节律系统的光谱响应表明杆细胞和锥细胞光感受器以及 OPN4 都参与其中，而这些光感受器类型的相对贡献度似乎取决于光的辐照度和暴露持续时间[47]。根据在小鼠中的研究，只有当杆细胞和锥细胞信号以及 OPN4 信号通路同时中断，或者当表达 OPN4 的 RGC 被遗传消除时，对光的昼夜节律反应才会被消除[48-49]。因此，ipRGC 似乎是光信息传达到 SCN 生物钟的必要途径。这种组织结构使得 ipRGC 能够对各种辐照度范围的光刺激做出反应（从暗视光水平到明视光水平）[50]，并可能支持在现实世界条件下整合锥细胞导源的色信号，以确保在一天中并非恒定的光强度（例如，由于天气变化而导致光水平的变化）下保持稳定的昼夜节律驱动[51]。

多方面的证据表明，光信息通过 RHT 终端释放谷氨酸等兴奋性氨基酸传递到 SCN。在脑片制备中，视神经刺激诱导 SCN 释放谷氨酸和天门冬氨酸[52]，谷氨酸在体外模拟了视神经刺激对 SCN 神经活动的昼夜节律的影响[53]。在体内向 SCN 区域微量注射 N- 甲基 -D- 天冬氨酸（N-methyl-D-aspartate，NMDA）也能模拟光对休息活动节律的相移效应[54]。除了代谢型谷氨酸受体亚基外，SCN 中还存在来自 NMDA、α- 氨基 -3- 羟基 -5- 甲基 -4- 异唑烷酮 - 丙酸（α-amino-3-hydroxyl-5-methyl-4-isoxazole-propionic acid，AMPA）和喀硫平（kainate）亲和类离子型谷氨酸受体的亚基[55]。利用选择性破坏 OPN4 细胞中囊泡谷氨酸转运的小鼠模型证明，来自 ipRGC 的谷氨酸传递对于对光刺激的正常的昼夜节律反应是必需的[56-57]。然而，这些小鼠仍能被明亮的光节律牵引，这表明其他可能仅在更高的发放强度下释放的神经递质可以向 SCN 传递光信息。支配 RHT 的 ipRGC 还表达垂体腺苷酸环化酶活化多肽（pituitary adenylate cyclase-activating polypeptide，PACAP）[58]，它与 RHT 终端上的谷氨酸共定位。PACAP 与 PACAP-1 型受体（PACAP-type

1，PAC1）和 VPAC2 受体具有相等的亲和力，这两者在 SCN 中表达。缺乏 PACAP 或 PAC1 受体的小鼠显示出异常的昼夜节律重置，但仍能适应光-暗周期[59]，这表明 PACAP 信号传导在光相位调整中与谷氨酸发挥部分冗余作用。最近的研究表明，OPN4 细胞的一部分释放 GABA 到 SCN 神经元，并且破坏这些细胞中的 GABA 合成会导致在昏暗照明条件下更强的光照节律适应[60]。这些发现表明，GABA 能介导的 ipRGC 可能抑制 SCN 对光的反应，并有助于在低光水平下昼夜节律重置的相对不灵敏性。

膝状核间小叶

在啮齿动物中，IGL 是位于丘脑外侧膝状体核（lateral geniculate nucleus，LGN）背侧和腹侧亚区之间的一层薄细胞层。IGL 通过下丘脑视觉束（geniculohypothalamic tract，GHT）密集投射到 SCN 核心[61]。IGL 双侧受到 OPN4 表达的 RGC、IGL 自身、视交叉后区（retrochiasmatic area，RCA）的投射，以及来自 SCN、蓝斑、中脑脊髓神经核和脑干胆碱能核团的较小投射。与背侧 LGN 主要被视为视觉过程中影像形成的中继站不同，IGL 在昼夜节律调节中有着明确的作用[62]。IGL 损毁导致泛化的昼夜节律表型，包括在光周期转移后重新同步的速率减慢，阻断持续光照的昼夜周期延长效应，以及消除引入动物笼子中的跑轮所引起的昼夜重置[63]。基于这些发现，认为 IGL 传递光信息和非光信息给生物钟。然而，IGL 损毁的动物明显能够被光暗周期牵引，这表明 IGL 对于昼夜节律的光牵引和产生不是必需的，而是起到调节作用。

大多数 IGL 神经元含有抑制性神经递质 GABA，并且 IGL 还具有大量 NPY 和 ENK 神经元群[64]。在啮齿动物中，IGL 中含有 NPY 的神经元向 SCN 核心区大量投射，并与含有 VIP 的神经元形成突触连接。NPY 和光刺激对昼夜节律节拍器的影响似乎是相互抑制的。与 NPY 对下丘脑片段中 SCN 电活动的影响一致，在生物白天时在 SCN 区域微量注射 NPY 能引发运动活动的相位提前，并且这些 NPY 引发的相位偏移会被谷氨酸或光所减弱[63]。相反，谷氨酸引发的 SCN 电活动相位偏移或光引发的运动活动相位偏移会被 NPY 所抑制。药理研究表明，NPY 通过 Y1 和（或）Y5 受体减弱光引发的相位偏移[65]，而 Y2 受体介导着运动活动节律的相位重置[66]。光遗传学激活 IGL 抑制性 GABA 能神经元也能抑制 SCN 对光的反应，这表明 GHT 在调节昼夜节律对光的反应中起着重要作用[67]。

中缝核

SCN 核接收来自中缝核（median raphe nucleus，MRN）神经元的密集的 5-羟色胺输入，并接收来自背侧缝核（dorsal raphe nucleus，DRN）神经元的相对稀疏输入[68]。SCN 中的 5-羟色胺阳性轴突末端与 RHT 和 GHT 的末端区域有广泛的重叠，与含有 VIP 的神经元形成突触联系。与 MRN 相比，DRN 投射到 IGL 和紧邻 SCN 上方的 SPZ 区域，连接 SCN 的纤维较少。MRN 对光牵引和维持昼夜节律性并非必需的，但 5-羟色胺调节光和非光输入到昼夜节律生物钟。据报道，MRN 损毁可导致活动起始相位提前，活动区间延长，引起持续光照条件下节律缺陷，并减小或降低昼夜节律的振幅和准确性[69]。

类似于 NPY，5-羟色胺和光刺激对昼夜节律节拍器的影响也表现出相互抑制的特性。光、视神经刺激或谷氨酸引起的相位偏移通过 5-羟色胺在生物夜间的给药而减弱，而 5-羟色胺引起的相位提前则受到谷氨酸激动剂或视交叉刺激的抑制[70]。5-羟色胺 1B 受体介导 5-羟色胺对光诱导相位偏移的抑制效应[71]，电子显微镜研究显示 5-羟色胺 1B 受体免疫阳性主要存在于 SCN 的突触前末梢，包括来自 RHT 的轴突终末[72]。与体外药理学研究一致，5-羟色胺 7 受体激动剂在生物白天给予仓鼠会引起活动节律的相位提前[73-74]，而 5-羟色胺 7 受体已定位于 GABA、VIP 和 AVP 阳性的 SCN 神经元的树突和突触前轴突终末[72]。

最近的研究发现，SCN 中的多巴胺能信号在调节成年小鼠的昼夜节律中起着重要作用。尽管人们长期以来认识到多巴胺在胎儿 SCN 中传递节律相位信息的重要性，但普遍认为一旦 RHT 建立起来，多巴胺能信号就不再重要。然而，研究表明，刺激投射到 SCN 的腹侧被盖区（ventral tegmental area，VTA）中的多巴胺能神经元可以加速光照引起的昼夜节律适应[75]。进一步的研究确定了表达 D1 多巴胺受体（D1 dopamine receptor，Drd1）的 SCN 细胞是一种功能上独特的亚群，跨越了核心和壳区。与 SCN NMS 细胞群类似，Drd1 细胞群数量庞大，占据了所有 SCN 神经元的 50%～60%，其中包括大多数 SCN VIP 细胞和约 50% 的 AVP 细胞[76]。选择性地激活 SCN 中表达 Drd1 的神经元可重设行为昼夜节律，效果类似于光的作用，而缺失这些受体会降低对光-暗周期改变的再适应速率[75, 77]。含有 D1 受体的神经元的放电率与昼夜节律调整的幅度相对应[77]，这表明多巴胺能信号在调节 SCN 神经节律的相位中可能发挥重要作用。

SCN 信号输出

考虑到 SCN 在调节昼夜节律行为和生理方面的重要作用，SCN 的输出通路数量和密度有限令人惊讶（图 35.2B）[78-79]。SCN 向前延伸投射到边缘结构，包括侧隔和纹状束床核（bed nucleus of the stria terminalis，BSTL），以及内侧视前区（medial preoptic area，MPOA）和 VLPO。SCN 向背侧投射到中线丘脑，包括丘脑室旁核（paraventricular thalamic nucleus，PVT）和丘脑带旁核，并向背下方投射到 SPZ、下丘脑室旁核（paraventricular hypothalamic nucleus，PVH）和下丘脑背内侧核（dorsomedial hypothalamic nucleus，DMH）。SCN 的尾侧投射终止于 RCA，一些纤维分支朝向视上核和侧下丘脑区（lateral hypothalamic area，LHA）。SCN 还向 IGL 少量侧向投射，向 OPT 和中央灰质后方少量投射。根据大鼠的逆行示踪研究，SCN 壳向 MPOA、DMH 和 BSTL 投射更强，而 SCN 核向侧隔和下丘脑投射更强[78, 80]。两个 SCN 亚区均向 SPZ 和中线丘脑强投射。在猴子中，SCN 的 VIP 阳性纤维向前投射至 MPOA，并向 SPZ 和 PVH 腹侧的下丘脑前区背侧投射，少量终末纤维也可在 PVH、LHA 和 PVT 中观察到。密集的含 VIP 的投射纤维朝尾侧延伸到 RCA，并延伸至腹内侧下丘脑核、DMH 和背侧下丘脑。在人类中，含 VIP 的 SCN 神经元最密集地向 SCN 背侧延伸，延伸至 PVH 腹侧区域，相当于啮齿动物的 SPZ 区域[4]。与猴子类似，人类的 SCN 的 VIP 阳性纤维尾部向 RCA 投射。综上所述，这些研究表明，SCN 广泛地向其他下丘脑区域投射，并且投射模式在哺乳动物物种中普遍有保守性。

睡眠-觉醒节律

SCN 最密集的输出是到 SPZ，它位于 SCN 的背侧，从背侧向尾侧延伸至 PVH 的腹侧[79]。示踪研究显示，SCN 核向外侧 SPZ 投射更强，而 SCN 壳向内侧 SPZ 投射更密集[80]。与这些结果一致，AVP 阳性的轴突终末纤维主要分布于 SPZ 的内侧，而 VIP 含量较高的终末纤维则主要分布于 SPZ 的外侧。SPZ 向与 SCN 类似的下游靶区内部提供神经支配，但密度更高，这表明 SPZ 放大了 SCN 产生的昼夜节律的输出。SPZ 内特定细胞的损毁会消除睡眠、运动活动和核心体温的昼夜节律，这表明 SPZ 是介导 SCN 产生的昼夜节律输出的主要神经途径之一[81]。SPZ 腹侧部位的损毁会消除睡眠和运动活动的昼夜节律，但对体温节律的影响较小，而 SPZ 背侧部位的损毁会降低体温节律，但对睡眠-觉醒或运动活动的节律影

响较小。SPZ 腹侧进一步向 DMH 强烈投射，而背侧则更广泛地向 VMH 投射[82]。DMH 特定细胞的损伤会消除睡眠-觉醒、运动活动、进食和血浆皮质类固醇的昼夜节律，但对体温或血浆褪黑素的节律影响较小[83]，而在背侧 SPZ 中删除 Vgat 会减弱攻击行为的昼夜节律[84]。因此，介导 SCN 产生的睡眠昼夜节律的主要神经途径是首先经过一级投射到 SPZ，然后通过二级投射到 DMH。最近利用光敏蛋白辅助的环路测绘技术在离体脑片中展示了 SCN VIP 神经元与下游 DMH 和 VMH 神经元之间的功能多突触连接[11, 84]。

正如预料的那样，DMH 向参与调节睡眠和觉醒的脑区大量投射。例如，DMH 向 VLPO 发送主要的 GABA 能投射。促进睡眠的 VLPO 神经元含有神经递质 GABA 和甘丙肽[85]，通过抑制性投射到上行唤醒系统促进睡眠[86-87]。虽然 SCN 和 SPZ 也直接向 VLPO 发送较小的投射，但 DMH 发出的投射是 VLPO 最大的输入之一[88]。DMH 还向外侧下丘脑发送主要的谷氨酸能投射，该区域包含表达促醒肽的神经元[83]。总而言之，DMH 接收来自 SCN（包括 SCN VIP 神经元）和 SPZ 的昼夜节律输入，并向 VLPO 和 LHA 投射，构建了一个假定的调控睡眠和觉醒的昼夜节律途径（图 35.4）。

SCN 昼夜节律信号在 SPZ 和 DMH 中的传递可能允许通过其他输入（如食物可获得性、外部温度或社会线索）来修改昼夜节律。与这一假设一致，

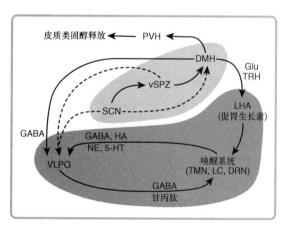

图 35.4 昼夜节律对睡眠-觉醒的调控。调控昼夜节律的神经通路（SCN 连接到 vSPZ 再连接到 DMH，用浅灰色表示）直接与唤醒和促进睡眠的脑区（用深灰色表示）相互作用，为昼夜节律调控睡眠-觉醒的假设通路。实线箭头表示重要的神经投射，虚线箭头表示相对较小的投射。箭头旁边标注了这些投射中所含的神经递质。5-HT，5-羟色胺（血清素）；DMH，下丘脑背内侧核；DRN，背侧缝核；GABA，γ-氨基丁酸；Glu，谷氨酸；HA，组胺；LC，蓝斑核；LHA，侧下丘脑区；NE，去甲肾上腺素；PVH，下丘脑室旁核；SCN，视交叉上核；TMN，结节-乳头体核；TRH，甲状腺素释放激素；VLPO，视叶前腹外侧核；vSPZ，腹侧下室旁区

DMH 在昼夜限制性饮食适应中发挥重要作用[89-91]。遗传学消除促醒肽神经元的小鼠在受限制的饮食周期下也表现出行为适应的减弱[92]，这表明从 DMH 到促醒肽神经元的输出通路可能对于整合光和非光信息以建立最适应生存的睡眠-觉醒行为模式至关重要。还有其他参与食物调控的信号分子，包括多巴胺、胃促生长素和促黑素细胞激素，进一步表明参与昼夜节律、进食行为和（或）能量平衡的神经途径在下丘脑中存在广泛重叠。最近的研究发现，光照和进食时间的牵引作用也可能在 SCN 中整合。抑制向 SCN 投射的含 NPY 的 IGL 神经元会降低对时间限制性进食的食物预期活动，而这一环路需要早期发育阶段 SCN 受到正常的视网膜神经支配[93]。

褪黑素和皮质醇的昼夜节律调节

在正常的节律条件下，褪黑素的释放通常开始于就寝前几个小时。褪黑素在深夜时达到最高水平，然后在通常的醒来时间之前逐渐下降。SCN 对于松果体褪黑素的昼夜节律合成和释放至关重要[94]。SCN 的一个亚群神经元直接投射到自主神经亚区 PVH 的背侧小细胞神经元。这些 PVH 神经元向上胸脊中外侧细胞柱（intermediolateral cell column，IML）的交感前节神经元发送兴奋性投射。交感前节神经元向颈上神经节（superior cervical ganglion，SCG）发送胆碱能投射，而 SCG 的交感后节神经元向松果体发送去甲肾上腺素投射。去甲肾上腺素的释放激活松果体内的 α- 和 β- 肾上腺素受体，通过调控 5- 羟色胺 N- 乙酰转移酶来促进褪黑素的产生。

SCN 在生物白天活动最为活跃，并抑制 PVH 神经元的持续活动。这导致了通路中剩余部分的较低放电率，有效抑制了褪黑素的合成。因此，褪黑素在生物夜晚产生，此时 SCN 的活动较低；这是昼 / 夜行动物共同的特征。在生物夜晚暴露于光线会通过 RHT 激活 SCN 神经元，从而通过上述通路抑制褪黑素的合成。与光线调整褪黑素节律相似，光线诱导下的褪黑素合成抑制是由表达 OPN4 的 RGC 细胞介导的[49]。

褪黑素还可以通过位于 SCN 中的褪黑素受体（MT1 和 MT2）直接对生物钟系统进行反馈。褪黑素能迅速抑制 SCN 的电活动，而这种反应是通过 MT1 受体介导的[95]。大鼠的运动活动节律可以通过周期性给予褪黑素来调整，需要 SCN 保持完整[96]，这表明褪黑素在 SCN 中的受体信号传导对于褪黑素引起的调整作用是必需的。褪黑素引起的相位偏移在 MT1 或 MT2 受体敲除小鼠中仍然存在，表明褪黑素受体亚型在这一反应中发挥重叠的作用[95, 97]。在人类中，每

日给予褪黑素可以调整盲人的生物钟系统[98-99]，这表明褪黑素能引起人类生物钟的相位偏移，甚至在没有光感受能力的情况下，可用于治疗生物钟睡眠障碍。

早期对 SCN 的损毁研究显示啮齿动物肾上腺皮质酮的昼夜节律丧失。在人类中，皮质醇的生物钟节律在清晨前急剧上升，推测是为了预先准备应对活动期间众多的应激和代谢需求。SCN 神经元直接和间接投射到 DMH，后者通过谷氨酸能输出到 PVH，对皮质类固醇节律的表达至关重要[83]。PVH 中含有促肾上腺皮质激素释放激素（corticotropin-releasing hormone，CRH）的神经元，它们投射到正中隆起，CRH 释放至门脉循环并激活脑垂体前叶释放促肾上腺皮质激素（adrenocorticotropic hormone，ACTH）。SCN 驱动的 ACTH 释放进入血液，导致肾上腺皮质激素的分泌呈现节律性。

扩散性 SCN 输出信号

在 SCN 损毁的宿主中，将胎儿 SCN 移植到第三脑室可以恢复具有供体动物周期的低振幅的昼夜节律活动[100]。然而，光周期诱导、对光周期的生殖反应、发情周期以及糖皮质激素和褪黑素的节律并未通过 SCN 移植得以恢复。对于 SCN 损毁的宿主，通过聚合物封装的 SCN 移植物阻断了宿主组织和供体组织之间的神经通信，部分恢复了低水平的运动活动节律，这表明一种可扩散的因子可以部分重建昼夜节律活动[101]。SCN 移植物与正常 SCN 位置的距离是恢复运动节律的重要因素，表明一种可扩散的因子以旁分泌方式在局部发挥作用。已经在 SCN 中鉴定出一些候选的可扩散介质，可能调节着昼夜行为节律的输出，包括转化生长因子（transforming growth factor，TGF）- α、心肌营养因子样细胞因子和促动素 2（prokineticin 2，PK2）。PK2 是一个钟控基因，在 SCN 中呈节律性表达，PK2 缺失小鼠显示出受抑制的睡眠-觉醒、体温和糖皮质激素的昼夜节律[102]。与 PK2 作为 SCN 的输出因子的作用相一致，已经在许多 SCN 的输出区域中检测到 PK2 受体，包括 PVH、DMH、PVT、旁视核、侧隔核和 SCN 自身[103]。此外，PK2 受体缺失小鼠显示出减少的休息活动和体温节律表达[104]。

中枢和外周节律振荡的同步

目前认为生物钟系统具有等级组织结构。SCN 包含了一个主时钟，用于调节行为节律，但在全身各个组织中也存在着生物钟。分子钟机制在不同细胞类型中具有保守性，并且已经证明在几乎所有研究的

组织以及大脑的许多部位中都存在时钟基因的昼夜表达[105]。值得注意的是，损伤 SCN 神经元会导致外周时钟不同步，即使外周组织中的单个细胞仍然可以产生基因转录的昼夜节律[106]。在大多数情况下，SCN 会将外周时钟调整为与生理变化协调，并适时与休息–活动周期相一致。SCN 如何调整外周组织的时钟通路尚不完全清楚，但有证据表明温度变化可以重置外周时钟，但对 SCN 时钟则没有影响[107]。因此，通过控制体温的日周期，SCN 在全身范围内重置时钟并使其保持同步。

　　SCN 还直接调节生理的其他方面，这也可能对组织的节律相位起作用。例如，糖皮质激素信号激活时钟基因的表达，并影响外周时钟对进食周期的同步速率[108-109]。在动物中，外周时钟的相位可能与 SCN 节拍器不同步，尤其是在每天限制进食时间的情况下，这在肝、肾和心脏等组织中的昼夜基因表达中已经得到证实[110-111]。外周时钟通过进食周期的同步可能是通过营养感知途径实现的，因为与代谢和能量平衡有关的蛋白质（例如 sirtuin 1 和 AMP 激活蛋白激酶）与核心时钟蛋白相互作用并影响其功能[112]。饮食的成分和进食时间也可以影响分子钟和时钟控制的代谢功能[113]。这对于轮班工人或经常在生物夜间进餐的人可能具有潜在的临床意义。

临床要点

　　SCN 是内部生物钟，它在正常的光–暗周期中调节睡眠与觉醒、进食、糖皮质激素分泌和其他生理功能的日程安排。光照暴露或褪黑素的应用可以重置生物钟，从而改变这个周期，但进食时间也可以通过作用于生物钟下游的回路来重置每日活动周期。因此，在面临难以适应轮班工作、时差或其他日程紊乱的患者中，除了调整光照暴露和使用褪黑素外，尽快适应新环境的进餐时间、社交互动和睡眠–活动安排通常可以更快地适应新的日程安排。

总结

　　生物钟系统在协调行为和生理节律方面发挥着重要作用。在正常调整的条件下，光照激活表达 OPN4 的视网膜神经节细胞（RGC），通过释放谷氨酸和 PACAP 将光信息传递到 SCN 的核心区域。光对 SCN 神经元活动的影响受到 IGL 中 NPY 和 GABA 神经元的输入、MRN 中的 5- 羟色胺输入以及 VTA 中的多巴胺输入的调节。太阳昼夜光周期牵引 SCN 的主时钟，该时钟负责产生昼夜节律行为模式。SCN 通过首先将信号投射到 SPZ，然后通过次级投射到 DMH 来调节昼夜节律的睡眠–觉醒周期。DMH 进而会投射到促进睡眠或觉醒的脑区。SCN 直接投射到 PVH 介导了松果体的褪黑素分泌的节律控制，而通过 DMH 间接投射到 PVH 则对于糖皮质激素的昼夜节律释放至关重要。虽然 SCN 神经元的投射对于光照适应和内分泌节律的昼夜控制是必要的，但 SCN 可扩散的因子足以支持较弱的昼夜节律的休息–活动节律。此外，SCN 还协调外周时钟的时间，外周时钟对 SCN 控制下的昼夜体温变化、糖皮质激素和营养感应途径做出反应。通过上述途径，生物钟系统确保睡眠和其他生物节律与环境的日常时间变化相适应。

参考文献和拓展阅读

　　请扫描书后二维码，获取参考文献和拓展阅读资源。

哺乳动物生物钟系统的生理学

第 36 章

Jennifer W. Mitchell, Martha U. Gillette
王 涛 译 徐 璎 审校

章节亮点

- 下丘脑的视交叉上核（suprachiasmatic nucleus, SCN）是表达昼夜节律的主要昼夜节律节拍器。SCN通过协调大脑和身体中的这些约24 h的节律，并根据环境变化进行调整。SCN具有丰富的肽能特性，表现为明确的神经肽区域表达模式。

- 昼夜节律计时系统编排和整合身体的节律。该系统由3个组成部分构成：①位于SCN的中枢时钟生成接近24 h的时间基准，并在接收到失同步信号时进行调整；②输入通路传递关于环境和身体状态的信息；③输出通路传播SCN的时间状态信息，并调节日常行为和生理节律的表达。

- 昼夜节律是由一系列包含有限数量的时钟基因及其蛋白产物的转录/翻译反馈环路（transcriptional/translational feedback loop, TTFL）产生的。尽管最初在SCN中首次发现了时钟基因的节律表达，但随后的研究发现身体各个细胞和组织中也存在类似的分子钟。然而，在没有SCN的情况下，组织内节律的协调性会衰减，而SCN组织则保持紧密耦合，即使在组织培养中也是如此。

- 昼夜节律节拍器受环境的光暗周期和其他显著的周期性事件影响。光调控依赖于内源性光敏感的视网膜神经节细胞（retinal ganglion cell, RGC），它们表达蓝光光敏色素——视黑蛋白（melanopsin），并经视网膜下丘脑束，终止于SCN和其他一些非视觉脑区。SCN自我限制对输入的敏感性仅在昼夜节律周期的离散时间窗口内响应。

- 哺乳动物的昼夜节律主控器位于SCN中，它同步并协调分布在大脑和全身各处的下游生物钟。内部节律的失同步（internal desynchronization）或未能与环境实现同步似乎既是疾病相关病理发生的原因，也是其影响因素。因此，健康与疾病之间的平衡在很大程度上依赖于中枢和外周昼夜节律振荡系统内部和之间的正确协调。

功能最优的内在时钟

在神经水平上的生理调节依赖于神经元对显著刺激的反应能力。对地球上的生命来说，最重要的刺激之一是白天和黑夜交替的环境状态。代谢、生理和行为在白天和黑夜之间发生显著变化，这是由一个内源性的时间调节系统控制的，其周期为大约一天（昼夜节律 "circadian" 一词来自拉丁语 "circa"，意为 "大约"，以及 "dies"，意为 "一天"）。行为输出发生显著变化，一些行为发生在白天，另一些发生在夜晚，还有一些在黎明和黄昏表现出来。

内部的每日波动是对日夜不断变化的周期的适应结果。早期的生物通过优化行为周期来适应这些变化，从而获得了竞争优势——它们能够预测环境状态的变化。相比只是对节律性环境变化做出反应的行为，能够预见环境变化的行为带来了显著的好处。通过形成一个能够根据光-暗周期优化行为、生理和代谢过程的生物钟系统以适应这些需求。生物钟系统组织身体系统，使其按照24 h的节律运行。在没有外界时间线索（如光线、食物可获得性或社交提示）的情况下，这种昼夜节律可以持续存在。

这些昼夜节律的输出可以作为节律相位的表征。睡眠-觉醒周期和核心体温的模式常被用作节律相位的表征。此外，许多内源性激素的节律振荡也与昼夜变化存在可预测的相位关系（由 Van Cauter 综述）[1]。激素的节律可以很复杂，其调节主要受到昼夜节律节拍器、生物体的内稳态（活动水平、睡眠和进食）以及分泌的脉冲性质的影响。尽管如此，明显的昼夜分泌模式已被报道。血浆褪黑素[2]、生长激素[3]、催乳素[4]、促甲状腺激素释放激素[5]、黄体生成素[6]和瘦素[7-9]在夜间升高。相反，肾上腺皮质激素和皮质醇在白天达到高峰[10-11]。这些激素分泌的波动受到昼夜节律的调控，它们在一个恒定的光照环境中仍然存在。总体而言，昼夜节律似乎存在于所研究的几乎每个功能层面上。

本章重点介绍昼夜节律的神经生物学，描述了关于昼夜节律的主要节拍器的已知情况；通过转录-翻译反馈环路的表达产生昼夜计时的作用，神经活动的角色，各种生物系统如何为内源性生物钟提供输入，以及节拍器如何进而影响个体的生理和行为。我们讨论了生物钟系统如何通过对光线、活动和睡眠-觉醒周期等各种输入的响应，重设昼夜节拍器来适应不断变化的环境。

SCN 作为节拍器

哺乳动物的昼夜节律由视交叉上核（suprachiasmatic nucleus，SCN）调控。SCN 是一对位于下丘脑基部视交叉上方的脑核（图 36.1），每个核内含大约 10 000 个细胞[12]。SCN 充当着中央节拍器的角色，协调整个大脑和身体的昼夜节律。SCN 损毁会扰乱皮质酮水平、饮水和跑轮行为的节律性[13-14]。这为最初证明哺乳动物时钟的中央节拍器位于 SCN 内提供了证据。将胎儿 SCN 组织植入到已损毁 SCN 的动物的原位或第三脑室中可以部分恢复动物节律性[15-16]。此外，当将野生型仓鼠的胎儿 SCN 组织植入到具有基因变异、自由运动周期缩短的仓鼠的第三脑室时，新的自由运动周期类似于 SCN 供体而不是宿主动物。因此，SCN 不仅对于产生节律是必要的，而且节律的周期是 SCN 细胞的固有属性——SCN 的存在足以驱动动

物的外周节律[17-18]。

昼夜节律的时间保持系统可以分为 3 个主要组成部分：①产生昼夜节律的中央时钟机制，②同步时钟的输入途径，以及③调节行为和生理日常节律表达的输出途径。这个简单的 3 个部分模型为我们理解昼夜节律的机制提供了坚实的基础。

昼夜节律的产生

节律产生的分子基础

多年来，关于能够产生长达 24 h 周期变化的生物基础以维持昼夜节律的性质一直是一个谜。许多富有创造力和才华的科学家在各种生物中进行了众多的研究，直到节律计时机制被证明嵌入基因组中。人们发现，节律计时是高度保守的"时钟基因"形成转录-翻译负反馈环路的一种突出的特性。证明这一点的关键证据来自对变异果蝇（Drosophila）的精确实验。改变单一基因 Peroid 就可以永久改变果蝇运动活动的节律周期。2017 年，诺贝尔生理学或医学奖授予了 3 位时间生物学家杰弗里·霍尔（Jeffrey Hall）、迈克尔·罗斯巴什（Michael Rosbash）和迈克尔·杨（Michael Young），以表彰他们发现的控制昼夜节律的分子机制。这项工作与发现单个分散的哺乳动物细胞能够表现出昼夜节律的事实相结合[19]，为我们确立了在单个细胞中产生近 24 h 周期节律的重要分子过程。

大约 24 h 的节律是由一组核心时钟基因、它们的信使 RNA（messenger RNA，mRNA）和蛋白质构

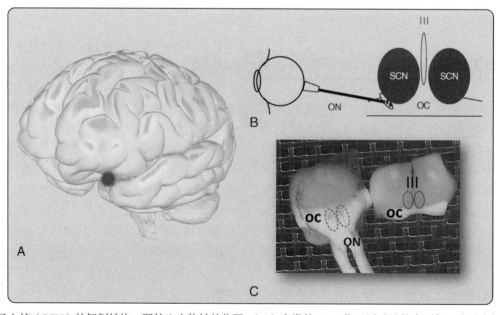

图 36.1　视交叉上核（SCN）的解剖结构，即核心生物钟的位置。（**A**）人类的 SCN 位于下丘脑的中下部，由黑点标示。（**B**）SCN 通过视神经的视网膜下丘脑束从内源性光敏视网膜神经节细胞接收光信息。光是 SCN 的主要时间线索。成对的 SCN 位于视交叉上方，分别位于第三脑室的两侧。（**C**）两个方向的大鼠下丘脑脑片；虚线椭圆标示 SCN。水平切面（左）保留了视神经，而冠状切面（右），其中间位置直接嵌入第三脑室外侧（Ⅲ）的视交叉（OC），成对核的腹侧与视神经相邻

成的反馈环产生的[20-22]。这个环路包括一组相互连接的正反馈和负反馈环路以及它们的调控元件（图36.2）。哺乳动物中的核心分子反馈环包括正调控元件 Clock 和 Bmal1，它们转录成 mRNA，翻译成蛋白质在细胞质中形成异二聚体，然后转移到细胞核。蛋白质 CLOCK 和 BMAL1 是一类含有基本螺旋-环-螺旋（basic helix-loop-helix，bHLH-PAS）结构域的转录因子，通过这种结构域它们能够结合基因启动子的 E-box 增强子序列[23-25]。这使它们能够激活自身基因的转录，同时激活负调控元件的转录。负调控元件包括 Period（Per）同源物（Per1、Per2、Per3）、Cryptochrome（Cry）同源物（Cry1、Cry2）和 Rev-erbα，它们被转录和翻译成蛋白质。负调控元件的蛋白质也形成复合物并进入细胞核中，负反馈抑制正调控元件的转录激活功能[20-22]。

除了核心分子反馈环外，还存在一个涉及 Bmal1 的额外的连锁环路。Bmal1 受到一个位于 Bmal1 基因上游的类视黄酸受体相关孤核受体（related orphan receptor，ROR）增强子位点的调控；ROR 结合该位点激活基因表达，而 REV-ERBα 结合抑制转录[26]。

REV-ERBα 受到一个位于其转录起始位点上游的 E-box 增强子的调控，其表达模式使得 Bmal1 的表达与核心分子反馈环的负调控元件完全不同步[27]。这些反馈环还受到调控酶的影响，包括酪蛋白激酶 1ε（casein kinase 1 epsilon，CKIε）和糖原合成酶激酶（glycogen synthase kinase，GSK）[28-30]，以及细胞内调节小分子，如在信号传导中具有确定作用的钙离子和环磷酸腺苷（cyclic adenosine monophosphate，cAMP）[31-32]。这些组成的反馈环的周期约为 24 h。

在这些相互作用序列之外，分子钟会调节和受到细胞的氧化还原状态的调控。BMAL1/CLOCK 异二聚体调节着烟酰胺腺嘌呤二核苷酸（nicotinamide adenosine dinucleotide，NAD$^+$）挽救通路中的限速酶——烟酰胺磷酸核糖转移酶的表达。这种关系是产生节律性 NAD$^+$ 水平的驱动力，进而激活依赖 NAD$^+$ 的组蛋白去乙酰化酶 sirtuin 1（SIRT1）和 SIRT3[33-34]。SIRT1 是代谢调控的重要元素，显示出节律性的振荡活性，并改变 PER2 的稳定性和 CLOCK 的功能[33, 35]。SIRT1 定位于线粒体基质中，介导代谢酶的去乙酰化作用[32, 36-37]。另外，bHLH 转录因子 Dec1（Bhlhe40/

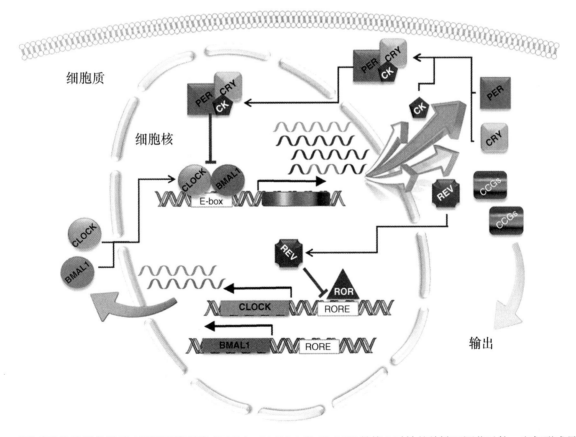

图 36.2　哺乳动物生物钟的转录 / 翻译反馈环路（TTL）。BMAL1 和 CLOCK 是核心时钟的关键正调节元件，它们形成异二聚体并通过结合 Per 和 Cry 基因启动子区域中的 E-box 元件来激活转录。它们的翻译产物，PER 和 CRY 蛋白，在细胞质中形成异二聚体，然后转位到细胞核，在那里与 BMAL1/CLOCK 复合物相互作用，抑制自身的转录。一个次级的自调节反馈环路涉及视黄酸受体相关孤儿受体元件（RORE）介导的转录，视黄酸受体相关孤儿受体（ROR）激活它，而 REV-ERB 则抑制它。此外，这个基于 TTL 的时钟机制还控制着众多的时钟控制基因（CCG）的节律表达，这些基因在昼夜节律中扮演着不同的生化或生理作用

Stra13/Sharp2）和 Dec2（Bhlhe41/Sharp1）可以通过直接结合 BMAL1 蛋白以及结合 E-Box 增强子序列抑制自身转录，同时抑制其他时钟调控基因的转录[38-39]。

在分子钟的基因中发生的一系列突变会导致节律表型的改变。Clock 基因的显性负性突变会在持续黑暗（DD）条件下导致节律周期的延长和逐渐丧失[40]。然而，在 Clock 基因的缺失突变会导致节律周期的缩短[41]，可能是由于 NPAS2 蛋白替代 CLOCK 与 BMAL1 形成复合物[42]。BMAL 基因的缺失突变会立即导致节律的丧失[43]。Per1 或 Per2 基因的紊乱会导致周期的缩短。Cry1−/−小鼠的周期长度较短，而 Cry2−/−小鼠的周期长度显著延长，但两者均保持节律性行为[44-45]。这些观察结果表明分子钟系统对其组成元素的改变非常敏感。

电生理和氧化还原节律

SCN 表现出了额外的内在节律特性，包括自发电活动的昼夜节律。当 SCN 被切断与大脑其他部分的联系[46]，或在离体的脑片中[47]，神经元的放电活动仍然表现出昼夜节律。这种特性对于生物钟系统的功能至关重要[48-50]，无论是在日行性动物还是夜行性动物中，神经元的放电活动在中午达到峰值。SCN 神经元在夜间表现出有限的电活动[51-52]。在动作电位产生方面的这种变化的基础是静息膜电位的昼夜节律。SCN 神经元的静息膜电位在中午去极化程度最高，因此更容易达到产生动作电位的阈值，在夜晚早期则过极化程度最高[52]。即使在缺乏突触活动的情况下，白天和晚上之间的膜电位和离子传导的差异仍然存在[53]。为了在没有突触输入的情况下维持自发活动的振荡，内在电流必须在昼夜周期内改变以改变膜电位。

细胞氧化还原状态可能是内在电流的潜在调节因素。氧化还原状态指的是分子底物接收或贡献电子的潜力，是细胞代谢状态的体现。在 SCN 中已经确定了近 24 h 的氧化还原状态振荡。研究表明，细胞代谢状态可以通过调节对氧化还原敏感的 K+ 通道的修饰来调节神经元的兴奋性[52, 54]。有趣的是，对氧化还原状态的人为改变会立即引起兴奋性的变化[55]。因此，与分子钟的转录-翻译关系不同，氧化还原调节与神经元的兴奋性密切相关[54]。

有人提出了氧化还原状态、分子钟和神经元兴奋性之间存在相互作用的假设[52, 55]。还原型的氧化还原辅因子 NAD（H）和 NADP（H）可以增强核心时钟蛋白 BMAL1 和 CLOCK 的 DNA 结合活性，而其氧化形式则抑制该活性[56]。即使是微小的细胞氧化还原状态的变化也可以影响这些昼夜节律转录激活子的结合活性。

基因表达、氧化还原状态和电活动之间的潜在联系得到了进一步支持，调节神经元膜电位和发放率的细胞内信号传导途径与时钟基因表达的关联有关。在细胞膜上，这些离子电流可能对分子钟的自我维持至关重要，并且可以通过类似的细胞内信号影响分子钟[57]。

功能架构

通过质谱技术在 SCN 中已经发现了 300 多种神经肽[58-61]。基于神经肽的分布，SCN 可以分为两个区域：腹侧核区和背侧壳区（图 36.3）。核区接收外部输入并充当一个整合器，将相位重置信息传递给 SCN 的其余部分。核区的神经元表现出低振幅的节律，容易受到时钟重置信号的影响[62-63]。核区通常通过神经肽血管活性肠肽（vasoactive intestinal peptide，VIP）的表达来标记。它还包含表达 γ-氨

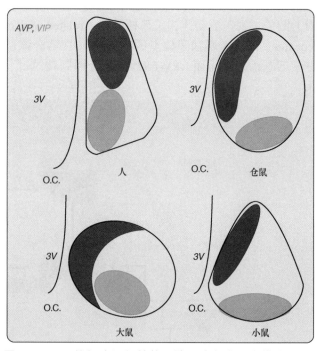

图 36.3　SCN 的细胞组织结构。神经肽免疫反应模式显示，SCN 具有不同的神经肽区域。血管活性肠多肽（VIP）和精氨酸加压素（AVP）的定位是不同物种中显著且高度保守的特征。背外侧核区域（浅灰色）和腹内侧壳区域（深灰色），分别由 VIP 和 AVP 标记，两者都密集包含直径为 8～12 μm 的小神经元体。来自眼睛的光信号通过 RHT 传递到腹内侧。SCN 的大部分输出投射来自腹内侧壳区域（Modified from Abrahamson EE, Moore RY. Suprachiasmatic nucleus in the mouse: retinal innervation, intrinsic organization and efferent projections. Brain Res. 2001; 916: 172-91; Antle MC, Silver R. Orchestrating time: arrangements of the brain circadian clock. Trends Neurosci. 2005; 28: 145-51; Moore RY, Speh JC, Leak RK. Suprachiasmatic nucleus organization. Cell Tissue Res. 2002; 309: 89-98; Hofman MA. The human circadian clock and aging. Chronobiol Int. 2000; 17: 45-259.）

基丁酸（gamma-aminobutyric acid，GABA）和钙调蛋白的神经元。中央区域的神经元通常与核区整合在一起，表达促胃液素释放肽（gastrin-releasing peptide，GRP）与 GABA 共定位，以及小 SAAS 神经肽[12, 64-67]。壳区的神经活动、神经肽释放以及 *cfos* 和 *Per* 基因表达的昼夜节律振荡非常鲁棒[68-71]。它由表达精氨酸加压素（arginine vasopressin，AVP）、甲基-内啡肽、血管紧张素Ⅱ、促动素 2（prokineticin 2，PK2）和 GABA 的较大神经元组成[12, 65-66]。核团的所有区域之间存在着拓扑连接，同时两个核团之间也有双侧通信[72]。

尽管人类的 SCN 比啮齿动物的 SCN 要大且更松散，但其肽能组织结构类似（图 36.3）。背侧和中央区域包含垂体素运载蛋白 / 加压素神经元。中央区域含有钙结合蛋白、突触素和 VIP 神经元，而腹侧和前端区域则含有突触素、钙结合蛋白和物质 P[73]。

输入

SCN 位于下丘脑的中底部，直接位于视交叉上方，第三脑室的壁上，视交叉是视神经束交叉的位置，使得立体视觉成为可能（图 36.1 和图 36.4）。SCN 位于控制体内生理稳态和行为的下丘脑核心区域，接收来自许多远离的脑区的输入并发送输出；有关该系统解剖结构的更详细介绍，请参见第 35 章。SCN 具有中心集成作用，通过投射接收 SCN 以外的时间状态信息（图 36.4）。这种作用赋予 SCN 的时钟维持功能，并使生物节律能够与大脑、身体、行为和环境状态适当地同步。

视网膜下丘脑束

环境光是外界节律的主要线索。光信号通过视网膜直接投射到 SCN，经由视网膜下丘脑束（retinohypothalamic tract，RHT）传递。RHT 对于光照节律的确立既是必要的又是充分的[74-75]，因为破坏 RHT 导致对光信号的重置无法回应[76-77]，而刺激 RHT 则可以模拟光重置的线索[67-78]。视神经节细胞（retinal ganglion cell，RGC）的一个亚群具有内在光敏性（intrinsically photosensitive RGC，ipRGC），这是由它们表达蓝光光感受器分子——视黑蛋白——所致[79]。这些含有视黑蛋白的视网膜节细胞在对于节律重置最有效的波长具有光敏性[80]。视黑蛋白阳性视网膜神经节细胞的末梢具有谷氨酸（glutamate，GLU）和腺苷酸环化酶激活多肽（pituitary adenylate cyclase-activating polypeptide，PACAP）共定位[81]，它们是 RHT 的神经递质[82-83]。

含有视黑蛋白的视网膜神经节细胞与产生主要视觉途径的细胞有所区别[84]。缺乏视觉光感受器（视杆细胞和视锥细胞）的动物，包括遗传性视网膜退行性小鼠品系和缺乏视杆细胞[85]和视锥细胞的基因修饰小鼠[86]，仍然对光的昼夜变化反应正常。视网膜中的节律光感受系统具有冗余性，在缺乏视黑蛋白基因的小鼠中仍然保持着昼夜节律的适应能力[87-88]。只有当传统的光感受和基于视黑蛋白的光感受同时消失时，节律调整才会被消除[79, 89-90]。

丘脑膝状间小叶

RHT 向丘脑膝状间小叶（intergeniculate leaflet，IGL）发送投射，然后通过视丘-下丘脑通路（geniculohypothalamic tract，GHT）将投射发送到 SCN。GHT 的神经元表达神经肽 Y（neuropeptide Y，NPY）和 γ-氨基丁酸（GABA）。视网膜信号通过 RHT 的视黑蛋白 ipRGC 的分叉轴传递到 IGL[91]。IGL/GHT 提供了一条间接的辅助途径，通过该途径光信息传达到 SCN。破坏 GHT 并不会阻断节律的牵

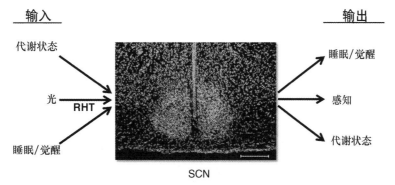

图 36.4　生物钟系统的组织结构。哺乳动物大脑中的一个单一区域视交叉上核（SCN）协调着昼夜节律。SCN 是内源性振荡器，自发地产生近 24 h 的神经元放电、输出信号和对传入信号敏感的节律。在这里可以看到大鼠 SCN 的冠状切面，两个明亮染色的 Nissl 阳性细胞簇位于第三脑室底部。SCN 产生的输出信号协调着生理和行为的昼夜节律，包括代谢状态、感知、睡眠和觉醒。SCN 的节律相位可以通过多种输入进行调整，包括传递代谢状态的信号、环境光［通过视网膜下丘脑束（RHT）］和睡眠-觉醒状态。SCN 对相位重置信号敏感性具有门控的时间窗口，以使与昼夜或输出目标解耦合的 SCN 能够自适应地重新设置节律相位。刻度尺＝ 300 μm

引[92]，但会对光照变化对昼夜节律相位和周期产生微妙的改变[93-94]。IGL 被认为参与更精确的光照调节，如季节性改变的白天长度或昏暗的夜间照明[95-96]。

IGL 还在非光照条件下调节生物钟系统，响应与觉醒相关的刺激。IGL 损毁使仓鼠不再响应引发新奇的跑轮活动[97-98]和苯二氮䓬类药物[76, 99-100]造成的相位改变。IGL 损毁导致内源性昼夜节律周期（*tau*）缩短[101]，并干扰了每日定时跑步机活动对小鼠的节律牵引的效果[102]。IGL 神经元对代谢信号敏感，而GHT 可能介导这些信号对 SCN 节拍器的影响[103-104]。值得注意的是，NPY 有助于整合代谢和食欲相关信号在其他下丘脑回路中的作用[4]。促食欲素 / 下丘脑分泌素调节 IGL 神经元的活动[105]。NPY 被认为参与了夜行动物在白天活动诱发的相位偏移，但似乎也能调节光诱导的相位偏移[106-108]。

中缝束

SCN 通过中缝束核直接接收到 5- 羟色胺能输入，间接通过中缝束 -IGL 途径接收到 5- 羟色胺能输入[32, 109-112]。5- 羟色胺能投射到 SCN 和 IGL 被认为参与：①主观夜间光照对昼夜节律节拍器的调节[113]和②主观日间非光照效应对节拍器的调节[114]。5- 羟色胺耗竭导致光相位调整增强，而非光照刺激的相位调整效应受损[115-116]。相反地，提高 5- 羟色胺水平，无论是通过刺激 5- 羟色胺能中缝束的电刺激还是注射 5- 羟色胺能激动剂到 SCN，均抑制主观夜间的光相位调整，并在主观日间引发非光照相位调整[111, 117-119]。

SCN 通过间接途径向中缝束核传递其昼夜节律信号，可能影响睡眠-觉醒状态的调节[120]。来自背侧和中央中缝束核的投射可能向 SCN 传递关于动物警觉状态的反馈信息。生物钟系统与睡眠-觉醒调节系统之间的相互作用可能有助于每日睡眠-觉醒周期的稳定和对节律的适应。

有证据表明，5- 羟色胺对 SCN 的不同效应是通过不同的 5- 羟色胺受体介导的，这些受体具有不同的局部化特点。促进效应通过 SCN 内的 5-HT1A/7 受体介导[117, 119]，而对光诱导相移的抑制作用通过位于 RHT 突触前末端的 5-HT1B 受体介导[121-122]。虽然在主观中午光本身的相移效应很小，但夜间的光可以阻断 5- 羟色胺激动剂的相移效应[123]。这表明 SCN 的非光和光（谷氨酸能）的 5- 羟色胺输入是相互抑制的。

脑干和基底前脑

向 SCN 的胆碱能投射源自脑干和基底前脑中的脑核，这些脑核在睡眠和觉醒中起到明确作用[124]，并且在昼行动物中也被证明存在[125]。在脑干中，这些胆碱能投射源自 3 个脑核。二叠体旁核被认为是上丘的一个卫星区域，似乎在产生扫视眼球运动的目标定位信息中起到作用[126]。侧腹袋核（laterodorsal tegmental，LDTg）和脚桥腹侧核（pedunculopontine tegmental，PPTg）在调节睡眠-觉醒周期中都很重要[127]。在基底前脑中，位于巨细胞基底核（nucleus basalis magnocellularis，NBM）内的无名黑质对觉醒和专注力起到贡献[128]。与前面描述的 RHT、IGL 和脑干投射不同，这些突触前输入更倾向于投射到 SCN 的壳区[129-130]。LDTg、PPTg 和 NBM 相互连接，都在调节动物的睡眠和觉醒状态中起到作用。刺激 LDTg 或 PPTg 释放乙酰胆碱（acetylcholine，ACh）到 SCN，并以一种时间依赖的方式调节行为节律[131]。这些观察结果表明，SCN 接受的胆碱能输入可能提供关于动物睡眠和觉醒状态的信号，从而将睡眠-觉醒周期与昼夜节律联系起来。

值得注意的是，SCN 通过逆行示踪技术从已确定相连大约 35 个区域接受输入，这些区域已在 Morin 的总结中有所描述[132]。SCN 可能还接受来自结节乳头核的睡眠-觉醒输入[133]。组胺是睡眠-觉醒周期的调节因子，主要提供觉醒的信号。来自蓝斑核（locus coeruleus，LC）的去甲肾上腺素能投射可能向生物钟系统提供传入输入。这些额外的单突触和多突触投射对 SCN 的潜在输入范围很广，使 SCN 具有受各种刺激进行广泛调节的能力[132]。

输出

尽管昼夜节律生理学影响几乎所有生理和行为，但 SCN 输出投射的目标区域主要位于下丘脑水平相对较小且局部化。这些目标区域是已经确认的自主神经和神经内分泌系统的中继站，以及调节情绪、感觉和运动过程的结构[134-136]。来自 SCN 腹侧区域的神经元投射到下丘脑亚室旁区（subparaventricular zone，sPVHz）外侧、视交叉周围区和结节区腹侧。SCN 的背侧区域投射到多个下丘脑区域：内侧视前区（medial preoptic area，MPOA）、sPVHz 内侧、室旁核（dorsal parvocellular paraventricular nucleus，dPVN）背侧和下丘脑背内侧核（dorsal medial hypothalamus，DMH）[137]。投射到 dPVN 的目标神经元包括内分泌、自主神经和中间神经元，从而实现多个下丘脑信号的整合[135]。SCN 的传出神经纤维来自核区和壳区亚核，并释放多种神经递质和肽类，包括 GABA、谷氨酸和 AVP。

除了神经元的传出投射外，SCN 还通过可扩散的旁分泌信号调节特定的节律过程。对于 SCN 存在可扩散的输出信号的观点最初是通过发现在"下丘脑岛"内完全手术隔离 SCN 的实验中得出的[138]。这些实验发现，完全手术隔离的 SCN 会消除依赖于 SCN 的神经内分泌反应，但仍然维持动物的活动节律。尽管这一令人惊讶的发现与之前的研究相矛盾，前期的研究表明，SCN 移植物能否恢复 SCN 损毁宿主体内的节律取决于与宿主大脑的解剖整合[139-141]，但是将 SCN 组织植入半透性胶囊中可以恢复活动节律的证据，有力地证实了旁分泌假说[18]。目前已经有几种可扩散的候选分子被认为是昼夜节律的输出信号，包括 PK2、肿瘤坏死因子 - α 和 AVP[138]。

许多 SCN 投射区域都是睡眠和觉醒的调节中心。其中，DMH 的投射特别引人注目，因为这些神经元中的多数似乎投射到含有下丘脑分泌素 / 促食欲素的神经元，这些多肽在觉醒中的作用已共知[142-143]。此外，有证据表明 SCN 和脑内重要的觉醒中心蓝斑核（LC）之间存在着经过多突触传递的通路，这一通路通过促食欲素介导以 DMH 充当中继站[144-145]。一小部分 SCN 传出神经元投射到腹外侧视前核，该区域如果受损会导致睡眠时间和振幅的持续减少[146]。SCN 还投射到丘脑室旁（paraventricular thalamic，PVT）核和丘脑的 IGL。这两个核区均向 SCN 回复投射。PVT 回路被认为提供了对睡眠-觉醒状态和 SCN 调节的评估，而 IGL 回路被认为向 SCN 提供来自更高级的综合视觉中枢的信息[93, 147-148]。PVN 充当了 SCN 与杏仁核之间的中继站，从而可能在生物钟系统和情感状态之间建立联系[149]。总体而言，SCN 位于一个网络中，使其能够与控制睡眠和觉醒状态的大脑区域进行密切互动。

昼夜节律重置

时钟维持是一种细胞过程[150-151]。从培养在电极阵列上的新生大鼠 SCN 中分离的单个神经元独立相位的昼夜节律发放节奏的表达研究为生物钟的细胞性质提供了令人信服的证据[152]。因此，SCN 内部的生物钟对重置刺激的响应和相位重置的敏感性必须是细胞水平的。时钟的响应范围必须受到限制，以使选择性信号通路的激活仅在昼夜周期的适当时刻发生[32, 153-155]。SCN 时钟如何在时间上调整对特定信号通路的响应能力呢？

为了定义和理解控制时钟门控敏感窗口的潜在机制，SCN 在恒定条件下在体内或体外激活特定信号通路。上述处理在昼夜周期的不同离散点进行，并评估对随后的内在节律（如神经活动或时钟基因活动）的峰值时间的影响。如果处理后的节律峰值时间比对

照组出现得更早，那么节律的相位被提前。如果峰值时间比对照组出现得更晚，那么相位被推迟。评估不同时间和处理对振荡相位的影响之间的关系的变化可以生成一个相位-响应曲线（图 36.5）。这种关系以图形方式呈现了 SCN 对特定信号通路激活的敏感性的时间模式，并且实际上定义了通过该通路进行相位重置的敏感窗口。在特定的时间给予实验试剂后活动峰值的时间与对照组进行比较。通过在处理后的几天内评估活动振荡的峰值时间，来检查相位偏移的持久性。

通过特定的第一和第二信使通路进行相位重置的敏感时间域一致。根据这些敏感性的时间窗口，昼夜周期可以分为几个时间状态或时钟域：白天、夜晚、黄昏和黎明[153-154]。这些研究不仅有助于定义时钟的时间域特性，而且强调了时钟在 SCN 内对信号整合和相位重置的复杂控制。这些特性已纳入时钟门控的调控途径中。每个特性的调节都在相关的时钟域下进行讨论。

在恒定的环境条件下，生物钟在主观的白天和黑夜的敏感性和响应特征是不同的。根据大量的神经解剖学研究，每个时态与特定的神经递质系统相关联影响下丘脑 SCN 区域[156]。这使得我们可以推测在昼夜周期的不同时间点上，通往和调节生物钟的回路功能。从而现在我们考虑已证实的敏感的时钟域（图 36.6）。

昼夜生物钟调控

日间

一些神经递质和神经肽在白天重置昼夜节律中起到重要作用，包括 5- 羟色胺（5-HT）、PACAP、NPY 和 GABA。大多数实验是在夜间活动的啮齿动物中进行的，所以白天被定义为光照开启的时间和（或）模型啮齿动物不活动的时间。因此，这种调节与觉醒诱导的重置有关，通常被称为非光照重置[157-158]。非光照信号涵盖了各种现象，包括睡眠剥夺、在光照期间暗脉冲以及与接触新型轮子或笼子相关的活动。非光照信号的共同特点是它们涉及在动物通常不活动的时间内的觉醒。

5- 羟色胺（5-HT）在白天被认为在非光照、活动诱导的相位偏移中发挥作用。在一个在恒定环境中自由运动的动物的主观白天期间，在 SCN 中增加 5-HT 会导致体外电活动峰值发放率的提前或体内跑轮的开始[111, 159]。在体内，通过电刺激背侧或内侧中缝核可增加 SCN 中的 5-HT 水平[111, 160]。在白天进行强制性跑轮或睡眠剥夺也会增加 SCN 中的 5-HT 水平[161-162]，这表明 5-HT 在非光照相位偏移中发挥

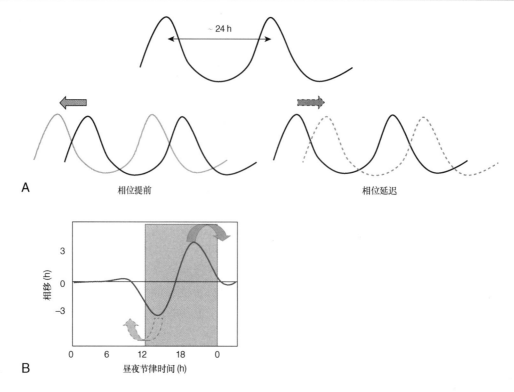

图 36.5 昼夜节律的相位重置示意图。（**A**）昼夜节律可以作为一个可报告的、内源性的大约 24 h 的节律进行研究。节律的周期在可识别、可重复的点上进行测量，在本例中是神经活动节律的峰值时间（顶部）。相位提前（灰实线）表现为在节律相位早于对照组出现，在这里即活动峰值的时间（左下方）。相反，相位延迟（灰虚线）是由于刺激导致节律在峰值处发生的时间晚于对照组（右下方）。（**B**）相位响应曲线图形化地描述了对刺激的反应与其接收时间之间的关系（在自由运动的恒定条件下）。这个例子将 SCN 神经元放电节律对谷氨酸（光的兴奋性神经递质）反应或大鼠跑轮活动对光脉冲的反应绘制出来。请注意，对光或谷氨酸的敏感性存在时间上的变化。在这些恒定条件下的主观白天，刺激对节律的相位没有影响。实际上，当生物钟系统在白天感受到光线时，它与环境同步。在主观夜晚（灰色区域），这些刺激可以在敏感性受限的时间段内激活下游信号靶点。敏感性/反应性的门控导致在早期主观夜晚出现相位延迟（负偏转），而在晚期主观夜晚出现相位提前（正偏转）

作用。然而，去除中缝核投射的 5-HT 并不能阻止这种非光照白天相位偏移[163]，而且 5-HT 受体拮抗剂也不能减弱这种相位偏移[164]，表明可能存在其他信使的调节作用，可能是神经肽。

白天对 SCN 时钟的第二个调节因子是 PACAP。PACAP 并非 SCN 内源产生，而是从 RHT 的突触释放，与 GLU 共定位[165]。在包括 RHT 突触末端的 SCN 样本中，PACAP 水平在一天中波动，但在其他脑区没有波动[166]。如果仅将 PACAP 以微摩尔量应用于 SCN 脑片中，它会在白天引起神经元放电峰值提前，但在夜间几乎没有效果[81]。然而，在体内发现与此相冲突，试图阻断或去除 PACAP 在夜间对时钟重置的贡献会产生区别于 PACAP 对光线或 GLU 反应的表型[167-170]。这些数据表明，在白天的 GLU 信号传导背景下进一步研究 PACAP 对时钟的影响是有必要的。

第三个白天的时钟调节因子是 NPY，它似乎在 SCN 中发挥双重作用，白天和夜间都能重置昼夜节律。NPY 释放于 GHT，即 IGL 到 SCN 的投射途径。当在白天将 NPY 应用于体外 SCN 脑片[106] 或直接应用于体内 SCN[171-172] 时，它会引发相位提前。在其他体内研究中，刺激 IGL 可能导致 NPY 在 SCN 释放。这些刺激也会在白天引起轮跑行为的提前[173]。有趣的是，将动物暴露于光线[174] 或将 GLU 应用于脑片[175] 都能够阻断 SCN 对白天应用 NPY 的响应。GABA_A 受体拮抗剂比荷包杜丹碱（bicuculline）的添加可以抑制 NPY 的作用[176]，这表明 NPY 的效应与 GABA 能信号传导相关。

白天信号通路的一个共同特点是它们能够通过 cAMP 发挥作用。在下丘脑脑片中，白天应用 cAMP 或 cAMP 类似物能够引起昼夜节律的相位提前，而夜间对其影响较小[51, 177]。此外，内源性 cAMP 在深夜和夜晚末期水平较高[178]，这表明 cAMP 在白天和夜晚之间的过渡时期起着一定作用。可以假设，通过在白天增加 cAMP 重置信号将动物带入类似深夜的状态，从而将时钟重置到那个时间。

黎明和黄昏

黎明和黄昏的主要重置信号是褪黑素。这种"黑

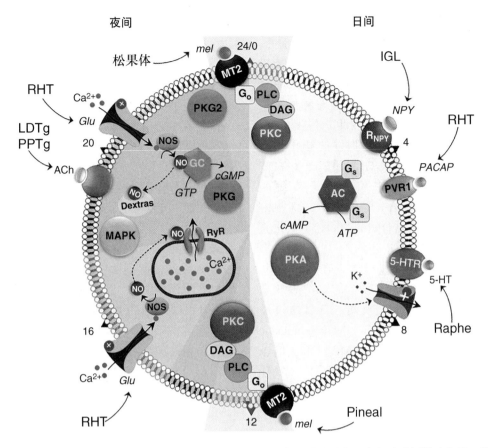

图 36.6　SCN 基于时间限制敏感性经不同离散途径激活作用于时钟相位。图示了由 4 个主要时间域（白天、黎明 / 黄昏、早夜和晚夜）组成的 24 h 昼夜节律周期，以及 SCN 对各种信号通路的时间敏感性。昼夜节律控制敏感性窗口的开启和关闭，使其与时间相关，并传递带有时间信息的信号。AC，腺苷酸环化酶；ACh，乙酰胆碱；cGMP，环磷酸鸟苷；DAG，二酰甘油；Go，G 蛋白 o；Gs，激活腺苷酸环化酶的 G 蛋白；GC，鸟苷酸环化酶；GTP，三磷酸鸟苷；5-HT，5- 羟色胺 / 血清素；IGL，丘脑膝状间小叶；LDTg/PPTg，大脑脑干的后背内侧核和桥脚核；MAPK，丝裂原活化蛋白激酶；mel，褪黑素；MT2，褪黑素受体 2 型；NO，一氧化氮；NOS，一氧化氮合酶；NPY，神经肽 Y；PKA，cAMP 依赖性蛋白激酶；PKC，蛋白激酶 C；PKG，cGMP 依赖性蛋白激酶；PLC，磷脂酶 C；PVR1，PACAP/VIP 受体 1 型；RHT，视网膜下丘脑束；RyR，兰尼碱受体

暗激素"在没有光照的夜晚产生，为动物提供了一种测量夜间长度的方式。光周期是一种重要的衡量指标，适用于季节性繁殖的动物，如仓鼠和绵羊。褪黑素由松果体产生，在鱼类、蜥蜴和一些鸟类等低等脊椎动物中，松果体是昼夜节律的主要节拍器，而不是 SCN。然而，在哺乳动物中，这种计时机制已经转移到 SCN，这一点通过去除松果体不会显著干扰大鼠的昼夜节律得到证实[179]。

虽然松果体对于维持哺乳动物的昼夜节律并非必需，但可以通过每天注射褪黑素牵引自由运动的大鼠节律。如果褪黑素注射的时间接近动物活动期的开始，牵引效果最好。这种牵引似乎是通过 SCN 起作用的，因为切除 SCN，而不是松果体，会消除褪黑素注射的牵引作用[180]。

对于证明褪黑素（melatonin）能够调整生物昼夜节律的证据，进行了一系列研究以探究其对 SCN 的直接影响。大鼠或仓鼠中，在黄昏前立即进行褪黑素处理可以降低 SCN 的代谢或神经活动，这可以通过 2- 脱氧 -［1-¹⁴C］葡萄糖（2-DG）摄取或神经元放电速率来衡量[181-183]。此外，在黎明或黄昏时，对 SCN 脑片进行褪黑素处理能够提前神经元放电峰值。然而，在其他时间点褪黑素处理则没有显著效果[184-185]。这种重置作用可以通过直接激活蛋白激酶 C（protein kinase C，PKC）来再现，并且可以通过 PKC 抑制剂来阻断，这表明 PKC 是该重置通路的下游组分[185]。此外，褪黑素的相位重置效应可以被特异性 MT-2 型褪黑素受体的拮抗剂所抑制[186]。在人类中，对褪黑素的生物钟敏感性也在黎明和黄昏发生，但其效应是在黄昏时提前节律相位，而在黎明时延迟，与夜间光照的效应相反。

夜间

在夜间时段的时域中，有两种已知的关键神经递质，即谷氨酸（GLU）和乙酰胆碱（acetylcholine，

ACh），以及与这些信号相关的多种调节物质。正如前面所讨论的，大量证据支持 GLU 作为神经化学信号，将光刺激从视网膜传递到 SCN。SCN 的乙酰胆碱能投射来自涉及睡眠调节的脑干区域和基底前脑[131, 187-188]。

GLU 信号通路与前面讨论的许多通路相似，它在一天中的特定时间以特定方向重置生物昼夜节律。GLU 信号通路可以提前或延迟生物钟的相位，这取决于信号发生的时间[82, 189]。GLU 重置通路在体内和体外均已证明是通过 N- 甲基 -D- 天门冬氨酸（N-methyl-D-aspartate，NMDA）受体介导的细胞内 Ca^{2+} 升高，随后通过一氧化氮合酶的激活和一氧化氮（nitric oxide，NO）的产生而介导的[82, 190-193]。在下游，早期夜间通路和晚期夜间通路分岔。在早期夜间，GLU 通过肌苷酸受体介导的 Ca^{2+} 诱导的 Ca^{2+} 释放来延迟生物钟[194]。然而，在晚期夜间，GLU 通过环磷酸鸟苷 /cGMP 依赖性蛋白激酶 G（cyclic guanosine monophosphate/protein kinase G，cGMP/PKG）信号级联，随后通过 cAMP 反应元件结合蛋白（cAMP response element-binding，CREB）激活转录来提前生物钟[194-196]。

虽然谷氨酸（GLU）本身能够重置生物昼夜节律，但有许多物质能够调节这种重置作用。这些物质可以分为两类：第一类是在早期和晚期夜间都减小 GLU 的相位重置效应的物质，包括 NPY 和 GABA[107, 159]，而第二类是对 GLU 诱导的相位偏移具有不同效应的物质，这取决于它们在夜间的应用时间。

第二类依时间而变的调节物质包括 5-HT 和 PACAP。如果动物体内缺乏 5-HT，它们在对光的反应中会出现增强的相位延迟[197-198]。然而，同时应用 PACAP 拮抗剂可以减小早期夜间的相位延迟，而当在晚期夜间应用时增加大鼠和仓鼠中相位提前的幅度[199-200]。当 PACAP 与 GLU 在早期夜间同时应用时，它会增加延迟的幅度，但在晚期夜间会减小相位提前。这与将 cAMP 类似物应用于下丘脑脑片后观察到的效应相似，这表明 PACAP 的作用可能是通过 cAMP 途径介导的[200-201]。

乙酰胆碱（ACh）在重置生物昼夜节律中的作用一直不太清楚，这主要是因为其效应取决于应用的位置而产生的混乱。第一份关于 ACh 可能在重置生物昼夜节律中起作用的证据出现在 Zatz 和 Brownstein 进行药理学操作对生物昼夜节律的影响的研究中[202]。他们发现，于 CT 15 时在 Sprague-Dawley 大鼠的侧脑室注射乙酰胆碱激动剂卡巴胆碱（carbachol），会导致相位延迟，这类似于但作用低于光引起的相位延迟[202]。随后在小鼠[203]和仓鼠[204]中也重复了将卡巴胆碱注射到侧脑室的实验，发现在早期夜间注射卡巴胆碱会

导致相位延迟，而在晚期夜间注射会导致相位提前。

这种敏感性和反应模式与之前对光或谷氨酸的反应模式类似。支持 ACh 参与光反应的证据来自于对大鼠 SCN 中 ACh 水平的放射免疫测定研究[205]。使用这种技术，在恒定条件下没有发现 ACh 水平的显著振荡，但在 CT 14 时施加光脉冲后，发现 ACh 水平在 SCN 中增加。然而，只检查了一个时间点，所以不清楚这种增加只是对光照的反应，还是实际上存在着光刺激相关的节律释放模式。这些研究暗示 ACh 可能是向生物钟提供光信号的重要神经递质。

然而，逐渐出现的重要证据表明 ACh 不太可能是光的主要信号。首先，尽管先前已确定 RHT 将光信号从眼睛传递到 SCN，但发现胆碱乙酰转移酶并不存在于该投射中[206]。这在解剖学上使 ACh 不太可能是涉及该信号的主要神经递质。

来自实验的进一步证据也否定了 ACh 介导光信号的观点。实验发现，脑室内注射半胆碱（hemicholinium）可以显著耗竭大脑中的乙酰胆碱储存，但并未阻断光诱导的相位偏移能力[207]。还有证据表明，注射 NMDA 受体拮抗剂可以阻断卡巴胆碱引起的相位偏移，这表明尽管乙酰胆碱可能在光反应中发挥作用，但它必须处于谷氨酸信号的上游[208]。最后，Liu 和 Gillette 通过体外细胞外记录发现，用卡巴胆碱微滴直接处理 SCN 只会引起相位提前，无论卡巴胆碱是在早期还是晚期夜间应用[209]。

为了解释这些矛盾的数据，提出了一个假设，即 SCN 对胆碱能刺激的双重反应模式是刺激位置所致。需要注意的是，在最初的体内研究中，卡巴胆碱是注射到侧脑室或第三脑室中的，药物可能具有弥散效应，而在体外研究中，卡巴胆碱是直接以微滴形式作用于 SCN。如果体内实验是通过直接将卡巴胆碱注射到 SCN 而不是脑室中进行的，就会得到类似于体外实验中使用微滴所观察到的相位响应模式[187]。这表明乙酰胆碱对生物钟至少具有两种不同的效应，取决于应用的位置。有一种间接的响应通过脑室途径起作用，可能是谷氨酸信号的上游，而在 SCN 中有一种直接的响应，由 M_1AChR 受体介导[210]。根据追踪到 SCN 中的胆碱能投射的解剖学研究，这种胆碱能信号可能参与睡眠 – 觉醒与生物昼夜节律的耦联[124]。

中枢和外周时钟的耦联

因为生物钟是细胞的基本组成部分，所以人体内存在着无数个独立的振荡时钟。在完整的有机体中，这些时钟被调整同步，以使每个组织与 SCN 保持稳定的相位关系，每天在相同的时间表达时钟基因。当

SCN 被移除或相位被改变时，各种组织的细胞保持其各自的生物节律，但很快与彼此失去同步[211-213]。这表明 SCN 是主节拍器，形成调整和同步着其他身体时钟的层级关系。对 SCN 以外时钟与中枢节拍器 SCN 之间的耦合进行了许多研究，以下讨论几个突出的例子。

早期的 SCN 分离研究确认了 SCN 作为主时钟协调其他身体时钟的事实。这些研究还暗示了 SCN 控制外围结构的各种手段。当将 SCN 从大鼠下丘脑的其他部分进行手术分离时，血清皮质酮水平的振荡继续，而运动节律消失[214]。此外，切断 SCN 和 PVN 之间的神经通路会破坏仓鼠的生殖节律，但仓鼠的运动节律得以保持[215-216]，而大鼠则保持了这些节律[217]。这些早期发现证实了 SCN 与输出组织之间的突触耦合，以及激素信号调整外围组织节律的可能性。移植研究进一步支持了这一观点，其中将胚胎期的 SCN 移植到 SCN 损伤的动物体内[18]。封装 SCN 的聚合物中的微小开口太小，不允许神经轴突通过，无法与受体大脑的神经连接。移植恢复了运动、进食、饮水、体温和睡眠-觉醒节律，但未恢复内分泌节律。显然，某些非 SCN 的节律需要物理连接，而某些节律则不需要。

许多脑区通过突触连接与 SCN 耦合。解剖学研究显示，SCN 投射延伸到包括 OVLT、MPOA 和 PVN 在内的几个下丘脑核团，与这些区域的促性腺激素释放激素和促肾上腺皮质激素释放激素神经元形成直接突触连接[218-220]。此外，连接 SCN 与丘脑 IGL 和 PVT 的神经网络在 SCN 与这些调节睡眠-觉醒的区域之间进行双向通信[93, 147-148]。

SCN 是调节交感和副交感神经向外周器官的输出信号的众多节拍器之一。解剖学研究使用逆行示踪剂注入外周器官（如肝、肾上腺、胰腺和脂肪组织）揭示了一个多突触通路，将这些组织与脊髓、脑干、PVN、DMH、SCN 和其他下丘脑区域的自主神经中枢连接起来[221-224]。追踪交感或副交感神经通路可以确定重叠于 SCN 区域的神经元，然而这些神经元似乎与这些通路之一进行信号传递[222-223]。来自外部环境的光线可以通过 SCN 控制影响这两个通路。例如，夜间将大鼠暴露在光线下会导致交感神经活动增加、副交感神经活动抑制。当 SCN 被破坏时，这种效应消失[225]。此外，夜间光照后夜行性啮齿动物的心率降低，而缺乏 SCN 的动物则没有这种反应[226]。因此，SCN 在调节自主神经信号传递到外周器官方面发挥作用，但它与大脑的许多其他区域协同工作，包括调节体温、代谢、生殖状态和其他生理功能。

越来越多的证据支持体液信号在 SCN 与其他区域之间的节律耦合中起着作用。在包含 PVN 组织的脑片培养中，只有在与 SCN 脑片共培养之后，PVN 才会出现电节律。体外两个脑片之间缺乏神经连接，强烈支持扩散因子作为调控 PVN 电振荡的介质[227]。此外，通过连接 SCN 完整小鼠和 SCN 损毁小鼠的循环系统进行联体共生实验表明，来自完整小鼠的扩散信号可以使损毁接受者的外周器官（肝和肾）保持同步[228]。将 SCN 组织与外周细胞或组织共培养可以在阻止突触连接的培养条件下诱导这些细胞的节律[229-231]。

这些研究表明，扩散信号可以调节大脑和身体之间的节律。SCN 中丰富的神经肽是体液信号的良好候选[59]。正如前面所述，SCN 中的主要神经肽包括 VIP、GRP、小 SAAS 和 AVP 等。这些多肽节律性释放[58, 65, 71]，且每个多肽都与生物节律中的某个生理过程有关[65, 67, 71, 232-238]。目前，鉴定其他组织与 SCN 耦合的扩散信号是一个引起强烈关注的研究课题，具有很高的治疗潜力。

SCN 释放的扩散因子可能还具有抑制行为活动的信号作用。两个可能用于传递这种信号的候选因子包括转化生长因子-α（transforming growth factor-α，TGF-α）和动力素 2（prokineticin 2，PK2）。在正常情况下，TGF-α 肽在 SCN 中呈现出节律性表达，其高峰出现在动物的非活动期，谷底出现在活动期。当连续注入脑室时，TGF-α 完全抑制了活动。相反，缺乏表皮生长因子（epidermal growth factor，EGF）受体的小鼠无法对 TGF-α 做出反应，并显示出过多的白天活动[239]。PK2 也在 SCN 中呈现节律性表达，其高峰出现在动物的非活动期，并且当连续注入时可以抑制活动[240]。这表明 SCN 的输出信号在促进非活跃状态方面可能起着作用，这种状态有利于睡眠。

一些组织似乎需要神经和体液信号的共同作用才能与 SCN 同步。当肝的自主神经支配被切断时，血浆胰岛素和皮质醇水平仍然呈节律性变化，但血浆葡萄糖水平则不呈节律性变化[241]。然而，通过与 SCN 完整与 SCN 损毁小鼠进行手术联体共生，肝组织节律性恢复并继续保持[228]。这表明对肝时相的控制需要神经和扩散信号的共同作用，以协调不同的生理功能。揭示外周组织之间的错综复杂的昼夜节律调控需要仔细的研究。

无论通过何种方式，SCN 与外周靶组织的连接对健康有重要影响。这种相互作用使得内部系统能够与环境光信号同步，无论是日基础上的同步还是对季节变化的适应。然而，现代人的活动，如轮班工作和跨洲飞行，导致中央内部时钟与各种身体组织之间发生明显的失同步。这种昼夜节律紊乱可能对人体健康产生严重的负面影响，包括增加各种癌症、生殖健康问题、卒中、代谢综合征、心血管疾病[242-244]以及老年人整体死亡率升高的风险[245]。

健康和疾病

与中枢/外围振荡失同步相关联，扰乱生物钟系统与不良健康效应相关。估计整个基因组中的 10% ～ 20% 在任何给定的组织或器官中都表现出有节奏的表达[246-247]，这说明生物钟系统与健康疾病之间存在联系[248]。一些核心时钟元件在人类睡眠障碍中起到关键作用。例如，先天性的睡眠-觉醒相位提前与 Per2 基因中的突变相关，该突变改变了 CKIδ/ε 对 PER2 磷酸化的正常位点[249]，该疾病同样与 CKIδ 的突变相关[250]。几乎 10% 的人口患有的睡眠-觉醒相位延迟[251-252]与 PER3[32, 253-254]、CRY1[255]的特定多态性以及 PER2 的错义突变体[256]有关。人类白细胞中的 PER3 表达模式与睡眠-觉醒时间相关，特别是在那些偏好早起的个体中[257]。此外，早晨型或夜晚型的偏好与人类 Clock 基因的多态性相关[32, 258-259]。

啮齿动物的一些时钟基因突变已经显示出不良的生理效应。Clock^{Δ19} 小鼠癌症更易发，并显示出明显的代谢表型，包括肥胖、脂质代谢异常、肝脂肪变性和高血糖[260-261]。有趣的是，Clock^{-/-} 小鼠（由于靶向基因敲除而缺乏 Clock 基因的小鼠）与部分缺失的 Clock^{Δ19} 小鼠并不表现出相同的表型。Clock^{-/-} 小鼠寿命缩短，发生年龄相关的白内障，并增加皮炎的风险[41-42, 262]。Clock^{Δ19} 和 Clock^{-/-} 小鼠模型之间的差异可能源于 Clock^{Δ19} 小鼠中 CLOCK 基因的显性负性突变，而 Clock^{-/-} 小鼠完全缺乏 CLOCK 基因，并可能通过 NPAS2 的上调进行代偿。

人类经常主动地抵抗其生物钟发出的信号，并将其睡眠-觉醒和进食周期与外部环境脱节。在这种情况下，内在生物钟与节律过程（如睡眠-觉醒行为和进食-禁食状态）之间表现出不规则的相位关系。虽然随时差和轮班工作而发生的内部不同步可能是最引人注目的，但它们并不是现实生活中昼夜节律破坏的唯一例子。广泛发生的社交时差于社交过度刺激、工作时间表和人们使用人工照明，这可能发生在相对稳定和谐生活条件下的人们身上。确实，许多人在周末和假期根据他们的生物钟时间自由活动后，当返回工作日时，会调整他们的睡眠和进食时间并产生相位偏移[263]。总的来说，我们全天候的社会和与之的互动往往与人类选择向白昼性进化相对抵触，并常常伴随着负面的健康后果。

结论

昼夜节律是大脑和身体功能（如核心体温、激素释放和睡眠-觉醒周期）的近 24 h 振荡，嵌入在细胞和组织的生理过程中。主要调节这些节律的主节拍器，即 SCN，位于下丘脑中，能接收有关环境光线、睡眠-觉醒状态和活动状态的输入。SCN 会根据环境条件和内部状态的变化来改变自身的时相。SCN 状态的改变进而又会影响输出信号的时相，调节休息/活动和行为周期。

时间维持的核心机制编码在进化保守的时钟基因的转录/翻译反馈环中。这种分子钟系统包括正负元件以及与信号事件相关的其他胞内元件。时钟基因编码的蛋白质是研究不同组织的时钟以及治疗失同步症状的分子靶点[264]。它们揭示了 SCN 如何将各种体内时钟同步到环境周期和强制的工作时间表，并在疾病中发生了什么变化。昼夜节律睡眠表型以及睡眠障碍与调节昼夜节律的基因异常相关。外周组织与 SCN 的内在失同步对人类健康和寿命产生负面影响的原因，目前还不清楚。需要进行新的研究来发现 SCN 和外周时钟的时相紊乱的治疗机制，以及在健康和疾病中重新同步分子钟系统的治疗方法。

临床要点

昼夜节律源自分子钟系统，这一系统在人类群体中具有巨大的遗传多样性，并分布于整个人体。这种遗传多样性以及现代生活方式可能导致昼夜节律失调，进而引发或加剧慢性和急性疾病。生物钟系统的失调与代谢、心血管、免疫和神经系统疾病的风险增加有关，特别是与睡眠-觉醒周期的紊乱相关。在昼夜节律周期的黑暗阶段发生不适时的光照以及神经递质和小分子物质水平的改变可能会改变睡眠-觉醒模式，导致整体健康状况下降。昼夜节律的协调，无论是在内部还是与环境或疾病状态相关，对于健康和长寿至关重要。

总结

下丘脑的 SCN 是哺乳动物生物钟系统的主要节拍器。SCN 内的许多耦合细胞振荡器通过动态的细胞内转录/翻译反馈环路产生节律。这些分子反馈环路由正负转录元件组成，调控编码它们的时钟基因。核心分子环路与细胞氧化还原状态的相互作用产生 SCN 电活动、神经递质和神经肽释放的昼夜节律，从而将昼夜时间信号传递给整个大脑和身体中的下游振荡器。昼夜节律节拍器通过环境光暗周期以及其他节律刺激来校准自身，并将对各种校准信号的敏感性限制在昼夜周期中的离散时间窗口内。生物钟系统调节睡眠和觉醒的时相，而这个系统中可能出现疾病。健康、幸福感和长寿取决于大脑和身体内部以及各组织之间鲁棒的同步。

致谢

作者从以下方面得到支持：美国国立卫生研究所：美国国立心脏、肺、血流研究院（HL67007，HL86870，HL92571，HL159948），美国国立神经疾病和中风研究院（NS22155，NS35859），美国国立心理卫生研究院（MH85220，MH101655，MH109062，and MH 117377）和美国国立药物滥用控制研究院（P30 DA018310），美国国家科学基金会（CHE 0526692，IOS 0818555，IOS CBET-0939511，IOS 1354913，DGE 1735252），美国空军科研办公室（NL-0205）和伊利诺伊大学研究委员会

参考文献和拓展阅读

请扫描书后二维码，获取参考文献和拓展阅读资源。

第 37 章

人类昼夜节律定时系统和睡眠-觉醒的调节

Charles A. Czeisler, Orfeu M. Buxton

王 涛 译 徐 璎 审校

章节亮点

- 昼夜节律节拍器（或生物钟）赋予内源性节律，周期略大于 24 h，在外部环境没有周期性变化的情况下仍能持续存在，并且具有相对于一天内时间点的计时或相位，由遗传因素决定受环境因素同步的影响。
- 在适当的条件下，褪黑素（melatonin）、体温和许多其他生理过程可用于评估昼夜节律的相位或生物钟时间。
- 尽管环境的明暗周期是主要的昼夜节律同步因素，但其他如运动等非光刺激，也可以改变昼夜节律的相位。

- 昼夜节律节拍器与睡眠-觉醒调节过程相互作用，影响多种生理变量：激素水平、自主神经系统活动、神经行为表现以及睡眠的倾向、时相和内部结构。环境、社会、行为和遗传因素，药物，以及年龄能够影响该系统的大部分元素。
- 本章强调了生物钟和睡眠稳态（sleep homeostasis）在生理调节中的复杂相互作用对健康、表现和临床实践具有重要意义，这对于学生和医学从业者非常有帮助。

昼夜节律振荡（或生物钟）是在从原核生物到人类的各个物种中普遍存在的。生物钟具有几个定义性特征：内源性的节律，独立于外部环境的周期性变化而持续存在，接近 24 h 的周期（昼夜节律的拉丁语源自 circa，意为"大约"；以及 dies，意为"一天"），以及环境输入能够修改或重置节律的计时或相位[1-2]。我们概述了人类的生物钟系统，并描述了该系统如何与睡眠-觉醒调节过程相互作用，影响激素水平、自主神经系统活动、神经行为表现以及睡眠的倾向、时相和内部结构等生理变量。我们考虑了相对于内源性昼夜节律振荡器，包括睡眠本身在内的间歇性和每日循环行为对这些生理变量的影响。

鉴定哺乳动物的昼夜节律节拍器

在哺乳动物中，位于前丘脑的视交叉上核（suprachiasmatic nucleus，SCN）是生物钟系统的中枢神经节拍器。基于对患者详细的病史分析，包括睡眠-觉醒时间的紊乱（如失眠、睡眠-觉醒时间颠倒），Fulton 和 Bailey 于 1929 年提出[3]，前丘脑的一个区域似乎调节的不是睡眠的发生，而是在 24 h 中的睡眠时间。在 1972 年，SCN 被确定为哺乳动物昼夜节律节拍器的位置[4-5]。生理学研究显示，多个分布式昼

夜节律振荡器驱动着外周系统的日常节律[6]。分子研究证实，这些外周时钟使用与中枢昼夜节律节拍器 SCN 相同的分子机制。像 SCN 这样的节拍器将内部同步化信号传递给这些分布式振荡器。

睡眠和昼夜节律对人类生理的影响

SCN 被发现作为中枢昼夜节律节拍器的角色，驱动人类与 24 h 昼夜同步和正常的睡眠-觉醒时间许多生理功能的昼夜节律（图 37.1，左列面板）[7]。夜间睡眠时，核心体温（core body temperature，CBT）最低，褪黑素水平最高（未显示）[8]。皮质醇在入睡时较低，但在清晨醒来时较高。当这些内源性昼夜节律向 24 h 昼夜牵引或同步时，每个参数呈现出特定的时间特征，这是由于来自睡眠-觉醒状态到内源性昼夜节律的时相以及对姿态、情绪、运动和环境照明等其他因素应答的综合作用[8]。

为了从睡眠-觉醒状态、行为、姿态和周期性环境刺激的影响中刻画昼夜节律驱动的昼夜时间特征，通过扩展最初由 Mills 及其同事提出的恒定常规方案[9]，参与者通常在恒定姿态下，保持最低限度的体力活动水平，并处于恒定、相对昏暗的环境照明下，在整个白天和夜晚中进行连续强制觉醒[10]。在这种条件下，

许多生理变量的时间特征发生了显著变化，而受内源性昼夜节律驱动的这些节律成分可以与睡眠–觉醒状态、姿态或周期性外部环境引起的变化分离开来。鉴于姿态的影响[11]和最小化睡眠[12]对内源性褪黑素节律的影响，我们有时使用恒定姿态方案，在此方案中，参与者在恒定的昏暗光线下保持恒定的半躺姿态，但允许在夜间入睡，以便评估内源性褪黑素节律相位。

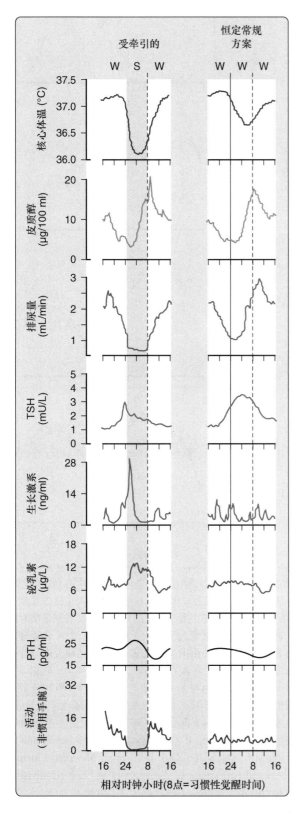

核心体温在睡眠期间下降[13-15]，如正常的睡眠–觉醒时间表和恒定常规方案下记录的核心体温曲线所示（图 37.1，右列面板）。与觉醒相比，睡眠及姿态、光强度和活动水平的变化导致体温下降[6, 15-19]。睡眠引起的体温下降与生物学夜间的内源性昼夜节律驱动的体温下降相结合，产生了比单独内源性昼夜节律成分（在恒定常规下测量）更大的幅度。在恒定常规条件下，尿液容积呈现出强烈的振荡，也受到睡眠–觉醒状态的影响[20]。

某些变量的节律性似乎几乎与睡眠–觉醒状态无关。褪黑素的时间模式在恒定常规参与者整夜保持觉醒或睡眠时相对不变，尽管已经测量到了与年龄相关的睡眠和睡眠剥夺对褪黑素振幅的影响[12]。据报道姿态对循环褪黑素浓度有一定影响[11]。由于内源性皮质醇节律通常在习惯性入睡时间达到最低点，无论按照习惯性时间表入睡还是整夜保持觉醒，皮质醇的整体曲线相对不变，尽管如果在随后的下午和晚上继续保持觉醒，将升高皮质醇水平[21]。然而，当睡眠开始时间发生在皮质醇节律的峰值而不是最低点时，深慢波睡眠会抑制血浆皮质醇浓度。若在此时入睡，就能观察到对血浆皮质醇浓度的抑制效果[22]。

其他一些激素对睡眠–觉醒状态敏感。睡眠与调节昼夜节律的促甲状腺激素（thyroid stimulating hormone，TSH）相对抗，在内源性 TSH 峰值期间抑制 TSH 的释放，否则 TSH 会在夜间中期释放[23-25]。在牵引条件

图 37.1　在保持夜间睡眠（S）（浅灰色阴影区域）和白天觉醒（W）的正常时间表下进行基线条件研究的参与者的一系列生理和行为变量的时间轮廓（左列面板），与在保持半倚卧姿态连续觉醒的常规恒定模式条件下的参与者的时间轮廓进行比较（右列面板）。垂直虚线表示研究前一周参与者的习惯起床时间，在此期间参与者需要保持正常的睡眠–觉醒时间表。所有数据来自于在类似条件下进行研究的正常年轻男性，年龄在 18 ～ 30 岁。在左列面板中，给定变量的数据来自于与右列面板相同的参与者；然而，并非所有变量在同一参与者中进行监测。PTH，甲状旁腺激素；TSH，促甲状腺激素［TSH data reproduced with permission from Allan JS, Czeisler CA. Persistence of the circadian thyrotropin rhythm under constant conditions and after light-induced shifts of circadian phase. J Clin Endocrinol Metab. 1994；79：508-12，copyright The Endocrine Society. Prolactin data reproduced with permission from Waldstreicher J, Duffy JF, Brown EN, et al. Gender differences in the temporal organization of prolactin（PRL）secretion：evidence for a sleep-independent circadian rhythm of circulating PRL levels—a Clinical Research Center study. J Clin Endocrinol Metab. 1996；81：1483-7，copyright The Endocrine Society. PTH data reproduced with permission from El Hajj Fuleihan G, Klerman EB, Brown EN, et al. Parathyroid hormone circadian rhythm is truly endogenous. J Clin Endocrinol Metab. 1997；82：281-6，copyright The Endocrine Society.］

下，夜间 TSH 分泌受到睡眠节律的抑制，因此 TSH 水平在入睡前最高，并在整个睡眠时段持续受抑制。睡眠对 TSH 分泌的这种抑制效应与慢波睡眠密切相关[26]，并与睡眠脑电图（electroencephalogram，EEG）的相对 δ 功率有关[27]。生长激素、催乳素和甲状旁腺激素水平显示出明显的与睡眠相关的增加[25]。对于生长激素而言，主要与睡眠有关的分泌时段与慢波睡眠[28]和睡眠 EEG 的相对 δ 功率[29]相关。催乳素在整个睡眠时段都保持升高尚存在争议[30]。有趣的是，在夜间急性睡眠剥夺下减弱的生长激素水平会在随后的觉醒状态中增加，以弥补与睡眠相关的脉冲的减弱，从而使得 24 h 平均水平保持相似[31]。在将睡眠限制在凌晨 1:00 到 5:00 的 4 h 的情况下 1 周，生长激素水平通过一种与入睡前的、与昼夜节律相关的分泌时段以及略微减弱的与睡眠相关的反应得以维持[32]。

　　瘦素水平表现出昼夜节律性，其典型的昼夜模式反映了昼夜节律与能量摄入[33]和消耗以及睡眠时长[34]的相互作用。胃促生长素水平显示出与能量摄入相关的昼夜变化，并与睡眠的存在[35]和睡眠时长[36]有关。

　　肾释放的肾素的超日节律变化与快速眼动（rapid eye movement，REM）和非快速眼动（non-rapid eye movement，NREM）睡眠周期的时相密切相关[37]，即使在睡眠紊乱的患者中，其血浆肾素水平也反映了睡眠结构的病理性变化。睡眠 EEG 中相对 δ 功率的增加与血浆肾素活性水平的增加相关，而慢波活动的减少与肾素水平的下降相关[38]。

　　即使在没有睡眠的情况下，催乳素和甲状旁腺激素也具有内源性的昼夜节律，其最低水平出现在习惯性觉醒后几小时[25]，而 GH 对外源性生长激素释放激素的响应呈现昼夜节律[39]。

　　当睡眠-觉醒与昼夜节律不同步时，这些激素之间的相互作用效果可能很重要。例如，经历第一个夜班的倒班工人，与在正常的睡眠-觉醒条件下的入眠期间相比，会分泌更多的 TSH，因为缺乏睡眠相关的 TSH 抑制作用会导致在内源性 TSH 分泌高峰期间的 TSH 分泌增加（图 37.1）；这种增加的分泌在随后的白天睡眠期间不会逆转，因为此时内源性 TSH 分泌的昼夜节律已经非常低。另外，这些工人在觉醒夜间通常较高水平的生长激素、催乳素和甲状旁腺激素也会减少，尽管在随后的白天睡眠期间这些与睡眠相关的激素的释放将会再次发生。这些激素的各种变化已经在夜班工人的实验研究中得到了证实[40]。在昼夜节律失同步的实验模拟中，参与者表现出增加的瘦素和葡萄糖（尽管胰岛素增加）以及皮质醇分泌的内源性昼夜节律与倒置的睡眠-觉醒时间表失同步，伴随预期的睡眠效率的降低[41]。

　　昼夜节律显著影响多种神经行为和认知功能[42-45]。

在常规恒定条件下，参与者的短期记忆、认知表现和警觉度显示出与体温节律时相密切相关的昼夜变化

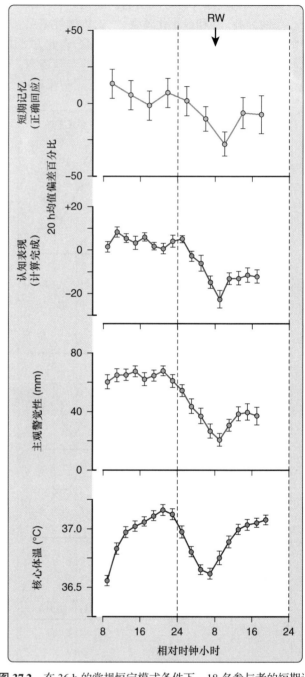

图 37.2　在 36 h 的常规恒定模式条件下，18 名参与者的短期记忆、认知表现、主观警觉度［以非数值的可视化模拟尺度表示（毫米）］和核心体温（摄氏度）的日常模式。数据采集时间相对于每个参与者的正常起床时间（RW）进行归一化处理（参考值为上午 8:00，并由向下箭头表示）。记忆和表现分数偏离参与者 24 h 平均值的程度在参与者之间进行平均。数据以百分比表示，表示这些绝对偏差与参与者整体 24 h 平均分数（参考值为零）之间的差异。每个点是在 2 h 间隔内（对于表现、警觉度和温度）或 4 h 间隔内（对于短期记忆）进行的所有测定的中心均值（±SEM）（Reproduced with permission from Johnson MP, Duffy JF, Dijk D-J, et al. Short-term memory, alertness and performance：a reappraisal of their relationship to body temperature. J Sleep Res. 1992；1：24-9.）

（图 37.2）[46]。在常规恒定期间，由于睡眠不足和昼夜节律之间的相互作用，这些认知功能在习惯性觉醒时间后不久达到低谷。

光照对人类昼夜节律的作用

在广泛的物种中，包括人类在内，光暗周期是同步生物钟系统的主要环境信号[7, 47]。非视觉或非成像的视网膜光感受提供输入到生物钟系统、瞳孔光反射和其他系统中。视网膜输入直接通过视网膜下丘脑束传递，这是一种单突触途径，用于传递环境光暗周期的信息到 SCN[48]。解剖研究表明，人类大脑包含与其他哺乳动物相同的关键结构元素，即 SCN 和视网膜下丘脑束。神经病理研究将这些结构的损伤与睡眠–觉醒周期和其他昼夜节律异常相关联[49-51]。

在啮齿动物和人类的研究中表明，三锥体系统和视杆细胞这些视觉光感受器并不需要传递光信号给生物钟系统[7]。视网膜内层中的一组向 SCN 投射的独特的神经节细胞具有内在光敏性。只有从视网膜投射到 SCN 的这些神经节细胞中含有以维生素 A 为基础的光色素——视黑蛋白（melanopsin）[52]。蓝光和短波长绿光（约 450 ～ 500 nm）与视黑蛋白的敏感峰相匹配，在动物中最有效地改变昼夜节律相位[53-54]，对人类的褪黑素抑制和相位转移反应也有效[55]。无论白天和夜晚视网膜暴露于单色蓝光（460 nm）显著改善反应时间，减少注意力涣散，并改善警觉度[56]。夜间光照的警觉效应的大小和持续时间取决于光照经历，并且似乎受到敏化和适应的影响。与普通室内光照（90 lux）相比，当接触到昏暗光（1 lux）后进行光照时，光照的警觉反应更强且持续时间更长[57]。在这一特定的内在光敏视网膜神经节细胞集合中，视黑蛋白是活跃的光色素。与视黑蛋白相关的视杆细胞和三锥体细胞也参与其中，在昼夜节律光感受中存在冗余[58]。

褪黑素分泌的光抑制

从上胸脊髓的中外侧细胞柱到上颈交感神经节，SCN 的一个神经输出途径通过脊髓提供交感输入到松果体。颈脊髓损伤的患者中，褪黑素分泌缺失是由于对松果体的这一神经途径的破坏[59]，与睡眠效率降低相关[60]。SCN 通过到松果体的神经途径对褪黑素输出进行调节，包括光照暴露通过视网膜下丘脑途径抑制褪黑素释放[61]，可用作衡量光对生物钟系统功能输入的指标[62-63]。

对于一些完全失明的人群，尽管外周视网膜严重损伤[63-64]，仍保留了光诱导褪黑素抑制的能力，这导致发现存在一个独立的视觉系统介导光周期同步[65-66]。在图 37.3（上图）中，对一位正常视力参与者进行常规测

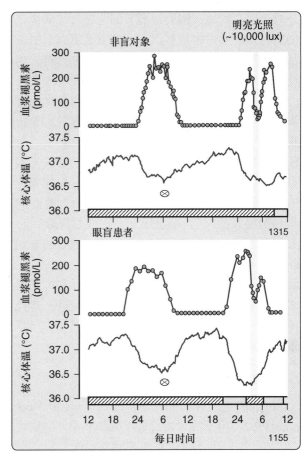

图 37.3　健康有视觉的参与者（上部分）和盲人参与者（下部分）的褪黑素抑制试验。在每个试验中，反复测量血浆褪黑素（上部分圆点示踪）和体温（下部分线条示踪），包括在常规恒定模式期间（斜纹柱）和随后的睡眠期间（实心灰色柱）进行测量。恒定模式期间的光照强度约为 10 ～ 15 lux，睡眠期间约为 0.02 lux 以下，而在初始体温最低点后的 22 ～ 23 h 接受 90 ～ 100 min 明亮光照时约为 10 000 lux（开放柱形图）（带圈的 X 表示初始体温最低点）。在两个参与者中，血浆褪黑素浓度在明亮光照下明显下降，并在返回昏暗光照后增加（Reproduced with permission from Czeisler CA, Shanahan TL, Klerman EB, et al. Suppression of melatonin secretion in some blind patients by exposure to bright light. N Engl J Med. 1995; 332: 6-11.）

试期间，可观察到褪黑素在夜间的增加[63]。在下一个夜晚的第二个褪黑素高峰期间，明亮的光刺激导致褪黑素水平急剧下降，当光照结束后，褪黑素水平恢复到夜间升高的水平。在下图中，即使是完全失明、没有意识光感知和阴性视网膜电图的参与者，明亮的光仍然会抑制褪黑素。意识光感知的丧失并不一定意味着对昼夜节律调节系统的光输入的丧失[63]，尽管在大多数没有光感知的失明个体中是如此。存在两个独立的视觉系统：一个用于视觉感知，另一个是非形成图像的视觉系统。非形成图像的系统同步 SCN 中的昼夜节律节拍器，为睡眠转换提供警觉性输入，抑制褪黑素分泌，并介导瞳孔光反射[52, 67]。即使在失明个体

中，通过内在光敏视网膜神经节细胞进行非成像光感受仍然可以触发一定的意识，这刺激了更高级的认知脑活动，独立于视觉和视锥视杆细胞的功能，也可以使额外的脑区参与正在进行的认知过程[51, 68]。

在仅有自然光的条件下，内生时钟会与太阳时间同步，褪黑素在日落前开始分泌，在醒来时和日出后停止分泌，处于显著较早的昼夜节律相位[69]。与阅读印刷书相比，晚上使用发出富含短波长可见光的电子平板进行阅读会推迟内源性昼夜节律褪黑素相位和REM睡眠的时间，并增加晚间警觉性、入睡潜伏期和早晨的嗜睡感[70]。综上所述，这些发现表明在黄昏和黎明之间的人工光照会通过非形成图像的视觉系统改变生理状态，通过改变昼夜节律相位、抑制促进睡眠的神经元、激活下丘脑的促醒神经元和抑制褪黑素来干扰睡眠。夜间人工光照的这些效应进一步掩盖了困倦感，短暂增加了警觉性，并直接干扰了睡眠，导致慢性睡眠不足[71]。

人类对光的相位响应曲线

在时间生物学中，相位响应曲线（phase-response curve，PRC）用于描述光对昼夜节律节拍器的同步效应[1, 10, 72, 73]。为了构建光相位响应曲线，将离散的光刺激系统地应用于整个昼夜周期，并将光诱导的相位偏移幅度绘制成昼夜节律相位对应的曲线。在人类中，通过在常规恒定条件下测量内源性昼夜节律的相位，可以估计受刺激前节律节拍器的初始相位和受刺激后的最终相位，相位差表示相位偏移。

所有的生物钟系统都表现出特征性的光相位响应曲线，其中光诱导的最大相位偏移发生在生物夜晚。在生物白天晚期和生物夜晚早期的光刺激会产生相位延迟，而在生物夜晚晚期和生物白天早期的刺激会产生相位提前[1]。图37.4展示了人类对单个光脉冲的相位响应曲线。在人类中，观察到在核心体温周期最低点之前的1 h和6.7 h单次明亮光脉冲刺激下相位延迟，该最低点通常在习惯性醒来时间前约2.3 h。当这样的光脉冲刺激在核心体温谷底之后施加时，观察到相位提前。人类的单次光脉冲相位响应曲线展现出许多生物体典型的光相位响应曲线模式[1, 73-75]，包括相位提前和相位延迟，并且暗示适当的光强度可以在早晨、下午或傍晚以及夜间改变人类节律的相位。这具有重要的临床意义，例如，利用光疗来重新调整睡眠-觉醒相位紊乱中延迟或提前的节律相位。

松果体褪黑素节律的光重置

因为昼夜节律表现在许多生理和神经行为变量中，所以可以使用其中任何一个变量作为标志物来

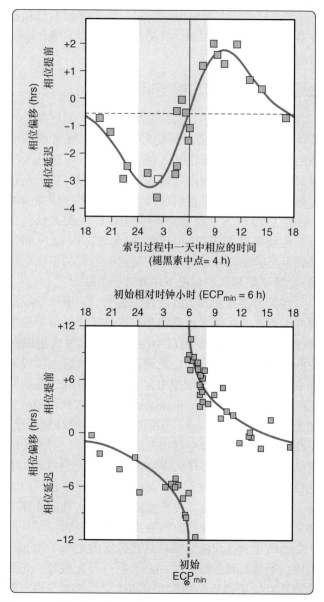

图 37.4 对光的响应下人类生物钟系统的节律相位依赖性重置。顶部面板显示对单个 6.7 h 光脉冲的 1 脉冲相位响应曲线，底部面板显示对光的 3 脉冲相位响应曲线，均为人类参与者的数据。以光脉冲相对于初始内源性褪黑素分泌时间（顶部面板）或核心体温（底部面板）的不同相位为中心绘制相移（以小时为单位）。按照惯例，提前到较早时间的相移以正数表示，延迟到较晚时间的相移以负数表示（Reproduced with permission from Khalsa SB, Jewett ME, Cajochen C, Czeisler CA. A phase response curve to single bright light pulses in human subjects. J Physiol 2003；549：945-52. Reproduced with permission Czeisler et al.，Science 1989.）

估计节律相位。在人类中，核心体温节律通常是节律相位的首选标志物，因为在特定条件下它可以准确地反映潜在节律节拍器的特征。然而，褪黑素可能是更精确的昼夜节律标志物[76]，受睡眠和姿态的影响较小[77]。在进行常规恒定测试研究的人群中，与内源性核心体温节律相比，褪黑素更好地反映了光诱导相

位偏移后（变异性较小）潜在节律节拍器的相位。这两种节律无论向早或向晚偏移都具有相等的移动[76]。这些研究表明，通过光照暴露，内源性褪黑素节律可以在 2～3 天内被重新调整到任何期望的相位。此外，旨在抑制内源性昼夜体温周期幅度的光刺激也会抑制内源性褪黑素节律的幅度[76]。

将褪黑素节律用作昼夜节律标志物具有额外的实际优势：人类唾液中的褪黑素与血浆中的褪黑素相关性良好，并且相对非侵入性地允许评估疑似昼夜节律紊乱的患者或参与者的节律相位[78]。

通过分析数十个或数百个循环转录本、蛋白质或代谢物的表达模式，并选择提供唯一时间信息的组合来从单个血样中评估节律相位"一直是医学界长期未实现的梦想"[79-81]。尽管没有一种方法得到充分验证，但机器学习已促进了几种新方法的发展[82]。两种有前途的方法评估了人类外周血单个核细胞的昼夜转录组以估计节律相位[83-84]。鉴于节律基因表达在不同细胞类型中非常异质，并且随着节律相位、急性活动和其他因素而变化，另一种只使用单核细胞（BodyTime）的技术已经开发并通过褪黑素相位进行了有效验证[85]。在面对应激和其他因素时，使用更均质的血细胞群体和高幅度生物钟可能更加可靠[85]。未来的工作需要在各种患者群体和真实环境中扩展该方法实时测量节律相位的准确性。

人类对光相位重置作用的剂量响应曲线

除了依赖于光的波长和节律相位外，光诱导相位偏移的程度还取决于光刺激的强度和连续暴露的天数。3 天连续的光脉冲可以产生比单次光脉冲更大的相位偏移。这种强度关系也适用于视网膜所暴露的光的亮度或照度水平。在已知会产生相位延迟的节律相位下，经历 6.5 h 的不同强度的单个强光刺激后，重置响应在 50 lux 时有所增加，斜率在 100 lux 时达到最大，550 lux 偏移最大（图 37.5）。

室内照明强度约为 100 lux，而作为仅 1% 的光强度的刺激达到了 10 000 lux 刺激重置响应的 50%，此观察结果具有重要意义。在现代工业化社会中，我们每天暴露在明亮的光照下的时间相对较短[86-87]，在普通室内照明中的时间较长，这种主要的暴露可能对我们的生物钟系统比几分钟明亮光照暴露产生更大的影响。对于晚间光照暴露的重置效应，相位重置和褪黑素抑制反应是剂量依赖性的和非线性的；较短的光照暴露（仅为 12 min）比较长时间的视网膜光照暴露更有效地重置相位节律、抑制褪黑素并引起警觉性[88]。

图 37.6 说明了昼夜节律节拍器和睡眠－觉醒状态对生理变量的影响，以及眼睛通过光输入对昼夜节律节拍

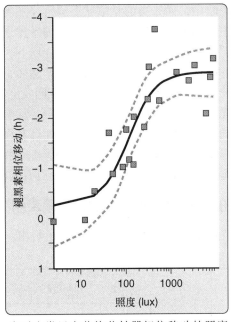

图 37.5 光对人类昼夜节律节拍器相位移动的照度－响应曲线。通过非线性最小二乘分析，使用四参数逻辑模型拟合了光刺激后第 1 天评估的褪黑素节律相位的移动，该模型预测曲线的拐点（即系统的敏感度）约为 120 lux；相位移动在约 550 lux 处饱和。个体参与者的数据由闭合的方框表示，模型由实线表示，95% 置信区间由虚线表示［Modified with Zeitzer JM, Dijk D-J, Kronauer RE, et al. Sensitivity of the human circadian pacemaker to nocturnal light: melatonin phase resetting and suppression. J Physiol（Lond）. 2000；526：695-702.］

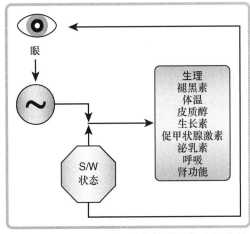

图 37.6 示意图展示了昼夜节律节拍器（带有振荡符号的圆圈）和睡眠-觉醒状态（八边形）对多个生理变量的影响。在正常情况下，昼夜节律节拍器和睡眠-觉醒状态分别影响这些变量；每个变量观察到的相对贡献和相互作用的性质（即协同或对立）取决于变量本身。图中还展示了环境照明通过眼睛以及睡眠-觉醒状态通过行为动作决定照明对人类生物钟的影响（即关闭室内人工光照，睡觉时拉上卧室窗帘，睡眠时闭上眼睑，觉醒时睁开眼睑）

器的影响。从睡眠－觉醒状态到眼睛的反馈回路表示了环境光周期暴露的影响，因为人类的睡眠状态通常伴随着闭眼和通过拉窗帘和关闭人工光源实现自主选择

暴露在黑暗中，而人类的觉醒状态通常伴随着睁眼和通过自主使用人工光照或在觉醒时间内暴露于室外光照。在严格的睡眠-觉醒和光照暴露计划下，节律节拍器的计时从一天到另一天保持一致。然而，每当睡眠延迟开始或提前终止，或者在睡眠期间发生觉醒时，相关的光照暴露都可以重置节律节拍器。觉醒和光照暴露之间的关联以及低光照强度对节律具有显著重置效应的事实，在日常的睡眠-觉醒安排和理解与光照相关的睡眠紊乱对节律相位的影响方面具有实际意义。

非光照的昼夜节律相位的重置和重牵引

非光照输入对人类生物钟系统的影响相对较少研

究。早期的研究主要关注社会线索，如钟声或定期安排的表现测试、用餐时间和就寝时间[89]，但这些研究受到所使用的相位测量方法和自选照明条件的限制而混淆不清。健康年轻男性进行夜间运动（持续1～3 h）后的第二天观察到夜间褪黑素相位延迟[90-91]。在近似下午 6:30 进行的早期晚间 1 h 高强度运动产生的相位提前明显不同于早晨、下午和夜间运动以及无运动参与者的相位延迟（图 37.7）。在一项关于在极弱光照条件下促进延迟的睡眠-觉醒节律重新牵引的研究中（对照组于正常环境光进行运动），在生物夜间运动与不运动相比导致相位延迟[91]。因此，适时的非光照刺激，如运动或其他形式的刺激，可以促进对

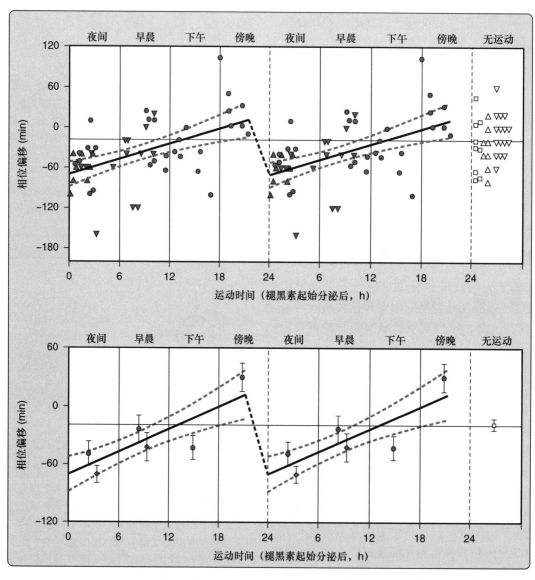

图 37.7　在不同的昼夜时刻进行运动时的相位响应曲线。在夜间运动时观察到相位延迟；在下午晚些时候或傍晚进行运动时观察到相位提前。实心圆表示高强度 1 h 夜间运动和白天运动对相位的影响。上三角形和下三角形（顶部图）以及菱形（底部图）表示低强度 3 h 运动对相位的影响。直线表示相位变化与运动的昼夜节律时间之间存在显著关系（$r^2 = 0.28$，$P = 0.003$；斜率显著不为 0）。虚线曲线表示线的斜率的 95% 置信区间（Data from Buxton OM，Lee CW，L'Hermite-Balériaux M，et al. Exercise elicits phase shifts and acute alterations of melatonin levels that vary with circadian phase. Am J Physiol. 2003；284：R714-24. Copyright 2003 American Physiological Society.）

光暗周期急剧变化的适应。

　　适时进行的运动也会导致相位提前。健康志愿者在 2 周内以适度强度进行 2 次日间（中午和傍晚）运动的情况下部分牵引至 23.5 h 光暗和睡眠－觉醒时间表[92]。每天在傍晚进行运动的参与者呈现出部分适应，平均比不运动的对照组每天提前 10 min，与傍晚运动对人类生物钟的相位提前效应一致。鉴于人类的内源性昼夜节律周期略大于 24 h，并且为了稳定适应需要每天净相位提前，傍晚进行的运动，尤其是反复每天进行，可以导致每天相位提前，从而实现对人类生物钟系统的非光照牵引，前提是运动的时相和强度得到优化。

昼夜节律和睡眠－觉醒依赖调控的研究

Kleitman 方案

分离 24 h 环境和行为线索

　　在外部环境缺乏周期性的 24 h 线索的情况下，Nathaniel Kleitman 成为第一个研究人类昼夜节律的调查者（图 37.8）[42]。1938 年，他的两名参与者之一在肯塔基州猛犸山洞进行了一个 28 h 周期的规定性睡眠－觉醒时间表，并将体温记录与同一参与者在芝加哥大学的 24 h 日常生活数据进行了比较（图 37.9）[42]。在 24 h 时间表下，预计在为期 1 周的记录中会有 7 个体温节律周期。而在规定的 28 h 时间表下，体温节律也有 7 个周期，但只有 6 个睡眠－觉醒周期（图 37.9，上图）。尽管睡眠对核心体温有干扰作用，但至少对于这位参与者来说，这个实验方案仍然可以将睡眠－觉醒时间表的影响与昼夜节律的影响分离开来。

　　当非 24 h 周期的睡眠－觉醒时间表超出了生物钟系统的同步范围或捕捉范围时，睡眠－觉醒时间表与驱动体温节律的昼夜节律节拍器的输出之间就会发生强制失同步（forced-desynchrony）（图 37.10）[19, 42, 93]。这种实验方案有助于评估昼夜节律节拍器对许多生理变量的影响，因为它允许将睡眠－觉醒时间表的混淆效应与内源性昼夜节律节拍器的输出分离开来。图 37.10 展示了一项强制失同步实验的光栅图，其中包括一个生活在受外部时间线索隔离的 28 h 日程中的参与者的核心体温和觉醒数据[94]。该实验中的觉醒时间段为 18 h 40 min，接着是 9 h 20 min 的睡眠时间段。这位参与者的核心体温呈现出 24.3 h 的周期，因此 24 h 的昼夜节律与规定的 28 h 睡眠－觉醒时间表的时间失同步。

分离昼夜节律和睡眠－觉醒调控

　　在常规恒定条件的研究方法中，无法完全且不受

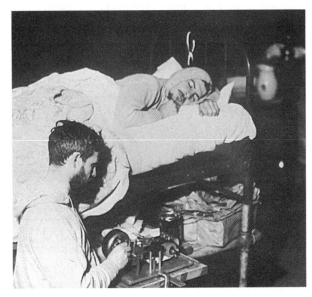

图 37.8　左图是纳撒尼尔·克莱特曼教授（Nathaniel Kleitman）在研究设备旁边，而研究参与者布鲁斯·理查德森（Bruce Richardson）则躺在肯塔基州的猛犸洞穴（Mammoth Cave）深处的床上。这是人类参与者首次在地球表面的周期性环境变化得到屏蔽的情况下进行研究。这两位先驱者在 1938 年 6 月 4 日至 7 月 6 日期间，按照规定的 28 h 睡眠－觉醒时间表生活在这个住处中，旨在一致化的环境和行为条件，摆脱地球 24 小时的影响。在一个 60 英尺宽的室内，没有任何外部环境声音，温度保持在 54（±1）°F，湿度接近完全饱和，当在觉醒时间使用的人工光照关闭时将导致完全黑暗。猛犸洞穴酒店提供每日的饮食，醒来后、每天第 7 个小时和第 13 个小时进食，每日觉醒时间有 19 h（Photo courtesy of National Park Service, Mammoth Cave National Park, Mammoth, Kentucky; description adapted from Kleitman N. Sleep and Wakefulness. Chicago: University of Chicago Press; 1963: 178-9.）

干扰地将昼夜节律和体内稳态对神经行为和生理变量的影响分离开来。然而，在 Kleitman 的强制失同步实验方案中，在实验过程中睡眠和觉醒更规则地分布在整个昼夜节律周期中。因此，可以对连续的昼夜节律周期或连续的睡眠－觉醒时间段的数据进行平均，以分离这些成分。平均化过程通过去除睡眠－觉醒贡献来独立得到所关注变量的昼夜节律轮廓，从而消除了其干扰作用。相反，可以从干扰的昼夜节律影响中分离出睡眠－觉醒轮廓的时间贡献。这个平均化过程类似于皮质诱发电位记录，有效地减去与诱发反应无关的背景噪声。

神经行为的功能

　　为了理解和预测神经行为功能的时间过程，我们必须意识到睡眠－觉醒状态对被称为睡眠稳态（sleep homeostat）的神经行为功能驱动的影响[19]。这一点在更长时间的睡眠剥夺过程中（超过一个昼夜节律周

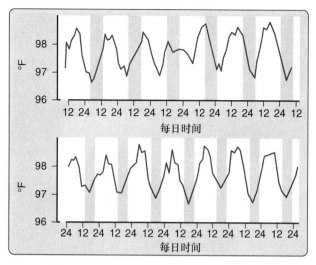

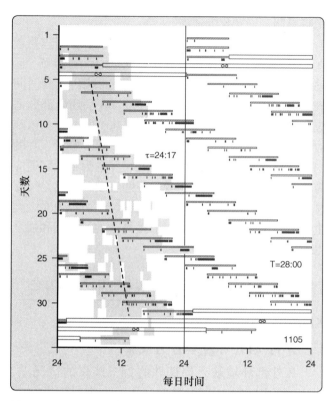

图 37.9　参与者在两种不同的睡眠和觉醒模式下的每周体温节律。顶部是参与者 K 在克莱特曼教授历史性的强制失同步方案（图 37.8）中按照每天 28 h 的规律，觉醒 19 h、睡眠 9 h 的数据。数据基于在猛犸洞穴最后 3 周的记录。底部是在芝加哥大学记录的参与者 K 的实验室数据，根据他通常的每天 24 h 的规律，觉醒 17 h、睡眠 7 h 的数据。阴影区域表示试图入睡的床上时间。数据来自在 24 h 规律生活后的 5 周。记录显示了每周 7 个体温波动，习惯性的 24 h 规律中在阴影区域内有最小值，但在人为的 28 h 睡眠-觉醒时间表中却并非如此。尽管其睡眠-觉醒周期被调度为 28 h，但该参与者的内源性昼夜节律体温循环保持了接近 24 h 的振荡。参与者 R 的体温数据（未显示）似乎适应了非 24 h 的规律，这在最近的强制失同步研究中没有观察到。体温节律的内源性和诱发性成分之间的个体差异可能解释了克莱特曼的开创性实验中参与者 R 在强制失同步过程中出现的似乎是昼夜节律适应的现象（Figure and parts of legend adapted with permission from Kleitman N. Sleep and Wakefulness. Chicago：University of Chicago Press；1963. Copyright 1963 by the University of Chicago.）

图 37.10　28 h 的强制失同步方案的双重图。前后连续一天的数据被放置在彼此的旁边和下方。窄小的空心条表示预定的睡眠时段，通过多导睡眠图确定的每个睡眠时段内的觉醒时间用黑色标记在窄小的空心条下面表示，在核心体温低于平均值的时间区段用灰色区域表示。根据参与者数据，在强制失同步部分中，通过对核心体温数据进行非参数谱分析估计得出的内在体温周期为 24.3 h。虚线表示昼夜节律体温最低点的相位。带圈的 X 表示在 40 h 的常规恒定方案中为被掩盖的内源性昼夜节律核心体温的最低点（Reproduced with permission from Dijk D-J，Czeisler CA. Paradoxical timing of the circadian rhythm of sleep propensity serves to consolidate sleep and wakefulness in humans. Neurosci Lett. 1994；166：63-8.）

期）观察这些变量时变得显而易见[46]。昼夜节律对警觉性和表现的周期性影响被叠加在实验过程中整体功能的下降，正如结合稳态和昼夜节律调节睡眠和觉醒的模型所描述的那样[95-96]，这种功能下降的速率在慢性睡眠限制条件下急剧增加。

在一个 20 h 的强制失同步实验方案中，以节律相位和计划觉醒白天的时间为函数的认知表现和主观嗜睡程度的时间曲线表明，在一个典型的觉醒白天中，昼夜节律和觉醒依赖的驱动力的大小是相似的（图 37.11）[97]。通过昼夜节律和睡眠依赖性曲线，我们可以在正常觉醒日内定性地重建它们对维持警觉性和表现的独立贡献（图 37.11）。在起床后的第一个半天，由于先前的睡眠周期消耗了睡眠稳态驱动力，因此警觉性和认知表现都很高。在后半个觉醒周期中，当睡眠稳态驱动本应导致警觉性和认知表现下降时，昼夜节律驱动上升并对抗这种下降，从而在整

个正常觉醒日中保持高水平和稳定的警觉性。在分泌褪黑素开始之前的 3 h 内（即觉醒维持区间），与生物白天早些时候的 3 h 内相比，尽管觉醒时间更长，表现显著提高。这种效应在长时间觉醒后（即在昼夜节律的第 2 天）更为显著，此时睡眠稳态压力较高。因此，当睡眠时间高度不规则时，觉醒维持区间可能导致入睡时的失眠[98]。令人惊讶的是，通过反应时间来衡量的神经行为表现，即使在慢性睡眠限制条件下，在这个昼夜节律觉醒维持区间内也可以保持[99]。

睡眠和觉醒

类似的动力学也适用于重建昼夜节律和稳态对睡眠-觉醒的贡献。强制失同步实验的曲线图（图 37.10）显示，几乎所有发生在计划睡眠时段内的觉醒均处于睡眠周期与体温最低点相位失同步的时间

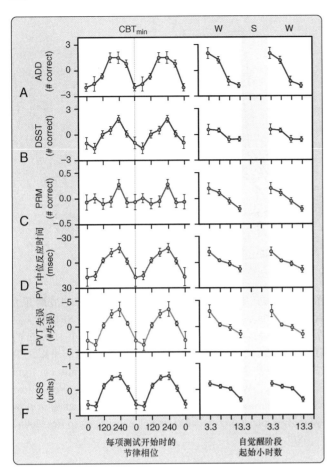

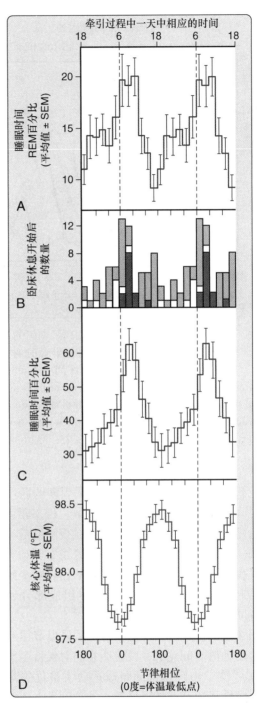

图 37.11 在强制失同步条件下，与核心体温最低点 CBT$_{min}$（左侧版块）和计划觉醒时间的持续时间（右侧面板：W，觉醒；S，睡眠）相对的昼夜节律主要效应对神经行为的影响。绘制的点显示了相对于均值的偏差和均值的标准误差（SEM）。在所有版块中，较低绘制的值表示该测量指标的损害程度。加法任务（ADD）（**A**）、数字符号替代任务（DSST）（**B**）、探查回忆测试（PRM）（**C**）的得分是根据正确回答总数计算得出的。精神运动警觉任务（PVT）结果表示中位反应时间（**D**）和总失误（**E**，反应时间 > 500 ms）。Karolinska 嗜睡量表（KSS）得分（**F**）表示在该 1-9 Likert 类型量表上的回答；较高的分数表示更大的嗜睡程度（Reproduced with permission from Wyatt JK，Ritz-De Cecco A，Czeisler CA，Dijk DJ. Circadian temperature and melatonin rhythms，sleep，and neurobehavioral function in humans living on a 20-h day. Am J Physiol. 1999；277：R1152-63.）

图 37.12 睡眠的出现和内部组织随体温节律相位的变化（来自 4 名参与者的 94 天数据）。**A**，REM 睡眠的百分比；**C**，睡眠时间的百分比；**D**，核心体温。在版块 **B** 中，深灰色区域表示在卧床休息开始后 10 min 内发生的 REM 睡眠；浅色区域表示在卧床休息开始后 30 min 内发生的 REM 睡眠（Reproduced with permission from Czeisler CA，Zimmerman JC，Ronda JM，Moore-Ede MC，et al. Timing of REM sleep is coupled to the circadian rhythm of body temperature in man. Sleep. 1980；2：329-46.）

内[94]，这一观察结果首次由 Kleitman 根据他在猛犸洞穴的数据进行量化得到[42]。在没有时间线索的环境中选择一个自我定制的周期，通过平均化参与者多导睡眠记录的睡眠数据，可以得到图 37.12 中的数据，显示了睡眠参数随昼夜节律相位变化的时间轮廓[100]。昼夜节律对 REM 睡眠时相的贡献是稳定的，并在核心体温最低点之后达到最大值。

图 37.13 描述了睡眠依赖性的唤醒倾向如何受睡眠周期启动的节律相位影响而变化[19]。在同步条件

下，通过在觉醒维持区间结束时启动睡眠周期，可以在计划的睡眠时段内最小化觉醒时间而维持巩固的睡眠。然而，当在清晨启动睡眠时（如在第一夜工作

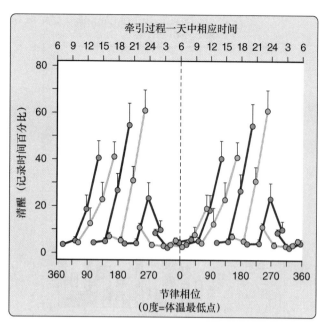

图 37.13　在不同的体温节律相位下计划睡眠期间的觉醒时间（以记录时间的百分比表示）。根据睡眠开始时的昼夜节律相位，睡眠期间被分为 12 个 30 度的区间（Modified with permission from Dijk D-J, Czeisler CA. Contribution of the circadian pacemaker and the sleep homeostat to sleep propensity, sleep structure, electroencephalographic slow waves, and sleep spindle activity in humans. J Neurosci. 1995；15：3526-38.）

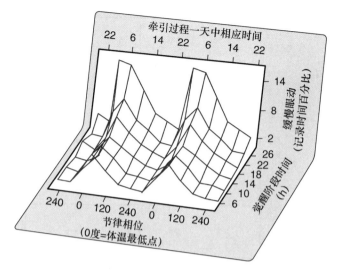

图 37.14　准三维图显示了相对于昼夜节律相位和自觉醒开始后经过的时间，计划清醒期间的慢性滚动眼动（SREM）。数据被分配到 12 个 30 度的昼夜节律相位区间和 6 个 112 min 的自觉醒开始后时间区间。每个点代表在一个区间中以记录时间的百分比表示的 SREM（Modified with permission from Cajochen C，Wyatt JK，Bonikowska M，et al. Non-linear interaction between circadian and homeostatic modulation of slow eye movements during wakefulness in humans. J Sleep Res. 2000；9：58.）

后的轮班工人），在这个计划的睡眠周期的后半段的大量时间会保持觉醒。在同步条件下，稳态驱动力在入睡后延长觉醒时间作用最强，并在夜晚的前半段促进睡眠。在睡眠区段的后半段，随着稳态驱动力的减少，昼夜节律对睡眠的驱动增加，从而在整个睡眠周期内维持较高的睡眠驱动。这两个组成部分相互作用，有助于整夜保持连续的睡眠[19，94]。

　　图 37.14 中的三维图表示结合了昼夜节律和睡眠依赖性驱动的时间轮廓，以说明它们对保持觉醒的各自贡献[19.94]。由缓慢滚动眼球运动来量化的嗜睡程度在内源性昼夜节律体温最低点处达到最大值，这恰好发生在习惯性觉醒之前。睡眠依赖性贡献在觉醒时段内呈递增趋势，在觉醒 14 h 后具有最高的慢速眼球运动倾向。随着睡眠稳态驱动的增加，嗜睡和认知性能的昼夜节律幅度也被拉大。因此，当睡眠稳态压力增加并与不利的昼夜节律相位相结合时，对睡眠的需求变得如此强烈，以至于在清醒期间经常会不自觉地出现慢速眼球运动和注意力减退。在慢性睡眠限制条件下，当延长觉醒与不利的昼夜节律相位重合时，认知性能的损害程度要大得多[99]。

　　图 37.15 以示意图的方式展示了昼夜节律和睡眠-觉醒对睡眠-觉醒倾向及神经行为功能的调节。实验证据表明，简单的叠加模型无法解释警觉性和认知性

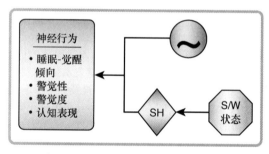

图 37.15　示意图说明昼夜节律和觉醒-睡眠状态对神经行为变量（睡眠-觉醒倾向、警觉性、警觉度和认知表现）的综合影响。觉醒-睡眠状态（S/W 状态）的影响通过睡眠体稳态（SH，菱形）表示

能数据的变化[44，46，101]。事实上，当在所有节律相位上平均时，觉醒状态的神经行为测量在觉醒后几小时的最初阶段，当睡眠稳态驱动力较低时，几乎没有昼夜节律变化，并且随着觉醒小时数的增加，昼夜节律贡献逐渐增加，这表明睡眠稳态和昼夜节律不是独立驱动警觉性和认知性能的，而是存在非叠加性相互作用[102]。此外，对急性睡眠剥夺所产生的睡眠稳态驱动力的积累与慢性睡眠不足的反应是不同的[99]。

内在睡眠结构

　　REM 睡眠倾向随着昼夜节律相位的变化而变化。

通过在整个白天和黑夜均匀分布每 1.5 ～ 3 h 的小睡，首次在不涉及先前觉醒时间变化的方案中确定了 REM 睡眠倾向的节律[100, 104-105]。在内在节律自由运行的参与者中，他们自我选择的休息 – 活动周期与内源性体温节律的不同步（图 37.12）[100, 106]，显示了 REM 睡眠潜伏期、REM 睡眠积累速率、REM 睡眠时段持续时间和 REM 睡眠倾向随内源性体温周期的变化。这些参与者 REM 睡眠倾向的峰值恰好在内源性体温节律的低谷后面，与嗜睡和睡眠倾向的昼夜节律峰值一致（图 37.11 ～ 37.14）[100, 106]。在这种自发的不同步情况下，选择在 REM 睡眠倾向峰值附近入睡的参与者通常表现出入睡时的 REM 睡眠[100, 106]，这是一种通常用于诊断嗜睡症的罕见现象。在这些条件下，每分钟 REM 睡眠的快速眼球运动密度呈现出与 REM 睡眠倾向节律本身分离的睡眠依赖性变化[107]。

这些关于昼夜节律 REM 睡眠倾向节律的发现后来通过在强制失同步方案研究的参与者的多导睡眠数据中得以确认和扩展[19, 94]。由于强制失同步方案中的睡眠周期始终在固定的被迫觉醒时间之后开始，结果不容易受到自发同步特征下先前觉醒持续时间的系统变化的混淆影响。此外，由于参与者在强制失同步方案中保持固定时间段在床上，结果不会受到自我选择终止睡眠周期的混淆，尽管昼夜节律的睡眠效率的变化无法完全消除这种混淆因素。尽管如此，在这种情况下，REM 睡眠倾向的昼夜节律 2 倍的波动在每个计划睡眠周期的 1/5 内再次在内源性体温节律的低谷后达到峰值，尽管平均睡眠依赖的独立于昼夜节律相位的 REM 睡眠倾向增加，并得以量化。在强制失同步过程中，发现昼夜节律相位和睡眠周期开始后的时间之间存在显著的非叠加性相互作用[19]。

在强制失同步方案中，观察到 NREM 睡眠倾向也呈现出昼夜节律和睡眠依赖性的显著变化。NREM 睡眠的慢波活动稳健的睡眠依赖性的下降仅与微小但具有统计学意义的昼夜节律变化相关[19]。类似的昼夜节律变化在一个视觉障碍的患者中得到了证实，尽管该患者的生物钟未与 24 h 的日常同步，但他数十年来一直保持着规律的睡眠 – 觉醒时间表[108]。这类视觉障碍患者实际上生活在与强制失同步方案的生物学等效环境中，因为 24 h 周期的一天在这些患者的生物钟牵引范围以外。

睡眠 EEG 的定量分析显示，在 NREM 和 REM 睡眠期间的 EEG 活动存在昼夜节律变化[109]，NREM 睡眠中的低频睡眠脑电活动与内源性昼夜节律的褪黑素节律相似。总的来说，这些数据表明，睡眠的时相和内部结构密切依赖于强大的昼夜节律和稳态调节因素，昼夜节律因素主导 REM 睡眠的调节，而睡眠依赖性因素主导慢波睡眠的调节。

潜在的反馈通路

作为典型的生理调节系统，反馈通路在这个系统中起着重要作用。昼夜节律节拍器和睡眠稳态影响神经行为变量，通过觉醒和睡眠倾向对睡眠和觉醒时间的决定产生影响，从而影响睡眠 – 觉醒状态。例如，在较长清醒期后，睡眠倾向升高时更容易进入睡眠，而在睡眠期间睡眠倾向降低时更容易终止睡眠。这种行为上的作用反过来又会影响睡眠稳态水平，并且由于光照和活动的相关变化，它可能会影响昼夜节律发生器的相位或幅度（或两者皆有）。

在这个系统中可能还存在另一个重要的反馈通路。研究表明，人体的 SCN 细胞中存在着褪黑素受体，这引起了从松果体到 SCN 的潜在反馈通路。一些生理学研究表明，外源褪黑素对人体昼夜节律发生器具有相位重置的作用，并且褪黑素相位重置曲线和剂量依赖的相位移动已经得到报道。第一项完全控制视网膜光照暴露的研究揭示了褪黑素的相位重置反应甚至比以前报道的更大[110]。人们对褪黑素作为催眠药的潜在疗效也非常感兴趣，因为外源性褪黑素的促进睡眠作用依赖于昼夜节律相位，这已经在强制失同步实验中的年轻成年人中得到证实[111]。

在强制失同步实验期间对内源性褪黑素分泌的时间进行检测显示，褪黑素水平呈现出每天昼夜节律性增加的趋势，与觉醒水平的降低相吻合（图 37.16）[109]。这种褪黑素的升高可能打开了促使睡眠发生的通道[112]。这些数据表明，松果体向昼夜节律节拍器和调节睡眠 – 觉醒状态的神经行为变量提供了反馈。其他生理系统也可能影响调节睡眠的机制，比如生长激素对睡眠的影响[113-114]。

人类昼夜节律节拍器的固有周期

在没有环境同步作用的情况下进行的早期人类研究受到了自主选择的常规室内光照的干扰，导致错误地得出人类昼夜节律发生器的平均周期为 25 h 的结论[47, 93]。参与者被允许在觉醒时照亮生活区，并在睡眠时关闭照明，这些实验基于错误的观念，即常规室内光线对人类生物钟系统没有重置效应[115-116]。因此，这些研究的结果受到视网膜光照暴露的系统性干扰。认识到这种干扰效应后，采用了 Kleitman 的强制解相位实验方案来评估人类昼夜节律节拍器的内在周期[47, 93, 117]。

随后使用 Kleitman 的强制失同步实验方案控制了背景照明的强度和光暗周期的暴露时间[47, 93]。在

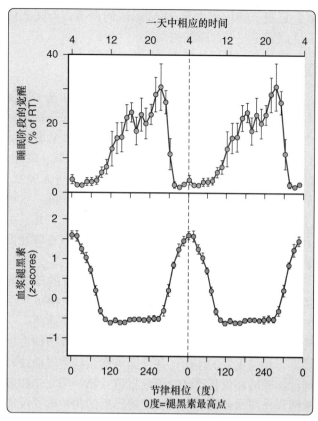

图 37.16　在强制失同步期间评估觉醒的内源性昼夜节律与血浆褪黑素之间的相位关系。数据根据血浆褪黑素的节律相位绘制（下横轴刻度上的 0 度对应于拟合的褪黑素最大值）。为了与同步条件进行比较，上横轴刻度指示了强制失同步方案的第一天（即初始脱离同步后）对应于褪黑素节律的大致时间。血浆褪黑素数据以 z-score 表示，以校正个体间平均值的差异。觉醒状态以记录时间（RT）的百分比表示。数据进行了双重绘制（即所有在虚线垂直线左侧的数据在垂直线右侧重复绘制）[Modified from Dijk D-J, Shanahan TL, Duffy JF, et al. Variation of electroencephalographic activity during non-rapid eye movement and rapid eye movement sleep with phase of circadian melatonin rhythm in humans. J Physiol（Lond）. 1997; 505（3）: 851-8.]

这个强制失同步实验方案中，参与者在暗光条件下（约 10 ～ 15 lux）按照 28 h 或 20 h 的时间表生活，人类昼夜节律的平均内在周期被估计更接近于 24 h，而不是 25 h。在健康成年人中，内在昼夜节律周期平均为 24.15 h，女性（24.1±0.2 h）的周期要短于男性（24.2±0.2 h）[117-118]（图 37.17）。这适用于所有经过测试的昼夜节律指标，包括核心体温、褪黑素和皮质醇，并与各种方案下的其他研究结果一致[119-122]。节律牵引研究在功能上证实了人类内在昼夜节律周期接近于 24 h，因为一个较弱的刺激（计划日间使用烛光和在计划夜间黑暗中睡眠）可以使大多数人适应一个强加的 24.0 h 的光暗周期，而不能适应一个强加的 23.5 h 或 24.6 h 的周期[123]。

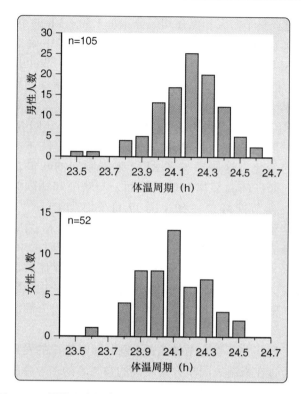

图 37.17　男性和女性参与者的内在昼夜节律周期估计的直方图。男性参与者的内在昼夜节律周期（t）（顶部面板）和女性参与者的内在昼夜节律周期（底部面板）。每个参与者的内在昼夜节律周期是根据其褪黑素节律周期的估计而报告的（Reproduced with permission from Duffy et al, 2011 PNAS.）

衰老和昼夜节律睡眠-觉醒调节

衰老还对昼夜节律和睡眠-觉醒调节系统的许多方面产生普遍影响[124-130]。老年人的睡眠问题普遍更为严重，远超年轻人。事实上，超过 65 岁的美国人中有 57% 的人抱怨至少有一种慢性睡眠问题，43% 的人抱怨入睡或维持睡眠困难，19% 的人抱怨早晨醒得太早[131]。对于研究这个问题来说，关键在于了解这些与年龄相关的变化与昼夜节律或睡眠内稳态的关系。

通常情况下，老年人的生物钟调早了，一些内源性昼夜节律的振幅较年轻成年人要低（图 37.18）[126, 132]。然而，在健康人中，内在昼夜节律周期不会随着年龄而缩短[117-118, 133]。值得注意的是，年轻参与者可以在更广泛的节律相位范围内入睡[132, 134]；而老年人在较早的内在节律相位上自然醒来，他们通常会在较早的时刻接触到光线；这种较早的光照暴露将把昼夜节律节拍器重置到较早的时间，这可能解释了老年人观察到的较早的平均节律相位[132]。值得注意的是，老年参与者睡眠损失和节律相位错位对神经行为表现的不良影响要弱得多[135]。与此同时，靠近 PER1 时钟基因的基因组多态性与活动节律和死亡时间有关，

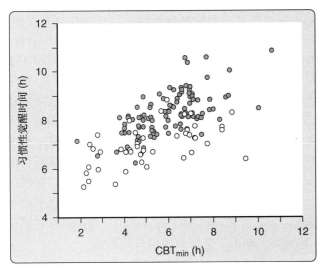

图 37.18　年轻人和老年人的惯常起床时间与内在昼夜节律相位之间的关系。符号表示每位参与者自报的研究前 1 周的平均起床时间与核心体温最低点（CBT$_{min}$）的相位。白色圆圈表示老年参与者（$n = 44$）；灰色圆圈表示年轻参与者（$n = 101$）。组间关系显著（老年参与者的斜率为 0.266±0.06；年轻参与者的斜率为 0.471±0.05）（Reproduced with permission from Duffy JF, Dijk D-J, Klerman EB, Czeisler CA. Later endogenous temperature nadir relative to an earlier wake time in older people. Am J Physiol. 1998；275：R1478-87.）

rs7221412GG 个体的平均死亡时间比 rs7221412AA/AG 个体晚近 7 h[136]。

社交和工作相关因素的影响

　　人类在睡眠－觉醒调节系统中的自主选择也是另一个重要因素。虽然昼夜节律和睡眠内稳态通过反馈途径影响睡眠和觉醒时间的选择，但社会因素（如照顾孩子、学校和工作责任、娱乐、社交互动）和环境因素（如噪音、人工光、闹钟）往往会取代这些生物学决定因素。相比之下，动物行为的活动和睡眠具有足够可预测性，可以作为生物时间的标志。现代人，尤其是自闹钟和人工照明出现以来，可以并且确实会忽略昼夜节律和睡眠－觉醒调节系统的信号，自由决定晚些时候入睡或早些时候醒来，这是因为工作或学校要求或娱乐和社交活动。因此，现代人可能比他们的祖先更容易睡眠不足[137]。

　　这种工业化社会中相对较新的趋势的长期结果尚不清楚。然而，现代人的集中式睡眠与更自然的条件下显著不同，后者睡眠时段的长度由冬季自然环境中更长的黑暗时间决定[69, 137-138]。这种自主选择最明显的例子就是轮班工作，人们选择与昼夜节律和睡眠内稳态调节系统相反的工作方式，导致内在时间的脱节、睡眠碎片化和觉醒能力受损。这确实会产生后

果。每隔 3 天工作 24～30 h 的住院医生在连续 3 周的重症监护室工作中，表现逐渐下降。随着工作时间的延长和累积，反应时间衰退，证明每次延长工作时间后都存在慢性睡眠不足[139]。在受控实验室条件下长期接受睡眠限制和昼夜节律混乱会降低静息代谢率，并导致餐后血浆葡萄糖浓度升高，这是由胰岛素分泌不足引起的，这表明长期睡眠限制和昼夜节律混乱会改变新陈代谢，增加肥胖和糖尿病的风险[140]。因此，在用于研究管理表现和预防疾病的任何真实模型中，必须认识到这些环境和社会影响。

　　我们可以构建一个整体的系统图，并将神经行为变量对睡眠－觉醒状态的反馈途径以及褪黑素和其他生理变量对昼夜节律节拍器和神经行为功能的假定反馈途径纳入其中（图 37.19）。该图表包含了环境、社会、行为、遗传、药物和年龄等因素对该系统各个要素的影响，以及从睡眠到觉醒过渡后立即出现的神经行为表现和警觉度下降，即所谓的睡眠惯性（sleep inertia）现象。睡眠惯性的时程已被证明在长时间睡眠后持续存在长达 2 h，并且在醒来后的几分钟内最为明显[141-142]。尽管最终的模型包含了对昼夜节律和睡眠内稳态在调节睡眠方面作用的许多已知信息，但它并不意味着完全代表了所有调节睡眠的因素，这超出了本章的范围。然而，它的优势在于用于理解昼夜节律和内稳态驱动之间的相互作用，并可能作为启动未来科学探究的框架。

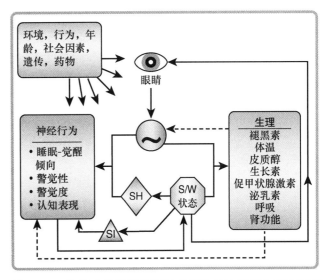

图 37.19　整体示意图揭示了昼夜节律对神经行为和生理变量的潜在影响，以及生理变量（如褪黑素、体温）对神经行为变量或昼夜节律的影响（虚线箭头），变量对睡眠－觉醒状态的反馈影响（实线箭头），睡眠－觉醒状态通过睡眠稳态（SH）和睡眠惯性（SI）对变量的影响（实线箭头）。环境、行为、年龄、社会因素、遗传和药物对参与睡眠－觉醒调节的几乎所有元素的影响也被表示出来

临床要点

　　轮班工作、跨时区旅行以及全天候社会的活动对生物钟调节系统造成干扰，会对许多生理变量产生不利影响，包括激素、葡萄糖、代谢、自主神经系统活动、免疫系统、炎症、神经行为表现以及睡眠的倾向、时相和内部结构。这种干扰可能导致患者出现失眠或白天过度嗜睡的困扰，并且可能损害整体健康。

总结

　　生物钟调节系统与睡眠-觉醒调节过程相互作用，影响许多生理变量，包括激素水平、自主神经系统活动、神经行为表现以及睡眠的倾向、时相和内部结构。环境、社会、行为和遗传因素，药物治疗以及年龄影响该系统的大多数组成部分。在正常情况下，人们夜间在黑暗中睡觉，在白天觉醒，很难区分睡眠稳态和昼夜节律对睡眠或觉醒的给定循环日常特征、症状或障碍（例如，嗜睡症、睡眠相位延迟综合征）的相对贡献。病理事件，例如每晚夜间同一时间的癫痫发作，可能受到昼夜节律节拍器、睡眠稳态、特定睡眠阶段或这些过程的某种组合的驱动。目前可以通过实验手段（例如，使用强制失同步实验方案进行人体研究或在动物中进行 SCN 损毁），虽然难度较大但有可能将这些因素进行实验上的分离。临床可行的技术，如测量弱光唾液褪黑素起始时间，可以提供关于生物钟相位的有用信息[143]。需要持续进行基础和临床研究，评估睡眠和生物节律相互作用对睡眠障碍（如失眠）和人类整体健康福祉的影响。

参考文献和拓展阅读

　　请扫描书后二维码，获取参考文献和拓展阅读资源。

睡眠稳态和睡眠调节模型

第 38 章

Derk-Jan Dijk，Anne C. Skeldon

王涛 译 徐璎 审校

章节亮点

- 稳态指维持生理系统稳定状态的调节过程。通过描述睡眠的现象学以及对睡眠剥夺实验的研究，探讨了睡眠维持稳态平衡和睡眠在多大程度上受稳态调控。在这些实验中，睡眠时间被急剧缩短、重复剥夺或限制特定睡眠［如快速眼动（rapid eye movement，REM）睡眠或慢波睡眠（slow wave sleep，SWS）］。

- 在基线睡眠期间，非快速眼动（non-rapid eye movement，NREM）睡眠中的慢波衰减，睡眠纺锤活动和 REM 睡眠持续时间增加。这些时间进程，特别是慢波的时间进程，被认为反映了与睡眠相关的恢复过程的完成。

- 充足睡眠稳态（sleep homeostasis）的第一个偏离迹象是困倦感的增加，即睡眠启动的驱动力的增加，这符合有动机行为的预期。总体和选择性的睡眠剥夺实验表明，睡眠时间、REM 睡眠和慢波睡眠都受到精确的稳态控制。这种稳态控制通常受到昼夜节律过程或社会因素的限制。

- 睡眠的稳态调节与睡眠的昼夜节律调节相互作用，塑造了每天的睡眠-觉醒周期及其结构，使睡眠恢复过程优先发生在生物学夜间。

- 慢波活动（slow wave activity，SWA）的稳态调节被认为在睡眠相关的恢复过程中起关键作用。SWA 的动态已被纳入定量模型，

并与睡眠的昼夜节律调节相结合，形成了睡眠调节的双过程模型。其他模型还包括了 NREM 和 REM 睡眠的交替以及昼夜节律振荡器与 24 h 的光暗周期的同步。

- 睡眠稳态和昼夜节律相互作用的概念和数学模型（mathematical model）成功地解释了从婴儿的多相性睡眠、青少年的睡眠延迟到老年人的更早和较短的睡眠等多种睡眠表型。结合睡眠的稳态和昼夜节律调节以及光对昼夜节律的影响，这些模型提供了对光刺激的影响的定量理解。

- 尽管慢波对睡眠-觉醒的变化有可预测的反应，但其时间进程上的局部和频率依赖差异挑战了一个单一睡眠稳态过程的概念。除了 SWA 之外的睡眠方面，如 REM 睡眠和总睡眠时间以及睡眠倾向，都应被视为与睡眠稳态相关的重要标志。睡眠稳态的模型尚未纳入 REM 睡眠的稳态调节，没有定量说明睡眠的连续性，也没有说明睡眠稳态过程如何映射到慢性睡眠不足对觉醒表现和其中个体差异的影响。

- 睡眠的稳态和昼夜节律调节的当前和未来模型将启发新的实验，为健康和疾病中的睡眠表型提供新的洞察，指导开发新的治疗方法来治疗睡眠时间障碍。

稳态

稳态（homeostasis）指的是生物体通过调节机制来维持内部平衡的能力[1]。稳态可以通过将系统从平衡状态推离并监测系统的响应来证明。稳态的概念已经应用于睡眠，并纳入了睡眠调节模型中[2]。

典型的睡眠现象与稳态

睡眠具有几个重要特征，通过观察夜间睡眠过程中这些特征的动态变化，可以提供有关它们的调节和

功能的线索。在夜间睡眠过程中，快速眼动（REM）睡眠的持续时间增加，而非快速眼动（NREM）睡眠的持续时间变短[3-4]。成年人的每个 NREM-REM 周期的持续时间相对稳定，为 70 ~ 100 min。每个 NREM 睡眠周期内的脑活动显示出典型的时间变化：脑电图（electroencephalography，EEG）慢波通常通过频谱分析进行量化，并称为慢波活动（SWA；在 0.75 ~ 4.5 Hz 范围内的 EEG 功率密度）或周期-幅度分析，大部分 NREM 睡眠周期内的 SWA 逐渐增加，然后在 REM 睡眠期间迅速下降至较低水平[5-6]。在夜间睡眠过程中，SWA 总体上呈现出逐渐减少的

趋势，这在标准睡眠评分中反映为慢波睡眠（SWS）的时间变化，并且在 80 多年前就有描述[7]。SWA 在睡眠开始时占主导地位以及在睡眠过程中逐渐减弱，被视为与睡眠相关的恢复过程的证据。每个 NREM 睡眠周期开始时，睡眠脑电中的脑电图棘波活动增加，在 NREM 睡眠周期的中间和后半部分，当 SWA 活动较高时，睡眠脑电中的棘波活动略低，然后在 REM 睡眠开始之前再次上升，当 REM 睡眠开始时突然下降至较低水平。在整个夜间睡眠过程中，睡眠脑电中的棘波活动逐渐增加（图 38.1）[5-6]。

首先，我们介绍了一些稳态调节睡眠基本特征的实验证据，特别是介绍了对 SWA 的调节。接下来，我们描述了昼夜节律如何影响这些特征，以及稳态调节如何与昼夜节律相互作用。最后，我们提出了关于睡眠的稳态、昼夜节律和超昼夜节律调节的概念和数学模型。

研究睡眠稳态的方法

睡眠的稳态调节主要是通过剥夺参与者的睡眠来进行研究，无论是人类还是动物。在这里，我们主要关注人类研究。睡眠剥夺可以是"完全"的，即整夜不睡眠，也可以是部分的（例如，只睡 6 h、5 h 或 4 h，而不是 8 h）。部分睡眠剥夺可以持续 1 个或多个夜晚。睡眠稳态调节的研究可以扩展到睡眠的亚状态，即选择性睡眠剥夺范例中的 NREM 和 REM 睡眠。通过在参与者进入 REM 睡眠后立即叫醒他们，可以大大减少 REM 睡眠。这种干预是有效的，因为重新进

入睡眠主要是通过 NREM 睡眠。出于同样的原因，无法选择性地剥夺 NREM 睡眠。但是，可以通过不允许 NREM 睡眠周期内的 SWA 充分发展来剥夺以慢波为主的睡眠。这可以通过提供抑制慢波而不导致觉醒的声音或其他刺激来实现。通过触发短暂醒来或觉醒的刺激来破碎睡眠是另一种可能触发稳态反应的方法。最后，通过改变睡前的行为性质或强度，如改变体力活动、学习新任务或暴露于新环境，也可以研究睡眠的稳态调节机制，旨在确定哪些觉醒行为方面有助于对睡眠的需求。

睡眠剥夺对睡眠关键特征的影响

睡眠启动的倾向

睡眠剥夺会导致对睡眠的需求或倾向增加，这可以通过主观嗜睡和客观嗜睡（入睡潜伏期）来衡量。睡眠需求的增加与失去的睡眠量成正比（即在控制时间对睡眠需求的影响，遵循剂量-反应关系）。白天嗜睡，通过多次睡眠潜伏期测试进行量化，对睡眠剥夺非常敏感，即使失去了 2 h 的睡眠也会导致睡眠需求增加，而反复的部分性睡眠剥夺会导致睡眠需求逐渐增加[8-11]。在现实世界的研究中，夜间睡眠时长的自发变化与自我报告的嗜睡程度的变化相关[12]。睡眠不足会增加对睡眠的需求，而嗜睡是对睡眠不足的早期和敏感的衡量指标（图 38.2）。

睡眠时长

当在完全睡眠剥夺后开始入睡时，恢复睡眠的持

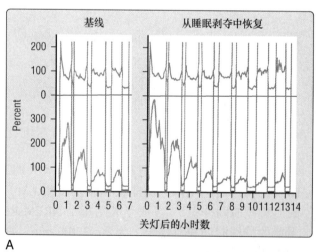
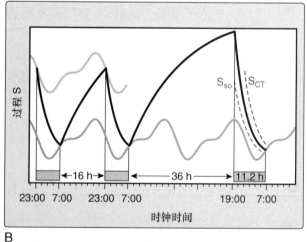

图 38.1　A，慢波活动（SWA；0.75 ~ 4.5 Hz 频段的脑电图功率；下方曲线）和螺旋波频率范围（13.25 ~ 15.0 Hz；上方曲线）的时间进程，记录于晚上 11 点开始的基线夜间睡眠和觉醒后 36 h 于晚上 7 点开始的恢复睡眠。REM 睡眠阶段的时间由垂直线和水平轴上方的黑色条形表示。B，正常 8 h 睡眠期间双进程模型中的进程 S 和睡眠与觉醒阈值的模拟：16 h 清醒周期后，维持 36 h 的清醒（睡眠剥夺），然后进行恢复睡眠，恢复睡眠于晚上 7 点开始。S_{SO}，恢复期过程 S 时间进程，基线以恢复期睡眠开始时刻为参考进行绘制。S_{CT}，基线期过程 S 时间进程，基线以基线期睡眠开始时刻为参考进行绘制。请注意，数据的时间进程（A 版块）显示了 S 和 SWA 的时间进程与睡眠开始时间而非时钟时间相关（Reanalysis of data from Dijk DJ, Brunner DP, Borbély AA. Time course of EEG power density during long sleep in humans. Am J Physiol. 1990；258：R650-61 by D. Aeschbach.）

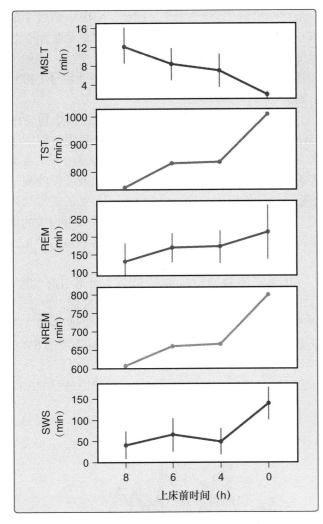

图 38.2　睡眠损失（0、8、6、4 h）对随后睡眠和嗜睡度的影响。每位参与者的睡眠损失反应进行了两次评估；一次评估对多重睡眠潜伏期测试（MLST）的影响，一次评估对睡眠持续时间和结构的影响［即总睡眠时间（TST）；快速眼动（REM）睡眠；非快速眼动（NREM）睡眠；慢波睡眠（SWS）］。对于后一次评估，参与者"被迫"在床上停留 24 h。请注意，所有睡眠参数都存在剂量−反应关系（Based on data published in Rosenthal L，Roehrs TA，Rosen A，Roth T. Level of sleepiness and total sleep time following various time in bed conditions. Sleep. 1993；16：226-32.）

续时间通常比正常情况下更长，这符合受到稳态调控的变量的预期。

然而，恢复睡眠的持续时间远比预期的完全恢复所有丢失的睡眠时间要短。经常引用的例子包括兰迪·加德纳（Randy Gardner）连续 11 天的睡眠剥夺记录，随后他只睡了不到 15 h 和 11 h 的恢复睡眠。在一项用于睡眠调节的双过程模型（two-process model，2-PM）的基础上进行的睡眠剥夺实验中，经过 40 h 的觉醒后的睡眠时间仅比基线多了 20 min[13]。在其他睡眠剥夺实验中，只有丢失的睡眠时间的 10% ～ 20% 得到了恢复。当通过推迟入睡时间引起睡眠剥夺，并

且安排恢复睡眠在白天进行时，恢复睡眠的持续时间甚至可能比基线更短[14]。

在许多实验室实验中，恢复睡眠的持续时间受到实验设计的限制（例如，记录周期起始于习惯的卧床时间，限定为 8 h）。通过在睡眠剥夺后使用强制卧床休息期来减少对恢复的限制，可以证明恢复睡眠时间与丢失的睡眠时间之间存在剂量−反应关系。当参与者连续剥夺一晚上睡眠时，他们恢复了丢失睡眠时间的 71.6%（图 38.2）[11, 15]。

长期的扩展睡眠机会研究为睡眠持续时间的内稳态调控提供了额外的证据[16-17]。在这些研究中，初始总睡眠时间高于参与者正常生活中的水平。几天后，睡眠持续时间稳定在每天 8.9 h 左右。这些数据的解释是许多人有睡眠负债。当他们有充足的睡眠机会时，通过增加睡眠持续时间来还清睡眠负债，但这需要几天时间才能完成这种稳态响应[18]。

REM 睡眠时长

当从完全睡眠剥夺中恢复的机会不受实验设计的限制时，恢复的 REM 睡眠时间占丢失的 REM 睡眠时间的 82%，而总睡眠时间的恢复率为 72%。恢复睡眠中的 REM 睡眠持续时间与丢失的 REM 睡眠分钟数呈线性关系（图 38.2）[15]。重复的部分睡眠剥夺实验导致了大量的 REM 睡眠丢失，这些实验也证明了 REM 睡眠的稳态调节，即在恢复睡眠中，REM 睡眠的持续时间和占总睡眠时间的比例更大[19-20]。进一步证据表明，选择性剥夺 REM 睡眠的实验也支持稳态对 REM 睡眠的调节。剥夺 REM 睡眠会导致恢复睡眠时 REM 睡眠的增加[21-22]。当仅在睡眠的初始部分抑制 REM 睡眠时，可以在单个睡眠周期内观察到 REM 睡眠持续时间的增加[23]。

剥夺 REM 睡眠实验的一个显著特点是，在剥夺 REM 睡眠的夜间和连续的剥夺 REM 睡眠的夜间中，为了阻止 REM 睡眠所需的唤醒次数在睡眠过程中逐渐增加。REM 睡眠剥夺期间所需唤醒次数的增加被解释为对 REM 睡眠需求的增加。

在啮齿动物中，稳态对 REM 睡眠的调节的证据甚至更加强大[24]。在大鼠和小鼠中，几乎所有丢失的 REM 睡眠都会得到恢复，前提是监测恢复的期间足够长（例如，24 h 或更长）。在抑制 REM 睡眠期间，由抗抑郁药物抑制 REM 睡眠之前获得的生理性 REM 睡眠缺失可以延续一段时间，直到药物的抑制作用消失后完全恢复[25]。

关于 REM 睡眠的稳态调节的一个特定问题是："在觉醒期间、NREM 睡眠期间，还是两者都需要增加 REM 睡眠？"目前的证据支持两者都需要。

NREM 睡眠时长

在有机会观察 NREM 睡眠时长表达和总睡眠时间的稳态调节的实验中，NREM 睡眠时长也显示出稳态反应。据报道，在恢复期的最初 24 h 内，69% 的 NREM 睡眠时长得以恢复[15]（图 38.2）。

NREM 睡眠中的慢波睡眠和慢波活动

在人类中，连续的 NREM 睡眠过程被分为几个阶段——N1、N2 和 N3；N3（或在旧的睡眠评分方案中称为第 3 和第 4 阶段）也被称为慢波睡眠（SWS）。慢波在 N3 阶段很常见，但也存在于 N2 阶段。慢波可以通过各种信号分析方法进行量化，以评估慢波的幅度、数量或强度[26]。SWA（基于傅立叶变换的 EEG 的频谱分析衍生）是另一个常用的指标[13]。当参与者完全被剥夺睡眠并且恢复睡眠的机会没有限制时，所有手动量化的 SWS 时间缺失都会恢复；这种恢复在恢复期的早期完成[15]。当恢复期被限制为基线睡眠的持续时间内，恢复睡眠富含 SWS（即 SWS 分钟数更多）。慢波以 SWA 或 δ 波的数量或幅度进

行量化时得到增强[13, 27-28]。因此，NREM 睡眠中的 EEG 频谱组成发生了变化，SWA 在完全睡眠剥夺后增加，即使 NREM 睡眠时长没有明显变化。这种增加是短暂的。类似的观察结果也在啮齿动物身上得到了证实[29-30]。

在人类中，白天进行的小睡越晚，其中包含的 SWS 和 SWA 越多[31-32]。这与 SWA 在睡眠过程中逐渐下降的观察结果一致，这表明：①慢波的需求在清醒期逐渐积累，然后在睡眠中消散，以及②慢波测量是稳态过程的标志。这一概念得到了后续的观察结果的支持，即在白天小睡后，尤其是在下午晚些时候的小睡后，随后的夜间睡眠中观察到的 SWA 较少[33-34]（图 38.3）。

在睡眠的初始阶段抑制 SWA（而不引起觉醒）后，随后的睡眠阶段中出现了 SWA 的反弹[35-36]。当 SWS/SWA 受到干扰持续整个睡眠阶段或连续 2 个或更多夜晚时，下一个未受干扰的恢复夜间的 SWS/SWA 高于基线[37-38]。这意味着 SWA 不仅仅是一个标志，而且实际上与控制慢波倾向的稳态过程的核心

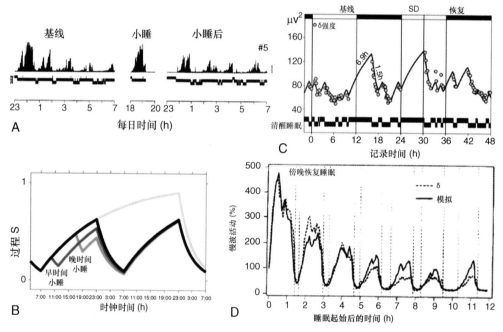

图 38.3 **A**，单个参与者在基线睡眠、傍晚小睡和小睡后睡眠期间的慢波活动（SWA）。傍晚小睡的 SWA 水平类似于夜间睡眠开始时的水平。小睡后的夜间睡眠的 SWA 明显低于基线水平。请注意小睡后的睡眠潜伏期更长。**B**，在 16 h 觉醒 8 h 睡眠周期（黑线）、40 h 睡眠剥夺（灰线）、早时间小睡和晚时间小睡期间和之后，过程 S 的时间进程模拟。晚时间小睡后，S 明显低于基线，也低于晚时间小睡后。**C**，单只小鼠的 SWA 时间进程，这里称为 δ 活动（空心圆点），在较长的自发清醒后（如在黑暗期间）和睡眠剥夺后，睡眠期间 SWA 较高。该时间进程可以通过清醒期的指数饱和函数（时间常数 6.9 h）和指数下降函数（时间常数 1.5 h）进行模拟（灰线）。**D**，36 h 睡眠剥夺后恢复睡眠期间慢波活动（SWA）的超昼夜节律时间进程模拟（图 38.1）〔A：Data from Werth E, Dijk DJ, Achermann P, Borbély AA. Dynamics of the sleep EEG after an early evening nap: experimental data and simulations. Am J Physiol. 1996；271：R501-10；C：data from Franken P, Chollet D, Taft M. The homeostatic regulation of sleep need is under genetic control. J Neurosci. 2001；21（8）：2610-21；D：data from Achermann P, Dijk DJ, Brunner DP, Borbély AA. A model of human sleep homeostasis based on EEG slow wave activity: quantitative comparison of data and simulations. Brain Res Bull. 1993；31：97-113.〕

有关。

在某些情况下，SWA 可能与入睡的驱动力或倾向有关。在夜间睡眠中，在下午晚些时候进行的小睡会导致入睡潜伏期比基线更长[33]。当夜间睡眠中抑制 SWA 时，随后觉醒状态的入睡倾向更大[39]。这些发现支持了 SWA 与入睡倾向有关的概念，并且 SWA 参与睡眠相关的恢复过程。

SWA 对觉醒时间和睡眠时间的应答被视为睡眠"强度"的增加；这导致了一个观点，至少在某种程度上失去的睡眠可以通过增加其强度来弥补[40]。

部分睡眠剥夺总是移除睡眠过程的最后一部分，因此主要导致轻度的 NREM 睡眠损失（N1，N2），即没有或很少包含 SWA、SWS 和 REM 睡眠的 NREM 睡眠。虽然在睡眠剥夺后 SWA 的损失同样有限，但相比 SWS 更显著，因为 N2 中包含更多的 SWA。

虽然 SWS 和 SWA 在反复部分睡眠剥夺期间或之后没有或仅有轻微增加[20, 41]（图 38.4），但白天的睡眠倾向明显增加，并且觉醒状态的表现逐渐恶化并与 SWS 和 SWA 分离[10, 20, 42]。

因此，NREM 睡眠中的 SWA 在睡眠-觉醒进程中表现出非常可预测的关系，甚至在人类和啮齿动物中典型的日常觉醒时间的"生理"范围内。然而，这种时间变化可能与觉醒状态下大脑的能力不一致。

慢波活动的局部发生和稳态调控

睡眠调节和睡眠稳态被传统认为是全局性的脑部过程。然而，慢波可以在人类和啮齿动物的局部发生，这可能意味着局部睡眠和局部睡眠稳态[43-44]。在睡眠调节中，这些现象与"使用依赖性"假设相关联[45]。根据这个概念，一个在清醒期间被广泛使用的神经网络将积累更高的睡眠需求，更有可能入睡，并且比一个在清醒期间使用较少的网络睡眠更深[46]。

睡眠纺锤活动

睡眠纺锤是 NREM 睡眠的明显特征，完全睡眠剥夺将导致睡眠纺锤的丧失。在完全或重复部分睡眠剥夺后，睡眠纺锤活动或处于睡眠纺锤频率范围内的 EEG 活动并没有增强。事实上，在恢复睡眠的时间受限的实验中，睡眠纺锤的密度和活动都减少[5]。基于这些睡眠剥夺实验的结果，我们可能得出结论认为睡眠纺锤不受稳态调节，但是在夜间睡眠过程中，睡眠纺锤的活动会增加。这可以被解释为一种睡眠依赖性（稳态）调节，即当恢复过程接近完成时，睡眠纺锤

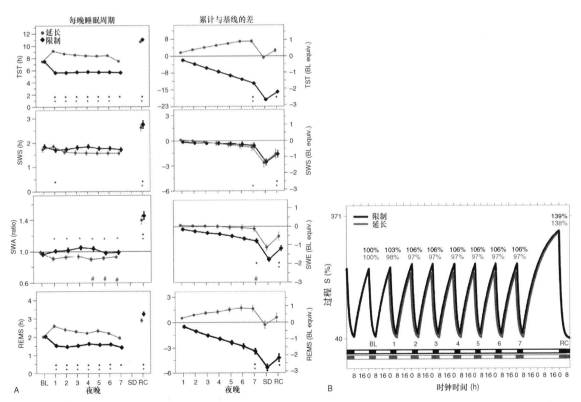

图 38.4 显示 7 晚睡眠限制 [6 h 上床时间（TIB）] 和睡眠延长（10 h TIB）以及随后的总睡眠剥夺（39～41 h 清醒）对总睡眠时间（TST）、慢波睡眠（SWS）、慢波活动（SWA）和快速眼动睡眠（REMS）的影响。数据表示每个睡眠周期中与基线的累积差异，以小时、与基线的比值和基线当量表示。BL，基线。SWE＝SWA×NREM 时间。*，与基线有显著差异；#，与模拟有显著差异 [Modified from Skorucak J, Arbon EL, Dijk DJ, Achermann P. Response to chronic sleep restriction, extension, and subsequent total sleep deprivation in humans: adaptation or preserved sleep homeostasis? Sleep. 2018; 41（7）.]

会变得丰富。

NREM-REM 循环

尽管无论是完全的睡眠剥夺、部分的睡眠剥夺还是选择性的睡眠剥夺，都会导致 SWA 和 REM 睡眠时间的变化，但在人类和啮齿动物中，几乎没有证据表明这些干预措施会根本性地影响 NREM 睡眠和 REM 睡眠之间的周期性交替。然而，通过减少睡眠压力，如小睡，可以缩短进入 REM 睡眠的潜伏期[33]。在夜间或经过睡眠剥夺后，NREM 睡眠和 REM 睡眠的时间会发生变化，但是驱动 NREM-REM 周期交替的周期性过程并不会受到稳态调节的明显干扰。NREM-REM 周期在入睡时开始，不是基本休息活动周期的延续，后者在觉醒和睡眠期间持续存在。NREM-REM 周期会被苏醒重置，前提是苏醒时间足够长。这意味着 SWA 和 REM 持续时间的稳态调节发生在 NREM-REM 周期的限制内。

昼夜节律和生理行为调节

在指导生理和行为调节机制的研究方面，稳态的概念取得了巨大成功，但意外的周期性行为和生理变化挑战了它是唯一的调节过程的观点。

长期以来，睡眠被视为一种完全由稳态调节的系统，但有几个观察结果挑战了简单的稳态模型[47]。例如，睡眠或休息的持续时间与先前觉醒或活动期的持续时间呈负相关的，而不是根据稳态机制预期的正相关。

尽管昼夜节律调节（例如，在经过长时间觉醒后限制恢复睡眠的持续时间）一开始似乎挑战了稳态调节，但它与这一概念是可以相互协调的。睡眠剥夺实验中观察到的稳态可以被描述为反应性稳态（即对意外事件引起的突发干扰的适应性反应）。相比之下，昼夜节律性可以被概括为预测性稳态（即通过环境因素对稳态挑战进行预测性准备，这些因素在 24 h 周期内可预测地重复出现，受地球绕轴旋转和社会的 24 h 昼夜周期驱动）[48]。昼夜节律性可以被看作一种适应性机制，通过它，稳态反应可以适时进行调控。

睡眠节律调节的主要特点

在 20 世纪下半叶进行的实验中，研究人员将参与者与外部世界隔离开来，包括自然的明暗周期和时间线索（如时钟），以获得对人类睡眠时间和持续时间的昼夜节律调节的最基本描述[49-50]。在这些条件下，参与者可以自由选择何时入睡。在这种情况

下，睡眠-觉醒周期仍然存在，但不再与 24 h 的一天同步。在大多数参与者中，睡眠持续时间与正常情况相似，但入睡时间逐渐推迟。这表明存在一个内部振荡过程，其周期偏离了 24 h，现在估计为 24 h 9 min，标准差为 12 min[51]。

在正常情况下，这个振荡器通过明暗周期与 24 h 的一天同步。内源性时钟相对于 24 h 的时相取决于明暗周期的强度和个体昼夜节律节拍器的内在周期[52]。在时间隔离研究中，几个参与者显示出一个平均远远长于 24 h，有时则短于 24 h 的睡眠-觉醒周期，而核心体温和尿液产生的周期仍接近于 24 h。这种现象被称为自发（内部）失同步。这些观察结果表明，睡眠-觉醒周期代表了一个在某种程度上可以与调节其他生理变量节律的昼夜节律振荡器分离的振荡过程。这些观察结果引发了一种模型，其中睡眠-觉醒周期由两个振荡过程控制。

在自发失同步期间，睡眠阶段的持续时间和结构在很大程度上由睡眠阶段的昼夜节律相位相对于觉醒时间决定的，而不是由觉醒时间的持续时间决定。当睡眠在核心体温最低点附近开始时，睡眠持续时间最短。睡眠很少在核心体温节律的某些相位启动，这个相位被称为觉醒维持区[53]。REM 睡眠的倾向受昼夜节律调控很大，当睡眠恰好在核心体温节律的最低点之后发生时（即接近惯常觉醒时间），睡眠中富含 REM 睡眠。无论昼夜节律相位如何，SWS 在所有睡眠阶段中都会逐渐减少[54]。

分离和比较稳态和节律对睡眠的影响

在假设睡眠受两个振荡过程（即睡眠的两个过程，即睡眠稳态和昼夜节律）调控的前提下，量化它们各自的贡献变得重要。量化睡眠稳态（S）和昼夜节律（C）的独立贡献需要有大范围的睡眠稳态压力值和昼夜节律相位值。在正常的睡眠-觉醒周期中，昼夜节律和稳态过程同时变化，所有可能的昼夜节律相位、觉醒时间或入睡时间的组合中仅非常少量的情况是现实存在的。在强制失同步实验中，睡眠时间不是自发发生的，而是参与者被"迫使"进入非昼夜节律周期（例如 20 h 或 28 h）的睡眠-觉醒周期。当这些实验在昏暗光线下进行时，驱动许多生理变量（包括核心体温、皮质醇和褪黑素）节律的中枢昼夜节律节拍器以近 24 h 的内在周期振荡，睡眠和觉醒此时在所有昼夜节律相位均有发生[55-56]（图 38.5）。

在强制失同步研究中，实现了大范围的 S 和 C 的组合。通过为睡眠、EEG、警觉度、嗜睡度或表现的重复评估分配 S 和 C 值，我们现在可以分离昼夜

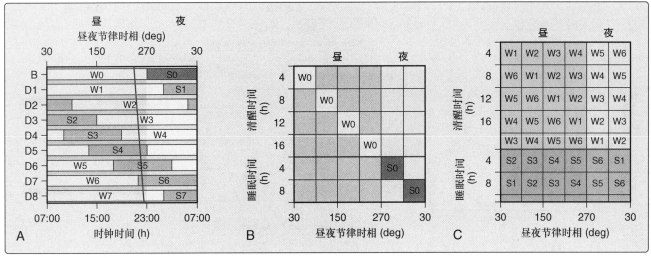

图 38.5　强制失同步方案旨在通过强制实施短于或长于 24 h 的睡眠-觉醒周期，分离出生物节律和睡眠稳态的影响。以一个 28 h 的睡眠-觉醒周期为例，图 **A** 展示了一个习惯性觉醒时间为 7:00，就寝时间为 23:00 的个体的典型强制失同步方案。在一个 24 h 的基线期后，包括一个 16 h 的清醒期（W0）和一个 8 h 的睡眠期（S0），随后至少持续 7 天，清醒时间延长到 18 h 40 min（标记为 W1 ~ W7），睡眠时间延长到 9 h 20 min（标记为 S1 ~ S7）。这样保持了觉醒-睡眠比例为 2∶1。在基线期间，清醒发生在主观的白天，睡眠发生在主观的夜晚，并被同步到 24 h 的昼夜节律中，因此只在选定的节律相位发生。这在图 **B** 中有所展示，基线的清醒/睡眠由对角线上的浅色/深色方块表示。强制失同步方案导致觉醒和睡眠在所有节律相位发生，如图 **C** 所示。节律相位以相对于核心体温最低点（0°）的节律角度表示

节律和睡眠-觉醒依赖性的影响，并记录它们之间的相互作用。

　　在这些强制失同步实验中，对昼夜节律调控睡眠的定量证实并扩展了自发失同步研究的发现[57-58]。特别是发现睡眠倾向在夜间褪黑素分泌开始之前最低（即接近习惯入睡时间），而在核心体温最低点之后最高（即接近习惯觉醒时间）。昼夜节律节拍器在生物日间促进觉醒，当体温升高和血浆褪黑素水平较低时，最强的昼夜节律促醒作用发生在觉醒维持区，在条件受控的情况下，该区域位于夜间褪黑素分泌开始之前的晚间（图 38.6）。昼夜节律节拍器在生物夜间促进睡眠，尤其是在核心体温最低点附近，正常情况下发生在凌晨 5 点至 6 点左右。这种矛盾的昼夜节律睡眠倾向节奏的计时帮助巩固睡眠和觉醒[59]。然而，当睡眠-觉醒周期发生位移，如夜班工作时，睡眠发生在白天将变得短暂而不连续。

　　这些分析中没有证据支持下午（午睡时段）昼夜节律睡眠倾向的增加。

　　昼夜节律对睡眠的调节不仅限于倾向和睡眠结构。昼夜节律对睡眠期间 EEG 活动的调节在睡眠纺锤体活动和 REM 睡眠 α 波活动中显著发生[60]，慢波的 SWA 和斜率等特征在所有昼夜节律相位入睡的睡眠周期中下降，但也在一定程度上受到昼夜节律相位的调节[57]（图 38.6）。

　　核心体温受昼夜节律和睡眠-觉醒周期的影响；REM 睡眠受昼夜节律控制，但随着睡眠进展逐渐失

控；纺锤活动随着入睡时间的延长而增加，并在生物夜晚开始时受到昼夜节律过程的促进（图 38.6）。对 NREM、REM 和觉醒状态下 EEG 的详细分析表明，在低频活动（如慢波和 θ 波活动）中，睡眠-觉醒影响占主导地位，而在纺锤活动和 α 波活动中，昼夜节律的影响占主导地位[60-61]。

稳态与昼夜节律的相互作用：对显性昼夜节律振幅的影响

　　对觉醒倾向的分析显示，它同时受觉醒时间和昼夜节律相位的影响，表明昼夜节律觉醒振幅如何取决于睡眠压力。当睡眠压力较高时，觉醒倾向的昼夜节律振幅较小，但随着睡眠稳态压力的消散，该振幅增加。昼夜节律振幅对睡眠稳态压力也存在类似的依赖关系，表现在一系列变量，包括以 REM 睡眠占总睡眠时间的百分比、纺锤活动和慢波活动[55]。这意味着睡眠稳态和昼夜节律过程不仅简单地相加，而是相互作用（非加性）。这种非加性相互作用还延伸到清醒状态下的 EEG 和表现等方面[62]。因此，在生物夜间，觉醒的昼夜节律表现恶化只有在睡眠压力较低时是轻微的，但在睡眠压力较高时非常显著。这对评估与倒班工作相关的风险具有重要意义。例如，在早上 6 点工作时，当工人已经觉醒了几个小时且睡眠稳态压力较低时相对安全，但当工人已经觉醒了 20 h 且睡眠稳态压力较高时则存在危险。

　　急性觉醒时间和昼夜节律相位的相互作用还与累

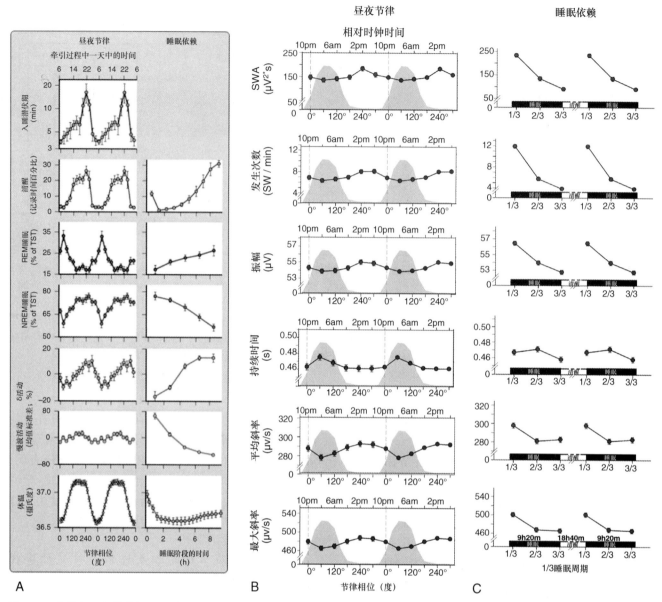

图 38.6　节律和睡眠依赖的睡眠结构和慢波（SW）特征。（**A**）睡眠调节中的节律和睡眠依赖性或稳态因素。通过相对于体温周期的节律成分（左图）或睡眠机会的开始（右图），分析了节律和睡眠稳态对睡眠的主要影响。慢波活动（SWA）显示出微弱的节律依赖性和强烈的睡眠依赖性调节；sigma（睡眠纺锤）活动显示出强烈的节律和睡眠依赖性调节。非快速眼动（NREM）睡眠百分比显示相等的节律和睡眠依赖性组合。快速眼动（REM）睡眠百分比在体温降至最低点和睡眠依赖性增加（去抑制）之后显示出明显的昼夜节律最大值。在预定的睡眠时段中保持清醒表明，昼夜节律对清醒的驱动在体温降至最低点前 7～9 h，也就是在习惯性就寝前 1～3 h 达到最强；同时存在强烈的清醒依赖性增加。入睡潜伏期显示出强烈的节律调节；最长的入睡潜伏期发生在体温最低点之前的 7～9 h，最短的入睡潜伏期发生在体温最低点。TST，总睡眠时间。节律（**B**）和睡眠依赖性（**C**）调节的 SWA、慢波发生率、慢波振幅、慢波持续时间以及慢波的平均和最大斜率在一个 28 h 的强制失同步方案中的时间变化。数据相对于褪黑素的开始进行绘制（＝0°）。请注意，在生物学白天（即褪黑素低时）生物节律对 SWA、慢波发生率、振幅和斜率等睡眠波特征的调节具有较高的值，但其持续时间较短（A：modified from Dijk DJ, Czeisler CA. Contribution of the circadian pacemaker and the sleep homeostat to sleep propensity, sleep structure, electroencephalographic slow waves and sleep spindle activity in humans. J Neurosci. 1995；15：3526-38；B：modified from Dijk DJ, Czeisler CA. Paradoxical timing of the circadian rhythm of sleep propensity serves to consolidate sleep and wakefulness in humans. Neurosci Lett. 1994；166：63-8；Lazar AS, Lazar ZI, Dijk DJ. Circadian regulation of slow waves in human sleep：Topographical aspects. Neuroimage. 2015；116：123-34.）

积的慢性睡眠负债相关，如在一项将慢性睡眠限制与强制失同步结合的大规模实验中所示，这种相互作用使得在觉醒的一天开始时，慢性睡眠限制的效果较小，

就好像前一次睡眠的持续时间足以完成恢复一样[63]。然而，随着清醒期的推移，睡眠限制的潜在效应会出现，并在清醒期的结束与昼夜节律夜晚相吻合时变得

非常明显。因此，睡眠内稳态过程对昼夜节律的显性振幅有深远影响。

为什么要模拟睡眠的关键特征?

睡眠调节的概念性和数学模型总结了积累的知识，并提取了实证事实背后的基本原理。定量模型还可以测试我们的理解是否足以定量解释这些现象。定量数学模型甚至可以用于预测没有当前数据的睡眠场景，从而促进可测试的假设生成和定量干预的设计。最终，关于睡眠调节的模型应该帮助我们理解睡眠表型，治疗睡眠障碍，并设计物理和社会环境以最大化睡眠的益处。关于睡眠、昼夜节律及其对觉醒功能的影响的定量模型还为制定政策以最小化睡眠不足和不合时的睡眠的负面影响提供了信息，比如与工作时间表相关的负面影响。

模拟稳态和节律调节睡眠的显著特征

在这里，我们考虑的是针对睡眠的一些关键特征而开发的数学或神经生理学模型：睡眠的时相和持续时间、导致睡眠慢波活动全局下降的过程及其在 NREM 睡眠阶段内的动态变化、睡眠稳态与昼夜节律的相互作用、光照对昼夜节律的同步，以及睡眠稳态与 NREM 和 REM 睡眠之间交替的相互作用。

模拟慢波活动

人类慢波活动的全时间进程作为稳态过程的指标

睡眠期间慢波活动（SWA）的全局减弱以及清醒期间的积累已经通过拟合函数到基线数据和完全睡眠剥夺恢复数据进行建模[13, 27, 64]。SWA 的减弱被估计为指数形式，而其积累可以用指数饱和曲线来描述。SWA 是与慢波振幅的平方相关的测量指标。这意味着如果振幅随入睡时间线性变化，强度将呈指数变化。

指数（而非线性）函数的含义是，在清醒期开始时，SWA 的压力迅速增加，随着觉醒时间的增长，这种增加逐渐变小。同样，SWA 在睡眠期开始时迅速减弱，然后以减弱速度逐渐降低。长时间睡眠结束时，SWA 达到渐近线水平（图 38.1）。描述 SWA 时间全局变化的函数被假设反映了 S 进程（有时称为睡眠压力或 H，代表稳态），变量 S 在清醒期间增加，在睡眠期间减弱。它代表了一个稳态过程，当睡眠和清醒的持续时间恒定时，其在多天内的平均水平保持

不变。在该模型中，睡眠剥夺导致平均睡眠负债水平的暂时改变，但在睡眠剥夺结束时，由于消散过程的相对较短的时间，其迅速恢复到基线水平。这些指数函数在预测各种实验方案中 SWA 的变化方面非常成功。该函数可以预测在不同时间进行的小睡对 SWA 的影响，以及早晨小睡对随后的夜间睡眠中的 SWA 影响小于晚上小睡的影响。此外，该函数正确预测了反复部分睡眠剥夺导致 SWA 仅略微增加，尽管睡眠时间损失相当长。因此，尽管在经历了反复部分睡眠剥夺后，观察到的 SWA 的相对较小增加乍一看可能与稳态调节不一致，但它们与 SWA 的定量稳态模型是一致的。

啮齿动物的慢波活动全时间进程

与人类不同，大鼠和其他啮齿动物的睡眠是多相性的。然而，大鼠中 SWA 的全时间进程与人类存在相似之处。在主要的睡眠阶段（光周期）中，SWA 逐渐减弱，在睡眠剥夺后呈剂量依赖性增强。大鼠和小鼠中 SWA 的时间进程已经成功地用过程 S 进行建模，尽管其时间常数与应用于人类的不同（图 38.3）。S 的积累时间常数在动物[65]和人类[66-67]中部分受遗传控制，同时也存在个体差异[68]。

慢波活动的超昼夜节律时间进程

早在 1972 年，慢波的全局下降和超昼夜节律时间过程就被建模为一个振荡过程，其参数被假设与睡眠需求的消散相关[69]。最近，SWA 在 NREM 睡眠中的动力学已经使用对 SWA 全时间过程的模型进行了扩展来建模[70]。在这个超昼夜节律模型中，S 表示 SWA 的全时间过程，并且被假设在 REM 睡眠和清醒期间始终增加，在 NREM 睡眠期间减少。SWA 表示短期动力学，在 REM 睡眠和清醒期间增加。在 NREM 睡眠期间，SWA 的上升速率最初由 S 确定，并且 S 随产生的 SWA 成比例下降。为了与数据进行定量比较，实验中确定了 REM 睡眠的开始和结束时间。

这个模型成功地再现了在晚上开始的非常长的恢复睡眠期间 SWA 的时间过程（图 38.3），以及在早上结束的非常长的基线睡眠期间出现高水平 SWA 的情况[71]。这个超昼夜节律动力学模型与基于突触稳态假说的睡眠功能以及基于神经调物质对不同警觉状态下 EEG 同步化影响的神经生理模型有些相似[72]。一个 NREM 睡眠期间 SWA 的最大水平由稳态调节过程（如突触强度）确定，但 EEG 的动力学由神经调节物环境决定，在 NREM-REM 循环中会有变化（图 38.7）。

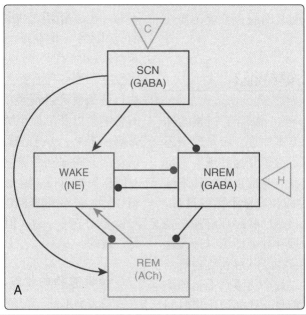

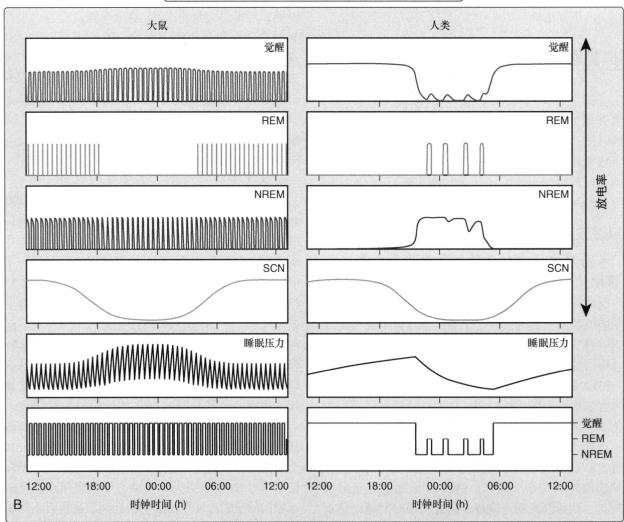

图 38.7 构建了描述促觉醒、非快速眼动（NREM）睡眠和快速眼动（REM）睡眠的神经元类群相互作用的模型。其中一种模型如图（**A**）所示。通过这些模型模拟得到不同神经元群体的放电率、睡眠压力和生物节律的时间变化，并预测三种警觉状态（清醒、NREM 和 REM）的时间。（**B**）通过改变与不同过程相关的时间常数以及不同神经元类群之间的连接强度，可以模拟大鼠（左侧）和人类（右侧）的 NREM 和 REM 睡眠的时间变化。ACh，乙酰胆碱；C，节律输入；GABA，γ-氨基丁酸；H，睡眠稳态压力；NE，去甲肾上腺素；SCN，视交叉上核（Mathematical model from Booth V, Xique I, Diniz-Behn CG. One-dimensional map for the circadian modulation of sleep in a sleep-wake regulatory network model for human sleep. J Appl Dyn Syst. 2017；16：1089-112.）

连接慢波活动和睡眠稳态模型的挑战

尽管 SWA 及其时间过程经常被认为是睡眠稳态过程的定量指标，但这个观点存在一些挑战。

对 SWA 消散的拓扑分析表明，不同脑区的衰减时间常数是不同的，这意味着各种脑网络可能表现出不同的睡眠需求/睡眠压力，并以不同的速度入睡和恢复[73-75]。对低频范围内振荡的时间过程分析显示，在睡眠期间的衰减和清醒期间的积累的时间常数是频率依赖的[31, 76]。0.75 ～ 4.5 Hz 范围内的 SWA 功率密度是被建模的范围，但其他频率（如代表慢振荡＜1 Hz 的频率或 θ 活动）的时间常数在清醒期间的积累和睡眠期间的消散与 SWA 的时间常数非常不同。即使在 0.74 ～ 4.5 Hz，时间常数也不完全相同。因此，频率范围对稳态过程定量描述的影响会影响观察到的动力学参数。通过光谱分析和其他方法对慢波进行定量评估，已经记录到慢波的异质性和对睡眠操作的不同响应。极低频慢波，可能代表赋予重要功能的慢振荡，不会在睡眠剥夺后增加，并且睡眠过程中的下降似乎更加线性，而不是像更高频率的慢波那样呈指数衰减[76-77]。

睡眠操作引起的 SWA 变化被认为更多地反映了稳态过程的变化，而不是 SWA 的绝对值和其中的个体差异[75]，意味着对稳态过程的描述总是需要进行"操作"。实际上，由于描述这个过程的函数是非线性的，至少需要 3 个数据点来估计参数，而一个简单的睡眠剥夺不能用于推断稳态过程。

基于 SWA 动力学的模型还被认为反映了睡眠调节和脑功能的其他方面的动力学，如睡眠倾向、警觉度和意识活动警惕表现。对部分睡眠剥夺实验中观察到的表现下降的时间过程的比较表明，SWA 的时间过程可以与表现缺陷的时间过程分离，特别是探测警觉注意力的任务[10, 20, 42, 78]。这意味着并非所有的睡眠恢复过程都可以通过从 SWA 的时间过程中得出的时间常数来充分表示。

SWA 的模型假设 SWA 的动力学与昼夜节律无关。然而，实际上，SWA 的初始值和慢波的特征（如斜率和幅度）在某种程度上受昼夜节律的调节[55, 57]（图38.6）。

总结起来，SWA 的模型只是针对 SWA 的模型，在这个限定的背景下，这些模型表现得非常出色。

结合慢波活动稳态和昼夜节律调控睡眠的模型：睡眠的双过程调节模型

2-PM 睡眠调节模型是一个非常有影响力的模型，可以重现广泛的实验观测，并启发了许多新的实验[40, 79-80]。该模型统一了睡眠稳态调节、昼夜节律调节睡眠以及睡眠时间似乎由两个振荡过程控制的观察结果。本质上，该模型认为睡眠时间由一个睡眠-觉醒行为驱动的稳态过程或沙漏振荡器控制，并且沙漏翻转的时间点由受昼夜节律振荡器调节的阈值决定。

Alexander Borbély 开发了 2-PM 的定性版本，用于解释大鼠睡眠剥夺实验中睡眠和 SWA 的观察结果[81]。

之后，Borbély、Daan 和 Beersma 开发了人类睡眠时间 2-PM 的定性和定量版本[40, 80]。对人类睡眠时间的 2-PM 的发展起到核心作用的数据集包括描述睡眠剥夺对 SWA 的影响的研究，描述在将睡眠开始延迟 4、8、12、16、20 和 24 h 的研究方案中睡眠的持续时间以及随后的恢复性睡眠是通过自发唤醒终止的研究[14]，以及在德国由 Aschoff、Wever 和 Zulley 进行的自发失同步研究[82]。

纯粹的睡眠稳态模型会认为睡眠时间随着清醒时间的增加而增加，而纯粹的昼夜节律模型会预测睡眠的固定终点（即觉醒），与清醒时间无关（图 38.8）。两个过程的结合预测出一个波形，延长清醒时间，首先恢复性睡眠持续时间减少，然后突然增加，而后再减少，与实验数据观察到的情况一致。这种模型中，一个稳态过程在两个由昼夜节律相位调制的阈值之间振荡，可以复制这个基本现象（图 38.8）。模型的关键参数是基于 SWA 的时间常数的过程 S 的积累和消散。阈值的幅度和波形被选择为与延迟睡眠研究中的睡眠持续时间数据匹配。相对于过程 S 的 0 ～ 1 刻度，阈值的平均水平被选择为说明平均睡眠持续时间。

在最初的形式中，该模型未能很好地描述清醒维持区域周围的睡眠持续时间，并且与强制失同步实验中的睡眠持续时间和睡眠倾向的观察结果不符。在当前版本的模型中，如图 38.8 所示，觉醒和入睡阈值向右倾斜。这些阈值的最大值的时相反映了在牵引条件下与晚间时相对应的清醒维持区。在这个昼夜节律相位下，昼夜节律过程强烈抵抗睡眠稳态过程，从而使个体能够在高睡眠驱动下保持清醒和警觉。关于睡眠稳态和昼夜节律过程之间相位关系的功能优势的一种解释是，我们通常在最小睡眠驱动时醒来，在最大觉醒驱动后短时间内入睡，这有助于巩固睡眠-觉醒周期。该模型可以被视为一个相互对立的过程系统，正如 Dale Edgar 所提出的[83]。这种解释与以下观察结果一致，即 SCN 的损伤导致睡眠-觉醒周期的破裂，睡眠和觉醒在 24 h 周期内均匀分布。在松鼠猴中，SCN 损伤还导致 24 h 内的总睡眠时间显著增加，这被解释为白天昼夜节律过程的唤醒效应强于夜间的促进睡眠信号。

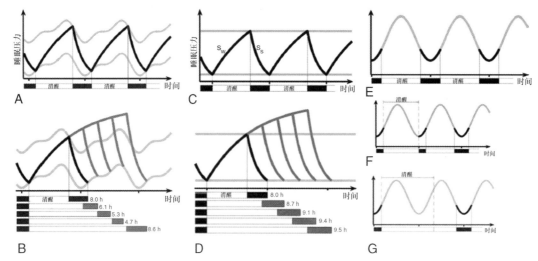

图 38.8　睡眠-觉醒调节模型：双过程模型、稳态模型和昼夜节律模型。（**A**）展示了双过程模型。睡眠压力在清醒时间（S_w）增加时增加，在睡眠时间（S_s）中减少，如图所示（黑色）。清醒和睡眠之间的转换发生在由 24 h 周期信号调节的阈值上，这里模拟为 24 h 和 12 h 正弦波的叠加（灰色）。睡眠的时间由黑色水平条表示。（**B**）模拟重现 Akerstedt 和 Gillberg 发表的数据。当觉醒时间从 16 h 增加到 28 h（通过将睡眠延迟多个 4 h）时，恢复睡眠的持续时间与基线相比逐渐缩窄。只有当清醒时间增加到 32 h 时，才观察到睡眠时间的增加（Borbély 和 Daan 等也发表了类似的模拟结果）。（**C**）和（**D**）说明仅基于睡眠稳态的模型无法解释数据，因为清醒时间的增加会导致恢复睡眠的持续时间增加。同样，仅基于昼夜节律的模型（**E**）、（**F**）和（**G**）也无法复制这些观察结果。在这种昼夜节律模型中，睡眠只能限制在一段节律相位的范围内（**E**），因此尽管将清醒延长到 32 h 会减少随后恢复睡眠的持续时间（**F**），但更长的睡眠时间意味着整个睡眠周期被错过。因此它预测在清醒 32 h 后，直到再过 16 h 才会出现睡眠。此外，睡眠时间不能超过基线时间

昼夜节律和光牵引的模型

在 2-PM 中，昼夜节律通过受其调节的阈值进行建模，但并未考虑昼夜节律振荡器与 24 h 光暗周期的同步。这意味着 2-PM 可以模拟相对于昼夜节律相位的睡眠时间，但不能模拟相对于钟表时间或光暗周期的睡眠时间。

大多数昼夜节律模型的重点是解释如何通过分子相互作用产生信使 RNA（mRNA）的节律，重点关注核心时钟基因的转录-翻译反馈环路，振荡器网络随后展示 SCN 中的约 10 000 个个体神经元如何产生一致的昼夜节律。较少的模型专注于光如何影响人类昼夜节律振荡器和同步，这是理解睡眠时间最相关的方面。在这个背景下，最广泛使用的模型是源自 Kronauer 及其同事的模型[84-87]。已经衍生了许多不同的变体版本，但都具有一些共同特征。在所有情况下，它们将昼夜节律振荡器建模为 van der Pol 振荡器，这是一种最简单的自持振荡建模方法之一。在没有光的情况下，该振荡器的参数设置为产生 24.2 h 周期的振荡。光对生物钟系统的影响由过程 L 建模。过程 L 包括一个光感受系统的表示，并生成一个馈入昼夜节律振荡器的信号。光感受系统通过一个表示已激活光感受器的比例的单微分方程进行建模。当灯光打开时，光感受器以独特的时间常数激活，该时间常数取决于光强度的幂次方（通常为 1/3、0.5、0.6）

和可用光感受器的比例。当灯光关闭时，它们以（不同的）特征时间常数失活。馈入昼夜节律振荡器的信号与光感受器激活速率成比例，并受昼夜节律相位调制。总体而言，这导致在光脉冲的前几分钟内，光的效应比后面更强，并且在 100 ～ 200 lux 的差异要比 1000 ～ 1100 lux 的差异显著得多。最初的模型是根据实验室中关于光相移效应的数据进行参数化的。它出现在人类视网膜中 5 个光感受器（视杆、短波长、中波长敏感的视锥和表达视黑蛋白的视网膜神经节细胞[88]）的独立贡献被发现之前，但已成功用于模拟人类昼夜节律的光调节。

结合光输入、节律和稳态调节以及神经元相互抑制的睡眠-觉醒转换模型：Saper 的概念性翻转模型和 Phillips-Robinson 模型

2-PM 中的两个过程在一定程度上与生理过程和脑结构相关联，其中，稳态过程与 EEG SWA 相关，而昼夜节律过程与 SCN 相关。神经科学家通过特定脑核团相互作用并包含稳态和昼夜节律因素建立了警觉状态交替的模型。

Saper 等人提出了一个关于睡眠-觉醒调节的概念性神经元模型，其中位于腹外侧视前核的促睡眠神经元和上行觉醒系统中的促觉醒神经元起着核心作用[89]。这个概念模型假设促睡眠神经元和促觉醒神经元之间存在抑制性途径，即促睡眠神经元的放电抑制了促觉

醒神经元的放电，反之亦然。促睡眠神经元和促觉醒神经元之间的相互抑制导致了睡眠和觉醒状态的交替。模型假设睡眠-觉醒状态之间的切换时间由睡眠稳态和 SCN 的昼夜节律输入驱动。

Phillips-Robinson（PR）模型将这个概念模型转化为一个定量的数学模型，由两个耦合的一阶微分方程组成，分别描述了促觉醒神经元和促睡眠神经元放电引起的平均细胞体电位[90-91]。模型包括相互抑制，并且系统通过在睡眠到觉醒的过程中由稳态和在早期版本中建模为正弦波的昼夜节律成分驱动。被参数化的 PR 模型准确地重现成年人睡眠的持续时间，并产生了稳固的睡眠和觉醒周期，状态之间的转换在秒的时间尺度上发生。

从数学上讲，如果形式上考虑到相对于秒的长时间尺度（如小时），可以证明 PR 模型等效于 2-PM 模型。这对于理解 2-PM 中的阈值在生理上的解释具有价值。例如，增加对促睡眠神经元的输入等效于同时降低两个阈值，并导致更长的睡眠持续时间[92]。增加对促觉醒神经元的输入会提高两个阈值，并增加稳态睡眠压力的累积速率。因此，对促觉醒神经元的短

期增强输入会延迟入睡。但是，稳态效应意味着增加对促觉醒神经元的输入会导致睡眠稳态，在清醒期间增加更快，最终导致更长的睡眠持续时间。

PR 模型的后续版本用 Kronauer 的模型取代了对昼夜节律的简单正弦波描述。这一重要改进使得能够定量分析光对睡眠时间的影响。此外，该模型认识到昼夜节律不仅驱动睡眠-觉醒周期，而且睡眠-觉醒周期通过门控 SCN 的光输入也影响昼夜节律。这种调控效应通常在啮齿动物的多相性休息-活动周期的昼夜节律调节模型中被忽略，但对于理解人类的单相性睡眠-觉醒周期的时序具有重要意义（图 38.9）。

NREM-REM 周期的模型

早在 1975 年，一种基于脑干神经元的电生理数据的 NREM-REM 周期的定量模型即被开发[93]。在这个模型中，REM 激活（REM-on）神经元的放电促进了 REM 停止（REM-off）神经元的放电，而 REM-off 神经元的放电抑制了 REM-on 神经元的放电。这种所谓的互补相互作用模型导致了 REM-on 神经元和 REM-off 神经元放电率的周期性交替。该模型本质上

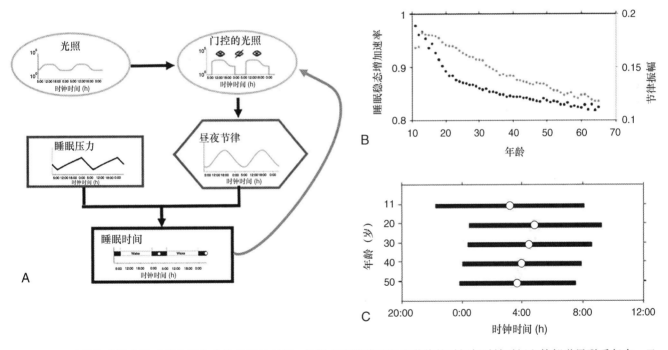

图 38.9　双过程模型描述了睡眠和昼夜节律的相对时相，并没有直接将睡眠和节律的时间与时钟时间和外部世界联系起来。已经构建了将光作为外部时间信号与简单的生理节律模型相结合的数学模型，并准确描述了人类对光干预的相位响应。将这样的光/节律模型与双过程模型或 Phillips-Robinson 模型耦合，如图（A）所示，然后可以构建一个能够描述睡眠和节律相对于时钟时间的数学模型。通过以生理学上合理的方式改变参数（B），可以准确模拟从青少年到退休的平均睡眠持续时间和睡眠时间的数据（C），其中黑色条表示睡眠时间，空心圆表示睡眠的中点［A：Representation of the model in Phillips AJ, Chen PY, Robinson PA. Probing the mechanisms of chronotype using quantitative modeling. J Biol Rhythms. 2010；25：217-27.（B）and（C）are based on Skeldon AC, Derks G, Dijk DJ. Modelling changes in sleep timing and duration across the lifespan：Changes in circadian rhythmicity or sleep homeostasis? Sleep Med Rev. 2016；28：96-107. The simulations accurately match sleep duration and timing in Roenneberg T, Kuehnle T, Pramstaller PP, Ricken J, Havel M, Guth A, Merrow M. A marker for the end of adolescence. Curr Biol. 2014；14：R1038-9, Roenneberg T, Chronobiology：the human sleep project. Nature. 2013；498：427-428］

与用于模拟捕食者和猎物丰度振荡的 Lotka-Volterra 方程相同。随后，越来越多的脑区被认为参与了 REM 和 NREM 睡眠的调节，并且还开发了一些用于 NREM-REM 周期的计算模型[94]。

睡眠稳态和昼夜节律调控的一个三状态（W，N，R）神经元模型

最初的 McCarley-Hobson 互补相互作用模型只考虑了两种睡眠状态[95]。Booth 和 Diniz-Behn 开发了一系列基于生理学的模型，包括促觉醒神经元、促 NREM 神经元和促 REM 神经元。促 NREM 神经元和促觉醒神经元相互抑制，形成一个翻转开关[96-98]。促 NREM 神经元对促 REM 神经元具有抑制影响，促觉醒神经元也是如此。促 REM 神经元对促觉醒神经元提供兴奋性影响。昼夜节律通过 SCN 作用于促觉醒神经元和促 REM 神经元。睡眠稳态驱动力作用于促 NREM 核团（图 38.7）。由此产生的模型可以模拟不同核的放电率随时间的变化过程，并且可以产生单相性的睡眠-觉醒周期和 NREM 和 REM 睡眠的超日周期交替。促觉醒神经元的放电率在每个 REM 睡眠周期结束时增加，这可能反映了从 REM 睡眠中醒来的可能性比从 NREM 睡眠中醒来的可能性更大。促 NREM 神经元的放电率在每个 NREM 睡眠周期的开始阶段最低，随着睡眠过程中睡眠稳态压力的消散，低放电率变得越来越低。模型的后续版本还通过纳入 Kronauer 的模型考虑了光对生物钟的影响。然而，该模型没有考虑 REM 睡眠的稳态调节。

通过改变睡眠稳态过程的时间常数、放电率响应动力学以及调整神经递质浓度的突触后效应的权重，可以将典型成年人的单相性睡眠-觉醒周期转变为啮齿动物中观察到的多相性睡眠-觉醒周期。改变从 SCN 到觉醒和 NREM 神经元群体的投射方向可以将模型从昼行变为夜行。改变参数可以将 NREM-REM 周期的持续时间从人类的大约 90 min 缩短为啮齿动物中观察到的较短周期（图 38.7）。

稳态和昼夜节律调节睡眠概念和模型的应用

概念和模型的实用性取决于它们可以应用于的现象范围。睡眠的稳态和生物钟调节的概念为睡眠现象，特别是与睡眠时相有关的现象提供了新的见解。

失同步

内在失同步

模型成功地捕捉到了社交隔离实验中观察到的

睡眠-觉醒周期和生物钟节律的失同步现象。早期的 2-PM 研究结果和后来使用 PR 模型的研究结果都表明，通过减小生物钟输入的振幅可以导致失同步现象。另外，使用 PR 模型的研究表明，对促觉醒神经元激活的增加（在 2-PM 术语中等同于提高阈值的平均水平）是解释数据的另一种可能性[99-100]。

强制失同步

强制失同步实验期间观察到的主要现象，如睡眠持续时间与生物钟相位的依赖关系、独立于生物钟相位的睡眠中 SWA 的下降，以及睡眠稳态和生物钟节律之间的相互作用，都可以通过 2-PM 模型进行模拟。

睡眠时长

短时间睡眠者和长时间睡眠者

在同一年龄组中，有些人可能睡眠时间较短，而其他人则睡眠时间较长。总体上，长时间睡眠者的 SWA 较少，但长时间睡眠者和短时间睡眠者的睡眠稳态过程动力学相似。在 2-PM 和相关模型中，可以通过降低生物钟阈值平均水平来证实睡眠持续时间的差异，这实质上减少了生物钟产生的觉醒驱动和平均睡眠压力。这与观察结果一致，即长时间睡眠者的平均睡眠压力水平低于短时间睡眠者的水平[101]。类似的解释也可以用于解释在某些精神疾病（如精神分裂症）中观察到的嗜睡现象。

婴儿和小型哺乳动物的多相睡眠

在成年人中，睡眠-觉醒周期在夜间呈现为连续的主要睡眠时段。在许多小型哺乳动物和婴儿中，睡眠-觉醒周期是多相性的。这种多相性模式可能与不成熟或缺失的生物钟系统，或者成熟的生物钟节拍器与控制睡眠的神经中枢之间的连接缺失有关。模型模拟显示，在具有类似成年人的生物钟系统的情况下，通过改变睡眠稳态过程（婴儿的睡眠需求增加速度比成年人更快）可以产生这种多相性模式[80, 92, 102]。

睡眠时间

包含光照对生物钟节拍器的影响的模型提供了将时钟时间与 2-PM 的时间关联起来的方法。

青少年睡眠时间

青少年的睡眠时间比儿童和成年人更晚，这常常被归因于生物钟节拍器内在周期的改变[103]。生物钟同步模型预测，较慢的生物钟会导致由生物钟控制的事件的延迟。然而，对于人类中与青春期相关的生物钟周期改变的证据很少。然而，在青春期期间，SWA 及其内

在调节发生了明显变化，反映了这个生命阶段发生的突触修剪[104-106]。通过使用 PR 模型，研究表明这种睡眠时间的变化在很大程度上可以通过稳态过程的变化来解释，而不需要假设生物钟周期发生改变[107]。这些结果部分与睡眠-觉醒周期通过光照输入对生物钟节拍器的调节有关。因此，尽管很少有证据显示青春期的光敏感性本身发生变化，但稳态过程的变化意味着青少年可以保持清醒的时间比年幼儿童更长。在有灯光的情况下，这会导致青少年在晚上接触到更多的光照，通常是在生物钟周期中，光照会导致生物钟相位延迟。

老年睡眠时间

健康老年人早上醒来的时间较早，SWA 较少，睡眠时间缩短。虽然有假设认为随着年龄增长，生物钟节拍器周期的减少与睡眠时间提前有关，但没有证据表明人类生物钟的周期会随年龄变化而改变[108]。同样，年龄对光敏感性的差异可能会影响牵引的相位也没有一致的报道[109]。有几项研究证明，健康老年人在完全睡眠剥夺和反复部分睡眠剥夺下的影响较小[110]。在年轻和年长的参与者中比较了睡眠稳态和生物钟节律的相互作用。随着年龄增长，睡眠的生物钟调节并没有根本性的改变，尽管老年人早晨时促睡眠信号的强度可能较弱。然而，由于年龄增长时稳态驱动力减弱，在生物日中的生物钟促觉醒信号使得健康老年人在白天难以入睡：年长后很难入睡[56]。

这些数据和老年人睡意的减少[38]与老年人对睡眠的需求减少和睡眠稳态压力减少相关。通过改变稳态过程的参数进行的计算机模拟可以复制实验观察结果，并且这些结果也适用于年长者在白天难以保持稳定睡眠的情况[107]。

睡眠时型的偏好

在任何年龄组中都可以找到早起和晚起的人。这种表型与内在生物钟过程的周期差异相关，早起者的生物钟更快[111-112]。然而，这并不是睡眠的稳态调节和生物钟调节的唯一差异。早起者的 SWA 更多，而且睡眠过程中 SWA 的下降速度更快[113-114]。PR 模型成功地表明，相同的表型即可以是生物钟也可以是稳态调节效应的结果[115]。

2-PM 在这些睡眠时间表型的应用的一个主要原则是强调了睡眠稳态调节的贡献。这也意味着针对纠正睡眠时间异常的干预措施应同时考虑针对稳态以及生物钟的干预。

现代和工业化前社会的睡眠时间

在没有易于获取灯光的社会中，因为我们在入睡时闭上眼睛可能更喜欢在黑暗的环境中入睡，人类的生物钟在一定程度上受到睡眠-觉醒周期的限制。在工业化前社会中，这种限制效应很小，因为睡眠往往与自然的明暗周期保持一致[116]。

现代社会的一个特点是有灯光的便利和相对于自然明暗周期的较晚入睡时间[117-118]。这很可能至少部分是因为人们可以任意延长光照时间并缩短黑暗时间。我们接触到的明暗周期在很大程度上受到睡眠-觉醒周期的影响。晚上自主选择接触光会减少嗜睡感，推迟就寝时间和生物钟相位。因此，由于睡眠-觉醒时间的稳态调节，觉醒时间也会推迟，除非通过闹钟来终止睡眠。

要模拟光环境如何影响我们的生物节律和睡眠时间，需要将光对生物节律的调节与睡眠的稳态和生物钟调节进行整合。PR 模型的后续版本提供了这种整合，并已被用于探索与灯光、上学时间、社交时差以及夏时制对人类睡眠和生物节律的影响等问题[119]（图 38.10）。

这些模拟展示了数学模型在生理过程、环境因素和社会约束相互作用方面的潜力。社会约束部分受到社会需求的驱动，可能会因政府政策的变化而改变。这些建模方法可以用于设计基于理论的干预措施，并有助于预测政策的后果。例如，当我们考虑到大多数人超过 90% 的时间都在室内时，光的质量和强度对于时钟的牵引变得至关重要。模拟显示，如果人们没有被闹钟唤醒，许多人将不再与 24 h 的昼夜同步，而且大多数人的起床时间和就寝时间会逐渐推迟。这是因为大约 75% 的人的生物钟固有周期长于 24 h。根据模型模拟结果，在晚上保持灯光开启将进一步推迟生物节律。这种效应无法在不考虑睡眠-觉醒周期对光输入的限制和睡眠倾向的稳态的模型中观察到。

整合模型的模拟表明，与推迟上学时间相比，减少晚间光照的干预措施更有助于让青少年按时起床上学。这个预测显然并不涉及哪种干预措施更有可能被遵守或更受欢迎。

这些模型模拟基于对牵引和睡眠调节的最新理解，提供了需要考虑的对象，提出了可以进行实验和测试的干预措施，并以此证明了睡眠的稳态和生物钟调节的定量模型的实用性。

展望

首先，稳态和生物钟调节的模型主要针对睡眠取代和剥夺后的睡眠时间，并不涉及归因于睡眠的恢复功能。在这些模型中，强调了慢波和 REM 睡眠的稳态调节，而睡眠持续时间大多被忽略。定量版本的

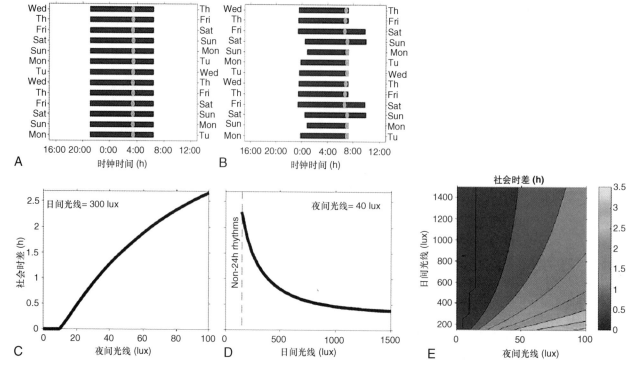

图 38.10　我们能够克服需要睡眠的生理线索，在感到疲倦时控制自己保持清醒。这种根据社会限制控制自己清醒时间的能力已经被建模，并且使得我们能够揭示理解社会中睡眠的 3 个重要时间尺度：内部生物（节律）时间、环境光暗周期的时间、社会限制的时间。在这样的模型中，可以观察到适时的明亮光线在生物日间足够明亮，在生物夜间足够昏暗会导致较早的觉醒时间（**A**）。如果日间光线较弱或夜间光线较亮，则自发的觉醒时间较晚，并与社会时间表冲突（**B**），导致社交时差。社交时差的依赖性，在（**C**）中显示为周六和工作日清晨起床时间的差异，并在（**D**）中显示固定夜间光线下的不同日间光线的影响。由于日间光线和夜间光线之间的相对平衡很重要，（**E**）中显示了一系列夜间和日间光线水平下的社交时差（Simulations based on Skeldon AC, Phillips AJ, Dijk DJ. The effects of self-selected light-dark cycles and social constraints on human sleep and circadian timing：a modelling approach. Sci Rep. 2017；7：45158. https://doi.org/10.1038/srep45158）

生物钟和稳态睡眠时间模型在进一步理解睡眠表型方面非常有用，不仅适用于人类、啮齿动物，还适用于果蝇。定性概念认为，大多数行为、生理和分子变量都受到睡眠-觉醒依赖（即稳态因素）和生物钟因素的影响，这已被证明是一个非常有成效的框架。稳态-生物钟框架已应用于分子过程。例如，已鉴定了生物钟和睡眠对血液转录组的贡献，这些发现可能为睡眠债务和生物钟状态提供新的标志物[120-122]。睡眠-觉醒依赖和生物钟调节的概念已经超越了睡眠时间和睡眠范畴，成功应用于清醒状态下的表现和疲劳，并构成评估轮班工作时间表的基础工具。实验数据与定量模型预测之间的不符指出了定量理解的不足之处（例如，重复的部分性睡眠丧失与急性睡眠剥夺的效果非常不同）。概念框架阐明了通过管理睡眠压力（如 Isherwood 及其同事的研究[123]）可以减轻轮班工作的有害影响。

将光对生物钟过程影响的定量模型纳入，可以模拟现实情况下的睡眠时间，并且对社交时差等现象以及上学时间和夏时制等社会问题的理解提供信息。这些整合模型为纠正睡眠时间异常提供了希望，如生物节律睡眠紊乱、失眠症、精神分裂症、双相障碍和痴呆症中观察到的异常。

模型未来需要关注的关键领域包括：REM 睡眠的稳态调节、睡眠连续性、捕捉睡眠-觉醒周期逐日变化和个体差异、更深入地对 NREM/REM 睡眠进行建模、更好地量化睡眠负债对身体和认知表现的影响，以及恢复的时间进程。

临床要点

随着年龄的增长，即使在健康老年人中，睡眠也会发生变化。最明显的变化是慢波睡眠的减少和更早的觉醒时间。睡眠时间的改变通常归因于生物钟的变化。然而，基于实验和数学模型的研究表明，睡眠稳态和生物节律的相互作用对于大多数与年龄相关的睡眠变化，包括睡眠时间的变化，起着重要作用，这些变化可以归因于与年龄相关的睡眠稳态的改变。这可以解释为与年龄相关的睡眠需求减少，并对老年人的睡眠问题管理产生影响。

总结

睡眠被认为对大脑和身体有重要的恢复功能，因此睡眠时长和睡眠结构受到精确调控，并通过总体、重复部分或特定阶段睡眠剥夺实验已得到研究。睡眠丧失必然会导致对入睡的驱动力增加。由于生物钟和实验方案的限制，丧失的 NREM 和 REM 时间，以及总睡眠时间通常无法完全恢复。当恢复在较长时间内强制进行或记录时，才能准确观察 REM 和 NREM 时间的调节。

EEG SWA 呈指数饱和下降函数随着清醒和睡眠的持续时间变化。根据这些函数，尽管丧失了大量睡眠时间，伴随着睡眠倾向的增加和觉醒表现的恶化，慢性睡眠限制仅导致 SWA 轻微增加。

SWA 的稳态调节与睡眠倾向的生物钟调节相结合，构成了睡眠调节的 2-PM 模型。该模型可预测许多实验方案中的 SWA 时间进程以及睡眠取代实验中的睡眠时间。

稳态和生物钟调节的概念已应用于广泛的现象，如内部和强制性的失同步以及不同年龄段的睡眠时间变化。其他数学模型还结合了光对生物钟进程的影响以及睡眠对光输入生物钟进程的影响，为社交时差和晚间光对睡眠时间调节的作用提供了新的见解。部分基于鉴定警觉状态产生相关的特定神经元类群的数学模型，还包含了 NREM 和 REM 睡眠之间的超昼夜节律交替以及向清醒状态的过渡。在所有这些模型及其对特定现象的解释中，睡眠稳态起着重要作用。

睡眠稳态不仅延伸到 SWA 的调节，还将 REM 睡眠和总睡眠时间的稳态调节纳入数学模型，可以进一步促进对许多社会中普遍存在的睡眠不足、错位睡眠和睡眠时间紊乱的定量理解。

致谢

作者从以下方面获得支持：英国精神疾病研究院、生物技术与生物科学研究委员会和工程与物理科学研究委员会。

参考文献和拓展阅读

请扫描书后二维码，获取参考文献和拓展阅读资源。

第 39 章

睡意、警觉和认知表现的昼夜节律

Lillian Skeiky, *Amanda N. Hudson*, *Hans P.A. Van Dongen*

何 勃 蔡 鹏 译 方 方 审校

章节亮点

- 在生物钟的昼夜节律的驱动下，警觉性和认知表现在一天中并非恒定不变。我们在清晨和深夜往往警觉性不高，但随着时间的推移，警觉性和操作绩效的变化也取决于环境。
- 各种其他因素（例如，活动、姿势、咖啡因摄入量）影响在警觉性和认知表现测验中所

观测到的昼夜节律模式。研究生物钟的作用需要仔细控制这些所谓的掩蔽效应。
- 警觉性和认知表现的时间模式也反映了昼夜节律过程与调节睡眠的稳态过程的相互作用。考虑这一内稳态平衡过程对于理解和预测一天 24 h 内出现不良认知表现至关重要。

清醒和睡眠的时刻和持续时间是由生物钟调控，生物钟是一种内源性的昼夜节律调节系统，位于下丘脑前部的视交叉上核。然而，生物钟的影响远非迫使身体入睡和再次醒来。生物钟还调节跨小时之间的清醒行为，反映在警觉性和认知表现上，在几乎所有的神经行为测验中均表现出昼夜节律特性。

在讨论清醒神经行为功能的昼夜节律性之前，简要描述一些捕获清醒功能方面的变量是重要的，因为在文献中可以找到不同的定义[1-3]。在这里，我们用"睡意（sleepiness）"这个词来描述主观的困倦或想睡觉的欲望。在操作设置中，经常使用术语"疲劳（fatigue）"来代替[4]（但在本章中，不使用该术语）。我们所说的"警觉性（alertness）"是睡意的反义词，表示的是保持注意的能力（尽管这两个词已经有所区别[5]）。"认知表现（performance）"是指从心理运动警惕性和工作记忆测试到逻辑推理和决策任务的认知功能，这些概念可以统称为"神经行为功能（neurobehavioral functioning）"。

"睡意"一词抓住了清醒和睡眠时警觉性和认知表现之间的联系。昼夜节律性与睡眠和觉醒之间的交互作用在决定睡意、警觉性和认知表现上的差异将在本章的第二部分进行描述。本章不涉及睡眠倾向[6-7]；这里的重点是需要付出认知努力的行为表现和相关的主观状态。

昼夜节律

睡意和警觉性的自陈式测验

多种技术可用于测量神经行为功能的昼夜节律性，包括一系列自陈式睡意和警觉性测验。其中包括

各种视觉模拟量表（visual analogue scales，VAS）[8]可用于评估连续分布测量项目的主观感受：Likert 式评分量表（如 Stanford 睡意量表[9] 和 Karolinska 睡意量表[10]）以及形容词检查表（如心境状态量表[11]）。尽管这些量表在结构上存在差异，但睡意和警觉性的自陈式测量结果往往随着时间的推移高度相关，通过一天中采用这些量表反复施测来确定昼夜节律[12-14]。

睡意和警觉性的主观测试受到多种混淆因素的影响，这些混淆因素会掩蔽睡意和警觉性的昼夜节律性。掩蔽（masking）是指非昼夜因素对昼夜节律性测验所诱发的效应。施测情境（即环境和实验条件）是掩蔽效应的主要来源[15]。掩蔽可以改变或者掩盖昼夜节律或者在没有昼夜节律的情况下伪造出昼夜节律的表象。影响睡意和警觉性的掩蔽因素可能包括但不限于：实验的需求特征[16]、环境刺激和噪音引起的干扰[17]、枯燥无趣和心理动机因素[18-20]、刺激[21]、应激[22]、食物摄入[23-24]、身体姿势和活动[25-26]、环境温度[19]、环境照明条件[27-28] 和药物摄入（如咖啡因）[3, 39] 等。

身体活动、心理活动和社会活动也可以作为掩蔽主观睡意和警觉性的昼夜节律性的影响因素。例如，受试者报告说，在完成一项具有挑战性的认知任务后，他们的警觉性要比完成任务前低[31]。一般来说，先前的活动可以影响主观估计，如果在测量主观状态下的节律性时控制不当，它可以与昼夜效应相互作用。在测量神经行为指标的昼夜节律性时，睡眠和觉醒也可作为掩蔽因素。正如本章第二部分所述，睡眠和睡眠不足均会显著影响警觉性和认知操作表现。

各种各样的因素也可能影响生物钟本身，通过相位提前或延迟来改变生物钟的运作时间。这些因素被称

为"授时因子"(时间给予者或时间线索),包括光照、体育运动、社交线索、食物摄入和睡眠。在大多数情况下,光照是最显著的授时因子[32-37]——尤其是蓝光[38-39],即使它相对较暗[40]。光照也有急性(非授时因子)警报效应,这可能进一步改变睡意和警觉性的昼夜节律性[41-43]。然而,以生物钟的昼夜节律周期为参照,暴露于这些因素的时间总是在变化,导致这些因素对生物钟的影响也在发生变化,而且很难解释它们。因此,控制授时因子在测量神经行为指标的昼夜节律性研究中很重要。

认知表现

并非依赖神经行为功能的主观测验,许多昼夜节律的研究采用操作表现的客观测验。例如,研究使用搜索和检测任务、简单反应时和选择反应时间任务来获取认知表现的昼夜变异的客观数据[44-45]。在许多任务中,分析受试者对一系列刺激的反应速度和(或)判断正确率。这些任务表现的敏感性取决于速度-准确度权衡(反过来又取决于实验要求的特征)、任务持续时间、刺激密度(每单位时间呈现的刺激数量)以及任务是由受试者主导的还是由实验者或计算机主导的[46-48]。

认知行为表现有多种形式,包括信号检测[49]、简单分类[50]、逻辑推理[51]、记忆存取[52]、仪表判断[53]和学业表现[54]等。此外,任务表现中涉及的认知和认知过程有多个构成阶段,如感觉输入、刺激编码、工作记忆更新和运动反应等[55-56]。大量测试任务已被用于研究认知操作表现各个方面的生物钟变异性。一些研究得出认为,不同任务[57-58]和不同任务表现[59-60]所产生的昼夜节律的峰值相位也有所不同。据此,人们推测存在许多不同的生物钟,也存在多个控制生物钟的不同时钟机制[61-62]。

然而,在严格控制的实验室条件下,大多数任务间的差异消失了[63-64]。如图 39.1 所示,一般认为,在这种情况下,神经行为指标的昼夜节律性与主观睡意存在一定程度的共变性。此外,这些节律特征反映了核心体温的昼夜节律性,这是经典的生物钟指标。核心体温的高和低大致分别对应着良好的表现和较差的表现[64-67]。也就是说,核心体温和神经行为指标之间存在一个相位差,在体温处于最低值之后的大约 3.0 ~ 4.5 h 神经行为指标达到平均最低值。

这种相位延迟有悖于人们普遍认为的在体温最低时警觉性和认知行为表现最差的看法。虽然体温主要反映内源性生物钟,但神经行为功能还受到睡眠稳态压力的影响,睡眠稳态压力会随着清醒时长的延长而加剧(如本章第二部分所述),并导致相位延迟。因

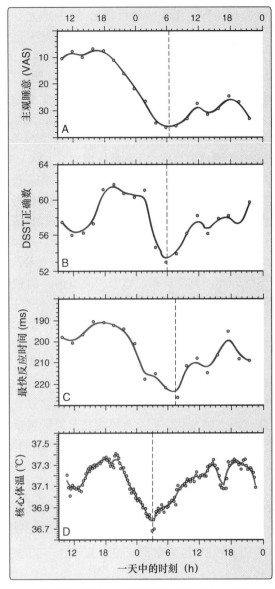

图 39.1 神经行为变量和核心体温的日变化存在共变关系。**A**. 采用视觉模拟量表(VAS)评估主观睡意程度(刻度反转)[8]。**B**. 通过数字符号替代任务(DSST)评估认知操作表现[153, 186-187]。**C**. 采用心理运动警觉性测试(PVT)评估 10% 最快反应时间(RTs;刻度反转)[140]。**D**. 使用直肠探头评估核心体温。所示结果来自采用恒定常规测量方案连续 36 h 记录 5 名受试者在昏暗光线下卧床所得数据的均值。采用平滑函数对每个变量进行拟合以突出时间模式。每个变量的昼夜节律波谷用垂直折线表示

此,正如在核心体温中观察到的现象那样,神经行为功能通常在夜间下降,但在核心体温开始上升后,继续下降,使随后的 2 ~ 6 h(大约早上 6—10 点)成为警觉性下降和认知操作失效的时段。

对认知操作表现昼夜节律性的评估往往比主观睡意和警觉性的评估更为复杂[68]。对于某些任务,受试者可能会随着时间的推移而改变他们的执行策略[69];或者他们力图保持良好表现的努力可能会随着时间的推移而改变,如果受试者在执行任务期间可知晓他们

的操作表现（即，操作绩效反馈），这一点尤其值得注意[70]。不同的人在某项任务上的能力差异也可能会成为评估对认知操作表现昼夜节律性的混淆因素。组内设计和分析策略可以有效地规避这一问题。

评估认知操作表现昼夜节律性的另一个复杂因素是练习效应（或学习曲线）。如图39.2所示，连续3天执行连续加减法任务，任务表现发生实质性改善（注意：在30个测试回合内，正确反应增加了1倍）。这种练习效应主导了操作表现概况，掩蔽了几天内昼夜变化的真实情况。练习效应会污染大多数认知表现任务，并且很难从操作表现的昼夜节律性中将真实的操作表现出来。在评估认知操作表现的昼夜节律性之前，可以通过训练受试者使其操作表现达到渐近水平从而规避这个问题。尽管如此，就测量神经行为功能方面，新颖的任务和高度熟练的任务可能还是有所不同[71-72]。

在对困倦和警觉性的主观估计中，大多数掩蔽昼夜节律的变量（如需求特征、干扰、动机、姿势、环境温度和照明条件等；见上文），也可能掩蔽认知操作表现的昼夜变化。掩蔽的影响包括：昼夜节律变化幅度的扭曲、观测到的昼夜节律的时间偏移以及昼夜节律曲线形态的变化，甚至有可能完全掩蔽昼夜节律（如图39.2，睡眠阻碍了对夜间认知操作表现的测量，而练习效应则阻碍了对日间认知操作表现的昼夜变化的认识）。因此，如果不了解影响认知操作表现的掩蔽效应，那么从认知操作测验中提取有关昼夜节律的幅度（大小）和相位（时间）的有意义信息颇具挑战。

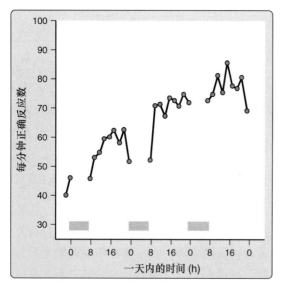

图39.2　序列加减法测试中的练习效应。所示数据是29名受试者在3天内每天从早上7:30到晚上11:30的时间内每2h测一次得到的平均认知吞吐量（每分钟正确反应数）。在序列加减法测验中，向受试者呈现由2个个位数（0～9）组成的快速序列，后面接着一个运算符（＋或－）。按照指导语，受试者只需输入代数和的最低有效个位数；如果结果为负数，答案要先加10[188]。实心条棒表示8h的睡眠时间（从晚上11:30到早上7:30）

生理学测验

认知表现的昼夜节律反映出大脑功能在一天中的变化。大脑在受到某种刺激时所产生的诱发电位或事件相关电位（eventrelated potential，ERP）——脑电图（electroencephalogram，EEG）中波形（峰值和谷值）——已被用于测量警觉性和认知表现。通常需要多次ERP测量（即刺激需要呈现多次）从而平均掉背景脑电噪音。因此，通常在重复搜索、检测和反应时任务中记录ERP。ERP波形的幅度和位置的昼间变化被认为是反映了警觉性的昼夜变化[73-74]。大脑半球之间的差异表明左右半球有不同的昼夜节律[75]。但是在受到各种因素掩蔽后，对ERP数据的解读会变得异常很复杂[76]。

清醒时静息EEG的变化也与警觉性的昼夜变化有关。尽管在记录和分析清醒时的EEG方面存在困难[77-78]，但静息EEG（睁眼或闭着眼睛以避免眨眼带来的伪迹）的θ和α活动（即分别在4～8 Hz和8～12 Hz频段的EEG活动）的能量与警觉性水平有关[79-81]。

EEG也可用于测量一天内不同时间的入睡潜伏期（sleep-onset latency，SOL；一种测量睡眠倾向的方法）。入睡潜伏期的典型测验包括多次睡眠延迟测验（Multiple Sleep Latency Test，MSLT）[6]和保持清醒测验（Maintenance of Wakefulness Test，MWT）[82]。在本卷的其他章节将介绍入睡潜伏期测验。

研究发现，眼部特征和行为，如缓慢闭合眼睑和缓慢滚动眼球，均与睡意存在系统关联[10, 83-90]。瞳孔直径与自主神经张力有关，而自主神经张力随睡眠压力协同变化[91]。因此，瞳孔测定法也可用于估算睡意[92]，但需在严格控制环境光和其他误差来源后施测。睡意的各种眼部特征和行为的测量主要是在严重睡眠缺失的情况下进行，在这种情况下观测到的效应比在整个昼夜周期中观测到的效应更为明显。这同样适用于测量睡意相关的心血管指标，比如心率变异性[93-94]。眼部和心血管测验是否可以作为检测睡意昼夜波动性的可靠手段仍有待确定。

个体差异

从过往到现在的大量文献都报道过昼夜节律相位[95]和幅度[96]的个体差异。尽管在正常情况下，昼夜节律周期等于24 h[98]，而且内在周期的差异就体现在相位差异[99-100]，有研究报告内在的、自由运行的昼夜节律周期也存在个体间差异[97]。在某种程度上，各测量指标的昼夜节律表现出的个体间差异和发育有关（青春期有明显的相位延迟，这是有关学校最佳学业表现开始时间的重要争议点[104-105]），也和衰老有关[106-109]。遗传因素在其中也发挥作用[110-111]。

关于昼夜节律的个体差异，早睡早起型还是晚睡晚起型，即倾向于做早起的"百灵鸟"或晚睡的"夜猫子"，这是一个众所周知的典例[112]。"清晨-夜晚"倾向类型通常是通过问卷调查来测定，问卷询问个体偏好的睡眠时间和日常活动[113-114]。实验室研究显示，清晨型和晚睡型个体在核心体温内源性昼夜节律的相位（时间）和褪黑素循环水平[115]上存在差异。这种差异反映在他们的睡眠时间[116]和神经行为功能的日间变化中[117-118]：有些人在早上警觉性更高、任务表现更好，而另一些人则在晚些时候状态最佳[119]。

在一些个体中，核心体温和神经行为变量的昼夜节律曲线似乎在下午出现下降[119-120]，这被称为午餐后或午后低谷。该现象在实地调查[53]和实验室对照实验[121]中都有观测到，并且被认为是内源性的，与食物摄入无关。流行病学研究分析（例如，一天 24 h 内的道路交通事故率[122]）似乎支持午后低谷的说法（图 39.3）。然而，对这些数据的适当解释需要考虑到暴露因素的时间变化，也就是说，随着时间的推移，不同数量的人群所贡献的活动量是不同的[123]，这是很复杂的。一些人在出现午后低谷现象更直接证据来自于对睡眠倾向[124-125]和日间小睡入睡时间[126]的研究。这表明睡眠-觉醒参数的个体间差异可能发挥作用。

昼夜节律 *vs.* 睡眠-觉醒周期

睡眠剥夺

相当多的研究致力于揭示昼夜节律，即消除外来变异的来源，以揭示感兴趣变量（包括警觉性和认知表现）的内源性昼夜节律。恒定的常规程序通常被认为是测量真实昼夜节律的金标准[127-128]。通过让受试者在恒定的实验室环境中以固定的姿势保持清醒至少 24 h，研究者可以记录各种生理和神经行为指标的昼夜节律性，且不会混淆。特别是对于核心体温和褪黑素，采用常规的测量程序，通常认为昼夜节律不受掩蔽效应干扰。

睡眠的消除［即睡眠剥夺（sleep deprivation）］和维持清醒所需的刺激构成了神经行为指标的掩蔽因素。在恒定的常规实验中，这些掩蔽效应在警觉性的主观和客观测量中都很明显[95, 129]。如图 39.1 所示，与 24 h 前（在相同的时间，但没有睡眠剥夺）相比，持续维持 30 h 的清醒后，睡意程度增加、认知能力下降。

通常，昼夜节律与清醒时间相互叠加影响，导致神经行为指标会随着时间出现渐进式变化[130-131]。当完全睡眠剥夺持续数天（无论是在常规程序中还是在涉及走动的实验设计中），对警觉性和认知操作表现的有害影响会随之增加。尽管在这种情况下，警觉性和认知操作表现还会表现出昼夜节律性[132]，但会被积累的睡眠压力的持续变化所覆盖[133]。

图 39.4 显示了采用心理运动警觉性测试（psychomotor vigilance test，PVT）[134]，在涵盖 16 h 的基准日和 64 h 完全睡眠剥夺期间的注意缺失情况。如图所示，在基线日和睡眠剥夺期的前 16 h 内，注意缺失相对较少，这两个时间段都处于昼夜节律周期的白天部分，睡眠压力小。然而，在 16 h 的睡眠剥夺期后，注意缺失很明显，表明神经行为功能障碍显著增加。

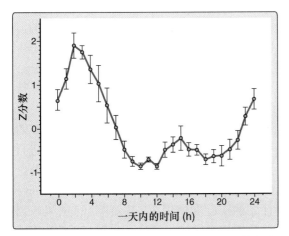

图 39.3　道路交通事故风险的昼夜节律。所示数据为经过 Z 变换后 6 项已发表研究的平均值（以及标准误差）(From Folkard S. Black times: temporal determinants of transport safety. Accid Anal Prev. 1997; 29: 417-30, with permission.)

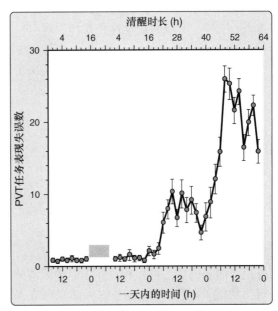

图 39.4　在 16 h 的基准日和 64 h 的睡眠剥夺期间，心理运动警觉性测试（PVT）的操作表现失误情况。所示数据是 24 名受试者每 2 h 在 10 min PVT 上测试的平均失误数（反应时间超过 500 ms）。这个简单的反应时间任务要求受试者尽可能快地对显示器上随机间隔 2 ～ 10 s 出现的刺激做出反应。实心条棒表示在基准日和睡眠剥夺期之间的 8 h 睡眠时间（从晚上 11:30 到早上 7:30）

在明显的昼夜节律的调节下，注意缺失稳步上升——这种综合效应大致呈现出阶梯式形态。

显示昼夜节律变化的神经行为功能似乎也对睡眠不足做出反应，反之亦然。昼夜节律与睡眠剥夺之间的相互作用是非线性的[135-136]，这使得在常规和睡眠剥夺实验中难以将这两种效应区分开来（尽管通过关注个体差异是可能做到的[137]）。然而，通过其他实验设计，可以合理地分离这两种效应，这将在后面讨论。

值得注意的是，在昼夜节律低谷期和睡眠剥夺期间，操作表现的降低与脑功能的瞬时变异性增加（即增加不稳定性）相关联[138-139]。在这其中，PVT 测试中的失误率是一种敏感的测量指标[140]。正如状态不稳定性假说所提出的，这种瞬时变异性可能是由于启动入睡机制干扰了持续清醒状态，使得认知性能变得不稳定，并且依赖于补偿机制，如增加努力来完成任务[141]。此外，根据局部睡眠理论[142]，这种不稳定性可能会特异地发生在与正在执行的认知任务相关的脑网络中[143-144]。这种网络特异性可能部分解释了为什么睡眠剥夺对神经行为功能产生特定效应取决于正在执行的任务所需的不同认知过程[145-146]。

睡眠-清醒的调节

对于在睡眠剥夺期间观察到的昼夜节律对警觉性和性能的叠加作用（图 39.4），促使人们努力构建数学模型以了解相关的调节过程。睡眠调节的双过程模型（two-process model of sleep regulation）被应用于描述睡眠[147-148]、清醒的警觉性和操作表现[148-149]的时间特征。这个模型包括一个内稳态过程（过程 S）和一个昼夜节律过程（过程 C），二者共同决定睡眠的开始和结束。这两个过程也同时驱动清醒状态下的神经行为功能。

内稳态过程代表睡眠的驱动力，该驱动力随着清醒时增加，在睡眠期间减少。当"内稳态过程"升高到一定阈值时，就会触发睡眠；当其降低到另一个阈值以下时，唤起清醒。昼夜节律过程代表了这两个阈值的日震荡性调节[147]。另一种（但等效）观点是昼夜节律过程促进清醒以对抗睡眠的稳态驱动[150-151]。双过程模型在本书的另一章中有更详细的讨论。

昼夜节律和内稳态过程相互作用以确定清醒时的神经行为功能[131, 135, 152]。在长时间睡眠剥夺实验中可以清楚地看到这一点（图 39.4）。就警觉性和任务操作表现而言，睡眠和睡眠丧失不仅是掩蔽因素，还是与昼夜节律系统相互作用的动态生物力量。

在长期睡眠限制的条件下，即每天减少睡眠（而非完全剥夺睡眠），睡眠压力随着时间推移而逐步增加，而这并不符合双过程模型的预测[153]。有一种假

设认为，这反映了内稳态过程的设定点的自适应调整[154]。尽管在几天的时间里睡眠压力逐渐累加，但昼夜节律过程部分地保护了下午和傍晚免受神经行为损害[155]，如图 39.5 所示（请参阅图 39.1）。这一现象最为明显的时间段是在习惯性上床睡觉之前的几个小时，被称为"睡眠禁区"[156]或"清醒维持区"[157]。

强制去同步和超长日

强制去同步方案是一种旨在分离昼夜节律和内稳态过程的影响的实验程序[151, 158-159]。在这个方案中，受试者被置于一个与外界刺激（如光线和社交互动）暂时隔离的实验室环境中，其中睡眠-觉醒周期被有意安排得与通常的 24 h 昼夜周期明显偏离，如使用 20 h 或 28 h 的睡眠-觉醒周期。人体的生物钟难以适应这种改变后的时间表。因此，受试者同时经历两种不同的影响：控制内稳态过程的预定睡眠与清醒时间表，以及受试者未同步的自由运行的昼夜节律过程。

在这种实验设计中，可以记录受试者清醒期间的神经行为变量。通过将数据对折到自由运行的昼夜节律周期或强加的睡眠-觉醒周期上，可以平均掉另一个周期的影响。这样就可以将昼夜节律过程和内稳态过程对记录变量的影响分离出来。正如预期的那样，强制去同步研究发现昼夜节律过程和内稳态过程都对警觉性和认知操作表现产生影响。这两个过程的相互作用在自然的昼夜清醒期间（从早上 7 点到晚上 11 点）似乎是相反的，因此全天可以保持相对稳定的警觉性和认知操作表现水平。这也解释了为什么关于警觉性和认知操作表现的研究往往发现，在正常一天清醒的时间里，很少有时间上的变化（图 39.4）。

另一种分离昼夜节律过程和内稳态过程的方法是通过使用非常短暂（即超短）的睡眠-觉醒周期的研究设计。这种范式试图在自然的 24 h 内重新分配睡眠和清醒的机会，以覆盖昼夜节律周期内的清醒行为，而不会显著减少总睡眠时间。研究采用了不同类型的睡眠-觉醒时间表：7 min/13 min 的睡眠-觉醒时间表，交替让受试者睡 7 min，强迫他们保持清醒 13 min；每天 90 min 的时间表，交替允许受试者睡 30 min，强迫他们保持清醒 60 min；还有 3 h 的超短睡眠-觉醒计划，即 1 h 睡眠和 2 h 清醒交替进行。

关于客观测量，睡眠-觉醒周期非常短的研究主要集中在睡眠倾向上。然而，使用 7 min/13 min 睡眠-觉醒计划的实验和使用 3 h 超短睡眠-觉醒计划的实验对认知操作水平进行评估。在选择反应时任务[162]和缩短版（5 min）的 PVT[161]中，反应时出现了稳定的昼夜节律性。

在 7 min/13 min 的睡眠-觉醒量表[163]、90 min 日

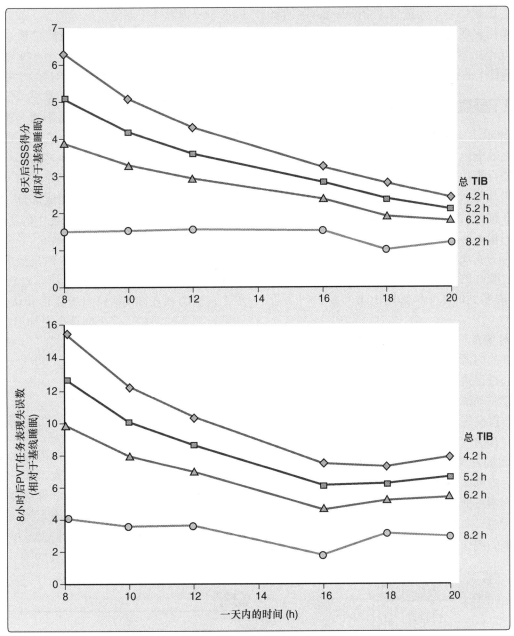

图 39.5　长期睡眠限制条件下的睡意和认知操作表现随时间的变化。所示数据是在连续 8 天的夜间睡眠限制条件下（并是否伴随日间小憩），斯坦福睡意量表（SSS）的平均主观睡意得分[9]（上图）和 10 min 心理运动警觉性测试（PVT）的平均失误次数（反应时间超过 500 ms）[140]（下图）。每天总卧床时间（TIB）分别为 4.2 h、5.2 h、6.2 h（睡眠限制组）或 8.2 h（对照组）；90 名受试者被随机分配到其中一种实验条件（From Mollicone DJ, Van Dongen HPA, Rogers NL, et al. Time of day effects on neurobehavioral performance during chronic sleep restriction. Aviat Space Environ Med. 2010；81：735-44，with permission.）

间量表[160]和 3 h 超短睡眠-觉醒量表[161]中记录主观睡意评分，所有这些量表的测验结果都呈现出明显的昼夜节律性。然而，经过 24 h 的 7 min/13 min 的睡眠-觉醒周期（但不是在 90 min 或 3 h 周期的 24 h 之后），相较于 24 h 前的初始水平，主观睡意水平升高。在 7 min/13 min 的 24 h 睡眠-觉醒量表中，所获得的睡眠的恢复潜力（其本身受昼夜节律过程调节）可能是不足的。

综合考虑，试图分离出昼夜节律和内稳态对神经行为变量的影响，这是一个概念上、实验上和数学上的难题。这两个过程对神经行为变量的相互作用是非

线性的[135-136]。因此，即使在迫使失同步和超昼夜周期的实验中，量化这两种影响对神经行为功能的相对重要性是困难的，甚至不具备可能性。此外，这两个过程的相对贡献可能在不同的实验条件下[63，135]以及不同的受试者之间[137，164]有所不同。

睡眠惰性是另一个可能干扰昼夜节律研究中警觉性和认知操作表现评估以及分离昼夜节律和内稳态过程的难题。睡眠惰性是指醒来后立即出现的迷失方向、昏昏沉沉、倾向于再睡和认知功能障碍的感觉[165]。在强制非同步研究或超长日睡眠-觉醒周期研究中，睡

眠惰性可能会影响每一个人造日（artificial day）的警觉性和认知操作表现。昼夜节律和内稳态过程似乎与睡眠惰性相互作用[166-170]。因此，在这些研究中，睡眠惰性在人造日中的影响不同，并且很难解释其影响。

在不同情境下昼夜节律对警觉度和表现的调节

图 39.6 显示了觉醒的昼夜驱动、睡眠的稳态驱动、睡眠惯性效应以及各种内部状态和外部环境如何同时影响神经行为功能的概念示意图。

如图上半部分所示，清醒通常始于睡眠惰性的迅速消散，这在醒来后的短暂时间内抑制了神经行为功能。睡眠的内稳态驱力在整个清醒过程中积累，并逐渐下调神经行为表现和警觉性。与振幅有限的昼夜节律过程不同，睡眠的内稳态驱力可能会积累远远超过通常在 24 h 内遇到的水平（如图 39.6 所示，向下箭头的密度增加）。

与这些对警觉性和认知操作表现的抑制影响相反的是生物钟的内源性昼夜节律，如图底部所示。昼夜节律过程通过促进清醒来调节认知操作表现和警觉性。昼夜节律驱动清醒对清醒状态时的神经行为功能的改善是一个振荡过程，这种过程周期性地涉及与昼夜驱动撤回交替的内稳态过程的强烈对抗。

除睡眠和昼夜节律驱动之外的神经行为功能调节因素可分为内部状态和外部环境两大类，如图 39.6 所述。这些因素可能包括促清醒因素——内源性（如焦虑）或外源性（如咖啡因摄入），这些因素可以抵消体内对睡眠的内稳态驱动。它们还可能包括促睡眠因

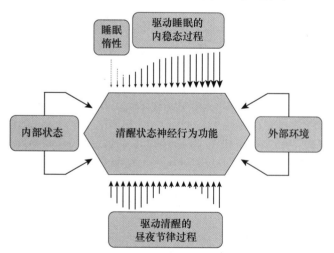

图 39.6　昼夜节律过程和内稳态过程以及其他因素在调节神经行为功能中的相互作用示意图。睡眠惰性和内稳态过程会降低认知操作表现。睡眠惰性在醒来后迅速消散，而保持清醒的内稳态驱力则随着清醒时间的推移而逐渐增强。昼夜节律过程通过在白天促进保持清醒状态并在夜间减弱其影响，提供了一种波动性的反向效应。各种内部状态和外部环境调节着清醒时的神经行为功能。它们的作用通常是暂时的，并可能与内稳态过程和昼夜节律过程相互作用从而提高或降低神经行为功能[4, 31]。

素——内源性（如免疫反应诱导）或外源性（如有节奏的运动），这些因素直接或间接地通过暴露睡眠的内稳态驱动来对抗清醒的昼夜节律驱动。

这些外源性和内源性因素的神经生物学基础是多种多样的。虽然在现实世界中很常见，但在大多数实验室实验中，它们被认为是掩蔽因素。然而，就警觉性和认知操作表现的调节而言，它们不能仅仅被视为应该消除或控制的混淆因素。虽然内部状态和外部环境的影响往往是短暂的，但它们是调节神经行为功能和个体与环境相互作用的一个组成部分[112]。

了解昼夜节律在神经行为功能中的复杂性在睡眠-觉醒节律错误（如夜间和轮班工作[171-174]）或昼夜节律错位（如航班飞越子午线[175-176]）时是很重要的[175-176]。在这种情况下，昼夜节律和内稳态过程不能正常同步，它们的相互作用会降低警觉性和认知操作表现。如果长期睡眠不足，这个问题会更加严重[153, 177-179]，这会增加个人发生事故的风险[180-183]。疲劳风险管理这一新兴领域就是基于本章所述的生物学和行为学原理来解决这些问题[184-185]。

> **临床要点**
>
> 临床医生应该认识到，24 h 内警觉性和认知操作表现的特征综合了内源性昼夜节律、睡眠内稳态调节、睡眠惰性和各种内源性和外源性"掩蔽"因素的作用。区分这些因素并考虑个体间差异对于诊断和治疗涉及白天过度嗜睡和昼夜节律失调的睡眠障碍非常重要。

总结

生物钟驱动昼夜节律并调节一天 24 h 内的行为变化。几乎所有描述警觉性和认知操作表现的变量都有昼夜节律性。人们在清晨和深夜往往不那么警觉，但这也取决于具体情况。多种因素（如活动、姿势、光照）可以掩蔽昼夜节律性。即使在实验中控制了掩盖因素的影响，对警觉性和认知操作表现的内在昼夜节律性的测量仍然反映了生物钟与睡眠稳态调节的相互作用。有人认为，某些掩蔽因素（如感觉刺激、身体运动）是调节清醒状态时神经行为功能机制的一个重要组成部分。对这些因素与生物钟的相互作用予以考虑有助于解释或预测昼夜节律周期中认知表现失能的发生。

参考文献和拓展阅读

请扫描书后二维码，获取参考文献和拓展阅读资源。

中央和外周生物钟

第 40 章

Edith Grosbellet，Etienne Challet

朱 心 亿　蔡　鹏　译　方　方　审校

章节亮点

- 视交叉上核（SCN）中的生物钟控制着睡眠-觉醒周期和荷尔蒙节律，以及许多其他昼夜节律。
- SCN 时钟引导大量的大脑和外周时钟，以确保昼夜节律时间组织及其对日常环境变化的调整。
- 来自 SCN 的节律信号通过行为、神经和神经体液通路将主时钟与次级大脑和外围时钟耦合。内分泌节律（如松果体褪黑素和肾上腺糖皮质激素等）则在体内分发内部时间信息。
- 视网膜感知的光是 SCN 中主时钟最有效的同步器，而大多数大脑和外围时钟可以根据进餐时间和睡眠时间进行改变。

主时钟

自持振荡

在哺乳动物中，主时钟位于下丘脑的视交叉上核（suprachiasmatic nucleus，SCN）（图 40.1）。SCN 控制着大多数行为（如睡眠-觉醒周期）和生理学（如荷尔蒙节律）昼夜节律。SCN 是由分布在两个解剖学细分中的神经细胞和胶质细胞组成的异质细胞群：其包含一个腹侧"核心"区域，接收视网膜输入，以及一个背侧"壳"区域，接收来自核心的密集输入[1]。当被物理隔离时，无论是在体外还是在体内，SCN 都会产生明显的电活动的昼夜节律[2-3]。体内 SCN 内的昼夜节律耦合需要神经元放电以及化学和电（间隙连接）突触[1]。分子钟机制涉及被称为时钟基因（clock gene）的核心时钟组件的 24 h 振荡（图 40.1）[4-5]。SCN 时钟机制还调节许多时钟控制基因（如加压素）的表达，这些基因构成提供本地或分布式定时信号的昼夜节律输出[6]。

主时钟的光子夹带

授时因子（zeitgeber）对自持振荡器的日常同步被称为夹带（entrainment）。视网膜所感知的光是主时钟最有效的同步器。进入视网膜中的光强度由被称为视杆细胞和视锥细胞的经典感光器，以及含有对蓝光高度敏感的感光色素视黑蛋白的内在光敏神经节细胞检测[7]。这些神经节细胞的轴突构成视网膜下丘脑束并单突触投射到 SCN 核心[8]。一些其他结构也可以将间接光信息传递给 SCN，如丘脑的膝间小叶（intergeniculate leaflet，IGL）和基底前脑核[9-10]。对光响应时，从视网膜下丘脑末端释放的谷氨酸和垂体腺苷酸环化酶激活多肽（pituitary adenylate cyclase-activating polypeptide，PACAP）与它们在腹侧 SCN 神经元中表达的受体结合[11]。这种下游信号诱发时钟基因（clock genes）*Per1* 和 *Per2* 的急性表达，此外，还有几个即刻早期基因，如 *c-fos*[12-14]，它们仅在夜间由光诱发（即在 SCN 的光敏阶段）。因为只有 SCN 核心接收光输入，所以外壳与光的同步是通过涉及 γ-氨基丁酸（gamma-aminobutyric acid，GABA）、一氧化氮和血管活性肠肽（vasoactive intestinal polypeptide，VIP）信号的核到外壳投射介导的[11, 15-16]。

除了其相移效应外，光还通过对光的直接、与时钟无关的反应来调节日常节律。例如，夜间明亮的光线对夜间活动的啮齿动物的体力活动有即时的抑制作用并促进睡眠，而它增强（昼夜）人类的警觉性和持续性注意力[17-18]。此外，夜间光线会抑制褪黑素的分泌[19]。光还会影响其他外围功能，如心率、血糖和糖皮质激素[20-23]。光的这些直接影响可以通过 SCN 时钟、下丘脑室旁区域和交感神经系统成功传递[20, 22]。由于含有视黑蛋白的神经节细胞投射到 SCN 以外的几个大脑目标，如下丘脑室旁区，因此，8 种光信号也可以绕过 SCN 并直接到达该下丘脑区域，而后者又可以将光信号通过交感神经通路传递到外周器官。这种替代机制得到了糖皮质激素光诱发释放特性的支持[23]。

主时钟的非光相移

即使光是最重要的授时因子，环境也会提供许

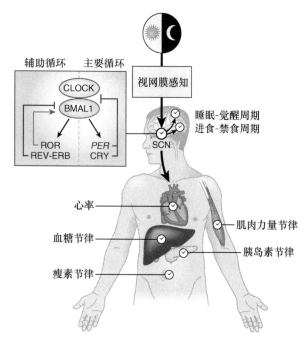

图 40.1 昼夜节律系统的层次结构。位于视交叉上核（SCN）的主时钟同步大脑和外周时钟网络，导致生理、代谢和激素参数的昼夜节律。分子时钟机构依赖于转录-翻译反馈回路。主循环涉及 CLOCK-BMAL1 刺激 Per 和 Cry 基因的转录，这反过来又抑制 CLOCK-BMAL1 的转录活性。在辅助环中，CLOCK-BMAL1 刺激其转录后，ROR 和 REV-ERB 分别刺激和抑制 Bmal1 的转录。辅助环有助于稳定时钟蛋白的 24 h 振荡。BMAL1，脑和肌肉芳香烃受体核转位蛋白样 1 基因；CLOCK，时钟节律调节因子；CRY，隐花色素；PER，期间；REV-ERB，逆病毒成红细胞癌基因产物；ROR，视黄酸受体相关孤儿核受体

多其他时间循环线索（如温度、食物可得性、社交互动），称为非光同步器（nonphotic synchronizer）。

研究最透彻的非光因素之一是运动，无论是自愿的还是被迫的。夜间啮齿动物的短暂多动或觉醒如果发生在主观白天，通常会导致其自主活动节律对应于它们的正常休息期[24-26]的相位提前。在人类中，晚上和深夜的运动会导致相位提前和延迟[27]。代谢线索作为其他非光信号，可能影响或同步 SCN 时钟（见本章后面）。主要认为有两种输入途径将非光信息传递到 SCN：来自 IGL 的膝状丘脑纤维和来自中脑中缝核的 5-羟色胺能输入，也投射到 IGL[9, 28]。刺激夜间活动啮齿动物的 SCN 中的神经肽 Y 或 5-羟色胺受体会激活激酶介导的磷酸化事件[29-30]，导致 Per1 和 Per2 信使核糖核酸（mRNA）水平降低[31-32]。在 SCN 区域注射针对 Per1 的反义寡核苷酸会产生静息活动节律的非光相位提前[33]。大多数非光刺激和光刺激彼此相互作用，通常方向相反[34]。同时接收光信号和非光信号的 IGL 可能参与在这些冲突信号到达 SCN 之前对其进行整合[9]。与唤醒诱发的 SCN

时钟相移有关的其他输入途径来自基底前脑[35]中的胆碱能细胞和下丘脑外侧中的食欲神经元[36]。

主时钟的输出

控制外周节律的 SCN 时钟被认为是多振荡昼夜节律网络中的导体。来自 SCN 的节律信号通过两条主要通路分发到大脑和整个身体：①从 SCN 的传出神经末梢释放神经递质和神经肽，这是控制激素节律的关键通路[37]；②涉及分泌弥散性输出信号的神经体液通路优先调节休息活动节律[38]。SCN 最密集地投射到下丘脑内侧，特别是室旁区。这些 SCN 传出神经主要是 GABA 能，但也有谷氨酸能和神经肽能[39]。SCN 昼夜节律信号的第二种可能的传播模式是将分子分泌到细胞外空间和脑脊液中。这种神经体液通路的存在首先得到了以下事实的支持：SCN 移植物（封装以防止轴突生长和发芽）仍然能够恢复其他 SCN 节律失常损伤啮齿动物的行为节律性[38]。因此，休息-活动节律被认为是优先受到可扩散输出信号的调节，如转化生长因子-α、前动力蛋白 2 和心肌营养因子样细胞因子[40-42]。尽管尚未确定可能的刺激因子，但这三种分子有助于抑制运动活动。

大脑和外周生物钟

外视交叉上核脑时钟

上文描述的 SCN 中的核心时钟机制存在于几乎所有迄今为止研究的大脑区域和外周（大脑以外）组织中[43-44]。许多大脑区域表现出时钟基因的日常振荡[45-46]。视网膜和嗅球是迄今为止唯二被确定的具有很强振荡能力的 SCN 外时钟[47-48]。其他大脑区域，如下丘脑弓状核和下丘脑背内侧核（下丘脑内侧基底参与摄食和能量代谢的两个结构），也有能力在被体外分离时维持几个循环的自持振荡。这些振荡器的细胞表现出独立的昼夜节律但耦合较弱，并且它们的同步需要日常输入[49-50]。令人惊讶的是，在大多数情况下，夜间啮齿动物的次级大脑时钟中的时钟基因振荡时间和电活动节律在大多数情况下与 SCN 不同。在 SCN 中，电活动和 Per1 表达在（主观）白天达到峰值，而 SCN 外振荡器的相应峰值出现在夜间（在活跃期）[49, 51]。形成鲜明对比的是，终纹床核，一种调节广泛生理和动机过程的基底前脑结构，显示出与 SCN 相同相位的电活动，表明这两种结构之间存在很强的耦合[51]。此外，一些大脑结构，如下丘脑腹内侧核，显示出依赖于定时输入的每日节律性，因为这些结构一旦被体外分离就变得节律失常[50]。值得注意的是，脑振荡器的核心时钟机制似乎与 SCN 中确定

的时钟机制非常接近。然而，在前脑中，神经元 PAS 结构域蛋白 2（neuronal PAS domain-containing protein 2，NPAS2）取代了转录因子 CLOCK（昼夜节律运动输出周期 Kaput），成为 BMAL1 在分子发条的正环路中（脑和肌肉芳基烃受体核转运蛋白样蛋白 1）的伴侣[52]。

外周组织中的时钟

大约 10% 的组织的转录组具有昼夜节律表达模式[53-54]。大多数外周细胞都包含分子时钟机制[55-56]。生物发光构建体可以让体外和体内时钟基因的振荡被实时可视化[43-44, 57]。外周时钟，如肝外植体，可以产生 Per2- 荧光素酶表达的多个昼夜节律周期[44]。在体内条件下，SCN 参与肝细胞之间的相位同调[58]。人工培养的成纤维细胞已成为研究生物钟分子调节的首选体外模型[55-56]。与主时钟类似，培养的成纤维细胞对温度和总体转录率的大幅变化具有很强的适应性[59]。多种细胞内通路的激活会影响它们的时钟机构[60]。尽管时钟基因同步振荡，但培养的成纤维细胞不会产生通过 2- 脱氧葡萄糖摄取评估的代谢节律。然而，如果成纤维细胞与永生化 SCN 细胞共培养（无物理接触），则 2- 脱氧葡萄糖摄取的持续振荡可以在成纤维细胞中产生[61]。

在肝中，时钟控制基因编码参与脂肪酸、胆固醇、胆汁酸、氨基酸和外源物质肝代谢的关键酶[62-94]。小鼠肝中 Bmal1 的特异性失活（L-Bmal1$^{-/-}$）会破坏葡萄糖调节基因和葡萄糖代谢的节律表达，包括循环葡萄糖水平。L-Bmal1$^{-/-}$ 小鼠在静息阶段出现轻度低血糖，这表明肝时钟驱动肝葡萄糖输出的每日节律，与大脑驱动的断食–进食周期抵消平衡[65]。

脂肪组织还表现出核心时钟成分的强烈振荡，控制许多转录因子的昼夜节律表达[66-67]。脂蛋白脂肪酶在脂肪组织中表现出节律性活性，表明脂肪时钟在某种程度上参与脂质代谢[68]。此外，脂肪组织分泌多种称为脂肪因子的激素，包括瘦素和脂联素，参与能量平衡的调节。一些脂肪因子基因在小鼠脂肪组织中显示出节律性的表达[66]。瘦素的循环水平在啮齿动物和人类中显示出明显的昼夜变化[69-71]。此外，在培养的脂肪细胞中，瘦素的分泌被证明是有节律的，这表明这种脂肪因子的节律性合成或分泌可能受到脂肪时钟的控制[72]。

总之，结果表明，外周细胞，如成纤维细胞、肝细胞或脂肪细胞，满足将它们视为外周细胞时钟的通常标准。然而，在大多数外周组织中，邻近的细胞时钟无法保持相位同调，这与 SCN 中强烈的细胞间耦合相反。与 SCN 的另一个功能差异是，时钟对于外周组织（至少是肝和肺）的昼夜节律基因表达是必不可少的[73]。此外，根据细胞类型的不同，时钟机构的特征可能存在特定差异[74]。

肠道微生物群包含生物钟，通过局部和远端（即全身系统的）相互作用影响宿主昼夜节律系统。值得注意的是，肠道和肝时钟明显受到肠道微生物组成和节律变化的影响[75-77]。相反，宿主的时钟缺陷和昼夜节律不同步会导致与微生物节律受损相关的肠道菌群失调[78-79]。

核心时钟组件与新陈代谢之间的分子联系

几个转录网络将核心时钟机制与细胞内代谢通路连接起来。这些相互作用涉及许多核受体，包括：逆转病毒红细胞癌基因产物（reverse viral erythroblastis oncogene product，REV-ERB）和视黄酸受体相关孤儿受体（related orphan receptor，ROR）（即在时钟机制中定义辅助环路的昼夜节律成分）和过氧化物酶体增殖物激活受体（peroxisome proliferator-activated receptor，PPAR），一种由脂肪酸激活的转录因子。在骨骼肌中，RORα 直接调节参与脂肪酸代谢的基因[80]。此外，REV-ERBα 在肝时钟和脂质代谢之间的接口中发挥着关键作用[81]。REV-ERBα 还在能量代谢的每日变动中发挥着关键作用[82]。Pparα 在脂肪酸氧化率高的组织（如肌肉、心脏或肝）中有节律地表达，并强烈参与脂蛋白和脂质代谢[83]。Pparα 是一种时钟控制基因，其激活涉及 CLOCK 和 BMAL1，后者又可以激活 Bmal1 转录[84-85]。因此，PPARα 提供了生物钟与外周组织（尤其是肝）脂质代谢之间的密切联系。此外，PGC-1α，一种 PPAR 共激活蛋白（PPAR 共激活蛋白 -1α）的关键作用已被证明，它通过 ROR 的共激活刺激 Bmal1 表达。由于 PGC-1α 是一种对包括营养状况和温度在内的各种信号敏感的代谢调节剂，因此它可能是代谢与生物钟耦合的关键组成部分[86]。此外，脂肪组织中的脂质组学分析表明 PER2 牵涉到正常脂质代谢中。这种效应是由 PPARγ（一种脂肪组织中脂肪生成和脂质代谢的主要调节因子）介导的，其转录活性直接受到 PER2 的抑制[87]。

生物钟和细胞代谢之间的相互作用还涉及细胞能量传感器，例如 Sirtuin1（sirtuin1，SIRT1）和单磷酸腺苷（adenosine monophosphate，AMP）激活蛋白激酶（activated protein kinase，AMPK）。SIRT1 催化各种底物的 NAD$^+$ 依赖性脱乙酰化。通过组蛋白脱乙酰化，SIRT1 参与染色质凝聚，从而参与表观遗传沉默。SIRT1 还对多种代谢途径做出贡献，并部分通过 SCN 时钟在与卡路里限制相关的寿命延长中发挥关键作用[88]。SIRT1 影响多个时钟基因的转录并促进 PER2 的脱乙酰化和降解，从而调节核心时钟环路的时序[89-90]。抑制 SIRT1 会导致昼夜节律紊乱以及 BMAL1 和组蛋白 H3 的乙酰化，这两种物质都是 CLOCK 乙酰化酶功能的底物[90]。

除了 SIRT1 之外，AMPK 是另一个重要的代谢能量测量计，可感知细胞内 AMP/ 三磷酸腺苷（adenosine triphosphate，ATP）比值的变化。AMPK 在外周组织和下丘脑中整合营养和激素信号，介导脂肪因子（如瘦素）调节葡萄糖和脂质稳态的细胞效应。与 SIRT1 一样，AMPK 对低能量水平做出反应[91]。在小鼠骨骼肌中，AMPK 通过增加细胞 NAD+ 水平来增强 SIRT1 活性，从而导致 SIRT1 靶标，如 PGC-1α 的脱乙酰化和活性调节，进而影响生物钟[92]。AMPK 还对时钟机制有直接作用。AMPK 不仅磷酸化时钟蛋白 CRY1，还磷酸化酪蛋白激酶 1ε，导致 PER2 的后续降解和外周振荡相移[93-94]。

细胞代谢和时钟机构之间的联系已在外周组织中得到了深入研究。尽管我们知之甚少，但在中央 SCN 外振荡器中可能会发现密切的机制。特别是，AMPK 是下丘脑能量平衡的有效调节剂[91]。AMPK 信号传导可能是昼夜节律和进食信号在下丘脑中整合的途径[95]。

中央时钟和外围时钟之间的耦合

视交叉上核神经输出对外周时钟的夹带

现在已经公认的是，SCN 时钟通过交感神经通路控制外周器官的计时[39, 96]。为了说明这一点，本节选择肝和白色脂肪组织作为两个代表性示例。肝作为葡萄糖摄取场所和葡萄糖产生的主要来源，在血糖调节中发挥着关键作用[97]。在大鼠活动开始前达到峰值的日常血浆葡萄糖节律并不是对食物摄入的被动反应[98]。正常运作的肝时钟对于葡萄糖代谢很重要[65]，但这还不足够，因为 SCN 损伤的大鼠失去了日常血糖节律[98]。来自肝的逆行追踪研究揭示了通过自主神经系统的交感神经和副交感神经成分向 SCN 三级神经元的投射。此外，葡萄糖节律可以通过交感神经或副交感神经输入的失活而消除，这表明自主神经系统的平衡输入的重要性。来自 SCN 的节律性 GABA 能输入被认为主要在白天抑制下丘脑室旁核（paraventricular nucleus，PVN）的交感和副交感自主前神经元。相比之下，来自 SCN 的谷氨酸能投射则会刺激 PVN 的交感神经前自主神经元。因此，昼夜节律葡萄糖节律的夹带是由 SCN 执行的，微调支配肝时钟的自主神经系统两个分支之间的平衡[97]。此外，下丘脑的促食欲素表达表现出由 SCN 的 GABA 能输入控制的昼夜节律。除了在行为激活中的作用外，促食欲素还是大鼠血浆葡萄糖的关键调节剂，尤其是通过交感神经系统调节黄昏时的日常峰值[99]。

交感纤维对脂肪组织的丰富神经支配是众所周知的，并且它们的激活增强脂肪分解。最近也有发现显示白色脂肪组织受到副交感神经系统的支配[100]。至于肝，SCN 控制支配脂肪组织的自主神经系统的两个分支，从而调节脂肪时钟的代谢和内分泌系统输出的昼夜节律。例如，激素敏感性脂肪酶的活性表现出受到脂肪神经阻断改变的每日节律[100]。此外，瘦素节律同时受到局部脂肪和 SCN 时钟的控制，因为 SCN 的损伤消除了大鼠体内的血浆瘦素的日常节律[69, 72]。通过调节肝和脂肪时钟的自主神经支配，SCN 控制代谢物（碳水化合物和脂质）和代谢激素（如瘦素）的昼夜节律。然而，一些外周时钟并不直接对神经信号做出反应，节律性激素（糖皮质激素和褪黑素）可能另外将计时信号从 SCN 传输到表达糖皮质激素或褪黑素受体的各种外周器官。

视交叉上核控制的激素输出对外周时钟的夹带

褪黑素和糖皮质激素是两种具有时间给予特性的激素，因为它们的节律性释放受到 SCN 通过神经通路的严格控制，并且当释放时，这些内分泌信息反过来会影响甚至夹带外周生物钟（图 40.2）。

松果体中合成的褪黑素最出名的是，它是通过其夜间高峰持续时间将光周期信息转化为神经内分泌变化的转换器[101-102]。褪黑素的每日高振幅节律也具有昼夜节律作用。由色氨酸合成的褪黑素总是在夜行和昼行哺乳动物处于黑暗阶段时分泌[103]。褪黑素的释放由 SCN 时钟通过多突触通路驱动，包括 PVN、脊髓的中间外侧细胞柱和上皮细胞，以及发送交感神经纤维颈上神经节，它们在松果体细胞附近释放去甲肾上腺素。这种去甲肾上腺素能释放会触发褪黑素的夜间合成[104]。夜间褪黑素的日常节律向表达褪黑素受体的多种组织（包括外周器官和视交叉上核本身）提供时间信号。在被分离的脂肪细胞中，模仿生物夜晚的节律性褪黑素会触发时钟基因，如 Per1 和 Clock 的表达，并刺激脂肪生成反应[105]。褪黑激素调节肾上腺外植体中的时钟基因表达[106]。此外，在腺垂体的结节部，时钟基因，即 Cry1 和 Per1 的节律振荡是由褪黑素的日常节律驱动的[107]。内源性褪黑素的夜间节律是 SCN 时钟的可靠相位标记，因为它相对不受大多数内部和外部干扰的影响，但夜间强光暴露除外，这会立即抑制其合成，从而削弱其时间信息[19]。

糖皮质激素（大鼠和小鼠中的皮质酮；人类中的皮质醇）表现出强烈的日常节律，其在醒来时系

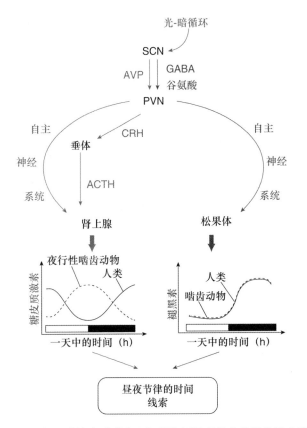

图 40.2 肾上腺糖皮质激素和松果体褪黑素的节律性分泌由视交叉上核（SCN）驱动，反过来又充当昼夜节律的时间线索。ACTH，促肾上腺皮质激素；AVP，精氨酸加压素；CRH，促肾上腺皮质激素释放激素；GABA，γ-氨基丁酸；PVN，室旁核

统性地达到峰值（夜行性啮齿动物和人类分别为黎明和黄昏）。该每日峰值由肾上腺时钟产生，肾上腺时钟由 SCN 信号通过下丘脑-垂体-肾上腺轴和交感纤维控制，后者则调节肾上腺对促肾上腺皮质激素（adrenocorticotropic hormone, ACTH）的敏感性[108-111]。糖皮质激素核受体在外周和大脑的大多数细胞类型中表达，但值得注意的是成人 SCN 细胞除外[112]。地塞米松，一种糖皮质激素受体激动剂，可激活 *Per1* 表达并在体外同步大鼠成纤维细胞。此外，地塞米松会产生体内外周时钟（例如肝、肾和心脏）的相移，但不会产生 SCN 时钟的相移[113]。糖皮质激素受体的活性直接受时钟装置调节，因为它们的转录可被隐花色素蛋白（cryptochrome protein, CRY）抑制，也可以被 CLOCK 乙酰化[114-115]。在 SCN 外大脑结构中，如终纹床核和中央杏仁核，时钟蛋白 PER2 的振荡在肾上腺切除后消失，又可通过饮用水带来的节律性皮质酮供应恢复[116]。在不表达时钟基因的中脑中缝核中，节律性皮质酮还驱动色氨酸羟化酶 mRNA，一种合成 5-羟色胺的限制酶的日常节律[117]。因此，昼夜节律糖皮质激素的每日变化具有中枢和外周结构的

重置和时间赋予特性。

然而，环境条件（包括应激事件、光照和进食）可能会削弱或显著改变糖皮质激素的昼夜节律。急性应激会导致 ACTH 诱导的糖皮质激素释放，而这种释放不一定与昼夜节律模式同步[109]。此外，夜间光照会诱导肾上腺中 *Per1* 基因的表达，并通过独立于下丘脑-垂体-肾上腺轴的交感纤维激活而释放皮质酮[22]。此外，限制进食会在进食前引发循环糖皮质激素的预期升高。该预期峰值与 ACTH 无关，并且与 SCN 时钟控制的糖皮质激素的昼夜节律不同[118]。因此，循环糖皮质激素可以通过传递各种时间信号来影响生物钟，只有其中一些严格依赖于 SCN。

外周激素信号对视交叉上核的反馈

SCN 中同时存在 MT1 和 MT2 受体表明褪黑素可能对主时钟有反馈作用[119]。在主观黄昏进行日常注射或灌注超生理剂量的褪黑素会在持续的黑暗中引起大鼠的自由运行活动的夹带[120-121]。在培养的 SCN 外植体上体外应用褪黑素会产生两种不同的效果。首先，褪黑素急性抑制神经元放电[122]。其次，褪黑素以时间依赖性方式改变 SCN 神经元电活动的昼夜节律[123]。急性抑制作用似乎是由 MT1 受体介导的，而相位重置作用可能依赖于 MT2 受体信号传导[124-125]。

糖皮质激素预计不会直接反馈到 SCN，因为它们的受体在成人 SCN 细胞内没有大量表达[112]。此外，糖皮质激素激动剂地塞米松可以诱导外周时钟中时钟基因表达的相移，但不能诱导 SCN 神经元中的时钟基因表达相移[113]。然而，糖皮质激素调节 SCN 与光的日常同步，肾上腺切除啮齿动物更快地重新进入新的明暗循环就证明了这一点[126-127]。糖皮质激素对 SCN 的间接反馈被认为是通过中脑中缝的 5-羟色胺能投射来介导的[126]。这种反馈可以防止昼夜节律系统的不协调重置（例如，响应零星的光照），从而起到保护系统免受外部噪音的作用[127]。褪黑素和糖皮质激素节律似乎共同稳定了昼夜节律系统的功能。

通过进食调整时钟

外视交叉上时钟受进食时间影响

在 SCN 用于同步外周时钟的不同方式中，进食节律对于许多组织来说是一个重要的授时因子。在正常情况下，食物摄入发生在活跃期。对夜行性啮齿动物的限制喂养（即，食物获取仅限于白天的几个小时，这是夜行性啮齿动物通常休息的时间）会在大约 1 周内反转外周器官中的基因表达相位，从而使外

周时钟与 SCN 解耦并保持与明暗周期的锁相[128-129]。同步速度是组织特定的。事实上，食物诱导的相位重置在肝中比在肾、心脏或胰腺中进行得更快，在改变喂养计划的 2 天内会出现较大的相移。此外，还有一些外围时钟，例如颌下唾液腺，无法被限制进食夹带[96]（图 40.3）。

　　在大脑中，食物限制会引发 SCN 以外的许多，但不是全部振荡结构的活动夹带。例如，被限制喂养的大鼠下丘脑外侧的多神经元活动表现出对喂养时间的夹带峰值[130]。此外，对限制进食夹带的小鼠大脑皮质、纹状体和 PVN 中 Per1 和 Per2 mRNA 的日常模式也显示出在进餐时间附近的相移峰值，这与随意进食的动物中的夜间表达峰值相反[45-46]。其他结构，如海马体，在时钟基因表达模式中显示出很小的相变或没有相变[45]。然而，这些数据表明，大脑内外的大多数次级生物钟都受到限制进食时间表的影响。

　　在限制喂养的情况下，一些行为和生理功能会受到食物可得性的夹带。更具体地说，在获得食物之前，体温和血浆皮质酮会升高，与行为激活同步，这被称为食物预期活动，被认为是实验室中与野外寻找食物行为相等的行为。这种有节奏的活动仍然在 SCN 受损的动物中表达，被认为是食物夹带时钟的行为输出，有时称为"食物锁"[131-132]。食物时钟（SCN 之外）的精确位置及其机制一直是很多争论和争议的话题。大多数实验论点支持当前的观点，即食物时钟是一个耦合神经结构网络，可能涉及下丘脑内侧基底核和代谢脑干结构，它们相互作用，提供进食的时间和行为夹带[132-133]。

食物夹带视交叉上核外时钟的可能机制

　　由进食产生并夹带外围时钟的信号的性质一直是一个被深入研究的领域。进食线索包括许多参数，包括食物吸收、餐后体温升高、代谢激素的分泌、食物

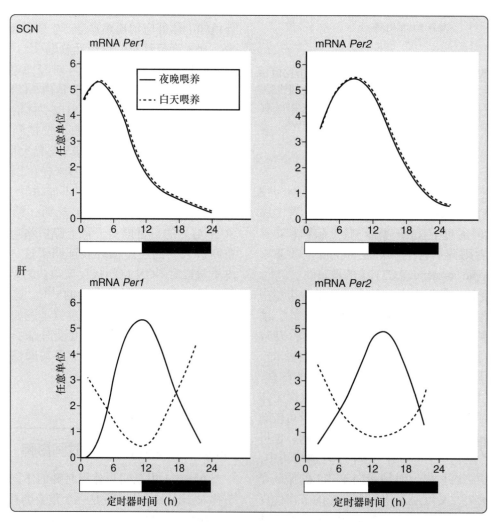

图 40.3　夜间（实线）或白天（虚线）喂养的小鼠肝和视交叉上核（SCN）中 Per1 和 Per2 的每日表达。定时器时间 0 被定义为灯亮的时间。进食时间影响外周时钟中时钟基因表达的每日节律，但不影响 SCN 中的时钟基因表达。因此，食物摄入量的定时变化可能导致外周振荡器与主时钟解耦合（Data from Damiola F，Le Minh N，Preitner N，et al. Restricted feeding uncouples circadian oscillators in peripheral tissues from the central pacemaker in the suprachiasmatic nucleus. Genes Dev. 2000；14：2950-61.）

衍生的代谢物以及细胞能量状态的变化。

已知温度的变化会影响异温动物（如果蝇属）的行为节律[134]。此外，模仿体温节律的温度波动能够维持先前在培养的大鼠成纤维细胞中诱发的振荡。体内反向环境温度循环可逆转小鼠肝中时钟基因（*Per2* 和 *Cry1*）的昼夜节律，而不影响 SCN[135]。因此，餐后期间饮食诱导的产热作用可能是恒温生物体中进食-禁食周期的夹带途径。体外揭示的温度夹带机制涉及热休克因子 1（heat-shock factor 1，HSF1）[136-137]。肝 HSF1 表现出高度节律性的活性，可驱动肝中热休克蛋白的表达[138]。因此，HSF1 可能是连接温度波动和分子钟的相位的关键成分。

厌食激素（胰岛素）和促食欲素（饥饿素）可能通过进食参与外周生物钟的夹带。一方面，餐后血浆中的胰岛素升高会导致培养的大鼠成纤维细胞中 *Per1* mRNA 水平的急性诱导[60]。此外，胰岛素会触发肝中 *Per2* mRNA 的上调和 *Rev-erbα* mRNA 的下调，进而模拟禁食后重新进食的影响[139]。外周时钟的胰岛素依赖性相移涉及磷酸肌醇 -3- 激酶（phosphoinositide 3-kinase，PI3K）和丝裂原活化蛋白激酶（mitogen-activated protein kinases，MPAK）介导的信号通路[140]。因此，进食诱导的胰岛素分泌可能是进食引起的外周时钟夹带的关键步骤[141]。另一方面，禁食期间从胃中释放的生长素释放肽被认为向大脑发出饥饿状态信号。大脑中饥饿素信号的激活与动物在定时获取食物之前表达的食物预期活动有关[142-143]。

另一种与进餐有关的激素是皮质酮。限制喂养计划会引发血浆皮质酮的预期升高[144]，并且众所周知，皮质酮会夹带外周时钟（见上文）[113]。然而，皮质酮注射无法模拟大鼠进食的相移效应[129]。肾上腺切除或糖皮质激素受体缺陷的小鼠肝中的基因表达节律仍然受到限制进食的影响。糖皮质激素信号实际上可能提供与进食同步器发生冲突的重置线索，因为在没有糖皮质激素的情况下，食物引起的肝相移实际上更快[145]。这些同步相互作用的净效应取决于组织，因为肝时钟似乎对进食信号更为敏感，而肺和肾时钟更容易被糖皮质激素重置[146]。

令人着迷的是，在大鼠成纤维细胞的培养基中添加葡萄糖会导致 *Per1* 和 *Per2* mRNA 水平下调，并诱导包括转录因子在内的许多基因的节律表达模式。葡萄糖导致的 *Per1* 和 *Per2* mRNA 水平降低似乎是间接的，并且是由葡萄糖代谢（即涉及转录调节因子）介导的，而并非是由葡萄糖[147]。许多核受体，例如 PPAR（由脂肪酸激活的转录因子），导致脂质和葡萄糖代谢的日常变化。除了作为代谢调节剂的作用外，

PPAR 还与生物钟成分相互作用（见上文）[85]。因此，血浆脂肪酸和葡萄糖这两种主要的循环代谢物都是潜在的调节剂，通过它们，食物相关的线索可夹带外周生物钟。

如前所述，肠道微生物群及其昼夜节律影响宿主的生物钟。在其他系统信号中，微生物群衍生的短链脂肪酸通过外周时钟（如肝和肾）的进食信号来调节相位调整[148]。

进食夹带的另一种可能性是时钟蛋白，如 CLOCK（或其旁系同源物 NPAS2）、BMAL1 或 PER，直接感知与食物相关的信号。这些蛋白质均含有 PAS 结构域，可检测氧化还原状态（即细胞内的还原或氧化环境），反映能量状态。氧化还原信号由 PAS 结构域转导，调节蛋白质的功能状态[149]。烟酰胺腺嘌呤二核苷酸的还原形式（NADH 和 NADPH）可激活 CLOCK（或 NPAS2）/BMAL1 的 DNA 结合，而其氧化形式 NAD^+ 和 $NADP^+$ 则抑制 DNA 结合。NAD（P）H/NAD（P）$^+$ 比值与线粒体活性密切相关，DNA 结合的激活和抑制之间的切换非常敏感，提供了一种快速机制，可以将燃料可用性的变化传递给细胞时钟[52]。因此，即使喂食可以被视为外周时钟的主要夹带因素，其潜在机制也是复杂的，因为昼夜节律系统的不同层面似乎涉及多个信号。

营养线索对主时钟的影响

尽管大多数外周时钟对进食时间和食物相关线索的同步效应高度敏感，但 SCN 时钟似乎不受它们影响，前提是动物暴露于明暗循环并摄入足够的每日能量[128-129]。然而，SCN 时钟可以在特定的热量条件下对营养线索做出反应。事实上，在明暗循环下并接受定时低热量喂养的大鼠显示出运动活动、体温和松果体褪黑素的每日节律的相位提前[150]。在接受定时热量限制的小鼠中，明暗循环的夹带也发生了改变。除了休息活动相位提前（即夜间活动的小鼠变得部分白天活动）之外，SCN 中时钟蛋白和时钟控制因子抗利尿激素的表达也处于相位提前，并且 SCN 对光的昼夜节律反应也发生了改变[151-152]。此外，在低葡萄糖获得率下，动物对光的昼夜节律相移反应会减少[153]。此外，葡萄糖获得率会通过 ATP 敏感的 K^+ 通道改变葡萄糖敏感的 SCN 神经元的放电率[154]。总而言之，这些结果挑战了 SCN 不受任何营养信号的影响的观点。值得注意的是，食物的奖励方面似乎也很重要，因为在持续黑暗条件下饲养的小鼠中，SCN 还会对除了随意提供的常规食物颗粒外，有节奏地获取的可口的食物（巧克力）产生夹带[155]。

人们对将代谢信号传递至 SCN 的途径知之甚少。定时热量限制可能会直接改变 SCN 细胞的氧化还原状态，如外周时钟（见上一段），并随后影响 SCN 分子时钟。自我维持的氧化还原循环已在 SCN 细胞中被发现，它们调节神经元活动[156]。此外，与进食相关的激素，如胰岛素、饥饿素和瘦素，其受体存在于代谢性下丘脑（即参与能量平衡调节的下丘脑核）中，可能是将代谢信息传递到 SCN 的候选激素。最有可能通过中基底层下丘脑的检测来实现[141, 157]。此外，下丘脑中控制摄食行为的促进食欲和抑制食欲神经元对反映营养状况的循环营养物（如葡萄糖、脂肪酸、氨基酸）水平的波动做出反应[158]。SCN 接收来自下丘脑各个核团的大量投射，下丘脑的代谢区域可以整合来自进食循环相关激素和营养物质的信息并将其传输到 SCN[159-160]。

结论

对中央和外周时钟的综述显示了哺乳动物昼夜节律系统的层次结构，其顶部是 SCN。由于光是该主时钟最有效的同步器，因此一个适当的时间组织通常在明暗循环下实现。当与光同步时，SCN 控制行为（即睡眠-觉醒和进食-禁食周期）和生理节律（如体温、血浆褪黑素和糖皮质激素），从而通过发送内部时间提示来增强日常节律的稳固性。仅限于通常休息时间的强制或自愿进食是外周振荡的有效计时器，它会干扰各个时钟之间的内部耦合，具体取决于它们对膳食重置的敏感性。由于细胞时钟和细胞内代谢之间的密切联系，遗传时钟的破坏会影响啮齿动物的新陈代谢。此外，昼夜节律系统主要授时因子的慢性变化，如主观夜间暴露于强光（慢性时差、轮班工作）和进餐时间，会导致昼夜节律不同步，并对代谢健康产生不利影响。

临床要点

由于生物钟和细胞内代谢之间存在相互联系，昼夜节律失调的情况，如夜食综合征、轮班工作和慢性时差反应，会破坏睡眠稳态并增加代谢风险因素，包括肥胖、糖耐量受损和高血压。

总结

位于下丘脑的 SCN 的主时钟同步多个大脑和外周时钟。这些时钟使生物体、组织和细胞能够预测正在发生的变化，并在其每天发生的预期时间优化给定功能的效率。大脑和外周时钟还分别隔离不相容的行为（如睡眠和进食）和化学不相容的反应（如肝糖异生和糖酵解）。来自 SCN 的节律信号通过行为、神经和神经体液途径将主时钟与次级大脑时钟和外周时钟耦合。内分泌节律（即松果体褪黑素和肾上腺糖皮质激素）在体内分布内部时间信息。

视网膜感知的光是 SCN 中主时钟最有效的同步器。一些不同于光的其他刺激，称为非光线索（如运动、唤醒），可以使 SCN 发生相移，特别是当光同步器较弱或不存在时。外周组织中的时钟与 SCN 具有许多相同的分子特性。除了 SCN 中更强的细胞间耦合之外，另一个功能差异是大多数大脑和外周时钟对进食的同步效应高度敏感，而不是 SCN 的相对阻力。细胞时钟和细胞内代谢紧密且相互关联。本章还讨论了食物相关线索可以重置外周时序的假定机制。即使 SCN 不会因进餐时间而改变，代谢信号也会影响 SCN 的时钟机制并调节其与光的同步。

参考文献和拓展阅读

请扫描书后二维码，获取参考文献和拓展阅读资源。

昼夜节律失调与心脏代谢和免疫健康

第 41 章

Ivy C. Mason，*Andrew W. McHill*，*Kenneth P. Wright*，*Jr.*，*Frank A.J.L. Scheer*

朱心亿 蔡 鹏 译 方 方 审校

章节亮点

- 昼夜节律是人类健康的重要组成部分，其失调已被证明会导致心血管、代谢和免疫功能的不利变化。
- 现代社会昼夜节律失调最常见的形式是环境和（或）行为节律与内源性昼夜节律系统不一致，这是由于轮班工作、（社交）时差、夜间光线或深夜饮食等因素造成的。这种情况还可能导致中央时钟或外周组织中细胞或系统水平的生物钟功能不匹配。有证据表明，这种昼夜节律失调会增加不良健康结果的风险。
- 鉴于与心脏代谢和免疫功能相关的疾病患病率很高，了解昼夜节律对这些疾病的影响并研究增强昼夜节律功能的方法具有很大的临床转化潜力，并对人类健康结果产生积极影响。

引言

本章回顾了心血管功能（cardiovascular function）、代谢功能（metabolic function）和免疫功能（immune function）的昼夜节律控制以及昼夜节律紊乱（例如，轮班工作、时差、社交时差、夏令时、夜间光线和不良饮食引起的昼夜节律紊乱）对这些功能和疾病结果的影响。

昼夜节律这个术语源自拉丁语短语 circa dies，意思是"大约一天"。它描述了大约 24 h 周期的内源生物节律（框 41.1）。事实上，昼夜节律是自我维持的，即独立于环境和行为线索而持续存在，这一事实使其与"昼行节律"（也称为"夜间节律"）区分开来，其可能部分由以下因素驱动：内源性昼夜节律和（或）部分地受外源性环境和行为节律影响。环境节律（environmental rhythm）包括明暗周期，而行为节律（behavioral rhythm）包括睡眠-觉醒周期和禁食-进食周期。

当电和自然明暗周期（环境）、睡眠-觉醒周期和禁食-进食周期（行为）以及外围振荡器与中央时钟正确对齐时，就会出现如图 41.1 A 所示的昼夜节律对齐。昼夜节律对齐的紊乱，导致某种形式的昼夜节律失调（这些节律不同步或错位）可能会导致不良的健康结果。昼夜节律错位（circadian misalignment）可能发生在中央时钟和环境节律（即环境错位）或行为节律（即行为错位）之间，或者发生在中央时钟和外围时钟之间（即内部错位）（图 41.1B 和 C，以及图 41.2）。昼夜节律错位可能是由外部或内部因素引起的，并可能导致多种急性和慢性后果（图 41.2）。虽然生物钟功能紊乱是昼夜节律失调的另一种类型（图 41.2），但本章主要关注昼夜节律失调，因为它涉及心脏代谢和免疫健康。

可能导致昼夜节律错位的行为［如轮班工作、（社交）时差、夜间灯光或深夜饮食］在现代工业化社会中很常见。电光照射的可用性与社会和工作需求相结合常常导致环境和行为与昼夜节律不匹配[1]。20% 的美国劳动力从事轮班工作（夜班、轮班、早班或除常规白班 / 晚班之外的其他工作安排）[2]通常会导致昼夜节律错位（图 41.1B），就像跨时区旅行时的时差反应一样（图 41.1C）[3]。

这些破坏昼夜节律系统的现代生活方式因素的愈发普遍化，与心血管、代谢和免疫功能相关的疾病和健康问题的患病率迅速增加同时发生。例如，过去几十年来，2 型糖尿病（type 2 diabetes mellitus，T2DM）确诊病例呈指数级增长[4-5]，同时肥胖症患病率也很高[6]。正如本章以下各部分所讨论的，有证据表明这些心脏代谢和免疫功能及其健康 / 疾病后果部分受到昼夜节律控制并受到昼夜节律失调的影响（图 41.3）。鉴于与心脏代谢和免疫健康相关的疾病的普遍存在，研究昼夜节律失调如何导致这些不良健康结果可能有助于开发新的治疗策略，因此具有很高的临床转化潜力。

有许多类型的研究用于调查昼夜节律失调如何影响心脏代谢和免疫功能及疾病。环境和行为节律通常掩盖了内源性昼夜节律成分，因此需要严格的昼夜节律协议来梳理昼夜节律对观察到的每日节律的贡献。

框 41.1　昼夜节律术语表

- **生物白天**：昼夜节律阶段，在此期间内源性循环褪黑素浓度较低（或当个体习惯性暴露在光线下时）
- **生物夜间**：昼夜节律阶段，在此期间内源性循环褪黑素浓度较高（或当个体习惯性暴露在黑暗中时）
- **时间生物学**：生物学的一个领域，涉及随时间循环的生物事件
- **时间疗法**：安排治疗（即药物）的时间以匹配最佳的昼夜节律作用阶段
- **昼夜节律**：源自拉丁语短语 circa dies 的术语，意思是"大约一天"；自我维持的内源性生物节律，周期约为 24 h，因此独立于环境（例如，光-暗、热-冷）和行为（例如，睡眠-觉醒周期、禁食-饮食周期）影响而持续存在
- **固定作息法**：一种实验方案，期间参与者保持半卧姿势，并在无时间信息、昏暗的光线环境中长时间保持清醒状态并定时给予等能量零食；旨在消除所有环境和行为输入中的 24 h 循环，从而能够测量内源性昼夜节律，从而独立于那些掩蔽效应
- **昼间节律、夜间节律或昼夜节律**：部分由内源性昼夜节律和（或）部分由环境和行为节律驱动的节律，如睡眠-觉醒周期、禁食-进食周期和明暗周期；外部节律掩盖了内部节律，使得很难区分每个节律对昼夜节律的贡献

- **夹带**：以稳定的相位角将一种循环模式与另一种循环模式同步（例如，昼夜节律系统与明暗周期同步）
- **强制不同步**：实验方案，其中参与者在无时间信息、昏暗的光线环境中被研究，经历反复出现的短或长睡眠-觉醒周期（例如，每天 20 h 或 28 h，包括禁食-进食周期、休息-活动周期和同一时期的姿势周期）；将昼夜节律系统的影响与行为和环境变化的影响分开，并允许测量生物过程以响应所有昼夜节律阶段的行为 / 环境周期，包括对对齐 / 错位的研究
- **时差反应**：因生物节律与当地明暗周期短暂错位而导致的症状，这些症状与在时区之间快速向东或向西旅行有关
- **掩蔽**：通过行为或环境条件掩盖内源节律，从而对感兴趣的测量产生急性影响
- **错位**：一个节奏相对于另一个节奏的时间不正确
- **周期**：周期长度，或从一个昼夜节律阶段再次循环到同一阶段所需的时间
- **阶段**：一个周期内事件发生的时间（例如，最小值、最大值）
- **夜班工作**：部分或全部班次包括在生物夜间工作的班次
- **社交时差**：由于工作日和非工作日之间的行为时间（如睡眠和体力活动）差异而出现的症状
- **授时因子（Zeitgeber）**：德语单词，意思是"时间给予者"；可以夹带节奏的时间提示

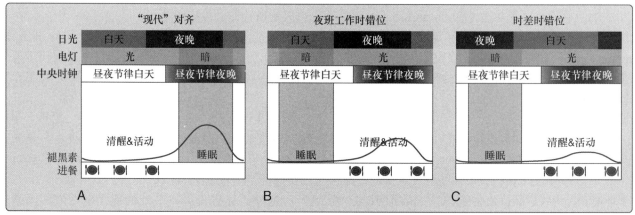

图 41.1　现代昼夜生活方式（A）、夜班工作期间（B）和时差期间（C）环境、昼夜节律和行为节律的一致性比较。环境光暴露模式由阳光（尽管在室内时被屏蔽）和电光决定。日光区分显示为白天（深青色条）和夜间（黑色条）；电灯区分显示为浅色（浅青色条）或深色（灰色条）。内源性昼夜节律通过中央时钟和褪黑素的分布图来说明，由昼夜节律白天（当没有昼夜节律驱动褪黑素产生且褪黑素水平较低时；白色背景）和昼夜节律夜晚（当有昼夜节律驱动褪黑素产生且褪黑素水平高；分级灰色背景）区分。紫红色曲线代表觉醒和睡眠期间的内源性褪黑素水平，行为节律显示为觉醒和活动（白色背景）和睡眠（灰色背景）活动以及饮食模式（用刀叉的盘子说明膳食）。在现代生活方式（A）中，日光、电灯、昼夜节律、起床时间和进餐时间之间存在相对一致性，尽管与太阳日相比通常会延迟几个小时（许多人在睡眠活动开始时为"午夜"）。褪黑素曲线显示出强劲的节奏，并与环境和行为节奏保持一致。严格地说，在轮班工作期间（B），清醒期和（通常）进餐发生在昼夜节律夜间，用电照明代替阳光。由于这种严重的错位，褪黑素的节律会因电光抑制而减弱。时差反应是由于时区（C）的快速变化而发生的。虽然在这种情况下，阳光和电灯与起床时间和进餐时间一致（如果遵循当地的社交时间表），但它们会与昼夜节律模式相反，并且褪黑素的分布会受到抑制［Modified from Mason IC，Qian J，Adler GK，Scheer FA. Impact of circadian disruption on glucose metabolism：implications for type 2 diabetes. Diabetologia. 2020；63（3）：462-72.］（见彩图）

关于昼夜节律紊乱在现实世界中的影响的研究也可能存在一些干扰因素，例如，在有昼夜节律紊乱的人（如轮班工人）和没有的人（如非轮班工人）之间的差异。此外，许多有关昼夜节律紊乱的流行病学 / 观察性研究主要基于相关性，尽管它们能够在较长时间

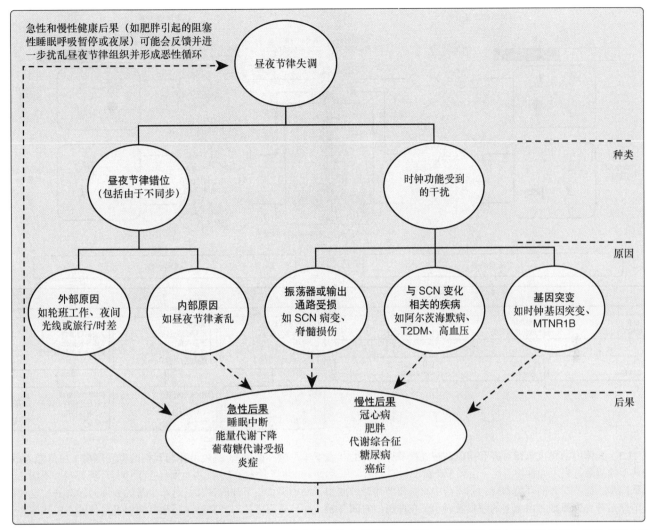

图 41.2　不同类型的昼夜节律失调的示例、其原因以及潜在的急性和慢性健康后果。虚线箭头指向假设的急性和慢性后果和反馈。请注意，这些类型或原因并不是绝对的或相互排斥的（例如，某些昼夜节律紊乱可能是由于失明或基因突变造成的，但也可能是由于环境或行为因素造成的）［Modified from Rüger M，Scheer FAJL. Effects of circadian disruption on the cardiometabolic system. Rev Endocr Metab Disord. 2009；10（4）：245-60.］

内和大量人群中收集数据。一些昼夜节律失调的对照实验研究已被用来分离昼夜节律失调的影响并证明因果关系，尽管鉴于其密集性，这些研究的持续时间必然很短。因此，必须同时考虑流行病学和实验方法；这两类研究的结果相结合，为阐明昼夜节律和昼夜节律紊乱对心脏代谢和免疫健康结果的贡献提供了一致的证据。

心血管健康

昼夜节律系统和心血管健康

　　内源性昼夜节律计时系统和心血管生理学之间的相互作用和协调被认为对于最佳心血管健康是必要的。心血管疾病是美国死亡的主要原因[7]，尽管心血管事件可能在一天中的任何时间发生，但存在明显的日常模式，即在早上（大约早上 6 点到中午）心源性猝死、

心肌梗死、卒中和室性心律失常的风险增加[8, 8a, b]。虽然造成这种清晨模式的确切原因尚不清楚，但大量的实验室工作致力于揭示可能导致风险增加的基本生理昼夜节律机制。使用强制不同步方案，旨在在一天 24 h 内均匀分散睡眠和行为对生理的影响，从而使这些睡眠和行为因素与昼夜节律不同步，在早晨达到峰值的心血管生物标志物的潜在昼夜节律模式已经已被阐明。这些生物标志物包括血浆皮质醇[9]、心脏迷走神经调节[9]、血小板聚集性[11]和纤溶酶原激活物抑制剂 1（plasminogen activator inhibitor-1，PAI-1）[12]，具有较大的内源性昼夜节律，在上午 6 点至中午左右达到峰值。当使用具有 20 h 或 28 h 睡眠-觉醒周期的强制去同步方案或完全不同的昼夜节律方案（即研究参与者保持清醒的恒定常规方案）时，这些昼夜节律控制评估非常相似。这些方案进行在昏暗的灯光下，参与者休息时采取半躺姿势，吃等热量的零食，这表

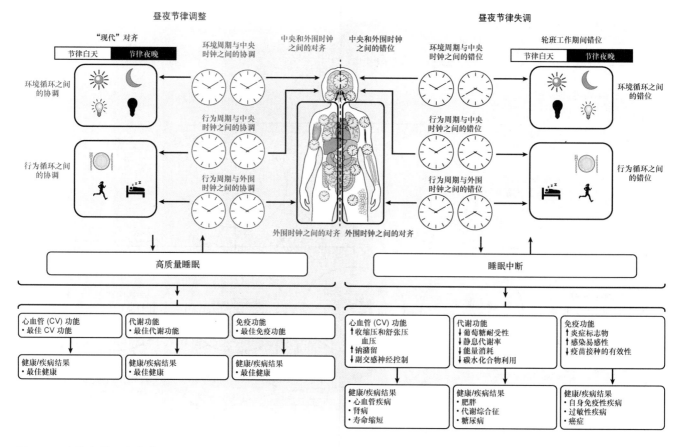

图 41.3　人体内的昼夜节律对齐和错位。在昼夜节律对齐的状态下（左侧，蓝色），昼夜节律与我们的电光照射（由灯泡表示）和典型的清醒行为［如食物消耗（由叉子、盘子和刀表示）和活动（由跑步者表示）］同步，而昼夜节律与环境黑暗和不活动或睡眠同步。这些对齐的环境和行为暴露与中央昼夜节律时钟同步，而中央昼夜节律时钟又与遍布全身的外周时钟对齐。这种昼夜节律对齐允许睡眠（由床上的睡眠者表示）在理想的时间开始，并且昼夜节律对齐和健康睡眠共同促进最佳的心脏代谢和免疫功能和健康。在昼夜节律错位的状态下（右侧，红色），昼夜节律包括有限的光照和昼夜节律夜间的光照增加。昼夜节律的夜晚也常常伴随着食物消费和活动，以及昼夜节律日的主要睡眠阶段。当昼夜节律系统不促进这些行为时，环境和行为暴露之间的这种不一致会导致与光照最强烈同步的中央时钟与似乎与行为暴露最强烈同步的外周时钟之间的不一致（尽管在人类中仍然有有限的证据）。此外，这种昼夜节律的不一致会扰乱昼夜节律日的睡眠，这些因素共同导致心脏代谢功能急性受损，并与长期健康状况较差和最终患病有关

明这些节律不是昼夜节律的产物，并且这些昼夜节律是稳健的[13]。此外，小鼠中发生心血管事件的时间可能会影响心肌组织耐受该事件的能力[14]，可能是由细胞命运的昼夜节律变化驱动的[15-17]。

在受控实验室环境的不同条件下，血压也是遵循稳健昼夜节律模式的一项关键心血管生物标志物，尽管健康个体的血压不会在清晨达到峰值[9, 13]。收缩压和舒张压均在昼夜节律夜间时段达到峰值，峰谷振幅在 3 ~ 6 mmHg，血压对标准化运动的增加反应最大发生在昼夜节律晚上，而血压恢复最慢发生在昼夜节律早晨[9, 13, 18]。这种血压节律的一个潜在机制可能部分是由肾调节的血容量变化[19-20]。肾脏的一些生理功能表现出昼夜模式（即，内源性昼夜节律和饮食等行为的综合影响），以预测肾在一天 24 h 内预期的代谢和生理工作负荷[21]。与肾功能和血压相关的

其他因素，如醛固酮分泌和肾素-血管收缩素-醛固酮系统已被证明具有昼夜节律[16]，高峰出现在早晨。此外，血管功能的改变也可能有助于观察到的血压昼夜节律[22]，因为血管内皮功能已被证明表现出昼夜节律，其水平在整个昼夜节律夜间到早晨处于最低水平[23]。

容易引起昼夜节律紊乱的工作安排、生活方式和环境暴露与心血管健康的损害有关[8b]。例如，与白天工作的同事相比，参加通宵或轮班工作的个人患心血管疾病的风险增加高达 40%[25-26]，部分原因可能是炎症标志物增加，如 C 反应蛋白[27-28]。此外，一个人轮班工作的时间越长，患心血管疾病的风险就越大[29-30]，而停止轮班工作会降低风险[30]。在昼夜节律失调不太严重的例子中，较小和（或）更短暂的失调，如时区的变化或周末长时间暴露在电光下而导致我们的生物钟延迟，也会产生严重的后果。例如，与

一周中的任何其他一天相比，人类在周一早上更有可能经历心源性猝死[31-32]，或在春季夏令时（外部时钟时间提前 1 h）之后的几天内比时间更改之前的几周更容易发生心肌梗死，尽管夏令时的影响可能不大，并且在按性别或年龄进行的分层分析中可能不再适用[33-34]。值得注意的是，即使一个时区内的地理差异也会产生广泛的健康影响；那些生活在更西边，因此在较晚的时钟时间接受晨光的人，其预期寿命比生活在更东边的人要低[35]，甚至单个地理时区内的细微偏差也会增加患心血管疾病的风险[36]。尽管这些例子主要是相关性研究，并且未评估内源性昼夜节律相位，但它们为昼夜节律紊乱对心血管健康和疾病的影响提供了流行病学证据。

在实验室中，动物模型让人们得以一睹如果一个人已经处于脆弱的健康状态，在慢性昼夜节律失调期间可能会发生什么[37]。在一项开创性研究中，长期改变明暗周期以诱发昼夜节律失调导致 11% 患有心肌病的叙利亚仓鼠的中位寿命缩短[38]。同样，通过每 7 天反复将光照时间提前 6 h 来模拟老年小鼠的时差反应，导致与不改变作息时间的小鼠相比，其存活率下降了 36%[39]。此外，改变小鼠的明暗（light-dark，LD）周期长度，从而诱导昼夜节律失调，导致心脏复极的 QT 间期延长[37]，这有可能出现严重的心脏问题，如室性心律失常和心源性猝死。

在人类中，模拟典型夜班工作安排的高度受控的实验室方案为昼夜节律失调期间心血管风险的增加提供了潜在机制。为期 8 天的模拟轮班工作方案和随机交叉设计的 8 天模拟轮班工作方案显示，急性昼夜节律失调会增加 24 h 收缩压和舒张压上升，主要是通过睡眠血压的增加，副交感神经控制降低，以及炎症应激的血液生物标志物［如抗阻素、白细胞介素 6（interleukin-6，IL-6）、肿瘤坏死因子 - α（tumor necrosis factor- α，TNF-α）和 C 反应蛋白］的增加[40]。在一项随机交叉研究中，在受控实验室条件下，实验性昼夜节律错位导致的血压和 C 反应蛋白升高也在长期轮班工人中观察到，支持其在这一人群中的相关性[41]。（关于昼夜节律失调对炎症标志物的影响的更详细描述可在本章后面找到。）一项旨在研究昼夜节律失调如何影响与心血管健康相关的循环蛋白，为期 6 天的模拟轮班工作方案结果表明，针对模拟轮班工作，许多与心脏病相关的蛋白质被发现会因昼夜节律错位而改变[42]。昼夜节律失调也可能会增加慢性肾病主要危险因素的发展，如肾小管扩张、蛋白尿和细胞凋亡，进而可能会反过来影响心血管健康，正如在仓鼠中观察到的那样[43]。使用模拟火星日（24 h 40 min）的自然主义实验，一项前瞻性的被试内设计研究发现，

与没有夜班工作的日子相比，坚持固定钠饮食长达 205 天的参与者在包括夜班工作的日子里 24 h 尿醛固酮排泄量增加，钠潴留增加，并且在轮班后的早晨血压升高[44]。

代谢健康

昼夜节律系统和能量代谢

昼夜节律系统和代谢过程密切相关。在细胞水平上，简单的过程，如从二磷酸腺苷（Adenosine diphosphate，ADP）到三磷酸腺苷（adenosine triphosphate，ATP）的转化，遵循与太阳光暗周期同步的节律[45]。在更复杂的系统中，对许多代谢过程都至关重要的限速酶也受到昼夜节律的控制[46]。一天中代谢的这些变化可能有助于预测与饮食 / 清醒 / 活动和禁食 / 睡眠 / 不活动相关的营养可用性和代谢需求[47]。事实上，在受控实验室环境中进行的对人类静息代谢率的研究显示出昼夜节律变化，白天 / 晚上的能量消耗达到峰值，夜间 / 清晨的能量消耗达到低谷[48-50]。这种观察到的能量消耗节律也与自我报告的饥饿和食欲感觉的内源昼夜节律相匹配[51-52]，进一步证明昼夜节律系统与能量代谢之间的紧密关系。

与心血管健康一样，内源性昼夜节律与饮食 / 觉醒 / 活动行为之间的失调会对代谢健康造成重大损害。从流行病学角度来看，长期轮班工人可以再次作为模型人群来研究昼夜节律错位对代谢健康的影响，认识到混杂因素、中介因素和反向因果关系的潜在局限性。轮班工人的总体肥胖率和腹部肥胖率比白天工作的工人高约 25% ～ 45%[53-54]，且轮班工人有约 60% ～ 70% 的更高风险患上 3 种代谢危险因素（肥胖、高血压和高甘油三酯）[53]。同样，在不像轮班工作那么极端的情况下，每日昼夜节律错位也与较差的代谢健康状况有关。例如，工作日和空闲日之间的睡眠中点时间存在较大不匹配（即社交时差）的人更有可能肥胖[55]。横截面数据表明，一个人每多经历 1 h 的社交时差，该人患代谢综合征的概率就会增加 1.3 倍[56]。此外，夜间进食，一个日常行为与昼夜节律系统可能不一致的例子，也被证明会影响代谢健康[57-58]。横断面研究的结果表明，较晚的进食时间与体重增加[59]和较高的体重指数之间存在关系[60]。在一项纵向观察研究中，在一天中晚些时候吃午餐的人比在当天早些时候吃午餐的人在减肥干预计划中减掉的体重显著更少[61]。与生理昼夜节律标记相关，在接近褪黑素开始时间（表示个人生物之夜的开始）前后摄入较高比例的卡路里与大学生较高的体重和身体脂肪成分相关[62-63]。相反，通过实验缩

短个人每日进食时间，从而通常将卡路里摄入时间限制在白天[62]，可以减轻体重[64-65]并提高葡萄糖耐量[66]。同样，早上提供膳食，而不是晚上提供营养相当的膳食，会增加脂质氧化[67]。实施限时饮食方案，如每日只能在下午 3 点之前摄入卡路里，可在无体重减少情况下改善心脏代谢健康[68]。此外，食物摄入时间与肥胖之间的关系可能会取决于个人早晨或晚上的时型［即对活动和（或）行为时间的偏好］有所不同，如对于时型较早的个体来说，早上的热量摄入增加与较低的体重相关，而对于时型较晚的个体来说，晚上的热量摄入增加与较高的体重相关[69]。此外，一项在 3 天模拟夜班时间表后进行 24 h 固定时间法的有针对性的代谢组学研究，发现 95% 具有 24 h 节律的代谢物的节律是由行为时间线索（而不是中央生物钟）驱动的；此外，大多数这类循环代谢物和代谢途径与肝、胰腺和消化道有关[70]。

动物模型可用于研究长期昼夜节律失调和代谢健康的影响。对小鼠而言，严格限制其进食时间可能会对代谢产生巨大影响。如果只允许小鼠在它们的生物日（夜间啮齿动物的休息期）期间进食高脂肪食物，从而导致禁食 - 进食和明暗周期之间的昼夜节律失调，与在正确生物时间（夜间）进食的小鼠相比，小鼠的体重会迅速增加，而卡路里摄入量或运动活动则不会有显著差异[71]。通过将小鼠的活动模式转移到生物日（光照期，这些夜行啮齿动物通常大多不活动）来模拟小鼠的"夜班工作"，但仅在生物日或夜间提供食物，以区分食物与清醒/活动对心脏代谢健康的影响，研究人员发现，将食物转移到生物日（倒置饮食）会增加腹部肥胖，而食物摄入量没有差异[72]。将食物摄入量限制在活动期，同时继续保持夜班时间表，可以消除这些腹部肥胖差异[72]。让小鼠在 24 h 内暴露在恒定的光线下，从而以体内视交叉上核多单位放电率节律幅度减弱的形式诱发昼夜节律失调，导致体重增加，而不会增加卡路里摄入量或减少活动[73]，并且在这种情况下观察到的体重增加比喂食高脂肪饮食的小鼠发生得更快[74]。然而，将食物的时间限制在活动期，尽管将小鼠一直置于昏暗的灯光下，但还是会阻止其体重增加，这表明恒定光照对体重的不利代谢影响是通过减弱禁食 - 进食周期来介导的[73]。此外，损伤小鼠的中央时钟以消除节律性会导致体重略有增加，脂肪量增加[75]。

人类研究发现，昼夜节律不同步和错位会导致能量代谢发生变化。旨在一天 24 h 内均匀分配所有膳食和行为的强制去同步方案显示，与基线昼夜节律调整和充足睡眠相比，在昼夜节律错位和睡眠限制后，静息代谢率大约降低 8%[76]。在另一项研究中，使用

全室间接热量计测量 24 h 能量消耗的 6 天模拟轮班工作方案研究了参与者在白天清醒和夜间睡眠时的情况，然后是 3 天的白天睡眠和夜间清醒，同时让参与者保持固定的卧床姿势，每天吃相同的食物。与白班相比，模拟轮班工作使 24 h 的能量消耗减少了大约 3%～4%，其中大约 12%～16% 的能量消耗减少发生在参与者的白天睡眠机会中[77]。在同一项研究中，饮食 - 诱导产热（diet-induced thermogenesis，DIT），或响应膳食而消耗的能量，相对于大约 1830 h 摄入的相同膳食含量，在大约 2230 h 食用时，膳食能量含量减少了大约 4%[77]。一项随机的交叉试验，采用两个 8 天的实验室方案，包括模拟 12 h 快速换班夜班方案（其中从模拟白班到模拟夜班的班次突然发生快速反转）和一个正常对齐方案，比较了标准化混合膳食后的早期 DIT，结果表明，昼夜节律早晨的 DIT 是昼夜节律晚上的 2 倍。尽管 DIT 仅占 24 h 热量消耗的 10% 左右，但这些结果表明 DIT 的昼夜节律控制可能提供一种机制，有助于解释进食时间对能量平衡和体重控制的不同影响[78]。此外，检查底物利用率的方案发现，昼夜节律失调期间碳水化合物利用率下降[77, 79-80]，这可能会随着时间的推移导致体重增加。此外，最近的一项代谢组学研究调查了模拟夜班工作方案对代谢过程 24 h 变化的影响[81]。结果表明，大约 75% 的节律性代谢物谱系主要受到行为周期（如快速进食和睡眠 - 觉醒）而不是内源性生物钟的影响，从而导致相对于内源性昼夜节律系统的错位状态。有趣的是，个体间变异性很大，一些参与者的代谢节律根据这种转变进行了调整，而其他参与者则没有表现出任何调整。

昼夜节律系统和葡萄糖代谢

适当的血糖控制对于微观[82]和宏观[83]血管健康至关重要。无法充分控制血糖水平可能会导致心血管并发症，从而导致死亡[84-85]。在流行病学研究中，血糖控制不良的高风险时间是清晨（凌晨 5 点至上午 9 点）[86]，此时个体经历"黎明现象"，即血糖生成激增和胰岛素敏感性下降[87]，需要增加 50% 的胰岛素需求[86]，并经常导致高血糖[86, 88]。这些观察结果部分是由潜在的内源性驱动的葡萄糖和胰岛素的昼夜节律控制，这些激素的水平在昼夜节律的早晨达到峰值[89]。

扰乱昼夜节律系统会对葡萄糖代谢产生长期和急性影响[90-91]。例如，与白天工作的人相比，轮班工作的人患 2 型糖尿病的概率更高[92]。此外，当与吸烟或低体力活动等不健康的生活方式相结合时，患 2 型糖尿病的风险会更高[93-94]。此外，这些对葡萄糖

代谢的影响可能会产生长期持久的影响。在一组不定期轮班工作超过 10 年的退休轮班工人中，当前诊断出糖尿病的概率比白班工作的人高出 10%，而轮班工作超过 20 年的人则诊断出糖尿病的概率则增至 16%[95]。然而，轮班工作与糖尿病风险之间的关联常常与其他健康因素相混淆，如肥胖风险和生活方式因素（如前所述）[96]，因此需要进行实验室研究来了解昼夜错位对葡萄糖代谢的直接影响。

通常，昼夜节律失调伴随着睡眠中断，这使得睡眠中断与昼夜节律失调的影响难以辨别。通过高度控制的实验室研究，我们得知当睡眠限制与昼夜节律紊乱相结合时，餐后血糖会在清醒时因胰岛素产生减少而受到损害[76]。此外，当个人被安排在清醒状态下进食，且与他们的习惯时间相差 12 h，葡萄糖浓度会增加 6%，同时胰岛素会增加 22%[97]。使用一个创新的为期 11 天的方案，其中包括随机接受睡眠限制和昼夜节律对齐或睡眠限制和昼夜节律错位的参与者，研究人员能够独立且系统地确定睡眠限制和昼夜节律失调的影响。他们发现，在男性参与者的昼夜节律错位状态下，有昼夜节律失调的睡眠限制对胰岛素敏感性的影响几乎是没有昼夜节律失调的睡眠限制的 2 倍[98]。进一步梳理行为的影响（如早餐与晚餐）、昼夜节律阶段（如一天中的时间）和昼夜节律失调（如 12 h 作息时间倒置），已经证明，晚上的昼夜节律相位和昼夜节律错位对葡萄糖代谢有独立的不利影响，通过不同的机制（分别是 β 细胞功能降低和胰岛素敏感性降低）实现[99-100]，并且与长期轮班工作的人有关[101]。在昼夜节律夜间进行测试时，昼夜节律失调对胰岛素敏感性的不利影响已通过高胰岛素正葡萄糖钳夹研究证实，并被证明主要是由骨骼肌非氧化葡萄糖处理的减少所驱动[102]。

虽然有许多信号可以使昼夜节律系统改变葡萄糖的控制，包括外周振荡器（如代谢组织中）、皮质醇和自律神经系统对胰腺和肝等的输出的昼夜节律控制[102a]，褪黑素似乎也起到了关键作用。松果体褪黑素水平升高可能会导致在昼夜节律夜间进食或摄入外源性褪黑素后葡萄糖耐受性降低[103]。褪黑素水平通常在习惯性睡眠开始前约 2 h 增加，并在习惯性醒来时间后降低[104]。在昼夜节律错位期间，糖耐量减低可能部分是由于在内源性褪黑素浓度升高时进食所致[97, 101, 105-106]。此外，在睡眠限制期间，当个体在清晨褪黑素较高时醒来进食时，褪黑素的浓度与胰岛素敏感性的下降显著相关[105]。这一机制得到了安慰剂对照研究结果的支持，这些研究表明，外源性褪黑素的施用会导致糖耐量减低[107-108]，尤其是在褪黑素受体 1b（melatonin receptor 1b, MTNR1B）基

因中常见的 T2DM 风险变体的携带者中[109]。此外，在一项随机交叉试验中，实验性地将晚餐推迟到循环褪黑素浓度升高的时间会恶化葡萄糖耐量，尤其是在这些 MTNR1B 风险携带者中[110-113]。有趣的是，这种 MTNR1B 风险变异的携带者早上褪黑素升高的持续时间也较长，这可能会增加早晨在褪黑素升高时食用食物时糖耐量减低的风险，如实验室中观察到的那样[105]。

免疫健康

免疫健康依赖于由各种组织、细胞和蛋白质组成的防御系统，保护身体免受病原体、感染和疾病的侵害。免疫反应通常分为先天免疫反应和适应性免疫反应，尽管两种反应的成分之间可能存在重叠。先天免疫反应包括对病原体的非特异性反应，如屏障（例如皮肤、黏膜）、吞噬作用以及抗菌和炎症分子，而适应性免疫反应包括抗原识别和抗体产生的特异性反应。先天和适应性免疫系统的各个组成部分已被证明表现出每日节律[115-118]。例如，人类外周血单核细胞（peripheral blood mononuclear cells, PBMCs），包括许多免疫细胞类型，如淋巴细胞和单核细胞，具有生物钟基因（hPer1、hPer2、hPer3 和 hDec1）以昼夜节律方式表达，峰值水平出现在习惯性活动时间的上午和下午[119]。模拟夜班工作 2 天后，PBMCs 中的一些时钟基因（hPer1 和 hPer2）发生了变化[120]。同样，由于现实世界的昼夜节律受到干扰，从事夜班工作的警察的白细胞总数、中性粒细胞、淋巴细胞和单核细胞水平较高，表明在常见的昼夜颠倒错位期间免疫系统被破坏[121]。此外，有证据表明一天中的暴露时间会影响感染的易感性、疫苗接种的有效性以及类风湿性关节炎等免疫疾病的症状严重程度[117]，这一点将在本节的最后进一步讨论。内源性昼夜节律生物学与免疫反应之间的联系为优化和改善免疫健康的转化应用提供了可能性。因此，人们对了解昼夜节律和时间安排在免疫健康中的作用非常感兴趣，并取得了进展，详见 2020 年美国国家卫生研究院的一份研讨会报告[122]。

先天免疫反应

先天免疫是指在检测到病原体后立即或数小时内发挥作用的非特异性一线防御机制。先天免疫反应的建立包括几个级联的生理过程。例如，循环单核细胞成熟为巨噬细胞，巨噬细胞随后可以吞噬病原体并分泌信号分子，如细胞因子［如 TNF、白介素 -1（interleukin-1, IL-1）、IL-6、IL-8 和 IL-12］和趋化

因子。这些信号分子可以促进炎症过程并充当化学引诱剂。中性粒细胞通常是在感染部位首先做出反应的先天细胞，而自然杀伤（natural killer，NK）细胞是针对感染和肿瘤/癌症的免疫反应宿主排斥的一部分。

有证据表明，感染反应、炎症和应激反应等先天免疫功能会受到一天中的时间的影响，并且可能受到昼夜节律的调节[123-124]。啮齿动物研究的结果表明，一天中的时间会影响感染；具体而言，在一天开始时（夜间活动的动物开始休息阶段）感染的小鼠体内的病毒复制量比一天中 10 h 后（即夜行动物进入休眠期）感染的小鼠体内的病毒复制量高出 10 倍[125]。令人震惊的是，当对缺乏时钟基因 Bmal1 的小鼠进行相同的实验时，从而诱发昼夜节律性的丧失时，无论感染发生在一天中的哪个时间段，病毒的复制水平都很高[125]。这表明对感染以及可能的治疗或许依赖于昼夜节律阶段。同样，已经证明生物钟基因 BMAL1 和 REV-ERBα 参与丙型肝炎病毒的生命周期，并且 Bmal1 的基因敲除和 REV-ERB 的过度表达可抑制丙型肝炎病毒及相关黄病毒、登革热和寨卡病毒的复制[126]。此外，啮齿动物研究结果表明，NK 细胞在持续黑暗中时钟基因的表达水平会出现 24 h 振荡[127]，并且在脾分泌 TNF-α 和 IL-6 中，超过 8% 的巨噬细胞转录组以 TNF-α 节律的昼夜节律方式振荡[128]。

在健康人类中，免疫细胞计数（粒细胞，如中性粒细胞）的昼夜节律已被证实，昼夜节律性的振幅随着睡眠不足（29 h 清醒）而减少[129]。为了区分行为/环境和昼夜节律的影响，一项对 13 名健康人类参与者进行的实验室研究，在 48 h 基线和 40～50 h 固定作息法下进行研究，对全血的体外脂多糖刺激进行了评估，并发现基线期间（单核细胞趋化蛋白、粒细胞-巨噬细胞集落刺激因子和 IL-8）以及固定作息法期间（单核细胞趋化蛋白、粒细胞-巨噬细胞集落刺激因子、IL-8 和 TNF-α）促炎细胞因子和趋化因子的 24 h 节律[130]。这提供了细胞因子和趋化因子免疫反应的内源性昼夜调节的证据，并推而广之，昼夜错位可能对先天免疫功能有不利影响。

事实上，有流行病学和观察工作表明夜间工作与 IL-6 和 C 反应蛋白（C-reactive protein，CRP）等炎症标志物升高之间存在关联[131-132]。同样，一项连续 4 次每周 6 h 明暗时间表阶段前移的啮齿动物实验研究导致促炎性细胞因子增加[133]。同样，实验室内慢性昼夜节律失调方案（即非夹带）和模拟夜班方案的结果表明，昼夜节律错位显著增加了人类的 TNF-α、IL-10 以及 CRP 数量[40, 134]，包括长期轮班工人[41]。另一方面，在实验室对 9 个人进行 3 天的模拟夜班工作，结果显示细胞因子节律发生了变化，但单核细胞和淋巴细胞的节律没有变化，表明节律性免疫参数不匹配或不同步[135]。在另一个模拟夜班工作方案中，73% 的转录本保持节律性，但幅度减弱；在随夜班工作而变化的 24 个转录本中，有 7 个与杀死肿瘤和病毒感染细胞的 NK 细胞有关[136]。这与啮齿动物研究显示昼夜节律破坏改变了时钟基因的昼夜节律表达，并抑制了 NK 杀死肿瘤细胞功能的昼夜节律表达，导致肺癌生长类似[137]。

适应性免疫反应

适应性免疫反应是指对特定抗原做出反应的防御机制。由于必须识别抗原（通过 T 淋巴细胞）和通过相关细胞（B 淋巴细胞、树突细胞）回应才能产生反应，因此这种反应发生在较长的时间范围内，是先天免疫反应之后的第二道防线。适应性免疫还包括习得免疫机制（由分化为记忆细胞的 B 淋巴细胞和 T 淋巴细胞子集进行），使未来对同一抗原的反应更加迅速。

虽然最初的工作强调了昼夜节律系统对先天免疫反应第一道防线的影响，但最近的工作越来越明显地表明，昼夜节律系统也可能在后期适应性免疫反应中发挥作用[138]。尽管昼夜节律在适应性免疫反应中的作用被认为是一个高度优先的知识缺口领域[122]。在一项研究中发现了昼夜节律可能对适应性免疫反应做出贡献的第一个暗示，该研究采集了 6 名男性和 6 名女性的 24 h 血液样本，其淋巴细胞计数显示出昼夜变化，峰值出现在晚上 10 点或凌晨 3 点，最低值出现在上午 8 点或上午 11 点[139]。人体血液中的 B 细胞和 T 细胞计数通常在夜间较高，早上下降，白天保持较低水平[140]，人体血液中的 T 细胞已被证明显示出全天时钟基因表达的节律[141]。啮齿动物的研究还显示淋巴细胞增殖具有一天中的时间依赖性[142]，并且淋巴细胞迁移以昼夜节律方式发生[143]，这可能有助于解释为什么免疫接种的时间会影响适应性免疫反应的成功。鉴于昼夜节律对适应性免疫细胞成分的贡献，通过疫苗接种有效激活适应性免疫反应也可能受到昼夜节律系统的调节。几项研究报告称，T 细胞和 B 细胞对疫苗接种的反应可能随一天中的时间而变化[144-148]，但由于不同疫苗和不同动物模型的接种时间不同，最佳时间的阐明仍有待确定。

对昼夜节律失调的研究进一步证明昼夜节律系统在适应性免疫反应中发挥作用。暴露于慢性时差反应的小鼠会遭受长期的昼夜节律失调，因此会过早死亡，部分原因是免疫系统途径的变化，包括 T 细胞和 B 细胞的增加、慢性炎症以及肝和肾的免疫疾病[149]。遗传学研究表明淋巴细胞 BMAL1 在适应性免疫中具有关键的时间特异性作用：小鼠 T 细胞的破坏也被证明会导致淋巴细胞迁移振荡的丧失[143]，而有条件的 *Bmal1* 消融则不会改变 T 细胞和 B 细胞淋巴细胞分化，表明这种适应性免疫反应不受细胞内在昼夜节律时钟的影响，而是受到影响多种细胞类型的外在昼夜节律因素的影响[150]。在人类中，实验室通过不合时宜的食物和睡眠（白天食物加夜间睡眠与白天睡眠加夜间食物）导致的昼夜节律错位已被证明可以改变适应性免疫功能蛋白、干扰素，从而增加抗原呈递[42]。另一项使用强制不同步方案的人体研究表明，不合时宜的睡眠导致人类血液转录组中的节律性转录物减少，并对 T 细胞分化和 B 细胞受体信号通路产生影响[151]。

免疫疾病模型

免疫反应异常可导致免疫缺陷、自身免疫性疾病和过敏性疾病[152]。虽然适应性免疫反应是保护身体免受病原体侵害的重要组成部分，但它也可能导致自身免疫，即异常的宿主免疫反应被激活来对抗自身。此类自身免疫性疾病的病因在很大程度上尚不清楚[153]；然而，与几种自身免疫性疾病相关的症状已显示出昼夜节律的影响。

多发性硬化症是影响中枢神经系统的最常见的免疫疾病[154]，这种疾病由 T 细胞介导，T 细胞会对髓鞘产生免疫反应，导致大脑和脊髓神经元脱髓鞘[155]。这种针对髓鞘的免疫反应会激活其他免疫过程，包括血脑屏障的破坏和细胞因子的释放[155]。据报道，褪黑素水平较低与复发缓解型多发性硬化症的疲劳程度较高和持续时间较长有关[156]，褪黑素水平较低也被认为是该疾病呈现季节性周期的原因，复发更多地发生在春季和夏季[157]。除了季节变化外，与对照组参与者相比，多发性硬化症患者的疲劳症状似乎在一天中积累得更快，下午早些时候和晚上的疲劳增加更为严重[158]。此外，多发性硬化症与轮班工作导致的昼夜节律紊乱和睡眠不足有关；多项研究显示，轮班工作的人（包括轮班护士）患多发性硬化症的概率更高[159]，而较早开始轮班工作的人患多发性硬化症的概率更高[160-161]。

类风湿关节炎会导致关节发炎和损伤。与多发性硬化症一样，患者在一天中表现出症状严重程度的变化，早晨关节疼痛和僵硬的报道较多[162]，这与促炎细胞因子水平升高以及早晨 IL-6 和 TNF-α 升高持续时间较长有关[163-165]。

炎症性肠病（inflammatory bowel disease，IBD）会导致胃肠道发炎，与可能导致昼夜节律紊乱的行为有关。IBD 严重程度与睡眠质量差、晚睡、社交时差和早餐或晚餐时间不一致有关[166]。

哮喘等过敏性疾病也源于免疫反应，昼夜节律系统可能对此做出贡献。哮喘是一种肺部炎症性疾病，会导致气道变窄和反应性增强，炎症由过敏原（如花粉或尘螨）激活促炎细胞因子引起[167]。据报道，哮喘症状每天都有变化，夜间和清晨症状加剧，可能是由于这些时候巨噬细胞、中性粒细胞和 T 细胞数量增多所致[168-170]。最近，我们已经证明，哮喘患者的肺功能、气道阻力和症状驱动的救援吸入器使用受到内源性昼夜节律系统的强烈影响，正如使用恒定常规方案和强制去同步方案一致显示的那样[170a]。

临床意义

正如本章所述，昼夜节律系统与日常活动和行为的正确协调对于最佳的生理功能和健康至关重要。重要的是，通过了解潜在的内源节律如何与日常行为相互作用，干预措施和公共卫生运动可以针对昼夜节律的某些方面来改善健康（即"时间疗法"）。例如，一项前瞻性终点试验报告称，与早上醒来后服用药物的高血压患者相比，经常在夜间服用抗高血压药物的高血压患者发生重大心血管事件的风险降低了 45%[171]。同样，据报道，夜间摄入高血压药物可以显著降低患慢性肾病的风险[172]。同样，在凌晨 3 点左右使用低剂量夜间释放泼尼松来治疗类风湿性关节炎的糖皮质激素治疗法已被证明是缓解症状、改善功能状态和延缓疾病进展的最佳方法[164,173]。此外，为揭示生物钟在编码基因中的作用而对小鼠器官进行的转录组分析发现，不仅体内大约一半的编码基因在转录中遵循昼夜节律，而且市场上大多数最畅销的药物都具有昼夜节律基因目标[174]。总而言之，这些发现表明，通过瞄准药物给药的昼夜节律时间，可以提高药物的有效性，从而有可能减少药物的剂量和（或）减少药物的副作用[175]。这一假设已在对 24 h 医院运营节奏、医嘱时间和首次给药的检查中得到证实。一项旨在确定开药单和给药高峰时间的观察性研究发现，开药单的高峰期与医院的查房惯例有关，首剂给药时间延迟 2 h，这些时间惯例就可能对患者的健康有不利影响[176]。以抗高血压药物肼屈嗪为例，他们发现与在典型的早晨时间给药相比，在夜间而非典型的上班时间内服用该药物可导致血压降低高达 4%[176]。与瞄准给药的昼夜节律时间相一致的是瞄准疫苗接种的时间。几项研究报告称，T 细胞和 B 细胞对疫苗接种的适应性免疫反应可能随一天中的时间而变化[144-148]，尽管最佳接种时机仍有待确定，并且可能因疫苗类型而异。基于时间的疫苗接种有效性的机制探索包括最近的研究，该研究表明 CD8 T 细胞的生物钟调节对疫苗接种的早期反应[148]。此外，在疱疹和流感中显示的一天中感染时间和病毒复制的不同影响也可能对基于时间的疫苗有效性发挥作用[125]。除了用药时间外，改善行为和环境干预措施的时间不仅基于我们的行为，还基于我们什么时候睡眠、饮食[176a]、锻炼、接受光照和进行手术[17]，这可能会改进循证治疗方案，以优化慢性病的预防、维持，甚至是治疗。最后，最近的工作表明了昼夜节律阶段和昼夜节律错位的生物标志物在指导这种时间安排方面的潜在价值和可行性，这可能为未来实施时间疗法提供客观的衡量标准（在 Anderson 及其同事的文章中进行了评论[177-178]）。

未来的展望和结论

越来越多的证据表明昼夜节律系统对心脏代谢和免疫功能的贡献，以及昼夜节律错位与心脏代谢和免疫的不良结果和疾病有关。了解昼夜节律系统和昼夜节律错位在这些功能中发挥作用的过程，我们提供了了解相关疾病和提供临床应用的工具，如时间疗法。当前用于调查这些问题的研究设计，如流行病学和实验方案，在解释时应考虑到其优点和局限性，即某些设计的长期性质可能存在潜在混淆因素（包括但不限于未诊断的合并症、生活方式因素、健康食品的获取和消费、工作量等）和持续时间较短，但具有实验设计，因此能够分别测试因果关系和机制。随着研究昼夜节律的高度控制方法的出现，以及人们越来越认识到将昼夜节律测量纳入心脏代谢和免疫健康研究的重要性，这些领域的研究空白可能很快就会被填补，并可以扩展到睡眠和昼夜节律医学领域。未来研究的领域包括进一步将昼夜节律与行为/环境影响分开、时间疗法和通过进餐时间、明暗暴露模式和其他日常行为（即活动）的时间安排来优化健康的昼夜节律。

临床要点

- 昼夜节律越来越被认为对人类健康做出重要贡献，因此昼夜节律错位也越来越被认为是导致疾病风险的关键因素。

- 考虑昼夜节律时间和调整是对患者的心血管、代谢和免疫保健的一个关键组成部分。
- 昼夜节律干预或时间疗法开始显示出缓解和减轻不良健康症状、降低疾病风险和改善治疗结果的巨大潜力。

总结

昼夜节律在人类健康中发挥着至关重要的作用，昼夜节律错位会对心血管、代谢和免疫功能产生不利影响。环境和（或）行为节律与内源性昼夜节律系统的错位可通过常见的现代生活方式行为发生，如轮班工作、旅行（时差）、社交时差、夜间光照或深夜进食。这种失调被认为会增加不良健康结果的风险，并可能与心脏代谢和免疫功能相关疾病的高患病率有关。加深对昼夜节律对这些健康措施的贡献的了解，可以找到增强昼夜节律功能的方法，从而为临床睡眠和昼夜节律医疗保健提供转化应用。

公开信息

I.C.M. 撰写本综述期间的报告得到了美国心脏协会的支持（AHA 博士后奖学金 #19POST34380188）。A.M. 报告在撰写本评论期间接受了美国国立卫生研究院（K01HL146992）的支持。K.P.W. 报道，在撰写本评论期间，他是睡眠研究协会的董事会成员；美国睡眠医学会成人轮班工作障碍和时差障碍治疗临床实践指南工作组主席；接受来自 NIH、海军研究办公室、PAC-12 会议的研究支持，以及 Circadian Therapeutics, LTD、Circadian Biotherapies, Inc. Philips Respironics 和美国陆军医学研究和物资司令部-沃尔特-里德陆军研究所在提交的工作之外提供咨询。F.A.J.L.S. 报道，在撰写本评论期间，他是睡眠研究协会的董事会成员；并获得 NIH 的研究支持。

参考文献和拓展阅读

请扫描书后二维码，获取参考文献和拓展阅读资源。

大脑衰老和神经精神健康中的昼夜节律失调

第 42 章

Colleen McClung，Aleksandar Videnovic，Erik Musiek
杨鑫跃　蔡　鹏　译　方　方　审校

章节亮点

- 夜节律紊乱常伴随睡眠障碍（sleep disturbance），是正常衰老（aging）和许多与年龄相关的神经退行性疾病（neurodegenerative disease）（包括帕金森病和阿尔茨海默病）的常见症状。活动节律的破碎是衰老和这些疾病中最常见的发现。

- 精神疾病（psychiatric disease）也与明显的昼夜节律紊乱有关。这因疾病而异，可能存在于各个年龄段的患者中。
- 新的数据表明，在这些情况下分子时钟（molecular clock）存在紊乱，并指出昼夜节律功能障碍可能是导致疾病发病的因素。

引言

昼夜节律系统用于将细胞功能、生理和行为，与地球的光暗周期相结合。生物钟存在于地球上的大多数植物和动物中，它使生物能够预测和适应环境中的日常变化。昼夜节律系统已被证明对生物健康至关重要。动物中昼夜节律功能的紊乱，无论是由光照还是对时钟基因的操控引起的，都可能加重各种病理状况。此外，人类的昼夜节律功能障碍（circadian dysfunction）可能出现于轮班工作、睡眠障碍、飞行时差，甚至仅仅是快节奏的现代生活等情况之中，昼夜节律功能障碍已被认为是从糖尿病到癌症的许多慢性疾病的风险因素[1]。本章讨论了支持昼夜节律功能障碍在精神疾病和神经退行性疾病中的作用的证据，这些疾病对社会产生了巨大的负担，而且很少有有效的治疗方法。

生物钟的细胞和分子基础已在其他章节中进行描述。简而言之，主时钟位于下丘脑的视交叉上核（suprachiasmatic nucleus，SCN）中，SCN 接收来自视网膜的直接输入，以使其活动与外部光暗周期协调。SCN 的细胞与大多数身体器官的细胞一样，都表达一组保守的生物钟蛋白，这些蛋白形成一个转录-翻译反馈环，可以在转录和细胞活动中维持周期近 24 h 的振荡[2]。这些时钟蛋白包括 BMAL1（也称为 ARNTL）、CLOCK 和 NPAS2 的正向转录支，以及 PERIOD1 到 PERIOD3、CRYPTOCHROME 1 和 2，以及 REV-ERBα/β 蛋白的负反馈支[2]。SCN 的功能在于同步身体器官（包括大脑的其余部分）的细胞外周时钟，以使器官维持最佳功能。

通过使笼养啮齿动物在滚轮上跑步，或使用人类的手腕活动测量仪，并监测许多天的运动模式，可以常规评估昼夜节律的行为节律[3]。除此之外，还可以通过监测其他参数，如温度、血压、激素水平（如皮质醇或褪黑素），甚至是血样或其他组织中的时钟基因表达量来量化人类和小鼠的昼夜节律。由于光照本身可以独立于昼夜节律引起动物行为的变化，因此昼夜节律研究通常在恒定的照明条件下进行，且通常会使用暗光。虽然这对实验室动物来说是可行的，但在测量人类（尤其是疾病群体）的昼夜节律时则是非常困难的。因此需要注意的是，许多关于人类衰老和神经精神疾病中昼夜节律功能的数据都是在正常环境光暗条件下获得的。此外值得注意的是，SCN 还调节睡眠的时间，SCN 损伤或啮齿动物中 *BMAL1* 基因的缺失会导致破碎化的睡眠，即没有明显的昼夜区分[4-5]。因此，很难将昼夜节律对睡眠时间和巩固的影响与其他时钟功能障碍相关影响区分开来。

衰老中的昼夜节律功能障碍

衰老对昼夜节律系统的影响是众所周知的。老年人的昼夜节律活动呈现出碎片化的趋势，通常表现为白天打盹和夜间醒来的增加[6-7]。老年人的昼夜相位也会发生改变，即他们倾向于早睡早起[8]。对人类死亡后的大脑进行研究发现，随着年龄的增长，前额皮质区域的正常分子节律普遍丧失；然而，另一组基因的节律性似乎有所增强，这可能是一种代偿性反应。老年小鼠的研究显示，神经元放电的振幅明显降低，而 SCN 中的时钟基因表达节律的失调和混乱则相对微小[10-11]。老年小鼠的外周器官（包括心脏和肝）的时钟基因表达节律也呈现出振幅降低的趋势，尽管尚不清楚这是否由于 SCN 信号受损或局部时钟功能。褪黑素是一种直接受到昼夜节律系统的控制的激素，可以调节睡眠时间。褪黑素的分泌也随着年龄的增长而下降，也可能会影响老年人的睡眠时间[12-14]。其他因素，包括光照不足、白内障、身体残疾限制活动和社交互动有限，也可能导致节律活动的衰退。因此，随着年龄的增长，昼夜节律功能受到破坏，并可能会进一步导致与衰老相关的疾病。

阿尔茨海默病中的昼夜节律功能障碍

阿尔茨海默病（Alzheimer disease，AD）是老年人中诱发痴呆的最常见原因，影响超过 10% 以上的 65 岁人口。AD 的临床特征是缓慢进展的认知障碍，通常从短期记忆损失开始，然后逐渐进展到其他方面的丧失。AD 的病理特征包括细胞外淀粉样斑块，这些斑块在认知症状发生前多年就开始积累，并含有聚集的淀粉样 β 肽（amyloid-β peptide，Aβ）以及神经纤维缠结。这些缠结则是聚集的 tau 蛋白在细胞内的积累，并与神经退行和认知衰退的时间及空间相关性更密。

AD 患者的昼夜节律紊乱

患有 AD 痴呆症状的个体表现出多种昼夜节律功能的变化，包括节律破碎化和相位延迟[15]。节律破碎化通常表现为白天打盹增加和夜间睡不安慰，这一点在老年人和 AD 痴呆症患者中可以普遍观察到。昼夜节律的破碎化在疾病的无症状阶段中也可以被观察到，此时脑淀粉样斑块和神经纤维缠结等病理标志物呈阳性，但尚未出现认知症状[16-19]。AD 中呈现这样的昼夜节律破碎化在疾病进程中出现得非常早，并可能指示在正常衰老中发生的情况恶化。相位延迟表现为活动高峰在一天中比正常时间晚，仅在表现出痴呆症状的 AD 患者中可以被观察到，并被认为可能是"日落症"现象的原因，而"日落症"指的则是患有痴呆症的患者在下午晚些时候以及晚上经常变得更加困惑和不安[20-21]。在一些 AD 小鼠模型中也可以观察到一定程度的昼夜节律异常，特别是那些同时累积了 Aβ 和 tau 的病理模型，尽管这些变化的确切性质似乎在不同的小鼠系中不一致[22-23]。

AD 驱动昼夜节律功能障碍的机制

虽然几项病理学研究指出 SCN 的退化可能是罪魁祸首，但驱动 AD 中昼夜节律功能障碍的机制尚未被完全了解。尸检评估显示，AD 患者的 SCN 中两个关键神经元群体——表达血管活性肠肽（vasoactive intestinal peptide，VIP）和表达精氨酸加压素（arginine vasopressin，AVP）的神经元——数量显著减少，这些研究将这些变化与该区域 tau 的积累相关联[15, 24-26]。在老年人和 AD 患者中，生前昼夜节律行为节律的变化与尸检分析中 SCN 的 VIP 能神经元的丧失程度相关[27]。此外，在 AD 中还可以观察到从 SCN 到松果体的神经输入的解耦合，而松果体负责产生褪黑素。这是因为该疾病中松果体时钟基因表达和褪黑素产生都发生了失调[13-14]。外周时钟功能障碍也可能在 AD 中发挥作用。使用从 AD 患者中提取的成纤维细胞的研究显示，BMAL1 启动子的异常甲基化导致 AD 中的时钟基因表达节律的失调，尽管这些表观遗传变化的上游原因尚不清楚[28]。此外，Aβ 被认为可以通过多种机制在细胞和小鼠中诱导 BMAL1 蛋白的降解，且将带有 Aβ 的 SCN 切片培育后可以改变时钟基因节律，表明 Aβ 可能对核心时钟产生直接影响[22, 29]。最后，AD 患者可能会失去含有视黑蛋白的视网膜神经节细胞，这些神经元的专职是将光信息从视网膜传导到 SCN[30]。这些细胞的丧失可能会影响 SCN 对环境光水平变化的响应能力。因此，AD 似乎在多个层面上破坏睡眠节律系统的功能，尽管确切的机制尚未完全被理解。

昼夜节律功能障碍对 AD 的发病和症状学影响也尚不清楚。睡眠节律系统调节睡眠时间，而在 AD 患者中可以观察到各种睡眠障碍，包括夜间难以入睡和白天睡眠增加[31]。睡眠剥夺可以直接驱动小鼠模型中的淀粉样斑块沉积[32]和 tau 病理表现的出现[33-34]，也可以在人类中急性增加脑脊液中的 Aβ 和 tau 水平[33, 35]，表明睡眠节律紊乱可能通过其对睡眠的影响加剧 Aβ 和 tau 的病理表现。睡眠似乎还调节脑中的细胞外液流，可能通过多种机制介导 Aβ 和其他有毒物质的清除[36-37]。然而，核心时钟基因在小鼠大脑中影响神经炎症和氧化应激，而这些影响与睡眠无关[38]。因此，缺乏 BMAL1 的小鼠虽然睡眠节律不规则但没有睡眠剥夺，然而却表现出更快的淀粉样斑块沉积[39]。因此，昼夜节律系统对 AD 发病的影响中可能存在与睡眠无关的部分，这也是正在被进行研究的主题。

治疗 AD 中的昼夜节律功能障碍

从症状上看，AD 患者的昼夜节律紊乱是致病的主要原因，因此是开发治疗方法的集中努力领域。对于治疗患有痴呆症的患者的昼夜节律功能障碍，学界已经进行了许多努力，试图用光疗法、褪黑素或两者的组合来进行治疗。这些研究结果不一[40-43]。早晨光照（2500 lux）和晚上服用褪黑素（5 mg）改善了 AD 患者的睡眠节律功能并减少了白天睡眠，但对夜间睡眠没有影响。白天进行明亮的光照（1000 lux）和睡前褪黑素治疗（2.5 mg）的联合治疗在增强 AD 患者的昼夜节律功能和减少白天的睡眠方面有效，而对夜晚睡眠则没有影响[40]。联合白天的光照（1000 lux）以及睡前使用褪黑素（2.5 mg）的疗法可以使患者在认知和情绪上的测量结果获得轻微改善，但对夜晚的不安和易激惹则没有明显的疗效[42]。然而，如果只使用褪黑素则会导致患者情绪变差，这说明治疗中使用光照和褪黑素的联合疗法十分重要。

总之，许多人类与动物实验数据均表明昼夜节律功能与 AD 之间存在互相影响的双向作用。具体来说，AD 与明显的昼夜节律功能障碍有关，而昼夜节律以及睡眠紊乱会促使 AD 早期时的病理现象（图 42.1）。为了更好地理解如何通过调节昼夜节律功能来缓解 AD 症状和降低 AD 风险，则需要未来进一步的研究。

帕金森病中的昼夜节律功能障碍

帕金森病（Parkinson disease，PD）是第二常见的神经退行性疾病。非运动症状（nonmotor symptom，NMS）影响高达 98% 的 PD 患者[44]。睡眠-清醒周期的紊乱是 PD 中最常见的 NMS 之一[45]。越来越多的人认识到昼夜节律系统的改变是导致 PD 睡眠、高警觉性和其他表现的病因之一。

多巴胺和昼夜节律系统

多巴胺能神经递质是 PD 的核心，与昼夜节律系统的 3 个主要组成部分［输入、起搏器（SCN）和输出］都有关。多年来已知道多巴胺（dopamine，DA）及其一些代谢产物存在昼夜变化[46-47]。纹状体的 DA 水平[48-50]和时钟基因[51-52]也表现出周期性变化。在视网膜中，DA 在调节昼夜节律视网膜输入中发挥重要作用[53]。具体而言，DA 参与光适应和黑色素蛋白和时钟基因的节律表达。DA 还调节自视网膜到 SCN 的光输入[53]。此外，节律性多巴胺活动也可能调节 SCN 的活动[54-55]。多巴胺活动也可以被认为是 SCN 的输出，因为证据表明 SCN 在 DA 的昼夜变化中起着主要作用[54]。在背侧纹状体中，需要多巴胺能输入来适当调节时钟基因 *PER2* 的表达[50]。此外，明亮恒定光[51]或 SCN 损伤[55]引起的节律性丧失会破坏 DA 和酪氨酸羟化酶节律以及间隔计时等与奖励相关的行为。多巴胺能神经元内的昼夜节律基因也直接调节 DA 合成和 DA 神经元活动[56-58]。在纹状体区域内，昼夜节律转录因子（尤其是 NPAS2）也直接调节 DA 受体的表达[59]。总之，DA 在多个层面上与昼夜节律系统展现双向交互作用。

帕金森病中的昼夜节律紊乱：动物模型的启示

昼夜节律紊乱在帕金森病的动物模型中已有充分的证据。

经 1-甲基-4-苯基-1,2,3,6-四氢吡啶（1-methyl-4-phenyl-1,2,3,6-tetrahydropyridine，MPTP）处理的狗表现出肾功能参数（包括尿量、肌酐和几种激素）的昼夜节律振荡的减弱[60-62]。6-羟基多巴胺（6-hydroxy

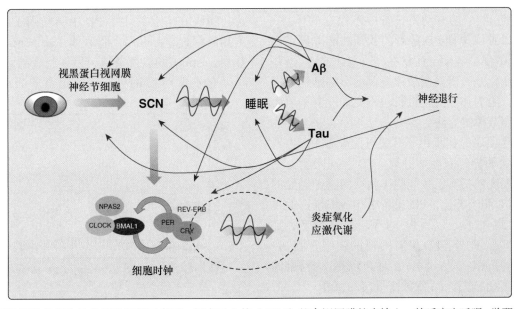

图 42.1　神经退行性疾病的昼夜节律机制示意图。视交叉上核（SCN）整合视网膜的光输入，然后产生睡眠-觉醒和其他生理过程的昼夜节律，同时同步细胞时钟。睡眠-觉醒节律调节 Aβ 和 tau 蛋白的水平。在衰老或神经退行性疾病（细线箭头）的情况下，SCN 产生的节律减弱可能会破坏 Aβ 和 tau 代谢，并破坏细胞时钟，从而促进炎症和氧化应激

dopamine，6-OHDA）模型则表现出运动、温度和心率的昼夜节律紊乱[63]，且其中一些异常的部分可通过左旋多巴（levodopa，L-DOPA）治疗逆转[63]。鱼藤酮（rotenone）诱导神经退行的实验也已经记录了昼夜节律中发生的变化，包括 5- 羟色胺能神经传递和时钟基因表达的变化[64]。α- 突触核蛋白转基因小鼠表现出休息-活动节律的加速碎片化和 SCN 中神经元活动的降低[65]。在涉及线粒体转录因子失活的帕金森病 MitoPark 小鼠模型中，休息/活动节律的昼夜模式发生了改变[66]。总的来说，这些基础研究支持了昼夜节律系统在帕金森病中的改变。

帕金森病内在的神经退行性会过程导致睡眠-清醒和昼夜节律的紊乱，是因为主要的解剖网络随着神经退行性的进展而受到影响。反过来看，新的研究则表明，昼夜节律的紊乱也可能影响这种神经退行性过程，尽管支持这种关系的证据目前还没有前者那么清楚。在 MPTP 处理的小鼠中，预先暴露于昼夜节律紊乱条件会导致运动缺陷的加剧和获得运动技能能力的显著降低[67]。这些变化与酪氨酸羟化酶细胞含量的降低以及强烈的神经炎症有关。这些发现指出，昼夜节律紊乱可能作为发展 PD 的环境风险因素，从而起到潜在的作用。为了测试这个有趣的假设则需要进一步的研究，这些未来的研究将具有重要的转化和治疗意义。

帕金森病患者的昼夜节律

许多与 PD 相关的体征和症状都表现出强度和频率的昼夜变化，这些包括 PD 的运动功能[68-71]、自主神经和感觉功能[72-77]、情绪和认知表现[78-79]，以及睡眠和警觉性[80-83]的波动。日常中不稳定的休息-活动节律可以预测早期 PD 患者的认知功能障碍[84]。NMS 在一年中都会波动，症状在冬季恶化[85]。这些生理功能的变化是否受昼夜节律振荡的影响则仍需进一步的探究，因为迄今为止进行的研究都没有采取实验室研究昼夜节律的方法。

最近的几项研究初步供了有关可能导致 PD 患者昼夜节律症状的神经病理学见解。PD 在视网膜上的神经病理学表现包括多巴胺能胞体和视网膜神经元的退化[86]。与对照组相比，PD 患者中含视黑蛋白的视网膜神经节细胞数量，以及其分支和末梢的数量，都显著减少[87-88]。此外，PD 患者的视网膜中存在 α-突触核蛋白的沉积[88-89]。同样，对 PD 患者的松果体和 SCN 的尸检也显示 α- 突触核蛋白的沉积[90]。对此，将需要进一步的研究来更好地了解 PD 中昼夜节律失调的神经解剖学基础。

在 PD 人群中，研究者们已经对内源性昼夜节律

的标志物——如褪黑素、皮质醇和核心体温——进行了研究。中度 PD 患者的褪黑素节律振幅与年龄相匹配的对照组相比显著降低[91]。而那些白天过度嗜睡的患者的褪黑素节律振幅则显著低于那些警觉性好的患者（图 42.2）。这种褪黑素节律的低振幅表明昼夜节律的警觉信号较弱，这可能是导致 PD 患者经常报告的白天过度嗜睡的原因之一。此外，早期 PD 患者的褪黑素节律振幅也出现了类似的变化[92]。Bolitho 及其同事证明，与未接受治疗的 PD 对照组相比，接受了药物治疗的 PD 患者的褪黑素节律同步相位角有所延长[93]。这些观察结果意味着 PD 患者的治疗中存在昼夜节律的时间控制和睡眠-清醒调节的解耦，且这一变化可能与多巴胺治疗有关。

PD 患者的核心时钟基因的表达存在与时间相关的变化。在小部分 PD 患者中，夜间时钟基因 Bmal1 的相对丰度显著降低[94]，且患者的 Bmal1 表达水平与帕金森病综合评分量表（Unified Parkinson Disease Rating Scale，UPDRS）评估的 PD 严重程度相关。最近的另一项研究证实，在 PD 患者中 Bmal1 的表达缺乏时间依赖性的变化[92]。这些研究为未来与 PD 和其他神经退行性疾病的分子调节昼夜节律有关的临床研究奠定了基础。

在 PD 中，皮质醇节律似乎也受到了损害。虽然 PD 患者表现出一部分保留的皮质醇昼夜节律，但早期 PD 分泌的皮质醇量升高[92]。然而，早期 PD 中的生长激素轴、甲状腺轴和催乳素轴又似乎不被影响[95]。脂肪因子（adipokines）是由脂肪细胞释放的内分泌因子，在饮食、体重调节和代谢方面起着重要作用。由于 PD 患者经常出现体重减轻，Aziz 及其同事最近的一项研究重点关注了 PD 中脂肪因子的昼夜节律，尤其是瘦素（leptin）、脂联素（adiponectin）和抵抗素（resistin）的昼夜节律，发现患者与对照组水平之间没有差异[96]。而另有研究报道了 PD 中核心体温

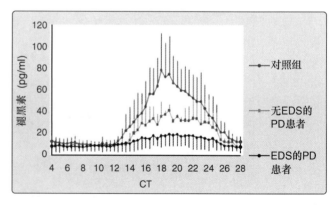

图 42.2 PD 患者每日褪黑素释放的振幅与对照组相比降低，且 PD 患者中白天过度嗜睡（EDS）的个体比没有 EDS 的个体下降得更多。CT 为昼夜节律时间（circadian time）（见彩图）

的中数和振幅的显著降低[97]。

基于昼夜节律的帕金森病治疗方法

由于整体久坐的生活方式，PD 患者可能暴露于较低强度的强光下，而光照是昼夜节律系统最强的同步器。而与衰老相关的变化则可能进一步限制视网膜受到的光照射。PD 中视网膜神经节细胞的退化和损伤可能导致对光的敏感性降低，从而导致异常的黑色素介导反应。总的来说，这些因素综合地指出 PD 患者可能从光疗中受益。几项研究评估了光疗在 PD 患者中的安全性和治疗效果[98-103]。这些研究的结果显示，光疗对睡眠、其他非运动症状甚至一些运动症状（如僵硬和缓动症状）都有益处。但是，关于光疗在 PD 中的效用仍有几个未解决的问题，包括光疗剂量的优化以及其在 PD 中的作用机制。

定期进行体育锻炼作为一种生活方式的调节，已被认为对减轻 PD 有重要意义，也可能影响 PD 特异性的神经退行性生物基础。定时体育锻炼并非一种光照节律同步器，至于它是否能改善 PD 患者的昼夜节律系统同步，则尚未在 PD 患者中获得系统性的研究。另一种时钟类型（chronotype）治疗方法——褪黑素——在缓解 PD 中的睡眠-觉醒周期紊乱方面具有潜在作用[104-105]，尽管其作为昼夜节律系统调节剂的效果尚未在已发表的研究中得到探讨。未来的研究应该集中于优化光照暴露和其他基于昼夜节律的方法中的具体操作流程与参数，以改善 PD 患者的症状以及生活质量，甚至延缓疾病的进展[106]。

昼夜节律、睡眠和精神疾病

睡眠-觉醒周期紊乱是几乎所有精神障碍的基本特征，通常是精神科医生用于诊断的核心诊断标准之一。然而，其确切的表型可能是可变的：例如，一些患有抑郁症的人会经历失眠、过早醒来和睡眠不足，还有的人则睡眠过多、经常缺席工作或其他活动。碎片化或紊乱的昼夜节律和睡眠模式在精神障碍中也很常见，晚期或延迟的时钟类型（即偏好在夜间活动）也很常见。此外，环境引起的原本正常的睡眠-觉醒作息变化可能会加重症状或促使发作。在后面的讨论中，我们将强调昼夜节律表型与特定精神障碍之间的一些关联，以及基于生物钟的治疗方法。

发育与儿童：以孤独症谱系障碍为焦点

睡眠障碍和昼夜节律紊乱与多种神经发育障碍有关，包括孤独症谱系障碍（autism spectrum disorder, ASD）。睡眠问题在被诊断为 ASD 的儿童中非常常见。

最常见的问题是睡眠开始的延迟（失眠）和睡眠维持的问题，进而导致总体睡眠时间缩短[107]。ASD 儿童的夜间醒来时间常为 2～3 h[108-109]。尽管其中一些睡眠问题可能是行为问题，但在 ASD 儿童中也测量到了昼夜节律的异常。这些异常包括不规则的睡眠-觉醒模式、早晨过早醒来或睡眠开始的延迟，以及自运节律（free-running rhythm）[110]。遗传学研究表明，几个核心昼夜节律基因的多态性与 ASD 有关[111-113]。几项研究还发现 ASD 儿童的褪黑素水平调节异常。在 ASD 中最一致的发现是晚上褪黑素水平显著降低[114-117]。其中重要的是，低水平的褪黑素与孤独症症状的严重程度相关[114]。此外，研究还发现，ASD 儿童的未罹患 ASD 的父母也具有较低的褪黑素水平，表明这种效应可能是遗传的[117]。对此，一种假设是，ASD 儿童的昼夜节律紊乱是褪黑素合成基因（ASMT）突变的结果，褪黑素以及时钟基因在 ASD 患者突触传递变化中起着重要作用[118]。除了有昼夜节律调节分子的作用外，褪黑素还是一种强效抗氧化剂。因此另一种可能性是，在发育过程中褪黑素的减少导致氧化应激的积累，这对发育中的神经系统有害[119]，从而增加 ASD 和其他神经发育障碍的风险。

临床医生通常使用褪黑素疗法来治疗 ASD 儿童的睡眠障碍。最近的一项研究评估了缓释褪黑素（2～5 mg）对 125 名仅通过行为干预无法改善睡眠的 ASD 儿童的影响[120]。该研究的作者发现，在这项双盲研究的 13 周后，褪黑素治疗组与安慰剂组相比，睡眠时间增加了近 1 h（57.5 min），而安慰剂组睡眠仅增加了 9 min。他们还发现，经过此方案的治疗后，患儿睡眠潜伏期缩短了 40 min，且其中 68.9% 都表现出具有临床意义的药物疗效，而副作用很少。在未来，确定其他基于时钟类型的疗法是否有效调控 ASD 症状将是一项很有趣的研究。

其他遗传研究发现，ASD 与 SHANK 家族的突触蛋白有显著关联，这些蛋白在兴奋性突触的突触后密度中充当支架组织因子（scaffold-organizing factor）[122]。此外，小鼠海马和纹状体中的 SHANK3 蛋白水平在光暗周期中振荡，并与血清中褪黑素含量的变化相关[123]。此外，SHANK3α 在丘脑、皮质和纹状体中的表达活动水平显示出与昼夜节律相关的模式[123]。这些研究表明，昼夜节律中的缺陷和与 ASD 强烈相关的突触蛋白的变化之间可能存在关联。

青春期：发育与环境中的风险

青春期是精神和成瘾障碍出现的易感期。除了青春期发生的神经生物学变化外，与青春期相关的荷尔蒙和其他生物学变化导致昼夜节律发生进化上保守的转变，其中包括变得更偏好较晚地入睡与起床。这种转变在男孩中比女孩更为明显，但在两性中都会发生[124]。这种节律的转变也可以在褪黑素释放的测量中看到，褪黑素的释放在青春期逐渐变得更晚[125-126]。在成年期，大多数人则会向儿童时期观察到的较早的时钟类型转变，使青春期成为以较晚的时钟类型为优势类型的独特时期。对于青少年而言，自然节律面临着许多削弱、转移或使之无法对齐的社会和环境因素。这些因素包括高中非常早的上学时间、与同龄人的社交互动的增加、高咖啡因含量的能量饮料的摄入、尼古丁暴露和晚上使用电子设备。此外，青春期前期和中期的孩子在褪黑素产生受到夜间光照的抑制方面，比年长的青少年或成年人更为敏感[127]。因此，许多青少年当前的生活方式为其创造了一种被称为"社交时差（social jet lag）"的昼夜节律不协调的持续状态：他们每周中有 5 天早起上学，晚上熬夜且经常使用发光的电子设备，而周末则会睡懒觉[128-129]。在一些青少年中，从周中到周末再到周中的睡眠时间的变化，相当于每周从旧金山到纽约市，然后再返回，这显著破坏了大脑和身体中正常的生物节律。由于这些变化和其他一些因素，典型的青少年长期缺乏睡眠[130]。美国疾病控制和预防中心[130a]最近发表的一项研究显示，不到 10% 的青少年每晚能获得美国儿科学会推荐的 8 ～ 10 h 的睡眠。事实上，美国儿科学会将这一人群的睡眠不足称为一种公共卫生流行病，认为这种流行疾病会增加物质滥用以及其他问题（如抑郁症、肥胖和自杀）的风险[131-133]。另有研究发现，即使是健康的青少年在单个夜晚的睡眠剥夺后，相对于正常睡眠条件下的同一任务，也会导致在接受货币奖励时腹侧纹状体活动的增加，以及前额叶皮质内侧失活的减少[134]。然而，这种反应是不稳定的，尽管大多数青少年都会经历某种形式的睡眠 / 昼夜节律紊乱，但并非所有人都会患上精神障碍。这意味着可能存在个体的、生物学驱动的睡眠 / 昼夜节律表型或基因-环境相互作用，来介导这些疾病易感性的增加。

情绪和焦虑障碍

抑郁症、躁郁症和焦虑症与睡眠-觉醒周期极度紊乱有关。环境中对睡眠-觉醒节律的干扰或光线条件的紊乱往往会使症状更进一步加重。事实上，在温带气候中最常见的情绪障碍是季节性情绪障碍（seasonal affective disorder，SAD），该障碍是一种综合征，表现为仅在冬季白天短和日出晚时出现抑郁症状，影响约 2% ～ 5% 的人群[135-136]。青春期和成年早期延迟的节律与抑郁症和情绪症状的严重程度密

切相关[137-138]。此外，最近的几个纵向研究发现，高风险青少年的昼夜节律紊乱预示着更差的预后和更重的症状[139-140]。这些发现表明，睡眠和昼夜节律紊乱（无论是生物学还是环境）在疾病症状的发生和情绪障碍易感性方面均起着作用。科学家们对情绪障碍患者的生物学昼夜节律异常和睡眠异常进行了长达几十年的探究[141-142]，这些异常包括睡眠 / 活动、体温、血浆皮质醇、去甲肾上腺素、促甲状腺激素、褪黑素、脉搏和血压的节律紊乱[143]。有趣的是，这些节律通常在抗抑郁药物或情绪稳定剂治疗和患者康复后恢复正常。一项人类尸体大脑的研究[144]发现，与健康对照组相比，重度抑郁症患者的多个脑区的日节律 mRNA 转录本的振幅均发生了显著改变。抑郁症患者的大脑异常包括基因表达峰值时间的偏移，以及多个与奖励相关的不同脑区中的昼夜节律基因表达之间的相位关系紊乱，这些脑区包括海马、杏仁核和腹侧纹状体[144]。这表明，不同脑区之间存在基本的分子节律紊乱，而这些紊乱则会促进抑郁症的发生。此外，遗传性的昼夜节律紊乱，如家族性睡眠-觉醒相位提前或延迟的障碍，通常与抑郁症和焦虑症共病[145-147]。与其他精神障碍一样，具有夜晚型的时钟类型倾向基因的个体，更容易患上情绪障碍[148-150]。

多项人类遗传学研究（包括一些全基因组关联研究）已经确定了单核苷酸多态性或其他核心昼夜节律基因的紊乱与情绪障碍（特别是 SAD 和双相障碍）有显著关联[151-153]。通过融合功能基因组学的方法，ARNTL（即 BMAL1）的多态性已被证实与双相障碍相关联，并被国际双相障碍协会生物标志物任务组建议作为 4 个标志基因之一，即认为其变异体可能成为该疾病的潜在生物标志物[154]。除了对睡眠的影响外，最近的研究还确定了昼夜节律系统几乎在所有情绪障碍的可能机制中的分子与细胞过程中都有复杂的参与[155]。

多年来，科学家们已经提出了多种理论来尝试解释涉及大脑多个系统和区域的情绪障碍发展。这些理论包括（但不限于）线粒体或代谢功能障碍、神经炎症、单胺失衡、神经发生紊乱和下丘脑-垂体-肾上腺轴失调，而所有这些因素都受到分子时钟的调节。此外，动物研究发现，昼夜节律基因在多个脑区的神经元同步中起着基础作用，同时也在调节控制情绪和焦虑的神经回路中起着根本作用[156-159]。众所周知，生物学和环境因素以组合的形式导致情绪变化，而情绪障碍的患病也在不断增加。导致这一现象的其中一个因素可能是我们现代的生活方式，包括夜间人工光照的增加、轮班工作、睡眠不足或睡眠模式分散、跨时区旅行和白天阳光的减少。这些对生物钟的环境干扰对于易感个体（即那些具有一个或多个与时钟相关

的基因突变的个体）而言则格外有害。此外，动物研究还发现，长期的应激暴露会扰乱 SCN 的昼夜节律，而这种扰乱的严重程度与焦虑和抑郁相关行为的增加直接相关[160]。另外，夜间光照、恒定光照或恒定黑暗也会增加啮齿动物模型中的抑郁和焦虑样行为[161]。

鉴于双相障碍具有周期性的特点以及睡眠-觉醒模式的极端变化，许多研究人员推测，昼夜节律异常可能是其发展的潜在原因，并且是该疾病的核心组成部分[162-164]。此外，症状通常具有季节性，即患者更容易在冬季出现抑郁症状，而在夏季出现躁狂症状[163, 165-166]。对于许多患有双相情感障碍的患者来说，躁狂或抑郁发作往往是由于其正常的睡眠-觉醒周期被打乱所引起的[167]。对于这些患者来说，轮班工作或工作时间不规律的工作安排可能会严重损害他们的健康。情绪发作也可能是由于压力应激期间的睡眠-觉醒节律紊乱所引起的。社会时标理论（the social zeitgeber theory）[168]认为，在易感个体中，生活压力会影响睡眠-觉醒和社交节律，导致昼夜节律紊乱和随后的抑郁或躁狂发作[169]。有人假设，许多双相障碍患者的分子时钟无法适应环境变化，这是导致这些发作的原因[169]。通过一种称为人际和社交节律疗法（interpersonal and social rhythm therapy, IPSRT）[167]的认知行为疗法，可以通过严格调节睡眠-觉醒周期来获得对双相障碍患者显著的情绪稳定效果。该疗法让患者追踪他们的清醒时间、第一次互动、饮食和睡眠，以维持非常严格和规律的睡眠-觉醒节律和社交时间表。此外，现在也已经发展出了一些针对成人抑郁症、季节性情感障碍和双相障碍的其他治疗方法，以增强昼夜节律震荡幅度，以及提前或延迟昼夜节律相位。这些方法包括用于抑郁症的光照疗法、用于躁狂症的黑暗疗法和急性睡眠剥夺，以及治疗性的褪黑素激动剂（如阿戈美拉汀）[170-173]。此外，抗抑郁和情绪稳定药物（如锂、丙戊酸钠和选择性 5-羟色胺再摄取抑制剂）对基因表达节律的增强和节律时间具有显著影响，这可能至少部分解释了它们的治疗效果[174-176]。此外，近期的一项研究发现，低剂量氯胺酮快速和持久的抗抑郁效果，可以通过测量治疗前的昼夜节律以及测量氯胺酮的振幅增强效果来预测，表明治疗效果与昼夜节律系统的增强直接相关[177]。因此，节律的调整和增强正在逐渐成为预防或治疗精神障碍的重要治疗方法。

国际双相障碍学会（the International Society on Bipolar Disorders）最近发表了一篇关于时钟疗法和时钟生物学的系统综述和实践建议[178]。这项工作组总体上得出了以下几条结论：①证据支持明亮光疗对急性抗抑郁有效；②针对双相躁狂的黑暗疗法也有证

据支持，证据整体上也支持 IPSRT 对情绪稳定和改善睡眠的疗效；③关于褪黑素激动剂的数据则有限且存在一些矛盾的证据。总体而言，时钟疗法通常是安全且耐受良好的。然而，这些障碍的时钟疗法必须根据个体的特定需求进行个性化。例如，对于结合使用早晨光疗、清醒疗法以及稳定睡觉时间的综合治疗的抑郁症患者而言，如果他们属于晚间型时钟类型人群且情绪在晚上最好，则会表现出更好的反应性，即获得更好的疗效[179]。相反，双相抑郁患者则对中午光疗的反应最佳，因为早晨光疗可能引发躁狂发作[180]。此外，锂治疗不仅可以增强节律，还可以延长果蝇、非人灵长类动物、啮齿动物和人类的节律周期[181-185]。有趣的是，双相障碍患者中那些具有异常快速生物钟的人对锂治疗有积极反应，而那些起始时具有异常缓慢生物钟的患者通常对锂治疗没有良好反应[148, 162, 186]。这些锂对自运节律的作用似乎依赖于 SCN[187]，再次表明临床的实践中需要个性化的医学方法来进行时钟疗法。

精神分裂症

精神分裂症（schizophrenia，SCZ）是一种与阳性症状（即与精神病相关的症状）、阴性症状（即与情感相关的症状）和认知症状相关的精神疾病。其中与 SCZ 相关的常包括活动模式的昼夜节律、皮质醇和褪黑素的分泌模式以及体温节律的显著紊乱。例如，使用体动记录仪对 SCZ 患者进行活动测量发现，一部分 SCZ 患者的活动节律与完全失明的非 24 h 周期障碍（non-24-hour disorder）患者相似，表明他们的节律无法与光暗周期同步，而其他患者则显示高度混乱和碎片化的节律[188]。此外，一项对 SCZ 患者的血液样本和体外培养的成纤维细胞进行的昼夜节律基因表达研究发现，与对照组相比，SCZ 患者的节律性丧失并且昼夜节律基因的表达减少[189]。几项研究都在 SCZ 患者尸检的大脑皮质区域中鉴定出了大量转录本的差异表达，其中最一致的结果包括与 GABA 能的神经传导相关基因和线粒体功能相关基因的表达下调，以及与神经免疫功能相关的转录本表达上调[190-194]。通过类似于前面讨论过的抑郁研究的死亡时间分析，研究人员发现，与对照组相比，SCZ 患者不仅大多数的正常节律转录本中失去了节律性，而且背外侧前额叶皮质中具有 24 h 节律性的转录本组成也与控制组非常不同[195]。此外，一些转录本的高级通路只有在 SCZ 患者中才具有 24 h 节律，这些通路与线粒体功能相关，且几乎所有这些通路都在白天达到峰值，在夜间达到低谷。有趣的是，这些新发现的节律驱动了许多早已被认为与 SCZ 有关的基因（如 *BDNF* 和

GABA 能相关转录本）的差异化表达，这表明分子节律的变化是导致这些基因表达差异的原因。这些与神经递质传导以及线粒体活动相关转录本的节律改变，可能要么促使 SCZ 患者前额叶皮质中昼夜差异显著的神经活动，要么可以被视作这一异常活动的标志性现象。

人类遗传学研究［主要是候选基因研究（candidate gene study）］已经发现与 SCZ 相关的昼夜节律基因变异；然而，在最近由精神遗传学联盟（the Psychiatric Genomics Consortium）等团体进行的大规模研究中则并未发现这些变异。一项研究对 1527 名受试者 21 个不同的昼夜节律基因进行了分析，发现 NPAS2 与 SCZ 之间存在关联[196]。在对英国生物库进行的全基因组关联研究中，研究者还发现了睡眠时间延长与 SCZ 风险之间的遗传相关性[197]。因此，虽然昼夜节律与睡眠相关基因的变异可能在 SCZ 中起重要作用，但也仅占其中的一部分贡献，实际上还有数百个基因对 SCZ 风险起到微小的作用。

人类和动物实验室研究都表明，睡眠、昼夜节律和多巴胺（DA）之间的相互作用在产生和维持精神疾病的过程中十分重要[198]。动物和人类的数据都表明，睡眠紊乱会增加 DA 的释放以及个体对其的敏感性。此外，高水平的 DA 则会干扰睡眠和昼夜节律[198]。因此，目前的文献表明，昼夜节律、DA 失调和精神疾病之间存在密切联系，且正如前面提到的，一些动物研究发现昼夜节律基因直接控制着 DA 传递的几乎所有方面，包括 DA 的合成、摄取以及受体的活性[199-200]。然而，若要确定各种特定的时钟生物学方法在 SCZ 的治疗中是否有用，则还需要进一步的研究。

结论

昼夜节律和睡眠紊乱是多种神经退行性疾病（包括 AD 和 PD）以及许多精神障碍的关键特征。导致这些表型的确切机制尚不确定，但很可能涉及调节节律和睡眠的分子途径的遗传紊乱，以及环境中的睡眠–觉醒节律紊乱（图 42.3）。昼夜节律的紊乱对疾病发病的不同方面产生广泛影响，临床前即潜伏期的数据表明，时钟紊乱可能通过多个途径促使疾病发病。因此，分子时钟是这些疾病的潜在治疗靶点。虽然现有的治疗策略已经广泛地采取了光照疗法、褪黑素或诱导睡眠的药物的方式，但未来的治疗仍将必须根据具体的疾病过程和患者进行个体化。这是因为在相位提前、相位延迟、失眠、节律碎片化等方面，疾病之间和患者之间存在很大的变异性。在患有神经退行性疾病和精神障碍的患者群体中，随着更加具有针

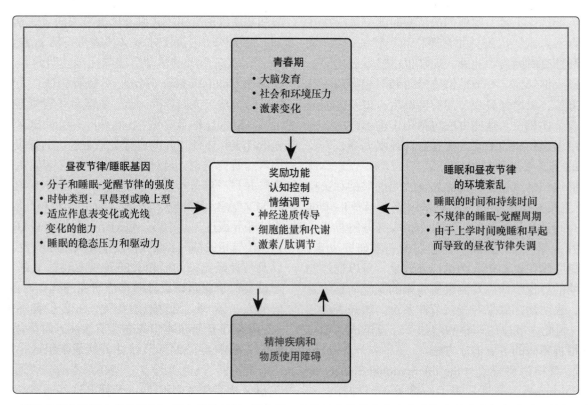

图 42.3 精神疾病中的昼夜节律机制。昼夜节律基因 / 蛋白质、环境昼夜节律紊乱和青春期大脑发育都与奖励、认知和情绪中枢相互作用，影响精神疾病

对性的生物标志物被逐渐开发以确定特定的睡眠和昼夜节律异常，这些具体的区分方法将为确定适当的治疗选择提供更好的指导。

临床要点

在临床上对患有神经退行性和精神疾病的患者进行睡眠障碍和昼夜节律紊乱的筛查非常重要：治疗这些症状可能改善功能。老年人和痴呆症患者的睡眠和昼夜节律紊乱的治疗很困难，必须依赖非镇静药物。

总结

昼夜节律和分子生物钟遭到破坏是许多神经退行性疾病和精神疾病的特征。新兴的证据表明，这些疾病中的许多早期发生的昼夜节律功能障碍可能促使了疾病的发病。SCN 主时钟的退化可能导致 AD 的节律碎片化，进而促进蛋白质聚集和炎性反应。PD 的多巴胺能神经退化可能导致昼夜节律紊乱，引起睡眠-觉醒节律障碍和行为障碍。昼夜节律紊乱既可以是几种精神疾病的原因，也可以是结果，本章强调了昼夜节律紊乱和脑功能障碍之间的双向关系。

参考文献和拓展阅读

请扫描书后二维码，获取参考文献和拓展阅读资源。

第 43 章

睡眠-觉醒周期中的昼夜节律障碍

Sabra Abbott, *Kathryn J. Reid*, *Phyllis C. Zee*

杨鑫跃 蔡 鹏 译 方 方 审校

章节亮点

- 昼夜节律由包括下丘脑中的视交叉上核和全身分子时钟在内的复杂网络调节。
- 昼夜节律睡眠-觉醒周期障碍可能是由于：①光暗周期相对内部时钟的变化，②内部时钟相对光暗周期的变化，以及③时钟机制的功能障碍。
- 昼夜节律睡眠-觉醒周期障碍可以通过行为干预配合以精确定时的光照和褪黑素摄入的组合疗法进行治疗。
- 确定昼夜节律时钟的相位有助于选择最佳的治疗范式。

引言

睡眠-觉醒周期（sleep-wake cycle）是由内源性昼夜节律和睡眠恒定性（睡眠需求随着先前清醒时间的增加而增加）过程以及社会和环境因素的复杂相互作用产生的。生理上的困倦和警觉性不仅随着先前清醒时间的不同而变化，还表现出昼夜节律性的变化。对人类而言，生理上的睡眠倾向每天都会显示出一个双相（即清醒和睡眠倾向）的昼夜节律[1-2]，其中在下午 2 点到 4 点出现睡眠倾向的增加，随后发生睡眠倾向的显著减少和警觉性的增加，并持续到晚间的早些时候以及晚间的中部时段。昼夜节律的主要作用是在白天促进清醒，从而也有助于在夜间巩固睡眠[1, 3-5]。人类的昼夜节律和恒定性过程之间的相互作用，会导致大约 16 h 的清醒和 8 h 的夜间睡眠。

睡眠-觉醒周期的时间点和持续时间取决于内源性昼夜节律与外部物理光暗（light-dark，LD）周期的同步，并受到社会或职业需求的影响。当内部时间机制遭受破坏，或昼夜节律时钟与 24 h 的社会/物理环境时间不一致时，就会出现昼夜节律性睡眠-觉醒障碍（circadian rhythm sleep-wake disorder，CRSWD）。在本章中，CRSWD 及其亚型的命名和诊断标准基于《睡眠障碍国际分类》（the International Classification of Sleep Disorders）第 3 版中发布的标准。这些去同步化状态被分为 3 类：①地球 LD 周期可能相对于内部的昼夜节律计时器发生变化（倒班工作和飞行时差），②昼夜节律计时器可能相对于地球 LD 周期发生变化［睡眠-觉醒时相延迟障碍（delayed sleep-wake phase disorder，DSWPD），睡眠-觉醒时相提前障碍（advanced sleep-wake phase disorder，ASWPD），非 24 h 睡眠-觉醒节律障碍（non-24-hour sleep-wake rhythm disorder，N24SWD）］；以及③时钟机制的功能障碍［不规则睡眠-觉醒节律障碍（irregular sleep-wake rhythm disorder，ISWRD）］。第一类发生在正常的昼夜节律计时系统存在的情况下，通常是自限性的或可以在环境改变后得到解决。第二类被认为是由于昼夜节律系统的慢性改变而发生，导致昼夜节律调节器无法与外部世界达到常规的相位对应关系。第三类主要是由于中央时钟或其传入-传出途径的功能障碍。本章将重点介绍第二和第三类障碍。由于觉醒和睡眠倾向的昼夜节律性变化是昼夜节律调节器的许多行为和生理输出中最明显的，因此睡眠-觉醒周期成为最明显的昼夜节律障碍的症状则不足为奇[6]。

睡眠和清醒时间被打乱通常会和一些症状难以区分，这些症状包括难以在期望的时间内入睡或保持清醒以及过度困倦，患者往往会以这些症状为主诉来寻求医疗帮助。因此，在临床实践中，CRSWD 常被低估或忽视，但实际上应当在任何出现失眠或嗜睡症状的患者的鉴别诊断中考虑 CRSWD。联合行为与药物的多模式治疗方法旨在改善昼夜节律功能和使昼夜节律与 24 h 环境保持一致，对于这些治疗 CRSWD 的疗法而言，巩固睡眠和改善白天功能是一项必需的任务。了解昼夜节律系统如何对光和非光刺激剂做出反应，则可以增加在"现实生活"的临床环境中可实践的疗法的数量。

昼夜节律的调节和同步

下丘脑视交叉上核（suprachiasmatic nucleus，SCN）位于前下丘脑，是哺乳动物昼夜节律生成的中央节拍器[7]。动物和人类如果远离外部 LD 周期和其他时间线索［授时因子（zeitgebers）］，则会表现出靠自身所维持的睡眠和觉醒周期以及许多其他的生理和激素节律。

这种振荡或自运周期（free-running period）的内源性频率在很大程度上是由基因决定的[8]。SCN 神经元产生和维持自身节律的基本分子机制在于自调节反馈环路，在这个环路中，振荡的昼夜节律基因产物通过复杂的转录、翻译和后转录过程调节自身的表达[9]。在小鼠[10]和仓鼠[11]中，研究者已经发现了能够延长[10]和缩短[11-12]自运周期的基因。在哺乳动物中，白天活动的动物的昼夜节律周期通常略长于 24 h，而夜行动物则略短于 24 h。在人类中，平均昼夜节律周期估值约为 24.18 h[13]，因此必须通过外部影响定期同步或调整到 24 h 的地球日。

来自光线的同步化线索

光是哺乳动物的主要外部时间线索。光通过视网膜经视网膜下丘脑束的传入投射到 SCN[7]。证据表明，主要的昼夜节律光感受器是含有视黑蛋白的视网膜神经节细胞，它们通过投射将光信息传递给 SCN[14-15]。

尽管昼夜节律可以与时长不完全等于 24 h 的 LD 周期同步，但同步仅限于时长"接近"24 h 的周期[16]。同步范围因物种而异，并且取决于实验条件（如 LD 周期的强度，LD 周期的持续时长是逐渐还是迅速改变），但总体而言，动物不容易同步到比内源性昼夜节律周期短几个小时或长几个小时的 LD 周期。如果 LD 周期的持续时间对同步不合适，昼夜节律将自由运行，遵循内源性节律发生器的周期而不是外部环境。

探究 LD 周期如何影响昼夜节律系统的最常用方法之一是将处于恒定条件下的动物和人暴露在光脉冲下。然后确定光脉冲对昼夜节律的相位参考点（如褪黑素的开始，体温的最低点）在随后周期中的影响。相移的方向和幅度强烈依赖于光脉冲发生的昼夜节律时间。相位响应曲线（phase response curve，PRC）将环境干扰引起的时间偏移的幅度和方向作为昼夜节律时间的函数。在主观夜晚开始时（昼夜节律周期中发生在黑暗或夜间的部分），光脉冲会延迟昼夜节律，而在主观夜晚晚期或主观白天早期（昼夜节律周期中发生在光线或白天的部分），光脉冲则会提前昼夜节律。大量的研究表明，LD 周期可以同步昼夜节律，并且明亮的光可以在各种实验条件下用于调节人类节律[17-18]。尽管明亮的光（接近阳光强度）是对于昼夜节律系统而言非常强大和稳定可靠的同步器，但也有证据表明较低的强度，如普通室内照明[19]或电子设备（如电子阅读器、计算机或手机[20]）发出的光，甚至非常短的光脉冲（毫秒级）[21-22]，都可以影响人类昼夜节律的时间。在人类中，光诱导的相移和褪黑素抑制对大约 460 nm 的短波长光最为敏感[23-24]。还有证据表明，光诱导的相移和褪黑素抑制可能在功能上是相互独立的，即相移的程度与褪黑素抑制的程度不等同[25]。这些发现为开发新的光疗法治疗 CRSWD 提供了令人兴奋的途径。

非光信号的同步作用

自从 20 世纪 70 年代初以来，社交和活动线索作为人类昼夜节律系统的同步因子的作用就被认识到了。Aschoff 及其同事的研究表明，安排好的睡觉时间、用餐时间和各种定时的社交线索能够同步昼夜节律[26]。最近的研究还表明，睡眠和社交时间表也可以使昼夜节律相位发生移动[27]。此外，夜间进行体育锻炼可以导致人类昼夜节律相位延迟，而早晨进行锻炼可以加速睡眠 – 觉醒周期的同步[30]。这些发现表明，安排好社交和体育活动计划也可能是治疗 CRSWD 的有效策略。

褪黑素

褪黑素是昼夜节律的重要调节因子[31]，它改变动物和人类的昼夜节律[32]。褪黑素的产生和释放的昼夜节律受到 SCN 的控制。SCN 的控制则是通过一个间接途径，即从上颈神经节到松果体的去甲肾上腺素突触[34]。人类褪黑素的 PRC 表明，在傍晚早期给予人体外源性褪黑素可以使昼夜节律相位提前，而在早晨早期给予则会延迟相位，外源性褪黑素的相移效应在傍晚时最强，即正好在内源性褪黑素水平增加之前[35-37]。除了其相位重置的特性外，亦有证据支持了褪黑素在通过增加晚间睡眠倾向和降低核心体温方面调节睡眠的作用[31]。褪黑素已被证明可以降低 SCN 神经元的放电率[38]，研究者推测，晚上褪黑素的增加正是通过抑制 SCN 的放电，从而使个体进入有利于睡眠的状态。

褪黑素对调节睡眠 – 觉醒周期的潜在重要性引起了人们对其在治疗失眠和 CRSWD 的兴趣。事实上，有很好的证据表明，褪黑素可能可以促进具有非 24 h 睡眠 – 觉醒周期的盲人同步昼夜节律[39]，且可以使 DSWPD 患者昼夜节律相位提前[40]。褪黑素的另一个潜在用途是在早晨早期维持老年人的睡眠稳定[41]。

鉴于褪黑素作为昼夜节律调节因子的重要性及其与睡眠的关系，褪黑素分泌时间是生物钟时间的一个有用的标志[42]。此外，褪黑素分泌时间与睡眠-觉醒时间和规律之间的不匹配程度则可能提示睡眠-觉醒紊乱的潜在原因[43]。

睡眠-觉醒时相延迟障碍，睡眠时相延迟型，睡眠时相延迟综合征

临床特征

DSWPD 的特征是入睡和醒来时间通常比传统的睡眠-觉醒时间晚 2 h 以上，通常可延迟至 3 ～ 6 h（图 43.1）。典型患者可能在凌晨 2 点到 6 点之前很难入睡，并且在没有社会约束的情况下更喜欢在上午 10 点到下午 1 点醒来。然而，这些患者在自我报告中汇报了与其年龄一致的正常睡眠[44-45]。这些症状是慢性的，通常持续至少 3 个月，往往持续多年。临床表现可能类似于入睡失眠。尽管多次尝试，患者无法提前入睡时间，并可能报告长期使用镇静催眠药物、睡前饮酒、行为干预或心理治疗的历史[46]。患者通常报告在晚上晚些时候感觉最清醒，并在清晨型-夜晚型量表（morningness-eveningness scale）上得分较高[47]。强制遵循"传统"的醒来时间可能导致患者长期睡眠不足和白天过度嗜睡。嗜睡在早晨最严重，在下午晚些时候，随着对清醒的昼夜节律驱动达到高峰，嗜睡程度减轻。在青少年中，该综合征可能与白天易怒和学业不佳有关[48]，而在成年人中，该综合征可能与工作表现下降、财务困难以及婚姻问题有关[49]。DSWPD 可能被误诊为抑郁症，因为抑郁症中睡眠-觉醒周期也可能被延迟（或提前）。几项来自精神科诊所的研究强调了 DSWPD 与情绪、强迫症状和人格障碍的关联[49-52]。

流行病学

DSWPD 患者年龄范围涵盖从青春期前至 60 岁以上[49]。尽管 DSWPD 在一般人群中的实际患病

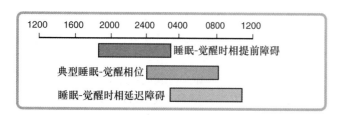

图 43.1　昼夜节律与睡眠障碍患者的睡眠-觉醒时间分布的示意图。患有睡眠-觉醒时相提前障碍的患者常会抱怨晚上感到困倦嗜睡、早上早醒以及睡眠中醒来。患有睡眠-觉醒时相延迟障碍则会抱怨凌晨 2 点前难以入睡以及早上起床困难

率尚不清楚，但一项基于人群的研究显示患病率为 0.17%[53]。DSWPD 在青少年和年轻成年人中较为常见，报道的患病率为 3.3% ～ 7%[54-56]，而在中年成年人中，患病率可能只有其 1/10 或 0.7%[57]。在一组被调查的新西兰成年人中，患病率为 1.51% ～ 8.90%，具体取决于所使用的定义。在一个睡眠障碍诊所中，主诉为失眠的患者中有 6.7%[45] ～ 16%[50] 被确定为 DSWPD。目前尚不清楚患病率是否存在性别差异。

发病机制

有研究指出，晚睡的倾向不仅仅是清醒的昼夜节律与睡眠恒定性之间相互作用的结果，而是类似于进食，是以生理因素为基础但受个体情绪、社交和医疗状态影响的行为[50]。尽管导致 DSWPD 的确切原因尚不清楚，但学界已经对此提出了几种机制，既包括行为，也包括生理的因素。行为偏好在某些延迟 DSWPD 病例中可能起到重要作用，特别是当睡觉时间和起床时间没有被强制执行时。事实上，对 182 名具有 DSWPD 临床特征的患者的研究表明，尽管睡眠-觉醒时间延迟，但其中 43% 的患者在褪黑素开始时间方面没有显著延迟，这表明存在一组"非昼夜节律"的 DSWPD 患者[59]。

在青春期，昼夜节律[60]的生物学延迟可能会因晚间活动（如做作业、看电视和使用互联网[61]）而加剧。其他因素可能包括在正常清醒时间使用咖啡因来对抗困倦。晚睡和早晨或下午晚起可能导致内源性昼夜节律与调节睡眠和清醒的睡眠恒定过程之间的异常关系。证据还显示，在某些条件下（背景为昏暗光），夜间环境人工光照（低至 100 lux）可能具有足够的强度影响昼夜节律[19]。因此，晚上的光照暴露可能会持续并加剧相位延迟。此外，晚起会延迟早晨的光照暴露，并可能阻止昼夜节律时钟的主动推进，使其与外部时钟时间产生新的相位关系。此外，晚睡导致早晨光照响应的相位推进减少，因此，即使 DSWPD 患者能按时醒来，晚上熬夜会增加他们随时间推迟的可能性[62]。对亚临床 DSWPD 的青少年的研究发现，仅仅遵循固定的提前睡眠-觉醒时间表可以显著提前唾液褪黑素的节律[63]，这表明存在强烈的行为因素。

对于许多患有 DSWPD 的个体来说，尽管尝试规律化睡眠和清醒时间，症状通常仍然持续存在，这就导致了严重的社交或职业后果[46, 64-65]，这表明仅仅通过行为因素无法完全解释这种障碍。有大量证据表明，DSWPD 是内源性昼夜节律系统的改变结果。例如，许多昼夜节律相位的生理标志物在规定的睡眠-觉醒时间下仍然保持延迟的模式[46]。还

有证据表明，一些患有 DSWPD 的个体对夜间褪黑素抑制和晚间明亮光照引起的昼夜节律相位延迟过度敏感[66-67]。此外，对光照的瞳孔反应可能也是"昼夜节律"与"非昼夜节律"DSWPD 区分的标志物[68]。还有一种假设认为，昼夜节律振荡器对光照调控的敏感性降低（即光照对昼夜节律相位重置的提前部分的幅度减小），以及昼夜节律周期的自运期延长，也可能是 DSWPD 的原因[46, 69-72]。此外也有报道轻微创伤性脑损伤后发生了 DSWPD[73]。此外，环境光照的持续时间和时间点可能在 DSWPD 表型的表达中起到一定作用。例如，在极端纬度地区，DSWPD 的患病率增加[74]。有趣的是，DSWPD 患者在睡前并没有增加晚间光照暴露[75]，而在白天的光照暴露减少[76]。

还有证据表明，DSWPD 具有遗传基础。在某些情况下，该综合征可能是家族性的，呈常染色体显性遗传模式[49, 77]。进一步支持 DSWPD 具有遗传基础的证据来自于与昼夜节律偏好和 DSWPD 相关的昼夜节律基因（如 *hPer3*、芳基胺 N- 乙酰转移酶、人类白细胞抗原 DR1，以及 *Clock* 基因）的多态性[78-82]。此外，最近还发现了两个家族性 DSWPSD 的群体，在这两个家族中，一个具有 *hCry1* 基因突变[83]，另一个具有 *hPer2* 基因突变[84]。

尽管普遍认为 DSWPD 主要是昼夜节律调节的

改变结果，但有证据表明睡眠的恒定调节也可能在其中起到重要作用[85-86]。成年人和青少年的多导睡眠图（polysomnography，PSG）记录显示，在允许受试者一直睡到他们想要醒来的时间后，睡眠结构并不受到破坏。不过，与对照组相比，DSWPD 患者在从快速眼动（rapid eye movement，REM）睡眠中苏醒方面存在困难[89]。在 24 h 的睡眠剥夺后，与对照组相比，DSWPD 患者在主观白天和主观夜晚的前几个小时内对睡眠损失的补偿能力降低[85, 90]。因此，DSWPD 患者的症状可能是由昼夜节律的改变和睡眠恢复能力的减弱共同导致的失眠和过度嗜睡。

诊断

DSWPD 的诊断通常是基于患者慢性或反复出现的失眠症状史，这些症状是由主要睡眠期和清醒期的稳定延迟引起的[91]。这种睡眠障碍与社交、职业或其他功能受损有关。此外，应进行至少 7 天，但最好是 14 天的睡眠日志或活动测量监测，以证明习惯性睡眠期的稳定延迟。体动计是评估睡眠－觉醒周期的实用工具，并在临床上得到了越来越广泛使用[92]（图 43.2）。清晨型-夜晚型问卷调查，如 Horne-Östberg[47] 或慕尼黑昼夜节律（Chronotype Questionnaire）[93] 问卷，可能有助于确认患者的昼夜节律偏好，但不是诊断的必需品[94-95]。

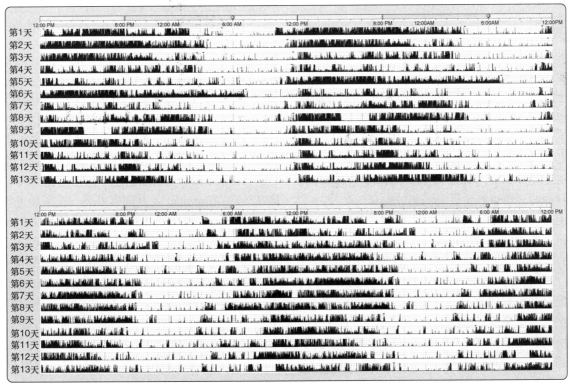

图 43.2　使用手腕活动监测记录的昼夜节律睡眠障碍患者的代表性休息-活动周期。黑色条表示非主利手腕记录的活动水平。睡眠－觉醒时相延迟障碍的入睡时间大约在凌晨 3 ～ 4 点并在中午醒来（上图）。睡眠－觉醒时相提前障碍的入睡时间在上午 8 点到晚上 10 点之间，醒来时间在凌晨 4 ～ 5 点之间（下图）

为了进行诊断，应排除或充分治疗可能导致睡眠-觉醒周期、失眠或过度嗜睡的医学、心理或睡眠障碍。在青少年中，应考虑社交不适应、家庭功能障碍、逃学和情感障碍等不同诊断。夜间 PSG 不是确诊的必要条件，但当怀疑存在其他原发性睡眠障碍，如睡眠呼吸暂停或睡眠障碍时，应进行检查。在传统的睡眠实验室时间进行 PSG 时，通常会显示延长的入睡潜伏期以及延长的 REM 潜伏期，并且有时结合先前的睡眠日志，可能为诊断提供线索。

使用其他生理标志物来确定昼夜节律定时，如连续记录体温[96]或暗光褪黑素起始（dim light melatonin onset，DLMO）[97]，可能也有助于确定昼夜节律和地球时间的相位关系，尽管常规临床可用性仍然有限。DLMO 可能是昼夜节律调节器输出的最有用的标志物[98-99]。DSWPD 患者通常在晚上 10 点后出现 DLMO[97, 100-101]（图 43.3）。DLMO 可以通过测量血浆或唾液中的褪黑素来测得。商业上可用的 DLMO 唾液测定可能在不日的将来就能用于临床。

治疗

治疗的目标是将昼夜节律的定时与期望的 24 h 光周期相一致。遵守良好的睡眠卫生原则，识别和治疗合并的医学和精神障碍是 DSWPD 管理的重要组成部分。此外，光疗和褪黑素等药物也被证明对 DSWPD 患者有用。

光线

正如前面所述，光线在重置人类昼夜节律调节器方面起着重要作用[17-18, 102]。早晨使用明亮的光疗（人类 PRC 的提前部分）应该能够提前 DSWPD 患者的昼夜节律相位[103-104]。单次 3 h 明亮光脉冲对人类 PRC 的影响表明，在体温最低点之前稍微给予光脉冲将导致最大的相位延迟，而在最低点之后稍微给予光脉冲将导致最大的相位提前（每个约 2 h）[102]。当连续使用 3 个周期的光脉冲时，可以产生更大的相位偏移（4～7 h）。临床上由于体温最低点通常不进行测量，因此通常使用睡眠日志来确定患者的内源性昼夜节律相位，以确定光疗的时间。通常在睡眠-觉醒周期的末尾给予持续 1～2 h、光照度在 2500～10 000 lux 的光脉冲。因为在睡眠时间内可以实现最大相位提前的 PRC 部分，所以常在早晨醒来后立即给予光疗，而这会导致较小的相位提前。然而，需要注意的是，在严重延迟的个体中，睡眠-觉醒周期可能不一定与昼夜节律相位相关；因此，理论上早晨的光疗可能会无意中给予 PRC 的延迟部分，从而加重问题。Regestein 和 Pavlova 就报道了一名在早上 6 点接受光疗后睡得更晚的患者[50]。另一

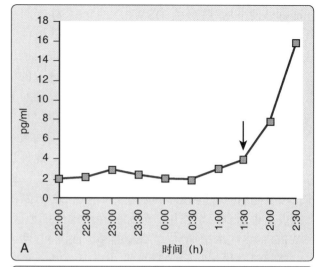

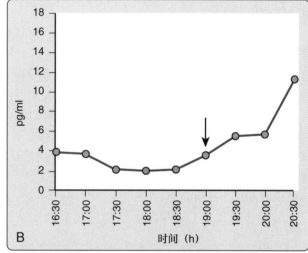

图 43.3 显示了一名 DSWPD 患者在凌晨 1:30 的 DLMO（**A**）以及一名 ASWPD 患者在傍晚 19:00 的 DLMO（**B**）。箭头表示此处的 DLMO 在基线均值的 2 个标准差之上

个可能限制明亮光疗实用性的因素是，许多 DSWPD 患者可能很难及时醒来接受明亮光疗[50]。

尽管有许多关于在 DSWPD 中成功应用明亮光疗的报告存在[105-108]，但仍然需要进行大型、随机、安慰剂对照的研究，以确定光疗的强度、持续时间和整体疗效。Rosenthal 及其同事发现，在早晨进行 2 h 的明亮光照（2500 lux），并在晚上限制光照，成功地将 20 名患者的核心体温和多次睡眠潜伏期的昼夜节律相位提前了 1.4 h[108]。这些患者是根据符合 DSWPD 临床标准的提前选出的。相比之下，一家转诊睡眠诊所的回顾性报告发现，在 20 名接受单独明亮光疗的 DSWPD 患者中，只有 7 名能够真的适应期望的睡眠时间表。

除了在 PRC 的相位提前部分进行定时早晨光照之外，还可以在 PRC 的相位延迟部分进行定时光照避免，这也可能是一种有效的治疗策略。在一项小型开放标签试验（open-label trial）中，晚上戴蓝光阻挡

眼镜可以使平均相位提前超过 1 h[109]，这表明在整个白天注意光照安排可能是一种重要的治疗策略。

褪黑素

外源性褪黑素的使用也可以改变内源性昼夜节律时钟的相位。需要注意的是，褪黑素的 PRC 几乎与光照的 PRC 完全相反：早晨给予褪黑素会延迟昼夜节律，而下午或傍晚给予褪黑素则会提前昼夜节律[35, 37]。褪黑素的生理（相位调整）剂量约为 0.1 ~ 0.5 mg，即大多数商业制剂的 1/50 ~ 1/10[110]。在这些剂量范围内，褪黑素的副作用很小，尽管在较高剂量（5 ~ 80 mg）时会出现镇静作用。

在一项随机、双盲、安慰剂对照的交叉研究中，8 名 DSWPD 患者在 10 点钟被给予 5 mg 褪黑素，结果所有受试者的入睡时间提前了 82 min，醒来时间提前了 117 min[111]。停止使用褪黑素后，所有患者在 2 ~ 3 天内恢复到之前的睡眠－觉醒周期。一项旨在确定褪黑素治疗 DSWPD 的最佳时间和剂量的研究表明，在 DLMO 前约 6 h 给予褪黑素可以获得最大的相位提前，而 0.3 mg 或 3 mg 剂量的效果没有显著差异[112]。最近的一项 PRC 研究专门研究了较低剂量褪黑素（0.5 mg）的效果，结果显示在 DLMO 前 2 ~ 4 h 给予褪黑素可以获得最大的相位提前[113]。在迄今为止最大的安慰剂对照的 DSWPD 临床试验中，研究者将 116 名 DSWPD 患者随机分为安慰剂组和在期望入睡时间前 1 h 服用 0.5 mg 褪黑素组。在按照这个时间表进行 4 周后，接受褪黑素的患者的入睡时间比安慰剂组平均提前了 34 min[114]。褪黑素在最近的几项研究中也都成功地用于具有延迟睡眠相位和其他共病症（如注意力缺陷障碍和神经发育障碍）的儿童或青少年中[115-117]。

虽然有一些研究证明了晚上服用褪黑素的潜在有效性[40, 111-112, 116, 128, 119]，但临床研究数量仍相对较少，剂量和给药时间的变异性成为制定褪黑素治疗标准化方法的限制因素。然而，尽管理想的给药时间和剂量仍待确定，美国睡眠医学会（the American Academy of Sleep Medicine）最新的实践参数确实推荐在成人、青少年和儿童中使用定时褪黑素治疗 DSWPD[120]。

几项研究评估了明亮光和褪黑素的联合使用。在清晨醒来时使用明亮光和在睡前 8 h 服用 3 mg 褪黑素的组合，所产生的相位提前幅度显著更大（1.04 h），比单独使用褪黑素（0.72 h）或光照（0.31 h）更有效[121]。在清晨醒来时使用 10 000 lux 的明亮光照射 30 ~ 45 min，并在睡前 8 h 服用 3 mg 褪黑素，可以显著改善白天嗜睡、疲劳和认知功能[122]。

总之，DSWPD 患者的临床治疗方法应首先包括通过睡眠日记或活动测量评估昼夜节律睡眠时相，至少持续 7 天，最好是 14 天[92, 94]。对所有患者应开具行为干预措施，如规律的睡眠－觉醒时间表、良好的睡眠卫生习惯和避免晚上接触明亮光线[94]。此外，早晨接触明亮光线（持续 1 ~ 2 h，醒来后不久开始）和（或）晚上服用褪黑素（在习惯性入睡时间前 5 ~ 6 h）可以提前睡眠－觉醒周期的时间。但需要注意的是，褪黑素尚未获得美国食品药品监督管理局（U.S. Food and Drug Administration）批准用于此适应证。

睡眠－觉醒时相提前障碍，睡眠时相提前型，睡眠时相提前综合征

临床特征

ASWPD 的特征是睡眠和觉醒时间通常比社会平均时间提前 2 h 以上，且这种提前是习惯性和无意识的（图 43.1）。患者的睡眠本身对于其年龄来说是正常的。患者经常抱怨下午晚些时候或傍晚持续且常常无法抗拒的嗜睡，这经常阻碍他们参与期望的晚间活动。由于他们的昼夜节律对觉醒的驱动过早上升，即使他们主动开始自愿延迟睡眠，他们仍可能过早醒来（凌晨 2 点至 5 点），使他们对此多有抱怨。而由于职业或社交义务，晚睡还可能导致长期睡眠不足和白天过度嗜睡。总的来说，与 DSWPD 患者相比，ASWPD 患者更容易适应较早的时间表，因为社会对睡眠时间的限制比对清醒时间的限制要更加灵活松动。ASWPD 患者可能会选择与他们内源性昼夜节律一致的职业。而由于早晨醒来的症状，ASWPD 患者可能会错误地诊断为抑郁症。

流行病学

ASWPD 的报道较 DSWPD 更少，可能是因为受影响的个体可能不认为它是病理性的。目前尚不清楚 ASWPD 在一般人群中的实际患病率，但总体被认为是罕见的[53, 123]。中年成年人的患病率估计约为 1%[57]，并且随着年龄增长而增加。男女性别似乎受到 ASWPD 的同等影响。最近一项专门针对睡眠诊所的患者群体的评估估计，ASWPD 的患病率为 0.04%，而仅有相位提前而无睡眠－觉醒时间相关症状的患病率则为 0.33%[124]。

发病机制

与 DSWPD 一样，ASWPD 的病因尚不清楚，尽管研究者们提出了几个假设。理论上，对光的异常 PRC 表现为曲线前进部分面积增加，可能导致持续

的相位提前。ASWPD 也可能是内源性周期缩短的结果。有证据表明，在一个具有睡眠和觉醒时间提前但对光照同步反应完好甚至增强的 66 岁女性中[17]，以及在一个家族性 ASWPD 病例的某个成员中[125]，自由运行周期缩短，即小于 24 h。此外，对早产儿的几项研究表明，早产且低出生体重婴儿的睡眠-觉醒周期显著提前[126-127]。

文献中报道了几个家族性 ASWPD 病例[125, 128-133]。这些家族呈现出 ASWPD 明显的常染色体显性遗传方式。对这些家族性病例的基因分析表明，在大家族之间甚至内部也存在该疾病的异质性。在一个具有睡眠相位提前的大家族中，研究者已经发现了环激素基因 hPer2 的基因多态性，还报道了 CKI-δ 的错义突变[135]。最近的研究则进一步也将家族性 ASWPD 与 hPer3[132]、Cry2[131] 和 Timeless[133] 的突变相关联起来。

诊断

ASWPD 的诊断主要基于临床病史。患者长期或反复抱怨很难在晚上保持清醒直到期望睡觉时间，并且无法保持睡眠直到期望的 / 社会可接受的醒来时间。睡眠障碍与社交、职业或其他功能领域的受损有关[91]。当允许患者选择他们偏好的作息时，他们的睡眠质量和持续时间与年龄相符，并且保持对 24 h 日常节律的提前但稳定的相位。对此，应进行至少 7 天，最好是 14 天的睡眠日志或活动测量监测，以确认习惯性睡眠期的时间提前是稳定的[91]。如果可行的话，可以使用体动计进行测量，这通常是有帮助的（图 43.2）。

其他医学、心理或睡眠障碍可能会导致睡眠-觉醒周期的改变。所以，应排除失眠或过度嗜睡，并进行充分治疗。应仔细排除重性情感障碍。诊断不一定需要 PSG，但对于某些患者，可能需要评估睡眠呼吸障碍、周期性肢体运动或其他导致睡眠中断的原因。PSG 最好在患者正常的睡眠期间进行。如果在传统的实验室时间进行，可能会出现缩短或正常的入睡潜伏期、早期快速眼动睡眠和早期醒来。因此，在鉴别诊断中考虑抑郁症、嗜睡症或其他障碍是很重要的[123, 136]。

当诊断存在疑点时，可以使用额外的生理测量来确定昼夜节律，例如连续的体温监测或采集唾液褪黑素样本来确定 DLMO（图 43.3），这在临床上可能对于确认昼夜相位的提前有用。据报道，ASWPD 患者的 DLMO[128-129] 和核心体温[125] 最低值比对照组提前了几个小时。清晨型-夜晚型问卷调查，如 Horne-Östberg 或慕尼黑昼夜节律问卷，用于评估患者的最佳表现时间也是有用的。

治疗

治疗 ASWPD 的方法有几种，但每种方法都在实操中面临一些限制。据报道，一种时间疗法方法是每 2 天就将就寝时间提前 3 h，直到达到期望的就寝时间[123]，但这一疗法下患者很快就会复发[136]。尽管 ASWPD 的光疗疗效数据有限，光照疗法通常会尝试在 PRC 的延迟部分（傍晚早期）进行。在睡眠维持困难的老年人中，晚上 7 点到 9 点的明亮光疗法可以导致相位延迟和减少醒来次数[138]。美国睡眠医学会最近制定的实践参数建议将明亮光作为 ASWPD 的治疗选择之一[120]。

根据褪黑素的 PRC 数据来看，理论上，早晨早期（通常是醒来时）给予褪黑素可能导致相位延迟[35, 110]。然而，关于褪黑素在治疗 ASWPD 患者中的有效性或安全性的证据普遍缺乏[95, 139]。值得注意的是，褪黑素的镇静作用在患者中可能存在差异，这也可能限制其在这方面的有用性。

非 24 h 睡眠-觉醒节律障碍，自由运行障碍，非同步型，过度睡眠综合征

临床特征

N24SWD 被认为是昼夜节律调节器与 24 h LD 周期之间缺乏稳定相位关系的结果。由于大多数人必须保持规律的睡眠-觉醒时间表，患者因为昼夜节律的觉醒和睡眠倾向周期与固定的睡眠时间周期不同步，从而临床表现通常是周期性地出现入睡困难、睡眠维持困难和清醒问题[140]。在没有社会约束的情况下，入睡时间和醒来时间通常每天都会逐渐推迟（图 43.4）。这类似于当所有时钟因子被移除时产生的自由运行状态[141-142]。由于睡眠的持续时间和质量取决于它与昼夜节律的关系[3]，因此可以观察到在两个生理上允许持续睡眠的时期之间的相位"跳跃"[143-145]。

流行病学

N24SWD 在有视力的人中很少见，最常见于完全失明的个体中[140, 142, 146-149]（估计占完全失明者的 18%～50%[148, 150]）和几乎失明的个体中（占 13%[151]）。但也有报道在有视力的个体中发现 N24SWD 的案例[143-145]。

发病机制

失明人群中 N24SWD 的病因很可能是光的调节效应的减少或丧失。然而，并非所有失明个体都会发展成 N24SWD，（如外部施加的 24 h 睡眠-觉醒周期和社

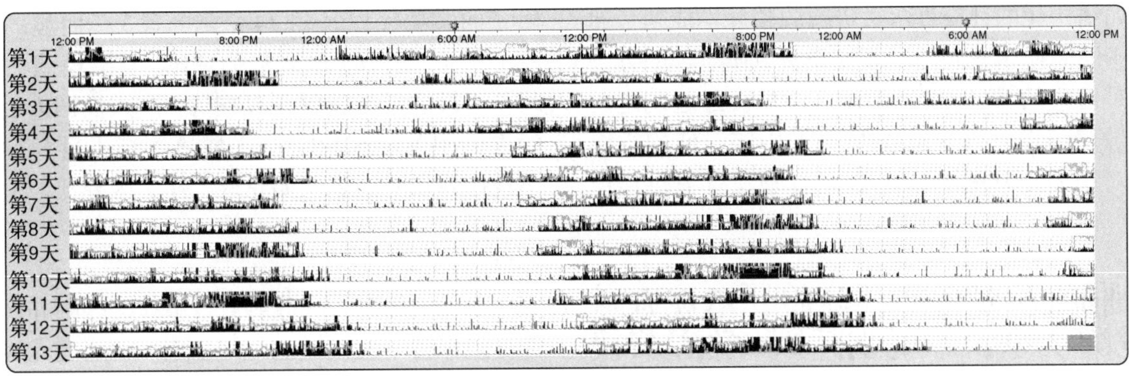

图 43.4 使用手腕活动监测记录的一个有视觉的非 24 h 睡眠 - 觉醒节律障碍患者的休息 - 活动周期。黑色条表示在非主利手腕记录的活动水平。请注意，在这个活动图中代表的 13 天中，每天的睡眠开始时间都较前一天更晚，并且睡眠开始时间在下午 5 点至凌晨 1 点之间

交活动）可能能够调节一些个体的昼夜节律[140]。褪黑素节律可能被抑制[155]或不存在[156]，或者可能正常但有所延迟[141, 147]。在某些情况下，没有对光的有意识感知的失明者暴露在非常明亮的光线下时仍然表现出褪黑素的正常抑制，且似乎没有睡眠困难，这表明其虽然无法形成形象视觉，但对昼夜节律光线线索的视觉感知是完好的，这可能是通过含有黑色素蛋白的视网膜神经节细胞实现的[157]。对于一些患者，并存的认知障碍可能使处理社交时间线索变得困难，从而可能会导致他们的一些症状[146]。

有视力个体中 N24SWD 的病因尚不清楚。有研究者提出，有视力的患者可能对光的相位重置效应的敏感性降低[141]，并且可能有更高的精神疾病发生率[153]，如抑郁症或某些人格障碍，这些精神疾病可能通过改变或消除社交时间线索来促使该综合征的发展[141, 158]。此外，几项研究表明，有视力的 N24SWD 患者的内在周期明显长于对照组。

对于有明显睡眠相位延迟的受试者的治疗，使用临床上的时钟疗法后患者发展出了非同步的睡眠 - 觉醒周期，这促使研究者提出，这样的疗法可能会延长自由运行周期，使其无法与 24 h LD 周期同步[160]。然而，在人类中并没有证据显示出自运周期过短（< 23 h）或过长（> 27 h）[18]导致无法与 24 h 的周期对齐。这是因为患有 DSWPD 的人在其 PRC 的延迟（晚上）部分比在提前（早晨）部分接受更多的光照，所以逐渐的相位延迟有时可能会被观察到并被误认为是非同步的模式[6, 141]。

诊断

N24SWD 的诊断主要通过临床病史来确定，包括与 24 h LD 周期和内源性昼夜节律的睡眠和清醒倾向之间的异常同步相关的失眠或过度嗜睡[91]。睡眠 - 觉醒时间模式通常每天延迟，周期长于 24 h。该模式持续至少 1 个月，并可通过睡眠日记或至少 7 天（最好更长）的活动记录来确认睡眠和觉醒时间的日渐漂移（图 42.4）。对睡眠 - 觉醒周期的仔细分析可能会揭示出两个截然不同的睡眠 - 觉醒周期，其间的交替可以表现为相位的跳跃[144-145]。睡眠障碍常会伴随社交、职业或其他功能领域的受损。

重要的是要排除或充分治疗可能导致睡眠 - 觉醒周期、失眠或过度嗜睡改变的其他医学、心理或睡眠障碍。如果诊断有疑问，PSG 可能有助于评估其他类型的睡眠障碍。在适当的昼夜时间进行的 PSG 通常是正常的[141]。此外，还应考虑到影响睡眠 - 觉醒周期不规律的行为因素（物质滥用、痴呆、人格或情感障碍）在评估中的作用。

治疗

褪黑素受体激动剂已被用作盲人和视力正常者 N24SWD 的首选初始治疗方法[33, 141-142, 146-147, 149, 161-164]。例如，当患者的自运周期接近正常或期望的阶段（即晚上 10 点到 11 点的入睡时间）时，开始给予褪黑素。然后，在晚上 8 点到 9 点或接近预期的 DLMO 时间给予足够的剂量来转移相位（0.1 ~ 0.5 毫克）[141, 149]。如果在自运周期不处于"正常"阶段时开始晚上给药，可能会导致昼夜节律相位不当的延迟或提前，并延长调整所需的时间。最近，褪黑素激动剂他美替安（tasimelteon）（20 mg）已获批用于 N24SWD 的治疗，用法与褪黑素类似，每晚固定时间给药，大约有 20% 的患者在使用 1 个月后节律有所调整[165]。该药常见副作用包括镇静、头痛、肝酶升高和噩梦。

对于视力正常的 N24SWD 患者，还可以考虑其他治疗方法。视力正常者或表现出完整褪黑素光抑制的盲人可以选择明亮光线疗法[166]。单独通过非光

刺激（如结构化的社交提示）进行调整并不成功；然而，基于同时使用光刺激和非光刺激节律时钟的方法则可能是有效的[154]。美国睡眠医学学会最近制定的实践参数建议在盲人 N24SWD 患者中定时使用褪黑素，但对视力正常的 N24SWD 患者则没有提供任何建议[120]。

不规则睡眠-觉醒节律障碍，不规则睡眠-觉醒类型，不规则睡眠-觉醒节律障碍

临床特征

ISWRD 的特点是缺乏明确的昼夜节律的睡眠-觉醒周期。通常没有主要的睡眠时段。相反，患者在 24 h 内呈现 3 个或更多不同长度的睡眠发作。诊断这种疾病需要有失眠或过度嗜睡的主诉，伴随着 24 h 内多次不规律的睡眠发作或小睡[91]。尽管睡眠时段不规律和断断续续，但每 24 h 的总睡眠时间通常与年龄相符。

流行病学

ISWRD 在一般人群中的患病率尚不清楚，但据估计应该很少见[167]。没有证据显示 ISWRD 有 / 无性别差异。ISWRD 最常见于与年龄相关的神经系统疾病的共病，如痴呆和阿尔茨海默病[95]。它也见于脑损伤患者及认知障碍和神经发育障碍的儿童[168]。

发病机制

ISWRD 被认为是由中枢过程功能障碍导致的，这些过程负责产生昼夜节律[169-170]，接收昼夜节律输入[171]或减少对明亮光线和规律社交时间表的暴露。最近的一份病例报告显示，2 名患有 ISWRD 的个体的核心体温节律振幅降低[172]。

对于缺乏自理能力的老年患者和同时患有痴呆症的患者，这些因素是不规律的睡眠-觉醒模式的发展和维持的部分原因[173-174]。即使对痴呆程度进行了控制，白天较低的光照水平也与夜间觉醒次数的增加有关[175]。有证据表明，昼夜节律条件功能障碍和在环境信号下暴露减少都可能与不规律睡眠-觉醒模式的病因有关。

诊断

在诊断上，除了临床病史外，使用体动计或睡眠日志（由患者或照顾者完成）连续监测睡眠和清醒活动至少 2 周也是有用的。标准包括活动测量记录显示紊乱或低振幅的昼夜节律以及正常的白天睡眠-觉醒模式的丧失，以及每 24 h 至少有 3 个明显的睡眠时段（图 43.5）。这种紊乱的睡眠-觉醒模式与慢性失眠（主诉通常是睡眠难以维持）和慢性白天过度嗜睡的主诉相关。ISWRD 应与睡眠习惯不良和自愿保持不规律睡眠时间表（如轮班工作）区分开[91]。

治疗

临床的管理旨在改善昼夜节律的振幅并使其与外部环境保持一致。增加与同步剂（如明亮光线）的接触[176-179]，以及结构化的社交和体力活动[180]，已用于巩固睡眠-觉醒周期。几项使用混合疗法的随机对照研究显示，增加光照水平、增加光照并进行晚上褪黑素给药、采取措施使养老院居民白天不上床、规划体力活动、制定就寝习惯，以及采取措施减少居民房间的夜间噪音和光线，可以增加休息-活动节律的稳定性，并减少夜间醒来的情况[181-184]。

晚上给予褪黑素已成功用于改善智力残疾儿童的睡眠-觉醒模式紊乱[185-187]。在这个人群中，褪黑素被美国睡眠医学学会最近制定的指南推荐为一种治疗选择；然而，对于患有痴呆症的成人 ISWRD，则不推荐单独使用褪黑素治疗[120]。尽管行为和药物干预可能有潜在的效果，但治疗可能会困难，并且治疗效果也可能存在变异性。

在现场的昼夜节律：从 COVID-19 大流行中获得的见解

新型冠状病毒（COVID-19）大流行对学校、工作和社交日程带来了前所未有的巨大变化。在大流行高峰期实施居家令对全球各地人口的睡眠-觉醒时间产生了重大影响，大部分人突然转向在家工作或学习，或者突然失业。随着定时结构化活动的放松，睡眠-觉醒时间出现了明显的变化。使用自我报告的睡眠日志或体动计的研究一致表明，人们的睡眠-觉醒时间和中间睡眠时间较晚，社交时差（social jet lag）减少[188-193]。尽管入睡和觉醒时间都较晚，但睡眠觉醒时间的延迟更大，且在年轻人中更为明显[194]。此外，在大学生中，那些自认为是夜晚型的人则通常报告称大流行对他们的睡眠产生了积极的影响[189]。

乍一看，这些结果表明，大流行前的睡眠-觉醒时间比人们内心期望的作息早，尤其是对于年轻人而言，他们更具成为夜晚型的倾向，观察到的较晚的睡眠-觉醒时间更接近他们内源性的睡眠和觉醒倾向的昼夜节律。然而，还有其他重要因素也应该被考虑进去。值得注意的是，多项研究发现，人们增加了对数字媒体的使用，尤其是增加了在夜晚的使用。在最严

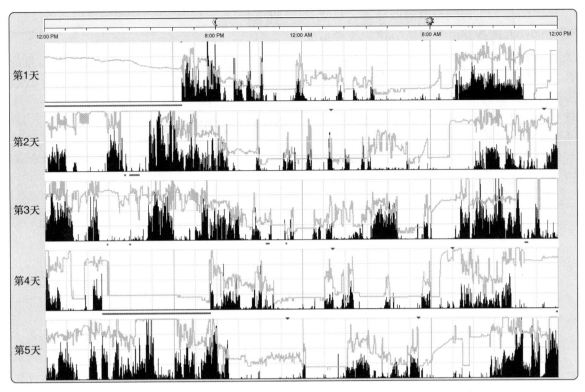

图 43.5 使用手腕活动监测记录的一位患 ISWRD 的老年人不规律的休息 – 活动周期。黑色条表示活动水平，黄色条表示在非主利手腕记录的环境光照水平。请注意该周期缺乏可辨别的昼夜节律。睡眠特点是夜间的碎片化和整个 24 h 内多次短暂的睡眠和清醒期

格的封锁期间，许多人被限制在家中，只有有限的自然光照暴露[195-196]。早晨和白天的光照受限可能会使个体对晚间光照的延迟效应更为敏感[197]。因此，所观察到的睡眠 – 觉醒时间的变化很可能受到环境和社会日常时间线索减少的影响，而这些线索对于保持昼夜节律的稳定同步至关重要[193]。

目前尚不清楚这些时间变化如何影响睡眠质量。有趣的是，几乎所有研究都注意到在这个时间段内，人们自我报告的睡眠质量下降，虽然在床上的时间增加，但总体睡眠时间并没有增加[190, 194]。除了经历与大流行和失业有关的压力外，许多人还经历了社交孤立和普遍的焦虑，这些因素也可能成为影响整体睡眠质量的除了时间之外的原因。

随着社会开始适应大流行后的工作和学校环境，考虑到远程工作和学习带来的灵活性增加对睡眠 – 觉醒时间和质量的积极和消极影响将变得重要。尽管目前对于疫情对慢性睡眠 – 觉醒节律障碍患者的影响了解甚少，但这些思考关系到对慢性睡眠 – 觉醒节律障碍患者的管理，而在这些管理过程中，适时的结构化光暗暴露以及社交和体力活动，则是治疗的重要组成部分。

临床要点

在出现失眠或过度嗜睡症状的患者的鉴别诊断中应考虑到 CRSWD。此外，CRSWD（如 DSWPD）可能与其他类型的睡眠障碍共病，使得诊断和治疗更加具有挑战性。有效管理 CRSWD 依赖于尽可能准确地测量昼夜节律。入睡时间（通过睡眠日记或活动记录法确定）可用于确定昼夜节律相位（DLMO 大约发生在入睡前 2 h），这对临床实践有很大意义。

行为干预，如睡眠卫生，特别是稳定的睡眠和起床时间的执行和正确时间的光照暴露以及避免在错误的时间暴露，是所有患者的基本治疗方法。对于 DSWPD 和 N24SWD 的治疗，使用褪黑素可能是有用的（详见该部分的具体细节）。然而，美国食品和药物管理局尚未批准褪黑素用于 CRSWD 的治疗，且必须考虑血管和内分泌的不良反应，尤其是对于高风险患者。

总结

睡眠 – 觉醒周期障碍是由于昼夜节律系统紊乱导

致的主要睡眠期在 24 h 内的异常时间分布。尽管有证据表明许多这些障碍是由于昼夜节律的改变造成的,但还需要更多的研究来证实这一理论。这些障碍的影响在患病率、误诊和健康方面的后果比估计的更大。大多数睡眠诊所尚未提供特定的诊断工具来评估昼夜节律特征。此外,许多提出的诊断工具和治疗方法,包括光疗,往往被医疗保险行业视为是实验性的。如何将我们对基本人类昼夜节律和睡眠生理学不断扩展的知识应用于临床实践,将仍然是一个重要的挑战。

致谢

我们感谢已故的 Steven K. Baker 对本章的原始版本的贡献。本章所基于的工作由 R01HL140580 提供。

参考文献和拓展阅读

请扫描书后二维码,获取参考文献和拓展阅读资源。

药理学

第6篇

导论

第44章

Thomas Kildu，*Andrew D. Krystal*，*Thomas Roth*
范晓萱　译　潘集阳　审校

　　本书第 7 版的一个主要修订是药理学部分。在以前的版本中，此部分按药物治疗用途的广泛类别（催眠药、促醒药物、用于具有睡眠 / 觉醒副作用的其他目的的药物）进行编排。在第 7 版中是按调节睡眠 / 觉醒功能的个体神经递质系统进行编排。这次的改变结合基础科学和临床研究，以促进对睡眠 / 觉醒功能的基本药理调节的理解，并更好地描述对睡眠和觉醒有治疗作用和不利影响的药物的机制和相关特性。就后者而言，它解决了用于不同目的和不同类型的药物可能对特定神经递质系统产生影响的难题。例如，有些药物主要用于治疗失眠和治疗影响下丘脑分泌素 / 促食欲素受体的白天过度嗜睡的疾病。目前的编排结构涉及每个重要的睡眠 / 觉醒神经递质系统。编排结构的变化也将为目前正在开发的药物和未来药物开发的潜在目标提供更好的表征。

　　本节涵盖的神经递质系统包括腺苷（见第 45 章）、儿茶酚胺（见第 46 章）、γ- 氨基丁酸（见第 47 章）、组胺（见第 48 章）、下丘脑分泌素 / 促食欲素（见第 49 章）、血清素（见第 50 章）、褪黑素（见第 51 章）和阿片类药物（见第 52 章）。此外，还有一章涉及用于治疗睡眠障碍以外的药物，这些药物对睡眠或觉醒有不良影响（见第 53 章）。有证据表明，除本篇所述的神经调节剂外，其他神经调节剂也可能影响睡眠 / 觉醒功能。然而，在撰写本文时，没有足够的数据证明它们对睡眠 / 觉醒功能有显著影响，因此未将其纳入。随着新研究的出现，预计本篇中涵盖的神经递质系统列表将会增长。

　　关于临床药理学的其他内容现在可以在个别疾病的章节中找到。第 98、99 和 100 章讨论了治疗失眠的各种药物治疗方法。发作性睡病的治疗见发作性睡病（见第 112 章）和不宁腿综合征（见第 121 章）一章。第 133 章介绍了用药物治疗睡眠呼吸暂停综合征的各种方法。

第 45 章

睡眠的腺苷能控制

Michael Lazarus, Yo Oishi, Hans-Peter Landolt

范晓萱 译 潘集阳 审校

章节亮点

- 腺苷是一种内源性嘌呤核糖核苷，存在于所有哺乳动物组织中，可调节中枢神经系统中多种重要的突触过程和信号通路。腺苷通过不同大脑区域的腺苷 A_1 或 A_{2A} 受体影响睡眠－觉醒模式。最新证据表明，激活 A_{2A} 受体可以抑制觉醒，从而促进睡眠。相反，A_1 受体的激活可调节睡眠需求和对睡眠剥夺的反应。这两种受体类型都与睡眠功能密切相关。

- 咖啡因是一种具有兴奋作用的精神活性化合物，在世界各地的膳食产品中广泛使用，如咖啡、茶、软饮料、能量饮料和巧克力。一

  些非处方药，如镇痛药和感冒药也含有咖啡因。在通常摄入剂量下，咖啡因会拮抗腺苷对 A_1 和 A_{2A} 受体的作用。咖啡因的提神效果是由伏隔核中的 A_{2A} 受体介导的。

- 腹侧被盖区和伏隔核之间的中脑边缘多巴胺通路将动机与睡眠－觉醒调节联系起来，这可能解释了为什么人们在无聊时经常感到困倦。精神分裂症、注意缺陷多动障碍和成瘾等精神疾病与中脑边缘系统的病理偏差密切相关，并且通常伴有睡眠异常。中脑边缘多巴胺与腺苷相互作用可能构成与精神疾病相关的睡眠改变的关键分子机制。

引言

人的一生有 1/3 的时间用于睡眠，但睡眠的功能至今尚未完全阐明。在非快速眼动（non-rapid eye movement，NREM）睡眠期间，皮质神经元活动在放电期和沉默期交替，即处于所谓的"开"和"关"状态。这些状态在大脑神经元中广泛同步，以脑电图（electroencephalogram，EEG）中的慢波活动（slow wave activity，SWA）的形式展现。SWA 是一种慢振荡的皮质活动（通常定义为 0.5～4.5 Hz 的光谱功率），随着清醒时间的延长而增强，并在连续的 NREM 睡眠［人类的 N3 阶段睡眠和动物的 NREM 睡眠，有时被称为慢波睡眠（slow wave sleep，SWS）］周期中减小。SWA 被广泛用作是哺乳动物睡眠稳态的标志。通过极端的睡眠丧失、药理学或基因操控［尤其是影响中枢神经系统（CNS）中腺苷系统的操控］，都有可能改变哺乳动物 SWA 的累积或衰减速度。腺苷系统通过调节唤醒水平来控制 SWA 的表达，从而可能影响睡眠稳态和功能[1]。

腺苷是一种嘌呤核苷，包含连接至 β-D-呋喃核糖部分的腺嘌呤，是腺苷三磷酸（adenosine triphosphate，ATP）、腺苷二磷酸（adenosine diphosphate，ADP）和腺苷单磷酸（adenosine monophosphate，AMP）的关

键构建模块。腺苷衍生物在生化过程中发挥重要作用，如 ATP 和 ADP 的能量转移以及 cAMP 的细胞内信号转导。腺苷通过作用于四个进化上保守的腺苷受体（A_{1R}、$A_{2A}R$、$A_{2B}R$ 和 A_3R）来调节细胞活性。尽管腺苷是由神经末梢释放的，但由于其水平可以通过各种方式在各种类型的细胞及其部位中增加，因此并不被认为是神经递质或经典的神经调节剂。自 1954 年发现腺苷的催眠作用以来，腺苷便被归类为一种睡眠物质[2]。

腺苷的生理作用

腺苷水平调节

腺苷主要通过 5′-核苷酸酶介导的 AMP 或 S-腺苷酰同型半胱氨酸（S-adenosylhomocysteine，SAH）的水解形成，SAH 还可在 L-同型半胱氨酸过量的情况下捕获腺苷[3-4]。细胞内腺苷的固定浓度由 SAH 水解酶的双向作用维持。然而，SAH 水解酶是否参与大脑中腺苷的生成尚未明确[5]。

细胞外腺苷也可能通过 ADP 和 AMP 将 ATP 转化为腺苷形成（图 45.1）。ATP 也可以从各种类型的细胞中被释放出，该过程包括：从存储囊泡中与其他激素作为神经递质共同释放、"亲吻－逃逸"机制[6]、溶酶体胞吐作用[7]、通过泛素半通道[8-9]、炎症细胞

450

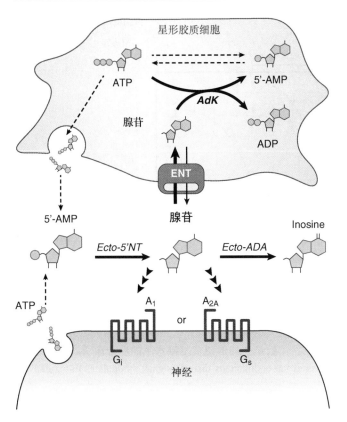

图 45.1　星形胶质细胞代谢状态对腺苷浓度的控制。星形胶质细胞摄取的腺苷被腺苷激酶（AdK）迅速磷酸化为 5′-AMP，AdK 是一种主要在成人中枢神经系统的胶质细胞中表达的酶。AdK 通过催化磷酸基从 ATP 向腺苷的转移产生 ADP 和 AMP，有效地控制细胞内腺苷浓度。因此，腺苷代谢速率由 ［ATP］/［ADP］［AMP］比值反映，将腺苷代谢速率与细胞的代谢状态联系起来。平衡核苷转运体（ENT）双向调节突触前和突触后 A_1R 和 $A_{2A}R$ 可用的腺苷浓度。ADA，腺苷脱氨酶；5′-NT，5′-核苷酸酶

释放或血管内皮通过连接蛋白半通道和 $P2X_7$ 受体等通道[10-12]，以及坏死细胞不受控制的渗漏[13]。

细胞外的 ATP 和 ADP 通过多种外切酶（如 CD39[14]）被分解为 AMP。在大脑中，AMP 仅由细胞外 5′-核苷酸酶（又称 CD73）专门分解成腺苷[15-17]。在病理性条件下（如皮质性癫痫发作），腺苷介导的突触抑制独立于 CD73 活性，并非是由于星形胶质细胞（或神经元）ATP 的释放，而是由于突触后神经元的活化导致的腺苷释放。该机制构成了一种自我反馈信号，能在持续活动期间抑制兴奋性传输[16]。在生理条件下，如在与睡眠和觉醒相关的调节中，腺苷能以类似的、由 CD73 独立的方式生成。

高腺苷水平可以通过腺苷脱氨酶（adenosine deaminase，ADA）分解、被细胞吸收或通过腺苷激酶（adenosine kinase，AdK）快速磷酸化为 AMP 而降低。AdK 能有效地控制细胞内腺苷浓度（图 45.1）[18-20]。AdK 结合 ATP 和腺苷分子并催化磷酸基团从 ATP 转

移到腺苷以产生 ADP 和 AMP。因此，腺苷代谢速率可以通过 ［ATP］/［ADP］［AMP］比值反映，该比值将腺苷的代谢速度与细胞的代谢状态联系起来。在成年人中枢神经系统中，AdK 主要在神经胶质细胞中表达[21]，从而通过神经胶质细胞的代谢状态控制腺苷的浓度。

双向平衡核苷转运体可以调节细胞表面腺苷受体可用的腺苷浓度[20, 22]，因此，腺苷水平取决于细胞外腺苷的生成和清除。虽然在基础条件下（30～300 nM）[23]，细胞外腺苷水平较低，但在极端条件，如轻度缺氧或剧烈运动下，腺苷浓度可能超过 1 μM。在严重创伤情况下，如局部缺血，腺苷浓度可达几十微摩尔[4]。

腺苷受体

腺苷通过与 4 种腺苷受体中的 1 种发生反应：A_1R、$A_{2A}R$、$A_{2B}R$ 和 A_3R[24]。当这些受体在相同水平（大约 200 000 个受体 / 细胞）上表达时，腺苷在 A_1R、$A_{2A}R$ 和 A_3R 上产生相似的效果。在基础生理条件下，腺苷水平足以激活这些受体（图 45.2）。$A_{2B}R$ 的激活需要更高浓度的腺苷。腺苷对其受体的激动剂效力与可用受体数量有关，也就是说，在只有少量受体存在的情况下，需要更高浓度的腺苷才能起作用。A_1R 和 $A_{2A}R$ 在大脑中的表达高于 $A_{2B}R$ 和 A_3R[19]，且主要涉及睡眠-醒觉调节。A_1R 和 $A_{2A}R$ 在睡眠-醒觉调节中的角色已通过药理和遗传工具进行了广泛研究（请参阅腺苷与睡眠部分），而关于 $A_{2B}R$ 和 A_3R 的研究尚未报道。

针对腺苷受体的干预策略

受体拮抗剂（包括咖啡因）

为了评估腺苷受体在生物体内的行为，选择性药理学工具显得至关重要。在过去的 20 年里，药物化学领域已成功开发出针对 4 种腺苷受体的人类变异型的亲和力高（K_d 值在低纳摩尔范围）及选择性强（相较于其他腺苷受体亚型高出 100～200 倍）的激动剂和拮抗剂。已知的腺苷受体激动剂大多来自嘌呤核苷衍生物，如腺苷或黄嘌呤。另外，腺苷受体拮抗剂则表现出多样的结构[25]。其中，许多 $A_{2A}R$ 选择性拮抗剂已经从不同的结构分类中被开发出来，包括 8-（3-氯苯乙烯）咖啡因、MSX-2（及其水溶性前药 MSX-3）、ZM 241385、SCH-58261 以　及 KW-6002。此外，还引入了放射性、荧光或放射性标记的腺苷受体配体［例如，A_1R 配体 F-8-环戊基-3-（3-氟丙基）-1-丙基黄嘌呤或者 $A_{2A}R$ 配体 C-前腺苷］进行药物筛选并监测人体内受体占有情况[26-27]。

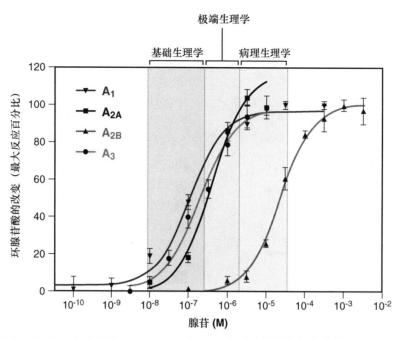

图 45.2　腺苷激活 4 种腺苷受体的能力示意图。A_1R、$A_{2A}R$ 和 A_3R 在受体数量高的部位被基础水平的腺苷激活。相比之下，$A_{2B}R$ 大多在病理条件下被激活（Adapted from Fredholm BB. Adenosine, an endogenous distress signal, modulates tissue damage and repair. Cell Death Differ. 2007；14：1315-1323.）

咖啡因是一种经典的非选择性腺苷受体拮抗剂，尽管其效力相对较弱（$K_i = 10~\mu M$）。人类在常规摄取的剂量下，咖啡因可以通过部分阻断（25%～50%）并非选择性阻断（对 A_1R 和 $A_{2A}R$ 的亲和力相似）腺苷受体来产生其唤醒效果[28]。咖啡因会被代谢为副黄嘌呤酮和茶碱[29]，这些物质对 A_1R 和 $A_{2A}R$ 的抑制效果比咖啡因更强。因此，仅通过消除咖啡因无法预测腺苷受体的阻断效果或咖啡因给药后的效果。

受体敲除和其他转基因技术

通过转基因技术，如定向删除关键外显子，生成了 4 种 G 蛋白偶联腺苷受体的敲除（knockout，KO）模型[30-32]。这些腺苷受体 KO 模型克服了具有部分特异性的药物的局限性，并通过靶向特定细胞群体中的腺苷受体，为睡眠-觉醒周期调节的生理功能提供了深入的见解。$A_{2A}R$ KO 模型克服了对 $A_{2A}R$ 拮抗剂（尤其是在相对较高浓度下的局部注射）的部分特异性，强有力地证明了 $A_{2A}R$ 拮抗剂和咖啡因诱导的唤醒效果是通过 $A_{2A}R$ 产生的，而非 A_1R。然而，全局的 A_1R 和 $A_{2A}R$ KO 方法受到了混合发育效应和细胞类型特异性的限制。为克服这些限制，Cre-loxP 系统被用于特定的脑区（如前脑与纹状体）和细胞类型（如神经元与星形胶质细胞）中生成腺苷受体基因的条件性切除（参阅 Wei 及其同事的综述[31]）。在前脑和纹状体中，已经实现了区域特异性的 $A_{2A}R$ 敲除[34-36]。通过将含有 cre 转基因的腺相关病毒（adeno-associated viral，AAV）载体局部注射到携带 loxP 侧翼 A_1R 或 $A_{2A}R$ 基因的小鼠大脑中，也可以实现海马 CA1 或 CA3 神经元中的 A_1R 和伏隔核（nucleus accumbens，NAc）中的 $A_{2A}R$ 的局部敲除[37-38]。允许时间和区域特异性的条件基因敲除策略揭示了基底神经节中腺苷受体控制睡眠-觉醒周期的先前未被充分认识的功能（参见 "$A_{2A}R$ 激活和觉醒控制的影响" 部分的详细讨论）。此外，应用携带短发夹 RNA 的 AAV 在大鼠体内产生 $A_{2A}R$ 基因的位点特异性沉默，证明咖啡因的唤醒作用是由 NAc 外壳中的 $A_{2A}R$ 介导的[38]。光遗传学的最新发展-使用基因工程光学开关（例如视紫红质）[39-41] 或化学遗传学对神经元活动进行特定的局部调节，通过专门由设计药物激活的设计受体（designer receptors exclusively activated by designer drugs，DREADD）的定向分子进化来研究自由行为动物中的 G 蛋白信号传导[42-43]，有助于更详细地了解睡眠-觉醒周期背后的大脑回路[44]。一种用于选择性光遗传学控制 $A_{2A}R$ 信号传导（optogenetic control of A2AR signaling，optoA$_{2A}$R）的探针也被开发出来。

腺苷和失眠

腺苷水平与睡眠之间的关联

ATP 消耗与细胞外腺苷水平的增加呈正相关[46]，

并且两者都与睡眠呈正相关[47-48]。因此，腺苷水平可能代表相对能量缺乏的状态。在猫和大鼠的自发睡眠-觉醒行为期间，SWS 期间几个大脑区域的腺苷水平高于清醒期间[47, 49]。此外，猫的体内微透析研究表明，在持续 6 h 的清醒期间，前基底脑（basal forebrain，BF）中的腺苷浓度比睡眠剥夺开始时增加 1 倍。

然而，这些研究存在一些局限性。由于腺苷水平在取样过程中在组织内快速变化，需要在 1 s 内冻结组织样本以保持其腺苷水平。但即便使用微波聚焦技术，实现这种快速失活仍面临困难；因此，通过取样组织测量脑区腺苷水平颇有挑战性。微透析研究存在恢复时间限制，需要解决插入微透析探头时可能发生的组织损伤问题[23, 50-51]。此外，如果探针在组织内停留时间过长，它可能会被胶质细胞包围，这将妨碍嘌呤的交换[51]。因此，对于睡眠和清醒期间报道的腺苷水平，我们应谨慎解读。一系列基因编码的 G 蛋白偶联受体激活（G protein-coupled receptor activation-based，GRAB）传感器为神经递质和神经调节剂动态变化的体内定量方面的研究带来了突破[52-53]。目前，正在研究开发基于嘌呤受体的 GRAB 传感器，用于测量细胞外 ATP 或腺苷，以探索 ATP / 腺苷水平与睡眠-觉醒模式之间的可能关联。

在更长期的睡眠剥夺方案中，我们未能观察到长期清醒期间腺苷浓度的增加，这表明腺苷反应的改变可能标志着慢性睡眠限制由恢复性反应转向非恢复性反应。

虽然腺苷与睡眠的相关性在 60 多年前就已被发现，但是各类哺乳动物大脑细胞介导腺苷促进睡眠的作用仍不清楚。我们通过在星型胶质细胞中选择性表达显性失活 SNARE 结构域，在基因工程的小鼠中非特异性阻止了 ATP 的释放，从而使细胞外腺苷浓度降低[55]。尽管这些小鼠的清醒状况、SWS 和 REM 睡眠与野生型小鼠相同，但其在经历睡眠剥夺后的 SWA 和恢复性睡眠均有所减少[56]。降低星型胶质细胞中的 AdK 会增加腺苷活动状态，足以增加 SWS-SWA 和巩固睡眠、减少光性阶段 SWA 的下降，同时减缓平均 SWS 发生过程中的 SWS-SWA 衰变，但在神经元中选择性降低 AdK 则无效[57]。这些发现表明腺苷介导了睡眠剥夺所诱导的稳态睡眠。虽然细胞外腺苷水平对于睡眠需求的调节涉及通过 AdK 介导的胶质细胞代谢[57]，但是腺苷的来源仍存在争议。部分腺苷可能源于星型胶质细胞，大多数则可能来自神经元，但由于缺乏直接证据，腺苷的实际来源尚不明确。

Radulovacki 及其同事广泛研究了腺苷对清醒状态的影响，发现在大鼠的中枢神经系统中，通过全身给

药 ADA 抑制剂喷司他丁（Deoxycoformycin）可以提高腺苷的水平，从而增加 REM 睡眠和 SWS[58]。此外，一种在人类中降低 ADA 酶活性的功能性遗传变异增加了睡眠 EEG 定义的睡眠深度和主观嗜睡，同时损害了休息和睡眠剥夺状态下的神经行为表现[59-62]。Oishi 及其同事报道，通过向大鼠结节乳头核（tuberomammillary nucleus，TMN）局部给予 ADA 抑制剂 coformycin，能增加 SWS。这一核中 ADA 表达丰富，进一步验证了腺苷和 ADA 在调控睡眠-清醒中的作用。

虽然腺苷通过 A_1R 或 $A_{2A}R$ 促进睡眠的观点已被广泛接受，但这两种受体亚型在诱导睡眠中的具体贡献仍有争议。间接证据包括比较咖啡因、A_1R 拮抗剂 8- 环戊基茶碱以及非选择性的 $A_1R/A_{2A}R$ 拮抗剂 alloxazine 对大鼠睡眠的影响，可能部分支持 A_1R 在睡眠和清醒状态调控中比 $A_{2A}R$ 更重要的观点。然而，此类经典方法和相关研究存在严重局限性，尤其是在解释药理学数据时。比如，因为溶解性、血脑屏障通透性和神经药理动力学特性的差异，很难比较不同受体拮抗剂。最关键的是，药理学药物在高浓度下通常具有非特异性或脱靶效应。此外，大脑中扩散表达的抑制性 A_1R 可能已经模糊了腺苷在调控睡眠-觉醒过程中可能的特殊脑区特异性作用[66-69]。实际上，基因工程系统（包括转基因动物和重组病毒载体）的出现，以及与人类的共同研究，已经强有力地证明了 $A_{2A}R$ 在调控睡眠和觉醒中的主导作用[70-72]。

A_1R 和睡眠稳态的影响

我们认为腺苷 A_1R 的作用有助于睡眠，因为非选择性和选择性 A_1R 激动剂可以增加睡眠和 SWA[73-75]，而 A_1R 拮抗剂则可能减少睡眠和 SWA[65, 76-78]。在 BF 内的 A_1R 拮抗作用会减少急性睡眠剥夺后的稳态睡眠和 SWA[79]。

对于主要影响前脑谷氨酸神经元的 A_1R 的条件性敲除，阻止了由睡眠剥夺引发的 SWA 增加，这进一步表明 A_1R 对于正常的睡眠稳态是必要的[80]。相反，在具有组成型 A_1R 敲除的混合背景小鼠中，基于 NREM 睡眠中的慢波能量（即 NREM 睡眠期间的总 SWA）的正常睡眠稳态反应得以维持[81]。然而，选择性 A_1R 拮抗剂的急性应用阻止了野生型动物中睡眠剥夺引发的 SWS-SWA 反弹，而对于 A_1R 敲除小鼠的同样干预则无效[81]。这说明在具有组成性敲除的小鼠中存在代偿机制，而在条件性敲除的小鼠中则没有。A_1R 通过抑制胆碱能唤醒系统的脑干和前脑区域（即中脑桥被盖[48]和 BF[82-83]）以及包含下丘脑分泌素 / 促食欲素（图 45.3A 和 B）神经元的外侧下丘脑 3 个脑区的唤醒活动神经元来促进睡眠[84]。针

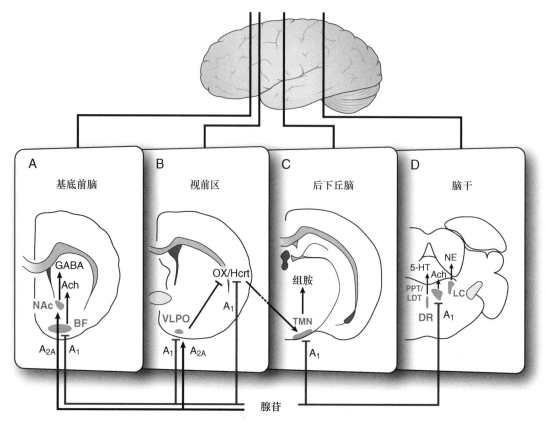

图 45.3 睡眠-觉醒调节的电路基础。**A**，腺苷通过 A_1R 抑制基底前脑（BF）胆碱能神经元释放乙酰胆碱，从而促进慢波睡眠。**B～D**，腹外侧视前区（VLPO）促睡眠神经元与下丘脑［即组胺能结节乳头核（TMN）］和脑干［去甲肾上腺素能蓝斑核（LC）、血清素能中脑背核（DR）和胆碱能侧背被核（LDT）］促醒神经元之间相互抑制的翻转开关机制。VLPO 与下丘脑和脑干之间的触发器开关由来自外侧下丘脑（LHA）的促食欲素 / 下丘脑分泌素（OX/Hcrt）输入来稳定。腺苷作为内源性睡眠激素，通过基底前脑、VLPO、LHA 和 TMN 中的抑制性 A_1 受体（A_1）以及伏隔核（NAc）和 VLPO 中的兴奋性 A_{2A} 受体（A_{2A}）促进睡眠。Ach，乙酰胆碱；GABA，γ- 氨基丁酸；5-HT，5- 羟色胺；NE，去甲肾上腺素

对 TMN 的特异性 A_1R 激动剂给药能够减少前额皮质的组胺并增加睡眠和 SWA[18]，这表明腺苷也可以抑制这种神经递质系统的活性。腺苷通过 A_1R 实现睡眠活跃神经元的去抑制，从而在腹外侧视前区（ventrolateral preoptic，VLPO）和下丘脑前区促进睡眠（图 45.3B）[85-86]。最后，A_1R 在调节稳态睡眠压力方面发挥了作用，这是通过基于星形胶质细胞的神经递质传输以及作为神经胶质细胞-神经元回路的一部分实现的[56-57]。在人类和啮齿动物中，缺乏睡眠会增加 A_1R 的表达，而在人类中恢复性睡眠后能恢复到正常的表达量[87-89]。

正如本章前面提到的，在 SWA 频率范围内的 EEG 能量变化是延长清醒后体内平衡调节的睡眠需求的主要指标。SWA 反映了以 SWA 频率放电的细胞数量，这是丘脑皮质神经元固有特性[90-91]，同时反映了神经元之间的放电同步性，这是皮质神经元、丘脑皮质神经元以及丘脑网状核神经元回路效应[92]。A_1R 的激活可以通过直接和间接两种机制影响 SWA。直接机制是由于丘脑和皮质神经元的突触前抑制，这

将导致相对功能性传入阻滞，伴随着 A_1R 诱导的全细胞、G 蛋白偶联内向整流钾通道电导增加和超极化激活电流下降，从而使腺苷能增强丘脑皮质神经元中的慢波振荡[93]。间接机制是通过 A_1R 介导的胆碱能唤醒神经元抑制来降低乙酰胆碱活性[47-48]，乙酰胆碱抑制丘脑皮质神经元中的慢波振荡[94-96]，因此，乙酰胆碱活性降低有利于 SWA 的表达。

$A_{2A}R$ 激活和觉醒控制的影响

选用 $A_{2A}R$ 激动剂 CGS 21680 注入大鼠喙突 BF 腹侧表面下方的蛛网膜下腔或小鼠的侧脑室，$A_{2A}R$ 的激活和唤醒控制的效果可显著增加 SWS 和 REM 睡眠[97-98]。在活体微透析实验中，将 CGS 21680 注入 BF 可剂量依赖性地降低前额皮质和腹侧旁视前区的组胺释放，并增加颞下颌网（TMN）的 γ- 氨基丁酸（gamma-aminobutyric acid，GABA）释放，但不增加额叶皮质的 GABA 释放[99]。将 GABA 拮抗剂印防己毒素注入 TMN 可减弱 CGS 21680 引发的组胺释放抑制，这表明 $A_{2A}R$ 激动剂通过在 TMN 中增加

GABA 的释放来抑制组胺系统，从而引发睡眠。在大鼠脑切片中对下丘脑腹外侧视前区神经元的细胞内记录显示，存在两种对单胺物质、乙酰胆碱和腺苷受体激动剂反应不同的下丘脑腹外侧视前区神经元[100]。下丘脑腹外侧视前区神经元被去甲肾上腺素、乙酰胆碱和 A_1R 激动剂抑制，而血清素抑制 1 型神经元，刺激 2 型神经元。研究发现，$A_{2A}R$ 激动剂会刺激 2 型的神经元，但不会影响 1 型的神经元。这表明，2 型的神经元在启动睡眠的过程中把握主导，而 1 型的神经元可能在巩固睡眠状态方面起到助推作用，它们只在缺乏来自唤醒系统的抑制效果时被激活。

将 CGS 21680 注入 BF 吻侧部不仅在 VLPO 产生 c-Fos 表达，同时也在 NAc 壳体和嗅结节内侧部表达 c-Fos[101-102]。当 $A_{2A}R$ 激动剂直接注入 NAc，其诱导形成的 SWS 大致相当于 $A_{2A}R$ 激动剂注入蛛网膜下腔所产生的总睡眠量的 75%[101]。同时，这可能意味着在 NAc 内部或附近 $A_{2A}R$ 激活会诱发睡眠（图 45.3A）。咖啡因作为 A_1R 和 $A_{2A}R$ 亚型的拮抗剂，可以提高觉醒程度。在人类普遍使用的剂量下，咖啡因能够在一定程度上（25%～50%）非选择性（对 A_1R 和 $A_{2A}R$ 的亲和力相同）地阻断腺苷受体。一项以全球 A_1R 和 $A_{2A}R$ KO 基因缺陷小鼠为研究对象的实验揭示了咖啡因的唤醒效果主要由 $A_{2A}R$（而非 A_1R）介导，是 $A_{2A}R$ 基因的单核苷酸多态性赋予对咖啡因和睡眠剥夺的敏感性[103]。基于 Cre/lox 技术和携带 $A_{2A}R$ 短发夹 RNA 的 AAV 局部感染以沉默 $A_{2A}R$ 表达，在条件性 $A_{2A}R$ 敲除小鼠中研究了 $A_{2A}R$ 在纹状体中的特异性作用。NAc 壳中 $A_{2A}R$ 的选择性缺失会阻止咖啡因诱导的觉醒。

咖啡因作为 $A_{2A}R$ 拮抗剂的有效性，需要腺苷在 NAc 壳体内的兴奋性 $A_{2A}R$ 进行调节。该激活在 NAc 壳体内可能会发生，因为在纹状体内，$A_{2A}R$ 广泛表达，并且在基础条件下，仍有足够的腺苷水平[104-105]。近期的研究显示，化学遗传或光感受器激活的 NAc $A_{2A}R$ 核神经元，对 BF 中腹侧苍白球的投射具有强烈诱导 SWS 的能力，而化学遗传阻止则会防止睡眠诱导，但不会影响维持睡眠反弹的基础状态[106-107]。有趣的是，动机刺激抑制睡眠并抑制腹侧苍白球投射至 NAc $A_{2A}R$ 表达神经元的活动。NAc 间接途径的睡眠门控能力可以解释在无聊情况下入睡的倾向。最近的另一项研究表明，腺苷是激活 NAc 核心 $A_{2A}R$ 表达神经元以诱导 SWS 的合理候选分子，因为 NAc 核心腺苷水平升高通过 $A_{2A}R$ 促进 SWS[108]。NAc 中的中型多棘 GABA 能神经元可分为两组，对多巴胺或腺苷的刺激做出不同的反应。直接通路神经元表达兴奋性多巴胺 D_1 受体和抑制性腺苷 A_1R，而间接通路神经元表达抑制性多巴胺 D_2 受体和兴奋性 $A_{2A}R$。腹侧被盖区神经元产生的多巴胺在处理奖励、厌恶或认知信号方面具有关键作用[109-111]，从腹侧被盖区多巴胺能神经元到 NAc（通常称为中脑边缘通路）的投射构成了大脑中特征明确的奖励回路[112-113]。

纹状体功能障碍可导致包括帕金森病在内的破坏性运动性疾病，突显了纹状体在控制运动中的核心作用[114]。多达 90% 的帕金森病患者都会出现严重的睡眠问题，这是非运动症状中最常见的一种[115]。纹状体功能障碍也可能导致帕金森病患者的睡眠障碍。猫和大鼠纹状体消融会引起睡眠减少[116-117]，化学遗传激活的 $A_{2A}R$ 表达神经元会在纹状体中以有序结构引发睡眠。因此，激活纹状体喙部、中央内侧和中央外侧部分的 $A_{2A}R$ 表达神经元会增加睡眠，尾部纹状体内 $A_{2A}R$ 表达神经元的激活不会产生同样效果。

尽管 $A_{2A}R$ 主要影响 SWS 的调节，但也有研究表明 $A_{2A}R$ 还涉及 REM 睡眠的调控。当 CGS 21680 被注入脑桥内侧网状结构时，REM 睡眠会增加[119]。最近的研究发现，阻断 $A_{2A}R$ 或 $A_{2A}R$ 表达神经元在啮齿动物的嗅球上会增加 REM 睡眠，这表明嗅球是腺苷/$A_{2A}R$ 介导的调节 REM 睡眠的关键位置[120]。同时，由于嗅觉功能障碍可能通过 $A_{2A}R$ 拮抗剂（例如咖啡因或 ZM 241385[121]）得以改善，所以 REM 睡眠可能与在嗅球中的气味感知有关。值得注意的是，REM 睡眠行为障碍患者的嗅觉能力减弱。

腺苷能睡眠-觉醒调节模型：通过唤醒确定睡眠稳态门控

对睡眠-觉醒调节的分子和电路基础日益了解，阐明了腺苷受体在调节睡眠的各方面的作用[1]。例如，$A_{2A}R$ 会通过抑制觉醒来促进睡眠，而 A_1R 会介导睡眠需求和对睡眠剥夺的反应。因此，这些受体可能在睡眠功能中发挥互补的关键作用。考虑到腺苷对睡眠和介导睡眠需要的分离效应可能在受体级别出现，人体在需要应对环境变化时可以通过巩固觉醒，以及在必要时修复睡眠状态来增强应对能力。一个典型例子是有动机的行为可以显著降低所有阶段的睡眠，通过激活中脑边缘多巴胺系统来提高觉醒，而如果 NAc 激活 $A_{2A}R$，对觉醒的需求会在缺乏激励性刺激时降低[106, 123]。昼夜节律和下丘脑喂养系统通过驱动内部产生的唤醒而产生间接影响，如根据昼夜节律阶段增加觅食动机。因此，在没有激励/外部唤醒刺激的情况下，昼夜节律系统（睡眠阶段）的唤醒影响丧失可能足以允许从清醒过渡到睡眠。另一方面，睡眠对于 SWS-SWA 促进睡眠需求的表达和解决睡眠债务是必要的，在这一过程中，A_1R 起着至关重要的作用[57]。

虽然这些结论是基于啮齿动物研究的结果，但人类腺苷能-多巴胺能途径的药物遗传学解剖表明，$A_{2A}R$ 也有助于调节睡眠稳态的神经生理标志物[124]。不同腺苷受体亚类表达的物种特异性差异可能导致部分差异的发现。因此，有必要进行研究，阐明腺苷受体亚型在睡眠启动和人类睡眠需求的稳态调节中的不同作用（见下文）。近期选择性 $A_{2A}R$ 拮抗剂和放射性核素配体的出现，可能提供了宝贵的工具，以非侵入性的方式，利用正电子发射断层扫描[27]无创量化 $A_{2A}R$ 的可用性来解答这些问题。

人类和动物中腺苷受体靶向药的效果

通过腺苷受体对睡眠和清醒的天然化合物的影响

虽然目前还没有批准的腺苷受体靶向的药物，但是各种天然化合物通过激活腺苷受体促进睡眠。为了支持 $A_{2A}R$ 在促进睡眠中的作用，日本清酒酵母补充剂可以改善人类的睡眠质量，而用 $A_{2A}R$ 拮抗剂 ZM 241385 预处理则可以消除清酒酵母诱导的 SWS 在小鼠中的效果[125]。清酒酵母，而非其他酿酒酵母（如面包酵母和啤酒酵母），含有大量的 S-腺苷基-L-甲硫氨酸和 S-腺苷基-L-甲硫氨酸代谢物甲硫腺苷，清酒酵母的诱导睡眠效应可能是由于 S-腺苷基-L-甲硫氨酸或甲硫腺苷激活 $A_{2A}R$ 所致[126]。

相反，根源自芍药根的主要活性成分牡丹苷通过激活 A_1R 缩短睡眠潜伏期并显著增长 SWS，这个结论是基于一个发现：可以用选择性 A_1R 拮抗剂阻止牡丹苷的效应，并且在 A_1R 基因敲除的小鼠身上不会有这些效应[127]。此外，牡丹苷显著提高了部分坐骨神经结扎小鼠机械痛阈值，延长其热痛潜伏期，并能增加 SWS，这是一种以持续性疼痛和失眠为特征的小鼠神经病理性疼痛模型。所以，牡丹苷可能因通过 A_1R 介导的镇痛和催眠效应而被用于治疗神经性疼痛和相关的失眠。

另外，从天麻中分离出的 N^6-(4-羟基苄基)腺嘌呤核苷在小鼠体内有催眠效应[129]，并可能通过涉及 A_1R 和 $A_{2A}R$ 的机制剂量依赖性地增加 SWS。最后，虫草素（3-脱氧腺苷）是一种从冬虫夏草真菌中分离的腺苷类似物，可促进大鼠的 SWS，但尚不清楚睡眠诱导作用是否实际上是由腺苷受体激活介导的[130]。

咖啡因在人类中的影响及更多选择性腺苷受体药物的可能作用

前文中描述的腺苷与睡眠产生联系的发现主要是基于动物实验，然而有证据表明这种相关性在人类中

也存在。这主要是基于咖啡因对睡眠的影响。咖啡因是全球最普遍的精神活性化合物，存在于咖啡、茶、软饮料、能量饮料、巧克力以及一些镇痛药和感冒药中。在全球范围内，平均每人每天的咖啡因摄入量约为 80 mg，而在瑞典和芬兰这样的国家，由于冬季漫长、阴暗、压抑，因此平均每人每天的咖啡因摄入量在 400 mg 以内[28]。

咖啡因被广泛使用以提升清醒程度并对抗疲劳，而在这种效应中，腺苷受体拮抗效应是主导效应。然而在某些人群中，正常水平的咖啡因摄入会导致焦虑和惊恐发作[131-132]，这在摄入量较高时更常见。一项研究发现，带有 $A_{2A}R$ 基因多态性的人群在摄入含有咖啡因的产品时，有可能会经历焦虑增加的风险[133]。具有不同 $A_{2A}R$ 多态性的人群在咖啡因对睡眠质量、睡眠结构以及睡眠 EEG 的客观和主观效应上的影响也存在显著差异[103, 134-135]。

关于咖啡因是否影响生物节律并因此改变睡眠时间，当前仍存在争议。近期研究表明，咖啡因会改变哺乳动物生物钟的相位。在一项研究中，咖啡因通过阻止 A_1R 并延长人类骨肉瘤 U2OS 细胞表达时钟基因的分子震荡的生物周期[136]，起到延迟褪黑素节律的效果。此外，药物工具的应用和小干扰 RNA 敲低的应用揭示了咖啡因对分子震荡的效应通过 A_1R 信号的扰动后会降低，但不会降低 ryanodine 受体或磷酸酯酶活性。这些发现为临床观察的可能分子机制提供了线索，即睡前 3 h 摄入 200 mg 咖啡因可能会导致褪黑素节律约 40 min 的相位延迟，正如双盲、安慰剂对照的长达 49 天的研究所推测。之后，针对许多欧洲国家常见的每天摄入 3×150 mg 咖啡因 9 天的慢性摄入模式，没有发现褪黑素或皮质醇的生物钟时间进程有所改变[137]。这些不同的发现可能表明急性和慢性咖啡因摄入对昼夜节律的影响不同。还观察到急性和慢性（2 周）咖啡因摄入后对小鼠跑轮活动、警觉状态和睡眠 EEG 的对比效应[138]。小鼠的现有证据表明，长期摄入咖啡因不会干扰睡眠，可能是通过腺苷受体表达和细胞外腺苷水平的适应性变化来增加小鼠生物钟[139]的光敏感性，并增强警觉状态的明暗幅度以及睡眠压力。

与咖啡因在小鼠中的唤醒作用完全由 $A_{2A}R$ 介导的观点一致，新出现的证据支持 $A_{2A}R$ 拮抗剂对睡眠-觉醒周期的调节。就如新近研发的双腺苷 $A_{2A}R/A_1R$ 拮抗剂 JNJ-40255293 在大鼠体内剂量依赖性地增强了清醒状态[140]。此外，自 2013 年 $A_{2A}R$ 拮抗剂伊曲茶碱（istradefylline）在日本用于改善帕金森病患者的运动功能的临床批准以来，有 4 个患者的报告指出，用这种拮抗剂进行晚间治疗可以减少晚间的睡眠时

间，增加白天嗜睡的可能[141]。所以选择性 $A_{2A}R$ 拮抗剂可能作为促觉醒药有很大的潜力，而避免了咖啡因的一些 $A_{2A}R$ 独立的副作用（如焦虑），或者其他精神兴奋剂的负面效应，包括咖啡因依赖性。

腺苷受体刺激也应考虑作为一种可能的失眠症治疗途径。失眠是一种影响全球数百万人的睡眠障碍，常与各种精神疾病共存[142-144]。尽管 $A_{2A}R$ 激动剂能强烈诱导睡眠，但经典的 $A_{2A}R$ 激动剂具有不良的心血管效应，并不能在临床用于治疗睡眠障碍。此外，开发用于治疗中枢神经系统疾病的腺苷类似物，包括失眠，受到了这些药物难以通过血脑屏障的限制事实后，发现了一种小的血脑屏障可透过的单羧酸酯，它在大脑中能增强 $A_{2A}R$ 信号，从而诱导睡眠，但令人意外的是，它并未展示出 $A_{2A}R$ 激动剂的典型不良心血管效应[145]。所以，能够增强 $A_{2A}R$ 信号的配体可能被开发出来，帮助患有失眠症的人更容易入睡。这些化合物可能也显示出对于治疗神经精神症状的潜力。此外，能增强 A_1R 信号的分子可能提高睡眠效率。

临床要点

中脑边缘多巴胺系统，由腹侧被盖区和 NAc 构成，在动机控制中起着核心作用。最近的研究结果表明，腹侧被盖区和 NAc 也参与睡眠-觉醒调节，这可能解释了为什么人们在无聊时感到困倦。精神分裂症、注意缺陷多动障碍（attention-deficit/hyperactivity disorder，ADHD）和药物依赖等精神疾病经常出现睡眠/觉醒干扰，这可能与中脑边缘系统的病理变化有关。例如，存在 ADHD 的儿童（患病率约为 4% ~ 5%）中，日间过度思睡是一个常见的症状。他们通过白日做梦和小憩来应对，这可能是一种逃避困倦、保持清醒的自我刺激行为[146]。使用腺苷受体拮抗剂可能有助于改善这些儿童的部分症状[147-149]。

总结

腺苷是一种内源性睡眠物质，通过 A_1R 或 $A_{2A}R$ 在大脑的不同位置影响正常的睡眠-觉醒模式。多个细胞和过程均有助于调节神经元的 A_1R 或 $A_{2A}R$ 腺苷的细胞外浓度。目前的证据主要来自啮齿动物的研究，表明 A_1R 或 $A_{2A}R$ 在睡眠调节上起着不同的作用。大脑中的 $A_{2A}R$ 的激活促进睡眠，也就是通过激活 NAc 神经元提供的睡眠门控，而 A_1R 的激活调节睡眠-觉醒的稳态；也就是说，此类受体对于满足和处理睡眠需求是至关重要的。A_1R 的激活还通过抑制几个脑区域的觉醒活跃神经元来促进睡眠，包括胆碱能脑干和基底前脑神经元、含有下丘脑分泌素/促食欲素神经元的外侧下丘脑和含有组胺神经元的 TMN，以及对 VLPO 和下丘脑前部的睡眠活跃神经元的去抑制。开发针对 A_1R 或 $A_{2A}R$ 的选择性调节器用于临床研究和分子大脑显像的放射配体，可能有助于揭示这些受体亚型在人类睡眠-觉醒调节的不同作用。

参考文献和拓展阅读

请扫描书后二维码，获取参考文献和拓展阅读资源。

第 46 章

儿茶酚胺

Jimmy J. Fraigne, *Rebecca C. Hendrickson*, *Murray Raskind*, *John H. Peever*

范晓萱 译 潘集阳 审校

章节亮点

- 去甲肾上腺素能神经元的活动在睡眠-觉醒周期中变化。例如，在清醒时，蓝斑中的去甲肾上腺素能神经元的放电活动最高，在非快速眼动睡眠中减少，并在快速眼动睡眠期间极少或无活动。这种观察结果表明，去甲肾上腺素能系统在调控睡眠和觉醒状态中有重要贡献，而该系统的异常活动可能会对正常的睡眠-觉醒机制产生影响。

- 常见的促醒药物如莫达非尼，通过刺激多巴胺系统来诱导觉醒，然而一些多巴胺核（如中脑中央灰质腹侧部）的病理改变可通过增进睡眠来抑制清醒。这些观察结果表明，多巴胺系统在调控睡眠-觉醒过程中有一定影响，而多巴胺系统功能的异常则可能是导致睡眠-觉醒调节异常的原因。

- 去甲肾上腺素和多巴胺系统的异常活动与嗜睡症和不宁腿综合征等睡眠障碍有关，且在创伤后应激障碍和帕金森病的睡眠异常中发挥作用。以去甲肾上腺素和多巴胺系统为目标的药物可治疗这些疾病的睡眠障碍。

儿茶酚胺是在动物界中高度保守的单胺神经递质。在中枢神经系统（central nervous system，CNS）中，主要的儿茶酚胺包括去甲肾上腺素（noradrenaline，NA）和多巴胺，自 20 世纪 60 年代以来，这两种递质一直被认为与清醒和觉醒行为有关。过去 10 年的研究为我们理解它们在觉醒中的作用，以及在睡眠障碍中的机制提供了新的视角。在本章中，我们将描述释放儿茶酚胺的神经元的分布，它们与其他脑区的相互连接，以及它们在睡眠-觉醒周期中的活动，并阐释它们在睡眠-觉醒调节和功能中的作用。最后，我们强调儿茶酚胺系统活动的紊乱如何导致创伤后应激障碍（posttraumatic stress disorder，PTSD）、帕金森病（parkinson disease，PD）、嗜睡症以及周期性腿部运动疾病（periodic leg movements，PLM）等。

去甲肾上腺素在睡眠-觉醒调节中发挥重要作用

要理解其作用机制，我们需要应对一些复杂性问题，比如所涉及的系统复杂性、机制冗余性[1-2]，以及在研究中常出现的不同物种的睡眠结构多样性[1, 3]。尽管存在这些挑战，我们已经识别到了一些主导和维持睡眠的核心机制，比如蓝斑（locus coeruleus，LC）和较小的脑干网状形成的去甲肾上腺素神经元群的放电在这些机制中起到主导的角色[4]（图 46.1）。

蓝斑的活动和睡眠-觉醒过程中的去甲肾上腺素释放

去甲肾上腺素在睡眠-觉醒周期中的作用是一直在探索并令人困扰的主题，甚至到今天，人们经常用一些矛盾的术语来描述它。这种不一致性主要体现在如何理解睡眠和清醒状态的切换过程中蓝斑活动和去甲肾上腺素信号的转换。一些出版物指出，LC 神经元的放电在 NREM 睡眠中减缓，"在 REM 睡眠前和睡眠期间停止"[1]，另一些出版物强调存在一定程度的去甲肾上腺素传输的证据[5]。这个区别可能解释了为什么在快速眼动（rapid eye movement，REM）睡眠期间，大脑去甲肾上腺素以及周围交感神经系统（sympathetic nervous system，SNS）的活动度可能持续异常或显著增加[6]。

在 20 世纪 70 年代，第一个电生理记录的 LC 神经元在自然睡眠中被发现，并提出了通过去甲肾上腺素神经元的活动停止可能是 REM 睡眠机制的一部分。最初的实验在猫中进行，其中 LC 的去甲肾上腺素神经元和中脑桥被盖的胆碱能神经元交织在一起，难以准确识别被记录的个体神经元。这些研究发现一些 LC 周围神经元的亚群，它们的放电率随着动物从清醒状态到非快速眼动（non-rapid eye movement，NREM）睡眠逐渐降低，然后进一步降低至 REM 睡眠[7-8]。然而，这只是被记录的神经元的一个亚群。例如，Hobson 及其同事经常引用的出版物中，他们

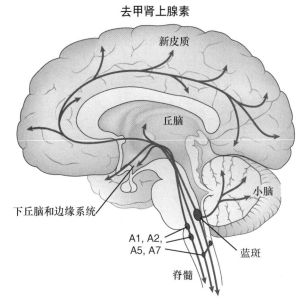

去甲肾上腺素

新皮质

丘脑

下丘脑和边缘系统

A1, A2,
A5, A7

小脑

蓝斑

脊髓

图 46.1　人中枢神经系统（CNS）去肾上腺素能投射示意图。大多数中枢神经系统的去肾上腺素能神经元起源于桥背蓝斑。它们与源自较小脑干核 A1、A2、A5 和 A7 的去甲肾上腺素能神经元一起，弥漫性地投射到所有中枢神经系统区域，包括邻近的脑干区域、下丘脑和边缘脑、新皮质、小脑和脊髓。这个中枢神经去肾上腺素能系统调节觉醒、睡眠-觉醒和对新刺激的注意

只确定了 13 个近 LC 神经元和 21 个在睡眠期间放电率降低的细胞。在这些细胞的子集中，平均放电率从清醒时的 4 Hz 降低到 NREM 睡眠的 3.5 Hz，然后降低到 REM 睡眠的 0.25 Hz。

人们经常引用的观点，即 LC 神经元在 REM 睡眠期间完全关闭，基于 Aston-Jones 和 Bloom 在大鼠身上进行的研究结果，在老鼠中，LC 的解剖学定义比猫更准确，不存在混合的非去甲肾上腺素细胞。在他们 1981 年的出版物中[9]，他们在 117 只自由活动的老鼠中记录了 LC 神经元的单一单位和多单位活动，并根据睡眠阶段分类响应。在 REM 睡眠期间，LC 神经元"几乎无声"，平均放电率从第 1 阶段睡眠的 2.15 Hz、第 2 阶段睡眠的 1.4 Hz、第 3 阶段睡眠的 0.68 Hz、第 4 阶段睡眠的 0.22 Hz，到 REM 睡眠的 0.2 Hz。但是，需要注意的是，REM 睡眠的记录只来自 9 个神经元，它们并没有均匀地分布在 LC 中。这些研究也显示了 LC 神经元放电率的地形差异，放电被限制在具有具体边缘位置的一些细胞子集中。此外，除了指出在 REM 睡眠中从 LC 神经元记录到的动作电位"通常与肌电图活动爆发的阶段性运动有关"外，作者并未提及在 REM 期间存在相位性活动。因此，这些结果并不表示 LC 神经元在 REM 睡眠期间完全沉默，而且，也许更重要的是，他们并未排除在此期间，一些 LC 神经元可能保持较高活动

水平的可能性，这可能与 REM 相位性活动有关。

许多研究小组试图通过使用微透析来测量杏仁核[10-11]和 LC[11]中的 NA 浓度来进一步阐明这个问题，在猫[11]和老鼠[10]中，他们的结果与清醒和 NREM 睡眠以及 NREM 和 REM 睡眠间的 NA 水平明显减少一致。但最低记录仍相当于猫清醒状态浓度的 15% 和老鼠的 60%，因此被引用作为在 REM 睡眠期间一些持续的去甲肾上腺素活动的证据[5]。然而，解读这些实验的一个挑战是，这两种研究中的透析液样品都是在 5 min 的片段中收集的，而动物的睡眠状态并未持续这么久。透析样品对应一个"REM 睡眠"期间的 NA 浓度的标准是，至少 80% 的 5 min 期间被记为猫研究中的 REM 睡眠，在老鼠研究中则为 50%。所以，记录的水平可能反映了 REM 睡眠期间的 NA 活动。

对于 REM 睡眠期间脑脊液（cerebrospinal fluid，CSF）透析液中持续存在 NA，还有其他可能的解释。即使 LC 神经元在 REM 睡眠期间几乎处于沉默状态，其他去甲肾上腺素能核也可能表现出不同的活动模式。另外，NA 也可以通过非胞吐机制释放[12]。

去甲肾上腺素在睡眠-觉醒和睡眠结构调节中的功能作用

NREM 和 REM 睡眠期间中枢神经系统 NA 的显著降低表明去甲肾上腺素能系统支持清醒。其他的清醒和提神的系统包括多巴胺系统（稍后讨论），胆碱能系统［基底前脑（basal forebrain，BF）和中脑桥被盖（LDT / PPT）］，5-羟色胺能中缝背核（dorsal raphe nuclei，DRN），结节乳头核释放组胺（tuberomammillary nucleus，TMN），以及下丘脑外侧神经元释放的促食欲素。构成网状激活系统（reticular activating system，RAS）的这些系统，高度相互连接，经常加强彼此的激活。

在这种系统互动中，NA 的角色是三重的。首先，NA 通过直接的皮质投射［主要通过 α₁-肾上腺素受体（alpha₁-adrenergic receptors，α1ARs），但也通过突触后的 α₂ 和 β 受体；图 46.2］以及通过激活其他的觉醒和提神的区域，包括丘脑中继神经元、5-羟色胺能 DRN 神经元、皮质投射胆碱能 BF 神经元、TMN 的组胺能，以及 PPT 细胞的唤醒活动子集[1, 13-14]。尽管这些激活功能主要由 α₁ 受体进行，但是 TMN 的激活实际上是通过对抑制组织胺释放的 GABA 能中间神经元的突触后 α2AR 介导抑制进行的[1]。此外，NA 通过抑制涉及睡眠产生的区域，包括睡眠活性的下丘脑腹外侧视前区（ventrolateral preoptic nucleus，VLPO）[1, 15]和正中视前核，以及

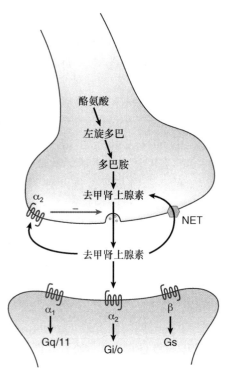

图 46.2 中枢神经系统去肾上腺素能突触示意图。释放到突触空间的去甲肾上腺素刺激突触后 G 蛋白偶联的 α1- 和 β- 肾上腺素能受体向下游传递信号（即通过 Gq/11、Gi 和 Gs 途径）。突触前 α2 抑制性自受体受刺激时减少去甲肾上腺素释放。也有一些突触后 α2 受体参与下游信号传导。突触前去甲肾上腺素转运蛋白（NET）通过再摄取到突触前神经元，帮助清除突触中的去甲肾上腺素

通过突触后 α2 受体的 LDT / PPT 的 REM 活跃脑干胆碱性神经元[13, 16-17]（图 46.3）来促进清醒。最后，NA 被发现通过抑制慢相钙依赖性后超极化中断海马和皮质中的 NREM 型慢振荡的产生，尽管有证据表明这是由 β 受体[1, 18]或由不同位置的 α1 受体[19]介导的。

NA 也参与 NREM 和 REM 睡眠结构的特定特征的调节和产生。REM 睡眠的特征是由来自脑干 LDT / PPT 到基底前脑（BF）然后到皮质的胆碱信号驱动的弥散皮质激活，以及降低的 5- 羟色胺和去甲肾上腺素输入[1, 20-21]。同步电场电位从脑桥通过外侧膝状体到达枕叶皮质［脑桥-外侧膝状体-枕叶（ponto-geniculo-occipital, PGO）波］过渡到 REM 睡眠，然后在整个 REM 睡眠期间间歇性地以较低幅度的突发形式出现。PGO 波与 REM 睡眠的快速眼球转动密切相关，并且认为与 REM 睡眠梦境内容的强烈视觉组分有关。负责 PGO 波产生和调节的电路包括在 LDT / PPT 附近的一个小区域，称为猫的蓝下层和老鼠的被盖外侧核（sublaterodorsal tegmental nucleus，SLD）。该区域的外侧区域包含具有与 PGO 波相关的突发放电模式的神经元[1, 6]。这些暴发被驱动从 LDT / PPT[23]由

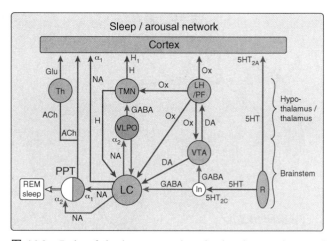

图 46.3 Role of the locus coeruleus in the sleep and arousal network. Multiple wakefulness-promoting nuclei（brown）exert an activating effect on the cerebral cortex, modulated by sleep-promoting nuclei（red）and GABAergic interneurons（white）. The locus coeruleus（LC）contributes to wakefulness via multiple mechanisms: by releasing noradrenaline broadly in the cortex, by stimulating the wakefulness-promoting neurons of the pedunculopontine tegmental nucleus（PPT）, and by inhibiting sleep-promoting neurons within the ventrolateral preoptic nucleus（VLPO）and PPT. Other major wakefulnesspromoting nuclei include the ventral tegmental area（VTA）, which acts largely via activation of the LC, and the lateral hypothalamic/perifornical area（LH/PF）, which acts primarily via activation of the tuberomammillary nucleus（TMN）and the LC. The LC is inhibited by GABAergic interneurons in the VTA and the region surrounding the LC, which are driven by excitatory 5-HT2C receptors. This wakefulness-inhibiting effect of serotonin from the raphe nuclei（R）modulates the primarily wakefulness-promoting effects of serotonin directly on cortex. In the diagram, excitatory connections are indicated by red arrows, inhibitory connections by blue arrows. Neurotransmitters and receptors: 5-HT: serotonin（excitatory receptors 5-HT2A and 5-HT2C）; Ach: acetylcholine; DA: dopamine; Glu: glutamate; H: histamine（excitatory receptor H1）; NA: noradrenaline（excitatory α 1-adrenoceptor and inhibitory α 2-adrenoceptor）; Ox: orexin.（From Samuels ER, Szabadi E. Functional neuroanatomy of the noradrenergic locus coeruleus: Its roles in the regulation of arousal and autonomic function. Part Ⅱ: Physiological and pharmacological manipulations and pathological alterations of locus coeruleus activity in humans. Curr Neuropharmacol. 2008; 6: 254-85 with permission from Bentham Science Publishers.）（受第三方版权限制，此处保留英文）

胆碱输入[22]，该过程已被证明被 5- 羟色胺活性抑制并可能与 LC 活动同样受到抑制。

SLD 在产生 REM 失神（肌张力丧失）中很重要[1, 6]。主要的投射，以突触传递为主要方式的 SLD 神经元通过刺激髓质腹侧巨细胞核以及脊髓局部的 GABA 能和甘氨酸能神经元来促进 REM 肌张力障碍。这些 REM 活性的 SLD 神经元通过 α2 受体接收直接的去甲肾上腺素抑制[24]。很明显，类似的 5- 羟色胺和去甲肾上腺素兴奋性输入直接到初级运动神经元的减少[25]在产生 REM 失神中很重要。这个模型得到了这两种支持：观察到服用 5- 羟色胺药物的个体中

REM 睡眠导电性障碍（REM sleep behavior disorder，RBD）的增加，以及与猫肌瘫发作类似 REM 的 LC 神经元突然关闭[1, 26]。

因此，去甲肾上腺素的减少在 REM 睡眠期间对于肌无力有两种贡献方式：①α_2 受体介导的脑桥 REM 活性区域的去抑制，这有助于 GABA 能初级运动神经元的抑制；②受去甲肾上腺素 REM 睡眠的减少的影响，α_1 受体介导的机制使运动神经元障碍。

去甲肾上腺素在睡眠时调节自主神经系统功能

副交感神经系统的调控在睡眠开始时增加，并随 NREM 睡眠深度增加而增加[27-28]。这种模式反映了在这些阶段内平均血压、心率和肌肉交感神经活动（muscle sympathetic nerve activity，MSNA）的逐步降低[27]。这些转变可能是由双增加的副交感和同时下降的交感活动造成的[28]。然而在 REM 睡眠中，这种模式是以 MSNA 的平均值显著高于其清醒基线，以及血压（blood pressure，BP）和心率返回到清醒时的相似水平[27]。然而与清醒相反的是，在 REM 期间 BP 的短暂激增伴随着交感神经放电的突然停止[27]，而心脏射流前期（pre-ejection period，PEP）（交感神经张力的标志）增加[29]。

自主神经系统功能的变化保持了时间复杂性，这至少一部分独立于睡眠阶段但与皮质脑电图（electroencephalography，EEG）相关联。如前所述，在 REM 睡眠的相位活动常常伴随着血压的显著增加而 MSNA 的突然降低。REM 睡眠的相位活动通常涉及 REM 和肌肉活动恢复的短暂时期（通常被称作"REM 抽搐"）。这表明外周自主变化是与中心产生的事件同时发生的。同样地，已经观察到在第 2 期 NREM 睡眠中 K 复合体与 MSNA 和 BP 的瞬间增加始终相关[27-28]。此外，研究已经发现心率可变性的周期性变化，这表明在与 NREM 睡眠的 EEG[30] 中可以识别的周期性交替模式[28]相关的周期性唤醒期间交感的增加。中枢事件与自主神经系统变化，特别是 SNS 变化之间的这些例子，强烈表明这些事件是由中枢调控的。

去甲肾上腺素传输对睡眠生理学的影响

先前关于 NA 在睡眠-觉醒调节中的作用的描述支持了关于该系统中的扰动对观察到的睡眠-觉醒周期的影响的许多预测。这些扰动的原因可能源于药理学、病理生理学或环境变化。考虑到去甲肾上腺素能激发 RAS 的每个主要觉醒促进区域，并直接激活新皮质，人们预计去甲肾上腺素信号持续增强会使得清醒时间总体上增长，不论处于何种阶段都会导致入睡延迟或睡眠中断的增加。由于 REM 活动区和蓝斑核间有显著的抑制性交互作用，REM 睡眠中断可能性会较高，可能表现为 REM 睡眠总时间减少、进入 REM 睡眠的次数减少，以及在持续的去甲肾上腺素信号下 REM 睡眠持续时间的缩短。这其中的关键可能是去甲肾上腺素阻止了下丘脑和新皮质中的慢波振动，从而影响了 NREM 睡眠的产生、维持以及深度。

电刺激或行为调节去甲肾上腺素信号对睡眠的影响

动物模型已用于测试这些类型的预测，以了解 NA 释放增加的直接预期影响以及各种类型的压力（可能伴随去甲肾上腺素信号传导增加）对睡眠的影响。当通过植入电极直接刺激蓝斑核时，睡眠-觉醒周期显示清醒时间显著增加，以及通过减少 REM 周期频率而导致的总 REM 时间减少[31]。这样的结果揭示了即使是短暂的增加去甲肾上腺素的行为，也可能导致一个复杂的时间过程。

实验评估了各种压力模式对动物睡眠的影响[32]，结果多样并常常高度不一致。常见的结果包括 REM 潜伏期延长、总 REM 数量减少、REM 频率减少或增加但 REM 发作明显缩短，以及 PGO 波的增加[32-34]。然而，有时有报道表明固定型应激或"较轻"的应激模式 REM 或 SWS 的增加[32, 35]，其中包括传统的信念，在固定应激后 REM 和 SWS 的增加在蓝斑核被损伤时会减少[32, 36]。有一项发现表明，单一的电击训练恐惧调节模式在训练模式尤其是夜晚可能导致 REM 的增加或减少，而这取决于大鼠是否在做过电击训练的笼子里睡觉[37]。这提出了一种可能性，即压力经验对睡眠的影响可能重度依赖于动物在其后的睡眠期间是否仍处于危险或安全的环境。因此，这些实验结果部分地验证了前面列出的预测，突出了创伤暴露类型和记录睡眠的环境之间的重要差异。

去甲肾上腺素信号的药理学性操纵对动物模型睡眠的影响

α_1 受体激动剂的评估主要是使用 α_1 受体激动剂甲氧明（甲氧胺）进行的，通常导致犬[39]、猫[40-41] 和鼠[42] 的总睡眠时间以及 REM 睡眠[38] 时间减少。在一些研究中，它还导致了 SWS 的减少[39, 42]。α_2AR 通常被认为是突触前抑制性自身受体，用于减少 NA 的释放，按此模型推测，α_2 激动剂应该有与 α_1 激动剂相反的效应，但研究 α_1 激动剂（包括可乐定和塞拉嗪）主要表现出牵制睡眠，包括在老鼠[44] 和猫[43] 体内及减少的 SWS[38]。这表明 α_2AR 在睡眠生理学中的作用比简单地调节 NA 释放更复杂。

β 受体拮抗作用通常能导致 REM 睡眠时间减少、SWS 减少并增加清醒[38, 45]。存在证据表明，中枢渗透性的 β 受体拮抗剂普萘洛尔可能会中断从神经末梢非经胞外排放的 NA 的释放[46]，这可能在创伤应激后的睡眠变化中起了作用。这些观察结果得到了一些研究的支持，有研究认为，持续的清醒可能会导致 LC 神经元的损失，这可能伴随着其他神经元的补偿作用，通过非胞吐机制增加对不适当的 NA 释放的敏感性[47]。

针对 α_1 受体拮抗的作用，尤其是哌唑嗪，已经开展更多的研究，但结果可能更复杂。总的来说，这些药物会导致总 REM 时间增加[38, 48]，但有时被观察到会呈现一个倒 U 型曲线，即剂量最大的效果与预期相反[41, 48-49]。另一些研究发现在老鼠[42]和猫[40]体内，药物可能导致影响减少或变化。尽管最初认为倒 U 型曲线可能与全身心血管效应有关[41]，即使当药物直接注入脑桥背侧被盖后，研究甚至在动物中也观察到效果显著不一致，使得这种情况不太可能发生[40]，反而增加了这种效应更多地取决于个体动物的基线去甲肾上腺素能传输模式的可能性。另一种可能的解释是哌唑嗪能够拮抗 B 和 C 亚型的 α_2 受体（α_2B、α_2C）[50]。尽管突触前和体细胞树突自身受体被认为主要是 α_2A/D 亚型，但有证据表明其功能成分可能是由 α_2C 信号传导[51]引起的。在较高剂量下，哌唑嗪可能会引起一定程度的 α_2 自身受体拮抗作用，导致 NA 释放增加，然后通过 α_2A/D 介导的 REM 活性区域抑制导致 REM 破坏。

药理学控制人类的去甲肾上腺素信号对睡眠生理学的影响

许多关于这些药物作用的研究已经在人体中进行了。首项研究发现，通过静脉给予 α_1 拮抗剂异丙芬多辛（thymoxamine）能引发 REM 睡眠期[52]的延长。另一项针对哌唑嗪（一种口服 α_1 拮抗剂）对 PTSD 患者睡眠影响的研究是小型随机对照试验[53]。结果显示，哌唑嗪不仅显著改善了 PTSD 的症状，还表现出当受试者，转而服用哌唑嗪后（对照组服用安慰剂），总睡眠时间显著增加了 94 min（从 280±105 min 增加至 374±86 min），REM 睡眠时间和平均 REM 周期时长也随之增加。

在一个后续的哌唑嗪试验中，患有长期睡眠障碍和噩梦的退役军人被随机分配接受哌唑嗪、心理疗法或安慰剂的治疗[54]。相比于安慰剂组，哌唑嗪和心理疗法组的受试者主观睡眠潜伏期缩短；然而，两组的 REM 睡眠百分比、SWS 睡眠百分比和 REM 睡眠密度没有显著变化。总的来说，这些结果并不支持预期的

增加 REM 睡眠和（或）SWS 睡眠。这些结果可能有一种解释，就是与之前研究的结果相比，哌唑嗪对总睡眠的影响可能最大，只有在睡眠质量更差的个体中，REM 睡眠才可能增加[55]。

在 REM 睡眠期间，维持去甲肾上腺素的调节，可能是观察到的有 PTSD 或严重创伤史的受试者在睡眠期间增加运动行为的可能机制。Mysliwiec 及其同事描述了 4 位遭受战斗创伤的士兵及困扰他们的夜间行为[56]。他们利用睡眠多导图（polysomnography，PSG）来记录这些士兵及他们对哌唑嗪的临床反应。夜间症状包括睡谈、大喊大叫、乱打乱撞、夜间大汗和攻击性行为。这 4 位士兵在 REM 睡眠期间均出现肌张力缺失。在一位士兵中，PSG 记录到了一次噩梦事件，事件期间他有大声叫嚷、身体动作大、呼吸急促和心跳加速。与 PTSD 患者在睡眠期间观察到的自主神经调节变化相一致，夜间睡眠中的自主神经系统活动增加与自发性身体运动期间 RBD 患者观察到的心脑自主神经激活减少形成了对比[57]。Mysliwiec 及其同事发现，在他们的临床经验中，传统 RBD 的首选治疗药物氯硝西泮在治疗这类与创伤相关的综合征（他们提议将其命名为"创伤相关睡眠障碍"）时基本无效。相反，哌唑嗪对所有 4 名士兵都有帮助，在 4 名士兵中，睡前使用 2 ～ 3 mg 的哌唑嗪就能完全消除这种行为和运动症状。

在对去甲肾上腺素神经传输进行药理学控制的人体受试者或患者中，常见的反应是服用 β 受体阻断剂（如普萘洛尔）[58-59]后已有的噩梦频率和强度增加。如服用能渗透到中枢神经系统（CNS）的 β 受体阻断剂（吲哚洛尔、普萘洛尔和美托洛尔）或部分能渗透的 β 受体阻断剂（阿替洛尔）的受试者，其多导睡眠图研究报告显示他们醒来的时间趋势或明显增加，尤其是 REM 睡眠时间的减少和 REM 睡眠潜伏期的增加；特别在已知具有直接交感神经冲动作用的药物吲哚洛尔上表现明显[60-61]。

目前，已有两种常见机制被提出来解释 β 受体阻断剂带来的频繁醒来：首先，已发现 β_1 受体激活能刺激松果体释放褪黑素[62]，该效应通过 α 受体的协同作用进一步放大[63]，这与观察到 β 受体阻断剂的噩梦经验和褪黑素分泌增加之间存在关联一致；其次可能是许多 β 受体阻断剂与 5-HT 受体有交叉反应，进而可能打断睡眠。不同 β 受体阻断剂对睡眠的影响通常与其在 β_2 和 5-HT 受体的占有率有关，而非与 β_1 受体占有率有关[65]。噩梦增加的原因尚不明确，但可能是由于受试者频繁醒来导致梦境内容记忆增加[59]。最后，尽管并没有明确的机制证实通过 β 受体阻断来增加已有噩梦的人的噩梦症状，但

我们的临床经验表明，一旦噩梦减少或消除，β 受体阻断就具有良好的耐受性。

去甲肾上腺素传输改变及其对睡眠功能的影响

记忆形成、情绪记忆巩固以及睡眠

睡眠期间记忆巩固和情感记忆调节之间的相互作用是一个非常热门的研究领域[34]，而对该领域的回顾远远超过了本文的讨论范围。对此感兴趣的读者可以参考最近的多角度研究回顾[34, 66-70]。在此，我们简要回顾了一些主要理论，重点突出了如何以一种应用性的角度进行检验，以及在这些理论中去甲肾上腺素信号的作用。已有证据表明，记忆、情绪和睡眠是相互关联的；且更进一步的证据显示，无论是在遭受创伤之前、创伤发生后，或是在预期的恢复期间，睡眠的干扰都可能与 PTSD 的发展密切相关。大量理论推测了不同形式的睡眠干扰与对恐惧记忆巩固、普遍化、消除和反应的后续影响之间的可能因果关系。这些推测和理论的具体细节将在下文中进行讨论。

除了记忆、情绪和睡眠之间存在联系的一般证据之外，还有证据表明，在创伤经历之前、经历之后立即和（或）在预期恢复期间的睡眠中断可能与 PTSD 的发展密切相关[71-72]。这促使人们对不同形式的睡眠中断与随后对恐惧记忆巩固、泛化、消退和反应性的影响之间的潜在因果关系进行了重要的理论研究。然而，事实证明，这些关系的细节十分复杂。简而言之，几项研究发现：① REM 睡眠促进情绪记忆的巩固，但降低了记忆的情感色彩[73-74]；② REM 睡眠促进情感记忆的巩固，包括情感的强度和基调[75]；③ REM 睡眠巩固情感记忆，对情感基调没有影响[76-77]；④ 慢波睡眠促进情感记忆的巩固，特别是那些消除恐惧所需的记忆[34, 78-80]。某些实验结果似乎与记忆巩固和睡眠期间情绪调节的交互因素有关，包括可能的混淆因素，如昼夜节律独立于睡眠本身[81]。记忆的类型也可能显著影响睡眠期间巩固的方式，与海马依赖性记忆相比，非海马依赖性记忆更与慢波睡眠相关[82-83]。越来越多的证据表明，海马对杏仁体激活的调节是区分哪些环境是危险的，并在安全提示的存在下抑制习得性恐惧反应的必要机制[84]。这与 PTSD 中恐惧学习的过度泛化截然相反[85]，并提出这种记忆巩固可能尤其与 PTSD 的病理生理学相关。

还有建议，睡眠调节记忆的情感强度的能力与 REM 睡眠的数量不仅有关，而且还与 EEG 量化的 REM 睡眠结构的更细微特征有关。具体来说，已经发现，个体在一段睡眠后经历的情绪记忆减弱与其 REM 睡眠期间的 γ - 频率 EEG 活动强度呈负相关[73-74]。由于 γ - 频率脑电图活动被认为是中枢肾上腺素信号的潜在间接测量指标[73]，这一观点与睡眠剥夺或在慢波和 REM 睡眠期间异常升高去甲肾上腺素信号可能导致持续的高唤醒症状（如 PTSD 中所见）是一致的。此外，提出使用药物阻断这种不适当高的去甲肾上腺素信号（例如通过 α₁ 拮抗剂哌唑嗪）可能恢复睡眠对创伤记忆情感反应的调节能力[68]。相比之下，有几项研究表明，延迟、限制或阻止创伤事件后的立即睡眠可能实际上降低记忆的长期情感强度[86-87]。

潜在的去甲肾上腺素信号在睡眠期间调节大脑淋巴清除的作用

几年前，一种新的脑脊液流经大脑实质（"类淋巴系统"）的血管旁通路，该通路对间质溶质的清除有显著贡献。其中包括 β - 淀粉样蛋白和 tau 等病理蛋白质[88-89]，在阿尔茨海默病中显著增加，其在睡眠和麻醉期间呈大幅增加。这些效果可能源于这些状态下去甲肾上腺素信号的降低，因为它们可以通过在 α₁ 受体处的去甲肾上腺素阻断复制[90]。

这种调控机制最有可能是通过大脑微血管产生的，具体是由受中枢去甲肾上腺素能神经支配的星形胶质细胞突起来实现的[91-92]。虽然这些过程表达 β 和 α₁ 受体[93-94]，但是发现了 α₁ 受体以调节协调钙信号[95]的方式来控制水通道蛋白 -4 通道，这是血管旁清理通道中淋巴流的基础[96]。目前正在进行研究，以了解淋巴排清外细胞神经毒性物质与阿尔茨海默病等临床疾病的发展之间的关系，以及这种改变如何与睡眠时间总量和睡眠期间去甲肾上腺素信号的改变有关[97-98]。

创伤后应激障碍睡眠障碍和创伤噩梦：哌唑嗪的治疗反应

在符合 PTSD 诊断标准的相当大的亚群中，去甲肾上腺素能信号的增加似乎会导致 PTSD 睡眠障碍的病理生理学[99-100]。在 REM 和其他睡眠阶段中异常高的去甲肾上腺素信号可能是这种疾病的典型特征之一，即惊恐的觉醒和逼真且恐怖的创伤内容噩梦的贡献机制[101]。PTSD 在生物学上非常复杂且临床上异质性较高[102]。这导致了 PTSD "去甲肾上腺素能"亚型的提出，或者从可怕的创伤噩梦中痛苦地醒来，以及可怕的白天闪回和过度唤醒症状都伴随着交感神经系统和中枢去甲肾上腺素能活动的增加[55, 103]。这种亚型表现包括出汗、心动过速、焦虑、提高警觉性，以及高于个体人口学群体典型血压的水平。这种去甲肾上腺素 PTSD 亚型在曾经经历了长期激烈威胁生命的战斗操作的军事退伍军人中特别常见，也许也存在于那些经历了持续警觉或威胁的人中，这些人被极度升高了的创伤应激打断。

一个合理且可行的治疗方法对于这种去甲肾上腺素 PTSD 亚型是通过与可获得的药物对抗肾上腺素受体的药物。虽然去甲肾上腺素刺激在 α_1 和 β 肾上腺素受体上都会产生唤醒作用[4]，但是普萘洛尔和其他 β 受体拮抗剂的使用加强了梦境（见上文），因此最初的 α_1 受体拮抗剂治疗方法备受青睐。哌唑嗪是现有 α_1 受体拮抗剂中脂溶性最强的，因此其中枢神经系统渗透性最强，并且已被证明在外周给药时可减少中枢神经系统去甲肾上腺素能信号传导[104]。自从最初的病例系列表明哌唑嗪对越南退伍军人 PTSD 创伤噩梦和睡眠干扰有益处以来[105]，进行了 7 个随机对照试验（6 个在战斗退伍军人中），显示哌唑嗪在提高睡眠质量和减少创伤噩梦以及日间高度唤醒症状方面具有积极效果[53, 106-110]。多沙唑嗪在 PTSD 中具有潜在优势，是一种长效的 α_1 受体拮抗剂，似乎也具有中枢神经系统渗透性。有关多沙唑嗪在 PTSD 中的潜在益处的病例报告已经报道[111]。唯一的安慰剂对照试验是对 8 名退伍军人进行的一项简短的动力不足的交叉研究，未能证明对主要 PTSD 结果指标［临床医生管理的 PTSD 量表（Clinician Administered PTSD Scale，CAPS）总分］的有效性，但发现包括睡眠障碍在内的过度警觉症状群的趋势水平益处[112]。

具有创伤后应激障碍的年轻现役士兵的治疗前高血压预测哌唑嗪的治疗反应

在最近从伊拉克和阿富汗作战部署返回的美国现役士兵中进行的一项哌唑嗪随机对照试验中，哌唑嗪显著改善了睡眠质量，减少了创伤噩梦和整体 PTSD 症状[108]。然而，与所有治疗行为障碍的精神药物治疗一样，士兵对哌唑嗪的治疗反应存在差异。其中 2/3 的随机接受哌唑嗪治疗的士兵获得了显著改善，而 1/3 的士兵没有改善。哌唑嗪反应组与非反应组在哌唑嗪剂量达到和基线行为评分之间没有差异。对于观察到的哌唑嗪治疗反应差异，一个可能的解释是观察到的反应组具有中枢神经 α_1 受体的超活化情况，也就是哌唑嗪的药理靶点。尽管无法直接测量生活中人体的中枢神经 α_1 受体激活情况，但血压是一种易于获得的生物参数，通过对外周小动脉的去甲肾上腺素能 α_1 受体的去甲肾上腺能活化进行调节，其可能反映了中枢神经 α_1 受体的去甲肾上腺素能活化状态[113]。研究假设，在哌唑嗪组中，更高的治疗前血压将预示着治疗反应[103]（但在安慰剂组中不会如此）。这个假

设得到了支持：每 10 mmHg 较高的基线站立收缩压增加可以额外减少 14 分的总 CAPS 评分。这种改善在很大程度上是由于改善的睡眠和减少的创伤噩梦所贡献的，这与 α_1 激活在睡眠障碍和创伤噩梦的病理生理过程中的作用是一致的（图 46.4）。

多巴胺在睡眠-觉醒调控中的作用

多巴胺在动机[114-116]、运动协调[117-119]、奖励[120-122]和记忆[123-125]方面的作用已经得到了充分的表征；然而，多巴胺神经元在调节睡眠-觉醒行为方面的作用直到最近[126-129]才被忽视。而其他儿茶酚胺神经元（即 NA 神经元）位于脑干下部[130]，多巴胺神经元分布在中脑（A8-A10）、下丘脑（A11-A14）、嗅球（A15-16）和视网膜（A17）。中脑边缘束区（ventral tegmental area，VTA，A10）及其位于腹侧导水管周围灰质的背尾部（ventral periaqueductal gray，vPAG，A10dc）以及黑质（substantia nigra，SN，A9）是释放在大脑中的主要多巴胺来源，所有这些区域都与睡眠的调节有关[131-132]。

多巴胺在中枢神经系统中的作用是通过 5 种亲脂蛋白偶联受体介导的，即多巴胺受体 D1 ～ D5。D1 和 D5 与 Gs 蛋白偶联，增加环磷腺苷酸（cyclic adenosine monophosphate，cAMP）的活性，导致神经元去极化，而 D2-D4 与 Gi/o 蛋白偶联，抑制 cAMP，导致超极化[133-135]（图 46.6）。下文描述了：①多巴胺系统在唤醒触发中的重要作用的证据，②促醒化合物如何操纵多巴胺系统，③该儿茶酚胺系统的机制和回路如何起作用，④这一系统的紊乱是如何与发作性睡病、帕金森病和不宁腿综合征等疾病有关。

促醒药物依赖多巴胺系统发挥其作用

多巴胺在调节睡眠-觉醒行为中的重要作用已有最强证据，因为最广泛使用的唤醒药物依赖于功能性多巴胺系统[136-137]。多巴胺的作用受到多巴胺含有的神经元对去甲肾上腺素再摄取等能力的调节。可卡因、苯丙胺和莫达非尼[138-139]是具有唤醒作用的化合物[137, 140]，被用于维持觉醒和治疗白天过度嗜睡的患者[137-141]。自早期的研究以来，人们假设这些化合物通过直接阻断多巴胺转运体，防止多巴胺从突触缝中再摄取，从而以增加多巴胺在突触中的数量，并使突触后的 D1 和 D2 受体饱和的方式来刺激觉醒和警觉性[142]（图 46.6）。

可卡因和苯丙胺对多巴胺转运体的亲和力与正常和发作性睡病犬的觉醒增加直接相关[143-144]。多巴胺转运体的阻断剂（而不是其他去甲肾上腺素转运体

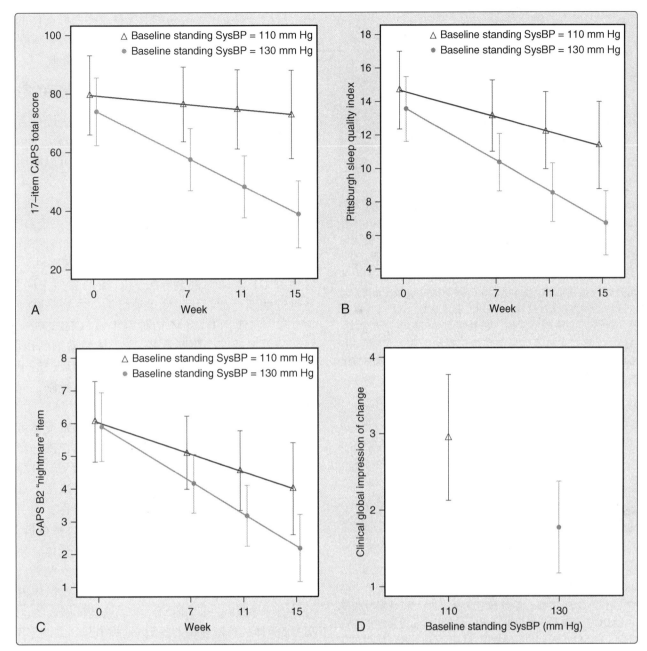

图 46.4　Effect of prazosin on posttraumatic stress disorder（PTSD）symptoms is modulated by standing blood pressure before treatment. In a randomized controlled trial of prazosin for PTSD in active-duty soldiers，the effect of prazosin on all major outcome measures was strongly related to standing systolic blood pressure（SysBP）measured at entry into the clinical trial. Shown are the results of linear mixed-effects models for outcome measures in the prazosin treatment arm，as a function of SysBP. The impact of prazosin on overall PTSD symptoms（as measured by the Clinician Administered PTSD Scale［CAPS］for DSM-Ⅳ）（**A**）；overall sleep quality（as measured by the Pittsburgh Sleep Quality Index，（**B**）；higher scores represent increased symptom burden），the "nightmare" item from the CAPS for DSM-Ⅳ（**C**），and the clinical global impression of change（**D**）are all seen to be significantly larger in individuals with a higher baseline SysBP. Note that the use of liner mixed-effects models allowed the results to be adjusted for the covariates of sex and current use of any antidepressant，but constrained the results for the three time-varying items（A through C）to a linear slope，which should not be taken to indicate that the effect of prazosin on symptoms was necessarily linear over the course of the trial. Error bars indicate 95% confidence intervals. For full details，see original publication.
（Reprinted with permission from the American Journal of Psychiatry，（Copyright ©2013）. American Psychiatric Association. All Rights Reserved）（受第三方版权限制，此处保留英文）

的阻断剂）可以增加觉醒度[144]。此外，即使大脑中 NA 的主要来源 LC 受损，苯丙胺和莫达非尼尔诱导清醒的效果仍然有效[145]。这突出了多巴胺系统在药物诱导的觉醒中的重要性。

DAT 基因敲除小鼠的使用进一步揭示了促醒物质效应对完整的多巴胺系统的必要性。DAT 基因敲除小鼠的 NREM 睡眠持续时间缩短，清醒时间增加，与 DAT 抑制剂的情况相似。相比于对照小鼠，这些

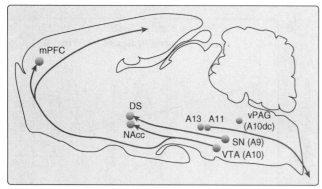

图 46.5 多巴胺神经元参与睡眠–觉醒控制。多巴胺神经元分布在中脑（A8-A10）、下丘脑（A11-A14）、嗅球（A15-16）和视网膜（A17）。腹侧被盖区（VTA，A10）及其位于腹侧导水管周围灰质（vPAG，A10dc）的背尾延伸区以及黑质（SN，A9）是大脑释放多巴胺的主要来源，均参与睡眠调节。VTA 神经元突触连接伏隔核（NAcc）和内侧前额叶皮层（mPFC），SN 神经元突触连接背纹状体（DS）诱导觉醒。A11（尾状下丘脑）神经元是清醒活跃的，是脊髓中多巴胺的主要来源，而 A13（无序带）神经元可能在快速眼动睡眠中发挥作用。A12（弓状核）、A14（心室周围）和 A15-A17 多巴胺细胞组未被显示，也未被研究与睡眠–觉醒控制的关系

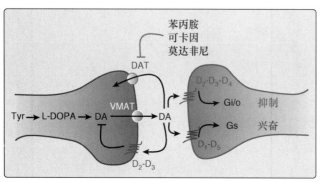

图 46.6 多巴胺突触机制及促醒药物的作用。多巴胺是由酪氨酸（Tyr）及 L- 多巴在酪氨酸羟化酶（TH）和氨基酸脱羧酶（AADC）两种酶的作用下合成的。多巴胺通过囊泡单胺转运蛋白（VMAT）转运到突触囊泡中，然后通过胞吐作用在突触间隙中释放。多巴胺的作用是通过 5 种亚型多巴胺受体 D1 到 D5 介导的。这些是 G 偶联受体与 D1 和 D5 连接到 Gs，其增加环磷酸腺苷（cAMP）的活性并导致神经元去极化（即兴奋），而 D2-D4 受体与 Gi/o 连接，抑制 cAMP，并导致超极化（即抑制）。多巴胺的作用受到含多巴胺神经元突触前末端通过多巴胺转运体（DAT）再摄取神经递质的能力的严格调控。可卡因、苯丙胺和莫达非尼是促进清醒的化合物，它们通过直接阻断 DAT 来阻止从突触间隙重新摄取多巴胺，从而增加突触中多巴胺的数量，然后使突触后 D1 和 D2 样多巴胺受体饱和。抑制性 D2-D3 受体作为自受体位于突触前侧，调节多巴胺神经元的活性

小鼠更易受新奇物体刺激，并在跑轮上和探索环境中花更多时间[146]。此外，尽管儿茶酚胺系统完整，苯丙胺和莫达非尼没有进一步增加运动或增加清醒时间的效果[138]。因此，唤醒药物需要多巴胺系统的作

用。最后，验证了唤醒药物对完整的多巴胺受体的依赖性，因为 D2 受体基因敲除小鼠的 NREM 睡眠时间增加[147]，且莫达非尼的唤醒效果显著降低[148]。

多巴胺受体激动剂和拮抗剂对觉醒和睡眠的影响

D1 和 D2 受体是中枢神经系统中表达最显著的多巴胺受体，也是多巴胺系统的主要效应器[149]（图 46.6）。使用这些受体的激动剂和拮抗剂可以阐明多巴胺在睡眠–觉醒调控中的重要性。

D1 受体位于突触后，并导致目标神经元去极化。激活 D1 受体通路会增加觉醒。例如，给予系统 D1 受体激动剂，如 SKF38393 和 A68930，会增加清醒时间，并以剂量依赖的方式减少 NREM 和 REM 睡眠[150-152]。这两种 D1 激动剂都会导致 EEG 活动强烈去同步，并且觉醒期伴随着活动性运动行为，主要是整理行为[149-154]。使用 D1 受体拮抗剂（如 SCH23390）可以部分削弱或完全阻断这些 D1 受体激动剂的作用，而 D2 受体拮抗剂没有类似效果[155]。相反，给予系统 D1 受体拮抗剂会减少 NREM 和 REM 睡眠，同时减少觉醒[150, 155-157]。

D2 受体的机制相对较为复杂。因为 D2 受体可以存在于突触前，作为自身受体调节含有多巴胺神经元的活动，也可以存在于突触间隙的突触后方。这导致 D2 激动剂（例如阿扑吗啡、奎吡罗、溴隐亭）具有双相效果。在低剂量时，它们会激活自受体，并引起 NREM 和 REM 睡眠，增加 δ 波动力学，减少运动；而在高剂量时，它们会激活突触后的 D2 受体，导致觉醒状态增加，NREM 和 REM 睡眠减少。此外，特定的 D2 自身受体激动剂（－）3-PPP 在大鼠体内给药时能诱导睡眠并抑制运动[158]。这些证据表明，D1 和 D2 受体的机制在调节睡眠–觉醒中起到细调作用。

多巴胺神经元的活动模式

虽然多巴胺激动剂和影响多巴胺重摄取的催眠-促醒化合物的效果很强，但多巴胺系统在科学研究中一直被低估，但早期的单元记录显示，SN 和 VTA 多巴胺神经元在整个睡眠–觉醒周期中的放电活动没有改变[159-160]。中脑的多巴胺神经元通常以缓慢的持续激发方式放电，频率在 0.5～10 Hz（平均 4.5 Hz），也有爆发性放电，在 15～30 Hz（平均 20 Hz）[161-162]。这一活动模式在啮齿动物、非人类灵长类动物和斑马鱼中都被观察到[123, 162-163]。多巴胺神经元的爆发放电与多巴胺释放的增加密切相关，与运动、奖赏机制和动机存在重要联系[164-166]。过去的研究认为，多巴胺神经元的爆发放电与清醒行为（如运动和奖赏）有关，因此多巴胺神经元更多地参与发生在清醒期间的行为，

而非状态本身的控制[167]。

然而，最近的研究对这一观点提出了质疑。VTA多巴胺神经元在 REM 睡眠期间改变了其放电模式，呈现出与运动和奖赏类似的爆发活动，这表明 VTA多巴胺神经元在 REM 睡眠控制以及清醒期间发挥作用[162]。这一结论得到了最近的一项钙成像研究的支持，其中钙报告基因 GCaMP6 在 VTA 多巴胺神经元中表达，并通过纤维光度测定法记录其活动[126]。这些研究发现，VTA 多巴胺神经元对显著刺激如食物和新物体的反应活性增加，在从 NREM 睡眠到清醒或 REM 睡眠的过渡时期以及在清醒和 REM 睡眠期间具有较高的活性[126]。同样地，Cho 等人也在vPAG 多巴胺神经元中表达了 GCaMP6，并显示这些神经元在对显著刺激（如交配伴侣、巧克力以及不舒适的电击）的反应中其活性增加[128]。此外，vPAG多巴胺神经元的活动也特别在从 NREM 睡眠和 REM睡眠过渡到清醒状态时特别增加，表明这些细胞不仅在对显著刺激的反应中发挥作用，而且在睡眠-觉醒控制中也有作用[128]。

即早基因 c-fos 的表达是神经元活动的标志，已被用来观察多巴胺神经元在神经系统中整体活动的一个标志物[168-170]。这些研究还发现，无论动物是保持清醒还是处于睡眠状态，SN、VTA 和 vPAG 多巴胺群几乎从不表达 c-fos 免疫染色[169]。有趣的是，当大鼠因为出现新物体而被唤醒时，尾侧下丘脑多巴胺群（A11）表达了 c-fos[169]，这表明 A11 神经元可能与特定的清醒过程有关（图 46.5）。最后，与处于睡眠状态的动物相比，vPAG 多巴胺神经元在清醒状态下表达更多的 c-fos[171]。尽管早期的单元记录研究中，c-fos 表达和钙成像表明，多巴胺神经元在几个不同的群体中的活动都会随着警觉程度和行为状态的改变而改变，这表明它们在控制状态本身的时间和（或）在特定的清醒期间发生的行为中起到积极的作用。

在睡眠-觉醒周期中的多巴胺释放

VTA 神经元投射到大脑皮质（中皮质通路）、下丘脑和丘脑（中脑间脑通路），中缝背核、中缝核、大脑蓝斑、脑桥被盖、网状结构和小脑（中脑通路）[172]。然而，VTA 神经元最强的投射为伏隔核（nucleus accumbens，NAcc）和基底前脑（中脑边缘通路）神经元[172]（图 46.5）。微透析研究显示，在 NAcc 和内侧前额叶皮质（medial prefrontal cortex，mPFC）中[173-174]，而伏安法记录显示，清醒时纹状体多巴胺的释放量高于睡眠时[175-176]。伏隔核被认为是一个促进睡眠的区域，VTA 释放的多巴胺会让伏隔核神经元处于沉默状态。在 NAcc 中注射苯丙胺能

够引起觉醒[136, 177-178]，而莫达非尼的作用则会被该脑核的损伤所阻断[179-180]。NAcc 强烈表达 D2 多巴胺受体，注射 D2 受体激动剂会引起觉醒，而 D2 受体拮抗剂则会增加睡眠[181]。

SN 多巴胺神经元主要投射到背侧纹状体[182]（图 46.5）。这个靶区也与促进觉醒有关，因为在该区域损伤会导致觉醒的减少或中断[183-185]。正如之前所述，微透析和伏安法已被用于检测多巴胺的释放；然而，这些工具缺乏对多巴胺释放在状态转换中的时间分辨率。最近，一种新型的荧光多巴胺传感器（dLight1.1）已被用于跟踪整个睡眠-觉醒周期中背侧纹状体中多巴胺释放的水平[129]。该传感器基于突变的 D1 受体，当与多巴胺结合时，会发出绿色荧光而不会激活 D1 受体的细胞下游信号通路。利用光纤光度计，发现多巴胺的水平在清醒时最高，在NREM 睡眠中较低，在 REM 睡眠中最低[129]。而且，多巴胺的水平在从 NREM 睡眠向清醒的转换中上升，并在面临显著刺激或注射莫达非尼时显著增加。通过系统使用这种方法，我们应能够确定 VTA 和 SN 神经元投射中的多巴胺释放如何影响睡眠-觉醒调节。

多巴胺神经元活动的操纵揭示了多巴胺神经元在唤醒和清醒行为中的功能

过去 10 年的方法学进展使得我们能够以毫秒级时间分辨率（即光遗传学）或更长时间（分钟到小时）（即化学遗传学）可逆地控制离散和特定的神经元群的活动。这些神经元群可以在行为自由的动物中进行研究[186-189]。这些新技术有助于揭示多巴胺神经元群的明确功能。经过光遗传学激活 VTA 多巴胺神经元，即使在经历 4 h 的睡眠剥夺后，也能诱导睡眠唤醒并促进清醒[126]。在 VTA 多巴胺细胞体激活时，不仅观察到了觉醒，还发现当光激活 VTA 纤维释放多巴胺时也能引起觉醒[126]。即使在面对食物、配偶或者捕食者气味等刺激的情况下，VTA 多巴胺神经元地化学遗传学抑制，也能增加 NREM 睡眠和 REM睡眠。特别值得注意的是，抑制 VTA 多巴胺神经元不仅促进睡眠，还引发了一种复杂的睡前行为（即筑巢行为）[126]（图 46.7）。

其他研究表明，通过化学遗传学方法激活 VTA 多巴胺神经元而不是 SN 多巴胺神经元，通过 D2 受体介导的机制，可以触发清醒并增加其持续时间[127]。然而，通过化学遗传学抑制 VTA 多巴胺神经元以及选择性的细胞损伤，并没有对睡眠-觉醒调节产生影响[127]。研究发现，在正常条件下，VTA 中释放GABA 的神经元通过调节多巴胺受体机制，对清醒起关键作用[190]。这些研究的矛盾结果可以初步解释为

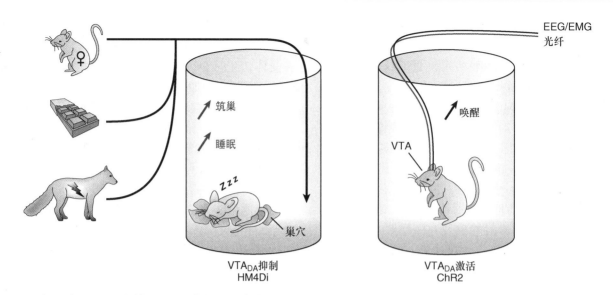

图 46.7　腹侧被盖区（VTA）神经元的操作揭示了其诱导觉醒和控制觉醒行为的功能。Eban-Rotschild 及其同事表明，VTA 多巴胺神经元的化学发生抑制［即氯氮平 -N- 氧化物（CNO）激活 hM4Di］增加了 NREM 和 REM 睡眠，即使动物受到食物、交配伴侣或捕食者气味等唤醒性刺激时也是如此。有趣的是，VTA 多巴胺神经元的抑制不仅促进了睡眠，还诱发了复杂的睡眠准备行为（即筑巢）。此外，他们还发现，光激活的 VTA 多巴胺神经元即使在剥夺睡眠 4 h 后也能诱导睡眠唤醒并促进清醒。这种光诱导的觉醒不仅在 VTA 多巴胺细胞体被激活时被观察到，而且在光激活伏隔核（NAcc）VTA 纤维释放多巴胺时也被观察到

技术差异（如 TH-Cre 与 DAT-Cre 小鼠的使用）[191]。然而，通过对多巴胺 VTA 神经元的亚群进行更精细的解剖，基于它们的投射特征或解剖位置，可以阐明多巴胺 VTA 神经元在清醒和相关行为调节中所起的功能范围。

vPAG 多巴胺神经元的功能还采取了光遗传学和化学遗传学的方法进行研究[128]。Cho 及其同事在这些细胞中表达了通道型视紫红质，并通过连续的 2 Hz 刺激或每 5 s 刺激 10 次的 30 Hz 刺激来驱动它们的活动，进行了 2 min 的试验[128]。短暂的激活使小鼠从 NREM 和 REM 睡眠过渡到清醒，而持续的激活只能唤醒 REM 睡眠。在睡眠剥夺 4 h 后，激活的 vPAG 多巴胺神经元也能唤醒睡眠[128]。这种促醒效应通过多巴胺释放介导，因为在注射 D1 和 D2 受体拮抗剂（如 SCH-23390 和 eticlopride）之前注射可乐定可以阻止唤醒。在黑暗相期间，化学遗传学抑制 vPAG 多巴胺神经元会降低清醒时间并增加 NREM 睡眠时间。值得注意的是，当实验小鼠与雌性小鼠或捕食者气味接触时，在注射 CNO 抑制 vPAG 多巴胺神经元的情况下[128]，雄性小鼠仍然保持睡眠。因此，无论是 VTA 还是 vPAG 多巴胺神经元，在控制从睡眠中唤醒以及对刺激保持清醒方面都发挥积极作用。

多巴胺与临床相关性

多巴胺系统的失调与多种睡眠障碍或以睡眠异常为症状的疾病有关。以下是 3 个例子。嗜睡症是一种由于促食欲素 / 下丘脑分泌素神经元丧失引起的睡眠障碍，表现为白天过度嗜睡（excessive daytime sleepiness，EDS）[192-194]。多巴胺递质的失调[195]可通过影响多巴胺通路的药物部分缓解症状[196-198]。帕金森病是由黑质−腹侧盖区的多巴胺神经元丧失引起的运动症状衰退性疾病[199-200]，该疾病患者常伴有失眠症状[199, 201-202]。最后，多巴胺传递的功能障碍导致不宁腿综合征和周期性肢体动作障碍的病理生理学[203-204]。

嗜睡症中的多巴胺损害

嗜睡症是一种自身免疫性神经退行性疾病，表现为日间过度思睡（EDS）、日间惊厥、REM 入睡周期缩短、睡眠性瘫痪和睡眠幻觉[205]。自 20 世纪 90 年代末，我们已知嗜睡症的根本原因是下丘脑中促食欲素 / 下丘脑分泌素神经元逐渐丧失[193, 206-207]。促食欲素神经递质丧失导致一系列下游效应，涉及多个提神回路，包括多巴胺[208]。发作性睡病患者的脑脊液中多巴胺水平低于健康对照组[209]，而多巴胺与 D2 受体（而不是 D1 受体）的结合在患者中增加[195, 210]。

发作性睡病最令人痛苦的症状之一是患者无法保持清醒，即 EDS。这种嗜睡严重影响他们的日常生活，因为他们经常需要打盹，谈话中入睡，且不被允许开车，因为这可能导致致命事故。怀疑多巴胺系统的失调是导致清醒维持受到影响的原因之一，这一点得到了支持。在开发苯丙胺来治疗嗜睡症之前[217, 218]，莫达非尼是对 EDS 最有效的治疗方法[211-216]，但滥用潜力较低，因此成为治疗的首选。

嗜睡症对患者日常生活的另一个影响是日间惊厥，

即在正常清醒状态下突然失去肌张力的现象[205]。这种解离状态，在正常清醒行为中出现 REM 睡眠肌肉松弛，也受到多巴胺化合物的影响[192, 208, 219]。D2 受体激动剂喹吡罗能够引发杜宾犬发作性睡病猝倒[220-221]。将 QNP 微透析输注到 VTA、SN 和 A11 中会导致猝倒恶化[221-223]。而 D2 受体拮抗剂雷氯必利能够减轻白天惊厥。而 D1 受体激动剂（SKF38393）、D1 受体拮抗剂（SCH23390）和 DAT 抑制剂（安非他酮）对猝倒没有影响[144, 222, 224]。喹吡罗在中脑腹侧被盖区（VTA）中而不是在 SN 中增加嗜睡感[221]。在嗜睡症小鼠中，D2 受体激动剂加重了白天惊厥，而 D2 受体拮抗剂则能防止惊厥；而 D1 受体拮抗剂增加嗜睡感，D1 受体激动剂、多巴胺和苯丙胺减轻嗜睡感并增加清醒[208]。

帕金森病的睡眠障碍和多巴胺系统的作用

帕金森病（PD）是一种神经退行性疾病，其特征是在 SN 中丧失多巴胺细胞[200]。这种丧失导致了严重的运动障碍，包括震颤、迟缓运动、僵硬、步态和姿势困难。然而，PD 还表现出其他多种睡眠障碍，如失眠、EDS、RBD、RLS 和 PLM[199, 202, 225-226]。

PD 发展的机制已经明确了[227-229]。病理形式的 α-突触蛋白（α-突触蛋白）在 Lewy 小体和神经突起中聚集，导致神经细胞死亡。根据 Braak 的假设，病理性 α-突触蛋白从肠道和嗅觉通路进展到脑干，最终进入位于中脑的 SN 多巴胺神经元[229-230]。PD 的病理生物学可分为几个进行性阶段：阶段 1 包括运动前症状，如便秘和嗅觉丧失；阶段 2 包括脑干结构退化引起的症状，如 RBD；阶段 3 包括多巴胺神经元变性导致的运动症状[202]。

PD 的首个且最强烈的前驱性睡眠症状是 RBD[231-233]。RBD 被定义为在 REM 睡眠中失去运动性无力，随后的 10 ~ 15 年内约 90% 的 RBD 患者被诊断为 PD[26, 192]。人们认为这种症状是由于 SLD 和腹侧延髓（ventral medulla, vM）退化所致，这两个结构形成了控制 REM 睡眠期间运动性无力的回路[219, 234-235]。影像学研究显示 RBD 患者和伴随 RBD 的 PD 患者，SLD 和 vM 的神经活动明显减少[26, 236]，并且尸检研究显示这些区域存在病理性 α-突触蛋白聚集物[232, 237]。然而，这种症状先于中脑多巴胺细胞的受损。最终，PD 患者出现失眠和 EDS，这可能部分是由多巴胺系统缺乏所致。PD 患者表现出睡眠质量下降、睡眠断片化、慢波睡眠减少（即 NREM 睡眠）、REM 睡眠潜伏期延长以及 PLM 增加[225, 238-241]。

多种 PD 动物模型（如 MPTP、6-OHDA、鱼藤酮）损伤多巴胺 SN 神经元，再现了 PD 患者中观察到的睡眠障碍[183-184, 242-247]。损伤 SN 多巴胺神经元会减少 NREM 睡眠和 REM 睡眠，并增加睡眠断片化（即失眠）和白天过度嗜睡。这些结果支持多巴胺神经元丧失在 PD 中导致睡眠异常和运动症状的观点。在最近的研究中，通过诱导多巴胺 SN 神经元中 α-突触蛋白的过度表达，成功产生了 Lewy 小体和神经突起的聚集、细胞死亡和运动障碍[248]，这是 PD 的一个相关病理生理模型，因为它模拟了该疾病的进行性特性[229]。在这项研究中，动物还显示出睡眠调节受损，REM 睡眠减少以及睡眠断片化增加[248]。

最后，PD 患者经常伴或不伴有 PLM 的 RLS（约占患者的 10% ~ 25%）[201]。这种综合征在夜间会引起肢体不适，并通过运动暂时缓解。由于这种情况发生在夜间，会导致严重的睡眠干扰和断片化。RLS 被认为是由于纹状体和壳核黑质的铁储备减少造成的，从而影响多巴胺突触传递（见后文）。

多巴胺传递的改变对于不宁腿综合征（RLS）和睡眠周期中的周期性腿动的贡献

RLS 影响 5% ~ 10% 的人，被认为是一种导致睡眠时间减少的过度兴奋性障碍[249]。夜间，患者描述了一种不舒服的腿部躁动感，导致他们有动的冲动。约 80% 的 RLS 患者伴随真实的腿部运动（PLM）[250]。该综合征可能是由皮质纹状体丘脑回路的过度兴奋性引起的。成像研究（如功能性磁共振成像）显示与没有 RLS 的人相比，患有 RLS 的人的丘脑、纹状体和额叶皮质活动增加[251]。

RLS 的一个根本原因是中枢神经系统的铁缺乏[203]。RLS 患者脑脊液中的铁蛋白水平降低[252]，并且成像研究显示 SN 有特异性减少[204]。在大鼠中采用缺铁饮食会导致 RLS 症状，具体表现为在黑暗期末清醒时间延长，运动活动增加，睡眠效率降低和多巴胺系统的改变[204]。

对 RLS 患者进行的成像研究显示，多巴胺合成和释放增加，多巴胺回收和 D2 受体机制减少，可以解释这种疾病的过度兴奋性[204, 253-254]。正电子发射体层成像（positron emission tomography, PET）显示了酪氨酸羟化酶（tyrosine hydroxylase, TH）活性的增加（这是合成多巴胺所需的主要酶），突触膜上 DAT 表达的减少以及纹状体 D2 受体表达的减少[204, 254-255]。脊髓水平的多巴胺释放也参与了该疾病的机制[256]。脊髓中多巴胺仅来自尾下丘脑（A11 区域）的多巴胺神经元[257-258]。有人认为 A11 多巴胺神经元的损失可能解释了 RLS 的过度兴奋[256]，尽管 RLS 患者没有显示出任何 A11 细胞丧失的迹象[259]。此外，这些神经元的激活导致了运动增加[260]。这种增加的活动可能是由于 D1 受体兴奋途径的招募[261]，因为在 RLS 中 D2 受体水平降低。

临床要点

确定儿茶酚胺如何控制睡眠和清醒的作用在睡眠医学中非常重要，因为多种神经和神经精神障碍都源于去甲肾上腺素和多巴胺调节的不平衡。根据现有证据，去甲肾上腺素信号的增加是导致创伤后应激障碍（PTSD）患者睡眠障碍的一个因素。因此，治疗 PTSD 患者的一个可行的治疗方法是对去甲肾上腺素信号通路进行拮抗。然而，临床医生需要注意 PTSD 在生物学上是复杂的，并且在临床上具有异质性，单一的治疗方法是不现实的。因此，确定 PTSD 中去甲肾上腺素功能失调的机制以及 NA 如何调节睡眠和清醒是开发更合理的 PTSD 治疗方法的先决条件。

总结

儿茶酚胺在睡眠和清醒的控制中起着重要作用。过去 10 年的研究为 NA 和多巴胺系统在控制唤醒状态及其与睡眠障碍的潜在参与中所发挥的作用提供了宝贵的见解。在这一章中，我们重点介绍了一些已知和潜在的机制，儿茶酚胺释放神经元及其活性和受体调节的药物如何调节睡眠-觉醒状态。我们还强调了儿茶酚胺信号通路的紊乱如何导致 PTSD、PD、嗜睡症、RLS 和周期性肢体运动障碍。我们建议，确定去甲肾上腺素和多巴胺功能障碍的机制是开发针对这些疾病的合理药物治疗的重要途径。

参考文献和拓展阅读

请扫描书后二维码，获取参考文献和拓展阅读资源。

γ- 氨基丁酸的代谢、受体及治疗失眠和嗜睡的药物

David B. Rye，William Wisden
范晓萱 译　潘集阳 审校

章节亮点

- γ- 氨基丁酸（gamma-aminobutyric acid，GABA）及其受体是影响警觉状态的药理学研究最多的靶标之一。
- GABA$_A$ 受体在启动和维持睡眠的脑回路的节点上表达。
- 激活 GABA$_A$ 受体的 GABA 激动剂和正变构调节剂会诱发睡眠，而拮抗剂和负变构调节剂则促进清醒。

- 数量众多的自然 / 内源性和合成 / 外源性化合物可以调节 GABA 可用性和 GABA$_A$ 受体，这提醒了细心的临床医生 GABA 调控多样的人类行为。
- 临床经验的运用和对 GABA 生物学的进一步认识，将为觉醒-睡眠连续性紊乱的新疗法指明方向。

GABA 受体激活导致神经元抑制

睡眠和觉醒是由分布式神经网络和不同的信号分子协调的[1-4]。其中一个主要的分子是 γ- 氨基丁酸（GABA），它主要作用于离子型受体（GABA$_A$R）和代谢型（GABA$_B$）受体。GABA$_A$ 受体位于突触内[5]，而 GABA$_B$ 受体位于突触外[6]。专门的 GABA 神经元促进哺乳动物和昆虫的睡眠[3, 7-8]，这表明其功能高度保守。GABA 通过 GABA$_A$R 增加氯离子进入神经元，直接导致细胞极化增加，从而降低神经元的兴奋性。而通过 GABA$_B$R，GABA 触发第二信使的变化［例如，降低环磷酸腺苷（cyclic adenosine monophosphate，cAMP）水平］，从而改变激酶和磷酸酶活性，促进某些钾通道的开放或抑制电压门控钙通道[9]。GABA$_A$ 受体信号传导在毫秒时间尺度上进行，而 GABA$_B$ 受体信号传导在分钟的时间尺度上进行[9]。从另一个角度来看，GABA 能抑制突触 GABA$_A$R 激活的快速突触传递的抑制作用，以及突触外 GABA$_A$R 和突触外 GABA$_B$ 受体激活产生的持久抑制作用。与短暂、空间受限的阶段性或突触性抑制相比，慢性抑制介导了更持久和连续的抑制信号传递[10]。快速和缓慢两种形式的抑制相互协同，共同调节神经系统的整体活动水平。

旨在增强 GABA$_A$R 功能的药物在麻醉和促进睡眠方面具有悠久的临床使用历史[6, 11-12]。作为

GABA$_B$ 受体激动剂和拮抗剂的药物较少，但在促进睡眠方面也有专门的应用。由于 GABA 介导的抑制的微小变化对神经元兴奋性具有强大的影响，因此临床上依赖于改变 GABA 可用性和 GABA$_A$ 受体敏感性的大量化合物用于麻醉、预防癫痫发作以及治疗影响睡眠-觉醒连续体的神经精神疾病[13]。

GABA 是所有中枢脑和脊髓回路运作所必需的。GABA 神经元在大脑中无处不在，既是短程中间神经元，参与局部回路调节，如新皮质和海马体中常见的[14]，也存在于远程投射中，它们将不同的大脑区域相互连接[15]，其中一些 GABA 远程投射可以诱导非快速眼动（non-rapid eye movement，NREM）睡眠[16-18]。因此，GABA$_A$ 和 GABA$_B$ 受体存在于大脑的所有区域，可能存在于所有类型的神经元和支持元件上，如星形胶质细胞。此外，GABA 本身可以与其他递质共同释放-有时这些是抑制肽（如生长抑素、神经肽 Y 和甘丙肽）[18]，但 GABA 也可以与兴奋性递质（如谷氨酸，组胺或乙酰胆碱）共同释放[19-21]，也可以与气态递质（如一氧化氮）共同释放[22]，据推测这种双递质释放为神经回路提供了更多的处理能力。

使用 GABA 激动剂和正性 GABA$_A$ 受体调节剂促进 NREM 睡眠或镇静会带来许多副作用，因为整个大脑都受到这些药物的影响。一些 GABA 变构调节剂比其他调节剂更强大。丙泊酚，GABA$_A$ 受体上的选择性正性变构调节剂（positive allosteric modulator，PAM）非常有效，尽管小剂量的这种药物诱导 NREM

样睡眠（镇静），但静脉注射较高剂量会有效抑制神经元活动，在最坏的情况下，甚至包括驱动呼吸的脑干神经元也会被抑制。因此，在麻醉师的监督下，丙泊酚用于诱导和维持全身麻醉，其中脑电图（electroencephalogram，EEG）基本上是平坦的，而不是显示 NREM 睡眠和患者无意识的 δ 波特征，但这不是因为它们表现出行为睡眠的生理特征[11]，这显示了通过增强 GABA 在 GABA_A 受体的作用而产生的沿觉醒-睡眠-镇静-全身麻醉轴的连续影响。

GABA 能系统和首个 GABA 能睡眠药物的发现

GABA 被发现的历史与 20 世纪神经科学、神经病学、精神病学和麻醉学的演变密不可分，同时也与睡眠医学的发展相关。值得注意的是，临床实践中的便捷性和偶然性推动了对其机制性理解的需求。20 世纪的前几十年引入了神经元学说，这一学说的逻辑基础是承认神经精神障碍在基本组成部分之间的神经元通信障碍中具有有机基础。这些常见、慢性且致残的疾病给社会造成了巨大负担，也激发了临床和科学研究的需求。对负责平衡构成神经系统的元素的激发和抑制的生物学知识为处理各种人类状况提供了希望，尤其是癫痫这一重要疾病。William Gowers 在他 1903 年的著作《癫痫的边界》（The Borderland of Epilepsy）中详细描述了该病的临床表现，包括与迷走神经性晕厥、偏头痛、眩晕以及发作性睡病和嗜睡症等具有意识改变和"部分睡眠症状"的共同点[23]。对于解析潜在意识状态的神经网络和分子的额外强化是普遍麻醉的进步，这是这个时代外科手术的快速扩张所必需的。

虽然在无脊椎动物实验中已经证明了神经抑制的存在，但直到 1950 年发现 GABA 之前，相关的神经递质仍然是一个谜[24]。哺乳动物大脑与其他器官相比含有更高浓度的 GABA（即 1 mg/g），这表明 GABA 在调节中枢神经系统功能方面具有独特作用[25]。GABA 最终被确认为经典神经递质的一个重要标准是其生理效应可以被特异性地阻断或逆转[24]，而在 GABA 的情况下，印防己毒素作为其拮抗剂满足了这一标准。印防己毒素是一种有毒化合物，最早于 1812 年从植物中提取出来。印防己毒素和其他模仿其作用的 GABA 拮抗剂一样，是一种兴奋剂（即心肺和中枢神经系统的兴奋剂），在足够的量下会引起抽搐。第一个被广泛临床使用的 GABA 拮抗剂是戊四氮（PTZ），它的发现可以追溯到 20 世纪 20 年代，因为其类似印防己毒素的兴奋特性后来被用于

医疗。这比 GABA 的发现和机制理解早了数十年，现在我们已经知道 PTZ 在体内的效力与其对介导 GABA 细胞效应的受体上印防己毒素结合位点的亲和力最密切相关[26]。

因此，首次发现对 GABA 系统起作用的临床药物与安眠药相反。值得注意的是，在苯丙胺成为促醒剂和巴比妥类药物用于抑制行为唤醒之前，PTZ 已在临床上开始应用，最终发现是通过 GABA 而产生促进作用。在随后的几十年中，PTZ 以多种品牌（例如 Cardiazol 和 Metrazol）在临床实践和药物实验中广泛使用。PTZ 作为一种促痉挛剂一度取代了用于精神障碍的胰岛素电休克疗法，而在第二次世界大战后，它主要用于肠外使用以刺激心肺功能[27]，并且多年来一直被用于癫痫的诊断[28]。临床应用还扩展到逆转巴比妥类药物过量并促进麻醉后呼吸和意识的恢复[29]。PTZ 已被广泛用于筛选药物的抗癫痫、抗焦虑、镇静、"驯服"和肌肉松弛特性的测试，包括非人类灵长类动物和人类。表现出这些特性的化合物在临床上是非常理想的。在 20 世纪 50 年代后期因为医学化学的进步[30]和偶然的机遇[31]发现 PTZ 与苯二氮䓬类（benzodiazepine，BZD）分子有共同之处。在最初的药理学测试和 20 世纪 60 年代初氯氮䓬和地西泮的市场推出之间只有 2～3 年的时间间隔。它们以及其他新型精神活性药物的疗效对精神病学实践的转变、从医院到社区以及满足巨大的临床需求方面具有里程碑意义。到了 20 世纪 70 年代初，地西泮成为美国最畅销的药物，此外还开发了至少 5 种其他苯二氮䓬类药物。由于电生理学和分子生物学方法的进步，我们对苯二氮䓬类药物行为效应机制的见解也随之迅速增加[13, 24, 32]。

GABA 的合成与代谢

GABA 是一种含有四个碳的非蛋白质氨基酸[33]。参与其合成和再循环的酶和转运蛋白加强了 GABA 作为细胞呼吸代谢产物和维持神经网络平衡的神经递质的双重性质[33]。为了制造 GABA 能神经元，细胞必须有合成 GABA 的方式，这需要特殊的酶；酶合成完成后，还需要一种将 GABA 分子包装进囊泡的转运蛋白。

GABA 分流是一个封闭循环，可以产生和保存 GABA（图 47.1）。葡萄糖是体内产生 GABA 主要的前体物质，尽管丙酮酸和其他氨基酸也可以作为前体。GABA 分流的第一步是将三羧酸循环中葡萄糖代谢产生的 α-酮戊二酸通过 GABA-γ-氨基丁酸转氨酶（GABA 4-aminobutyrate aminotransferase，GABA-T）在线粒体基质中转化为 L-谷氨酸 / 谷氨酸[33]。细胞

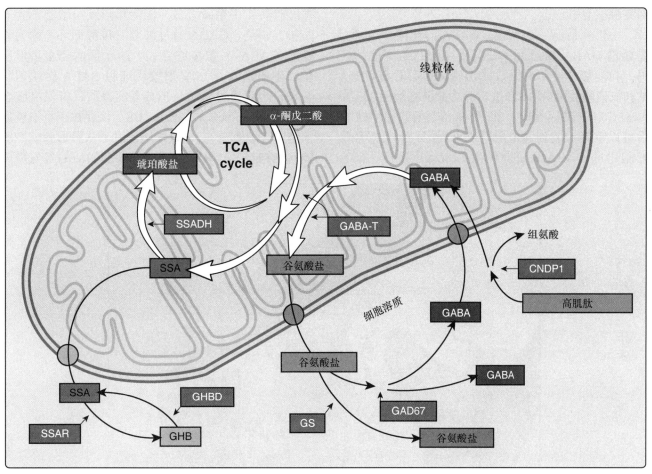

图 47.1　γ- 氨基丁酸（GABA）合成过程中代谢途径和酶的示意图（详见正文）。谷氨酸脱羧酶（GAD）的 65 和 67 千道尔顿同种异构体在细胞质中由谷氨酸合成 GABA。灵长类动物大脑中近 1/3 的 GABA 来自于肌肽二肽酶 1（CNDP1）介导的同型肌肽的裂解，这是一个鲜为人知且研究较少的来源。GABA 随后进入线粒体，由 GABA- 转氨酶（GABA-T）催化生成琥珀酸半醛（SSA）。绝大多数 SSA 被琥珀酸半醛脱氢酶（SSADH）不可逆氧化为琥珀酸，琥珀酸通过进入三羧酸（TCA）循环，通过允许其直接前体谷氨酸的重组有效地保存 GABA。另外，氨基丁酸可以通过琥珀酸半醛还原酶（SSAR）代谢为 γ - 羟基丁酸（GHB）。GABA 可通过胞内 GHB 脱氢酶（GHBD）从 GHB 中转化回 SSA。星形胶质细胞特有的是谷氨酰胺合成酶（GS），它对细胞间穿梭至关重要，确保以谷氨酰胺的形式向 GABA 能神经元提供足够的谷氨酸（参见图 47.2）

浆中的谷氨酸脱羧酶（glutamate decarboxylase，GAD）65 和 67 由不同的基因 *Gad2* 和 *Gad1* 编码，它们只在 GABA 能神经元中（而非谷氨酸能神经元中）催化不可逆的谷氨酸脱羧反应，产生 GABA[34-35]。GABA-T 也被视为一种分解酶，它在线粒体基质中能够将 GABA 降解为琥珀酸半醛（succinic semialdehyde，SSA），然后通过 GABA-T 和琥珀酸半醛脱氢酶（succinic semialdehyde dehydrogenase，SSADH）的协同作用氧化为琥珀酸。随后，琥珀酸重新进入三羧酸循环，循环结束。

灵长类动物大脑特有的潜在丰富的 GABA 来源是高肌肽，它是一种由 GABA 和组氨酸组成的细胞内和细胞外二肽，占成人大脑 GABA 总量的 30%～40%[36]。尽管成人中的 GABA 含量比婴儿多 3～6 倍并且高度集中（0.3～1.6 mM）在具有长突出轴突的 GABA 能神经元中，而不是中间神经元，但人

们对高肌肽合成的调节、肌肽二肽酶 1（carnosine dipeptidase 1，CNDP1）的降解（图 47.1）及其对 GABA 介导的神经抑制的潜在贡献知之甚少。

在突触前抑制性 GABA 能神经元的轴突末端，GABA 被包装到囊泡中，通过由溶质载体家族 32 成员 1（solute carrier family 32 member 1，*SLC32A1*）基因编码的囊泡 GABA 转运蛋白（vesicular GABA transporter，vGAT）进行突触释放[37]。也有人认为这是非典型的表达 GAD（但不表达囊泡转运蛋白）的神经元释放 GABA 的方式。例如，某些类型的多巴胺神经元利用囊泡单胺转运蛋白（vesicular monoamine transporter，vMAT）将 GABA 包装到囊泡中[38]。这些细胞似乎并不制造自己的 GABA，而是从周围环境中清除它，然后在局部重新释放它[38]。这是例外，而不是规则；大多数使用 GABA 的神经元使用 GAD 自行合成它，然后通过 vGAT 将其包装

到突触小泡中。

一旦释放到突触间隙，GABA 的作用就会通过突触前 GABA 神经元（GAT-1；由 *SLC6A1* 基因编码）和局部神经元中的 GABA 转运蛋白的高亲和力钠和氯依赖性再摄取而终止。星形胶质细胞（GAT-3；由 *SLC6A11* 基因编码）。回到神经末梢的 GABA 然后可以重新包装到囊泡中以供再利用，但星形胶质细胞中的 GABA 注定会代谢为 SSA，并且不能在

神经胶质室中重新合成，因为星形胶质细胞不含有 GAD。最终，GABA 通过涉及三羧酸循环（称为谷氨酸/GABA-谷氨酰胺穿梭）的迂回途径在星形胶质细胞中回收[39]。星形胶质细胞 GABA 转化为谷氨酸，然后通过酶胺化形成谷氨酰胺，谷氨酰胺合成酶（glutamine synthetase, GS）仅存在于星形胶质细胞中（图 47.2）。谷氨酰胺反过来从星形胶质细胞转移到神经元，在神经元中被磷酸激活的谷氨酰胺

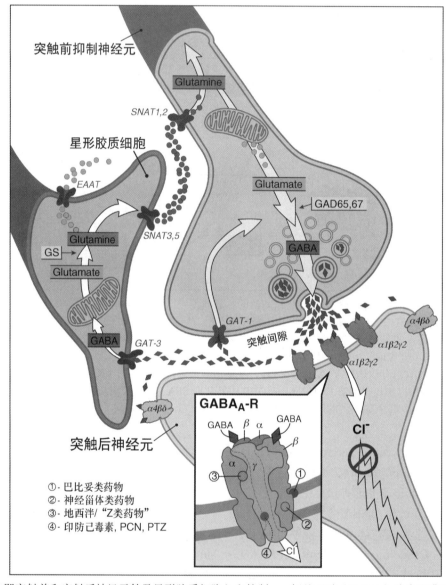

图 47.2 3 个结构（即突触前和突触后神经元件及星形胶质细胞）和控制 γ-氨基丁酸（GABA）稳态和典型 GABA 能突触信号传导的分子机制的说明（见正文）。释放到突触中的 GABA（菱形）与 GABA$_A$ 受体（GABA$_A$R）结合，GABA$_A$ 受体作为配体门控的氯离子通道。由 α_1、β_2 和 γ_2 亚基组成的受体是大脑中最丰富的五聚体组合，负责快速、阶段性抑制，而突触外 α_4、β 和 δ 受体介导神经活动的持续、强直抑制。亚基和突触运输的不同组合以及 GABA$_A$R 表达的区域差异赋予了独特的功能和行为特性。GABA$_A$R 亚型不仅对 GABA 的亲和力不同，而且对内源性和外源性化合物的亲和力也不同。这些化合物通过与受体复合物（1～3）或氯离子通道孔（4）的独特位点结合，可以变构激活、失活或脱敏 GABA$_A$R。GABA 的作用通过 GABA 转运体在突触前 GABA 神经元（GAT-1）和局部星形胶质细胞（GAT-3）中的再摄取而终止。前者机制允许 GABA 的囊状重新包装和再利用，而星形胶质细胞将 GABA 转化为谷氨酸。通过兴奋性氨基酸转运体（EAAT）摄取的细胞外谷氨酸是星形胶质细胞的另一个来源。谷氨酰胺合成酶（GS）将谷氨酸胺化形成谷氨酰胺对于补充兴奋性和抑制性神经递质库至关重要，因为谷氨酰胺从星形胶质细胞外排，并分别通过钠偶联中性氨基酸转运体 SNAT3 和 SNAT5 以及 SNAT1 和 SNAT2 被神经元摄取。PCN，青霉素；PTZ，喷他佐辛

酶转化回谷氨酸[40]，从而补充兴奋性和抑制性神经递质库。谷氨酰胺从星形胶质细胞的流出和神经元的摄取是通过钠偶联中性氨基酸转运蛋白（sodium-coupled neutral amino acid transporter，SNAT；*SLC38* 基因）家族的成员发生的，即分别是亚型 SNAT3 和 SNAT5，以及 SNAT1 和 SNAT2。

GABA 分流和谷氨酸/GABA-谷氨酰胺穿梭对于平衡 TCA 循环中细胞能量需求与突触兴奋性状态至关重要。GABA 分流的相对重要性非常重要。例如，据估计，仅 GABA 能神经元中的 TCA 循环就占全脑 TCA 循环活动产生的能量产量的 1/3[41]。局部星形胶质细胞和兴奋性谷氨酸突触对 GABA 稳态至关重要。

维持 GABA 稳态所需的几种酶在神经元和星形胶质细胞中分布存在差异。除了 GS 之外，神经元还缺乏丙酮酸羧化酶，丙酮酸羧化酶在催化糖异生第一步（即丙酮酸氧化）中的作用将糖酵解与 TCA 循环联系起来。因此，神经元无法从葡萄糖合成神经递质谷氨酸和 GABA。这凸显了它们对星形胶质细胞作为补充谷氨酸（来自 α-酮戊二酸）和 GABA（来自谷氨酸）合成所需的 TCA 循环中间体的前体来源的依赖。简而言之，星形胶质细胞是神经元的谷氨酸生产者[42]；因此，星形胶质细胞通过兴奋性氨基酸转运蛋白（excitatory amino acid transporters，EAAT）重新摄取突触谷氨酸（图 47.2）也被证明对 GABA 合成和稳态至关重要。

GABA$_A$ 受体是一些最重要的睡眠药物的靶点

当前大部分以 GABA$_A$ 受体为靶点的睡眠和麻醉药物被称为"变构调节剂"（表 47.1；另见第 53 章）。了解变构对于理解许多睡眠药物的作用方式至关重要。变构学是生物物理学中的普遍现象，一种小分子（称为异位配体）诱导酶或受体结构变化的过程，从而使受体/蛋白质在神经递质结合等活性位点上变得更活跃或不活跃。异位调控最早是通过对细菌（*lac* 操纵子）[43]的代谢物调控转录因子的研究而提出和理解的，随后在神经科学领域通过对尼古丁乙酰胆碱受体的研究得到了更深入的理解[44]。尼古丁受体被称为"异位调控机器"的典型代表，而这个描述对于 GABA$_A$ 受体来说更加适用。即使在 GABA$_A$ 受体被纯化和克隆之前，就已经知道这是一个富含异位调控的蛋白质复合物，具有多个药物作用位点，这些位点与 GABA 结合位点独立，增加或减少了 GABA 与受体的结合[45-48]。

GABA$_A$R 是由 5 个亚单位组成的异构膜蛋白，围绕一个中心的氯离子孔形成五聚体结构[49]。一些药物（如印防己毒素和 PTZ）可以阻断通道毛孔（见图 47.2 插图）。其他一些已知的药物是 GABA 的激动剂或拮抗剂，它们结合于 GABA 位点，包括蝇蕈醇、THIP/加波沙朵（激动剂）和荷包牡丹碱（拮抗

表 47.1　用于治疗睡眠疾病（失眠或嗜睡）的基于 GABA 能的药物

药物	分子作用	临床应用
苯二氮䓬类药物［如地西泮（安定），氯硝西泮（克洛诺平）］	γ-氨基丁酸（GABA）$_A$ 受体的正变构调节剂。作用于 α 和 γ$_2$ 亚基之间的苯二氮䓬类结合位点	抗焦虑药、肌肉松弛剂、抗惊厥药和镇静催眠药，效果持续时间更长（半衰期 ≥ 6～20 h）。常用于治疗许多异态睡眠症类型
唑吡坦（一种咪唑吡啶）	GABA$_A$ 受体的正变构调节剂。作用于 α 和 γ$_2$ 亚基之间的苯二氮䓬类药物结合位点	镇静催眠剂，可减少睡眠潜伏期。适合短期使用（数周），作用持续时间中等（半衰期 2～4 h）
扎来普隆（一种吡唑并嘧啶）	GABA$_A$ 受体的正变构调节剂。作用于 α 和 γ$_2$ 亚基之间的苯二氮䓬类结合位点	镇静催眠药，可减少睡眠潜伏期，作用持续时间很短（半衰期 ≈ 1 h）
佐匹克隆（一种环吡咯酮）	GABA$_A$ 受体的正变构调节剂。作用于 α 和 γ$_2$ 亚基之间的苯二氮䓬类药物结合位点	镇静催眠药，可减少睡眠潜伏期，作用持续时间更长（半衰期 6～8 h）
氟马西尼（Ro 15-1788）	GABA$_A$ 受体苯二氮䓬结合位点的竞争性拮抗剂和较高浓度的部分激动剂	治疗非下丘脑分泌素缺陷性嗜睡的中枢性嗜睡症的白天过度嗜睡和睡眠过度。极短的半衰期限制了生物利用度，需要复方配方
克拉霉素（一种大环内酯类抗生素）	GABA$_A$ 受体的负变构调节剂	治疗非下丘脑分泌素缺陷性嗜睡的中枢性嗜睡症的白天过度嗜睡和睡眠过度。常用于治疗肺和耳/鼻/喉感染和胃内细菌过度生长
GHB（γ 羟基丁酸酯）	作用机制不明确。GABA$_B$ 受体和其他靶标的激动剂。可以代谢转化为 GABA（图 47.1）	减少发作性睡病的白天嗜睡和猝倒。入睡时给药，数小时后给药。半衰期为几个小时

剂）。GABA_A 受体复合物拥有多个结合位点，其中包括苯二氮䓬类药物、巴比妥类药物、某些类固醇以及丙泊酚和依托咪酯等麻醉药物[11, 48, 50-53]。所有这些药物都是异构调节因子，它们结合于受体复合物的不同位点，并改变 GABA 打开氯离子通道的能力。例如，苯二氮䓬（BZD）、唑吡坦、丙泊酚和依托咪酯等 PAM 以不同程度增强 GABA 的效力。其他化合物被称为逆激动剂或负变构调节因子（negative allosteric modulators，NAM），它们降低 GABA 的效力，因此增加兴奋性，这些药物不适合作为安眠药或麻醉药。然而，它们确实具有特定的临床用途，如治疗过度嗜睡症，以及当患者需要被唤醒时（请参见后文）。举例来说，一些抗生素如克拉霉素是 GABA_A 受体的 NAM，它们增加清醒度（请参见"内源性 GABA_A 受体配体在治疗嗜睡症中的应用"部分）[54]。拮抗剂如氟马西尼（Ro 15-1788）可以阻断苯二氮䓬结合位点上激动剂和逆激动剂的作用，但它们本身基本不改变 GABA 的效力[50-51]。

这些编码 GABA_A 受体亚单位的基因与编码尼古丁乙酰胆碱受体、甘氨酸受体和 5- 羟色胺（5-hydroxytryptamine，5-HT）受体亚单位的基因属于同一超家族，但与哺乳动物离子型谷氨酸受体亚单位的基因超家族不同。多年来，通过研究烟碱乙酰胆碱受体，我们对 GABA_A 受体的工作原理有了很多了解[55]。两个 GABA 分子与受体复合物的胞外部分结合，引发受体构象的改变，导致氯离子通道开启，氯离子沿其电化学梯度进入细胞内，使神经元胞质内区域的电位更负，减少触发动作电位的可能性。在哺乳动物中，存在 6 个 α 亚单位、3 个 β 亚单位、3 个 γ 亚单位、1 个 δ 亚单位以及 ε 和 θ 亚单位，它们由不同的基因编码[6, 56]。这些基因在神经元的多样性中发生差异化转录[57-59]，并且亚单位的组装遵循复杂的规则，这些规则仍在不断被探索[60]。由于亚单位组合的数量庞大，目前还不清楚大脑中 GABA_A 受体的亚型数目。其中，α₁、β 和 γ₂ 亚单位的组合是 GABA_A 受体中最丰富的类型，其次是 α₂ 和 α₃ 亚单位以及 β 和 γ₂ 亚单位的受体[61]。目前还不清楚 3 个 β 亚单位的差异作用。

最近，已经确定了 α1β3γ2GABA_A 受体亚型的原子结构[49, 62]。其他所有 GABA_A 受体复合物的结构类似。对于这些新的结构细节的揭示，我们感到非常兴奋，因为现在我们可以非常详细地了解受体亚单位在不同顺反馈调节剂结合结构中所包含的氨基酸和元素。如图 47.2 的插图所示，GABA（以及其他 GABA 激动剂）在 a 和 β 亚单位之间的界面处结合[62]，而 PAM（如唑吡坦和地西泮）在 a 和 γ₂ 亚单位之间的界面处结合[49]。其他顺反馈药物（如神经甾体和丙泊酚）在受体的不同区域，即跨膜结构域的其他部位结合[63-64]。

Z 类药物

所有增强 GABA 受体功能的药物很可能是镇静剂[65-66]，即使可能存在或多或少不受欢迎的副作用。曾经主要被用于加快入睡和维持睡眠的是苯二氮䓬类药物（BZD）。20 世纪 80 年代末至 21 世纪引入的新一代"Z 药物"（例如唑吡坦、佐匹克隆、艾司佐匹克隆和扎来普隆，全部属于不同的化学类别。例如，唑吡坦是咪唑吡啶类药物）至今仍在临床上广泛使用。它们在 GABA_A 受体的 BZD 结合位点扮演正性调节剂的角色（表 47.1）。与 BZD 相比，它们对抗焦虑、肌肉松弛和抗癫痫的作用要弱得多。这些药物通过 EEG、呼吸抑制和肌肉松弛等指标诱导类似 NREM 睡眠的状态[66]。BZD 和 Z 类药物都需要含有 γ₂ 亚单位的 GABA_A 受体[67-68]，并结合在 α 和 γ₂ 亚基之间的界面[51, 69]。正如先前提到的，这些药物通过改变受体复合物的生物物理学方式，从而异向增强 GABA 激活的氯离子通道电流（图 47.3）。

BZD 和 Z 药物可以缩短进入 NREM 睡眠的潜伏期，增加睡眠的连续性，并倾向于增加总睡眠时间。它们也会延迟 REM 睡眠的出现，并缩短 REM 睡眠的时长。此外，它们还会微妙地改变 EEG 频谱的特征，使其与自然的 NREM 睡眠并不完全相似（BZD/Z 药物引起的 NREM 睡眠的 EEG 能量较低）。但有时它们也可能导致一些不良反应，如嗜睡、认知障碍和遗忘[12, 65]。因此，BZD 和 Z 药物引起的睡眠与自然的 NREM 睡眠不完全一致，可能最好描述为"类 NREM"睡眠。有观点认为，在 NREM 睡眠中，δ 波频率范围的 EEG 能量减少可能意味着睡眠相对于自然睡眠较浅，或者睡眠的恢复能力较弱。此外，Z 药物还会增加 EEG 中尖波频率的出现[12, 70]。

在 Z 类药物中，唑吡坦（Zolpidem）因其治疗原发性失眠的效果而备受欢迎（表 47.1）[66, 71]。相较于大多数 BZD，唑吡坦具有起效快、降解和清除迅速的优势，因而不易产生白天的剩余效应，并且由于其对较少的 GABA_A 受体亚型的特异性（即唑吡坦更倾向于增强 α1βγ2、α2βγ2、a3βγ2 亚单位的受体）[67-68, 72]，其"非靶"副作用也较少（图 47.3）。虽然唑吡坦通常被描述为 α1 选择性配体，但在体外研究中它也对含 α2 和 α3 的受体具有活性[67-68]其浓度在标准用药剂量下即可达到这种效应（如唑吡坦也会作用于 α2βγ2 和 α3βγ2 GABA_A 受体）。事实

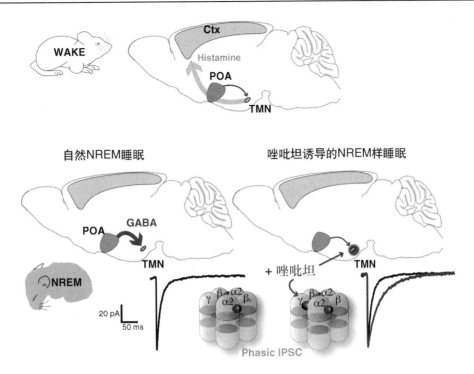

图 47.3　如唑吡坦等作用于 γ - 氨基丁酸（GABA）A 受体的睡眠药物如何降低唤醒神经元（如组胺神经元）的活性，并诱导类似 NREM 状态的示意图。这个概念是在老鼠身上展示的，但预计在人类身上也是一样的。在清醒状态下，清醒活跃和促进清醒的神经元，如下丘脑后部（TMN 区域）的组胺神经元，通过其在大脑中广泛分布的上行轴突释放组胺，如释放到新皮质。其他神经元如去甲肾上腺素和促食欲素 / 下丘脑分泌素神经元（此处未显示）也同样活跃和促进觉醒。在 NREM 睡眠期间，下丘脑视前区（POA）的 GABA 投射神经元处于活跃状态，并通过向颞下颌神经网络中的组胺神经元、促食欲素和其他促醒神经元的远程投射释放 GABA [2]（红色粗箭头）。由于这种抑制作用，组胺神经元放电减少，或者根本不放电，新皮质和其他区域的唤醒调节剂组胺水平下降。然而，即使在清醒时，也有一个小的活性 GABA 成分从 POA 到组胺神经元（细红色箭头），这种弱的 GABA 驱动被唑吡坦利用。唑吡坦是 GABAA 受体的一种正变构调节剂，除非 GABA 与受体结合，否则它是没有活性的。在摄入唑吡坦后，该药物会增强 GABA 对组胺神经元的驱动，并有效地模拟 NREM 睡眠期间 GABA 驱动增加的自然情况。GABAA 受体及其 5 个亚基（在本例中为 2 个）如图所示。GABA（橙色球）结合在亚基之间的界面上；2 个分子结合每个受体。结合引起受体的形状改变，Cl⁻离子通过通道进入细胞使其超极化。这是显示在左下角的黑色超偏振迹。这种痕迹是用放置在组胺神经元上的电极记录下来的，这种技术被称为贴片钳夹在结合在亚基之间的唑吡坦（紫色球体）存在的情况下，GABA 可以更有效地打开氯离子通道，更多的氯离子可以通过 GABAA 受体流入细胞（紫色痕迹），这种现象被称为变质增强。Ctx，大脑皮质；IPSC，抑制性突触后电流；TMN，结节乳头核（Modified from Brickley SG, Franks NP, Wisden W. Modulation of GABA-A receptor function and sleep. Current Opinion in Physiology. 2018；2：51-57.）（见彩图）

上，带有点突变（使 α1 亚基无法结合唑吡坦）的转基因小鼠仍可被唑吡坦镇静 [73]，表明唑吡坦对含有 α2 和 α3 的 GABAA 受体也具有活性，从而影响睡眠。实际上，一些觉醒促进神经元（如下丘脑中的组胺神经元）同时表达了 α1β2γ2 和 α2β2γ2 受体，因此唑吡坦被认为会增加对组胺神经元（以及其他几个靶位）的抑制性 GABA 输入，从而帮助诱导 NREM 睡眠 [72]（图 47.3）。尽管 GABAA 受体存在于大脑的许多区域，影响脑的大部分功能，但睡眠通常会在唑吡坦摄入后迅速发生，而任何由于抑制其他脑回路而产生的副作用尚未显现。

所有 BZD 和 Z 药物的使用可能会导致耐受性和依赖性的发展，并且如果突然停药，往往会引起反跳性失眠 [12]。据推测，长期使用导致了促进睡眠的神经元上的 GABAA 受体下调，从而导致反跳性失眠 [4]。

新改良的特定 GABAA 受体亚型安眠药

用于诱导睡眠或产生其他需要的效果的作用于 GABAA 受体的药物是偶然发现的，对 GABAA 受体结构或功能没有先验的了解 [31, 65]。多年来，人们一直希望能够开发出适用于特定 GABAA 受体亚单位组成和功能的药物。从理论上来说，这将意味着能更有针对性地治疗入睡障碍、睡眠维持障碍，或在治疗焦虑或疼痛时避免产生镇静作用 [74]。然而，迄今为止，这一愿景尚未实现。例如，在近 20 年前的一项开创性研究中，通过对 α1、α2、α3 和 α5 亚单位进行点突变（即"敲入"）来表达小鼠，发现与苯二氮苯类药物产生的多样行为有所不同，αβγ2 亚单位组合中的不同 α 亚基赋予了一些行为特异性[75-76]。基于这项研究，提出选择性增强不同 GABA_A 受体亚型的假设，可以引起镇静（通过缺乏运动评估）和顺行性遗忘的 α 亚单位的选择性增强[75, 77]，而增强 α2 和 α5 亚单位则产生抗焦虑效应[76, 78]。然而，在睡眠/镇静方面，这些研究存在解释上的干扰因素。一个问题是，如果没有同步 EEG 评估的帮助，所使用的工具不足以区分镇静与运动不能、安静的清醒，相反，从睡意中缓解焦虑。另一个复杂因素是这些构想忽视了 GABA_A 受体亚型可能在同一神经元中共同表达的情况[72]。我们现在知道，在解剖和功能上明确定义的电路中，并没有单一的 GABA_A 受体亚型表达。在更大的神经网络中，这种情况更不可能发生。然而，基于对受体结构的结构性了解，药理学家很快就能设计出作用于特定 αβγ2 GABA_A 受体复合物的药物[62, 74]。

除了编码 αβγ2 型受体的基因外，还有一些较少表达的 GABA_A 受体亚单位基因：γ1、γ3、δ、ε 和 θ[6]。这些亚单位可以替代 GABA_A 受体五聚体中的 γ2 亚单位，并与特定的 α 和 β 亚单位配对。例如，δ 亚单位与丘脑神经元中的 α4 和 β2 亚单位配对。γ 亚单位具有蛋白质结合位点，确保 GABA_A 受体运输到突触间隙，实现更有效的抑制作用，而 δ 亚单位则缺乏突触锚定信号，使含有 δ 亚单位的受体趋向于局部化在突触外，从而介导持续性抑制作用（图 47.2）。

研究发现，α4βδ 受体能够被直接 GABA 激动剂 THIP（后来更名为加波沙多）独特地激活。这种药物已经存在了几十年，并在多种疾病中进行了测试。在早期试验中，患者报告了睡眠副作用，而研究人员直到相当晚的阶段才注意到它能够显著增加 NREM 睡眠。因此，该药物被认为是一种有前途的新型安眠药[6, 79]，但在人体临床试验的后期因缺乏一致的结果而被放弃[80]。

除了加波沙多外，该领域还在考虑是否开发针对包含 γ1、ε 和 θ 亚基的 GABA_A 受体的药物。有趣的是，这些亚基在下丘脑和脑干电路中表达具有相对选择性，其中一些电路被充分证明能够调节觉醒，如蓝斑核。然而，似乎没有太多研究这些罕见类型的 GABA_A 受体的热情。尽管如此，这些受体可能存在于关键电路中的节点处，觉醒促进神经元可以广泛向整个大脑投射，从而影响许多脑区。因此，在这些节点神经元上增强这些受体可能对警觉状态产生重大影响[72, 83-84]。由于 γ1、ε 和 θ 亚基的受体很少在下丘脑和脑干之外表达，因此任何药物的副作用可能都比较少。

内源性 GABA_A 受体配体在治疗嗜睡症中的应用

当 BZ 结合位点首次被发现时[85]，几乎同时发现了脑啡肽和内啡肽能够自然结合到中枢神经系统的阿片受体结合位点，从而提出了内源性配体可以结合到 GABA_A 受体并影响其功能的假设[86]。这些假设的配体被称为内源性苯二氮䓬[87-88]。然而，目前最为确立、对临床和治疗有意义的 GABA_A 受体内源性变构配体并不是 BZD，而是类固醇[48, 52-53]。其中，孕烯醇酮和别孕烯醇酮在特定情况下被认识到具有强效的镇静、麻醉和抗惊厥特性，这表明它们对介导持久性抑制的突触外的 GABA_A 受体 δ 亚单位更为敏感，其离子通道动力学更慢，失活较弱[89-90]（图 47.2）。神经类固醇也会提高瞬时抑制，并通过与 α 亚单位中的跨膜结构域结合来传递信号[91]。其他神经类固醇对内在 GABA 信号的影响较小，但能够抑制神经类固醇 PAM。

考虑到 GABA_A 受体亚单位的多样性和在不同脑区的差异表达，以及 PAM 和 NAM 的双重作用，外源性和循环类固醇激素以及大脑内合成的神经类固醇与临床睡眠医学的相关性仍未明确。然而，布雷索诺隆（孕酮醇醚）已获得美国食品和药物管理局（Food and Drug Administration，FDA）批准用于产后抑郁症的治疗，并正在探索其在治疗情绪障碍和焦虑症方面有更广泛应用[90]。考虑到布雷索诺隆的作用机制，过度嗜睡并非意外的不良反应，但其对睡眠和睡眠结构的影响细节尚不清楚。在使用 5α-还原酶抑制剂非那雄胺局部应用导致孕酮醇醚不足的大脑切片制备中，可以检测到丘脑中 GABA_A 受体的内源性调节[92]，但丘脑区域的生理学效应有所不同。一项类似的研究探索了非那雄胺对人类丘脑皮质活动特征的影响，未观察到假设中的睡眠微结构变化，例如棘波频率和脑电功率谱[93]。

已有很多研究洞察到另外两种调节 GABA_A 受体电流的天然分子的机制。这两种分子与 GABA_A 受体上苯二氮䓬结合位点的药理和行为特征密切相关，因此它们被称为内源性苯二氮䓬[87]。然而，进一步的研究发现，"内源性苯二氮䓬"这个术语并不完全准确。第一种分子是一种在神经元和星形胶质细胞中高表达的大肽，其原始名称确切地描述了它的功能[即地西泮结合抑制因子（diazepam binding inhibitor，DBI）][94-95]。给予外源性 DBI 或其肽段会促进神经兴奋性的增强状态，这与负性变构调节剂（NAM）

相吻合，而不是内源性苯二氮䓬。大多数证据表明，DBI 的裂解产物主要是 GABA$_A$ 受体上的 NAM，而正性变构调节剂（PAM）的作用则更难以证明，与真正的内源性苯二氮䓬预期的效应不太一致[88]。例如，DBI 在功能上独特的丘脑区表达的 GABA$_A$ 受体可能表现出相反的效应[96]。例如，来自星形胶质细胞的 DBI 可以通过作用于 α3β2γ2 型 GABA$_A$ 受体增强 GABA$_A$ 受体电流[96]，这种作用可以被 BZD 结合域的竞争性拮抗剂氟吗西尼所抑制。后来发现，DBI 实际上与酰基辅酶 A 结合蛋白（acyl-CoA binding protein，ACBP）相同，ACBP 是一种氨基酸序列高度保守的 90 个氨基酸蛋白质，能结合和转运中、长链酰基辅酶 A 酯。有趣的是，饥饿刺激会促进 ACBP 的释放，并具有增加食欲的作用，这表明其系统行为效应与清醒状态更吻合，而不符合它如果是真正的苯二氮䓬类药物时的预期效应[97]。

第二种类型物质类似于内腺苷，已被发现与中枢过度嗜睡紊乱的病因相关。该疾病表现为患者虽然有大量无效的非恢复性睡眠，但白天仍持续嗜睡，并且对于 FDA 批准的用于治疗 1 型发作性睡病的促醒药物没有效果。许多这类患者的脑脊液中显示存在一种小肽，该小肽作为增强 GABA 在不同 αβ2γ2 受体上的作用的 PAM[98-99]。在体外实验中，发现这种生物活性受到氟吗西尼的拮抗，表明其依赖于规范的 GABA$_A$ 受体 BZD 结合结构域的完整性。然而，在对 BZD 不敏感的 GABA$_A$ 受体上，仍然存在适度的增强效果，并且脑脊液不能像预期的那样竞争性地从人脑组织中驱逐 BZD，这意味着它不是一个真正的"内源性苯二氮䓬"。尽管如此，这些观察结果促使进行了非盲原则验证研究，结果表明接受静脉注射氟吗西尼的小组患者在主观和客观的警觉度测量上有所改善[98]。这些观察结果促使进行了对氟吗西尼的重新配制，以在这类患者群中进行更广泛的开放性使用，并证明取得了益处[100]。氟吗西尼只在这类患者群中表现出益处，这可能反映了对类似内源性苯二氮䓬的拮抗作用，因为它在非嗜睡对照组没有警觉作用[101]，并且氟吗西尼本身缺乏重要的药理学或行为学活性[102]。例如，氟吗西尼适度促醒，并抑制慢波睡眠，在睡眠剥夺[103-105] 和基于静脉给药的正常 NREM 睡眠期间[106] 显示了这种作用，这表明 GABA$_A$ 受体和相关的内在信号因子以尚未确定的方式与睡眠稳态机制相互作用。

对于通过靶向 GABA$_A$ 受体以增加神经元兴奋性的策略，在目前并没有受到足够的关注。该策略的目的是改善警觉性、逆转嗜睡/睡眠或促进麻醉复苏。另一种备选策略更倾向于增强单胺能信号，部分原因是人们对此较为熟悉，同时也因为担心 GABA$_A$ 受体

拮抗剂可能存在狭窄的治疗窗口，导致严重的不良事件，如焦虑、失眠、轻躁狂、谵妄和癫痫发作[107]。

然而，目前尚未充分挖掘通过 GABA$_A$ 受体拮抗剂来治疗过度嗜睡的潜力。举例来说，有一个案例研究表明，在日常使用氟吗西尼治疗之后，一个极度嗜睡的患者的状况得到了显著改善。但在他因咳嗽并发支气管炎时，当他使用大环内酯类抗生素克拉霉素之后，他出现了失眠的剧烈转变。克拉霉素和氟吗西尼之间的相互作用表明，克拉霉素可能会增强氟吗西尼的真实治疗效果（表 47.1）。克拉霉素是一种剂量依赖性的 GABA$_A$ 受体负调节剂，可以增加单个神经元的兴奋性[54]。在这种临床情况下，它似乎增强了氟吗西尼对一种可能的内源性苯二氮䓬肽的阻断作用。在常规使用的抗生素中，克拉霉素是报告的失眠率最高的药物之一，并且长期以来与激动、躁狂和谵妄有关[108]。[克拉霉素处方信息（FDA）. www.accessdata.fda.gov/drugsatfda_docs/label/2013/050662s052lbl. pdf]

综合这些知识，开放标签和安慰剂对照[109] 研究表明，克拉霉素在治疗难治性嗜睡上具有疗效，但在缓解克莱因-列文综合征（Kleine-Levin 综合征）的致残性周期性嗜睡方面效果较为有限（表 47.1）[110-111]。

这里有几个独特类别的抗生素和其他药物，它们的非靶效应包括在 GABA$_A$ 受体上充当 NAM 或拮抗剂。值得注意的例子包括氟喹诺酮类抗生素（充当 NAM）[112-113]，青霉素和 PTZ（充当非竞争性拮抗剂，阻断 GABA$_A$ 受体通道孔隙；见图 47.2）[114]，以及止血剂氨甲环酸（竞争性拮抗剂）[115]。随着氟喹诺酮类药物的常规使用引起的觉醒状态增强在其引入时引起了广泛关注，特别是与非甾体抗炎药合用时，这一情况导致进行了关于环丙沙星的潜在益处的负面研究，研究对象包括少数健康对照组唤醒的主观和客观指标（EEG、诱发电位和反应时间）[116]。PTZ 被列入世界反兴奋剂机构的增强性能兴奋剂清单[117]，以及在 1 型发作性睡病中对 EEG 的活性作用，进一步表明 GABA$_A$ 受体拮抗在嗜睡障碍中的潜在益处[118]。

在治疗由 GABA 信号引起的嗜睡症时，有一个最后的研究途径，即通过刺激特定的 GABA 通路来产生选择性的促醒效果。具体而言，下丘脑外侧的 GABA 神经元向网状丘脑中的抑制性 GABA 神经元和视前下丘脑中的促进睡眠的 GABA 能神经元发送投射[119-120]。当一个 GABA 能神经元抑制突触后的 GABA 细胞时，就会发生去抑制作用，从而产生兴奋效果。下丘脑外侧相关 GABA 能神经元的激活特异性地促进 NREM 睡眠的觉醒，甚至在全身麻醉期间激活新皮质[119-120]。

GABA_B 受体和 γ-羟基丁酸：减少发作性睡病的日间嗜睡和猝倒

GABA_B 受体在脑功能中起着重要作用。这些受体是与 G 蛋白偶联的代谢型受体，它们的作用是通过第二信使级联来传递[9, 121]。因此，它们的激活会产生一种持续的抑制形式（强直抑制），类似于 GABA_A 受体所产生的抑制效应。GABA_B 受体分布在突触前末梢上，既充当抑制性自受体，也充当异位受体，以降低 GABA 或其他神经递质的释放，并分布在许多突触之外的位置。GABA_B 受体的激活会打开各种钾通道并抑制电压门控的钙通道。与突触的 GABA_A 受体不同，GABA_B 受体能够准确传递传达时间细节的信号。这些受体的信号在时间上与 GABA 的释放没有锁定，因此在网络水平上调节整体的兴奋性水平。缺乏 GABA_B 受体的转基因小鼠会表现出严重的癫痫和睡眠不规律[122]。在果蝇中，GABA_B 受体也有助于维持睡眠[7]。

GABA_B 受体的分子多样性很小，只有两种亚型的受体在大脑中广泛表达[9]。因此，对于 GABA_B 受体药物而言，可能很难找到只诱导睡眠而无副作用的有效药物。GABA_B 药物总会有很多副作用。尽管如此，GABA_B 药物在神经学领域仍有专门应用。最著名的 GABA_B 激动剂是巴氯芬，用于治疗肌肉痉挛。巴氯芬的副作用是嗜睡。此外，还存在一个与 GABA 代谢有关的分子，即 γ-羟基丁酸（gamma-hydroxybutyrate, GHB），可能是 GABA_B 受体的激动剂，引起了人们的兴趣[123]。

如前所述，GABA 降解的一个替代途径是琥珀醛半缩酮还原酶（succinic semialdehyde reductase, SSAR）介导的 GHB 的合成[124]（图 47.1）。虽然内源性 GHB 的神经调节功能尚不明确，但根据外源给予药物的剂量不同，它可引起全身麻醉，增加 NREM 睡眠，并改善发作性睡病中的白天嗜睡和猝倒症状[125]。GHB 同时是 GABA 的代谢产物和潜在前体，因为它可以通过 GHB 脱氢酶（GHB dehydrogenase, GHBD）转化回琥珀醛（SSA）（图 47.1）。由于这种转化的速度远远低于 SSA 被氧化为琥珀酸的速度，调节这些酶的因素将进一步影响 GHB 的内源水平以及外源 GHB 相关行为的程度和持续时间[126]。

很遗憾，关于 GHB 在大脑中的作用仍不清楚。研究人员尚未就其作用机制达成一致意见[127]，并且 GHB 是一种可能具有多个靶点的化合物。另一个挑战是，当这种药物被给予时，它可以很容易地代谢为 GABA（图 47.1）。生成这种额外的 GABA 使得对体内结果的解释变得复杂，因为这种额外的 GABA 可能会激活 GABA_A 和 GABA_B 受体。了解 GHB 的作用仍然非常重要，因为这种药物在嗜睡症中被广泛使用来减少白天嗜睡和猝倒的症状[128]。

遗传性和后天性因素调节人类体内 GABA 或 GHB 的可用性，从而影响睡眠

有几种遗传性和后天性因素调节人类体内 GABA 或 GHB 的可用性和 GABA_A 受体信号转导的条件，强调了 GABA 在维持正常意识状态（包括睡眠）中的重要作用。这一功能在自然界中是高度保守的，从果蝇（Drosopbila）到人类这些不同物种中都有验证性的结果。影响 GABA 代谢的最常见的临床疾病是琥珀酸半醛脱氢酶（SSADH）缺乏症，该疾病以常染色体隐性遗传和内源性 GABA 和 GHB 的持续升高为特征（图 47.1）[129-130]。相关的多导睡眠图 / 多次睡眠潜伏期测试显示，该疾病导致的睡眠非常高效，慢波睡眠比例稍高，REM 睡眠的开始和总量明显抑制，同时伴有白天嗜睡[131, 122]。高 GABA 水平是由于 GABA-T（图 47.1）的遗传性缺乏引起的。在人类中，这种疾病非常罕见，可能是因为它是致命的[129]。因此，研究 GABA-T 缺乏与睡眠关系的方法主要是通过药物抑制 GABA-T 和遗传操纵果蝇[133]。抗癫痫药物氨己烯酸通过抑制 GABA-T 来发挥作用，有限的癫痫患者数据表明它增加了 NREM 睡眠而抑制了 REM 睡眠[134]，该效应也在癫痫大鼠模型中得到了模拟[135]。果蝇中 GABA-T 的丧失会增加睡眠时间，恢复其在神经元中的功能可以拯救这种现象，特别是在神经胶质细胞中[133, 136]。

噻加宾是一种抗癫痫药物，通过选择性抑制 GABA 再摄取的替代方式，增加了突触中 GABA 的水平并且剂量依赖性地增加了睡眠的维持和 NREM 睡眠[137]。相反地，与 GABA 的合成酶 GAD 相关的抗体在人类中与反复性失眠有关。失眠还与 GABA_A 受体 β_3 亚基中可遗传的错义突变相关，这些突变导致 GABA 介导的抑制电流的快速失活[139]。

临床要点

与月经周期一致出现的反复性嗜睡症，在旧的临床分类中称之为"月经相关性嗜睡症"。认为该症状反映了神经环路对睡眠的影响，是自然免疫和神经类固醇相互作用的结果[140]。有可能是由于孕酮或左旋孕酮通过 5α-还原酶活性引起的。临床实践表明，神经类固醇是目前已知最有效的 GABA_A 受体 PAM 药物，其作用类似于 BZD 和巴比妥类

药物（图 47.2）。进一步研究神经类固醇对 GABA_A 受体的分子、细胞和网络效应的影响，将有助于推进睡眠障碍和嗜睡症的治疗。

大量的科学研究和新兴的临床文献支持通过对 GABA 的拮抗来治疗嗜睡症的新方法。GABA_A 受体家族中有多种潜在机制和靶标可以实现这一目标，如神经类固醇、内源性苯二氮䓬以及受体复合物中的其他结构域（如氯离子通道孔）。进一步进行对照性临床试验将对确定这种治疗方法的疗效和安全性至关重要。其中的挑战包括确定适用的患者人群以及是否可以通过内源性 GABA_A 受体 PAM 进行生物标志物开发的启示。

总结

GABA 激动剂和调节剂（如 Z 药物）通过增强异位 GABA_A 受体来引发睡眠，而拮抗剂和 NAM（如克拉霉素）可以促进觉醒（表 47.1）。调控 GABA 可用性和 GABA_A 受体的内源性 / 天然以及外源性 / 合成化合物的多样性，对于敏锐的临床医生来说，这提醒人们 GABA 是调节多种人类行为的重要因素。获得这种临床经验并不断扩展对 GABA 生物学的认识，将为清醒 - 睡眠连续性紊乱的新型治疗指明道路。事实上，GABA 及其受体仍然为影响清醒和睡眠的药物提供了丰富的资源。与此同时，Z 药物仍然是非常受欢迎的睡眠药物。关于 GABA 在大脑中调控睡眠和清醒的具体区域和方式，我们仍然缺乏完全的了解。大多数 GABA 通路促进 NREM 睡眠，但是少数通路通过去抑制的途径促进清醒。最终可能会发现，仅需抑制神经回路的关键节点即可引发睡眠。这或许是睡眠医学药理学的未来所在。

致谢

本研究由美国卫生与公共服务部 / 国家卫生研究院（NIH）资助，授予编号 NS089719（DBR）；以及 Wellcome 信托会议 107841/Z/15/Z（WW）和帝国理工学院英国痴呆研究院（WW）。DBR 曾从 Eisai 制药公司、扩展治疗公司、和鸣生物科技、爵士制药公司以及武田药品公司接受咨询费，并从 Balance 治疗公司接受版税费用，涉及他所拥有的关于氟马西尼和其他 GABA_A 受体拮抗剂用于治疗嗜睡症的知识产权（美国专利 10，376，524 B2）。WW 声明无利益冲突。

参考文献和拓展阅读

请扫描书后二维码，获取参考文献和拓展阅读资源。

第 48 章

组　胺

Patrick M. Fuller，*Yves Dauvilliers*

徐　敏　译　胡志安　审校

章节亮点

- 组胺（histamine）是一种单胺信号小分子，在多种外周和中枢生理过程中发挥作用，其中也包括觉醒的调节。
- 在大脑内，组胺全部由下丘脑结节乳头核分泌。
- 组胺 H3 受体（H3 receptor，H3R）拮抗剂

和反向激动剂可用于治疗某些与白天过度嗜睡有关的睡眠障碍。本章讨论中枢组胺的基本神经生物学和药理学性质，以及临床上如何应用以组胺受体为靶点的药物治疗睡眠障碍。

中枢组胺

中枢组胺是一种单胺信号小分子，在一个多世纪前就被证实在外周血管和肠道平滑肌活动中发挥作用。随后的研究表明，组胺在许多其他外周过程中也发挥着生理作用。例如，正如大多数临床医生所熟悉的那样，肥大细胞和嗜碱性粒细胞释放的组胺在外周具有调节免疫反应和引发瘙痒的功能，并能调节胃内肠嗜铬样细胞的胃酸分泌。组胺也在大脑中产生，是一种具有促觉醒作用的神经递质。事实上，人们只需体验一下抗组胺药物的强烈镇静作用，就能体会到组胺对清醒状态的巨大影响。中枢组胺信号还与非快速眼动（non-rapid eye movement，NREM）和快速眼动（rapid eye movement，REM）睡眠的调节有关。中枢组胺还可以调节其他多种生理和行为系统，包括体温调节、压力、内分泌功能和进食等（有关这方面的内容可以参见 Hass 及其同事撰写的综述[1]）。

中枢组胺的来源及合成

成年脊椎动物脑内组胺的唯一来源是结节乳头体核（tuberomamillary nucleus，TMN）[2-3]。从系统发育的角度来看，TMN 是一个在形态学和解剖学上都非常保守的结构。在哺乳动物中，TMN 位于下丘脑后端，包含大约 75 ～ 120 000 个组胺能神经元。组胺能神经元主要分布在靠近大脑腹面的乳头体周围[4]，其他亚群则分布于背侧的内侧乳头上区和尾部的乳头旁区。TMN 神经元通过上行和下行两种投射方式广泛支配大脑和脊髓。上行通路（腹侧和背侧）对下丘脑、隔核、丘脑、海马、杏仁核、基底节和皮质等脑区提供中等至密集的神经支配；而下行通路对脑桥中

央灰质、蓝斑、中缝核、三叉神经核和脊髓提供中度神经支配[5]。

组胺本身是由组氨酸经组氨酸脱羧酶（histidine decarboxylase，HDC）氧化脱羧合成的。组胺一旦合成，就会被包装到胞体和轴突膨起的囊泡中[6]。神经末梢去极化后，组胺会被释放到突触间隙与突触前膜和突触后膜上的组胺受体结合（图 48.1）。与 5- 羟色胺和多巴胺等其他单胺类神经递质不同，组胺似乎没有高亲和性的再摄取系统，而只有在星形胶质细胞表达的低亲和力有机阳离子转运体。组胺的失活或者从细胞外被清除，主要通过胞质组胺 N- 甲基转移酶（histamine N-methyltransferase，HNMT）介导的甲基化，生成无活性的 N- 甲基组胺（tele-methylhistamine，tmHA）。

脑内组氨酸脱羧酶 HDC 的含量表现出较强的昼夜节律变化，小鼠 HDC mRNA 在光照末期（静息期）表达量最高，而 HDC 蛋白水平则在黑暗期（活动期）最高[8]。对脑组织的尸检分析表明，人类的 *hdc* mRNA 也具有类似的昼夜节律，在白天表达水平最高。选择性敲除组胺能 TMN 神经元的核心节律基因 *Bmal1* 可严重削弱 *hdc* mRNA 和蛋白的节律变化，而这种昼夜节律变化的丧失与睡眠片段化有关[10]。

TMN 组胺神经元还表达 γ- 氨基丁酸（gamma-aminobutyric acid，GABA）合成酶谷氨酸脱羧酶的两种异构体（GAD65 和 GAD67），这表明 GABA 可能通过与组胺共同释放而在 TMN 功能中发挥重要作用[11-13]。但是，这一假说在最近的一项研究中基本被否定。研究发现，选择性地在 TMN 组胺神经元中敲除 GAD67 基因（*GAD67^{fl/fl}*：*HDC-Cre* 小鼠）并不影响觉醒水平[14]。目前仍不清楚 TMN 组胺神经元是否能释放 GABA。此外，TMN 神经元似乎并不表达

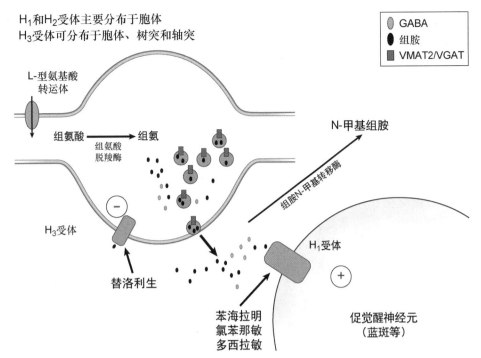

图 48.1 组胺合成、代谢、受体和药理学。组胺主要由轴突膨起中组胺脱羧酶（HDC）催化组氨酸的氧化脱羧而产生。组胺由单胺转运体（VMAT2）包装至囊泡，并释放到细胞外空间。组胺神经元可能还会释放 γ-氨基丁酸（GABA），但是尚不清楚 GABA 是通过 VMAT2 还是囊泡 GABA 转运体（VGAT）被包装到囊泡中的。在细胞外，组胺可作用于突触后受体（H1R 和 H2R）或突触前受体（H3R）。胞外组胺的失活主要通过 N-甲基转移酶将组胺甲基化成无活性的远端甲基组胺。促进睡眠的抗组胺药主要通过拮抗突触后 H1R 发挥作用，而促觉醒的反向激动剂则主要作用于突触前的 H3R

GABA 突触释放所必需的囊泡 GABA 转运蛋白。我们将在后续章节中详细讨论这方面的内容。除 GABA 外，不同物种的 TMN 组胺神经元还可能表达甘丙肽（galanin）、促甲状腺激素释放激素（thyrotropin-releasing hormone，TRH）、P 物质或内啡肽等神经肽。这些神经肽在 TMN 调节觉醒中的作用尚不明确。

TMN 组胺神经元活动的调控

TMN 组胺神经元的活动受到众多上游脑区的调控，其中许多上游脑区同时也受到 TMN 组胺神经元的支配。TMN 组胺神经元的输入来自许多典型的觉醒调控核团，包括蓝斑去甲肾上腺素系统、中缝核 5-羟色胺系统、脑干胆碱能核团、视前区 GABA 能细胞群、下丘脑和皮质的谷氨酸能神经元，以及外侧下丘脑促食欲素（又称下丘脑分泌素）细胞[15]。此外，TMN 组胺神经元还接受旁分泌和体液因子的调控。

组胺受体药理学

目前已发现 4 种不同的 G 蛋白偶联组胺受体（H1 ~ H4）。H1、H2 和 H3 受体均在大脑中表达，而 H4 受体的表达似乎仅限于外周[1]。H1 受体在下丘脑、丘脑、脑干、海马和皮质中大量表达，可调节突触后兴奋性和可塑性，也是组胺促觉醒作用所必需

的。许多非处方助眠药物都含有抗组胺成分，如苯海拉明或多西拉敏，它们通过反向激动 H1 受体（并非抑制 H1 受体）发挥镇静作用。

H1 受体也是一些抗精神病药和抗抑郁药的靶点。与 H1 受体类似，H2 受体也可调节突触后兴奋性和可塑性，H2 受体在大脑皮质、杏仁核、基底节和海马中密集表达。H2 受体也可以表现为持续性激活，H2 受体缺乏与学习记忆障碍以及攻击性行为增加有关[17]。

H3 受体是一种抑制性自身受体，在大脑皮质、小脑、纹状体、下丘脑后部和脑干中大量表达。H3 受体主要调节突触前的兴奋性和可塑性，与多种神经和生理过程相关。H3 受体的药理特性尤为独特，它在体内表现出强大的持续活性，并在 TMN 神经元的胞体、树突和轴突上作为自身受体发挥作用，抑制组胺的合成和释放。例如，当细胞外组胺浓度较高时，组胺与 TMN 胞体、树突和轴突上的 H3 受体结合，从而使组胺神经元超极化。因此，组胺本身也是一种突触前调节机制。H3 受体的另一个特性是其在多种神经元上以突触前异质受体的形式表达，这包括产生多巴胺、5-羟色胺、去甲肾上腺素、乙酰胆碱、GABA 和谷氨酸的细胞。因此，H3 受体在调节大脑许多神经肽和递质的释放方面发挥着重要作用。替洛利生（pitolisant）等通过降低 H3 受体的持续活性以

干扰其信号转导的药物可以进一步显示 H3 受体的独特性质。替洛利生不仅能增加脑内组胺的水平，还可以作为抑制性突触前异质受体调节 5- 羟色胺、去甲肾上腺素、多巴胺以及其他神经递质的水平[18]。

组胺和睡眠－觉醒行为

大量临床前研究表明，组胺对正常的睡眠－觉醒行为至关重要，可能主要通过 H1 和 H3 受体发挥作用。更具体地说，TMN 组胺能神经元和组胺本身长期以来一直被认为具有促觉醒作用。与上述假设一致，抗组胺药物经常被用于失眠的非处方治疗[19]。H3 受体反向激动剂替洛利生在减少嗜睡症患者的嗜睡和猝倒方面具有良好的疗效[20-22]。此外，脑内组胺水平在活跃期最高[23]；而 TMN 组胺神经元本身在觉醒期，尤其是在活跃的觉醒期，放电频率最高。与此相反，TMN 神经元在 NREM 睡眠中很少放电，在 REM 睡眠中基本沉默[24]。TMN 组胺神经元还与促进睡眠的腹外侧视前核（ventrolateral preoptic，VLPO）相互连接[25-30]，TMN 轴突末梢释放的组胺可通过抑制 VLPO 引发觉醒[31]。TMN 组胺神经元同样支配去甲肾上腺素能蓝斑核等促觉醒的脑区，并且组胺可以剂量依赖性地激活这些核团。这表明组胺的促觉醒作用除了可通过抑制促睡眠神经元外，还可能通过激活其他促觉醒神经元[32]。

最近一项研究报道，使用化学遗传技术激活 TMN 组胺神经元可导致动物在旷场实验中的活动增加[33]，这与组胺的促觉醒效应一致。然而，另一项使用类似方法的研究报告称，虽然激活 TMN 神经元确实能提高动物在行为测试中的觉醒水平，但对基线觉醒几乎没有影响[14]。据报道，急性光遗传抑制腹侧 TMN 组胺神经元可导致觉醒到慢波睡眠的快速转变[34]，但另一个研究团队却未能验证该发现[14]。

与选择性激活 TMN 组胺神经元后缺乏强烈的促觉醒效果一致，也有报道称损毁 TMN 神经元对大鼠的睡眠－觉醒周期并没有太大的影响[35-37]。此外，尽管 HDC 基因敲除的小鼠在换笼等行为测试中表现出较低的觉醒程水平[38-39]，它们的基线觉醒却仅有轻微的改变[38]。HDC 基因敲除的小鼠在活动期（即关灯期）开始时似乎比同窝对照小鼠具有更低的觉醒水平。同样，HDC 神经元上的 $GABA_A$ 受体功能缺失突变导致小鼠 HDC 神经元兴奋性增加，这些转基因小鼠在换笼后表现出更高的觉醒水平[40]。总而言之，这些结果表明其他觉醒系统可以部分补偿组胺信号缺失带来的影响，但组胺是在新环境等特定条件下产生高觉醒水平的必要条件。

TMN 组胺神经元也表达 GABA 合成酶 GAD65 和 GAD67，这表明组胺神经元可能共同释放 GABA 和组胺来产生其突触后效应。有假说认为 GABA 共释放可能会削弱组胺的促觉醒作用。最近的一项研究报道，通过小 RNA 干扰技术选择性地敲除组胺神经元中的囊泡 GABA 转运体（vesicular GABA transporter，VGAT；VGAT 是将 GABA 包装到突触囊泡中释放所必需的蛋白），可使小鼠持续觉醒和活动量升高[33]。然而后续的一项研究发现，只有极少数 TMN 组胺神经元含有 VGAT[14]，这提示 TMN 神经元可能通过不同的机制包装和释放 GABA。鉴于 TMN 神经元中表达囊泡单胺转运体 VMAT2，一种可能是 TMN 神经元可能像中脑多巴胺能神经元一样，通过 VMAT2 包装和释放 GABA[41]。因此，尽管组胺能神经元可能通过释放 GABA 以限制觉醒，但仍有多个问题有待进一步澄清：①鉴于 TMN 神经元中并不表达 VGAT，靶向敲除 VGAT 如何产生强烈的觉醒效应；②为什么 TMN 神经元中的 VMAT2 似乎与组胺而非 GABA 共定位。

通过 GABA 受体抑制 TMN 组胺神经元是一些药物促睡眠的重要机制。例如，常用的失眠处方药之一唑吡坦（Ambien），是一种 $GABA_A$ 受体变构调节剂，其在 $GABA_A$ 受体突变的小鼠中不能产生镇静作用。然而，当在组胺神经元上选择性地恢复 $GABA_A$ 受体功能时，唑吡坦可显著缩短 NREM 睡眠的潜伏期并增加 NREM 睡眠总时长。这一发现表明，增强组胺神经元的 GABA 能输入足以诱导 NREM 睡眠。因此，VLPO 促睡眠的 GABA 能神经元可能部分通过抑制 TMN 组胺神经元来诱发自然睡眠，这与睡眠－觉醒调控的"触发器"模型一致[43]。

由于尚不完全清楚的原因，TMN 组胺能神经元似乎具有相当大的可塑性。例如，两项独立的尸检研究表明，在 1 型嗜睡症（narcolepsy type 1，NT1）（一种以促食欲素能神经元严重丧失为特征的疾病）患者的大脑中，HDC 阳性神经元的数量增加了 64% ～ 95%[44]。在正常情况下，促食欲素能神经元可强烈兴奋 TMN 神经元，它们的缺失似乎会在 TMN 神经元中产生代偿性变化。这一发现的一个合理解释是，NT1 患者的 TMN 组胺神经元可能表达了更多的 HDC，从而使它们更容易被免疫染色检测到。NT1 患者 HDC 神经元增加的第二种解释是与杀死人类促食欲素能神经元的自身免疫过程有关。鉴于目前公认 NT1 是一种免疫性疾病，中枢神经系统组胺的增加可能与导致炎症产生和促食欲素能神经元丢失的免疫过程有关[45]。另一方面，在促食欲素基因敲除或促食欲素－共济失调蛋白 -3 转基因小鼠（译者注：orexin-ataxin-3，该小鼠促食欲素能神经元因表达毒性蛋白 ataxin-3 而死亡）中均未发现 TMN 组胺神经元数量的代偿性增加。

组胺：嗜睡症和其他中枢嗜睡症

已有研究探讨了组胺及其主要代谢产物 tmHA 在中枢嗜睡症中的作用，尽管这些结果仍存在争议。例如，早期研究报道嗜睡症（包括 1 型和 2 型）和特发性嗜睡症患者脑脊液中组胺水平较低[46-47]。然而，随后的一项更大规模的研究未能重复这一发现，即中枢嗜睡症患者脑脊液中组胺或 tmHA 水平降低[48]。由于这项研究包括了明确定义的嗜睡症和其他嗜睡症患者，并使用了灵敏度更高的检测方法（液相色谱电喷雾 / 串联质谱检测法，用于同时分析组胺及其主要代谢物 tmHA），这些发现表明脑脊液组胺和 tmHA 的测量不足以区分中枢嗜睡症的病因或用来评估中枢嗜睡症的严重程度。此外，据报道，脑脊液组胺水平与嗜睡的主观［Epworth 嗜睡量表（Epworth Sleepiness Scale，ESS）］和客观［多重睡眠潜伏期测试（Multiple Sleep Latency Test）］测量结果均无相关性，并且与脑脊液食欲素水平也无相关性。对少数嗜睡症患者的脑脊液重复采样也显示，组胺和 tmHA 水平并没有随患者的疾病恶化而发生明显改变[49]。相反，上述研究发现，在 4 例明确的猝倒患者中有 3 例患者脑脊液中的促食欲素水平从正常 / 中等水平下降到检测不到，而在另外 2 例非猝倒患者的促食欲素水平则保持稳定。因此，尽管 HDC 免疫阳性神经元增加，1 型嗜睡症患者的胞外组胺水平可能是正常的。这使人们对脑脊液组胺或 tmHA 是否可作为诊断 1 型嗜睡症的有效生物标志物产生质疑。值得注意的是，组胺是一种不稳定的分子，在腰椎 CSF 中的浓度很低（皮摩尔级别）。因此，精确测量中枢组胺的浓度可能需要从更接近组胺释放部位的细胞外液中采样。

组胺类药物治疗睡眠障碍的临床应用

针对 TMN 组胺能神经元的急性给药可产生较强的促觉醒作用，以及较小的促 NREM 和抑制 REM 睡眠的作用。如前所述，阻断 H1 受体的药物是治疗失眠最常用的药物之一。曲普利啶（triprolidine）不能在缺乏 H1 受体的小鼠中导致镇静效应，这说明 H1 受体在介导许多抗组胺药物的镇静作用方面的重要性。第一代 H1 受体拮抗剂，如苯海拉明、氯苯那敏和多西拉敏都具有很高的亲脂性，这有利于它们通过血脑屏障。这些药物还具有强效镇静作用。相比之下，第二代 H1 受体拮抗剂（如非索非那定和氯雷他定）亲脂性较低，镇静作用也较弱。值得注意的是，一些抗抑郁药和抗精神病药（如多塞平、阿米替林和

奥氮平）也具有 H1 受体拮抗作用，并被证明对治疗失眠有益。

与 H1 受体拮抗剂相反，干扰 H3 信号转导的药物［如西普昔凡（ciproxifan）、替洛利生］可促进小鼠的觉醒，这可能是通过增加胞外组胺和其他促觉醒的神经递质水平实现的。H3 受体最近已成为治疗嗜睡症和其他嗜睡患者白天过度嗜睡的药物靶点。例如，H3 受体反向激动剂替洛利生可提高脑内组胺和其他促觉醒神经递质的水平。在缺乏促食欲素的小鼠中，替洛利生可增加觉醒时间、减少 NREM 睡眠，并减少觉醒直接转换到 REM 睡眠的次数（等同于小鼠的猝倒症状）[20]。针对嗜睡症患者（1 型和 2 型）进行的一项中等规模的 1 级研究中，剂量为 10 ～ 40 mg/d（多数为 40 mg/d）的替洛利生可使 ESS 评分降低约 6 分，降低幅度与莫达非尼（100 ～ 400 mg/d）相似[21]。另一项研究发现，0 ～ 10 mg/d 剂量的替洛利生（在这项灵活剂量设计的研究中多数剂量为 40 mg/d）可降低每周的猝倒发作率[22]。替洛利生减少猝倒的机制尚不明确，但可能与 REM 睡眠减少有关。替洛利生的耐受性较好，只有少数不良反应（头痛、烦躁、恶心和失眠等）[21-22]。最近进行的一项为期 2 年的无盲、单臂、实用性研究进一步证实了替洛利生在治疗嗜睡症、猝倒、幻觉和睡眠瘫痪方面的安全性和疗效[51]（图 48.2）。欧洲药品管理局和美国食品和药物管理局已批准替洛利生用于治疗成人嗜睡症。值得注意的是，尽管大多数关于 H3 拮抗剂的研究都集中在嗜睡症中的应用，但这些拮抗剂也能改善阻塞性睡眠呼吸暂停（obstructive sleep apnea，OSA）综合征患者的嗜睡症状。最近的一项研究表明，替洛利生可显著降低 OSA 患者自我报告的白天嗜睡和疲劳程度，

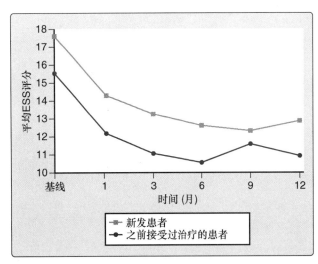

图 48.2　替洛利生可持续改善患者 ESS 评分。新发患者和之前接受过替洛利生患者的 ESS 评分在用药后 1 ～ 12 个月的改善情况

并改善那些拒绝或未能坚持使用持续气道正压治疗的 OSA 患者的自我报告结果[52]。因此，H3 受体可能成为治疗某些神经系统疾病（如特发性嗜睡症、肌营养不良症和帕金森病）相关的白天嗜睡的新靶点。

临床要点

- 阻断组胺 -1 型（H1）受体的药物是治疗失眠最常用的药物之一。
- 10 ～ 40 mg/d 的 H3 受体反向激动剂替洛利生可以减轻嗜睡，并在一定程度上改善嗜睡症患者的猝倒症状。
- H3 受体可能是控制与其他多种疾病相关的白天嗜睡的新治疗靶点，这些疾病包括 OSA 和特发性嗜睡症等。

总结

中枢组胺能系统被认为在觉醒控制中起着至关重要的作用，尽管人们对这种作用的认识还不完全。选择性靶向组胺受体的药物可以调节觉醒和睡眠状态，在某些情况下效果显著。例如，许多 H1 受体拮抗剂（如苯海拉明、氯苯那敏和多西拉敏等抗组胺药）具有强效镇静作用，而干扰 H3 信号转导的药物（如西普昔凡、替洛利生）则可促进觉醒。尽管有许多调节中枢组胺水平的药物已经展示了临床疗效和前景，并可以用于治疗严重的失眠和嗜睡症，但是临床前研究支持这样一种观点：在某些环境和（或）行为背景下，需要 TMN 组胺神经元（以及相关的组胺）来维持警觉状态，但它们既不是促进基线水平觉醒（包括脑电或行为层面）的必要条件，也不是充分条件。

致谢

Yves Dauvilliers 是 Jazz Pharmac- euticals、UCB Pharma、Flamel Technologies、Idorsia、Theranexus 和 Bioprojet 的顾问，并参与了咨询委员会的工作。Patrick M. Fuller 没有利益冲突需要报告。

参考文献和拓展阅读

请扫描书后二维码，获取参考文献和拓展阅读资源。

促食欲素 / 下丘脑分泌素

Natalie Nevárez，W. Joseph Herring，Luis de Lecea

徐 敏 译 胡志安 审校

第 49 章

章节亮点

- 促食欲素（orexin）[又名下丘脑分泌素（hypothalamus）] 是两种选择性剪接产生的神经肽，目前已知它们通过广泛分布的"觉醒网络"来调控睡眠和觉醒。
- 促食欲素 / 下丘脑分泌素受体拮抗剂苏沃雷生（Suvorexant）和莱博雷生（Lemborexant）已被批准用于治疗失眠，并且目前还有许多其他用于治疗睡眠障碍的促食欲素 / 下丘脑分泌素受体拮抗剂正在临床开发中。另外，

- 促食欲素 / 下丘脑分泌素受体激动剂正在被研究用于治疗白天过度嗜睡等觉醒障碍中。
- 本章探讨了促食欲素 / 下丘脑分泌素促觉醒环路的基本解剖通路和与其他神经递质系统的相互作用，强调了针对促食欲素 / 下丘脑分泌素受体在睡眠障碍治疗中的临床价值，以及它们在阿尔茨海默病和抑郁症等其他伴有睡眠障碍的疾病中的潜在应用前景。

引言

睡眠是一种广泛存在于各种生物中具有生理恢复作用的状态。理解调节睡眠的神经环路是一个热门的研究领域。位于下丘脑的一群特殊神经元被广泛关注，它们都表达 I 型和 II 型下丘脑分泌素（hypocretin, hcrt-1 和 -2；又称促食欲素，orexin-A 和 -B）（有关其被发现的详细历史，请参阅拓展阅读材料）。这些神经元与几乎遍布整个大脑的"觉醒网络"之间形成紧密的相互连接，调节了睡眠-觉醒状态。利用先进的工具对这一神经环路进行操纵和刻画的研究揭示了促食欲素能神经元在调节觉醒稳定性方面的作用。促食欲素能神经元的作用在嗜睡症中得到了突出体现。嗜睡症是一种睡眠障碍，患者的清醒和睡眠之间存在异常转换；促食欲素能神经元的作用在其他睡眠时间、质量或稳定性受到威胁的疾病中也有所体现。睡眠的重要性使得了解这一神经环路具有重要的临床治疗价值。实际上，有两种促食欲素 / 下丘脑分泌素受体拮抗剂已获批用于治疗失眠，其他针对促食欲素 / 下丘脑分泌素系统的药物也正在进行临床试验，有望用于治疗睡眠障碍及其疾病。在本章中，我们将讨论这一觉醒网络中的重要"节点"，以及正在彻底改变睡眠障碍治疗的新兴促食欲素 / 下丘脑分泌素靶向药物。

促食欲素 / 下丘脑分泌素神经元的特征

促食欲素 / 下丘脑分泌素神经元是肽能神经元，其胞体只分布在下丘脑[1-2]。促食欲素 / 下丘脑分泌素在下丘脑不同位置的表达有差异，在穹窿周围区（perifornical area）表达最高[3]。促食欲素 / 下丘脑分泌素神经元的轴突广泛投射，形成一个分散的"觉醒网络"[4]，在蓝斑（locus coeruleus，LC）和丘脑室旁核团（paraventricular thalamus，PVT）等区域具有密集投射。促食欲素 / 下丘脑分泌素神经元与许多神经递质系统相互作用，并表达许多其他信号分子，包括神经紧张素（neurotensin）、甘丙肽（galanin）、Narp、强啡肽（dynorphin）和前脑啡肽（proenkephalin）等[5-8]。促食欲素 / 下丘脑分泌素神经元整合大量信息（机制未明）并影响睡眠-觉醒的转换。

在觉醒中的关键作用

促食欲素 / 下丘脑分泌素神经元的活动模式表明这些细胞在促进觉醒中发挥作用。促食欲素 / 下丘脑分泌素神经元在觉醒前开始活跃，并在觉醒过程中保持阶段性活跃状态，在觉醒程度较低时活性降低，而在睡眠的时候几乎停止活动[9]。同样，脑脊液（cerebrospinal fluid，CSF）中和细胞外的 A 型促食欲素的浓度也会在动物的活跃期时升高[10]。在小鼠和狗的脑室内注射 A 型促食欲素可促进觉醒并减少睡眠[11-12]，另外，在小鼠的结节乳头核（tuberomammillary nucleus，TMN）、脑桥（pons）、基底前脑（basal forebrain，BF）和 LC 局部注射 A 型促食欲素也可促进觉醒[13-15]。

光遗传学等更精细的技术为阐明这群神经元在调

控觉醒中的作用提供了进一步的证据。对促食欲素 / 下丘脑分泌素神经元进行频率高于 5 Hz 的光遗传刺激可诱导小鼠觉醒，而抑制该群神经元可促进非快速眼动（non-rapid eye movement，NREM）睡眠[16]。这种诱导效应依赖于促食欲素 / 下丘脑分泌素，因为在缺乏促食欲素 / 下丘脑分泌素的动物中进行类似的操纵并不能增加动物的觉醒[16]。此外，利用光遗传学技术抑制促食欲素 / 下丘脑分泌素神经元可增加动物活跃期以及非活跃期的睡眠[17-18]。同样，通过 DREADD（designer receptors exclusively activated by designer drugs）对促食欲素 / 下丘脑分泌素神经元进行化学遗传学操纵发现，利用兴奋性（Gq）DREADD 激活促食欲素 / 下丘脑分泌素神经元可促进觉醒，而利用抑制性（Gi）DREADD 抑制促食欲素 / 下丘脑分泌素神经元则会导致 NREM 睡眠增加[19]。

在睡眠障碍中改变

1880 年，爱德华·吉利诺（Jean Baptise Edouard Gélineau）首次描述了发作性睡病（narcolepsy）[20]。然而，在一个多世纪之后，人们才第一次发现发作性睡病是与促食欲素 / 下丘脑分泌素相关。当时有两项研究分别在小鼠和狗上发现促食欲素 / 下丘脑分泌素神经元缺失会导致睡眠-觉醒周期紊乱和肌张力异常丧失（即猝倒）[21-22]。此外，缺乏下丘脑分泌素基因（Hcrt）小鼠的睡眠-觉醒行为表型与人类发作性睡病相似，而促食欲素 / 下丘脑分泌素 Ⅱ 型受体（OX2R；基因名称：HcrtR2）突变的狗则会患上遗传性发作性睡病[23]。

随后在人类中的研究发现，发作性睡病患者脑脊液中的 A 型促食欲素含量降低。对发作性睡病患者死后的大脑进行解剖发现，其脑内的促食欲素 / 下丘脑分泌素神经元的数量减少了 85% 以上[24]。由于脑脊液中 A 型促食欲素水平的降低与发作性睡病之间存在强烈的相关性，这已经成为临床诊断发作性睡病的指标。

促食欲素 / 下丘脑分泌素觉醒环路概述

正如本章前面所讨论的，促食欲素 / 下丘脑分泌素网络分布广泛，并通过与其他神经递质系统的相互连接而发挥作用。促食欲素 / 下丘脑分泌素神经元向蓝斑区的去甲肾上腺素能细胞、中缝背核（dorsal raphe nucleus，DRN）的 5- 羟色胺能神经元、基底前脑（BF）的胆碱能神经元以及腹侧被盖区（ventral tegmental area，VTA）的多巴胺能神经元发出兴奋性投射。此外，促食欲素 / 下丘脑分泌素神经元接受来

自下丘脑背内侧（dorsomedial hypothalamus，DMH）的神经肽 Y 阳性细胞、视前区腹外侧（ventrolateral preoptic area，vlPOA）的 GABA 能神经元以及来自基底前脑的 GABA 能神经元和谷氨酸能神经元的投射。在接下来的章节中，我们将简要介绍促食欲素 / 下丘脑分泌素网络与其中一些神经递质的联系（按神经递质分类并总结在图 49.1 中），以及这些神经元与觉醒的相关性（有关环路的深入讨论，请参阅选读部分）。重要的是，我们将在本章的临床部分讨论睡眠障碍治疗的新途径：以前对睡眠障碍的治疗主要集中在增加 GABA 介导的抑制；然而，由于发现促食欲素 / 下丘脑分泌素是睡眠和觉醒的关键协调者，目前的研究工作逐渐转向以促食欲素 / 下丘脑分泌素为靶点开发新型药物治疗睡眠-觉醒障碍，并且这些工作已取得了可喜的成果。

蓝斑的去甲肾上腺素（norepinephrine，NE）能神经元

蓝斑（LC）是接收来自促食欲素 / 下丘脑分泌素神经元最密集投射的脑区，并几乎只表达促食欲素 / 下丘脑分泌素 Ⅰ 型受体（orexin/hcrt 1 receptor，OX1R）[4]。LC 中的去甲肾上腺素能神经元的活动与动物的觉醒模式一致：这些神经元在觉醒时紧张性（tonic）发放，在 NREM 睡眠时呈现低活动状态，而在快速眼动（rapid eye movement，REM）睡眠时无活动，抑制这些神经元可增加睡眠[25-26]。在 LC 施加 A 型促食欲素可升高其放电，并增加觉醒减少睡眠[26-27]。事实上，目前推测，LC 是促食欲素 / 下丘脑分泌素系统介导睡眠-觉醒转换机制的中继站。

在斑马鱼中，NE 是促食欲素 / 下丘脑分泌素信号介导觉醒所必需的，并且这一机制在鱼、啮齿动物和人类之中是保守的。损毁去甲肾上腺素能神经元可阻断因过表达下丘脑分泌素基因或光激活促食欲素 / 下丘脑分泌素神经元诱发的过度觉醒[28-29]。限制斑马鱼中 NE 的合成可增加睡眠，同时降低觉醒阈值[28]。

体外研究表明，LC 可直接或间接通过 DMH 来抑制促食欲素 / 下丘脑分泌素神经元[30]。DMH 将节律信息从视交叉上核（suprachiasmatic nucleus，SCN）传递给 LC，尤其是与食物相关的节律活动。向 DMH 局部注射促食欲素 / 下丘脑分泌素可增加 DMH 中 c-Fos 的表达，并增加大鼠的摄食量[31-32]。禁食可导致啮齿动物和非人灵长类动物中促食欲素能神经元 c-Fos 表达急剧增加[33]。利用肾上腺素能激动剂可在体外诱导促食欲素 / 下丘脑分泌素神经元超极化，这表明 LC 与下丘脑外侧区（LH）的相互连接形成了一个负反馈调控环路[34]。

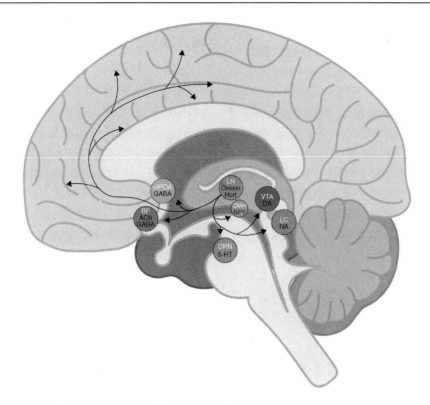

图 49.1　人脑中主要的促食欲素 / 下丘脑分泌素（hcrt）投射总结。促食欲素 / 下丘脑分泌素神经元向蓝斑（LC）的去甲肾上腺素能（NA）细胞、中缝背核（DRN）的 5-HT 能神经元、基底前脑（BF）的胆碱能神经核以及腹侧被盖区（VTA）内的多巴胺能（DA）神经元发出兴奋性投射。此外，促食欲素 / 下丘脑分泌素神经元还接受来自背外侧下丘脑（DMH）的神经肽 Y（NPY）阳性神经元的投射、腹侧前视区（vlPOA）的 γ- 氨基丁酸（GABA）能神经元以及基底前脑（BF）的输入

基底前脑（BF）的乙酰胆碱（acetylcholine）和 γ- 氨基丁酸（GABA）能神经元

　　BF 是一个与促食欲素 / 下丘脑分泌素神经元形成相互连接的异质性区域，它在维持觉醒状态中起着核心作用。BF 中不同的细胞类型（胆碱能、GABA能和谷氨酸能）对于维持觉醒具有不同的作用。具体来说，BF 的胆碱能、GABA 能和谷氨酸能神经元轴突投射到促食欲素 / 下丘脑分泌素神经元上，而同时促食欲素 / 下丘脑分泌素神经元轴突也能投射到 BF 的胆碱能神经元上[35-36]。DREADD 化学遗传激活 BF 中的胆碱能神经元会导致脑电图（EEG）活动去同步化以及 NREM 睡眠期间 δ 功率下降，但不会产生行为性觉醒[37]。

　　BF 中的 GABA 能神经元在调控觉醒状态方面存在异质性。例如，生长抑素（somatostatin）阳性 GABA 能神经元在清醒时沉默，而小清蛋白（parvalbumin）阳性 GABA 能神经元在清醒时最为活跃，在睡眠时活动降低[38-39]。针对这些神经元类群的靶向刺激表明，光遗传激活生长抑素阳性的 GABA 能神经元可促进 NREM 睡眠，而激活小清蛋白阳性的 GABA 能神经元可诱导觉醒[39]。

下丘脑结节乳头体核（TMN）的组胺（histamine）能神经元

　　促食欲素 / 下丘脑分泌素可激活 TMN 的组胺能神经元。TMN 神经元活动与睡眠-觉醒模式一致，在清醒时活跃，而在睡眠时沉默[40]。光遗传抑制该脑区的组胺能神经元可以诱导睡眠并抑制觉醒[41]。然而，尽管促食欲素 / 下丘脑分泌素-组胺这一环路足以诱导觉醒，但它并不是觉醒所必需的。因为在缺乏组胺的斑马鱼中激活促食欲素 / 下丘脑分泌素神经元仍可以表现出正常的从睡眠到觉醒的转变，并且在缺乏组胺脱羧酶（一种可以产生组胺的酶）的小鼠体内仍表现出正常的睡眠-觉醒转变[17, 42]。

中缝背核（DRN）的 5- 羟色胺能神经元

　　DRN 的 5- 羟色胺能神经元接受来自下丘脑的兴奋性输入，并将抑制性输入反馈至促食欲素 / 下丘脑分泌素神经元。DRN 神经元在促进觉醒和维持觉醒相关的运动（如防止猝倒）中发挥作用[43]。光遗传刺激 DRN 中的 5- 羟色胺能神经元可导致觉醒[44]。体外试验表明，下丘脑分泌素可增加 DRN 神经元的放电率[45]。在 DRN 中局部注射促食欲素 / 下丘脑分

泌素可导致清醒样脑电活动[46]。

HcrtR2 基因敲除的小鼠会表现出猝倒症状，而恢复 DRN 5- 羟色胺能神经元中的 HcrtR2 基因表达则可以在不影响睡眠的情况下抑制猝倒症状发生。虽然恢复促食欲素 / 下丘脑分泌素受体可减少类似猝倒的发作，但利用光遗传手段在杏仁核中抑制从 DRN 投射过来的 5- 羟色胺能神经元轴突末端可阻断恢复促食欲素 / 下丘脑分泌素受体的作用。实际上，在杏仁核中光刺激 DRN 神经元轴突末端也能抑制促食欲素 / 下丘脑分泌素缺陷小鼠中的猝倒症状发生，并且在杏仁核神经元过表达促食欲素 / 下丘脑分泌素基因可以减少自发性以及情绪引起的猝倒[47-48]。总之，这些数据表明，促食欲素 / 下丘脑分泌素神经元、DRN 的 5- 羟色胺能神经元以及杏仁核神经元三者之间存在多突触环路，可导致不依赖于睡眠的猝倒行为。

腹侧被盖区（VTA）的多巴胺（dopamine，DA）能神经元

VTA 已被证明在动机行为中发挥作用，促食欲素 / 下丘脑分泌素神经元可以和 VTA 神经元形成密集的连接，从而调节 VTA 神经元的活动。在 VTA 中注射促食欲素 / 下丘脑分泌素可增加 VTA 中多巴胺的释放[49]。在体外实验中，VTA 的 DA 神经元可被促食欲素 / 下丘脑分泌素激活[50]；同时体内研究表明，促食欲素 / 下丘脑分泌素诱导的过度运动和刻板行为是由 VTA 多巴胺能神经元介导的。最近的研究进一步揭示了促食欲素 / 下丘脑分泌素和多巴胺在处理食物或药物奖励线索时，以及应对应激性刺激时的相互作用（有关促食欲素 / 下丘脑分泌素在动机行为中的作用的详细讨论，参见选读部分）[51]。

下丘脑的神经肽 Y 阳性细胞

多项研究表明，神经肽 Y（neuropeptide Y，NPY）可刺激下丘脑外侧的促食欲素 / 下丘脑分泌素神经元。促食欲素 / 下丘脑分泌素神经元表达 NPY 受体，并且下丘脑弓状核（Arc）中有神经肽 Y/ 刺鼠相关肽（agouti-related peptide，AgRP）神经元，这种神经元可投射到促食欲素 / 下丘脑分泌素神经元上。在下丘脑外侧中使用 NPY 激动剂可增加促食欲素 / 下丘脑分泌素神经元中 c-Fos 的表达[52]。由于 NPY 还在摄食行为中发挥作用，这提示了觉醒和进食在生理上具有重要的相关性[53]。事实上，NPY 很可能将来自食物的生物钟信息传递给促食欲素 / 下丘脑分泌素神经元，后者又传递给蓝斑，从而形成了进食介导的觉醒调控基础。

腹外侧视前区（vlPOA）的 GABA 能神经元

来自 vlPOA 的 GABA 能神经元可投射到下丘脑外侧的促食欲素 / 下丘脑分泌素神经元，vlPOA 的 GABA 能神经元在 NREM 和 REM 睡眠期间活跃，表明它们可能参与抑制促食欲素 / 下丘脑分泌素介导的兴奋性活动[54]。实际上，激活 vlPOA 神经元可促进 NREM 睡眠，而在脑片实验中，激活 vlPOA-GABA 能神经元可抑制促食欲素 / 下丘脑分泌素神经元[55]。有研究发现，敲除下丘脑外侧的促食欲素 / 下丘脑分泌素神经元中的 GABA-B 受体可导致睡眠碎片化[56]。综合以上数据表明，vlPOA 的 GABA 能神经元与促食欲素 / 下丘脑分泌素神经元的这种联系对于睡眠维持是必要的。

整合生理学

下丘脑外侧的促食欲素 / 下丘脑分泌素神经元通过整合来自中枢和外周的复杂信号来调控觉醒。这些复杂信号包括激素和代谢物信使，它们可表征健康或疾病情况下的能量平衡与应激。

能量平衡

胃促生长素（ghrelin；又称胃饥饿素）是一种肠道激素，在长时间禁食后会表达上调，并促进摄食行为[57]。促食欲素 / 下丘脑分泌素神经元表达胃饥饿素受体（GHS-R），胃饥饿素可诱导促食欲素 / 下丘脑分泌素神经元中 c-Fos 的表达，在禁食的动物中促食欲素 / 下丘脑分泌素神经元的活动会增加[58-59]。抑制促食欲素 / 下丘脑分泌素信号通路可抑制胃饥饿素诱导的进食行为[60]。因此，促食欲素 / 下丘脑分泌素神经元可能对胃饥饿素信号敏感，从而在长时间禁食（即代谢失衡）的情况下促进觉醒和寻找食物。

相反，瘦素（leptin）是一种由脂肪因子衍生的激素，可表征饱腹感[61]。瘦素可以直接或间接（通过表达长亚型瘦素受体的神经元，LepRB 神经元）抑制下丘脑外侧促食欲素 / 下丘脑分泌素神经元[5, 62]。瘦素可以阻断光遗传刺激诱导的促食欲素 / 下丘脑分泌素神经元的 c-Fos 表达[62]。禁食则可以增加促食欲素 / 下丘脑分泌素神经元的活性。[33, 63]

应激

应激通常会引起对环境的过度注意（如过度警觉），以保护自身免受即将到来的危险。促食欲素 / 下丘脑分泌素可能通过与促肾上腺皮质激素释放因子（corticotropin releasing factor，CRF）的相互作用以及下丘脑 - 垂体 - 肾上腺（hypothalamic-pituitary-adrenal，

HPA）轴激活，来整合应激性刺激信号[64]。实际上，激活促食欲素 / 下丘脑分泌素神经元会导致血浆糖皮质激素升高，从而促进觉醒水平以协调对于危险的适应性反应[62, 65]。

促食欲素 / 下丘脑分泌素与临床应用

正如我们简述的那样，促食欲素 / 下丘脑分泌素网络是调控睡眠 – 觉醒的核心系统。目前已有先进的技术允许我们对这个环路中的一些"节点"进行精细的操纵，以阐明它们在睡眠 – 觉醒发生和维持中的特定作用。重要的是，促食欲素 / 下丘脑分泌素系统还涉及生理和动机信号的整合，以促进适应性行为反应，如与能量平衡和应激相关的行为反应。随着我们对促食欲素 / 下丘脑分泌素系统了解的不断深入，我们将扩大这一靶点的治疗潜力。在本章的剩余部分，我们将重点关注靶向促食欲素 / 下丘脑分泌素系统的药物治疗失眠和其他觉醒相关疾病的潜在作用。

治疗失眠的促食欲素 / 下丘脑分泌素受体拮抗剂

促食欲素 / 下丘脑分泌素的发现以及随后进一步认识到促食欲素 / 下丘脑分泌素信号系统在维持觉醒中起关键作用，为失眠治疗提供了一个新的方向，即可以通过拮抗促食欲素 / 下丘脑分泌素受体来阻断该系统介导的觉醒，从而来治疗睡眠障碍。选择性靶向觉醒调控神经递质系统的药物不同于传统的治疗失眠的 Z 类药物或经典的苯二氮䓬类药物（非标准使用），这些传统药物一般是通过增强 GABA 的抑制作用来促进睡眠，对整个中枢神经系统具有广泛的抑制效果[66]。促食欲素 / 下丘脑分泌素受体拮抗剂阿莫雷生（Almorexant），最先在理论上证明了促食欲素 / 下丘脑分泌素受体拮抗剂可用于治疗人类失眠[67-68]。但由于其不可避免的分子特异性肝毒性问题，Almorexant 最终被停止了临床开发[69]。2014 年，苏沃雷生（Suvorexant）成为第一个被美国 FDA 批准用于临床治疗失眠的促食欲素 / 下丘脑分泌素受体拮抗剂，随后第二个临床用于治疗失眠的促食欲素 / 下丘脑分泌素受体拮抗剂莱博雷生（Lemborexant）也于 2019 年获得批准[70]。其他一些促食欲素 / 下丘脑分泌素受体拮抗剂正在临床开发中，这包括 Seltorexant[71] 和 Daridorexant[72]。本章的剩余部分将主要讨论 Suvorexant，因为它目前具有最翔实的公开实验数据。

苏沃雷生（Suvorexant）概述

Suvorexant（BELSOMRA） 是 OX1R 和 OX2R 受体的拮抗剂[73-74]。在治疗剂量下，体内药物浓度在用药后约 1.5 ～ 2 h 达到峰值，平均血浆终末半衰期约为 12 h[75]。Suvorexant 的全身药代动力学呈线性，当每日给药一次时，药物累积约为 1 ～ 2 倍，3 天达到稳定状态。该药物的平均绝对生物利用率约为 80%，主要是通过 CYP3A 代谢消除[76]。

目前在美国，Suvorexant 的建议起始剂量为 10 mg，如果患者对该药物的耐受性较高导致在该剂量下的治疗效果不理想，则可将剂量增加到 20 mg。这一剂量建议是基于 FDA 的观点——任何失眠治疗都应使用最低有效剂量[77]。但是在一些其他国家，如日本和澳大利亚，药物监管机构的意见倾向于采用更直接、最有效的剂量：老年人群的批准用药剂量为 15 mg，非老年人群为 20 mg，无须从较低剂量开始累积。在日本和澳大利亚等国家，老年人和非老年人不同的用药剂量是根据 III 期临床试验中的剂量规律所获得的。在该试验中，针对老年人的剂量会根据试验开始时的有效药代动力学数据进行调整。但随后也有研究认为，年龄不太可能对 Suvorexant 的药代动力学有显著影响。因此在美国标准中无须因年龄而调整 Suvorexant 的剂量。由于 CYP3A 抑制剂可使 Suvorexant 的血浆水平增加约 2 倍，因此在美国，对于适度服用 CYP3A 抑制剂的患者，Suvorexant 的推荐起始剂量为 5 mg。

疗效证据

Suvorexant 的促睡眠作用最初在动物[74] 和健康人身上得到证实[75]。人们随后对 Suvorexant 治疗失眠的效率进行了评估，其中选择了随机安慰剂作为对照组。先后开展了 4 项评估试验，其中包括 1 项初始剂量范围试验，2 项关键的为期 3 个月的 III 期试验和 1 项为期 1 年的安全性试验[78-79]。在最初的剂量范围试验中，对非老年失眠症患者进行了 10、20、40 和 80 mg 的过量剂量测试。多导睡眠图（polysomnography，PSG）的客观测量和患者自我报告的主观测量结果显示，Suvorexant 的治疗效果与剂量相关[79]。尽管与 10 mg 剂量相比，高剂量的疗效终点一致性更高，但 FDA 的审查结论认为，10 mg 的治疗剂量足以达到治疗效果，因此宣布将 10 mg 作为美国的推荐起始剂量。

根据初始剂量范围试验的结果，在两项关键的 III 期试验中选择了 40 mg 和 20 mg 的剂量，并在老年人（≥ 65 岁）和非老年人（< 65 岁）群体中都进行了评估[80]。如本章前面所述，根据 III 期试验开始时的有效

药代动力学数据，将老年人的评估剂量调整为 30 mg 和 15 mg（而不是 40 mg 和 20 mg），以适应老年人和非老年人药物的差异。Ⅲ期试验表明，无论是根据最早的评估时间点（PSG 测量为用药后第一晚，或者患者用药后第一周的主观报告测量）的结果，还是从长期来看，PSG 客观测量和患者主观报告均显示 Suvorexant 在治疗失眠方面更有效（相对于安慰剂）；疗效一般可维持 3 个月（在 1 年期试验中，疗效可维持 12 个月，该试验仅评估了 40/30 mg 的剂量）。当患者采用监管部门批准的 20/15 mg 剂量时，依据患者主观报告显示，在用药后第 3 个月总睡眠时间（subjective total sleep time，sTST）比基线（用药前）增加了 55 min，而对照安慰剂组增加了 39 min；睡眠开始时间（subjective time to sleep onset，sTSO）比基线减少 25 min，而对照安慰剂组减少 19 min。另外，PSG 结果还显示患者的入睡后觉醒时间（wake after persistent sleep onset，WASO）比基线减少了 48 min，而对照安慰剂组减少了 25 min［用药试验组的总睡眠时间（total sleep time，TST）相应增加了 78 min，而安慰剂对照组增加了 51 min］。用药后第一晚的 PSG 持续睡眠潜伏期（latency to persistent sleep，LPS）缩短了 28 min，而安慰剂组缩短了 17 min；用药 3 个月后药物组与安慰剂组的差异较小（用药实验组缩短了 32 min，而安慰剂缩短了 28 min）[81]。

对 8 h 夜间 PSG 记录中每小时的 WASO 进行额外分析表明，Suvorexant 对 WASO 的减少作用从用药后第 2 小时开始就很明显，并在整个夜间持续保持[81]。尽管 Suvorexant 减少了 WASO，但它并没有改变夜间觉醒的次数[79]。一项关于 Suvorexant 对 WASO 和觉醒影响的微观动力学分析发现，相对于安慰剂组，Suvorexant 减少了长觉醒（> 2 min）的总次数和总时间，同时略微增加了短觉醒（≤ 2 min）的总次数和总时间[82]。平均而言，服用 Suvorexant 的患者从夜间最长的觉醒恢复至睡眠的速度相较于安慰剂组快了 2 倍多。此外，长时间觉醒的减少可使患者的睡眠质量提升，而短时间觉醒的增加对睡眠质量没有影响，这说明长时间觉醒相较于短时间觉醒会对失眠患者产生更大的影响。患者和临床医生对于病情改善的总体评估以及"响应者"分析，都反映了患者在服药 3 个月内睡眠质量发生改善[80-81]。例如，在患者评定的失眠严重程度指数中[84]，服药 3 个月后失眠严重程度指数改善达到 6 分或以上的患者占总响应者的 56%[85]，而安慰剂组的比例为 42%，优势比为 1.8。这表明服用 Suvorexant 的患者成为响应者的概率大约是服用安慰剂患者的 2 倍[86]。

尽管许多患者长期使用药物治疗失眠，但是大

多数随机对照药物试验的持续时间一般小于 3 个月。Suvorexant 的开发项目中，通过纳入一项为期 1 年的随机对照试验解决了这一局限性。该试验的主要目的是评估药物安全性，同时也根据患者的报告结果评估了 40/30 mg Suvorexant 的长期疗效[78]。在 1 年期试验中发现，Suvorexant 对于促进睡眠发生和维持睡眠的作用可以持续 12 个月，并且没有证据表明患者会对长期夜间 Suvorexant 治疗产生耐受性。虽然已批准的 20/15 mg 剂量未被纳入 1 年期试验中，但根据 40/30 mg 剂量的研究结果（以及Ⅲ期关键试验中观察到的 20/15 mg 剂量的持续疗效），可以合理推断 3 个月试验中 20/15 mg 的疗效将维持更长时间。一项在日本进行的 Suvorexant 上市后调查研究的数据也证明了这一点，其中 sTSO 的中位数从治疗开始前的 60 min 下降到治疗 1 个月后的 30 min，这种改善一直维持到第 6 个月。同时，sTST 的中位数增加了 60 min，从治疗开始前的 300 min 增加到治疗 1 周后的 360 min，这种改善也一直维持到第 6 个月[87]。

不良反应概述

对于两项关键的Ⅲ期试验进行汇总分析发现，大多数患者完成了计划的 3 个月治疗，因不良反应而停止治疗的患者相对较少（20/15 mg 试验组为 3.0%，安慰剂组为 5.2%）[81]。与 Suvorexant 相关的最常见不良反应是嗜睡（20/15 mg 试验组为 6.7%，安慰剂组为 3.3%），主要发生在治疗早期（1 ~ 2 周内），一般为轻度至中度，很少导致最终停药。少数患者（< 0.5%）出现与睡眠相关的幻觉和睡眠瘫痪。与睡眠相关的幻觉和睡眠瘫痪在一般人群中也会自发发生，其他促睡眠的药物（如唑吡坦）也有导致幻觉的报道，因此尚不清楚该不良反应是否与促食欲素/下丘脑分泌素受体的拮抗作用相关[88-89]。尽管有 2 例（占第 3 阶段人群的 0.2%）关于 40/30 mg 剂量的 Suvorexant 导致不良症状（梦游症或其他复杂睡眠行为，例如睡眠进食）的报告，但没有数据显示 20/15 mg 剂量的 Suvorexant 可导致不良症状[80-81]，这些报告与其他睡眠治疗药物的报告结果相似[90]。日本的 Suvorexant 上市后调查研究的数据进一步支持了该药物的安全性：9.7% 的调查人群报告了不良反应，最常见的不良事件是嗜睡（3.6%）[87]。

因为 Suvorexant 作用于促食欲素/下丘脑分泌素受体，而嗜睡症患者体内丧失促食欲素/下丘脑分泌素神经元导致其无法产生促食欲素/下丘脑分泌素，因此该药物在嗜睡症患者中是禁用的。由于嗜睡症患者被排除在Ⅲ期试验之外，因此没有关于 Suvorexant 在该人群中的安全性信息。从理论上讲，拮抗促食欲

素 / 下丘脑分泌素受体可在非嗜睡症患者中模拟嗜睡症 / 猝倒的体征，因此在Ⅲ期试验中对可能与嗜睡症 / 猝倒相关的不良反应进行了仔细监测。但经独立专家判定委员会裁定，没有任何事件（包括跌倒）与嗜睡症 / 猝倒一致。

关于其他潜在的安全性问题，几乎没有证据表明 Suvorexant 会对轻度或中度慢性阻塞性肺疾病或阻塞性睡眠呼吸暂停患者造成呼吸抑制[92]；但是，尚未评估 Suvorexant 对严重呼吸障碍患者的影响。尽管 Suvorexant 在 FDA 风险评估中被列入Ⅳ类（与大多数睡眠药物属于同一类别），但动物和人体研究表明，Suvorexant 被滥用导致不良反应的可能性相对较低[93-94]。

停药反应

每项Ⅲ期试验均包括一个随机停药阶段，即在主要治疗阶段（3 ~ 12 个月，视试验而定）结束时，将之前服用 Suvorexant 的患者一半转为服用安慰剂，另一半继续服用 Suvorexant。之前服用安慰剂的患者继续服用安慰剂，主要目的是评估可能出现的失眠反弹和戒断症状。在两项为期 3 个月的Ⅲ期试验中，随机停药期为 1 周[80-81]。在一项为期 1 年的慢性失眠患者Ⅲ期试验中，研究人员对停药反应进行了更全面的评估，该试验仅评估了 40/30 mg 剂量，随机停药期为 2 个月[78]。该试验发现，患者在换用安慰剂之后会导致原先 12 个月的 Sovorexant 治疗效果部分丧失。然而，虽然患者的失眠症状在停止长期每晚服用 Suvorexant 后又出现了，但患者的睡眠平均得分并没有回到治疗前的基线水平，而且在睡眠起始和维持方面的平均得分通常只有基线水平的一半左右。

此外，研究人员还分析了反弹性失眠患者的比例，反弹性失眠的定义是出现比治疗前程度更严重的睡眠障碍。分析着眼于停药阶段的前 3 个晚上，因为在期间，任何反弹都是最明显的。在为期 1 年的试验结束后的停药阶段，停药组（即之前服用 Suvorexant 后转为服用安慰剂的组）相较于一直服用安慰剂的组，在 3 晚或 3 晚中任何一晚的 sTST 或 sTSO 反弹性恶化情况上都没有统计学显著性差异[78]，但是停药组反弹性失眠的比例相较于一直服用安慰剂组更高。在两项为期 3 个月的治疗试验中，当观察 20/15 mg 剂量和 40/30 mg 剂量的反弹性失眠时，也明显发现类似的现象[80-81]。尽管反弹性失眠对大多数人来说不是问题，但有些人在停用 Suvorexant 后可能会出现 1 ~ 2 晚的轻度睡眠障碍。

Ⅲ期试验还评估了停药阶段可能出现的戒断症状，主要的比较对象是继续服用 Suvorexant 的患者组和改服安慰剂的患者组。主要的分析指标是通过戒断症状调查表分别计算，停药阶段前 3 晚中任何一晚以及 3 晚累积，出现 3 种及以上新症状或加重 3 种及以上症状的患者比例。结果发现，无论是在 40/30 mg 剂量的夜间治疗 1 年后的停药阶段，还是在 20/15 mg 剂量的夜间治疗 3 个月后的停药阶段，上述患者比例均未发现明显差异[78, 80-81]。

综上所述，慢性失眠症患者在没有任何其他干预措施（如认知行为疗法）的情况下，突然停止服用 Suvorexant 很可能出现失眠症状的复发。然而，对于大多数患者来说，长期服用 Suvorexant 后突然停药导致的失眠反弹（相对于基线的失眠症状恶化）或戒断症状，对于人体的影响似乎可以忽略不计。

在老年群体中的使用

老年人在失眠患者中占很大比例，并且他们在睡眠维持方面存在特殊问题（如睡眠中断）。另外，老年人的睡眠-觉醒模式也不同于年轻人，他们逐渐转向早睡早起的生活习惯，同时伴随着日间小睡的增加[95-96]。老年人普遍较差的睡眠可能是因为促觉醒或促睡眠神经元的退化[97]，以及睡眠-觉醒系统的阶段性响应提前。这些睡眠问题可能会影响 Suvorexant 的治疗效果。老年人可能更容易在夜间和第二天产生残留效应，尤其是药物未及时代谢导致其在体内累积，这可能会引起老年人跌倒等安全性事件，这是现有的一些睡眠治疗方法普遍存在的问题[98-99]。在两项为期 3 个月的 Suvorexant 的Ⅲ期试验中，大约 40% 的患者是老年人（≥ 65 岁）。对这两项试验进行老年人亚群汇总分析发现，用药超过 3 个月后对于老年患者的入睡和睡眠维持有治疗效果（基于主观和客观睡眠测量；药物剂量为 15 mg 或 30 mg）。并且，在老年人群体中的的安全性与在总体人群中的安全性相似。嗜睡是最常见的不良反应，但没有证据表明，相比于安慰剂组，老年人服用 Suvorexant 后会因为嗜睡而导致跌倒概率增加（15 mg 组 1.5%，30 mg 组 0.6%，安慰剂组 1.5%）。

在阿尔茨海默病患者群体中的使用

多达 40% 的阿尔茨海默病患者存在睡眠障碍和失眠等问题[100]，主要症状包括有夜间睡眠碎片化、夜间觉醒、早醒、入睡潜伏期增加、深度睡眠减少以及因夜间睡眠不足而导致的日间小睡增多。在这些患者中使用传统的催眠药物（包括 Z 类药物）存在很大的安全性问题，因为这些药物可能会增加跌倒的概率，并有可能会导致精神错乱，而且目前缺乏这些药物在阿尔茨海默症人群中的有效数据[101]。一些研究表明，下丘脑促食欲素 / 下丘脑分泌素神经元的神经退行性丧失可能会导致睡眠-觉醒模式紊乱[102]。然而，阿尔茨海默症患者本身随着病程的发展可能就会出现促食欲素 / 下丘脑分泌素系统失调的问题，这导致阿尔茨海默症患者促食欲素 / 下丘脑分泌素能神经元输出增加，加剧患者的夜间觉醒问题[103]。一项试验评估了 Suvorexant 治疗轻度至中度阿尔茨海默症患者失眠的疗效[104]。研究发现，Suvorexant 能有效增加 TST 和减少 WASO，并且能改善医护人员对患者睡眠的主观评分。这些发现为治疗阿尔茨海默病患者的失眠问题提供了一种新的方法，特别是在阿尔茨海默病患者病程的早期阶段，利用 Suvorexant 可以竞争性地拮抗内源性促食欲素 / 下丘脑分泌素神经肽结合对应的受体，从而抑制患者觉醒，改善睡眠。然而尚不清楚 Suvorexant 是否对较晚期阿尔茨海默症患者具有类似的治疗效果。

神经生理学效应

目前已经有研究根据 PSG 所显示的不同睡眠阶段（包括 REM，NREM 中的 N1、N2 和 N3/ 慢波睡眠期）的时间，对睡眠药物的神经生理学效应进行了探究。在对Ⅲ期试验数据的汇总分析中发现，与安慰剂相比，Suvorexant 导致患者的 TST 增加是由于睡眠总时间增加所致[105]。当比较 Suvorexant 试验组和安慰剂对照组在每个睡眠阶段的 TST 百分比变化时发现，在用药后第一晚，N1、N2 和 N3 期占总睡眠时长的比例大约有 1% ～ 2% 的小幅下降，而 REM 睡眠的比例大约平均增加了 4%。Suvorexant 与安慰剂最大的用药差异出现在第一晚，并且随着时间的推移试验组和对照组的差异会减少（例如，在第 3 个月时，试验组和对照组的 REM 睡眠比例的差异下降到 2%）。与安慰剂相比，Suvorexant 试验组在第一晚的 REM 睡眠潜伏期减少了约 35 min，在用药后第 3 个月时减少了约 16 min。

研究人员还通过 qEEG 频谱分析（δ、θ、α、σ、β、γ）对睡眠药物的神经生理作用进行了研究。Ⅲ期试验的汇总分析发现，在 qEEG 频率上，相较于安慰剂，Suvorexant 对 NREM 睡眠和 REM 睡眠期间的脑电功率谱密度影响较小[105]。

总的来说，根据 EEG/PSG 结果发现，拮抗促食欲素 / 下丘脑分泌素通路可以改善入睡并维持睡眠，同时并不会对患者的神经生理状况产生重大影响。Suvorexant 对睡眠结构最显著的影响是导致 REM 睡眠比例的最小平均值增加（根据 TST 的增加进行归一化），但是这一影响的临床意义尚不清楚。一些数据表明，与正常人相比，失眠患者的 REM 睡眠量可能有所不足。因此，增加失眠症患者的 REM 睡眠

可能会对患者的睡眠结构产生有利影响，使其更接近正常人。Ⅲ期试验中的 PSG 结果显示，失眠患者平均 REM 潜伏期为 120 min，而正常人群的通常约为 90 min。当服用 Suvorexant 后，患者的平均 REM 潜伏期减少了约 35 min，接近正常人群。这说明 Suvorexant 可能可以使 REM 相对缺乏的患者恢复正常的 REM 潜伏期。

莱博雷生（Lemborexant）

Lemborexant（DAYVIGO）于 2019 年获得 FDA 批准，用于治疗失眠（除非另有说明，本节数据来源为 FDA 处方信息）[107]。与 Suvorexant 一样，Lemborexant 也是 OX1R 和 OX2R 受体的拮抗剂。在治疗剂量下，Lemborexant 的浓度大约在服药后 1 ～ 3 h 达到峰值，平均终末血浆半衰期约为 17 ～ 19 h。Lemborexant 的系统药代动力学近似呈线性，每日一次给药时累积量为 1.5 ～ 3 倍。它主要通过 CYP3A 代谢消除。在美国，建议起始剂量为 5 mg，可根据临床反应和耐受性最大增加至 10 mg。由于 CYP3A 抑制剂会增加 Lemborexant 的血浆水平，因此对于服用弱 CYP3A 抑制剂的患者，推荐的最大剂量为 5 mg，并且应避免 Lemborexant 与中等或强 CYP3A 抑制剂同时使用。在Ⅲ期临床试验中，Lemborexant 的临床疗效和安全性与前面章节描述的 Suvorexant 大致相似，尽管这两种药物尚未在临床试验中进行直接比较。但是与安慰剂相比，从客观（PSG）和主观睡眠测量的结果看，Lemborexant 改善了患者入睡和睡眠维持，最常见的不良反应是第二天的嗜睡。目前没有证据表明 Lemborexant 治疗停止后会出现明显的反弹性失眠或戒断反应。

与 GABA 类药物的潜在区别

目前还没有数据来直接比较 Suvorexant 和 GABA 能类药物（如 Zolpidem，唑吡坦）对失眠患者的疗效。然而，有研究比较了 Lemborexant 以及已停用的促食欲素 / 下丘脑分泌素受体拮抗剂 Almorexant 与 GABA 能类药物的区别。

在一项为期 2 周的非老年人群（＜ 65 岁）试验中，10 mg 的 Zolpidem 作为阳性对照，试验组分别为 100 mg 和 200 mg 的 Almorexant[109]。虽然没有直接比较 Almorexant 与 Zolpidem 的统计学数据，但 Almorexant 对 PSG 测量所得的 WASO 的影响要大于 Zolpidem（与安慰剂相比，Almorexant 组在治疗后第 2 周 WASO 相较于基线减少 14 ～ 20 min，而 Zolpidem 组增加了 4 min）。Almorexant 和 Zolpidem

对于患者主观报告的 sWASO 的影响没有差异（与安慰剂相比，Almorexant 组在治疗后第 2 周 sWASO 相较于基线减少了 7～10 min，而 Zolpidem 组减少了 13 min）。在入睡方面，相较于 Almorexant，Zolpidem 对 PSG 测量所得的 LPS 影响更大（与安慰剂相比，Zolpidem 组在治疗后第 2 周 LPS 相较于基线减少了 11 min，而 Almorexant 组则是减少了 4～6 min），但这两种药物的作用在患者主观报告的 sTSO 上并没有显著差异（与安慰剂相比，Zolpidem 组在治疗后第二周 sTSO 相较于基线减少了 6 min，而 Almorexant 组对应为减少了 4～7 min）。这些数据表明，促食欲素 / 下丘脑分泌素受体拮抗剂比 GABA 类药物更能有效地维持夜间睡眠。这在一项名为 "SUNRISE-1" 的试验中得到进一步证实，根据 PSG 评估的整晚睡眠效率（TST/ 卧床时间）和后半夜的 WASO 数据，在改善老年失眠患者的睡眠维持方面，Lemborexant 优于 6.25 mg 的 Zolpidem 缓释片。虽然 Zolpidem 缓释制剂已经上市用于改善睡眠维持，但是与速释制剂相比，Zolpidem 缓释片具有较弱的促进入睡效果[111]。在 SUNRISE-1 试验中发现，Lemborexant 相较于 Zolpidem 缓释制剂拥有更好的改善入睡的效果[110]。

正如本章前面提到的，与安慰剂相比，Suvorexant 对于失眠患者的睡眠结构影响较小，仅会造成患者 REM 睡眠的比例略有增加（并相应减少 NREM 睡眠的比例）以及 REM 睡眠的潜伏期缩短。在 RESTORA 试验中，使用 Almorexant 治疗也观察到类似的结果[109]。但相反的是，在该试验中发现，Zolpidem 会造成 REM 睡眠的时间减少，增加 N2 期的时间，同时也增加了 REM 睡眠的潜伏期，这与之前关于 Zolpidem 的研究结果一致[112]。SUNRISE-1 试验中的初步报告显示，与 Zolpidem 相比，Lemborexant 也可以减少 REM 睡眠的潜伏期[113]。在对健康受试者的睡眠脑电图功率谱进行直接比较后发现，Zolpidem 降低了 θ 和 α 波的密度，而 Suvorexant 对各个频率无明显影响[114]。尽管这些睡眠结构 / 脑电图功率谱的临床意义尚不清楚，但与 GABA 类药物相比，促食欲素 / 下丘脑分泌素受体拮抗剂能导致更接近正常的睡眠。

动物实验数据表明，与 GABA 类药物相比，促食欲素 / 下丘脑分泌素受体拮抗剂对运动协调、记忆和认知的影响可能会更低[115-119]。在一项针对正常健康受试者的研究中发现，当在下午进行治疗和测试时，服用 Almorexant 的受试者比服用 10 mg Zolpidem 的受试者在神经认知测试中的表现更好[120]。但是尚

不清楚，失眠患者在夜间服用药物后第二天的表现是否与这项研究的发现一致。在 RESTORA 试验中，Almorexant 和 10 mg Zolpidem 治疗均显示出相似的嗜睡发生率[109]；而在 SUNRISE-1 试验中，与 6.25 mg Zolpidem 缓释片相比，Lemborexant 会轻微增加嗜睡和猝倒的可能[110]。总的来说，这些结果表明，与 Z 类药物相比，促食欲素 / 下丘脑分泌素受体拮抗剂能更有效地维持夜间睡眠，而且不会导致第二天的药物残余效应明显增加。

觉醒是一种正常生理反应，觉醒能力是维持正常睡眠–觉醒周期所必需的。临床前研究表明，给狗和非人类灵长类猴子喂食促食欲素 / 下丘脑分泌素受体拮抗剂后，它们在面对会引起显著情绪变化的声音刺激时仍能保持清醒，同时在面对无关刺激时能保持不间断的睡眠[121-122]。相反，GABA-A 受体调节剂右佐匹克隆（Eszopiclone）和地西泮（Diazepam）会损害动物针对显著性刺激的觉醒能力。这表明促食欲素 / 下丘脑分泌素受体拮抗剂保留了 "正常" 的觉醒阈值，而增强 GABA 信号的药物会导致觉醒阈值升高[122]。一项针对失眠患者的研究表明，Suvorexant 维持了患者对夜间听觉刺激的反应能力，但对照的 GABA 类药物则没有这个作用[123]。

未来方向

睡眠与其他疾病（如阿尔茨海默病和抑郁症）之间相互影响，这使人们意识到，促食欲素 / 下丘脑分泌素受体拮抗剂不仅可以改善疾病患者的睡眠，还可能对这些疾病具有潜在的治疗作用（例如，可减缓阿尔茨海默病患者的病理性生理退化，以及减轻重度抑郁症患者的抑郁情绪）[124-125]。促食欲素 / 下丘脑分泌素受体拮抗剂对药物滥用情况也具有潜在的应用价值。它可替代传统睡眠药物进行治疗，以降低失眠相关症状复发的风险，同时又不存在 GABA 类药物的滥用风险和呼吸抑制作用[126]。人们逐渐认识到睡眠在多种疾病中的作用，并且发现促食欲素 / 下丘脑分泌素是觉醒网络的重要 "节点"，这提示也可以利用促食欲素 / 下丘脑分泌素受体拮抗剂治疗失眠以外的疾病[127]。此外，目前有研究正在评估，促食欲素 / 下丘脑分泌素激动剂在治疗白天过度嗜睡或者其他以觉醒受损为特征的疾病中的潜在效果[128]，并且至少有一种促食欲素 / 下丘脑分泌素受体激动剂已进入人体评估阶段[129]。

临床要点

　　Suvorexant 和 Lemborexant 是监管机构批准的首批靶向促食欲素 / 下丘脑分泌素系统的药物，它们是促食欲素 / 下丘脑分泌素受体拮抗剂，通过阻断促食欲素 / 下丘脑分泌素介导的觉醒来促进睡眠。而促食欲素 / 下丘脑分泌素受体激动剂目前被认为是治疗以白天过度嗜睡为特征的睡眠疾病的潜在方法。

总结

　　了解睡眠的基本生物学特征，对于解析促食欲素 / 下丘脑分泌素环路以及挖掘其临床治疗潜力具有重要意义。利用先进工具在动物模型中操纵和刻画的研究，能够进一步剖析促食欲素 / 下丘脑分泌素觉醒环路，并且对临床转化产生了直接的影响。实际上，已有两种促食欲素 / 下丘脑分泌素拮抗剂被批准用于治疗失眠，一种促食欲素 / 下丘脑分泌素激动剂正被临床评估用于治疗白天过度嗜睡。进一步的研究表明，促食欲素 / 下丘脑分泌素拮抗剂除了可用于治疗睡眠相关疾病外，还可能对阿尔茨海默病、抑郁症和药物成瘾等疾病具有潜在作用。

致谢

　　Merck & Co., Inc.（位于新泽西州肯尼尔沃斯的 Merck，Sharp & Dohme Corp. 子公司）的 Christopher Lines 参与了该章节的临床部分的起草工作。

参考文献和拓展阅读

　　请扫描书后二维码，获取参考文献和拓展阅读资源。

5- 羟色胺与睡眠

Véronique Fabre，*Andrew D. Krystal*，*Patricia Bonnavion*

徐　敏　译　胡志安　审校

第 50 章

章节亮点

- 人类和动物上的药理学研究都发现 5- 羟色胺（5-hydroxytryptamine，5-HT）或血清素神经元具有促觉醒作用。
- 5-HT$_{1A}$ 受体主要抑制快速眼动睡眠，而 5-HT$_{2A}$ 受体主要抑制非快速眼动睡眠。
- 来自中缝核的 5-HT 神经元高度多样化，并且可按功能分为不同的子系统，这可能是

5-HT 在促进睡眠和觉醒方面具有双重作用的基础。
- 条件基因敲除和遗传学沉默或激活等实验发现，特定亚群的髓质 5-HT 神经元在缺氧性高碳酸血症（hypercapnia）的唤醒过程中起到关键作用，提示它们对睡眠相关的呼吸障碍具有潜在贡献。

5- 羟色胺系统的组成

在中枢神经系统中，5- 羟色胺（5-HT）神经元聚集在脑干的中缝核，可被分为两群[1]。尾部神经元群簇包括中缝苍白核（raphe pallidus，RPa；B1/B4）、中缝隐核（raphe obscurus，ROb；B2）和中缝大核（raphe magnus，RMg；B3）；而吻侧神经元群簇则包括中缝背核（dorsal raphe，DR；B6/B7）、中缝正中核（median raphe，MR）、尾线核（caudal linear nucleus）和中缝桥核（pontine raphe nucleus），后者对应 B5/B8 簇和上丘系核（supralemniscal nucleus；B9）。虽然这些神经元表现出一定程度的异质性，但它们均具有合成、存储、释放和再摄取 5-HT 的能力。上述过程需要表达一组特定的基因，这些基因是 5-HT 神经元特有的。在中枢神经系统中，5-HT 神经元的分化和维持是由转录调控网络驱动的，其中转录因子 Pet1（浆细胞瘤表达转录因子 1）起着关键作用。

5-HT 的生物合成（图 50.1）包括两个步骤，首先由限速酶 - 色氨酸羟化酶 2（tryptophan hydroxylase 2，TPH2）将 L- 色氨酸（一种必需氨基酸）转化为 5- 羟色氨酸（5-hydroxytryptophan，5-HTP）；芳香族 L- 氨基酸脱羧酶再将 5-HTP 转化为 5-HT，后者通过囊泡单胺转运蛋白 2（vesicular monoamine transporter 2，VMAT2）积聚到突触囊泡中。一旦释放至细胞外，5-HT 可作用于 14 种不同的受体，这些受体分为 7 个家族（5-HT$_{1-7}$）[2]。其中，5-HT$_3$ 受体属于配体门控离子通道超家族，其余受体均为 G 蛋白偶联受体。5-HT$_{1/5}$ 家族的受体与 G$\alpha_{i/o}$ 蛋白偶联，通过抑制腺苷

酸环化酶（adenylate cyclase，AC）来负向调节环磷酸腺苷（cyclic adenosine monophosphate，cAMP）的形成。5-HT$_{4/6/7}$ 家族的受体通过 Gα_s 蛋白与 AC 正向偶联，可刺激 cAMP 的产生。5-HT$_2$ 家族的受体优先与 G$\alpha_{q/11}$ 蛋白偶联，可激活磷脂酶 C 和 A2，并增加胞内钙浓度。

5-HT 的突触传递受到反馈机制的严密调控，其中包括自身抑制性受体以及 5-HT 的回收失活（图 50.1）。抑制性反馈机制包括激活 5-HT$_{1A}$ 和 5-HT$_{1B}$ 两种自身受体，它们分别抑制 5-HT 神经元的放电和 5-HT·的释放。最新研究还报道了 5-HT$_{2B}$ 自身受体的正向反馈调节作用[3]：激活 5-HT$_{2B}$ 受体可增加 DR 中特定亚群 5-HT 神经元的放电；在 5-HT 神经元中条件性敲除 5-HT$_{2B}$ 受体的小鼠具有低 5-HT 表型。此外，单细胞转录组分析显示，RMg 中特定亚群 5-HT 神经元表达兴奋性 5-HT$_{2A}$ 受体，但还没有实验数据评估其作为自受体的作用[4]。5-HT 释放后的失活途径包括通过高亲和力 5-HT 转运蛋白（serotonin transporter，SERT）将其回收至突触前末梢，并通过 VMAT2 将其积聚到突触囊泡中。另外，5-HT 还可以被有机阳离子转运蛋白从胞外空间清除，这些转运蛋白是一种存在于突触后神经元中的低亲和力，但高容量的摄取系统（OCT2 和 OCT3）[5]。回收至细胞内的 5-HT 最终被两种线粒体同工酶单胺氧化酶 A 和 B 降解。

中缝神经元还表达与 5-HT 信号无关的几个基因，这说明 5-HT 神经元还可能释放其他递质。其中，一些很有说服力的证据表明，主要位于 DR 腹侧的一个 5-HT 神经元亚群，表达囊泡谷氨酸转运蛋白

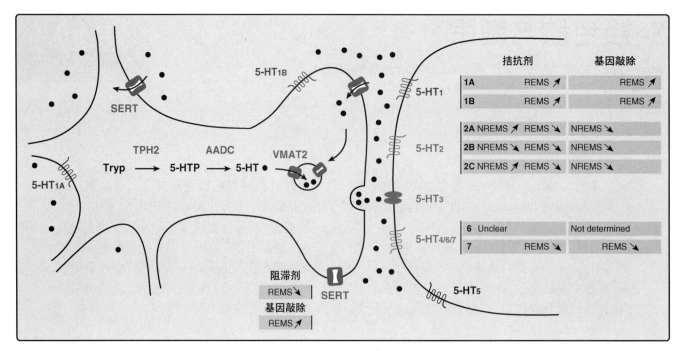

图 50.1　大脑 5- 羟色胺（5-HT）系统：主要组成部分及其对睡眠的影响。脑内 5-HT 神经元表达一组特定的基因，确保 5-HT 的生物合成（$Tph2$，$Aadc$），存储到突触囊泡（$Vmat2$），以及再摄取（$Sert$）。一旦释放到细胞外，5-HT 可以结合 G 蛋白偶联受体（亚型 1、2、4、5、6 和 7）或配体门控离子通道（亚型 3）等 14 种不同受体。$5-HT_{1A}$ 和 $5-HT_{1B}$ 也表达在 5-HT 神经元上，对 5-HT 的神经传递具有抑制作用。使用 5-HT 受体选择性拮抗剂（除了 $5-HT_{2B}$ 和 $5-HT_7$）或阻断 SERT 的药理研究表明，5-HT 具有促觉醒和抑制 REM 睡眠的作用。药理学和基因敲除小鼠研究结果的比较。AADC，L- 氨基酸脱羧酶；NREMS，非快速眼动睡眠；REMS，快速眼动睡眠；Tryp，L- 色氨酸

3（vesicular glutamate transporter 3，VGLUT3），使这群 5-HT 神经元可以存储和释放谷氨酸。光遗传刺激 5-HT 轴突末梢可在海马体、腹侧被盖区（VTA）和杏仁核中产生快速的谷氨酸释放[1]。

随着前沿的单细胞转录组学发展，人们进一步评估了小鼠 5-HT 神经元分子水平的异质性[6]。这些研究表明，MR、DR 和 RMg 中的一些 5-HT 神经元亚群表达编码 γ- 氨基丁酸（gamma-aminobutyric acid，GABA）合成酶的 mRNA，因此它们也可能释放 GABA。同样，在小鼠中使用原位杂交或免疫荧光进行的研究发现，吻侧群簇的 5-HT 神经元比尾侧群簇更有可能合成 GABA[7]。然而，目前尚缺乏 5-HT 神经元释放 GABA 的功能性证据。转录组学分析研究还发现，小鼠 5-HT 神经元表达编码多种神经肽的 mRNA，包括促甲状腺激素释放激素（thyrotropin-releasing hormone，TRH）、P 物质、促肾上腺皮质激素释放激素（corticotropin-releasing hormone，CRH）和甘丙肽（galanin，Gal）[8]。但是，组化实验并未在小鼠中发现这些神经肽与 5-HT 在 DR 中共存[7]。这种差异可能是由技术限制引起的：免疫标记可能缺乏敏感性，而单细胞转录组在与细胞类型特异性驱动基因结合使用时可能会使 mRNA 检测出现偏差。在某些情况下，这些差异可能反映了检测到的 mRNA 翻译不良。在大鼠中，一些 DR 神经元亚群同时表达 5-HT 和 Gal 或 CRH，说明 5-HT 神经元存在较大的物种差异性。其他研究表明，神经肽和 5-HT 共存的现象在中缝核不同核团内有所差异，在尾缝核的共定位程度较高[9]。例如，编码 p 物质的基因 $Tac1$ 主要在小鼠 ROb 和 RPa 的 5-HT 神经元表达[4]。目前还需要进一步的研究来阐明中缝核不同核团及不同物种中 5-HT 神经元的神经肽表达情况。

尽管 5-HT 神经元数量较少（小鼠脑中约有 26 000 个神经元，人类脑中约有 45 万个）且分布有限，但 5-HT 神经元却支配着大脑和髓质的大部分区域[1]。基本上，尾部群簇支配髓鞘和脊髓，而吻侧群簇则主要支配前脑和中脑。在吻侧群簇中，图谱研究还发现了 DR 和 MR 具有互补且一定程度上相互独立的投射模式：DR 的 5-HT 神经元主要靶向杏仁核、大脑皮质、纹状体、黑质和蓝斑，而 MR 的 5-HT 神经元则主要靶向皮层下区域（包括海马、隔膜、尾下丘脑、乳头体、椎间核和中脑被盖核）。5-HT 系统的这种组织形式在包括人类在内的许多哺乳动物中均存在[10]。最近，利用病毒和遗传工具开展的小鼠全脑示踪方法进一步指出 5-HT 神经元亚群（由分子特征定义）具有不同的下游投射，这为 5-HT 系统的多样

性提供了进一步的证据[11]。一个突出的例子是，表达 VGLUT3 的 5-HT 神经元，主要位于 DR 腹侧，它们优先靶向皮质部位，而表达 TRH 的神经元主要位于 DR 背侧，且主要支配丘脑和下丘脑等皮质下区域[6]。

总的来说，这些分子和解剖学研究表明，不同亚群的 5-HT 神经元具有高度的多样性和分布情况。这种异质性也得到了测量 5-HT 神经元在睡眠-觉醒周期中活动模式的功能研究的支持。

5- 羟色胺在睡眠-觉醒功能中的作用

5- 羟色胺神经元在睡眠-觉醒周期中的活动和释放

早期的研究表明 5-HT 可能会促进睡眠，因为对电损毁中缝核或使用色氨酸羟化酶抑制剂氯苯丙氨酸（parachlorophenylalanine，PCPA）抑制 5-HT 的合成可使猫长期失眠。依据这些数据，Jouvet 及其同事提出了睡眠的单胺理论，认为 5-HT 具有促睡眠作用[12]。随后，单细胞记录被用于进一步评估 5-HT 的作用。在麻醉动物中进行的初步电生理研究提供了证据，证明 5-HT 神经元具有特定的特征，其特征是宽幅动作电位之后遵循缓慢的节奏放电模式。最初，研究人员在麻醉动物上的电生理记录发现，5-HT 神经元具有特定放电模式，在缓慢的节律性放电模式之后，产生长持续时间的动作电位[13]。这些电生理特性随后被用于非麻醉动物识别 5-HT 神经元。在自由活动的猫上进行的单细胞记录首次提供了相关证据，DR 中绝大多数依据电生理特征识别的 5-HT 神经元在觉醒期更活跃。它们在清醒时具有最高的放电频率，在 NREM 睡眠时活动减少，在 REM 睡眠时几乎完全停止放电[14-15]。DR 神经元在睡眠-觉醒周期中的活动模式已被反复证实，并且中缝核其他亚群的 5-HT 神经元中具有相似的活动模式。活体动物上进行的微透析研究发现，5-HT 神经元靶向脑区的胞外 5-HT 水平在睡眠-觉醒周期中持续变化，觉醒时水平更高，而在 NREM 和 REM 睡眠阶段逐渐下降[18]。因此，5-HT 神经元被认为是促觉醒的上行激活系统的一部分，这挑战了 Jouvet 提出的 5-HT 具有促睡眠作用的理论（更多这方面的争议，可参见"在成年期操纵 5-HT 神经元"部分）。

然而，随后对更多中缝核神经元的记录，挑战了这种认为 5-HT 神经元是同质性促觉醒群簇的观点。麻醉动物上的电生理研究首先指出，使用近细胞标记技术（juxtacellular labeling）识别的 5-HT 神经元的活动模式具有显著的多样性。麻醉大鼠 DR 中的一些 5-HT 神经元具有非典型放电模式，呈现出快速放电（fast-firing）或爆发放电（burst-firing）[19]。此外，利用放电模式鉴定 5-HT 神经元的经典标准并不准确，因为中缝核非 5-HT 神经元也具有相似的特征[20-21]。重要的是，5-HT 神经元在睡眠-觉醒周期中的功能也被发现具有多样性[22]。因此，很大一部分被认为是 5-HT 能的觉醒活跃性神经元表现出非典型行为，它们在 NREM 睡眠期间持续性（tonic）活跃，而其中一些神经元在 REM 睡眠期间仍然活跃[22]。更令人惊讶的是，也有报道指出，一些被认为是 5-HT 能的神经元在睡眠期间具有最高放电速率[22-23]。

尽管这些研究没有确认所记录到神经元的化学特征，但现在普遍认为，大部分 DR 5-HT 神经元是具有典型放电模式的觉醒期活跃神经元，而另一小部分则表现出典型或者非典型的混合电生理特征，它们可能在觉醒和睡眠期均活跃或者只在睡眠期活跃。这种电生理特性的多样性表明，不同亚型的 5-HT 神经元可能具有特定的功能。与上述观点一致，一项在麻醉大鼠上进行的研究表明，通过近细胞标记技术识别的快速放电 5-HT 神经元的活动与海马 θ 震荡相耦合，而 θ 震荡不仅与动物的探索行为有关，在 REM 睡眠期也占主导[24]。这一结果表明，该亚群的 5-HT 神经元放电活动更快，且与 θ 震荡相耦合，可能大脑的信息处理功能。综上所述，使用单细胞记录的研究一致表明，多数 5-HT 神经元（根据电生理学标准定义）在觉醒期活跃，在 NREM 睡眠期放电速率降低，在 REM 睡眠期几乎沉默，但 5-HT 神经元在睡眠-觉醒周期中的放电模式似乎具有更大的多样性。

5- 羟色胺信号的药理学操控及其对睡眠的影响

5-HT 信号通路作为治疗情绪和焦虑障碍的潜在药物靶点已经引起了极大的关注，这些疾病经常伴有睡眠紊乱。5- 羟色胺相关药物可能对睡眠造成有益或不利的影响。本节将讨论选择性靶向 5-HT 系统的药物对睡眠影响的临床前研究（图 50.1）。这些研究大多探究了 5-HT₁ₐ、5-HT₂ 和 5-HT₇ 受体的作用，而对 5-HT₁ʙ 和 5-HT₆ 受体的关注较少。

靶向 5-HT 转运体的抗抑郁药

SERT 是选择性 5-HT 再摄取抑制剂（selective serotonin reuptake inhibitors，SSRI）的靶点，SSRI 具有抗抑郁和抗焦虑作用。SSRI 选择性结合 SERT 进而阻断 5-HT 的回收，从而增加细胞外 5-HT 浓度。在啮齿动物中，一直有报道称 SSRI 急性全身给药会抑制 REM 睡眠，偶尔也会促进清醒。在某些情况下，还观察到 NREM 睡眠时间的继发性增加。在大鼠和小鼠中，在开灯期间单次给予氟西汀（fluoxetine）[25]、帕罗西汀（paroxetine）[26]、西酞普兰（citalopram）[27]或艾司西酞普兰（escitalopram）[28]后，可观察到 REM 睡眠潜伏期增加和总时长减少。一些研究还探讨了长期服用 SSRI 的影响。虽然重复服用 SSRI 后，REM 睡眠量持续减少，但也会发生一些耐受[28]。而在使用帕罗西汀治疗 3 周后停药，并未观察到 REM 睡眠反弹[29]。

靶向 5-HT 受体

由于 5-HT 受体的多样性，5-HT 信号传递非常复杂。在 20 世纪 80 年代和 90 年代，人们开发了多种具有 5-HT 受体亚型选择性的化合物，这为理解不同 5-HT 受体在调节觉醒状态中的功能提供了重要帮助。

在所有 5-HT 受体中，$5-HT_{1A}$ 受体被研究得最为广泛，这得益于早期发现了选择性激动剂 8-OH-DPAT2[2]（现在知道它也可以激活 $5-HT_7$ 受体）以及合成了丁螺环酮（buspirone）和异沙铁酮（ipsapirone）等具有抗焦虑特性的配体[30]。WAY-100635 等选择性拮抗剂的开发进一步促进了对 $5-HT_{1A}$ 受体在睡眠-觉醒调节中作用的理解。在啮齿动物中，急性给予 $5-HT_{1A}$ 受体激动剂（如丁螺环酮[31]）可显著增强觉醒，并强烈抑制 REM 睡眠。相反，腹腔注射 $5-HT_{1A}$ 受体拮抗剂 WAY-100635 能够增加小鼠的 REM 睡眠时间[32]。重要的是，$5-HT_{1A}$ 受体介导大部分 SSRI 对 REM 睡眠的抑制作用，5-HT1A 受体的药物阻断或基因失活可拮抗西酞普兰（citalopram）引起的小鼠 REM 减少[27]。

激活 $5-HT_{1A}$ 受体影响睡眠的潜在机制尚不清楚。$5-HT_{1A}$ 受体广泛分布于大多数中缝前核的 5-HT 神经元（作为自受体）和接受 5-HT 投射脑区的神经元（作为突触后受体）。目前认为，接受 5-HT 支配的神经元参与了 $5-HT_{1A}$ 受体介导的睡眠调节。值得注意的是，采用神经毒素 5,7-二羟色胺（5,7-dihydroxytryptamine）选择性破坏 5-HT 神经元后，异沙铁酮（Ipsapirone）仍然能够影响睡眠[33]。突触后 $5-HT_{1A}$ 受体分布于许多与觉醒-睡眠调节有关的脑区，包括下丘脑前部和外侧、Broca 对角带的垂直支（vertical limb of the diagonal band, VDB）、中脑网状结构深部核（deep mesencephalic nucleus, DMN）/中央导水管周围灰质的腹外侧部（ventrolateral portion of the periaqueductal gray, vlPAG）和啮齿动物的脑桥网状核。值得注意的是，睡眠活跃的 VLPO 神经元也表达 $5-HT_{1A}$ 受体，这表明激活 $5-HT_{1A}$ 受体可能通过抑制睡眠活跃的 VLPO 神经元来促进觉醒，但

目前还没有相关的实验证据。最近的一项研究发现，$5-HT_{1A}$ 受体可以通过脑桥-下丘脑通路抑制小鼠的睡眠。该通路包括 Gudden 腹背侧被盖核（dorsal tegmental，DTg）的 GABA 能神经元，这些神经元大量表达 $5-HT_{1A}$ 受体 mRNA。具体来说，在自由活动小鼠的 DTg 中局部注射 8-OH-DPAT，可增强觉醒并减少 REM 睡眠，这与全身给药后观察到的效果相似。有趣的是，解剖学证据表明，DTg 神经元与下丘脑后部的谷氨酸能和组胺能神经元有直接的突触连接[38-39]。鉴于后者在促觉醒中的关键作用，5-HT 可能通过 $5-HT_{1A}$ 受体抑制投射到下丘脑后部的 DTg GABA 能神经元来促进觉醒。另外，大鼠被盖背外侧核（LDT）/脑桥腹外侧区被盖核（PTg）的 REM 活跃的胆碱能神经元被认为可触发由 $5-HT_{1A}$ 受体介导的 REM 睡眠抑制[40]。

只有有限的证据支持 $5-HT_{1B}$ 受体参与睡眠-觉醒调节。$5-HT_{1B}$ 受体分布在 5-HT 和非 5-HT 神经元的轴突末端，可抑制神经递质的释放。$5-HT_{1B}$ 受体主要表达在黑质和苍白球中[41-42]。$5-HT_{1B}$ 受体的急性药理激活可减少小鼠的 REM 睡眠并增加清醒时间[43]。相反，急性阻断小鼠 $5-HT_{1B}$ 受体后，REM 睡眠会增强[43]。$5-HT_{1B}$ 受体抑制 REM 睡眠的神经环路尚不清楚。

$5-HT_2$ 受体家族包括 3 种不同亚型：$5-HT_{2A}$、$5-HT_{2B}$ 和 $5-HT_{2C}$ 受体，其中 $5-HT_{2B}$ 受体仅在部分脑区表达[41-42]。早期的药理学研究引发了人们对 $5-HT_2$ 受体的研究兴趣，这些研究发现非选择性 $5-HT_{2A/2C}$ 拮抗剂具有催眠作用：在白天（非活跃期）急性给药可延长大鼠的 NREM 睡眠时间，并抑制 REM 睡眠[44]。相反，非选择性激动剂 DOI 可以促进大鼠的觉醒[45]。最近，研究人员采用亚型选择性的新药评估了不同 $5-HT_2$ 受体的贡献。在大鼠实验中，在黑暗期（活跃期）注射 $5-HT_{2A}$ 受体选择性阻断剂（MDL 100907），可增强 NREM 睡眠及慢波活动[46]，而在光照期（非活跃期）注射可抑制啮齿动物的 REM 睡眠[47]。选择性阻断 $5-HT_{2C}$ 受体可在小鼠实验中减少 REM 睡眠，在大鼠实验中增加 NREM 睡眠[48]。总之，临床前研究表明 5-HT 可通过 $5-HT_{2A/2C}$ 受体抑制 NREM 睡眠。以上研究结果表明，拮抗 $5-HT_{2A/2C}$ 受体的药物可能是治疗失眠和抑郁症的新疗法。与阻断 $5-HT_{2A/2C}$ 受体不同，阻断 $5-HT_{2B}$ 受体可导致小鼠清醒时间增加，激活 $5-HT_{2B}$ 受体则会增加小鼠 NREM 睡眠时间[47]。这说明了 $5-HT_{2B}$ 受体的特殊作用：它是唯一激活后可促进 NREM 睡眠的 5-HT 受体。有趣的是，最近的研究表明，$5-HT_{2B}$ 受体在 5-HT 神经元中表达，可正向调节 5-HT 的释放[3]。目前尚不清楚 $5-HT_{2B}$ 受体对睡眠的影响是通过突触后受体还是自

身受体。

5-HT$_6$ 受体与 Gs- 腺苷酸环化酶途径偶联，仅存在于中枢神经系统中，其在纹状体、伏隔核和海马中表达量最高[41-42]。因为 5-HT$_6$ 受体拮抗剂在啮齿动物和人类中显示出促进认知的作用，该受体已成为改善阿兹海默病认知能力的靶点[49]。5-HT$_6$ 受体激动剂可促进大鼠的清醒[50]。然而，也有报道称 5-HT$_6$ 受体拮抗剂可促进睡眠[46]，增强清醒[51]，或对睡眠无明显影响[52]。因此，还需要做更多的研究来确定 5-HT$_6$ 受体在睡眠调节中的作用。

5-HT$_7$ 受体通过刺激 G$_s$/G$_{12}$ 蛋白与 AC 正偶联，在下丘脑、丘脑、海马体、皮质和 DR 区表达量最高[41-42]。药理学研究表明，5-HT$_7$ 和 5-HT$_{1A}$ 受体在调节 REM 睡眠中起相反的作用。多项研究表明，在光照期（非活跃期）阻断 5-HT$_7$ 受体会导致 REM 睡眠潜伏期增加、时间减少[53-54]。一项研究还发现，全身给予 5-HT$_7$ 受体选择性激动剂（LP-211）可显著增加清醒时间[55]。虽然最初令人惊讶，但这些结果可以解释为 5-HT$_7$ 受体通过局部反馈抑制了 5-HT 神经元的活动和 5-HT 释放。在该模型中，局部释放的 5-HT 激活了位于 DR GABA 能中间神经元上的 5-HT$_7$ 受体，进而导致 5-HT 神经元的超极化和放电率降低[56]。因此，5-HT$_7$ 受体拮抗剂诱导的 REM 睡眠抑制可能是 5-HT 浓度增强的结果。有趣的是，5-HT$_7$ 受体拮抗剂在临床前模型中表现出类似抗抑郁样的特性，并增强了 SSRI 对 REM 睡眠和行为的影响[53, 57]。

总之，临床前模型中 5-HT 系统的药理学实验与电生理和微透析结果基本一致（5-HT$_{2B}$ 和 5-HT$_7$ 受体除外），表明 5-HT 神经元具有促进觉醒和抑制 REM 睡眠的作用。

组成性和条件性突变小鼠的研究

在组成性基因敲除（KO）模型中，5-HT 信号不同组分的基因失活可影响睡眠-觉醒周期（图 50.1）。

缺失 5-HT 受体小鼠模型首次证实了 5-HT$_{1A}$ 和 5-HT$_{1B}$ 受体对 REM 睡眠具有抑制作用[43, 58]。与药理学阻断实验一致，5-HT$_{1A}$ 和 5-HT$_{1B}$ 受体敲除的小鼠表现出更多 REM 睡眠。有趣的是，这些突变小鼠的 REM 睡眠稳态也受到了损害。选择性剥夺 REM 睡眠会导致恢复睡眠期 REM 睡眠量的增加，而这种 REM 睡眠的反弹在 5-HT$_{1A}$ 和 5-HT$_{1B}$ 受体敲除小鼠中基本消失。同样，两种突变体可抵抗急性应激导致的睡眠改变，它们在恢复睡眠期没有表现出 REM 睡眠的增加。总之，这些数据表明 5-HT$_{1A}$ 和 5-HT$_{1B}$ 受体介导了 5-HT 对 REM 睡眠的抑制作用，并且它们

也是 REM 睡眠稳态调控所必需的。

与 5-HT$_{1A}$ 和 5-HT$_{1B}$ 受体敲除的小鼠相比，5-HT$_7$ 受体敲除的小鼠具有更短的 REM 睡眠时间[32, 59]。这一结果证实了 5-HT$_7$ 受体对 REM 睡眠的促进作用，这与之前的药理学研究结果一致。总的来说，基因敲除和药理学研究均表明 5-HT$_7$ 和 5-HT$_{1A/1B}$ 受体对 REM 睡眠具有相反的调控作用。

进一步的研究发现，5-HT$_{2B}$ 受体敲除的小鼠觉醒水平减少[60]。这些结果与 5-HT$_{2B}$ 受体拮抗剂实验的结果相似，进一步证明了 5-HT$_{2B}$ 受体作用的特殊性，即有助于睡眠的启动。

与药理阻断实验相比，敲除编码 5-HT 系统关键成分的某些基因，得到了一些不同的实验结果（图 50.1）。虽然 SERT 被 SSRI 阻断会抑制 REM 睡眠，但组成性 SERT 敲除小鼠的 REM 睡眠量却增加[61]。同样，5-HT$_{2A}$ 和 5-HT$_{2C}$ 受体敲除小鼠表现出觉醒量增加[47, 62]，但相应的拮抗剂却增强了 NREM 睡眠量（见上一节）。在一些组成性基因敲除小鼠（如 SERT-KO 小鼠）中观察到的睡眠改变可能是由于 5-HT 系统对大脑发育的影响。由此可见，早期发育阶段脑内 5-HT 水平至少部分地决定了成年期的脑功能，特别是在所谓的"关键"发育阶段（小鼠和大鼠从出生后第 1 周到第 4 周）[63]。在这一关键时期，5-HT 信号的短暂变化可能对以后的生活产生显著影响。例如，SERT-KO 小鼠脑内 5-HT 浓度终生维持在较高水平[64]，其成年后的 REM 睡眠量也增加（见上文）。SERT-KO 小鼠的这些睡眠改变可以通过在 2～4 周的新生期用 5-HT 合成酶抑制剂或 5-HT$_{1A}$ 受体选择性拮抗剂治疗，治疗的效果可以在成年期永久持续。这两种治疗都旨在保护大脑免受细胞外高浓度 5-HT 的影响[65]。相反，在产后发育过程中，SSRI 对 SERT 的药理学阻断会诱导终身的睡眠改变，这与 SERT-KO 小鼠的表型一致。未来研究应探究 5-HT$_{2A}$ 和 5-HT$_{2C}$ 受体敲除小鼠的睡眠表型是由发育早期 5-HT 信号的改变所引起，还是由于其他机制引起。

在发现编码色氨酸羟化同工酶 Tph2 的基因后，研究人员构建了脑内缺乏 5-HT 合成的遗传模型。TPH2 组成性敲除小鼠的脑内严重且终生缺乏 5-HT[68]。来自不同实验室关于成年 TPH2-KO 小鼠睡眠表型的研究结果相互矛盾。一项研究发现，突变小鼠在光照期（活跃期）表现出更多的睡眠，这支持了 5-HT 促进觉醒的观点[69]。然而，这项研究中的睡眠被定义为持续至少 5 min 的静止期，并且没有通过多导睡眠图（polysomnography，PSG）进行评估。相比之下，PSG 研究发现 TPH2-KO 小鼠表现出较少的 REM 睡眠[70]或更巩固的觉醒和 NREM 睡眠[71]。突变体的

5-HT 终生缺失与生命早期的几种功能障碍有关，包括生长迟缓、呼吸缺陷和出生后最初几周的死亡率增加[68]。因此，很难通过研究组成性 *TPH2* 基因敲除小鼠确定成年期脑内 5-HT 的作用。为了克服这些局限性，研究人员开发了新的遗传学研究方法。在一项研究中，研究人员通过在 *Tph2-flox* 小鼠的吻侧中缝核中定位注射携带 Cre 重组酶的腺相关病毒（adeno-associated viruses，AAV），实现了条件性敲除编码 *Tph2* 的基因[72]。这些小鼠吻侧中缝核中 TPH2 表达几乎完全消失，前脑中 5-HT 含量显著减少。来自视频和运动监测的间接证据表明，成年 5-HT 缺乏会影响睡眠，但需要进一步的研究来确定这种条件性敲除小鼠的睡眠模式。

另一个有趣的模型是条件敲除 Lmx1b（LIM 同源转录因子 1β）小鼠，Lmx1b 是中枢神经系统中参与 5-HT 神经元分化的一种转录因子。通过将携带 *Lmx1b* 条件等位基因的小鼠与在中枢 5-HT 神经元中表达 Cre 重组酶的 Pet1-Cre 小鼠杂交，可以使 *Lmx1b* 在 5-HT 神经元中失活[73]。这导致脑内几乎所有的 5-HT 神经元都不能存活。这些突变小鼠在出生后表现出严重的呼吸功能障碍，通气减少，呼吸暂停时间长，围产期死亡率高[74]。此外，在 23℃ 环境温度下饲养的成年突变小鼠表现出失眠样表型，具有持续长时间的清醒[75]。这种表型被认为是体温调节严重缺陷的间接结果。事实上，缺乏 5-HT 神经元的突变小鼠在冷暴露时无法维持体温[75]，这一效应归因于调节产热的髓质 5-HT 神经元[76]。但是，在 33℃ 的恒温环境下，突变小鼠表现出正常的睡眠-觉醒模式[75]。有趣的是，在猫和大鼠体内用 PCPA 药物抑制 5-HT 合成后，也发现了这种类似失眠的特征[72]。为了研究这种表型是否也是由体温调节缺陷引起的，研究人员分析了在不同的环境温度下经 PCPA 处理的小鼠的睡眠-觉醒模式[77]。与缺乏 5-HT 神经元的突变鼠相似，成年期采用药理学方法抑制 5-HT 合成的小鼠在 23℃ 时表现出失眠样表型，而在 33℃ 时则没有。总之，5-HT 药理学抑制或脑内 5-HT 神经元遗传缺失后获得的结果表明，5-HT 并不直接导致睡眠，但对体温维持至关重要。

最近的一项研究报道了使用条件系统对成年小鼠中枢 5-HT 神经元进行选择性损毁的方法[78]：首先将携带白喉毒素受体（diphtheria toxin receptor，DTR）条件等位基因的转基因小鼠与 Pet1-Cre 小鼠杂交，然后通过在成年 Pet1-Cre：DTR 小鼠的脑室内给予白喉毒素以选择性杀伤脑内 5-HT 神经元。DR 中 5-HT 神经元的数量在给药后减少了大约 70%，在其他中缝核减少了大约 30%。因此，5-HT 组织含量减

少了约 50%。成年期脑内 5-HT 神经元缺失的小鼠在光照期（非活跃期）表现出轻微的体温降低和轻微的体重减轻，更少的 REM 睡眠，对新环境的反应也会降低。虽然对新环境触发觉醒的减少支持了 5-HT 神经元促觉醒作用，但对 REM 睡眠影响更令人惊讶，有人认为是由于 5-HT$_7$ 受体信号的增强所致，但这一假设仍有待验证。

总之，对组成性或条件性基因敲除小鼠的研究为 5-HT 系统的特定成分在睡眠调节中的作用提供了新的见解，并揭示了 5-HT 在生命早期大脑成熟中的重要性及其长期影响。然而，发育效应也限制了我们对 5-HT 在成年期睡眠中作用的理解。同样，髓质中缝 5-HT 神经元在呼吸和体温调节中的作用，也影响了对组成性和一些条件性敲除突变体睡眠表型数据的解释。这表明了采用时空特异性基因失活研究策略的重要性。

在成年期操纵 5- 羟色胺神经元

光遗传学和化学遗传学的发展，为通过靶向特定细胞类型或时间特异地操控来研究 5-HT 系统在睡眠中的复杂作用，开辟了许多新的视角。只有少数研究将这些方法用于成年小鼠的睡眠-觉醒研究。目前的结果表明，DR 5-HT 神经元对睡眠-觉醒具有多样的调控，这与它们的放电模式、昼夜节律周期和觉醒的环境有关。

在光遗传学研究中，研究人员采用不同模式的光刺激来操控 DR 5-HT 神经元的放电，以检测其对睡眠-觉醒转换的影响。低频强直（tonic）和高频爆发（phasic）光刺激可以对睡眠或清醒状态产生不同的调节作用[79]。这些相反效果的产生似乎也取决于 5-HT 系统被激活时的昼夜节律相位。在觉醒状态占主导的黑暗期（活跃期），DR 5-HT 细胞的缓慢强直激活（3 Hz，持续）可将睡眠潜伏期减少一半，并延长睡眠状态持续的时间[79]。然而，在小鼠主要处于睡眠的光照期（不活跃期），DR 5-HT 神经元的高频（20 ～ 25 Hz）相位刺激会促进清醒[79]。这些结果表明，在不同的节律相位采用光遗传技术激活 DR 5-HT 神经元对睡眠-觉醒转换具有双向调节作用。有趣的是，最近使用光遗传激活和功能磁共振成像的研究结果表明，尽管在 DR 下游投射脑区通常会同时表达兴奋性和抑制性 5-HT 受体，但高频（20 Hz）光刺激 DR 5-HT 神经元的净效应在大多数脑区都是抑制性的。此外，这种刺激抑制了皮质的 δ 振荡[80]，这与动物从安静的清醒状态过渡到活跃的运动状态时发生的皮质激活相一致。进一步的研究需要探究这种效应对觉醒状态及

皮质信息处理的影响。

在未来的研究中，必须考虑到 5-HT 系统中不同子系统的异质性，这包含单一中缝核核团内部以及不同核团之间的异质性[81]。目前所采用的光遗传学方法还不能回答 5-HT 系统功能的多样性问题[80]。采用遗传学工具解析神经环路的未来研究可以部分解决这一问题。例如，研究表明，在小鼠模型中，特定的 DR 5-HT 输出可能专门用于控制发作性睡病中的特定症状[82]。采用化学遗传方法整体激活 DR 5-HT 神经元可抑制发作性睡病模型小鼠的猝倒发作，降低 REM 睡眠的病理性增多，而不影响觉醒的碎片化[83]。一项后续的光遗传学研究发现了介导一部分上述效应的 5-HT 通路[82]。特异性激活 DR 5-HT 到杏仁核的投射通路具有抗猝倒作用，但不影响 REM 睡眠总量。这些发现表明，发作性睡病模型小鼠的 REM 睡眠亢进和猝倒分别由不同的 5-HT 神经元亚群或通路控制。此外，一些光遗传学研究表明，不同 DR 5-HT 亚群或通路[11]以不同方式参与了运动或焦虑行为的调控[84-85]。

目前还需要更多采用类似技术的研究，以更好地刻画 5-HT 系统的运行模式。最近的数据表明，DR 5-HT 核团由多个具有不同功能和输入的子系统组成，这些子系统具有不同的活动模式，并且可以选择性地响应不同的行为和输入。在某些情况下，5-HT 的释放可促进觉醒。如前所述，5-HT 对包括体温调节和呼吸反应在内的自主神经功能至关重要[86]。而这些作用可能启动并实际上控制了 5-HT 对睡眠-觉醒状态的调节。正如之前详细介绍的那样，通过基因工程手段损毁 5-HT 神经元的小鼠丧失了体温调节能力[74-75]。突变小鼠的睡眠结构是正常的，除非它们暴露在较低的环境温度下，这会导致其清醒的时间增加[75]。这种失眠是因为动物感到寒冷，需要通过增加活动以产热和寻找温暖区域来补偿。这些小鼠在睡眠期间也表现出受损的通气反应，因为它们对高水平的二氧化碳没有反应[75]。二氧化碳诱发的唤醒反应对动物的生存至关重要，相关研究进一步证明了 5-HT 神经元在这一过程中的关键作用：在成年小鼠中，利用化学遗传学或光遗传学技术急性抑制 5-HT 神经元，可阻断高碳酸血触发的唤醒[87-88]。有趣的是，缺乏 5-HT 神经元的小鼠在缺氧以及受到听觉或触觉刺激时会被唤醒[75]。这些发现表明，特定亚群的 5-HT 神经元可能参与高碳酸血诱导的觉醒[89-90]。此外，研究发现 DR 5-HT 神经元在响应有害刺激[91]或厌恶信号时表现出爆发式放电[92]，表明高碳酸血诱导的觉醒也可能涉及 5-HT 神经元的爆发式激活。这种特异性反应的损伤可能会导致睡眠相关呼吸障碍，如婴儿猝死综合征（sudden infant death syndrome）或睡眠呼吸暂停，这两种疾病都与 5-HT 功能障碍有关。总之，这些研究表明 5-HT 系统对稳态平衡具有关键影响，特别是在睡眠期间。这些研究也为未来研究提供了重要参考，需要结合遗传学工具和方法进一步探究 5-HT 在睡眠中的多方面作用。

评估 5- 羟色胺调控睡眠-觉醒作用的人体研究

影响人体 5-HT 信号的药理学研究及其对睡眠的影响

通过摄入缺乏 5-HT 前体色氨酸的饮食可评估系统性降低 5-HT 对睡眠的影响，许多采用该方法的研究已经在人身上开展。色氨酸是一种必需氨基酸，必须通过饮食摄入，因此通过食用不含色氨酸的饮食可以大大减少 5-HT 的产生。在一系列双盲、安慰剂对照、交叉研究中，这种操作可以缩短被试人员的 REM 睡眠潜伏期，这些被试包括接受 SSRI 治疗且症状缓解的抑郁症患者、对抑郁症认知行为治疗有反应的抑郁症患者、健康对照者和摇头丸使用者等[93-96]。此外，在使用 SSRI 缓解的抑郁症患者中，快速色氨酸耗竭会导致 REM 睡眠百分比、REM 睡眠总量、REM 睡眠密度和总睡眠时间（total sleep time，TST）增加[93]。在健康对照组和摇头丸使用者中，可观察到睡眠潜伏期缩短和 REM 睡眠时间增加。

一些小规模研究评估了晨间快速色氨酸耗竭（基于血清水平）的作用，该方法被认为可增加夜间 5-HT 水平。在健康对照中，一项研究发现色氨酸缺失会导致 N2 期睡眠减少、觉醒时间增加、REM 睡眠密度增加，而另一项研究仅发现 REM 睡眠潜伏期增加。

尽管对于色氨酸快速耗竭范式是否真的降低神经系统 5-HT 水平，是否存在恶心和呕吐等混杂副作用，以及结果的不一致性等方面还存在一些争议[97]，但这些研究普遍表明，降低 5-HT 的可用性减少了 REM 睡眠的潜伏期，也可能增加 REM 睡眠的总量和比例。

这些发现与前面所讨论的临床前研究的发现基本一致，表明激活 5-HT 神经元倾向于抑制 REM 睡眠[98]。此外，一些相关研究评估了通过口服 L- 色氨酸来增加全身和中枢神经系统 5-HT 水平对睡眠的影响。包括健康对照组和失眠患者的双盲、安慰剂对照人体试验表明，服用 L- 色氨酸可缩短睡眠潜伏期[98-103]。然而，有几项研究未能发现上述方法对失眠的治疗效果，或发现对入睡潜伏期的影响不一致。这些研究包括一项包含 39 名失眠患者的交叉研究，一项包含 21 名精神性失眠患者的研究[104]，一项包含 90 名失眠患者的研究[105]，以及一项包含 19 名轻度痴呆和失眠患者的研究[106]。总的来说，这些研究表明，L- 色氨酸倾向于缩短睡眠潜伏期，但这种影响并不一致，而且效果有限。因此，这些研究未能就 5-HT 在睡眠调节中的作用提供有意义的见解。

5-HT 相关药物影响睡眠 - 觉醒的人体研究

许多不同类型的药物都作用于 5-HT 系统，其中一些已经在前面提到过。一些可选择性影响 5-HT 或 5-HT 受体的药物已经开始了人体试验，包括 SSRI、选择性 5-HT$_{1A}$ 受体部分激动剂、选择性 5-HT$_{2A}$ 受体反向激动剂、选择性 5-HT$_{2A/C}$ 受体拮抗剂、5-HT$_7$ 受体拮抗剂和 L- 色氨酸（如前所述，L- 色氨酸是合成 5-HT 所必需的）。表 50.1 总结了这些药物对睡眠的影响。还有一些药物对 5-HT 以及至少一种其他神经递质和（或）受体具有临床显著的药理作用，但由于缺乏 5-HT 特异性，使临床效应与 5-HT 系统的关系并不明确，因此本章节中不进行讨论。这些药物包括 5-HT/ 去甲肾上腺素再摄取抑制剂、阿戈美拉汀（agomelatine）、单胺氧化酶抑制剂、抗精神类药物和一些具有广泛药理作用的抗抑郁药物[107-108]（包括三环抗抑郁药、氯苯哌嗪、曲唑酮和四环抗抑郁药米氮平等）[109-110]。

选择性 5-HT 再摄取抑制剂（SSRI）

如前所述，SSRI 可选择性地与 SERT 结合并阻断 5-HT 的再摄取，增加细胞外 5-HT 浓度，进而增加 5-HT 受体的活性。人体服用 SSRI 的研究结果与动物研究的结果基本吻合。最为一致的观察结果是抑制 REM 睡眠，其次是有干扰睡眠的倾向[18]。尽管这些发现在不同的 SSRI 和研究中是相对一致的，但需要注意的是，这些药物也对去甲肾上腺素的再摄取具有不同程度的抑制作用，这也会影响睡眠 - 觉醒周期，并导致这类药物对睡眠 - 觉醒的影响具有一些异

质性[111]。

很少有安慰剂对照研究专注于描述 SSRI 的睡眠 - 觉醒效应。然而，在健康对照和重度抑郁症患者中使用 PSG 睡眠评估的研究表明，这些药物倾向于增加睡眠潜伏期，增加觉醒和睡眠后的觉醒时间（wake time after sleep onset，WASO），同时减少 TST，减少 NREM 慢波活动，减少 REM 睡眠时间、REM 睡眠比例和 REM 睡眠潜伏期。这些发现往往伴随着健康对照组自我报告的睡眠障碍，但抑郁症患者的睡眠却得到改善，这被认为反映了药物的抗抑郁效果[112]。

有于这些药物对睡眠 - 觉醒作用的其他信息，可以参考临床试验中发现的药物副作用。据报道，在 SSRI 类药物的试验中，7%～22% 的抑郁症患者都出现了失眠，大约是安慰剂组的 2 倍[113]。值得注意的是，4%～24% 的抑郁症患者报告白天嗜睡，这也是安慰剂组的 2 倍[113]。然而，目前尚不清楚这是 SSRI 的直接作用，还是睡眠障碍的结果，抑或是不宁腿综合征或睡眠周期性肢体运动紊乱导致的结果，这些都可能由这些药物引发[114-115]。

5-HT$_{1A}$ 受体激动剂 / 部分激动剂

许多 5-HT$_{1A}$ 受体选择性的完全或部分激动剂，包括丁螺环酮（buspirone），已经开展了人体研究。与临床前数据一致，激活 5-HT$_{1A}$ 受体倾向于增强清醒和抑制 REM 睡眠。在这些药物中，目前只有丁螺环酮被美国 FDA 批准用于治疗广泛性焦虑症。

丁螺环酮

丁螺环酮是突触前 5-HT$_{1A}$ 受体的完全激动剂和突触后 5-HT$_{1A}$ 受体的部分激动剂[116-117]。安慰剂对照交叉实验表明，丁螺环酮与 REM 睡眠的抑制有关[117-119]。此外，一项研究表明丁螺环酮与睡眠碎片化有关[117]。这些发现支持了 5-HT$_{1A}$ 受体激动剂在睡眠障碍和 REM 睡眠抑制中的作用。

表 50.1　人体安慰剂对照试验对 5- 羟色胺药物效果研究

药理机制	对 REM 睡眠的影响	对 NREM 睡眠的影响	干扰或者促进睡眠
选择性 5-HT 再摄取抑制剂	抑制	—	干扰
选择性 5-HT 受体部分拮抗剂	抑制		干扰
选择性 5-HT$_{2A}$ 受体反向激动剂	—	增强	特异性减少觉醒
选择性 5-HT$_{2A/2C}$ 受体拮抗剂		增强	特异性减少觉醒
5-HT$_7$ 受体拮抗剂	抑制	—	—
L- 色氨酸（5-HT 前体）	—	—	入睡潜伏期的缩短不一致

选择性 5-HT₂ 受体反向激动剂和拮抗剂

5-HT₂ 受体拮抗剂和反向激动剂已经在人体中进行了研究。这些药物包括选择性 5-HT₂ₐ 受体反向激动剂 APD125 和 Pimavanserin 以及选择性 5-HT₂ₐ/₂c 受体拮抗剂 Ritanserin。目前只有 Pimavanserin 被批准用于临床治疗。与之前回顾的临床前工作一致，相关研究表明 5-HT 通过作用于 5-HT₂ₐ/₂c 受体抑制 NREM 睡眠。

APD125

APD125 是 5-HT₂ₐ 受体反向激动剂，一项失眠患者的双盲、安慰剂对照试验发现，APD125 对失眠有显著的治疗作用，包括减少 PSG 测定的觉醒次数和 WASO，NREM 睡眠脑电慢波活动增加，而不影响睡眠潜伏期或 TST。值得注意的是，PSG 的结果远远大于自我报告的改善（自我报告的结果仅有轻微改善）。这些发现表明，5-HT₂ₐ 受体的激活可能通过增加 NREM 慢波活动发挥睡眠维持作用。然而，5-HT₂ₐ 受体似乎并没有像其他大多数失眠疗法一样改善睡眠潜伏期和 TST。目前尚不清楚为什么服用 5-HT₂ₐ 受体反向激动剂的失眠患者只能感受到轻微的药物改善作用，而在 PSG 测量中却能观察到很大的改善。

Pimavanserin

Pimavanserin 与 APD125 一样，也是 5-HT₂ₐ 受体反向激动剂。在一项平行组研究中，研究人员比较了 4 种药物剂量与安慰剂的 PSG 效果，与 APD125 相似[121]，Pimavanserin 可剂量依赖地增加 NREM 睡眠慢波活动，减少觉醒次数，但对其他睡眠参数无明显影响。

Ritanserin

Ritanserin 是 5-HT₂ₐ 和 5-HT₂c 受体的选择性拮抗剂。这种药物的促眠效果在一些双盲安慰剂对照试验中进行了评估，试验对象包括健康对照组和睡眠障碍患者。这些研究一致表明，与安慰剂相比，Ritanserin 显著增加了 NREM 慢波睡眠时间和脑电慢波震荡的振幅，但对其他睡眠参数没有显著影响[122-123]。例外的是，一项研究发现 Ritanserin 可以显著减少睡眠中的觉醒次数[124]。这些发现与 5-HT₂ₐ 受体反向激动剂的作用高度一致，并且与 5-HT₂ₐ 受体介导的干扰 NREM 慢波睡眠和增加觉醒次数的特异性作用一致。

选择性 5-HT₇ 受体拮抗剂

一项针对选择性 5-HT₇ 拮抗剂 JNJ-18038683 的研究已经完成，该研究是在 12 名健康受试者中开展，采用了双盲、安慰剂对照的交叉式多导睡眠检测[54]。该研究发现，与安慰剂相比，5-HT₇ 受体拮抗剂可以抑制 REM 睡眠，显著增加 REM 睡眠潜伏期，减少 REM 睡眠时间。

未来方向和结论

本章总结了 5-HT 与睡眠的关系。动物和人体研究一致表明，5-HT 系统具有促觉醒作用，激活 5-HT₁ₐ 受体可抑制 REM 睡眠，而激活 5-HT₂ₐ 受体可抑制 NREM 睡眠。

目前我们缺乏可以在动物和（或）人类中选择性靶向多种 5-HT 受体的药物，这些受体包括 5-HT₂ᵦ、5-HT₃、5-HT₅ₐ 和 5-HT₆，因此亟需开展研究以确定它们的功能。未来研究的另一个重要领域是阐明对 REM 和 NREM 睡眠进行特异性调节的临床意义。虽然该领域研究已经进行了 30 多年，但特异性抑制或增强 REM 睡眠或 NREM 慢波睡眠的临床意义尚不清楚。然而，近年来，有大量的研究致力于 REM 和 NREM 慢波睡眠在维持正常健康和精神功能方面所起的具体作用。未来的研究应该通过 5-HT 相关的干预手段系统地操控睡眠的这些方面，并探究 5-HT 系统对关键脑功能和疾病的影响，以更好地刻画其在维持健康和正常脑功能方面的作用。

临床要点

- 5-HT 神经元主要通过 5-HT₁ₐ 和 5-HT₂ₐ 受体介导唤醒作用，这两种受体抑制 REM 和 NREM 睡眠。
- 减少 5-HT 可增强 REM 睡眠，缩短 REM 睡眠潜伏期，并可能增加 REM 睡眠的数量和百分比。
- 增加突触中 5-HT 可抑制 REM 睡眠，并可能导致睡眠障碍。
- 5-HT₁ₐ 受体的部分激动剂（partial agonists）可发挥相似的作用，表明该受体可能介导了对 REM 睡眠的调节。
- 选择性地反向激动 5-HT₂ₐ 受体及拮抗 5-HT₂ₐ/c 受体的研究表明，5-HT 可通过 5-HT₂ₐ 受体抑制 NREM 睡眠。
- 5-HT₇ 受体拮抗剂具有抑制 REM 睡眠的作用。
- 人体研究在很大程度上证实了基础研究的发现。

总结

5- 羟色胺（5-HT）神经元主要分布在中缝核，支配几乎所有的大脑区域，作用于多种受体。这些神经元参与大量高级功能的调节，包括认知、记忆、情绪、进食，以及本章详述的睡眠-觉醒周期。来自人类和动物的药理学研究证据支持 5-HT 神经元通过 5-HT$_{1A}$ 和 5-HT$_{2A}$ 受体发挥促觉醒作用。有趣的是，也有一些观察表明 5-HT 对睡眠具有促进作用。尽管 5-HT 与睡眠-觉醒周期密切相关，但具体的作用和机制，以及该系统对睡眠医学和精神病学的影响仍未完全明确。本章总结了最近的主要发现，结合动物和人类研究的经典数据，概述了 5-HT 在睡眠-觉醒调控中的作用。

参考文献和拓展阅读

请扫描书后二维码，获取参考文献和拓展阅读资源。

第 51 章

褪黑素

Helen J. Burgess，*Jamie M. Zeitzer*
徐　敏　译　胡志安　审校

章节亮点

- 褪黑素（melatonin）是一种由松果体分泌的激素，它广泛存在于从单细胞生物到人类的几乎所有生物体内。褪黑素在生物学意义的夜晚分泌。
- 外源性褪黑素或褪黑素激动剂经常被用作治疗药物。白天服用低剂量的褪黑素可以改变昼夜节律，而高剂量的褪黑素有助于促进睡眠。
- 本篇文章将讨论褪黑素的基本生理作用、药理作用及其临床应用。

内源性生物合成与生理调控

褪黑素是一种几乎完全由位于胼胝体上方的松果体产生的激素。在视网膜[1]和肠道[2]中也有独立的褪黑素产生，但数量较少，并且这些褪黑素不太可能在调控睡眠和昼夜节律中发挥作用。血浆褪黑素浓度具有固定的变化模式：在白天浓度较低，在习惯就寝时间前 1 ～ 3 h 迅速升高，在睡眠期维持升高水平，在醒后约 1 h 迅速下降。在健康成年人中，血浆和唾液中褪黑素的夜间峰值浓度可超过基线水平的 10 倍[3-4]。临床检测和研究所需的褪黑素通常通过唾液样本采样。唾液褪黑素代表了血浆褪黑素中游离的部分，其浓度比血浆浓度低约 3 倍[5]。尽管血浆和唾液中褪黑素的绝对浓度差别较大，但变化时间是相似的[6]。

松果体的传入投射

松果体产生的褪黑素主要由昼夜节律中枢视交叉上核（suprachiasmatic nucleus，SCN）控制。尽管松果体位于大脑深处，但它位于血脑屏障的躯体侧，因此脊髓神经是连接 SCN 和松果体所必需的。SCN 的上行投射支配下丘脑室旁核（paraventricular nucleus of the hypothalamus，PVH），室旁核轴突通过内侧前脑束投射到脊髓的中间外侧柱[9]。这些脊髓神经元从上胸区（T1-T4）离开脊髓，并支配颈上神经节（superior cervical ganglion，SCG），颈上神经节进一步支配松果体和其他的效应器。作为交感神经，颈上神经节释放去甲肾上腺素，激活松果体细胞上的 α- 和 β- 肾上腺素受体，导致细胞内环磷酸腺苷（cyclic adenosine monophosphate，cAMP）和钙离子增加，从而增加褪黑素合成的限速酶—芳基烷基胺 -N- 乙酰转移酶的转录[10]。对该通路任何成分（即 SCN、PVH、脊髓、SCG、松果体）的损伤都会导致褪黑素夜间浓度激增现象的消失（具体可参见 Zeitzer 及其同事的工作[11]）。由于颈上神经节功能障碍可导致双侧眼交感神经麻痹症（Horner 综合征），因此临床上很容易发现该通路受损的证据[12]。除了受到交感神经支配外，松果体也接受来自蝶腭神经节的副交感神经的支配[13-14]。副交感神经节对松果体功能的具体影响尚不清楚，它可能通过突触前毒蕈碱受体抑制颈上神经节去甲肾上腺素的释放[15]。

光和化学物质对褪黑素的影响

除了昼夜节律的控制外，光照可以急性和完全地抑制松果体产生褪黑素[16]。低强度室内的光照就可以抑制褪黑素的产生，并且褪黑素开始分泌的时刻对光照的抑制作用更加敏感[18]。因此，黑暗本身不

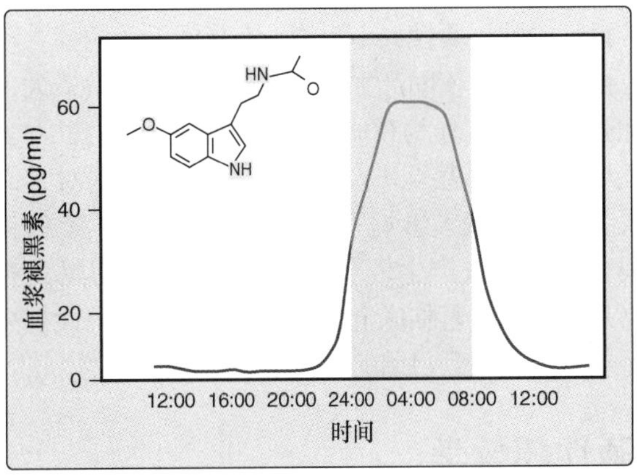

图 51.1　血浆褪黑素的典型模式是在一天中始终保持极低的浓度，在睡眠时间前约 2 h 上升，在睡眠期间保持高浓度状态（灰色阴影框），并在起床后立即下降。插图为褪黑素的分子结构（N- 乙酰 -5- 甲氧基色胺）

会刺激松果体产生褪黑素，但有助于其高速分泌。干扰 β 肾上腺素受体的药物（如 β 受体阻滞剂）也会减少褪黑素的产生[19]。其他化学物质，如乙醇[20]和非甾体抗炎药[21]也可能降低血浆褪黑素水平。血浆褪黑素浓度的稳定时间和变化幅度也可能受到一些影响肝活性的因素的影响，特别是细胞色素 P450（CYP）1A2[22]，它会使褪黑素羟基化生成 6-羟基褪黑素，进而与硫酸盐结合后经尿液排出[23]。

褪黑素作为昼夜节律标志物

鉴于昼夜节律对褪黑素产生时间的重要影响，在适当控制的条件下（例如，昏暗的照明和稳定的姿势），褪黑素节律的时序（相位）已被用作节律中枢相位的标记。目前用于评估褪黑素分泌节律的方法包括，具有固定或可变阈值的褪黑素的分泌起始点（微光褪黑素分泌）、褪黑素浓度中位点、拟合最大值和模型化分泌起始点等[24]。在健康个体中，这些技术都能稳定地估计节律中枢的相位[25]。

褪黑素的分子机制

褪黑素通过两种高亲和性 G 蛋白偶联受体 MT1和 MT2 发挥作用[26]。MT1 和 MT2 受体在人脑中分布广泛，包括 SCN、小脑、丘脑、海马和皮质[27]。MT1 和 MT2 受体均在 SCN 表达，但似乎具有不同的功能。MT1 受体的激活可抑制 SCN 的神经活动，尤其是在光-暗转换时；而 MT2 受体的激活则可改变SCN 的节律相位（MT1 受体也具有类似作用，但效应较小）[26]。据推测，傍晚是 SCN 神经活动的抑制可能是导致睡眠开始前警觉性降低的原因[28]。

MT2 受体在 SCN 外脑区（如丘脑网状核）的激活可能具有促睡眠作用[29]。许多非脑部区域（如肠道、心脏、胰腺）也存在褪黑素受体，但这些受体不太可能参与褪黑素对睡眠的调节作用[30]。内源性褪黑素在人正常睡眠中的重要性尚不清楚。在夜间活动的哺乳动物中，褪黑素仍在夜间产生，此时它们的活动量最大，从而加强了褪黑素作为夜间时长标志的作用[31]。大多数实验用小鼠品系甚至不产生褪黑素[32]，但这对它们的睡眠并未产生较大影响[33]。在人体中，褪黑素的长期缺失也仅对睡眠产生较小影响[34-35]。对于褪黑素相关药物是否可以改善临床上具有缺乏或较低内源性褪黑素水平患者的睡眠，目前的研究结果尚存分歧[36-38]。

外源性药效学

速释制剂

不同剂量的口服速释褪黑素的半衰期相似，约

为 45 min，达到血药浓度峰值的时间约为 50 min[39]。当前市售剂量多种多样，通常为 0.1 ～ 10 mg 及以上。白天口服 0.3 mg 褪黑素可导致接近夜间正常的褪黑素浓度，而超过 1 mg 的剂量则超出生理范围[40]。考虑到褪黑素的半衰期，单次口服 0.3 mg 褪黑素会使血液褪黑素浓度升高约 5 h[40]；高剂量（> 10 mg）口服褪黑素产生的血药浓度是成人正常血药浓度的 100倍以上；这些超出生理状态下的血液褪黑素浓度可以持续超过 24 h[40]，并可能影响其他受体系统[41]。高剂量的褪黑素已被用于治疗快速眼动睡眠行为障碍（RBD）（见第 118 章）。

其他给药途径

鉴于褪黑素具有分子量小和高度亲脂性等特点，它可以很容易地通过多种其他途径给药，包括鼻内（喷雾）、透皮（贴剂）、透黏膜（舌下）或口服缓释。这些不同给药途径的药代动力学有很大差别。一般来说，鼻内给药达到峰值浓度的时间最短（即作用最快），而透皮给药则慢得多但更持久（褪黑素在皮肤上的转移可能存在较大的性别差异），舌下给药与口服速释制剂具有相似的药理学特征[42-44]。与透皮制剂相似，口服缓释制剂可延长血浆褪黑素浓度升高的持续时间[45]，但类似于口服速释制剂，可以缩短达到峰值浓度的时间。通过消化道以外的给药途径可避免外源性褪黑素的首过代谢[43]。鉴于内源性褪黑素浓度的个体间差异性非常高[44]，以及外源性给予褪黑素后，血浆褪黑素浓度的个体间差异很大，很少有研究可以确定外源性褪黑素的生物效应是否需要特定的血药浓度。

外源性褪黑素对人体睡眠的影响

剂量和时间

褪黑素被公认具有催眠作用，尤其是当内源性褪黑素水平较低时。然而，在 0.3 ～ 10 mg 范围内，褪黑素的催眠作用与剂量关系并不明显，该浓度范围也是最常用的褪黑素剂量[48]。据推测，褪黑素的催眠作用是通过与 SCN[49] 以及外周血管中的褪黑素受体结合[50]，从而诱导体温调节变化并促进睡眠。因此，为了达到催眠效果，褪黑素通常需在睡前 30 min 服用。荟萃分析一致发现，褪黑素的速释制剂可以减少入睡潜伏期[51-53]。外源性褪黑素也可以增加睡眠时长，但是相关研究的结果不太一致，而且可能需要使用缓释配方[52]。有人认为，当睡眠稳态压力较低时（如睡眠后），超生理剂量褪黑素的催眠作用可能会降低[44]，但该观点尚未被证实[54]。

外源性褪黑素对人体昼夜节律的影响

剂量与时间

外源性褪黑素的补充可以使昼夜节律提前或推迟（相位提前或延迟）。这一点首先在大鼠上得到证实[55]，随后的研究也在人类身上证明了这一点[56-57]。通常，在下午晚些时候或傍晚早些时候给予外源性褪黑素会导致相位提前，而在深夜和清晨给药则会导致相位延迟[56-57]（图 51.2）。有证据表明，在较低剂量下（0.02 ～ 0.03 mg），昼夜节律相位变化与剂量相关[58]。然而，在 0.5 ～ 3.0 mg 时，最大提前或延迟相位是相似的[57]。更高剂量的外源性褪黑素（≥ 10 mg）可能导致较小的昼夜节律相位变化[59-60]，因为更高的剂量增加了褪黑素在血液中的持续时间，有可能产生相位提前或延迟，从而导致总体上较小的昼夜节律相位变化[60]。为了实现最大的昼夜节律相位变化，通常须在清醒时服用褪黑素；建议使用 0.5 mg 或更低剂量的褪黑素，以避免更高剂量可能导致的促眠效应（见前一节）。在驾驶或操作重型机械之前，人们应该测试自己对不同剂量褪黑素的催眠反应。

在试图使用外源性褪黑素引发昼夜节律相移时，还需要考虑到光照的时间。光暴露比外源性褪黑素具有更强的相移作用，并且可以增强或减少外源褪黑素导致的相移反应。因此，褪黑素可能对昼夜节律具有双重影响。首先，如前所述，它可以直接改变昼夜节律。其次，由于其催眠作用，它还可以引起睡眠时间的变化，并改变光暴露的效果（即在睡眠期间大部分时间处于黑暗环境中）。例如，晚上服用褪黑素可以直接引发节律相位前移（相移特性），还可以通过诱导睡眠和保护节律中枢免受夜晚光暴露导致的相位延迟。褪黑素给药也可以与光疗法一起配合使用。例

如，下午给药与早晨光照相结合，可促进更大的相位提前[61-62]。目前尚不清楚傍晚光疗引起的相位延迟效应是否能被早晨褪黑素给药来增强。由于其昼夜节律相移效应，外源性褪黑素已被推荐用于治疗昼夜节律睡眠-觉醒障碍[63]，这包括时差、睡眠-觉醒时相延迟障碍和非 24 h 睡眠-觉醒疾病[64]。

外源性褪黑素对人体炎症标志物的影响

褪黑素是一种强效抗氧化剂，在进化中最初的作用可能是抗氧化剂，后来才演化成在调控昼夜节律和睡眠[65]。大型前瞻性研究表明，内源性低褪黑素水平会增加炎症性疾病的风险，如前列腺癌症[66]、乳腺癌[67]、和心血管[68]以及心脏代谢疾病[69]。就补充外源性褪黑素而言，几项安慰剂对照随机临床试验表明，在已发生炎症加剧的个体中，晚上服用高剂量的外源性褪黑素（6 ～ 10 mg）可以增加总抗氧化能力[70]，并降低全身炎症标志物含量，如 IL-6 和 TNF-α[71-72]。

外源性褪黑素的安全性

褪黑激素的潜在禁忌证

除了嗜睡之外，外源性褪黑素的副作用并不常见，但一些荟萃分析和深入综述报告指出褪黑素会导致头晕、头痛、高血压和低血压以及胃肠道不适的事件增加[51, 73-74]。个别研究报告表明，褪黑素可能刺激生长激素[75]并降低精液质量[76]。在健康成年男性群体开展的一项为期 28 天的随机安慰剂对照研究发现，与安慰剂相比，较高剂量的褪黑素（10 mg）补充没有导致任何不良反应的增加，也没有导致各种血液和尿液标志物的任何变化[77]。在儿童中，一项长期（约 3 年）褪黑素给药研究发现，褪黑素对自我报告的青春期发育标志没有影响[78]。然而，没有任何研究评估可以揭示长期使用褪黑素是否影响内分泌系统[79]。因此，在给青春期前儿童服用褪黑素时要谨慎，特别是从长期来看，除非风险收益分析有利于治疗（例如，患有严重发育迟缓的儿童或患有非 24 h 睡眠-觉醒节律紊乱的儿童[64]）。我们还建议孕妇或哺乳期妇女以及试图怀孕的妇女不应服用外源性褪黑素[74]，褪黑素是母体-胎儿通信途径中的一部分，可用于昼夜节律的调整。

一般来说，建议人们在服用外源性褪黑素之前咨询医生，以便考虑任何与当前医疗条件和（或）与其他处方药或非处方药相互作用的潜在副作用。荟萃分析发现，外源性褪黑素可能会与口服抗凝剂相互作用，因此癫痫患者应禁用褪黑素[73]。此外，当与食物一起服用时，外源性褪黑素（5 mg）可能会急性地

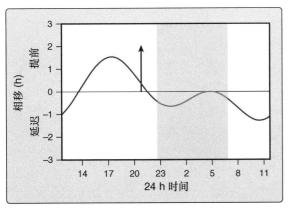

图 51.2 褪黑素给药相位反应曲线（每日相同时间点给予 0.5 mg 的外源性褪黑素，持续 3 天）。箭头表示通常的昏暗光褪黑素分泌起始时间，阴影矩形表示典型夜间睡眠的时间。下午晚些时候或傍晚使用可导致相位提前，而深夜和清晨使用则会导致相位延迟

影响葡萄糖耐受性[81-82]，这提示糖尿病前期或糖尿病患者面临的潜在风险。

褪黑素作为非处方膳食补充剂（美国）

外源性褪黑素已被美国食品药品监督管理局（FDA）归类为膳食补充剂，因此不必像药品一样受到严格监管，这也造成外源性褪黑素制剂的纯度和剂量的准确性并未总是得到严密控制[83-84]。从参与USP 膳食补充剂验证计划的制造商那里选择 OTC 制剂可能有助于解决这一质量控制问题[85]。此外，使用褪黑素治疗的一个重要考虑因素是成本低（通常每粒不到 10 美分）。

其他褪黑素激动剂

目前还有多种基于褪黑素受体激动剂和褪黑素制剂的处方药，它们均为 MT1 和 MT2 褪黑素受体的双重激动剂。研究报告还提供了很多处方下的褪黑素受体激动剂和褪黑素制剂，所有这些都是MT1 和 MT2 褪黑素受体双激动剂。这些药物包括雷美替胺（ramelteon，用于治疗失眠）、阿戈美拉汀（agomelatine，5- 羟色胺 5-HT$_{2c}$ 受体拮抗剂，已经在欧洲和澳大利亚获批用于治疗抑郁症）、他司美琼（tasimelteon，已被 FDA 批准用于治疗非 24 h 睡眠–觉醒节律紊乱）和褪黑素缓释制剂 circadin（2.0 mg，已在欧洲和澳大利亚获批用于治疗原发性失眠）。这些处方的褪黑素激动剂具有潜在副作用。例如，阿戈美拉汀可能增加肝损伤风险[86-87]；他司美琼可能会导致头痛、肝酶升高、心脏传导改变、上呼吸道和泌尿道感染以及噩梦等副作用[88]；雷美替胺可能会导致头痛、嗜睡、上呼吸道感染、胃肠不适、头晕和痛经等副作用[89]。circadin 是一种褪黑素的缓释制剂，其副作用与褪黑素类似[90]。

临床要点

- 在晚上（提前期）或早上（延迟期）服用低剂量（≤ 0.5 mg）褪黑素或被批准剂量的褪黑素激动剂可能是一种有效调节生物钟的方式。
- 更高剂量的褪黑素可以产生温和的催眠作用，并减少睡眠潜伏期，尤其是在"生物白天"服用时。
- 高剂量的褪黑素已被用于快速眼动睡眠行为障碍（RBD）。
- 在人体用药之前须综合考虑褪黑素制剂或褪黑素激动剂的药代动力学、成本和安全性。

总结

褪黑素是松果体在"生物夜间"产生的一种激素，参与睡眠和昼夜节律的调节。在采用严格测量方法的情况下，内源性褪黑素浓度变化是节律中枢相位的有力标志。内源性褪黑素对睡眠的影响很小，但在"生物白天"给予外源性褪黑素可能具有催眠作用。剂量和给药途径对褪黑素的临床疗效至关重要。低剂量（≤ 0.5 mg）可提前（晚上给药）或延迟（早上给药）昼夜节律时相。更高的剂量则可以更有效地诱导睡眠，而缓释制剂可能有助于睡眠维持。用药之前须综合考虑褪黑素制剂或褪黑素激动剂的药代动力学、成本和安全性。

参考文献和拓展阅读

请扫描书后二维码，获取参考文献和拓展阅读资源。

阿片类物质对睡眠和呼吸的作用

第 52 章

Ralph Lydic, David Hillman, Yandong Jiang, Helen A. Baghdoyan, Christopher B. O'Brien

戴妍源 郑单丹 陈乐 译 李韵 审校

章节亮点

- 睡眠、麻醉学、疼痛、成瘾和呼吸内科的多学科交流互动正在为了降低阿片类物质使用障碍（opioid use disorder，OUD）的发病率和死亡率而努力。美国国立卫生研究院正在推动一些基础研究，用于研究阿片类物质的替代物以及辅助治疗，从而减少用于疼痛管理的阿片类物质剂量。

- 临床使用的吗啡和芬太尼能够有效地减轻疼痛，但是也显著地破坏了睡眠结构，增加觉醒并减少 3 期非快速眼动睡眠和快速眼动睡眠。阿片受体激动剂丁丙诺啡和美沙酮，以及阿片受体拮抗剂纳曲酮被美国食品和药品管理局批准用于治疗 OUD。上述这些药物

都会干扰睡眠，而睡眠障碍又会增加疼痛、药物渴求和成瘾复燃的发生。

- 反复使用阿片类物质导致耐受性增加，需要更高剂量的阿片类物质才能达到和以前同等的效果。这增加了呼吸道抑制的风险，是过量阿片类物质致死的首要原因。本章最后总结了一些针对阿片类物质所致呼吸抑制的对策与尝试。这些尝试包括呼吸神经生物学的细胞和网络研究的跨领域合作。临床和临床前的数据都表明阿片类物质对睡眠、呼吸、成瘾风险、疼痛和情感障碍之间存在非独立的相互作用。这种相互作用使得统计推断独立作用产生了一定困难。

引言

常见的 OUD 和慢性疼痛都与睡眠障碍相关，因此阿片类物质与睡眠医学息息相关。世界卫生组织（World Health Organization，WHO）和美国国立卫生研究院（National Institutes of Health，NIH）的专家们一致认为 OUD 是一种世界范围内的流行疾病[1]。减少 OUD 目标的同时也必须关注到临床用于疼痛管理的正当需要。在美国，大约有 5000 万的成年人在承受慢性疼痛，并且有 2000 万美国成年人承受着高强度的慢性疼痛（例如，大部分时间或者每一天都影响工作或者生活的疼痛）[2]。近 25 年来，吗啡对睡眠和呼吸的干扰作用，被认为存在剂量依赖和颅脑位点依赖[3]。2019 年美国睡眠医学学会立场声明表示：长期使用阿片类物质与睡眠结构改变相关，并且会增加睡眠时呼吸抑制的风险[4]。阿片类物质与睡眠的临床前[3-4]和临床研究结果具有一致性[5]，并且符合对阿片类物质开展研究的倡导。当前的阿片类物质危机是动态的[6]、多因素的[7]，并以由缓释/长效阿片类物质使用引起的发病率和死亡率增加为特征[8]。在 2006—2018 年，美国制药业一共生产销售

了 760 亿片羟考酮和氢可酮药片[9]。据估计，2018 年大约有 250 万美国人患有 OUD[10]。本章节更新了阿片类物质所致睡眠和呼吸紊乱相关的临床和临床前研究数据。

阿片类物质扰乱睡眠以及包括成瘾和神经精神障碍在内的一些共病的情况在睡眠医学门诊并不少见。阿片类物质长久以来为人所知的副作用包括引起睡眠紊乱[11-12]和加剧睡眠呼吸障碍[13]。失眠是睡眠医学领域最常见的疾病，失眠常与创伤后应激障碍、阿片类物质依赖共病[14]。关于失眠，数据也提示了苯二氮䓬类处方药物的使用增加了持续使用阿片类物质的风险[15]。目前尚缺乏一些使用多导睡眠监测（polysomnographic，PSG）来量化阿片类物质如何独立于疼痛、疾病或者成瘾而影响睡眠结构的客观研究。这与睡眠障碍的科学研究方法密切相关，尽管自我评估的睡眠质量具有临床价值[16]，但是自我评估的睡眠质量与 PSG 所提供的客观测量结果依然存在显著差异[17]。另外，还需要更多的研究来帮助理解以下悖论：阿片类物质所致睡眠障碍会增加用以实现缓解疼痛的阿片类物质使用剂量，而观察发现阿片类物质本身可以导致痛觉过敏[18]。

阿片类物质治疗作用与成瘾之间的平衡

一篇 2010 年名为"鸦片洪流，死亡潮流"的前瞻性报道指出，自 20 世纪初起阿片类物质过量引起的死亡率在持续上升[19]。由于一种羟考酮缓释剂型奥施康定的积极市场营销，阿片类物质过量死亡事件增加的同时，医疗使用的阿片类物质也较以往增加了 10 倍[19]。最近有观点提出：美国正处在其历史上最严峻的药物成瘾流行时期[20]，旨在扭转阿片类物质成瘾流行。疾病预防控制中心认为 68% 的药物过量死亡都应归咎于阿片类物质[21]。这种普遍性使得睡眠医学的从业者们会经常面对一些处于 OUD 状态的患者（图 52.1）。

此外，一些睡眠障碍可能需要给未使用过阿片类物质的患者开具阿片类物质。临床共识声明指出：在谨慎考虑下，阿片类物质可以被用于治疗不宁腿综合征，具有较好的风险-收益比[22]。管理阿片类物质处方的风险-收益平衡的挑战在于缺乏对长期使用阿片类物质相关成瘾性的流行率和发生率缺乏共识[23-24]。一副令人信服的信息图总结了目前缺乏统一定义的术后阿片类物质过量使用[25]。目前对于阿片类物质不必要的、不良的副作用的关注与阿片类物质滥用可以给任意器官系统带来医学问题的证据是一致的[26]，包括静脉吸毒引起的感染[27-29]。2018 年美国国立卫生研究院推出了"帮助戒除成瘾长期倡议"，以推进惠及美国 200 万存在阿片类物质使用障碍的人，旨在增强疼痛管理和治疗的研究[30]。

阿片类物质药理学

2016 年美国食品药品管理局（Food and Drug Administration，FDA）要求国家科学院、工学院和医学院建立一份共识报告阐明为何一些使用处方类阿片类物质镇痛的人最后会患有 OUD。2017 年的共识报告解决了在保证疼痛管理的合法需求的同时如何缓解阿片类物质危机的问题[31]。随后，来自 2019 年的一个研讨会的会议报告阐述了如何给予患有严重疾病的人群疼痛管理[32]。死亡率是采用国际疾病分类（第 10 版），"阿片类药理学"亚分类编码的死亡证明进行分析的[21]。阿片类受体激动药的亚分类包括：吗啡和可待因（天然阿片类物质）、羟考酮、氢可酮、氢吗啡酮、羟吗啡酮和美沙酮（半合成阿片类物质）。另外，半合成阿片类物质包括：丁丙诺啡、曲马多和芬太尼。非法制造的阿片类物质包括：二醋吗啡、芬太尼和芬太尼类似物[21]。推荐阅读 Yaksh 和 Wallace[33] 以获取最新的内源性阿片肽（阿黑皮素原、脑啡肽原、强啡肽原和内吗啡肽）、阿片类受体（μ、δ、κ 以及伤害感受素 / 孤啡肽 FQ）以及针对阿片类物质治疗的临床思考（图 52.2）。

μ 阿片类受体被称作吗啡，临床上用于管理急性和慢性疼痛通常会选择使用 μ 阿片类物质。阿片类受体是 G 蛋白偶联受体家族的一员。换言之，阿片类受体是与 Gi/o 亚型 G 蛋白偶联的 7 次跨膜结构域受体。受体激活后使电压门控性钙离子通道关闭，开放钾离子通道，从而使神经元超极化、降低神经元

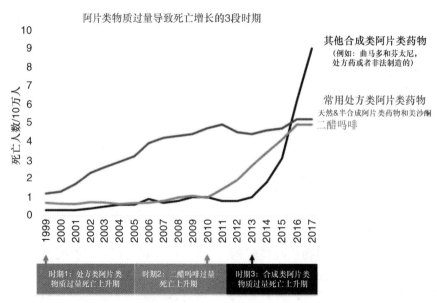

图 52.1　阿片类物质过量致死的时间进程。许多近期研究使用了机器学习算法来量化未分类药物过量中阿片类物质的比例，发现阿片类物质相关死亡数量增加 99160 人，比既往报告的数据增加近 28%［From Centers for Disease Control and Prevention. Understanding the Epidemic. Available at https：//www.cdc.gov/drugoverdose/epidemic/index.html，2019；Boslett AJ，Denhan A，Hill EL. Using contributing causes of death improves prediction of opioid involvement in unclassified drug overdoses in US death records. Addiction. 2020；115（7）：1308-17.］

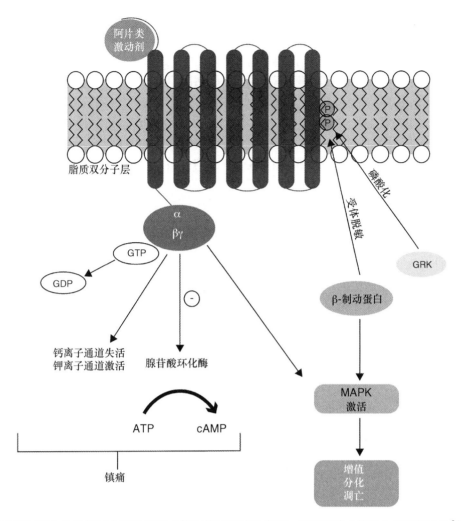

图 52.2 阿片类激动剂与阿片类受体结合激活细胞内信号传导通路示意图。这些通路（箭头）抑制钙（Ca^{2+}）通道并且促使钾离子（K^+）外流，引起细胞的超极化。这些因素会同时产生预期的作用（镇痛）和抑制产生睡眠和呼吸的神经元这类并不想要的副作用。G 蛋白抑制（-）将三磷酸腺苷（ATP）合成环磷酸腺苷（cAMP）的腺苷环化酶。GRK，G 蛋白偶联受体激酶；GDP，鸟苷二磷酸；G 蛋白——α，β 和 γ 异三聚体亚基；GTP，鸟苷三磷酸；MAPK，丝裂原相关蛋白激酶；P，磷酸盐（Modified from Azzam AAH，McDonald J，Lambert DG. Hot topics in opioid pharmacology：mixed and biased opioids. Br J Anaesth. 2019；133：e3136-45.）

兴奋性[33]。阿片类受体存在于中枢神经系统、胃肠道系统以及皮肤[34]。多种阿片类受体亚型通过存在于 T 淋巴细胞上而调控免疫功能和自然杀伤细胞活性[35-36]。显而易见不同的阿片类受体可以结合并形成具有独特功能作用的二聚体和（或）寡聚体[37]。许多 μ 阿片类受体的剪接变体存在于脑和脊髓。阿片类物质和许多其他的受体系统存在相互作用，与阿片类物质抑制细胞兴奋的作用相反，阿片类物质也可以通过对不同类型的细胞去抑制化而产生直接或者间接神经元兴奋性[38]。

丁丙诺啡是目前 FDA 批准用于治疗 OUD 的三种药物之一[5]，是 μ 阿片类激动剂，也是 κ 阿片类拮抗剂。丁丙诺啡可以通过血脑屏障并被细胞色素 P450（CYP450）3A4 酶分解代谢，产生活性代谢物"去甲丁丙诺啡"[26]。美国卫生与公众服务部为临床护理人员提供了一个关于丁丙诺啡的优秀资源，名为"阿

片类物质使用障碍的药物治疗：针对医疗保健和成瘾的专业人士、政策制定者、患者以及家庭成员"[26]。这篇综述也提示丁丙诺啡的误用除了存在滥用的潜在可能以外，也会引起呼吸抑制（图 52.5）和死亡。当孕妇使用丁丙诺啡时，有可能引起新生儿的新生儿戒断综合征。在啮齿动物中，丁丙诺啡产生镇痛作用的浓度呈现为钟形曲线；而在灵长类动物中，丁丙诺啡产生的镇痛和呼吸抑制作用呈现为剂量依赖型关系[39]。在 10 名健康人类受试者中比较了剂量范围在 $0.2 \sim 0.4$ mg/70 kg 的丁丙诺啡的镇痛和呼吸作用[40]。当呼气末二氧化碳分压（pressure of carbon dioxide，Pco_2）和氧分压（partial pressure of oxygen，Po_2）保持恒定的情况下，测量呼吸频率并计算每分通气量。镇痛是通过受试者能忍受的最大胫骨前皮肤电击量测定的。丁丙诺啡剂量增加能够加大镇痛的强度，但是并没有增

加呼吸抑制的风险。该结果提示在测试的剂量范围内，丁丙诺啡对呼吸系统的作用是有上限的，但是对于镇痛作用是不存在上限的[40]。使用丁丙诺啡治疗OUD 时也需要注意用药依从性和潜在的药物转移。这些情况推动了丁丙诺啡长期活性释放的皮下埋植剂型的发展[41-42]。

睡眠医学和疼痛管理因为都关注精神生理学状态而相互联系[43]。疼痛的状态由许多复杂的精神生理学事件组成，包括非伤害性变量，如情感、认知和自主生理功能的改变[44]，每一个都随着睡眠觉醒的功能而变化。患病率数据强调继续改善阿片类物质用于癌性疼痛的治疗存在现实意义。美国癌症协会的数据提示美国的男性和女性一生中有 1/3 的风险患有癌症[45]。临床上管理癌痛的措施包括一系列复杂的纯μ激动剂、部分激动剂（如丁丙诺啡）以及具有多种作用机制的阿片类物质[46]。目前未有研究使用 PSG来阐明 20 种被用于管理癌痛的阿片类物质中的大部分物质的阿片样作用与睡眠觉醒之间的关系[46]。

阿片类物质对睡眠状态以及脑电图特征的影响

美国著名的疼痛医学奠基人 J.J. Bonica 在 30 多年前就意识到睡眠障碍是正在经历疼痛的患者最主要的合并症之一[47]。临床管理疼痛最主要的合并症就是阿片类物质通过改变觉醒、非快速眼动（non-rapid eye movement，NREM）睡眠、快速眼动（rapid eye movement，REM）睡眠的时间比例来破坏睡眠。临床前[48-49]和临床[50]研究已证明阿片类物质破坏了睡眠结构。阿片类物质引起的睡眠障碍可以导致痛觉过敏[51-55]，这会增大对阿片类物质的需求。另外有数据显示在医疗机构治疗疼痛的患者经常没有接受系统的睡眠障碍评估[56]。阿片类物质可能会使它们用于治疗的疾病恶化，这一悖论也与成瘾有关。睡眠障碍在物质滥用者群体中的发生率是非物质滥用者群体的 5 ～ 10 倍[57]。不佳的睡眠质量增加了对药物的渴求[58]，也增加了非法使用治疗失眠药物的风险[59]。睡眠障碍通常被称为是成瘾复发的"共同的风险因素"[60]。与先前的发现一致，使用美沙酮或者丁丙诺啡这些阿片类物质用于成瘾的辅助治疗与睡眠障碍相关[61]。一些使用客观方法记录了啮齿动物睡眠的研究证实丁丙诺啡会推迟睡眠起始、增加觉醒并且减少 NREM 睡眠和 REM 睡眠的比例[62]。睡眠、疼痛和成瘾三种精神生理状态的相互作用来源于其调节生理和行为特征的共同的神经网络（图52.3）[63-64]。

我们未发现任何使用 PSG 数据描述阿片类物质相关的睡眠觉醒与年龄、性别、身体状态或者基因型方面的关系。这个疏漏部分增加了健康睡眠持续性被低估的事实[65, 66]。美国每年因为睡眠障碍带来的疾病、生产力丧失和事故导致的经济损失超过 4000 亿美元[67]。此外，并没有关于人类的 PSG 数据系统地比较用不同的阿片类物质治疗不同的疼痛情况的睡眠影响。最近一篇讨论睡眠和疼痛关系的 meta 分析结果提示仅 11% 的回顾性研究使用了客观的睡眠测量指标[68]。评估阿片类物质对慢性、非恶性疼痛患者睡眠质量的疗效并不能得出阿片类物质能通过减轻疼痛而改善睡眠的结论[68]。极少部分使用客观 PSG 指标测量睡眠的研究（表 52.1）提示给予健康人群使用临床剂量的阿片类物质会轻度增加 NREM 睡眠（N1阶段）、减少 NREM 睡眠深度（N3 深度）和抑制REM 睡眠[50, 69-73]。表 52.1 展示的数据分别展示了由阿片类物质引起的睡眠中断和由疾病、疼痛和成瘾引起的睡眠改变。填补这些知识空白对睡眠研究领域发展十分重要。

脑电图（electroencephalographic，EEG）记录仍然是客观测量大部分时间处于正常状态的睡眠觉醒状态和识别由于疾病或者药物引起的意识分离状态的标准[74]。阿片类物质可以减少觉醒和减慢皮质脑电[75-79]。持续给予大鼠吗啡将显著增加低频脑电能量[80-81]。为了缓解疼痛而使用阿片类物质将导致一种迟钝的觉醒状态，称为"蛰伏"。蛰伏的临床表现为昏昏欲睡，保持体力活动和脑力活动的能力降低。有研究对 20 名使用全身麻醉和芬太尼进行膝关节镜手术的患者，在术后 2 h 和 24 h 分别进行了模拟驾驶测试和EEG 的采集。作者认为该研究结果提示了患者在全身麻醉后的 24 h 进行驾驶是安全的[82]。阿片类物质会钝化觉醒状态和精神运动表现的说法目前尚缺乏共识。来自两个由国家公路交通安全管理局维护的国家监控系统的数据说明了这一点[83]。这个纳入了 3606个病例的以人群为基础的病例对照研究推断处方类阿片类物质的使用将增加 72% 致命性机动车辆事故的发生风险[83]。阿片类物质的作用与觉醒状态的迟钝是紧密相关的，因为觉醒的时长和质量都显著调节随后的睡眠[84-85]和全脑状态[86]。服用吗啡后的 EEG特征为慢波活动（取决于剂量），并且可以伴有行为迟钝和肌肉强直[79, 81]。对 10 名术后的儿科患者给予吗啡镇痛后诱发了一种处于清醒和 NREM 睡眠之间的"深度镇静"状态，伴随着 EEG β 功率的下降（13.5 ～ 30 Hz）和 8.3% 幅度的呼吸频率下降[87]。

用于评估大脑状态的多窗口频谱图可将 EEG 的波形转化成时域和频域，从而对整个记录区间内不

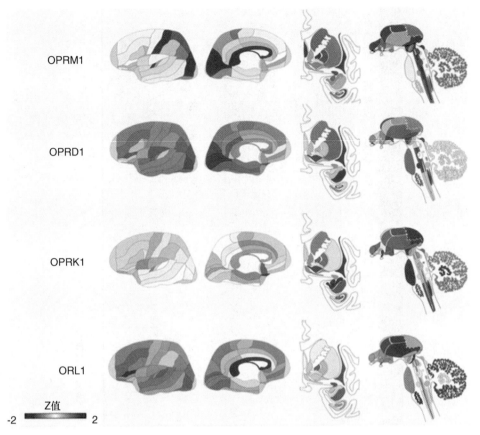

图 52.3　阿片类受体基因在人类大脑中的表达表现为标准 Z 值在 2（深红）至 -2（深蓝）之间变化。这四行从左到右展示了皮质外表面（最左），皮质内面（左起第二），从正面看的皮质下结构（左起第三）以及脑干的矢状面视角（左起第四）。每行插图表示阿片类受体 μ（OPRM1）、δ（OPRK1）、κ（OPRK1）和非阿片类受体痛敏肽（ORL1）。此图来源于 Peciña 及其同事[156]，展示了阿片类受体在脑内的广泛分布情况。这个分布模式图表明系统地给予阿片类物质会对神经网络产生一些非选择性的影响，作用于睡眠、疼痛和成瘾（见彩图）

同频率的脑电功率进行量化和可视化[88-89]。频谱图将小鼠前额叶皮层阿片类物质引起的 EEG 功率改变进行了可视化和量化（图 52.4）[90]。尽管吗啡和芬太尼都是 μ 阿片类受体激动剂，但是系统给予两种药物后小鼠的 EEG 功率频谱改变是不同的。未来一个重要的研究机遇是系统地描述阿片类物质引起的 EEG 功率改变与药物种类、剂量、给药途径、物种、性别、频带和监测脑区的关系。

阿片类物质诱发的呼吸抑制

临床使用阿片类物质时必须考虑 OUD 持续流行的背景。应对阿片类物质使用危机需要多个临床专科协同合作。睡眠医学、成瘾学、疼痛医学、肺病学、麻醉学以及其他专业的临床实践都受到了阿片类物质流行的影响。阻塞性睡眠呼吸暂停（obstructive sleep apnea，OSA）患者术中和术后呼吸及心血管不良事件发生风险都有所增加[91]。阿片类物质危机促使 3 家麻醉学期刊发布了以阿片类物质为主题的专刊[92-94]。

围手术期质量倡议和美国增强恢复协会制定了指南以监督并尽量减少术后阿片类物质的使用[95]。尽管阿片类物质存在许多非镇痛的作用，但是最臭名远昭的副作用就是阿片类物质诱发的呼吸抑制所致死亡[96]。在成人 OSA 患者中明确存在由阿片类物质诱发的呼吸抑制事件[97]，因此 OSA 患者需要进行特殊的术中管理[98]。在使用阿片类物质控制慢性疼痛的患者中，睡眠低通气可以通过日间血氧饱和度、每日吗啡毫克当量以及 STOP-BANG（打鼾、疲乏、被观察到呼吸暂停、血压、身体质量指数、年龄、颈围、性别）问卷结果来预测[99]。2019 年美国睡眠医学学会立场声明表示："阿片类物质与睡眠相关低通气、OSA 和中枢性睡眠呼吸暂停有关[4]。"神经网络和成瘾的概念模型提示不同大脑区域在药物渴求方面存在共同连接通路，如参与调节呼吸意志控制的前额叶皮质区域和参与呼吸的情感调节的杏仁核区域[100]。这些研究范围包括从分子层面至系统层面的药理学。另外一个较为复杂的是阿片类物质通过激活跨越脑桥水平[101]至延髓水平来调节脑干的呼吸调节中枢。呼吸节律

表 52.1 阿片类物质诱发睡眠觉醒障碍的多导睡眠图表征

参考文献	阿片类物质	商品名	数量 (F/M)	研究对象	清醒时间	浅 NREM 睡眠时长	深 NREM 睡眠时长	REM 睡眠时长	总睡眠时间	睡眠起始潜伏期
69	吗啡	硫酸吗啡 硫酸吗啡缓释片 美施康定 Roxanol, Roxanol-T	7 (2/5)	人类, 24~28岁, 健康	—	↑	↓	↓	—	—
73	瑞芬太尼	瑞捷	19 (8/11)	人类, 38~62岁, 中度 OSA	—	↑	NS	↓	↓	—
157	羟考酮	泰勒宁 Percodan, 奥施康定	18 (7/11)	人类, 28~32周, 早产儿	NS	↑（仅 NREM）	↑（仅 NREM）	↑	NS	—
50	美沙酮	Methadose 道洛芬	42 (25/17)	人类, 18~60岁, 健康	—	↑	↓	NS	NS	—
62	丁丙诺啡	Buprenex 赛宝松, Subutex	26 (0/26)	SD 大鼠, 成年, 健康	↑	↓（仅 NREM）	↓（仅 NREM）	↓	↓	↓
158	布托啡诺	诺扬	6 (0/6)	马, 成年, 健康	↑	↓（仅 SWS）	↓（仅 SWS）	↓	—	↑

注: 1) 这些研究都没有纳入存在手术、疼痛、药物成瘾或者其他共病情况等混杂因素的受试者。
2) F, 女性; M, 男性; NREM, 非快速眼动; NS, 不显著; OSA, 阻塞性睡眠呼吸暂停; REM, 快速眼动; SWS, 慢波睡眠。

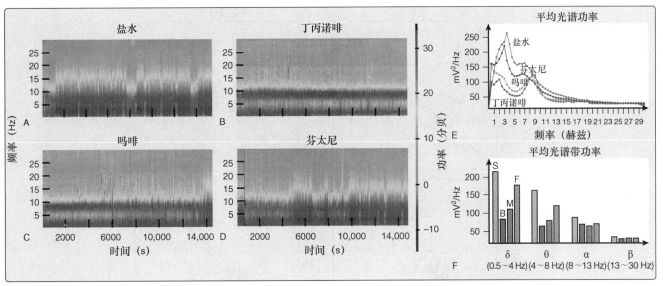

图 52.4　多窗口光谱图展示了成年雄性 C57BL/6J 大鼠在予以数日的盐水（**A**）和镇痛剂量的丁丙诺啡（**B**）、吗啡（**C**）、芬太尼（**D**）后的脑电功率和频率改变。每个频谱图以赫兹（Hz，左侧纵坐标）为脑电频率单位，以分贝（dB，右侧纵坐标）为脑电功率单位展示。横坐标以秒为单位显示注射后 4 h 的时间。图 **E** 和 **F** 展示了不同阿片类物质相对于盐水在脑电功率方面的改变。平均脑电光谱功率（**E**）是根据 0.5 ～ 29.5 Hz 的每半个频率（横坐标）绘制的纵坐标。**F** 图的数据展示了在予以盐水（S）、丁丙诺啡（B）、吗啡（M）、芬太尼（F）后在四种脑电频谱（δ、θ、α 和 β）上的平均脑电功率［Adapted from O'Brien, C. B., Baghdoyan, H. A., Lydic, R. Computer-based Multitaper Spectrogram Program for Electroencephalographic Data. J. Vis. Exp.（153），e60333，doi：10.3791/60333（2019）.］

是由延髓腹外侧部的前包钦格复合体（pre-Bötzinger complex，pre-BötC）产生的[102-103]。作用于 pre-BötC 的 μ 阿片类受体激动剂通过 G 蛋白门控使钾离子内流从而降低呼吸速率[104]，如图 52.2 所示。来自舌下神经核团和 pre-BötC 的电生理记录提示阿片类物质作用于 pre-BötC 的簇状放电神经元[105]导致呼吸频率的降低[106]。除了上文提到的阿片类物质诱发呼吸抑制的相关机制以外，另有证据表明 μ 阿片类受体激动剂可以通过 KCNQ（钾离子通道、电压门控、KQT 样亚家族）的钾离子通道和电压门控钙离子通道的突触前调控而降低 pre-BötC 神经元的兴奋性[107]。在系统层面的药理学研究结果表明：在健康受试者中，亚麻醉剂量的 S（+）-氯胺酮可以通过恢复被瑞芬太尼抑制的 CO_2 敏感性而剂量依赖地刺激呼吸[108]。上述的细胞层面和系统层面的研究共同之处是为了达到保留预期镇痛效果的同时减少阿片类物质诱发呼吸抑制的目标。目前尚没有"足以用于治疗使用"的呼吸兴奋药物用以减轻或阻止阿片类物质所致的呼吸抑制[109]。

肥胖作为 OSA 的共病，可以通过影响气道通畅性而加重气道阻塞，并且通过增大吸气肌的机械阻力而造成低通气。上述因素增加了包括阿片类物质对上气道肌肉激活、通气和保护性唤醒反应的抑制这些危及生命的呼吸道并发症发生风险[110-111]。肥胖患者需要密切监测术后情况，必要时应该使用例如持续气道正压通气、双水平气道正压通气或者自动调节气道正压通气等措施[110]。对肥胖患者加强监护的提醒与肥胖是一种疾病的观点吻合[112-113]。据美国国家健康与营养调查和行为风险因素监测系统项目的数据预测：至 2030 年，在美国约每 2 个成年人中就有 1 个存在肥胖，并且 29 个州的患病率将高于 50%[114]。

在过去的 10 年间，随着肥胖患病率的增加，OSA 的发病率也在增加，存在多达 50% 的病态肥胖的患者伴有睡眠呼吸暂停[115-116]。睡眠呼吸障碍、超重或者肥胖以及疼痛三者之间存在较为复杂的相互联系。睡眠呼吸障碍在超重或者肥胖个体中十分常见[117]。肥胖本身会增加疼痛[118-119]，而睡眠呼吸障碍的患者也会更多地报告疼痛[120]。当 OSA 患者被监测到独立于睡眠碎片化而存在的夜间低氧血症时，患者在觉醒时报告疼痛的概率显著增加[120]。对这些重度 OSA 的患者使用持续气道正压通气可以降低疼痛的体验[121]。这些发现与睡眠障碍和间歇性低氧可能增强 OSA 患者的疼痛感受的解释一致。然而，随后的研究表明存在反复缺氧和重度 OSA 的成人和儿童患者，术后足以镇痛的阿片类物质需求量更少[122-123]。介导睡眠呼吸障碍和疼痛的细胞学机制尚不明确[124]。

NIH 鼓励加强与紧密合作关于阿片类物质期望和非期望作用的生物学机制的研究[5]。脂肪细胞分泌瘦素，肥胖人群有较高的瘦素循环水平。临床前证据指出在具有破坏瘦素信号传导的自发突变的小鼠身上发现瘦素可以调节伤害性感受[125-126]。瘦素障碍

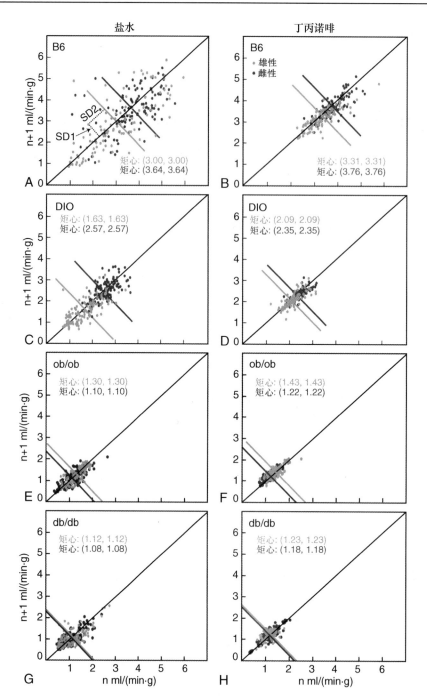

图 52.5 波因卡利曲线展示了在 4 种小鼠中阿片类物质诱发的每分通气量下降。左侧一列图展示了小鼠注射盐水（对照）后每分通气量变化。右侧一列图在注射丁丙诺啡后用同样方法从测定的小鼠每分通气量变化。从上至下，每一行对应一种小鼠（雌性，红点；雄性，蓝点）。数据来自 80 只小鼠，包括 A 和 B 图的 C57BL/6J（B6）小鼠、C 和 D 图的 B6 伴有饮食诱导肥胖（diet-induced obesity，DIO）的小鼠、不能产生饱腹激素瘦素的肥胖小鼠［B6.Cg-Leprob/J（ob/ob）］（图 E 和 F）以及瘦素受体功能失调的肥胖小鼠［B6.BKS（D）-Leprdb/J（db/db）］（图 G 和 H）。每幅图的 x 和 y 部分被称为返回图，因为 y 轴（n＋1）上表示的测量期间每分通气量是相对于前 1 min 测量的每分通气量而得来的（x 轴的 n）。通过比较盐水和丁丙诺啡两种情况下每一种老鼠的散点图分布可以发现，每分通气量变异性呈现降低的趋势。点（x）相对于呼吸间时间延迟（x＋1）的分布表达了垂直于等号线的点的标准差（SD）。图 A 中的 SD1 表示呼吸和呼吸之间的变异性。沿着线分布的点即图 A 的 SD2 表示通过 1 h 以上的测量结果得出的每分通气量长期变异性。x ＝ y 的垂直平分线的中点称作矩心，表示所有沿线数据的平均值。红色和蓝色线条分别代表了不同性别的每分通气量。综上，这些结果表明镇痛剂量的丁丙诺啡显著降低了老鼠品系和治疗方面的呼吸和呼吸之间的变异性函数（SD1），并且显著增加了老鼠品系、性别和治疗方面的每分通气量长期变异性（SD2）函数。丁丙诺啡显著降低了正常体重老鼠的每分通气变异性（**A** vs. **B**），并且通过增加瘦素信号强度大幅降低了肥胖老鼠的通气量变异性（**C-H**）（From Angel C，Glovak ZT，Alami W，et al. Buprenorphine depresses respiratory variability in obese mice with altered leptin signaling. Anesthesiology. 2018；128：984-991.）（见彩图）

的三系肥胖小鼠的伤害感受在使用丁丙诺啡后显著降低，并且瘦素状态比体重对伤害感受的影响更大[127]。图 52.5 说明了丁丙诺啡显著抑制了小鼠的每分通气量变异性，尤其是那些瘦素分泌功能紊乱的[128]。每分通气量的变化能力在呼吸成功启动对于机体或者环境的代偿反应中至关重要。目前尚未肯定在精瘦和肥胖、男性和女性小鼠中的结果有多大程度可以在人类中复现（图 52.5）。正常小鼠饲以高脂饮食后变成肥胖小鼠，这些小鼠［食物诱导的肥胖（diet-induced obesity，DIO）］就对应了摄入热量超标的人类。同时，DIO 小鼠表现出了睡眠呼吸障碍[129]。通过鼻腔（而不是腹腔）给予瘦素可以使 DIO 小鼠睡眠呼吸障碍的表现少时[130]。这些研究展示了临床前研究可以为平行的人类研究提供信息和鼓励[131]。

睡眠和阿片类物质都可以通过降低呼吸速率和减少紧张性呼吸驱动而损害呼吸[132-133]。几十年前，通过麻醉学的研究证实了一种呼吸驱动相关的清醒刺激[134]，随后这被证明与睡眠期间的呼吸直接相关[135]。阿片类物质同时迟呼吸的清醒刺激和对于二氧化碳及缺氧的化学感受器反应，从而延长呼气时间、减少潮气量以及增加上气道阻力[132-133, 136-137]。许多存在 OSA 症状的人在术前并没有被确诊[110]。这就造成这些人群在入睡或者镇静时上气道塌陷的概率增加[138]，并且越来越多的证据表明给予 μ 阿片类镇痛药增加这些人群术后呼吸系统并发症发生风险的增加[122]。有证据表明，存在睡眠呼吸暂停综合征的患者脑脊液中的内源性阿片类物质含量增加，这可以增加 OSA 患者对于阿片类物质的敏感性[139]。长期使用阿片类物质和睡眠呼吸障碍之间存在剂量依赖关系无论是否先前存在 OSA[132, 140-146]。OSA 的患者服用阿片类物质后更有可能发生以中枢性和阻塞性窒息事件为特征的复杂性睡眠呼吸暂停[116, 147-148]。长期阿片类物质使用对于睡眠呼吸最常见的副作用是 NREM 睡眠期的中枢性睡眠呼吸暂停[137, 149-151]。长期使用阿片类物质的人在 NREM 睡眠期发生共济失调性呼吸和中枢性睡眠呼吸暂停的概率是 70%，而对照组人群中的发生率为 5%[146]。与之相反，中枢性睡眠呼吸暂停在接受美沙酮维持治疗的患者中的发生率为 30%[152]。术后 24 ～ 48 h 是呼吸暂停指数增加最严重的阶段[111, 138]。在术后阶段，老年人和女性是阿片类物质诱发呼吸抑制的风险因素[23]。其他风险因素包括 OSA、慢性阻塞性肺疾病、心脏疾病、糖尿病、神经系统疾病、肾病、肥胖、两种及以上的并发症、阿片类物质依赖、使用患者自控镇痛、存在多种处方类阿片类物质以及使用两种及以上的阿片类物质[153]。

临床要点

阿片类物质对睡眠觉醒以及呼吸控制存在显著的负面影响。众多组织中存在多种阿片类受体以及内源性阿片类物质神经递质，因此阿片类物质可以调控多种生理功能。同时，阿片类物质还与许多其他种类的受体系统存在相互作用，这意味着阿片类物质可能与许多化合物存在潜在的协同作用。临床医生在开具阿片类物质时面临的挑战是如何在充分镇痛或者达到其他治疗效果的同时将潜在的阿片类物质诱发睡眠障碍、呼吸抑制、耐受和成瘾风险降到最低。

总结

阿片类物质被广泛地用于临床治疗急、慢性疼痛。阿片类物质通过降低睡眠效率、增加睡眠起始时间和减少 NREM（N3）以及 REM 睡眠来破坏睡眠结构。这种睡眠紊乱可以降低疼痛阈值并适得其反地造成痛觉过敏，即使在无疼痛的个体中仍是如此。阿片类物质也会使觉醒变得迟钝，可以产生一种剂量依赖的蛰伏状态。另外，它们降低了人体对高碳酸血症和低氧血症的通气应答，呈现一个低通气的状态，增加上气道的阻力，并且抑制了唤醒反应。阿片类物质诱发的呼吸抑制可与常见的睡眠疾病共病协同发生，例如 OSA 和睡眠相关低通气。特别注意，当阿片类物质是肥胖或者先前存在睡眠障碍的患者治疗计划的一部分时，医护人员需要对此提高警惕。此外，长期使用阿片类物质常常与中枢性睡眠呼吸暂停相关。在老年科和儿科的患者中，特殊年龄的药代动力学可以增加阿片类物质的浓度并延缓药物代谢的速度。当临床工作者开具阿片样药物处方时将面临一个挑战：如何在实现充分镇痛的同时将呼吸抑制、觉醒迟钝、睡眠紊乱、药物耐受和成瘾风险降到最低。

参考文献和拓展阅读

请扫描书后二维码，获取参考文献和拓展阅读资源。

第 53 章

影响睡眠和觉醒药物的临床药理学

Paula K. Schweitzer, Raman K. Malhotra

戴妍源 译 李 韵 审校

章节亮点

- 对神经化学系统有药理作用，参与睡眠－觉醒调控的药物，可能对睡眠－觉醒行为有治疗或损害作用。抑制觉醒系统的药物可能会改善睡眠，但会对觉醒行为产生不利影响，而激活觉醒系统的药物可能会改善嗜睡，但会干扰睡眠。这些药物还可能影响睡眠的持续时间、睡眠起始和结构，以及增加睡眠期间异常行为倾向，如不宁腿、异常行为和噩梦。

- 快速作用的神经递质 γ- 氨基丁酸（gamma-aminobutyric acid，GABA）和谷氨酸分别在抑制和促进觉醒中起关键作用。促觉醒的神经递质和神经调节剂包括乙酰胆碱、多巴胺、谷氨酸、组胺、去甲肾上腺素、促食欲素和 5- 羟色胺。促进睡眠的关键机制包括增强 GABA 的作用和抑制、阻断觉醒神经系统的激活。

- 药效学和药代动力学知识有助于预测药物是否对睡眠－觉醒行为有治疗或损害作用。损害作用可能是药物的直接作用（例如，由兴奋剂引起的睡眠紊乱，或由长效催眠药引起的镇静作用）或间接作用（例如，诱发或加重干扰睡眠的情况，如不宁腿或噩梦）的结果。

睡眠－觉醒调控是一个高度复杂的过程，涉及多个细胞群之间的相互作用，导致下列一系列物质的神经化学变化：①快速作用的神经递质 γ- 氨基丁酸（gamma-aminobutyric acid，GABA）和谷氨酸，它们分别在抑制和促进觉醒中起关键作用；②促觉醒神经递质和神经调节剂乙酰胆碱（acetylcholine，ACh）、去甲肾上腺素（norepinephrine，NE）、多巴胺（dopamine，DA）、5- 羟色胺（5-hydroxytryptamine，5-HT；血清素）、组胺（histamine，H）、促食欲素 / 下丘脑分泌素和神经肽 S；③促进睡眠的神经调节剂腺苷和黑色素聚集激素；④调节昼夜节律的褪黑素[1-3]。因此，对这些神经化学系统有药理作用的药物就有可能对睡眠－觉醒行为产生影响。这些作用可能是治疗性的（例如，改善睡眠或增强觉醒），也可能是损害性的（例如，引起睡眠障碍或日间镇静）。

与睡眠－觉醒行为相关的受体机制见表 53.1。药物可以通过多种机制促进镇静或觉醒[2, 4-8]。抑制觉醒系统可促进睡眠，但可能对觉醒行为产生不利影响，反之激活觉醒系统则可促进觉醒，但也可能干扰睡眠。许多药物对促睡眠和促觉醒机制都有不同程度的影响（如抗抑郁药、抗精神病药），在昼夜时相、药物剂量和药物药代动力学的背景下，总的效果决定药物镇静或觉醒的可能性。

剂量、达到峰值浓度的时间和半衰期决定了药物的起效速度和临床效果的持续时间，并且受体结合谱决定了药物的作用机制和不良事件。效价是指药物达到治疗效果所需的剂量，通常与药物对特定受体的亲和力有关。然而，剂量影响受体结合水平，因此，剂量可以通过改变受体总体情况而发挥临床效应。例如，低剂量多塞平（3 ~ 6 mg）的主要临床效果反映了组胺 1（histamine 1，H_1）受体的拮抗作用，而高剂量时，它通过抑制 5-HT 和 NE 转运体［分别是血清素转运体（serotonin transporter，SERT）和去甲肾上腺素转运体（norepinephrine transporter，NET）］以及拮抗肾上腺素能 α_1、毒蕈碱乙酰胆碱（muscarinic ACh，mACh）和 $5-HT_2$ 受体发挥临床疗效[9-10]。除了给药时间之外，这些特性决定了药物的作用是否具有预期的临床效果和（或）副作用。

除了促睡眠和促觉醒作用外，药物还可能影响睡眠的持续时间、起始时间或睡眠结构以及睡眠期间异常行为倾向，如不宁腿综合征（restless legs syndrome，RLS）、睡眠周期性肢体运动（periodic limb movements of sleep，PLMS）、噩梦、呼吸障碍或异常行为。本章回顾了药物对睡眠－觉醒行为的影响，主要关注与睡眠和觉醒相关的副作用。简要回顾了治疗失眠和嗜睡的药物。药物对睡眠结构的影响如表 53.2 所示。关于疗效、副作用和其他药物特性的其他信息包含在讨论睡眠障碍的临床管理和特定疾病的睡眠的本卷其他章节中。

表 53.1　药物对睡眠和觉醒行为影响的药理学机制

	机制	促进		药物举例
		睡眠	觉醒	
乙酰胆碱 [a]	激动剂		√	尼古丁，毛果芸香碱
	拮抗剂 [b]	√		奥昔布宁，东莨菪碱，部分抗抑郁药 [c] 和抗精神病药 [c]
乙酰胆碱酯酶	抑制剂		√	多奈哌齐
腺苷 $_{1,2A}$ [d]	激动剂	√		瑞加诺生
	拮抗剂，方向激动剂		√	咖啡因，可可碱，伊曲茶碱
肾上腺素能（去甲肾上腺素）	α_1 激动剂		√	去氧肾上腺素
	α_1 拮抗剂	√		哌唑嗪
	α_2 激动剂	√		可乐定，胍法辛，甲基多巴
	α_2 拮抗剂		√	育亨宾，鲁拉西酮
	β 拮抗剂		√	普萘洛尔
	重吸收抑制剂		√	兴奋剂 [c]，促觉醒药 [c]，抗抑郁药 [c]，抗精神病药 [c]
多巴胺	激动剂	√ [e]	√	罗匹尼罗，普拉克索
	拮抗剂			大多数抗精神病药物 [c]
	重吸收抑制剂		√	兴奋剂 [c]，促觉醒药 [c]，安非他酮 [c]
GABA$_A$ [f]	正变构调节剂	√		巴比妥酸盐类 [g]，苯二氮䓬类，非苯二氮䓬类安眠药（如唑吡坦），多数抗癫痫药 [c]
	负变构调节剂		√	克拉霉素
	拮抗剂		√	环丙沙星
加兰肽	激动剂	√		
	拮抗剂		√	
甘氨酸	激动剂	√		
	拮抗剂		√	咖啡因
谷氨酸	拮抗剂 [h]		√	艾司氯胺酮，右美沙芬，金刚烷胺，美金刚，吡仑帕奈
组胺$_1$（H$_1$）	拮抗剂	√		第一代抗组胺药，小剂量多塞平，多数精神病治疗药 [c]
组胺$_3$（H$_3$）	反向激动剂，拮抗剂		√	替洛利生
褪黑素$_{1,2}$	激动剂	√		雷美替安
单胺氧化酶	抑制剂 [b, i]		√	苯乙肼
促食欲素 -1,2（下丘脑分泌素 -1,2）	激动剂		√	
	拮抗剂	√		莱博雷生，苏沃雷生
5- 羟色胺（5-HT）	5-HT$_{1A, 1B}$ 激动剂 [b]		√	丁螺环酮，阿立哌唑，沃替西汀
	5-HT$_{2A, 2C, 3}$ 激动剂 [b]		√	氯卡色林
	重吸收抑制剂		√	SSRI [j]，SNRI [k]，其他抗抑郁药
	5-HT$_{1A}$ 拮抗剂	√		利培酮
	5-HT$_{2A, 2C}$ 拮抗剂 [l]，方向激动剂	√		多数抗精神病药物 [c]，部分抗抑郁药 [c]

[a] 毒蕈碱和烟碱受体结合的乙酰胆碱。

[b] 抑制快速眼动睡眠。

[c] 这些药物也有其他可能促进觉醒或睡眠的机制。特别是抗抑郁药和抗精神病药，有多种机制可能影响觉醒或睡眠。

^d 腺苷 $_{1,2A}$ 受体调节许多神经递质的释放，包括多巴胺和谷氨酸。腺苷 $_{2A}$ 受体激动剂可能通过增加 γ - 氨基丁酸（GABA）抑制组胺能系统来诱导睡眠。

^e 多巴胺激动剂可能通过多种机制促进睡眠，详情请参阅正文。

^f 药物以多种方式作用于 γ - 氨基丁酸 A（GABA$_A$）受体。正变构调节剂（如苯二氮䓬类药物）结合在与 GABA 结合位点不同的 GABA$_A$ 受体位点上，改变受体的构象，从而增强 GABA 与受体结合时发生的抑制作用。负变构调节剂改变受体的构象以减少 GABA 抑制。GABA 拮抗剂直接抑制 GABA。

^g 巴比妥酸盐结合于多个与苯二氮䓬类结合位点不同的 GABA$_A$ 受体位点上，并阻断 α - 氨基 -3- 羟基 -5- 甲基 -4- 异恶唑丙酸（AMPA）和红藻氨酸受体（谷氨酸受体的亚型）。

^h 谷氨酸拮抗剂可通过 N- 甲基 -D- 天冬氨酸（NMDA）受体（艾司氯胺酮、右美沙芬、金刚烷胺、美金刚）或 AMPA 受体（吡仑帕奈）发挥作用。

ⁱ 抑制单胺氧化酶可增加多巴胺、肾上腺素、去甲肾上腺素和血清素，从而促进觉醒。

^j SSRI，选择性 5- 羟色胺再摄取抑制剂。

^k SNRI，选择性 5- 羟色胺–去甲肾上腺素再摄取抑制剂。

^l 增加慢波睡眠（SWS）。

表 53.2　药物对睡眠结构的影响 ^a

药物分类 / 药物	睡眠潜伏期	睡眠连续性 ^b	SWS	REM^c
FDA 批准的治疗失眠药物				
苯二氮䓬类药物				
艾司唑仑，氟拉西泮，喹西泮，替马西泮，三唑仑	↓	↑	↓	↓
非苯二氮䓬类药物				
艾司佐匹克隆	↓	↑	↔	↔
扎来普隆	↓	↔	↔	↔
唑吡坦	↓	↑	↔	↓
其他用于治疗失眠的药物				
多塞平（≤ 6 mg）	↓	↑	↔	↔
雷美替安	↓	↔↑	↔	↔
莱博雷生	↓	↑	↔	↑
苏沃雷生（suvorexant）	↓	↑	↔	↑
他美替安 ^d	↓	↑	↔	↔
精神治疗类药物				
抗抑郁药				
三环类				
阿米替林 ^e，氯米帕明，多塞平 ^e，丙咪嗪，曲米帕明	↓	↑	↔	↓ ^f
地昔帕明，去甲替林	↔	↔↓	↔↓	↓
SSRI				
西酞普兰，艾司西酞普兰，氟西汀，氟伏沙明，帕罗西汀，舍曲林	↑	↓	↔↓	↓
SNRI				
度洛西汀、文拉法辛		↓	↔↓	↓
MAOI				
苯乙肼，反苯环丙胺	↔↑	↓		↓↓
异卡波肼，司来吉兰		↓		↔
其他抗抑郁药				
安非他酮	↔	↔	↔	↔↑
米氮平 ^e	↔↓	↑	↑	↔

表 53.2 药物对睡眠结构的影响ᵃ（续表）

药物分类 / 药物	睡眠潜伏期	睡眠连续性ᵇ	SWS	REMᶜ
曲唑酮ᵉ	↓	↔↑	↑	↔↓
维拉佐酮		↓	↑	↓↓
抗精神病药				
氯丙嗪	↓	↑	↑	↓
氯氮平	↔↓	↓	↑	↔↓
氟哌啶醇	↓	↑	↔	↔↓
鲁拉西酮ᵉ	↔	↑	↔	↔
卢美哌隆（lumateperone）	?	↑	↑	?
奥氮平ᵉ	↓	↑	↑	↔↓↑
帕利哌酮	↓	↑	↔	↔↑
喹硫平ᵉ	↓	↑	↔↓↑	↓
利培酮ᵉ	↔↓	↔↑	↔↑	↔
替奥噻吨	↓	↑	↑	↔↓
齐拉西酮	↔↓		↑	↓
抗癫痫药				
苯二氮䓬类药物				
氯硝西泮，氯拉卓酸，地西泮，劳拉西泮，咪达唑仑	↓	↑	↓	↓
其他抗癫痫药				
苯巴比妥	↓	↑	↓	↓
卡马西平	?↓	↑	↑	?↓
乙琥胺		↓	↓	↔↑
加巴喷丁ᵉ	↔	↑	↑	↔↑
拉莫三嗪			↔↓	↔↑
左乙拉西坦	↔	↑	↑	↓
苯妥英钠	↓	↑	↓	↓
普瑞巴林ᵉ	↓	↑	↑	↓
噻加宾	↔↓	↑	↑	↔
丙戊酸		?↑	↔	↔
心血管系统治疗药物				
α₁受体拮抗剂				
哌唑嗪		↑		↑
α₂受体激动剂				
可乐定		↔↑	↑	↓
甲基多巴		↑	↓	↑↓
血管紧张素转换酶（ACE）抑制剂				
依那普利，卡托普利，赖诺普利	↔	↔	↔	↔
β 受体拮抗剂				
阿替洛尔，美托洛尔，普萘洛尔（心得安）		↓		↓

表 53.2　药物对睡眠结构的影响 [a]（续表）

药物分类 / 药物	睡眠潜伏期	睡眠连续性 [b]	SWS	REM [c]
多巴胺受体激动剂				
培高莱	↓	↑		
普拉克索			?↑	↓
罗匹尼罗	↓	↑	↔	↔
其他药物				
酒精				
急性摄入	↓	↑↓ [g]	↑	↓
慢性摄入	↑	↓	↓	↓
戒断	↑	↓	↓	↑
抗组胺药				
氯苯那敏，苯海拉明，多西拉敏，羟嗪	↔↓	↔↑	↔↑	↔↓
镇痛药				
阿司匹林，布洛芬		↓	↓	↔
阿片类药物，急性	↔↓	↔↑		
阿片类药物，慢性		↓		↓
兴奋剂 / 促觉醒药物				
苯丙胺，甲基苯丙胺，哌甲酯	↑	↓	↔↓	↓
莫达非尼	↔↓	?	↔	
咖啡因	↑	↓	↓	
尼古丁	↑	↓		
其他药物				
类固醇		↓	↔↓	↓
褪黑素	↓	↔↑	↔	↔↓
伪麻黄碱	?↑	↓		
羟丁酸钠	↓	↑	↑	↔↓
茶碱		↓		
缬草	↔↓	↔↑	↑	↔↑

[a] 表中的信息仅限于可利用的多导睡眠监测数据，这些数据可能包含异质性样本，包括患者组和健康个体。主观的睡眠困难报告可能会有所不同。

[b] 睡眠连续性是指睡眠时间相对于清醒时间的比例，反映为睡眠效率。

[c] 快速眼动（REM）的减少通常伴随着 REM 潜伏期的增加，反之亦然。

[d] 他美替安适用于治疗非 24 h 睡眠–觉醒障碍。睡眠的改善可能是昼夜节律干扰的结果，而不是药物对睡眠的直接作用。

[e] "标签外"超适应证使用治疗失眠。

[f] 虽然 REM 数量减少了，但时相性快速眼动（REM 密度）却增加了。

[g] 酒精对睡眠有 2 个阶段的影响，在前半部分改善睡眠的连续性，但由于它的代谢很快，在后半部分会扰乱睡眠。

MAOI，单胺氧化酶抑制剂；REM，快速眼球运动；SNRI，5- 羟色胺 – 去甲肾上腺素再摄取抑制剂；SSRI，选择性 5- 羟色胺再摄取抑制剂；SWS，慢波睡眠；↑，增加；↓，减少；↔，无变化；?，不清楚；空白，未知。

治疗失眠的药物（表 53.3 和表 53.4）

　　治疗失眠的药物包括美国食品和药物管理局（Food and Drug Administration，FDA）批准的治疗失眠药物（表 53.3），"标签外"超适应证使用的药物（表 53.4），以及非处方药和草药制剂。这些药物对睡眠结构的影响总结于表 53.2 中。

表 53.3　FDA 批准的治疗失眠药物的药理学

药物分类 / 药物	适应证	机制	剂量（mg）	t_{max}（h）	$t_{1/2}$（h）	残余镇静作用
苯二氮䓬类药物						
艾司唑仑（Prosom）	失眠	GABA$_A$ PAM	1～2	2.0（0.5～6）	10～24	＋＋
氟西泮（Dalmane）	失眠	GABA$_A$ PAM	15～30	0.5～4.0	47～120	＋＋＋
夸西泮（Doral）	失眠	GABA$_A$ PAM	7.5～15	2.0	39～73	＋＋＋
替马西泮（Restoril）	失眠	GABA$_A$ PAM	7.5～30	1.2～1.6	8～20	＋
三唑仑（Halcion）	失眠	GABA$_A$ PAM	0.125～0.5	2.0	1.5～5.5	－
非苯二氮䓬类药物						
艾司佐匹克隆（Lunesta）	失眠	GABA$_A$ PAM	1～3	1.0	6～7	－/＋
扎来普隆（Sonata）	失眠	GABA$_A$ PAM	5～20	1.0	1.0	－
唑吡坦（Ambien）	失眠	GABA$_A$ PAM	5～10	1.6	2.5（1.4～4.5）	－
唑吡坦缓释片（Ambien CR）	失眠	GABA$_A$ PAM	6.25～12.5	1.5	2.8（1.6～4.0）	－
唑吡坦舌下含服（Intermezzo）	失眠	GABA$_A$ PAM	1.75～3.5	0.6～1.25	2.5（1.4～3.6）	－/＋
唑吡坦舌下含服（Edluar）	失眠	GABA$_A$ PAM	5～10	1.4（0.5～3.0）	2.7（1.6～6.7）	－/＋
唑吡坦口腔喷剂（Zolpimist）	失眠	GABA$_A$ PAM	10	0.9	3.0（1.7～8.4）	－
H$_1$ 受体拮抗剂						
多塞平[b]（Silenor）	失眠	H$_1$ 受体拮抗作用	3～6	3.5	15.3～31	＋
褪黑素受体激动剂						
雷美替胺（Rozerem）	失眠	褪黑素$_{1,2}$受体激动作用	8	0.8（0.5～1.5）	1.0～5.0	－
他美替安（Hetlioz）	非24小时睡眠–觉醒障碍	褪黑素$_{1,2}$受体激动作用	20	0.5～3.0	1.3～3.7	－
促食欲素受体拮抗剂						
莱博雷生（Dayvigo）	失眠	促食欲素-1,2受体拮抗作用	5～10	1～3	17～19	＋
苏沃雷生（Belsomra）	失眠	促食欲素-1,2受体拮抗作用	10～20	2（0.5～6）	12	＋
巴比妥类						
仲丁比妥（Butisol）	镇静，失眠	GABA$_A$PAM[c]	50～100	3～4	100	＋＋＋＋
司可巴比妥（Seconal）	失眠，前驱麻醉	GABA$_A$PAM[c]	100	2～4	15～40	＋＋＋
开发中的药物						
达利雷生（Daridorexant）		促食欲素-1,2受体拮抗作用		0.8～1	8.5～9.5	
赛托雷生（Seltorexant）		促食欲素-2受体拮抗作用				

[a] 包括活性代谢物。

[b] 在非常低的剂量下（≤6 mg，如 Silenor），多塞平与 H$_1$ 受体结合具有高特异性和亲和力，与 5-HT$_{2A}$、α$_1$、NET 和 SERT 的结合可以忽略不计，这与用于治疗抑郁症和超适应证用于失眠的高剂量多塞平不同。

[c] 巴比妥类药物也阻断 AMPA 和盐酸盐受体，抑制谷氨酸释放。

5-HT$_{2a}$，5-羟色胺 2A 受体；α$_1$，肾上腺素能 α$_1$ 受体；AMPA，α-氨基 -3-羟基 -5-甲基 -4-异恶唑烯丙酸；CR，控释制剂；ER，缓释制剂；GABA$_A$，γ-氨基丁酸受体 A；H$_1$，组胺受体 1；mACh，毒蕈碱抗胆碱能受体；NET，去甲肾上腺素转运体；PAM，正变构调节；SERT，5-羟色胺转运体；$t_{1/2}$，消除半衰期；t_{max}，血药浓度达峰时间。

表 53.4 其他用于治疗失眠药物的药理学

药物分类 / 药物	适应证	受体机制 拮抗作用						失眠常用剂量 (mg) [a]	t_{max} (h)	$t_{1/2}$ (h) [b]	残余镇静作用
		H_1	5-HT$_2$	α_1	D_2	mACh	其他				
抗抑郁药											
阿米替林 [c]	抑郁症	+++	++	+++	+	+++	NET 和 SERT 抑制	25~150	2~6	5~45	++
多塞平 [c]	抑郁症, 焦虑症	+++	++	+++	−	++	NET 和 SERT 抑制	10~150[c]	2~4	10~30	+++
米氮平	抑郁症	+++	++	+	−	−	$\alpha_{2A,B,C}$ 拮抗, 逆激动	7.5~30	2~3	20~40	++
曲唑酮 [d]	抑郁症	+	++	++	−	−	α_2 拮抗; SERT 抑制	25~150	1~2	9~14	++
三甲丙咪嗪	抑郁症	+++	++	+++	+	++	SERT 抑制	25~150	2~8	15~40	+++
抗精神病药											
奥氮平	精神分裂症, 双相情感障碍	+++	+++	++	++	++	D_1 拮抗	2.5~20	4~6	20~54	+++
喹硫平	精神分裂症, 双相情感障碍	+++	+	++	+	+	D_1 拮抗	25~250	1~2	6	++
鲁拉西酮	精神分裂症, 双相情感障碍	−	+++	+++	+++	−	5-HT$_7$, D_1 拮抗; 5-HT$_{1A}$ 部分激动	40	1~3	18	++
利培酮	精神分裂症, 躁狂, 自闭症, 易怒	++	+++	+++	+++	+	D_1 拮抗	1~8	1	3~20	++
抗癫痫药											
加巴喷丁	神经痛, 癫痫	−	−	−	−	−	$\alpha_2\delta$ 钙通道抑制 [e]	300~600	3~4	5~9	+
普瑞巴林	神经病理性疼痛, 纤维肌痛, 癫痫	−	−	−	−	−		50~300	0.6~1.3	6.3	+
噻加宾	癫痫	−	−	−	−	−	GAT-1 抑制	2~12	1~2.5	7~9	+
苯二氮䓬类药物											
阿普唑仑	焦虑症	−	−	−	−	−	GABA$_A$PAM	0.25~1.0	1~2	12~14	+
阿普唑仑缓释片	焦虑症	−	−	−	−	−	GABA$_A$PAM	0.5~3	1~2	10~16	++
氯氮卓	焦虑症, 酒精戒断	−	−	−	−	−	GABA$_A$PAM	5~10	1	36~200	+++
氯硝西泮	癫痫, 惊恐障碍	−	−	−	−	−	GABA$_A$PAM	0.25~2.0	1~4	35~40	+++
地西泮	焦虑症, 痉挛, 癫痫	−	−	−	−	−	GABA$_A$PAM	2~10	0.25~2.5	48~100	+++
劳拉西泮	焦虑症	−	−	−	−	−	GABA$_A$PAM	0.25~2	2	12~18	++

表 53.4　其他用于治疗失眠药物的药理学（续表）

药物分类 / 药物	适应证	受体机制						失眠常用剂量（mg）[a]	t_{max}（h）	$t_{1/2}$（h）[b]	残余镇静作用
		H_1	$5\text{-}HT_2$	α_1（拮抗作用）	D_2	mACh	其他				
其他药物											
水合氯醛	前驱麻醉	−	−	−	−	−	巴比妥类 GABA 调制	500～1000	0.7	8～10	++
苯海拉明	过敏和感冒症状	++	−	−	−	−	−	25～50	2～3	2.4～9.3	+
多西拉敏	过敏和感冒症状	++	−	−	−	−	−	25	1.7	12	++
L- 色氨酸	NA	−	−	−	−	−	色氨酸抑制	250～15 000	?	?	?
褪黑素	NA	−	−	−	−	−	$MT_{1,2}$ 激动	0.1～75	0.3～1	0.6～1	+?
哌唑嗪[f]	高血压	−	−	++++	−	−	−	1～12	3	2～3	−
缬草	NA	−	−	−	−	−	不明确[g]	400～900	?[f]	?[f]	?

[a] 用于治疗失眠的剂量是基于常见的临床实践和已发表的研究，而不是正式的剂量范围研究。

[b] 包括活性代谢物。

[c] 报告的多塞平剂量范围反映了抗抑郁药物作为催眠药的使用。多塞平（Silenor）有美国食品和药物管理局（FDA）治疗失眠适应证，剂量为 3 mg 和 6 mg。在这些低剂量下，多塞平与 H_1 受体结合具有高度特异性和亲和力，与 $5\text{-}HT_{2A}$、α_1、NET 和 SERT 的结合可以忽略不计。不同于高剂量多塞平用于治疗抑郁症和超说明书治疗失眠。

[d] 在低剂量时，曲唑酮表现出 H_1、α_1 和 $5\text{-}HT_{2A}$ 的拮抗作用。在中至高剂量时，具有 $5\text{-}HT_{2C}$ 和 SERT 抑制作用。

[e] 加巴喷丁和普瑞巴林结合到电压激活钙通道的 $\alpha_2\delta$ 亚基，减弱谷氨酸、去甲肾上腺素和 p 物质的神经递质快速释放。

[f] 哌唑嗪被批准用于治疗创伤后应激障碍患者的噩梦和睡眠维护困难性失眠。

[g] 由于缬草的成分较多，其作用机制和药代动力学尚不确定。

$5\text{-}HT_{1A}$, $5\text{-}HT_7$, 5- 羟色胺受体 1A, 7; $\alpha_{1,2}$, α- 肾上腺素能受体 1,2; D_1, D_2, 多巴胺受体 1,2; GABA, γ- 氨基丁酸; $GABA_A$, γ- 氨基丁酸受体 A; GAT-1, GABA 转运体; H_1, 组胺受体 1; mAch, 毒蕈碱抗胆碱能受体; $MT_{1,2}$, 褪黑素受体 1 和 2; NET, 去甲肾上腺素转运体; SERT, 5- 羟色胺转运体; $t_{1/2}$, 消除半衰期; t_{max}, 血药浓度达峰时间; XR, 缓释制剂。

FDA 批准的治疗失眠药物

FDA 批准的治疗失眠药物的镇静机制（表 53.3）包括通过 GABA_A 受体［苯二氮䓬类药物，非苯二氮䓬类药物（Z 类药物）］的正变构调节增强 GABA 抑制，拮抗 H_1 受体（低剂量多塞平），拮抗褪黑素受体（拉美替宁）和拮抗促食欲素受体（莱博雷生，苏沃雷生）[11]。GABA_A 正变构调节剂对不同 GABA_A 亚基的亲和力不同。苯二氮䓬类药物（艾司唑仑、氟西泮、喹西泮、替马西泮、三唑仑）对 α_{1,2,3,5} 亚型不具有特异性，而非苯二氮䓬类药物（艾司佐匹克隆、唑吡坦、扎来普隆）对 α_1 亚基具有较高的亲和力，这似乎与睡眠有更具体的关系，对 α_{2,3} 亚基的亲和力较低且可变[11]。较老的苯二氮䓬类药物具有较长的消除半衰期，部分具有活性代谢物，导致残留镇静和日间损害的可能性很高[16-17]。

多塞平，低剂量用于治疗失眠（≤ 6 mg），是一种有效的 H_1 拮抗剂，缺乏抗抑郁剂量（≥ 75 mg）对去甲肾上腺素能和血清素能系统的临床显著影响[9]。雷美替安是褪黑素 1 和 2（MT_1 和 MT_2）受体的有效激动剂，但对 MT_1 受体具有更高的亲和力，这将其与他美替安和褪黑素区分开来。他美替安用于治疗非 24 h 睡眠-觉醒障碍，在 MT_1 受体上具有与褪黑素相当的效力，但与 MT_1 相比，对 MT_2 具有更高的亲和力[18]。苏沃雷生和莱博雷生是双食欲素受体拮抗剂，对促食欲素-1 和促食欲素-2 受体都有高亲和力[19-20]。尽管具有中等至长的半衰期，这些药物似乎没有显著的残余效应[20a, b]。其他 FDA 批准的治疗失眠药物包括巴比妥类、布他巴比妥和西巴比妥。巴比妥类药物是 GABA_A 阳性变构调节剂，尽管作用于苯二氮䓬类药物结合位点以外的结合位点。巴比妥类药物还能通过 α- 氨基 -3- 羟基 -5- 甲基 -4- 异恶唑烯丙酸（α-amino-3-hydroxy-5-methyl-4-isoxazolepropionic acid，AMPA）和盐酸盐拮抗作用抑制谷氨酸释放[21]。

其他用于治疗失眠的药物

越来越多的处方药物被用于治疗失眠（表 53.4），其中曲唑酮是最常见的[22-23]。阿米替林、米氮平、喹硫平、奥氮平和加巴喷丁也常用于治疗失眠。这些药物大多通过拮抗 H_1、α_1 或 5-HT_{2A, 2C} 受体来促进睡眠，其他促进睡眠的机制包括拮抗多巴胺 2（D_2）受体、部分激动 5-HT_{1A} 受体、拮抗突触后 α_2 受体、抑制 α_2-δ（α_2δ）钙通道和激动 GABA 受体[11]。然而，由于会影响多种受体，这些药物除了具有与睡眠-觉醒机制无关的副作用外，还会对睡眠-觉醒行为产生不同的影响。因为这些药物大多具有中等至长

的半衰期，它们可以产生剂量依赖的残余镇静作用。一个例外是抗高血压药物吡唑嗪，它是一种 α_1 受体拮抗剂，用于治疗创伤后应激障碍（posttraumatic stress disorder，PTSD）患者的噩梦和睡眠维持困难性失眠[24-25]。这些药物的受体机制和睡眠结构影响分别列在表 53.4 和 53.2 中，并在本章关于镇静作为副作用的部分进行讨论。这些药物在临床治疗失眠中的疗效、副作用和使用等附加信息将在本卷的其他地方进行讨论。

常用的治疗失眠的非处方药包括褪黑素、H_1 受体拮抗剂苯海拉明和多巴胺、膳食补充剂 L- 色氨酸（血清素的前体）和含有多种成分的植物提取物缬草。褪黑素在本书的其他地方有更全面的介绍。简而言之，褪黑素通过对 MT_1 和 MT_2 受体的作用调节昼夜节律[26]。褪黑素在美国被认为是一种膳食补充剂，因此不受 FDA 的监管。在大多数国家，非处方褪黑素是买不到的，但在一些国家，控释制剂可以通过处方获得。在美国，褪黑素的质量控制较差。在一项研究中，对 30 余种商业补充剂中褪黑素含量的定量分析显示与标签含量存在很大差异，批次之间存在显著差异，26% 的样品中包含血清素[27]。褪黑素已越来越多地用于治疗快速眼动行为障碍（REM behavior disorder，RBD），剂量最高至 25 mg[28]。虽然褪黑素治疗失眠时报告嗜睡的发生率较低[29-30]，但在一项 RBD 患者的研究中，25% 的个体报告了嗜睡，这可能与剂量有关[28]。

苯海拉明的临床试验显示，患者某些主观睡眠指标有所改善，但大多数多导睡眠监测（polysomnograph，PSG）研究显示与安慰剂无差异[31-32]。根据多次睡眠潜伏期试验（multiple sleep latency test，MSLT）测试，苯海拉明增加生理性睡眠倾向，严重降低日间表现，但可在 3 ～ 4 天内产生耐受性[33-34]，尽管驾驶功能可能继续受损[35]。

正在研发中的治疗失眠的药物

达利雷生（Daridorexant）是一种双重促食欲素受体拮抗剂，已经在年轻和老年失眠患者中进行了研究[36-37]。赛托雷生（Seltorexant）是一种选择性促食欲素-2 受体拮抗剂，目前正在开发用于治疗失眠和重度抑郁症[38-39]。这是一个有趣的发现，因为它表明促食欲素-2 受体是参与睡眠-觉醒调节的两种促食欲素受体中的主要受体[40]。

促觉醒药物（表 53.5）

兴奋剂和促觉醒药物用于治疗中枢性嗜睡（如发

表 53.5　用于促觉醒的处方药

药物分类 / 药物	FDA 适应证 [a]	剂量（mg）	t_{max}（h）	$t_{1/2}$（h）	机制
兴奋剂					
苯丙胺（Evekeo）	发作性睡病中的 EDS，ADHD，肥胖	5～60	3.5（2～8）	11.7	多巴胺释放和再摄取抑制；去甲肾上腺素释放和再摄取抑制
右苯丙胺（Dexedrine，ProCentra，Zenzed）	发作性睡病中的 EDS，ADHD	5～60	8	12	
苯丙胺 / 右苯丙胺	发作性睡病中的 EDS，ADHD				
（Adderal）		5～60	2～3	10（7～34）	
（Adderall XR）		10～60	7	12	
利右苯丙胺（Vyvanse）[a]	ADHD，暴食症	30～70	4.6	7.9	
甲基苯丙胺（Desoxyn）[a]	ADHD	5～25	0.5～1	4～5	
	肥胖	15			
哌甲酯 [b]	ADHD				
（Methylin chewable）		10～60	1～2	2.8	
（Methylin oral solution）		10～60	1～2	2.7	
（Ritalin）		10～60	1～3	1.5～3	
（Ritalin LA）		10～60	1.3～4.0	3.5（6～12）	
促觉醒药					
阿莫非尼（Nuvigil）	发作性睡病中的 EDS，睡眠呼吸暂停，倒班障碍	150～250	2	10～15	DAT 抑制作用；间接激活其他促进觉醒的神经递质
莫达非尼（Provigil）		150～400	2～4	15	
替洛利生（Wakix）	发作性睡病中的 EDS，猝倒	17.8～35.6	3.5	20	H_3 逆向激动作用 [c]
索利氨酯（Sunosi）	发作性睡病中的 EDS，睡眠呼吸暂停	75～150	2～3	7	NET 和 DAT 抑制作用
羟丁酸钠					
羟丁酸钠（Xyrem）	发作性睡病中的 EDS，猝倒	4.5～9 g	0.5～1.25	0.5～1	$GABA_B$ 受体活性 [e]
低钠羟丁酸钠（Xywav）[d]	发作性睡病中的 EDS，猝倒	4.5～9 g	1.3	0.66	$GABA_B$ 受体活性 [e]
正在研发中治疗嗜睡障碍的药物					
AXS-12（瑞波西汀）	发作性睡病中的 EDS，猝倒		2.4	2.2	NET 抑制作用
BTD-001（口服戊四氮）	特发性嗜睡				$GABA_A$ 受体拮抗作用
FT218（羟丁酸钠控释制剂）	发作性睡病中的 EDS，猝倒		1.5～5		$GABA_B$ 受体活性 [e]
Xywav（JZP-258）[e]	特发性嗜睡				$GABA_B$ 受体活性 [e]
SUVN-G3031	发作性睡病中的 EDS，猝倒				H_3 逆向激动作用
TAK-925，TAK-994	发作性睡病中的 EDS				促食欲素 -2 受体激动剂

[a] 超说明书用于治疗发作性睡病中的 EDS。

[b] 所列出的哌甲酯品牌是用于治疗发作性睡病中的 EDS。还有一些额外的哌甲酯剂型，仅适用于 ADHD。

[c] 替洛利生还能调节多巴胺、去甲肾上腺素和乙酰胆碱的释放。

[d] Xywav 是一种独特的 4 种羟酸盐（钠、钾、钙、镁）的组合，比 Xyrem 中的钠含量少 92%。

[e] 羟丁酸钠的作用机制被认为是由 $GABA_B$ 受体在去甲肾上腺素能、多巴胺能和丘脑皮质神经元上的活性介导的，可能对 γ - 羟基丁酸（GHBA）受体有活性。

ADHD，注意缺陷多动障碍；DAT，多巴胺转运体；EDS，日间过度思睡；$GABA_{A, B}$，γ - 氨基丁酸 A，B 受体；H_3，组胺 3 受体；LA，长效；NET，去甲肾上腺素转运体；$t_{1/2}$，消除半衰期；t_{max}，血药浓度达到峰值的时间；XR，缓释。

作性睡病、特发性嗜睡）、倒班睡眠障碍和睡眠呼吸暂停。其中许多药物用于治疗注意缺陷/多动障碍，有些用于治疗肥胖或暴饮暴食障碍。中枢性过度嗜睡的治疗指南（图 53.1 和图 53.2）于 2021 年更新。

兴奋剂（拟交感神经药物）

苯丙胺和苯丙胺类化合物（右苯丙胺、利右苯丙胺、甲基苯丙胺、哌甲酯、苯丙胺/右苯丙胺）通过直接释放 DA 和阻断 DA 再摄取来增加多巴胺能传递，从而促进觉醒[41]。这些药物也促进释放 NE 并阻断 NE 的再摄取，但促进觉醒的主要机制是突触前 DA 的调节[41]。有许多立即释放和延迟释放的兴奋剂，通常立即释放的兴奋剂半衰期为 3～4 h，延迟释放的兴奋剂半衰期为 8～16 h。特别的是，在高剂量的情况下服用长效药物可能会导致失眠。

促觉醒药物（非拟交感神经药物）

促觉醒药物不同于拟交感神经药物，因为它们没有单胺释放特性。莫达非尼和阿莫非尼的具体作用机制尚不清楚，但至少部分是通过抑制多巴胺转运体（dopamine transporter，DAT）[41-42]。莫达非尼还能调节去甲肾上腺素能、5-羟色胺能、促食欲素能、组胺能、谷氨酸能和 GABA 能系统[43]。索利氨酯抑制 NET 和 DAT[44]。替洛利生是一种 H_3 受体的反向激动剂，但也调节 DA、NE 和 ACh 的释放[45]。在较高剂量下偶尔有失眠的报告。

羟丁酸钠

羟丁酸钠（Xyrem）治疗嗜睡和猝倒的作用机制尚不清楚，但被认为是由 $GABA_B$ 受体对去甲肾上腺素

发作性睡病成人患者的推荐药物

药品	日间过度嗜睡	猝倒	疾病严重程度	生活质量
莫达非尼	●		●	●
替洛利生	●	●	●	
羟丁酸钠	●	●	●	
索安非托	●		●	●
阿莫非尼	○		○	
右苯丙胺	○	○		
哌甲酯			○	

AASM临床指南
强烈推荐："我们推荐……"几乎所有患者都应该接受推荐的治疗方案。
条件推荐："我们建议……"大多数患者应该接受建议的治疗方案。

图 53.1 发作性睡病药物治疗临床实践指南（Adapted from Maski K，Trotti LM，Kotagal S，et. al. Treatment of central disorders of hypersomnolence：an American Academy of Sleep Medicine clinical practice guideline. J Clin sleep Med. Published online April，2021.）（见彩图）

特发性嗜睡症成人患者的推荐药物

药品	日间过度嗜睡	疾病严重程度	生活质量
莫达非尼	●	●	
克拉霉素	●	●	●
哌甲酯		●	
替洛利生	●		
羟丁酸钠	●		

AASM临床指南
强烈推荐："我们推荐……"几乎所有患者都应该接受推荐的治疗方案。
条件推荐："我们建议……"大多数患者应该接受建议的治疗方案。

图 53.2 特发性嗜睡症药物治疗临床实践指南（Adapted from Maski K，Trotti LM，Kotagal S et. al. Treatment of central disorders of hypersomnolence：an American academy of sleep medicine clinical practice guideline. J Clin sleep Med. Published on-line April，2021.）（见彩图）

能、多巴胺能和丘脑皮质神经元的抑制介导的，可能作用于一种 γ- 羟基丁酸（γ-hydroxybutyrate，GHB）受体[46]。一种低钠制剂［Xywav（JZP-258）］现已上市，并已获得 FDA 批准，用于治疗成人特发性嗜睡以及儿童和成人发作性睡病相关的猝倒或过度嗜睡[47, 47a]。Xywav 含有 4 种羟酸盐（钠、钾、钙、镁），钠含量比 Xyrem 低 92%（1000 ~ 1500 mg）。

正在研发中治疗嗜睡障碍的药物

FT218 是一种允许每晚服用 1 次的羟丁酸钠控释制剂，可能会在 2021 年底或 2022 年初获得 FDA 批准，用于治疗发作性睡病中的猝厥或过度嗜睡[48]。FT218 也正在被研究用于治疗特发性嗜睡。其他正在开发的用于治疗猝倒和嗜睡的药物包括 2 种促食欲素 - 2 激动剂（TAK-925 和 TAK-994）；AXS-12（瑞波西汀），一

种在美国以外的国家被批准用于治疗抑郁症的选择性 NE 再摄取抑制剂；SUVN-G3031，一种 H₃ 反向激动剂，以及马吲哚，一种去甲肾上腺素和多巴胺再摄取抑制剂，也表现出促食欲素受体激动作用[49-52]。BTD-001 是 GABAₐ 拮抗剂戊四唑的口服制剂，正在被研究用于治疗发作性睡病和特发性嗜睡的嗜睡症状[53]。

具有镇静副作用的药物（表 53.6）

镇静可能是对 H₁、DA、谷氨酸、5-HT、肾上腺素能 α₁ 或 mACh 受体具有拮抗作用的药物的副作用。其他镇静机制还包括 GABA 的增强和阿片受体 μ 和 κ 的激活作用。白天的镇静作用也可能通过药物间接地中断夜间睡眠而发生。表 53.6 列出了具有镇静副作用的药物和镇静的主要机制。

表 53.6　有镇静副作用的药物

药物分类 / 亚类	药物	主要镇静机制
抗抑郁药物 ᵃ		
三环类 ᵇ	阿米替林等	H₁，mACh 受体拮抗作用
SSRIᶜ	西酞普兰、氟伏沙明	H₁，5-HT₂C 受体拮抗作用
非典型抗精神病药物	米氮平	H₁，5-HT₂A，5-HT₂C 受体拮抗作用
	曲唑酮	H₁，5-HT₂A，α₁ 受体拮抗作用
新型药物	别孕烯醇酮（brexanolone）	GABAₐ 正变构调制
	艾司氯胺酮	NMDA 受体对谷氨酸的拮抗作用
抗精神病药 ᵈ		
典型	氯丙嗪等	H₁，5-HT₂，α₁，mACh，D₂ 受体拮抗作用
非典型	氯氮平等	
抗癫痫药		
巴比妥类药物	苯巴比妥，扑米酮	GABAₐ 受体激动作用，钙通道抑制作用
苯二氮䓬类药物	氯巴占等	GABAₐ 正变构调制
多重机制药物	见表 53.9	见表 53.9
其他药物	大麻二酚（Epidiolex）	GABA 增强作用，钙和腺苷调节作用，5- 羟色胺激动作用
	吡仑帕奈	通过 AMPA 受体的谷氨酸拮抗作用
	司替戊醇	GABA 增强作用
	噻加宾	GABA 再摄取抑制作用
抗组胺药 ᵉ		
第一代	氯苯那敏等	H₁ 受体拮抗作用
第二代	西替利嗪	H₁ 受体拮抗作用
治疗帕金森病药物		
抗胆碱能药物	苯扎托品	mACh，H₁ 受体拮抗作用
多巴胺激动剂	拉克索，罗匹尼罗，罗替戈汀	见正文
其他药物	金刚烷胺	多巴胺释放和再摄取抑制作用，谷氨酸拮抗作用
止吐药		
抗胆碱能药物	东莨菪碱	mACh 受体拮抗作用

表 53.6　有镇静副作用的药物（续表）

药物分类 / 亚类	药物	主要镇静机制
抗组胺药	苯海拉明，苯海拉明，美克洛嗪	H_1 受体拮抗作用
	异丙嗪	H_1，mACh，5-HT_{2A}，5-HT_{2C}，α_1 受体拮抗作用
苯二氮䓬类药物	阿普唑仑，劳拉西泮等	$GABA_A$ 正变构调节作用
大麻素类药物	屈大麻酚，大麻隆	大麻素受体激动作用
苯甲酰胺类药物	甲氧氯普胺	D_2 受体拮抗作用
丁酰苯类药物	氟哌利多	D_2，H_1，mACh 受体拮抗作用，GABA，μ- 阿片受体激动作用
吩噻嗪类药物	丙氯拉嗪	D_2 受体拮抗作用
心血管系统治疗药物		
α_2 受体激动剂	可乐定，胍法辛，甲基多巴	α_2 受体激动作用
α_1 受体拮抗剂	多沙唑嗪，哌唑嗪，特拉唑嗪	α_1 受体拮抗作用
镇痛药		
阿片类药物		
完全激动剂	可待因，芬太尼，氢可酮，氢吗啡酮，哌替，吗啡，羟考酮，羟吗啡酮	μ- 阿片和 κ- 阿片受体激动作用
	美沙酮	μ- 阿片和 κ- 阿片受体激动作用，NMDA 受体拮抗作用
部分激动剂	曲马多	μ- 阿片受体激动作用
混合激动-拮抗剂 [f]	丁丙诺啡	μ- 阿片受体激动作用
	布托啡诺，纳布啡，喷他佐辛	κ- 阿片受体激动作用
肌松药	巴氯芬	$GABA_B$ 受体激动作用
	卡立普多	通过代谢物甲基氨甲酸酯对 $GABA_B$ 受体激动作用
	环苯扎林，奥芬那君	H_1，mACh 受体拮抗作用
	双环维林	mACh 受体拮抗作用
	替扎尼定	α_2 受体激动作用
曲普坦类药物	依来曲坦，拉米地坦，利扎曲普坦，佐米曲普坦	见正文
抗癫痫药	加巴喷丁、普瑞巴林	通过 $\alpha_2\delta$ 结合抑制兴奋性神经递质
	非尔氨酯	谷氨酸拮抗作用
	卡马西平、拉莫三嗪	钙通道抑制作用
	噻加宾，托吡酯	GABA 增强作用
抗抑郁药	三环类	H_1，mACh 受体拮抗作用
其他药物		
阿片类药物戒断缓解	洛非西定	α_2 受体激动作用
膀胱过度活跃症药	奥昔布宁	mACh 受体拮抗作用
减重药	氯卡色林 [g]	5-HT_{2C} 受体激动作用

[a] 见表 53.7 抗抑郁药的综合列表，镇静 / 失眠的可能性，以及受体结合亲和力概况。

[b] 对 H_1 受体亲和力较低、去甲肾上腺素再摄取抑制作用相对较强的三环类药物镇静作用较弱（地昔帕明、去甲替林、普罗替林）。

[c] 大多数 SSRI 类药物没有镇静作用。西酞普兰具有轻度 H_1 和 5-HT_{2C} 受体拮抗作用。氟伏沙明调节钙和钠的释放并抑制褪黑素的降解。

[d] 见表 53.8 抗精神病药物的综合列表，镇静 / 失眠的可能性，以及受体结合亲和力概况。

[e] 所有第一代抗组胺药都有镇静作用。大多数第二代抗组胺药没有镇静作用；西替利嗪是一个例外，因为它能穿透中枢神经系统，对 H_1 受体有中等亲和力。

[f] 混合激动剂–拮抗剂的活性取决于阿片受体和剂量。详见正文。

[g] 由于癌症风险，该产品已于 2020 年 2 月从美国市场撤出。

5-HT，5- 羟色胺；5-$HT_{2,2A,2C}$，5- 羟色胺受体 2，2A，2C；α1，2，肾上腺素受体 1，2；$\alpha_2\delta$，电压依赖性钙通道的 $\alpha_2\delta$ 亚基；AMPA，α- 氨基 -3- 羟基 -5- 甲基 -4- 异恶唑烯丙酸；D_2，多巴胺受体 2；GABA，γ- 氨基丁酸；$GABA_{A,B}$，GABA 受体 A，B；H_1，组胺受体 1；κ，卡帕，mACh，胆碱能毒蕈碱受体；μ，mu；NMDA，天门冬氨酸；SSRI，选择性 5- 羟色胺再摄取抑制剂。

具有镇静副作用的抗抑郁药（表 53.6 和表 53.7）

被归类为抗抑郁的药物用于治疗各种疾病，包括抑郁症、强迫症、焦虑症、神经性疼痛、失眠、戒烟、更年期症状等。抗抑郁药可以改善或干扰睡眠，并影响日间功能。评估这些药物对睡眠和觉醒的影响是复杂的，因为睡眠紊乱、白天疲劳和嗜睡以及认知和精神运动功能下降可能与所服用药物治疗的疾病有关[54]。

抗抑郁药对与睡眠-觉醒调控相关的受体的相对亲和力差异很大。抗抑郁药对相关受体和转运体的结合亲和力（K_i 值范围）见表 53.7。镇静性抗抑郁药对 H_1、5-HT_2、α_1 和 mACh 受体的拮抗作用不同。大多数抗抑郁药也表现出对 5-HT 和 NE 的再摄取抑制作用，这可能是其发挥治疗效果的机制，并可能促进觉醒。选择性抑制 5-HT 或 NE 再摄取的药物〔分别为选择性 5-HT 再摄取抑制剂（selective serotonin reuptake inhibitors，SSRI）和选择性 5-HT-NE 再摄取抑制剂（serotonin-norepinephrine reuptake inhibitors，SNRI）〕不太可能具有镇静作用，并可能导致失眠。通常超说明书用于治疗失眠的镇静性抗抑郁药包括阿米替林、多塞平、曲唑酮和喹硫平（表 53.2 和 53.4）[14]。

三环类抗抑郁药是最具镇静作用的抗抑郁药之一。这些药物对 H_1 和 mACh 受体的拮抗程度不同，在阻断 5-HT 与 NE 再摄取的作用上也不同[55]。镇静作用强的三环类药物往往具有更强的抗组胺能（多塞平、曲米帕明）和更强的抗胆碱能（阿米替林）作用，也表现出比 NE 更强的 5-HT 再摄取抑制作用。三环类药物也表现出一定的 α_1 受体拮抗作用。对 H_1 受体亲和力较低的药物（地昔帕明、去甲替林、普罗替林）镇静作用较弱，并可能促进某些患者失眠。半衰期一般为 15 ～ 30 h，活性代谢物的半衰期略长。

一般来说，三环类药物减少睡眠潜伏期，增加总睡眠时间（total sleep time，TST），减少 REM 睡眠，同时增加 REM 睡眠期的眼相运动，但更强的肾上腺素能药物（地昔帕明，去甲替林）可能会减少 TST，增加觉醒[7, 11, 56-58]。

曲唑酮对 5-HT 系统有复杂的作用，小剂量曲唑酮的镇静机制为中等的 H_1、α_1 和 5-HT_{2A} 受体拮抗作用。中等至高剂量曲唑酮，也有 5-HT_{2C} 受体拮抗作用和 SERT 抑制作用[59, 60]。曲唑酮也是 5-HT_{1A} 受体的部分激动剂[59, 61]。曲唑酮（25 ～ 150 mg）通常作为超说明书使用的安眠药。半衰期为 5 ～ 9 h，但其活性代谢物的半衰期为 4 ～ 14 h；因此可能存在残留镇静作用。曲唑酮增加慢波睡眠（slow wave sleep，SWS），不影响 REM 睡眠，并可能减少睡眠潜伏期，但对睡眠连续性的影响是不明确的[62]。

米氮平通过对 H_1、5-HT_{2A} 和 5-HT_{2C} 受体强大的拮抗作用，从而发挥很强的镇静作用。它没有 SERT、NET 或 DAT 再摄取抑制作用，但确实对 α_{2A}-、α_{2B}- 和 α_{2C}- 肾上腺素能受体有显著的拮抗 / 逆向激动作用，这可能会通过抑制 NE 释放来促进觉醒[63]。随着剂量的增加，米氮平镇静作用的减少可能与其高剂量时 α_2 受体拮抗作用的相对增加有关[7]。米氮平还能减少促肾上腺皮质激素的释放，从而降低皮质醇水平[60]。米氮平经常作为超说明书使用的辅助睡眠药物。其强大的镇静作用和长半衰期（20 ～ 40 h）使残余镇静作用令人担忧。米氮平会损害驾驶性能、注意力和反应时间[64]。

别孕烯醇酮和艾司氯胺酮是具有新机制的新型抗抑郁药，两者都有很强的镇静作用。别孕烯醇酮，被批准用于治疗产后抑郁症，是一种四氢孕酮静脉注射制剂，是 $GABA_A$ 受体的阳性变构调节剂[65]。艾司氯胺酮是一种谷氨酸 N- 甲基 D- 天冬氨酸（N-methyl-D-aspartate，NMDA）受体的有效拮抗剂，经鼻给药，已被批准用于治疗难治性抑郁症[66]。

别孕烯醇酮需在 60 h 内静脉注射。由于在给药过程中存在过度镇静或突然失去意识的风险，故只能通过风险评估和缓解策略（Risk Evaluation and Mitigation Strategy，REMS）计划获得该药物[65]。艾司氯胺酮，起初每周给药 2 次，然后每 1 ～ 2 周给药 1 次，必须在卫生保健提供者的直接监督下给药，并且必须包括给药后至少 2 h 的观察期。嗜睡和认知功能障碍是值得关注的问题，建议患者在服药后 1 天内不要开车。然而，在给药 8 h 后，未观察到认知表现和驾驶障碍受损[67-68]。

镇静作用在大多数 SSRI 类和 SNRI 类药物中不太可能发生，但在西酞普兰、度洛西汀和氟伏沙明中常见。镇静作用可能是由于西酞普兰具有轻度 H_1 和 5-HT_{2C} 受体拮抗作用，度洛西汀具有轻度 5-$HT_{2A,2C}$ 受体拮抗作用。氟伏沙明与其他 SSRI 类化学性质不同，与其他 SSRI 类相比，它作为激动剂对 σ_1 受体具有更大的亲和力，从而调节钙释放并抑制钠通道[69]。与其他 SSRI 类不同，氟伏沙明还能抑制褪黑素的降解[70]。

锂，主要用于治疗双相情感障碍，通常与嗜睡有关[71]。服用锂的时间 2 周到 3 个月以上的精神病患者显示出模拟驾驶表现受损[72]，尽管很难确定患者出现的表现受损是由药物还是他们的精神疾病所引起的。

表 53.7 抗抑郁药：与睡眠-觉醒机制相关的受体和转运体的结合亲和力（Ki^a 范围）以及镇静或失眠的可能性（见彩表）

分类	药物	镇静作用	失眠	H₁	5-HT₁ₐ	5-HT₂ₐ	5-HT₂c	mACh	α₁	α₂	D₁	D₂	D₃	SERT	NET	DAT
三环类	阿米替林	+++	+													
	阿莫沙平	+++	+													
	氯米帕明	++	-													
	地昔帕明	+	+													
	多塞平^b	+++	-													
	丙米嗪	+++	+													
	马普替林	++	-													
	去甲替林	+	+													
	普罗替林	-	+													
	曲米帕明	+++	+													
MAOI^c	苯乙肼	+	+++													
	司来吉兰	-	+													
	反苯环丙铵	++	++													
SSRI	西酞普兰	+	+													
	艾司西酞普兰	-	+													
	氟西汀	+	+++													
	氟伏沙明	++	++													
	帕罗西汀	-	++													
	舍曲林	-	++													
SNRI	去甲文拉法辛	-	+++													
	度洛西汀	+	++													
	左米那普仑	-	-													
	米那普仑	-	+													
	文拉法辛^d	++	++													
非典型	托莫西汀	+	+													
	安非他酮	-	+++													
	米氮平	+++	-													
	曲唑酮	++	-													
	维拉佐酮^e	-	++													
新型	沃替西汀^f	-	+													
	别孕烯醇酮^g	+++	-													
	艾司氯胺酮^h	++++	-													

Ki^a 范围 (nM)

☐ ≤1 ☐ 1～10 ☐ 10～100 ☐ 100～1000 ☐ 100～10,000 ☐ 1000～10,000 ■ >10,000 ■ 未测及

a Ki（抑制常数）值范围从 ≤ 1 nM（非常高亲和力）到 > 10 000 nM（无活性），来自精神活性药物筛选计划（PDSP）Ki 数据库（https://pdsp.unc.edu/databases/kidb.php）。大多数药物是指定受体的拮抗剂；例外情况备注在脚注和正文中。

b 低剂量（≤ 6 mg）时，多塞平主要是一种 H₁ 受体拮抗剂。

c 单胺氧化酶的抑制会增加多巴胺、肾上腺素、去甲肾上腺素和 5-羟色胺。

d 文拉法辛在低剂量时表现出更大的 SERT 抑制作用，在高剂量时表现出更大的 NET 抑制作用。

e 维拉佐酮是 5-HT₁ₐ 受体部分激动剂。

f 沃替西汀是 5-HT₁D、5-HT₃ 和 5-HT₇ 受体拮抗剂，5-HT₁ₐ 受体激动剂，以及 5-HT₁B 受体部分激动剂。

g 别孕烯醇酮是 γ-氨基丁酸 A（GABAₐ）受体的正变构调节剂。

h 艾司氯胺酮是谷氨酸 NMDA（N-甲基-D-天冬氨酸）受体的有效拮抗剂。

5-HT₁ₐ, ₁B, ₁D, ₂ₐ, ₂c, ₃, ₇, 5-羟色胺（血清素）受体 1A-7；α₁, ₂, α 肾上腺素受体 1, 2；D₁, ₂, ₃, 多巴胺受体 1-3；DAT, 多巴胺转运体；H₁, 组胺受体 1；mACh, 毒蕈碱受体；MAOI, 单胺氧化酶抑制剂；NET, 去甲肾上腺素转运体；nM, 纳摩尔；SERT, 5-羟色胺转运体；SNRI, 5-羟色胺-去甲肾上腺素再摄取抑制剂；SSRI, 选择性 5-羟色胺再摄取抑制剂。

具有镇静副作用的抗精神病药物（表 53.6 和表 53.8）

抗精神病药物，特别是非典型抗精神病药物，具有复杂的药理特征。与睡眠-觉醒机制相关的受体和转运体的结合亲和力（K_i 值范围）见表 53.8。虽然它们的主要适应证是用于精神分裂症，但其中许多药物也用于治疗其他疾病，包括双相情感障碍、自闭症、强迫症和重度抑郁症。此外，这些药物已被用于治疗痴呆、抑郁症、边缘型人格障碍、创伤后应激障碍、药物滥用、饮食失调、焦虑和失眠[73]。镇静作用可能与 DA、H、5-HT、NE 和 ACh 受体的拮抗作用有关，而且更有可能出现在具有相对更强的 H_1、ACh、$5-HT_2$ 和（或）α_1 受体拮抗作用的药物中[74]。

氯氮平、氯丙嗪和硫利达嗪是最具镇静作用的药物，对 H_1、α_1 和 $5-HT_{2A}$ 具有强拮抗作用。具有中度镇静作用的药物包括奥氮平、喹硫平和利培酮，它们对促进镇静的受体的相对亲和力不同（奥氮平：$H_1 > 5-HT_{2C} > \alpha_1$；喹硫平：$\alpha_1 > H_1$；利培酮：$5-HT_{1A} > H_1$、mACh、$\alpha_1$ 和 α_2）。镇静作用较弱的药物包括阿立哌唑、鲁拉西酮和卡立哌嗪，它们的受体亲和力各不相同。例如，鲁拉西酮对 H_1 和 mACh 受体没有亲和力，但对 $5-HT_{2A}$ 受体有很强的亲和力[74-76]。虽然所有抗精神病药物对 DA 受体都有一定的亲和力，但非典型抗精神病药物对 $5-HT_2$ 的亲和力通常比 D_2 受体要大。

卢美哌隆（lumateperone）最近被批准用于治疗精神分裂症，但也被评估用于治疗抑郁症和失眠，具有独特的药理学特征[77]。它是一种有效的 $5-HT_{2A}$ 受体拮抗剂、中度 SERT 抑制剂、突触前 D_2 受体部分激动剂和突触后 D_2 受体拮抗剂[78-79]。有证据表明，它通过 D_1 受体间接调节谷氨酸的传递[78]。对 D_2 受体和 SERT 占用率随剂量增加而增加[79]。因此，在低剂量下，它作为一种选择性 $5-HT_{2A}$ 拮抗剂起作用，这使得它具有治疗失眠的潜力。一项针对睡眠维持困难性失眠患者的 II 期试验显示，它可减少觉醒，增加 SWS，且无次日认知损害[80]。嗜睡是卢美哌隆治疗精神分裂症临床试验中最常见的不良反应[81-82]。

药物剂量和半衰期对镇静作用也很重要。虽然氯丙嗪和硫利达嗪对 H_1 的亲和力低于阿塞那平，但为了达到治疗效果需要更高的剂量，这就增加了镇静副作用。考虑到齐拉西酮和喹硫平的药理学特征，它们可能具有镇静作用；然而，它们的镇静作用似乎不如其他药物，可能是由于它们的半衰期很短。

抗精神病药物对 PSG 睡眠变量的影响（表 53.2）在健康受试者和精神分裂症患者之间有所不同，但并不是所有药物都在这两个人群中进行了评估。最常用于治疗失眠的抗精神病药物包括喹硫平、奥氮平和利培酮[13-14, 83]。总的来说，这些药物增加了睡眠的连续性。奥氮平明显增加 SWS，可能是由于对 $5-HT_2$ 受体的拮抗作用。氯丙嗪、卢美哌隆、帕利哌酮、利培酮和齐拉西酮也会增加 SWS。奥氮平和帕利哌酮对精神分裂症患者的快速眼动睡眠有促进作用，但对健康个体无促进作用；大多数其他药物要么减少快速眼动睡眠，要么没有效果[75, 84-88]。氯氮平和奥氮平均可降低精神分裂症患者的 MSLT 潜伏期[89]。

具有镇静副作用的抗焦虑药物

用于治疗焦虑症的具有镇静副作用的药物包括苯二氮䓬类药物、抗抑郁药、抗癫痫药和抗精神病药。被批准用于治疗焦虑症的苯二氮䓬类药物（如阿普唑仑、氯硝西泮、地西泮、劳拉西泮）与用于治疗失眠的苯二氮䓬类药物具有相似的药理学特征，因此具有类似的副作用。由于这些药物增强了 GABA 介导的对 $GABA_A$ 受体的抑制作用，故它们最常见的副作用是镇静[90]。通过 MSLT 对睡眠倾向进行客观评估，结果证实了每天使用阿普唑仑和地西泮导致的嗜睡至少会持续 1 周[91]。多项针对正常受试者和患者的研究已经证明了白天服用苯二氮䓬类药物达 3 周，特别是在服用较大剂量的情况下，会损害包括实际驾驶能力在内的执行能力[92]。

具有镇静副作用的抗癫痫药物（表 53.6 和 53.9）

不同抗癫痫药物具有不同的药理和化学成分（表 53.9），但都具有降低神经元兴奋性的特性。虽然这些药物用于治疗癫痫，但其中一些药物可用于治疗神经疾病和精神疾病，包括神经性疼痛、多动障碍、偏头痛、RLS、双相障碍和精神分裂症[93]。

主观[Epworth 嗜睡量表（Epworth Sleepiness Scale，ESS）]和客观（MSLT）的数据都证实了药物相关的嗜睡是癫痫患者最常见的主诉之一，这种嗜睡与标准化剂量无关，且与癫痫发作频率、年龄、性别、抑郁和失眠症状严重程度、呼吸暂停低通气指数（apnea-hypopnea index，AHI）以及 TST 无关[94]。然而，镇静作用取决于剂量和作用机制，并且最有可能发生在那些能增强 GABA 活性、阻断谷氨酸或阻断钙离子通道的药物中[95-96]。镇静作用较少见于那些主要通过钠离子通道阻滞剂起作用的药物（卡马西平、苯妥英钠）。大多数药物具有多种受体机制（表 53.9）。根据临床试验和不良事件报告，镇静作用最强的抗癫痫药物包括苯二氮䓬类、巴比妥类、布立西坦、左乙

表 53.8　抗精神病药：与睡眠—觉醒机制相关的受体和转运体的结合亲和力（K_i^a 范围）以及镇静或失眠的可能性（见彩表）

分类	药物	镇静作用	失眠	H$_1$	5-HT$_{1A}$	5-HT$_{2A}$	5-HT$_{2C}$	mACh	α$_1$	α$_2$	D$_1$	D$_2$	D$_3$	SERT	NET	DAT
典型	氯丙嗪	++++	−													
	氟奋乃静	+	+++													
	氟哌啶醇[b]	++	+++													
	洛沙平	++	++													
	吗茚酮	+	−													
	奋乃静	++	+++													
	匹莫齐特	+	+													
	硫利达嗪	++++	+++													
	替奥噻吨	+	+													
	三氟拉嗪	+	+++													
非典型	阿立哌唑[c]	+	+++													
	阿塞那平[d]	+++	++													
	依匹哌唑[e]	+	+													
	卡立哌嗪[f]	+	++													
	氯氮平[g]	++++	−													
	伊洛哌酮	+															
	卢美哌隆[h]	+++	−													
	鲁拉西酮[i]	++	++													
	奥氮平[j]	+++	++													
	帕利哌酮[k]	+	+													
	哌马色林	+	−													
	喹硫平[l]	+++	+													
	利培酮[m]	+++	++													
	齐拉西酮[n]	++	+													

K_i^a 范围 (nM)

□ ≤1　□ 1~10　□ 10~100　□ 100~1000　□ 1000~10,000　■ >10,000　■ 未测及

[a] K_i（抑制常数）值范围从 ≤ 1 nM（非常高亲和力）到 > 10 000 nM（无活性），来自精神活性药物筛选计划（PDSP）K_i 数据库（https://pdsp.unc.edu/databases/kidb.php）。大多数药物是指定受体的拮抗剂；例外情况备注在脚注和正文中。

[b] 氟哌啶醇是 D$_2$、D$_3$ 和 D$_4$ 受体逆向激动剂，也是 5-HT$_{1A}$ 和 α$_2$ 受体激动剂。

[c] 阿立哌唑是 5-HT$_{1A}$、5-HT$_{2C}$、D$_2$、D$_3$ 和 D$_4$ 受体的部分激动剂，是 5-HT$_{2B}$ 受体逆向激动剂。

[d] 阿塞那平是 5-HT$_{1A}$ 受体的部分激动剂。

[e] 依匹哌唑是 5-HT$_{1A}$、5-HT$_{2C}$、D$_2$ 和 D$_3$ 受体的部分激动剂。

[f] 卡立哌嗪是 5-HT$_{1A}$、D$_2$ 和 D$_3$ 受体的部分激动剂和 5-HT$_{2C}$ 受体逆向激动剂。

[g] 氯氮平与 GABA$_B$ 受体相互作用，并作为 NMDA 受体的激动剂。

[h] 卢美哌隆是突触前 D$_1$ 和 D$_2$ 受体的部分激动剂和突触后 D$_1$ 和 D$_2$ 受体的拮抗剂，可增强 NMDA 和 AMPA 活性。

[i] 鲁拉西酮是 5-HT$_{1A}$ 受体的部分激动剂。

[j] 奥氮平是 5-HT$_{2A}$、5-HT$_{2B}$、5-HT$_{2C}$ 和 H$_1$ 受体逆向激动剂。

[k] 帕利哌酮是利培酮的主要活性代谢物。

[l] 喹硫平是 5-HT$_{1A}$ 受体的部分激动剂。

[m] 利培酮是 5-HT$_{2A}$、5-HT$_{2B}$、5-HT$_{2C}$、D$_3$ 和 H$_1$ 受体逆向激动剂。

[n] 齐拉西酮是 5-HT$_{1A}$、5-HT$_{1B}$、5-HT$_{1C}$ 和 5-HT$_{2C}$ 受体的部分激动剂。

5-HT$_{1A, 1B, 1C, 2A, 2B, 2C}$，5- 羟色胺（血清素）受体 1A-2C；α$_{1, 2}$，α 肾上腺素受体 1，2；AMPA，α- 氨基 -3- 羟基 -5- 甲基 -4- 异恶唑烯丙酸；D$_1$，D$_2$，D$_3$，D$_4$，多巴胺受体 1-4；DAT，多巴胺转运体；GABA$_B$，γ- 氨基丁酸受体 B；H$_1$，组胺受体 1；mACh，毒蕈碱受体；NET，去甲肾上腺素转运体；nM，纳摩尔；NMDA，N- 甲基 -D- 天门冬氨酸；SERT，5- 羟色胺转运体。

表 53.9　抗癫痫药物：镇静作用的可能性及作用机制（见彩表）

药物	镇静作用	GABA增强剂a	钙通道阻滞剂	钠通道阻滞剂	SV2Ab抑制剂	α2δc抑制剂	谷氨酸阻断剂d	碳酸酐酶抑制剂	钾通道阻滞剂
苯二氮䓬类e	++++	主要							
布立西坦	++++			次要	主要				
大麻二酚f	+++	可能							
卡马西平	+			主要					
苯巴那酯	+++	主要		次要					
艾司利卡西平	+			主要					
乙琥胺	+		主要						
依佐加滨	++	次要							主要
非尔氨酯g	++	次要		次要			次要		
磷苯妥英	++			主要					
加巴喷丁	+++	可能				主要			
拉考沙胺	++			主要				可能	
拉莫三嗪	+		次要	主要					
左乙拉西坦	++++	可能			主要				
奥卡西平	+			主要					次要
吡仑帕奈	+++						主要		
苯巴比妥	++++	主要		次要					
苯妥英	++			主要					
普瑞巴林	++	次要				主要			
扑米酮	++++	主要		次要					
芦非酰胺	++			主要					
司替戊醇	++++	主要							
噻加宾	++	主要							
托吡酯	+++	次要		次要			主要	次要	主要
丙戊酸	+	主要	次要	次要			次要		
氨己烯酸	++++	主要							
唑尼沙胺	++		次要	主要				可能	

作用机制

- 主要
- 次要
- 可能
- 无

a　γ-氨基丁酸（GABA）可通过直接与 GABA_A 受体（苯二氮䓬类、苯巴比妥）结合、阻断突触前 GABA 摄取（噻加宾）、GABA 转氨酶（氨己烯酸）抑制 GABA 代谢、增加 GABA（加巴喷丁、丙戊酸）的合成而增强。

b　SV2A，突触小泡糖蛋白 2A。SV2A 是神经递质释放的主要调节分子，存在于 GABA 能和谷氨酸能神经元中，影响钙通道传递和 GABA 释放。

c　α2γ，电压依赖性钙通道的 α2γ 增量亚单位。与 α2δ 结合可抑制神经递质的释放，从而调节钙通道电流以及谷氨酸、去甲肾上腺素和 P 物质的释放。

d　谷氨酸的阻断可通过 N-甲基-D-天冬氨酸（NMDA）、α-氨基-3-羟基-5-甲基-4-异噁唑丙酸（AMPA）和红藻氨酸受体来实现。吡仑帕奈是一种选择性的 AMPA 拮抗剂。

e　苯二氮䓬类药物包括氯巴占、氯硝西泮、氯拉卓酸、地西泮和劳拉西泮。氯巴占也可能影响钙离子的压敏电导和钠通道的功能。氯硝西泮可能对钠通道电导有一定作用。

f　大麻二酚（Epidiolex）是大麻二酚的一种纯化形式。它不直接与大麻素受体结合或在用于抗惊厥作用的浓度下激活大麻素受体。除 5-羟色胺激动剂外，其他可能的机制包括腺苷、甘氨酸和 GABA 能调节。

g　非尔氨酯与嗜睡、失眠有关；其导致失眠的机制尚不清楚。

拉西坦、司替戊醇和氨己烯酸，所有这些药物都能通过不同的机制增强 GABA 活性。

可以通过直接结合 GABA$_A$ 受体（苯二氮䓬类、巴比妥类）、阻断突触前 GABA 摄取（替加他滨）、抑制负责 GABA 代谢的酶——GABA 转氨酶（氨己烯酸）或谷氨酸脱羧酶将谷氨酸转化为 GABA（加巴喷丁、丙戊酸盐）来增强 GABA 活性[96]。用于控制癫痫发作的苯二氮䓬类药物包括氯巴占、氯硝西泮、氯拉卓酸、地西泮和劳拉西泮。氯巴占也可能影响钙离子的压敏传导性和钠离子通道的功能。氯硝西泮可能对钠离子通道传导性有一定作用。

可以通过 AMPA 受体拮抗剂（吡仑帕奈）或 NMDA、AMPA 拮抗剂（非尔氨酯、托吡酯）实现谷氨酸阻断[96]。非尔氨酯和托吡酯也能增强 GABA 活性并阻断钙离子通道和钠离子通道。非尔氨酯与嗜睡和失眠有关，但其导致失眠的机制尚不清楚[97-98]。左乙拉西坦和布立西坦抑制影响钙离子通道传递和 GABA 释放的突触囊泡蛋白 2A（synaptic vesicle protein 2A，SV2A），这可能是其导致镇静的机制，尽管 SV2A 的确切功能尚不清楚[99-103]。

加巴喷丁和普瑞巴林的作用机制尚不清楚。然而，这些药物似乎通过与电压激活钙离子通道的 $\alpha_2\delta$ 亚单位结合来抑制兴奋性神经递质的释放。这种作用减少神经递质的释放，从而调节钙离子通道电流以及谷氨酸、去甲肾上腺素和 P 物质的释放[104-105]。还有一些证据表明这些药物作用于腺苷受体和电压门控钾离子电流[106-107]。

在较新的药物中，司替戊醇由于可以增强 GABA 活性以及通过 CYP3A4 和 CYP2C19 增加氯巴占的浓度，对于正在服用苯二氮䓬类药物"氯巴占"且合并有 Dravet 综合征相关癫痫发作的患者，其具有相当的镇静作用。依佐加滨（Ezogabine）增强钾离子电流并可能增强 GABA 活性。Epidiolex 是一种大麻二酚的提纯物，具有 GABA 活性增强、钙离子和腺苷调节以及 5- 羟色胺激动等多种促进镇静的机制。Epidiolex 在用于抗惊厥作用的浓度时，不会直接结合或激活大麻素受体[99, 108-110]。

PSG 研究结果显示，抗癫痫药物对患者和健康个体的睡眠情况都存在多种影响（表 53.2）[11, 111]。加巴喷丁、普瑞巴林和噻加宾增加 SWS[112-114]。加巴喷丁、普瑞巴林和短期服用的噻加宾已被超说明书使用来治疗失眠[13-14]。

具有镇静副作用的抗组胺药（表 53.6）

H$_1$ 拮抗剂

第一代 H$_1$ 抗组胺药（如氯苯那敏、苯海拉明、羟嗪）具有亲脂性，很容易穿过血脑屏障，在标准剂量下，H$_1$ 受体占有率为 50% ～ 80%[115]。除了 H$_1$ 拮抗作用外，这些药物还表现出 mACh 拮抗作用，还可能具有 α - 肾上腺素能和 5-HT 作用。它们至少在短期使用时是会导致警觉性和执行能力下降[116-117]。这些药物（特别是苯海拉明）由于具有镇静作用而被广泛用作非处方安眠药。主观数据显示这些药物减少了睡眠潜伏期并增加了睡眠连续性，但 PSG 数据结果好坏参半。夜间用药可能会导致第二天的执行功能受损以及嗜睡[118]。MSLT 结果显示苯海拉明会增加生理性睡眠倾向，并急剧降低执行功能，但可能会在 3 ～ 4 天内产生耐受性[119-120]，然而驾驶能力可能会继续受到损害[121]。

第二代 H$_1$ 抗组胺药（西替利嗪、地氯雷他定、非索非那定、左西替利嗪、氯雷他定）是亲水性分子，不易渗透中枢神经系统（central nervous system，CNS）。尽管它们比第一代抗组胺药更具选择性，但不同药物针对 CNS 的 H$_1$ 受体占有率变化较大，从几乎可以忽略不计（如非索非那定）到 30%（西替利嗪）不等[121]。在正常受试者和特应性个体中进行的大多数研究中，普遍证实这些药物按推荐剂量使用时不会产生镇静作用，也不会损害执行功能[117]。尽管 MSLT 研究表明西替利嗪不具有镇静作用[119]，但其仍被 FDA 归类为镇静剂，因为许多研究表明它比其他第二代 H$_1$ 抗组胺药具有更强的主观镇静作用并且更有可能损害执行功能[122]。对 18 项研究的荟萃分析得出结论，尽管第二代抗组胺药比第一代抗组胺药苯海拉明造成更少的执行功能损害，但仍然存在轻度损害[123]。有一些证据表明非索非那定和左西替利嗪可能比其他第二代药物的损害更小[115, 124]，不过随着剂量的增加依然可能会出现镇静作用[125]。

H$_2$ 拮抗剂

H$_2$ 拮抗剂（如西咪替丁、雷尼替丁、法莫替丁）不太可能损害中枢神经系统功能，因为这些化合物不易穿过血脑屏障。然而，西咪替丁会减慢某些苯二氮䓬受体激动剂的清除速度，因此安眠药的残留效应将会成为一个更大的问题[126]。同时，西咪替丁被证明会增加茶碱、卡马西平和 β 受体阻滞剂的浓度，从而增加这些药物对中枢神经系统作用。

具有镇静副作用的抗帕金森病药物（表 53.6）

多巴胺激动剂

日间嗜睡、失眠、RLS、PLMS 和 RBD 等睡眠障碍已影响超过 90% 的帕金森病（Parkinson disease，PD）患者[127-129]。PSG 研究的荟萃分析结果显示，

PD 患者的 TST、REM 和 SWS 比对照组低，这一结果可能与疾病病理学、PLMS 或抗帕金森病药物的使用有关[127]。据报道，过度嗜睡影响 15%～74% 的患者，并且随着疾病进展而增加[130-131]。嗜睡的病因可能与神经退行性变、夜间睡眠障碍、药物或共病障碍有关。PD 与区域性脑萎缩、黑质纹状体多巴胺能变性和下丘脑分泌素（促食欲素）细胞丢失以及脑脊液中下丘脑分泌素水平降低有关，这也与客观和主观测量的嗜睡相关[132-135]。

DA 激动剂与日间嗜睡增加有关，包括 PD 患者突然的"睡眠发作"。荟萃分析表明，服用多巴胺能药物（最常见的是普拉克索和罗匹尼罗）的患者睡眠发作的发生率为 13%，但尚不清楚这些报告是否表明存在药物特异性病因[136-137]。针对 PD 患者的 MSLT 研究因样本量小和其他方法学问题而结论不统一并且存在潜在偏倚，但表明这些患者出现病理性嗜睡的频率很高[138-139]。在安慰剂对照研究中对健康个体的小样本进行的 MSLT 研究结果显示，服用普拉克索和罗匹尼罗后潜伏期缩短，这提示了嗜睡的药物病因[140-141]。

DA 激动剂对 DA 受体亚型的选择性有所不同。DA 受体有五种亚型，分为两大类：D_1 样（D_1 和 D_5 亚型）和 D_2 样（D_2、D_3、D_4 亚型）[142]。罗替高汀是 D_1、D_2 和 D_3 的非选择性激动剂，且对 D_3 的亲和力最高（比 D_2 高 10 倍，比 D_1 高 100 倍）。然而，功能研究表明 D_1、D_2 和 D_3 的功效相似[143]。罗替高汀还充当肾上腺素能 α_{2B} 受体的拮抗剂和 $5-HT_{1A}$ 受体的部分激动剂。普拉克索和罗匹尼罗主要作为 D_2 和 D_3 激动剂，对 D_1 没有亲和力。尽管与普拉克索、罗匹尼罗相比，罗替高汀导致睡眠发作的报道较少，但受体药理学的差异不太可能解释这一发现。此外，嗜睡是罗替高汀长期研究中最常见的不良反应之一[144]。麦角激动剂药物（溴隐亭、培高莱）对 D_1 也具有中等高亲和力；然而，由于与心脏瓣膜病相关，这些药物现在很少使用。罗替高汀是一种透皮缓释制剂，曾于 2008 年因贴剂结晶问题撤离市场，但在该问题解决后又于 2012 年重新上市。

尽管 DA 被认为是一种促醒物质，但 DA 激动剂对睡眠–觉醒周期的影响是复杂的[6]。腺苷酸环化酶活性可被 D_1 样受体增强，并被 D_2 样受体抑制。D_2 受体既可充当神经调节受体又可充当自身受体来减少 DA 信号传导。D_1 样激动剂促进觉醒，而 D_2 样激动剂表现出双相效应，低剂量可减少觉醒并增加 SWS 和 REM（自身受体激活），高剂量可促进觉醒（突触后神经调节）[6, 145]。有一些证据表明，D_3 受体激活具有促进睡眠的作用[6, 145]。因此，DA 激动剂可能通过多种机制促进睡眠，包括激活 D_2 自身受体、DA

受体选择性、药物剂量以及可能存在抑制促食欲素神经元的谷氨酸能输入。D_2/D_4 受体基因多态性也可能与此相关[137]。

为了弄清楚多巴胺能药物与疾病相关因素在 PD 嗜睡病因中的作用，研究人员对接受 DA 激动剂治疗的 RLS 患者进行了研究。在纳入了 14 项随机对照短期试验（1～12 周）的荟萃分析中发现，DA 激动剂对 RLS 患者的嗜睡相对风险为对照组的 1.94 倍[146]。对一组接受普拉克索治疗平均时长达 8 年的患者进行长期分析，在最初跟踪随访的 27 个月里，报告嗜睡的人数比例从 5% 增加到 56%，其中 10% 的人报告在开车时存在睡眠发作。然而，RLS 的治疗效果会随着时间、增加剂量和额外的药物治疗而减弱，这使得解释变得混乱[147]。尽管有一些报告使用 DA 激动剂治疗 RLS 时突然睡眠发作的病例，但一项研究报告指出在经过多巴胺能治疗后睡眠发作的发生率较对照组低[148]。然而，睡眠发作的减少可能是因为 RLS 症状减少而使得睡眠改善的结果。总而言之，有关接受 DA 激动剂治疗的 RLS 患者出现嗜睡和突然睡眠发作的问题尚无定论。

有镇静副作用的止吐药（表 53.6）

嗜睡/镇静是用于治疗恶心/呕吐和晕动病的药物的常见副作用[149, 150-152]。这些药物带来的镇静作用通常不会被认为是一种负面的结果，例如氟哌利多，它可以减少与手术和诊断程序相关的恶心和呕吐的发生率。镇静机制包括 H_1、D_2 和 mACh 受体拮抗作用以及 $GABA_A$ 和大麻素受体激动作用。

用于治疗恶心的 H_1 拮抗剂包括茶苯海明、苯海拉明、美克洛嗪和异丙嗪。异丙嗪还具有中度 mACh 受体拮抗作用，对 $5-HT_{2A}$、$5-HT_{2C}$、D_2 和 α_1-肾上腺素受体有弱拮抗作用。东莨菪碱是一种非选择性 mACh 拮抗剂；鼻内制剂的镇静作用要低于经皮给药制剂[153]。屈大麻酚和大麻隆是批准用于治疗化疗引起的恶心和呕吐的大麻素受体激动剂。氟哌利多、甲氧氯普胺和丙氯拉嗪是 D_2 拮抗剂[151]。氟哌利多还具有 H_1、mACh、烟碱拮抗作用，α_2 激动作用，剂量依赖性 GABA 激动/拮抗作用，钠离子通道阻断作用，以及 μ-阿片受体增强作用。甲氧氯普胺用于治疗胃食管反流，较高剂量时也是一种 $5-HT_3$ 拮抗剂和 $5-HT_4$ 激动剂。苯二氮䓬类药物（如阿普唑仑、劳拉西泮和咪达唑仑）以及抗精神病药奥氮平有时也可用于治疗恶心[154]。

具有镇静副作用的心血管药物（表 53.6）

镇静是可乐定、胍法辛和甲基多巴（中枢作用的

α_2- 肾上腺素能激动剂）最常见的副作用。嗜睡通常发生在治疗起始时，并且对某些个体而言症状可能会随着时间的推移而减弱[155]。也有一些报告称这些药物会导致失眠和噩梦。缓释剂型的可乐定被批准用于治疗注意力缺陷多动障碍。可乐定也被超说明书使用于治疗 PTSD、阿片类物质脱毒、神经性静坐不能、失眠、更年期潮热等疾病[156]。

α_1 受体拮抗剂（多沙唑嗪、哌唑嗪、特拉唑嗪）有时会产生短暂的镇静作用。哌唑嗪已被用于治疗 PTSD 患者的噩梦和睡眠障碍[24]。在安慰剂对照研究中，哌唑嗪可增加 TST、REM 和主观睡眠质量并减少噩梦[157-158]。与患有或不患有高血压的患者使用 α_1 受体拮抗剂后出现睡眠呼吸暂停的风险较高，这可能是因为颏舌肌的活动减少[159]。

卡维地洛和拉贝洛尔（具有血管舒张特性的 β 受体阻滞剂）与疲劳、嗜睡有关，这可能与这些药物阻断 α_1 受体相关[160]。

具有镇静副作用的镇痛药（表 53.6）

用于治疗疼痛的多种药物都有镇静副作用。这些药物包括阿片类物质、肌肉松弛剂、曲普坦类药物、抗抑郁药和抗癫痫药。在抗抑郁药中，三环类化合物经常产生镇静作用[161]。常用于治疗疼痛的镇静抗癫痫药物包括加巴喷丁和普瑞巴林，还包括卡马西平、非尔氨酯、拉莫三嗪、噻加宾、托吡酯等[93]。用于治疗疼痛的抗抑郁药和抗癫痫药物的镇静机制[161] 列于表 53.6；本章其他地方将更全面地讨论这些药物。

阿片类物质

阿片类物质存在由一种或多种阿片受体介导的多种重要临床作用，包括镇痛（μ、κ 和 δ 阿片受体）、镇静（μ 和 κ 受体）和呼吸抑制（μ 受体）[162-164]。镇静是阿片受体激动剂的主要副作用之一，其严重程度受剂量、使用时间、年龄和疼痛严重程度影响。嗜睡的客观测量指标表明，在门诊手术注射药物后的 $4 \sim 8$ h 仍存在持续性的嗜睡[165]。阿片类物质对睡眠的急性影响包括 SWS 和 REM 减少，但对睡眠潜伏期和 TST 的影响结果不一致[166-167]。长期使用则与睡眠效率低、SWS 减少、可能的 REM 减少以及白天嗜睡有关[168-170]。

长期使用阿片类物质是睡眠呼吸障碍的一个公认的危险因素，尤其是中枢性睡眠呼吸暂停、低通气、低氧血症和共济失调性呼吸[171]。由于阿片类物质使用而导致任何形式的睡眠呼吸障碍的患病率尚不清楚，但据报道患病率在 $30\% \sim 90\%$[171-172]。长期使用阿片类物质引起的睡眠呼吸障碍的发生率和严重程度受到上呼吸道肌肉松弛增加、高碳酸血症和低氧呼吸反应的改变以及呼吸节律减弱的影响[171]。呼吸抑制可能是通过激活脑干中的 μ- 阿片受体以及其他脑区的信号输入而发生的[173]。

阿片类物质可分为完全激动剂、部分激动剂、混合激动剂–拮抗剂和拮抗剂[163, 174]。大多数阿片类物质是 μ 受体的完全激动剂，对 κ 受体具有一定的激动剂活性（如可待因、芬太尼、吗啡；见表 53.6）。美沙酮是一种 μ- 阿片类物质激动剂、NMDA 拮抗剂以及 NET 和 SERT 抑制剂，用于止痛和治疗阿片类物质成瘾[175-176]。

曲马多等部分激动剂在低剂量下的作用与完全激动剂相似，但其镇痛效果随着剂量的增加而趋于稳定，随着剂量的进一步增加会加剧不良反应。地美曲马多（Desmetramadol）是曲马多的主要代谢物，比母体药物更有效。曲马多还表现出较弱的 NET 和 SERT 抑制作用以及较弱的 $5-HT_{2C}$ 拮抗作用[177]。

混合激动剂 / 拮抗剂的活性根据阿片受体和剂量而变化。丁丙诺啡是 μ 受体的部分激动剂和 κ 受体的拮抗剂；因此，它在所有剂量下都可以用于治疗疼痛，高剂量下可用于治疗阿片类物质使用障碍。丁丙诺啡单一用药以及联合纳洛酮（一种 μ- 阿片拮抗剂）用药适用于阿片类物质的脱毒治疗。据报道，所有剂量的丁丙诺啡均可镇痛，且不会增加呼吸抑制；然而，即使在标准剂量下，许多患者在临床上使用丁丙诺啡和丁丙诺啡 / 纳洛酮时也会出现明显的呼吸紊乱，主要表现为中枢性呼吸暂停和共济失调性呼吸[178]。另一方面，布托啡诺是 μ 受体的弱拮抗剂和 κ 受体的强激动剂。后者的活性可能会增强致幻效应[179]。由于 μ 拮抗作用较弱，较高剂量也不会显著增加呼吸抑制的风险，但可能会延长其持续时间[180]。喷他佐辛与布托啡诺有些相似，是 μ 受体的部分激动剂和 κ 受体的完全激动剂，导致低剂量时产生镇痛作用，高剂量时产生病理性心境恶劣。纳布啡是 μ 受体的拮抗剂和 κ 受体的激动剂。当剂量高于 30 mg 时，它的呼吸抑制作用存在天花板效应，当剂量小于或等于其镇痛剂量时，可能会逆转 μ 激动剂的呼吸抑制作用[181]。

肌肉松弛剂

骨骼肌松弛剂的作用机制各不相同，但大多数都具有 CNS 活性，可产生显著的镇静作用[182]。镇静机制包括 GABA 增强作用、H 和 mACh 拮抗作用以及 α_2 激动作用。卡立普多及其主要代谢物甲丙氨酯均与 $GABA_A$ 受体结合。环苯扎林和奥芬那君是 H 和 mACh 受体的拮抗剂。环苯扎林的结构与三环类抗抑郁药相似，也是一种 5-HT$_2$ 拮抗剂。双环胺是一种 mACh 受体拮抗剂。替扎尼定是一种 α$_2$ 激动剂。巴氯芬是一种 GABA$_B$ 激动剂，与加巴喷丁类似，也能微弱地阻断含有电压门控钙离子通道的 α$_2$δ 亚基。巴氯芬的镇静作用已经通过使用 PSG 测量短暂性失眠模型的睡眠情况改善来证明了[183]。

曲普坦类

大多数用于治疗急性偏头痛和丛集性头痛的曲普坦类药物是选择性 5-HT$_{1B/1D}$ 激动剂，对 5-HT$_{1D}$ 受体具有不同的亲和力，但对其他类型的 5-HT 受体亲和力较低甚至没有。拉米地坦是个例外，它选择性地与 5-HT$_{1F}$ 受体结合。据报道，4%～15% 的患者会分发生曲坦类药物相关镇静，并且与剂量相关[184-185]，然而导致镇静的机制尚不清楚。一些数据表明，嗜睡是偏头痛自然缓解过程中暴露出来的一种 CNS 症状，而不是由直接的药理作用所致[186]。另一方面，亲脂性较高的药物和具有活性代谢物的药物（依来曲坦、佐米曲普坦、利扎曲普坦）似乎更有可能具有镇静作用，这表明镇静作用存在一种中枢性的机制[187]。

其他具有镇静副作用的药物

洛非西定是一种 α$_2$ 激动剂，用于缓解阿片类物质戒断，据报道，临床试验中 6%～42% 的患者会出现嗜睡的副作用[188-189]。用于治疗膀胱过度活动症的奥昔布宁是一种非选择性 mACh 拮抗剂，与轻度至中度嗜睡和 REM 抑制相关[190-191]。氯卡色林（一种选择性 5-HT$_{2C}$）用于减肥，其中一个副作用即为疲劳，该药因存在致癌风险于 2020 年撤出美国市场[192-193]。

有失眠副作用的药物（表 53.10）

失眠可能是那些存在对 5-HT、ACh、α$_1$、DA 或促食欲素（下丘脑分泌素）的激动作用；对腺苷、GABA 或 H$_3$ 的拮抗作用；对 5-HT、DA 或 NE 的再摄取抑制作用的药物的副作用（表 53.1）。如果在临睡前服用包括咖啡因在内的促醒药物，可能会导致失眠。促进或加剧 RLS 症状的药物可能会间接导致失眠。表 53.10 列出了具有失眠副作用的药物和导致失眠的主要机制。

具有失眠副作用的抗抑郁药物（表 53.7 和表 53.10）

大多数 SSRI 和 SNRI 类药物都存在不同程度的失眠副作用[7, 194]。在 SSRI 中，具有更有效的 NET 和（或）DAT 抑制作用的药物（如帕罗西汀、舍曲林）更有可能导致失眠。尽管 SSRI 的主要作用机制是强效抑制 SERT，但这些药物并不完全具有选择性（艾司西酞普兰是一个例外）。西酞普兰具有温和的抗组胺特性；氟西汀阻断 5-HT$_{2C}$ 受体，可能同时增强 NE 和 DA 的释放；帕罗西汀对 NET 的抑制作用较弱；舍曲林抑制 DAT 较弱；舍曲林和氟伏沙明都具有 σ$_1$ 受体活性。这些不同的作用可以解释为什么 SSRI 与失眠和（或）白天镇静有不同的相关性[56, 195]。PSG 研究结果大多表明 SSRI 会破坏睡眠连续性和抑制 REM[196]。一些 SSRI，特别是氟西汀，与睡眠期间明显的缓慢眼球运动（即所谓的"百忧解或 SSRI-眼"）有关[197]。

在 SNRI 中，那些具有更强效 NET 抑制作用的药物（地文拉法辛、度洛西汀、文拉法辛）更有可能促进失眠[198]。文拉法辛在低剂量时表现出更强的 SERT 抑制作用，在高剂量时表现出更强的 NET 抑制作用。除了 SERT 和 NET 抑制作用外，度洛西汀还能微弱地抑制 DAT，并对 5-HT$_{2A}$、5-HT$_{2C}$、5-HT$_6$ 和 mACh 受体具有微弱的拮抗活性[198]。左米那普仑和米那普仑的失眠报道较少；在美国，米那普仑被推荐用于治疗纤维肌痛而非抑郁症。度洛西汀还可用于治疗糖尿病神经病变、纤维肌痛和肌肉骨骼疼痛。

安非他酮的失眠发生率与 SSRI 和 SNRI 相近[7, 194]。安非他酮是一种 NET 和 DAT 双重抑制剂，没有 5-HT 活性，被批准用于治疗抑郁症、季节性情感障碍和戒烟[199]。安非他酮有时会超说明书使用用于提高警觉性，但尚没有对照研究支持这一指征。PSG 数据显示，接受抑郁症治疗的患者的睡眠阶段分布改变没有一致的结论[200-201]。安非他酮与大多数抗抑郁药不同，REM 不会受到抑制，甚至在某些患者中可能会有所增加[202]。

据报道，维拉佐酮也会导致失眠，它能有效抑制 SERT，弱抑制 NET 和 DAT，并作为与 5-HT$_{1A}$ 具有高亲和力的部分激动剂，参与促觉醒机制[60, 203]。沃替西汀是一种新型抗抑郁药，既是 5-HT 的调节剂也是其刺激剂，与较低的失眠发生率有关。促进睡眠的可能机制包括对 5-HT$_{1D}$、5-HT$_3$ 和 5-HT$_7$ 拮抗作用，而促进觉醒的可能机制包括 SERT 抑制、5-HT$_{1A}$ 激动和 5-HT$_{1B}$ 部分激动[60]。一些数据表明，主观睡眠的改善与抑郁无关[204]。

尽管大多数三环类抗抑郁药都具有镇静作用，但那些具有相对较多 NE 再摄取抑制作用的药物（地昔帕明、去甲替林、普罗替林）可能会造成失眠。普罗替林不能有效提高警觉性[205]，但在最低镇静的情况下可能有助于治疗猝倒[206]。

用于治疗抑郁症的单胺氧化酶抑制剂（monoamine

表 53.10　具有失眠副作用的药物		
药物类别 / 子类	药物	失眠的主要机制
抗抑郁药 [a]		
SSRI	氟西汀等	SERT 抑制
SNRI	地文拉法辛 文拉法辛 度洛西汀	NET 和 SERT 抑制
三环抗抑郁药 [b]	地昔帕明 去甲替林 普罗替林	NET 抑制
MAOI	苯乙肼 经皮司来吉兰 反苯环丙胺	通过 MAO-A，B 抑制增加 DA、NE 和 5-HT
非典型药物	安非他酮 维拉佐酮	NET 和 SERT 抑制 SERT、DAT 和 NET 抑制
抗精神病药 [c]	氟奋乃静 氟哌啶醇 奋乃静 硫利达嗪 三氟拉嗪 阿立哌唑	不明，见正文； 可能是 5-HT$_{1A}$、5-HT$_{2C}$ 激动，D$_2$ 拮抗 / 部分激动
抗生素 [d]		
苯二氮䓬类拮抗剂	氟马西尼	GABA$_A$ 苯二氮䓬结合位点拮抗剂
β 内酰胺类	青霉素类 头孢菌素类	GABA 拮抗作用
氟喹诺酮类	环丙沙星 左氧氟沙星	GABA$_A$ 拮抗作用、腺苷拮抗作用、NMDA 激动作用
大环内酯类	克拉霉素 红霉素	GABA$_A$ 负性变构调节
抗帕金森病药物		
B 型 MAO 抑制剂	司来吉兰 [e] 雷沙吉兰 沙非胺	通过 MAO-B 抑制增加 DA
腺苷拮抗剂	伊曲茶碱	腺苷 2A 受体拮抗作用
心血管药物		
ACE 抑制剂	卡托普利 西拉普利	继发于咳嗽副作用
β 受体拮抗剂	普萘洛尔 拉贝洛尔 美托洛尔	β 肾上腺素能受体、5-HT 拮抗作用、褪黑素抑制作用；见正文
降血脂药物	阿托伐他汀 洛伐他汀 辛伐他汀	不明，见正文
尼古丁和戒烟药物		
尼古丁	烟草	α7 和 α4β2 烟碱 AChR 激动作用
尼古丁替代品	尼古丁贴片 尼古丁吸入剂 尼古丁鼻喷雾剂	α7 和 α4β2 烟碱 AChR 激动作用

表 53.10　具有失眠副作用的药物（续表）

药物类别 / 子类	药物	失眠的主要机制
非尼古丁药物	安非他酮缓释剂	NET 和 DAT 抑制
	伐尼克兰	$\alpha 4 \beta 2$ 烟碱 AChR 激动作用
兴奋剂和促醒药物		
苯丙胺类药物	苯丙胺	直接释放 DA
	右苯丙胺	DAT 抑制
	利右苯丙胺	
	甲基苯丙胺	
	哌甲酯 [f]	
促觉醒药物	莫达非尼	未知；可能是 DAT 抑制，间接激活其他促进唤醒的神经递质
	阿莫非尼	NET 抑制
	托莫西汀	DAT 和 NET 抑制
	索利氨酯	H_3 反向激动作用
	替洛利生	
其他药品	咖啡因	腺苷 2A 拮抗作用
	可可碱	
减重药		
交感神经能拟似药	芬特明	NE 释放或 NET 抑制
	安非拉酮	
	苯甲曲秦	
组合药物	芬特明 / 托吡酯	NE 释放或 NET 抑制
	纳曲酮 / 安非他酮	NET 和 DAT 抑制
其他药物		
酒精	酒精	多种机制，见正文
减充血剂	伪麻黄碱	肾上腺素能 α 激动剂
胆碱酯酶抑制剂	多奈哌齐	乙酰胆碱酯酶抑制
	加兰他敏	
	卡巴拉汀	
皮质类固醇	泼尼松	肾上腺素能激动、GABA 抑制、可能的谷氨酸激动、HPA 轴效应
甲基黄嘌呤	茶碱	腺苷 2A 受体拮抗作用
NSAID	布洛芬等	前列腺素 D_2 抑制，可能是褪黑素抑制
阿片类受体激动剂	吗啡等	乙酰胆碱释放、腺苷拮抗
阿片类受体拮抗剂	纳洛酮	μ- 阿片类受体拮抗作用
	纳曲酮	

[a] 有关抗抑郁药、镇静或失眠的可能性以及受体结合亲和力概况的完整列表，请参见表 53.7。

[b] 大多数三环类药物具有镇静作用；而那些相对较多抑制 NET 的药物可能会导致失眠。

[c] 有关抗精神病药物、镇静或失眠的可能性以及受体结合亲和力概况的完整列表，请参见表 53.8。

[d] 氟喹诺酮类药物和大环内酯类药物会引起噩梦、幻觉和精神症状。

[e] 较高剂量的司来吉兰会抑制 MAO-A，增加 5-HT 和 NE。沙非酰胺抑制谷氨酸释放以及 DAT 和 SERT 再摄取。

[f] 哌甲酯还抑制 NE 的再摄取。

5-HT，血清素；5-HT$_{1A, 2C}$，血清素受体 1A，2C；ACE，血管紧张素转换酶；AChR，乙酰胆碱受体；$\alpha 4 \beta 2$，$\alpha 4 \beta 2$ 受体；$\alpha 7$，$\alpha 7$ 受体；D_2，多巴胺 2 受体；DA，多巴胺；DAT，多巴胺转运蛋白；GABA，γ- 氨基丁酸；GABA$_A$，GABA A 受体；H_3，组胺 3 受体；HPA，下丘脑-垂体-肾上腺；MAO-A，B，单胺氧化酶受体 A，B；MAOI，单胺氧化酶抑制剂；μ，mu；NE，去甲肾上腺素；NET，去甲肾上腺素转运蛋白；NMDA，N- 甲基 -D- 天冬氨酸；NSAID，非甾体抗炎药；SERT，血清素转运蛋白；SNRI，5- 羟色胺-去甲肾上腺素再摄取抑制剂；SSRI，选择性 5- 羟色胺再摄取抑制剂。

oxidase inhibitor，MAOI）包括异卡波肼、苯乙肼、反苯环丙胺和司来吉兰透皮制剂。这些药物可抑制 A 型单胺氧化酶（monoamine oxidase type A，MAO-A）和 B 型单胺氧化酶（MAO-B），且透皮司来吉兰在低剂量时对 MAO-B 具有更大的亲和力。抑制这些酶会增加 DA、肾上腺素、NE 和 5-HT 的浓度，可能促进觉醒，但褪黑素的浓度也可能会增加。失眠和镇静都有报道，而剂量较高时更可能出现失眠[207]。

具有失眠副作用的抗精神病药物（表 53.8 和 53.10）

精神分裂症患者通常有失眠和昼夜节律紊乱，这使得评估药物引起的失眠变得复杂[208]。睡眠紊乱的客观数据（通过 PSG 采集）可能与患者自我报告的结果有很大的差异[84]。不同抗精神病药物的失眠发生率各不相同，并且根据其药理结合特征无法可靠地预测（表 53.8）。失眠的可能机制包括激动 / 部分激动 5-HT 和 DA，以及继发于由于 5-HT 可用性增加或多巴胺能阻滞剂而产生的 RLS 症状[84, 209]。具有激动 / 部分激动 5-HT$_{1A}$ 和（或）5-HT$_{2C}$ 的药物包括阿立哌唑、阿塞那平、依匹哌唑、卡立哌嗪、鲁拉西酮、喹硫平和齐拉西酮。具有强效 D$_2$ 和（或）D$_3$ 拮抗作用（并可能导致不宁腿综合征）的药物包括阿塞那平、氟奋乃静、奋乃静、硫利达嗪和替奥噻吨，经常被报道存在失眠的情况。阿立哌唑和依匹哌唑也是 D$_2$ 和 D$_3$ 受体的部分激动剂[84, 210]。在抗精神病药物中，经常被报道存在失眠症状的药物包括阿立哌唑、氟奋乃静、氟哌啶醇、奋乃静和三氟拉嗪；偶尔出现失眠症状的药物包括阿塞那平、卡立哌嗪、洛沙平、鲁拉西酮、奥氮平和利培酮合用；其他药物很少被报道出现失眠症状。（有关与 RLS 或 PLMS 相关的药物的更多信息，请参见本章其他部分。）

有失眠副作用的抗生素药物（表 53.10）

许多抗生素药物会引起失眠、噩梦、幻觉和精神症状，特别是氟喹诺酮类药物（如环丙沙星、左氧氟沙星）、大环内酯类药物（克拉霉素、红霉素）和 β - 内酰胺类药物（例如青霉素、头孢菌素）。这些作用可能是由 GABA 拮抗作用或负性变构调节以及氟喹诺酮类药物的 NMDA 激动介导的[211]。同时使用非甾体类抗炎药（nonsteroidal anti-inflammatory drug，NSAID）似乎会通过药物相互作用来增加抗菌药物对 GABA$_A$ 受体的效价从而加剧 CNS 效应[211]。

氟马西尼是苯二氮䓬类结合位点的竞争性拮抗剂，可拮抗苯二氮䓬类药物产生的镇静、精神运动障碍和通气抑制[212-214]。它对通过其他机制影响 GABA

能神经元的药物（如乙醇、巴比妥类药物）没有影响。氟马西尼已被实验性地用于治疗脑脊液 GABA$_A$ 受体异常增强患者的嗜睡症[215]。大环内酯类抗生素克拉霉素（一种 GABA$_A$ 受体的负性变构调节剂）也被证明可以改善 GABA 相关嗜睡症患者的各种嗜睡症状[216-217]。作为减弱 GABA 抑制作用的药物，它们有可能扰乱睡眠。

具有失眠副作用的抗帕金森病药物（表 53.10）

MAO-B 抑制剂可阻断 DA 的分解代谢，从而增加大脑中的多巴胺能活性。司来吉兰和雷沙吉兰是不可逆的 MAO-B 抑制剂，而沙非胺是可逆的抑制剂。司来吉兰被代谢为 L- 去氧麻黄碱，可能导致 SERT 和 NET 抑制[218]。在较高剂量下，司来吉兰还会抑制 MAOA，从而也会增加 5-HT 和 NE 的浓度。沙非胺抑制谷氨酸释放以及 DAT 和 SERT 再摄取。据报道，这些药物会导致失眠，其中特别是沙非胺被报道其副作用是嗜睡，但发病率尚不清楚[219-220]。有病例报道称，这些药物存在混淆、幻觉和冲动控制障碍。

伊曲茶碱是一种腺苷 2A 受体拮抗剂，用作 PD "疗效减退" 的辅助治疗。临床试验中报道的失眠率较低[221]。然而据一项开放式研究报道，日间嗜睡得到了改善[222]。

有失眠副作用的心血管药物（表 53.10）

血管紧张素转换酶抑制剂

据报道，ACE 抑制剂（如卡托普利、西拉普利）的中枢神经系统副作用发生率较低。然而，干咳、刺激性咳嗽是一种常见的副作用（显然是由缓激肽增加引起的），这可能会导致失眠[223]。阻塞性睡眠呼吸暂停也有报道，可能与鼻咽炎症有关[224]。

β 受体阻滞剂

治疗高血压时使用 β 受体阻滞剂，尤其是使用对 β$_1$ 和 β$_2$ 受体无选择性的高亲脂性化合物更有可能导致失眠[225]。亲脂性较高的化合物除了具有外周作用外，还具有 CNS 活性。对 β$_1$ 受体有选择性的药物对 5-HT 受体的亲和力较低。然而，β$_1$ 受体阻滞剂可通过阻断松果体的交感信号传导来抑制褪黑素的合成，从而减少昼夜节律信号传导[226]。服用 β 受体阻滞剂的高血压患者补充褪黑素可改善睡眠质量[227]。在这些药物中，普萘洛尔具有高脂溶性和高 5-HT 亲和力，最常与睡眠障碍相关。美托洛尔的失眠风险也较高，吲哚洛尔的失眠风险为中等，其他 β 受体阻滞剂的失眠风险较低。

卡维地洛和拉贝洛尔也会阻断 α$_1$ 受体，因此更可能与嗜睡相关，而非失眠[165]。据报道，β 受体拮抗剂的其他中枢神经系统副作用包括噩梦和生动的梦[228]。也有亲脂性 β 拮抗剂引起 RBD 的病例报告[229]。

降血脂药物

数据挖掘研究表明，他汀类药物［β-羟基 β 甲基戊二酰辅酶 A（β -hydroxy β -methylglutaryl-coenzyme A，HMG-CoA）还原酶抑制剂］，尤其是亲脂性较高的化合物（阿托伐他汀、洛伐他汀、辛伐他汀）与失眠和异态睡眠有关[230]。将睡眠作为主要结局评估指标的观察性研究和临床试验表明结果好坏参半，需要对亲脂性较高的他汀类药物进行进一步研究[231-234]。最近，一项基于全基因组关联研究数据的孟德尔随机研究显示，他汀类药物治疗与失眠没有关联，但是抑郁风险增加[235]。其他研究表明，与他汀类药物相关的神经精神作用通常很少见，通常发生在易感个体中。已有人提出与抑制胆固醇生物合成有关的机制来解释他汀类药物对中枢神经系统的有害影响，但尚无明确的解释[236]。

具有失眠副作用的尼古丁和戒烟药物（表 53.10）

尼古丁通过刺激 α7 和 α4β2 烟碱能 ACh 受体，间接改变大脑中的谷氨酸能、多巴胺能和血清素能系统[237]。吸烟者经常出现睡眠障碍，PSG 研究证实其睡眠潜伏期延长、TST 缩短、REM 延迟和 SWS 减少[238]。噩梦和生动的梦也有被报道。尼古丁戒断还会导致失眠症状和觉醒增加，其严重程度与尼古丁依赖程度有关[239]。

尼古丁替代疗法可以通过口香糖、吸入器、贴剂以及鼻喷剂和口腔喷剂提供。其副作用与尼古丁本身相似。尼古丁透皮贴剂可在 24 h 内持续释放尼古丁。在健康的非吸烟者中，它会导致剂量依赖性 REM 减少，然后在戒烟后出现 REM 反弹[240]。在吸烟者中，尼古丁透皮贴剂最初会导致睡眠潜伏期延长、TST 缩短以及 REM 反弹，但随着时间的推移会出现觉醒次数减少和 SWS 增加，尽管主观感受层面依然存在睡眠困难的情况[238]。主观上，失眠和做生动的梦的情况很常见[241]。

非尼古丁治疗选择包括缓释安非他酮和伐尼克兰。这两种药物都有失眠和异常梦境的报导[241]。安非他酮（一种 NE 和 DA 再摄取抑制剂）也适用于治疗抑郁症，本章其他部分将对此进行讨论。伐尼克兰是一种 α4β2 烟碱能 ACh(nACh) 受体部分激动剂，被认为可以刺激释放足够的 DA 以减少烟瘾和戒断，同时作为部分拮抗剂阻断尼古丁的结合。

具有失眠副作用的兴奋剂和促醒药物（表 53.5 和 53.10）

本章前面介绍了用于治疗嗜睡症、睡眠呼吸暂停和轮班工作障碍的兴奋剂（苯丙胺和苯丙胺类化合物）和促醒药物（阿莫非尼、莫达非尼、替洛利生、索安非托）（表 53.5）。兴奋剂通常会导致失眠，特别是使用较高剂量时。促醒药物引起失眠的发生率为 5% 至 10%，通常在剂量较高时发生，并且通常会随着时间的推移而减少[243-246]。

托莫西汀主要用于治疗注意缺陷/多动障碍，是一种有效的选择性 NET 抑制剂，但也可微弱地抑制 SERT 和 DAT[247]。偶尔有失眠报道，但可能与患者群体有关，因为睡眠问题在患有这种疾病的儿童和成人中都很常见[248-249]。

咖啡因

咖啡因和可可碱的警觉作用主要通过拮抗腺苷受体来介导，从而间接影响 NE、DA、ACh、5-HT、谷氨酸和 GABA 的释放。咖啡因被代谢为可可碱、茶碱和副黄嘌呤，所有这些代谢物都具有 CNS 兴奋性[250]。可可碱存在于巧克力、茶叶和可乐果中。尽管咖啡因的平均半衰期为 4～6 h，但由于肥胖、怀孕、海拔高度、吸烟和口服避孕药等药物等生理和环境影响，咖啡因的半衰期可能为 1.5～9.5 h[41]。咖啡因最常见的副作用是扰乱睡眠，如果在睡前几小时内摄入咖啡因，则更有可能出现这种副作用。然而，对于某些人来说，睡前 6 h 摄入咖啡因可能会扰乱睡眠[251]。

有失眠副作用的减重药（表 53.10）

具有刺激 CNS 副作用的减肥药物包括肾上腺素胺类（苄非他明、安非拉酮、苯甲曲秦、芬特明）以及复方药物芬特明/托吡酯和纳曲酮/安非他酮。肾上腺素胺引起失眠的主要机制是 NE 释放，但也有一小部分是由于 5-HT 和 DA 释放引起的。这些药物的常见副作用包括口干、烦躁、头晕和失眠，以及心动过速和血压升高[252]。据报道，复方药物芬特明/托吡酯会导致失眠，在癫痫中镇静是常见的，此处托吡酯剂量低于治疗癫痫的剂量[252-253]。临床试验结果提示纳曲酮/安非他酮治疗失眠的机制很可能是通过安非他酮抑制 NE 和 DA 的再摄取，但 μ-阿片类物质拮抗作用也可能发挥一定作用[254]。

其他具有失眠副作用的药物（表 53.10）

酒精

尽管酒精的确切作用机制尚不清楚，但酒精会作用于多种涉及睡眠-觉醒调节的机制。根据不同浓度，酒精可作为 $GABA_A$、甘氨酸、5-HT$_3$ 和 nACh 受体的正向变构调节剂；NMDA、AMPA 和红藻氨酸受体的负向变构调节剂，以及腺苷和甘氨酸受体的再摄取抑制剂[255]。继发于其他药理作用之外，酒精还会增加 DA 和内源性阿片类物质的浓度。酒精对睡眠存在双相作用，可以改善前半夜的睡眠连续性，但由于它代谢速度很快，后半夜的睡眠连续性会受到干扰[256]。长期饮酒与失眠增加有关。对于有酒精依赖的个体，戒酒 2～3 周会导致睡眠效率下降、REM 时间增加以及噩梦频率增加[257]。

减充血剂

失眠是伪麻黄碱（一种 α- 和 β- 肾上腺素能激动剂）的常见不良反应[258-259]。据报道，伪麻黄碱在儿童中失眠和嗜睡的发生率很高[260]。

胆碱酯酶抑制剂

在用于治疗阿尔茨海默病的胆碱酯酶抑制剂中，多奈哌齐和卡巴拉汀比加兰他敏更常发生失眠（13%～14%～4%），噩梦更常见于多奈哌齐（9%）[261-262]。这些药物的 PSG 研究显示，REM 时长和密度都增加，同时 REM 潜伏期缩短[263-264]。

皮质类固醇

血浆糖皮质激素的日常节律性为许多生理和心理过程提供同步线索，包括觉醒、认知、情绪和睡眠[265]。皮质醇释放节律紊乱可能影响睡眠-觉醒行为，这可能是由多种情况引起的，包括由于轮班或倒时差导致的昼夜节律失调，或通过合成糖皮质激素治疗抑制内源性水平和节律。糖皮质激素治疗的中枢副作用包括情绪变化、记忆和认知受损以及睡眠障碍[266]。皮质类固醇扰乱睡眠的机制似乎是通过激活蓝斑中的去甲肾上腺素能神经元并随后抑制 GABA 能神经元[267]。使用糖皮质激素治疗的患者中约有 30%～60% 存在失眠症状，其发生率和严重程度取决于使用剂量和时长[268]。一项横断面研究结果显示，尽管失眠是较为严重的副作用，但其仍排在体重增加（最严重的副作用）之后[269]。使用剂量和时长会影响失眠的严重程度。

茶碱

茶碱是一种呼吸兴奋剂和支气管扩张剂，其化学性质与咖啡因及其代谢物之一相关，睡眠障碍是服用茶碱的患者的常见症状[270-271]。失眠背后的机制可能是非选择性的腺苷拮抗作用[272-273]。通常在 2 h 内达到血浆峰值浓度，但半衰期因制剂而异，并且通常在儿童中较短（3.5 h），在成人中较长（8～9 h）。晚上的吸收低于早晨[274]，并且可能会很大程度地受到食物的影响[275]。PSG 记录结果已证明服用茶碱长达 3 周会扰乱健康受试者[276]、哮喘患者[277]、患有囊性纤维化的儿童[278]以及睡眠呼吸暂停[279]或慢性阻塞性肺病患者的睡眠[280]。正常人短期服用茶碱后，可剂量依赖性地延长 MSLT 潜伏期和日间表现[281]。

非甾体抗炎药

NSAID 可能会影响睡眠，因为它们会减少前列腺素 D$_2$ 的合成，抑制正常的夜间大量的褪黑素合成，并减缓夜间正常的体温下降[282]。前列腺素 D$_2$ 随觉醒时间的增加而成比例增加，并且似乎参与睡眠启动和维持[283]。有限的 PSG 数据结果混杂，表明某些化合物会干扰睡眠[282, 284-285]。

阿片类物质

尽管嗜睡是阿片类激动剂的主要副作用，但这些药物也会扰乱睡眠。越来越多的证据表明阿片类物质同时作用于睡眠和觉醒促进系统[286]。睡眠扰乱的机制可能包括乙酰胆碱释放和调节睡眠的大脑区域中腺苷的减少[287-288]。长期使用阿片类物质与睡眠效率低下、SWS 减少、可能的 REM 减少以及白天嗜睡有关[168-170]。睡眠障碍在美沙酮维持治疗患者中非常普遍，而且似乎不仅限于美沙酮，因为接受美沙酮、二乙酰吗啡或丁丙诺啡治疗的阿片类物质使用障碍患者也报告了类似的睡眠障碍，且明显高于近期阿片类物质脱毒的患者[289-290]。

阿片类拮抗剂纳洛酮和纳曲酮适用于逆转阿片类物质抑制，包括呼吸抑制。纳曲酮还适用于治疗酒精和阿片类物质依赖。睡眠障碍常见于酒精和阿片类物质依赖的患者；因此，尚不清楚这些药物报告的失眠是否是该药物所特有的[291-293]。然而，在一项纳曲酮减肥临床试验中，9% 的患者报告了失眠[254]，并且在一项针对健康个体的小型研究中，纳曲酮减少了 REM 和 SWS 并增加了觉醒时间[294]。

可能引起生动的梦或噩梦的药物（表 53.11）

临床上有许多药物引起噩梦的报告[295-296]。然而，数据主要来自病例报告。此外，很少有研究包括药物戒断和再次服用药物来证实这种关系。某些药物是如何引发噩梦的药理学机制在很大程度上尚不清楚。噩梦似乎更常见于影响 DA、5-HT 和 NE 的

药品/药品类别	药物	使用时	撤药时 [a]
酒精	酒精	√	√
抗生素、抗病毒药	金刚烷胺、环丙沙星、克拉霉素、依非韦伦、红霉素、更昔洛韦、甲氟喹	√	
抗抑郁药			
三环抗抑郁剂 [b]	阿米替林、氯米帕明、地昔帕明、多塞平、丙米嗪、去甲替林	√	√
SSRI [c]	西酞普兰、艾司西酞普兰、氟西汀、氟伏沙明、帕罗西汀、舍曲林	√	√
SNRI	地文拉法辛、度洛西汀、文拉法辛	√	√
MAOI	苯乙肼、反苯环丙胺		√
其他	安非他酮 [d]、米氮平、维拉佐酮、沃替西汀	√	
抗癫痫药	乙琥胺、拉莫三嗪、丙戊酸、唑尼沙胺	√	
抗组胺药	氯苯那敏	√	
抗帕金森病药物	金刚烷胺、卡麦角林、左旋多巴、培高莱、罗匹尼罗、司来吉兰	√	
抗精神病药 [b]	氯氮平、奥氮平、利培酮	√	
巴比妥类药物	苯巴比妥		√
心血管药物			
ACE 抑制剂	卡托普利、依那普利、喹那普利	√	
α_2 受体激动剂	可乐定 [b]、甲基多巴	√	
血管紧张素阻滞剂	氯沙坦	√	
β 受体拮抗剂	阿替洛尔、拉贝洛尔、普萘洛尔	√	
钙拮抗剂	维拉帕米	√	
其他	胺碘酮、地高辛	√	
胆碱酯酶抑制剂	多奈哌齐、加兰他敏、卡巴拉汀、他克林	√	
多巴胺能药物	左旋多巴、普拉克索、罗匹尼罗	√	
NMDA 拮抗剂	美金刚	√	
阿片类物质	丁丙诺啡、布托啡诺、可待因、芬太尼、美沙酮、吗啡、纳布啡、喷他佐辛、曲马多	√	√
镇静催眠药			
苯二氮䓬类药物	替马西泮、三唑仑等	√	√
促食欲素拮抗剂 [e]	莱博雷生、苏沃雷生	√	
他汀类药物	阿托伐他汀、洛伐他汀、辛伐他汀	√	
兴奋剂	苯丙胺、哌甲酯	√	√

[a] 这些药物撤药后会出现 REM 反弹。
[b] 矛盾数据，临床试验表明，一些三环类抗抑郁药、可乐定、奥氮平和利培酮可以减少噩梦。
[c] 梦境生动，但难以回忆。帕罗西汀更常见噩梦。
[d] 服用安非他酮比服用其他抗抑郁药更容易做噩梦。
[e] 促食欲素拮抗剂可能与复杂的行为有关。
ACE，血管紧张素转换酶；MAOI，单胺氧化酶抑制剂；NMDA，N-甲基-D-天冬氨酸；REM，快速眼球运动；SNRI，5-羟色胺-去甲肾上腺素再摄取抑制剂；SSRI，选择性5-羟色胺再摄取抑制剂。

药物，但影响 GABA 和 ACh 的药物也可能会引起噩梦。尽管 REM-抑制药物的撤药可能会导致噩梦，但药物对睡眠结构（尤其是 REM）的作用并不能预测做噩梦的倾向 [297]。现有的文献更令人困惑，因为一些据称可以引起噩梦的药物在临床试验中发现其可以减少噩梦。比如包括利培酮、可乐定和三环类抗抑郁药 [298]。

抗抑郁药物通常会降低梦境回忆频率，可能是因为这些药物导致 REM 睡眠减少。然而，梦的细节可能会更加生动，可能是因为对胆碱能机制的影响。停用这些药物后，发生噩梦的情况更频繁，可能是因为 REM 反弹。其他撤药后会出现噩梦的 REM 抑制药物包括酒精、巴比妥类药物、MAOI 和苯二氮䓬类药物[299]。安非他酮不会抑制 REM 睡眠，是最常引起噩梦的抗抑郁药。可能与 DA 相关的噩梦机制的药物包括 DA 激动剂、左旋多巴、兴奋剂和一些抗精神病药物[295]。

某些抗菌药物（如环丙沙星等氟喹诺酮类药物、克拉霉素等大环内酯类药物以及青霉素和头孢菌素等 β-内酰胺类药物）和抗病毒药物（如金刚烷胺、依非韦伦、更昔洛韦、甲氟喹）也与噩梦增多有关，可能与睡眠调节炎症细胞因子的调节有关，但具体机制尚不清楚[211]。让解释变得更为复杂的是，发烧本身与生动的梦境和幻觉的增加有关[300]。

其他与噩梦相关的药物包括中枢性降压药，例如 β 受体阻滞剂和 α₂ 受体激动剂。亲脂性 β 受体阻滞剂（如普萘洛尔和美托洛尔）比亲水性药物（如阿替洛尔）更容易引起噩梦[228]。胆碱酯酶抑制剂，特别是多奈哌齐和一些抗癫痫药物也有噩梦的报道[296]。

与不宁腿综合征或周期性肢体运动相关的药物（表 53.12）

大量病例报告和一些系统研究表明，许多抗抑郁药、抗精神病药和抗癫痫药与 RLS[301-304] 和 PLMS[302, 305] 的发病或恶化有关，但由于缺乏对照研究、标准化仪器使用不充分、人群异质性和研究持续时间不同，目前证据有限。这些药物促进 RLS 或 PLMS 的机制尚不清楚，但可能与 5-HT 或 DA 受体阻滞剂的可用性增加有关[7]。关于探究抗抑郁药对 RLS 和 PLMS 影响的前瞻性研究综述表明，米氮平的风险较高，但 SSRI、大多数 SNRI 和三环类抗抑郁药仅轻微增加风险[306]。一项针对正常个体的小型研究和一项针对抑郁症患者的前瞻性研究表明，SNRI 的文拉法辛的风险较高[307]。一项大型（n=18 980）横断面研究报告称，SSRI 与 RLS 风险增加相关，一般人群中 RLS 的总体患病率为 5.5%[308]。安非他酮是抗抑郁药中的一个例外，它不会加剧 RLS 或 PLMS，并且可能会改善 RLS 症状，这可能是由 DAT 抑制所致[309]。

在抗精神病药物中，奥氮平和喹硫平最常与 RLS 相关，但也有关于阿立哌唑、阿塞那平、氯氮平、利培酮、氟哌啶醇、洛沙平、鲁拉西酮、奋乃静和硫利达嗪的报道[301-302, 310-312]。虽然大多数数据

由病例报告组成，但症状在停药后消失这一事实强化了这些数据可信度。奥氮平和喹硫平有 PLMS 报道，但数据质量较差。

在抗癫痫药物中，有少数病例报告发现托吡酯和唑尼沙胺与 RLS 相关[301-302]。尚无 PLMS 与这些药物的研究。

据估计，接受 DA 激动剂治疗的 RLS 患者（年发病率约为 8%）中，有 76% 需要增加剂量和（或）有需要增加剂量的证据[313]。短期使用的增强率低于 10%，使用 2～3 年的增强率约为 30%，使用 10 年时则高达 68%[314]。尽管没有直接的比较研究，但左旋多巴的发病率似乎最高，并且短效药物（例如普拉克索）的发病率可能高于长效药物（如罗替高汀），至少在短期使用时是如此[315]。有曲马多增强 RLS 的病例报告，曲马多除了 μ 阿片类物质拮抗作用外，还显示 SERT 和 NET 再摄取抑制作用，但临床试验中没有确证的数据[316]。质子泵抑制剂（如奥美拉唑）或组胺₂ 受体拮抗剂（如奥美拉唑）的使用（如雷尼替丁）与两个大型、独立的献血者群体中 RLS 的存在相关[316a]。尽管这两种药物都与还原铁有关，但这些关联并非由血清铁蛋白介导[316b]。

据报道，咖啡因和酒精会加剧 RLS 和 PLMS，但大多数数据质量较差，结果也不一致。一项流行病学研究报告说，每天至少喝 3 杯酒与 RLS 有关，而喝 1～2 杯咖啡对 PLMS 有保护作用；相反，每天喝 3 杯咖啡与 PLMS 有关，但对 RLS 有保护作用[308]。

与快速眼动睡眠期肌电失弛缓或存在快速眼动睡眠行为障碍的相关药物（表 53.12）

抗抑郁药与快速眼动睡眠期肌电失弛缓（REM sleep without atonia, RSWA）和 RBD 患病率增加有关[302, 317-320]。患病率在服用抗抑郁药治疗猝倒的患者中也可见到增加[321]。在抗抑郁药中，SSRI 和 SNRI（特别是文拉法辛和度洛西汀）最常与 RSWA 相关，在较小程度上与 RBD 相关。然而，RSWA 和 RBD 均已被报道与米氮平、MAOI 和三环类药物有关。曲唑酮和安非他酮与 RSWA 有关，但与 RBD 无关。

还有一些证据表明，抗精神病药物（特别是奥氮平和喹硫平）与 RSWA 和 RBD 的增加有关[302, 320]。两项人群研究表明，中度至重度饮酒与 RBD 风险存在关联[322-323]。

由于 SSRI 常与 RSWA/RBD 相关，因此有人提出一种，通过脑桥或脊髓水平的 5-羟色胺调节来实

表 53.12 可能与不宁腿综合征（RLS）、睡眠周期性肢体运动（PLMS）、快速眼动睡眠期肌电失弛缓（RSWA）或快速眼动行为障碍（RBD）有关的药物（见彩表）

药物	类别子类/药物	RLS	PLMS	RSWA	RBD
抗抑郁药	三环类[a]				
	SNRI[b]				
	SSRI[c]				
	MAOI				
	米氮平				
	安非他酮				
	曲唑酮				
	其他				
抗精神病药[d]	阿立哌唑				
	氟哌啶醇				
	奥氮平				
	喹硫平				
	利培酮				
	硫利达嗪				
	其他				
抗癫痫药	托吡酯				
	唑尼沙胺				
多巴胺激动剂[e]	左旋多巴				
	普拉克索				
	罗匹尼罗				
	罗替高汀				
	其他				
其他	酒精				
	咖啡因				
	曲马多				

风险

- 明确的
- 很可能的
- 可能的
- 无/不大可能的
- 不明/无充足数据支持

[a] 阿米替林可能更可能导致 RLS 和 PLMS。
[b] RLS、PLMS、RSWA 和 RBD 可能在服用文拉法辛和度洛西汀时发生。
[c] RLS 和 PLMS 更可能在服用氟西汀和舍曲林时发生。
[d] 奥氮平和喹硫平最常被报道与 RLS、PLMS、RSWA 和 RBD 相关。
[e] 对于多巴胺激动剂，RLS 风险的增加表现为增强的形式。
MAOI，单胺氧化酶抑制剂；REM，快速眼球运动；SNRI，5-羟色胺−去甲肾上腺素再摄取抑制剂；SSRI，选择性 5-羟色胺再摄取抑制剂。

现的 5-羟色胺能机制[324]。然而，与 RSWA/RBD 相关药物的药理学机制多样性提示了如 DA、甘氨酸和 GABA 调节等多种替代机制[325]。

目前尚不清楚这些药物是诱发 RSWA/RBD 还是仅仅揭示亚临床 RBD 的面纱。许多研究报告了一些表现出药物触发 RBD 的个体出现突触核蛋白病的前

驱症状[320, 326]。一些数据表明，服用抗抑郁药后出现 RBD 症状的患者似乎比特发性 RBD 患者患神经退行性疾病的可能性更小[321, 325]。这一结论得到了以下观察的支持：特发性 RBD 患者，无论是否使用抗抑郁药，其抗抑郁药的 RSWA 都高于非 RBD 患者，并显示出不同的紧张性和相性肌肉活动模式[325]。

临床要点

许多药物对参与睡眠-觉醒调节的神经化学系统具有药理作用。了解药物的受体机制和药代动力学可以帮助预测药物对睡眠和觉醒行为的影响，以及该影响具有治疗作用或损害作用的可能性。增强 GABA 或抑制唤醒系统（含有谷氨酸、H、促食欲素、NE、5-HT、ACh 或 DA）的药物可促进睡眠，但可能对觉醒行为产生不利影响。激活唤醒系统的药物可以促进觉醒，但可能会扰乱睡眠。

总结

对参与睡眠-觉醒调节的神经化学系统具有药理作用的药物可能对睡眠-觉醒行为具有治疗或损害作用。对睡眠的影响可能包括睡眠时长、时间或结构的变化，以及噩梦、不宁腿或异常行为等异常情况。对清醒功能的影响可能包括警觉性、执行能力和认知的变化。影响睡眠和觉醒的主要神经递质和神经调质包括 GABA、谷氨酸、ACh、腺苷、DA、H、褪黑素、NE、促食欲素和 5-HT。剂量、达到峰值浓度的时间和半衰期决定了药物起效的速度和临床效果的持续时长，而受体结合特征同时决定了作用机制和不良事件。

目前 FDA 批准用于治疗失眠的药物通过增强 GABA、H 或促食欲素拮抗作用以及褪黑素激动作用来促进睡眠。大多数超说明书使用治疗失眠的药物通过拮抗 H_1、α_1 或 5-$HT_{2A, 2C}$ 受体来促进睡眠。这些药物通常会影响多个受体，除了与睡眠-觉醒机制无关的副作用外，还会对睡眠-觉醒行为产生不同的影响。中至长半衰期的药物可能会产生残留镇静作用，而促食欲素拮抗剂很可能是一个例外。

促醒的主要机制对兴奋剂和促醒药物而言是抑制 DA 的再摄取和运输，而对于拟交感神经药来说是抑制 DA 的释放。其他促醒机制包括 NE 释放、NET 抑制和 H_3 反向激动作用。正在开发的药物的机制包括促食欲素激动作用和 $GABA_A$ 拮抗作用。

精神治疗药物具有不同的药理学特征。在抗抑郁药中，对 H_1 或 mACh 受体有更强的拮抗作用的药物更有可能产生镇静作用，而对 NET 或 DAT 有更强的抑制作用的药物更有可能导致失眠，有时抑制 SERT 也会发生失眠。新型抗抑郁药别孕烯醇酮的 $GABA_A$ 正变构调节和艾司氯胺酮的谷氨酸拮抗作用可能产生镇静作用。在抗精神病药物中，镇静作用在具有相对较强的 H_1、ACh、5-HT_2 和（或）α_1 拮抗作用的药物中更为常见，但可能是由 DA 和 NE 拮抗作用引起的。失眠不能通过抗精神病药物的药理学结合特征可靠地预测，但也可能的机制包括 5-HT 和 DA 激动/部分激动，以及间接机制，如继发于 5-HT 或多巴胺能阻滞可用性增加的 RLS 症状。

在抗癫痫药物中，那些能增强 GABA、阻断谷氨酸或阻断钙离子通道的药物最有可能产生镇静作用，但也可能是由谷氨酸拮抗作用引起的。加巴喷丁和普瑞巴林抑制谷氨酸、NE 和 P 物质的释放，也可能影响腺苷。

其他具有镇静作用的药物包括阿片类物质（主要通过 μ 和 κ 阿片类受体激动）、肌松药（$GABA_B$ 激动、H_1、mACh 拮抗作用）、止吐药（作用机制取决于药物类别）、第一代抗组胺药（H_1 拮抗作用）、一些抗高血压药物（α_2 激动剂和 α_1 拮抗剂）和一些抗帕金森病药物。DA 激动剂的镇静机制尚不清楚，但可能涉及 D_2 自身受体的激活、DA 受体选择性以及可能抑制促食欲素神经元的谷氨酸能输入。

失眠可能通过某些抗生素中的 GABA 拮抗作用或负性变构调节作用、抗高血压 β 受体阻滞剂中的 5-HT 拮抗作用和褪黑素抑制作用、某些减肥药物中的 NE 释放和 NET 或 DAT 抑制作用、阿片类物质中的 ACh 释放和腺苷拮抗作用以及尼古丁中的 $\alpha 7$ 和 $\alpha 4 \beta 2$ nACh 受体刺激作用而发生。

尚不能从药理学机制层面清楚地解释某些药物如何引发噩梦的。噩梦似乎更常见于影响 DA、5-HT 和 NE 的药物，但影响 GABA 和 ACh 的药物也可能会引起噩梦。

药物引起 RLS 或 PLMS 的机制尚不清楚，但可能与 5-HT 或 DA 受体阻断的可用性增加有关。对于药物相关引发的 RSWA 或 RBD 目前已经提出了一种 5-羟色胺能机制假说。然而，与 RSWA 或 RBD 相关的药物的药理机制的多样性表明了存在如 DA、甘氨酸和 GABA 调节的替代机制。

目前对睡眠觉醒调节的神经化学基础的了解为理解药物对睡眠和觉醒行为的影响奠定了基础。未来的研究将扩大这种理解并促进有针对性的睡眠觉醒药物的开发。

参考文献和拓展阅读

请扫描书后二维码，获取参考文献和拓展阅读资源。

心理生理学和做梦

导论

第 54 章

Robert Stickgold
邵　岩　郭誉鹏　仝玉杰　译　孙洪强　审校

　　新型冠状病毒肺炎疫情给梦带来了新的关注。据人们报告，做梦变多了，许多梦与大流行及其后遗症有关，并且更加离奇，梦魇更多[1]。因而人们更加关注梦的机制和功能，对这些问题我们仍然知之甚少。事实上，在过去的一个世纪里，对梦和做梦的研究进展十分缓慢。它与意识研究有几个共同的令人遗憾的特点：①定义不明确，未达成共识；②没有明确的生理相关性，它的生物学基础在很大程度上是未知的；③没有行为相关性，功能未知；④它在人类以外物种中的存在只是猜测。总之，我们不知道做梦的原因、性质和后果。然而，绝对清楚的是，做梦是大多数人每晚都会经历的一种生理现象。

定义

　　由于我们对梦的生物学机制和功能一无所知，因此，尚未形成对梦的明确一致的定义也就不足为奇了。科学界大多数定义要么是指物理对象本身，要么是指其基本机制或可测量结果所对应的过程。而梦却没有如上的这些物质或者过程用于定义。事实上，专业睡眠协会和梦研究协会的讨论小组认为，"鉴于……目前应用的定义多种多样，为做梦下单一的定义是不可能的"[1a]。所有讨论者都同意，梦的定义必须是现象学的；也就是说，梦指的是一种心理活动状态，而不是大脑功能状态。虽然大多数讨论者都认为做梦应仅限于睡眠时的心理活动，但也有一些人认为白日梦也应包括在内。有些人坚持认为，无论是哪种状态下，梦都应包含与正常情况不同的虚幻感知、思维和情绪。有些人则认为，应将发生在睡眠期间的任何心理活动都包含在内，哪怕简单到"我在想你什么时候会叫醒我"。

　　由于不同意见始终存在，一些作者完全放弃了使用这个词，转而使用"睡眠心理活动"。与"做梦"一词不同，这个词语可以被简单地定义。睡眠心理活动被定义为：①发生在睡眠中的所有心理体验——感知、思维和情绪；②在睡眠中体验感知、思维和情绪的过程。因此，它结合了"梦"和"做梦"这两个词的含义。这个概念，即睡眠心理活动，正是本篇的主题。

方法学

　　研究人员并不直接研究梦，他们研究的是受试者从睡眠中醒来后所写的、口述的，或在极少数情况下绘制或表演的梦境报告，以及与之相关的生理和心理现象。有一两个案例关注了快速眼动（rapid eye movement，REM）睡眠行为障碍患者的梦境扮演行为，但这些行为只有在患者觉醒并确认是梦境中的行为时才可用。

　　从某种意义上说，这并不像人们通常认为的那样是个大问题。所有科学测量都是衍生的。我们借助外部压力袖带测量血压，用听诊器听血液通过肱动脉时产生的声音，并基于我们的听觉感知获得测量数值，即听到的声音强度下降到听觉阈值以下时得到血压值。没有人质疑这种技术的合理性，它最多只能精确到 5 mmHg，但已经足够好了。

梦境报告与血压测量之间的区别在于"足够好"的概念。研究人员在使用压力袖带测量血压的同时，还使用留置导管监测血压，证实了压力袖带技术的有效性和可靠性。与此相反，我们无法判断某个梦境报告是否足够好，尽管功能磁共振成像研究能够暗示梦境的内容[2]，但目前还不清楚是否有可能像生物科学大多数其他测量一样，以同样的可信度和可靠性来记录梦境（或任何意识体验）。

假定梦境报告能够很好地反映睡眠心理体验，那么接下来问题就是数据收集程序会对数据产生怎样的影响。表 54.1 列出了梦境收集的一些参数，这些参数在不同的研究中有所不同。

对于这些参数中的每一项，报告收集方法的改变都会影响报告的内容，其中报告频率、长度、离奇度

表 54.1　收集梦境的参数

参数	共同值
场所	家中（有或无睡眠脑电监测） 实验室（有睡眠脑电监测）
觉醒	自发 唤醒
时间	早晨 夜间
睡眠阶段	REM N1 N2 N3
在睡眠时相中的唤醒时间点	固定时间 随机间隔 自发觉醒 在后半夜睡眠的后期阶段（特别是 REM）
夜间时间	固定 随机
夜晚	一晚 几晚（连续、固定计划或随机安排）
报告形式	书面记录 录音记录
报告收集有无预设的问题或提示	无 固定格式 半结构化

REM，快速眼动

和情绪内容的变化最为显著。然而，关于这些差异是反映梦的不同，还是仅仅反映梦境报告的准确性和完整性的不同，始终有争论。即使是在实验室中从 REM 睡眠和非快速眼动（non-rapid eye movement，NREM）睡眠唤醒收集梦境报告的情况下，关于这两个睡眠阶段的报告差异在多大程度上反映了 NREM 睡眠期间做梦减少而非回忆减少的争论仍在继续。可以想象，2 个特定的研究在所有 9 个参数上都可以有差异（存在超过 3000 种不同的方案），因此，关于报告频率、长度和特征的争议如此普遍也就不足为奇了。

描述

做梦（这里定义为睡眠心理活动）的定义应描述做梦者所经历的感知、思维和情绪的本质，以及它们如何随梦境变化。后续有几章将重点讨论这个问题。遗憾的是，即使是在描述层面，我们对做梦的特征的了解也不完整。大多数梦的研究主要集中在梦的感知（一提到做梦就会联想到）——高度视觉化、叙事复杂和妄想性幻觉。关注梦中情绪的研究较少，而关注梦中思维的研究则更少。

即使在梦境感知领域，研究的内容也大相径庭：从字数到梦中人物和物体的数量，将人物、物体和动作分为熟悉的或新奇的，对离奇度的评分（使用任何一种可用的评分方法），对"潜在内容"的测量。因此，两项关于"梦境内容"的研究缺乏一个共同的结果测量指标的情况并不少见。

对个体和群体差异的了解也很有限。除了临床人群和非常有限的案例研究（通常从精神分析的角度）之外，最好的可分析数据是涉及儿童做梦和一些人是否做梦。

对梦的差异进行的最多的研究可能是关于 REM 和 NREM 睡眠做梦的研究，但即使在这个问题上也存在巨大分歧。目前，有两种极端的观点，即认为做梦只发生在 REM 睡眠，或者相反，认为 REM 和 NREM 睡眠做梦没有区别，目前没有哪种观点处于主流。但是，在这两个极端之间，几乎所有能想到的理论都有论证。

机制

探讨梦的产生机制可以追溯到古代，当时神和消化不良导致梦境产生是主流理论。在过去的 150 年里，探索梦的大脑或心理基础的研究进展缓慢。目前，可以分出几种思想流派，包括神经生理学、心理学、精神分析学以及最近的认知神经科学。在最好的

情况下，每个流派都采取包容的观点，承认其他领域的贡献，但专注于自己的领域。在最糟糕的情况下，他们会相互否定对方的有用性，至少神经生理学和精神分析学的有用性会被一些团体明确否定。除精神分析外，所有这些理论都在以下章节中有所体现。

功能

关于做梦的功能，往往不清楚讨论的主体究竟是什么，是做梦的现象学体验还是做梦的生物过程。这一点之所以重要，是因为有些研究人员认为做梦本身没有功能，但做梦的生物学过程却具有非常重要的功能。例如，他们认为，在 REM 睡眠联合皮质的神经网络激活可能会导致网络连接发生重要的、长期的变化，也可能会短暂地产生梦境，但梦境和做梦过程本身与这些皮质变化的产生无关。其他研究人员认为，梦的现象学体验（无论是否有醒后回忆）是梦的功能性的关键因素，而潜在的生物学因素只有在它是产生梦的体验的必要条件时才是重要的。还有一些人认为这种区分并不重要，甚至毫无意义。

这不足为奇，与关于意识的功能性的讨论如出一辙。哲学家和神经生物学家都在努力地去理解如何思考及谈论这种功能性。一些人否定其功能性，另一些人则将其视为既定事实，还有一些人则认为这种区别反映了一个表述不清的问题，即意识无法从其潜在的大脑基础中分离出来。在本节中，我们将把这两个问题合二为一，把做梦的功能和其潜在的大脑机制当作是可以互换的。虽然我们并不认为它们实际上是可以互换的，但我们不知道如何单独测量它们。

关于做梦功能（或做梦无功能）的理论与研究做梦机制的方法是相辅相成的。因此，生理学模型倾向于认为做梦没有什么功能，而精神分析模型则认为做梦具有高度复杂的功能。心理学和认知神经科学模型往往介于两者之间，赋予梦的功能不同程度的复杂性。但凡赋予做梦功能的，无一例外都涉及情绪和记忆的离线处理，而这一功能已在更广泛的睡眠研究中得到充分证实。

总结

最终，我们看到了不断发展的领域。我们甚至还没有一个接近完整的基于大脑的梦境构建模型，而做梦的功能也只有有限的实验证据。尽管如此，过去 10 年来，人们对做梦的兴趣和研究再次兴起，睡眠中的脑影像学研究推动了梦的构建和梦的功能的新模型的发展。本篇简要介绍了这一领域目前的状况，对尚未解答的问题做出警醒，并对未来 10 年梦的研究将如何发展给出了指引。

参考文献和拓展阅读

请扫描书后二维码，获取参考文献和拓展阅读资源。

第 55 章

我们为什么做梦

Robert Stickgold, Erin J. Wamsley

邵 岩 郭誉鹏 仝玉杰 译 孙洪强 审校

章节亮点

- 快速眼动睡眠的发现开启了睡眠研究领域的先河，距今已有 60 多年的时间，但令人惊讶的是，我们对睡眠心理最基本的问题仍然知之甚少：我们为什么会做梦？
- 我们认为，做梦部分反映了大脑在睡眠期间进行离线记忆巩固的活动。
- 我们描述的研究表明，在睡眠和清醒的不同阶段，意识体验的一般属性和内容反映了记忆功能的多样性。这些发现共同表明了做梦的机制和功能。
- 我们提出了梦的机制和功能的 NEXTUP 模型，认为梦有意识体验且有进化功能。

寻求对做梦的理解已有数千年的历史。在过去的 125 年中，有 3 部著作构成了科学界对这一问题讨论的核心：19 世纪末 Freud 发表的《梦的解析》[1]；20 世纪 50 年代的一篇关于做梦与新发现的快速眼动（rapid eye movement，REM）睡眠之间相关性的报告[2]；以及 20 世纪 70 年代提出的梦的激活合成模型[3]，该模型认为做梦是由 REM 睡眠期间脑干的随机神经活动引发的。然而，在 21 世纪的今天，梦的研究者们几乎没有达成共识。

目前有一种观点，是将做梦放到睡眠期间的离线记忆巩固这一更大的神经认知框架中考虑，这是一种相对较新的方式，也是本章的重点。其基本原理是，做梦反映了大脑的活动，而这种活动必然包括重新激活先前经历中的记忆和情感。众所周知，大脑的神经活动具有可塑性[4-5]，即使在睡眠中也是如此，因此与做梦相关的神经活动很可能会改变记忆和情感的存储网络。于是，做梦就成了与这些激活网络的改变过程相关的意识体验。

睡眠期间的大脑活动

要了解梦是如何产生的以及梦可能具有的功能，就必须了解 REM 睡眠和非快速眼动（non-rapid eye movement，NREM）睡眠与清醒时的大脑活动有何不同[6]。20 世纪 90 年代，正电子发射断层扫描（positron emission tomography，PET）研究初步证明，与清醒时相比，慢波睡眠时局部脑血流量普遍减少，而进入 REM 睡眠时，一些区域重新激活，另一些区域则进一步失活[7-8]。这种模式表明，REM 睡眠中大脑的整体功能从有意识的执行控制（背外侧前额叶皮质活动减少）转向幻觉（感觉联合皮质活动增加）和情绪（杏仁核、前扣带回和内侧眶额叶皮质活动增加）处理，这可能与 REM 睡眠做梦的特征有关[9-10]。

然而，NREM 睡眠也会有梦境回忆。鉴于此，产生梦境的基本神经基础必须在睡眠的各个阶段都处于活跃状态。随后的影像学研究与这一观点一致，强调即使是 NREM 睡眠也不是一种简单的"不活动"状态：事实上，在控制了全脑信号的减少后，NREM 睡眠期间局部脑区激活仍然相对较高，包括与记忆相关的区域[11-12]。例如，据报道海马的相对激活在慢波睡眠期间达到峰值，甚至超过了清醒时的激活[12]。同时，功能磁共振成像研究（与 PET 相比，具有更高的时间分辨率）证实，伴随睡眠纺锤波和慢波，大脑局部激活会出现瞬时增加。例如，NREM 睡眠纺锤波与额叶和海马的瞬时激活增加有关[13-14]，也与海马和新皮质之间的功能连接增加有关[15]。

在大鼠的单细胞水平上也能观察到与记忆有关的大脑活动，在清醒时观察到的大脑活动模式似乎会在 NREM 睡眠时"重放"（大部分情况下；一项研究报告称 REM 睡眠时也类似[16]）。对单位活动的记录表明，大鼠在探索环境时的神经元兴奋次序，可在随后睡眠中呈现有统计学意义的重复[17-18]。这种效应最早在海马被观察到，随后也出现在皮质区[19]。

同样，越来越多的证据表明，人类在学习一项任务时大脑激活的模式会在随后的睡眠（包括 REM 和 NREM 睡眠）中选择性地再现[12, 20-21]。睡眠中大脑活动模式的重新激活有助于记忆巩固。据报道，重新激活能促进树突棘的形成[22]，而在重新激活过程中破坏海马活动则会影响学习[23]。与清醒活动相关的大脑网络，会在随后的睡眠中被重新激活，与此同时，人类行为学文献强有力的证据表明，睡眠有助于记忆的巩固。

睡眠期间的记忆巩固

对睡眠期间神经变化的一种解释是，这些变化反映了将大脑恢复到前一天开始时状态的"平衡"过程。这些睡眠的"休息"或"恢复"模型认为，睡眠的主要作用是逆转一天中累积的有害变化，如睡眠功能的突触稳态模型[24]。与此相反，"渐进"模型将睡眠期间神经网络的激活解释为对前一天获得的信息进行"离线处理（巩固、整合，有时甚至选择性地逆转清醒时产生的变化）"[25]。同样，梦也可能具有"平衡"或"渐进"的功能。例如，Freud 提出了一种恢复性的做梦模式，他曾经考虑过渐进模式，但随后又将其否决了[1]。与此相反，其他人则对梦的任何进化功能都表示质疑或反对[26-27]。

尽管做梦的功能仍悬而未决，但越来越多的人认为睡眠具有离线记忆巩固的功能（见 Diekelmann 和 Born[28] 以及 Stickgold 和 Walker[25] 的综述）。与做梦一样，记忆巩固似乎在不同的睡眠阶段有所不同。在人类中，海马依赖的记忆与慢波睡眠的关系最为密切[29-31]。相比之下，其他形式的记忆则与 REM 睡眠（如情绪记忆[32-33]和创造性问题解决[34]）或第 2 阶段睡眠（如运动学习[35-36]）有关。因此，本文提出的梦功能模型认为，做梦与睡眠的记忆功能有关，它参与或至少反映了对近期日间记忆的处理。

睡眠阶段与梦境内容

如果记忆处理在不同的睡眠阶段被不同程度激活，而做梦与这些记忆过程相关（甚至可能有助于记忆），那么不同睡眠阶段收集到的梦境报告内容也会发生变化。尽管在整夜睡眠的后半段觉醒时，REM和 NREM 睡眠梦境报告都会较多[39]，但从 REM 睡眠中醒来时，梦境报告相对更多[37-39]。与 NREM 睡眠相比，REM 睡眠获得的报告往往更长、更生动、更像故事，也更离奇[26, 39]。虽然有人认为这些差异仅仅反映了 NREM 睡眠觉醒后的回忆能力较差，但很少有客观证据支持这种说法，而且其他 REM 和 NREM睡眠差异也不适合这种解释。例如，幻觉在 REM 睡眠梦境报告中更为普遍，而思维活动在 NREM 睡眠中更为常见，这种模式不能简单地用某一阶段的回忆能力较差来解释[40]。

从下文层面分析，也可以看出梦的内容与睡眠中的记忆功能有相似之处。在 REM 睡眠中，梦具有幻觉性、情感性和叙事性，并经常出现虚构的动作（见Hobson 团队的综述[26]）。与此相一致，REM 睡眠被认为有助于巩固视觉感知和情绪记忆[41-42]。相比之下，NREM 睡眠（尤其是慢波睡眠）与一系列海马相关的任务表现（包括陈述性记忆[29, 43]和空间环境导航[44]）的改善有关。与这种记忆功能类似，NREM睡眠中的梦境报告往往更加"现实"，更多来源于近期情景记忆[45]。虽然也有例外（例如，一项常用的运动任务的改善与第 2 阶段睡眠有关[36, 46]，但 REM睡眠的梦更具有运动性），但可以说，不同睡眠阶段记忆功能的差异通常反映在梦境内容的差异上。

梦与记忆系统

大多数梦的模型都假定梦是由我们的记忆构建而成的，但也承认，这种构建不一定涉及将特定记忆一目了然地、直接地融入梦境。例如，Freud 强调真实的记忆、事件及其相关的情绪出现在梦中之前都经过了"浓缩"和"置换"。他详细阐述了复杂的"梦的工作"理论来解释这些改变，而现代认知神经科学则形成了更简单的循证解释。具体来说，梦的构建并不包括完整"情景"记忆（清醒时的回忆通常由海马介导）的真实重现。相反，梦境似乎是由近期各种事件的片段自由松散地构建[47]，其中夹杂着久远记忆、语义记忆（事实和一般信息）和表征记忆（感觉运动图像），所有这些记忆都储存在新皮质中。

在梦境内容中，这些不同类型记忆源的分布似乎因睡眠阶段而异。与 REM 睡眠觉醒后相比，NREM睡眠觉醒后（包括睡眠起始期），受试者认为梦中有更多的情景记忆来源[45]。与这一现象同时发生的是，当受试者从睡眠开始进入第 2 阶段 NREM 睡眠，然后进入 REM 睡眠时，梦中的思维内容会减少[40]。同时，在 REM 睡眠中，"通用语义记忆源"出现的频率最高[45]。

在 REM 睡眠和 NREM 睡眠中，情景记忆都是构建梦境的来源，但这些情景在做梦时并不会以原始形式"重现"。在一项研究中，受试者在 299 个梦境报告中找出了 364 个梦境元素的清醒前因。在分析这些梦境与其清醒来源之间的一致程度时，认为只有 3%的梦境元素与清醒记忆来源具有相同的地点、人物和行为[47]。对于这一小部分报告，梦境内容可能反映了与清醒回忆相同的海马介导的情景回忆，从而将特定情景识别为梦境元素的来源。那么，在其余 97%的梦境元素中，这种关联的基础是什么呢？在梦境元素和清醒来源之间显示出高一致性的特征是主题、情绪和人物[47]。其中最后一项与特定情景的重复是一致的，而前两项则明显不一致。主题一致性可能反映了非海马语义记忆系统的活动。如后文所述，从遗忘症患者的梦境中得到的证据也表明，大脑产生与近期经历有关的梦境并不需要海马参与。但与此同时，越来越多的有力证据表明，海马记忆系统在睡眠期间非常活跃[12, 15, 17]，并且可能参与了健康个体的做梦活动[48]。接下来，我们将目光转向依赖海马的陈述性记忆系统在睡眠中的活动。

睡眠中梦境与陈述性记忆巩固

越来越多的证据表明，睡眠对多种类型的记忆巩固起着至关重要的作用，从简单的视觉和运动技能的巩固，到复杂的、依赖海马的陈述性记忆的巩固、整合和提取[25]。

有几项研究采用了"配对联想"学习范式来评估睡眠对陈述性记忆的影响。在这项任务中，受试者会看到一系列单词配对，在整个单词表显示完后，受试者会看到每对单词中的第一个单词，并被要求回忆第二个单词。Plihal 和 Born[29] 早期研究表明，与清醒或 REM 睡眠占比更高的后半夜睡眠相比，前半夜 NREM 睡眠中较深的慢波睡眠尤其有利于巩固词对记忆。随后的研究不断证实，相对于清醒状态，一段时间的睡眠有益于这类记忆的保持，并且通过实验增强慢波活动可以增强词对记忆[49-50]。

尽管大多数关于睡眠和陈述性记忆的文献都集中在语言或视觉刺激的记忆上，但其他研究也强调了睡眠在陈述性记忆随着时间推移进行"重组"和"转换"中的作用。例如，目前已有大量研究报告指出，睡眠有助于提取概括性信息、整合信息以及获得创造性见解[25]。

总之，大量研究表明，人在睡眠中会进行复杂的、依赖海马的学习。这种陈述性记忆的重新激活和转化是否会在梦的内容中表现出来？为了回答这个问题，我们讨论了一些相关的实验证据，这些研究发现，在高强度且有趣的学习后，学习经历会出现在梦里。

将清醒事件融入梦境

尽管许多研究都描述了日常清醒事件自发融入梦境的情况，但通过实验操纵清醒经历而成功影响梦境内容的研究却较少（综述见 Wamsley 和 Stickgold[51]）。那些成功影响梦境的实验大多是操纵发生在睡眠起始阶段的临睡梦境[52-55]。在一项早期研究中[52]，受试者在 2 ~ 3 天内玩几个小时的"俄罗斯方块"电子游戏。该研究有 3 组受试者：12 名没有"俄罗斯方块"游戏经验的受试者、10 名有丰富"俄罗斯方块"游戏经验的受试者（专家）和 5 名因缺氧或脑炎导致内侧颞叶大面积损伤的遗忘症患者。"俄罗斯方块"游戏的玩法是当几何方块从电脑屏幕上方"落下"，旋转几何方块，最终将这些方块像拼图一样拼在一起。在进行游戏的每一天，受试者都会在正常夜间睡眠的第一个小时内被反复唤醒，并要求报告之前睡眠期间的任何想法、感觉或图像。大多数受试者（64%）都报告在临睡梦境中出现了游戏意象的实例，其中 7.2% 的报告包含游戏图像。

受试者报告了非常相似的图像，他们看到"俄罗斯方块"的方块在眼前落下，偶尔会旋转并拼接到空位上。在这 27 份意象报告中，没有人报告看到游戏窗口、记分牌或键盘周围的更大画面，也没有人报告在键盘上按键操作。只有 2 份报告说看到了电脑屏幕，没有一份报告提到看到了桌子或房间。因此，梦中意象仅限于最突出、受试者可能最关注的体验。同时再次说明，梦并不是清醒经历的完全"重现"，而是由最近发生的"片段"组成的，通常与其他内容交织在一起。

值得注意的是，尽管遗忘症患者无法回忆起当晚睡眠前后玩过该游戏，但 5 名患者中有 3 人也报告了临睡梦境中的"俄罗斯方块"图像。该结果表明，海马记忆系统支持在清醒时对情景记忆进行编码和回忆，但对于构建与近期经历相关的睡眠起始阶段意象却并非必要。虽然无法回忆起曾经玩过游戏（甚至无法认出每次游戏的实验者），但他们仍报告"屏幕上有小方块落下"。

在 5 位"俄罗斯方块"专家中，有 2 位描述的"俄罗斯方块"图像来自早期版本的游戏，而他们在去年并没有玩过。一位受试者报告的意象来自她自高中以来（5 年前）就没有玩过的游戏版本。因此，睡眠中出现的梦境意象不一定只由最近的感官输入决定，也可以包含较早的、与之密切相关的记忆。梦境并不是完全重复清醒时的经历，而是将与近期经历相关的突出元素融入到新场景中。

另一项研究也有力证明上述观点，该研究让受试者在一夜之间学会了 3 个无意义的句子，1 个是在临睡前学会的，另 2 个是在 REM 睡眠唤醒后学会的[56]。无意义句子（译自意大利原文）如下：

- 在浴室里，乌鸦在收音机上画了一条鱼，又在蛋奶糕上旋转半身像。
- 在余烬中，一张海报正沿着桥边罚款一个包裹，并在游戏中赌上一颗牙齿。
- 在一升水中，一只公鸡正从手掌中骗取一卢布，并在浴缸中护理着一个球。

要求受试者记住这些句子，并尽可能准确地复述出来。当受试者从下一次 REM 期被唤醒后收集梦境报告时，梦境内容通常与之前背诵的句子有关。例如，在听到第一句提到"画了一条鱼"的句子后，一名受试者报告称"和朋友在海边散步"。

这种明显的关联可能是虚假的。事实上，当评估者对对照组当晚的梦境报告进行评估时，受试者还没有听到任何句子，就再次出现了明显的关联。然而，实验设计允许使用从对照夜获得的这些"伪整合"率来纠正这种虚假的关联。这样做之后，在实验夜收集到的所有 REM 睡眠梦境报告中，有 1/3 以上包含了所学句子中的内容（实验夜报告的 72% 与对照夜报告的 39%）。

以上研究再次表明，梦境的整合从来都不是完全重演清醒时的情景，在本例中，梦境的整合体现为记忆的句子出现在梦境报告里。然而，大脑似乎只是从记忆的句子中提取特定元素（单词或短语），并将其融入到一个无关的场景中。

在另一项研究中，在对滑雪街机游戏"高山滑雪 Ⅱ"进行强化训练后，65% 的受试者在随后的临睡梦境中报告了游戏中的图像[54]。这些睡眠起始阶段的梦境报告包括他们经常坠落的地方或特别陡峭的斜坡，但游戏画面同样没有原始背景，总是看不到街机游戏本身或自己正在玩游戏[54]。与"俄罗斯方块"研究结果一致的是：有滑雪经历的受试者也报告说，他们看到的图像与街机游戏无关，而与他们过去的滑雪经历有关。

在"高山滑雪 Ⅱ"中，与游戏相关的睡眠意象在整晚睡眠中，随着睡眠时间的推移，变得更抽象于原始体验。每晚开始时，允许一部分参与者有 2 h 的连续睡眠，然后再唤醒他们，当他们再次入睡时，再报告此时的临睡梦境。在这种"延迟唤醒"研究方案中，受试者报告的滑雪图像大幅减少。相反，他们报告的意象更多与游戏间接相关，例如，以"整个上半身笔直得令人难以置信"的状态"穿过某森林"或者"从山上摔下来"[54]。因此，近期经历意象似乎会在晚些时候比原始记忆源更加抽象，前述研究中"鱼"变为"海边"的现象也表明了这一点[56]。

将近期经历整合到梦境内容中反映了记忆巩固的过程。当新学习的信息（即使是以抽象的形式）融入梦境内容时，也会增强对该信息的记忆。例如，De Koninck 团队研究了语言学习的梦境，将梦境内容视为学术环境中语言学习的必然结果[57]。在参加为期 6 周课程的法语沉浸班的学生中，与语言学习能力较差的学生相比，语言学习能力较强的学生的梦境内容中，法语的出现更频繁。同样，我们自己的实验室也证明，梦见虚拟迷宫导航任务与小睡[44]和整夜睡眠[58]中空间记忆的巩固有关。

睡眠大脑中的情绪

REM 睡眠的梦通常与强烈的情感体验有关[26, 39]。有文献表明，睡眠非常有助于情绪记忆的重新激活和转化，这可能与我们对做梦过程的理解有关。在一项研究中，受试者 REM 睡眠后对情感故事的回忆增强。在这项研究中，受试者在睡前学习了中性和情绪性的文章。与学习后清醒相比，学习后进行 REM 占比较高的睡眠对这些记忆特别有益[33]。此外，只有情绪性文字记忆能从 REM 占比高睡眠中受益，而中性材料不能。值得注意的是，4 年后再次对相同研究对象进行测试，与清醒组相比，REM 睡眠对情感（而非中性）文本记忆的益处仍存在[59]。Payne 团队的研究表明，睡眠会有选择性地增强在视觉场景中突出的情感对象的记忆，这表明睡眠会选择与个体最相关的信息进行进一步处理，而让不突出的记忆衰减[60-61]。这些观察结果也与其他文献中的观点一致，即睡眠能更普遍地调节情绪反应[62]。

睡眠情绪处理最著名的例子可能也是最难被理解的例子，那就是"把问题留到第二天解决（涉及必须做出艰难决定的情况）"。有趣的是，人们晚上带着一个问题入睡，第二天早上醒来时，脑海中已经有了明确的解决方案。这种现象有几个特点值得注意：第一，它是一种显著的强效效应，接受随机调查的大多数人认为，这种效应往往在一个晚上就能成功产生效果；第二，这种决定通常是在没有明确原因的情况下做出的，人们在"直觉层面"上知道自己做出了正确的决定，但却没有明确的合理理由；第三，人们通常对所做决定的正确性有相当大的信心，几乎不认为进一步的深思熟虑会带来任何额外的好处。与此同时，这一过程对于回忆被遗忘的信息（如电话号码或地址）似乎并无用处。相反，它的作用是分析现有信息，根据某种未知的算法对相关信息进行适当整合加权，从而做出决定。虽然从轶事观察中可看出这一过程的这些特点，但对这一现象的客观研究却很少。不过，有几项研究表明，与清醒期的思考相比，在实验室给出的问题在经过一段睡眠后更容易得到解决方案[34, 63-64]。

梦的构造和功能的神经认知模型

当大脑中的记忆网络被激活时，它们不可避免地会发生改变，这是认知神经科学在过去 10 年中最引人注目的发现之一。事实上，任何神经回路被激活后，都可能至少会发生微妙的改变。无论特定回路的活动是否被意识所感知，情况都是如此。因此，每当幼儿听到一个句子时，神经回路就会被激活，随着时间的推移，这些神经回路就会提取出语法规则，从而使她能够用近乎完美的语法说话，而不需要明确知道这些规则，甚至不知道规则的存在。这是大脑构造的一个特点——它能在不知其存在的情况下提取事物的相似之处和规则。此外，对数学洞察力[65]和传递性推断[66]的研究表明，睡眠极大地促进了这一过程。

记忆网络的激活也可能伴随着意识体验，正如你在阅读和思考这里提出的论点时所发生的。大脑中存在着不同的记忆系统，有的可以为意识所用，有的则不然；同样，也存在着激活和操纵这些记忆的不同机制，有的可以为意识所利用，有的则不然。因此，当我们提出以下观点时，不应感到惊讶：做梦必然会改变在构梦过程中获取的记忆；也许更重要的是，做梦可能是一些机制的副产品，这些机制是为了促进依赖睡眠的记忆巩固和整合而进化而来的。

与清醒时一样，这些机制往往会激活我们意识之外的系统。当简单的感知或运动技能在睡眠中得到巩固时，也许就是由于此原因。在其他时候，睡眠依赖的记忆网络重新激活可能会将这些网络的激活模式带入意识层面。因此，在接受了依赖海马的虚拟迷宫导航任务训练后，参与者会梦见迷宫，观察在这一记忆重新激活过程中出现的一系列图像、思维和感觉，最终与睡眠后记忆表现的改善相关联[58, 67]。重要的是，我们并不一定能"看"到这一过程所导致的记忆系统的变化，我们能看到梦的内容，但却看不到其根本目的和最终效果。简而言之，被回忆的梦境内容本身可能并没有任何功能；正如我们在前面所看到的，梦境通常不是对重要记忆的重演。

做梦的功能可以归结为依赖睡眠的记忆过程的功能问题，这种记忆过程会产生有意识的做梦体验。越来越多的证据表明，睡眠最关键功能之一是对大脑皮质网络进行增量修正。这种模型已在其他地方详细说明[5, 25, 28]。睡眠能增强：①早期发育过程中视觉回路的经验性控制修正[68]；②视觉[42]、听觉[69]和运动技能学习[35]；③情绪记忆[41]；④陈述性记忆和依赖海马的记忆[43,70]；⑤创造性洞察力[34]。很明显，睡眠在记忆巩固中的作用涵盖了深刻而广泛的大脑回路和功能。梦的功能现在变成了两个问题：①在睡眠中，哪些回路和功能的活动进入了我们的意识？②这种意识是否反过来对这些大脑回路产生影响？如前所述，睡眠中大脑记忆的巩固在某些情况下确实会直接

影响梦的内容。然而，对于意识体验是否会改变清醒或睡眠状态下大脑活动这一问题，目前仍无从下手。

NEXTUP：梦的构造和功能的新模型

最近，有人提出了一种关于梦的构造和功能的新模型，认为梦的意识体验是梦发挥其进化功能的必要条件。这个模型是"网络探索以理解可能性"（Network Exploration To Understand Possibilities，NEXTUP）[71]，它建立在上一节所阐述的观点基础之上。

NEXTUP 模型提出，做梦是依赖睡眠的记忆处理过程的延伸，这种延伸从类似于聚合思维的机制转变为发散思维的机制。它不同于之前描述的依赖睡眠的加工形式，后者的作用是强化现有记忆，或以要点、概括或规则发现的形式为之前学习的材料找到趋同的描述。相反，NEXTUP 模型认为，做梦的功能在于找出相关记忆，这些记忆可用于解释之前的清醒事件，并理解如何最有效地利用这些事件来指导未来的行为。

既往研究表明，REM 睡眠期独特的神经化学和神经生理状态，包括去甲肾上腺素释放的停止[72]以及大脑皮质神经元信噪比的随之增加[73]，有利于发现微弱的关联[74]。根据 NEXTUP 模型，在睡眠过程中，这些与当前关注点有关的弱关联会被识别出来，然后被纳入梦境内容，以便对其潜在的有用性进行测试。当关联通过测试时，它们与当前关注点的联系就会得到加强。

NEXTUP 模型的核心是"测试机制"，依赖于有意识的梦境体验。Antonio Damasio[75]认为，清醒意识为原本无意识的生物体提供了两种关键能力——构建叙事和感受情绪。Damasio 提出，如果没有构建叙事的能力，人类就无法想象未来，因此也就无法未雨绸缪。此外，他还认为，在意识之外无法构建叙事，意识对于这种规划至关重要。当这些叙事在我们脑海中上演时，我们会有意识地感受到情绪反应，这就成为我们评估这些想象场景并判断未来行动是否对我们有利的基础。

NEXTUP 模型将 Damasio 的观点纳入了对梦境的描述中。该模型认为，睡眠中的规划和评估同样涉及构建叙事和情绪评价，以确定旧记忆与当前关注点之间的关联是否有用。由于这些过程只能在意识中进行，因此在睡眠中需要大脑做梦来构建和评估叙事。

做梦在以下几个方面不同于清醒时的计划，尤其是在 REM 期。第一个方面，如前所述，做梦倾向于将相对较弱的联想纳入梦境叙述。但是，由于以下原因，这种倾向会进一步发展为未曾想到的、潜

在创造性的叙述：①可能由于在 REM 期抑制了海马向大脑皮质的外流，叙述中未纳入相关的清醒时的关注点[76]；②在 REM 期抑制了背外侧前额叶皮质（dorsolateral prefrontal cortex，DLPFC）[77]，这将损害正常的理性思维、执行决策和冲动控制，从而可能发展出更多幻想和离奇的叙述；③边缘激活增加[77]，这可能会增强对正在进行的梦境叙述的情绪反应。重要的是，对联想的潜在价值评估并没有进行到对其价值的最终决定，这可能是因为 DLPFC 和去甲肾上腺素释放（通常会在任何决策之前增加）的关闭。相反，对叙述的强烈情绪反应（无论是积极的还是消极的），是该关联潜在有用的证据，可加强清醒时的关注点与新发现的关联之间的联系，从而使其在清醒后得到考虑。

NEXTUP 模型提出不同睡眠阶段的梦有不同的功能（参见"睡眠阶段与梦境内容"部分）。与 REM 睡眠梦境相比，N2 睡眠和 N3 睡眠梦境的清醒源是更近、更情景化的记忆[45]，N2 睡眠和 N3 睡眠梦境能识别出更近、关联性更强的记忆，这些记忆也许更能发挥作用，但不太能提供创造性和突破性的解决方案。与此相反，N1 "梦"往往缺乏叙事发展和梦者本人，且往往与前一天发生的事件有明显关联，因此可以识别清醒时关注的问题，而这些问题日后会从 NREM 和 REM 梦的处理中获益。梦在不同睡眠阶段的功能不同，这一观点与夜间睡眠阶段的交替，以及从前半夜 NREM 期占比高的睡眠缓慢转向后半夜 REM 期更长、占比更高是一致的，有助于大脑考虑更多微弱的、潜在的创造性联想。

从整体上看，NEXTUP 模型对做梦的进化功能以及神经化学、神经生理学和认知神经科学机制做出了解释。结论是，做梦不仅仅是睡眠过程中记忆处理的表象，而且是一种独特的处理形式，需要意识到叙事进展，以实现其进化功能。只有时间才能告诉我们，NEXTUP 模型是否准确地反映了梦的真实面目，抑或它最终只是另一场梦。

临床要点

新兴数据表明，梦境体验反映了睡眠过程中对近期记忆的离线巩固、整合和分析。因此，研究梦境有助于进一步了解长期记忆形成的睡眠相关过程，以及这些过程在创伤后应激障碍等病理情况下的功能障碍。

总结

睡眠过程中一种或多种形式的离线学习及记忆处理，会在大脑中诱发一系列图像、思维和情绪，我们认为，梦只是对这些被诱发的图像、思维及情绪的有意识的感知。同时，它也反映了大脑进行的最复杂的处理方式之一：对我们生活中发生的事件进行分析和解释，从而为这些事件提供意义，并指导我们未来的行为。

致谢

本章的编写工作得到了以下支持：美国国家科学基金课题（BCS-1849026）、比亚尔基金课题（211/16）、美国国家心理卫生研究所课题（MH48832）。

参考文献和拓展阅读

请扫描书后二维码，获取参考文献和拓展阅读资源。

第 56 章

梦的内容：定量的结果

Antonio Zadra，*G. William Domhoff*
邵 岩 郭誉鹏 李 令 译 孙洪强 审校

章节亮点

- 长期以来，研究者和临床医生一直对梦境内容充满着浓厚的兴趣，而对梦境内容的系统研究也已取得了显著的进展。收集梦境资料最常用的方法包括：实验室唤醒、家庭梦境日志、问卷调查以及在群体中收集最近的梦境。上述方法存在其各自的优缺点及使用途径。目前，可用于实际分析梦境内容的工具已被开发出来，它可靠、全面并已经过验证。此外，其补充工具现已在互联网上可供所有研究者使用。

- 来自实验室和非实验室环境的梦境内容的定量数据，总体上能够可靠地描绘出普通成年人群体梦境内容的本质。这两组数据均表明，在很大程度上，梦境是对清醒生活的特征、社交互动、活动和环境的合理模拟，梦境与梦者的清醒生活的各个维度间存在系统性关联，但与日常事件无关。

- 多项研究结果显示，在 14 ～ 15 岁之前，梦境内容会发生发展性的变化，而在此阶段之后的成年及老年期间，梦境内容通常会保持稳定和一致。此外，临床研究表明，情感和社交互动是与心理健康相关性最强的两个关键的梦境内容变量。

- 本章所呈现的研究结果对于梦境理论具有多重意义，为证明梦境是心灵独特而富有意义的产物提供了有力的证据。

引言

长期以来，研究者和临床医生一直对梦境内容充满着浓厚的兴趣。许多当代的梦境研究者认为，梦境具有重要功能，并可能具有重要的生物学功能。然而也有一些人认为，梦境是在快速眼动（rapid eye movement，REM）睡眠期间的神经生理活动的副产品，尽管有证据表明它们具有心理意义，但梦境本身并不具有任何价值。最近，有一种关于梦境的神经认知观点认为，在入睡和睡眠过程中，梦境源于默认网络中的激活部分，并认为梦境是在默认网络和清醒时想象力的基础上，自然选择产生的且富有心理意义的副产品。

关于"做梦"与其他认知过程（如思考或白日梦）的区别，以及"梦境内容"的构成，尚未形成共识。国际梦境研究协会和美国睡眠医学学会的跨学科小组认为，"鉴于梦境研究领域的广泛性及当前应用过程中定义的多样性，很可能无法对梦境形成单一定义"[1]。然而，现在还有学者主张，梦境是一种具象化的模拟，其体验感巩固了清醒走神时经常发生的模拟过程[2]。因此，根据个人的观点，做梦可以与术语"睡眠心理状态"同义，它指的是在睡眠期间的任何心理活动（如感知觉、身体感受、思维），或者可以被限制为在清醒时能够回忆起来的更详细、更生动和更像故事一样的经历。使用广泛的梦境定义还是使用更为严格的梦境定义，对该领域的实证数据和理论模型的性质和意义具有直接而显著的影响[3]。

在本章中，梦境被概念化为 4 个相互关联的含义。首先，梦境是在一定程度的大脑激活下发生的睡眠期间的思维形式，尚未确定这种激活的最低水平，并且在这种情境下通常没有外部刺激，使人感知到周围环境的认知系统也处于关闭状态。其次，正如上文所述，梦境被人们体验为一系列的实际事件（如一系列感知、思维和情绪），因为这种思维模式以一种称为具象化模拟的方式模拟着清醒状态下的现实。再次，梦境是人们在清醒时记得的，因此它是对做梦体验的记忆。最后，梦境是基于对梦中体验的记忆提供给研究者的口头或书面报告。本章讨论的实证研究揭示了梦境事件始终包括梦者作为观察者或参与者，并且除了梦者之外几乎总是包括至少一个其他角色（无论是人还是动物）。此外，梦境中的梦者或其他角色总是在从事着某种活动（如看、走、跑）或社交互动。因此，对事件的参与感，以及角色、活动和社交互动，是梦境与更短暂、碎片化及更像思维形式的睡眠状态的区别。

收集梦境报告的方法

研究者从不直接研究梦境体验，而是收集并获得对梦境体验的描述，即梦境报告。所获得的口头或书面报告的性质和内容受到多种因素的影响。这些因素包括环境（如家庭、实验室、教室、心理治疗）、觉醒方法（如自发）、唤醒时间（如睡眠时期的早、中、晚段）、觉醒前的睡眠阶段［如 REM 睡眠、非快速眼动（non-rapid eye movement，NREM）睡眠］、收集的工具类型（如问卷、梦境日志）、报告方式（如由受试者书写、由研究者书写、录音）、提供的指导（如报告在你醒来前脑中闪过的任何事情，报告在醒来前记得的任何梦境）、有无预设的问题或提示（如无，固定格式或半结构化）、人际情境（如无，直接向研究者报告、向临床医生报告）、梦境体验和报告之间的时间延迟、研究持续时间和受试者特征（如性别、个性、梦境回忆的习惯）。

梦境报告的内容受到这些不同因素单独或共同影响的程度，随着所使用的收集方式的不同而变化。梦境报告的主要来源包括睡眠实验室、家庭梦境日志、问卷调查以及教室或其他团体环境，每个愿意参与的人都可以提供最新的梦境报告。

睡眠实验室

睡眠实验室是梦境报告的极好来源，因为它们提供了在控制条件下收集受试者夜间及不同夜晚梦境生活的代表性样本的机会。从多个 REM 或 NREM 阶段唤醒受试者能够收集到在早晨自然醒来时可能已经被梦者所遗忘的梦境报告。另外，频繁的唤醒可能会对受试者造成困扰，睡眠惯性和渴望返回睡眠可能会影响梦境报告的质量。然而，对夜间回忆的梦境进行补充的早晨报告可以提供关于梦境原始内容的新的可靠信息[4]。

睡眠实验室收集梦境报告的主要问题是，这是一个非常昂贵和耗时的过程。此外，一些类型的梦境，包括梦魇和性相关的梦，很少发生在睡眠实验室中。此外，多达 20% 的实验室 REM 梦境报告反映了实验室环境的直接融合，即使是在连续几晚收集的情况下也是如此。但更重要的是，详细的实验室研究为评估其他方法收集的梦境报告质量提供了基准。

梦境日志

大量的梦境研究者使用前瞻性的每日日志记录，哪怕这会比问卷调查需要更多的时间和资源投入。在梦魇研究等领域，家庭日志被视为衡量梦魇频率的金标准[5]。前瞻性日志可以采用两种不同的形式。第一种是清单形式，受试者需对是否有梦境进行回忆，并标注回忆的梦境数量和类型（如梦魇）。第二种是叙述式日志，受试者被要求对每个所回忆的梦境提供一份完整的书面记录。对这两种数据收集方法进行比较的研究结果表明[6]，采用叙述式日志的受试者由于任务更耗时，不会花足够的时间来叙述他们回忆的所有梦境。相反，他们可能选择关注于更加难忘、刺激或突出的梦境。相比之下，完成清单日志的人更有可能记录所有的梦境（包括相对平庸或回忆不清的梦境），因为每个记录都可以快速完成，并不受梦境类型的影响。

尽管书写梦境仍然是最常用的梦境内容收集方法，但受试者也可以使用录音机或手机口述他们的报告。这种方法在儿童和年龄较小的青少年中可能特别有用，在一项对盲人的研究中也被证明了其实用性[7]。

问卷调查

在问卷调查研究中，受试者回顾性地自我报告有关梦境经历的信息，这被视为一种适度且可接受的评估梦境经历不同方面的方式。然而，研究表明，问卷调查在评估梦境的频率或内容方面价值有限。

问卷调查通常收集 3 种类型的信息。第一类信息：受试者被询问在一段确定的时间内经历某种特定类型梦境（如日常梦境、梦魇）的频率。然而，越来越多的证据表明，通过回顾性估计获得的数据与每日前瞻性家庭日志的数据存在显著差异，并且不能假设回顾性梦境回忆测量的变量与日志测量的相关[8-10]。

第二类信息有时是由问卷调查得出的，它关注于梦的特定维度或人们对一般梦境生活的信念。这种方法认为自我报告的日常梦境内容与梦境经历本身之间存在一定关系。然而，自我报告测量和基于日志的数据的比较表明，这种假设可能是没有根据的[11-12]。

第三，问卷被用于调查受试者是否曾经经历过某种特定类型的梦境，如果是的话，要尽量回忆并报告最近的发生情况。这种方法允许对某些类型的梦境进行调查，因为它们的发生频率较低，很难在实验室环境或家庭梦境日志中捕捉（如反复出现的梦境，飞行的梦）或在个人过去的梦境中突出的梦境（如最早回忆的梦境，最可怕的梦魇）。尽管在某些研究环境中有用，但由于可能存在的记忆扭曲和偏见，必须谨慎对待所得到的梦境内容研究结果。

综上所述，尽管一些梦境问卷具有良好的内部一致性和重测信度[13]，但从梦境日志中获得的梦境内容和频率的研究揭示了重要的差异，并对其有效性提出了质疑。

教室和其他集体环境

诸如教室等集体环境为高效而廉价地收集梦境报告提供了客观和结构化的背景。匿名受试者被要求在标准化的表格上写下他们能够回忆起的最近的梦境，同时只透露基本背景信息，如年龄和性别。最近梦境方法已经在不同国家的 10 ~ 11 岁的儿童中使用，其跨国研究结果惊人地相似[14]。这种方法的主要缺点是通常没有时间收集梦境报告者的人格或认知测量数据。

分析梦境内容：工具与问题

大多数过去的梦境研究要么采用等级评分量表（某个特点"更多"或"更少"），要么在名义水平上使用离散类别（某种元素"存在"或"不存在"）。评定量表对于那些在清醒生活中具有一定强度的梦境特征最为有用。Cohen 报告称[15]，梦境研究的受试者可以对梦境显著性的 4 个维度评分：情绪性、离奇性、活动性和生动性。对 100 份 REM 梦境报告的因子分析表明，评分量表可归结为 5 个基本维度：①生动和扭曲程度、②敌意和焦虑程度、③主动和积极程度、④活动水平和⑤性欲程度[16]。然而，对于一些量表往往很难建立可靠性，并且梦境报告中的许多具体信息在一般评定量表中存在丢失或未被利用的情况。

在 Winget 和 Kramer 回顾的近 150 个梦境评分和内容分析量表中，Hall 和 Van de Castle（HVDC）的编码系统[18]是最有效的，也是目前使用最广泛的分析梦境内容的系统。本章其余部分介绍的许多研究结果都使用了 HVDC 系统，该系统基于名义测量水平，使用百分比和比例作为内容指标，可以校正样本之间梦境报告长度的差异。原始标准样本中使用的梦境报告及其编码可以通过 http://www.dreambank. net 提供给研究人员[19]。标准研究结果揭示了一种性别差异的模式，这在进行个体研究时必须加以考虑。该编码系统采用非参数统计方法确定 P 值和效应量大小，这些结果可以在将编码输入到 https:// sleepanddreamdatabase.org 的 DreamSAT 电子表格中后立即获得[20]。由于已在多项研究中得到验证，因此可以放心地将 HVDC 的一般规范用于各种目的[2, 21]。该编码系统和规范在多个不同国家的大学生研究中也被证实了其有效性[22]。

正如 Winget 和 Kramer 所记录的那样[17]，存在着许多其他编码系统，并且自他们的综述以来已经创建了许多新的编码系统。然而，与 HVDC 系统不同，许多这些工具仅由原始研究人员使用（限制了跨实验室比较的可能性），有些使用有效性存疑的加权系统，很少有基于明确定义和客观的评分标准，故而无法产生良好的评分者信度。此外，正如在其他地方所详述的[21]，许多这些评分系统可以通过组合 HVDC 系统的两个或多个元素来复制获得。

最后，由于传统编码系统耗时较长，已经开发了能够在书面梦境报告中进行单词和短语搜索的计算机程序，用于研究特定的人物（例如，"我的母亲"）或活动（例如，"做爱"），冗长的字符串已经被开发出来用于编码概念，其特征是一组相对有限的术语（例如，具体的情境或情绪）。例如，在 http:// www.dreambank.net 提供的单词、短语和词组程序可以计算频率、百分比、P 值和效应量大小，用于比较两组梦境报告[19]。一套包含 40 个单词的字符串综合涵盖了人物类别、活动类型、自然环境等内容[23-24]。这 40 个词组的具有规范性结论，其基于用于创建 HVDC 规范的相同梦境报告，并且它们提供的结果与 HVDC 在多个类别上的发现相当。

研究梦境中的情绪和离奇性的问题

尽管评定量表和 HVDC 名义编码类别在大多数梦境内容的维度和元素上都被证明是有用的，但在研究梦境中的情绪和离奇性时存在一些方法论问题。一些使用外部编码器的研究发现，消极情绪比积极情绪更多[18, 25]。此外，一项实验室研究将独立评分者对情绪的评分与受试者在每次醒后的即刻类似评分进行了比较，结果显示没有差异[26]。然而，当受试者对每个梦境报告在愉快-不愉快的维度上进行整体评分时，结果就不同了。这类研究经常发现，梦者将梦境中的情绪评定为至少是同样愉快和不愉快的，有时甚至是更愉快的[27-28]。此外，一些研究表明[29]，与外部评分者相比，较多梦者的实验室和家庭梦境报告中包含情绪的比例更大。一项关于 REM 梦境报告中情绪体验的研究发现[30]，在觉醒时，梦者情绪自我评定与使用相同评定量表的外部评分者给出的评定存在差异，梦者的自我评定对情绪梦境、积极性梦境以及对每个梦境积极和消极情绪的估计更高。

总的来说，梦者在回忆他们先前记录的梦境时往往会将更多的情绪归因于自己的家庭梦境，而与此相比，外部评分者在后来回忆这些梦境时则会较少地归因于情绪。然而，在一项涉及 17 名受试者的研究中，这些受试者在两个非连续的晚上接受研究，在每次醒来后被问及梦境中情绪的存在及其与内容的相称性，他们的评分和独立评分者的评分之间没有发现差异[31]。值得注意的是，该研究中的受试者报告称，他们的梦境报告中有 17% 的梦境在现实生活中的相同情境下本应有情绪存在，但在梦境中却没有出现情绪。

此外，梦者常常表示他们的梦境比评分者的评定所预期的更令人愉快，并且在评定书面梦境叙述时，他们比评分者更多地将情绪归因于自己的家庭梦境，这可能意味着梦境的总体情绪应该与具体的情绪有所区分[32]。这些差异可能是由两个外在因素导致的：①这种评分任务的需求特征；②在梦境体验到的许多情境中，对应的某些情绪在清醒状态下理论上会存在的假设。此外，使用不同的评定量表和指导语来评定梦境中的情绪（如梦境的整体情绪色彩与每个梦境叙述中情绪数量、情绪的频率与强度、积极和消极情绪的数量、推断的与明确报告的情绪的评定等），无论是梦者自我报告还是外部评分者的评定，都会影响所得到的评分结果。

此外，对于如何在评估梦境中的不寻常或离奇的元素，人们尚缺乏共识，这导致了对梦境的流行病学及频率估计结果大相径庭。研究人员使用一种基于梦境维度与清醒体验和行为的差异程度的评定量表，发现在 500 份成年男女的 REM 梦境报告中，75% 存在至少一种离奇的方面，而有 3 种或更多离奇的仅占 7% ～ 8%[33]。在梦境内容中，大样本的 REM 和家庭梦境中，这一比例为 10% 或更低[34-35]。当把场景的突然变化、不确定性和微小失真计算在内时，这一比例上升到 30% ～ 60%[36-37]。另一方面，一项让受试者独自思考长达 1 h 的研究结果发现，在清醒时的走神思维中，场景的转换和主题的变化与 REM 梦境报告一样多[38]。该研究还显示，在 REM 和清醒时的报告中，不太可能的组合（如物体的不寻常并置）出现的频率相等；而有关人物的身份混淆，包括罕见的变形事件，在 REM 报告中出现次数比清醒报告中更多[38]。这些结果表明，根据离奇的定义方式，走神时的思维和梦境报告可能一样离奇。这些发现还强调了衡量奇异性的参照物的重要性（如清醒事件、知觉与清醒的走神）。

充足的样本量和最短报告长度的重要性

在研究梦境内容时，用来检测内容变量变化的样本量经常被忽视。使用近似随机化算法提供的证据表明，为了检测到 HVDC 内容指标中个体或群体之间的显著差异，需要 100 ～ 125 个梦境报告，因为一些梦境元素仅出现在半数或更少的梦境报告中；此外，效应量通常是中等大小[39]。值得注意的是，梦境报告长度短于 50 个词很少能够获得可重复及具有科学意义的结果，尤其是在使用 HVDC 内容类别时。

最后，虽然梦境日记的内部一致性系数表明日常梦境回忆在一段时间内相对稳定[6, 40]，但一些梦境内容变量在梦境报告中出现的频率较低，并且在个体内部波动很大。因此，建议涉及相对罕见或不稳定的梦境内容变量的相关研究应基于来自任何给定受试者的至少 20 个梦境报告[13]。

梦境内容的定量研究结果

实验室唤醒下的梦境报告

对于系统研究梦境内容而言，最佳起点仍然是在 20 世纪 60 年代和 70 年代初期的实验室梦境研究的黄金时期所完成的经典研究。这些研究显示，梦境内容在很大程度上模拟了日常生活，这远远超出了以往临床案例的预期[41]。研究者将典型的 REM 梦境报告描述为"清晰、连贯且详细地描述了一个现实情境，涉及梦者和其他人的经常谈论的日常活动和当前要事"[41]。

例如，在所有被描述的梦境场景中，只有 5% 是"异国情调"的，即高度不寻常或超出寻常，不到 1% 是"梦幻"的，即不现实的[41]。研究人员在对梦者的情绪进行评估时采用了保守标准，他们认为仅有 30% ～ 35% 的报告存在特定情绪，不愉快的情绪是愉快的情绪的 2 倍。焦虑和愤怒是最常见的情绪类型；在 635 个报告中，只有 8 个报告（1.3%）提到了情欲感受[41]。这些梦境的离奇性较低。在最长的报告中（更经常被评为离奇的报告），有 50% 被评为没有离奇性，30% 被评为具有低度离奇性，8% 被评为具有中度离奇性，2% 被评为具有高度离奇性[41]。

在睡眠实验室中，首次对 REM 梦境报告中的情绪问题进行了深入研究。实验受试者在每次唤醒后都被详细询问有无情绪以及情绪与内容的适应性。通过受试者和无经验评委的评级，研究得出结论：大约 70% 的梦境报告中至少存在某种情绪[31]。在瑞士睡眠实验室的一项研究中，关于梦境中情绪的频率和强度，也得出了非常相似的结论[33]。

一些早期的实验室研究探索了从一个 REM 期到另一个 REM 期的梦境内容可能发生的变化，但发现可复制的差异很小。通过对环境、人物、活动、社会交往和情绪进行分类，定量和定性分析都发现，从一个 REM 阶段到另一个 REM 阶段的差异很小甚至没有差异，只有在对报告长度进行校正时才会发现这种差异[27]。在对这个问题进行的最全面的研究中，对前 4 个 REM 阶段（无论是单次觉醒还是多次觉醒的夜晚）采用 HVDC 分类进行的 26 个分析中，只有 2 个细微的差异，并且在夜间或早晨 REM 睡眠自我觉醒时自发回忆梦境中没有差异[42]。然而，从一个 REM 期到另一个 REM 期在某些夜晚的梦境内容可能存在一定程度的主题连贯性[33]。

REM 和 NREM 梦境报告

虽然早期的实验室研究表明梦境几乎只出现在 REM 睡眠中，并且 REM 和 NREM 报告的内容存在差异，但许多后续研究表明，梦境回忆的差异并不明显，尤其在睡眠周期后期，而且在控制文字长度后，部分差异消失[43-44]。尽管如此，大多数研究得出的结论是，梦境在 REM 期间更为频繁且时间更长，并且许多 NREM 报告似乎只是"想法"，而不是梦境。事实上，NREM 报告的更多是对清醒时的思维和记忆的延续，而在 REM 或家庭梦境报告中很少有情景记忆来源[45-46]。

这些内容上的差异与 REM 报告中更多的人物密度有关，这反过来又导致了社交互动的可能性[34, 43]。此外，有证据表明，与睡眠最初几个小时的 NREM 报告相比，睡眠后期的 NREM 报告与 REM 报告更相似[47]。在最近的研究中发现 NREM 的思维特征在夜间减少了 56%，幻觉特征增加了 62%，从而得出"随着夜晚的进展，NREM 趋近于 REM 的神经认知特征"的结论[48]。在两项独立的研究中发现，深夜 REM 和 NREM 梦境的主要差异在于积极互动[49]。

实验室和家庭梦境的比较

一些细致的研究发现，无论是在睡眠实验室通过录音机获取梦境，还是在家中通过书面报告获取梦境，家庭和实验室的梦境报告之间的差异相对较小[33-34]。此外，当采取适当的控制措施，大多数的差异便会消失[50-51]。唯一的例外似乎是敌对和攻击性的梦境元素，在 3 个不同的研究中，这些元素在年轻人的家庭梦境报告中出现得更为频繁[34, 51]。

这些关于家庭和实验室梦境之间相对较小差异的发现，可以用以下实验室研究结果来解释，这些研究将从 REM 睡眠中醒来时的报告与早晨仍然记得的内容进行了比较[52-53]。结果表明延迟回忆的主要因素是报告的"新近度"和"长度"。然而，其中一些研究还表明，"强度"可以成为早晨回忆的第三个因素，这表明存在一些选择性偏倚使得人们倾向于在日常中回忆情绪更为突出的内容。

家庭梦境中的标准梦境内容

根据实验室和家庭梦境的比较结果，在实验室外从受过大学教育的年轻人中收集的大量梦境内容样本表明，当采用相同或相似的内容类别时，与实验室结果有许多相似之处。梦境大多发生在常见的环境中，包含大量熟悉的人物，并围绕家庭问题、爱情兴趣和日常清醒生活中的活动展开[54]。在一项包含了 991

份年轻女性和男性的标准非实验室样本的研究中，86.9% 的梦境报告中包含了社交互动或共同的社交活动，6.7% 的报告中包括了梦者看到、听到或想到的另一个梦境中的人物，2.2% 的报告中只有梦者和至少一种动物，4.3% 的报告中只有梦者在参与活动[55]。

考虑到临床和大众长期以来对含有色情或性爱内容的梦境的兴趣，然而这一梦境内容类别受到的关注少得惊人。问卷调查显示，大约 80% 的成年人对于"您是否曾经做过有关性经历的梦？"[56]这个问题的答案是肯定的，其中，男性比女性更常做性梦。HVDC 的标准数据显示，12% 的男性梦境和 4% 的女性梦境包含性内容，包括进行或尝试性交、抚摸、亲吻、性暗示和性幻想。然而，一项针对 3500 多份梦境报告的研究[57]发现，男女梦境报告中约有 8% 与性有关，并没有性别差异。HVDC 数据的差异可能部分是由于样本构成不同（大学生 vs. 学生和非学生成年人）。另一方面，也有可能是现在的女性比 40 年前存在更多的性梦，或者因为社会角色和态度的变化（或两者兼而有之），现在她们更愿意报告此类梦境。

年龄差异

从学龄前到青少年时期，梦境内容似乎发生了重大变化，但从青少年晚期到老年时期的变化则很少。因此，梦境内容似乎与儿童的认知和情感发展以及成年人人格的稳定性相平行。关于儿童梦境的系统了解主要来自于一项经典的纵向实验室研究，该研究涵盖了 3～15 岁的儿童，并对 5～8 岁的儿童进行了横断面重复研究[58]。最近，一项为期 5 年的瑞士儿童纵向研究，涵盖了 9～15 岁的儿童，提供了更多的支持性信息[59-60]。有关方法、样本和研究结果的详细摘要可见相关参考文献[20]。

在第一项研究中最出人意料的发现是，3～5 岁儿童在 REM 睡眠期间唤醒时回忆量很低（只有 27% 的 REM 觉醒能够回忆起可以合理称之为梦境的内容），而且所获得的少量报告的内容静止不变、平淡且不完整。在 5～7 岁儿童中，报告的内容变得更"像梦"（涉及人物、主题和行动），但直到 11～13 岁，他们的梦才开始在频率、长度、情感和整体结构上与实验室成年受试者的梦境相似，并且显示出与人格的某种关系[61]。在 5～8 岁的儿童中对这些结果[58]进行的横断面重复研究支持了所有主要的原始发现。

对瑞士 9～15 岁儿童的纵向研究结果与早期纵向研究中对青春期前和青春期的研究结果基本相似，大部分类别在 6 年期间只发生了相对较小的变化。最大的变化是男孩和女孩梦境的离奇度下降。"离奇度"的定义是与清醒经验和社会规范的偏差程度；在 9～11 岁和 11～13 岁的孩子中，超过 60% 的梦境报告至少有一定程度的离奇度，但在 13～15 岁时，这一比例降至 41%[59]。

与从儿童时期到青少年时期梦境内容的变化相反，根据美国、加拿大和瑞士的横断面研究（在 Domhoff 的总结中）[21]，在 18 岁之后，梦境内容在人物、社交互动和大多数其他梦境元素方面非常稳定。在一项大规模的纵向研究中[62]，老年人回忆起的梦境更少，但其他研究表明他们的梦境内容一般保持不变，除了可能存在的攻击性，其他研究表明攻击性梦境的比例有所减少[63-64]。

梦境内容与健康

人们花费了大量的研究精力，试图建立梦境内容与标准化人格变量、非临床样本的心理健康测量指标以及临床样本的精神病理学指标的相关性。总体而言，根据心理测量学定义的人格特质（如神经质、外倾性）与日常梦境内容的关系证据不一[65]。然而，清醒时的健康水平与特定类型的梦（如梦魇[5]和反复出现的梦境[66]）之间，以及梦境内容与清醒时生活的各个方面（包括人们在清醒时通常的担忧）之间，都存在着稳固的关系[2, 39, 67]。一些研究[68-69]显示，梦境内容是对自然和实验性压力源的反应，但是梦境是否在人们实际应对压力的过程中起作用仍然是一个悬而未决的问题。Cartwright 团队[69-70]对经历过婚姻分居或离婚的抑郁和非抑郁成年人的 REM 梦境报告进行了一系列纵向研究，结果表明梦境内容变量主要围绕着情感和前配偶的表现，并且随着时间的推移与人们对其处境的适应程度有关。类似地，一项针对正常成年人的纵向研究[71]发现，受试者的家庭日志中的梦境内容与他们在固定的时间点和 6～10 年期间的心理健康测量上的得分有着中度到高度的相关性，其中梦境情感和社交互动的内容变量显示出最强的相关性。有关精神分裂症等重性精神障碍的梦境内容已经在其他文献中进行了综述[72-73]，这个领域几乎没有一致的结论。此外，这个领域的许多研究存在方法学问题，包括诊断不明确、对照不足、药物效果不明、每位患者的梦境报告数量少以及使用未经测试的编码系统。然而，HVDC 系统已经在帕金森病和 REM 睡眠行为障碍[74-75]的患者以及乳腺切除术后的女性的研究中被证明是有用的[76]。

此外，梦境内容的独特性也得到了更好的记录，这些特征通常伴随着明显的清醒思维和担忧，如怀孕[77]、丧亲之痛[78]、遭受创伤[79]。人们对特定类型梦的频率和内容也有了更好的了解，包括典型的

梦[56, 80]（即大部分普通人至少经历过一次的梦）、不好的梦和梦魇[81]。

个人梦境日志研究

在许多成熟的团体研究结果的背景下，对个人梦境日志的研究对于研究和可能的临床应用都具有重要价值。这些研究基于梦境日志，作为一种非反应性的测量工具，它们具有不受到后续分析者的目的影响的价值。从非反应性文档数据中得出的结论是最可靠和最有用的，因为这些结论是基于可能存在不同潜在偏差来源的各种文档中得出的[21]。

基于十几种不同梦境日志的研究首次证明了梦境日志在科学研究中的实用性，因为在对几百份梦境报告进行研究后，发现梦境内容具有意想不到的一致性[21]。这种一致性从青少年后期开始，并持续到老年[82]。两项关于间断性梦境序列的研究表明，连续梦境日志中所揭示的一致性不是练习效应的结果[21, 83]。

个人梦境日志还为迄今为止最严谨的梦境规律及其与清醒过程关系的研究奠定了基础。这项研究表明[84]，梦境中的社交网络，即人物之间的直接和间接关系模式，具有与清醒社交网络相同的特性，即人物之间的路径短且人物的聚集程度高。此外，人物的频率分布与 Zipf 定律一致，Zipf 定律是描述频率分布的幂律，即前几个实体非常频繁地出现，而大多数其他实体很少出现。最近的一项研究[85]将一个中年女性的梦境和清醒生活的社交网络进行比较，使用了 4254 个梦境报告和关于梦境人物在清醒生活中与梦者之间关系的信息。结果显示，在一个网络中重要的人物往往在另一个网络中也很重要，但在梦境中，与梦者有不同关系的人（如家人、朋友和同事）在网络中更容易混在一起。在对其他 5 个梦境系列进行的研究中，也报告了关于人物网络规律性的类似结果[86]。

通过对梦境日志的分析[21, 87]，我们还得出了一些可能被梦者和其他受访者接受或拒绝的结论，即某些梦境内容与梦者清醒时的观念、关注点和兴趣是连续的。最直接的连续性涉及梦者生活中的重要人物以及与他们的社交互动的性质，对于梦者的许多主要兴趣和活动也存在良好的连续性。然而，对连续性的研究结果有两方面的限制。首先，连续性是与通常担忧的事件相关的，而不是日常事件，正如 3 项研究（2 项基于 REM 睡眠觉醒，1 项基于早晨在家中的回忆）所显示的，评判者无法将日常的详细觉醒报告与梦境报告相匹配[88]。这一发现与梦境中情景记忆较少的研究结果一致[45, 89]。其次，这种连续性通常涉及思维和行为，但有时只涉及清醒思维。例如，梦中具有高度攻击性的梦者并不总是在清醒生活中表现出攻击

性，但他们通常承认自己在白天有很多攻击性的思想和幻想[21]。

盲人的感官体验和梦境

虽然绝大多数梦境报告都包含视觉元素，其次是运动觉，而实验室和家庭梦境报告中也有其他感觉模态的存在[41, 90]。超过 50% 的梦境报告包含听觉体验，而明确提及嗅觉、味觉和痛觉感受的比例在所有梦境报告中不到 1%。一项研究[90]发现，女性的梦境报告更可能包含嗅觉或味觉感受，而男性的梦境中更常见对听觉和痛觉的描述。在梦境中出现嗅觉、味觉和痛觉等较不常见的感觉模态，展示了梦境的表征能力。

或许是因为梦境具有高度的视觉性，很多人一直想知道盲人是否会做梦。早期关于梦境的系统访谈研究涉及了这个问题，表明在出生时或四五岁前失明的人确实会做梦，尽管他们在梦境中无法看到图像[91]，这个发现随后得到了实验室研究的支持[92]。盲人的梦境内容并没有太大的差异，除了攻击性元素可能较少出现[7, 91]。此外，盲人的梦境中更多地提及触觉、味觉和嗅觉[7]。值得注意的是，五六岁后失明的人在梦境中通常会有视觉意象，这表明梦境视觉能力的发展有一个窗口期，这与对 3 ～ 7 岁儿童的纵向研究结果相似[93]。

梦境理论的启示

这里呈现的一系列系统性结果表明，从梦境报告中可以提取出大量的心理信息。这一结论为 20 世纪所有梦境理论的核心思想提供了支持，但必须强调的是，许多梦境内容仍尚未被理解。研究结果还表明，大多数梦境都集中在与家人、朋友和同事的社交互动有关的一些个人问题上。梦境内容中变化最大的似乎是关于攻击性的出现，尤其是躯体攻击。

尽管梦境在认知生成上显示出独创性和创造力，大多数梦境比传统梦境理论所认为的更加现实，更基于日常生活，即使考虑到未被理解的梦境内容也是如此。此外，许多梦境内容似乎更为透明，这与强调理解梦境中的伪装或象征主义的传统临床理论可能有所不同。最后，有相当一部分梦境可能并非像理论所暗示的那样以情感为基础，特别是在青春期之前[94]。

作为一个起点，也许梦境最好被理解为具象化的模拟，它体现了人的主要观念和个人担忧，包括情感上显著的人际关系的思虑。这种概念化是飘忽不定的清醒思维与梦境内容之间连续性的核心所在，这表明日常梦境内容与个人清醒时的担忧之间存在重要关系。尽管这里回顾的大部分研究结果与连续性概念一致，但仍有许多工作需要进行，以澄清清醒生活的哪些具体维度（如特定的学习任务、日常情绪、重大生活事件、根深蒂固的行为、持久的幻想、认知风格）与梦境内容的关系最为密切，以及这些关系性质如何随时间而变化[45]。最终，梦境可能会有功能，也可能没有，但令人信服的数据显示，梦境内容是人类大脑的一种独特而有意义的心理产物，因此，梦境将继续引起临床医生和研究人员的兴趣并对他们提出挑战。

临床要点

- 对仅关注一种特别突出的梦境相比，对一系列梦境进行研究往往能够提供关于患者心理状态更有意义的信息。
- 情感和社交互动是与心理健康测量相关性最强的两个关键梦境内容变量。

总结

本章回顾了梦境研究中的方法学问题，系统性总结了人们梦境内容的发现，并介绍了这些重要发现对于规范梦境内容的意义。实验室和家庭梦境报告的定量数据相结合，描绘出关于普通成年人梦境内容本质以及儿童梦境内容发展的可靠图景。在最普遍的层面上，这些发现表明梦境与梦者清醒时生活的各个维度呈现出系统性的关系，并且表明许多梦境是通过对生活的担忧及兴趣的戏剧化来实现的思维的具象化。从梦境报告中可以提取出广泛的心理信息，这对于临床、理论和实证方法研究梦境均具有重要意义。

参考文献和拓展阅读

请扫描书后二维码，获取参考文献和拓展阅读资源。

梦的神经基础

Francesca Siclari, *Giulio Tononi*

卢盼盼　李　令　张云龙　译　孙洪强　审校

第 57 章

章节亮点

- 梦可以发生在每个睡眠阶段。
- 在非快速眼动（NREM）和快速眼动（REM）睡眠中，脑电图慢波和潜在的神经元关闭期都会干扰梦的产生，尤其是当它们发生在皮质后区（后侧热区）时。
- 在 NREM 睡眠中，对梦境内容的回忆与内

侧和外侧前额叶区域高频功率增加有关，这可能反映了觉醒相关系统活动的增加。
- 广义的知觉类别（思考、感知、面孔、言语、空间场景和运动）在睡眠和清醒时都有相似的解剖学基础。

自古以来，梦的起源和意义就激发了人类的兴趣。能够"测量"睡眠的脑电图（electroencephalography，EEG）的出现，也激发研究人员尝试寻找梦的客观关联。1953 年，当 Aserinsky 和 Kleitman 首次描述人类的快速眼动（rapid eye movement，REM）睡眠时，这项任务似乎完成了，因为研究人员宣称他们已经"提供了确定做梦频率和持续时间的方法"[1]。毕竟，这种行为状态的电生理特征似乎与做梦高度一致——眼球跳跃性运动，就好像睡着的人正在看一个动画场景；低振幅、高频的 EEG 活动则使人联想到清醒状态；而肌张力消失则能阻止人们用实际的躯体表现出梦中的行为。更重要的是，当研究人员叫醒处于这一睡眠阶段的受试者并询问他们是否刚刚做了梦时，75% 的受试者给出了肯定的回答，而在其他睡眠阶段，只有 17% 的受试者在醒来后给出了肯定的回答。

状态之间的比较：快速眼动睡眠是做梦的代表性时期

在接下来的几十年里，做梦通常等同于 REM 睡眠，大多数试图将大脑活动的变化与做梦联系起来的研究都是基于清醒、REM 睡眠（作为做梦的代表性时期）和慢波睡眠（slow wave sleep，SWS；作为无意识的代表性时期）之间的比较。随着包括功能磁共振成像（functional magnetic resonance imaging，fMRI）和正电子发射断层扫描（positron emission tomography，PET）在内的神经成像技术的发展，对脑血流和代谢的局部变化进行成像，并为不同行为状态创建大脑活动的区域图成为可能。这些研究表明，与 SWS 相比，

REM 睡眠的特点是在广泛的大脑区域（脑桥、中脑、基底神经节、丘脑、基底前脑、前扣带、内侧前额叶皮质、前脑岛、海马旁皮质和单峰感觉区）的血流量增加，而在异峰联合皮质没有发现差异[2]。与清醒时相比，REM 睡眠时，视觉联合皮质和边缘回路的血流量和代谢有所增加，这与梦境中高度视觉化和情绪性的内容一致，而额顶叶联合区活动减少，这可能解释了梦境中缺乏洞察力和反思意识的特征[3]。尽管在这些研究中，研究者将梦的特征与大脑活动的局部变化联系起来，但这种状态间的对比有一定的局限性。此外，很清晰的一点是，REM 睡眠和做梦可以在多种情况下分离开来。例如，特定的前脑损伤会导致做梦的停止而不影响 REM 睡眠[4]，而使用药物抑制 REM 睡眠并不会导致做梦的减少[5]。此外，采用连续唤醒范式的研究表明，通过将问题从"告诉我你是否做梦"改为更开放的问题，如"告诉我你在想什么"，高达 70% 的人在非快速眼动（non-rapid eye movement，NREM）睡眠中也会获得有意识体验的报告[6-7]。与 REM 睡眠的梦相比，NREM 睡眠的梦的经历通常更短，不那么像梦，不那么生动，更概念化，不那么离奇，不那么情绪化，更受意志控制，而且与当前的担忧更相关[8-11]。然而，在清晨的几个小时里，很大一部分从 NREM 睡眠中睡醒的人报告自己所做的梦，在各方面都与从 REM 睡眠中睡醒时报告的梦没有什么区别[8, 11]。最后，在少数情况下，从 REM 睡眠中醒来的受试者根本没有报告任何体验[12]。做梦和无意识体验这两种情况，在 REM 和 NREM 这两种有截然不同的 EEG 模式的行为状态中都有可能发生，这一事实对研究人员提出了挑战，并产生了许多

潜在的解释，比如做梦不是在睡眠中发生的，而更像是醒来时产生的虚构[13]，睡眠中的意识体验与皮质激活之间没有关系[14]；或者在 NREM 睡眠中做梦是由于在这一阶段有隐蔽的 REM 睡眠发生[15]。

梦研究的最新进展

研究者最初将 EEG 频谱功率变化与做梦联系起来，有了不同的发现。据报道，在 NREM 睡眠中，做梦之前会出现 β 波段的增加[16]、纺锤波和 δ 波功率的减少[17]，以及右侧颞叶 α 振荡活动的减少[18]。在 REM 睡眠中，梦的报告与较低的额叶 α 波功率和较高的枕叶 α 波功率、增加的枕叶 β 波功率[17]以及较高的额叶 θ 波活动[18]有关。研究结果的差异可能是由于样本数少导致的，因为每个受试者只有有限的觉醒次数，但更重要的可能是由于这些研究中使用的传统多导睡眠监测记录的空间分辨率较低。

最近的睡眠研究取得了许多概念和方法学上的进步，其中有两个可能对表征做梦的神经关联尤为重要。第一，最近几十年的研究表明，睡眠的各种神经元特征可以在局部产生并受到调节。在许多生理和病理的条件下，睡眠和清醒样的模式可以共存于不同的大脑区域（来自 Siclari 和 Tononi 的综述[19]）。慢波是 NREM 睡眠的主要特征波，在成人中表现出典型的前后振幅梯度，并且可以随着先前经验的变化而发生区域变化[20]。在神经元水平上，当丘脑皮质神经元变得双稳态，并在与神经元沉默（关闭期）相关的短时间超极化（下行状态）和与神经元放电（开启期）相关的短时间去极化（上行状态）之间交替时，就会出现慢波[21-22]。在睡眠剥夺的情况下，人类和啮齿动物的清醒期也可以观察到与神经元沉默期相关的慢波，进而导致认知下降[23-24]。此外，最近在小鼠 REM 睡眠的初级感觉区浅层[25]和人类头皮记录中也记录到了慢波[26-27]。

第二，最近的研究提供了一些关于睡眠中意识体验存在与否的神经机制的相关线索。具体来说，有证据表明，慢波中的神经元关闭期可能会干扰睡眠中意识体验的发生。当经颅磁刺激（transcranial magnetic stimulation，TMS）应用于最可能缺乏梦境的 SWS 期间，会引起慢波样反应，这与特定的丘脑皮质区域之间皮质有效连接的破坏有关[28]。这种 TMS 引起的变化在其他无意识状态下也能被观察到，比如全身麻醉和昏迷[29-30]。在 SWS 期间，经由因术前检查而植入颅内的电极，对癫痫患者的大脑皮质进行直接刺激，也可以诱导类似的反应。重要的是，这些颅内的研究表明，与慢波相关的神经元关闭期打破了电刺激引起的大脑活动与关闭期后恢复的大脑活动之间的因果关系[31]。从理论的角度来看，这种因果关系的崩溃损害了信息整合，而信息整合是意识的重要先决条件[32]。综上所述，这些观察结果表明，慢波的发生、振幅和区域分布可能解释了在不同睡眠状态下的做梦与否。然而，为了评估这种可能性，必须采用具有更高空间分辨率的技术来捕捉慢波中的局部变化。此外，采用连续唤醒范式来解释睡眠期间可能发生的意识状态的多样性是很重要的，它能够对每个受试者的多段经历进行取样，并在状态内进行比较。

从状态间到状态内进行比较

考虑到这些因素，我们设计了一项研究，在这项研究中，受试者接受了连续唤醒范式[12]，并结合了高密度脑电图（high-density EEG，hd-EEG），这种技术拥有脑电图出色的时间分辨率，同时有更高的空间分辨率，如果使用源建模，大致可以与 PET 成像相媲美。首先进行了两项实验，其中一个实验有 32 名受试者，每个受试者被唤醒的次数很少（在 N2 和 REM 睡眠中进行），另一个有 7 名训练有素的受试者，他们被唤醒超过 100 次[33]。每次醒来后，受试者被要求描述在闹钟响起之前"他们脑海中最后一件事"。

有梦境经历与无梦境经历的比较

这两个实验都得出了高度一致的结果：与慢波干扰梦的产生的假设相一致，与报告无梦境经历（no experiences，NE）的唤醒前脑电活动相比，报告有梦境经历（dream experiences，DE）的唤醒之前，脑电的慢波活动（slow wave activity，SWA，功率在 1～4 Hz）更低。在脑电地形图上，这些差异仅限于双侧顶枕区，包括内侧和外侧枕叶，并向上延伸到楔前叶和后扣带回［归类为"后侧热区"（posterior hot zone，PHZ），图 57.1A］。将 DE 唤醒前的脑电活动与报告自己做了一个梦但无法回忆起梦的内容（DE without recall of content，DEWR）的情况进行比较时，也观察到类似的 SWA 的差异，同样定位于 PHZ，这表明 PHZ 中 SWA 的减少能够解释做梦本身的差异，而不是回忆梦的能力的差异。有趣的是，当比较 REM 睡眠中的 DE 和 NE 时，也发现了 PHZ 的 SWA 差异，REM 睡眠的特征是 EEG 高度去同步化，但如前所述，并非没有慢波。与 NE 相比，DE 报告之前也有 γ 活动的增加，据此推测，在 NREM 和 REM 睡眠中，神经元放电的区域可以延伸到 PHZ 以外。

在后续的研究中，我们探讨了慢波参数，包括它们的数量、振幅、斜率和负峰数量，与做梦的关

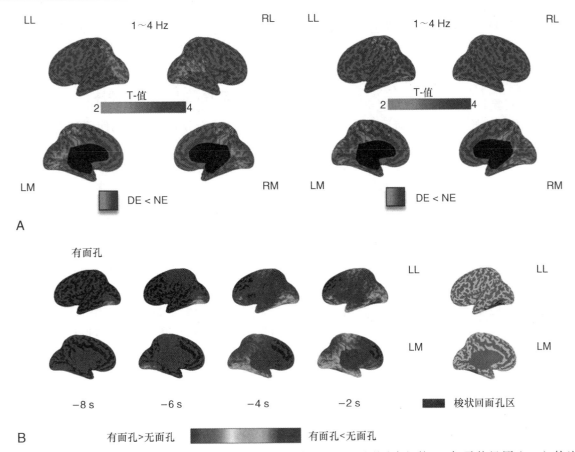

图 57.1　有梦经历（DE）的脑电图特征。**A**，NREM 睡眠（左）和 REM 睡眠（右）的 DE 与无梦经历（NE）的比较。从 NREM 睡眠中唤醒后获得的 DE 报告与 NE 报告相比，在顶枕 "热区" 有较低的低频频谱功率（1～4 Hz，蓝绿区域，左图）。取唤醒受试者获取报告前的最后 20 秒内的频谱功率的平均值。仅展示经多重比较校正后，在 $p < 0.05$ 水平上仍有显著差异。**B**，在从 REM 睡眠中醒来前的不同时间内，有面孔和无面孔的梦的高频频谱功率（25～50 Hz）的差异，突出了梭状回面孔区（$p = 0.023$；单尾配对 t 检验，$n = 7$，$t6 = 2.52$）。梭状回面孔区专门负责清醒时的面部识别。LL，左侧；LM，左内侧；RL，右侧；RM，右内侧［Modified from Siclari F, Baird B, Perogamvros L, et al. The neural correlates of dreaming. *Nat Neurosci*. 2017；20（6）：872-78. doi：10.1038/nn.4545］（见彩图）

系[34]。我们发现，当大量的 EEG 慢波（Ⅱ型慢波，参见 Siclari 及其同事[35] 和 Bernardi 及其同事[36] 的工作）稀疏、小、浅且有许多波内负峰时，梦的报告最有可能发生，而无梦的报告之前，则有许多陡峭的、高振幅的慢波，且波内负峰很少。就像我们之前的研究中记录的后皮质区域显著的 SWA 差异一样，这些慢波参数的差异在中央和后皮质区域最为一致。模拟研究以及动物和人体实验加深了我们对 EEG 慢波参数与神经生理过程之间关系的理解[37-39]。慢波密度（单位时间内的数量）反映了丘脑皮质神经元双稳态的程度，而慢波振幅反映了同时进入下行状态的丘脑皮质神经元的数量。慢波的下降（表面正到表面负）和上升（表面负到表面正）斜率分别反映了神经元进入下行状态和上行状态的速度。最后，慢波内负峰的数量反映了远距离神经元群的下行状态的同步程度，多峰波表明低同步化。在报告无梦之前，中央和后皮质区域出现了许多陡峭的、高振幅的慢波，这一事实表明，当处于高度双稳态状态时，PHZ 内的许多

神经元群同时快速地进入下降状态时，产生意识体验的能力就会降低。后扣带回是 PHZ 的中心组成部分，是连接许多不同区域的主要大脑 "枢纽"[40]。因此，PHZ 的关闭期的出现可能会破坏许多大脑区域之间的相互作用，从而导致意识的减弱。这些结果与一项 TMS 研究一致，该研究表明，在 NREM 睡眠中，与无梦相比，梦境报告与更大的负向诱发反应和更短的锁相有关[41]。也有研究表明大脑后皮质区域在做梦中的作用，在顶下小叶和枕叶皮质受损后，个体将不再做梦[4, 42-44]。此外，在发育过程中，做梦的出现与 SWA 最大值的逐渐前移[45] 以及与依赖于后（顶叶）皮质区域的视觉空间技能的成熟相关[46]。

在同一项研究中，我们还评估了纺锤波参数与做梦的关系。不管回忆梦境的能力如何，梦境报告更有可能出现在大脑中央和后部的快纺锤波后，而无梦的报告更有可能出现在同一区域的慢纺锤波后。在慢波的负向正偏转期间发生的纺锤波（反映了向去极化的上行状态的过渡），通常比在正向负偏转期间发生的

纺锤波（代表向下行状态的过渡）更快[47, 35]。因此，快纺锤波与做梦之间的联系可以由以下这种现象来解释：快纺锤波往往发生在大脑中央和后部脑区，而这时慢波会变得稀疏、浅且与较久的上行状态相关。

总之，这些实验表明，无论行为状态（REM 睡眠还是 NREM 睡眠）如何，当大脑后部皮质区域的 SWA 局部减少时，梦最有可能发生。在较浅的 NREM 睡眠期间（尤其是在早晨），以及在慢波较小且高度局限的 REM 睡眠期间，大脑后皮质区域 SWA 的减少更有可能发生。另一方面，在晚上早些时候的慢波睡眠中，SWA 在许多包括 PHZ 在内的皮质区域高度同步。因此，在这些时期，梦不太可能发生，即使做梦，也相当零碎、缺乏细节。

回忆梦境与忘记梦境

梦研究的主要困难之一是将梦境体验本身的相关因素与对梦的记忆的相关因素区分开来。从概念上讲，没有梦的报告可能意味着受试者没有任何经历，也可能是由于受试者无法回忆起梦的内容。在我们的实验[33]，为了解决这个问题，我们通过探索所谓的空白梦，即受试者感觉自己做了梦，但不记得任何梦的内容（DEWR），是否有与 DE 不同的 EEG 特征。如前所述，与 NE 相比，DEWR 和 DE 在 PHZ 中都显示出 SWA 的减少，这表明 SWA 的减少与 DE 本身有关，而不是与回忆或报告其内容的能力有关。然而，通过比较 DE 和 DEWR 前 NREM 睡眠的高频脑电活动，我们发现，在 DE（即获得有梦境回忆的报告）前，内侧和外侧额顶叶区域的 γ 能量增加，这些是已知与工作记忆有关的区域。这些结果表明，尽管做梦可能需要较低的后侧脑区 SWA，但记住并在随后报告梦境可能需要额顶叶区的激活。另一种可能性是，DEWR 可以用最少的内容来表示梦，接近可报告性的阈值[48]。

在随后的一项研究中，我们发现，在 NREM 睡眠中，可以被回忆起来的梦发生之前，通常会在额中央区域出现孤立的、非常高振幅的慢波（Ⅰ型慢波[35]），特别是当这些慢波之后出现局部高频活动增加时（微觉醒）。的确，Ⅰ型慢波的发生可能是由觉醒系统的激活引起的。K- 复合波与Ⅰ型慢波具有许多相同的特性，可以由各种形式的感觉刺激诱导。此外，Ⅰ型慢波优先起源于感觉运动区和后内侧顶叶皮质，在人类和猴子中，这是去甲肾上腺素能神经元所支配的最高位的皮质区域[49-51]，主要涉及额内侧区域[52-53]。与这一解释相一致的是，觉醒系统的间歇性激活可能有利于梦的回忆，正如观察到如下的现象：与不经常能回忆起梦的人相比，经常能回忆起梦

的人在睡眠中醒来的次数更多[54]。重要的是，促进觉醒的神经递质去甲肾上腺素在睡眠[55]和清醒状态[56]下都有利于记忆的编码和巩固。

脑电图与梦境内容的相关性

在另一组分析中，我们使用高密度脑电图（hd-EEG）记录来评估在梦中经历的广泛知觉内容的神经关联，重点关注了 REM 睡眠，因为这一时期的梦境内容以生动为特点[33]。我们首先评估了最近一次 DE 的思维-知觉维度，要求受试者对其知觉程度（与感官内容相关）或思维程度（与感官内容无关）进行评分。思维维度与中扣带区域的 γ 功率（25 ～ 50 Hz）呈正相关，而知觉维度与脑后侧区域（包括感觉皮质）的 γ 功率呈现相关性。

一项后续研究直接评估了不同行为状态下思维的神经关联，发现在清醒、NREM 睡眠和 REM 睡眠中，中扣带皮质都有相应的激活[57]。睡眠和清醒之间的类似对应关系[33]也被发现存在于包含语言的梦中，这与 Wernicke 脑区（辅助语言知觉）局部高频功率的增加有关。包含空间场景的梦显示右侧后顶叶皮质的 γ 功率增加，这是大脑中对视空间注意力至关重要的区域。包含面孔的梦显示梭状回面孔区的 γ 功率增加，这一区域专门负责感知面孔（图 57.1B）。有趣的是，做梦者做身体运动的梦与右侧颞上沟后部的激活有关。这个大脑区域并不参与运动的准备或执行，但当一个人看到生物运动时，它是活跃的。这一结果表明，大多数涉及运动的 REM 睡眠梦境引发的是与运动知觉相关的大脑区域的激活，而不是与运动执行相关的区域，这与处于 REM 期时运动消失（肌张力消失）是一致的。需要注意的是，在清醒梦中进行的随意运动似乎与感觉运动皮质的激活有关[58]。最后，包含恐惧的梦会激活中扣带回和脑岛[59]，这也与清醒时类似。

综上所述，这些研究表明梦境和清醒的体验涉及相似的神经基础，并能为反驳"梦是一种在醒来时产生的虚构形式"这一理论提供很好的论据。此外，对于大多数知觉类别来说，高频活动的相对增加在醒来前的 2 s 内最为一致，而对闹钟响起前更长时间内的脑电活动进行分析，则发现这些高频活动有所下降，这表明梦的报告不仅反映了真实经历的梦境内容，而且具有惊人的时间精度。

预测梦的发生和内容

在连续唤醒范式中，可靠的 EEG 相关性的发现开启了一种可能性，即在受试者睡觉时，基于大脑后

侧区域的 EEG 激活，实时预测梦的活动。为此，我们对 7 名受试者进行了评估，他们首先在睡眠实验室里不受打扰地睡了一晚。这一基线夜晚的 NREM 睡眠的频谱功率分布被用于确定高、低（分别高于和低于第 15 百分位）δ 波（0.5 ～ 4.5 Hz）和 β 波功率（18 ～ 25 Hz）的个体化阈值。在第二天晚上，实时计算脑后部电极上的频谱功率，当超过预先设定的皮质激活（预测有梦）和皮质失活（预测无梦）的界值时，受试者就被唤醒。使用该方法，我们预测 NREM 睡眠的梦境发生的准确率为 91.6%，而对无梦的预测准确率为 80.7%。在另一项 Horikawa 及其同事进行的研究[60]中，他们基于受试者在清醒状态下感知自然图像时的 fMRI 数据，训练了一个模式分类器，当受试者进入睡眠状态后，该分类器能够对睡眠 fMRI 数据的实时解码，成功识别出特定的梦境内容类别。

临床要点

最近的研究概述了与做梦有关的主要 EEG 参数。因此，睡眠障碍或药物导致的睡眠微观结构的改变，特别是 SWA 或微觉醒的变化，有可能影响 DE 的发生和回忆。

总结及未来发展方向

梦的研究，特别是对梦的神经关联的探索，最近经历了从状态间对比（比较作为梦的代表的 REM 睡眠和作为无梦的代表的 SWS 之间的大脑活动）到评估在 REM 和 NREM 睡眠中做梦和无梦之间大脑活动差异的状态内研究的转变。此外，由于最近的研究表明睡眠相关现象的发生受局部调控，低空间分辨率的技术（标准 EEG）正逐渐被高分辨率的脑成像技术（包括高密度 EEG 和 fMRI）所取代。结合这些技术和状态内范式的研究表明，做梦与 REM 睡眠和 NREM 睡眠的后皮质区域 SWA 的区域减少有关，尽管这两种状态具有完全不同的整体 EEG 特征。回忆和报告梦的内容是由间歇激活的中央和前皮质区域促进的，而且可能是由觉醒系统引起的。广义的知觉类别，包括面孔、空间场景、运动、言语、恐惧以及思维，在睡眠和清醒时都有类似的神经关联。最后，首次尝试预测做梦与否（在 NREM 睡眠中）以及梦的内容类别（在入睡期间）已经产生了令人鼓舞的结果。因此，可以想象，在未来，不仅可以预测某人是否在做梦，还可以预测睡眠期间的个人梦境内容（图 57.2）。

参考文献和拓展阅读

请扫描书后二维码，获取参考文献和拓展阅读资源。

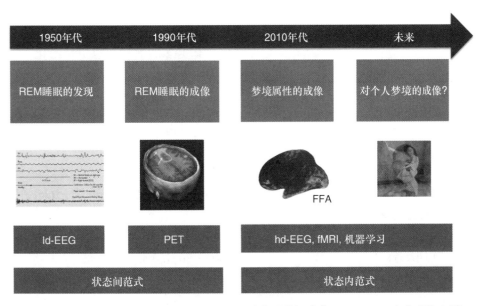

图 57.2 梦的神经关联研究进展。FFA，梭状回面孔区；fMRI，功能磁共振成像；hd-EEG，高密度脑电图；ld-EEG，低密度脑电图；PET，正电子发射断层扫描；REM，快速眼动

第 58 章

梦的神经生物学

Dante Picchioni, Shervin Abdollahi, Veda Elisabeth Cost, Hannah Gura,
Edward F. Pace-Schott

王 丽 周 洋 朱立悦 译 孙洪强 审校

章节亮点

- 回顾了与做梦相关的睡眠期、电生理和区域大脑活动，包括快速眼动（rapid eye movement，REM）睡眠与非快速眼动（non-rapid eye movement，NREM）睡眠的不同之处，以及这些不同之处所提示的典型梦的神经基础。

- 清醒状态下的功能连接方法以及梦和内部线索认知之间的关系非常重要，因为大量大脑区域间的信息整合已经成为意识理论的核心原则。这种由核心节点缺失或随机性增加导致的整合改变可能解释了伴随睡眠和做梦的意识改变。

- 从清醒到 NREM，胆碱能和胺能神经调质的水平会下降，而乙酰胆碱的水平在 REM 期间会恢复到清醒水平。对这些变化的观察促成了做梦的第一个神经生物学理论——激活合成。该理论认为，胆碱能与胺能比值的升高部分解释了做梦和清醒之间的认知差异。其他的梦理论则关注于多巴胺能系统、奖赏网络的激活、广泛的皮质激活或脑后部多模态区域活动的增加。后一种理论通常试图解释 REM 和 NREM 做梦的神经生物学原理。

- 梦与异常的清醒状态有共同的现象学特征，如自发虚构（其中想象的场景被认为是真实的记忆），以及复杂的幻觉（其中完全虚构的视觉图像能被感知）。对这些情况的基础神经解剖学和神经化学研究显示，其与 REM 睡眠的基础神经解剖学和神经化学重叠。

- 通过对睡眠的神经影像、认知神经科学和临床神经心理学的观察，我们可以构建一个产生梦现象的假定的神经生物学过程模型，包括意识知觉的恢复、情绪和记忆的改变、虚构的运动、复杂的视幻觉、虚构的空间和受损的执行功能。

引言

做梦是人类在睡眠时普遍存在的一种体验。在梦境中，虚构的事件以一种有组织的、故事般的方式一件接一件地发生，并交织着幻觉，主要是视幻觉，这些图像很大程度上与正在进行的虚构情节一致。大多数情况下，这种完全虚构的体验会被不加批判地接受，就像它们是清醒时的真实感知和事件一样。

做梦与行为状态的联系

早期的推测认为快速眼动（REM）睡眠是做梦的唯一生理基础[1]，但随后的唤醒研究显示，非快速眼动（NREM）睡眠中也有大量的心理体验能被回忆起来[2]。尽管如此，从 REM 睡眠获得的梦境报告比 NREM 睡眠报告更频繁、更长、更离奇、更视觉化、有更多的活动、也更情绪化[3]。在一项详细的综述中，Nielsen 估计 NREM 睡眠的心理体验回忆率为 42.5%，而 REM 睡眠的心理体验回忆率为 81.8%，并表明在多导睡眠仪记录的 REM 睡眠之外发生的大脑激活过程（"隐蔽的 REM"）可能是导致 NREM 睡眠做梦的原因[4]。

睡眠期间的电生理活动和连接

REM 睡眠比 NREM 睡眠显示出更多的 γ 频率（30 ～ 80 Hz）快速脑电波（"振荡"或"节律"）[5-6]。清醒时，这些快速振荡与对刺激的注意力和其他形式的积极或努力的认知有关[7]。有假说认为，在 REM 睡眠做梦时，快速振荡与认知和知觉加工[8]、记忆加工[9]以及梦境的时间压缩有关[10]。REM 睡眠中的 γ 波在大脑的前部和后部区域之间变得不同步，这种不同步可能会导致额叶功能下降以及 REM 睡眠梦境的内容离奇这一特征[5]。

NREM 睡眠与丘脑和皮质之间反复相互作用产生的较慢振荡有关，如睡眠纺锤波以及 δ 波（0.5 ～ 4 Hz）和皮质慢振荡（< 1 Hz）[11-12]。后者反映了神经元静息状态（超极化或"down"状态）与快速神经元放电状态（去极化或"up"状态）以较短的周期交替出现[13]。尽管与 REM 睡眠和清醒相比，人类慢波睡眠（slow wave sleep，SWS）显示出较少的持续 γ 活动，但颅内脑电图（electroencephalography，EEG）显示，γ 振荡出现在慢振荡的短暂"上升"状态[14-15]。

觉醒前窗的研究

在唤醒做梦者并收集一份梦的报告后，研究人员必须选择一个特定长度的时间窗来寻找这个梦的神经关联。很难将梦中的时间作为时间窗来与相应的大脑活动相匹配，尤其是在研究 NREM 睡眠期间的梦时，

与转向 REM 睡眠相比，NREM 睡眠的开始时间不那么清楚。一些人建议"越过 REM 睡眠和 NREM 睡眠的二分法，越过传统的睡眠分期法"[16]，采用整晚随机唤醒的方式来研究梦[17]。然而，这一建议也面临着同样的问题，即将梦境时间线与测量到的大脑活动相匹配。

对于这个问题，有几个可能的解决方案。关于该领域技术的精选的方法学总结见表 58.1。一些研究人员舍弃了梦境报告的大部分，只询问受试者最近的意识体验（即他们"刚刚"醒来前的心理活动）。然后，这种体验与一个短的神经窗口相关联，比如 2 min 的时间窗。还有人向研究对象强调要按时间顺序报告梦境，然后要求他们将梦境分成几段。然后对相应的 EEG 段进行分析[18]。受试者可以被要求估计梦的长度。考虑到 REM 期时长和梦境报告的长度以及梦境时间和客观时间之间具有很强的相关性[19]，这种方法可以研究整个梦境报告。

表 58.1　关于研究觉醒前窗的方法总结

研究	EEG 窗长	对研究对象的指导语	唤醒时的状态
1986，Williamson[165]	32 s	"每次醒来时，研究对象都被要求回忆他们醒来前的想法。"（p.718）	NREM
1987，Wollman[166]	1 ～ 5 min	"请告诉我，在我叫醒你之前，你脑子里有些什么？"以及"还有其他事情吗？或者关于你刚告诉我的事情你能提供更多的细节吗？"（p.337）	REM
2004，Esposito[167]	3 min	"实验者问研究对象在刚（强调）被叫醒之前他／她在想什么。"（p.290）	REM，NREM
2004，Wittman[168]	32 s	"研究对象被问及在听到自己的名字之前他们的脑海里有些什么。"（p.44）	NREM
2011，Chellappa[169]	15 min	"你做了多少梦？"（1：非常多，2：相当多，3：相对较少，4：没有）"（p.252）	REM，NREM
2015，Scarpelli[170]	5 min	"醒来后，研究对象填写睡眠和梦境日记。"（p.2）	REM
2016，Nieminen[171]	30 s	"告诉我闹钟响之前／你醒之前，你脑子里在想什么。"（p.2）	NREM
2017，Perogamvros[172]	20 s	"在闹钟响之前，你脑子里想的最后（强调）一件事"（p.1767）	REM，NREM
2017，Scarpelli[173]	5 min	"研究对象被要求描述他们在睡眠期间脑子里出现的一切内容。"（p.631）	NREM
2017，Siclari[34]	20 ～ 120 s	"在闹钟响之前，你脑子里想的最后（强调）一件事。"（p.872）	Random
2018，Eichenlaub[21]	3 min	"在你被叫醒之前，你在想什么？"以及"你还记得其他事情吗？"（p.639）	REM，NREM
2019，D'Atri[174]	15 ～ 35 min	"要求他们报告在醒来前是否做过梦。"（p.446）	REM，NREM
2019，Sikka[175]	2 min	"他们首先被要求报告他们在醒来前脑海中最后（强调）的画面，然后详细报告整个梦。"（p.4777）	REM
2019，Zhang[176]	30 ～ 120 s	"我叫醒你之前，你脑子里在想的所有事情。"（p.3）	REM，NREM
2020，Sterpenich[20]	20 s	"在闹钟响之前，你脑子里正在发生的最后（强调）一件事。"（p.5）	REM，NREM

使用 256 通道、高密度 EEG 的源定位研究发现，在做梦时经历恐惧与 NREM 第 2 阶段睡眠和 REM 睡眠中右脑岛 δ 波功率下降有关[20]。通过测量最近清醒生活经历在梦中的整合，也研究了梦境中特定内容的神经关联[21]：由研究对象评估的清醒内容的整合与 REM 睡眠的额叶 θ 波活动呈正相关。也许表 58.1 中提到的研究中最一致的发现是，缓慢的内在振荡会干扰正在进行的心理活动，导致 REM 和 NREM 睡眠中做梦的频率较低[3]。关于做梦的 EEG 研究的更详细的介绍见第 57 章。

目前很少有梦境研究对唤醒前一定时间窗内的正电子发射断层扫描（positron emission tomography, PET）或功能磁共振成像（functional magnetic resonance imaging, fMRI）数据进行分析。与 EEG 相比，PET 和 fMRI 固有的高空间分辨率是研究领域中的一个缺口。对 REM 睡眠清醒梦的 fMRI 扫描显示，梦到握拳激活了相应的感觉运动皮质[22]，与非清醒梦的 REM 睡眠相比，显示出前额叶皮质（prefrontal cortex, PFC）的更大激活[23]。研究人员使用 PET 还证明，当梦被编码为具有高水平的控制时，在觉醒前的窗口期，前额叶皮质的激活会增加[24]。这一编码可以被解释为与清醒梦状态处于同一维度。一项 fMRI 研究试图通过训练机器学习分类器来解码入睡前幻觉，使用在清醒时视觉刺激呈现时收集的数据来训练分类器，并对梦境内容进行预测，预测准确率为 60%[25]。最后，在一项 PET 研究中，PET 检查期间睡觉的研究对象在醒来后被问及他们的梦，并被证实一直在做梦[26]，但在这项研究中，做梦并没有作为一个变量进行研究。

梦境回忆率低或高作为一种特质时的神经相关性

对梦境神经相关因素的研究可以扩展到将梦境回忆率作为一种稳定特征，并探索其神经相关性[27]。这包括对脑损伤患者的梦的研究。据报道，112 名患者在颅脑损伤后完全停止做梦，这些患者的情况提示，缘上回［Brodmann 区（brodmann area, BA）40］（通常被称为颞-顶叶交界区），以及内侧-前额叶白质（通常被称为内侧前脑束），可能是做梦所必需的[28]。类似的神经心理学研究表明，杏仁核与做梦时产生的情绪有关[29]。这些研究的局限性包括：①这些是临床人群；②做梦的基线水平未知；③未将患者从睡眠中唤醒，因此未直接评估梦境。这项研究已经扩展到健康人群中，对低梦境回忆率者和高梦境回忆率者进行对比，其结果与神经心理学的数据有一些重叠。高回忆率者的内侧前脑束密度高于低回忆率者[30]，杏仁核的微结构完整性与受试者梦的情绪强度呈正相关[31]。对清醒时 fMRI 连接强度的个体差异的分析显示，随着特征性的梦境回忆率的增加，视觉网络中体素的连接减少了，但这只在晚上的扫描中发现，而在早上的扫描中没有重复[32]。在一项基于假设的 PET 神经成像研究中[33]，研究人员发现，在 REM 睡眠期间，高回忆率者的颞顶交界处和内侧 PFC/ BA 10 的区域脑血流量更大，这是对神经心理学和最近的 EEG[34] 数据的一种扩展，证明了这些区域对做梦的重要性。频繁的清醒梦与清醒时 PFC 和顶下小叶之间较高的功能连接以及 PFC 和岛叶之间较低的功能连接有关[35]。

高回忆率者在清醒状态下听到自己的名字后，在 1000 ~ 1200 ms 时，其 EEG α 波在 Pz 处较低[36]。当在 NREM 第 2 阶段睡眠以高于觉醒听力阈值 50 dB 的声压级给予相同刺激时，几个电极在同一时间窗内显示出更大的负电位[37]。一种解释是高回忆率者睡眠较浅，这将导致醒来时对梦境的记忆编码较多[38]。如果的确如此，那么这些结果对梦本身的神经生物学的意义就会更小。

做梦和睡眠中的阶段性活动

在猫身上，REM- 睡眠快速眼动（REM- 睡眠扫视）和发源于脑干的上升电位之间存在着密切的时间关联，这些上升电位被称为脑桥-外侧膝状体-枕叶（ponto-geniculo-occipital, PGO）波[3]。在做梦的激活-合成假说中[39]，Hobson 和 McCarley 认为，脑干在 REM 睡眠中对前脑的激活，使前脑能够根据当前可用的信息合成梦境场景。他们认为，PGO 波起源于脑桥，通过丘脑外侧膝状核的专用视觉通路到达初级视觉皮层，可能被大脑解释为视觉信息，从而导致梦中的视觉幻觉。

人类 PGO 波的早期证据来自于 REM- 睡眠扫视活动的锁时的头皮 EEG 记录[3, 40]。随后，PET[41] 和 fMRI[42] 研究也将 REM- 睡眠扫视活动与猫科 PGO 波相对应的结构的激活联系起来。最近出现了有关人类 PGO 波的令人信服的证据。首先，通过使用脑磁图（magnetoencephalography, MEG），Ioannides 团队[43] 发现脑桥和额叶眼动区的相关相位活动在 REM- 睡眠扫视之前就开始了，并随着时间的增加而增强。其次，Lim 团队[44] 在一位帕金森病患者身上使用脑深部电极描述了相位信号，其波形和时间特征与猫的 PGO 波非常相似，起源于脑桥核———一种在脑桥-中脑（中脑桥）连接处的结构，对产生猫的 PGO 波至关重要[3]。再次，使用 fMRI，Miyauchi 团队[45]证明了脑桥被盖、丘脑腹后侧、视觉皮质的活动在 REM-睡眠扫视前几秒钟发生。这些区域的激活，相对于 REM-睡眠扫视活动的发生，在神经通路和时间过程上都与猫 PGO 波相对应，即脑桥被盖（-4.7 s）、腹后丘脑（-3.8 s）和初级视觉皮质（-2.8 s）。

扫描假说假定 REM-睡眠扫视与梦中发生的注视在方向上存在关联[46]，与这一假说相关的研究结果有趣但往往相互矛盾。例如，在一项事件相关电位研究中，清醒扫视之前有准备电位，而 REM-睡眠扫视发生前没有，但与清醒扫视相同，反映视觉参与的电位在 REM-睡眠扫视时是持续存在的，这提示可能是 REM-睡眠扫视触发梦中的视觉体验，而不是出现视觉体验后发现 REM-睡眠扫视[47]。尽管如此，Miyauchi 团队[45]观察到在 REM 睡眠期的眼球扫视之前就出现了初级视觉皮质的激活——因此，扫视不可能是由与 REM 相关的额叶眼动区神经活动的输出副本触发的，更有可能的一种解释是，REM 扫视可能是对 PGO 启动的梦境视觉图像的反应。

然而，越来越多的证据表明，大脑边缘结构的激活与 REM-睡眠扫视相一致。例如，使用低分辨率的大脑电磁断层扫描，Abe 团队[48]观察到了 REM-睡眠扫视前的电位，估计电流源位于前边缘区域。利用 MEG，Ioannides 团队[43]还描述了与 REM-睡眠扫视发作相关的电流来源，估计位于杏仁核、眶额叶和海马体旁皮质。两组研究人员均表明，这种扫视后的边缘活动反映了情绪处理的相位性增强[43, 48]。

快速眼动睡眠和大脑活动的神经影像学测量

额叶皮质失活是人类睡眠的最初迹象之一，可以通过 EEG、MEG 和功能性神经成像观察到[40, 49]。对 NREM 睡眠的 PET 研究表明，与清醒相比，大脑活动呈现全脑水平的下降[49]，以及许多特定的皮质下和皮质区域[50-51]的活动下降，这一发现现在已被 fMRI 证实[52]。随着 NREM 睡眠的加深，全脑和局部大脑活动进一步下降[49, 51-53]。睡眠开始后，EEG 研究显示额部区域慢波频谱功率大于脑后部[54]。然后，慢波的同步性逐渐扩散到后部区域[55]，这一轨迹也通过慢振荡（<1 Hz）传播[56]。

与 NREM 睡眠状态的大脑活动减少相比，REM 睡眠中大脑皮质下区域的神经活动显著增加，包括脑桥和中脑[26, 50]、丘脑[26, 50]、基底神经节[50]，以及由杏仁核[26]、下丘脑和腹侧纹状体组成的边缘皮质下区域[50]。头端和胼胝体下前扣带前方的边缘相关

皮质[26, 50]、脑岛前部、眶额后部和扣带旁的 BA 32、PFC 的 BA10[50]，以及海马旁回和颞极更后方的边缘相关皮质中也可见到活动增加。某些视觉联合皮质（处理更高层次视觉的区域）也处于活跃状态[50, 57]。然而，多种神经成像方法均显示，在从 NREM 睡眠过渡到 REM 睡眠后，外侧前额叶皮质仍处于失活状态[26, 50, 57-58]。

与清醒时进行比较，REM 睡眠中外侧 PFC 相对失活[26, 50, 58]。Maquet 团队[58]发现，与清醒时相比，REM 睡眠中最一致的低活动的区域包括额叶中下回以及顶下小叶和颞顶交界区。然而，与清醒时相比，在 REM 睡眠中，边缘和边缘旁区域的激活程度更高[26, 50, 59, 60]。Nofzinger 团队[60-61]将这个区域称为"前边缘旁 REM 激活区"，并将其描述为"从间隔区延伸到腹侧纹状体、边缘下、边缘前、眶额叶和前扣带回皮质的双侧融合旁正中区"[60]。它包括下丘脑、腹侧苍白球、海马和钩状核，以及辅助运动皮质、膝前和膝下前扣带回和岛叶皮质[61]。

快速眼动睡眠和脑功能连接的神经影像学指标

在功能性神经影像学研究中，连接只是将两个大脑区域的活动关联起来。fMRI 对研究功能连接是合适的，但 fMRI 研究很难获得 REM 睡眠。噪音可能有影响，但噪音暴露是否影响 REM 睡眠，目前尚无定论[62]，而越来越多的证据表明，在实验室环境中入睡的第一个晚上 REM 睡眠会减少。因此，在 fMRI 扫描期间难以获得 REM 睡眠可能主要是因为首夜效应[63]。关于 REM 睡眠期间功能连接的 fMRI 研究只有 4 项，而且它们的样本量都很小（n = 2 ～ 12）[64-67]。这些研究的结果表明，在 REM 睡眠做梦期间存在功能连接，但可能与清醒认知期间观察到的连接不同。

默认模式网络

在休息期间，一组被称为默认模式网络的大脑区域显示出相对于外部活动表现的激活增加[68]。该网络包括后内侧顶叶（后扣带、楔前叶和压后皮质）、外侧-顶下小叶/上颞叶区、海马结构（海马和海马旁皮质）和内侧 PFC 区[68-69]。它们不仅仅是静息状态网络，这一网络和其他此类网络可以被视为"内在连接网络"，因为它们与内在线索认知相关[69]。做梦是另一种内在线索认知，因此它自然与清醒时的内在线索认知有许多共同的特征。

默认模式网络（模拟子系统）

默认模式网络包括两个子系统：一个以海马结构为中心（内侧颞叶子系统，后文称之为"模拟子系统"），另一个以背内侧PFC为中心（背内侧PFC子系统，后文称之为"自我参照子系统"）。两者的活动都与核心网络（前-内侧PFC和后扣带皮质）密切相关，但彼此之间的相关性较弱[70-71]。模拟子系统在回顾性模拟（回忆过去）和前瞻性模拟（想象未来）期间均活跃[72]，而自我参照子系统在自我相关任务和社会认知［包括想象他人的想法和感受（即心理理论）］期间活跃[73]。

在SWS期间，核心默认模式网络区域处于断开状态（如Fox团队的工作[74]）。在REM睡眠期间，这些区域重新连接起来[65-67]，并且模拟子系统区域与SWS相比显示出更高的连接[66]。荟萃分析确认了在清醒和REM睡眠期间默认模式网络功能连接的整体相似性[75]，因此默认模式网络模拟子系统是解释梦为何主要出现在REM睡眠中的一个主要说法（如Pace-Schott的工作[40]）。

默认模式网络（自我参照子系统）

虽然在做梦和清醒时的内部线索认知有许多共同的特征，但它们也有显著的不同。Koike团队[66]发现，在REM睡眠期间，自我参照子系统的再连接不完全，这可以由背内侧PFC前后之间连接的缺乏来证明。自我参照网络中的这种连接的差异，可能是与清醒时的内部线索认知相比，梦中对妄想性内容高度接受的基础。将这项研究的数据与更新的数据相结合，Watanabe团队[76]发现，在单次REM睡眠中，整体默认模式网络连接逐渐减少，这再次证明了REM睡眠期间功能连接的异质性和动态性特征。

在做梦时，默认模式网络连接的变化可能会导致人们认为模拟发生在当下[40]。在没有自我感知的情况下，做梦者也可能会将模拟场景虚构成一个故事性的主题，试图解释、理解它们[77-78]。这一观点与颞顶交界区（BA 40）在做梦中的重要性是一致的。这个区域是自我参照子系统的另一个节点[70]。与Damasion描述的梦中自我的改变类似[79]，或许没有将自我融入进认知里，是我们不能正确地将做梦时经历的事件当作模拟的原因。

大规模脑网络

规则网络有许多短距离连接的节点（类似于本地列车）。这是低效的，因为在网络中所有可能的节点对之间传输所需的平均跳转次数非常高。随机网络具有更多有长距离连接的节点（类似于特快列车），而在这样的网络中，两个节点连接的概率与距离无关。这也是低效的，因为它导致了更多的总布线，并且信息可能需要通过很长的距离才能遍历两个节点，尽管它们之间可能距离很近。在清醒状态下，大脑类似于一个理想的"小世界"网络[80]，它是规则网络和随机网络之间的折中。多个脑区之间的信息整合的重要性已经成为意识理论的核心原则[81-83]，而核心节点缺失或随机性增加导致的整合的改变，可能解释了伴随睡眠和做梦的意识的改变[84-85]。

在NREM 1期和2期睡眠，与清醒时相比，大脑连接更像一个随机网络，而在SWS期间，与清醒时相比，大脑更像一个规则网络[86]，尽管在NREM 2期睡眠也观察到更像规则网络的变化[87]。在睡眠开始时，大脑连接向一个更随机网络的转变可能与入睡幻觉有关。

虽然部分丘脑有时被包括在默认模式网络中，但将它们视为更大网络的一部分可能更合适，因为许多丘脑核团弥散投射到整个大脑。与清醒相比，NREM 2期睡眠和SWS的丘脑皮质连接较弱[88]，而在REM睡眠期，与觉醒和SWS相比连接更强[67]。REM睡眠期间丘脑皮质连接的增强可能协调了分离的异质的皮质区域，并相应地强化梦中的虚构性叙事[67]。由紧张性REM睡眠背景引起的时相性的REM睡眠事件显示出前脑活动的特征性变化，包括丘脑和广泛的皮质-边缘-纹状体网络之间的功能连接增加[64]。Wehrle团队[64]认为，这些变化表明，在时相性REM睡眠期间，对记忆和情绪处理很重要的神经网络被激活了。因此，与之前详述的EEG和MEG研究一样，功能连接研究表明，时相性REM睡眠与大脑活动有关，这些活动可能反映了梦境图像、注意力和情绪的增强，但这些活动出现在与觉醒不同的网络连接背景中。

梦的神经化学

目前已有3个主要的可以解释梦和清醒意识之间差异的神经化学假说。首先，Hobson团队的激活-合成和激活-输入-调节模型认为，在REM睡眠期间，来自上行网状激活系统（ascending reticular activating system，ARAS）的胆碱能（相对于去甲肾上腺素能和5-羟色胺能）活动的大量增加，对梦境意识的独特本质有很大贡献[3, 39]。其次，Solms[28]提出，通过中脑腹侧被盖区（ventral tegmental area，VTA）的多巴胺能投射，刺激边缘和前额叶奖赏网络，产生动机冲动、导致梦的发生，最近 Perogamvros 团队的奖赏激活模型对这一假设做出了扩展[89-90]。第三，Gottesmann 认为在 REM 睡眠期间，在缺乏清醒时的抑制性 5- 羟色胺能和去甲肾上腺素能调节的情况下，大脑皮质的多巴胺能刺激使得梦境意识中出现类似精神病症状的体验[91]。

乙酰胆碱

激活-合成[39]和激活-输入-调节[3]模型表明，在 REM 睡眠做梦时，前脑的激活源于中脑桥胆碱能核团对丘脑的上行激活。有很多证据表明，胆碱能可以促进 REM 睡眠和做梦。与 NREM 睡眠相比，在清醒和 REM 睡眠期间，在丘脑（包括外侧膝状核）中可以看到更高的乙酰胆碱浓度（来源于中脑桥和脑干）。将胆碱能刺激微量注射到动物脑干或人体全身时，可增强 REM 睡眠[3]。胆碱酯酶抑制剂可诱导有梦的 REM 睡眠[93]，增加梦魇[94]，并增加入睡前幻觉[95]。透皮尼古丁[96]和尼古丁受体部分激动剂伐尼克兰[97]可强化梦境。近期有研究使用乙酰胆碱酯酶抑制剂加兰他敏诱导清醒梦，这为胆碱能在做梦中发挥作用提供了令人信服的证据。加兰他敏除了增加清醒梦的频率外，还提高了梦境回忆率以及对梦的生动、离奇和复杂程度的评分[98]。值得注意的是，加兰他敏还能缩短 REM 潜伏期，增加 REM 睡眠的比例[99]。

多巴胺

多巴胺在梦的类精神病理论[91]及基于奖赏[28]的梦境理论中起着关键作用。最近在奖赏激活模型对后者进行了扩展，该模型假设，在 NREM 睡眠期间，海马-腹侧纹状体回路会对高度显著性记忆进行重放，并将其加权为优先处理信息，之后，在做梦期间这些记忆会被选择性地处理[89-90]。对这一模型的支持来自于睡眠期间突出记忆的选择性巩固[100-101]，以及给予多巴胺受体激动剂可消除这一选择性[102]。此外，左旋多巴和某些其他多巴胺能药物可以增强帕金森病患者的梦境体验[28, 103-104]。然而，精神兴奋药并不会增强梦境体验，抗精神病药物也不会使梦减少，一些多巴胺受体激动剂可以减少做梦，而一些多巴胺受体拮抗剂能增强做梦[104]。因此，多巴胺对梦的影响可能取决于剂量以及受体类型和位置。这是一个特别重要的考虑因素，因为使用唤醒收集梦境的方式评估帕金森病患者的梦时，多巴胺受体激动剂的剂量与梦呈负相关[105]。

多巴胺在 REM 睡眠中的作用也在动物研究中得到了体现。例如，增强 REM 睡眠强度会增加 VTA 中 c-Fos 的表达[106]，REM 睡眠期间内侧 PFC 和伏隔核的多巴胺浓度高于 NREM 睡眠期间[107]。此外，在 REM 睡眠期间观察到 VTA 的爆发式放电增加[108]，这可能是由于桥脚核对 VTA 的胆碱能兴奋性增加所致[109]。

5- 羟色胺

选择性 5- 羟色胺（selective serotonin，5-HT）再摄取抑制剂和其他 5- 羟色胺能药物可加强做梦[110]。Aghajanian 团队关于 5- 羟色胺能致幻剂的动物研究表明，皮质 5-HT 水平低或波动可能通过诱导长时间的兴奋性突触后电位导致幻觉的产生，这种兴奋性突触后电位是致幻剂的认知知觉效应的基础[111]。5-HT 的自然波动发生在 REM 期间，此时其释放量逐渐下降至最低水平[3]，这可能促进幻觉的自然发生。

神经精神综合征及其对梦的研究的提示作用

虚构与 REM 睡眠做梦共享神经基础

和做梦者一样，有自发虚构行为的患者相信自己经历了虚假的事件，根据虚构的信念行动，并以不可动摇的信念相信它们[112-114]。虚构是由腹内侧 PFC（ventral medial PFC，vmPFC）、眶额叶皮质的病变以及它们与基底前脑、杏仁核、丘脑中背核和下丘脑之间的连接的病变所引起的。这些区域与前边缘旁 REM 睡眠激活区广泛重叠[61]。

关于导致虚构的认知缺陷的一种理论认为，vmPFC 损伤破坏了一种现实检验功能，这种功能会预先抑制与当前环境无关的自发激活的记忆[115]。vmPFC 损伤时，对过去经历的记忆被认为与当下相关[115]。另一种理论假设，虚构所展现出的时间方面的缺陷，是更广泛的记忆功能缺陷（即对记忆进行策略性检索并验证）的一部分[114]。

在虚构[113]和做梦两种情况下，vmPFC 和眶额叶皮质功能的改变可能会改变正常的抑制、现实性检验和执行约束，使个体释放天性，而人类天生倾向于在叙事性结构中再现想象的和真实经历的事件[77]。值得注意的是，内侧 PFC 区域也与清醒时叙事的产生有关[116]。

清醒和做梦时的幻视

与做梦和幻觉相关的解剖区域也有重叠。Manford 和 Andermann[117]提出，当负责识别物体和场景的下枕叶和颞叶视觉联合皮质（"腹侧处理流"）在以下 3 种情况下脱离正常约束时，就会产生幻觉：①外源性视觉输入丧失，②ARAS 损伤改变了皮质的 5- 羟色胺能和胆碱能调节，或③异常兴奋性输入[117]。每种机制对应的条件都可能导致 REM 睡眠幻觉：

1. 在 Charles Bonnet 症候群中，由于初级视觉通路的损伤，视觉联合皮质的知觉输入丢失，导致了清醒幻觉[117]。在 REM 睡眠中，没有视网膜输入，视觉皮质处于失活状态[57]，这一现象可能减少了它们对下游联合皮层的调节输入。

2. 如前所述，胺能 / 胆碱能平衡随着 REM/NREM 的转变而改变[3]。

3. 视觉联合皮质（Charles Bonnet 症候群幻觉期间活跃的区域[118]）的异常兴奋可产生癫痫性幻觉[117]。

在 REM 睡眠中，腹侧处理流视觉联合皮质比 NREM 睡眠或睡眠后清醒时更活跃[50, 57]，这一视觉联合皮质是一个假设的梦境意象来源[3, 28]。在 REM 睡眠期间，PGO 波起源于中桥脑干[3, 44]，兴奋许多皮质区域，包括视觉联合区[119]。

Collerton 团队[120] 提出，幻觉是由感觉障碍、注意缺陷和相对完整的场景知觉共同引起的，这些场景感知允许将未被正确感知的"原型物体"（感觉障碍、注意缺陷导致）解析为错误的感知。在 REM 睡眠做梦中，视觉联合皮质的上行激活可能会导致对虚幻的原型物体的感知——在 REM 睡眠的注意力不稳定条件下，并将其解析为与正在进行的梦境情节一致的幻觉感知。不断发展的梦境内容本身会将模糊的感知偏向性地解析为与情节一致的图像，因而梦境情节的会呈现内在一致性。因此，梦可能通过一个"引导"的过程演变，即当前的图像提供上下文背景，反过来决定后续的梦意象[121]。工作记忆容量保证清醒体验的连续性，做梦时，在缺乏工作记忆容量的情况下，不断发展的梦情节可能会受到之前刚刚经历的梦的强烈影响。

梦的现象学和功能的描述性神经模型

下面的神经生物学结构和网络的工作模型服务于 REM 睡眠-梦现象，如图 58.1.3 所示的大脑区域[3]。

上行觉醒系统

与清醒时一样，REM 睡眠时前脑的激活通过脑干[12]、基底前脑[122] 和下丘脑的上行觉醒系统[123]（图 58.1 中的 1 区和 2 区）发生。然而，与清醒时不同，REM 睡眠中的上行激活主要是由胆碱能系统促进的，而胺能神经调节则减弱[3]。在 NREM 睡

眠中，由于内源性或外源性刺激，ARAS 活动的时相性增加可能会短暂地刺激一些会在 REM 睡眠中激活的前脑网络，从而产生 NREM 睡眠做梦的主观体验。

丘脑皮质中继中心和丘脑皮质下回路

在 REM 睡眠期间，丘脑皮质信号（图 58.1 中的 6 区）可能被初级和次级感觉联合皮质[39]（11 区）解释为传入的感觉信息，并引起存储的认知表征（基于已知实体的幻觉）或新奇表征（梦的奇异性）的局部激活。PGO 波可能只是 REM 睡眠期间丘脑或基底前脑中间体介导的皮质 ARAS 时相性激活的众多通路之一。例如，在大鼠的 REM 睡眠中，脑桥的 p 波直接到达大脑边缘结构，如杏仁核、海马体、内嗅皮质以及视觉皮质[124]。

皮质下、皮质边缘和边缘旁结构

PET 研究发现，在 REM 睡眠中，边缘和边缘旁结构的皮质和皮质下结构（图 58.1 中的 3 区）存在选择性激活，提示 REM 睡眠在加工受情绪影响的记忆[58, 125]，整合新皮质功能与基底前脑、下丘脑的动机和奖励机制[60]，或加工视觉联合区与边缘区之间的内部信息等方面发挥了作用[57]。这些过程可能是梦的情感和社会本质的基础[40, 126]。有趣的是，前边缘皮质被认为可以通过主动预测产生情绪状态[127-128]。在清醒时，如果基于洞察力和外部感受（做梦时无法具备的能力）发现预测有错误，这种预测可以得到纠正。

情绪调节与做梦

人们经常假设，睡眠和做梦发挥着情绪调节功能[129-130]，而这种功能在情绪和焦虑障碍中被破坏，进而梦也会发生改变，导致噩梦等经历[131]。的确，前边缘旁 REM 睡眠激活区包括许多与情感体验和表达有关的结构[132]。虽然梦可能有助于解决个人内部的冲突（例如，Cartwright 团队的工作[129]），但梦也可能通过哺乳动物普遍的学习过程（如习惯化和消退）来调节极端的情绪[131]。

Nielsen 和 Levin[131] 认为，在正常的 REM 睡眠中，当情绪突出的记忆在做梦时出现在更安全的环境中时，前边缘旁 REM 睡眠激活区的活动通过记忆消退来调节情绪。人类[133] 和非人类动物[134] 研究将消退学习的形成、保持和表达与连接杏仁核、vmPFC 和海马的回路联系起来。值得注意的是，一晚的睡眠可以促进消退学习的泛化[135-136]。尽管这种环路可能在清醒时被背外侧 PFC（dlPFC）支持的认

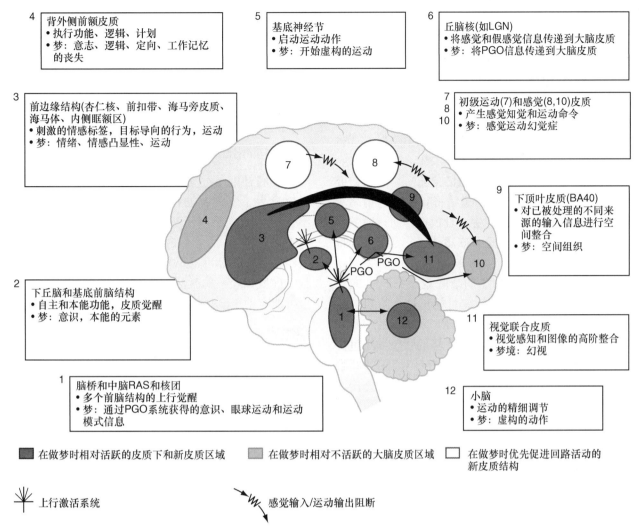

4 背外侧前额皮质
• 执行功能、逻辑、计划
• 梦：意志、逻辑、定向、工作记忆的丧失

5 基底神经节
• 启动运动动作
• 梦：开始虚构的运动

6 丘脑核(如LGN)
• 将感觉和假感觉信息传递到大脑皮质
• 梦：将PGO信息传递到大脑皮质

3 前边缘结构(杏仁核、前扣带、海马旁皮质、海马体、内侧眶额区)
• 刺激的情感标签，目标导向的行为，运动
• 梦：情绪、情感凸显性、运动

7
8 初级运动(7)和感觉(8,10)皮质
10 • 产生感觉知觉和运动命令
• 梦：感觉运动幻觉症

9 下顶叶皮质(BA40)
• 对已被处理的不同来源的输入信息进行空间整合
• 梦：空间组织

2 下丘脑和基底前脑结构
• 自主和本能功能，皮质觉醒
• 梦：意识，本能的元素

1 脑桥和中脑RAS和核团
• 多个前脑结构的上行觉醒
• 梦：通过PGO系统获得的意识、眼球运动和运动模式信息

11 视觉联合皮质
• 视觉感知和图像的高阶整合
• 梦境：幻视

12 小脑
• 运动的精细调节
• 梦：虚构的动作

■ 在做梦时相对活跃的皮质下和新皮质区域　　■ 在做梦时相对不活跃的大脑皮质区域　　□ 在做梦时优先促进回路活动的新皮质结构

✶ 上行激活系统　　⬩W 感觉输入/运动输出阻断

图 58.1　正常做梦的前脑过程——神经生理学、神经心理学和神经影像学数据的整合。1 和 2 区，上升唤醒系统；3 区，边缘和旁边缘结构的皮质下和皮质结构；4 区，背外侧前额叶执行联合皮质；5 区，运动启动和控制中心；6 区，丘脑皮质中继中心和丘脑皮质下回路；7 区，初级运动皮质；8 区，初级感觉皮质；9 区，下顶叶；10 区，初级视觉皮质；11 区，视觉联合皮质；12 区，小脑。BA40，Brodmann 40 区，颞顶交界处；LGN，外侧膝状核；PGO，脑桥-外侧膝状体-枕叶；RAS，网状激活系统（From Hobson JA，Pace-Schott EF，Stickgold R. Dreaming and the brain：toward a cognitive neuroscience of conscious states. Behavioral and Brain Sciences 2000；23：793-842；discussion 904-1121.）

知过程所招募[137]，但它可能在 REM 睡眠-做梦期间自主运作[131]。

奖赏系统在 REM 睡眠中也会被激活，在此期间，积极和消极的情绪可能会被调节。上行胆碱能系统能够激活位于前边缘旁 REM 睡眠激活区的 VTA，引起中脑边缘和中脑皮质多巴胺增加[109]，而它们的腹侧纹状体和内侧 PFC 靶点也同样位于前边缘旁 REM 睡眠激活区[61]。在做梦时，下丘脑-脑干环路可能启动本能突出的行为[138]，这些行为反过来可能募集额外的前脑区域来执行食欲[28]或其他适应性行为[138]。

梦中记忆处理的改变

在 REM 睡眠中，大脑皮质和海马体之间存在胆碱能介导的信息屏障，这可能是梦境中情景记忆缺失的原因[139]。然而，尽管情景记忆难以获得，但陈述性记忆的另一个方面，"熟悉感"或"再认"[140]在梦中无处不在。例如，40% 的梦中的角色可能是基于"只是知道"而被再认的[126]。Schwartz 和 Maquet[141]认为，这种现象的出现，是因为颞叶人脸识别区与前额叶现实检验区之间的连接在睡眠中会断开。另外，在梦中情景记忆没有准确回放的情况下，频繁地体验到熟悉感，可能反映了前周围皮质（BA35，BA36）介导的记忆再认过程与海马介导的回忆过程之间的分离[140]。

在做梦的过程中，额叶对记忆提取的贡献也可能发生改变。在 REM 睡眠[58]中失活的腹外侧区和 dlPFC 区分别参与线索规范和搜索策略[142]。相反，后侧 vmPFC 在 REM 睡眠[50]时很活跃，并提供"感觉到正确"[142]和"知道的感觉"[143]，而更多的前侧 PFC 区域只在之后提供对这种感觉的认知验证[142]。因此，在 REM 睡眠期间，相对于清醒时，后部-腹侧-内侧 PFC 比前部-外侧的 PFC 区域有更大的激活，这可能是对梦中内容的准确性进行不加区分的、情绪化的确认，而不进行有意志控制的策略检索或批判性验证的主要原因。综合来看，关于心理模拟[72]、主动预测[128]、虚构[114-115]和记忆验证[142-143]的研究提示，限制额叶对 vmPFC 的激活将导致一种情绪突出的状态，这种状态容易产生心理模拟，而这时的心理模拟会唤起强烈的真实感和熟悉感，并且被不加批判地相信。

如前所述，在 NREM 1 期睡眠观察到一个向更随机网络的转变[86]。这种转变可能是这个阶段的梦的记忆关联不连贯、不协调的基础。入睡前的幻觉通常都很短暂，因此很难测量这些奇怪的联想和小世界网络变化之间的相关性。目前还没有针对 REM 睡眠的类似研究，但 NREM 1 期睡眠的数据可能会让人预测到类似的变化，而这些变化可能与相应梦境的奇异性有关。

作为模拟的梦

在 REM 睡眠期间，默认模式网络模拟子系统的激活和连接既可以支持许多 REM 梦的复杂的、故事般的结构[77]，也可以支持睡眠的记忆功能[144-145]。如前所述，尽管 REM 梦中不会出现完整记忆的整合，但记忆元素可能会被纳入，这取决于它们的情绪显著性和（或）随后记忆巩固的提示奖赏价值[140]。除了巩固记忆，做梦过程中默认模式网络的活动也支持梦模拟潜在的未来事件，从而为它们做准备的观点[146-147]。想象未来的事件会在随后相应的机会出现时增加目标导向的行动[148]，因此模拟子系统的连接和相关的梦可能会增加适应性行为，这类似于清醒时内部线索认知的功能[70]。一些梦具有在感官上生动且叙事完全新颖的特点[77]，说明大脑有能力不自觉地创造虚拟体验，这可能是大脑的预测能力被激活和去抑制的结果[149-150]。

社会认知与梦

在社会认知的神经影像学研究中，最一致的激活脑区包括构成默认模式网络自我参照子系统的脑区[151]。与清醒时的认知相比，REM 睡眠期间这个子系统的不完全再连接[66]可能是对梦的高度妄想接受的基础，这可能取决于自我与认知的整合的改变。然而，心理理论，社会认知的一个复杂方面[151]，在梦境中得以保留，尽管关于物质世界的推理明显退化[152-153]。这似乎是矛盾的，但社会认知有两个组成部分：将自己视为社会主体的能力和感知他人意图的能力[154]。自我参照子系统中的微小的断开可能会破坏前者，并导致对梦的妄想性接受，而自我参照子系统中的残余连接可能会保留后者，并产生梦中无处不在的人际互动和情绪[40, 58, 77, 152, 155]。

运动启动和控制中心

基底神经节[50]（图 58.1 中的 5 区）的强烈激活可能介导了梦中普遍存在的虚拟运动。基底神经节不仅与运动皮质广泛相连，还与中脑桥核（如脚桥核）[157]相连，后者包含步态回路和其他运动模式产生器，以及 REM 睡眠调节区[3]。在 REM 睡眠期间，脑干前庭神经核的激活和相关的小脑虫引[50]的激活也可能有助于前庭觉的产生，如飞行或坠落。

视觉联合皮质

内侧枕颞皮质（图 58.1 中的 11 区）在 REM 睡眠时被激活[50, 57]。这些区域和其他视觉联合区域可能产生梦的视觉意象[3, 28]。与清醒时一样，视觉联合皮质的特定区域可能处理做梦时的特定视觉特征。例如，梭状回既介导清醒时的面部识别，也在 REM 睡眠时被激活[50, 57, 60]。Braun 团队[57]认为，REM 睡眠构成了一种独特的内部信息处理皮质状态（在视觉联合皮质和边缘皮质之间），在功能上与外部世界的输入（通过初级视觉皮质）或输出（通过额叶皮质）隔离。梦图像的形成可能是由于上行激活影响了枕叶、颞叶和顶叶下皮质的视觉和多模态联合区域。

顶下小叶

顶下小叶的缘上回和角回（BA 39 和 40；图 58.1 中的 9 区），尤其是右半球的，对视空间意识至关重要[158]。这些区域可能产生有组织的幻觉体验所必需的虚构梦境空间[28]。仅破坏这些区域就足以使做梦这一体验完全消失[28]。Maquet 团队发现，在某些[26]（但不是所有[59]）PET 研究中，在 REM 睡眠期间，右侧顶叶下皮层相对活跃。在 REM 睡眠中，前面描述的视觉联合皮质和 vmPFC 同时活跃[57]。因此，在 REM 睡眠中，以自我为中心的现实模拟，一种假定的 vmPFC 功能[72]，和幻觉意象可能同时出现。下顶叶多模态联合皮质可能整合不同的单模态输入，并促进它们与虚拟舞台中梦境体验的新情节的整合。Siclari 团队[34]最近发表的一篇文章报道说，包括顶叶下叶在内的后"热区"的高频率活动预示着从 REM 或 NREM 睡眠中醒来时的梦境经历，而同一区域的低频率活动则预示着没有梦境体验。这些作者将这个区域等同于一个假定的后区,它构成了最小的"意识的神经关联"[83]。

背外侧前额叶执行联合皮质

dlPFC(图 58.1 中的 4 区)的损伤不会导致做梦的停止或减弱,这一观察结果表明,它对梦的产生并不重要[28]。与 REM 睡眠中会重新激活的 vmPFC 区域不同,这些背侧前额叶区域在 REM 睡眠中仍然处于失活状态[26,50,57-58],这可以解释梦的执行缺陷,包括定向障碍、逻辑障碍、工作记忆受损以及对梦的遗忘[3]。此外,由于 PFC 调节后感觉皮质[159],dlPFC 在 REM 睡眠中失活[26,50,58] 可能通过对感觉联合皮质的释放、断开连接或去抑制来促进做梦(EEG 和 MEG[5,160-161]也表明了这一点)。类似的去抑制可能是由于右侧额叶下皮质活动降低所致,这一外侧 PFC 区域也与多个领域的抑制有关[162]。

这也可能与 REM 睡眠期间默认模式网络自我参照子系统中背内侧 PFC 的功能缺失相一致[66]。除了将背内侧 PFC 视为默认模式网络自我参照子系统的一部分之外,它和 PFC 的外侧部分可以被认为是包括顶叶上回在内的执行联合皮质的一部分,并且该网络的破坏可能再次通过解除对感觉联合皮质的抑制来促进做梦[163]。REM 睡眠中该节点的不完全重新连接可能导致做梦与清醒认知相比的奇怪性质,并且与 REM 睡眠中模拟子系统的重新连接密切相关。因为这种重新连接伴随着感觉输入的减少而发生,这可能会引发对梦的自发和非随意认知[144]。

PFC 维持着一些目标相关的在线表征,包括一个目标、实现目标的手段以及与这个目标相关的持续环境,从而使大脑其他地方的网络功能"偏向"于实现这个特定的结果[164]。随着睡眠期间额叶激活减少,在对工作记忆和注意力(额顶叶)以及记忆编码和提取(额颞叶)进行调节的回路中,这种目标导向的偏倚可能在做梦期间受损[3,40]。

临床要点

医师在开具选择性 5- 羟色胺再摄取抑制剂、透皮尼古丁、伐尼克兰、β 受体阻滞剂、多巴胺能药或各种其他药物时,应警惕可能的梦境强化或梦魇诱发。如果患者无法耐受这些副作用,则应考虑使用同类或不同类别的其他药物。

总结

ARAS、丘脑皮质和基底前脑皮质唤醒系统以一种与清醒时不同的化学和解剖学方式,激活参与梦境构建的前脑区域。与 NREM 睡眠相比,在 REM 睡眠中,这种激活更频繁、更持久,并且可能通过不同或更多样的途径进行。在 REM 睡眠做梦时激活的皮质回路是连接视觉联合区和边缘旁区(图 58.1 的中央的新月型)的内侧回路,而不是在清醒时活跃的初级感觉和外侧额叶执行皮质区域[57]。因此,做梦在情感上既有积极的一面,也有消极的一面(杏仁核、腹侧纹状体、vmPFC),经常是冲突的(前扣带),并且包含社交内容(vmPFC),同时也表现出严重的工作记忆、定向和逻辑缺陷(外侧前额叶和顶叶失活)。涉及边缘结构、纹状体、间脑和脑干区域的皮质下回路在 REM 睡眠中被选择性地激活。它们可能与梦的情绪(边缘皮质下)、运动(纹状体、脑干、小脑)、本能(下丘脑)和动机(中脑-腹侧纹状体)属性有关。在 REM 睡眠期间,默认模式网络模拟子系统中保留的连通性可能是模拟梦的神经基础,而与清醒认知相比,默认模式网络自我参照子系统中连接的改变可能是对梦的高度妄想接受的基础。

致谢

本章的编写工作(部分)得到了以下支持:NIH/NIMH R21MH101567 及美国国家神经疾病和卒中研究所内部研究计划。Pace-Schott 博士得到了 MH109638 和 MH115279 的支持。

参考文献和拓展阅读

请扫描书后二维码,获取参考文献和拓展阅读资源。

第 59 章

清醒梦

Martin Dresler，*Benjamin Baird*，*Daniel Erlacher*，*Michael Czisch*，*Victor I. Spoormaker*，*Stephen LaBerge*

邵 岩 郭誉鹏 陈柏翰 译 孙洪强 审校

章节亮点

- 在清醒梦（lucid dreaming）中，一个人在持续做梦的同时能意识到自己在做梦。这种元认知自知力通常能使其获得清醒的情景记忆并且增强对梦中意志的控制。

- 清醒梦通常发生在快速眼动（rapid eye movement，REM）睡眠中，可以通过多导睡眠监测的眼部肌电信号进行客观验证。清醒梦与生理激活和自主神经唤醒有关，而这些活动在时相性 REM 睡眠期间达到顶峰。

- 清醒梦的脑电图研究结果不一致，初步的神经影像学数据表明，清醒梦与前额叶和顶叶皮质区域有关。

- 清醒梦很少自发出现；然而，有几种方法可以提高其发生频率，包括记忆技术、线索刺激和药物方法。

- 清醒梦具有多种潜在的临床应用，尤其是在慢性特发性梦魇的治疗中。其他潜在的应用包括治疗精神疾病中的元认知缺陷以及开发意识障碍患者的大脑活动标志物。

引言

在整个睡眠-觉醒周期中，意识体验存在显著差异。在清醒状态下，人类大多时间会保持警觉，能够意识到外部和内部刺激，能够对自己的感知、情绪和想法进行元认知反思，并能够采取各种适应性的、以目标为导向的行动，包括习惯性和意志性的。清醒意识的这些特性大部分在入睡过程中逐渐消退，但在睡眠精神活动中部分或全部重现。睡眠中的意识体验是多种多样的：如果不是像无梦睡眠中那样不存在，它可以包括抽象的思维片段、强烈的情绪和感官意象，以及具有复杂互动梦境情节的完全沉浸式的视觉运动幻觉[1]。

清醒梦（lucid dreaming）现象的特点是其存在许多"类清醒"的认知能力，说明了做梦时的大脑中可能存在的高级认知功能。清醒梦的最低限度定义标准是睡眠者能够意识到当前的梦境状态[2]，其涉及感知梦境环境虚幻的本质、获得短期和长期记忆，有时还涉及梦中的意志控制等能力[3]。尽管类似觉醒时的认知能力有所提高，但清醒梦时的快速眼动（rapid eye movement，REM）睡眠拥有 REM 睡眠的所有典型特征[2]。重要的是，清醒梦并不是一种全有或全无的现象，而是会以不同的程度发生[4-6]。Barid 团队的研究详细介绍了元认知、情感、认知体验（Metacognitive, Affective, Cognitive Experience，MACE）问卷[7]

或梦中清醒与意识（Lucidity and Consciousness in Dreams，LuCiD）量表[8] 等问卷用于评估梦中意识的不同方面。由于在非清醒梦中也报告了一些反思性思维，并且因为在白日梦和清醒期的其他阶段经常缺乏主动的反思，所以有人认为，梦和清醒意识之间的元认知活动仅在数量上存在差异，而在质量上并无差异[10]。然而，这种缺失只是这些阶段的"局部"特征，而非全局特征：很难想象，至少对于非病理性的个案来说，在做白日梦的人一旦关注并报告了当前状态，就会将白日梦误认为现实，相比之下，对于做梦状态则是完全正常的——除非做梦者通过这种"前清醒"的反思而变得清醒，进入清醒梦状态[4]。

清醒梦最初在主流的睡眠研究中受到质疑。然而在 20 世纪 70 年代末，首次系统验证了清醒梦是发生在 REM 睡眠期的客观现象。有数据显示，眼球运动方向与梦中的注视方向相关，基于此，清醒梦者被要求在意识到自己正在做梦的那一刻，进行预先指定的眼球注视运动（例如，在梦中快速向左-右-左-右看），而这一眼球运动可通过多导睡眠图观察到[11]。通过这项已成为清醒梦研究金标准的技术，可以使用眼电图中记录的眼球运动模式来对清醒梦报告进行客观验证（图 59.1）。通过提供梦境内容的客观时间标记，该方法可以研究梦中行为的神经关联[12-15]，并通过计数或梦中经历的主观估计与现实世界中的客观测量来比较时间间隔[16-17]。然而，迄今为止进行的

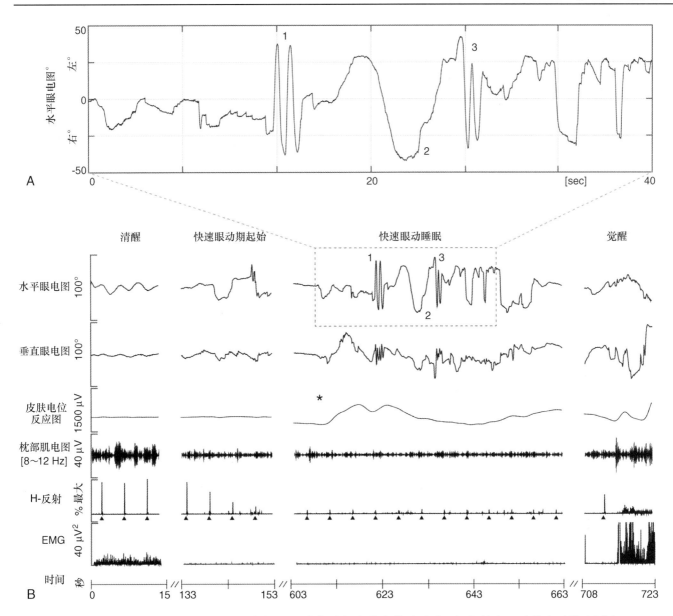

图 59.1　有清醒梦的快速眼动（REM）睡眠期间的眼动信号方法学和线路追踪。（**A**）放大显示的水平眼电图（horizontal electrooculogram，HEOG）中记录的左-右-左-右（left-right-left-right，LRLR）眼球运动信号和平滑追踪任务。醒来时，①受试者报告的在梦中变得清醒后发出的 LRLR 信号，②完全伸展右手大拇指，眼睛跟随拇指指甲，慢慢地将手臂从中心水平摆动到大约左 30°，再回到中心水平并向后摆动到右 30°，最后向左回到中心。当眼睛向右追踪时，他注意到他的头在向右和向左的追踪方向上都有轻微地移动，同时他将移动方向转回中心。③他用第二个 LRLR 信号标记平滑追踪任务（估计 10 s）的结束。完成任务后，他在清醒梦的剩余时间里继续探索梦境环境，大约 60 s 后醒来。（**B**）六通道生理数据［HEOG、垂直眼电图（vertical EOG，VEOG）、皮肤电位反应（skin potential response，SPR）、枕部肌电图（electromyogram，EMG）并对 alpha 带通滤波（8～12 Hz）、H 反射幅度（脊髓反射兴奋性的测量）（向上的黑色三角形标记 H 反射刺激），肌电图］显示了清醒的初始阶段、快速眼动期起始、过渡到有清醒梦的快速眼动睡眠和觉醒。EMG 和 H 反射幅度的抑制以及 EEG 中 α 的减少证实参与者在清醒梦期间（包括给出 LRLR 信号）和完成慢速追踪任务期间保持不间断的 REM 睡眠。清醒梦的发生是由 LRLR 信号之前的自主神经系统意外反应［头皮皮肤电位反应（SPR，黑色星号标注）］定位的。μV，幅值的单位是微伏

许多研究样本量都较小，部分原因是大多数受试者很少出现清醒梦，因此许多实验仍处于初步阶段。

患病率和归纳方法

　　清醒梦在一般人群中很少自发出现：大约 50% 的人一生中至少做过一次清醒梦，大约 10%～20% 的人每月都会做一次清醒梦，只有大约 1% 的人每周做 1 次或以上清醒梦[18-19]。不同人群和文化之间存在一些差异[20]。一些研究报告了整个生命周期中清醒梦发生率的变化[21-22]，但其他研究没有发现明显的变化[23]，可能是由于梦境回忆等混杂因素造成的。

通过识别出反复出现的梦，或者通过梦中的一些特质进行推理，梦魇有可能自发地转变为清醒梦。然而，清醒梦也可以通过应用各种诱导方式和刻意训练来诱发[24-25]，包括认知行为策略、外部刺激／记忆提示、睡眠中断、药物和非侵入性脑刺激[26]。

现已提出了一系列不同的认知行为策略，包括从梦中导入清醒的方法（dream-initiated lucid dream，DILD）以及从清醒状态开始并保持清醒的方法，即一个人在入睡时保持意识，例如，在短暂觉醒后进入睡眠清醒导入 REM 期（wake-initiated lucid dream，WILD）。LaBerge 团队[24]开发了一种可靠的清醒梦诱导认知技术，称为清醒梦记忆术诱导（mnemonic induction of lucid dream，MILD），其使用前瞻性记忆技术（详情请参阅 LaBerge 团队[27]）。重要的是，认知技术不仅可以单独使用并取得了一些成功，也为其他诱导技术奠定了基础。例如，在睡眠周期后期中断 30 ～ 60 min 的睡眠，结合 MILD 技术，可显著增加在这之后睡眠期间的清醒梦数量[28]。这种有意中断睡眠以诱发清醒梦的策略也称为唤醒回床（wake-back-to-bed，WBTB）技术[29-31]。除了这些单纯的认知行为策略之外，技术辅助还可以提高梦境的清晰度：向熟睡的人提供的外部刺激可以融入他们的梦中，并作为一个线索提示以提醒其梦境状态。为了使这种技术有效，个体必须带着进入清醒梦并将线索识别出来的目标入睡。睡眠面罩是主流的线索暴露装置之一，它可以在睡眠者闭合的眼睛上进行闪烁光刺激，闪烁光会融入梦中作为提示清醒的记忆线索[32-33]。同样，触觉刺激[34]或视觉刺激与声音刺激的组合已被成功地用作诱发梦境清醒的线索[35]。

以下几项研究测试了通过非侵入性大脑刺激方法诱发清醒梦的方法。Stumbrys 团队[36]报告称，通过问卷调查评估，应用于额叶皮质的经颅直流电刺激（transcranial direct current stimulation，tDCS）导致对梦境物体不真实性的自我报告略有增加，然而此方法并没有显著增加鉴定员评定的清醒梦数量或通过眼球信号方法确认的清醒梦数量。而经 Voss 团队[37]观察，对额叶外侧皮质施加低幅 γ 范围（25 ～ 40 Hz）的经颅交流电刺激（transcranial alternating current stimulation，tACS）可以增加觉醒后梦境问卷中报告的自知力。但是，梦的清醒度既不是通过明确的自我梦境报告也不是通过眼球信号来评估的，并且最近关于采用了两种评估方法的重复性研究并没有发现 tACS 相对于假刺激有任何优势[38]。总体而言，这些研究的结果表明，在前额叶使用 tDCS 或 tACS 进行刺激可以使梦境内容在某些清醒相关指标上呈现增加，但目前看来其作为清醒梦诱导方法并不可行（有

关更深入的讨论，请参阅 Baird 团队[9]和 Laberge 团队[39]）。

最后，有几种增加清醒梦的药理学策略已经被提出[40-41]，但只有少数经过了系统测试。基于乙酰胆碱（acetylcholine，ACh）在 REM 睡眠调节中的作用，对胆碱能作用物质进行了研究，其中在使用乙酰胆碱酯酶抑制剂（ACh esterase inhibitor，AChEI）多奈哌齐（Aricept）进行原理验证研究后[42]，一项双盲、安慰剂对照研究发现，在 121 名使用 MILD 技术的参与者中，AChEI 加兰他敏以剂量依赖的方式显著增加了清醒梦的发生[39]。使用加兰他敏的第二项研究报告了类似的结果[43]，但测试乙酰胆碱前体 L-α 甘油磷酸胆碱的研究却没有报告类似的结果[44]。

神经生物学

在所有睡眠阶段都可以观察到梦境般的心理活动；然而，REM 睡眠中的梦境尤其生动形象。做梦的具体现象学特征经常与 REM 睡眠期间观察到的神经激活模式有关。例如，较高等级的视觉皮质区域在 REM 睡眠期间表现出强烈的代谢活动[45]，这与做梦的典型标志，即视空间幻觉相符合[1]。杏仁核、内侧前额叶皮质和前扣带皮质在 REM 睡眠期间也显示出代谢活动的增加[46-47]。所有这些大脑区域都与情绪处理有关，并反映许多梦中经历的强烈情绪。相比之下，背外侧前额叶皮质和顶叶区域，包括边缘上皮质和楔前叶，在正常 REM 睡眠期间表现出较低的代谢活动[46-47]。其中特别是前额叶皮质的失活被认为是普通梦中可能发生的认知缺陷的基础，如批判性思维受损、缺乏对自己正在做梦的自知力以及意志控制受限[48]。

尽管有清醒梦的 REM 睡眠具有 REM 睡眠的所有脑电图（electroencephalographic，EEG）特征，但根据 Rechtschaffen 和 Kales 等人的研究[49]或美国睡眠医学会（American Association of Sleep Medicine，AASM）[50]睡眠阶段评分标准，其确实显示出一些微妙的生理变化，如 REM 睡眠密度更高以及呼吸、心率和皮肤电位的增加[51]。一些研究还报告了与非清醒 REM 睡眠相比，清醒 REM 睡眠期间 EEG 活动的变化。早期 EEG 研究显示，在清醒梦期间，中央区的 α 活动较高[52]，且顶叶区域的 β-1 活动（13 ～ 19 Hz）增加[53]。最近的一项 19 通道 EEG 研究报告称，与非清醒 REM 睡眠相比，清醒梦与 γ 波段更高的活动（40 Hz 的脑电活动呈现最强的状态间差异）和整体 EEG 相干性相关[54]。然而，一项针对发作性睡病患者的研究没有发现清醒梦期间 γ 活

动的增加[55]。一般来说，γ 波段的头皮 EEG 测量可能会受到肌电伪影的影响[56-57]，清醒 REM 睡眠期间前外侧 40 Hz 功率的增加很可能是（微）扫视棘波电位的肌电图伪影，这可能是较高眼动密度的必然结果[9]。总体而言，清醒梦的 EEG 研究发现了不同的结果，需要具有更高统计功效、更好地评估现象学内容、并采用更高空间分辨率的 EEG 以及更复杂的 EEG 信号分析方法的研究来阐明清醒梦的 EEG 相关性。

采用功能磁共振成像（functional magnetic resonance imaging，fMRI）/EEG 联合方法的研究发现，与非清醒 REM 睡眠相比，在清醒梦期间观察到了新皮质区域网络的激活，包括背外侧 / 额极前额叶皮质和顶叶皮质[59]（图 59.2）。额极皮质与内部状态的处理有关，如对自己的思想和感受的评估[60]、元认知能力[61]和监督模式[62]，这些功能在正常梦中受损，但在清醒梦中恢复。清醒梦期间，在顶叶区域也观察到强烈的激活增加，包括楔前叶、顶下小叶和边缘上回[59]。前额叶-顶叶相互作用涉及许多高级认知

过程，如智力或工作记忆[63]，而内侧顶叶皮质与自我参照加工能力有关，如做梦者的第一人称视角体验[64]。这项研究的局限性在于参与者在清醒 REM 睡眠阶段进行了一项任务（反复握紧手），因此其中一些激活动作可能反映的是任务执行而不是清醒。因此在得出关于清醒梦的 fMRI 相关性的明确结论之前，对清醒 REM 睡眠应进行系统性的群组水平 fMRI 研究。

部分大脑区域除了在清醒梦期间激活增加之外，还与清醒梦的许多特征相关：与自我报告较低或无梦清醒度的个体相比，梦清醒度高的个体有更大的额极皮质灰质体积[65]，以及更高的左额极皮质与双侧角回、双侧颞中回和右额下回之间的静息态功能连接[66]（图 59.2）。Baird 团队[66]还评估了频繁的清醒梦与已建立的大规模脑网络（包括额顶叶控制网络）内的连接性之间的关联。频繁做清醒梦的人前额叶前部皮质（anterior prefrontal cortex，aPFC）和与额顶叶控制网络重叠程度最大的区域网络之间的功能连接有所增加[67]。然而，额顶叶控制网络内的整体连接

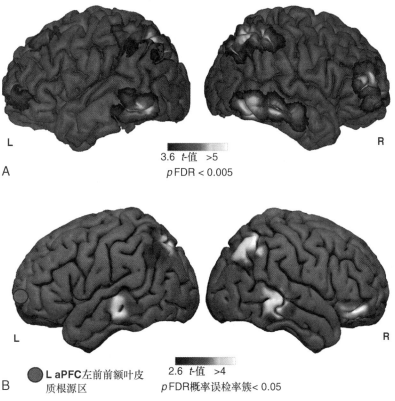

图 59.2 清醒梦的功能磁共振成像（functional magnetic resonance imaging，fMRI）数据。（**A**）清醒梦 fMRI 案例研究中的血氧水平依赖性（Blood-oxygen-level-dependent，BOLD）激活（Dresler 团队，2012[59]）。在左侧半球视图（左）和右侧半球视图（右）中，簇显示在清醒 REM 睡眠期间 BOLD 信号显著增加的区域（概率误检率［pFDR］＜.005）。与非清醒 REM 睡眠相比，在清醒 REM 睡眠期间，前额叶前部皮质（anterior prefrontal cortex，aPFC）、内侧和外侧顶叶皮质（包括边缘上回、角回和下 / 中颞回）的活动增加。（**B**）频繁清醒梦者和对照组之间基于种子的静息态功能连接差异（Baird 团队，2018a[66]）。为了估计连接性，根据 Dresler 团队[59]报告的峰值体积元素在 aPFC 中定义了球形的感兴趣区（红色圆圈）。经常做清醒梦的人左前额叶前部皮质和双侧角回、双侧颞中回和右额下回之间的静息态功能连接性增强。所有团簇在 P ＜ .05 的水平上均显著，并针对团簇水平的多重比较进行了校正。（见彩图）

性，在清醒梦组和对照组之间没有显著差异。但这些结果仍然为清醒梦与调节执行控制过程的大规模网络，特别是额顶叶控制网络有关这一观点，提供了初步的支持[3, 68]。

临床应用：梦魇

清醒梦已被建议作为多种临床疾病的治疗方法，包括梦魇、创伤后应激障碍（posttraumatic stress disorder, PTSD）和精神分裂症。清醒梦频率与梦魇频率呈中度相关[69]，频繁做清醒梦的人曾报告称，他们的梦魇触发了清醒状态。从理论上讲，进入清醒梦状态似乎是解决梦魇主要问题（对不存在的威胁做出真实情绪反应）的合理方案[70]。一旦一个人意识到威胁不是真实的，威胁就会消失，情绪反应也会消失。不良梦境体验的神经认知模型提示杏仁核在梦魇生成过程中存在高反应性，同时内侧前额叶区域未能抑制这种激活[71]。外侧前额叶皮质已被证明能够通过与内侧前额叶皮质之间的功能连接来影响杏仁核功能[72]。清醒梦具有外侧前额叶激活增加的特点，与其对梦魇的潜在治疗效果非常吻合[59]。

到目前为止仅仅是理论上可行——但这在实践中也一样容易吗？经常遭受梦魇困扰的发作性睡病患者报告，清醒梦确实可以缓解梦魇[73]，并且一些案例研究[74]和一项小型对照研究[75]表明，清醒梦疗法可以有效减少梦魇发生频率。在对照研究中，就梦魇发生频率而言，清醒梦疗法优于等待对照组，但对继发性焦虑和睡眠指标没有改善作用；其在个人治疗中的疗效比团体治疗的效果要好得多，这表明治疗师的水平可能是混杂因素[75]。一项更大规模的线上研究发现，作为其他有效的认知行为疗法的补充，例如想象排演疗法，清醒梦治疗没有任何额外的效果[76]，尽管低功效和高脱落率（> 50%）限制了研究的论证力度。

尽管清醒梦疗法已被纳入 AASM 的推荐治疗方案中[77]，但其疗效的经验证据仍然很少[78]。此外，清醒梦和梦魇并不是相互排斥的，清醒梦魇也是存在的[79]。因此，清醒梦疗法可能会出现意想不到的问题，如梦魇患者可能会变得清醒，但随后发现自己无法改变梦魇[74]，这可能是因为对故事情节的预期在大脑中根深蒂固[80]。此外，意识到自己在做梦并不会自动消除威胁和伴随的（强烈）情绪，而这些情绪在威胁完全消除后仍需一些时间才得以缓解。与所有清醒梦一样，梦魇中的清醒也不完全是一种全有或全无的现象，而是一个分阶段的过程，预清醒或半清醒状态可能不足以应对看似真实的威胁。此外，许多经

常有梦魇的受试者报告即使没有清醒的情况下，他们的梦魇也会自发改变[75]。这表明成功治疗梦魇的治疗因素可能是对梦魇的控制，而不是使做梦者清醒。但在部分对照试验研究中证实清醒梦疗法的效果往往更多地集中在梦魇方面（频率、强度），而不是一般睡眠质量或精神心理方面。相比之下，想象排演疗法的影响范围要广泛得多[76]。

然而，目前最有证据支持的梦魇疗法的缺点，包括想象排演疗法[82]、暴露疗法[83]以及两者的混合[84]，是需要重复的梦魇或主题才能发挥作用。如果每晚的梦魇差异太大，就没有可以用于改写的故事情节（如想象排演疗法），也没有可以用于系统脱敏的重复出现的图像（如暴露疗法）。清醒梦疗法的优点在于，虽然重复的梦魇或主题是有帮助的（在未来的梦魇中识别梦境状态），但这并非必要条件，因为人们可以训练在没有梦魇的情况下变得清醒[70]。此外，人们可以在治疗中训练自己将清醒与焦虑和恐惧感联系起来，从而为下一次感到威胁做好准备，因为这很可能发生在未来的梦魇中。通过这种方式，清醒梦疗法对于那些内容迥异的特发性梦魇的人来说是有效的。然而因此存在另一个问题，这种千差万别的梦魇或噩梦是否可能是更普遍的消极思维模式（例如灾难性思维或过度担忧）的结果，而这些模式可以通过标准的认知行为疗法解决。此外，清醒梦疗法可能不是治疗创伤后梦魇的最佳方法，而且它的循证支持基础不如想象排演疗法。因为许多创伤后梦魇可能包括原始事件或原始事件的一部分的再现[85]，在梦魇发生期间直接改变梦魇可能比在心理状态下离线改变更难实现，这通常也会引发一些问题，包括内疚感和"推翻过去"。因此，清醒可能会产生不利的后果，即 PTSD 患者会在有意识的情况下反复重现他们的创伤事件，但无法改变任何事情[74]。这种情况与其说是赋能，不如说是再次遇到创伤，尽管现已提出解决无法改变梦魇这一问题的方法（例如，从改变小的背景物体的颜色开始，然后一小步一小步地进行），但最好避免使用这种方法进行实验，应首先尝试对大多数人有效的治疗方法。

梦魇之外的临床应用

清醒梦也被建议作为治疗精神分裂症的一种治疗策略[37, 86]。正常梦可以作为精神疾病模型的想法由来已久，然而有待进一步验证。梦-精神病模型最有趣的方面之一是自知力问题：50%～80% 的被诊断为精神分裂症的患者对其疾病缺乏自知力[87]，可能是由于其无效的自我反思过程[88]。因为这种缺陷被

认为会导致更高的复发率和再入院率，以及较低的治疗成功率[89]，自知力的概念正在成为精神分裂症研究中越来越重要的研究领域[90]。缺乏对当前状态的自知力几乎是所有梦境体验的特征，但清醒梦显然是个例外，这表明在梦-精神病模型中，梦的清醒度可能是自知力的一个很好的模型。有趣的是，在过去，精神病学曾使用"清醒"一词来表示患者对其疾病的认识[91]。尽管精神疾病自知力的多个方面的具体组成仍在讨论中[92-93]，两个关键维度是认识到自己患有精神疾病和识别到异常精神事件（妄想和幻觉）是病理性的[94]。因此，在梦-精神疾病模型中，梦中的清醒度可代表精神疾病患者的缺陷：对当前意识状态的妄想本质的自知力。

特别是从神经生物学角度来看，与精神疾病中的自知力问题相关的前额叶、顶内侧和颞下皮质区域和与梦境清醒度相关的大脑区域之间表现出惊人的重叠[86]。有研究证明，精神分裂症患者的前额叶皮质功能可以通过认知训练的方式得到改善[95]。元认知训练方法是一项受瞩目的新技术，因为熟练的清醒梦者通过元认知训练，特别是通过提升自我暗示和频繁思考自己的意识状态的习惯，来提升对梦境状态的自知力[25-26]。通过向精神分裂症患者提供此类训练方案，增强与自知力相关的前额叶和内侧顶叶功能，很可能会提高急性精神病期间的自知力。值得注意的是，有研究报道，精神病患者在清醒梦中比健康受试者有更强的控制能力[96]。然而，鉴于该研究的横截面性质，无法确定清醒梦对患者的病情是有益还是有害，这可能是对精神病的补偿反应，或者是由于清醒时频繁出现类似梦境的经历而产生的训练效果。

清醒梦训练也可以用作异态睡眠的辅助治疗，例如快速眼动睡眠行为障碍（REM sleep behavior disorder，RBD），一些患者报告说，学会识别自己正在做梦可以阻止他们对梦境内容做出反应，从而避免在睡眠期间做出暴力或危险行为[97]。目前，关于清醒梦对 RBD 的潜在治疗作用仍然需要进行实验研究来测试其功效。清醒梦研究的最后一个值得注意的潜在临床应用是开发基于神经影像的（自我）意识诊断标志物，这种标志物可能改善对因创伤性损伤、失语症、运动障碍或其他身体限制（例如气管切开术）而无反应的患者的诊断和监测。清醒梦的研究可能在这一领域发挥重要作用，因为除了评估患者的初级意识能力（即患者是否能看到、听到或经历疼痛）之外，一个重要的临床目标是监测那些在行为评估上无反应的患者是否存在自我意识、能否意识到自身的状态[98]。因此，识别可靠的初级意识和高级意识大

脑活动标志物有可能提高诊断准确性，并为此类患者的康复监测提供额外的途径。

非临床应用

清醒梦也用于多种非临床目的。最常见的想要体验的梦境行为包括飞行、与梦中人物的交流以及梦中的性接触，而清醒梦的发生频率似乎可以预测这些意图倾向在清醒梦中被执行和回忆的成功程度[22]。除了在梦中进行娱乐活动之外，许多清醒梦者还试图利用清醒梦来影响他们清醒时的生活[99]。与之相关的科学研究中，较常用的两个任务是创造性问题解决和练习运动技能。

关于科学发现、创造性和艺术生产力的一些逸闻表明，创造力可以通过睡眠和做梦来触发或增强。此外，理论和实验研究表明，梦可以提高清醒时的创造力。人们普遍认为睡眠为创造性孵化（incubation）提供了理想的状态：尝试解决问题时，在缺乏外部感官数据的情况下，内部产生的梦境叙事会使人们更彻底地放弃失败的尝试，从而导致时间上更久远的、联系程度更松散的认知数据的共同激活。梦和创造力都以初级过程思维、平面关联层次结构和注意力分散为特征[100]。与非清醒梦的随机叙事相比，清醒梦更倾向于以目标为导向的叙述，同时还能利用梦境本身的上述创造性特点。研究表明，经常做清醒梦的人在基于洞察力的问题解决任务中表现更好[101]。对清醒梦者的调查和实验研究表明，清醒梦确实可以用来提高创造性思维和解决问题的能力[99, 102]。

清醒梦期间的运动练习是一种新型的心理训练，个体在梦境状态下有意识地练习特定任务而无需醒来[103]。它与心理训练具有可比性，而心理训练是运动理论和运动实践中建立起来的可靠的练习方法[104]。对于心理和梦的排演，运动都是在纯粹认知层面上用想象的身体来模拟的，而身体则保持静止。与心理练习和现代虚拟现实模拟器相比，清醒梦的一个优势在于其提供了一个尽可能生动和真实的环境中，做梦者能在其中感受到几乎所有的动态感知。此外，清醒梦者仅受到想象力和注意力稳定性的限制，与心理排练、虚拟现实环境或清醒生活相比，对自己的身体、行为和环境的控制潜力要大得多。然而，与大量的心理练习研究相比，清醒梦练习的经验数据却相当稀缺。

在一些报告中，业余和职业运动员表示使用清醒梦来提高他们清醒时的表现，如长跑、网球、滑冰、高山滑雪或武术[70, 105]。在一项更系统的问卷研究中，对 840 名来自各种运动项目的德国运动员进行了调查，并从中了解他们的清醒梦经历[106]。尽管运

动员中清醒梦的发生率与一般人群相似[19]，但与所有回忆起的梦相比，运动员的清醒梦境比例增加了近 2 倍。大约 1/10 有过清醒梦的运动员（占总样本的 5%）利用清醒梦来练习运动技能，他们中的大多数人都认为自己的表现因此得到了提高。

很少有研究通过实验测试清醒梦练习的效果。在一项定性研究中，受试者被要求在清醒梦中做出他们在现实生活中熟悉的复杂运动技能，如滑雪或体操[107]。参与者报告说，他们在清醒梦中执行这些运动技能没有困难，并且他们在做梦和清醒状态下做出这些动作的能力都有所提高。在一项前后测设计的准实验研究中，参与者被要求在清醒梦中练习抛硬币任务[108]。结果显示，测试前和测试后比较，清醒梦组（在清醒梦里练习投掷硬币任务）命中目标的次数显著增加，但对照组没有增加。这些结果可以通过不同的运动任务（连续手指敲击）来复制。与实际的身体练习相比，清醒梦练习后的改善似乎相似或稍低，而与清醒时的心理练习相似或稍好[109]。最近，一项睡眠实验室研究表明，清醒梦训练后飞镖表现的改善取决于在梦中排练时分心的次数[110]。此外，一项对运动员的访谈研究表明，许多不同的运动和动作都可以在清醒梦中进行练习，并且清醒梦练习的体验非常真实[111]，清醒梦练习也可以应用于涉及运动学习的其他领域，如康复训练、手术或音乐[112]。

风险

尽管学术界和公众多年来对清醒梦的看法在怀疑、好奇和热情之间摇摆不定，但最近，人们表达了对潜在风险的担忧。除了以经验证据外，如在有意的清醒梦诱导训练期间，解离体验和精神病性症状有所增加[113]，也有人指出清醒梦诱导策略的实际副作用，以及理论上讲培养大脑状态可能导致睡眠的进化功能无法被实现[114-115]。然而，后一种可能性应该从长远来看：任何通过药物或电生理学手段进行有针对性的大脑干预都会带来副作用，但是，这些副作用并不是清醒梦的内在目的。在清晨中断睡眠以增加清醒梦的概率也会中断清晨睡眠所发挥的功能——就像观星或观鸟等类似定时活动的作用一样。如果非清醒梦具有生物功能，正如已经提出的那样[116]，有可能这

些功能在清醒梦期间不会发挥作用。然而，要确定是否真的如此，仍有待未来的实验研究。需要对清醒 REM 睡眠的神经生物学进行更多研究，以准确了解它与非清醒 REM 睡眠有何不同，以及这些差异是否会影响所提出的梦的功能。在这种情况下，还需要注意的是，清醒梦通常只持续几分钟，因此这种非清醒梦才有的功能在大多数时间都不会受到影响。值得注意的是，最近的一项研究表明，经过有清醒梦的一晚睡眠后，睡眠者会感到更加精神焕发[117]。然而有必要进行更多关于长期清醒梦训练的实证研究。

临床要点

清醒梦已被建议作为梦魇的自然疗法，并且该适应证已经得到一些临床支持。它可能特别适合特发性梦魇，但不太适合创伤后梦魇。由于对梦的清醒洞察和对精神病的自知力可能具有重叠的神经关联，因此清醒梦在精神分裂症治疗或新型抗精神病药物的开发中也可能具有价值。最后，清醒梦的神经生物学研究可能有助于开发基于神经影像的意识诊断标志物。

总结

与正常梦境中缺乏对自己状态的自知力不同，清醒梦的特点是能意识到当前的精神心理状态，通常会导致对梦境叙述的意志控制。清醒梦可以通过多种诱导策略来学习和训练，包括前瞻记忆、外部记忆线索和药物。尽管清醒梦作为一个研究课题最初在睡眠科学领域受到质疑，但近年来对该课题的研究正在不断发展。初步研究结果表明，与非清醒梦相比，清醒梦与神经活动的特定变化相关，外侧前额叶、额极和内侧顶叶的激活被认为与定义清醒梦的元认知能力增强有关。清醒梦具有临床和非临床应用，包括梦魇疗法、心理运动技能训练和创造性解决问题。未来需要可靠的诱导方法来进一步探索清醒梦及其科学研究的潜力。

参考文献和拓展阅读

请扫描书后二维码，获取参考文献和拓展阅读资源。

梦魇的功能

Michelle Carr, Tore Nielsen

郑娜娜 译 张继辉 审校

第 60 章

章节亮点

- 根据《精神障碍诊断与统计手册》（第 5 版）和《睡眠障碍国际分类》（第 3 版）的定义，梦魇障碍被视为一种症状性障碍，而非功能性障碍。
- 在一般人群中，梦魇和焦虑性梦境普遍存在。这一现象与其在认知–情绪调节以及情绪记忆巩固方面的功能性作用相一致。
- 梦魇功能理论突出了不同的情绪调节机制，包括但不限于压力管理、情绪去物化、恐惧记忆衰减以及情绪场景化。

梦魇的功能是什么

为何人们会经历梦魇（nightmare）？这是否是某一临床状态的症状表现，或者梦魇在情感或生理平衡方面具有特定的调节功能吗？更进一步地，梦魇是否可能同时具有症状性和功能性的双重角色？梦魇的功能性定位依然是现代睡眠医学领域一个尚未得以解决的核心问题，这一问题对于我们对心理健康和认知发展的深入理解具有重要的影响。本文综述将针对梦魇的功能性问题进行全面审视，并探究相关的科学研究。

在本章节中，我们将"梦魇"定义为一种在梦境中涉及强烈负面的情感体验，而不论这种体验是否导致清醒状态下的功能障碍。采用这一宽松的定义是为了包含临床和研究两个维度的各种解释，进而涵盖各类具有不适情感的梦境，并考量那些并不会立即唤醒梦者的情境。值得注意的是，尽管这一定义未必得到所有研究者和临床专家的共识，但其与当前临床诊断标准（表 60.1）以及早先《精神障碍诊断与统计手册》（DSM）第 3 版及其修订版中关于梦境焦虑发作和焦虑梦的定义大体一致。此定义的采用旨在确保梦魇领域内的多元理论能被全面地纳入讨论。

梦魇是公认的临床症状

对梦魇的诊断和分类自古以来通常被视为病理性事件。在临床描述中，可能找到有关梦魇潜在功能性的线索。根据《精神障碍诊断与统计手册》第 5 版（*Diagnostic and Statistical Manual of Mental Disorders*, fifth edition, DSM-5）[1] 和《睡眠障碍国际分类》第 3 版（*International Classification of Sleep Disorders*, third edition, ICSD-3）[2]。梦魇主要是在深夜快速眼动（rapid eye movement, REM）睡眠阶段发生的极度不快情绪梦境，且能在醒来后清晰地被回忆（表 60.1）。在 65% ～ 85% 的梦魇中，基本的恐惧表达似乎是中心主题，而其他的不快情绪（如愤怒和悲伤）则在其余的梦魇中占主导 [3-4]。这种明显的恐惧占主导地位可能意味着梦魇与其他恐惧功能障碍疾病的症状相似，如恐惧症、广泛性焦虑或社交焦虑，但也可能表明恐惧记忆、恐惧消退和恐惧调节系统有更深层次的参与，这些系统是情绪学习和情绪记忆巩固正常功能的基础（参见 Walker [5]，Levin 和 Nielsen [6]，以及 Nielsen 和 Levin [7] 的综述）。当然，这些可能性并不互斥。

梦魇的病理背景是惊人的，在其他地方已有详细论述 [6, 8]。与梦魇共病的病症范围从轻度到重度不等，但梦魇与其他病理之间的因果关系尚未明确。与健康人相比，患有抑郁症、焦虑症、神经质 [6, 8] 和创伤后应激障碍（posttraumatic stress disorder, PTSD）[9] 的人做梦魇的频率更高。梦魇还与自杀意念 [10]、自杀未遂 [11] 和自杀死亡 [12] 有可靠的关联，而与其他心理病理状态相独立 [10, 13-14]。

总之，将梦魇障碍描述为一种主要基于恐惧的疾病，以及越来越多地将梦魇与各种共病的情感症状联系起来，支持了这一观点，即频繁的梦魇反映了支配恐惧表达、恐惧记忆或恐惧调节过程的正常功能出现了病理障碍。然而，尽管梦魇会给人带来痛苦和折磨，从长远来看，它们也可能意味着至少达到一定严重程度的先天适应性反应。

梦魇可能是知觉敏感性的一种表现

将梦魇视为临床问题的观点导致人们将注意力偏

表 60.1　《精神障碍诊断与统计手册》第 5 版（DSM-5）和《国际睡眠障碍分类》第 3 版（ICSD-3）中梦魇障碍的诊断标准

	DSM-5	ICSD-3
回忆梦的性质	反复出现极度烦躁、记忆深刻的梦，通常涉及威胁以及发生在睡眠的后半段	反复出现极度烦躁、记忆深刻的梦，通常涉及威胁以及发生在睡眠的后半段
觉醒的性质	在觉醒时变得警觉和定向	在觉醒时变得警觉和定向
痛苦的性质	导致临床上显著的困扰或功能损害	在以下领域之一引起临床上显著的困扰或功能损害：情绪、睡眠、认知、家庭、行为、白天嗜睡、疲劳、职业、社交
鉴别诊断	非物质来源	N/A
鉴别诊断	非其他精神或躯体疾病的结果	N/A
持续时间	急性：＜1 个月；亚急性：＜6 个月；持续：＞6 个月	N/A
严重程度	轻度：＜1 次/周；中度：1～6 次/周；重度：≥7 次/周	注：ND 仅在儿童持续痛苦的情况下诊断

注：ICSD-3 标准与 ICSD-2 标准相比仅略有变化。DSM-5 的标准与 DSM-4-TR 相比有以下几个方面的变化：①DSM-5 根据持续时间和严重程度对亚型进行了分类（在 ICSD-2 中使用），而 ICSD-3 则删除了这些分类；②DSM-Ⅳ-TR 中的恐怖性入睡前幻觉在 DSM-5 中被纳入为梦魇的睡眠发作亚型；③在 DSM-5 中，如果梦魇发生在疾病之前，并且其频率或严重程度需要独立的临床治疗，则可以在 RBD、PTSD 和急性应激障碍的情况下诊断梦魇障碍。两本手册现在都包括了任何烦躁的情绪语调，并识别了频繁描述的威胁相关内容。

N/A，不适用；ND，梦魇症。

向于上一节所述的病理和合并症状。然而，越来越多的证据表明，梦魇可能反映了一种更普遍的人格特质——感觉处理敏感性——其特征是情绪反应性增高以及对环境的感知和认知处理能力增强。感觉处理敏感性是通过 Aron 及其同事开发的 27 项高度敏感人格量表来测量的[15]，其中包括评估一般情绪反应性、感知敏感性和认知处理深度的项目。一方面，这种特质具有适应性，能增强对环境的认识，并在有利环境下促成积极结果。然而，高度敏感的个体更容易在刺激性环境中不知所措和感到痛苦。我们最近提出，容易做梦魇的个体可能具有高度的感觉处理敏感性[16]，并在一个样本中证明了梦魇引发的痛苦与高度敏感性有关[17]。同样，梦魇患者也被描述为具有"边界更薄"的特质，即在情感、感知和认知领域都表现出增加的敏感性[18]。最近的一些研究结果支持了易做梦魇的人可能对负面和正面刺激都更敏感的观点。例如，梦魇患者的新奇感和寻求奖励的行为增多[19]，对负面和正面语义刺激的处理深度增加[20]，对社交-情感提示的反应性增强[21]。

高度敏感的人在清醒时的情绪反应和感官敏感性，同样也会以梦境（包括梦魇）的形式表现出来，以应对压力。然而，更普遍的是，易做梦魇的个体回忆梦境的频率会增加，非梦魇的梦境也会更加生动和富有情感[22]。我们还发现，在白天小憩期间，梦魇患者在梦境中报告了增加的负面和正面的运动感觉。[23]。最后，Perogamvros 及其同事[24]发现，与健康受试者相比，梦魇障碍患者在快速眼动（rapid eye movement，REM）睡眠期间具有更高的心率诱发电位（一种内感受性意识指数）。在我们最近的研究中[17]，梦魇

困扰程度较高的受试者更有可能将外部刺激以及低水平的听觉和视觉线索纳入梦境内容。这些发现支持这样的观点：睡眠期间增强的感觉处理与梦魇困扰相关。总体而言，该模型表明，容易做梦魇的个体在睡眠和做梦期间会经历情绪和知觉敏感度的提高。作为对易做梦魇的个体性格的更广泛的概念化，这种新观点对长期以来认为梦魇只是临床病理症状的观点提出了挑战。

梦魇无处不在

大规模人群研究表明，梦魇不仅是一个普遍存在的临床问题，而且焦虑的梦境也比人们通常认为的要普遍得多。在具有临床显著频率的梦魇发生率，即每周约一次或更多次，不同个体之间的比例为 0.9%～6.8%（参见 Sandman 及其同事的综述[25]）。两项最大的队列研究（即来自芬兰普通人群的 69 813 名参与者[25]和来自日本的七至十二年级 87 408 名学生[26]）提供了一致的预测结果。前一项研究发现，4.2% 的人在过去 30 天内"经常"做梦魇；后一项研究发现，6% 的人在同一时期内"总是"或"经常"做梦魇。但这不全面，更多的人做梦魇的频率较低，例如，芬兰队列中有 40% 的人报告过去 30 天内"偶尔"有梦魇。85% 的成年人表示每年至少做一次梦魇[6]。偶尔做梦魇一般不被认为是病态的，它们很可能是梦魇在维持一种正常的适应性反应的证据。梦魇的广泛发生也得到了前瞻性测量（如家庭梦日志）比回顾性测量（如问卷）估计它们的频率高出 3～10 倍的支持。此外，梦境紊乱和梦境痛苦的范围更广[6, 30]，包括丧亲期间[31]、怀孕期间[32]、外伤或脑部手术后[33]、

服用或停用各种药物后，或与许多精神、身体和睡眠障碍相伴随时出现（参见 Nielsen[30] 和 Robert 与 Zadra[34] 的综述）。不良梦境与梦魇有所不同，因为它们不会导致觉醒，情绪也不那么强烈[34]。不良梦境的发生频率比梦魇高出 4 倍[29, 34]，且与梦魇结合在一起，在健康大学生中每年的发生率约为 40 次[29]；它们构成 572 名受试者报告的所有梦境中的 13.7%（$n = 9796$ 梦境[34]）。不良梦境在主题上与梦魇类似（如身体侵害），但更有可能得到积极解决（38%）而非梦魇（22%）[34]。这表明，他们在调节情绪方面可能比梦魇更有功能。除了不良梦境之外，在家庭梦中，负面情绪占所有梦境情绪的 66%～80%[35-36]。

总之，尽管梦魇已被明确认定为一种临床实体，但梦魇作为更广泛的不安和痛苦梦境的一部分且无处不在，这支持了一种可能性，即梦魇可能在情绪调节或情绪记忆处理中发挥作用；随着梦魇变得更加严重和具有破坏性，这种作用可能会减弱。

多导睡眠图对梦魇患者的研究结果尚无定论

多导睡眠图（polysomnography，PSG）揭示了几种依赖睡眠的记忆功能，这些功能与睡眠阶段的比例和微结构睡眠特征（如纺锤波和 REM 密度）有关[37]。尤其是 REM 睡眠与情绪刺激的处理有关，如恐惧和安全记忆的巩固[38] 或复杂图片的负面成分[39] 以及情绪反应的调节[37]。根据这些发现，梦魇患者的 PSG 特征——尤其是他们的 REM 睡眠特征——可能为梦魇的功能性提供线索。两项关于梦魇发作的研究[40-41] 揭示了 REM 睡眠激活的迹象（如心率加快），这可能是由于伴随梦魇而来的自主神经唤醒增强所致。然而，在后一项研究[41] 中，60% 的病例并未表现出自主神经唤醒增强。其他研究发现，与焦虑程度低的梦境相比，焦虑程度高的梦境每分钟眼球运动次数更多，呼吸时间更短[42]。对于梦魇患者的习惯性睡眠，PSG 异常的研究结果是不一致的。有些研究发现了 REM 期的特异性异常，如早期 REM 跳过次数增加、REM 潜伏期和周期长度增加、REM 次数增加[43]、REM 效率降低[20] 以及高 α 范围（10～14.5 Hz）[44] 和"慢 θ"范围（2～5 Hz）[45] 的频谱功率增加。其他报告在非快速眼动（non-rapid eye movement，NREM）睡眠中发现了变化，如 α 波功率低[44]，CAP A1 减少，但 CAP A2 和 A3 亚型增加[44]，快纺锤波密度和频率更高[46]，慢波睡眠减少[47]，以及与增加的 β 和 γ 功率相伴的 δ 减少[48]。Blaskovich 及其同事[48] 还发现，与对照组相比，梦魇患者在 REM 睡眠期的前 10 min 内的觉醒程度有所增加，但在之后则没有。其他研究报告了全局变化，如更频繁的周期性腿部运动[49]，更多的睡眠碎片化[41, 50]，更长的睡眠潜伏期，更多的夜间觉醒[47]，以及在 REM 睡眠剥夺后恢复性睡眠期间心率的标准化低频成分的增加[51]。

这些发现虽然存在不一致性，但可以认为反映了梦魇患者睡眠期间觉醒水平的增加，无论是腿部运动，夜间觉醒还是高频振荡。这一观点与梦魇期间情感和生理觉醒水平增加的主观体验相符。然而，睡眠中觉醒水平的增加并不是已知睡眠相关功能的高度特异性相关性，也不能解释为什么有时会触发梦魇，有时不会。总体而言，经过评审的研究尚未允许在梦魇与已知的睡眠记忆或情绪调节功能之间建立可靠的联系。

一系列的梦魇功能理论

在目前的工作中，我们使用"功能性"一词来指梦魇具有的生物适应性优势（见 Revonsuo[52] 的评论）。梦魇是否具有功能性的问题自弗洛伊德时代以来就一直存在争议，直到今天仍然存在分歧。虽然人们很容易将现有的梦魇功能理论视为二分法，也就是说，梦魇要么是功能性的，要么不是功能性的，但对文献和梦魇的动态现象学的更仔细的考虑表明，功能性可以有多种程度。如图 60.1 一个简单的威胁性梦魇所示，在梦魇经历中至少有 5 个现象步骤和 5 个伴随的情绪反应。这包括正常梦境的阶段，烦躁情绪建立的阶段，梦进入痛苦境界的任意阈值，觉醒和觉醒后的反应。

理论可以将功能性或功能性的缺失归因于这些步骤中的任何一个或其组合。图 60.1 的下方版块根据功能性步骤对理论进行了分类。有几种情绪调节理论认为，情绪化的梦和痛苦的梦在一定程度上是功能性的，但因过度痛苦而引发的觉醒反映了功能的失效（图 60.1 第 2 行）。与此相反，威胁模拟理论[52] 认为威胁性梦和梦魇是功能性的，与觉醒或觉醒后反应无关（图 60.1 第 3 行）。最后，将功能归因于觉醒后适应的理论依赖于觉醒将梦魇内容带入意识思维，以便进一步处理（图 60.1 第 4 行）。需要注意的是，这个五步功能序列的所有可能理论并未全部展示，梦的内容并不在这一假设序列中，但却可能是决定性的。例如，如果一个梦复现了之前的创伤，那么某个步骤就可能被假设为非功能性的。因此，各种类型的梦魇和其他受干扰的梦可能并不全都具有相同的功能。

在下面的章节中，我们将讨论几种梦魇理论是如何与功能问题相关联的。随着人们越来越重视梦魇的医学化（DSM-5）[1]，以及有证据表明梦魇与精神病理学状态有关，普遍认为梦魇是功能失调的。两种理论[54-55] 认为梦魇惊醒是做梦功能失效的证据。第三种理论[7] 认为，在做梦过程中无法调节恐惧消退是

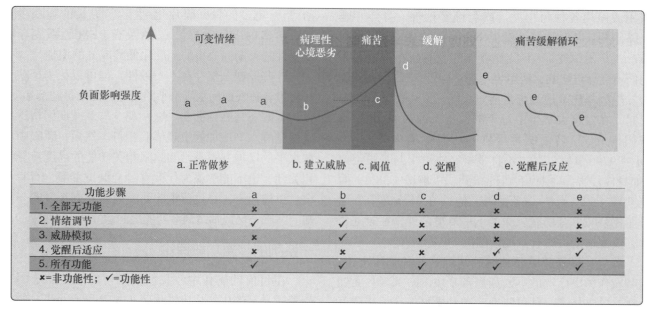

图 60.1　梦魇

功能步骤	a	b	c	d	e
1. 全部无功能	✗	✗	✗	✗	✗
2. 情绪调节	✓	✓	✗	✗	✗
3. 威胁模拟	✗	✓	✓	✗	✗
4. 觉醒后适应	✗	✗	✗	✓	✓
5. 所有功能	✓	✓	✓	✓	✓

✗=非功能性；✓=功能性

功能失调的原因。另一方面，有几种理论有一个共同的假设，梦魇在随时间的情感反应适应性修饰中起到了一定作用。我们分别介绍这些理论，以强调它们所提出的更为具体的情绪调节机制，并总结支持或反驳每种理论的现有实证研究结果。

情绪–防御调节

一种新精神分析理论[56]认为，梦魇觉醒是梦境功能失败，特别是未能抑制特定类型情绪的过度激活。梦魇觉醒是由 8 种基本情绪类型引发的：喜悦、接受、惊讶、期待、愤怒、厌恶、悲伤或恐惧[57]，每种情绪类型都会产生独特的梦魇主题，并经常在觉醒时产生特征行为。例如，恐惧会导致恐怖梦魇，醒后会有明显的动作或言语；愤怒会导致愤怒梦魇，会握紧拳头；悲伤会导致悲伤梦魇，会大量哭泣；而喜悦——也许是相反——会导致与夜间性高潮有关的"愉悦"梦魇，无法将情感唤醒控制在适当水平会触发觉醒，从而干扰梦境的功能。这一梦魇主题的八重结构被延伸到人格结构、认知取向、心身器官系统等更普遍的属性上[56]。这一理论中引人入胜的一个组成部分是，每个梦魇都被认为包含恐惧元素，即在梦境中有抵抗充分表达主导情感的倾向时，最终导致觉醒（例如，害怕让愤怒放大到明显的暴怒，或害怕让喜悦 / 快乐放大到性高潮的程度）。

尽管这一理论清晰易懂，但还没有经过实证检验，研究也很少。然而，这个理论大体上与目前对梦魇的定义是一致的，即梦魇包括了恐惧以外的情绪，而且研究表明，从梦魇和其他不愉快的梦境觉醒通常伴随着梦境演绎行为，无论在睡眠行为障碍（如REM 睡眠行为障碍[58]）还是在普通人群中[59]。

适应压力

尽管早期的梦功能理论强调 REM 睡眠和做梦在促进压力适应方面的作用，但其中大多数理论仅在一定程度上涉及梦魇。因此，睡眠前的压力被纳入梦境内容或增加梦境中的痛苦情绪[60-63]的证据通常被解释为表明正常梦境如何能够"掌握"[60]或"同化"[64]白天的压力，而不是解释压力如何可能引发梦魇。这一趋势的一个例外是对梦魇在"战争神经症"（即现在的PTSD）[65]中可能扮演的角色的关注。

干扰–回避–适应理论[66-67]假设，做梦通过在两种不同的功能（掌握和回避）之间摇摆来实现压力适应。关于未解决的干扰事件的梦被认为是"掌握型梦境"，有可能扰乱睡眠——比如从梦魇中惊醒。据推测，掌握型梦境是通过一种创造性的情绪问题解决方式发生的，这种方式利用了对过去类似但成功解决的情况的记忆。梦境中特有的想法、思想和情感的自由流动有利于情感的掌握。然而，如果梦的干扰性太强，可能会导致惊醒和其他睡眠障碍。因此，"回避型梦境"是对掌握型梦境的补充，并通过各种过程（例如，呈现与清醒时的压力源无明显关系的梦境情绪或特定内容）防止睡眠中断。掌握型梦境和回避型梦境之间的震荡在夜间和夜间之间持续进行，直到达到适应为止。梦魇会扰乱睡眠，是压力适应失败的证据。

支持压力适应理论的证据不一。一些研究（如Cohen 和 COX[68]）发现，梦见睡前的压力刺激会改善早晨的情绪，而另一些研究（如 Koulack 及其同事[69]）则发现情况基本相反。实验（困难的智力测验[69]）或自然（地震[70]）诱发的压力会导致压力源的增加；梦魇的频率和强度与日常压力的增加和应对努力的增加有关[71]。然而，认为压力源后的梦可能与压力源有关（控制）或无关（逃避），这几乎等同于一种无法证实的理论。我们需要更详细地预测掌握型梦境和回避型梦境的确切时间和顺序。

去躯体化

Fisher 及其同事[41]发现，一些 REM 睡眠梦魇并没有伴随着被报道的负面情绪所预期的自主神经激活。在他们记录的梦魇中，60%（20 个中的 12 个）没有观察到与情绪相关的自主神经活动（通过心率、呼吸频率和眼动活动来测量）。在其他梦魇中，这种活动只发生在 REM 发作的最后几分钟。最近的一项研究[40]也报告了类似的发现这种将看似可怕的梦境意象与其预期的自主关联明显分离，促使人们将 REM 梦视为一种"调节和调节焦虑，消除对焦虑的生理反应消除或减少生理伴随物"的机制[41]。这种去躯体化机制被认为有助于保护 REM 睡眠，减轻做梦时的焦虑，并降低醒来时受到干扰的程度。这有助于防止焦虑的自我延续，并有助于控制创伤记忆——即使在醒来后[41]也是如此然而，做梦时强烈的自主神经活动表明了这种机制的崩溃，有记录的 40% 的梦魇都发生了这种活动。

类似的去躯体化概念在文献中偶尔出现，并且提出了略有不同的去躯体化机制。一项关于梦魇的焦虑消退功能的实证研究[72]的作者认为，梦魇通过反复暴露于诱发恐惧的刺激（如内爆疗法）而促进焦虑消退，但他们自己的研究结果并不支持这一假设。这些机制包括 REM 睡眠眼球运动通过一种类似于眼球运动脱敏和再处理的机制使情绪脱敏[73-74]；REM 睡眠失张力通过在消极梦境想象中反复阻断动觉反馈使消极情绪的躯体成分脱敏[75-76]；在一个相关的理论中，反复配对的痛苦梦境想象和 REM 睡眠失张力以一种类似于系统脱敏疗法的方式使焦虑脱敏[77]。在所有这些模型中，消极情绪被认为与脱敏有关，但要达到一定的临界点；当临界点是觉醒点时，这个临界点是明确的（类似于洪水疗法），但在大多数情况下，其他临界点仍未确定。

总之，去躯体化理论提出了做梦和做梦魇时情绪调节的机制，其中强烈的情绪通过与自主抑制、肌肉张力、眼球运动或定向反应等过程的反复配对而被下调。

情绪调节

情绪调节理论认为做梦具有情绪调节功能[54, 78]，在许多方面与去躯体化方法相似。该理论认为，REM 睡眠的一个主要特征是在 REM 睡眠过程中出现情绪唤醒的"激增"。这种"激增"包括自律神经唤醒的逐渐增强和随后的平稳，而梦的内容则通过降低相关情绪的强度和可变性来"控制"这些"激增"。这是通过在连续的 REM 期展开的"渐进序列"梦境内容模式来实现的，这种模式有助于情绪问题的解决。循序渐进的梦境模式有别于重复性创伤模式，在重复性创伤模式中，情绪冲突被简单地陈述和重述，没有适应性变化的证据。梦魇有助于问题的解决，直至超出情绪波动的吸收能力。还有人提出了类似的情绪调节理论，认为梦魇具有适应压力的功能[71, 79]。

除了 REM 睡眠的周期性-紧张性结构外，REM 睡眠具有激增性的生理假设仍有待经验证明。然而，梦境会受到睡前想法和情绪的影响[80]，并与第二天的情绪有关[81]。此外，一夜之间消极情绪（如不快乐）的减少与中间梦境的内容有关，尤其是与梦中人物的数量有关[78]。也有报道称[82-83]，睡前抑郁的高分与第一个 REM 中更多的痛苦梦境有关，但与睡眠生理变量无关，这些研究结果是一致的。该研究小组的其他支持性证据[84-85]表明，在婚姻破裂的受试者中，报告早夜消极梦境居多的受试者一年后病情缓解的可能性要高于那些晚间消极梦境较多的受试者。因此，睡眠早期出现的消极梦境可能反映了一种睡眠中的情绪调节过程，类似于由重大情感冲突引发的渐进-序列模式；睡眠晚期消极梦境占主导地位可能反映了这种调节功能的失效。

综上所述，情绪调节模型提出了通过梦境内容的性质和结构来降低强烈情绪的机制；这可能需要将情绪激增与随着时间推移而展开的解决问题的梦境结构有规律地结合起来，或者在夜间早期适时出现消极的梦境情绪。

恐惧消退

最近的一种理论[6-7]认为做梦具有消除恐惧记忆的功能，并将梦魇解释为对这一功能的干扰。梦中的恐惧消退需要激活恐惧记忆元素，这些元素被孤立并从情景环境中移除，并重新组合成支持替代情绪反应表达的新梦境场景；这一系列过程最终会产生恐惧消退记忆。恐惧消退记忆提供了一种"安全"感，因此与原始恐惧记忆形成竞争，如果得到巩固，恐惧消退记忆将取代原始恐惧记忆。通过将恐惧记忆元素与现实的非逆反情境相结合，恐惧消退记忆在紧张不安的梦境中得以实现。梦魇的出现就是这一机制被破坏的结果。例如，如果根深蒂固的恐惧记忆抗拒与新的情境重新组合，就像主题反复出现的梦魇那样，新的恐惧消减记忆就可能无法形成。

在神经层面上，恐惧消减至少由 4 个区域组成的网络支持，这 4 个区域控制着睡眠和清醒状态下的情绪表征和表达：杏仁核（amygdala，Amyg）、内侧前额叶皮质（medial prefrontal cortex，mPFC）、海马（hippocampal，Hip）复合体和前扣带回皮质（anterior cingulate cortex，ACC）。在恐惧消退模型中，片段记忆元素重组成梦境的过程由 Hip 传递，Amyg 加入情感特质，而来自 mPFC 和 ACC 的抑制性传入则下调过度的情绪激活。在做梦魇时，这一过程会失效，Amyg 可能会对梦中描绘的与恐惧相关的记忆元素反应过度，而 mPFC 或 ACC 中通常会下调 Amyg 活动的过程可能会受到干扰，从而导致强烈的恐惧激活和无法消除恐惧。这种情况与经验支持的 PTSD 病理模型相似[86]。

对该理论的一项测试[87]是使用神经心理学测试来评估额叶抑制功能。梦魇患者在情绪化 Stroop 测试中表现出普遍的反应迟钝，在情绪化 Go/NoGo 测试中反应时间较长，在言语流畅性测试中表现出较高的持久性。与对照组相比，我们重复了经常做梦魇的人在言语流畅性方面的持久性[88]，并发现持久性与梦魇的严重程度呈正相关。对该模型的支持包括最近的研究发现：经常做梦魇的患者 mPFC 的激活程度低于对照组[89]；在情绪图片浏览任务中，mPFC 和 ACC 的激活程度与情感障碍性做梦的严重程度呈负相关[90]；ACC 区域同质性与梦魇造成的生理后果的严重程度呈负相关[91]。因此，梦魇与前额叶在情绪调节中的缺陷之间存在广泛的认知和神经支持。尽管如此，更精确的梦魇中恐惧消退的机制仍有待检验。

认知回避与恐惧消除的局限性：反复出现的梦魇

Spoormaker[92]提出了前述理论的变体，用以解释具有重复主题的梦魇亚类中的恐惧消退失败。反复出现的故事情节被认为是记忆中的"脚本"，很容易被正在进行的中性梦境激活，其具体内容随先前梦境的变化而变化。梦魇脚本可能基于真实的创伤记忆，也可能随着时间的推移在反复的情绪压力下形成，特别是当压力源习惯性地以一种发展和强化潜在剧本的方式作出反应时。认知回避是使偶尔出现的痛苦梦魇反复出现的关键机制。对痛苦想法的回避可能会助长痛苦的梦境，这一点得到了"梦境反弹"效应研究的支持；例如，抑制不愉快的想法与增加与不愉快想法相关的痛苦梦境有关[93-96]。就梦魇而言，回避策略（如尽量不去想或回忆梦魇）会导致恐惧消退的失败，并降低梦魇脚本融入自传记忆或发现梦魇脚本替代反应的可能性。通过详细说明恐惧消退过程的局限性，该模型阐明了梦魇经历的病理方面。

该理论的主题是反复出现，这与许多梦魇的情节线确实是反复出现的这一事实不谋而合。一项未发表的研究发现，在 188 名大学生报告的所有梦魇中，包括那些偶尔出现的梦魇，有 60% 包含反复出现的故事情节[92]。在有临床梦魇问题（每周至少一次）的参与者中，91% 的人声称他们的梦魇具有反复出现的故

事情节。反复做梦魇所固有的功能失调也与研究结果相吻合，即反复做梦魇通常与较差的幸福感有关[97]。

意象情境化

Hartmann[98-99]提出的意象情境化理论强调了情绪在梦境形成中的作用，并认为梦魇（就像做梦一样）在适应情绪体验方面发挥了作用。Hartmann 认为梦的图像是由与当前的担忧相关的情绪驱动的；情感越强烈，梦的中心形象就越强烈和突出。反复发作和创伤后的梦魇是最明显的例子，但任何类型的强烈情绪的梦也是典型的。梦的基本作用是在一个"安全"的环境中隐喻化意象（如在 REM 睡眠期间，肌肉抑制阻止梦中的行为）。"潮汐"梦就是一个中心化、情境化梦象的例子。在这个梦中，强大的波浪将梦醒时对类似强烈感受的担忧所产生的恐惧或无助的感觉情境化了。情境化依赖于做梦时神经网络的高度关联性，即情感关注元素和过去类似经历之间的交叉连接增加。随着记忆性连接的增加，情感变得不那么强烈，关注也逐渐整合。梦的适应功能类似于创伤后的心理治疗，治疗师提供了一个安全的环境，在这个环境中，强烈的情绪可以得到表达，并与其他记忆建设性地联系起来[100]。

支持性证据包括：在创伤或虐待之后，中枢图像更频繁地出现[101]；REM 睡眠参与海马体依赖性记忆的形成[102]；海马体在巩固情境记忆方面起核心作用[103]。

模拟威胁

Revonsuo[52]提出的这一进化理论认为，做梦（包括梦魇）的目的是提供一个逼真的（虚拟的）环境来面对威胁的情况，并练习威胁感知和避免威胁的技能。Revonsuo 声称，随着时间的推移，反复模拟威胁会增加我们在清醒状态下成功应对真实威胁的可能性，并为我们的物种带来生存优势。当个体在白天受到更高水平的威胁（如生活在战区）时，威胁模拟机制会被完全激活，从而产生更多的威胁型梦境。令人不安的梦和梦魇的高发率支持了这一理论，因为这些梦境和梦魇通常描绘的都是威胁。因此，被攻击或被追赶的梦魇被认为是功能性的，因为这些梦魇提供了机会来识别现实生活中可能遇到的威胁情况，并练习对这些情况做出适应性反应。支持这一理论的研究包括梦境内容分析，结果表明大学生经常做一些既严重又现实的威胁型梦境（如攻击、不幸主题），做梦者在梦境中会做出适当的反应[104]。此外，受到严重威胁（创伤）的儿童确实会更频繁、更强烈地梦见威胁事件[105]。反对威胁模拟理论的观点认为，梦中所产生的威胁往往不现实[106]，做梦者往往无法对威胁

做出成功的反应[107]。现实的威胁只出现在不到 15% 的经常型梦境[3]中以及只出现在 8% 的大学生家庭型梦境中[106]。威胁型梦境的经历也与对威胁事件的实际适应无关，就像 PTSD 的情况一样，再次经历梦魇往往会使人虚弱。此外，在遭受创伤之前或之后做梦魇往往是罹患 PTSD 的风险因素[108]。

觉醒后的适应

许多方法都认为梦魇是功能性的，因为梦醒后的反应可能起着调节或适应的作用。一种理论认为，觉醒后的功能可以是无意识的。"信息处理"或"记忆循环"理论[109-110]是一种新精神分析方法，它认为做梦的功能是将重要的新经验纳入长期记忆，即新旧记忆的情感整合。产生觉醒的焦虑型梦境有一个特殊的功能，因为它们表明正常情感整合的失败，但允许清醒状态的过程修改原始焦虑型梦境的记忆来源。这会导致第二天晚上做一个修改过的梦。将焦虑型梦境与其他想法、感觉和记忆联系起来，本质上是将后一种新信息来源与原始信息来源整合在一起，并为纠正梦提供新的、更具适应性的记忆来源。这种觉醒后的整合功能可能是自动和无意识的，仅仅是白天"心中有梦"的结果；也可能是有意为之的，或者是在清醒时有意对梦境进行反思，或者是在治疗师的帮助下进行的。无论哪种情况，纠正反馈都会导致情绪记忆结构永久性的、适应性的重组。反复出现的焦虑型梦境被认为反映了情感整合的失败以及纠正型梦境的失败。这一理论很少得到实证研究的支持，只有 REM 睡眠与情绪调节有关的证据普遍支持这一理论。

另一种觉醒后理论也认为，在自我反思或治疗的背景下使用梦境会导致生物适应，但这种适应的机制通常并不明确。这些方法的一个共同目标是通过药物或行为方法减轻与梦魇相关的痛苦[111]，但另一个共同目标是将梦魇作为揭示焦点情感冲突的来源，然后通过治疗来解决这些冲突。在这种情况下，以梦魇为中心的疗法已被证明适用于多种情绪状况，如丧亲之痛[4]、药物依赖[112]以及一般心理治疗[113]。在普通人群中，梦魇通常被报告为个人洞察力的来源[114]；在一项调查研究中，超过半数的参与者报告说，反思梦魇的意义可以使个人有所领悟。

结论

关于梦的阴暗面是否有作用，科学界在许多方面仍然存在分歧。梦魇和其他令人不安的梦被清楚地描述为与许多其他疾病并存的病理状况，这与梦魇要么是非功能性症状要么是功能失调症状的观点大致一致。

然而，他们与知觉敏感性的联系，他们在普通人群中几乎无处不在的存在，以及更广泛的不安和烦躁的梦（如不好的梦）的证据，都表明梦魇实际上可能是认知情绪调节或情绪记忆处理功能的一个组成部分。

梦魇功能的理论有一个范围，在这个范围内，梦魇进程的许多不同部分都可以被认为是功能性的。大多数功能理论认为梦魇可以实现某种类型的情绪调节功能。虽然这些通常被归为一个类别，但其机制各不相同，包括压力控制、情绪去躯体化、恐惧记忆消退、情绪情境化等。觉醒后功能理论也认同情绪调节的概念，即对梦魇的觉醒反应具有适应性结果。梦魇的进化理论是截然不同的，它声称梦魇能够预演应对威胁的技能。一些理论仅适用于某些类型的梦魇经历，如反复发生的梦魇[33, 92]、恐惧梦魇[6-7]、威胁梦魇[52]，而其他理论[56]则涉及广泛的情绪，矛盾的是，甚至强烈的积极型梦境也包括在内。尽管梦有这种多样性，但许多梦魇理论对于关键的功能机制仍然相对模糊，因此预测结果也不准确。对于那些提出了更详细解释的理论，支持性证据要么仍然存在争议，要么完全缺乏。加强实证研究和比较研究对所有理论都大有裨益。

> **临床要点**
>
> 梦魇与许多病理症状（如焦虑、神经质和 PTSD）共存，这表明梦魇是一种症状，但梦魇在普通人群中无处不在，这表明梦魇可能具有某种功能性目的。如果梦魇真的像一些理论家所说的那样有助于情绪调节或情绪记忆的巩固，那么只有当梦魇频繁、严重并干扰日常功能时，才需要对梦魇进行治疗。

总结

关于梦魇是否具有功能，众说纷纭。虽然临床上将梦魇定义为病理性的，这表明梦魇没有功能，但流行病学证据表明，梦魇和其他令人不安的梦在普通人群中广泛存在，这表明梦魇有功能。梦魇功能理论规定了许多不同的情绪调节机制，将典型梦魇的几个现象步骤（如觉醒前与觉醒后）的功能归因于梦魇。这些理论认为，情绪调节的方式包括压力控制、情绪去躯体化、恐惧记忆消退或情绪情境化。然而，支持性证据要么存在争议，要么不存在。

参考文献和拓展阅读

请扫描书后二维码，获取参考文献和拓展阅读资源。

第 61 章

创伤后应激障碍与梦和梦魇

Wilfred R. Pigeon，*Michelle Carr*

周娱菁 译 张继辉 审校

章节亮点

- 与创伤相关的梦魇是创伤后应激障碍（post-traumatic stress disorder，PTSD）所特有的表现，是一种持续存在的令人痛苦的症状。但 PTSD 患者所报告的梦境内容并非都是创伤记忆的直接再现。

- 在受到创伤后的早期阶段，梦境中出现的特有的创伤记忆的复现与 PTSD 的发生有关。实验和自然条件下的研究发现，梦境对于个体适应应激和创伤有积极影响，也提示与创伤相关的梦魇持续存在则代表了适应应激和压力的失败。

- 在 PTSD 患者中，大部分梦魇出现在快速眼动（rapid eye movement，REM）睡眠，但

也同样会出现在非快速眼动（non-rapid eye movement，NREM）睡眠结束后。与健康睡眠者相比，PTSD 患者的 REM 睡眠碎片化更明显，睡眠碎片化提示个体在创伤后的急性期可能出现 PTSD。

- 与正常梦境不同的是，PTSD 患者的梦境往往包含对恐怖经历的情景记忆。这些特征对于理解梦的神经认知基础以及 PTSD 病理生理学整体模型具有重要意义。

- 有证据支持将对梦魇的暴露及认知重建作为与 PTSD 相关梦魇的心理治疗方法。去甲肾上腺素能受体的药理学拮抗作用也可改善 PTSD 的梦魇。

重复发生的创伤性梦魇：一种疾病的特征？

PTSD 是一种精神疾病，在经历严重威胁创伤的人中，约 5%～10% 罹患 PTSD[1]。在 2020—2021 年 COVID-19 大流行期间，PTSD 在普通人群（发病率为 15%～20%）[1a]、在医护人员（发病率为 10%～35%）[1b] 和感染后康复患者（康复后 3 个月的发病率约为 10%）[1c] 中的发病率有所上升（另见第 213 章）。该病的诊断是基于包括 4 组持续存在的症状群：闯入性症状，如通过闯入性图像、闪回或梦魇使个体重新体验创伤；回避与创伤相关的刺激；情绪或认知的负面改变；以及警觉性和反应性增强。虽然 PTSD 的病程可为自限性，但流行病学研究表明，其平均持续时间为 73 个月。病程差异大，多与导致该障碍的创伤类型相关[2]。第 5 版《精神障碍诊断与统计手册》特别将"反复出现令人困扰的梦境，梦境内容和情感体验与创伤事件有关"列为闯入性症状[3]。在一篇有影响力的综述和理论性文章中，Ross 及其同事强调创伤场景的反复出现是 PTSD 的特征表现，同时将快速眼动（rapid eye movement，REM）睡眠障碍和创伤性梦魇列为 PTSD 的"疾病标记"[4]。对这一

假说的最新综述认为，梦魇构成了 PTSD 的一个标志性特征[5]。

然而，在普通成年人群中，经常梦魇（每周一次或多次）的总发生率为 2%～6%[6-9]，大约一半的 PTSD 患者频繁地有重复创伤的梦魇，另外 20%～25% 的患者经历了与其创伤事件相关的主题或象征性梦魇[10-13]。在儿童中，梦魇的发生率范围很广，普通人群为 7%～20%，而在遭受创伤的样本中，梦魇的发生率为 20%～81%，其中已确诊为 PTSD 和极端生活环境（如战区）患者的梦魇发生率最高[14-16]。此外，即使与特发性梦魇患者相比，PTSD 患者的梦魇频率也会更高[10-11, 17]。研究发现在最近参加过战斗的 80 名退伍军人中[18]，基线访谈中出现的梦魇提示 6 个月之后表现出更严重的 PTSD，同时也在部署到战斗地区的 453 名士兵中[19]，预测了部署后 6 个月 PTSD 的存在。COVID-19 大流行期间[19a]，约 25% 的一线医务工作者经常做噩梦。创伤后梦魇似乎是反复出现梦魇的极端情况，这种梦境通常具有负性的梦境内容，与高水平的主观痛苦感和低水平的主观幸福感有关[20-24]；创伤后梦魇比反复出现的梦境更令人痛苦，更容易再现创伤经历。

多项研究支持创伤相关梦与 PTSD 关系的特异性[25-27]。在最近的研究发现，PTSD 症状与 62 名住

院德国士兵的梦魇痛苦、梦魇频率和梦魇再现性相关[28]。有趣的是，只有再现性可以预测 PTSD 的诊断；梦魇和抑郁障碍诊断之间没有关联。创伤复现的梦魇可能持续数十年[29]。研究甚至发现在创伤事件发生后 40 年，再现性梦魇与更严重的 PTSD 病情之间存在关联[30]。

因此，有一致支持的理论认为，梦境中创伤记忆的持续表征是 PTSD 的特征，但不一定是经历创伤暴露但没有被诊断为 PTSD 的特征。许多研究依赖于对梦境回顾性和全面性的分类评估。Esposito 及其同事[31]进行了一项研究，对一组接受 PTSD 治疗的战斗退伍军人的晨间日记中所记录的梦境进行了内容分析。大约一半受试者的梦境中直接提到了战斗经历，几乎所有的梦境都带有威胁的特征。同样，据报道，在一群有 PTSD 症状的退伍军人中，在实验室环境下醒来后所引发的梦中，约有一半与军事经历有关[32]。这些研究都集中在退伍军人在其经历战斗多年后进行的调查。

一些研究调查了创伤事件后急性期创伤对梦境内容的影响。在一项研究中，飓风幸存者（与飓风前调查的大样本相比）更多地报告了一般应激源，特别是压力生活经历和飓风特有的内容[33]。同样，城市火灾的撤离者比对照组更有可能做与死亡、灾难和火灾有关的梦[34]。在儿童和青少年中的各种创伤的样本中也观察到相似的梦境模式，即创伤事件出现在早期创伤后梦境中[35-37]。在这些样本中，创伤梦境的发生率会随着与威胁的接近程度、与创伤的直接关联（与间接关联相比）而增加[37-38]，尽管在儿童中的研究结果可能更加复杂[14, 39]。梦境内容与 PTSD 之间的关系并未得到普遍评估。在英国青少年避难申请人员中，梦魇频率与 PTSD 症状相关，但没有对梦境内容进行评估[40]。Mellman 及其同事从研究参与者那里获取了创伤后急性期的梦境内容[41]。样本中有一个亚组描述了令人痛苦且与创伤经历"高度相似"的梦境（占样本的 17%；占梦境报告者的 56%）。这个组的研究对象比其他组的研究对象（以其他主题为梦境内容）具有更多的 PTSD 症状群，而与无梦报告的研究对象比较，其严重度更高[41]。Wittman 及其同事在经历机动车事故后的儿童中观察到了类似的模式；急性再现性梦魇可预测 2 个月和 6 个月后的 PTSD 症状[42]。

因此，在创伤后的急性阶段，暴露于创伤的人群倾向于报告与创伤相关或主题相关的内容的梦境。与创伤事件记忆相似的梦与 PTSD 的发展有关。慢性 PTSD 和创伤梦境反复出现程度有关系。然而，对慢性 PTSD 梦境的更综合的评价认为梦境并不仅仅局限于创伤记忆。

与应激和创伤相关的梦境内容：不仅仅是重复

虽然重复创伤问题颇受关注，但在关于做梦、梦魇和 PTSD 的文献中也描述了梦境内容的其他特征。创伤应激的界定并不是非常明确的，这个话题似乎被放在了广泛的关于应激和做梦的问题中，包括应激性经历对梦的影响的观察，梦对应激体验的适应性影响，以及以创伤暴露为主题内容的梦境与 PTSD 创伤复现的关系等。

应激与梦境内容

对梦的叙述中包含了个体当前关注的因素，包括日常应激源等令人痛苦的梦境内容[43]。例如，已有证据表明在等待手术的[44]住院烧伤患者[45]、孕妇[46-47]以及月经周期高峰期女性[48]的梦境内容中出现了与健康相关的应激源。学业、职业和日常生活压力与梦境内容有关。其中包括：与对照周相比，大学生在考试前一周的梦境记忆会增加[49]；普通人群梦魇的频率会随着日常压力的增加而增加[50]；梦见被人追赶或摔倒[51]与研究生的经济压力[52]以及股票经纪人在市场低迷时的应激水平有关[53]。

暴露于逆境也与特发性梦魇一致相关[54-56]；最近的一项研究发现，根据"创伤前因问卷"的评估[56]，梦魇患者一生的逆境经历几乎是没有频繁梦魇的对照组的 2 倍。生活在威胁环境中与受过创伤的库尔德（Kurdish）儿童的威胁性梦境的增加相关[57]。然而，生活在犯罪高发地区的南非人的梦境报告和威尔士（Welsh）对照样本的梦境报告，在威胁性内容的频率上并无差异[58]。有趣的是，在 2011 年 9 月 11 日美国发生恐怖袭击事件前后进行的几项梦境报告研究中，尽管方法各不相同，但都得出结论认为，与 9·11 事件前的梦境相比，袭击事件与梦境强度的增加有关[59-62]。然而，只有两项研究发现，9/11 事件后的梦境叙述中明确提到了恐怖袭击[61-62]。

反复出现的、包含更多负面内容的梦更容易被应激生活事件所激活[20, 63-64]。在一个社区样本中，与既往曾反复做梦者及没有反复做梦者相比，反复做梦的被试者在过去 6 个月内报告了更大的生活压力及更多的负面梦境内容[65]。这一结果在两项大学生样本研究中得到了证实[49, 66]。除了自然观察之外，使用实验性应激诱导（烦扰性的电影[67-68]、假性智力测试[69-70]和实验诱导的疼痛[71]）进行的研究发现，在同一晚上会将应激源融入到梦境之中。总的来说，实验性应激源与随后出现的以消极基调为特征的梦境有关。与再现性创伤后梦魇的情况不同，很难区分与压力源直接相关的融合梦，因为它们通常不呈现为情节性[72]。

就像相对无害的白天事件和担忧会被纳入梦境一样[73]，迄今为止综述的研究表明，压力性的清醒经历也会被纳入梦境，并对梦境的情绪内容产生影响。梦境融入与情绪显著性之间的关系促使一些梦境理论家提出了做梦的情绪信息处理功能[74-76]。梦的威胁模拟理论进一步假设了梦的进化功能：模拟现实威胁，为未来生活中的威胁进行预演和准备[77]。虽然很难证实梦中会出现威胁预演，但有一些证据支持梦与情绪应激适应之间的关系。

梦和应激的适应性

在一项以观看一部烦扰电影为探究刺激的实验中，与中断非快速眼动（non-rapid eye movement，NREM）睡眠或连续睡眠的被试相比，被剥夺 REM 睡眠的被试者更容易因电影而感到痛苦[68]。自然研究表明，梦境的整合有助于适应性过程。研究发现，研究发现在梦里出现有关药物（指毒品等依赖性物质）和饮酒相关内容时，预示着积极的节制信号[78-81]。Cartwright[74]记录离婚的男女在 REM 睡眠觉醒后的梦境报告，相比于没有梦到前任伴侣的人，那些在分手时梦中出现前任伴侣的人在 12 个月随访时抑郁程度更低，适应的效果更好。

其他研究表明，在清醒时抑制不愉快的想法与令人痛苦的梦境内容增多有关[82]，而这些梦境内容可能与不愉快的想法特定相关[83]，这被称为"梦境反弹"效应[84]。这被认为可能是梦魇产生的机制，因为在清醒生活中避免梦魇相关的想法可能导致睡眠期间梦魇的表达增加[85]。事实上，回避与创伤有关的刺激是 PTSD 的症状[3]，因此可能会促使创伤后梦魇中的梦境反弹。然而，最近的证据表明梦境反弹可能是适应性的。在一项研究中，梦见在入睡前被抑制的不愉快思维与随后更愉快的情绪反应相关联，这表明梦境反弹可能具有情绪加工功能[86]。

梦中的情绪内容在应激适应方面发挥着功能性作用，这个观点似乎与之前回顾性研究中的创伤复现梦境与发生 PTSD 的联系相矛盾。事实上我们刚刚回顾的梦境的整合是相关性事件或者说是表象性的事件，而不是必需的创伤事件的复制。由于梦对应激的情绪性适应产生影响，睡眠期间的神经认知活动必然经受了记忆再现的影响。睡眠在记忆巩固和再处理（即学习）方面的作用确实得到了支持，Wamsley 和 Stickgold[87]对此进行了详尽的评述（见第 55 章）。

创伤和创伤后应激障碍与梦境主题

几项基于实验室的 REM 觉醒研究强调了梦境内容与 PTSD 的存在、严重程度或病程的关系。在一个患有 PTSD 的退伍军人样本中，大多数梦境（83%）都含有威胁性内容[31]。与没有 PTSD 的退伍军人相比，患有 PTSD 的退伍军人梦中的焦虑程度更高[88]；与健康对照组相比，患有与战斗有关的 PTSD 的受试者梦中的攻击性更频繁[89]；与无症状的幸存者相比，有 PTSD 的大屠杀幸存者梦中的焦虑、攻击行为和人际冲突更多[90]。

在非实验室研究中也有类似的关联。例如，PTSD 样本梦境中的愤怒评级与创伤主题、重复性和 PTSD 严重程度呈正相关[91]。在两项独立的研究中，暴露于持续的民事或军事暴力的儿童在梦境中包含的攻击性、迫害、负面情绪[92]和威胁 / 攻击性的主题[57]，比每项研究中对照受试者的梦境更多，尽管没有对 PTSD 状态进行评估。最后，在近期有创伤的患者中，最终发展为 PTSD 人群的梦境比未发展为 PTSD 的人群[93]，更多地涉及一般不幸和身体不幸的内容以及更多的负面情绪。

因此，与其他梦相比，创伤后的梦具有更普遍的负面情绪、焦虑、威胁和攻击性。这似乎在 PTSD 中最为明显。除情绪内容外，与正常梦境相比，创伤后梦魇中的感觉生动程度更高，如嗅觉体验的增加[29]，而这在梦境中通常是少见的[94]。PTSD 患者梦境中强化的、负面的和与创伤有关的内容，使 Campbell 和 Germain[95]提出"梦境本身对做梦者可能是一种创伤"。

创伤后应激障碍中梦魇的多导睡眠图相关性

梦境（尤其是那些内容更复杂、更视觉化、更情绪化和更离奇的梦境）与 REM 阶段之间存在联系，尽管这种联系并不绝对[96]。而其他睡眠现象，如夜惊和相关的异睡症，来自 NREM 睡眠阶段，特别是慢波睡眠期[97]。有人认为，PTSD 的梦魇可能与 NREM 睡眠阶段而非 REM 睡眠阶段更有关联。两项小型研究支持这一论点[25,98]。

相反，在 Ross 等人[4]的研究中，被试者在多导睡眠图（polysomnography，PSG）监测期间因梦魇而自发觉醒。Mellman 及其同事捕捉到 3 次在 REM 睡眠之前发生梦魇和觉醒[99]。Hefez 及其同事[100]描述了一种经历梦魇的 PTSD 人群 REM 中断性的失眠模式。Woodward 及其同事在摘要中报告了由 PSG 记

录的 PTSD 患者自发性梦魇的最大样本研究（n =
17），他们发现在梦魇觉醒前 10 min 发生 REM 睡眠
的概率是 NREM 睡眠期间发生梦魇概率的 2 倍[101]。
在一项动态 PSG 研究中，35 例 PTSD 患者中的 24 例
被指示在梦魇发生时按下按钮，以这种方式确认梦
魇[102]。其中 10 例梦魇发生在 REM 睡眠中，其余
14 例出现在 NREM 1 期和 2 期。因此，总的来说，
PTSD 的梦魇似乎可能发生在 REM 睡眠之前，但它
们往往在其他睡眠阶段出现。

在一项针对因创作而住院的患者的前瞻性研究
中，研究者在患者进行治疗病情稳定后不久进行了
PSG 监测。患有 PTSD 和没患 PTSD 的外伤患者在睡
眠维持、REM 睡眠总量上没差别，但前者的眼动密
度增加（与无外伤的对照比较）。然而，发生 PTSD
的群体在转到清醒状态或其他脑电图睡眠阶段之
前[99, 103-104]，在 REM 睡眠中不间断时间明显较少，
这在 PTSD 的社区样本中也有观察到[104]。最近的
一项元分析回顾了现有的 PTSD 的 PSG 研究，认为
PTSD 与睡眠连续性较差、睡眠深度较低和 REM 睡
眠障碍有关[105]。

PTSD 受试者在 REM 睡眠中出现的睡眠紊乱特征
被假定为高度觉醒状态的指标，包括较高的交感神经心
率变异指数[106-107]、较多的周期性腿部运动[108]、较高
的 β 频率功率[103]和较低的 θ 频率功率[19, 109]。同
样，REM 睡眠中的梦魇与急性生理性觉醒相关，包
括呼吸频率、心率和出汗增加[110-112]。此外，静息脉
率与梦魇严重程度相关[91]。这些发现表明，过度觉
醒可能是 PTSD 个体在觉醒和睡眠期间的特征。最
后，PTSD 患者最一致的 PSG 发现似乎是 REM 片段
化的增加[113]。有人假设，这种观察到的 REM 睡眠
片段化也许会损害 REM 睡眠潜在的适应性记忆加工
的功能[99]。

理论意义

总之，回顾的研究结果进一步证实梦境中再现创
伤体验记忆是 PTSD 的一个显著特征。无论人们是否
在情绪上成功适应，创伤和压力经历似乎都会影响梦
的内容。研究结果还表明，复现创伤经历情景记忆的
梦魇与 PTSD 的发展有关。当 PTSD 进入慢性期时，
创伤记忆将继续在反复出现的梦魇中表现出来。

PTSD 患者的梦境内容不仅仅局限于创伤记忆，
也反映出做梦者消极和压抑的情绪状态。关于应激
和做梦的文献表明，梦的内容反映了做梦者的情绪加
工，而且做梦有助于情绪适应。相反，PTSD 患者反
复出现的梦魇似乎加强了创伤记忆并导致痛苦。持久

地再现或表征创伤记忆这一显著特征，可能为 PTSD
患者的整体情绪记忆加工提供重要线索。

Fosse 及其同事[114]发现，健康大学生回忆的梦
境中经常会出现近期发生的现实事件，但这些事件
很少在梦境中得到完整体现。最近，Malinowski 和
Horton[72]也发现，梦通常不包含情景记忆。如前所
述，PTSD 患者的梦不一定是创伤事件原封不动的重
现。然而，与正常梦境相比，PTSD 患者的梦境往往
包含更多的事件表征，比如关于创伤事件原封不动的
记忆，或接近创伤事件未改变的记忆。与连贯的全
记忆表征不一致，可能是 REM 睡眠期间神经结构选
择性激活的结果。在普遍被接受的睡眠状态调节模型
中，REM 睡眠期间的神经激活是由胆碱能脑干核的
放电来介导的，并通过抑制去甲肾上腺素能的放电
得到进一步促进[115]。实验证据表明，对情绪唤醒
刺激的陈述性记忆同样是由去甲肾上腺素能机制介
导的[116]。因此，睡眠期间去甲肾上腺素能紧张性抑
制功能受损，与 PTSD 患者睡眠中过度觉醒的证据一
致，可能是梦境中出现情节性的、恐惧增强记忆的一
种机制。有证据表明，使用 α_1 肾上腺素能拮抗剂哌
唑嗪（prazosin），对去甲肾上腺素能刺激进行药物阻
断可以缓解 PTSD 患者的梦魇[117]。

还有一种考虑是，REM 睡眠和 REM 做梦的适应
性记忆加工功能可能会因 PTSD 而受损。正常梦境的心
理活动具有超关联的特性：在清醒的意识思维中通常
没有联系的人物、地点和顺序往往会并置在梦中[115]。
Foa[118]认为暴露疗法中成功的情绪加工机制之一就
是对创伤记忆建立新的联想网络。REM 睡眠的正常
神经认知特征可能促进了这一过程，而创伤记忆的选
择性激活则会损害这一过程。Nielsen 和 Levin 的梦魇
产生的神经认知模型解释了恐惧记忆的消退是如何通
过不愉快的梦境发生的[110, 119]。神经回路依赖于内
侧前额叶皮质在 REM 睡眠期间对杏仁核的调节，通
过与新的、中性梦境元素的联系来消除恐惧记忆。

PTSD 的神经回路模型认为，腹内侧前额叶皮质
未能抑制杏仁核，导致对威胁的注意偏向、恐惧反应
增加、创伤记忆消退受损和情绪调节缺陷[120-121]。如
果 PTSD 患者的睡眠有类似的激活表征，它将干扰
REM 睡眠在消除恐惧中的神经认知功能。Germain
及其同事提出，REM 睡眠会放大杏仁核和内侧前额
叶皮质的活动，从而助长梦魇的产生[122]。最后，创
伤后适应不良的 REM 睡眠可能会积极巩固恐惧；最
近对动物创伤模型的研究发现，创伤暴露后第一个
休息阶段的实验性睡眠剥夺与 PTSD 样症状的减少
有关[123]。仍然需要整合来自睡眠和 PTSD 领域的神
经生物学发现以及它们各自的临床研究发现的概念模

型，来指导对复发性创伤性梦境在 PTSD 病理生理学中作用的实证探究。同时，创伤相关梦魇对各种治疗策略的反应可以为 PTSD 的中枢机制模型提供信息。更详细的梦魇理论以及 Germain 及其同事最近对基于大脑和干预研究的综述，为 PTSD 相关睡眠障碍的概念模型提供了信息[124]，请参见第 60 章。

创伤后梦魇的治疗

最近有 5 个治疗 PTSD 的临床实践指南（clinical practice guideline，CPG）[125]，与药物治疗相比，更推荐给予非药物、以创伤为中心的干预，和（或）建议在考虑药物治疗之前优先考虑以创伤为中心的治疗。除了在以创伤为中心干预后仍然存在睡眠障碍时考虑进行睡眠干预外，指南在 PTSD 相关梦魇方面没有太多具体的建议。美国退伍军人事务部 / 国防部的 CPG 是一个明显的例外：①建议对 PTSD 患者并发的睡眠障碍进行独立评估；②建议对 PTSD 患者的失眠进行认知行为治疗；③但发现 PTSD 患者梦魇治疗的证据尚无定论[126]。

然而，有 4 个原因需要更强烈地考虑对 PTSD 相关梦魇使用靶向治疗，而不是依赖其自然消退或 PTSD 治疗后的改善。首先，尽管在没有直接干预的情况下，失眠往往比梦魇更顽固持续，但梦魇通常也不会自发消退[18]。其次，尽管临床经验和有关残留睡眠症状治疗的文献表明，随着 PTSD 的改善，梦魇的频率和强度确实会下降，但相对有限的数据一直表明，PTSD 的一线干预对于梦魇的改善效果不佳[127-128]。再次，梦魇显然对 PTSD 症状的严重程度和发展轨迹有负面影响[18, 129]，即使在控制了 PTSD 症状后也会加剧心理困扰[10]，并导致自杀想法和行为[8, 130]。例如，在有 PTSD 症状的创伤暴露参与者中，62% 有梦魇的人认同自杀行为，而没有梦魇的人有 20% 认同自杀

行为[131]。最后，PTSD 梦魇的治疗是可用的，它们以理论为基础，并得到临床研究证据的支持。

例如，阻断突触后去甲肾上腺素能神经传递的治疗作用与上一节假定的去甲肾上腺素能活动在介导创伤性梦魇中的作用是一致的。正如 2018 年的立场文件中所详述的，哌唑嗪对 PTSD 梦魇的疗效已在非对照和随机试验中得到证实[132]。然而，在该文中[132]，哌唑嗪从"推荐"降级为"可使用"，原因是对患有慢性 PTSD 且目前经常梦魇的退伍军人[133]，进行一项大型临床试验的结果为阴性，而其他许多药物的推荐等级也为"可使用"。因此，对于 PTSD 的梦魇，目前还没有明确推荐的药物治疗。在众多"可使用"的药物中，哌唑嗪仍然是药物干预的首选（表 61.1）。值得注意的是，氯硝西泮和文拉法辛不推荐（没有明确有用或无效 / 有害）用于 PTSD 梦魇的治疗[132]。来自电子病历回顾研究中的一个有趣的病例系列，强调了 PTSD 相关梦魇的药物治疗的广泛临床前景。在 480 项个体试验中评估了 21 种个体和 13 种不同的药物组合，其中仅 10% 出现完全反应（无梦魇回忆），47% 出现部分反应（梦魇频率或强度有所降低）[134]。除哌唑嗪外，其他 α_1- 肾上腺素能激动剂（如多沙唑嗪、特拉唑嗪）也被用于梦魇治疗的评估，但目前的证据基础较弱，无法对其进行适当评估，而且在更大的背景下，PTSD 患者需要更强效的药物[135]。

关于非药物治疗方法，梦与情绪加工有关的观点表明，心理治疗干预可能对反复发生的创伤性梦魇有效。事实上，几项临床试验已经证明，基于暴露疗法或认知重组的心理原理的梦魇干预具有良好的疗效。其中，意象排练疗法（imagery rehearsal therapy，IRT）是迄今为止证据基础最多的一种疗法[136]。在这种方法中，患者会将令人困扰的梦境内容写出来或描述出来，按照自己的意愿对内容进行重构，然后排

表 61.1*	2018 American Academy of Sleep Medicine Recommendations for the Treatment of PTSD-Associated Nightmares	
Recommendation	Pharmacologic Treatments	Psychological Treatments
Recommended[a]	None	Imagery rehearsal therapy（IRT）
May be used[a]	Atypical antipsychotics（olanzapine, risperidone, and aripiprazole）; clonidine; cyproheptadine; fluvoxamine; gabapentin; nabilone; phenelzine; prazosin; topiramate; trazodone; tricyclic antidepressants	Cognitive behavioral therapy; cognitive behavioral therapy for insomnia; eye movement desensitization and reprocessing; exposure, relaxation, and rescripting therapy（EERT）
Not recommended[a]	Clonazepam; venlafaxine	None

[a] "Recommended" and "not recommended" indicate a treatment option is determined to be clearly useful（or ineffective/harmful）for most patients; the "may be used" designation is for treatments for which the evidence or expert consensus is less clear, either in favor of or against the use of, a treatment option.
PTSD, Posttraumatic stress disorder.
Modified from Morgenthaler TI, Auerbach S, Casey KR, et al. Position paper for the treatment of nightmare disorder in adults: an American Academy of Sleep Medicine position paper. J Clin Sleep Med. 2018；14（6）：1041-55.
* 受第三方版权限制，此处保留英文

练改变后的梦境场景的图像。这种方法的成功变体包括：反复暴露于令人不安的梦境、放松训练与梦境重写（暴露、放松和重写治疗）相结合[137]、放松和暴露但不进行重写[138]，以及使用清醒梦境技术的方法。在这种方法中，患者学会在梦境实际发生时改变梦境内容[139]。总体而言，这组干预方法能显著减轻梦魇的严重程度和频率，对失眠和 PTSD 的严重程度的改善则相对较小。一项早期综述发现，心理梦魇干预作为一组是有效的，具有与药物干预相当的中等效应量，但仅使用放松是无效的[140]。之前的综述和荟萃分析都支持将 IRT 作为一种梦魇治疗的方法[136, 140-144]。同样，美国睡眠医学会关于梦魇治疗的立场文件也提供了相关信息[132]。具体来说，基于 9 项随机试验，它认为 IRT 是唯一推荐的梦魇（PTSD 梦魇和特发性梦魇）的一线治疗方法。其中一项大型比较有效性试验（$n = 399$）将 IRT 与暴露疗法、自助录音和无治疗进行了比较[145]。结果发现，在治疗后和 11 周的随访中，IRT 和暴露疗法对减少每周梦魇频率同样有效，其中 IRT 优于自助疗法。在另一项针对 90 名在心理健康水平诊断上不同的个体所进行的随机试验中，IRT 在减少梦魇频率和PTSD 症状严重程度方面都优于常规门诊治疗[146]。有趣的是，就像最近的阴性哌唑嗪试验一样，对退伍军人进行的一项 IRT 试验也报告了与标准的睡眠和梦魇管理组相比的阴性结果[147]。尽管如此，证据的权重仍支持在治疗 PTSD 梦魇时全面推荐使用 IRT。

IRT 等梦魇心理治疗干预措施与针对 PTSD 确立的认知行为治疗的原则一致，将暴露或认知重建或两者结合起来应用于创伤记忆[148]。这种方法可以直接有效地应用于梦魇内容（PTSD 患者的梦魇内容通常以创伤记忆为特征），这具有重要的意义。临床医生可以对缓解令人痛苦的梦魇症状的可能性抱有现实的希望。我们之前提到过一个表面上自相矛盾的现象，即涉及应激事件有关的梦境与积极的结果相关，而创伤复制性的梦魇与 PTSD 相关。如果前者的梦境代表了一种适应性的情绪处理过程，可能与联想网络的修改有关，而后者则代表了这种过程的失败，那么这种矛盾就有可能得到调和。对意象排练的研究表明，有意识地暴露于反复出现的令人痛苦的梦境内容，同时接受修改梦境情景的指导，有助于朝着更适应性的反应迈进。

梦魇治疗的益处还能推广到其他症状领域；这支持了觉醒的情绪生活与做梦之间具有连续性的观点。梦境可能为临床医生提供一个独特的窗口，了解患者对创伤和压力的情绪适应以及其对创伤记忆处理的状态。PTSD 与梦境中创伤记忆的重演或表征之间显然

强烈的关联，进一步为理解情绪记忆处理的异常提供了重要线索，这些异常区分了 PTSD 患者和那些对创伤带来的不良心理生物学后果更有韧性的患者。总而言之，文献表明，梦魇治疗不仅可以改善睡眠障碍，还可以减轻 PTSD 的总体症状，尽管没有达到完全缓解的程度。这有力地表明，梦魇治疗可能与 PTSD 治疗相结合或顺序进行，以获得最大的治疗效果（详见第 100 章）。

关于 PTSD 梦魇治疗的最后一点值得注意的是，梦魇往往与失眠和阻塞性睡眠呼吸暂停同时发生。现在有证据表明，单纯的失眠认知行为疗法和单纯的气道正压通气治疗均可减少 PTSD 相关的梦魇[149-150]。因此，当通过失眠治疗或睡眠呼吸暂停治疗来改善 PTSD 患者的睡眠障碍时，一个潜在的有效的研究方向将是确定哪些 REM 和（或）NREM 睡眠过程可能介导（或哪些个体变量调节）对梦魇的影响。

临床要点

创伤在梦中重现的现象是 PTSD 的一个显著特征。反复发生的创伤梦魇会给 PTSD 患者带来相当大的痛苦。有证据支持使用 IRT 作为 PTSD 相关梦魇的心理治疗。尽管哌唑嗪的使用有一些不一致的证据，但哌唑嗪仍然是治疗此类梦魇最成功的药物。在 PTSD 治疗过程中推荐考虑纳入有针对性的梦魇治疗。

总结

创伤相关的梦魇是 PTSD 的标志之一。大量证据表明，逐渐增强的应激源被纳入梦境叙事中，而严重创伤和 PTSD 梦魇则处于这一连续统一体的极端。有证据表明，间接包含生活应激源或创伤经历要素的梦，在急性创伤后阶段可能具有情绪适应性，但持续和创伤复制的梦不具有适应性。来自睡眠神经生物学、PTSD 神经生物学和 PSG 研究的结果支持 PTSD 的 REM 睡眠是碎片化的，而且 PTSD 的觉醒增加可能会干扰 REM 睡眠的消除恐惧的功能。与此同时，一些药物和非药物梦魇治疗方法的疗效已经得到证实，这与将实际的创伤记忆及其情感成分融入梦境来表明神经认知基质的论点是一致的。

参考文献和拓展阅读

请扫描书后二维码，获取参考文献和拓展阅读资源。

第 62 章

梦的现实整合

Michael Schredl

封红亮 译 张继辉 审校

章节亮点

- 研究已明确揭示了觉醒和梦境之间连续性的各种影响因素,如情感强度、觉醒事件与梦境之间的时间间隔,以及日间活动的类型。这些因素影响觉醒生活经历被整合进后续梦境的概率。
- 由于难以直接进行梦境可能功能的实证测试,关于连续性假说的研究仅提供了关于梦境可能功能的线索。
- 目前尚不清楚梦境是否参与依赖于睡眠的记

忆巩固。
- 研究发现,社交互动似乎是与觉醒生活社会环境密切相关的梦境的重要组成部分,这可能指向梦境在调节和维护社会关系方面的重要性,而这些社会关系在人类历史上的狩猎采集社会中对生存至关重要。
- 关于为什么我们会梦见在觉醒时从未经历过的事情,这一问题尚未明确。

引言

关于梦境内容如何与觉醒生活相联系,以及我们为何做梦,即梦境是否具有特定功能,这些问题几百年来一直令人类着迷。一些梦境的离奇性质导致了各种假说的提出,例如:①梦境是由脑干中的一个或多个随机发生器刺激的,而思维则在这种混乱中构建意义[1];或②梦境反映了大脑应该忘记的内容,即梦境没有任何功能[2]。然而,为了回答关于梦境是否具有特定功能的问题,有必要以系统化的方式研究觉醒生活经历和梦境之间的关系;这是本章内容的主旨。

关于梦境的功能,被定义为发生在睡眠期的主观经历的梦境是否具有除了睡眠本身已明确的功能(如记忆巩固)之外的额外功能[3-4]。尽管关于梦境功能存在多种假设,但提供确凿的实证证据仍然面临诸多挑战。为了引出梦境内容,研究参与者被要求在醒来时报告他们的梦。然而,如果梦境是在觉醒状态下报告的,那么如何区分原始梦境和叙述梦境(如思考它)呢[5]?本章旨在解决一个核心问题,即:通过分析被回忆起的梦境内容及其与觉醒状态下生活经验的关联性,我们是否能对梦境的功能性有更深入的了解?

连续性和非连续性的定义

尽管梦境常常具有离奇和非现实的特质,觉醒状态下的生活经验在梦境中的体现却早已被认识并被

弗洛伊德称作"日残留物"(day-residues)[6]。关于觉醒和梦境之间更为具体关联的理论,即所谓的"连续性假说"(continuity hypothesis),则由 Hall 和 Bell,以及 Hall 和 Nordby 提出。以下阐述了其基本观点[7-8]:

> 这一连续性假说认为梦境与觉醒状态下的生活经验是相互连续和一体化的。这种连续性可能表现为梦境与隐性行为(如思想、情感和幻想)之间的关联,也可能是梦境与显性行为(即"行为表现")之间的关联。(p. 104)

尽管梦境作为一种发生在睡眠阶段的主观体验这一定义已被广泛认可,但多年来,关于觉醒生活的哪些方面(框 62.1)与梦境之间有连续性仍存在广泛的争议[9-14]。目前的实证研究表明,在觉醒生活中出现的多个方面(如个人经历、幻想、媒体消费等)都有可能在梦境中被反映,这增加了连续性假说难以被证伪的复杂性[3]。举例来说,如果经常参与体育活动的人比较少参与体育活动的人更少梦见体育场景,那么这将对连续性假说构成质疑。除此之外,连续性假说还面临着一些挑战[3],包括出现在梦境中但与觉醒生活明显不连续的元素,如飞行梦或先天性截瘫患者关于行走的梦[15-16]。

然而,非连续性的具体定义仍然有待讨论。例如,Hobson 将非连续性定义为梦境和现实中的时间、地点、人物和行为的错误呈现,以及完全原创梦境特征的合成(如梦见工作场所,但与工作无关的人物)[17]。由

于大多数梦境并没有精确地重放觉醒生活经历，这一广泛的非连续性定义将包括几乎所有的梦[18-19]。Horton 认为，这种经历的碎片化（即觉醒生活经历的各个方面的去语境化过程）可能因为自传性记忆的建构性而具有一定功能[20]。Michael Schredl 在与 Allan Hobson 的讨论中提出了更为严格的非连续性定义，即只有那些在觉醒生活中无法经历的梦境经历（如飞行）才应被称为非连续性[17]。

对于为何人们会梦到在觉醒状态下从未经历过的主题事件，这一问题尚未得到明确解答。如果连续性假说延伸至幻想、白日梦及媒体消费，那么在某种程度上，这些非典型的梦境也可视为连续性假说的一部分（例如，先天性截瘫者的行走梦）[16]。值得注意的是，针对失肢者的相关研究暗示，梦境中某些要素（如身体形象）可能反映出非基于个人经历的、先天的身体认知[21-22]。另一个可能的解释与所谓的"镜像神经元"（mirror neuron）有关，即观察他人经历疼痛会引发观察者大脑内与疼痛有关的活动。基于这一理论，梦者能在梦中体验到他们在觉醒状态下从未有过的疼痛（如被子弹击中）是合理的[23]。因此，真正属于非连续性范畴的梦境所占的比例——即那些包含了梦者在觉醒状态下从未经历过的元素的梦境——仍是一个待解的未知数。

研究觉醒与梦境之间的连续性

连续性模型

正如前文所述，连续性假说在其初始形态中定义相当宽泛，因而具有较强的不可证伪性[9]。为解决这一问题，Schredl 提出了一个精细化的数学模型（表 62.1），以便具体地量化和检验可能调节觉醒生活和梦境之间连续性的各种因素[24]。其中一个显著的调节因子是觉醒生活经历与梦境之间的时间间隔：即觉醒生活经历或思考的时间距离越长，被纳入梦境的概率相应地减小。此外，还探讨了可能影响连续性的其他变量，如情感强度、觉醒生活经历的类型（如认知活动与社交活动），以及梦境出现的具体夜间时间段（见下文）。构建这模型不是为了使问题复杂化，而是为了鼓励研究者系统地寻找事实依据。

方法问题

多年以来，观察觉醒和梦境之间连续性的实证研究已采用了多种研究方法（框 62.2）。其中的主要难点在于，由于受到记忆容量的限制，要求研究参与者将梦境元素与觉醒状态下的生活经历相关联显得尤为困难。毕竟，在短期内记住前一天、前一周或前一个月的所有思绪、情感和体验是何等不易。为了解决这一问题，研究者开始探讨觉醒状态下的生活经历对梦境进行实验性操纵的影响[3]。例如，De Koninck 和 Brunette 的研究中，他们让恐蛇症患者观看一个含有蛇的玻璃缸，并在就寝前为他们读出不同情感基调的故事[25]。结果表明，故事的情感基调对参与者梦境中的情感有所影响，但并没有改变梦境的主要内容。总的来说，这一研究领域暗示，与现实生活中的压力（如等待进行重大手术或参与密集的团体治疗）相比，实验性操纵（沉浸式视频游戏除外）对梦境内容

框 62.1　觉醒生活的不同方面与连续性假说的关系

- 关注点（Concerns）
- 观念（Conceptions）
- 思维（Thoughts）
- 情感（Emotions）
- 经历（Experiences）
- 先占观念（Preoccupations）
- 幻想（Fantasies）

- 行为（Actions）
- 兴趣（Interests）
- 未完成的事务（Unfinished Business）
- 心理问题（Psychological Issues）
- 媒体消费（Media Consumption）
- 个人重大事件（Personal Significant Events）
- 元意识（Meta-awareness）

表 62.1　用于解释觉醒与梦境连续性的数学模型

纳入率（Incorporation Rate）＝ a（EI, TYPE, PERS）$\times e^{-b(TN)\times t}$ ＋ 常数（Constant）

a（EI, TYPE, PERS）	乘法因子，作为情感参与度（EI）、觉醒状态下经历的类型（TYPE），以及经历和个性特质（PERS）之间交互的函数
b（TN）	指数函数的斜率，本身是睡眠开始与梦境开始的时间间隔（TN）的函数
t	觉醒状态下经历与其在梦境中出现的时间间隔

框 62.2　研究觉醒与梦境关系的研究范式

- 评估梦境元素的时间参照
- 日记研究
  - 个体内研究法（within-subject approach）
  - 个体间研究法（between-subject approach）
- 实验性地控制日间经历

的影响相对较弱[26]。

在实地研究中，研究者要求参与者维护一份日记，晚上记录日间发生的事件，早晨则记录他们的梦境，这对于测试觉醒与梦境之间的连续性具有更多的研究前景[27-30]。这些研究揭示了觉醒状态下的生活情感与梦境中的情感，或者与特定活动（如驾驶汽车及相关的汽车梦）之间存在一定的关联。

觉醒与梦境之间连续性：时间因素

弗洛伊德的早期工作曾经指出，梦倾向于反映过去几天内的生活体验，这一现象被称为"日残留效应"（day-residue effect）[6]。随后的一系列实证研究也支持了这一观点，强调前一天的事件更容易被纳入梦境的内容[31-33]。虽然日记研究也暗示了时间间隔与梦内容之间的纳入水平呈递减趋势，这些观察结果与弗洛伊德的研究和他复审的相关文献高度一致[34]。然而，必须指出，这些研究方法因参与者记忆能力的局限性而存在局限：即，远期事件的纳入减少可能仅是由于相应觉醒事件的记忆缺失。

另一方面，日记式研究[28, 35-39]不仅确认了"日残留效应"，还发现了所谓的"梦滞后"效应（dream lag effect），即 5～7 天前的事件在梦中的纳入率相对更高。这一现象被解释为与社会压力和记忆巩固机制有关的适应性过程的一部分[39]。

但是，由于日记研究主要关注早晨觉醒前的快速眼动（rapid eye movement，REM）梦，这些研究的代表性有限。有证据表明，早期 REM 梦更易受到睡前实验操纵的影响[40-41]，而在夜晚较晚阶段出现的 REM 梦与前一天的觉醒事件关联性较低[42-43]。此外，夜晚较早阶段的梦更容易受到媒体的影响，而夜晚较晚阶段的梦则更多地受到觉醒时活动的影响[44]。这一点可能与不同睡眠阶段在记忆巩固方面的不同作用有关。例如，慢波睡眠（多出现于前半夜）更多与陈述记忆的巩固相关，而 REM 睡眠（多出现于后半夜）则可能与程序记忆和情感记忆的巩固有关[4]。

实验研究进一步揭示，仅在 REM 梦中观察到"梦滞后"效应，而在非快速眼动（non-rapid eye movement，NREM）梦中并未发现该现象。这些 REM 梦一般出现在入睡后约 6.16 h，通常属于夜晚后半

段。因此，对夜晚前半段的 REM 梦进行更多的样本收集显得尤为重要。

总体而言，纳入觉醒生活事件到梦境的时间轴并不遵循简单的指数衰减模型。相反，这一过程可能与更复杂的记忆巩固和社会适应性压力机制有关。

觉醒与梦境之间连续性：情感强度的影响

实验研究一般采用的方法是，将参与者带入睡眠实验室，并在 REM 睡眠阶段唤醒他们以收集梦的报告[40, 45-49]。在此之前，研究人员会展示不同主题的电影给受试者。令人惊讶的是，电影主题很少直接纳入梦境。De Koninck 和 Brunette 研究发现，即使在将有蛇恐惧症的参与者暴露于真实蛇（位于玻璃缸内）后，也未收到关于蛇或松鼠（作为对照）的梦报告。然而，故事的情感基调显然影响了梦的情感内容[25]。这一发现揭示了，相对于主题，梦的情感基调更容易受到影响（见"主题连续性与情感连续性"一节）。

关于梦孵化的研究表明，在入睡前专注于特定主题并没有明显地导致这一主题在梦中出现[50-51]。但是，当参与者被引导去考虑一个当前的个人问题时，梦到这个问题的概率从 20% 增加到了 40%[31]。此外，集中精力思考理想自我和当前人格特质的差异会增加梦到这一特质的概率[52]。

一个精心设计的实验性研究提出了一个令人惊讶的观点，即在被指导不去考虑特定目标或人物后，该目标或人物更有可能在随后的梦中出现[53]。这一发现支持了所谓的"矛盾进程理论"（ironic-process theory）[54]，即当个体试图抑制某种特定的思维或感觉时，这些思维或感觉反而更容易浮现到意识中。后续的研究[55-57]在特定应被抑制（即"不去想"）的目标中使用了侵入性思维，这些研究结果也复制了原始研究的结论。另一个睡眠实验室进行的研究观察到同样的"矛盾"效应——研究人员向受试者展示 3 只白熊的图像，并指导受试者入睡前不去想这些图像，但梦中出现 3 只白熊相关内容[58]。

综合来看，以上各种研究结果指向一个相对一致的观点：即睡前的特定情境或暴露很少能够明显地改变梦的内容，除非这些情境与梦者当前面临的个人问题或情感有密切关联。这一观察也许可以通过梦的低显著性得到解释，换句话说，即使电影或故事的情感强度很高，如果它们与梦者个人的当前问题无关，其对梦内容的影响也会相对有限。与此相反，当涉及与梦者个人的当前问题有关的主题时，相关内容更有可能出现在梦中，表明主观体验的情感成分可能是觉醒与梦境连续性的一个关键调节因素。

在觉醒和梦境之间的关系上，不同专业的学生在梦里经常碰到与其专业有关的内容。例如，学生运动员经常梦到与运动相关的事[30, 59]，学音乐的人则常在梦里出现音乐元素，政治学专业的学生则多梦到与政治有关的场景[60-61]。这些结果说明，人们在清醒时关心的事情常常会在梦境中出现。一项研究显示，有 50% ～ 70% 的人认为看电视或读书影响了他们的梦[62]。特别是在儿童和青少年群体中，媒体人物常常出现在他们的梦魇里[63-64]，而且接触媒体的时间越长，与媒体有关的梦出现的频率也越高[65]。另外，一些电子游戏，如俄罗斯方块和 Alpine Racer，也被发现能影响人的梦境。特别是在多次觉醒后，这种影响在大约 47% 的梦境报告和 65% 的梦境主题中都有体现[66-69]。

如阅读和驾驶等日常活动与其在梦里出现的频率也有一定的关联[29-30]。白天与男性或女性接触的时间，也会反映在梦里出现的男女角色的比例上[70-71]。值得一提的是，一个人的恋人不仅在白天占据重要地位，也会在梦里频繁出现，比如，有高达 20% 的梦里包括了恋人[72-74]。最后，重大的生活事件（如怀孕或离婚）也会对人的梦境产生影响[75-81]，进一步说明了觉醒状态和梦境之间是密切相关的。

在心理障碍方面，多项研究均确认了梦境与觉醒状态的连续性[82-86]。例如，抑郁症患者的梦中常表现出更多的负面情绪，这一现象与其觉醒状态下的抑郁症状有高度相关性[87]。同样，精神分裂症患者在梦境中常出现怪异或不寻常的元素，这与他们在觉醒状态下的精神症状严重程度相对应[88]。关于饮食障碍，患有厌食症的人在梦中更多地梦见拒绝食物，而患有暴食症的人则更多地梦到与食物有关的情境[89]。

值得注意的是，创伤后应激障碍（posttraumatic stress disorder，PTSD）的一个标志性症状是经历过创伤性事件后的反复梦魇[90]。这些梦魇常与患者在觉醒状态下经历的特定类型的创伤事件，如 9·11 恐怖袭击、性侵犯、儿童性虐待、绑架、事故以及战争，有直接关联[91-100]。

总体而言，这些研究似乎支持了一个观点：情感强度可能是影响觉醒与梦境之间连续性的一个关键因素。换言之，那些在觉醒状态下引发更强烈情感反应的事件，更有可能在后续的梦境中被重新体验。然而，对这一观点的直接研究相对较少。因此，从方法学的角度看，对觉醒状态下的事件进行前瞻性的情感强度评估，并观察其是否在随后的梦中重现，将是一个值得进一步探究的研究方向。这样做可以避免因回顾性评价而产生的偏见，即"因为我梦到了这件事，所以它一定非常重要"。

在这一系列的研究中，觉醒状态与梦境之间的连续性得到了深入的探究。其中，一项日记研究特别注重了觉醒生活体验的情感强度和价值观，以及这些因素如何影响它们在随后的梦境中的出现[34]。该研究通过 2 周的日记记录，发现高情感强度的觉醒事件更容易纳入随后的梦境，而情感价值观（即正面或负面）与梦境纳入性没有明显关联[34]。这一观察得到了 Malinowski 和 Horton 的研究的进一步验证，他们也指出，是情感强度而非压力性成为纳入梦境的决定性因素[101]。

总而言之，实验研究和田野研究表明，清醒状态下经历的情感强度和（或）显著性影响了该经历在后续梦境中出现的概率。

觉醒与梦境之间的连续性：觉醒生活体验的类型

早在 1909 年，Meumann 便观察到，在他每天长达 6 h 的阅读和写作活动中，这些元素在他的梦里极为罕见[102]。Hartmann 将阅读、写作和打字等活动的频率与走路、与朋友交谈和性活动等其他觉醒活动进行了比较[103]。结果显示，被称为 3 个 R（阅读、写作和计算）的活动相对于其他活动，在梦中的出现概率显著较低。Hartmann 推测，这可能是因为在受乙酰胆碱驱动的 REM 睡眠阶段中，大脑对集中思考过程的处理能力有限[103]。值得注意的是，普遍性的思考（如考虑其他人可能的想法或接下来要做什么）在梦中却是非常普遍的[104]。

Hartmann 的研究成果得到了多项研究的支持[29-30, 105]。在一项日记研究中，所谓的"认知活动"（阅读、写作、计算、电脑工作等）占引发觉醒生活活动（如与朋友交谈、驾驶、看电视、使用手机和户外活动等）的 41.6%，而仅有 18.6% 的梦境活动归入这一范畴[29]。Schredl 的假设，即梦境更可能反映"原始"的主题（如社交互动或与自然界的互动），实际上并未得到 Schredl 和 Hofmann 的支持；例如，驾驶在梦中明显地过度呈现[29, 105]。与此同时，与朋友交谈在梦中也异常常见，这与人物或角色以及情感更快地被纳入梦境的研究结果是一致的，暗示着梦境可能有对社交主题的偏好[31, 106]。有趣的是，与朋友的日间情感体验与梦境情感之间有最强的相关性，这再次证实了日间的社交互动对夜间梦境具有显著影响[27]。

觉醒与梦境之间的连续性：其他因素

如前所述，我们没有假定表 62.1 中展示的模型涵盖了所有可能影响觉醒与梦境之间连续性的变量。在这个模型中，人格特质这一因素还没有得到系统性的研究。尽管存在证据指出"薄界限维度"（thin boundary dimension；这包括创造力、同情心、不寻常的体验，以及复杂但充满矛盾的关系）在梦魇的病因学中有一定作用，这也可能影响连续性[107]。与厚界限的人相比，薄界限的人更可能在梦中体验到与当前觉醒生活相关的问题[108]。值得注意的是，具有高度压抑思维倾向的参与者比那些压抑思维倾向较低的参与者更频繁地报告了反映其觉醒生活情感的梦[109]。由于相关研究相对有限，人格特质如何调节这一连续性仍不完全明确。其他特质变量，比如对梦的态度或对梦功能的信念，也可能影响觉醒与梦境之间的连续性[110-111]。具体来说，那些持有积极态度或相信梦有功能性价值的人，可能在他们的梦中更频繁地见到与觉醒生活相关的经验。

主题连续性与情感连续性

表 62.1 所展示的模型主要旨在解析觉醒状态经验与梦境主题出现概率之间的关系，以及这一概率受哪些因素的影响。正如 De Koninck 和 Brunette 在其研究中所指出，理解梦境的主题与其情感基调可能涉及不同的机制[25]。第 60 章中描述的研究结果，即当前压力水平会增加梦魇频率，也支持了梦境情感与觉醒生活的连续性可能更为明显，相较于梦境的具体内容。大多数梦魇的主题——如被追逐、坠落、亲近的人去世或瘫痪——与觉醒生活并没有直接连续性，但涉及的情感（如恐惧、担忧）则是连续的[112-114]。

多篇研究也显示了觉醒状态下的情感与梦境情感之间有紧密的关联[27, 115-116]。Sikka、Pesonen 和 Revonsuo 的研究进一步证实，觉醒时的平和心态与积极的梦境情感有显著关联，而负面的梦境情感则与抑郁和焦虑有关[117]。这些研究成果促使了一个观点的产生，即梦境可能具有情感调节的功能[118]。因此，这些发现明确指出了连续性模型应当进行进一步的拓展[24]。

睡眠障碍中觉醒与梦境的连续性

最明确的梦境与睡眠障碍之间的联系体现在 REM 期相关症状中，例如梦魇障碍和 REM 睡眠行为障碍（REM sleep behavior disorder，RBD）。梦魇障碍的病因学研究表明，当前觉醒状态下的压力起主导作用，进一步强调觉醒生活对梦境有直接影响[119]。RBD 患者的梦常被描述为活跃、生动和具有攻击性，但这是否由于障碍本身或与之相关的日常压力因素尚待明确[120]。在一些 NREM 寄生症状患者中，Oudiette 及其同事发现，这些人在梦中会执行他们在晚上练习过的行为，

这进一步证明了觉醒与梦境之间的连续性，特别是在 NREM 梦境的情境中[121]。在我的临床实践中，一位成年患者报告他的夜惊发作与他青春期经历过的窒息事件非常相似（对窒息的恐惧）。这表明，异态睡眠患者可能为研究清醒经历与梦境之间的关系提供了一个新窗口。

尽管症状的严重程度（通过呼吸暂停-低通气指数或最低氧饱和度来量化）与睡眠呼吸障碍患者的梦魇频率没有相关性，但某些研究显示，用持续正压通气（continuous positive airway pressure，CPAP）成功治疗睡眠呼吸障碍伴随着更多积极梦境的出现[122-124]。这可能意味着，缓解与未治疗的睡眠呼吸暂停综合征相关的压力有可能引导到更为积极的梦境。

在失眠患者中，觉醒生活中的问题数量与梦境中问题的数量有关[125]。此外，失眠患者显示出更高的梦魇频率[126]。由于现实生活中的压力因素在失眠的病因学中起了重要作用（见第 91 章），因此在临床面谈中探讨关于梦和梦魇的议题可能具有实际意义。

最后，嗜睡症患者也表现出更多的梦境、更高的记忆率、更多的梦魇，以及更奇特和更清晰的梦[127-130]。但是否这些患者报告的负面梦境体验是由于嗜睡症的病理生理机制（如第 111 章所述的过度活跃的 REM 睡眠系统）还是至少部分因与嗜睡症相关的日间压力而发生，尚未被研究。

有关梦境功能的可能含义

基于广泛的研究证据，即睡眠在记忆巩固方面的积极作用，首先引发的疑问是梦境是否与依赖于睡眠的记忆巩固过程有关联。在使用迷宫学习范式进行的午休和隔夜研究中，当参与者报告与任务相关的梦境时，其能力表现得到了显著提升[131-132]。然而，在针对程序性学习任务（如镜像追踪）的隔夜研究中，并没有发现任务相关梦境与第二天能力表现提升之间有任何明显关联[133]。而当采用与自传记忆更密切相关的范式（即记住 5 min 电影片段）时，有证据显示梦境内容与记忆表现之间存在一定关联[134]。

记忆巩固不仅涉及细胞水平上的长时程增强（long-term potentiation）过程，还与网络水平的变化有关。因此，梦境（作为一种在睡眠期间产生并能在清醒时回忆起来的主观体验）是否与这些生物过程有关，或能否反映这些过程，成为一个待解的问题。这是因为，在清醒状态下，大脑所进行的活动远不仅仅是我们有意识地感知到的思考和体验。值得注意的是，在清晰梦境（lucid dreaming）中进行特定任务的训练，似乎能够增强清晨的任务表现[135-137]，尽管这些发现

需要谨慎解读，因为不清楚这些有益效果是因为梦境中的训练还是由于梦境训练带来的自信心增强从而提升了表现。

为了深入探索这一主题，两个策略显得尤为必要：首先，应通过成像技术在神经生理学层面证实，睡眠期间确实存在与觉醒生活体验相关的重播现象，就如同在动物研究中所观察到的[138]。对于人类，初步研究已经显示出一些令人鼓舞的结果[139-140]。其次，为了将这些"重播"现象与梦境内容联系起来，有必要进一步研究梦境内容、特定的梦特征以及大脑激活之间的关联性。在这方面，一项使用功能磁共振成像（functional magnetic resonance imaging，fMRI）的研究能够预测入睡阶段梦境中的图像内容，同时，Siclari 及其团队使用高密度脑电图成功地展示了梦境中的面孔或言语与相应脑区激活之间存在联系[141]。尽管这些初步研究似乎很有前景，但关于梦境是否与或如何反映依赖于睡眠的记忆巩固过程的关键问题尚未得到明确的回答[142]。

关于梦境元素与时间的关联，一些研究（详见"觉醒与梦境之间的连续性：时间因素"一节）指出，新信息和遥远的过去经历在梦境中会进行整合。此外，与梦者情感紧密相连的突出事件更有可能在梦境中出现[34, 101]。这些观察结果与梦境在自传记忆（autobiographic memory）中的作用一致[143]。Schredl和 Reinhard 进一步证实了这一点，他们发现，在前一天经历过的特定话题更有可能影响次日的梦境。也就是说，相同的话题可能在觉醒和梦境状态下都得到处理[27]。

然而，梦境不仅是由日间经历组成的，还具有创造性。也就是说，梦境中会出现新的、之前没有想到过的关联和经验[17, 144]。这与常规的问题解决过程有相似之处：首先，对新事件和成功解决过的问题进行比较；其次，若没有现有策略，则尝试新的解决方案（如头脑风暴）[145]。

正面和负面梦境情感的平衡比例使得过于侧重负面情感（如威胁模拟理论）的梦境理论变得不那么可能[146-148]。但这并不排除对潜在危险环境的学习也可能是梦境的一种功能。

最后，有证据表明，梦者在觉醒状态下的社交环境与梦境中的社交互动有着强烈的连续性。与梦者有密切关系的人经常在梦中扮演重要角色[72, 74]，与亲近人物相关的情感在梦境中有显著影响[27]，并且社交网络在梦境中得到了良好的体现[149]。相比之下，社交互动在梦境中比学术活动表现得更为频繁[29]。这可能反映了梦境在进化中的另一方面——即社交网络在狩猎–采集社会中的重要性。与其他团体成员和睦相处、不被排斥在社交生活中至关重要[150]，因此，梦境的一个可能功能是对社交技能的训练[151-152]。

总的来说，觉醒与梦境之间连续性的研究提供了大量线索，有助于推测梦境可能具有何种功能。然而，至今为止，所有关于梦境功能的理论都还处于高度推测性的阶段。

未来研究方向

本章节的研究综述清晰地指出，探讨影响觉醒与梦境之间连续性的诸多因素——如情感强度、时间周期以及个体的人格特质——仍有很长的路要走。表62.1 展示的模型可为未来研究提供方向性指导。有关如何量化觉醒生活体验（如其类型、频率、强度）以及如何将这些量化指标与梦境内容相联系的方法论问题还尚未完全解决，并需要进一步的实证检验。

特别有趣的是，神经生理学角度的研究已经提出，在与高度情感化的梦境有关的 REM 睡眠期间，大脑的缺省模式网络是活跃的[153-155]。值得注意的是，该网络在觉醒状态下进行漫游思维、白日梦，以及对过去和（或）未来进行思考的时候也是活跃的[156-157]。研究这种在大脑功能层面上的相似性可能有助于更好地理解觉醒和梦境在体验层面上的连续性。

最后，对于与觉醒生活不连续的梦境（如飞行梦）的研究将特别有益。因为至今我们对于人们如何能够梦见在觉醒状态下从未体验过的事物（如疼痛患者或先天性瘫痪患者梦见行走）仍一无所知[23, 158]。

临床要点

在临床实践中，患者有时会分享一个梦，并询问您作为睡眠专家对其含义的见解。根据主题连续性的研究，特别是与情感连续性有关的研究，将梦与梦者的日常生活联系起来最直接的方法是识别梦中的基本模式。梦中梦者所经历的和所从事的是什么？举例来说，如果梦涉及被怪物追赶，基本模式便是恐惧和逃避。因此，可以探询患者是否在觉醒状态下也在回避某些事物或人。需要注意的是，梦中体验的情感往往是觉醒生活中相应情感的放大版。

总结

研究觉醒与梦境之间的连续性为我们提供了关于哪些因素可能决定觉醒生活经历如何被纳入后续梦

境的明确指导。然而，由于直接对梦境功能进行实证测试具有一定的困难，因此悬而未决的问题是连续性研究是否能为我们提供关于梦境功能的有用线索。至此，是否梦境参与依赖于睡眠的记忆巩固机制尚不明确。在这些研究中，情感张力的体验和社会互动出现为与觉醒生活中社会环境密切相关的梦境主题的重要组成部分。这可能暗示了梦境在调节和维护社会关系方面具有重要作用，特别是考虑到这种社会关系在人类历史上的狩猎-采集社会中对生存至关重要。另一个引人注目但尚未解决的问题是，我们为什么会梦到从未在觉醒生活中体验过的事物，即所谓的"不连续性"现象。这可能需要进一步的研究来探讨，以便更全面地理解梦境和觉醒状态之间的复杂关系。

参考文献和拓展阅读

请扫描书后二维码，获取参考文献和拓展阅读资源。

梦相关的情感、动机与奖赏

第 63 章

Sophie Schwartz, *Lampros Perogamvros*

雷彬斌 译 张继辉 审校

章节亮点

- 在非快速眼动睡眠和快速眼动睡眠中，情绪和奖赏大脑网络被激活。
- 睡眠期间大脑活动的特定模式可能决定了梦境内容的主要特征。反之，梦的特征，如强烈的情绪体验，则为睡眠中的信息加工提供了宝贵的启示。
- 睡眠期间大脑情绪和奖赏回路的激活似乎促进了情感相关记忆的重新加工，也促进了梦中的情绪体验以及趋避行为的表达。
- 梦中的情绪和奖赏加工可以解释其在清醒时的认知和情绪过程中所起的作用，包括情绪调节、消退学习和表现改善。这一假设得到了最新实验证据的支持。

引言

最近的神经影像学、神经生理学和临床研究共同表明，情绪和奖赏网络在睡眠期间被激活。由于这些网络主要是在机体与外部环境相互作用时激活，因此关键的问题是这些系统如何以及为何也会在睡眠中被激活。一个主要的假设是，它们在睡眠中的激活与梦境体验中的情感和动机成分有关，并对清醒后的行为和情绪健康产生明显影响。本章将探讨睡眠中情绪和奖赏回路的激活如何决定梦的情感和动机属性和功能。

梦与情绪加工

50 多年前，法国神经生理学家 Michel Jouvet 观察到，当快速眼动（rapid eye movement，REM）睡眠期间肌张力消失时，猫会表现出攻击或恐惧相关行为[1]。同样，REM 睡眠行为障碍患者会将梦境演绎出来，经常表现出攻击行为[2-3]。与这些观察结果相一致的是，梦境内容分析报告显示，REM 梦境的情绪强度普遍高于非快速眼动（non-rapid eye movement，NREM）梦境[4-7]。尽管与 NREM 梦境相比，REM 梦境中的情绪普遍更强烈，而且负面情绪占主导地位，但在这两个睡眠阶段都会体验到消极和积极情绪[7]。神经影像学数据也证实，边缘系统/情绪系统和中脑边缘系统/动机系统在 REM 和 NREM 都很活跃，这可能促进了睡眠和梦境中的情感和记忆处理。

具体而言，对人类 NREM 睡眠进行的功能磁共振成像（functional magnetic resonance imaging，fMRI）研究显示，在睡眠纺锤波［脑电图（electroencephalographic，EEG）中以 11～16 Hz 的频率振荡］期间，岛叶、前扣带回皮质和颞上回的活动较高[8]。而楔前叶、海马旁回和后扣带回皮质的活动与慢波（高振幅、低频率 ≤ 4 Hz）会同时出现[9]。从清醒期到 NREM 期双侧脑区葡萄糖代谢增加在腹侧纹状体、前扣带回皮质、杏仁核和海马中均有发现[10]。最近，我们提供了直接证据，证明与没有恐惧相比，在 NREM 梦中经历恐惧与岛叶的激活有关[6]。在清醒状态下，岛叶参与对痛苦的认知或内感知信号进行情绪反应的过程[11]。因此，做梦期间岛叶的激活与危险感相对应，这种感觉是整合与梦中恐惧刺激相关的感觉和身体信息所产生的。

REM 睡眠的特点是参与感觉运动、记忆和情绪处理的脑区被激活，包括联想视觉区、运动皮质、内侧颞叶、杏仁核、岛叶、扣带回皮质和内侧前额叶皮质（medial prefrontal cortex，mPFC）[12-15]。然而，直到最近，只有少量研究探索了这些激活与梦境中特定情感体验之间的关联。一项针对人类的脑结构研究表明，左侧杏仁核微结构完整性的降低与梦境报告缩短和情感减少有关[16]。在清醒状态下，杏仁核与内侧前额叶皮质交互密切，参与情绪刺激发现，在情绪的学习和消退中也起到作用[17]。因此，REM 睡眠中杏仁核的特定反应可能为睡眠中情绪相关信息的再加工和调节提供了有利条件，并可能在梦中激发强烈的情绪[18-22]。更近一段时间，我们已经证明，与没有恐惧相比，REM 梦的恐惧体验与岛叶和中扣带回皮质的激活有关[6]。在清醒状态下，中扣带回皮质是对危险的行为/运动反应起关键作用的已知区域[23]。

因此，在 REM 期中扣带回皮质激活可能反映了做梦者对含有威胁情况的内容所产生的相关情绪和运动反应。

因此，梦境分析和神经影像学数据证实，情绪过程在 REM 期和 NREM 期都很活跃。需要结合 EEG/fMRI 和现象学研究，进一步阐明皮质下结构（如杏仁核）在 NREM 和 REM 做梦中的确切作用[13, 16, 24-25]。有关睡眠中情绪加工的可能影响，将在"对情绪调节与学习的意义"这一部分中进一步探讨。

梦与奖赏加工

有研究认为，睡眠期间中脑边缘多巴胺能（mesolimbic dopaminergic，ML-DA）系统中多巴胺水平的升高在梦的产生中起着重要作用[26-27]。中脑边缘回路将中脑腹侧被盖区（ventral tegmental area of the midbrain，VTA；多巴胺活动的来源）的多巴胺能神经元与伏隔核（nucleus accumbens，NAcc）、杏仁核、海马、前扣带回皮质和额叶皮质（岛叶和内侧眶额皮质、内侧额叶皮质、腹内侧前额叶皮质）连接起来。有人提出，在清醒状态和梦境中，ML-DA 回路会促进类似趋近行为和情绪预期[27]。

最近的实验证据为这一观点提供了支持。首先，在 REM 期，ML-DA 奖赏系统的关键结构被激活，包括 VTA 和 NAcc。在啮齿类动物中，REM 期 VTA 爆发性活动会升高[28-29]，达到在清醒时预期奖励或惩罚时所观察到的水平[30]。这种活动在 REM 睡眠中明显高于清醒状态或 NREM 睡眠；其强度和持续时间与清醒时的行为（如进食、惩罚或性行为）的激活相当[28]。最近的研究表明，啮齿动物在 NREM 睡眠中也存在这种激活[30a]。重要的是，最近一篇论文证明了人类做梦本身是如何与中脑的激活有关[30b]，这支持了睡眠期间 VTA 激活反映做梦过程的观点。此外，在大鼠的 REM 期中，NAcc 细胞外的多巴胺水平会升高[31]。在动物和人体研究中，其他与奖赏相关的区域，包括腹内侧前额叶皮质和前扣带回皮质，在 REM 睡眠期间被激活[13-14, 31]。最后，下丘脑外侧的食欲素神经元参与调节睡眠-觉醒状态和奖赏寻求行为[32-34]，在 REM 睡眠期间显示出爆发性活动[35-36]。对 REM 期间激活奖赏相关回路的进一步支持来自对动物和人类的观察，海马表现出 θ 节律[37-38]，这与清醒时寻求新奇、探索和本能行为[39]。

De Gennaro 及其同事[40]对帕金森病患者的梦进行了研究，帕金森病是一种已经确定的多巴胺能传导改变模型。作者认为，这些患者服用的多巴胺受体激动剂剂量越大，导致低多巴胺能状态升高。他们发现多巴胺激动剂的剂量与贫乏的梦境报告呈正相关，即梦境的总词数、情感负荷和梦境奇异性低。此外，梦境报告的视觉生动程度与双侧杏仁核体积和左侧 mPFC 厚度呈正相关，而情绪负荷与海马体积呈正相关。这些发现，连同之前对海马-杏仁核复合体的体积测量以及同一组做梦的具体定性特征[16]，表明皮质下中脑边缘核对梦境体验和梦境回忆有所贡献，并为 ML-DA 系统在梦境生成中起关键作用的假设提供了实证支持。最近的一些论文证实了奖赏系统的关键结构（如中扣带回皮质和岛叶）与特定梦境内容（如自发想法[7]和恐惧[6]）之间的联系。

药理学研究提供了进一步的证据，表明梦境与 ML-DA 系统的激活相关。研究显示，给予多巴胺能（D₂）拮抗剂与梦境[41]和噩梦[42-44]的减少有关，而给予多巴胺能药物（如普拉克索）则引发生动的梦境[45-47]。此外，全面或部分的睡眠剥夺会导致奖赏脑功能的紊乱[48-50]。

睡眠期间奖赏寻求机制的激活如何影响梦境内容？最近的研究表明，在梦境中[51]，趋近行为（如探索、好奇或参与行为）可能与"回避"行为（如通过逃跑、停住或躲藏来避免威胁）一样频繁，这种情况在异态睡眠中也得到明显体现[3, 52-53]。此外，梦境报告偏向于具有强烈动机价值的内容（如社交、打斗、性内容），而较少偏向于没有此类特殊价值的内容（如打字、洗碗、在超市购买食物）[54]。重要的是，频繁的趋近行为与梦中高发的负面情绪并不冲突[55]，因为 ML-DA 系统和杏仁核-边缘系统在睡眠期间都会被激活[56]。需要结合 EEG/fMRI 和现象学研究，进一步阐明皮质下中脑边缘结构（如 VTA 和 NAcc）在梦境中的确切作用。

对情绪调节与学习的意义

如前所述，梦与情绪或动机过程之间的联系，为我们了解梦可能具有的功能提供了新的视角。NREM 和 REM 梦境似乎包含特定的情绪/动机状态；NREM 梦境主要模拟友好的互动、与自我相关的信息以及清醒时的真实生活事件，而 REM 梦境则包含相对更具攻击性的社会互动[57]。有人提出，做梦者经历的各种情绪可能有助于情绪调节过程。支持这一说法的证据来自于证明不同的 REM 梦境特征与特定的日间情感功能相关。更具体地说，Cartwright 及其同事[58]的研究表明，与那些没有梦见自己离婚的人相比，那些将自己的前配偶融入梦境的离婚参与者在心理上适应得更好，抑郁程度更低。此外，从夜晚开始到结束时负面梦境减少的抑郁症患者，相较于呈相反模式的人，更有可能在 1 年后痊愈[59]。因此，Cartwright 提出，REM 梦中的负面情绪必须与其他自传体记忆整合，以使梦境具有有益的情感调节功能[60-61]。这种整合的失败可以解释为什么高比例的梦魇和其他 REM 睡眠异常（REM 睡眠百分比增加，REM 睡眠潜伏期缩短）与更严重的抑郁症状和自杀倾向相关[62-64]。

在梦境所代表的安全环境中暴露于各种情感刺激（物体、情境、思维、记忆和生理感觉），包括恐惧刺激，可以起到真的或者类似于脱敏疗法的作用[65]。这一假设间接地得到了支持，有研究表明，睡眠通常会促进消退学习的保留和泛化[66-69]。同样，芬兰心理学家和哲学家 Antti Revonsuo 提出了威胁模拟理论（threat simulation theory，TST），根据该理论，在梦境中通过模拟威胁事件来促进清醒状态下的发展和威胁回避技能[21, 55]。这种机制依赖于 REM 睡眠期间边缘区的激活，尤其是杏仁核。与这一假说一致的是，患有创伤后应激障碍的人比对照受试者更常在梦中模拟威胁事件[70]。最近的一篇论文[6]证明了在梦境中经历恐惧倾向较高的参与者在清醒时面对厌恶刺激时 mPFC 的激活增加。相反，正如 TST 所预测的，同样的分析与右侧杏仁核、右侧岛叶和中扣带回皮质的活动呈负相关[6]。这一发现与做梦可能通过情绪再加工、产生消退学习和泛化发挥情绪调节功能的观点一致，这将导致在觉醒期间对危险的现实生活事件做出适应的情绪反应[55-56, 60, 71]。

根据这一预测[6]，代表着负面情绪加剧的令人不愉快的梦魇，也应有助于实现这种情绪功能。然而，到今天为止，与正常的做梦相比，梦魇是否能提供这样的适应功能仍不清楚。似乎梦魇的频率和强度越大，它的这种作用就越小。事实上，已经证明梦魇患者在清醒状态下表现出与消退学习相关的区域（如 mPFC）的活动减少[72]，以及前额叶抑制功能的受损[73-74]。这些发现支持了一种观点，即在恐惧被夸大时（就像在梦魇中一样），夜间的消退学习会失败。

有研究认为，梦魇障碍反映了包括边缘和旁边缘区域（如杏仁核、mPFC、海马、前扣带回皮质、岛叶）在内的网络功能失调[71]。最近的一项研究报告指出，在 REM 睡眠期间[75]，与健康对照组相比，梦魇患者额叶区域的心跳诱发电位（heartbeat-evoked potential，HEP；对心跳的皮质响应）的振幅较高，而 HEP 通常受内感觉处理和情绪激活的调节。这些研究结果表明，经常做噩梦的患者在 REM 睡眠期间表现出较高的情绪唤醒，HEP 的振幅可作为这些患者情绪加工增加的生物标记。

除了情绪调节之外，做梦的第二个主要贡献似乎与记忆过程有关。做梦是一种特殊的意识状态，在这种状态下，一些记忆表征会被重新体验，然后可能被重新组织。最近几项研究证明了梦在巩固记忆中的作用[76-79]。在词汇-图片联想学习任务[77]、空间导航任务[76, 78]或视觉-嗅觉任务[79]中的进步都与任务相关的梦境有关。这种记忆重新激活和重组的离线过程也可以解释为什么睡眠有利于创造性的洞察力[80]。通过语义启动任务，Stickgold 及其同事[81]证明，比起不相关启动和强启动，从 REM 睡眠中唤醒的参与者对弱启动下表现出更强的启动，与睡眠中过度联想的状态一致[82]。在一个类似的实验中，Walker 及其同事[83]证明，与 NREM 觉醒的受试者相比，从 REM 睡眠中觉醒的受试者在解谜任务正确反应数量上表现出 32% 的优势。与这些观察结果一致，与安静休息和 NREM 睡眠相比，REM 睡眠（但不一定是做梦）增强了最初不相关信息的整合，从而更有创造性地解决问题[84]。还需要更多的实验研究来更好地描述梦本身如何影响记忆巩固、创造力和洞察力。

综上所述，这些研究结果表明，不同的睡眠阶段有助于对记忆存储进行重构，并且记忆的再加工可能在梦中得到加强，这对清醒时的表现具有重要意义。基于睡眠期间情绪和奖赏回路激活的强有力的神经生理学证据，有人认为梦不仅与已知的过去事件有关，而且与意想不到的、新奇的或可能发生的未来有关[27, 85]。梦境的内容分析为这一观点提供了支持，表明尽管过去和现在清醒时关心的事件在梦境中很常见[60, 86]，但梦境很少完全复制过去的事件；相反，它们往往代表着记忆元素的新组合[87-88]。因此，梦境将为做梦者提供一个离线的认知和情感准备过程，以应对未来重要的清醒生活事件。最近的人类神经影像学证据表明[6]，梦的主观体验实现重要的生物和心理功能，这一理论观点也具有临床意义，因为梦的特征可能代表着重要的大脑功能的生物标记，如情绪调节过程[18]。

方法论

最近使用 EEG 和 fMRI 技术的研究在更好地理解做梦的神经相关性和功能方面做出了巨大贡献[6-7, 89]。尽管人们很容易将做梦的某些方面与动机和情绪功能联系起来，如本章和其他地方总结的工作那样（威胁模拟理论[55]、原意识理论[90]、默认模式激活理论[91]），但还需要更多专门针对这种功能关系的研究。此外，不同睡眠阶段和梦境状态对情绪和奖赏信息的离线再加工的作用有所不同[6, 60, 64, 76]。

NREM 睡眠和相关梦境将更专门地将记忆痕迹与动机价值联系起来[92-93]，而 REM 睡眠和相关梦境有利于情绪记忆的巩固和消退学习[69, 94]。然而，结合梦境内容分析、睡眠记录以及情绪和（或）记忆功能评估的研究仍然非常少[6, 76, 95]。

临床要点

　　梦会影响情绪调节过程的论证，可能有助于推广防止睡眠（和做梦）受限的举措。这对于最脆弱的人群尤为重要，如精神病患者或儿童，他们的大脑可能会从梦中发生的情绪再加工和模拟中获益匪浅。相反，梦境特征构成了大脑重要功能的生物标记，如情绪调节过程。

总结

　　本章总结了睡眠期间情绪-边缘和奖赏相关回路激活的现有证据。梦似乎与这些特定的神经和行为激活模式密切相关，这一联系可能解释了其对情绪调节、联想学习和社会认知等重要功能的贡献。通过模拟防御和趋近行为，由边缘区域和中边缘多巴胺能奖赏系统支持，梦提供了一个虚拟的安全环境，在这个环境中，做梦者可以暴露在厌恶或奖赏刺激的重要负荷下。通过模拟边缘区域和中脑边缘多巴胺能奖赏系统支持的防御和接近行为，做梦提供了一个虚拟而安全的环境，在这个环境中做梦者可以接触到大量的厌恶或奖赏刺激。这种机制为人们提供了增强的学习能力，并有可能在清醒时加以利用。还需要更多的实证研究来更好地说明梦的这些作用。

致谢

　　本章所依据的工作得到了瑞士国家科学基金会、瑞士情感科学中心、Boninchi 基金会和 BIAL 基金会的资助。

参考文献和拓展阅读

　　请扫描书后二维码，获取参考文献和拓展阅读资源。

孕期梦境

第 64 章

Tore Nielsen, *Jessica Lara-Carrasco*

李　彪　译　张继辉　审校

章节亮点

- 孕期（pregnancy）的梦境反映了胎儿和准母亲不断变化的心理表征。
- 孕期的心理困境主要彰显为在妊娠晚期（late pregnancy）出现更为频繁的病态梦境内容。
- 尽管尚不清楚这种孕期做梦的适应是否能预测出生后真正的母婴互动（mother-infant interaction），做梦还是可能有助于调节负面情绪和培养母亲的新母性身份。
- 尽管有关产后梦境的研究甚少，然而现有研究显示，母亲们经常在梦中想象其新生儿处于危险境地之中。

引言

尽管对梦境的科学研究已有逾 65 年历史，然而梦境的定义、神经生理学基础以及功能方面尚未得到明确确立[1-2]。尽管存在这种情况，但基于梦境与白天思维之间连贯性的假设[3-4]，有观点认为梦境可能具备吸纳日间忧虑和情感担忧的功能，以促进适应不断变化的心理生活环境[5-7]。虽然梦境实现此种适应过程仍处于推测阶段，但有学者认为在个体经历重大生命转折时，梦境的功能或许愈发凸显，尤其是在自我和重要他人关系发生转变的情境下。

怀孕对女性的生活和家庭带来了显著且急速的转变，因而为研究梦境的功能性作用相关问题提供了卓越的契机。从心理学的视角而言，母性过渡被视为一个重要的发展阶段，其中涉及关键的心理重组，进而引发新的关系和身份的塑造[8-10]。孕育一个具有几乎完全未知特征的婴儿，促使女性在她的心理表征世界中建构一系列关于她与婴儿关系的意象，这些意象有助于她融合新的母亲身份。有学者主张，准母亲所经历的心理变革可能需要借助各种有意识和无意识的认知机制（如梦境）来得以维系[8, 11]。然而，对于这些观点的实证支持尚属困难。

本章综述了在怀孕和产后期间梦境生成及其内容变化方面的评估，以及关于孕妇梦境如何预测其在怀孕和母性角色中的心理适应能力的研究。研究结果对梦境如何描绘情感上重要的清醒生活议题，以及在维护这类重要生活转变期间的心理平衡方面进行了讨论。

孕期梦境产生与内容的变化

怀孕期间梦境回忆与受干扰的梦境回忆

怀孕期间，身体、社会和心理层面的深刻变化常常导致睡眠紊乱。因荷尔蒙和生理变化，怀孕使失眠、不宁腿综合征和睡眠呼吸障碍的风险增加[12-13]。虽然并非所有妇女都会表现出这些临床症状，但多数妇女反映她们的睡眠情况发生了变化（如睡眠质量下降、睡眠时间减少、睡眠中断增多），这种状况往往随着孕龄增加而进一步加剧，尤其在初次分娩的母亲中[14]。

关于怀孕期间睡眠认知特征的改变（如梦境体验）存在一定的争议。汇总的临床证据指出，在怀孕期间，梦境更容易被记忆，且这些梦境的意象比其他生命时期更为生动、可怕和具有影响力[15-16]。为论证这一点，一项定性研究指出，80% 的孕妇表示她们在怀孕期间的梦境非常生动、奇异和详细，其中一些梦境引发不安情绪，甚至影响她们白天的行为[17]。然而，尽管如此，关于怀孕期间梦境产生是增强还是更受干扰的问题尚缺乏系统性的研究。据已知，仅有两项研究（均来自同一研究小组）比较了孕妇和非孕妇对未受干扰梦境的回忆情况（图 64.1 和表 64.1）。在第一项研究中，孕妇（86%）和非孕妇（91%）回忆起最近梦境的比例相近[18]。在另一项前瞻性研究中，孕妇和非孕妇在 14 天内所做梦的数量、清晰度和影响力都相似[19]。然而，对于孕妇对梦境回忆的回顾性估计稍高。这种主观上感知到的怀孕期间梦境产生增强与临床观察结果相一致，即由于孕妇意识和无意识之间的界限逐渐模糊，她们变得更加内省，更

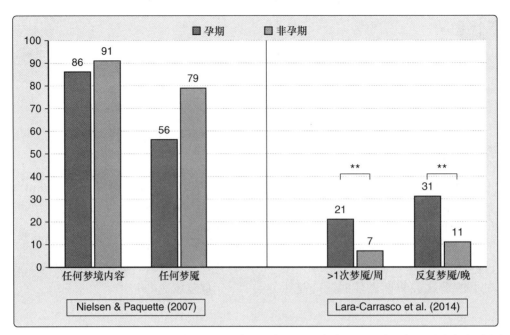

图 64.1　一项比较孕妇和非孕妇对未受干扰的梦境回忆的研究。孕妇组（深灰色列）和非孕妇组（浅灰色列）妇女在研究的回顾性访谈中，能够回忆起任何梦境和任何梦魇内容的患病率，以及在为期 14 天的研究中前瞻性地回忆每周至少一次梦魇和每晚重复梦魇的情况。** $P \leqslant 0.01$（该研究由 Nielsen 和 Paquette[18]，以及 Lara-Carrasco 和他们的同事完成[19]）

表 64.1　在控制潜在混杂因素后，各组在梦境测量方面的差异[a]

	孕妇（$n = 57$）	非孕妇（$n = 59$）	F	P 值[b]	局部 η^2
前瞻性梦境测量[c]					
梦境回忆[d]	15.87±0.99	14.68±0.97	0.53	0.47	0.005
梦境回忆清晰度[e]	4.26±0.19	4.25±0.19	0.001	0.98	< 0.001
梦境的影响程度[e]	3.69±0.22	3.37±0.21	0.77	0.38	0.007
噩梦回忆[d]	2.51±0.31	1.00±0.30	10.24	0.004	0.08
梦魇回忆[d]	1.25±0.21	0.68±0.20	2.78	0.10	0.03
回顾性梦境测量[f]					
回顾性梦境回忆	3.40±0.17	2.72±0.16	6.24	0.01	0.06
回顾性噩梦回忆	2.49±0.12	2.62±0.12	0.46	0.50	0.004
回顾性梦魇回忆	2.29±0.11	2.45±0.11	1.45	0.23	0.01

[a]（调整后的平均值 ± 标准差）。使用 MANCOVA 进行比较，并控制年龄、关系状况、就业状况、家庭收入、教育和焦虑状态。
[b] 误差=调整后的 $P \leqslant 0.006$。
[c] 在 14 天的家庭日志中进行评估。
[d] 在 14 天内回忆的梦的数量。
[e] 1 =一点也不，9 =非常多。
[f] 1 =从不，5 =总是。
Modified from Lara-Carrasco et al.[19]

加关注自己的梦境[15]。对于这些观察结果，一个可能的解释是怀孕期间梦境内容激发了未来母亲的兴趣，从而导致对梦境回忆的高估。事实上，一项荟萃分析的结果表明，对梦境的兴趣与对梦境回忆的主观高估相关，而与梦境回忆的频率本身无关[20]。

研究还报告了在孕期中出现的令人困扰的梦境（disturbing dreams，DD）的普遍情况。在这个领域，梦魇（即触发觉醒的 DD[21]）和不愉快的梦（即不唤醒做梦者的 DD[22]）是最为常见的情况。大约有 85% 的成年人每年至少会经历一次噩梦，而不愉快的梦的频率高达梦魇的 4 倍（请参考综述[21, 23]）。在孕妇中，一项早期的描述性研究指出，孕妇通常在怀孕期间的梦境中感受到干扰。这些梦境反映了女性对生育过程的担忧。例如，在研究涵盖了怀孕 7 ～ 42

周的 88 名孕妇中，约有 25% 的人回忆起至少一个与怀孕或婴儿相关的可怕梦境[24]。然而，在相反的情况下，4 项对照性的自我报告研究表明，怀孕期间梦魇并不是常见的情况。在超过 1 个月的时间里，不同孕期的孕妇和产后妇女被梦魇或可怕梦境惊醒的频率相似[25]。另外两项研究发现，妊娠晚期的孕妇和非孕妇做噩梦的频率也相似[26]，并且相比于孕早期或孕前，孕妇在妊娠晚期做噩梦的次数较少[27]。最后，新母亲回忆起整个孕期的噩梦可能性较小，相比之下，非孕妇回忆过去 3 个月内的噩梦可能性较大（56% vs.79%；图 64.1）[18]。然而，这些研究都没有前瞻性地测量和比较特定妊娠阶段明确定义的 DD 频率。此外，它们都使用了自我回忆法进行评估，而这种方法通常会低估 DD 回忆的频率[22]。

我们针对孕妇梦境进行的一项研究旨在纠正这些方法上的不足，因为我们前瞻性地收集了 59 名非孕妇和 57 名妊娠晚期孕妇连续 14 天的梦境[19]。我们的研究结果显示，妊娠晚期是梦中焦虑意象显著增加的时期，在这段时间内，梦魇在相当一部分女性中达到了病理性的水平。随着时间的推移，令人困扰的梦境可能对女性的整体睡眠状况产生不利影响（图 64.1 和表 64.1）。实际上，在控制了心理和人口统计学特征的情况下，孕妇对令人困扰的梦境的回忆频率是非孕妇的 2.5 倍。此外，孕妇在同一晚上重复经历令人困扰的梦境的可能性几乎是非孕妇的 3 倍（31% vs. 11%）。在我们研究的 14 天内，当噩梦和梦魇频繁发生时，孕妇的平均睡眠质量也较差。更重要的是，令人困扰的梦境的患病率超过了每周一次，这被《精神障碍诊断与统计手册》第 5 版（Diagnostic and Statistical Manual of Mental Disorders, fifth edition, DSM-5）[28] 认定为中度严重症状，在孕妇中的发生率（21%）是非孕妇（7%）的 3 倍。这些数据都明确指出了令人困扰的梦境在孕妇中的重要性。这些发现与 Kennedy 及其同事[17]的定性研究相一致，在该研究中，几乎所有接受采访的新母亲都提到她们的梦境模式发生了变化，即在怀孕期间她们做了更生动、奇怪的梦境。该研究还发现，普通人群中令人困扰的梦境和失眠等睡眠障碍之间存在着平行关系[29]。怀孕期间令人困扰的梦境的增加可能是由于激素和生理变化，也可能是由伴随的心理变化引起的，如增强的内省和对生育过程以及母亲身份的担忧。后一种可能性与以下观点一致，即在怀孕期间，情感担忧或"情感负荷"的迅速增加可能导致了令人困扰的梦境的增加[21, 23]。根据我们的了解，我们的研究首次报道了前瞻性收集的怀孕期间令人困扰的梦境的具体频率和患病率，并将其与从标准非孕妇样本中收集的估计值进行了比较。

孕期令人困扰的梦境（DD）问题是妇女健康领域的一个主要关切点。在频繁经历梦魇的患者中，DD 构成了一种严重的睡眠障碍[30]，而睡眠障碍反过来又预示着不良的母体和胎儿结局，如产后抑郁、早产、新生儿出生体重降低以及分娩过程延长等[31-33]。因此，有必要更深入地评估 DD 及其对妊娠期睡眠障碍的影响。

将孕期的梦境内容视为母亲的一种心理表征类型

许多人认为梦与白天的现实生活之间存在连续性，尤其是对于需要应对新情感唤起的情况，特别是涉及重要关系的情况[5-6, 34]。梦被认为以一种较少线性的方式将记忆和情感联系在一起，相较于清醒时的思考[35]，这可能有助于将最近的情感体验与自我有关的记忆相联结，从而促进自我系统的内在一致性[5-6]。为了支持这一观点，对梦境内容的分析显示，梦境在很大程度上是社会化的，主要反映人际冲突和忧虑[36-37]，以及个体自我概念的变化[38]。

初次怀孕是对自我和未出生婴儿的感知、认知和关系进行心理重组的重要时期，因此孕妇很可能会在梦中表达这些感受、认知以及关系。更具体地说，怀孕标志着一个重要的过渡阶段，这个时期内心理上的重组会促使女性未来母亲身份和能力的发展[8, 11]。通过激活与依恋关系密切相关的护理系统[39]，这种心理重组被认为涉及对未出生婴儿、女性作为母亲、非内在自我特征（如女性作为配偶、女儿、朋友、工作者）以及其他重要关系（如与伴侣、父母、朋友、同事的关系）的母亲心理表征（maternal mental representations, MMR）的细化和整合[8, 11]。

研究表明，MMR 的性质和质量，包括其丰富性、特异性和情感基调，主要依赖于女性对自身和他人的内在表征[40]。此外，这些表征也可能受到情境因素的影响，如与伴侣和家庭的关系、心理状态以及对胎动的感知[41-42]。除了情境因素外，研究还表明，MMR 的质量在时间上会发生变化。随着女性在怀孕过程中的推移，她们会逐渐形成更加独特、差异化和情感投入的 MMR[43]。在孕晚期，关于孩子令人恐惧的图像会增加[44]。MMR 的丰富性和特异性在孕期的第七个月达到最高峰，然后在分娩前持续下降[10, 45]。由于孕妇缺乏关于婴儿的直接信息，研究假设 MMR 的发展是受到她们的猜测、希望、归因、有意识和无意识幻想以及梦境的影响[8-11]。然而，现有研究主要关注了 MMR 的较为有意识的方面，对更多的无意识过程（如梦境）是否对 MMR 的形成产生影响的研究相对较少。

然而，一些关于孕期梦境的系统研究显示，绝大多数女性（约 67% ～ 88%）在怀孕期间至少做过一次与婴儿、怀孕或分娩有关的梦[18, 24, 46]。另外，有 30% ～ 62% 的孕妇报告称她们的梦境中至少包含其中一种母性元素[47-50]，且这类梦的频率随着孕龄的增加而逐渐上升[24]。尽管这些妊娠梦通常涉及母亲的身体健康和未出生婴儿的性别问题[47]，但也常常包含不幸的情节，如婴儿、母亲或父亲遭受伤害或威胁[24, 46]，还有涉及婚姻和家庭问题的元素（如害怕失去伴侣，与母亲的过去关系问题）[49]。其他常见主题与产后父母的责任和能力有关，包括害怕成为不称职的父母[46, 49]。有一些有限的比较研究表明，与非孕妇对照组相比，孕妇更容易回忆起与怀孕相关的梦境（如胎儿、怀孕、分娩、自身的身体），以及更多包含对胎儿和自身存在危险的元素[18, 49-51]。孕妇的梦境也更趋向消极，其中涉及更多受虐的元素（即不幸、伤害、环境威胁），尽管没有表现出更具攻击性的行为[50]。综上所述，虽然研究数量有限，但它们一致地提供了证据，表明在梦境中表达了 MMR，且这些图像在情感方面通常具有强烈的特点。然而，目前的研究尚未对与 MMR 相关的梦境内容进行评估。

因此，在一项对比研究中，我们调查了从怀孕第七个月到出生期间，做梦时的 MMR 和清醒时的 MMR 是否发生了变化，以及与怀孕相关的主题和非怀孕特征是否也发生了变化[52]。在该研究中，共有 60 名非孕妇和 59 名孕妇（其中 37 名孕早期和 22 名孕晚期）参与，她们完成了人口统计学和心理学问卷，以及连续 14 天的家庭梦境日志记录。梦境报告经过盲评和分析，分为以下四个梦境类别：

1. 做梦时的 MMR（即梦境中做梦者扮演的 MMR 角色和社会角色）

2. 婴儿或儿童表征的质量（包括梦境中做梦者与婴儿互动的强度，以及婴儿性格的特殊性和个性特征）

3. 妊娠相关主题［包括涉及妊娠、分娩、胎儿和（或）人体的梦境内容］

4. 非妊娠特征，例如：使用梦幻般幻想量表（the Dream-Like Fantasy Scale）[53]来评估梦境叙事的发展程度；使用梦中受虐倾向量表（the Masochism Scale for dreams）来评估梦境中的受虐症倾向（有关该量表的详细描述，请参考 Winget 和 Kramer 的著作[54]）；评定梦境中的攻击性和合作性行为，以及病态梦境内容。这些内容来自于罗夏墨迹测验（the Rorschach inkblot test）Exner 评分系统的特殊分数类别。病态梦境内容指的是涉及死亡、毁坏、受伤或以某种方式受损的物体，或表现出烦躁不安氛围的物体（如悲伤的房子[55]）（表 64.2）。

研究结果表明，在控制心理和人口统计学特征的情况下，孕妇在梦中将自己描绘成母亲或与婴儿互动的情景比非孕妇明显更频繁（图 64.2），这与早期研究的结果一致[18, 24, 46-51]。然而，目前尚无证据表明孕妇更常梦见自己扮演配偶、女儿或其他家庭成员的角色，正如早期研究预期的那样。有关早期研究指出，梦可能经常描述怀孕期间的婚姻和家庭问题[49]。此外，孕妇在朋友、工人或学生等其他角色中表现自己的频率也没有显著差异。另一项规模较小的队列研究得出了类似的结论，表明妊娠晚期的孕妇相较于非孕妇更常梦见与婴儿相关的情境，而不是涉及其他家庭成员或伴侣的情境[51]。因此，在怀孕期间，梦似乎更加专注于母亲角色，这反映了白天对母亲自我和未出生婴儿 MMR 的持续重构过程[8, 11]。

我们的研究还发现，相比于孕晚期的前段和非孕妇的梦境，孕晚期后段的梦境中对婴儿的表现更加模糊。这一发现与有关母婴关系的研究相吻合，这些研究表明，在妊娠晚期，女性的自我表征中存在更为具体和丰富的关于未出生婴儿的图像，然后在分娩前这些图像逐渐减少[43]。此外，Stern[10]提出，这种下降可能反映了女性需要"减少"她们对婴儿的想象，以避免在实际面对真正的婴儿时感到失望。另一种解释是，妊娠第 30 周后，自然胎动[56]以及由此引起的夜间微醒的次数会减少，直至孩子出生。根据梦境的连续性假设[3-4]，孕晚期婴儿和儿童在梦中的表现质量较低，这可能类似于感知到的胎动减少的情况。

然而，与先前的预期相反，我们的研究结果未能支持早期研究的结论，即孕妇的梦境中婴儿通常被描绘为处于危险之中（参见 Nielsen 和 Paquette[18]，Blake 和 Reimann[24]，以及 Van 及其同事的研究[46]）。相反，我们的研究发现，孕妇群体的梦境中对婴儿的具体描绘并未呈现更为负面的趋势。相反，怀孕组的梦境中更多地涉及怀孕、分娩和胎儿等主题，而在孕晚期的后段，关于分娩的内容更加突出。这个后一项发现支持了之前的研究，即孕妇的梦境更多地涉及怀孕和分娩等主题[18, 51]，但我们的研究进一步强调了这种趋势的一个方面，即孕晚期的梦境更加专注于准备分娩。这种转变可能反映了孕妇在怀孕末期面临更频繁的医疗预约和即将发生的重要事件所带来的情感体验，这与之前研究中所观察到的情感体验的变化相吻合[15]。

最终，我们的研究结果显示[52]，与非孕妇群体相比，在两个孕妇群体中，唯一的非妊娠相关衡量标准是与病态梦境内容（即引发烦躁情绪和负面特征的任何梦境内容）的过度存在有关的结果（图 64.3）。

表 64.2　对孕妇梦境测量评估的描述

梦境测定	描述
特定于孕期的梦境内容	
梦中的母亲心理表征	
作为女儿—母亲	做梦者作为她父母的女儿和做梦者的父母的表征
作为配偶—伴侣	做梦者作为配偶或者做梦者伴侣的表征
作为母亲—婴儿／孩童	做梦者作为她自己家庭的一部分和做梦者家庭的表征
作为朋友	做梦者作为一个朋友
作为职业的工作者／学生	做梦者作为一个工作者或者学生
婴儿或者儿童表征的质量	
表征的具体性	做梦者与婴儿／儿童互动的强度、婴儿／儿童个性的特殊性和个性
危险的或者负面的表征	危险的或者负面的婴儿／儿童的表征
妊娠的相关主题	
怀孕	内容是否参考了做梦者本人或另一个做梦的角色（发生次数／梦）
分娩	同前所述
胎儿	同前所述
其他并非妊娠特有的梦境特征	
梦境的发展 [a]	1＝没有回忆，2＝一个想法，3＝一个图像，4＝一个梦（两个或多个图像之间有某种联系），5＝一个发展良好的梦（两张以上图像之间有发展良好的情节）
梦受虐症 [b]	一个不愉快的梦，做梦者有负面的特征和（或）梦的结果是负面的（发生／梦的数量）
攻击性动作 [c]	做梦的动作显然是有攻击性的，比如打架、打破、争吵、生气等（动作／梦境的数量）
合作性动作 [c]	两个或多个梦境角色之间的互动显然是友善的、合作的或相互支持的（动作／梦境的数量）
病态的内容 [c]	对死亡、被毁、损坏、污染、退化或破碎的梦境元素的描述，或归因于梦境元素的烦躁情绪或性格（元素／梦境的数量）

[a] 源自梦样幻想量表（the Dream-like Fantasy Scale）的类别（详见 Cartwright et al.[53]）。
[b] 梦境受虐量表（Masochism Scale for dreams；关于该量表的深入描述，请参考 Winget&Kramer[54]）。
[c] 类别来源于 Rorschach 墨迹测验（the Rorschach inkblot test）Exner 评分系统的特殊分数类别的类别（Exner[55]）。
Modified from Lara Carrasco et al.[52]

这暗示了与孕期无直接关联的一般梦境过程在孕期保持相对稳定，而怀孕所带来的心理挑战可能间接地反映在梦境更为烦躁的情绪基调中。

综上所述，我们的研究是第一项专门评估梦中 MMR 的研究。结果显示，在孕期做梦的过程中，女性对于自身作为母亲的角色以及她们未出生婴儿的 MMR 发生了重塑，这与白天的心理过程密切相关。此外，与孕晚期清醒状态下婴儿表现质量的下降趋势相一致，孕晚期梦中关于婴儿的具体表现较之前期更加模糊。然而，值得注意的是，在孕晚期，梦境中出现更多病态内容，这暗示怀孕期间的心理挑战可能通过梦境的情感体验得以反映。未来的研究可以考虑采用经验性的量表或客观测量标准，以更直接地评估怀孕期间身体、心理和社会层面的经验（如产科状况、预约频率、与怀孕和育儿相关的优先事项、日间 MMR 等）是否与怀孕每 3 个月梦境中的特定主题相关。

孕期的梦境能预测母婴结局吗？

孕期梦境的研究与以下观点保持一致：孕妇在心理上经历了一种重要的重组过程，主要集中在构建新的母亲身份以及对未出生婴儿的内在表征。根据一些临床医生的观点，这种重组可能通过激活护理系统来实现，该系统是一种驱动母性行为的动机机制，源于母亲自己的早期关系经历所形成的认知和情感表征[8, 11, 39]。在怀孕期间，自我概念的变化过渡可能需要在梦境中激活母婴关系的特定表征。这可能是因为梦境能够促进最近和远期记忆的整合，从而在心理上帮助孕妇适应这种过渡[5-6]。

一些临床研究进一步证实了梦境在调节功能方面

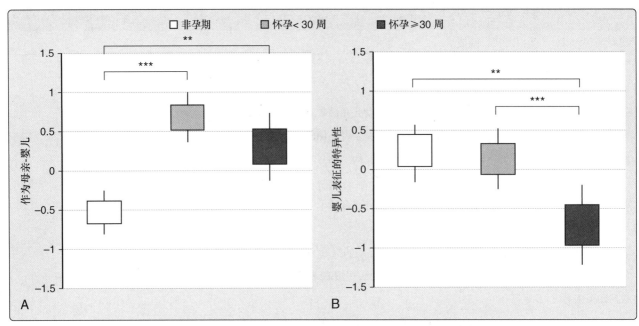

图 64.2 与非孕妇相比，孕妇将自己描绘成母亲或与婴儿互动的梦境明显更多。孕妇和非孕妇在"作为母亲—婴儿 / 孩子"和"婴儿 / 孩子表征的特异性"梦境因素得分上的差异（平均值 ± 标准差）。与非孕妇相比，孕早期和晚期的孕妇在梦中更多地会梦到自己作为母亲以及婴儿和儿童的形象（左图）；孕晚期（≥ 30 周）的孕妇与孕早期（< 30 周）和非孕妇（右图）相比，其梦境中更少具体表现婴儿和儿童。**$P < 0.01$，***$P < 0.001$（From Lara Carrasco et al[52].）

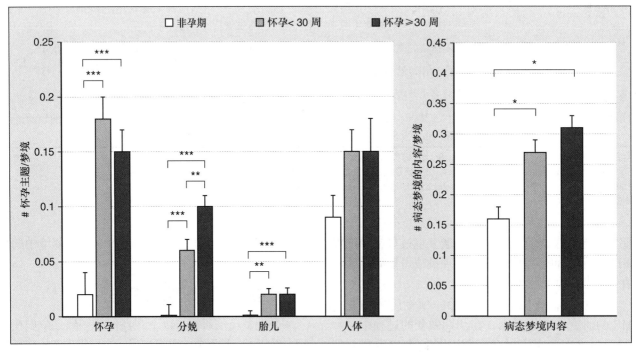

图 64.3 孕妇和非孕妇在妊娠相关主题和病态梦境内容方面的差异（平均值 ± 标准误差）。在妊娠期的早期和晚期，孕妇比非孕妇更多地梦见与妊娠、分娩和胎儿有关的主题。此外，在孕晚期（≥ 30 周），孕妇比孕早期（< 30 周）更多地梦见与分娩有关的主题（左图）。病态梦境内容（与梦境元素相关的烦躁情绪和负面特征）在两个孕妇组中均比非孕妇组更为普遍（右图）。*$P < 0.05$，**$P < 0.01$，***$P < 0.001$（From Lara Carrasco et al[52].）

的作用。例如，在临床上，抑郁症状的离婚妇女在最初阶段可能会做与前配偶有关的情感梦境。与那些没有报告此类梦境的离婚妇女相比，几个月后，做此类梦境的离婚妇女更有可能在心理上适应良好[53, 58]。

其他针对健康受试者的研究发现，悲伤情绪可以在一夜之间减轻，而这种变化与当晚梦境中出现的情感人物数量呈正相关（详见 Kramer 的综述[59]）。梦境可能通过将关于人生转变和重要他人的情感体验融入到定义自我概念记忆系统中的能力，来发挥这种调节功能。正如过去的梦境研究所发现的，梦境对关系问题和变化非常敏感[36-37]。对于过渡期，比如怀孕阶段，其中涉及建立重要的新关系，可能在做梦时以一种自适应的方式触发对这些关系及其相关情感的激活[5-6, 34]。此外，一些研究尝试探讨妊娠期间梦境在促进围产期母亲适应方面的潜在作用[48, 50, 60-61]。几乎所有这些研究都提供了实证支持，即在梦境中包含更多负面因素的情况下，这些梦可能是一种使孕妇能够在心理上更充分准备面对分娩并适应母亲生活的"工作过程"的一部分。

在这个领域，Gillman 进行了一项初步的探索性研究，调查了从 44 名孕妇回顾性收集的梦境中是否存在敌意或受虐倾向，以及这是否与母亲的适应和一般性格特征之间存在关联[50]。该研究基于早期的临床观察，这些观察表明对分娩适应不良的新妈妈也具有抑郁、敌意和虐待受虐幻想的特征。进一步地，Gillman 测试了梦中敌意和受虐倾向是否也与母亲的适应有关。研究发现，缺少受虐梦境与心理适应性、能力和力量等一般衡量标准之间存在正相关，但梦境内容与母亲适应的具体衡量标准之间没有关联。虽然当时这项研究具有创新性，但由于存在重要的方法差异，现今对其结果的效度提出了质疑。首先，适应性测量包含的项目数量较少（约 10 个），文章中未详细描述这些项目的心理测量特性。此外，在怀孕期间进行了 4 次梦境收集，但分析中将整个孕期的梦境混合在一起。随着孕期梦境内容的变化[16]，孕早期的梦境与母亲的适应可能存在不同程度的关联，与孕晚期的情况可能不同。

接下来的三项研究表明，消极的梦可能有助于女性为分娩和成为母亲做准备[48, 60-61]，这可能反映了梦境在情绪调节方面的有效功能。在一项回顾性研究中，发现在分娩前不到 10 h 的孕妇的梦中焦虑因素的比例较高（81%；$n = 31$），而在分娩前超过 10 小时的孕妇中较低（$\leqslant 45\%$；$n = 16$）[48]。同样，在一项前瞻性研究中，回忆受虐梦的孕妇（$n = 90$）的分娩时间比没有回忆受虐梦的孕妇（$n = 70$）短（215 min vs. 294 min；$P < 0.01$）。这两项研究专门评估了孕晚期孕妇的梦境，提供了比 Gillman 研究[50]更有限的时间框架，从而增强了他们的结果的可靠性。另一项回顾性研究还探讨了孕期梦境与产后抑郁之间的关系[60]，发现产后抑郁评分较高的女性〔使用 Edinburgh 产后抑郁量表（the Edinburgh Postnatal Depression Scale，EPDS）[62]在产后 6 ～ 10 周进行测量〕更容易做含有受虐成分和孕期恐惧的梦。然而，由于这项研究基于回顾性的梦境回忆，无

法像前瞻性的梦境收集方法（如梦境日记）那样提供具有代表性的梦境内容和情感画像[63]。此外，在分析中，作者没有控制产前抑郁症的任何社会经济因素。受虐梦是易患抑郁症的个体的睡眠特征，并与抑郁症的严重程度相关[64]。由于怀孕是抑郁症风险增加的时期，而且产后抑郁症主要由产前抑郁症预测[65]，如果不适当地控制抑郁症，孕妇的受虐梦报告可能会与抑郁症相混淆。

因此，我们进行了一项（尚未发表的）研究，在控制产前心理和人口统计特征（包括抑郁症状）的情况下，前瞻性地评估了 55 名处于孕晚期的初次怀孕母亲的受虐梦和关于特定母亲特征的梦境内容，以预测更好的产后心理适应[66]。在产后 10 ～ 14 周，我们使用了爱丁堡产后抑郁量表（EPDS）和修订版的新生婴儿父母是什么样子的问卷（the What Being the Parent of a New Baby is Like-Revised，WPL-R）来测量产后心理适应。WPL-R 是一种旨在评估母亲适应能力的问卷[67]。临床研究表明，重新构建与婴儿和梦中母亲关系的这两种关系的内化对象和自我表征可能是女性实现新母亲身份的最重要任务之一，因此，我们将与婴儿和梦中自己母亲的关系作为预测因素。受虐梦也被用作预测因素，因为之前的综述指出，在怀孕期间的受虐梦与更好的生产和心理预后有关。在控制产前抑郁和人口统计特征的情况下，我们发现更频繁的受虐梦和梦中女性与她自己母亲关系的表征预示着在个人和关系生活中更少的感知压力和变化（WPL-R 的变化量表）。同样，女性与母亲关系更频繁的梦境表征预示着养育、照顾和理解婴儿的更高满意度（WPL-R 的满意度量表）。这些结果与之前的研究结果一致，即重要的人际关系和梦境情绪之间的关联可以预测更好的心理结果（见 Nielsen 和 Lara-Carrasco 的综述[34]）。研究结果还表明，孕妇对自己与母亲关系的梦特别可能预测她对母亲身份的适应性。然而，我们的研究结果并未复制之前的发现[60]，即更多的受虐梦预示着较低的产后抑郁症得分。然而，我们的研究设计在纵向和前瞻性评估梦境的同时，还控制了与产后抑郁症相关的产前特征，从而得出了与之前的回顾性研究相反的结果。我们的研究在设计上进行了相关改进，增强了对结果准确性和代表性的信心。

综上所述，本节回顾的研究结果支持一种观点，即通过调节负面情绪，梦境可能有助于适应怀孕期间的情绪变化。此外，研究结果还指出，以母女关系为主题的梦境可能有助于孕妇接受新的母亲身份，并在面对生育后情绪变化时做出适应。然而，这些表征和情感在梦境中的处理是否能够预测出生后实际的母婴

互动（超越主观心理适应），就像研究产前清醒想法、期望和表征所发现的那样[68-69]，需要在纵向研究中进一步评估。

产后梦境的变化

由于对于产后梦境变化的研究文献较为有限，本综述只能基于四项相关研究进行总结。在一项针对325名女性的初步研究中[27]，研究对象在怀孕前3个月、整个孕期（每3个月为一个周期的孕期）和产后3个月接受了一系列异态睡眠症的询问，以及一系列假性睡眠障碍。研究结果显示，除了睡眠性麻痹外，所有异态睡眠症在前3个月或中3个月的频率都有所下降；而睡眠性麻痹则只在产后阶段所减少。具体来说，梦魇的发生率从孕前（55.7%）下降到孕早期（47.7%，$P < 0.01$），并在孕中期（49.5%）和孕晚期（41.2%）以及产后（40.3%）保持相对较低水平。

这些结果与第二项横断面研究[18]的发现存在一定的不一致。该研究以特定妊娠和产后时期的梦境内容为焦点，涵盖了50名孕妇（28名初次产妇和22名多次产妇）、202名产后妇女（97名初次产妇和107名多次产妇）以及21名未孕妇女。研究旨在了解以婴儿和幼儿为特征的梦境内容以及梦境中的行为表现（运动、言语或情绪）的发生情况。研究发现，妊娠组和产后组的女性在回忆婴儿相关梦和梦魇的比例方面相似。然而，产后女性中更多的报告表示，她们的梦境中含有焦虑内容（75%），相对于孕妇（59%；$P < 0.05$）而言，这一比例更高。此外，产后女性的梦境中描述婴儿处于危险中的情况的比例也更高（73% vs. 42%，$P < 0.0001$）。报道指出，在产后阶段（57%）出现运动梦的人数是孕妇（24%）或未孕妇女（25%）的2倍（所有的 $P < 0.001$）。然而，与产后女性相比，未孕妇女中情绪梦的发生率较高（56% vs. 27%，$P < 0.05$），而与孕妇（37%）相比则没有显著差异。此外，在产后妇女中，除了婴儿相关梦外，梦的演绎还与梦魇、做焦虑梦等有关，同时还出现了醒后困惑（51%）、焦虑（41%）以及对婴儿的检查冲动（60%）。婴儿做梦以及相关行为和焦虑的普遍性可能受到多个因素的影响，包括普遍存在的母亲焦虑、激素水平的变化，以及严重的睡眠中断，尤其是快速眼动睡眠的剥夺。

在第三项纵向研究中，Coo 及其同事[70]的研究发现，与孕晚期相比，产后的梦境更可能包含积极的内容。具体而言，这意味着在产后梦中更常涉及新生儿（23% vs. 5%）、家庭成员（56% vs. 33%）、熟悉的角色（78% vs. 57%）以及熟悉的环境（62% vs.

55%）。进一步将这两组人群与非孕妇的规范价值进行比较，研究发现了两组人群共同的积极主题。具体而言，与非孕妇相比，这两组人更多地提及婴儿和家庭成员（尽管较少提及朋友），表现出更少的攻击性行为、更友好的行为、更少的身体不幸以及更多的成功（虽然性行为的提及较少）。与其他研究的不同之处在于，这项研究揭示了产后时期梦境不仅与负面因素有关，还涵盖了积极的内容。

最后，在一项横断面研究中[71]，143名孕妇在3个不同的时期（孕中期、孕晚期和产后）均完成了梦境日志，而125名非孕妇对照组完成了一次日志。相互独立的评委对与怀孕和母性特征以及消极和积极因素有关的梦境内容进行评分。研究结果显示，相较于对照组的女性，孕妇在梦境中更频繁地体验与怀孕和母性有关的内容，但在情感因素上两组之间并没有明显差异。而与妊娠晚期的女性相比，产后女性更常梦见与育儿、照顾孩子和母亲角色有关的内容，而较少涉及胎儿、怀孕和分娩的梦境（所有 $P < 0.05$）。此外，与孕妇组和非孕妇组相比，产后女性的梦境中没有更多的负面因素。

综合而言，针对产后期的梦境研究相对较为有限，但已有的研究表明，女性在产后期仍会做与她们当前关注问题相关的梦，如充当母亲角色和照顾婴儿。这些梦境中可能包括婴儿处于危险中的情节。然而，研究结果在表明产后期间的梦境情感是比怀孕期间回忆的梦境情感更负面还是更积极方面存在不一致性。

临床要点

- 在孕晚期，存在明显增多的睡眠障碍性梦境，这可能会对睡眠质量产生不利影响。
- 在医疗专业人员的指导下，对于怀孕期间出现焦虑不安梦境的治疗可能有助于改善睡眠问题并促进妊娠结局的良好发展。
- 较为频繁出现受虐梦的情况可能预示着分娩时间更为短暂，且产后抑郁和压力程度较小。这种趋势可能反映了梦境在情绪调节方面的功能。
- 临床研究有可能探究在怀孕期间有意识地回忆梦境是否有助于提升母亲对于父母担忧、关系变化以及自我概念转变的认知理解。

总结

大多数女性在怀孕期间都可能经历睡眠障碍，但关于梦境变化的研究却相对较少。然而，在妊娠晚期出现的烦躁不安的梦境显著增加可能会对睡眠产生严重影响。鉴于妊娠期睡眠障碍与不良母婴结局之间存在关联，针对这种问题的临床干预可能有助于改善睡眠问题，从而最终改善整体妊娠结局。

妊娠期间的梦不仅反映了孕妇的担忧，还描绘了女性与未出生孩子的关系。这些梦境可能具有一种调节功能，如更频繁出现的受虐梦境可能预示分娩时间缩短、产后抑郁程度减轻以及产后压力减少。这些发现支持一种观点，即在需要进行自我概念重塑的生活变革时，会引发涉及社会结构的梦境。在这些梦境中，与关系和相关情绪的记忆有助于适应新的社会环境。

最后，由于目前的研究设计主要是相关性的，未来的临床导向研究可以评估怀孕期间的有意梦境回忆是否可以增强母亲对自己父母担忧、关系变化和自我概念变化的理解，这是一种假想的做梦效果，否则只有通过心理治疗才能实现。

参考文献和拓展阅读

请扫描书后二维码，获取参考文献和拓展阅读资源。

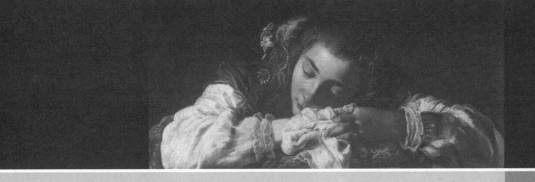

睡眠医学实践

第 2 部分

第 65 章　睡眠障碍的临床评估

Beth A. Malow

吴惠涓　译　赵忠新　审校

章节亮点

- 本章强调对睡眠障碍患者的临床评估方法，侧重于病史和体格检查的具体方面。
- 报怨睡眠受到干扰的患者通常会描述以下 3 种问题中的一种或多种：失眠，睡眠时或夜间醒来时的异常运动、行为或感觉，或者日间过度思睡。
- 采集系统病史，包括药物使用、家族史、社会史和系统回顾，可以为诊断提供重要线索。

引言

抱怨睡眠受到干扰的患者通常会描述以下 3 种问题中的一种或多种：失眠，睡眠时或夜间醒来时的异常运动、行为或感觉，或者日间过度思睡。这些睡眠抱怨并不是相互排斥的，不同类型的睡眠障碍可以相互关联。例如，睡眠呼吸暂停患者可主诉失眠、日间过度思睡、夜间憋气或喘息，或三者兼而有之。发作性睡病患者可能会抱怨入睡或醒来时的睡眠瘫痪和幻觉、睡眠紊乱以及日间过度思睡。

主诉及病史

评估从主诉开始，这为患者描述问题和记录病史提供了重点。询问患者为什么现在要寻求帮助通常是有用的，特别是当这个问题已经长期存在的背景下。如果主诉来自配偶或同床者，重要的是要确定患者是否认识到这个问题，是没有意识到还是否认其存在。

临床医生还会在面谈中获得患者的许多相关资料，包括年龄、性别、职业或学历、婚姻状况和生活情况。这些资料通常能够涉及有关睡眠问题是如何影响患者日常功能的有价值的信息，如因睡眠问题而难以履行工作职责或与家人一起参加休闲活动。在描述主诉后，询问有关睡眠问题的细节，包括其持续时间、发病时的情况、导致恶化或改善的因素以及任何其他相关症状。

回顾患者的日常作息，包括通常的就寝时间和预计的入睡时间，醒来的次数和时间，以及最后醒来的时间。应注意晨起症状，如鼻塞、口干或晨起头痛。这些症状可能支持阻塞性睡眠呼吸暂停的诊断。应询问日间的症状，包括被动或重复活动期间（如看电视或乘车时），以确定思睡的严重程度。全面的睡眠病史还包括关于日间小睡的频率和持续时间以及是否存在猝倒、睡眠幻觉、睡眠瘫痪和自动行为的问题。

失眠

失眠患者通常抱怨夜间睡眠不足。可能会描述为入睡困难、频繁觉醒或凌晨醒后无法再入睡。区分这些类型的失眠是很重要的，因为它们可能有不同的产生原因。例如，因阻塞性睡眠呼吸暂停而从睡眠中醒来可能会导致睡眠维持性失眠，但不会导致患者抱怨躺在床上数小时无法入睡。失眠的描述及其过程可能有助于确定病因，如第 93 章所述。

过度嗜睡

日间嗜睡的患者通常抱怨思睡干扰了白天的活动、不可避免的午睡，或两者兼而有之。在开车时或在其他特别不适当的或危险的时候睡着了，这些问题往往是导致患者主动就诊的主要原因。其中有些患者抱怨他们在晚上需要更多的睡眠，或者无论晚上睡多久白天都会犯困。患者也可能会抱怨白天注意力不集中、记忆力差或易怒。儿童可能表现为多动而不是嗜睡。

日间过度思睡的鉴别诊断范围很广，从睡眠不足到因呼吸暂停等病理事件，或神经系统疾病（如发作性睡病）引起的症状。询问睡眠习惯、就寝时间和起床时间，对于排除睡眠不足导致嗜睡是必不可少的。询问患者其他相关症状可以提供必要的鉴别诊断信息，大声打鼾、憋气、鼻塞和呼吸暂停发作，提示阻塞性睡眠呼吸暂停综合征的诊断（见第 131 章）。发作性肌肉无力，伴有膝关节屈曲、颈部或下颌肌肉松弛，或与笑、怒、听或说笑话相关的肌肉张力完全丧失的病史，则提示猝倒和发作性睡病的诊断（见第 112 章）。需要评估情绪的问题来识别与抑郁症相关的睡眠障碍患者（见第 164 章）。有夜间失眠和日间嗜睡症状的患者还应考虑昼夜节律失调性睡眠觉醒障碍（见第 43 章）。

夜间运动、行为和感觉症状

评估夜间睡眠中的偶发运动和行为需要来自间接的信息。询问同床者描述患者发作期间的行为和声音及发作的时间，并注意患者在发作时的反应程度。患者能否回忆这些事件也很重要。在睡眠前 1/3 阶段出现恐惧尖叫，并有失忆，提示可能是睡惊症（见第 116 章）；在后半夜睡眠，出现与梦境相关的梦境样行为发作，提示快速眼动睡眠行为障碍（见第 118 章）。癫痫发作可能发生在夜间的任何时间，如有刻板行为或肌张力异常的姿势，应高度考虑癫痫（见第 106 章）。

药物使用史

药物使用的评估是至关重要的，这包括非处方药、草药补充剂和违禁药物等，因为多种药物可以改变睡眠、觉醒和导致睡眠障碍（见第 53 章）。当前或

过去的内科、外科和精神疾病史是重要信息的来源。癫痫、帕金森病、痴呆、关节炎、哮喘、缺血性心脏病、偏头痛或丛集性头痛以及各种疼痛性疾病，都可能导致显著的睡眠障碍。贫血、肾病和妊娠可能导致或加剧不宁腿综合征或周期性肢体运动障碍。焦虑障碍（包括惊恐障碍）和心境障碍属于精神障碍通常伴有失眠。一些抑郁症患者抱怨日间过度思睡。

家族史

家庭成员的睡眠障碍史是重要信息。应明确询问家庭成员中是否诊断过睡眠障碍，或存在某些症状提示发作性睡病、阻塞性睡眠呼吸暂停、周期性肢体运动、遗尿、睡眠惊恐、睡行或失眠。发作性睡病的发生通常有很强的遗传因素（见第 112 章）。遗传和家族影响有时在阻塞性睡眠呼吸暂停（见第 128 章）和其他某些异态睡眠的发生发展中也起到作用。

社会史

对心理、社会、职业和学习能力的评估以及对个人关系满意度的调查，能够提供有关睡眠障碍对患者生活影响的有价值的信息。需要注意不同区域医疗资源存在差距，包括获得保健的财政和地域差异、种族歧视、远程设施以及远程医疗服务（互联网、计算机）的难易程度。应该确定酒精、咖啡因、尼古丁和毒品的使用情况。酒精使用或滥用可能会加剧打鼾和阻塞性睡眠呼吸暂停，可能是失眠的一个原因，或者可能会导致睡眠模式的长期变化。咖啡因的使用会对易受影响的个体造成严重的睡眠障碍，而尼古丁的依赖可能会导致夜间觉醒。也应避免使用与电子设备（如电脑、平板电脑、移动电话、电视）有关的屏幕，因为都具有刺激性光源，特别是蓝光光谱容易引起入睡困难。

系统回顾

系统回顾可以发现导致或加重睡眠障碍的临床症状（框 65.1）。既往感染新冠病毒（SARS-CoV-2）可能与"长新冠"患者的睡眠障碍有关（见第 213 章）。最近体重增加或衣领尺寸变大增加了阻塞性睡眠呼吸暂停的可能性。应特别注意心血管和呼吸系统，因为这些与睡眠期的呼吸气息和氧合有关。心绞痛、端坐呼吸、阵发性夜间呼吸困难和哮喘，可能表明睡眠障碍是由心脏或肺部疾病引起的。当患者平卧时，胸骨后灼热和胃内容物反流到喉咙，可引起夜间窒息发作。腿部抽筋和神经性疼痛可能伴有睡眠中断。夜尿增多是睡眠紊乱的常见原因，尤其是老年男性。抑郁或焦虑也会导致失眠。

框 65.1　睡眠障碍系统回顾的相关症状

睡眠习惯

工作日就寝时间

周末就寝时间

工作日起床时间

周末起床时间

入睡需要时间

夜间的觉醒

重新入睡需要的时间

早晨症状

口干

清醒感

早晨头痛

鼻塞

日间功能

思睡（特别是患者睡着的情况）

开车时睡着

任何因思睡引起的事故

记忆问题

难以集中注意力

疲劳

易怒

打盹（多少次，多长时间，是否做梦？）

同床者的观察或患者被告知的情况

打鼾的响度（轻度、中度、重度）

目睹的呼吸暂停

窒息或憋气

觉醒

睡眠相关性运动

周期性腿部运动

腿抽筋

不宁腿症状

发作性睡病的症状

猝倒

幻觉

睡眠瘫痪

自动行为

睡眠紊乱

泌尿生殖系统

夜尿

性功能障碍

其他

近几年来体重的变化

梦游

梦境演绎行为

体格检查

头颈部检查对疑似阻塞性睡眠呼吸暂停的患者尤

为重要。胸部听诊可发现夜间哮喘发作患者的呼气性喘息。胸部异常，如脊柱后凸畸形，可能会损害通气能力，导致换气不足和夜间呼吸困难。听诊可发现明显的第四心音，起源于增大的右心室和与肺动脉瓣或三尖瓣缺如有关的杂音。腹部检查时，肝大可能提示酗酒导致睡眠障碍，或结合其他发现提示充血性心力衰竭的可能。关节炎引起的睡眠障碍患者，四肢的检查可能会发现关节肿胀或畸形，受影响关节的活动范围缩小以及伴有滑膜组织增厚。

精神状态测试和神经检查的结果，可能提示存在导致或促成睡眠障碍的精神或神经疾病。短期记忆、判断、语言功能和抽象推理能力的损害，表明存在可能导致失眠或夜间意识模糊的痴呆疾病。情绪评估可能表明存在躁狂或抑郁，其中任何一种都可能与失眠有关。妄想和焦虑可能表明急性精神疾病是失眠的原因。说话含糊不清、眼球震颤和警觉性降低可能是滥用安眠药或镇静剂的迹象。感觉受损和腱反射减弱或消失，可能表明存在周围神经病变，有时伴有夜间感觉异常或灼痛。与睡眠患者有关的体格检查的内容在第 67 章中有更详细的介绍。

临床要点

完整的睡眠病史通常会帮助临床医师发现睡眠障碍患者的特殊原因。例如，在抱怨日间过度思睡的患者中，可以通过密切关注患者（和床伴）的夜间症状、就寝和醒来的时间安排、药物治疗和共存的临床疾病的描述来查明原因。

总结

对睡眠障碍患者的评估从主诉开始，主诉可分为失眠、日间过度思睡、阵发性夜间运动或行为异常，或这些症状的组合存在。对这些症状的全面描述，加上全面的睡眠史，包括每日作息时间、就寝时间、早晨和日间的症状，构成了诊断的基础。与临床其他专业领域一样，在进行鉴别诊断和诊断之前，有必要综合考虑其他躯体和精神状况、药物使用、家族史、社会史（包括心理社会状况）、系统回顾和体格检查的结果。这种系统分析的方法，能够对许多可治疗的睡眠障碍进行准确的诊断和特定的干预。

参考文献和拓展阅读

请扫描书后二维码，获取参考文献和拓展阅读资源。

睡眠障碍的主要临床表现

第 66 章

Bradley V. Vaughn，*O'Neill F. D'Cruz*

吴惠涓　译　赵忠新　审校

章节亮点

- 睡眠障碍包括一系列损害健康和生活质量的情况。为了优化患者的健康状况和生活质量，临床医生必须认识到睡眠障碍的基本症状（失眠、过度睡眠和睡眠相关的异常行为）和更细微的临床迹象，以便正确识别患者的睡眠障碍并进行有效的治疗。

- 失眠是一种常见的症状和疾病，可能与许多因素有关。失眠与其他内科和精神疾病有复杂的关系。在患有慢性失眠症的个体中，可以确定易患、促发和维持失眠的有关因素。

- 过度睡眠通常是某些睡眠障碍或生活方式导致的一种临床特征。区分困倦和疲劳，以及确定其潜在的影响因素有一定困难。过度睡眠的模式、睡眠时长和对睡眠的反应能够为病因提供线索。其他症状，如打鼾、呼吸暂停、无清醒感的睡眠、晨起头痛和猝倒发作，可能提示潜在的睡眠相关的呼吸障碍或发作性睡病。

- 夜间发生的异常知觉或行为事件可以为睡眠问题提供线索。需要详细描述睡眠相关行为的特征，以帮助区分潜在的原因，如不宁腿综合征和睡眠期周期性肢体运动，以及异态睡眠（如睡行症、睡惊症和噩梦）。这些临床事件还可能提示其他潜在的睡眠障碍和脑部疾病。

- 睡眠障碍和昼夜节律异常可能是其他疾病的早期预警特征，如神经退行性病变、神经发育障碍、情绪障碍或其他器官系统问题。睡眠紊乱或昼夜节律改变可能早于其他症状或疾病数年。高血压、不明原因的体重增加、情绪或认知问题的发现，可能是询问潜在睡眠问题的重要线索。

引言

睡眠对健康至关重要，它能恢复清醒感和提升幸福感，而睡眠障碍不仅降低幸福感，还可能导致广泛的躯体不适或神经心理方面症状。由于睡眠状态的成分侵入清醒期而引起的睡眠-觉醒紊乱可能表现为过度睡眠。同样，清醒的成分侵入睡眠期可能表现为失眠。除了出现系统性症状外，睡眠紊乱经常会降低患者的幸福感，并通过损害工作表现和心理社会关系而产生不良的社会影响。睡眠不仅与健康密切相关，睡眠紊乱还可能会加剧其他疾病的临床症状，从而导致原有疾病的恶化或损害了机体应对疾病的能力。临床医生面临的挑战是认识到这些问题，以及能理解其与睡眠障碍之间的相互关系。

大多数到睡眠中心就诊的患者都有一种或三种典型症状的组合：过度睡眠、难以入睡或睡眠维持困难，或出现与睡眠相关的异常事件。这些症状很容易被认为与睡眠有关，而且并不相互排斥。患者可能注意到不止一个问题，如夜间难以入睡和白天过度思睡。其他人可能会抱怨晚上发生异常事件、日间过度思睡或无法入睡。这些症状各自都传达了存在潜在病理过程的线索（图 66.1 ～ 66.3）。在本章中，我们回顾了睡眠障碍的主要临床表现，并提出一些指导临床医生进一步诊断评估的关键特征。

失眠

失眠的诊断依赖于患者主诉，包括难以入睡或睡眠维持困难，并伴有日间残留症状。夜间睡眠质量差加上日间活动受到影响，这些主诉对确定失眠诊断很重要。失眠的日间表现可能表现为过度疲劳、行为障碍或情绪变化。个体睡眠需要量可能会有很大差异。有些人每晚睡 5 h 就会感觉很好，日间功能没有受损表现；而另一些人可能需要睡 9 h 以上才能保持日间功能。因此，日间残留症状能区别个体睡眠需要量与失眠的主诉。

大多数人偶尔会有难以入睡或难以保持睡眠的夜晚。这些偶尔出现的睡眠问题可能与日间事件、心理挑战、环境或躯体状况的突然变化密切相关。调查显

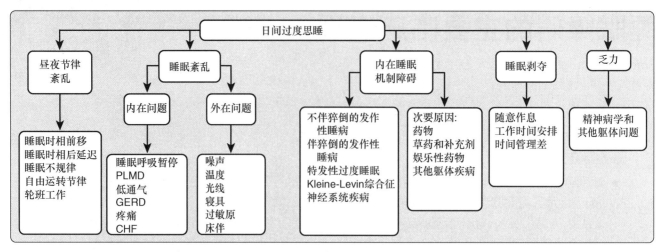

图 66.1　日间过度思睡的诊断流程图。CHF，充血性心力衰竭；GERD，胃食管反流病；PLMD，周期性肢体运动障碍

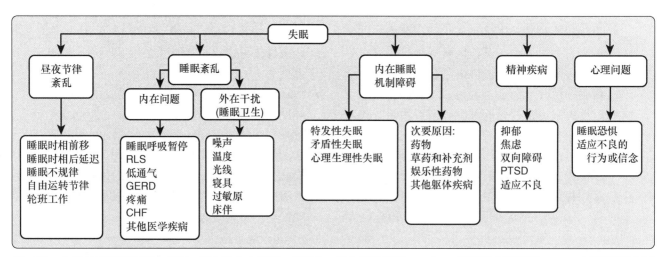

图 66.2　失眠的诊断流程图。CHF，充血性心力衰竭；GERD，胃食管反流病；PTSD，创伤后应激障碍；RLS，不宁腿综合征

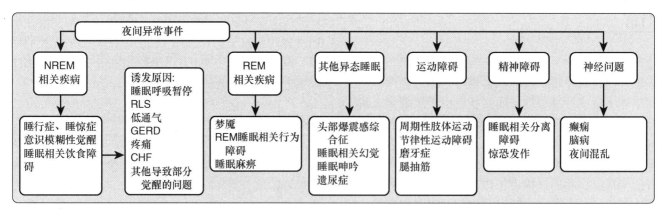

图 66.3　异常夜间事件的诊断流程图。CHF，充血性心力衰竭；GERD，胃食管反流病；NREM，非快速眼动；REM，快速眼动；RLS，不宁腿综合征

示，大约有 1/3 的人抱怨其睡眠受到干扰，而其中一小部分人（大约 1/10）的失眠更持久。对于这些患者来说，缺乏"高质量"的睡眠会对生活造成更大的困扰，并可能导致更严重的躯体或心理症状。

　　失眠作为一种症状，与患者对睡眠感知不良直接相关。失眠症患者认为，睡眠中断会导致他们过度困

倦、疲劳、注意力不集中、肌肉疼痛和抑郁，而良好的睡眠可以扭转这些症状。失眠患者常将自己描述为紧张、焦虑、神经质、疲倦、易怒、无法放松、过分担心和抑郁。这些特征中的许多可能在失眠出现之前就已经存在了，有一些可能在失眠发生之后才表现出现。失眠患者经常会提供一些病史线索来解释其失眠

背后的机制。复杂的临床症状可能表明一种与损害睡眠调节机制有关的潜在的原发疾病，或者睡眠紊断是另一种疾病的附带症状。由于睡眠是有广泛神经网络参与的活跃进程，其中与睡眠诱导相关的神经网络被激活，而与清醒有关的神经网络则必须被抑制，才能让人进入睡眠状态。很少有患者的慢性失眠（定义为持续超过 3 个月）仅仅是由单一因素导致的。大多数患者都存在失眠维持和发展的风险因素。易感因素、诱发因素和维持因素的存在强调了失眠本质是一个持续的进程，临床医生需要寻找这些参与因素，以便对患者制订有效的治疗策略（见第 89 ～ 100 章）。

从流行病学角度看，失眠在女性、老年人以及患有精神疾病或慢性躯体疾病的人群中更为常见。失眠在社会经济地位较低和受教育程度较低的人群中也更为常见。行为特征，如强迫、频繁的思维反刍、糟糕的应对策略和"高度警觉"的个体，都会增加失眠的风险。包括神经影像学、脑电图记录及神经内分泌、自主神经和代谢研究在内的多种方式都证实了失眠患者存在的"过度觉醒"，这似乎能够解释导致慢性失眠几个相关因素的神经生理学基础[1]。

失眠可能是由环境的突然变化或身体或精神压力引起的。这些压力可能来自急性躯体疾病、心理或精神事件、轮班工作或药物调整等。尽管这些事件为防止失眠的进一步发展提供了有价值的线索，但初始事件可能在患者失眠维持过程中并不起什么作用。

许多失眠患者为试图改善睡眠而采取的一些行为，实际上却会使得失眠长期存在，患者所采取的一些仪式或应对方法导致短期失眠转化为慢性失眠。在失眠慢性化的过程中，患者可能调整作息时间，依赖某些物质或药物，或出现继发的躯体或心理问题。这其中很多行为都相悖于良好的睡眠卫生习惯，结果适得其反。这些适应不良的习惯可能发生在白天或晚上，包括大量摄入咖啡因或酒精、在床上看电视或玩电子游戏、在应该睡眠时间吃东西或锻炼等。有些患者认为，电视或收音机会分散其注意力，能够使其远离干扰性的想法。还有一些患者为了平衡负面体验可能会发展出各种不良的睡眠联系。有少部分患者实际上害怕上床睡觉，或在入睡前表现出明显焦虑。这种对睡眠的担心促进了对睡眠的忧虑，并可能使得这些错误的睡眠习惯更持久。这些适应不良行为成为心理生理性失眠的主要特征。很多有这类负面联想的个体在进入新环境后，睡眠反而会暂时得到改善。

夜间的失眠所处时相可能对诊断有所帮助。昼夜节律睡眠-觉醒障碍可以伪装成失眠或过度思睡的主诉，失眠患者也可能会表现出昼夜节律障碍。入睡困难提示潜在的睡眠时相延迟或年轻人偶尔抑郁。清晨早醒增加了潜在抑郁或睡眠时相提前的可能性。作息时间的变化（如时差或轮班工作）是重要的线索，睡眠日记记录上床和起床时间，可以帮助确定与倒班工作或昼夜节律问题的潜在联系。失眠时相也可能与其他问题有关，比如不宁腿综合征（restless legs syndrome，RLS）、药物或咖啡因摄入。具体还应该探讨日常生活事件，包括可能的兴奋性活动，比如锻炼、工作或玩电脑游戏等。

睡眠感知也是评价失眠主诉的一个重要因素。有些患者夸大了他们的失眠症状，而另一些患者可能没有意识到他们在睡觉。矛盾性失眠是慢性失眠的一种亚型，在这种情况下，尽管记录了正常的睡眠生理参数，但个体仍没感觉到他们已经睡着。其他患者可能存在不切实际的期望或无法实现的目标，如每晚 8 h 不受干扰的睡眠。以上这些错误的信念可以很容易地通过对患者的教育得到解决。

对于一些患者来说，失眠可能从童年开始并持续一生，这种特发性失眠是慢性失眠的亚型之一。这类患者没有明确的刺激因素，无论环境如何改变，他们总是失眠。这些患者的失眠可能有明显的失眠家族史。这种特发灶失眠将在第 91 ～ 93 章中进一步讨论。

失眠可能与其他疾病有关。失眠可能是躯体或神经系统问题的早期征兆，躯体或神经系统疾病也能导致失眠并使其长期存在。几乎机体各系统的紊乱都会扰乱睡眠。患有心、肝、肾衰竭，胃肠系统紊乱或肺部疾病的患者，通常以失眠为主诉；有暴发性皮疹或明显烧伤的患者，经常注意到睡眠紊乱；泌尿系统问题，如夜尿症，可能引起频繁的觉醒；神经系统疾病也会导致睡眠紊乱。患有神经肌肉疾病的患者，可能在夜间感到胸闷或通气不足，从而引起失眠。一些卒中患者在血管事件发生后，会出现失眠或频繁觉醒。中枢或周围神经系统紊乱引起的麻痹，可导致夜间因无法移动而感到不适。帕金森病患者可能因运动困难、震颤或药物效应而醒来，痴呆患者可能有昼夜节律紊乱而在夜间醒来。

疼痛会干扰睡眠导致失眠。肌肉骨骼的不适感通常会随着休息时间的延长而加重。关节炎和其他风湿病患者经常会因为夜间疼痛和僵硬而扰乱睡眠。头痛如丛集性头痛，甚至与颅内压升高或脑内肿块有关的疼痛，在睡眠期都会变得更加剧烈；而神经源性卡压，如腕管综合征，通常在夜间会更严重。RLS 会产生一种典型的运动冲动，这种冲动在晚上更严重。

几乎所有的精神疾病都与睡眠不足有关。抑郁症或焦虑症患者可能在情感成分出现前几年就有失眠。尽管因果关系仍在争论中，但这种联系是明确的。失眠可能预示着精神病或躁狂症的发作，而频繁的睡眠是双相障碍患者情绪的良好预测指标[2]。

临床医生可能发现一些失眠患者的体格检查结果。焦虑或过敏的患者可能表现出轻度心动过速、呼吸加快或手冷。这些患者在就诊时容易受惊或分心。临床医生应该仔细寻找阻塞性睡眠呼吸暂停、气道狭窄和肥胖的迹象，因为这些也可以表现为失眠。库欣综合征（圆脸和水牛背）或甲状腺功能亢进（心动过速和多汗）是内分泌失调的重要线索。每个失眠患者都应该进行一次全面的神经系统检查，寻找潜在的影响睡眠的神经系统病变。这些检查应包括对认知、情绪和情感的评估。失眠或睡眠中断可能发生在许多形式的神经疾病状态中，包括几种形式的痴呆。简易精神状态检查是一种帮助评估认知能力的工具，可以长期跟踪[3]。临床医生还可以使用明尼苏达多相人格量表来识别人格和影响问题，汉密尔顿焦虑和抑郁量表可能是随访这些个体的有用工具。

日间过度思睡

思睡是 5% ～ 20% 人的常见症状[4-5]。大多数人都能举出一些他们想要醒着却睡着的例子。当个体接近一个典型睡眠时期或经过长时间的清醒后，困倦是一种正常的感觉。日间过度思睡（excessive daytime sleepiness）可能表现为在不适当的环境下睡觉或突然进入睡眠。过度思睡的严重程度各不相同。在轻度思睡时，人们可能会在看书或安静地坐着时入睡。这种程度的思睡可能只会对人生活造成有限的损害。严重的思睡可能表现为在开车、谈话或吃饭时发生不可抗拒的睡眠或睡眠发作。这种程度的思睡可能会使患者面临重大事故的风险，并对其健康和幸福感产生重大影响。

与其他主观症状一样，个人对思睡的感觉也会影响主诉。一些患者可能过度报告思睡的程度，即使在正常的清醒状态下也会感到思睡。其他患者可能会漏报，不承认思睡的时间。对于其中一些患者来说，思睡可以被描述为注意力下降或认知能力下降的状态，如在高速公路上错过出口或在执行任务时短暂反应延迟。持续的睡眠剥夺也会减少对困倦的感觉。长期睡眠不足的人会对他们的状态习以为常，不太可能意识到自己的困倦程度。

临床医生应该经常询问思睡患者是否存在潜在睡眠债的线索：睡眠不足，躯体或精神疾病原因，或者使用药物、草药或补品。睡眠剥夺在日常社会中很常见，应该询问患者在周中和周末的作息时间安排。睡眠习惯和环境的相关信息可以揭示导致思睡的重要因素。

过度思睡可能是由多种医学疾病和药物引起的。患有心脏、肾或肝衰竭以及风湿病或内分泌疾病（如甲状腺功能减退和糖尿病）的患者，可能会出现失眠和疲劳。此外，大量的药物即使在晚上服用也可能导致日间思睡。神经系统疾病，如卒中、肿瘤、脱髓鞘疾病和头部创伤，会引起过度思睡。思睡经常是许多睡眠障碍的主要症状。患有睡眠呼吸暂停、发作性睡病、特发性睡眠过度甚至异态睡眠的患者，可能会将日间过度思睡作为他们的主要主诉。打鼾、观察到的呼吸暂停、晨间头痛、猝倒、睡眠麻痹、入睡幻觉和意识模糊性觉醒等病史特征，提示与特定的睡眠障碍有关。患有特发性过度睡眠的个体尽管夜间睡眠时间延长，但白天仍然思睡。这与睡眠不足有显著区别。许多患有特发性睡眠过多症的成年人发现午睡并不提神，而发作性睡病（1 型和 2 型）患者短暂的小睡实际上会改善注意力，缓解其睡意。

思睡患者的体格检查结果很少。频繁动作停顿、反应迟钝、眼睑下垂和反复打哈欠支持了思睡的主诉。临床医生进入检查室时，患者可能正在睡觉，有些患者可能会出现慢性思睡的迹象，如黑眼圈。患者的神经系统检查可能会发现注意力不集中，甚至出现短暂的"微睡眠"。

思睡可以通过问卷主观量化，也可以通过客观评估量化，如多次睡眠潜伏期试验（multiple sleep latency test，MSLT）。Epworth 嗜睡量表就是其中之一，已翻译成几种文字（表 66.1）[6]。评估这个量表时，受试者被要求在以下 8 种情况下对瞌睡的可能性进行打分（在 0 ～ 3 的范围内；0，没有可能性；3，高度可能性）。该评分与睡眠的生理指标有适度的相关性，但与阻塞性睡眠呼吸暂停患者的呼吸障碍指数有较好的相关性（表 66.2）。

有两种定量测试可以评估进入睡眠和保持清醒的能力：MSLT 和清醒维持测试（maintenance of wakefulness test，MWT）。MSLT 根据进入睡眠相关的生理变化发生时间对思睡进行客观量化。MSLT 包括 5 次睡眠试验，每次试验间隔 2 h 的典型清醒期。入睡是以脑电图的后优势节律（posterior dominant rhythm，PDR）的丧失来判断，或者在没有 PDR 的情况下，根据缓慢眼球运动、顶尖锐波和背景脑电图活动减慢来判断。MSLT 使用这些生理标记来量化入睡时间。不幸的是，MSLT 与日间功能没有很好的相关性，在"正常"的人和被认为有思睡的人之间有很大的重叠。虽然 MSLT 可以"量化"特定一天的思睡程度，但该测试只对发作性睡病（1 型和 2 型）的诊断有效。MWT 量化了在昏暗的房间里 4 次尝试保持清醒的倾向。这个测试还没有被广泛地验证过与日间功能的关系。这些试验在第 207 章中有更详细的介绍。

表 66.1　Epworth 嗜睡量表

姓名：_____

日期：_____

年龄（岁）：_____

性别（男＝M；女＝F）：_____

在以下情况下，你打瞌睡或睡着的可能性有多大，而不是感觉很累？这里指的是你最近一段时间的日常生活方式。即使你最近没有做这些事情，试着想想它们会如何影响你。使用以下量表为每种情况选择最合适的数字：

0 ＝不会打瞌睡

1 ＝打瞌睡的可能性很小

2 ＝中度可能打瞌睡

3 ＝高度可能打瞌睡

情境 [a]	打瞌睡的可能性
坐着看书	_____
看电视	_____
在公共场所坐着不活动时（如，剧院或会议）	_____
作为一名乘客在车里持续待了 1 h	_____
下午当环境允许躺下来休息时	_____
坐着和某人聊天	_____
午餐（不含酒精）后静静地坐着	_____
开车过程中停顿的几分钟	_____

感谢您的配合！

[a] 这 8 种情况的得分加在一起就得到了 0 ～ 24 分的总分。

From Johns MW. A new method for measuring daytime sleepiness：the Epworth Sleepiness Scale. Sleep. 1991；14：540-45.

疲劳

　　疲劳是一种复杂症状的主诉，通常与缺乏能量的感觉有关。许多日间过度思睡的患者会感到疲劳或精力下降。患者可能意识到能量缺乏而没有察觉到思睡的程度，或者将疲劳症状与过度思睡混淆。尽管两者经常在疾病中合并出现，但疲劳和过度思睡是有区别的。仅有疲劳的患者可能没有增加入睡的能力，但是他们相信一个好的睡眠会改善他们缺乏能量的状况。有时即使是最仔细的临床医生也很难区分困倦和疲劳。关于入睡能力的详细询问会有所帮助。有时结合使用疲劳严重程度量表和 Epworth 嗜睡量表可以帮助区分两个症状[7]。失眠患者以及免疫、内分泌或器官衰竭的患者也经常抱怨与睡眠中断有关的疲劳。此外，抑郁症患者经常伴有疲劳，但没有思睡。

打鼾

　　打鼾是湍流气流振动上呼吸道软组织产生的声音。大约 1/3 的成年人和超过 7% 的儿童在吸气时打鼾更为突出[8-9]。许多成人对自己的打鼾习惯知之甚少或认识不足，来自床伴的描述可能对临床医生更有帮助。

　　睡眠不足或摄入酒精后的仰卧位打鼾通常更严重。响亮的鼾声可能不会打扰熟睡者，但会招致来自家庭成员甚至邻居的抱怨。打鼾可能会持续几十年。持续大声打鼾是阻塞性睡眠呼吸暂停综合征的典型症状，但没有打鼾并不能排除呼吸暂停的诊断。一些患者因气道动力学的原因而不发出鼾声。在进行过上气道外科手术消除了松弛组织的患者中尤为明显。另外那些患有神经肌肉疾病的患者可能无法产生足够的力来产生湍流。

　　对许多人来说，打鼾对其生活的影响不大，但打鼾可能会对整体健康产生不利影响。打鼾的人患血管疾病的风险更大。目击者可能解释打鼾是突发的或者与鼻息、喘息、窒息、身体抽搐和运动有关。患者可能会回忆起被自己的喘息声惊醒，并继发胃食管反流

表 66.2　结合多因素评分：年龄及 Epworth 嗜睡量表评分

受试者 / 诊断	受试者总人数（M/F）	年龄（平均分 ±SD）	Epworth 嗜睡量表评分（平均分 ±SD）	范围
健康对照受试者	30（14/16）	36.4±9.9	5.9±2.2	2 ～ 10
原发性打鼾	32（29/3）	45.7±10.7	6.5±3.0	0 ～ 11
阻塞性睡眠呼吸暂停	55（53/2）	48.4±10.7	11.7±4.6	4 ～ 23
发作性睡病	13（8/5）	46.6±12.0	17.5±3.5	13 ～ 23
特发性过度睡眠	14（8/6）	41.4±14.0	17.9±3.1	12 ～ 24
失眠	16（6/12）	40.3±14.6	2.2±2.0	0 ～ 6
周期性肢体运动障碍	18（16/2）	52.5±10.3	9.2±4.0	2 ～ 16

M/F，男 / 女；SD，标准差。

From Johns MW. A new method for measuring daytime sleepiness：the Epworth Sleepiness Scale. Sleep. 1991；14：540-45.

症状。这些相关症状增加了对阻塞性睡眠呼吸暂停的怀疑。

睡眠呼吸暂停

　　呼吸暂停是指通气缺乏。在睡眠实验室中,呼吸暂停被定义为呼吸停止超过 10 s,通常与氧饱和降低和觉醒有关。虽然打鼾很常见,但间歇性呼吸暂停、夜间喘息或窒息是睡眠呼吸暂停最可靠的主观指标。一些患者可能在一个晚上发生数百起事件,并且由于频繁的觉醒而无法获得高质量的睡眠。有些人通常意识不到觉醒,但有些人可能报告偶尔在喘息或窒息中醒来。睡眠呼吸暂停(sleep apnea)分为两种主要形式:阻塞性和中枢性。

　　阻塞性呼吸暂停(obstructive apnea)是睡眠呼吸暂停最常见的形式。这些呼吸暂停是由上呼吸道阻塞引起的,在 N1、N2 或 REM 睡眠阶段更常见。打鼾是一种常见的相关症状,但可能存在于各种各样的疾病。一些问卷,如睡眠障碍问卷中的睡眠呼吸暂停部分,STOP-BANG 或 Berlin 问卷,包括打鼾、目睹呼吸暂停、身体习惯和高血压等相关疾病(表 66.3)[12-13],提供了与阻塞性睡眠呼吸暂停相关的总结性评分,但问卷调查仅在选定的人群中进行了测试。因此,问卷本身是粗略的指南,并不能证实睡眠呼吸暂停的诊断,临床医生不应该根据问卷上的低分而排除相关疾病。体格检查可能显示气道阻塞的结构证据:肥胖、粗脖颈或狭窄的上呼吸道,然而在有些人中这些特质是正常的。常见的结构异常,如鼻道狭窄、软腭过长、扁桃体肥大或下颌后弯导致小气道狭窄,都会导致气道阻塞。睡眠呼吸暂停与健康风险显著相关,并且降低患者和床伴的生活质量。多项研究(如睡眠心脏健康研究)中越来越多的证据表明,缺氧与更大的血管疾病风险相关。这些将在第 135、136 和 146 ～ 150 章中详细讨论。

　　中枢性呼吸暂停(central apnea)是由于下呼吸道肌肉组织没有收缩而缺乏通气。这些患者的呼吸暂停也会导致氧饱和度下降和觉醒。中枢性呼吸暂停可由于麻醉药或者 脑干或参与呼吸调节的其他区域的神经结构与功能异常引起。Cheyne-Stokes 呼吸可以具有中枢性和阻塞性呼吸暂停的特征。伴有中枢性呼吸暂停的典型渐强-渐弱呼吸模式可见于患有心力衰竭、神经病变和代谢性或中毒性脑病的患者。这种模式也可能只存在于睡眠和有潜在疾病的患者中。呼吸暂停还可能发生在其他神经系统事件之后,如夜间癫痫发作,在急性卒中和癫痫发作之后更为普遍。第 124 章和第 125 章回顾了中枢性呼吸暂停。

表 66.3　Berlin 问卷的主要特征	
身高＿＿＿＿＿＿＿＿	年龄＿＿＿＿＿＿＿＿
体重＿＿＿＿＿＿＿＿	性别＿＿＿＿＿＿＿＿
过去 5 年你的体重增加了吗?	增加 减少 无变化
你打鼾吗?	是 否 不知道
你的鼾声是	比呼吸声略大 和说话声一样大 比说话声大 非常大
你多久打鼾一次?	几乎每天 每周 3 ～ 4 次 每周 1 ～ 2 次 每月 1 ～ 2 次 从不或几乎不
你的鼾声有没有打扰到其他人?	是 否
有没有人注意到你睡眠时停止呼吸?	几乎每天 每周 3 ～ 4 次 每周 1 ～ 2 次 每月 1 ～ 2 次 从不或几乎不
睡觉后,你会感到疲劳吗?	几乎每天 每周 3 ～ 4 次 每周 1 ～ 2 次 每月 1 ～ 2 次 从不或几乎不
醒时,你是否感到疲倦、疲劳或状态不佳?	几乎每天 每周 3 ～ 4 次 每周 1 ～ 2 次 每月 1 ～ 2 次 从不或几乎不
你曾经在开车的时候睡着过吗?	是 否 如果有,多久发生一次? 　几乎每天 　每周 3 ～ 4 次 　每周 1 ～ 2 次 　每月 1 ～ 2 次 　从不或几乎从不
你有高血压吗?	是 否 不知道

Modified from the Berlin Questionnaire; from the editors of Sleep Breath. 2000; 4: 187-92, with the permission of Kingman P. Strohl.

猝倒

猝倒（cataplexy）是由强烈的情绪刺激或体育锻炼引发的肌张力突然丧失。患者能够意识到周围的环境[15]，并对事件有完整、清晰的记忆。事件可以由玩笑、惊讶、愤怒、恐惧或运动尝试时触发。每个人的体验各不相同，从轻微的虚弱感到严重的跌倒。发作开始于几秒钟内，开始时可能会出现短暂的失音，最初表现可能像抽搐。大多数症状始于面部和颈部，具有上睑下垂、张嘴、舌头伸出、短暂低头的特征，然后进展到身体的其他部位，常常夹杂着短暂的抽搐[15]。患者可能会描述更微妙的事件，如感觉反应迟钝或口齿不清。发作通常是短暂的，持续几秒钟到几分钟。然后患者恢复肌肉控制，没有癫痫抽搐后的混乱或记忆缺陷。更长的猝倒发作可能随着患者入睡然后醒来而结束。在猝倒发作期对患者进行的检查可显示肌肉麻痹，伴有弥漫性肌张力减退、深部腱反射缺失、角膜反射减弱、瞳孔对光反应保留和多部位位相性肌肉抽搐。相位性肌肉抽搐可表现为单次抽搐或反复肌肉抽搐，最常见于面部，有时易与癫痫抽搐相混淆。

日间过度思睡和猝倒的结合几乎总是与 1 型发作性睡病有关。猝倒很少被视为一种孤立症状，常提示脑干中的潜在神经病变。意识和记忆的保持有助于将猝倒与大多数癫痫发作和晕厥区分开。根据明确的情绪触发的病史特征，能够将猝倒与椎基底动脉供血不足和已知产生周期性麻痹的神经肌肉疾病相区别。猝倒与重症肌无力的区别在于肌肉疲劳的突然发作和恢复，而重复刺激出现的肌肉疲劳则是重症肌无力的典型特征。

睡眠麻痹

睡眠麻痹（sleep paralysis）是指在进入睡眠或从睡眠到觉醒的过程中无法活动。与有意睡眠的联系将这些事件与猝倒区别开来。患者可能会描述对周围环境的存在完全意识或有部分意识感觉在睡眠，但不能移动手指或说话。患者可能试图尖叫，但只能发出耳语声。有些患者会描述出现一种窒息的感觉，并且只有到发生窒息时才能恢复呼吸。患者经常描述有一种强烈的厄运即将来临的感觉，有被追赶或不得不逃离迫在眉睫的危险。有时，患者可能会注意到有人在卧室里的感觉。听觉和触觉方面的幻觉可能伴随着这些事件，患者可能会描述为戏剧性的故事。这些事件在情感上可能是深刻的，并留下持久记忆，多年后患者仍能清晰回忆。大多数睡眠麻痹发作持续几分钟，通

常在患者被触摸或被提醒后结束。如果事件持续，患者通常会再次进入睡眠状态稍后醒来。这些急性事件是许多人在严重睡眠剥夺、作息时间中断或摄入酒精后经历的，更多的复发形式可能在发作性睡病患者或创伤后应激障碍患者中更常见[16]。

入睡前和醒觉前幻觉

幻觉（hallucination）可以发生在睡眠开始时（睡前幻觉）或睡眠结束时（醒后幻觉）[17]，幻觉可能包括视觉、听觉或触觉成分，并可能持续几秒到几分钟。这些事件发生在清醒与睡眠之间的过渡阶段，并包含一些类似梦的特征。它们可以是相对愉快的，也可以是非常可怕的，很难与现实区分开来。患者可能会有失重、坠落、飞行或灵魂出窍的感觉，有时会以突然抽搐（睡眠抽搐）结束。视觉上的幻觉可以被描述为某些颜色和形状，或者是人物和动物的图像，一旦患者醒来，这些事件立即终止。

头部爆炸感综合征是个体体验到一种响亮的无痛的爆炸声，发生在入睡前。这种睡眠异常是良性的，可能与闪光幻觉或与脑中发生的事件感觉有关。

面对日间过度思睡，有睡眠幻觉的患者应评估为发作性睡病。这些事件可能是重复的，但通常不是刻板印象。根据这种缺乏刻板印象的特征，可以将这些事件与癫痫发作区分开来。个体可能会在睡眠剥夺或作息时间表改变后经历这些事件。饮酒或停用快速眼动睡眠抑制剂也可能诱发这些事件。睡眠与这些幻觉的关系可以将它们与精神病和痴呆症的幻觉区分开来。入睡前幻觉的持续时间比大脑脚性幻觉时间短。有些痴呆症患者在晚上会产生幻觉，这些类型的幻觉与白天的认知障碍有关，最常见于路易体痴呆患者，但也可能发生在其他类型的痴呆症中，这些幻觉内容主要为看到小人或小动物，许多患者在清醒时也会出现这些幻觉。

自动行为

自动行为（automatic behavior）是在患者部分睡眠时发生的有目的但不适当的行为。患者叙述发作时把牛奶容器放进微波炉，把麦片碗放进烘干机，甚至在高速公路上错过了出口，也有睡眠不足的士兵继续朝错误的方向行进。由于患者在发作时出现困倦或昏睡，而在活动中昏昏沉沉，通常对实际发生的事情部分或完全健忘。事件可能持续几分钟到 1 h。自发性行为和"睡眠惯性"更常见于特发性过度睡眠患者从深度困倦过渡到清醒的过程中，也常见于睡眠时限延

迟的患者[4]。

这些事件与癫痫发作的区别在于缺乏刻板行为。与癫痫发作相关的自动症行为通常具有刻板性和重复性，如采摘、摩擦或咂嘴。与睡眠相关自动行为的患者表现为困倦，但可以被提醒并适当地回答问题，这与癫痫发作后的意识迷茫和代谢性或中毒性脑病相反。自动行为在没有困惑和焦虑的情况下能够迅速恢复定向力，据此也能够将其与发作性全面遗忘症区别开来。

睡眠或异态睡眠中的过度运动

患者和床伴可能会抱怨在睡眠期间频繁运动。在某种程度上，这种抱怨可能更多地来自床伴而不是患者。过度运动也是失眠患者和睡眠呼吸暂停患者的常见主诉。有些人会抱怨自己是活跃睡眠者（active sleeper），并暗示其精神活跃或无法停止思考，需要对这些个体的失眠特征进行评估。那些身体活跃的失眠个体需要进行运动或异态睡眠方面的评估。

异态睡眠是指主要发生在睡眠期间的异常的身体运动或行为现象，包括：觉醒障碍（如睡行症和夜惊症），睡眠-觉醒过渡障碍［如磨牙症或节律性运动障碍（如撞头）］，以及 REM 睡眠异常［如 REM 睡眠行为障碍（REM sleep behavior disorder，RBD）］。这些行为事件可能类似于癫痫发作或其他精神事件，敏锐的目击者的描述对诊断非常有帮助。异态睡眠在第 115～120 章会更详细地介绍。

发病年龄、事件发生时间、对事件的记忆和家族史等关键特征，对于鉴别异态睡眠的原因很重要。每次事件中重复出现的刻板行为，有助于对事件进行分类。周期性肢体运动、节律性运动障碍和癫痫发作等事件与刻板行为有关，而梦语症、睡行症、夜惊症和梦境重演则会导致不同的行为表现。虽然病史特征可用于区分这些疾病，但大多数患者仍然需要多导睡眠图记录来确定病因。

梦语症

梦语症（sleep talking）是在睡眠期相对常见的发出声音的患者讲话。通常发生在非快速眼动（non-rapid eye movement，NREM）睡眠的浅睡阶段，也可发生于快速眼动睡眠阶段。患者对事件没有记忆，语言内容信息与客观实际几乎无关。许多人在睡梦中说话，通常被认为是一种正常生理变异。在没有其他睡眠障碍的情况下，梦语症几乎不需要医学关注。

睡行症

睡行症（sleep walking）属于觉醒障碍，是在慢波睡眠期的不完全觉醒（N3 阶段），发生在夜间睡眠的前半段。这些事件可以是微小的行为和动作，也可以是复杂的行为，包括穿衣、开锁、做简单事情，甚至驾驶。患者通常对事件几乎没有记忆，或者可以从事件中回忆起一些感觉或印象，在成年人中多为一些图像。

患者没有明显的心动过速、出汗或恐惧的表现。缺乏尖叫和自主特征是睡行症和睡眠恐怖的区别。对于最近有睡行症史的儿童和成人，都应该询问是否有其他睡眠障碍的迹象。任何引起觉醒障碍的因素都可能增加发生这些事件的可能性，因此应仔细询问患者是否有其他睡眠障碍的症状。患者在清醒时神经系统检查结果正常。

睡惊症

睡惊症（sleep terror）是一种更强烈的觉醒障碍形式，以自主神经症状为主。目击者很少会忘记患者突然觉醒的表现，常常伴随着刺耳的尖叫或哭泣，自主神经症状，以及强烈恐惧的行为表现，患者对事件几乎没有记忆。发作突然，有心动过速、呼吸急促、潮红、出汗和瞳孔扩大。患者意识模糊和定向障碍，如果试图唤醒患者则可能导致事件时间延长和对试图唤醒患者的人的潜在伤害。患者可能变得暴力，导致患者和床伴受伤。不到 1% 的成年人可能有这些症状，它们通常发生在晚上的前 1/3 阶段，而且这些事件不是一成不变的。患者通常有正常的神经系统检查结果，与睡行症一样，应询问患者是否存在其他睡眠障碍。

意识模糊性觉醒

意识模糊性觉醒（confusional arousal）是指发生在非快速眼动睡眠期任何阶段的唤醒。临床特点是定向障碍、言语和思维迟缓或出现不适当的行为。患者对事件有记忆障碍，这些事件可以通过强迫唤醒来诱导。通常随着年龄的增长意识模糊性觉醒的发生会减少，但在成年后可保持稳定。

患者可能有其他复杂的睡眠相关行为。有些患者与患有睡眠相关性进食障碍患者一样，可能会将进食作为与睡眠相关的事件，这些患者会吃高热量，有时是奇怪的食物，对于进食过程没有或有很少的记忆，临床出现晨间厌食和不明原因的体重增加。有些患者可能会在睡眠中发生性行为。同样，这些人也对发生的事情没有记忆。

睡眠相关性呻吟（睡眠呻吟）

患者或家属可能因为患者反复出现的夜间呻吟而

来就诊。患者睡眠期在呼气时发出很长的呻吟，由于声音悲泣，而引起床伴担心。患者通常不记得声音，也不会感到苦恼，但可能在早晨感到声音嘶哑。体格检查无其他异常发现。目前，睡眠相关性呻吟（sleep-related groaning）［睡眠呻吟（catathrenia）］被归类为睡眠相关性呼吸障碍[19]。

梦境演绎

快速眼动睡眠期的特征是全面性肌张力缺失。正常情况下，在快速眼动睡眠期只有短暂的相位性肌活动，但病态的梦境行为则包括拳打脚踢、跳跃、奔跑、说话、大喊大叫以及任何可能在梦中出现的行为[20]。床伴经常受到伤害，患者可能会竭尽全力保护自己和床伴。这种梦境演绎（dream enactment）通常被视为 RBD 的一部分。患者通常对与目击行为相关的真实梦境有生动的回忆，许多梦境涉及患者的逃离或自卫行为。患者可能不愿意谈论导致其寻求医疗救助的梦，所以梦的收集与回忆并没有引起临床的广泛重视。这些事件通常发生在深夜，但也可能发生在患者进入快速眼动睡眠期的任何时候，患者可能在一个晚上出现多种症状。大多数病例开始于成年后期，但也有儿童出现 RBD 症状的报道。RBD 可由药物引起，已有三环抗抑郁药、单胺氧化酶抑制剂和 5-羟色胺再摄取抑制剂引起 RBD 样行为的病例报道。急性形式的 RBD 也可能发生在酒精戒断和潜在的苯二氮䓬类药物戒断期间。慢性 RBD 可能在进行医学评估前就已经存在睡眠行为异常了。RBD 与 α-突触核蛋白病有关[21]，这类疾病包括帕金森病、多系统萎缩和路易体痴呆。患者需要一个系统的神经系统评估，以寻找退行性疾病的迹象，其他的神经系统疾病如卒中、后颅窝肿瘤和脱髓鞘病也有报道[21]。

梦魇

梦魇（nightmare）或反复出现的令人不安的梦可能是睡眠障碍的症状。梦魇的特征是与恐惧、焦虑、愤怒、悲伤或其他负面情绪相关的情感强烈的梦。人们从快速眼动睡眠阶段或非快速眼动睡眠的浅睡眠阶段中觉醒，通常会立即回忆起梦的内容。梦魇通常与心理困扰事件或创伤有关，但也可能与药物治疗有关，如抗高血压药、抗抑郁药或多巴胺受体激动剂。发作性睡病患者和睡眠呼吸暂停患者也可能会做噩梦。

睡眠相关节律性运动障碍

睡眠相关节律性运动障碍（sleep-related rhythmic movement disorder）表现为发生在睡眠开始前注意力

分散阶段出现的行为。这些刻板性动作通常涉及大肌肉，并持续到浅睡眠。这些动作可能包括头部撞击、身体摇摆、腿滚动、哼唱和吟诵，这些动作通常更受床伴的关注，患者本人意识不到这种运动，有人将这种运动描述为，睡眠前能够起到一种令人平静效果或是强迫性冲动的行为。这种行为常见于婴幼儿，并随年龄增长而减少。它更常见于患有精神障碍或自闭症的个体，在男性中更为常见，精神压力可能会诱发。在事件发作过程中，患者很容易被唤醒，这有助于与癫痫发作相区分（见第 122 章）。

睡眠相关磨牙

睡眠相关磨牙（sleep-related bruxism）表现为睡眠中有节奏的或重复的磨牙运动[22]。在睡眠中磨牙或咬牙可能会产生奇怪的声音，甚至偶尔会伴随着发声。患者可能出现牙齿异常磨损、下颌疼痛、头痛、面部疼痛或牙痛。每晚可能会发作数百次，随着精神压力增加，磨牙次数也会增加。有研究表明，多达85% 的人在白天或晚上存在某种程度的磨牙现象。常见于儿童，症状持续偶尔与家族倾向有关。

不宁腿综合征和睡眠期周期性运动

患者可能会抱怨出现不愉快的爬行感、深度疼痛、腿部或手臂需要移动的感觉，通过四肢的运动可以改善这类感觉。诊断标准侧重于 4 种主要症状：有移动四肢的感觉或冲动，休息时加重，运动时改善，在晚上更频繁[23]。此外，患者必须注意到与感觉相关的担忧、痛苦、睡眠障碍或其他不适症状。各种临床症状可能导致不宁腿综合征（restless legs syndrome，RLS）患者情绪不安、虚弱，有些患者甚至会采取极端措施来减轻症状。大多数患者在坐着或躺着时出现症状，需要通过走路或腿部持续活动来缓解，可能会导致患者一直行走到凌晨，或者试图在腿部持续运动的情况下入睡。有一些患者会同时使用药物和酒精来减轻症状。有些患者注意到他们的腿会自行移动或跳舞，这表明在清醒时肢体发生的周期性运动。有些用于治疗 RLS 的药物可能使症状恶化，导致症状在一天中出现得更早，程度也会更严重。

RLS 常常伴随着睡眠周期性运动（periodic movement of sleep）出现。睡眠周期性运动是指在睡眠过程中发生的重复性刻板运动，通常是下肢的运动，包括大脚趾的伸展和踝关节的背屈以及膝部和臀部关节的弯曲。患者或床伴可能会抱怨晚上踢腿或手臂活动，很少会涉及躯干。这些运动可以周期性发生，也可能是随机性的出现。每个动作时间相对较短，持续时间 0.5～10 s，间隔时间 5～90 s [10]。虽然大多数不宁腿患者都存在睡眠周期性肢体运动，但只有少数睡眠周期性运动的患者存在不宁腿、日间过度思睡或失眠的主诉。许多患者本身没有意识到这些动作，但床伴则常常会感觉到这些问题。引起 RLS 的有关因素增加了周期性肢体运动的可能性。睡眠周期性运动与尿毒症、贫血、关节炎、周围神经病变、脊髓损伤、抗抑郁、止吐药和咖啡因的使用有关。进一步的讨论见第 121 章。

睡眠相关头痛

早晨或睡觉时头痛是常见的症状，人群中约 3/4 偶尔出现过头痛，相对来说这种症状是非特异性的。早晨或清醒时头痛与睡眠障碍有关，也可能表明患者夜间血压升高或通气不足。夜间发生的头痛可能与特定的临床类型有关，如睡眠性头痛、偏头痛或丛集性头痛。头痛的特征，如疼痛的部位、程度和性质，头痛的时间和潜在的关联，可以帮助确定病因。有半数阻塞性睡眠呼吸暂停低通气患者早晨头痛通常是全头的钝痛，通常在醒来后 1 h 内消失。慢性阻塞性肺疾病和阻塞性睡眠呼吸暂停患者可因二氧化碳增加、低氧饱和度或血管改变而出现早晨头痛。患有鼻窦疾病、肌肉收缩性头痛、饮酒后头痛和药物戒断症状（反跳性头痛）的患者，可能有不同的临床表现。丛集性头痛通常发生在快速眼动睡眠期。睡眠性头痛或称闹钟头痛，具有规律性发作，是持续 15～60 min 的发作性剧烈疼痛，通常在凌晨 1～3 点发作，并导致觉醒。对于经常在睡眠中发作并唤醒患者的头痛，需要进行深入评估，包括头部影像学检查。脑肿瘤患者的头痛常常在夜间加重。睡眠相关头痛在第 107 章中更详细地介绍。

系统性特点

良好的睡眠与健康之间的密切联系加深了我们对睡眠重要性的理解。睡眠在内分泌、体重和新陈代谢调节中发挥着重要作用，并能优化神经网络的效率和功能，睡眠障碍可能影响其调节过程和补偿机制。

睡眠障碍可能通过 3 种机制导致系统性功能障碍：①睡眠障碍直接引起系统性功能变化导致全身性疾病，②睡眠障碍改变正常的代偿机制并通过共同的病理生理学机制，恶化先前存在的系统性疾病，③睡眠障碍可能导致全身各系统出现临床症状，如睡眠相关呼吸障碍会引起全身血管和自主神经功能发生变化，从而增加高血压和其他血管疾病的可能性。

医生必须询问患有高危疾病患者的睡眠问题，包括高血压、血管性疾病、心脏病、糖尿病和肥胖患者，以及那些伴随睡眠异常的认知障碍主诉患者，因为睡眠障碍可能是导致这些临床症状发生的一个辅助因素。睡眠障碍，如阻塞性睡眠呼吸暂停或通气不足，可能加剧潜在的疾病，如高血压、糖尿病、充血性心力衰竭、癫痫和抑郁症。因此，临床医生必须注意躯体、神经或精神障碍症状的加重可作为睡眠紊乱的线索。睡眠和脑功能的相互作用使神经和精神疾病临床症状也成为睡眠障碍的自然表现，这在癫痫和情绪障碍患者中已有例证，也同样适用于其他神经和精神障碍患者。患者可能没有意识到睡眠与自身其他疾病之间的联系，或者可能不重视其睡眠紊乱症状。因此，临床医生需要考虑潜在的睡眠障碍可能作为一个加重的因素，并认识到系统性的问题与睡眠紊乱之间的关系。患者也可能表现出与睡眠障碍有共同病理生理机制的全身性疾病，如在贫血和不宁腿的患者中，缺铁可能是共同的联系点，因此对潜在原因的适当治疗可能会改善这两种症状。最后，睡眠紊乱症状可能是另一个疾病进程的标志，正如 RBD 在其他神经系统疾病（如帕金森病）发展之前所观察到的那样。虽然这些症状可能不被认为是睡眠障碍的典型主要表现，但确实是导致患者去医院就诊的一个重要方面。认识到睡眠障碍的系统性表现是理解睡眠与机体全面关系的重要一步。

儿童主要表现

儿童睡眠障碍的症状与成人有显著差异，很可能被忽略或误解 [25]。更有甚者，家庭关系破裂、影响家庭氛围的社会心理因素以及亲子之间的性格差异，都可能被报道为儿童睡眠障碍。入睡关联、文化规范和父母期望都可以影响婴幼儿对睡眠问题的认知，儿童可能出现一系列的身体和行为症状。在幼儿期的睡眠障碍可能表现为生长发育不良、学习困难、持续烦躁、难以安慰或对立行为增加。学龄儿童在久坐环境中可能表现出学习成绩欠佳、注意力不集中或多动，或做白日梦的行为。青少年在课堂上睡着，可能会出现情感性症状，需要与原发性精神障碍区分。在有 RLS 症状的儿童（常被报道为"成长的烦恼"）中，通常存在家族史，表明具有年龄依赖性表达的遗传易感性。在所有年龄段，出现夜间非恢复性睡眠往往是存在睡眠障碍的线索。虽然这些症状中有许多是非特异性的，但临床医生必须意识到睡眠障碍在症状发生中的作用。

临床要点

患者可能会向临床医生提出与睡眠无关的最初主诉，如早晨头痛、白天头昏眼花或血压升高。患者最初可能并不关心睡眠，甚至没有意识到睡眠症状。患者需要阐明功能障碍相关的问题，如患者需要具体描述在某些活动中的感受，如早上起床或午睡后起床的过程，这些可能会提供额外的诊断参考线索。此外，家庭成员可能比患者更早意识到睡眠问题，有助于深入了解睡眠对患者临床表现的影响。

总结

睡眠为我们生活的许多方面提供了基石。睡眠的修复能力可以提高清醒程度和工作能力，使我们达到更高的功能水平，而睡眠不足会对健康、幸福感和能力表现产生负面影响。睡眠不佳的临床症状如日间思睡、失眠和与睡眠有关的各种事件，需要进一步调查存在睡眠问题的各种临床迹象。我们对睡眠和健康之间错综复杂关系的理解必须超越对于思睡的重视程度。临床医生的敏锐性提示我们必须既要注意到各种明显的临床症状，也要重视那些隐匿性的临床线索，消极、苦恼、肥胖或难以康复等临床现象都提示可能存在睡眠问题。我们必须收集更多的线索来描述睡眠与健康之间的关系。通过进一步理解睡眠和躯体之间的功能联系，能够拓展我们对睡眠障碍主要临床症状的认知。在下面章节中将介绍睡眠障碍的进一步诊断评估与治疗。

参考文献和拓展阅读

请扫描书后二维码，获取参考文献和拓展阅读资源。

第 67 章

睡眠医学的体格检查

Alon Y. Avidan，*Meir Kryger*

吴惠涓　译　赵忠新　审校

章节亮点

- 对抱怨睡眠问题患者进行体格检查仍然是一项基本要求，这是基于出现的症状，根据患者的年龄、性别、遗传易感性、潜在合并症以及患者是否亲自或虚拟参与等因素综合考虑。

- 应记录患者的生命体征（体温、心率、血压、脉率）以及身高和体重，以计算体重指数（body mass index，BMI）。

- 头颈部体检对于评估有睡眠问题的患者至关重要，尤其在评估是否有睡眠呼吸障碍（sleep-disordered breathing，SDB）的情况时。检查应包括使用先前验证的分类方案（如 Mallampati 分类），该方案直接可视化观察可能出现的上呼吸道气流阻塞的解剖因素。

- 除了高 BMI 外，其他易患 SDB 的因素还包括颈围增大、舌体肥大、下颌后突、扁桃体腺样体肥大、牙齿覆咬合、鼻塞和环网膜间隙减小。本章回顾了作为诱发 SDB 的具体指标和解剖标志。

- 导致 SDB 的特定表型包括代谢贮积症，如系统性淀粉样变性和黏多糖沉积症，其导致异常上气道组织浸润和气道限制。

- 颅面畸形通过减小上气道大小，在增加 SDB 风险方面起着关键作用，特别是在唐氏综合征、Pierre Robin 序列征、Treacher-Collins 综合征和原发性下颌骨缺损的背景下与遗传异常结合时。

- 特定内分泌疾病，如肢端肥大症、Graves 病，库欣病和多囊卵巢综合征，使患者容易发生失眠。因此，临床医生应注意详细了解这些病史。

- 神经疾病患者容易共病睡眠障碍。那些患有神经肌肉疾病和运动神经元病的患者特别容易受到 SDB 和夜间换气不足的影响。特殊的神经系统体征，如球麻痹、从坐位到站立位的 Gower 动作和垂体功能低下，是非常关键的。临床医生应仔细询问患者的夜间呼吸模式、是否伴有过度思睡和夜间睡眠紊乱。

- 伴有夜间异常行为和动作的患者第二天可能会出现不明原因的淤伤、淤斑和非特异性损伤。那些患有睡眠相关进食障碍的患者可能会经历不明原因的体重增加和牙病。

- 快速眼动睡眠行为障碍（rapid eye movement sleep behavior disorder，RBD）的症状通常先于 α-突触核蛋白病（如帕金森病）的发病。这就是为什么所有的睡眠医学临床医生都应该熟悉神经系统检查的关键组成部分，并能够识别 RBD 患者是否存在嗅觉缺失、自主神经变化、运动迟缓、齿轮样肌僵硬、面具脸和静止性震颤。

- 磨牙症患者偶尔会出现牙齿问题，包括牙齿骨折、咬肌肥大，咬肌、颞肌区和关节的压痛，内颊黏膜隆起。

- 1 型发作性睡病（narcolepsy type 1，NT1）患者可能出现 BMI 增加、自主神经功能障碍和猝倒发作。猝倒很难通过体检证实，但猝倒面容在儿童中十分常见。后者表现为舌脱垂、上睑下垂和面肌松弛下垂。猝倒面容是 NT1 所特有的，即使在没有诱发因素的情况下也常会出现。

引言

  对主诉有睡眠问题的患者进行体格检查是佐证病史描述和临床思路的重要证据，从而推导出睡眠障碍的诊断。从实际上看，通过检查的身体接触为患者提供了一种非语言的舒适感，并有助于加强医生和患者之间的关系。体格检查使人际之间的联系合法化，特别有益于临床医生和患者之间建立起治疗联盟。触摸不仅对医生有诊断价值，它对患者也有治疗价值，因为身体触摸可以含蓄地给予舒适和安慰[2]。2020 年新型冠状病毒［SAR-CoV-19（COVID-19）］大流行和必要的身体距离加速了向远程睡眠医学护理新模式的过渡，该模式包括利用技术提供和衔接护理的能力。尽管远程医疗是应对新冠肺炎危机的一种解决方案，但它却与基于人体触摸的医学精髓背道而驰，即通过体检建立亲密关系以促进同情心和同理心的能力[3]。

本章将通过具体病例来分析常见睡眠障碍体格检查的重要特征。这些观察到的特征包括在以下疾病之中，如睡眠呼吸障碍（sleep-disordered breathing，SDB）、肺换气不足综合征、发作性睡病（narcolepsy）、异态睡眠（parasomnias）、睡眠运动障碍、不宁腿综合征（restless legs syndrome，RLS）、磨牙症，还有精神疾病。在描述病史后，睡眠专科医师进行体检评估睡眠障碍患者的关键和必要因素。该检查可能为阐明睡眠障碍病因和病理生理提供重要线索。这将有助于指导临床医生确定需要进行哪些诊断测试，需要管理哪些合并症，以及最终将采用何种治疗方法。睡眠体检是监督许多睡眠障碍治疗结果的关键组成部分。另见第 168 章，该章专门讨论口咽生长和骨骼畸形。

睡眠呼吸暂停

阻塞性睡眠呼吸暂停（obstructive sleep apnea，

OSA）与多种解剖和生理危险因素有关。其中一些需要对鼻咽解剖结构进行详细的测量，例如头颅 X 线摄影技术，而另一些则需要测量表型属性，这些属性会随着测量而发生动态变化。最常用的标志是静态的人体测量，如简单检查口咽和颅面结构[4]。而在初步评估怀疑 SDB 的患者时，主要的身体评估与肥胖有关，如 BMI 升高和颈围（neck circumference，NC）增加[5]。

图 67.1 总结了年龄和 BMI 增加导致的主要解剖变化：气道变窄；软腭变得更长更厚，更靠近后咽壁和咽壁外侧，进一步限制了腭后空间[5]。口腔底部脂肪增多而使舌头向上方和后部移位，导致舌后气道空间减少。慢性变应性鼻炎扩大鼻甲组织，导致鼻内气道空间缩小。脂肪量在颏下三角和胸阔上区域的扩散产生了所谓的"双下巴"外观与全颈部表型，如图67.2 所示的两兄弟[5]。

疑似睡眠呼吸暂停患者的人体测量

肥胖，作为测量 BMI 的指标，与 OSA 密切相关。然而，最近的数据表明，全身肥胖或局部肥胖也是 OSA 演变的重要危险因素。除了 BMI，还有其他的人体测量肥胖指数，比如腰围（waist circumference，WC）和颈围被确定为 OSA 演变的重要危险因素[6]。

以下 BMI 标准用于量化体重表型。患者 BMI 低

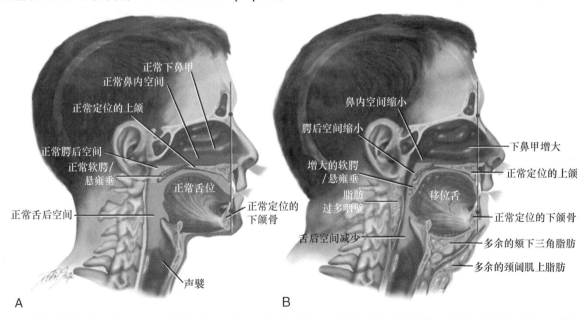

图 67.1　正常和异常气道解剖。**A**. 图示描绘了一名健康、体重正常 20 岁男性的头部和颈部的中线矢状断面正常上气道和上颌面间隙及解剖结构。患者具有正常的上下面部骨骼和正常的软组织指标（软腭、舌、扁桃体和腺样体），没有任何鼻腔损害。**B**. 随着年龄的增长和体重的增加，30 年后同一个人的体重指数升高。尽管上下面部骨骼的解剖学保持固定而没有任何变化，但是脂肪细胞已经扩张并渗透到上气道的缝隙和空间中。尤其损害了咽后和咽侧组织、软腭和口底，最终导致气流受限。在 20 岁时，患者具有正常的上气道间隙；鼻内、腭后和舌骨后部位都清晰可见，并有适当的空间让气流顺畅无阻地流动。在 50 岁时，他患有阻塞性睡眠呼吸暂停：由于上气道、鼻内空间、腭后和舌后空间的限制，正常的空气空间（绿色）受到严重损害（From Posnick JC，ed. Obstructive sleep apnea：evaluation and treatment. In：Posnick JC，ed. Orthognathic Surgery：Principles and Practice. Elsevier；2014：992-1058.）（见彩图）

于 18.5 被认为体重不足，在 18.5～24.9 被归类为"正常体重"，在 25.0～29.9 被归类为"超重"，而超过 30.0 被归类为"肥胖"。如图 67.3 和图 67.4 所示，内

脏脂肪堆积是睡眠呼吸暂停的一个重要风险指标，尤其是在男性患者中 [4-5，7]。区域脂肪沉积的扩张被认为会损害气道空间，而内脏／腹部肥胖会减少肺体积，从而减少对咽部尾侧的牵引力 [8]。

可以测量环甲膜上缘的 NC，以评估上半身过度肥胖。该测量是在患者处于直立位置时进行的（图 67.5）。最近的数据表明，在患有代谢综合征的成人中，NC 的测量与 OSA 有关，应在代谢综合征的定义中予以考虑 [9]。在儿童和青少年患者中，特别是 NC 大于年龄和性别的 95 百分位数，可能是该队列中 OSA 的额外筛查工具 [10]。在成人中，患有 OSA 的大 NC 可以预测麻醉环境下插管困难 [11]，并且罹患一些代谢紊乱，见图 67.6A 和图 67.6B 所示的患者 [12]。

然而，并非所有 OSA 患者都肥胖，但可能表现为口咽空域缩小、颌后缩或小颌，这使患者面临 OSA 的风险（图 67.7）。相反，中枢性睡眠呼吸暂停通常表现为呼吸功能受损，包括心力衰竭、中枢神经系统疾病或神经肌肉疾病。换气不足可能继发于肥胖，但也可能反映肺部疾病或神经肌肉和胸壁疾病。我们从解剖学基础上回顾睡眠呼吸暂停的表现。

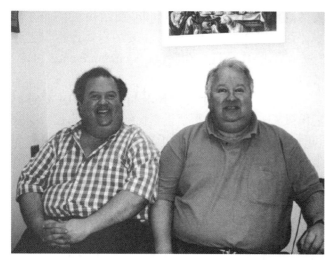

图 67.2 肥胖与体重指数（BMI）密切相关。该示例描述了患有睡眠呼吸暂停的两兄弟，他们的 BMI 升高到了极度肥胖的范围（From Kryger MH，Avidan A，Berry R. Atlas of Clinical Sleep Medicine. 2nd ed. Saunders；2014：Figures 13.1-3，A.）（见彩图）

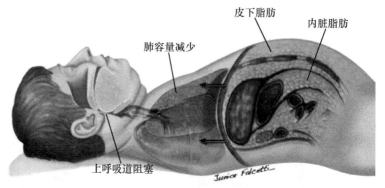

图 67.3 肥胖对阻塞性睡眠呼吸暂停的影响。该图描述了将肥胖患者置于阻塞性睡眠呼吸暂停的显著风险中的基本因素（From Drager L，Togeiro SM，Polotsky VY，Lorenzi-Filho G. Obstructive sleep apnea：a cardiometabolic risk in obesity and the metabolic syndrome. J Am Coll Cardiol. 2013；62［7］：569-76.）（见彩图）

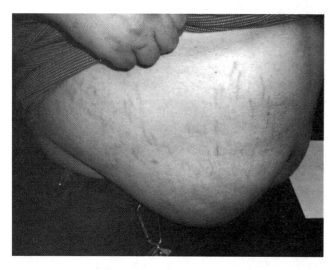

图 67.4 阻塞性睡眠呼吸暂停患者的中心性肥胖（From Kryger MH，Avidan A，Berry R. Atlas of Clinical Sleep Medicine. 2nd ed. Saunders；2014：Figures 13.1-42.）（见彩图）

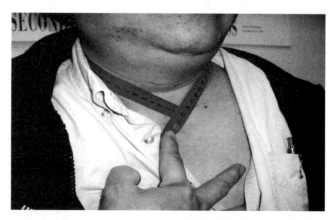

图 67.5 测量颈围。男性颈围大于或等于 17 英寸，女性颈围大于或等于 16 英寸，均与阻塞性睡眠呼吸暂停的风险密切相关（From Kryger MH. Atlas of Clinical Sleep Medicine. 2nd ed. Saunders；2014：Figures 13.1-40.）（见彩图）

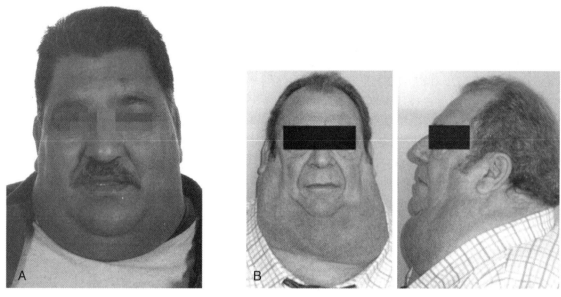

图 67.6　A，阻塞性睡眠呼吸暂停患者的典型面部特征。注意脖子的宽度。B，多发性对称性脂肪瘤患者有巨大的颈围，由于患者的脂肪组织对称性、弥漫性堆积在颈部周围所致〔A From Venn PJH. Obstructive sleep apnoea and anaesthesia. Anaesth Intens Care Med. 2014；12：313-8；B from Esteban Júlvez L，Peréllo Aragónes S，Aguilar Bargalló X. Sleep apnea-hypopnea syndrome and multiple symmetrical lipomatosis. Arch Bronconeumol. 2013；49（2）：86-7.〕

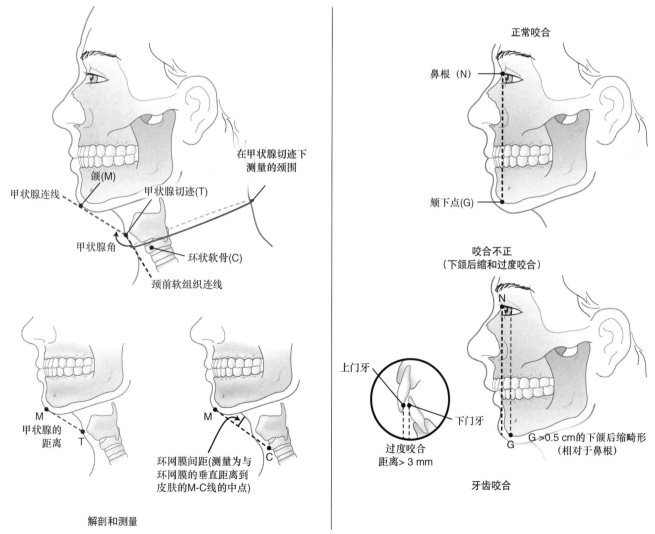

图 67.7　睡眠呼吸障碍的颅面标志。对疑似阻塞性睡眠呼吸暂停综合征（OSA）患者进行解剖和表面测量。下颌后缩、过度咬合和颌颈间隙减小是预测 OSA 的关键颅面特征（From Myers KA，Mrkobrada M，Simel DL. Does this patient have obstructive sleep apnea？The rational clinical examination systematic review. JAMA. 2013；310：731-41.）

全面检查

如前一节所述，睡眠呼吸暂停通常与肥胖有关，肥胖使患病率增加 10 倍（20%～40%）[13]。肥胖，特别是中心型肥胖（图 67.1 和图 67.2）是 OSA 的重要危险因素[14]。它们会通过机械压迫咽软组织和通过中枢神经系统作用的信号蛋白（脂肪因子）减少肺体积，而增加咽部塌陷性，这可能会改变气道神经肌肉的控制[14-15]。由于睡眠剥夺、过度睡眠和代谢紊乱，阻塞性睡眠呼吸暂停可能是个体更容易肥胖的独立易感因素[16]。

睡眠呼吸暂停也与内分泌疾病有关，如甲状腺功能减退[17-18]和肢端肥大症[19]。甲状腺功能减退是继发性 OSA 的已知病因；口咽气道肌病、水肿和肥胖易使患者发生上气道塌陷和梗阻。肢端肥大症

（图 67.8），由于生长激素过多，导致颅面骨生长扩大，舌变大，称为巨舌症（图 67.9），喉部增厚和扩大；所有这些因素都可能导致上呼吸道阻塞[20]。与肢端肥大症、甲状腺功能减退和甲状腺功能处于正常状态相关的甲状腺肿大[21]，也可导致 OSA（图 67.10）。唐氏综合征（Down syndrome，DS）患者（图 67.11）经常出现打鼾和阻塞性睡眠呼吸暂停，上气道阻塞的这两种常见表现可独立预测患者的神经认知功能障碍[22]。最近的数据显示，DS 患者中 OSA 患病率显著增加，这与几个因素有关，包括颅面解剖、高 BMI、腺扁桃体肥大、面中部发育不全和肌张力减退，这些总结在图 67.12 中[23-24]。代谢紊乱，如包括黏多糖病（mucopolysaccharidosis，MPS）（图 67.13）和淀粉样变性（图 67.14）[25]等

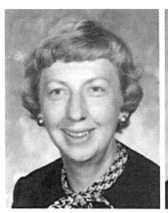
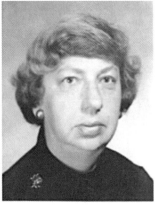

1977　　1981

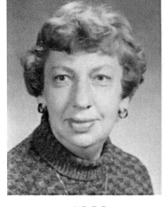
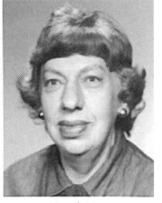

1983　　1988

图 67.8　肢端肥大症患者面部特征变化是睡眠呼吸暂停进行性加重的一个危险因素。身体变化有时是隐匿的，患者可能不会直接表现出与肢端肥大症体征直接相关的症状。然而，患者可能更容易出现其他疾病，如糖尿病、高血压和阻塞性睡眠呼吸暂停。在疾病的晚期，患者表现出更明显的身体特征：如手、脚、嘴唇和舌增大，突出的眶上嵴，下颌突出［From Molitch ME. Clinical manifestations of acromegaly. Endocrinol Metab Clin North Am. 1992；21（3）：597-614.］

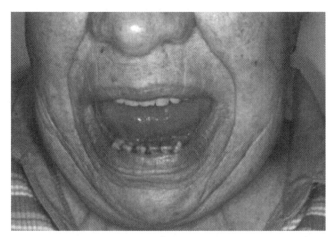

图 67.9　患有肢端肥大症的巨舌症患者表现出粗糙的面部特征、巨舌症以及齿间分离，这些可导致气道阻塞并引起阻塞性睡眠呼吸暂停（From Burke G. Endocrine disease. In：Sprout C，Burke G，McGurk M，eds. Essential Human Disease for Dentists. Churchill Livingstone；2006：99-119.）（见彩图）

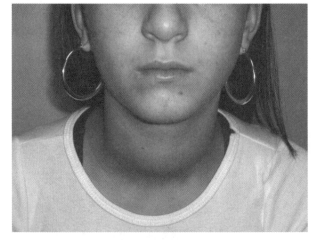

图 67.10　甲状腺肿（From Kryger MH，Avidan A，Berry R. Atlas of Clinical Sleep Medicine. 2nd ed. Saunders；2014：Figures 15.1-8，B.）（见彩图）

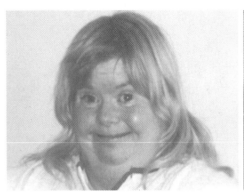
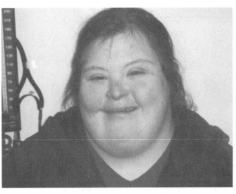

图 67.11 唐氏综合征（DS）。两名具有 DS 特征表型的患者。导致 DS 患者阻塞性睡眠呼吸暂停的因素包括颅面解剖结构的改变、腺样体 / 扁桃体肥大和肌张力低下（Courtesy Dr. Meir H. Kryger.）（见彩图）

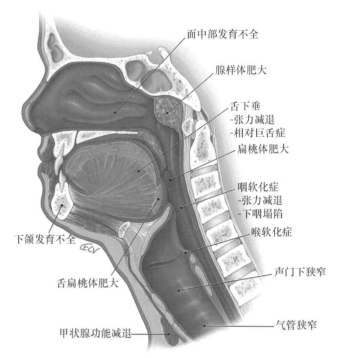

图 67.12 唐氏综合征（DS）潜在的气道阻塞部位。面中部和上颌骨发育不全导致气道骨性空间减小。巨舌症的出现是由上颌骨和下颌骨的骨架减少所致。舌扁桃体肿大常见于口咽水平。张力过低导致声门以上水平梗阻。喉软化导致吸气过程中声门结构性塌陷，发生在多达 50% 的 DS 儿童中，而声门下和气管狭窄是下咽部以下气流减少的额外因素 [From Lal C，White DR，Joseph JE，et al. Sleep-disordered breathing in Down syndrome. Chest. 2015；147（2）：570-9.]（见彩图）

图中标注：面中部发育不全、腺样体肥大、舌下垂 -张力减退 -相对巨舌症、扁桃体肥大、咽软化症 -张力减退 -下咽塌陷、喉软化症、声门下狭窄、气管狭窄、甲状腺功能减退、舌扁桃体肥大、下颌发育不全

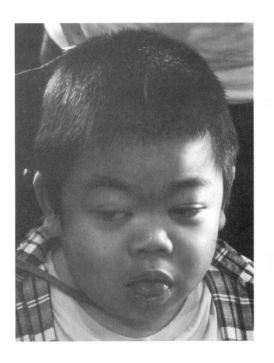

图 67.13 Hunter 综合征（黏多糖贮积症 Ⅱ 型）患者可见明显巨舌症，这是阻塞性睡眠呼吸暂停的危险因素。其他特征包括大头、毛发粗糙、脖子异常短、面部多毛、眼睑水肿、鼻梁凹陷、鼻子上翘、嘴唇饱满、皮肤质地厚实（From Chou W-C，Weng C-Y，Lin S-P，Chu S-Y.Postenzyme replacement therapy era for type 2 mucopolysaccharidosis. Tzu Chi Med J. 2013；25：128-9.）（见彩图）

沉积障碍与 OSA 密切相关。事实上，在 MPS 患者中，阻塞性睡眠呼吸暂停综合征的患病率可高达 70%[26]。

　　特殊的内分泌疾病，特别是多囊卵巢综合征（polycystic ovary syndrome，PCOS），在育龄妇女中极为常见，但往往未得到诊断[27]。PCOS 与代谢综合征相关，并且肥胖伴有代谢综合征、OSA、糖耐量受损和 2 型糖尿病以及心血管风险显著增加[27]。面部特征包括多毛和痤疮，反映其雄激素过多（图 67.15）。

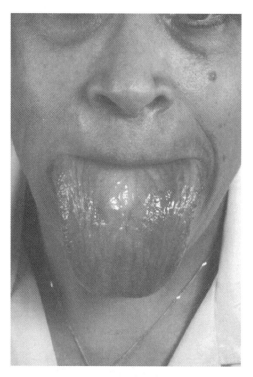

图 67.14 淀粉样蛋白浸润导致的舌头显著肿大（巨舌症）。该患者患有严重的阻塞性睡眠呼吸暂停。舌头完全充满口腔，造成下咽和口咽气道的深度阻塞。（From Hoffman R, Benz EJ, Silberstein LE, et al. Hematology：Diagnosis and Treatment. Elsevier Health Sciences；2013：1352，Figure 87.3.）（见彩图）

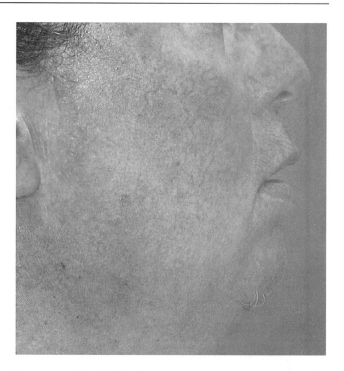

图 67.15 多囊卵巢综合征（PCOS）患者。典型的面部特征包括多毛、痤疮、脱发和黑棘皮病，这是雄激素过多的特征。其他特征包括 2 型糖尿病、闭经、冠心病、血脂异常、高血压、抑郁和焦虑（From Kryger MH，Avidan A，Berry R. Atlas of Clinical Sleep Medicine. 2nd ed. Saunders；2014：Figure 1.4）（见彩图）

颅面因素

如图 67.7 所示，颅面测量显示，与对照组相比，OSA 患者在软腭和悬雍垂的大小和位置、舌头的体积和位置、舌骨位置和下颌前突等方面都发生了显著变化：下颌后缩（图 67.16A）、小颌畸形（图 67.16B）和 Pierre Robin 序列征中的严重小颌（图 67.16C）。后者表现为有症状的下颌骨短小后缩，导致舌后坠（舌体向后坠落），引起气道阻塞[28]。图 67.16B 是环状肌（cricomentalis，CM）间隙，这是一个独特的特征，当头部处于中性位置时，通过计算颈部与下巴到环状膜的连线中点之间的距离来测量，但这是非常有限的[29]。如果 CM 间隙大于 1.5 cm，则不可能出现 OSA。然而，如果 CM 距离小于 1.5 cm，则更有可能诊断为 OSA，特别是在 BMI 升高、颈部增大和年龄较大的情况下[30]。

扇形舌（图 67.17）可能伴有小颌畸形[31]。患有下颌后缩或小颌畸形的男性可能会通过长胡须来弥补这种解剖变异。拥挤的牙齿（图 67.18）和覆盖（图 67.19），与上颌牙齿（T_1）相比，下颌牙齿（T_2）过于后侧（> 3 mm），常伴有下颌后缩或小颌畸形。

下颌骨环体（图 67.20）是偶尔出现在下颌骨舌

侧，犬齿或前磨牙区域内侧的骨外生物，通常成对出现为双侧环体。虽然大多数是无症状的，但特别大的环体可能使个体易患睡眠呼吸暂停，并可能影响气道正压通气（positive airway pressure，PAP）治疗的依从性[32]。图 67.21 描述了原发性下颌功能不全对上气道通畅的影响，导致鼻后、腭后和舌后间隙受损[5]。

易导致睡眠呼吸暂停的颅面特征包括下颌缺陷综合征、舌骨相对于下颌平面位于下方、后气腔狭窄和软腭伸长[33]。此外，包括长脸表型（图 67.22A）在内的马凡样（marfanoid）体型会导致上呼气道受限，从而易患 OSA[34]。其他特征包括显著的身体比例，包括长臂展，异常细长的四肢、手指和脚趾（蛛形指），以及斯坦伯格征（Steinberg sign）阳性，即当紧握拳时，拇指延伸到尺侧边界之外。其他特征包括晶状体半脱位、胸骨外翻和心血管异常，包括主动脉或其他动脉的动脉瘤（图 67.22B）。

事实上，当考虑到肥胖在 OSA 发展中的作用时，就会出现一种 OSA 模型，其中颅面畸形的程度决定了特定个体产生 OSA 所需的肥胖程度。在没有肥胖的情况下，头部测量有关特征的种族差异可能在 OSA 风险中起主要作用。例如，中国患者中当控制

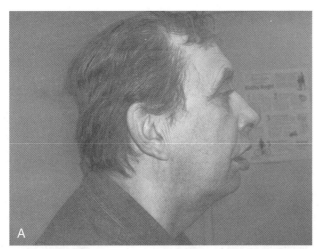

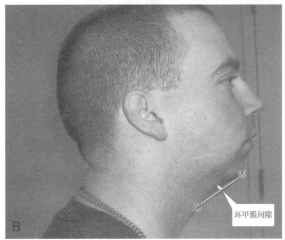

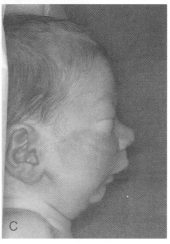

图 67.16 **A.** 下颌后缩导致阻塞性睡眠呼吸暂停。**B.** 一个有明显小颌畸形的成年人，伴有阻塞性睡眠呼吸暂停。当头部处于中立位时，环网膜（CM）间隙（如红线所示）是颈部和从下巴到环网膜的直线的二等分线之间的距离，并且在患有小颌畸形的成人中严重减小。小于 1.5 cm 的 CM 间隙增加了出现睡眠呼吸暂停的可能性，特别是当年龄大于 50 岁、Mallampati 分类 Ⅲ 级和 Ⅳ 级、颈围大于 35 cm、存在覆咬合和体重指数大于 27 kg/m² 时。**C.** 本例所示下颌小颌畸形严重影响的新生儿，最初出现喂养困难。患者出生时被发现患有严重的小颌畸形和腭裂。仰卧位时，尤其是进食期间，氧饱和度下降至 80，此时患者咳嗽，饱和度下降至 60。该患者最终被诊断为 Pierre Robin 序列征［**A** From Kryger MH，Avidan A，Berry R. Atlas of Clinical Sleep Medicine. 2nd ed. Saunders；2014：Figures 13.1-16；**B** from Kryger MH，Avidan A，Berry R. Atlas of Clinical Sleep Medicine. 2nd ed. Saunders；2014；**C** from Resnick CM，LeVine J，Calabrese CE，et al. Early management of infants with robin sequence：an international survey and algorithm. J Oral Maxillofac Surg. 2019；77（1）：136-5］（见彩图）

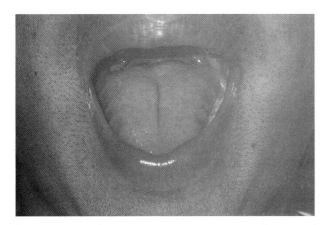

图 67.17 扇形舌。扇形和压迹是舌头被牙齿挤压的结果。这一发现可能强调了睡眠呼吸暂停的可能性，特别是存在图 67.16B 中强调的其他属性的情况下［From Moeller JL，Paskay LC，Gelb ML. Myofunctional therapy：a novel treatment of pediatric sleep-disordered breathing. Sleep Med Clin.2014；9（2）：235-43.］（见彩图）

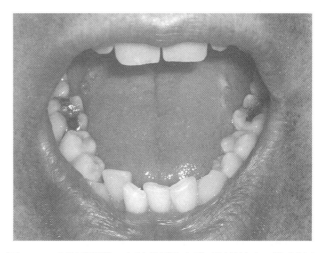

图 67.18 拥挤的牙齿。拥挤的牙齿表明下颌骨较小，导致阻塞性睡眠呼吸暂停（From Kryger MH，Avidan A，Berry R. Atlas of Clinical Sleep Medicine. 2nd ed. Saunders；2014：Figures 13.1-12.）（见彩图）

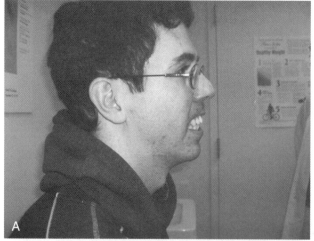

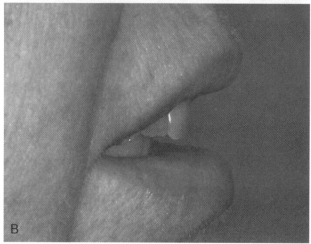

图 67.19 过度咬合。上颌相对于下颌向前突出，可见覆盖下牙。过度咬合定义为上颌门牙（T_1）与下颌门牙（T_2）的水平重叠超过 3 mm，使用一次性纸尺或更复杂的设备测量，如测量前伸能力的 George 标准（From Kryger MH, Avidan A, Berry R. Atlas of Clinical Sleep Medicine. 2nd ed. Saunders; 2014: Figures 13.1-14.）（见彩图）

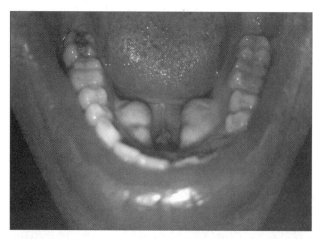

图 67.20 下颌环。下颌环（MT）是通常在下颌骨舌侧表面发现的骨性形成物。MT 通常是双侧对称的。当突出时，手术切除可以改善舌的功能空间，从而改善上气道的大小。下颌环的存在也可能影响睡眠呼吸暂停的治疗，特别是影响下颌前移装置的安装[78][From Mermod M, Hoarau R. Mandibular tori. CMAJ. 2015; 187（11）：826.]（见彩图）

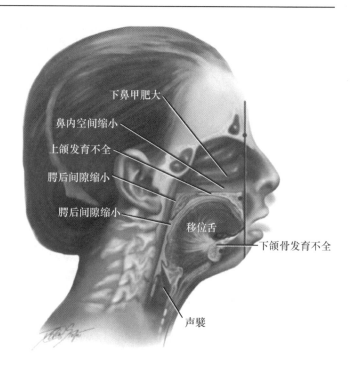

下鼻甲肥大
鼻内空间缩小
上颌发育不全
腭后间隙缩小
腭后间隙缩小
移位舌
下颌骨发育不全
声襞

图 67.21 原发性下颌功能不全：一名 16 岁的原发性下颌功能不全和过度咬合导致阻塞性睡眠呼吸暂停患者的头颈部矢状切面示意图（From Posnick JC. Obstructive sleep apnea: evaluation and treatment.In: Posnick JC, ed. Orthognathic Surgery Principles and Practice. Elsevier Saunders; 2014: 992-1058.）（见彩图）

肥胖后，下颌后缩与 OSA 严重程度有关[35]。在日本 OSA 患者中，小颌畸形是主要的危险因素[36]。OSA 患者咽狭窄比（pharyngeal-narrowing ratio）增加。咽狭窄比定义为硬腭水平的气道横截面与硬腭至会厌的最窄横截面之比[37]。

面部类型分为以下几类：①中头面型（mesocephalic facial type）的特征是面部垂直 1/3 相等；②短头面型呈方形，下 1/3 变小；③长头面型呈卵形，下 1/3 增大（图 67.23A ～ C）[38]。最近有数据表明，白种人睡眠呼吸暂停患者越来越容易出现短头面型特征，而黑种人睡眠呼吸暂停患者更容易出现长头面型特征。短头面型头颅形状导致颅底和上气道前后尺寸缩小[39]。

鼻的因素

鼻是空气进入肺部的初始和首选通道，占上气道总阻力的 50%。鼻是气流经过的重要区域，可因解剖异常（如鼻中隔偏曲、鼻息肉、鼻甲肥大和鼻炎）而阻塞，并导致 OSA。这也是 PAP 治疗预防 OSA 患者气道塌陷的切入点[40]。

鼻腔气道的检查应着重于可能导致鼻塞的解剖异常，这些病因可能是先天性、外伤性、感染性或肿瘤性的因素（图 67.24A ～ D）。鼻息肉（图 67.25）是良性带蒂肿瘤，起源于鼻黏膜的水肿和慢性炎症，可

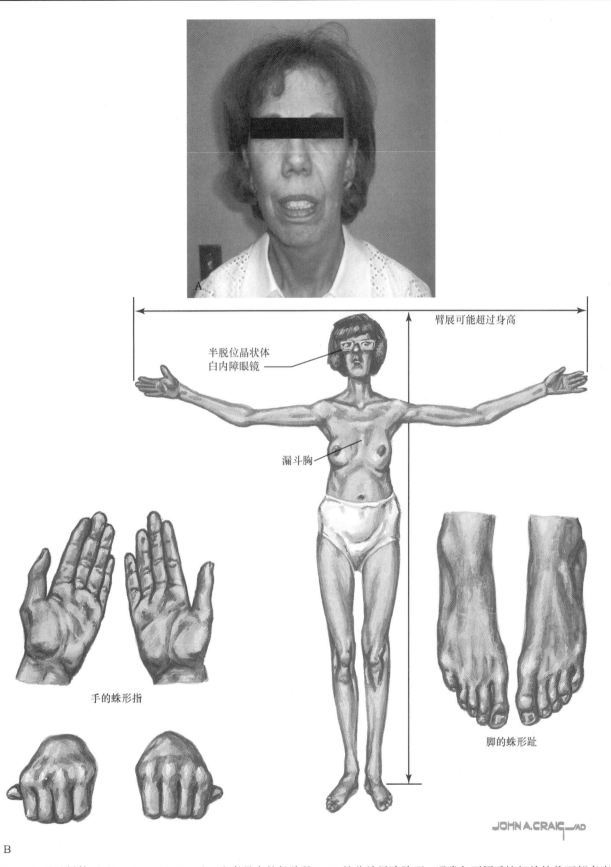

图 67.22 **A.** 马凡样体型（Marfanoid habitus）。患者具有的长脸是 OSA 的公认风险脸型，通常与下颌后缩相关的前面部高度增加有关。**B.** 马凡样综合征。马凡样综合征包括累及结缔组织的多发性畸形综合征。表型特征包括身高增加、四肢和手指过长、前胸壁畸形、关节松弛和脊柱畸形。马凡样综合征患者 OSA 的患病率很高，这对于睡眠临床医生来说非常重要，特别是考虑到 OSA 和主动脉夹层之间的潜在联系，主动脉夹层是该队列中发病率和死亡率的主要原因［From Cochard LR. Netter's Atlas of Human Embryology.Updated ed. Elsevier；2012：Figure 1.17（ Marfan syndrome ）. Copyright © 2012. Courtesy Dr. Meir H. Kryger.］（见彩图）

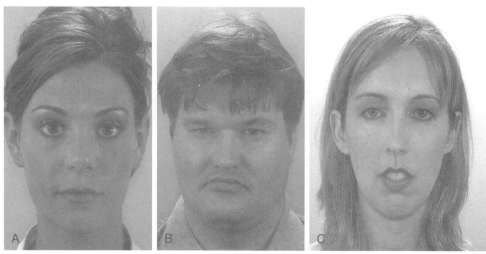

图 67.23 宏观美学评价（**A**）。中间头面型的特点是面部垂直 1/3 均相等。**B.** 短头面型呈方形，下 1/3 变小，这可能在 OSA 的白种人患者中更为常见。（**C**）长头面型表现为下 1/3 增大的卵形，可能在患有 OSA 的非洲裔美国人中更常见 ［From Sarver D，Jacobson RS. The aesthetic dentofacial analysis. Clin Plast Surg. 2007；34（3）：369-94.］（见彩图）

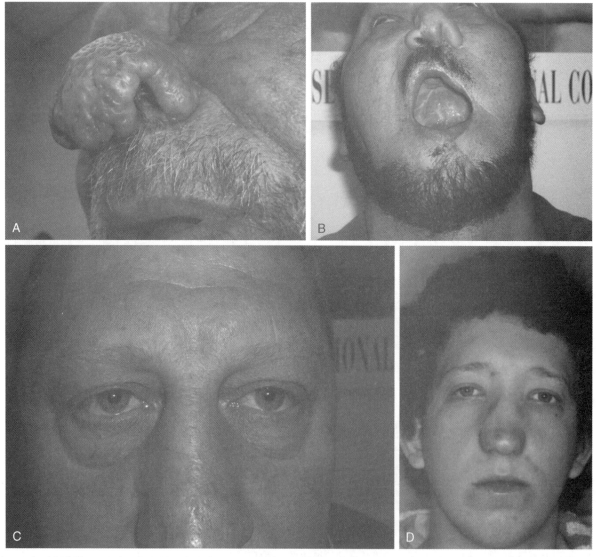

图 67.24 鼻子可能是睡眠呼吸障碍的一个非常重要的因素。**A.** 鼻赘（"球根状鼻"或"瘤状酒渣鼻"）是一种结节性肥大，其特征是鼻子逐渐增厚并导致鼻孔气流受损。**B.** 枪伤导致严重的面部损伤和鼻塌陷，需要进行上下颌重建和整形手术。**C.** 远端足部损伤引起的鼻偏曲。**D.** 鼻息肉引起的鼻畸形（**A**，**B** and **D** Courtesy Dr. Meir H. Kryger；**C** from McGurk M. ENT disorders. In：Sprout C，Burke G，McGurk M，eds.Essential Human Disease for Dentists. Churchill Livingstone；2006；195-204.）（见彩图）

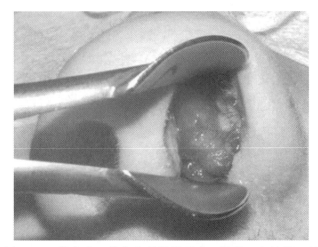

图 67.25　鼻息肉。鼻息肉通常是无痛、柔软、良性的，呈葡萄状 / 囊肿状生长于鼻壁，通常继发于慢性炎症、反应性呼吸道疾病、环境过敏、药物过敏和免疫功能紊乱（From Manning SC. Cummings Otolaryngology Head and Neck Surgery. ed 5. Mosby Elsevier；2010.）（见彩图）

以部分或完全阻塞鼻气道，并可能影响 OSA 患者持续气道正压治疗的效果。

颈围

颈围增加（图 67.5 和图 67.6A 和 B）是 OSA 的重要危险因素。NC 大于 48 cm（19.2 英寸）的患者患 OSA 的风险增加 20 倍[41]。

咽部检查

有两种公认的分类来确定舌与咽的关系。经典的"Mallampati 分类（Mallampati classification，MP）"是由麻醉科医师 Seshagiri Rao Mallampati 首先假设并描述的，他在 1985 年提出了同名的 Mallampati 评分而闻名于世，作为麻醉科医师预测气管插管难度的评分方法（图 67.26）[42]。最初的 MP 分类包括 3 个等级类别，随后通过增加了软腭不可见的第Ⅳ类，而形成了四级分类法。

Mallampati 分类。 说明：张开嘴，不发音（或说"啊"），舌头伸出，检查口咽部。

Ⅰ级：看到软腭、咽腔、悬雍垂、咽腭弓（图 67.27）。

Ⅱ级：看到软腭、咽腔、悬雍垂（图 67.28）。

Ⅲ：看到软腭和悬雍垂基底部（图 67.29）。

Ⅳ级：软腭不可见（图 67.30）

改良的 Mallampati 分类（modified Mallampati classification，MMP）也被称为 Friedman 舌位分级系统。说明：张开嘴，不发音（或说"啊"），不伸出舌头，检查口咽部。高 MMP 评分、扁桃体大小和 BMI

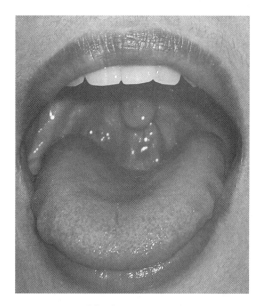

图 67.27　Mallampati Ⅰ级（From Kryger MH，Avidan A，Berry R. Atlas of Clinical Sleep Medicine. 2nd ed. Saunders；2014；Figures 13.1-28.）（见彩图）

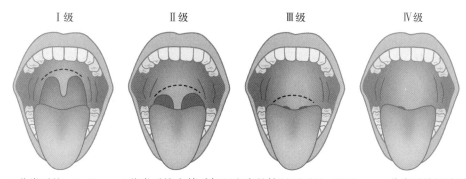

Ⅰ级　　　Ⅱ级　　　Ⅲ级　　　Ⅳ级

图 67.26　Mallampati 分类系统。Mallampati 分类系统在伸舌但不发声的情况下可见。Mallampati 分类系统的改进形式是用口底部的舌头来测量的。该分类系统最初是为了预测插管的难易程度而开发的，以帮助预测在救护环境中阻塞性睡眠呼吸暂停的严重程度。但后来被睡眠医学所采用。通过描绘各种上气道结构的关系并记录与悬雍垂、扁桃体、软腭和口咽壁相关的舌头尺寸，它还可用于帮助预测某些患者上气道手术的适当性。舌头测量的标准包括患者将头保持在中立位置，尽可能张大嘴巴，伸出舌头。第一类的特点是直接观察软腭、悬雍垂、腭扁桃体和腭骨。然而，随着这些结构变得模糊，Mallampati 分类也变得模糊，直到只有硬腭可见（Ⅳ类）（From Townsend CM Jr，Beauchamp RD，Evers BM，et al. Sabiston Textbook of Surgery. 19th ed. Elsevier；2012.）（见彩图）

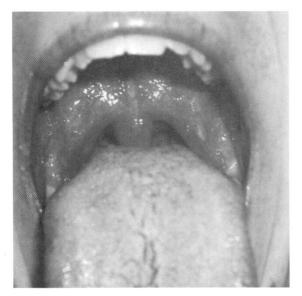

图 **67.28** Mallampati Ⅱ 级（From Kryger MH，Avidan A，Berry R. Atlas of Clinical Sleep Medicine. 2nd ed. Saunders；2014：Figures 13.1-29，A.）（见彩图）

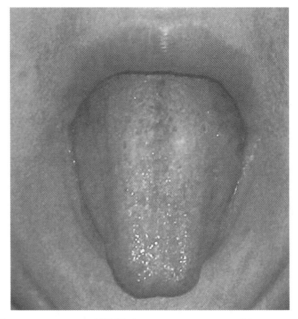

图 **67.30** Mallampati Ⅳ 级（From Kryger MH，Avidan A，Berry R. Atlas of Clinical Sleep Medicine. 2nd ed. Saunders；2014：Figures 13.1-31.）（见彩图）

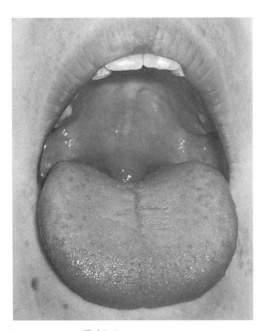

图 **67.29** Mallampati Ⅲ 级（From Kryger MH，Avidan A，Berry R. Atlas of Clinical Sleep Medicine. 2nd ed. Saunders；2014：Figures 13.1-30，A.）（见彩图）

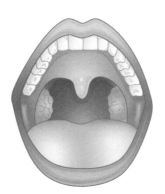 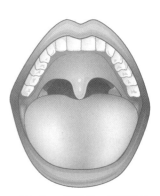

Friedman腭位Ⅰ：可显示整个 悬雍垂和扁桃体/扁桃体柱　　Friedman腭位Ⅱ：可以看到 悬雍垂，但不能看到扁桃体

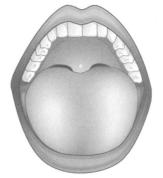 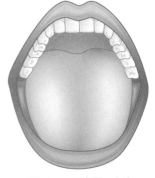

Friedman腭位Ⅲ：允许可视化的 软腭但不是悬雍垂　　Friedman腭位Ⅳ：允许 硬腭的可视化

图 **67.31** Friedman 分级。这种分级是基于舌头在口腔内的自然位置（Ⅰ）。上颚等级Ⅰ允许观察者看到整个悬雍垂和扁桃体或支柱。Ⅱ级腭允许观察悬雍垂，但不能观察扁桃体。Ⅲ级腭可以看到软腭，但不能看到悬雍垂。腭等级Ⅳ仅允许硬腭的可视化（From Friedman M，Ibrahim H，Bass L. Clinical staging for sleep disordered breathing. Otolaryngol Head Neck Surg. 2002；127：13-21.）（见彩图）

相结合是 OSA 的可靠预测指标，并且可以与软腭位和扁桃体大小相结合，作为预测 SDB 手术成功的良好指标[43]。

MMP 分类分为以下 4 个等级：

1 级：可见整个悬雍垂和咽腭弓扁桃体。

2 级：悬雍垂可见，但扁桃体不可见。

3 级：软腭可见，悬雍垂不可见。

4 级：只能看到硬腭。

Friedman 舌位分级系统如图 67.31 所示。

扁桃体检查

扁桃体和腺样体肥大是儿童气道阻塞和睡眠呼吸暂停的主要原因，少数成年人也可能存在这些结构肿大，而导致气道阻塞[44]。腺样体不能在常规检查中看见，扁桃体检查可使用压舌板。扁桃体的大小按 1～4 级进行分级（图 67.32）。有明显腺样体扁桃体肥大和鼻塞的患儿有一种特殊的"迟钝的表情"（即"腺样体面容"），如图 67.33A 和 B 所示。由于腺样体肥大，患者必须通过嘴巴呼吸，即张口呼吸。慢性过敏性鼻窦患儿可能表现出"过敏性仪态"（allergic salute）（图 67.34）。

颅面畸形

颅面畸形是一组异质性的疾病，既可以作为综合征的一部分，也可以单独发生。颅面裂包括唇裂、腭裂或唇腭裂[45]。OSA 被认为是由导致狭小的中脸和下颌后颌的形态学改变发展而来的。由于舌后坠（舌向咽部后方移位）引起的舌底阻塞和口咽气道缩小，小颌畸形容易导致 OSA[46]。Pierre Robin 序列征包括下颌发育不全、舌后坠和 U 型腭裂，是综合征性小颌畸形的最常见原因[45]。颅缝早闭是先天性疾病，包括一条或多条颅缝过早融合，导致颅骨在与融合缝

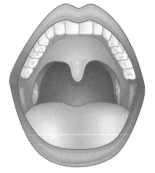 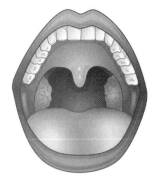

扁桃体，1级，藏在柱里　　扁桃体，2级，延伸到柱外

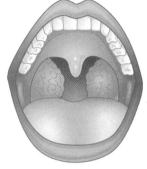 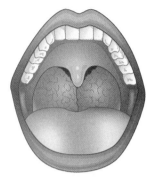

扁桃体，3级，延伸超过　　扁桃体，4级，延伸到中线
支柱，但不到中线

图 67.32 扁桃体大小分级（From Friedman M, Ibrahim H, Bass L. Clinical staging for sleep-disordered breathing. Otolaryngol Head Neck Surg. 2002；127：13-21.）（见彩图）

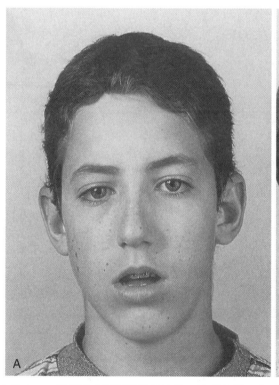 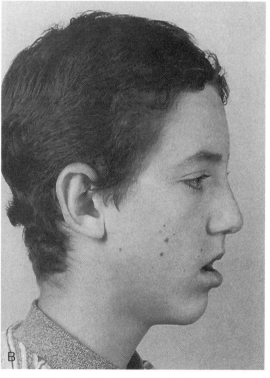

图 67.33 **A** 和 **B.** 14 岁男孩典型的腺样体容貌。注意长脸，张开嘴的姿势，短上唇，下唇增厚，小鼻子和迟钝的面部表情。腺样体相也被称为"长脸综合征"。它的独特特征是鼻咽淋巴组织垫（统称为腺样体）肥大，患者有较长的张口脸。对于儿童来说，这是目前最常见的鼻塞原因。因上呼吸道阻塞导致患者成为强迫性的张口呼吸。正是由于鼻塞引起的慢性口腔呼吸诱导了这种颅面表型的发展（From Kozak FK，Ospina JC，Cardenas MF. Cummings Pediatric Otolaryngology. Elsevier；2015：55-80. e5, Figure 6.25, A and B. Copyright © 2015.）

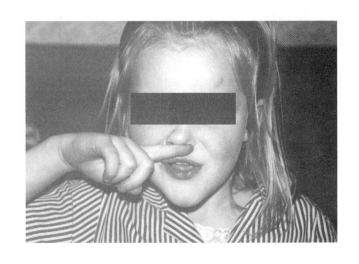

图 67.34 过敏性仪态。慢性过敏性鼻炎患者的"过敏性仪态"。其他相关特征包括过敏性黑眼圈，称为眶下黑眼圈，与静脉丛充血有关；"过敏性张口"或继发于鼻阻塞的持续张口呼吸现象；"横向鼻皱"，继发于剧烈和持续向上摩擦鼻子；以及长期上呼吸道问题导致的牙齿咬合不正和过度咬合（From Scadding GK，Church MK，Borish L. Allergic rhinitis and rhinosinusitis. Allergy. 2012；203-26.）（见彩图）

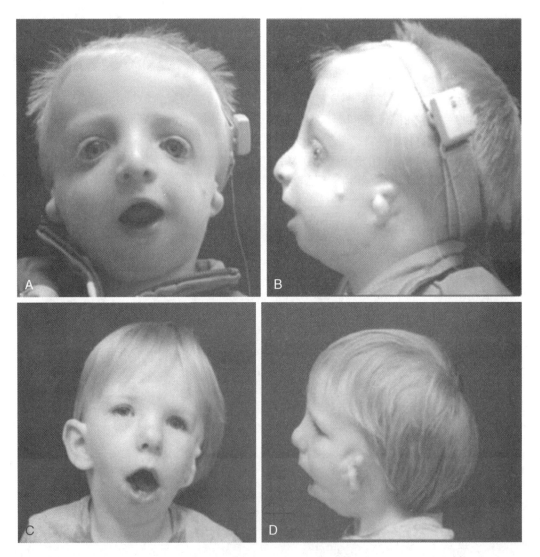

图 67.35 有睡眠呼吸暂停风险的 4 名颅面综合征患儿。A 和 B. 13 个月大的 Treacher-Collins 综合征患儿，以睑裂下斜、双侧小耳畸形和下颌发育不全为特征。C 和 D. 22 个月大的半面矮小患儿，突出表现为下颌发育不全和单侧小耳畸形（见彩图）

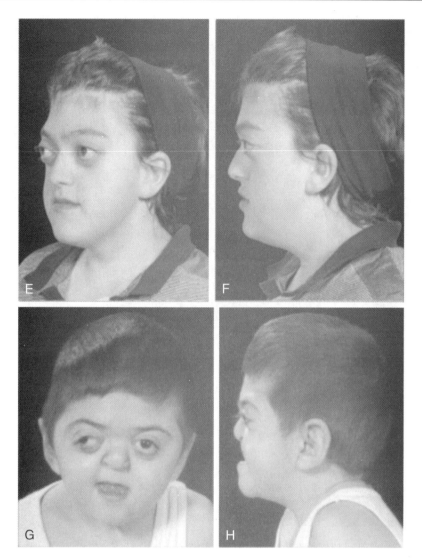

图 67.35 （续）**E** 和 **F.** 11 岁 Crouzon 综合征患儿，显示了短头畸形、眼球突出和上颌骨发育不全伴下颌前突的典型临床特征。**G** 和 **H.** 4 岁儿童，患有 Apert 综合征，其特征为短头畸形、斜视、低位耳和面中部发育不全伴下颌前突。[**A to D** From Cielo CM. Obstructive sleep apnoea in children with craniofacial syndromes，Paediatr Respir Rev. 2015；16（3）：189-96；**E to H** from Tan H-L，Kheirandish-Gozal L，Abel F，Gozal D. Craniofacial syndromes and sleep-related breathing disorders. Sleep Med Rev. 2016；27：74-88. Copyright © 2015 Elsevier.]（见彩图）

平行的方向上异常生长。OSA 可由脸中部发育不全引起，但其他因素如腺样体扁桃体肥大和后鼻孔闭锁也可导致 OSA。代表性疾病包括 Apert 和 Crouzon 综合征[46]。另一个重要的例子是 Treacher-Collins 综合征，一种颌面部颅缝早闭，其特征是面部骨骼发育不全、下眼睑裂和咽部发育不全[46]。图 67.35A ～ H 突出了具有独特表型的重要颅面疾病，显示睡眠呼吸暂停的易感性增加。患有退行性椎体滑脱的儿童和成人（图 67.36A ～ C）经常出现睡眠呼吸暂停，这很可能与颅面畸形的组合有关，包括下颌发育不全导致下咽腔变窄，外加巨舌症、舌扁桃体肥大、肥胖和肌张力降低，容易导致上呼吸道动态塌陷[45]。

神经系统检查

神经系统检查可能为 OSA 或中枢性睡眠呼吸暂停低通气综合征的存在提供重要线索。体格检查中明显的神经肌肉疾病特征可能提示存在这些综合征。例如，进行性肌肉萎缩和手部肌肉和舌肌的束颤（图 67.37A ～ D）可表明存在肌萎缩侧索硬化症（amyotrophic lateral sclerosis，ALS）。ALS 患者膈神经功能障碍很常见，可导致膈肌麻痹，并在 REM 睡眠期间出现明显的通气不足。此外，累及脑干球部的 ALS 患者也可能并发 OSA。小儿麻痹症可观察到胸腹肌或呼吸相关肌无力，常伴有脊柱后凸。脊髓灰质炎综合征、肌肉萎缩症、重症肌无力和代谢性肌病

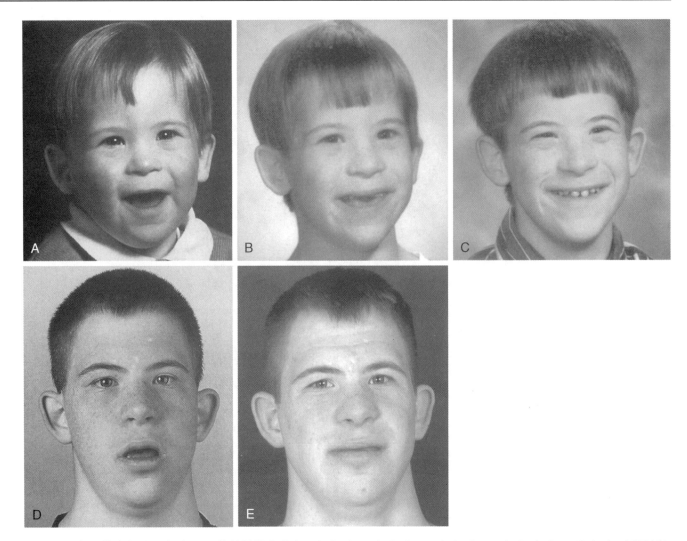

图 67.36　唐氏综合征（DS）或 21 三体的男性患者在 2 岁（**A**）、5 岁（**B**）、11 岁（**C**）、14 岁（**D**）和 20 岁（**E**）时的面容。DS 是由 21 号染色体的额外拷贝导致的，是最常见的遗传疾病。如前所述，DS 儿童阻塞性睡眠呼吸暂停（OSA）的危险因素包括面中部发育不良、下颌骨发育不全、腺样体扁桃体肥大和舌下垂。成年 DS 患者 OSA 的促成因素通常是由于 DS 表型和 OSA 危险因素之间存在重叠（From Kozak FK，Ospina JC，Cardenas MF. Cummings Pediatric Otolaryngology. Elsevier；2015：55-80. e5，Figure 6.25，A and B. Copyright © 2015.）

也可表现为胸壁肌肉组织无力和膈肌无力[47]。重症肌无力（图 67.38）也可能累及面部结构，导致 OSA。强直性肌营养不良（图 67.39）或肌肉营养不良可发生颅面异常；也可能出现巨舌症（如杜氏肌营养不良）[48]。

　　图 67.40 描绘了一名进行性肌肉萎缩症患者的面部无力。图 67.41 显示了一名强直性肌营养不良患者，肌肉紧绷（称为肌强直），导致用力后某些肌肉难以放松，如握手时无法松开，或开门时无法从门把手上松开。图 67.42A ～ E 描述了 Becker 型肌营养不良症的经典的高尔征检查手法（Gower maneuver）。许多肌营养不良症患者的上气道神经肌肉控制缺陷在 OSA 的发病机制中起关键作用，睡眠医师必须对这

组患者的睡眠障碍保持警惕。最后，肥胖（如使用类固醇所致，见图 67.43）或缺乏运动也可能导致神经肌肉源性的睡眠呼吸暂停。

心肺检查

　　充血性心力衰竭（见第 149 章）的出现表明中枢性睡眠呼吸暂停的可能性很高。外周水肿（图 67.44）是肥胖低通气综合征患者的常见发现，是肺心病的一种表现，也见于一些伴有左心室心力衰竭的阻塞性呼吸暂停患者。治疗后周围水肿的消退与临床改善相关。慢性阻塞性肺疾病和哮喘（见第 137 章）也与 OSA 有关。在心肺功能不全的患者中，杵状指可能是一个主要标志（图 67.45）。

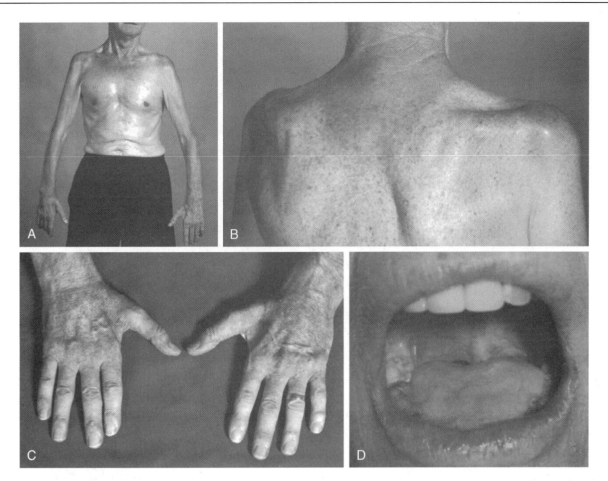

图 67.37　肌萎缩侧索硬化症（ALS）。ALS 的临床表型特征包括对称性上肢近端消瘦（**A**），肩胛骨上方和下方的肌肉凹陷（**B**），表明冈上肌和冈下肌肌肉萎缩，盂肱关节突出，使其易于半脱位。**C.** 大鱼际肌肉不成比例的萎缩导致所谓的"裂手"。**D.** 延髓型 ALS 患者的舌肌萎缩伴发音时没有提升的上颚，这在睡眠呼吸障碍中尤其重要［From Kiernan MC，Vucic S，Cheah BC，et al.Amyotrophic lateral sclerosis. Lancet. 2011；377（9769）：942-55.］（见彩图）

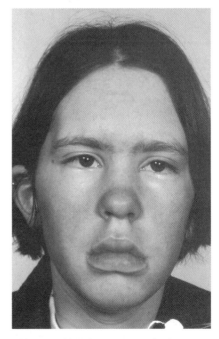

图 67.38　重症肌无力患者的面肌无力（From Goldman L，Ausiello DA，eds. Cecil Medicine. 23rd ed. Elsevier；2008.）（见彩图）

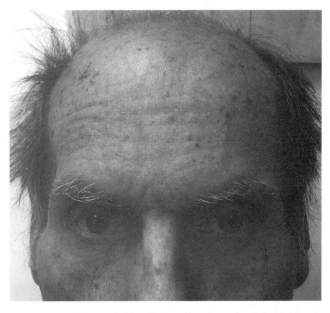

图 67.39　强直性肌营养不良症（DM1）。DMI 患者的颞肌萎缩（如图所示）和早年开始的男性型秃发。这些患者也可能伴有其他面部肌肉无力和小颌畸形（Courtesy Dr. Meir H. Kryger．）（见彩图）

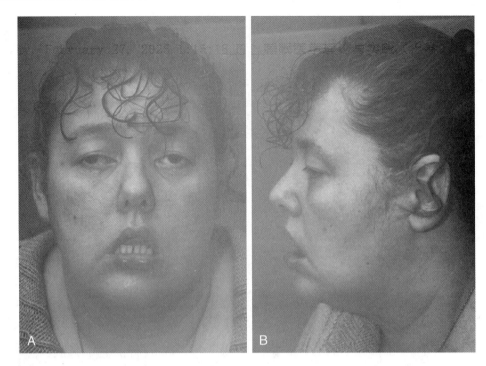

图 67.40　进行性肌营养不良。**A 和 B.** 进行性肌营养不良导致的双侧面瘫。患者表现出典型的体征，包括双侧上睑下垂。面部无力涉及眼轮匝肌、口轮匝肌和颧肌，产生特征性的肌病面容。胸部肌肉无力通常会导致呼吸功能不全，许多患者还会出现延髓症状（构音障碍、吞咽困难）［From Laina V，Orlando A. Bilateral facial palsy and oral incompetence due to muscular dystrophy treated with a palmaris longus tendon graft. J Plast Reconstr Aesthet Surg. 2009；62（11）：e479-81.］（见彩图）

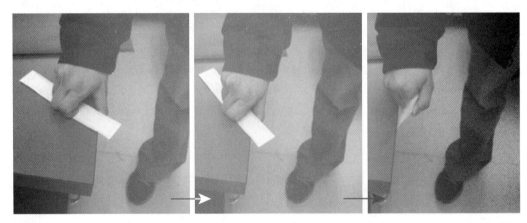

图 67.41　肌肉萎缩症。患者试图抓握，抓握后肌肉难以放松（Courtesy Dr. Meir H. Kryger）（见彩图）

中枢性过度睡眠

发作性睡病

　　发作性睡病患者体格检查结果是非特异性的，在门诊就诊时可能是细微的、罕见的和不存在的。在猝倒发作期间，患者表现为肌张力失调、腱反射缺失、H 反射丧失[50]。猝倒发作的范围可以从局部发作（表现为下颌下垂及头部和肩部轻度下垂）到膝盖无力、全身发作性肌张力丧失。然而，在实际的门诊体检中，很少遇到猝倒发作，这使得在常规的门诊中很难描述它。发作性睡病患者容易肥胖，易患非胰岛素依赖型糖尿病，其基础代谢较对照组低[51-52]。肥胖和性早熟的儿童应筛查是否罹患发作性睡症和猝倒[53]。

　　与躯体疾病相关的发作性睡病（症状性发作性睡病）见于中枢神经系统肿瘤、头部创伤、多发性硬化症、神经结节病、急性播散性脑脊髓炎、中枢神经系统血管疾病、脑炎和神经变性等[54]。异常的神经检查结果可能是一个重要的信号，如过度睡眠提示可能存在中枢神经系统的病因。间脑因炎性改变引起的损伤，如神经结节病，可发现与垂体功能减退相关的其他躯体表现，如体位性低血压、体温波动和其他自主神经功能失调的表现。发作性睡病 1 型患者发生猝倒

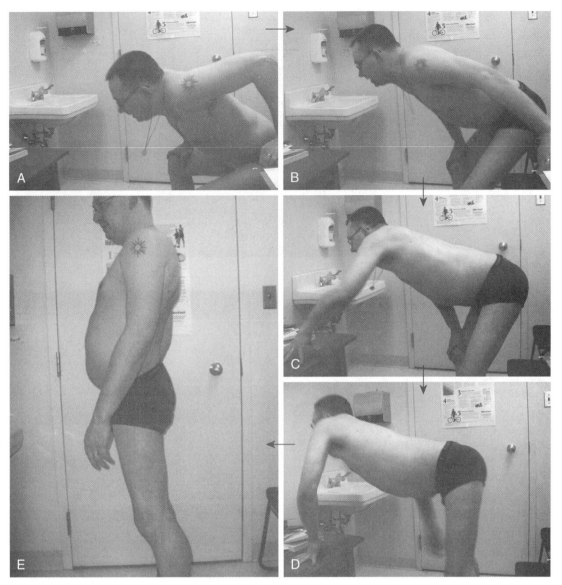

图 67.42 由抗肌萎缩蛋白基因第 45 ~ 47 外显子框内缺失引起的 Becker 肌营养不良症患者的高尔方式起立动作。患者正在使用高尔方式从坐姿上升到站姿。坐着的时候（**A**），他用手的力量逐步站立（**B**、**C** 和 **D**）。在 **E** 中，他用大腿将自己推直，导致了特有的脊柱前凸姿势（Courtesy Dr. Meir H. Kryger）（见彩图）

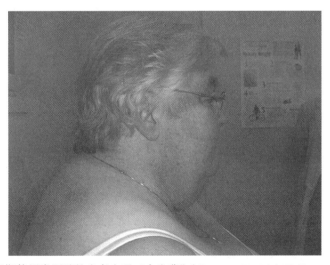

图 67.43 长期使用类固醇的患者出现"水牛背"（Courtesy Dr. Meir H. Kryger）（见彩图）

图 67.44　外周水肿。慢性外周水肿是肥胖低通气综合征患者的常见表现（Courtesy Dr. Meir H. Kryger）（见彩图）

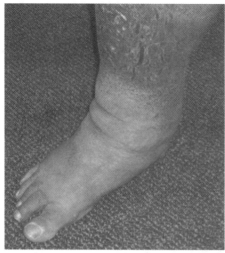
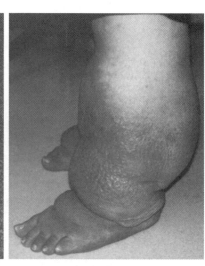

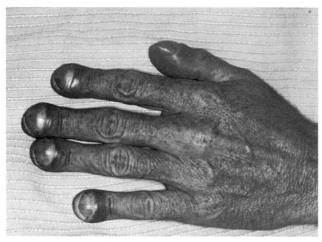

图 67.45　在心肺功能不全患者，杵状指可能是一个主要标志。（Courtesy Dr. Meir H. Kryger）（见彩图）

时，有时会出现特殊的半持续性上睑下垂和下颌无力状态，在此期间，部分和完全猝倒发作叠加在一起呈"猝倒面容"[55-56]（图 67.46）。

异态睡眠

夜间进食障碍和睡眠相关进食障碍

在夜间进食障碍中，患者通常表现为强迫性寻找食物行为并在进食后恢复睡眠。在仔细排除神经性厌食症和贪食症后，10 例患者中有 6 例 BMI 异常高[57]。睡眠相关进食障碍（sleep-related eating disorder，SRED）也会发生在 RLS 中，其特征是夜间睡眠醒来后反复进食，伴有或不伴有遗忘症[58]，也可能导致肥胖。图 67.47 显示了一个非同寻常和令人难忘病例，一个四肢瘫痪的患者合并未经治疗 OSA，在 NREM 睡眠期发生的遗忘性自食手指行为[59]。

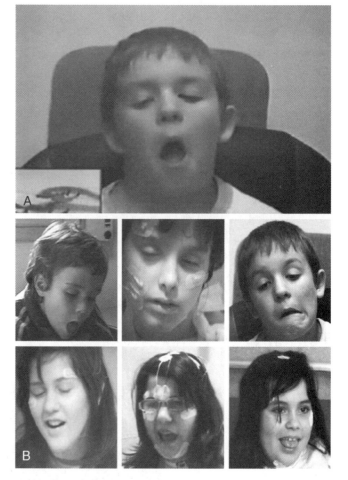

图 67.46　猝倒发作。发作性睡病伴猝倒发作的患者对触发刺激（观看动画片）的反应。面部无力也存在于没有刺激的日常活动中。患者表现出面部肌肉无力，当试图保持双眼睁开时，面部会做鬼脸：面部松弛和舌头脱出，嘴巴张开，类似于"醉酒或下垂的样子"，这是"猝倒面容"的特征（From Leonardo S, Pasquale M, Emmanuel M, et al. Cataplexy features in childhood narcolepsy. Mov Disord. 2008；23：858-65.）

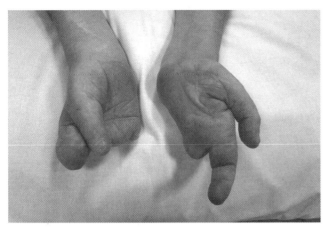

图 67.47　遗忘性自残（Amnestic utocannibalism）。照片显示了未经治疗的阻塞性睡眠呼吸暂停引起的继发性异态睡眠患者，导致遗忘性自残手指。该男性患者发作时处于在四肢瘫痪的情况下，疼痛感觉可能是异常的（From Basyuni S, Quinnell T. Autocannibalism induced by obstructive sleep apnea. Sleep Med. 2017；37：72-3.）（http：//www.sciencedirect.com/science/article/pii/S1389945717300801.）（见彩图）

快速眼动睡眠期行为障碍

特发性快速眼动睡眠期行为障碍（REM sleep behavior disorder，RBD）患者可发生戏剧性和侵略性的梦境，有时会导致严重的伤害。图 67.48 描绘了一个患者和妻子一起来到作者的睡眠诊所，他抱怨说他梦见打高尔夫球，两人发生了争执，然后倒在了地板上。在这个过程中，他的脖子撞在床头柜的角上，耳朵和脸颊在床头柜上擦伤。虽然这种情况会对患者造成严重的伤害，但床伴可能会遭受严重的睡眠中断，更可能出现日间嗜睡，并有受伤的风险。RBD 患者经常有发展为 α - 突触核蛋白病的风险，如帕金森病（parkinson disease，PD），并且大多数患者表现为嗅觉减退（嗅觉受损），这是该疾病潜在的临床前非运动症状[60]。在日本的特发性 RBD 和 PD 患者中发现有气味识别功能受损[61]。PD 的主要特征如图 67.49 所示。多系统萎缩患者可能出现吸气性喘鸣，与 RBD 一起可能作为本病自主神经功能障碍的线索[62]。

睡眠相关运动障碍

不宁腿综合征（Willis-Ekbom 病）

Willis-Ekbom 病（Willis-Ekbom disease，WED），也称为 RLS，在 2 型糖尿病患者中的患病率为 17.7%[63]，在遗传性神经病变患者中的患病率可能更高[64]。约 1/3 的多发性神经病变患者发生 WED[65]，优先累及小感觉纤维。电生理研究表明，轴突神经病变在 WED 中很常见，需要对这些患者进行全面的周围神经评估[66]。

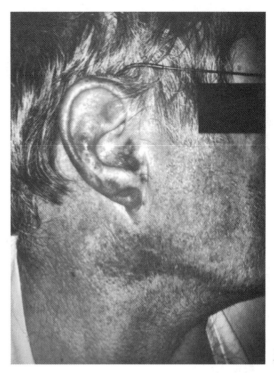

图 67.48　梦境中的行为伤害。一名患有快速眼动睡眠期行为障碍的患者表现出攻击性的做梦行为，在其一次意外发作中导致严重损伤（Copyright Alon Y. Avidan，MD，MPH）（见彩图）

铁储量减少也可引起 WED。缺铁时，检查咽部可发现炎症（发红）或舌黏膜丧失或萎缩，提示舌炎（图 67.50）。患者可能会抱怨舌头疼痛或发软。

在神经系统检查中，症状包括感觉丧失，通常由患者描述为麻木或刺痛感。在广泛多发性神经病变中，症状通常开始于最长感觉神经纤维的最远端，从而在脚趾和足部产生感觉障碍（图 67.51）。除感觉丧失外，患者常主诉感觉异常和感觉迟钝，通常表现为麻木感、刺痛和针刺感。感觉检查通常会发现远端到近端各种感觉丧失。在某些多发性神经病中，疼痛在临床表现中占主导地位，感觉检查倾向于揭示主要是疼痛和热觉的缺陷。当本体感受性神经传递明显减弱时，患者可发生为关节位置觉改变，表现为受影响肢体的共济失调或震颤以及步态和站姿不平衡。

疼痛可能是许多 WED 患者的一个重要症状，其病因与多发性神经病变有关。疼痛可以被描述为一种钝痛的感觉，一种强烈的灼烧感，或者偶尔呈间歇性或阵发性的疼痛感。有时，患者会注意到其皮肤对触觉刺激过敏，如接触床单、衣服或站立时。有些患者注意到受影响区域的任何刺激会引起夸大的疼痛感觉，这种形式的疼痛被称为"异常性疼痛"。在慢性多发性神经病患者中可观察到多种肢体畸形和营养变化。以高足弓和锤状趾为特征的足弓凹陷和爪足畸形是儿童期发病的遗传性多发性神经病的典型足部畸

帕金森病的临床症状

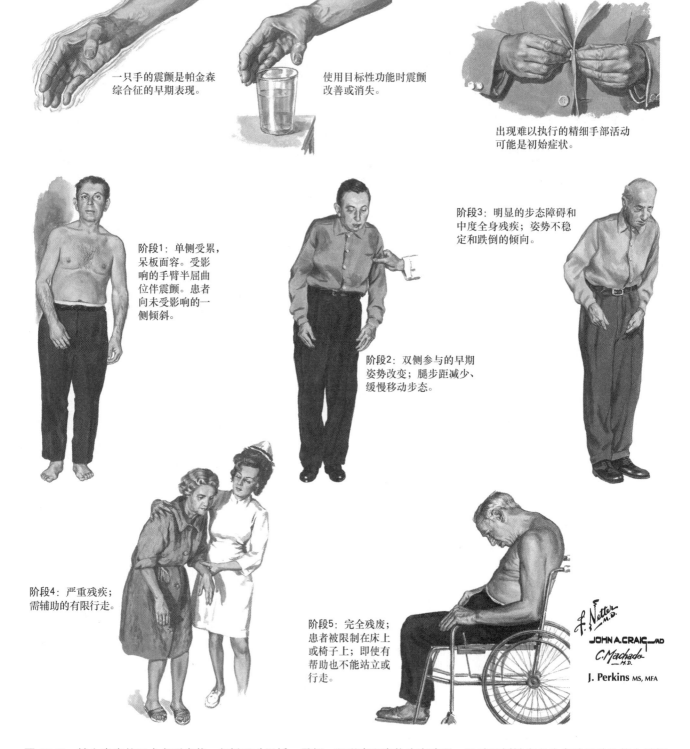

一只手的震颤是帕金森综合征的早期表现。

使用目标性功能时震颤改善或消失。

出现难以执行的精细手部活动可能是初始症状。

阶段1：单侧受累，呆板面容。受影响的手臂半屈曲位伴震颤。患者向未受影响的一侧倾斜。

阶段3：明显的步态障碍和中度全身残疾；姿势不稳定和跌倒的倾向。

阶段2：双侧参与的早期姿势改变；腿步距减少、缓慢移动步态。

阶段4：严重残疾；需辅助的有限行走。

阶段5：完全残废；患者被限制在床上或椅子上；即使有帮助也不能站立或行走。

图 67.49　帕金森病的四个主要症状，包括运动迟缓、震颤、肌强直和姿势步态障碍。运动迟缓被定义为启动运动的能力受损，还损害了精细的运动任务，如笔迹越写越小。一些患者可能会出现无表情的面具脸和眨眼减少。步态变得缓慢，手臂摆动减少，姿势前曲，整体转向。阳性的体征是被动运动时出现经典的齿轮征（走走停停的效果），这是由震颤叠加在肌张力增高的基础上产生的。静止性震颤以 3 ～ 7 Hz 的频率影响 2/3 以上的患者。步态障碍和姿势不稳定在帕金森病的晚期表现出来，以重心改变为特征，表现为向前（前进）或向后（后退）跌倒，以及一种拖曳（拖着脚步，缓慢推进）的小碎步［From Apetauerova D. Parkinson disease. In：Srinivasan J，Chaves C，Scott B，Small JE，eds.Netter's Neurology（Netter Clinical Science）. Elsevier；2020：346-59，Figure28.8. Copyright © 2020.］（见彩图）

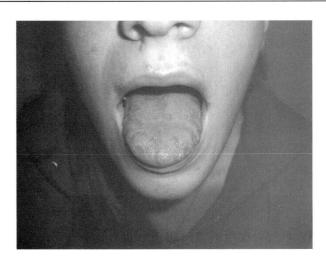

图 67.50　缺铁性舌炎（Courtesy Dr. Meir H. Kryger）（见彩图）

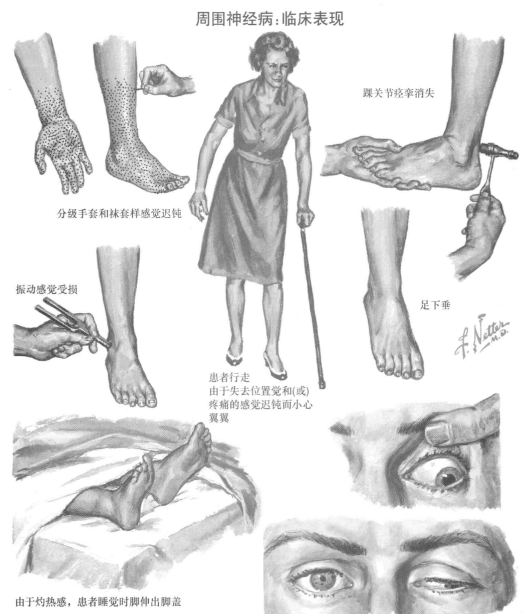

周围神经病：临床表现

分级手套和袜套样感觉迟钝

振动感觉受损

踝关节痉挛消失

足下垂

患者行走
由于失去位置觉和(或)
疼痛的感觉迟钝而小心
翼翼

由于灼热感，患者睡觉时脚伸出脚盖

动眼神经麻痹：上睑下垂，眼球向外下方转动，瞳孔散大。
这是脑动脉瘤，尤其是颈动脉-后交通动脉瘤的常见表现

图 67.51　周围神经病变。患有周围神经病的患者表现出对称的刺痛、麻木、偶尔伴有四肢烧灼感和谨慎的步态等症状。神经系统检查通常会揭示腿部和足部的变化，出现对称性反射减退，远端无力（From Buja L, Maximilian MD, Krueger GRF. Netter's Illustrated Human Pathology. Elsevier；2013：Figure 13.61.）（见彩图）

形。这些畸形是由于内在足部肌肉进行性无力和萎缩造成的。在手部也可观察到类似的爪状畸形。由于自主神经失支配导致小血管功能调节障碍，肢体的自主神经受累可能导致受影响的区域有时出现温暖、红色和肿胀，有时出现苍白和寒冷。可能出现各种营养变化，包括紧致、有光泽的皮肤。在肢体有严重感觉丧失的患者中，受影响的区域可能会受到偶发性创伤，包括烧伤、褥疮和其他患者察觉不到的损伤，反复的损伤和创伤可能导致慢性感染，严重时可导致骨髓炎。周围神经病变的临床评估由 Kelly 提供[67-68]。

磨牙症

磨牙症（见第 170 章）是一种典型的运动障碍，临床表现为睡眠时磨牙或咬牙。牙齿摩擦发出的声音通常被同床者认为是非常不愉快的[69]。这种情况通常会引起医生或牙科医生的注意，以努力消除这种干扰声。磨牙会导致牙齿异常磨损（图 67.52A 和 B）、牙周组织损伤或下颌疼痛。其他症状包括面部肌肉、头痛、牙齿疼痛以及牙齿异常磨损和牙齿周围结构损伤。长期不加治疗，会导致牙龈萎缩和炎症、牙槽骨吸收、咀嚼肌肥大（图 67.53）和颞下颌关节功能紊乱，通常伴有面部疼痛。其他临床表现包括咀嚼肌（咬肌、颞肌、翼状肌、胸锁肌）的压痛，颞下颌紊乱，舌压痕和主观感觉紧张的性格[70]。

磨牙患者的病例报告显示，与咬肌肥大相对应的下颌角区域双侧增大（图 67.53）[71]。与正常儿童相比，磨牙儿童的矢状面上颌明显变长、变高，牙弓明显变大[72]。精神病患者有较高的磨牙患病率和颞下颌障碍的征象，可能与抗精神病药诱发的现象有关[73]。

眼科体征

Graves 病是一种自身免疫性疾病，也是甲状腺功能亢进的常见原因，其临床特点是出现眼球突出体征（图 67.54）、怕热、不自主体重减轻、甲状腺功能减退、震颤，睡眠不安和失眠[74]。最后，眼睑松弛

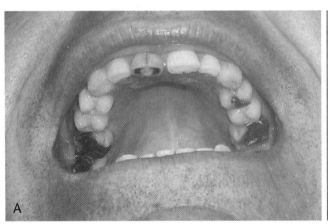

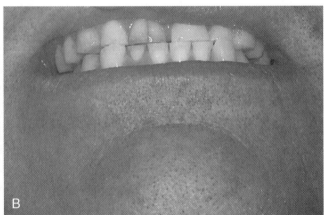

图 67.52　伴有牙齿异常磨损的磨牙症，嘴张开（**A**），颌紧咬（**B**）（见彩图）

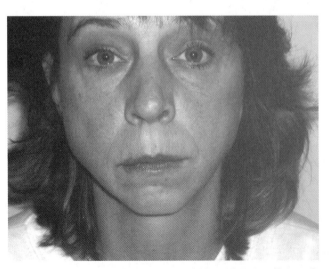

图 67.53　磨牙症中肥大的咬肌。下颌角区域的咬肌体积显著增加（Courtesy Dr. Meir H.Kryger.）（见彩图）

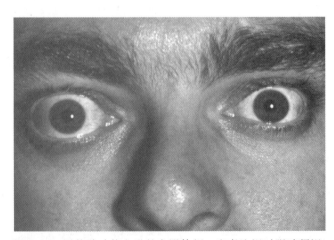

图 67.54　甲状腺功能亢进的突眼体征。患者注视时眼睛凝视、眼球突出和眼睑迟滞（From Quick CRG，Biers SM，Arulampalam Tan HA. Disorders of the Thyroid，Parathyroid and Adrenal Glands Essential Surgery：Problems，Diagnosis and Management. Elsevier；2019：621-35，Figure 49.4. Copyright ©2020.）（见彩图）

综合征（图 67.55）有时看起来会与疲倦、患有甲状腺疾病或神经肌肉疾病的患者混淆，其特征是眼睑松弛且容易外翻，这种情况会自然发生或在轻微操作下呈现[75]。它常见于超重的中年男性，并与阻塞性睡眠呼吸暂停有关[76]。

临床要点

- 对患者进行全面检查，并观察颅面、鼻腔和咽部因素，可以发现睡眠呼吸暂停的关键危险因素。
- 失眠患者的检查应关注潜在的相关共病，包括甲状腺功能减退和风湿病。
- 存在睡眠运动障碍和异态睡眠的患者有潜在的躯体神经和精神共病的临床表现。例如，嗅觉缺失、梦境演绎行为和多导睡眠图上肌张力丧失，可能预示着向 α-突触核蛋白病发展。
- 提示夜间异常事件的存在，如异态睡眠或夜间癫痫发作，可能包括不明原因的淤伤，前者有划割伤，后者有舌咬伤。然而即使舌咬伤被认为是癫痫的临床症状，但是也可能发生于晕厥和非癫痫性发作的患者。这些鉴别诊断上的困难突出了需要一种量身定制的检查方法的重要性，在这种方法中，临床病史结合体格检查和支持性实验室和 PSG 数据，以得出最合理的临床诊断。

总结

对睡眠障碍患者进行体格检查，以及确定是否需要进行 PSG 检测，是做出临床诊断和确保治疗成功的重要基石。鉴于医学实习生通常没有在医学院校接受过正规的睡眠医学教育，所以理解睡眠呼吸障碍的基本表型模式至关重要。对于非神经专业的临床医生来说，对神经系统检查结果异常的认识和

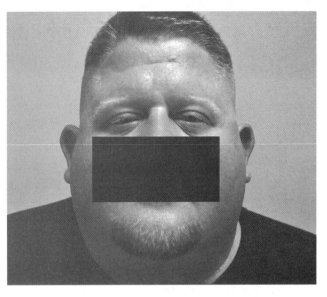

图 67.55　眼睑下垂综合征是一种不常见的单侧或双侧疾病，通常发生在肥胖、中老年男性，在睡觉时一只或两只眼睑贴着枕头，导致眼睑被拉远离眼球，随之而来的夜间巩膜暴露和与眼球覆盖不良。该病通常因其他眼表疾病而加剧，如干眼症和睑缘炎，导致慢性角膜结膜炎。它可能与眼睑下垂（上睑下垂）和皮肤松弛（眼睑皮肤冗余和失去弹性）有关，在该患者中也可见 [From Salinas R，Puig M，Fry CL，et al. Floppy eyelid syndrome：a comprehensive review. Ocul Surf. 2020；18（1）：31-9.]（见彩图）

对于可能遇到的异态睡眠和睡眠运动障碍患者的识别是非常重要的。最后，在没有进行全面考虑可能导致睡眠紊乱的背景疾病，如内分泌、代谢和遗传因素等情况下，不应对过度睡眠患者临床检查结果得出结论。

参考文献和拓展阅读

请扫描书后二维码，获取参考文献和拓展阅读资源。

第 68 章

睡眠医学的临床和实验室检查

Cathy A. Goldstein，*Ronald D. Chervin*

张 霄 译 唐吉友 审校

章节亮点

- 面对睡眠或警觉性相关主诉时，临床医生会综合症状、体征和检查结果进行诊断评估。
- 关于检测性能特征的信息，如敏感度、特异度和预测值，可以根据患者的偏好进行权衡，以选择最佳方法。
- 除了病史和体格检查外，用于评估患者睡眠相关症状的工具和检查可能包括问卷调查、睡眠日记或日志、体动记录仪、夜间多导睡眠监测、家庭睡眠监测或多次睡眠潜伏期试验。
- 大数据时代带来了人工智能的进步，随着传感器技术的快速发展，人工智能有潜力增强当前睡眠医学的评估方法。

本章强调临床推理过程，面对睡眠障碍主诉的患者，临床医生需要结合不同来源的信息，恰当地采用可靠的证据来确定有效的诊断和治疗方案。本文综述了各种检查在评估疑似睡眠呼吸障碍、嗜睡、失眠、可疑昼夜节律性睡眠-觉醒障碍、不宁腿综合征（restless legs syndrome，RLS）和可疑异态睡眠中的价值。

美国睡眠医学会（American Academy of Sleep Medicine，AASM）制定了一份临床实践指南（以前被指定为实践参数），关于其声明以及相关的综述文章，可以在 https://aasm.org/clinical-resources/practice-standards/practice-guidelines/ 上访问。表68.1补充本章概述。

睡眠呼吸障碍的评估

病史

睡眠相关呼吸障碍是目前在睡眠中心诊断中最常见疾病，阻塞性睡眠呼吸暂停（obstructive sleep apnea，OSA）占所有被评估患者近70%[1]。OSA的主观临床印象往往缺乏敏感性（假定疾病存在时阳性结果出现的概率）和特异性（假定疾病不存在时阴性结果出现的概率）[2]。

如打鼾和日间过度思睡（excessive daytime sleepiness，EDS）的特殊症状，如果孤立看待则价值有限[3-4]。如打鼾对OSA诊断的敏感性高（80%～90%），特异性低（20%～50%）；有高血压史可能是更好的预测指标[5]；夜间窒息或喘息敏感性较低（52%），但特异性较高（84%）。考虑到人群患病率为14%，OSA的阳性预测值（positive predictive value，PPV）为35%，高于早晨头痛、报告性呼吸暂停、EDS或打鼾的PPV[2]。

一些体征和症状联合诊断的敏感性可达90%以上，但由于特异性通常较差，提示OSA症状的患者必须经过客观的检测以进行诊断。

体格检查

疑似睡眠障碍患者的体格检查的详细信息，请参见第67章。颈围和体重指数（body mass index，BMI）与OSA的存在和严重程度密切相关[6]，但其预测价值不大，除非在极端范围内[4, 7-8]。那些无肥胖的OSA患者常出现咽部拥挤、鼻道阻塞或其他与上气道狭窄相关的颅面异常[9]。这些表现的预测价值在男性和女性之间可能有所不同[10]。Mallampati评分以4分量表来反映口咽，这有助于评估OSA的风险[11]。得分每增加1分，患OSA的概率就增加2.5分，且呼吸暂停低通气指数（apnea-hypopnea index，AHI）就升高5分。高血压会增加OSA发生的概率，尤其是在不那么肥胖的人群中[12]。充血性心力衰竭的体征、多囊卵巢综合征的皮肤红斑、既往卒中的证据、潜在的神经病或神经肌肉疾病，这只是增加OSA存在可能性的几个体征例子[13]。

体格检查结果也可以与预测定量模型相结合，以帮助诊断OSA。基于体格检查中获得的指标（如BMI、颈围、颅面测量值、咽部评分和扁桃体大小）模型可以提示极好的PPV（90%～100%），但

表 68.1　美国睡眠医学会发布的与睡眠医学工具和实践相关的临床实践指南、实践参数和声明

年份	类型	题目
2007	昼夜节律睡眠-觉醒障碍	昼夜节律睡眠障碍的临床评价和治疗的实践参数
2017	诊断学	成人阻塞性睡眠呼吸暂停诊断检查的临床实践指南：美国睡眠医学会临床实践指南
2018	诊断学	用体动仪评估睡眠障碍和昼夜节律睡眠觉醒障碍：美国睡眠医学会临床实践指南
2005	诊断学	多次睡眠潜伏期试验和清醒维持试验临床应用的实践参数
2008	失眠症	成人慢性失眠症评估与治疗的临床指南
2010	儿科学	儿童多导睡眠图呼吸指征的实践参数
2012	儿科学	儿童多导睡眠图和多次睡眠潜伏期试验的非呼吸指征的实践参数
2017	儿科学	美国睡眠医学学会对关于使用家庭睡眠呼吸暂停测试诊断儿童 OSA 的意见书
2009	睡眠相关呼吸障碍	成人阻塞性睡眠呼吸暂停的评估、治疗和长期护理的临床指南
2015	远程医疗	美国睡眠医学会（AASM）对使用远程医疗诊断和治疗睡眠障碍的意见书

阴性预测值（negative predictive value，NPV）较低（49% ～ 89%）[14-16]。

风险评估工具

结合症状、合并症和体格检查结果来评估 OSA 风险的工具包括 Berlin 问卷、STOP 问卷、STOP-BANG 问卷和多变量呼吸暂停预测问卷。Berlin 问卷有 10 个项目，通过与打鼾、呼吸暂停、白天嗜睡、高血压和 BMI 相关的问题来鉴别 OSA 的高风险或低风险。STOP 问卷评估打鼾、疲劳、观察到的呼吸暂停和是否存在高血压，STOP-BANG 问卷（图 68.1）还包括 BMI、年龄、颈围和性别。多变量呼吸暂停预测问卷包含 3 个问题，即 OSA 症状的发生频率与 BMI、年龄和性别有关。通过 meta 分析对这些评估工具与多导睡眠图（polysomnography，PSG）进行对比研究，其敏感性、特异性和似然比见表 68.2。

打鼾？ 你打鼾的声音大吗（比说话的声音还大或即使关着门也能听到）？	是	否
疲劳？ 你在白天经常感到疲倦、精疲力尽或困倦吗？	是	否
观察？ 有人注意到你在睡觉时停止呼吸了吗？	是	否
血压？ 你有高血压或正在接受高血压治疗吗？	是	否
BMI>35 kg/m^2	是	否
年龄>50岁？	是	否
颈围？ 颈围>40 cm？	是	否
性别为男性？	是	否

图 68.1　STOP-BANG 问卷。阻塞性睡眠呼吸暂停低风险：有 0 ～ 2 个问题回答为"是"。阻塞性睡眠呼吸暂停综合征的高危人群：有 3 个或 3 个以上问题回答"是"［From Chung F，Yegneswaran B，Liao P，et al. STOP questionnaire：a tool to screen patients for obstructive sleep apnea. Anesthesiology. 2008；108（5）：812-21，with permission.］

最近发现，患者病史和客观体征相结合的机器学习模型比使用自我报告症状的模型表现更好[17]。这一发现强调了仅凭主观症状在临床实践中不足以区分 OSA 和非 OSA 患者。然而，由于症状与评估风险以及睡眠呼吸障碍患者是否应该接受治疗有关，因此，在评估疑似 OSA 患者时，当前病史仍然是一个重要因素。临床预测工具本身不能代替客观检查[18]。然而，在睡眠障碍中心之外，使用临床预测工具可以有助于风险分级。

夜间多导睡眠图

诊断 OSA 的标准指南要求进行客观检查[19]。基于实验室的夜间监测（见第 201 章）被认为是 OSA 诊断、评估严重程度和识别其他可能伴随 OSA 睡眠障碍的金标准。PSG 监测可以直接监测和量化呼吸事件和生理结果，如低氧血症、觉醒和唤醒，这些都被怀疑会导致日间症状。整夜 PSG 监测通常足以诊断或排除 OSA。然而在高预测概率的情况下，PSG 的阴性结果可能需要重复检测。

AASM 发布并不断更新睡眠评分指南，其中包括对多导睡眠图仪设备的建议；对异常呼吸事件、心电图表现、运动和睡眠期间的觉醒的评分；以及对儿童所必需的修改（https://aasm.org/clinical-resources/scoring-manual/）[20]。

部分评分手册可能会影响临床实践，其中包括两

表 68.2　结合症状和体征诊断阻塞性睡眠呼吸暂停的特殊问卷工具的价值

问卷	PSG AHI 截断值	汇总敏感性[a]	汇总特异性[a]	阳性似然比[a]	阴性似然比[a]
Berlin 问卷	≥ 5	0.76 [0.72, 0.80]	0.45 [0.34, 0.56]	1.38 [1.15, 1.66]	0.53 [0.42, 0.65]
	≥ 15	0.75 [0.64, 0.83]	0.42 [0.32, 0.52]	1.29 [1.12, 1.48]	0.60 [0.44, 0.81]
	≥ 30	0.84 [0.77, 0.89]	0.35 [0.26, 0.44]	1.28 [1.17, 1.41]	0.47 [0.38, 0.58]
STOP 问卷	≥ 5	0.88 [0.77, 0.94]	0.33 [0.18, 0.52]	1.31 [1.10, 1.57]	0.36 [0.27, 0.47]
	≥ 15	0.62 ~ 0.98	0.10 ~ 0.63	—	—
	≥ 30	0.91 ~ 0.97	0.11 ~ 0.36	—	—
STOP-BANG 问卷	≥ 5	0.93 [0.90, 0.95]	0.36 [0.29, 0.44]	1.46 [1.32, 1.62]	0.19 [0.16, 0.23]
	≥ 15	0.95 [0.94, 0.97]	0.27 [0.20, 0.36]	1.31 [1.18, 1.45]	0.17 [0.12, 0.23]
	≥ 30	0.94 [0.90, 0.97]	0.30 [0.17, 0.46]	1.34 [1.12, 1.61]	0.18 [0.14, 0.24]
多变量呼吸暂停预测问卷	≥ 5	0.68 ~ 0.85	0.56 ~ 0.92	—	—
	≥ 30	0.80 ~ 0.90	0.44 ~ 0.72	—	—

注：AHI，呼吸暂停-低通气指数；BMI，体重指数；OSA，阻塞性睡眠呼吸暂停；PSG，多导睡眠图。

[a] 对于少于 5 个验证研究的问卷，显示了与汇总值相反的灵敏度和特异性范围，因此没有报告似然比。

对 Berlin 问卷、STOP 问卷、STOP-BANG 问卷和多变量呼吸暂停预测问卷与 PSG 进行验证研究的 meta 分析，汇总了敏感性、特异性和似然比。阳性似然比是真阳性率/假阳性率；阴性似然比是真阴性率/假阴性率。

Modified from Kapur VK, Auckley DH, Chowdhuri S, et al. Clinical practice guideline for diagnostic testing for adult obstructive sleep apnea：an American Academy of Sleep Medicine clinical practice guideline. J Clin Sleep Med. 2017；13（3）：479-504.

个规则，标记为"推荐"和"可接受"，以对低通气进行评分。评分手册建议，当气流信号比事件前基线下降至少 30%，且该事件导致觉醒或氧饱和度降低至少 3% 时，对低通气进行评分。推荐的低通气定义旨在确保 PSG 对伴有睡眠片段化和日间功能障碍但无明显氧饱和度下降患者的 OSA 检测的敏感性[20]。评分手册还提出了可接受的规则作为评分低通气的替代方法；这需要氧饱和度降至 4%，且不识别仅在觉醒时终止的低通气[20]。

区分低通气评分的推荐规则和可接受规则是很重要的。在一项研究中，使用 4% 的氧饱和度降低来定义低通气，这错误地将 40% 的有症状的患者归类为 OSA 阴性[21]。因此，低通气定义的差异可能导致无法识别 OSA，或低估了某些个体睡眠障碍的严重程度，特别是那些年轻和瘦的人[21-22]。由于 OSA 会产生与低氧血症无关的睡眠片段化相关症状，因此鼓励实验室纳入基于觉醒的呼吸暂停事件评分[23]。

大多数实验室报告的 AHI 代表每小时睡眠中呼吸暂停和低通气的总和。此外，呼吸紊乱指数（respiratory disturbance index，RDI）计算每小时睡眠中呼吸暂停、低通气和呼吸努力相关唤醒（respiratory effort-related arousals，RERA）的总和。《睡眠障碍国际分类》第 3 版（International Classification of Sleep Disorders，ed. 3，ICSD-3）使用 RDI 来量化睡眠呼吸障碍的 PSG 证据，因此在 OSA 的诊断中包括 RERA[19]。在有

OSA 相关症状的情况下，每小时睡眠的阻塞性 RDI 值 ≥ 5（或 ≥ 15，无论症状如何）才能满足 ICSD-3 OSA 诊断标准[19]。通过食管压力监测来定量评估呼吸努力，或者更常见的是通过鼻压力监测来定性评估轻微的气流限制，这有助于对 RERA 进行评分。

生物学严重性、实验室设备或个体评估表现的差异性也会降低诊断精度。在睡眠期间呼吸暂停和通气率低但具有临床意义的受试者中，昼夜之间的变异性可能特别高。在有 OSA 症状但初始 PSG 阴性的患者中，20% ~ 50% 的患者可重复进行 PSG 检查确认 OSA[24-25]。

在解释 PSG 时，必须考虑患者的临床表现，以帮助减少诊断不足和过度诊断。尽管许多临床医生认为 AHI > 5 诊断 OSA，但 PSG 提示 AHI > 5 的结果可能与症状无关。例如，一项基于大规模人群的流行病学研究发现，在符合上述 PSG 标准的人群中，只有 22.6% 的女性和 15.5% 的男性有明确主诉存在日间嗜睡[6]。相反，一些 AHI < 5 的患者仍然存在 OSA，需要治疗以改善症状和减少发病率[26-27]。

需要进一步的研究来明确和改进 PSG 评价影响健康和日间嗜睡、睡眠呼吸障碍的能力。PSG 监测期间记录了大量的电生理信号，但通过 AHI 等综合指标，大量减少了其复杂性和意义。尽管 AHI 与心血管疾病有更好的相关性，但 AHI 和最低氧饱和度与白天嗜睡的相关性并不强[28]。其他 PSG 监测结果可

能（或不可能）证明提高 PSG 预测睡眠呼吸障碍结果的能力，包括呼吸暂停和低通气持续时间[29]、低氧血症的程度和持续时间[30]、呼气末或经皮二氧化碳浓度[31]、脉搏传递时间[32]、外周动脉压力测定评估交感神经活动[33]、觉醒评分[34-35]、呼吸周期相关脑电图变化分析[35-36]。

人工智能（artificial intelligence，AI）是指计算机系统完成传统上被认为需要人类智慧才能完成的任务的能力，它越来越多地被用于从大量数据源中获取信息。PSG 的时间序列数据非常适合人工智能的分析，人工智能已经被证实能够识别不同表型和预测 OSA 患者心血管预后[37]。人工智能方法的持续发展可以揭示 OSA 的其他表型，捕获生理异质性，预测治疗效果和健康后果，从而推进睡眠呼吸障碍的诊断和治疗[38]。

多导睡眠图的改进形式

与标准的 PSG 相比，日间小睡和夜间分夜研究可以降低费用并加快评估。日间 PSG 的研究有时发现 NPV 高而 PPV 低，但结果的不一致和缺乏足够的数据导致日间 PSG 没有被广泛推荐[39]。

夜间分段 PSG 方案是指在诊断记录显示中度至重度 OSA 至少 2 h 后，采用并滴定持续鼻气道正压通气（continuous positive nasal airway pressure，CPAP）。一项成功的夜间分段研究可以使患者避免在睡眠实验室度过第二夜，因此，患者和保险公司都可能更喜欢这项研究，对诊断准确性和治疗结果的研究显示出可靠的结果[40]。PSG 记录前 2 h 测量的 AHI 与整夜 PSG 测量的 AHI 具有很高的一致性（一致性相关系数 = 0.93）[41]，并且使用 30 个事件 / 小时的 AHI 界限值，PSG 记录前 2 h 有良好的灵敏度（90%）和特异性（92%）[42]；因此，夜间分段方案可能特别适合用于怀疑患有严重 OSA 的个体。与传统的诊断性 PSG 结合单独的整夜滴定研究相比，夜间分段研究后的 CPAP 疗效[43]和患者对治疗的坚持程度[44]并不逊色。夜间分段 PSG 并不适用于所有进行睡眠呼吸障碍评估的患者，尤其是那些患有失眠、幽闭恐惧症或不愿使用 CPAP 的患者。如果 OSA 症状较轻、体位性或睡眠阶段依赖性，在夜间分段 PSG 期间引入 CPAP，可能会出现诊断和治疗难题[18]。

家庭睡眠测试

随着医学的发展，人们逐渐意识到 OSA 的患病率及其后果，对方便、资源消耗较少、广泛可用的诊断检查的需求显而易见[45]，诊断 OSA 的便携式监测工具已经被开发出来，现在被广泛使用[46]。研究表明，无论 OSA 的诊断是通过家庭睡眠呼吸暂停监测（home sleep

apnea test，HSAT）还是通过 PSG 确诊，治疗效果都是相似的[47-50]。

不同类型的 HSAT（见第 205 章）包含不同的生理信号，HSAT 设备根据使用的传感器数量（类型 Ⅱ - Ⅳ）或评估的参数进行分类，这些参数包括睡眠、心血管、血氧饱和度、体位、呼吸努力和呼吸（sleep，cardiovascular，oximetry，position，effort，and respiratory，SCOPER）测量[51]。AASM 建议 HSAT 应至少包括鼻压监测、胸腹努力监测和血氧饱和度[18]。可以监测血氧饱和度的外周动脉压力测定（peripheral arterial tonometry，PAT）设备和体动记录仪可以在家庭使用[18]。对于 OSA 高危患者，HAST 是确诊 OSA 的可靠替代方法，HAST（与辅助 PSG 相比）检测 AHI ≥ 5 的准确性通常在 80% ～ 90%[18]。

然而，HAST 期间监测的有限变量通常难以识别睡眠分期或肌活动，因此不能用于 OSA 以外的睡眠障碍的确诊。

此外，如果没有区分睡眠和清醒所需的脑电图（electroencephalogram，EEG）、眼电图（electrooculogram，EOG）和肌电图（electromyogram，EMG）传感器，当睡眠不足终止于皮质觉醒但不导致氧饱和度降低时，就无法对其进行评分。此外，由于没有直接的睡眠监测或综合体动记录仪对睡眠和觉醒情况进行评估，呼吸暂停和低通气次数通常是在每小时的总记录时间而不是总睡眠时间中量化的。特别在严重失眠的情况下，呼吸事件指数（respiratory event index，REI）可能小于实验室确定的 AHI。总的来说，这些局限性使得 HSAT 与 PSG 相比，HAST 对 OSA 的诊断监测不那么敏感，它增加了假阴性结果并且低估了睡眠呼吸障碍严重程度的风险。

基于 HSAT 对 OSA 的潜在益处和局限性，AASM 建议该方法仅适用于有较高风险患中度至重度 OSA 的成人。这一风险水平的定义是存在 EDS 和以下至少两种情况：习惯性大声打鼾，目击呼吸暂停、喘气、窒息或高血压[18]。此外，HAST 不应用于习惯性服用阿片类药物或有严重心肺疾病、卒中史或易导致呼吸肌无力的神经肌肉疾病的患者，因为这些情况可能会增加非阻塞性睡眠呼吸障碍的风险（中枢性睡眠呼吸暂停、睡眠相关低氧血症或者换气不足）。HAST 不适用于可能降低准确性的共病性睡眠障碍，如失眠，或有个人或环境障碍可能妨碍适当数据采集的患者[18]。

用 HSAT 确诊 OSA 应在有资质的睡眠障碍中心进行，在认证委员会或合格睡眠医生的指导下，并结合全面的临床评估（图 68.2）[18, 52]。HSAT 的解读必须包括医师对便携式设备获取的原始信号的审核[52]。当

HSAT 不能确定 OSA 的诊断时，需要应用 PSG 而不是重复 HSAT，以便更明确地评估睡眠呼吸障碍[18]。

在睡眠专家的护理下，选择适当的患者使用 HSAT 的结果，通常会产生类似于 PSG 评估观察到的结果[47-50]。然而，即使它们不是医学所要求的检查，但一些保险政策有时会强制要求 HSAT。这可能会

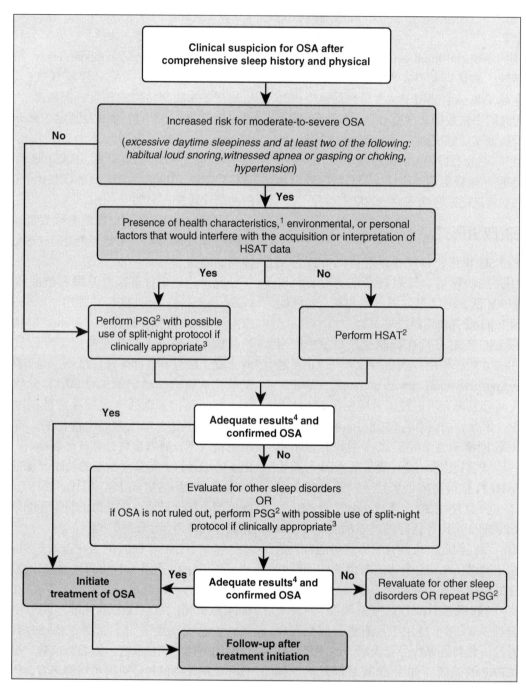

图 68.2 Recommended clinical algorithm to select between home sleep apnea test versus in-laboratory polysomnogram. （1）Significant cardiopulmonary disease，potential respiratory muscle weakness due to a neuromuscular condition，hypoventilation during wakefulness or high risk of sleep-related hypoventilation，history of stroke，chronic opioid medication use，severe insomnia，symptoms that suggest another significant sleep disorder. （2）PSG/HSAT should be administered by an accredited sleep center under the supervision of a board-certified sleep physician. （3）Baseline recording of at least 2 hours that demonstrates OSA and a minimum of 3 hours remaining to titrate CPAP. Use of the split-night protocol should be reserved for carefully selected individuals who are free of characteristics that would interfere in the ability to diagnose OSA and titrate CPAP in a single night. （4）At least 4 hours of technically adequate oximetry and airflow signal during a time window that overlaps with the usual sleep period are the recommended minimal requirements for HSAT recording. CPAP，Continuous positive nasal airway pressure；HSAT，home sleep apnea test；OSA，obstructive sleep apnea；PSG，polysomnography. ［Modified from Kapur VK，Auckley DH，Chowdhuri S，et al. Clinical practice guideline for diagnostic testing for adult obstructive sleep apnea：an American Academy of Sleep Medicine clinical practice guideline. J Clin Sleep Med. 2017；13（3）：479-504，with permission.］（受第三方版权限制，此处保留英文）

导致假阴性结果，复检带给患者的不便；或者，更有问题的人没有回来进行必要的随访检查[53]。总的来说，不正确地使用 HSAT 有可能将 OSA 患者错误地分类为无疾病，并可能使患者得不到治疗，容易受到睡眠呼吸障碍损害带来的身体后果。相反，考虑到 HSAT 的普遍性和易用性，广泛使用 HSAT 作为一种独立于专家病史的筛查工具可能会导致假阳性结果和不必要的治疗。

尽管人们通常认为，低成本、对 OSA 诊断具有可靠的敏感性和特异性的 HSAT 具有优于 PSG 的经济优势，但迄今为止的成本-效益分析表明，整晚 PSG 优于 HSAT[54-55]。此外，HSAT 的经济效益必须从支付者和提供者的角度考虑[56]，而预测概率、未治疗 OSA 的成本和时间范围可能都与成本-效益模型相关[57]。

气道形态学研究

虽然上气道成像在研究中使用，但它并不能常规用于 OSA 患者的诊断评估，也不能确定其严重程度。然而，上气道解剖的可视化可能有助于术前识别梗阻位置并指导气道正压以外的其他疗法。上气道可视化的主要方式包括头部 X 线扫描、计算机断层扫描（computed tomography，CT）、磁共振成像（magnetic resonance imaging，MRI）、鼻咽镜和药物诱发睡眠内窥镜（drug-induced sleep endoscopy，DISE）。

头影测量分析使用头部和颈部的侧位 X 线片来显示影响其气道和骨骼的结构。头影测量术的诊断价值可能有限，部分原因是其仅提供矢状面尺寸，而冠状面尺寸或体积可能更与 OSA 相关[58]。此外，在清醒状态下拍摄直立姿势的头影并不能充分捕捉与 OSA 最相关的气道动力学。另外，在仰卧位时获得 CT 图像，可以进行横断面评估和三维重建，以量化上气道的面积和体积，并以高分辨率显示软组织和骨解剖。虽然 CT 的使用受辐射暴露的限制，但它可以在手术干预（如双颌前移术）前提供更详细的上呼吸道评估。MRI 提供矢状面、冠状面和轴向面图像，与 CT 类似，可以评估上气道面积和体积，并可以提供三维重建[59]。软组织可以通过 MRI 进行高分辨率的观察，精密的算法已经被用于评估舌头上的脂肪分布[60-61]。动态睡眠 MRI 方案可能比清醒时获得的图像更好地显示上气道阻塞[62-64]。MRI 不会导致辐射暴露，因此可能比 CT 更受青睐，尽管某些患者的特定特征可能会阻止使用，如幽闭恐惧症或存在某些植入式设备。目前，MRI 在临床中的价值还不清楚。

鼻咽镜可对上气道进行三维解剖表征，并可与 Müller 试验一起用于模拟阻塞或自发或 DISE 过程中。除了确定梗阻的位置，鼻咽镜还被用于评估对各种 OSA 治疗的反应，如口腔矫治、舌下神经刺激和悬垂腭咽成形术[65-67]。DISE 可以比清醒鼻咽镜伴 Müller 试验[68-69]更好地显示气道阻塞的位置，并在开始舌下神经刺激前使用，以排除同心塌陷。

嗜睡的评估

病史与问卷调查

病史是提供关于嗜睡的严重程度的重要线索。可以通过提问久坐不动时的思睡来补充直接询问是否有思睡，例如驾车、案头工作、阅读或看电视。然而，患者可能很少提及，而家属提供的病史、临床症状或客观检查往往能提示 EDS。患有睡眠障碍的患者常用嗜睡以外的词作为主诉，使用的术语包括：乏力（40%）、疲倦（20%）、疲劳（18%）和嗜睡（22%）[70]。此外，这些症状在使用 CPAP 治疗后往往会消失，患者对自己嗜睡的评价有时与多次睡眠潜伏期试验（Multiple Sleep Latency Test，MSLT）的结果并无显著的关系[71]。

问卷调查如 Epworth 嗜睡量表[72]和 Stanford 嗜睡量表[73]（见第 207 章）提供了更正式、可靠的 EDS 评估方法。嗜睡对日常生活活动的影响可以通过睡眠功能结果问卷进行评估[74]。Epworth 嗜睡量表的结果与患者对总体嗜睡的自我评分有很好的相关性，但与 MSLT 结果相关性不高[75]。然而，尽管 Epworth 嗜睡量表和斯坦福嗜睡量表具有临床应用价值，如在评价治疗效果方面，但它们不能替代已经证实的客观评价嗜睡的方法，并且可能在序贯测试中显示出一定程度的变异性[76]。主观嗜睡检查应与其他临床信息结合使用，而不是单独使用，以帮助评估睡眠障碍的风险，促使治疗方案改进，或预测功能结果。

除了 EDS 的严重程度外，评估与嗜睡相关的其他症状以确定其病因也是非常重要的。例如，猝倒是区分 1 型和 2 型发作性睡病以及其他嗜睡疾病的基本临床特征[19]，必须从患者报告中得知，因为在临床评估嗜睡时很少观察到猝倒。大约 50% 的发作性睡病患者报告有睡眠麻痹、入睡幻觉和醒前幻觉；然而，这些症状往往出现在没有疾病的个体中，因此不是特异性的[77]。询问午睡时间和质量也是有用的，因为与其他睡眠障碍相比，发作性睡病患者可能会从短暂的午睡中感受到更大的（尽管是短暂的）警觉作用[78]。相比之下，超过 2/3 的特发性嗜睡症患者报告说，午睡无法恢复精力[79-81]。

体格检查

虽然在大多数患者中，体格检查掩盖了思睡的体征，但明显的思睡体征（如在诊室中无法保持觉醒状态或不能保持睁眼状态）具有较高的 PPV。该检查也许还有助于鉴别严重思睡与因神经功能缺损或药物引起的昏睡。

睡眠日志和体动记录仪

过度嗜睡的评估包括对睡眠持续时间和睡眠时间的评价排除睡眠不足综合征或昼夜节律性睡眠-觉醒障碍。临床医生在进行临床评估时应询问睡眠时间表。不幸的是，睡眠持续时间和睡眠时间差异点估计显示：纵向测量的一致性很差[82-84]。因此，像睡眠日志和体动记录仪对于纵向跟踪从几天到几周的睡眠模式是很有价值的。

体动记录仪（见第 211 章）使用加速度计客观地测量运动，为了估计睡眠通常戴在手腕上[85]。然后，该设备获取的运动数据通过一种算法进行分析，以估计睡眠和觉醒。体动记录仪对 EEG 定义的睡眠高度敏感，但不具体，可能高估真实睡眠；然而，体动记录仪和 PSG 在检测睡眠方面的一致性是很高的（在无睡眠障碍如慢性失眠症的患者中约为 90%），该仪器被认为是评估睡眠模式的有效方法[85-86]。

支持在嗜睡患者中使用体动记录仪的数据来自少数研究，这些研究追踪了 PSG 和 MSLT 实验室测试前几天的睡眠-觉醒活动模式。睡眠日志和体动记录仪的研究结果可能存在差异，前者显示的睡眠时间比后者多。另外，与睡眠日志相比，从体动记录仪获取的睡眠信息是客观的、被动获得的，并在评估期间更有可能是完整的。因此，在对嗜睡患者进行评估时，体动记录仪是评估睡眠持续时间和睡眠时间的首选方法。ICSD-3 建议尽可能在 MSLT 前至少 7 天用体动记录仪记录睡眠-觉醒模式，为解释 MSLT 结果提供背景。如果体动记录仪不可行，睡眠日志可作为 MSLT 前评估睡眠-觉醒模式的唯一方法。

对于可能继发于睡眠不足综合征的过度嗜睡患者，体动记录仪也可能是一种有用的评估工具。如果怀疑睡眠不足综合征，建议进行 2～3 周的体动记录仪检测，以确认长期睡眠不足[85]。

目前，不推荐可穿戴睡眠设备（如智能手表）来替代医疗级睡眠体动仪以评估睡眠模式，包括评估嗜睡患者。没有相关可穿戴设备的智能手机应用程序声称能够区分睡眠和清醒，并确定睡眠分期。此外，基于可穿戴设备的评估手段缺乏针对 PSG 的验证数据，因此评估睡眠和清醒程度的准确性不明确[88]。

夜间多导睡眠图

许多因 EDS 到睡眠中心就诊的患者都有睡眠障碍，PSG 通常能证实这些疾病。正如在 MSLT 中测量平均睡眠潜伏期一样，最能反映嗜睡的 PSG 指标是夜间睡眠潜伏期[89]。睡眠病理学典型的多导睡眠图测量结果，如 AHI 和最低血氧饱和度，与 MSLT 结果的相关性很低[90]。PSG 数据的数字分析，如呼吸事件相关的脑电图变化（respiratory event-linked EEG changes，RCREC）[39, 61]，可能更好地预测思睡。此外，人工智能方法（如深度学习）的使用已经揭示了 1 型发作性睡病患者夜间睡眠的特征，这些特征在传统的睡眠分期中并不明显，并证明了通过整夜 PSG 确诊 1 型发作性睡病的能力，其特异性为 96%，敏感性为 91%[92]。然而，人工智能和其他计算机增强睡眠评分方法，虽然很有前景，但尚未在临床实践中采用。

多次睡眠潜伏期试验

MSLT 在第 207 章中有详细描述。MSLT 上的平均睡眠潜伏期是评估日间嗜睡最常用的客观方法[93]。MSLT 可能有助于诊断，但通常不足以单独确定诊断。当平均睡眠潜伏期明显异常低时，它是最有价值的。MSLT 有助于确定睡眠障碍的临床意义或评价治疗的反应。

一般的指导原则是，MSLT 中平均睡眠潜伏期为 8 min 或更短被认为是不正常的[93]，而潜伏期小于 5 min 通常表明有严重的 EDS。然而，正确判读 MSLT 结果需要结合其他因素。由于受年龄[94]、噪音、焦虑或受前一晚睡眠不规律的影响，其结果可能具有误导性。刺激或镇静药物，如果停用不适当，可能会在没有中枢性嗜睡的情况下减少平均睡眠潜伏期，或导致 MSLT 结果假阴性。建议在 MSLT 之前进行尿液毒理学检查，这可能会揭示患者未报告的与警觉性相关的物质使用[95]。睡眠呼吸暂停和其他睡眠障碍会使入睡更加困难，并干扰检查。此外，由于睡眠倾向依赖于昼夜节律，极端的睡眠类型或轮班工作时间表的存在可能会在 MSLT 上产生异常的平均睡眠潜伏期[96]。

一般来说，长平均睡眠潜伏期的 NPV 比短平均睡眠潜伏期的 PPV 低。因此，当 MSLT 正常时，临床医生必须仔细考虑其他可能的解释，然后再告诉主观性困倦患者没有发生 EDS 的客观证据。相反，以社区为基础的成年人样本显示，超过 20% 的受试者平均睡眠潜伏期为 8 min 或更少[96-97]。正常受试者高的重测信度并不一定适用于患者。事实上，当间隔 4 年进行 MSLT 时，40% 的中枢性嗜睡患者的平均睡眠潜伏期跨越到 8 min 阈值的另一边[99]。评判者之间的可靠性可能很好，但增加了测试结果潜在差异的另一个来源[100]。

夜间多导睡眠图和多次睡眠潜伏期试验在发作性睡病诊断中的应用

发作性睡病的客观睡眠实验室证据是 MSLT 的平均睡眠潜伏期缩短和两个或更多的睡眠起始 REM 期睡眠。在被转至睡眠实验室的患者中，夜间 PSG 上小于 15 min REM 起始的睡眠潜伏期对 1 型发作性睡病的敏感性较差（≈ 40%），但特异性极佳（99.6%）[101]。ICSD-3 规定在整夜 PSG 中有一次睡眠开始的 REM 期，以替代 MSLT 诊断发作性睡病所必需的两次 REM 期中的一次[19]。发作性睡病的诊断标准——两次或两次以上睡眠起始的快速眼动期（sleep-onset REM periods，SOREMP）和较短的平均睡眠潜伏期曾经被认为具有高度的敏感性和特异性。最初的系列病例表明，所有发作性睡病患者和非正常对照组都有两个或两个以上的 SOREMP[102]；两个或两个以上 SOREMP 诊断发作性睡病的 PPV 为 98%，NPV 为 89%[103]。然而，在 25% 的睡眠呼吸暂停患者和 17% 的正常受试者中发现了两个或更多的 SOREMP[105]。在一个睡眠中心用 MSLT 评估的 2083 名患者中，两个或多个 SOREMP 的 PPV 为 57%，NPV 为 98%[106]。因此，必须结合其他临床和 PSG 的结果来解释 SOREMP 的出现。当患者患有未得到治疗的 OSA 或参与轮班工作时，两个或两个以上的 SOREMP 标准不能用于诊断发作性睡病，这会使 MSLT 阳性的概率增加近 8 倍[96]。抗抑郁药通常会抑制 REM 睡眠，因此继续服用或近期停止服用都会使 MSLT 的解读变得复杂[94]。此外，尽管 MSLT 在 1 型发作性睡病（伴猝倒）中显示出较高的重复检测的可靠性，但当特发性嗜睡症或 2 型发作性睡病（不伴猝倒的发作性睡病）是嗜睡的潜在原因时，情况并非如此[99, 107]。作为 MSLT 的替代方法，脑脊液下丘脑泌素-1 水平可用于确认 1 型发作性睡病，尽管这种方法在临床实践中并不普遍使用。在 90% 以上受影响的患者中，脑脊液下丘脑泌素-1 水平较低（≤ 110 pg/ml 或 ≤ 对照组平均水平的 1/3），但在没有这种诊断的患者中几乎从未出现过[19]。

多次睡眠潜伏期试验和其他生理试验指标的变异

清醒维持试验（Maintenance of Wakefulness Test，MWT）的结果与 MSLT 的结果有显著差异[108]。但 MWT 的结果是否更能预测日常生活中思睡的不良影响尚不清楚。MWT 和 MSLT 的结果都可能受到患者动机的影响[109]。MWT 结果与睡眠呼吸暂停严重程度的测量值的相关性与 MSLT 结果的相关性大致相同[110]，但能更好地反映治疗的改善[108]。MWT 较

短的睡眠潜伏期（< 20 min）与驾驶模拟测试中的错误增加有关[111-112]。然而，在 MWT 和 MSLT 的结果被显示出具有临床意义的差异之前，MSLT 方法继续提供更多发表的经验、临床医生的熟悉程度以及与发作性睡病诊断的相关性。联邦航空管理局（Federal Aviation Administration）和其他机构有时会需要或要求 MWT，但由于缺乏经过验证的实际预测价值，这种监测或 MSLT 在预测工作场所安全方面的作用仍存在争议[113-114]。

另一种评估嗜睡症的有效方法是 24 h PSG。尽管有严重的主观思睡，但约 40% 的特发性思睡患者在 MSLT 上显示平均睡眠潜伏期大于 8 min[80, 115-116]。这一发现在夜间睡眠时间较长的患者中更为常见。在这些个体中，延长的 PSG 显示 24 h 内总睡眠时间接近 700 min[115]。因此，记录总睡眠时间至少 660 min 的 24 h 时 PSG 可用于诊断症状与疾病一致但平均睡眠潜伏期大于 8 min 的特发性思睡症患者[19]。ICSD-3 还允许为此目的使用体动记录仪；然而，很少有研究评估了体动记录仪在此应用中的有效性[117]。

失眠评估

病史与问卷调查

与 EDS 一样，不佳的、不充足的或非恢复性睡眠的主诉可能有许多原因。然而，失眠的原因通常仅根据病史来诊断[118]。部分原因是金标准不是一种生理测试，很少有数据资料可用来评估个体症状的相对价值。由于根据症状定义疾病，因此某些症状的预测价值可能很高。

失眠严重程度指数是一个七个项目的自我报告量表，通常用于失眠研究[119]。然而，这个量表在临床工作中也可能是有用的。在社区人群中，如果失眠严重指数得分 10 分或更高，则失眠的敏感性为 86%，特异性为 88%[120]。

睡眠日志和体动记录仪

睡眠日志是评估失眠的重要工具。患者在睡眠日志上记录入睡潜伏期（sleep-onset latency，SOL）和睡眠起始后清醒时间（wake after sleep onset，WASO），研究人员测试了这些定量参数的不同的界限值对预测失眠的效能。在一项研究中，对于连续 6 个月每周至少失眠 3 次的受试者，SOL 或 WASO ≥ 31 min 诊断失眠症的敏感性为 64%，特异性为 77%[121]。随后的一项调查也使用了睡眠日志，发现仅使用 20 min 或以上的 SOL 或 WASO 就可以识别失眠，其敏感性为 94%，特异性为 80%[122]。睡眠日志不是确定失眠是

否存在的必要条件，但可以帮助确定失眠的严重程度，并有助于明确病因，如睡眠卫生不良或昼夜节律性睡眠-觉醒障碍等。

失眠的诊断不需要客观的确认。然而，睡眠体动记录仪对于评估失眠症患者睡眠的某些方面是有益的。对于失眠症患者，应谨慎使用体动记录仪，因为应用于体动记录仪数据的算法倾向于将不运动的清醒状态作为睡眠进行评分。一项针对失眠症患者调查的 meta 分析将 PSG 与体动记录仪进行了比较，结果显示，总睡眠时间和睡眠起始潜伏期的平均差异非常小，表明体动记录仪可以对这些变量提供可靠、客观的评估，但无法对睡眠效率或 WASO 进行评估[85]。此外，体动记录仪显示的总睡眠时间、睡眠起始潜伏期和睡眠效率明显不同于睡眠日志[85]。总的来说，这些发现表明，体动记录仪提供了睡眠日志之外有价值的、独特的信息。因此，AASM 推荐使用体动记录仪来评估失眠患者的睡眠变量，特别是当需要辅助信息来区分失眠与其他诊断或指导治疗时[85]。如前所述，消费市场上销售的可穿戴睡眠跟踪器不能替代体动记录仪，部分原因是其准确性存在问题，可能会给临床决策带来不确定性。

夜间多导睡眠图

尽管 PSG 不适用于失眠的常规评估，但是当患者的病史和体格检查表明失眠可能是由于睡眠呼吸障碍、周期性肢体运动障碍、反常性失眠或不确定的原因时，睡眠研究可以作为诊断的重要辅助工具[123]。此外，如果失眠治疗无效或患者有暴力或伤害性行为的突然觉醒，可采用 PSG[118]。值得注意的是，不当的使用 PSG 有时会使患者更加确信失眠是由身体原因而非行为原因造成的，或者最终导致与主诉无关的诊断。

可疑昼夜节律睡眠-觉醒障碍的评估

病史与问卷调查

期望的睡眠和觉醒时间之间的差异以及睡眠和觉醒的昼夜节律倾向可能表现为失眠或嗜睡。在睡眠障碍诊所就诊的有失眠症状的患者中，约 7% ～ 16% 的患者最终被诊断为睡眠-觉醒时相延迟障碍[124-125]。为了将昼夜节律性睡眠-觉醒障碍（circadian rhythm sleep wake disorder，CRSWD）和其他导致失眠和嗜睡的原因区分，可以使用的问题包括："一天中什么时候你感觉最清醒？"和"你什么时候表现最好？"将常规的睡眠时间表与不工作或不上学的时间表进行比较，可以揭示有助于识别昼夜节律障碍的差异。

诸如 Horne-Östberg 晨型-晚型问卷（Morningness-Eveningness Questionnaire，MEQ）和慕尼黑时间类型问卷（Munich Chronotype Questionnaire，MCTQ）等调查问卷评估了昼夜节律偏好，也被称为睡眠类型[126-127]。MEQ 是评估睡眠类型最广泛使用的工具，包含 19 个自我评估项目，以评估个人对睡眠时间和其他行为的偏好[126]。MCTQ 也是自我完成的，但评估的是在工作日或上学日和休息日的实际（而不是首选）睡眠时间[127]。休息日的睡眠中点和来自 MCTQ 自我评估的睡眠类型都与基于 MEQ 得分的睡眠类型高度相关[127-128]。MEQ 和 MCTQ 除了相互关联外，还与昼夜节律相位的客观标记物相关[129-131]。MEQ 也通过核心体温和皮质醇分泌得到了证实[126, 132-133]。

睡眠日志和体动记录仪

在疑似 CRSWD 时推荐使用睡眠体动记录仪[85]，但在体动记录仪不可用或不可行的情况下可以使用睡眠日志[19]。体动记录仪已经在 CRSWD 患者中得到验证[85]。纳入随意睡眠-觉醒时间（如不上学或不工作的日子）将提供一个更准确的真实内源性昼夜节律时相的评估，因此应该用体动记录仪或睡眠日志记录睡眠至少 7 天，最好是 14 天，来指导 CRSWD 的诊断[129, 134-135]。休假时间可能特别明显；事实上，与那些作息时间固定的人相比，不受睡眠觉醒时间表限制的人体的睡眠-觉醒时间与昏暗灯光褪黑素开始分泌（dim-light melatonin onset，DLMO）的相关性更高。

尽管体动记录仪通常用于识别疑似 CRSWD 患者的睡眠和觉醒期，以至于这样的睡眠-觉醒时间异常模式就可以被可视化，但数天至数周的 24 小时运动信号的数学建模可能有助于量化休息-活动节律的昼夜节律特性。传统上，余弦分析已被应用于体动记录仪，以估计静息活动节律的峰值相位、中相位、周期和振幅；然而，这种相位并不适合随时间变化的模式，而且越来越多的研究领域使用了非参数、数据驱动的方法，这可能会揭示更精确技术来捕捉昼夜节律[136-137]。然而，这些技术还没有被纳入常规临床应用。

如前所述，消费市场销售的可穿戴睡眠跟踪器并不是评估任何疑似睡眠障碍患者睡眠参数的可靠替代品；然而，考虑到能够评估运动以外的纵向生物模式（如皮肤温度和心率），未来的研究可能会发现这种设备在评估 CRSWD 方面的作用[138]。

夜间多导睡眠图

PSG 对于诊断昼夜节律性睡眠-觉醒障碍并不是必要的。在常规时间进行的 PSG 可能分别显示患有延迟或提前睡眠-觉醒时相障碍患者的睡眠延迟或早醒。

多次睡眠潜伏期试验

MSLT 不用于诊断 CRSWD。然而，如果在睡眠缺失的情况下获得结果，CRSWD 患者的平均睡眠潜伏期可能缩短。考虑到睡眠 R 期的昼夜节律调节，SOREMP 也可能受到影响。值得注意的是，在一项大型流行病学研究中，轮班工人（夜间或轮转）的平均睡眠潜伏期少于 8 min 的可能性是其他受试者的数倍，并在 MSLT 上至少有 2 个 SOREMPS[96]。此外，昼夜节律时相延迟的青少年在 MSLT 期间（特别是在第一次小睡期间），依据学校时间表作息时，也会出现 SOREMP[139]。

昼夜节律时相的客观标志物

ICSD-3 指出，内源性昼夜节律标志物可以确认某些昼夜节律失调性睡眠-觉醒障碍的诊断[19]。唾液（DLMO）或尿［6- 羟基硫酸褪黑素（6-sulfatoxy-melatonin，aMT6S）］褪黑素测定是最常用的昼夜节律相客观标志物。这些标志物分别客观地记录了睡眠-觉醒时相提前障碍、睡眠-觉醒时相延迟障碍和非 24 小时睡眠-觉醒节律障碍中昼夜节律时相稳定性提前、稳定性延迟或进行性延迟[19]。虽然褪黑素测定在临床实践中很少使用，但在家中进行的 DLMO 测定与在实验室进行的 DLMO 测定有良好的相关性[140]。唾液褪黑素测定可以发现褪黑素开始分泌，但实际上不能确定整夜褪黑素分泌过程。每 8 h 收集一次尿 6- 羟基硫酸褪黑素；因此，第一个晨尿可以计算家庭环境中整夜 6- 羟基硫酸褪黑素的分泌[141]。利用外周基因转录的昼夜振荡来分析外周血细胞转录组是一种很有前途的方法[142]。然而，需要进一步的研究来确定从单一血液样本中测量昼夜节律时相在临床环境中是否可靠和实用。

不宁腿综合征的评估

病史与问卷调查

RLS 的诊断是基于患者在休息时有强烈活动肢体冲动的临床病史，在活动时改善，在傍晚或夜间加重[19]。当专家访谈作为金标准时，这 4 个标准的 PPV 为 76%[143]。将 RLS 与腿部痉挛或体位不适仔细区分，可将 4 个标准的特异性从 84% 提高到 94%[19, 143]。

目前有几种工具可以帮助评估 RLS 或其严重程度，包括国际不宁腿综合征严重程度量表（International Restless Legs Syndrome Severity Scale，IRLS）、RLS-6

和约翰霍普金斯严重程度量表。IRLS 量表是一份 10 个项目的问卷，用于评估 RLS 症状的严重程度[144]。该量表具有良好的内在一致性、检查者间信度和重复信度，降低 6 分被认为是临床相关的改善[145]。虽然这些量表主要用于研究，但在临床环境中，它们可能有助于量化症状的严重程度，确定 RLS 症状对患者生活质量、情绪和睡眠的影响，检测 RLS 症状的进展情况，以及评估治疗效果[146]。此外，IRLS 的自我管理版本（self-administered version of the IRLS，sIRLS）被验证[147]。因此，该量表现在可以在患者就诊之前或之后完成，并且不依赖于医务人员，这使得 IRLS 的一种形式可以更容易和灵活地纳入临床评估[147]。

体格检查

需要进行全面的神经系统检查来评估 RLS，因为这种情况可能发生在其他神经系统疾病的背景下，如神经疾病、多发性硬化症或帕金森病。鉴于心理疾病（或药物的使用）经常与 RLS 共病，所以情感和情绪的评估对识别精神疾病是很重要的。

实验室检查

对 RLS 患者的评估应包括血清铁和铁蛋白水平。超过 1/3 的 RLS 患者血清铁水平较低[148-149]，超过 2/3 的患者铁蛋白值为 50 μg/L 或更低。铁蛋白水平与 RLS 的严重程度呈负相关，铁蛋白水平低于 75 μg/L 的个体应补充铁。补充铁可以减轻 RLS 的症状，但结果不一致[150]。因此，血清铁和铁蛋白的测定是评估 RLS 诊断和治疗的重要组成部分。

夜间多导睡眠图

PSG 并非 RLS 评估的常规检查，只有在临床医生怀疑存在共病睡眠障碍（如 OSA）时才应进行。90% 的 RLS 患者在睡眠时都有周期性的肢体运动。然而，睡眠期间的周期性肢体运动是非特异性的，因为大约 25% 的非 RLS 患者也会有周期性肢体运动[151-152]。

疑似异态睡眠的评估

病史与问卷调查

除了快速眼动睡眠行为障碍（REM sleep behavior disorder，RBD）外，异态睡眠通常仅凭病史即可诊断[19]。从睡眠同伴处获得的信息可能比从患者处获得的信息更有用。

体格检查

对异态睡眠患者进行体格检查是有用的，但其价值还不能很好地量化。一些迹象表明，睡眠呼吸暂停可能是引起错乱性觉醒、梦游、夜惊、RBD 或夜间遗尿的潜在诱因。神经系统检查提示异态睡眠继发于其他疾病，如神经退行性疾病。

夜间多导睡眠图

PSG 对异态睡眠诊断价值的研究较少。当 PSG 中出现行为异常时，该检查的诊断价值很高，特别是使用了适当附加记录设备，如额外的 EEG 导联、额外的表面肌电图（extra surface electromyogram，EMG）导联或视频监控[153]。PSG 检查时附加 EEG，结合临床病史，可有效区分睡眠相关癫痫与异态睡眠。

然而，EEG 不能可靠地诊断夜间额叶癫痫（nocturnal frontal lobe epilepsy，NFLE），因为超过 60% 的 NFLE 患者不能显示明确的发作节律[154]。因此，对病情发生进行详细的描述是诊断的关键。本文提出了一种基于视频 PSG 的严格决策树算法，用于区分 NREM 觉醒障碍和 NFLE[154]。下列特征提示 NFLE 与异态睡眠不同：发作后完全觉醒，行为离散偏移，头部转向一侧或姿势，持续性卧姿。这个决策树算法对 94% 的事件进行了正确分类。不幸的是 PSG 往往无法记录患者的行为（尤其是在疑似 RBD、梦游、夜惊和癫痫的病例中）因为这些行为在大多数夜晚并不发生，或者是因为患者对睡眠实验室的环境并不熟悉。对于异态睡眠的评估，完全正常研究的 NPV 不如异常研究的 PPV 清楚。在一组疑似异态睡眠的患者中，1 ~ 2 晚的 PSG 视频监测为 50% 以上的病例提供了有用的诊断信息[153]。

即使夜间 PSG 没有异常，其他发现也可能是有价值的。发作间期棘慢复合波可能是癫痫发作间期的表现。R 期睡眠失弛缓（R sleep without atonia，RWA）是 RBD 的 PSG 标志，需要用来确认诊断[19]。RWA 可以通过肉眼人工检测或计算机程序自动检测。当人工评分时，RWA 被 AASM 手册定义为强直、相位或任何颏肌电图幅度超过观察到的 R 期肌张力水平的 2 倍[20]。当 R 期睡眠中超过一半的 30 s 时间显示 EMG 张力大于 R 期肌张力水平的 2 倍时，就可以认为肌肉持续紧张或过度活动。在 10 个 3 s/ 页的 R 期睡眠中，至少有 5 页的肌肉活动包含 0.1 ~ 5.0 s 的爆发，且至少是 R 期肌张力水平的 2 倍，则为相位性或过度短暂性肌肉活动评分。如果在任何点没有观察到 R 期肌张力，则可以使用 NREM 睡眠时 EMG 的最低振幅。将一个时期指定为 RWA 的推荐规则是颏导联存在过度持续的肌肉活动或者颏导联或肢体导联存在过度短暂的肌肉活动。此外，可接受的规定是，如果 3 s/ 页的 50% 包含的任何颏肌 EMG 振幅超过观察到

的 R 期张力水平的 2 倍或相位性肢体活动，则可以将一个期指定为 RWA。除了这些 RWA 定义的修订，AASM 还提供了记录 RWA 指数或有 RWA 的 R 时期百分比的选项。

越来越多的计算机算法可以自动检测和量化 RWA，包括 REM 肌紧张指数、计算机分析的巴塞罗那因斯布鲁克睡眠（Sleep Innsbruck Barcelona，SINBAR）、短 / 长肌活动指数、Frandsen 指数、Kempfner 指数和 REM 期超阈值 EMG 信号活动指标[155-157]。

由判图医生进行的视觉定性评估仍然是检测 RWA 的临床标准，而 AASM 评分手册并没有规定在夜间必须包含 RWA 的最小数量或比例，以满足 PSG 标准来确认可疑 RBD[20]。然而，从研究的角度来看，研究人员已经对不同的切入点进行了研究。当仅使用颏下肌电时，在 15% 的 2 s REM 小波段中出现 RWA（相位）可正确分类 84% 的患者[158]。SINBAR 导联记录颏下肌和双侧指浅屈肌的 EMG，以进行 RWA 评分[159]。使用特异性设置为 100% 的导联（不允许假阳性 RBD 诊断）可以获得 3 s/ 贞 R 期 32% 的切入点来诊断 RBD（接收操作者特征曲线下面积＝ 0.998）[159]。与下肢 EMG 相比，上肢 EMG 更能可靠地区分 RBD 患者和非 RBD 患者[156]。RBD 的检查和量化仍然是一个快速发展的领域，新颖、自动化、数据驱动的技术有望提高 RBD 的检查[160]。

决策和成本效益分析以及新兴技术的前景

有关敏感性、特异性、预测试概率和结果有效性的数据可以用于构建决策分析。一个典型的临床决策分析模拟诊断或治疗方案的选择。逻辑规则用于权衡信息并为患者做出最好的决策[161]。

经济和生活质量分析[162]需要关于成本和结果的定量信息，而这些数据通常无法用于睡眠障碍。尽管一些重要的数据点存在不确定性，但成本效用模型主要集中在是否需要借助整晚 PSG、夜间分段 PSG、便携式心肺监测或不需要辅助检查来诊断 OSA[54-55]。在一个人的一生中，与整夜分段 PSG 或无人看管的便携式监测相比，整晚 PSG 成本更低，并能获得更多的质量调整生命年[55]。尽管整晚 PSG 的前期成本有所增加，但这些结果反映了准确诊断 OSA 的高实用性和诊断错误的代价。

随着越来越多的数字分析方法的出现，现在允许从睡眠实验室中获得的信号推导出更大的意义，并可能揭示不同的临床表型（见第 128 章和第 129 章），并确定潜在睡眠障碍的生理内型[38]。当与人口统计

学、临床、基因组和其他组学信息相结合时，睡眠医学领域可以利用人工智能实现精确诊断以及随后个性化治疗。此外，技术的进步已经使多种生理参数的传感器小型化，因此可以在家中进行长期睡眠监测。价格低廉的动态数据采集可能很快就会使诊断检查在睡眠实验室之外进行，并且在与医生联系之前就可以进行。此外，长时间的数据收集预计将提高诊断的准确性，而不仅仅是横断面或短期监测。

临床要点

　　常见睡眠主诉的评估是基于症状、体征和检查结果，结合对各种类型数据诊断价值的理解。

总结

　　在评估可疑的睡眠障碍时，必须谨慎使用临床工具和测试。所有有睡眠相关症状的患者都应询问病史和进行体格检查。OSA 的评估从病史和体格检查开始，这些检查可以提供有价值的信息。仅以症状为基础的问卷调查通常表现特异性不足。实验室 PSG 是黄金标准，但并非绝对可靠。最终的诊断决定应该基于多个临床和客观数据的整合，而不是基于某个特定变量的任何特定临界值，如 AHI 或 REI。对嗜睡的评估还依赖在访谈或问卷调查中收集到的历史症状。当平均睡眠潜伏期缩短可以证实 EDS，或除了睡眠开始的 REM 期外，潜伏期缩短可以证实发作性睡病时，MSLT 进行客观检查尤其有用。必须仔细地解释结果，特别是当它们正常时，因为有混淆的可能性。对失眠症的评估通常主要依靠病史资料，睡眠日志和体动记录仪可能有帮助，但 PSG 仅在其他隐匿性睡眠障碍可能是失眠的基础时才显示。当症状提示 CRSWD 时，睡眠类型和体动记录仪的问卷调查是有价值的工具。RLS 是一种基于临床病史的诊断，但血清铁研究为治疗提供了有价值的信息。对异态睡眠的评估从全面的病史开始，尽可能从患者以外的同床者处获取病史。PSG 可证实诊断或区分几种疾病的可能性。

参考文献和拓展阅读

　　请扫描书后二维码，获取参考文献和拓展阅读资源。

第 69 章

睡眠障碍分类

Michael J. Sateia，*Michael J. Thorpy*
张　霄　译　唐吉友　审校

章节亮点

- 睡眠障碍的分类对于鉴别各种疾病及更好地理解症状、病因、病理生理和治疗是非常必要的。
- 2014 年出版的《睡眠障碍国际分类》第 3 版（ICSD-3）[1] 将症状性表现（如失眠）与部分病理生理学（如昼夜节律）和部分器官系统（如呼吸障碍）相结合。
- ICSD-3 的主要部分包括失眠障碍、睡眠相关性呼吸障碍、中枢性嗜睡障碍、昼夜节律睡眠-觉醒障碍、异态睡眠和睡眠相关运动障碍。
- ICSD-3 不仅是一份睡眠障碍的列表，而且概括了主要诊断要点、相关疾病、病程、预后、发育特征、流行病学和病理生理学。

自从睡眠障碍被首次认识以来，临床医生对睡眠障碍的分类尤其感兴趣。第一个主要分类是 1979 年出版的《睡眠与觉醒障碍诊断分类》[2]，它将睡眠障碍分为不同的类别，构成了当前分类系统的基础。最初的《睡眠障碍国际分类》（*International Classification of Sleep Disorders*，ICSD）是在 1990 年出版的，并在 1997 年进行了修订。2005 年，ICSD 第 2 版（ICSD-2）出版，并对疾病分类学进行了重大调整，在 2014 年发布的最新手册（ICSD-3）中保留了这一调整。《睡眠障碍国际分类》是由美国睡眠医学会（American Academy of Sleep Medicine，AASM）经过国际专家小组和世界各地睡眠协会的商讨和审查后出版的。ICSD 系统主要用于临床诊断、流行病学调查和研究，它广泛应用于临床，并能较好地用于睡眠障碍研究的国际交流。

ICSD-3 分类（表 69.1）列出了 59 种睡眠障碍，每一种都有详细的描述性诊断依据，其中包括具体的诊断标准和编码建议[3]。ICSD-3 有 7 个主要部分：①失眠障碍，②睡眠相关呼吸障碍，③中枢性嗜睡障碍，④昼夜节律睡眠-觉醒障碍，⑤异态睡眠，⑥睡眠相关运动障碍，⑦其他睡眠障碍。

另外，两个睡眠障碍分类体系目前也在使用中。美国精神病学协会的《精神疾病诊断与统计手册》第 5 版（DSM-5）[4] 包括睡眠障碍部分，该部分是为精神卫生和非睡眠医学专家的普通临床医生设计的。在这两种分类方法共同发展的过程中，尽管在诊断标准方面确实存在一些差异，但努力实现 DSM-5 和 ICSD-3 之间一致性很大程度上取得了成功。值得注意的是，如预期的那样，根据不同的目标对象，

ICSD 系统要详细得多。DSM-5 版本的修订（text revision of DSM-5，DSM-5TR）将进一步减少 DSM 与 ICSD 之间的差异。随着 ICSD-2 的发布，《国际疾病分类》第 10 版美国临床修订版（*International Classification of Diseases*, 10th revision, ICD-10-CM）进行了大量修订，包括睡眠障碍的分类和编码，主要是出于统计学和流行病学的目的。然而，鉴于 ICSD 和 ICD 系统之间存在的显著差异，目前 ICSD 和 ICD 系统之间的交叉部分是复杂的。世界卫生组织（World Health Organization，WHO）出版了《国际疾病分类》第 11 版（11th edition of the International Classification of Diseases，ICD-11），以取代 ICD-10。该分类方法于 2019 年 5 月 25 日通过，供成员国采用，并于 2022 年 1 月 1 日生效。ICD-11 的实施与现有卫生系统的整合可能需要数年时间。表 69.2 是 ICD-11 中目前的睡眠障碍分类。睡眠-觉醒障碍的主要类别与 ICSD-3 中的相同，但表中的顺序不同。

失眠障碍

病史上，失眠是以原发性或继发性（共病）为特点的疾病[6]。后者旨在描述由内科、精神疾病、其他睡眠障碍或滥用药物导致的失眠。然而，目前对慢性失眠障碍的概念化已经淘汰了这种二分法。ICSD-3 采用慢性失眠障碍的诊断[7-8]，包括所有至少持续 3 个月的失眠，不考虑假设的病因。持续时间少于 3 个月的失眠属于"短期失眠"。当患者有失眠主诉，但不符合慢性或短期失眠的全部标准时，可以诊断"其他失眠"。

表 69.1　睡眠障碍诊断和编号	
ICSD-3 诊断	**2021 ICD-10-CM 诊断和编码**
失眠障碍	
慢性失眠障碍	F51.01（其他非生理或物质原因的失眠）
短期失眠障碍	F51.02
睡眠相关呼吸障碍	
阻塞性睡眠呼吸暂停	
阻塞性睡眠呼吸暂停（成人和儿童）	G47.33
中枢性睡眠呼吸暂停	
中枢性睡眠呼吸暂停伴陈–施呼吸	R06.3
疾病导致的中枢性睡眠呼吸暂停不伴陈–施呼吸	G47.37
高海拔周期性呼吸导致的中枢性睡眠呼吸暂停	G47.32
药物或毒品导致的中枢性睡眠呼吸暂停	G47.39
原发性中枢性睡眠呼吸暂停	G47.31
婴幼儿原发性中枢性睡眠呼吸暂停	P28.3
早产儿原发性中枢性睡眠呼吸暂停	P28.4
治疗所致的急性中枢性睡眠呼吸暂停	G47.39
低通气 / 低氧血症	
肥胖低通气综合征	E66.2
先天性中枢性肺泡低通气	G47.35
迟发型中枢性低通气伴下丘脑功能失调	G47.36
特发性中枢性肺泡低通气	G47.34
药物或物质所致睡眠相关肺泡低通气	G47.36
内科或神经疾病所致睡眠相关肺泡低通气	G47.36
睡眠相关低氧血症	G47.36
嗜睡症	
1 型发作性睡病［伴猝倒和（或）下丘脑分泌素缺乏］	G47.411
2 型发作性睡病（无猝倒或下丘脑分泌素缺乏）	G47.419
特发性嗜睡症	G47.11
Kleine-Levin 综合征（复发性嗜睡症）	G47.13
药物或物质所致嗜睡症	F10-19
疾病所致嗜睡症	G47.14
精神疾病相关嗜睡症	F51.13（精神障碍引起的嗜睡症）
睡眠不足综合征	F51.12
昼夜节律睡眠–觉醒障碍	
睡眠–觉醒时相延迟障碍	G47.21
睡眠–觉醒时相提前障碍	G47.22
无规律性昼夜节律相关睡眠–觉醒障碍	G47.23
非 24 小时昼夜节律相关睡眠–觉醒障碍	G47.24
倒班相关睡眠障碍	G47.26
时差相关睡眠障碍	G47.25

表 69.1 睡眠障碍诊断和编号（续表）

ICSD-3 诊断	2021 ICD-10-CM 诊断和编码
昼夜节律睡眠-觉醒障碍，无明确原因	G47.20（昼夜节律睡眠-觉醒障碍，无明确原因）
异态睡眠	
意识模糊性觉醒	G47.51
睡行症	F51.3
睡惊症	F51.4
睡眠相关进食障碍（睡吃症）	G47.59
快速眼动期睡眠行为障碍	G47.52
复发性孤立性睡眠麻痹	G47.53
梦魇障碍	F51.5
头部爆炸感综合征	G47.59
睡眠相关幻觉	H53.16
睡眠遗尿症	N39.44
疾病所致异态睡眠	G47.54
无明确原因的异态睡眠	G47.50
睡眠相关运动障碍	
不宁腿综合征	G25.81
周期性肢体运动障碍	G47.61
睡眠磨牙症	G47.63
睡眠相关腿痉挛	G47.62
节律性运动障碍	G47.69
婴儿良性睡眠肌阵挛	G47.69
入睡期脊髓固有肌阵挛	G47.69
药物或物质所致睡眠相关运动障碍	G47.69
疾病所致睡眠相关运动障碍	G47.69
无明确原因的睡眠相关运动障碍	G47.69

注：美国睡眠医学会（International classification of sleep disorders，3rd ed. Darien，IL：American Academy of Sleep Medicine，2014.）

表 69.2 ICD-11 睡眠-觉醒障碍分类

失眠障碍	
7A00	慢性失眠症
7A01	短期失眠症
7A0Z	失眠障碍，无明确原因
嗜睡障碍	
7A20	发作性睡病
7A20.0	发作性睡病，1 型
7A20.1	发作性睡病，2 型
7A20.Z	发作性睡病，无明确原因
7A21	特发性嗜睡
7A22	Kleine-Levin 综合征

表 69.2	ICD-11 睡眠–觉醒障碍分类 （续表）
7A23	精神疾病相关嗜睡症
7A26	睡眠不足综合征
7A2Y	其他明确原因嗜睡
7A2Z	嗜睡，无明确原因
睡眠相关性呼吸障碍	
7A40	中枢性睡眠呼吸暂停
7A40.0	原发性中枢性睡眠呼吸暂停
7A40.1	婴幼儿原发性中枢性睡眠呼吸暂停
7A40.2	早产儿原发性中枢性睡眠呼吸暂停
7A40.3	疾病所致中枢性睡眠呼吸暂停伴陈-施呼吸
7A40.4	疾病所致中枢性睡眠呼吸暂停不伴陈-施呼吸
7A40.5	高海拔周期性呼吸所致中枢性睡眠呼吸暂停
7A40.6	药物或物质所致中枢性睡眠呼吸暂停
7A40.7	治疗相关中枢性睡眠呼吸暂停
7A40Y	其他特定中枢性睡眠呼吸暂停
7A40.Z	中枢性睡眠呼吸暂停，无明确原因
7A41	阻塞性睡眠呼吸暂停
7A42	睡眠相关低通气或低氧血症障碍
7A42.0	肥胖低通气综合征
7A42.1	先天性中枢性睡眠相关肺泡低通气
7A42.2	非先天性中枢性肺泡低通气伴下丘脑功能异常
7A42.3	特发性中枢性肺泡低通气
7A42.4	药物或物质所致睡眠相关肺泡低通气
7A42.5	疾病所致睡眠相关肺泡低通气
7A42.6	疾病所致睡眠相关低氧血症
7A42Y	其他特定睡眠相关肺泡低通气或低氧血症障碍
7A42.Z	睡眠相关肺泡低通气或低氧血症障碍，无明确原因
MD11.4	睡眠相关陈-施呼吸
7A4Y	其他特定与睡眠相关呼吸障碍
7A4Z	睡眠相关呼吸障碍，无明确原因
昼夜节律性睡眠–觉醒障碍	
7A60	睡眠–觉醒时相延迟障碍
7A61	睡眠–觉醒时相提前障碍
7A62	无规律性昼夜节律相关睡眠–觉醒障碍
7A63	非 24 小时昼夜节律相关睡眠–觉醒障碍
7A64	昼夜节律睡眠–觉醒障碍，倒班工作型
7A65	昼夜节律睡眠–觉醒障碍，时差型
7A6Z	昼夜节律睡眠–觉醒障碍，无明确原因
睡眠相关运动障碍	
7A80	不宁腿综合征

表 69.2　ICD-11 睡眠–觉醒障碍分类　（续表）	
7A81	周期性肢体运动障碍
7A82	睡眠相关腿痉挛
7A83	睡眠相关磨牙症
7A84	睡眠相关节律性运动障碍
7A85	婴儿良性睡眠肌阵挛
7A86	入睡期脊髓固有肌阵挛
7A87	疾病所致睡眠相关性运动障碍
7A88	药物或物质所致睡眠相关性运动障碍
7B01.0	REM 睡眠行为障碍
7A8Y	其他有特定原因的睡眠相关运动障碍
7A8Z	睡眠相关运动障碍，无明确原因
异态睡眠	
7B00	非 REM 睡眠觉醒障碍
7B00.0	意识模糊性觉醒
7B00.1	睡行症
7B00.2	睡惊症
7B00.3	睡眠相关进食障碍（睡吃症）
7B00.Y	非 REM 睡眠的其他特定唤醒障碍
7B00.Z	不明原因的非 REM 睡眠觉醒障碍
7B01	REM 睡眠相关异态睡眠
7B01.0	REM 睡眠行为障碍
7B01.1	复发性孤立性睡眠麻痹
7B01.2	梦魇障碍
7B01.Y	其他有明确原因与 REM 睡眠相关异态睡眠
7B01.Z	REM 睡眠相关异态睡眠，无明确原因
7B02	其他异态睡眠
7B02.0	入睡前头部爆炸感综合征
7B02.1	睡眠相关幻觉
7B02.2	某种疾病所致异态睡眠
7B02.3	药物或物质所致的异态睡眠
6C00.0	夜间遗尿症
7B0Y	有明确原因的异态睡眠
7B0Z	异态睡眠，无明确原因

REM，快速眼动。

在 ICSD-3 中，"慢性失眠障碍"被定义为尽管有充足的睡眠机会和环境，但仍存在持续的睡眠困难，其结果以多种形式影响白天生活并伴有可归因于睡眠障碍的日间后果。主诉可能包括难以入睡、睡眠维持困难或早醒。此外，拒绝按照适当的时间表上床睡觉或在没有父母或看护人的干预下难以入睡也构成失眠主诉（见第 89～93 章）。睡眠紊乱可以由患者或患者的父母或看护人报告。尽管这些主诉中的任何一种都符合失眠诊断的第一条标准，但患者出现上述两种或两种以上症状（如难以入睡和维持睡眠）并不罕见。如果患者是儿童或认知受损的成年人，往往是父母或看护人报告的问题。睡前抗拒或需要父母或看护人干预的症状主要适用于这些群体。ICSD-3 失眠的诊断还需要伴有日间症状（如疲劳、注意力不集中、情绪障碍或其他职业、社会或学习障碍），以及充足的睡眠机会和环境条件。持续时间至少 3 个月，并且每周至少出现 3 晚上症状是诊断慢性失眠障碍的必要条件。失眠症状常与许多内科和精神疾病同时出现。只有当失眠是临床独立评估和治疗的重点时，才诊断为慢性失眠障碍。

ICSD-3 在慢性失眠障碍的背景下讨论了以前确定的亚型。虽然这些临床亚型不再被认为是独立的诊断，但这些亚型可能有临床相关的特征。以前被称为原发性失眠的主要亚型包括：①心理生理性失眠，其特征是高觉醒水平，与习得性睡眠预防关联以及对无法入睡的过度关注；②矛盾性失眠（以前称为睡眠状态错觉），是一种严重失眠的主诉，它发生时没有客观睡眠障碍的证据，并且没有报告的睡眠障碍数量所提示的日间睡眠障碍的程度；③特发性失眠症，一种长期存在的失眠症，出现于儿童时期，起病隐匿；④儿童期行为性失眠症[9]，包括设限型睡眠障碍和睡眠-起病关联障碍，前者是抗拒或拒绝睡觉，这是由于护理提供者的限制不足造成的。当依赖于不适当的睡眠联想时，睡眠-起病关联障碍就会发生，如摇晃、看电视、拿瓶子或其他物体，或特定的环境条件，如明亮的房间或其他睡觉的地方。先前确认的继发性或共病性失眠症包括：①疾病导致的失眠症，它应用于当内科或神经系统紊乱被认为引起失眠症时；②药物或毒品导致的失眠，病因是过度使用、依赖或戒除某种物质，如酒精、消遣性药物或咖啡因；③精神障碍导致的失眠，即当潜在的精神障碍是主要病因时的失眠。

患者常伴有多种合并症，可导致失眠主诉。通常很难确定共病和失眠之间的因果关系。当采用 ICSD-3 诊断慢性失眠时，临床医生应当在诊断时列出所有相关的共病。

"睡眠不足"和"卧床时间过长"被列为失眠症的正常变种。"短睡眠者"指的是每天 24 h 睡眠时间通常为 6 h 或更少睡眠的人，并且没有睡眠问题或可以识别的日间功能损害。在儿童中，这种睡眠时长可能比该年龄组的正常水平少 3 h 或更多。

睡眠相关呼吸障碍

这类疾病的特征是睡眠时呼吸紊乱（见第 123～142 章）ICSD-3 包括 4 大类睡眠相关呼吸障碍：①阻塞性睡眠呼吸暂停（obstructive sleep apnea，OSA），②中枢性睡眠呼吸暂停（central sleep apnea，CSA）综合征，③睡眠相关低通气障碍，④睡眠相关低氧血症障碍。

OSA 是一种在睡眠期，尽管有足够的呼吸努力，但因气道完全或部分阻塞，仍导致气流缺乏或减少的疾病。成人 OSA[10-11]的特点是反复发作的呼吸停止（呼吸暂停）、呼吸减少（低通气），或与气道阻力和呼吸努力增加相关的觉醒（与呼吸努力相关觉醒）。因为潜在的病理生理学和其后果基本上是 OSA 的特点，所以，"上气道阻力综合征"这一术语不再使用。据报告在这些患者中，大多数有严重的打鼾。呼吸暂停和低通气事件常与血氧饱和度降低有关。诊断要求每小时出现 5 次或 5 次以上的阻塞性事件［呼吸暂停、低通气或与呼吸努力相关觉醒（respiratory effort–related arousal，RERA）］，并伴有至少一种体征或症状（例如，打鼾、观察到的暂停、过度思睡、失眠）或内科或精神并发症。无论有无症状，主要阻塞性事件的频率大于每小时 15 次符合诊断标准。

儿童 OSA[12]的特征与成人相似，但可能由于儿童的觉醒阈值较高，所以不会发生皮质觉醒。皮质觉醒的缺失可能导致阻塞性低通气更持久，这需要监测 CO_2 来实现。诊断儿童 OSA 需要有体征或症状。这些必须与每小时睡眠至少一次阻塞性事件或阻塞性低通气模式相结合，超过 25% 的睡眠时间 $PaCO_2$ > 50 mm/Hg 即可以诊断。

CSA 综合征[13-14]包括呼吸努力减少或缺失导致气流以间歇性或周期性的方式减少或缺失。ICSD-3 包括 9 种 CSA 综合征。除高原周期性呼吸外，所有成年人的这些疾病都需要多导睡眠图显示中枢呼吸暂停/低通气指数（每小时睡眠呼吸事件数）> 5。成人表现还需要相关的体征或症状（如思睡、睡眠紊乱、醒来时呼吸短促、打鼾或目睹呼吸暂停），但有充血性心力衰竭、心房颤动/扑动或神经系统疾病等疾病的陈-施呼吸（Cheyne-Stokes breathing）CSA 的患者则不需要满足这一要求。伴陈-施呼吸的 CSA[15-17]的特征是周期性的中枢呼吸暂停或低通气，呼吸阶段潮气量以递增-递减的模式交替出现。这种模式在非快速眼动（non-rapid eye movement，NREM）睡眠期明显。疾病所致 CSA 不伴陈-施呼吸通常是不同病因导致脑干病变的结果。由高海拔周期性呼吸引起的 CSA[18]是在近期海拔高度（通常大于 2500 m）上升后出现的，但有些人可能在低海拔地区出现症状。虽然多导睡眠图（polysomnography，PSG）显示中心指数 > 5 h，但仅根据海拔上升高度和症状就可以诊断该疾病。药物或物质所致的 CSA 最常与长期使用阿片类药物[19-20]有关。这种物质通过作用于延髓腹侧的 μ 受体而引起呼吸抑制。原发性 CSA 是一种原因不明的疾病，其特征是睡眠时反复发作的呼吸停止，无相关通气努力。大多数患者在清醒时，动脉 PCO_2（< 40 mm/Hg）低于正常水平，有患者主诉日间过

度思睡、失眠或在睡眠期间呼吸困难，但不会出现高碳酸血症（$pCO_2 > 45$ mm/Hg）。

婴幼儿（胎龄 ≥ 37 周）或早产儿（胎龄 < 37 周）的原发性睡眠呼吸暂停是由发育问题（脑干呼吸中枢不成熟）或其他医学疾病引起的呼吸控制紊乱。诊断需要观察呼吸暂停或发绀的发作，或通过监测呼吸暂停或氧饱和度下降。必须证明周期性的、持续的（> 20 s）中枢性呼吸暂停或周期性呼吸超过总睡眠时间的 5%。

ICSD-3 包括一种新的 CSA 诊断：治疗相关中枢性睡眠呼吸暂停[21]。这种疾病在文献中被称为"复杂睡眠呼吸暂停"，其特征是在基线 PSG 上主要出现阻塞性呼吸暂停，在无后备呼吸频率的气道正压通气时，阻塞缓解并以中枢性呼吸暂停为主出现或持续存在。"复杂睡眠呼吸暂停"这一术语也被用来描述陈-施呼吸时 CSA 的出现，或由于药物或物质应用引起的 OSA。然而，当 CSA 的另一个病因被确定时，不应诊断为治疗相关的 CSA。在这种情况下，临床医生应诊断由陈-施呼吸或物质引起的 OSA 和 CSA。

睡眠相关低通气障碍[22]包括 6 种睡眠相关低通气疾病。通气不足必须通过血气显示 PCO_2 升高（如最新版本 AASM 评分手册定义的）来确定，或者更常见的替代检查，如终末或经皮 CO_2。

肥胖低通气综合征[23-24]需要表现出日间高碳酸血症，而其他睡眠相关低通气障碍只需要睡眠相关的低通气，可能与日间高碳酸血症有关，也可能无关。儿童体重指数（body mass index，BMI）大于 30 kg/m^2 或同年龄和性别的 95% 以上。先天性中枢性肺泡低通气综合征[25]是一种与 PHOX2B 基因突变相关的呼吸中枢自动调节衰竭。低通气开始于婴儿时期，并在睡眠期间恶化。特发性中枢性肺泡低通气是指与睡眠相关的通气不足，而不是由其他疾病引起的。伴下丘脑功能障碍晚发型中枢性低通气[26]的特征是在出生后几年出现症状。除了通气不足，还包括肥胖、下丘脑所致内分泌异常、情绪和行为紊乱以及神经肿瘤。疾病所致睡眠相关低通气[27-29]是由肺气道或实质性疾病以及外部因素（如胸壁运动异常）或神经肌肉疾病引起的。睡眠相关低通气也可以由阿片类药物或其他呼吸抑制剂等物质引起。

PO_2 持续下降 [$SaO_2 < 88\%$（儿童 90%）≥ 5 min]，且无明显的 PCO_2 升高，则被诊断为睡眠相关低氧血症障碍。

打鼾是本节中包含的一种孤立症状，当呼吸声（通常是突然的）干扰患者、床伴或其他人时，确定为打鼾。这个术语适用于当打鼾发生时，没有证据表明上呼吸道阻塞事件或睡眠觉醒障碍如失眠或过度嗜睡。打鼾不仅会损害健康，还能导致社交尴尬，干扰同床伴侣的睡眠。

中枢性嗜睡

中枢性嗜睡的特征是日间嗜睡，并非其他睡眠障碍所致（见第 110 章）。这些情况大多数是由中枢神经系统异常或者由物质或中枢神经系统其他疾病引起的。一个例外是睡眠不足综合征，它是由行为诱发的睡眠剥夺所致。日间嗜睡被定义为在一天中主要的觉醒时段无法保持清醒，通常会导致无意识的睡眠。对可能存在其他睡眠障碍的患者，必须首先给予有效治疗，以确定嗜睡的诊断。以前被称为伴猝倒的发作性睡病和不伴猝倒的发作性睡病现在被称为 1 型和 2 型发作性睡病[30-32]。1 型发作性睡病（Narcolepsy type 1，NT1）的诊断依据是主诉嗜睡和存在明确的猝倒，并伴有多次睡眠潜伏期测试（Multiple Sleep Latency Test，MSLT）平均睡眠潜伏期 ≤ 8 min，有证据表明有两个或两个以上的睡眠起始快速眼动周期（sleep-onset rapid eye movement period，SOREMP）。证据表明，MSLT 前夜 PSG 的 SOREMP 对 NT1 具有高度特异性[33]。因此，夜间 PSG 中的 SOREMP（在睡眠开始 15 min 内）可以代替 MSLT 中的一次 SOREMP 睡眠进行诊断。或者，当存在主观嗜睡和下丘脑分泌素缺乏（< 110 pg/ml 或在同一试验中获得正常受试者的平均值 < 1/3）时，即使没有猝倒，也可诊断为 NT1。在极少情况下，一些下丘脑分泌素缺乏患者可能不会出现猝倒，至少在最初诊断时是如此。正是因为这个原因，发作性睡病伴猝倒这个术语已经不适用了。2 型发作性睡病（Narcolepsy type 2，NT2）的标准包括主观嗜睡和 NT1 之前描述的 MSLT 结果。患者无猝倒，如果获得下丘脑分泌素水平，则不符合 1 型标准。

特发性嗜睡症[34-35]是指那些无法用其他睡眠障碍、内科或精神疾病来解释的主观嗜睡症状。诊断此病需要 MSLT 潜伏期为 8 min 或小于 2 个 SOREMP（包括前一晚 PSG 的 SOREMP，如果存在）或 24 h 睡眠时间超过 660 min。人们认识到，一些有合理嗜睡问题的患者可能不会表现出 8 min 或更短的潜伏期，在这种情况下需要临床判断。在诊断特发性嗜睡症之前，必须特别注意排除睡眠不足的原因或促发因素。

Kleine-Levin 综合征[36]是一种反复发作的嗜睡症，持续数天至数周，与以下一种或多种症状有关：进食障碍（最常见的是暴饮暴食）、认知功能障碍、知觉障碍，或不受抑制的行为，通常是性行为。在一些女性中，复发性嗜睡可表现为月经相关的现象，目前被称为**月经相关的 Kleine-Levin 综合征**。

睡眠不足综合征发生在那些相对于正常年龄而言习惯性睡眠时间较短的患者身上[37]。如果时间允许，这些患者通常会睡得更久（比如周末或假期）。延长睡眠时间可以消除困倦。对出现其他原因无法解释的思睡和表面上正常睡眠时间的患者，必须考虑到睡眠时间过长的可能性。

疾病所致嗜睡症是由内科疾病或神经系统疾病引起的过度嗜睡[38-39]。不存在猝倒或发作性睡病的其他诊断特征。帕金森病、创伤性脑损伤和某些局灶神经病变是这种疾病最常见的病因。也要与已治疗的 OSA 相关的其他嗜睡症分类。**药物或物质所致嗜睡症**，当主诉被认为是继发于目前或过去的药物使用时，就可以诊断[40]。镇静-催眠、阿片类药物、抗精神病药或抗组胺药的使用，以及兴奋剂药物或物质的戒断是常见的原因。**精神疾病相关嗜睡症**是指时间上与精神疾病诊断相关的过度思睡，最常见的是非典型、季节性或双相抑郁症，顾名思义，真正的过度嗜睡和精神障碍之间的因果关系还没有很好地建立起来，MSLT 的发现通常也不能证明病理性客观嗜睡[41]。

长睡眠者是嗜睡症的一种正常变体，指的是一个人在一天 24 h 内比正常人睡得更多。睡眠在结构和质量上都是正常的。通常情况下，睡眠时间超过 10 h 就符合这种诊断。如果一个人没有得到足够的睡眠，就会出现过度嗜睡的症状。

昼夜节律性睡眠-觉醒障碍

昼夜节律性睡眠-觉醒障碍具有共同的慢性生理学基础[42-44]。这些疾病的主要特征是昼夜节律时钟的改变，或者患者睡眠模式与社会需求或环境所要求的模式持续或反复失调（见第 43 章）。由于昼夜节律睡眠-觉醒倾向和行为时间表之间的失调，这些人经常经历失眠和过度嗜睡的症状。

睡眠-觉醒时相延迟障碍[45-46]，在青少年和年轻人中更为常见，其特征是与理想睡眠时间和唤醒时间相关睡眠期的时相延迟。相比之下，在老年人中更常见的是**睡眠-觉醒时相提前障碍**，其特征是与理想睡眠时间和唤醒时间相关的主要睡眠期时相提前。在这两种疾病中，如果允许以昼夜节律睡眠习惯进行，睡眠在质量和持续时间上都是正常的，但在一天中比预期的时间晚（睡眠时相延迟）或早（睡眠时相提前）。虽然时间生物学因素在这些睡眠障碍的病因学中是很重要的，但行为/动机因素（如学校回避）通常也是

延迟睡眠时相的关键因素。**无规律昼夜节律性睡眠-觉醒障碍**是一种涉及缺乏明确定义的睡眠和觉醒昼夜节律障碍，最常见于养老院的老年人或慢性精神疾病患者，并与缺乏同步因素（如光线、身体活动和社交时间表）有关[47]。**非 24 小时睡眠-觉醒节律紊乱或非同步睡眠-觉醒节律**是缺乏融入 24 h 光-暗循环规律中的结果[48-49]。这种情况最常见的原因是完全失明，但有一小部分人昼夜节律周期异常长（不属于娱乐范围）或对光的异常反应是可能的原因。这些患者通常表现出睡眠质量差与睡眠质量好交替的周期，因为他们的生物钟与光-暗周期和传统的睡眠-觉醒时间相一致。

时差相关睡眠障碍[50]是由于跨越两个或多个时区的旅行导致昼夜睡眠习惯和昼夜循环环境之间的突然不同步。这种紊乱的严重程度受跨越时区的数量和旅行方向影响，而向东旅行通常更具破坏性。**倒班相关睡眠障碍**[51]的特征是由于工作时间与正常睡眠时间重叠而引起的失眠或过度嗜睡。

除了可归因于昼夜节律紊乱的失眠或嗜睡的主观报告外，显示睡眠-觉醒时间表改变的睡眠日志对于大多数这些睡眠障碍都是必需的。虽然没有严格要求客观的测量，但越来越多地强调使用体动记录仪和生物标志物，如暗光褪黑素分泌（dim light melatonin onset，DLMO），以提供更准确的诊断和治疗指导。其他睡眠障碍（如慢性失眠障碍）可能与昼夜节律睡眠-觉醒障碍相似或重叠，必须作为整体治疗方法的一部分加以识别和处理。

异态睡眠

异态睡眠是指睡眠期间伴随着不良行为或经历（见第 115～122 章）。异态睡眠的运动活动通常比与睡眠相关运动障碍更复杂。经历可能是认知情感（如梦魇或睡惊）或感官（如睡眠相关幻觉或头部爆炸感综合征）。在非快速眼动（non-rapid eye movement，NREM）睡眠期、快速眼动（rapid eye movement，REM）睡眠期或睡眠-觉醒过渡期间会出现睡眠异常。许多异态睡眠代表了 NREM 期和觉醒（NREM 引起的觉醒障碍）或 REM 期和觉醒［REM 睡眠行为障碍（RBD）和反复发作的睡眠瘫痪］之间的睡眠-觉醒状态的分离。异态睡眠通常与其他睡眠障碍（如 OSA）同时发生。一个患者出现几个异态睡眠症状并不罕见。NREM 异态睡眠[52-53]包括慢波 NREM 睡眠的觉醒障碍（错乱觉醒、睡行症和睡惊症），常见于儿童时期的，以及与睡眠相关进食障碍相关。错乱觉醒特征是在睡眠中或醒来后出现精神混乱或行为

错乱，常见于儿童，它不仅发生在夜间睡眠，而且发生在日间小睡。**睡行症**是从慢波睡眠中突然醒来，并在意识受损状态下运动的一系列复杂行为。**睡惊症**也发生于慢波睡眠，可出现哭泣或刺耳的尖叫，伴有强烈的自主神经系统的兴奋和紧张恐惧的行为。有些患者可能很难从该事件中醒过来，醒来时可能会感到困惑，随后对该事件遗忘。睡行症和睡惊症这两种疾病经常共存，可能导致一种潜在的害怕、行走或跑步的危险状态。睡眠相关进食障碍[54]包括在部分睡眠中反复进食或饮水，这种饮食行为是无法控制的，通常包括摄入不寻常或不可食用的物质，可能造成潜在的伤害（如烹饪）或其他不利的健康后果（包括体重增加）。通常患者在发作期间的意识受到限制或完全没有意识，对该行为的回忆也受损。

一些异态睡眠通常与 REM 睡眠有关。与 REM 睡眠相关的病理生理机制可能是这些疾病的基础。RBD[55-57]包括发生在 REM 睡眠的异常行为，可能会导致伤害或睡眠中断。这些行为通常伴随着梦境和充满暴力的动作，可发生在发作性睡病和许多帕金森病或其他突触核蛋白病患者中。在特发性 RBD，尤其是年龄大于 50 岁的男性患者中，延迟发生神经变性病的比例很高，主要是突触核蛋白病。复发性孤立性睡眠麻痹[58]可出现在入睡或觉醒时发生，其特点是不能完成随意运动，肺通气通常不受影响。幻觉体验可能伴随瘫痪。"梦魇障碍"[59]最常发生在 REM 睡眠期，反复出现焦虑，常做可怕的梦，并导致伴有焦虑、恐惧或其他负面情绪的清醒，该疾病最常见于临床环境中，与创伤后应激障碍一起出现，只有当噩梦成分是独立临床评估和治疗的重点时，才应在这种情况下援引诊断。

睡眠遗尿症[60]是睡眠过程中反复发生无意识的排尿。儿童 6 个月或以上时间的持续遗尿被认为是原发性的，否则被称为继发性。头部爆炸感综合征的特点是患者入睡或在夜间醒来时，感觉头部有想象中的巨大噪音或强烈的爆炸感。

睡眠相关幻觉是发生在睡眠开始或唤醒时的幻觉体验，它们很难与生动的梦或噩梦区分开来，但通常是患者清醒时出现的复杂图像。说梦话作为一种孤立症状，可能出现在 NREM 或 REM 睡眠期间，可能是特发性的，或者与其他睡眠障碍如 RBD 或睡眠相关进食障碍有关。

睡眠相关运动障碍

睡眠相关运动障碍是以相对简单，通常是扰乱睡眠的刻板运动为特征（见第 122 章）。本节中将对周期性肢体运动障碍和不宁腿综合征（restless legs syndrome，RLS）等疾病进行分类。

RLS 包括一种强烈的、几乎无法抗拒的移动双腿的冲动，并伴有不舒服或疼痛的症状[61-64]，休息时感觉更严重，傍晚或夜间发作更频繁，走路或运动双腿可以暂时缓解。通常与睡眠中重复的肢体运动有关，但当肢体运动发生在 RLS、嗜睡症、未治疗的 OSA 或 RBD 的情况下，则不需要单独诊断周期性肢体运动障碍。

周期性肢体运动障碍[63, 65]是一种具有在睡眠期间反复发生高度刻板的肢体运动特征的独立睡眠障碍。这些肢体动作必须引起睡眠障碍或白天嗜睡才能达到标准。睡眠相关腿部痉挛[66-67]是肌肉突然强烈地收缩而引起的疼痛感觉，通常累及小腿或脚上的小块肌肉，在睡眠期间发生并且会导致睡眠中断，伸展受累肌肉后症状通常得到缓解。

睡眠相关磨牙症[68-69]的特点是在睡眠期间牙关紧闭，从而导致觉醒。这种磨牙通常是严重或频繁的，足以导致颞下颌关节疼痛或牙齿损伤症状。睡眠相关节律性运动障碍[70-71]是发生在困倦或浅睡期间的一种刻板的、反复发生的节律性运动行为，常导致头部、躯干或四肢大量运动，通常见于儿童，但也可见于成人，暴力活动可能导致头部和四肢损伤。节律性运动障碍也能发生在完全清醒和警觉状态，特别是那些有智力障碍的人。婴儿良性睡眠肌阵挛[72]是一种发生在婴儿睡眠期间的肌阵挛抽动障碍。它通常发生在从出生到 6 个月，与已知的不良后果无关，并且可以自发缓解。睡眠起始脊髓固有肌阵挛[73]是一种在从清醒到睡眠过渡过程中反复发生的突然肌肉抽动障碍，该疾病与严重的睡眠起始型失眠障碍有关。

本节中孤立性症状和正常变异包括睡眠惊跳、过度片段性肌阵挛、睡前足震颤和交替下肢肌肉活动[71, 73]。睡眠惊跳（睡眠抽动）是在睡眠开始时身体突然短暂地收缩。通常与坠落感、闪光感或睡眠开始时的梦有关。睡前足震颤和交替下肢肌肉活动发生在清醒和睡眠之间的过渡或 NREM 浅睡眠期间。所以这些症状被列在一起，因为它们代表单一睡眠障碍的不同表现。睡前足震颤包括足部或脚趾的节律性运动，而交替下肢肌肉活动由一个 PSG 模式组成，即重复的、短暂的一个胫前肌群的活动与对侧胫肌的活动交替发生。过度片段性肌阵挛表现为手指、脚趾或嘴角的小肌肉抽搐，但不会引起关节的实际运动。肌阵挛通常是在 PSG 中发现的，可无症状或与白天嗜睡或疲劳有关。

其他睡眠障碍

当一种睡眠障碍不能分类时，就需要使用其他睡眠障碍的诊断。具有其他特征、特殊类别（如昼夜节律、异态睡眠或运动障碍），但又不符合特定诊断标准的疾病，应在这些相应类别中归类为"无明确原因"。

单纯由环境干扰，如物理刺激（如噪音或光线）或环境危险引起的睡眠障碍在技术上不符合失眠障碍的标准，应在此分类。

睡眠相关医学和神经疾病

ICSD-3 列出了 6 种疾病，尽管它们本身不是睡眠障碍，但通常与睡眠有关，或者在睡眠期间有独特的表现。

致死性家族性失眠症[74]是一种进展性疾病，其特点是难以入睡和维持睡眠，并发展到假想的做梦或麻痹。表现为过度自主神经活动伴发热、过多流涎和多汗症，导致心脏和呼吸衰竭。该疾病是由朊病毒蛋白基因（prion protein gene, *PRNP*）的错义突变引起的，通常在 12 ～ 72 个月内导致死亡。睡眠相关癫痫[75]是指发生在睡眠期间的癫痫发作。与睡眠相关的几种类型的癫痫包括夜间额叶癫痫、伴有中央颞区棘波的儿童、伴有枕区发作的良性癫痫和青少年肌阵挛性癫痫。睡眠相关头痛[76]是发生在睡眠期间或初醒时的头痛。其中一些与睡眠有着独特的联系。偏头痛、慢性发作性偏头痛、入睡前头痛和丛集性头痛都可以在睡眠期间发生。睡眠相关喉痉挛是一种患者报告夜间出现窒息和呼吸困难，常伴有明显恐惧或恐慌的疾病。它的病因尚不明确，但它在多系统萎缩中出现，并可能与 OSA 或胃食管反流有关。睡眠相关胃食管反流[77]的特点是发生在睡眠期间胃内容物反流入食管，可能会导致呼吸急促或胃灼热感，但偶尔也会无症状。睡眠相关的心肌缺血是由睡眠期间心肌血流减少所致。

当前和未来分类考虑的因素

失眠障碍

从现代睡眠障碍分类系统开始时，失眠就被划分为原发性失眠和由内科疾病、精神疾病或物质使用引起的失眠，以及几种其他亚型的原发性失眠。ICSD-3 中失眠障碍诊断的整合并不意味着某些失眠亚型之间可能没有重要的差异。然而，从临床角度来看，许多

亚型之间的区分被证明是相当不可靠的[78-79]，在考虑了共病治疗后，治疗方法在各个亚型之间没有显著差异。尽管如此，人们一直在努力来确定有意义的失眠亚型[80-82]。识别客观睡眠时间短的失眠[83-84]是具有重要临床意义亚型的一个显著例子，特别是在心血管和代谢健康方面。需要更多的研究来确定与失眠之间是否存在其他显著的、可识别的差异，以及这些差异在多大程度上能改变治疗方法。

先前的分类系统，如 ICSD-2，在可能的失眠症状列表中包括"非恢复性睡眠"[85-86]。然而，这种主诉的性质是模糊的。尽管许多失眠症患者将他们的睡眠描述为"非恢复性"，但这些患者中的大多数都有入睡困难或睡眠维持困难的主诉，导致夜间清醒的时间延长。尽管一小部分患者有单独的非恢复性睡眠主诉，但不清楚这种主诉是否应归为失眠症。许多其他睡眠障碍（如睡眠呼吸暂停）导致的睡眠可以被归类为"无恢复性睡眠"。对单独的无恢复性睡眠的有限研究表明，尽管患者之间有许多共同的症状，但他们在某些方面有所不同。因此，该主诉患者的评估和分类要由临床医生进行判断。

睡眠相关呼吸障碍

中枢性呼吸系统疾病（包括呼吸暂停/低通气和肺通气不足）的病理生理学机制（及其分类）是复杂的。中枢性呼吸障碍的多导睡眠图特征是多种多样的，这可能与不同的临床表现有关[87]。此外，个体可表现出多种可能导致中枢性呼吸系统疾病的因素。虽然中枢呼吸障碍的 ICSD-3 分类是基于我们目前对临床综合征的最佳理解，但它不能充分代表这些睡眠障碍的临床复杂性和多样性，从而不必要地限制了治疗干预。对中枢性呼吸障碍的病理生理学、预后意义和治疗意义更细致的了解将有助于对这些疾病进行更好的分类。

治疗引起的中枢性睡眠呼吸暂停作为诊断首次出现在 ICSD-3 中。它在适用的条件方面存在一些争议。此诊断是建立在为 OSA 患者正压滴定过程中进行 PSG 的基础上。然而，人们已经认识到，在气道正压滴定过程中观察到 CSA 的显著程度可能会随着持续气道正压[21]而自行消退，或可归因于其他疾病（如阿片类药物、心力衰竭或神经系统疾病）。因此，这种诊断存在过度使用的可能性，并可能导致不必要地应用更复杂和昂贵的治疗方式，如适应性伺服式通气（adaptive servo ventilation, ASV）。为了解决这些问题，长期随访是必要的。

儿童 OSA 的标准仍未改变。然而，关于在这一人群中进行治疗干预的适当阈值信息有限。

中枢性嗜睡

以自身免疫为基础的下丘脑分泌素神经元破坏是 NT1 可能的病因[88]。然而，5% ~ 10% 的发作性睡病和猝倒（1 型）患者的下丘脑分泌素水平正常，这提示下丘脑分泌素下游可能存在问题（如受体水平）或其他可能的病理生理机制。目前还不清楚 NT2 是否与 NT1 有一些共同的病理生理，还是一种基于完全不同病理生理的疾病。NT2 中 MSLT 结果的重测信度似乎不超过 50%，表明有大量的假阳性诊断[89-90]。似乎至少有相当大比例的假阳性是由于检测前对睡眠不足、睡眠相关呼吸障碍治疗不当、昼夜节律因素和药物 / 物质等因素关注不足所致。同样，由于没有明确的病理生理机制，对特发性嗜睡症（idiopathic hypersomnia，IH）的了解也不多。诊断几乎完全依赖于过度嗜睡伴随 MSLT 潜伏期少于 8 min 或总睡眠时间较长的主观报告。然而，据报道，MSLT 在特发性嗜睡症中的检测重测信度甚至比 NT2 更差。有些患有 NT2 或 IH 的患者，其诊断特征会随着时间的变化而改变。例如，被诊断为 NT2 的患者可能会在之后符合 NT1 的标准，同样，被诊断为 IH 的患者也可能在之后符合 NT2 的标准，提示一些患者可能具有类似的潜在病理生理学，构成发作性睡病谱系障碍的一部分。需要进一步的研究和更多的关注 MSLT 的准备工作（例如，测试前体动仪），以了解和提高这些疾病的诊断准确性。

昼夜节律性睡眠-觉醒障碍

目前研究表明，昼夜节律失调在昼夜节律睡眠-觉醒障碍中的作用是可变的。例如，相当数量的睡眠-觉醒相位延迟障碍（delayed sleep-wake phase disorder，DSWPD）患者并没有表现出明显的暗光褪黑素分泌延迟，因此被认为主要是"行为性"或"动机性" DSWPD[91]，并从这些观察中发现了重要的治疗意义。因此，增加昼夜节律生物标志物的应用将提高诊断的准确性，并可能会改善治疗结果。特别是，唾液昏暗光褪黑素测定法现在很容易获得，并越来越多地用于昼夜节律时相的测定。ICSD-3 鼓励在诊断中更多地使用这些标志物，希望它们将成为一种诊断标准，并得到更广泛的应用。

异态睡眠

在 OSA 或服用抗抑郁药的情况下，众多患者表现出梦境演绎行为。目前尚不清楚这些患者是否与特发性 RBD 患者一样，存在发展成为突触核蛋白病的不良预后。这是决定是否向有梦境演绎行为的患者告知严重神经系统疾病发展风险的一个特别困难的问题。

临床要点

- ICSD-3 将所有慢性失眠纳入慢性失眠障碍的单独诊断。此外，临床医生应确定所有潜在的合并症。
- 2 型发作性睡病的 MSLT 研究结果无持续的可重复性，可能是因为对总睡眠时间和昼夜节律失调问题关注不足。临床医生应尽可能在 MSLT 前 1 ~ 2 周进行体动仪检测，并在有需要时评估昼夜节律。
- CSA 综合征的诊断是复杂的。临床医生在制订治疗方案之前，应仔细考虑中枢性呼吸暂停的具体多导睡眠图模式、伴随症状、共病和长期预后。
- 治疗相关 CSA 排除了已知病因的中枢性呼吸暂停，如物质诱导的中枢性睡眠呼吸暂停和陈-施呼吸。
- 增加昼夜节律时相标志物（如 DLMO）的使用，将提高诊断准确性，并为昼夜节律性睡眠-觉醒障碍患者提供更有效的治疗方案。

总结

通过睡眠障碍的分类可以进行准确的诊断，改善医生之间的沟通，并为研究目的提供标准化数据。ICSD-3 确定了六大类睡眠障碍疾病，包括失眠障碍、睡眠相关呼吸障碍、嗜睡障碍、昼夜节律性睡眠-觉醒障碍、异态睡眠和睡眠相关运动障碍。随着对睡眠障碍诊断和流行病学特征的深入了解，新的睡眠障碍被认识，以前的睡眠障碍也被阐明。由于睡眠研究的进展，ICSD-3 提高了对睡眠障碍诊断的精细化，在评估患者时参考 ICSD-3 将有助于临床医生建立合理的鉴别诊断。

参考文献和拓展阅读

请扫描书后二维码，获取参考文献和拓展阅读资源。

睡眠医学流行病学

Krisztina Harsanyi，Kavita Ratarasarn，Amy W. Amara，Mary Halsey Maddox
张保坤　译　唐吉友　审校

第 70 章

章节亮点

- 睡眠医学是一个疾病分类不断发展的新型医学领域。此外，这一领域的流行病学研究大多依赖主观数据。目前的数据涉及浅薄，关于睡眠障碍的流行病学还有很多需要研究的地方。

- 尽管在睡眠相关流行病学研究中应用的方法存在显著差异，但它们都证明了睡眠障碍是非常普遍的。失眠障碍、嗜睡和睡眠呼吸障碍是最常见的睡眠障碍，且已证明对个体和社会造成不良后果。

引言

由于诊断标准的演变和研究方法的差异，睡眠医学流行病学的定义被证明是具有挑战性的。本章重点介绍了大量的流行病学研究，并试图总结现有数据，从而认识到知识方面存在差距，特别是在影响因素和经济负担方面。本章大部分内容［睡眠呼吸障碍（Sleep-Disordered Breathing，SDB)、嗜睡、昼夜节律性睡眠–觉醒障碍（Circadian Rhythm Sleep-Wake Disorders，CRSWD)、失眠等］遵循基于《睡眠障碍国际分类》第 3 版（*International Classification of Sleep Disorders*，third edition，ICSD-3）的诊断标准。

睡眠呼吸障碍

SDB 包括从打鼾到呼吸暂停再到低通气等一系列疾病。虽然此前已报道过睡眠呼吸中断（并归因于高碳酸血症)，但直到 1964—1965 年，气道阻塞首次被认为是睡眠呼吸暂停的原因[1-2]。在 20 世纪 70年代，阻塞性睡眠呼吸暂停（obstructive sleep apnea，OSA）的认识随着多导睡眠图（polysomnography，PSG）技术的应用和诊断参数的发展而扩大[3]。在 20世纪 80 年代之前，气管切开术和减肥是 OSA 唯一的治疗方法。20 世纪 80 年代初，持续气道正压通气疗法的问世应用彻底改变了 OSA 的治疗方法。

打鼾

成人习惯性打鼾的定义是每周打鼾 3 晚或 3 晚以上，根据研究对象的不同，患病率为 14% ~ 84%。大多数关于打鼾患病率的研究并没有区分打鼾者是否有呼吸暂停。打鼾在男性中比在女性中更常见，大型队列研究证实了这一观点，如国家健康和营养调查显示男性为 37%，女性为 22%，以及睡眠与心脏健康研究显示男性为 32% ~ 52%，女性为 19% ~ 29%[4]。值得注意的是，在瑞典人群中，17.9% 的男性和 7.4%的女性认为打鼾是疾病[5]。

打鼾发生率还受到身体体重指数（body mass index，BMI)、年龄、吸烟状况、是否有伴侣以及种族的影响。例如，西班牙裔［比值比（OR）= 2.25］和黑种人（OR = 1.55）与女性打鼾风险增加有关；然而，这种关联只在西班牙裔男性中存在，而其他族裔和种族的男性也有类似的患病率[6]。证据还表明，打鼾随着年龄的增长而加重，但在 70 岁之后逐渐减弱。

除 OSA 外，打鼾还与不良临床预后有关，研究表明打鼾导致双侧颈动脉狭窄增加 2 倍[7]。此外，打鼾的严重程度是一个相关因素，对夜间低氧血症或 OSA 严重程度进行了调整，显示：轻度打鼾者颈动脉粥样硬化患病率为 20%，重度打鼾者为 64%[8]。

阻塞性睡眠呼吸暂停

通过 PSG 或中心外睡眠检测（out-ofcenter sleep testing，OCST）测量，每小时睡眠中出现 5 次或更多的主要阻塞性呼吸事件（呼吸暂停、低通气或呼吸事件相关的唤醒)，加上相关的合并症、睡眠相关的主诉（嗜睡、失眠、非恢复性睡眠)，即可定义为 OSA 或者存在患者经历或与床伴观察到的夜间呼吸障碍。另外，当 PSG 或 OCST 记录下每小时 15 次或以上主要阻塞性呼吸事件，且无其他症状或共病时，可诊断为 OSA。这一定义尚未应用于许多流行病学研究，这使得对疾病流行的解释具有挑战性，而不断变化的低呼吸评分标准又使其更加复杂。然而，基于大量人群的研究为 OSA 流行病学提供了有用的信息。Wisconsin 睡眠队列研究估计，2% 的女性和 4% 的男性受 OSA［呼吸暂停低通气指数（apnea hypopnea index，AHI）≥ 5 并伴有日间过度思睡（excessive daytime sleepiness，EDS）］影响，而 SDB（AHI ≥ 5 伴或不伴 EDS）在女性中占 9%，在男性中占 24%[9]。睡眠与心脏健康研究报告显示，18% 的人 AHI ≥ 15（25% 的男性，11% 的女性），29% 的人 AHI 在 5 ~ 14（33% 的男性，26% 的女性）[10]。在西班牙裔中，35% 的人有习惯性打鼾（46% 的男性，25% 的女性），PSG 发现 19% 的男性和 14.9% 的女性 AHI ≥ 10[11]。然而，美国的一项研究发现，7.2% 的男性和 2.2% 的女性 AHI ≥ 10，3.9% 的男性和 1.2% 的女性 AHI ≥ 10，并伴有日间症状[12]。

总之，轻度 OSA（AHI 指数 > 5 个事件 / 小时）可影响 1/5 的成人，中度至重度 OSA 至少影响 1/15 的成人[13-15]。这些预估值可能被低估了，因为大多数研究仅统计了有症状的人群，而许多组别人群，如糖尿病、心力衰竭、帕金森病（Parkinson disease，PD）和其他人群较少表现出典型的打鼾和日间嗜睡。男性似乎是 OSA 的危险因素，与之相比，拥有更少典型症状的女性，很可能在流行病学研究中的代表性不足[16]。表 70.1 总结了与 OSA 相关的危险因素。

中枢性睡眠呼吸暂停

诊断中枢性睡眠呼吸暂停（central sleep apnea，CSA）需要在有症状的情况下，通过 PSG 观察到每小时至少 5 次中枢性睡眠呼吸暂停或低通气。然而，与 OSA 一样，不同流行病学研究对 CSA 的定义也各不相同。睡眠与心脏健康研究表明，PSG 上的 CSA 患病率为 0.9%，男性患病风险更高。心力衰竭使 CSA 患病率增加到 4.8%。与 OSA 患者相比，CSA 患者年龄较大，较少报告日间过度思睡，且 BMI 较低[17-18]。症状性心力衰竭患者中 SDB（CSA + OSA；AHI ≥ 5）患病率为 76%（40% CSA，36%OSA），中度至重度 CSA（AHI ≥ 15）占 21% ~ 40%[19]。心房颤动、卒中、颈脊髓损伤和肾衰竭等其他疾病也会增加 CSA 发生的可能性[20-24]。CSA 发生于 Chiari 畸形 I 型和 II 型患者[25]以及服用阿片类药物的患者。健康人常因高海拔而发生 CSA。潮式呼吸形式的 CSA 主要表现在 60 岁以上的男性，常与心力衰竭、心房颤动或卒中有关[26-27]。研究表明男性比女性更易患低碳酸血症中枢性呼吸暂停。性激素对窒息阈值的不同影响可能加重了男性和女性对 CSA 程度的差异[28-29]。

睡眠相关低氧血症和低通气

ICSD-3 区分了六种低通气障碍，其中最常见的是肥胖低通气综合征，疾病引起的慢性低通气，以及药物或物质引起的低通气[27, 30-32]。由于低通气可能是不同基础疾病的结果，因此，低通气的患病率不能统一定义，而是由基础疾病的特征和严重程度决定的。例如，在 BMI 为 30 ~ 40 kg/m² 的肥胖者中，肥胖低通气的患病率为 10%，而在 BMI > 40 kg/m² 的肥胖者中，肥胖低通气的患病率为 24%[2, 33-34]。其他导致低通气障碍的情况包括神经肌肉疾病（如肌萎缩性侧索硬化症、脊髓损伤、膈肌麻痹、重症肌无力、肌肉病变）；胸壁异常，如后凸、强直性脊柱炎等；以及严重的胸肺疾病[32]。原发性低通气障碍很少见[27]。先天性中枢性肺泡低通气综合征的诊断需要明确存在 PHOX2B 突变。然而，其他原发性通气不足疾病没有已知的遗传性疾病，而是根据与这些综合征相关的临床特征进行诊断[27]。

睡眠呼吸障碍对健康和经济的影响

在成年人中，SDB 导致医疗保健费用增加和经济负担增加。患有 OSA 的退伍军人患心力衰竭、高血压、肺病、肥胖、卒中、抑郁症、糖尿病和其他健康问题的概率更高[35]。与年龄匹配的对照组相比，OSA 患者在诊断前 5 年内使用的医疗资源多 23% ~ 50%，并且 OSA 患者患心脏病、肺病和抑郁症的风险更高。这些会导致工作表现下降，增加与工作和休闲相关的受伤风险[36]。2000 年，与睡眠呼吸暂停有关的机动车碰撞估计造成 159 亿美元的损失及 1400 人丧生[37]；然而，治疗可能会使这些数字下降。与未经治疗的睡眠呼吸暂停相比，给予治疗的睡眠呼吸暂停可节省大量费用。SDB 对其他健康状况的影响，如高血压、心血管疾病、认知功能障碍、肺病、肥胖、神经系统疾病等，将在本书的其他章节中进行更广泛的详细探讨。

小儿睡眠呼吸障碍

小儿阻塞性睡眠呼吸暂停与原发性打鼾

大多数儿童 SDB 的流行病学数据显示患病率为 4% ~ 11%，OSA 的患病率为 1.2% ~ 5.7%[38-40]。很多研究采用问卷调查的方式，但也有一些研究采用 PSG 结合问卷的方式进行更客观的评价。一项中国学龄儿童 PSG 问卷调查显示，症状性 OSA（定义为 AHI ≥ 5）的男孩患病率为 5.7%，女孩为 3.8%；男孩和女孩的无症状性 OSA（AHI ≥ 5）患病率分别为 9.1% 和 5.7%[41]。在美国，一项针对健康学龄儿童的研究显示，AHI ≥ 5

表 70.1　与睡眠呼吸障碍相关的危险因素

	分类	例子	参考文献
年龄	＞ 65 岁的男性	26.4% 的人 RDI ≥ 15	Mehra et al.（2007）[267]
	30 ～ 70 岁的男性和女性	年龄每增加 10 岁，导致 AHI ≥ 5 的概率增加 2.2 倍	Duran et al.（2001）[11]
	男性和女性	60 岁之前患病率上升，然后下降	Bixler et al.（1998 and 2001）[12, 18]
	男性和女性	每 10 岁增加 AHI 的 OR 值：女性 2.41，男性 1.15；随着年龄的增长，性别和体重指数的影响减弱	Tishler et al.（2003）[268]
民族 / 种族	西班牙裔	AHI ≥ 5 的患病率为 25.8%，AHI ≥ 15 的患病率为 9.8%，AHI ≥ 30 的患病率为 3.9%	Redline et al.（2014）[269]
	西班牙裔	频繁打鼾的概率高出 3.6 倍	Ramos et al.（2011）[270]
	非洲裔美国人	AHI（32.7）高于白人（22.4）	Pranathiageswaran et al.（2013）[271]
	25 岁以下的非洲裔美国人	患 SDB 的概率比白种人高 1.88 倍	Redline et al.（1997）[54]
	非洲裔美国人	OSA 与心血管疾病的相关性更强	Geovanni et al.（2018）[273]
	非洲裔美国人	OSA 加重的可能性增加（RDI ≥ 30）	Ancoli-Israel et al.（1995）[274]
	南亚人	肥胖的南亚人 OSA 患病率（85%）高于肥胖的欧洲白种人（66%）	Leong at al.（2013）[274]
	远东地区的男性	患 OSA 的风险与亚洲男性颅面特征的关系 vs. 患 OSA 的风险与白种人肥胖男性的关系	Li et al.（2000）[275]
	中国人	与其他种族 / 民族相比，中国人的 BMI 和腰围与 AHI 的相关性更为显著	Chen et al.（2016）[276]
肥胖	所有年龄段	肥胖是 OSA 的一个明显风险因素	Peppard et al.（2013）[277]
	基于人口的前瞻性队列	体重增加 10%→中度至重度 OSA 风险增加 6 倍	Peppard et al.（2000）[278]
	青少年	肥胖、男性、有腺扁桃体切除术史可增加 OSA 的可能性	Spilsbury et al.（2015）[279]
	青少年	中度至重度肥胖青少年 OSA 患病率（AHI ＞ 1.5）为 45%	Hannon et al.（2012）[280]
	孕妇	妊娠期 OSA 患病率呈上升趋势，可能是由于孕妇肥胖增加所致	Dominguez et al.（2018）[281]
共存病	哮喘	27% 的哮喘患者在 4 年随访时出现新发 OSA	Teodorescu et al.（2015）[282]
	COPD	中度至重度 COPD 患者 OSA 患病率为 65.9%	Soler et al.（2015）[283]
	糖尿病	OSA 与 2 型糖尿病之间存在密切联系	Reutrakul et al.（2017）[284]
	卒中	62.5% 的 TIA 或卒中患者 AHI ≥ 10	Bassetti et al.（1999）[22]
	卒中	OSA 是卒中的独立危险因素	Redline et al.（2010）[285]；Campos-Rodriguez et al.（2014）[286]
	使用酒精 / 苯二氮䓬类 / 阿片类药物	*更严重的 OSA*	Issa et al.（1982）[287]；Rosen et al.（2019）[31]

注：AHI，呼吸暂停低通气指数；BMI，体重指数；COPD，慢性阻塞性肺疾病；OR，比值比；OSA，阻塞性睡眠呼吸暂停；RDI，呼吸障碍指数；SDB，睡眠障碍性呼吸；TIA，短暂性脑缺血发作。

的患病率为 1.2%，AHI 在［1 ～ 5］的患病率为 25%，原发性打鼾患病率为 15.5%[39]。一项关于儿科 SDB 的 meta 分析报告患病率为 4% ～ 11%。原发性打鼾的发病率较高，这些人"总是"打鼾（习惯性打鼾）的

发病率，从土耳其的 2.5% 到瑞典的 6.2%[40,42-44]。"经常"打鼾的患病率在冰岛为 3.2%，西班牙为 14.8%，意大利为 34.5%[40, 45-47]。OSA 属于低危人群，但患病率取决于诊断的标准。总体而言，基于 PSG 的 OSA

患病率范围从香港的 1%（AHI > 1%）到意大利的 13%（氧减指数 ≥ 5/ 小时）不等[40, 47-48]。父母报告的呼吸暂停为 0.2% ～ 18.6%[40,47]。根据现有的研究，儿童原发性打鼾的患病率在 1.5% ～ 27.6%，OSA 的患病率在 1% ～ 5%[49]。

小儿睡眠呼吸障碍，年龄、危险因素

小儿人群中原发性打鼾的患病率因年龄而异；具体来说，2 ～ 8 岁儿童的患病率为 10%，随后从 9 岁开始下降[50]。腺样体肥大是年幼儿童的主要致病因素，但不是唯一因素。其他气道解剖差异、颅面特征、遗传和（或）影响气道塌陷、胃食管反流、感染和炎症（慢性鼻炎）等的神经肌肉因素也起作用。

在过去的 30 年里，儿童肥胖人数不断增加，并导致儿童人群中 OSA 的年龄呈双峰分布。12 岁及以上的儿科患者 AHI 相对于 BMI Z 评分增加了 3.5 倍[51]。儿童腺样体切除术研究发现，9 岁以下不超重或肥胖的 OSA 儿童，与无论哪个治疗组（腺样体切除术或观察等待）相比，症状都能得到更好的缓解[52]。随访分析显示，中心性肥胖较少、AHI 较低、血氧饱和度较高、颈围较小，非黑种人是 OSA 自发缓解的预测因素[53]。在年龄较小的儿童中，OSA 最严重的风险因素包括生活在平民社区、非洲裔美国人、有早产史；而在青少年时期，风险因素包括肥胖、男性和曾做过腺样体切除术。此外，SDB 严重程度的增加与非洲裔美国人、早产和社会经济地位低有关[54-57]。

儿童 OSA 的其他危险因素包括腺样体肥大和影响上呼吸道解剖及其神经调控的神经系统和其他系统疾病，包括脑瘫、遗传综合征（如唐氏综合征、Prader-Willi 综合征、软骨发育不全）、颅面异常（如后颌、小颌、高弓腭、中脸发育不全）、低出生体重、有早产史、脑瘫、肌肉萎缩症和其他神经肌肉疾病。导致 SDB 风险的其他因素包括环境烟雾暴露[58]、哮喘、变应性鼻炎和甲状腺功能减退。

儿童睡眠呼吸障碍的健康和经济负担

儿童 SDB 会导致身体健康问题。从病史上看，当 SDB 被忽视时，幼儿无法茁壮成长，并发展为高血压，出现肺心病。随着对儿童 SDB 的早期认识，这些结果现在很少见到，但越来越多的证据表明 SDB 对心脏、炎症和内分泌的影响。此类并发症的发生率尚不清楚，但心血管并发症包括右心室和左心室变化、血压变化、脑利尿钠肽变化、脑血流变化和自主神经功能失调[49]。尽管 C- 反应蛋白和胰岛素水平的变化可能与儿童 SDB 有关[49]，但需要更多的纵向研究以进一步表现和描述儿童 SDB 的代谢、心血管和炎症并发

症的患病率和长期后果。SDB 与较差的学习成绩有关[59]，并且在儿童中观察到终生行为损害的风险增加[60]。在打鼾和非打鼾儿童中，较高的 AHI 和认知功能受损之间存在正相关[61]；然而，一般行为和认知功能可以通过打鼾严重程度而不是 AHI 来预测[62]。大多数研究表明，SDB 的治疗可以改善神经认知功能[49]、次要行为评分和生活质量，而 1 年后神经认知功能可能会接近对照组[63]。然而，SDB 的治疗不会改善执行功能和神经心理测试的注意力得分[52]。

与健康对照组相比，患有 SDB 的儿童使用医疗资源的比例高 215%[64]。其他研究记录了有睡眠问题的儿科患者或有其他疾病（如镰状细胞病）的特定人群的费用增加，但 SDB 的相关费用增加尚未被描述[65-66]，这需要更多的研究。但有理由认为，神经认知能力下降和疾病增加的儿童将占用更多的医疗服务和社会资源，且他们可能无法充分发挥其全部潜力，而这种成本无法衡量。

儿童其他睡眠呼吸障碍

儿童的其他 SDB 包括婴儿期呼吸暂停、先天性中枢性低通气综合征、肥胖相关中枢性呼吸暂停、神经肌肉疾病相关的 SDB、Chiari 畸形相关的 CSA（包括 I 型和 II 型）。关于患病率，在多学科脊柱裂门诊对睡眠为主诉的患者进行的一项回顾性研究中，81% 的脊柱裂和 Chiari II 型畸形儿童被发现患有 SDB（31% 为中度至重度）[67]。一项针对新生儿脊柱裂（s/p 胎儿修复或产后修复）和 Chiari II 型的前瞻性研究表明，SDB 在该人群中普遍存在，AHI 较高（34% vs. 对照组 19%）[68]，这提高了对 SDB 早期评估的认识。估计儿童 Chiari I 型患者的患病率为 24% ～ 70%[25, 69]。

嗜睡

据报道，每周至少有 3 天日间过度思睡的患病率在 4% ～ 21%[70]。中枢性嗜睡比继发性日间嗜睡少见，但更有可能在综合睡眠中心进行评估和管理。

发作性睡病

据报道，发作性睡病的患病率为 0.025% ～ 0.05%，其中有两个种族异常值：①日本人的患病率最高，为 0.16%，②以色列人的患病率非常低（0.0002%）[71]。一项对来自欧洲 6 个国家的数据库的研究，比较了在 H1N1 流感大流行之前、期间和之后伴或不伴猝倒的发作性睡病的发病率，报告的总发病率约为 1/10 万人[72]。这些结果表明，与美国的一项对患者进行多阶段筛查研究报告的 0.6/10 万人[73] 相比，该研究提示

的发病率更高。明尼苏达州的一项研究也报告了类似的发现：伴或不伴猝倒的发作性睡病发病率为 1.37/10 万人，伴猝倒的发作性睡病发病率为 0.74/10 万人[74]。2019 年对美国医疗保险索赔数据库进行的一项审查，使用了 ICSD-3 对发作性睡病 1 型和 2 型的定义，发现发作性睡病的患病率和发病率高于之前的大多数研究：总体发作性睡病患病率为 79.4 / 10 万（0.079%），其中，不伴猝倒发作性睡病的患病率为 65.4/10 万（0.065%），伴有猝倒发作性睡病的患病率为 14.0/10 万（0.014%）[75]。尽管在 21 ～ 30 岁年龄组中患病率最高，但在二十几岁和十几岁的青少年人群中发病率最高。在大多数年龄组中，女性的患病率和发病率都比男性高 50%。美国中北部的患病率和发病率最高，而西部的最低[75]。

2009 年中国 H1N1 流感大流行和欧洲引入 ASO3 佐剂 H1N1 疫苗（Pandemrix）之后，在某些欧洲国家，特别是瑞典、芬兰和中国 H1N1 流感流行的部分地区，伴猝倒的发作性睡病的发病率不断上升[76-78]。在瑞典，接受 Pandemrix 疫苗的人群中，伴猝倒发作性睡病的发病率在 20 岁以下的人群中增加了 3 倍，在 21 ～ 30 岁的人群中增加了 2 倍，在 40 岁以上的人群中没有变化[79]。一项系统评价和 meta 分析显示，Pandemrix 导致儿童和青少年发作性睡病的风险很小，为每 18 400 剂疫苗中有 1 剂，免疫接种的益处超过了与疫苗接种相关的发作性睡病的风险，这仍然是一种罕见疾病[80]。

关于发作性睡病优先影响男性还是女性，研究显示了相互矛盾的结果。与其他年龄组相比，10 ～ 30 岁人群发作性睡病的发生率明显增加。一项针对法国和魁北克两大患者群体的研究显示，发作性睡病的发病年龄呈双峰型，第一次高峰发生在 15 岁左右，第二次高峰发生在 35 岁左右[81]。已知遗传与人类白细胞抗原（human leukocyte antigen，HLA）DQB1*0602 相关，以及一级亲属中相对风险增加，均表明发作性睡病是一种自身免疫机制[82]。

一项引起的疾病发作性睡病（1 型和 2 型合并）病例的回顾性研究，发现与其他组相比，非洲裔美国人的发作性睡病患者的平均 BMI 更高，症状出现得更早，Epworth 嗜睡量表得分更高，下丘脑分泌素缺乏也更多见。此外，中枢神经系统下丘脑分泌素 -1 水平较低的非洲裔美国人出现猝倒的可能性（28.3%）是白种人（8.1%）的 4.5 倍[83]。

发作性睡病的负担在发病率、卫生服务费用和社会成本方面是显著的。据报道，发作性睡病患者发生车祸的概率更高，而嗜睡驾驶是导致车祸增加的一个已知风险因素。此外，发作性睡病患者的医疗服务使用量和费用是同龄正常人的 2 ～ 3 倍，短期残疾率更高，缺勤天数更多，这表明发作性睡病会影响长期生产力[84]。最近一项基于人群的研究表明，发作性睡病对心理健康、与健康相关的生活质量有负面影响，并导致经济负担[85]。与发作性睡病相关的共病包括精神疾病（31.1%），其次是消化系统疾病（21.4%）和神经系统 / 感觉器官疾病（不包括发作性睡病；20.7%）[86]。患有 1 型发作性睡病的儿童和青少年更有可能出现内向性行为和注意缺陷 / 多动障碍（attention-deficit/hyperactivity disorder，ADHD）之类的症状[87]。发作性睡病与内分泌和其他睡眠相关疾病、神经系统疾病、肌肉骨骼疾病、眼科疾病和呼吸系统疾病的发病率增加有关[88]。据报道，各年龄组发作性睡症患者的死亡率增加了 1.5%[89]。

特发性嗜睡症

特发性嗜睡症的患病率尚不清楚，但根据睡眠中心的转诊，估计其发病率低于发作性睡病[27, 70]。最近的一篇综述估计，特发性嗜睡症的患病率在 0.02% ～ 0.010%，平均发病年龄为 21.8 岁，且与若干躯体症状相关[90]。在这个领域需要进一步的研究来确定真实的患病率。

Kleine-Levin 综合征

Kleine-Levin 综合征是一种罕见的复发性脑病，表现为嗜睡和认知、精神和行为障碍，其患病率未知。最常见的是在 10 ～ 20 岁出现，尽管也有例外，而且在男性中更为常见[91-92]。根据回顾性研究，患病率估计为（1 ～ 2）/100 万。此外，在有患病成员的家庭中，风险可能会增加[27, 91]。

其他嗜睡症

药物或物质引起的嗜睡及其患病率取决于所使用的物质以及患者是否中毒或戒断。兴奋剂戒断而导致的嗜睡最常见于青少年和年轻人[27]。同样，与精神疾病相关的嗜睡症也取决于精神疾病本身和所使用的药物。已知超过 50% 的季节性情感障碍患者会出现嗜睡[27]。需要进行更多的研究来探讨各种嗜睡疾病的流行病学。症状通常出现在 10 ～ 30 岁，这因此经常使嗜睡症成为终身疾病。嗜睡症患者与健康相关的生活质量和适应性行为经常下降。其家庭成员可能会遭受嗜睡相关压力的影响。

昼夜节律性睡眠-觉醒障碍

CRSWD 包括 ICSD-3 定义的几种疾病，包括睡眠时相延迟障碍（delayed sleep-wake phase disorder，DSWPD）、睡眠时相前移障碍（advanced sleep-wake phase disorder，ASWPD）、不规律的睡眠-觉醒节律障碍、非 24 小时睡眠-觉醒节律障碍、轮班工作睡眠障碍和时差相关睡眠障碍。流行病学数据是按每种疾病进行分类；然而，大多数或整个 CRSWD 的真实患病率尚不清楚。

睡眠时相延迟障碍

DSWPD 的患病率因研究人群而异。总体患病率估计在 0.1% ~ 10%[93-95]。在睡眠诊疗中心，接受评估的失眠症主诉患者中有 5% ~ 10% 患有 DSWPD。它是最常见的昼夜节律紊乱，经常出现在青春期和青年期[96]。在青少年中，患病率为 7% ~ 16%[27]。在 40 ~ 64 岁的成年人中，DSWPD 的患病率低于 1%[94]。男性和女性的患病率似乎相当。没有研究证明种族和民族差异。在多达 40% 的患者中，DSWPD 具有家族性，有一些证据表明它与人类 hPer3、芳基烷基胺 N- 乙酰转移酶、HLA 和 CLOCK 基因多态性有关，尽管尚未在所有研究中得到证实[27, 97]。人类生物钟基因 CRY1 的突变可导致家族性睡眠相位延迟障碍[98]。DSWPD 与嗜睡有关，特别是在早晨，它主要影响青少年和年轻人。DSWPD 可能对学习成绩产生负面影响，并可能导致更高的吸烟率、酒精和药物滥用率、焦虑和抑郁率[99-100]。患有 DSWPD 的青少年，嗜睡往往因上学时间过早而恶化，从而加剧了他们所受的影响[100]。

睡眠时相前移障碍

ASWPD 是罕见的睡眠障碍，估计患病率不到人口的 1%，但这可能是被低估了，因为患者可能没有达到足够的痛苦来寻求帮助。老年和神经发育障碍使人易患 ASWPD[27]。一般来说，没有研究报告性别差异，尽管一项研究发现男性的患病率更高[101]。至少有两项研究表明，与女性相比，男性更喜欢晚睡，这可能会给经历睡眠阶段提前的女性带来更大的痛苦[102-103]。一家北美睡眠中心报告 ASWPD 患病率为 0.04%，大多数年轻发病的睡眠时相迁移患者都有家族病史[104]。

无规律的睡觉-觉醒节律障碍

无规律的睡眠-觉醒节律障碍在一般人群中并不常见，关于其流行病学的数据相当有限[105-106]。此疾病常见于老年人，特别是神经退行性疾病患者（如阿尔茨海默病、帕金森病、亨廷顿病[27]）、神经发育障碍儿童、创伤性脑损伤者[107]以及精神疾病患者（如精神分裂症或双相障碍）中[108-109]。在患病率上没有明显的性别或种族差异。

非 24 小时睡眠-觉醒节律障碍

非 24 小时睡眠-觉醒节律障碍可以影响盲人和视力正常的人。63% 的完全失明者[110]和 5% ~ 15% 的其他类型的失明者都有这种症状[27, 110-111]。盲人的发病症状可发生在任何年龄，且无性别差异。在视力正常的个体中，这种疾病很少见，与精神疾病、创伤性脑损伤和男性有关[27, 110, 112]。在一项对 57 名非 24 小时睡眠-觉醒节律障碍患者的病例系列研究，72% 为男性，63% 在青春期出现睡眠症状，28% 在出现睡眠障碍之前出现精神症状，34% 在发病后出现严重抑郁症[112]。

倒班相关睡眠障碍

在工业化国家，倒班工人发病率约占劳动力的 20%[113]。据估计，倒班相关睡眠障碍在普通人群中占 1% ~ 4%，在倒班工人中占 10% ~ 33%[27, 114-115]。倒班相关睡眠障碍会导致事故，包括但不限于与驾驶能力受损、警觉性下降、生活质量下降以及事故相关发病率和死亡率增加[116-117]。交通事故对夜班和早班的工人来说是特别值得关注的，因为他们在极度困倦的时间通勤[118]。与白班实习医师相比，夜班实习医师有较高的意外针刺伤害风险[119]。倒班工人发生的工伤事故是白班工人的 2 倍[120]。在医疗系统中，诊断错误、处方错误和患者死亡率增加都与倒班工作有关[121]。除了与工作相关的风险外，与倒班工作相关的个人不良健康结果包括：胰岛素抵抗综合征和糖尿病[122]、胃肠道症状和消化性溃疡[123]、心肌梗死、缺血性卒中[124]、肥胖[125]、乳腺癌以及抑郁和焦虑[127]。

时差变化睡眠障碍

尽管乘飞机跨越多个时区的旅行越来越普遍，但时差反应的普遍程度尚不清楚。时差症状的严重程度取决于旅行的方向（向东更严重）和旅行者跨越的时区数量。年龄和时差倾向之间的关系尚不清楚，因为一些研究表明，随着年龄的增长，时差倾向会增加，但其他临床研究表明，这种倾向会降低[128-129]。老年人不太可能出现症状[128-129]，但年龄和性别对发生时差反应可能性的影响尚未明确界定[130-131]。

失眠障碍

ICSD-3 对失眠进行了重新分类，放弃了以前的原发性和继发性失眠分类，改为新的分类：①慢性失眠障碍，②短期失眠障碍，③其他失眠障碍[27]。失眠障碍的诊断标准包括难以入睡或维持睡眠，或尽管有充足的睡眠机会但非预期早醒，导致日间功能受损或社交障碍或痛苦[27]。在这一诊断标准的改变之前，已经进行了许多关于失眠患病率的研究，因此失眠的患病率估计根据所使用的诊断标准而变化，正如从《国际疾病分类》第 10 版（*International Classification of Diseases*，10th revision，ICD-10）标准改为《精神障碍诊断与统计手册》第 4 版（*Diagnostic and Statistical Manual of Mental Disorders*，fourth edition，DSM-Ⅳ）标准进行失眠诊断时，患病率从 3.9% 增加到 22.1%[132]。

患病率范围也取决于患者是否对睡眠不满意，是否有任何失眠症状，或者是否确实符合失眠诊断。例如，在通过电话调查评估的两个独立的加拿大队列中，19.8%～25.3% 的人报告睡眠不满意，29.9%～40.2% 的人报告至少有一种失眠症状，9.5%～13.4% 的人符合基于 DSM-Ⅳ 和 ICD-10 诊断标准的失眠标准[133-134]。另一项研究报告称，29% 的受试者每周至少出现 3 次以上的睡眠问题，但在白天因睡眠问题而产生后果的研究对象中，这一比例为 19%[135]。一项使用 PSG 和问卷调查的研究显示，22.4% 的人存在睡眠困难，7.5% 的人存在慢性失眠障碍（症状超过 1 年）[136]。失眠障碍诊断的患病率可能在 4%～22%，有失眠症状的成年人占 20%～45%[132, 137-139]。在基线时没有失眠的个体中，7.5 岁时慢性失眠障碍的发生率为 9.3%（女性 12.9%，男性 6.2%）[140]。当将失眠的诊断局限于短期失眠障碍时，美国的患病率为 9.5%，英国为 7.9%。急性失眠症年发病率分别为 31.2% 和 36.6%[141]。

女性比男性更容易患失眠障碍[136-137]。一项 meta 分析发现，男性与女性的风险比为 1.4。在所有年龄组中，成年女性的患病率都较高，并且随着年龄的增长而增加，15～30 岁的妇女的患病率较高，为同年龄段男性的 1.28 倍，65 岁以上妇女的患病率为同年龄段男性的 1.73 倍[142]。衰老通常被认为是失眠的一个风险因素[143]，但一些研究表明，在中年或更年轻的群体中，发生失眠和持续失眠的概率更高[137, 144-146]。与年轻人相比，老年人的失眠可能与更多的夜间觉醒和清晨早醒有关[147]。年龄与失眠之间的关联因研究人群而异，可能取决于相关健康状况的存在，而相关健康状况可能随着年龄的增长而增加，以及较年轻年龄组中科技产品使用的增加[146]。种族、民族、教育、婚姻状况和社会经济地位也可能影响失眠的患病率[137, 147]。此外，失眠在某些人群中的患病率可能被低估了，因为许多人不寻求医生的帮助[133, 148]。

心理和精神疾病往往与失眠有关，高达 40% 的失眠主诉病例伴有精神疾病（如抑郁和焦虑）。失眠病例的病因中，15% 为不宁腿综合征（restless legs syndrome，RLS）/ 周期性肢体运动障碍（periodic limb movement disorder，PLMD），10% 为睡眠卫生 / 环境因素，5%～9% 为 SDB，4%～11% 为内科疾病 / 神经疾病，3%～7% 为精神活性物质影响，以及 12%～16% 为原因不明[149]。多达 30% 的失眠患者可能同时存在多种病因[150]。重要的是，失眠障碍可能会增加某些健康状况的风险，例如，客观睡眠时间短的慢性失眠可能是心血管疾病的风险因素[151]。

随着时间的推移，失眠障碍的患病率（1993 年为 3.1%，2007 年为 5.8%）[152]和失眠障碍症状（2007—2015 年为 16.8%，2007—2015 年为 23.8%）均有所增加[153]。使用处方药物治疗失眠的人数也有所增加，从 1999—2000 年的 2%，到 2009—2010 年的 3.5%[154]。一个关键问题是，失眠造成的社会代价次于睡眠剥夺所带来的所有相关的医学和心理后果。

儿童失眠

与成人相似，青少年的失眠障碍患病率因研究设计和失眠障碍定义而异。ICSD-3 将儿童失眠障碍定义为慢性失眠障碍，与成人类似[27]。以前的 ICSD 版本描述了儿童失眠的几个亚类，它们在临床实践中仍然是有用的考虑因素[155]：儿童期行为性失眠障碍，睡眠起始相关性及条件限制亚型。儿童失眠障碍的患病率因症状和（或）类别的定义而异。如果只报告失眠症状，患病率约为 25%～35%，而根据失眠诊断标准（DSM-Ⅳ 或 ICSD-2）定义的患病率较低，为 4%～14%[156-160]。

据报道，在 2～14 岁的儿童中，失眠障碍发病率高达 41% 的人患有失眠障碍，大多数研究指出儿童失眠障碍患病率为 10%～20%。一项针对 5～12 岁儿童的评估发现，失眠症状的患病率为 19.3%，其中青春期前女孩的患病率最高[161]。在澳大利亚也发现了类似的患病率：19.8% 的人有轻微的睡眠问题，13.8% 的人有中度到严重的睡眠问题[162]。对父母的调查显示，6.3% 的婴儿、10.5% 的学步儿童、10.2% 的学龄前儿童和 10.8% 的学龄儿童存在睡眠问题。那些有睡眠问题的孩子更有可能推迟就寝时间，并且在入睡时有父母在场[163]。基于文化和种族差异，父母对睡眠问题的看法有相当大的影响[164-165]。

当将儿童人群限制为青少年时，根据 DSM-Ⅳ 标准，失眠患病率为 23.8%，根据 DSM-5 标准为 18.5%，根据失眠的定量标准（这需要症状持续 6 个月）为 13.6%[166]。青少年有失眠症对安全、认知和情绪有显著影响，并可能预测未来的睡眠习惯[161, 167-168]。研究一致表明，青春期女孩的失眠障碍发病率高于男孩，但只是发生在月经开始后[156, 166-167]。

在婴儿期，睡眠问题的患病率约为 10%，大多数问题与夜间觉醒和睡眠时间短有关[169]。这个年龄段的睡眠困难似乎预示着儿童早期的睡眠问题。不会自我安抚的婴儿更有可能在 2 岁时出现睡眠困难。其他研究也表明，6 ～ 12 个月的睡眠问题预示着 3 ～ 4 岁的睡眠问题[169-171]。这些变化可能不会持续超过 6 岁[172]。婴儿和学龄前儿童的失眠与父母的压力有关，尤其是对母亲的影响。有研究表明，对婴儿睡眠行为进行干预可以减少母亲抑郁症状的报告[173]。

在患有神经发育障碍的儿童中，难以开始和维持睡眠以及睡眠时间缩短极为常见[174]。该人群的潜在原因可能是多因素的（如影响睡眠开始和维持的遗传潜在原因、胃食管反流、痉挛、癫痫、SDB、昼夜节律改变等）[175]。与成年人一样，儿童的焦虑和创伤后应激障碍通常与失眠有关[176]。

不宁腿综合征和周期性肢体运动障碍

根据所用的方法或标准，医学文献中对 RLS 患病率的估计有所不同[177]。在西欧的一项研究中，根据筛查问卷调查，RLS 症状的患病率为 7.6%，而当患者接受医生访谈进行诊断时，患病率降至 3.5%[178]。同样，在美国，通过问卷筛查，基于 RLS 四项诊断标准的患病率为 7.3%[179]。根据国际不宁腿综合征研究组的标准，患病率报告在 5% ～ 15%[177, 180-183]。每周至少发生 2 次痛苦症状的患病率较低，约为 1% ～ 10%[177-179, 184]。

无论采用何种标准来确定发病率，RLS 都很常见，可能是未得到充分诊断，而且随着年龄的增长发病率更高。原发性 RLS 发病年龄较轻，而继发性 RLS 发病年龄较大。60% 的患者有家族病史，尤其是原发性 RLS。一项对法国-加拿大受试者的家庭研究表明，RLS 聚集在表型可变的家庭中[185]。研究发现 RLS 可能与几种遗传变异有关[186-189]。

许多诱因已被确定为继发性 RLS 的病因。特别是在无家族史的情况下，伴或不伴贫血的铁缺乏与 RLS 密切相关[190-192]。透析患者可能由于缺铁导致发生 RLS 可能性更高（高达 73%），这些患者的死亡率也有增加的报告[193-195]。肾移植可显著改善透析患者的 RLS 症状。脊髓病变也能触发 RLS/PLMD。在一项 meta 分析中，多发性硬化症患者的 RLS 患病率为 12% ～ 57%，而普通人群的 RLS 患病率为 2.5% ～ 18%[196]。神经病变可增加 RLS 的患病率[197]。某些药物，如抗组胺药、抗抑郁药、抗精神病药和许多治疗恶心药，可能因其在中枢神经系统的抗多巴胺作用而导致 RLS 的发生或加重[198-199]。一项 meta 分析回

顾了 RLS 和运动障碍之间可能的关联，包括 PD、其他帕金森综合征、特发性震颤、肌张力障碍综合征、抽动秽语综合征和遗传性共济失调。已有文献报告 RLS 与 PD 之间以及 RLS 与抽动秽语综合征之间存在可能的遗传关系。然而，样本量小可能会影响关联的强度[200]。据报道，女性的 RLS 发病率大约是男性的 2 倍[177, 183]。孕妇比一般人群更容易患 RLS。RLS 的患病率随着妊娠的进展而增加，到妊娠晚期达到 22%，分娩后得到改善，降至 4%[201]。在种族方面，据报道，RLS 的患病率在亚洲人群中较低，在非洲人群中很少见，但在针对亚洲人群的一些研究显示患病率与其他族群相当[177, 202-204]。

与 RLS 相关的不良健康影响包括失眠、日间嗜睡、医疗费用增加以及与生产力损失相关的间接成本增加。在一些研究中，RLS 与高血压[205]、心血管疾病[206-207]、胃肠疾病、情绪障碍[184, 208]、卒中[209-210]、慢性肾病以及男性死亡率增加有关[207, 211]。

PLMD 被认为在一般人群中不常见，但确切的患病率尚不清楚。相比之下，PSG 常见的发现是周期性肢体运动睡眠（periodic limb movement disorder, PLMS）。发病率随年龄增加，即使没有神经系统共病，也有高达 57% 的老年人受到影响[212]。RLS 与 PLMS 有明显的关系，在 85% ～ 95% 的 RLS 患者中存在这种障碍[213]。

儿童不宁腿综合征 / 周期性肢体运动障碍

学龄儿童的 RLS 患病率估计为 2% ～ 4%[214]。儿童和婴儿也可出现 RLS，尽管这些年龄组的患病率尚不清楚[215]。青少年 RLS 的患病率为 1% ～ 2.8%[216]。70% 以上的患儿有 RLS 家族史[217]。与成人一样，缺铁是儿童继发性 RLS 的常见原因[214-215]。早产史与较高 RLS 患病率和 PSG 所示周期性肢体运动指数升高有关，缺铁可能是一个促进因素。需要进一步的研究来调查早产是否是 RLS/PLMD 的独立危险因素[218]。

在年幼的 RLS/PLMD 儿童中没有性别差异，但在青春期后观察到与成人相似的女性占优势的现象[214-216, 219]。与对照组相比，"生长的烦恼"在 RLS 患者中更常见（80.6% vs. 63.2%），而睡眠紊乱在 RLS 患者中的比例为 69.4% vs. 39.6%[217]。其他研究报告了与多动症、焦虑、抑郁、失眠和日间嗜睡的关系[215, 219-220]。49.5% 的 RLS 患儿的情绪受到负面影响[217]。

异态睡眠

实际上，异态睡眠的流行病学研究在很大程度上

是粗略的估计，因为大多数研究都是基于人群的，涉及不同的方法，存在回忆偏差，因为许多非快速眼动（non-rapid eye movement，NREM）异态睡眠在儿童时期更为普遍。此外，在没有床伴或自我报告的情况下，异态睡眠可能被低估。据报道，异态睡眠在学龄前儿童中占 88%，在 3 ～ 13 岁儿童中占 73%，在成人终生患病率为 4% ～ 67%[221-222]。

NREM 异态睡眠

NREM 异态睡眠包括错乱觉醒、梦游（睡行症）、睡惊症和睡眠相关进食障碍[27]。错乱觉醒、梦游和睡惊症倾向于最初出现在儿童和青少年时期；然而，梦游症和错乱觉醒可出现在任何年龄。这 3 种疾病可能伴随终生，但发病率会逐渐降低[223]。NREM 期异态睡眠无论何种类型，均与 *HLA DQB1*05:01* 基因型有关[224]。在错乱觉醒、睡惊症或梦游的发生率上没有性别差异[223]。这些觉醒障碍可以由其他睡眠障碍（如 OSA、RLS）或环境刺激触发，而睡眠剥夺和压力是已知的觉醒性异态睡眠发生的导火索[27]。

错乱觉醒

错乱觉醒的流行病学研究很少。一项涉及 15 岁以上受试者的研究发现，这一患病率为 2.9%，其中 1.9% 的受试者每月至少有一次错乱觉醒[225]。一项针对挪威成年人的电话研究发现，终生患病率为 18.5%，当前患病率分别为 6.9%（过去 3 个月内至少发生一次）和 1.8%（每周至少发生一次）[222]。没有性别差异的报道。错乱觉醒在夜间和倒班工人中更多[225-226]。在儿童患者中，错乱觉醒有时被父母误认为梦呓，患病率数据没有很好的记录。

睡惊症

睡惊症的患病率因年龄而异，成人的患病率为 2.2% ～ 2.7%，终身患病率为 10%，儿童患病率更高[27, 222-223]。儿童时期的睡惊症患病率在 3 ～ 13 岁及以上的儿童中为 1% ～ 14.7%，在 18 个月的儿童中为 36.9%[27, 227]。最近的一项研究有类似发现，在 18 个月的孩子中，睡惊症的患病率达到顶峰（34%），然后下降，尽管在 5 岁以上的孩子中，有 40% 的孩子会持续出现这种症状。1/3 在童年早期患有睡惊的儿童在童年后期会梦游。父母有梦游史的儿童有较高的持续性睡惊症（即，超过 5 岁）发生率[228]（32% 的父母有梦游史，17% 的父母没有梦游史），这支持了这些异态睡眠具有共同病理生理学的观点。在 65 岁以上的受试者中，睡惊症的发生率不到 1%[27]。

睡行症

基于电话调查的睡行症终生患病率为 22.4%，最近 3 个月的患病率为 1.7%，每周至少一次的当前患病率为 0.6%[222]。在欧洲人群中，报告的睡行症患病率（经常发生并被患者视为问题）为 2%[223]。据报道 20 世纪 70 年代末，美国的患病率为 2.5%[229]，夜间游荡的终生患病率约为 30%[230]。对睡行症进行更大规模的研究后发现，一生中睡行或夜间游荡的患病率为 25% ～ 30%，目前的患病率为 0.6% ～ 3.9%，具体取决于"当前"的定义。据报告，精神疾病患病率更高（8.5%）[231]。儿童的患病率较高，为 3.5% ～ 22.5%[221, 231, 235]。睡行症是一种具有高度遗传性的疾病，在第 20 号染色体上发现了一个与睡行相关的基因位点[233]。父母无睡行史的儿童睡行症患病率为 22.5%，父母一方有睡行史的儿童患病率为 47.4%，父母双方均有睡行史的儿童患病率为 61.5%[228]。促发和启动错乱觉醒的类似因素对睡行症也有同样的作用。SDB 或 RLS/PLMD 可能会引发睡行，这可以通过治疗后异态睡眠的改善或缓解得到证实[234]。此外，"Z- 药物"（非苯二氮䓬类安眠药）也可能诱发疾病[27, 235]。

睡眠相关进食障碍

睡眠相关进食障碍可用的流行病学研究很少，但一项电话调查报告终生患病率为 4.5%，最近 3 个月的当前患病率为 2.2%，每周至少一次的当前患病率为 0.4%[222]。在一项自我报告问卷的研究中，大学生的患病率为 4.6%，在门诊患者中为 8.7%，在精神疾病患者中为 9.9%[231]，在住院患者中为 16.7%[236]。它通常出现在 20 ～ 30 岁，在女性中更常见，可能与使用镇静药物和催眠药物有关[27]。

REM 异态睡眠

REM 睡眠行为障碍

快速眼动睡眠行为障碍（REM sleep behavior disorder，RBD）在普通人群中的患病率估计为 0.38% ～ 2.1%[237-238]。亚临床 RBD（无做梦行为史的正常 REM 肌张力丧失）患病率为 4.95%。已观察到 RBD 患者中男性居多，但这可能是由于女性报告不足。RBD 在老年人中更常见，发病年龄一般在 50 岁以上[239-241]。最近的一项研究表明，在以中老年人口为基础的样本中，这一患病率为 1.06%，但在男性与女性之间没有差异[238]。鉴于 RBD 可能对患者或床伴造成伤害，所以对它的识别很重要[239-240]。RBD 患者往往会有更多的肌肉抽搐和周期性肢体运动[239]。

RBD 与神经退行性疾病如 PD、路易小体痴呆、多系统萎缩和轻度认知障碍有显著相关性[240, 242-245]。高达 81%～90% 的 RBD 患者最终发展为神经退行性疾病，且风险随着时间的推移而增加：5 年为 33.1%，10 年为 75.7%，14 年为 90.9%[244, 246]。这些强烈的联系让人怀疑特发性 RBD 是否真的存在。此外，与一般人群和其他神经退行性疾病（如阿尔茨海默病、进行性核上性麻痹、皮质基底变性）患者相比，突触核蛋白病变（如 PD、路易体痴呆、多系统萎缩）患者的 RBD 患病率增加[243]。最近一项关于 PD 中 RBD 患病率的 meta 分析估计 RBD 的患病率为 23.6%，而对照组为 3.4%[247]；然而，在 meta 分析中只有一项研究纳入了 PSG 诊断。

在多系统萎缩中，RBD 的患病率特别高，88% 至 100% 的患者受其影响[248-249]。在 50 岁之前出现 RBD 症状的年轻患者中，RBD 与发作性睡病相关，约 1/3 伴猝倒发作性睡病患者有 RBD[250-252]。可能存在 RBD 的遗传易感性，因为在确诊的特发性 RBD 患者的家庭成员中发现梦境演绎行为的概率增加[253]。除了慢性 RBD，还可能有与药物相关的急性发作，如选择性 5 羟色胺再摄取抑制剂、抗精神病药物、酒精戒断或药物滥用[27]。

RBD 在儿童人群中也有描述，一项研究报告了 19 岁以下发作性睡病患者中 32.3% 患有 RBD[252]。此外，对 15 名儿童的图表回顾发现，儿童的 RBD 和 REM 睡眠期失弛缓可能与神经发育障碍、发作性睡病或药物使用有关[254]。

梦魇症

关于梦魇的流行病学研究很难进行比较，因为一些研究质疑"噩梦"，而不是基于噩梦障碍的诊断。据报道，经常做噩梦导致抑郁的人占总人口的 2%～8%，但终身做噩梦的人更多[27, 222, 255-256]。一项横断面研究显示，成人一生中噩梦的患病率为 66.2%（女性为 72%，男性为 61%），过去 3 个月的患病率为 19.4%。此外，2.8% 的受试者报告目前每周至少做一次噩梦[222]。大多数关于成人噩梦的流行病学研究表明，女性的噩梦患病率高于男性，尽管这种性别差异在儿童和老年人中似乎并不明显[222, 256]。梦魇症在精神病患者和经历过创伤事件的患者中更为常见[256-257]。一项研究表明，在接受门诊精神治疗的受试者中，有 29.9% 的人报告，每周至少做一次导致痛苦的噩梦。梦魇也与失眠有关，发病率约占 18%[255, 258]。在儿童中，一项纵向研究（父母在 29、41、50 个月和 5、6 岁时报告）显示，"有时"做噩梦的患病率为 65%～69%，而"经常"做噩梦的

患病率仅为 1.3%～3.9%[259]。其他研究报告，4～12 岁儿童的患病率高达 80.5%[260]。儿童经常做噩梦可能与失眠、多动、学习成绩差和情绪紊乱有关。在成年人中，似乎随着年龄的增长，梦魇的频率和患病率减少。

复发性孤立性睡眠瘫痪

复发性孤立性睡眠瘫痪（recurrent isolated sleep paralysis，RISP）在许多文化背景下有许多名称，这使得真正的流行病学研究变得困难。大多数研究评估的是小范围、特定人群，报告的患病率估计在 4.7%～41%[261]。一些研究已经证明了 RISP 与焦虑和惊恐障碍有关联，与睡眠瘫痪及发作性睡病的关联也得到了充分的证明[27, 261]。据报道，非洲裔美国人的 RISP 患病率与整个人口报告相比有所增加[262]。报告 RISP 患者会感到恐惧、痛苦和失眠[263]，通常出现在 10～20 岁，被认为对男性和女性的影响是一致的[27]。

睡眠相关幻觉

一项电话调查研究表明，任何类型的睡眠相关幻觉的总体患病率为 38.7%，但将其分成亚组后，入睡幻觉的患病率为 18%，睡眠幻觉的患病率为 4.9%[264]。幻觉在女性和年轻人群中更为常见。在一项针对医学生的小型研究中，睡眠相关幻觉在失眠症患者中出现的频率更高[147]。当然，有文献证明，发作性睡病中睡眠相关幻觉的发生率更高[27]。

睡眠遗尿症

成人睡眠遗尿症（夜间尿床）尚未被广泛研究，但数据显示其患病率为 2%～3%；然而，据报道，英国的这一比例高达 6%[265]。它在儿童患者中发生的频率更高，在 5 岁儿童中患病率估计为 15%～25%；并随着年龄的增长而下降，直到成年[221]。遗尿症有很强的家族性，并与成人和儿童的 SDB 有关。此外，过敏性鼻炎、过敏性皮炎、过敏性结膜炎等变应性疾病也会增加睡眠遗尿的可能性[266]。这种疾病可导致明显的社会心理后果和大量花费[27]。

临床要点

- 睡眠医学的流行病学取决于所研究的人群和使用的方法。
- 睡眠障碍对健康、经济和安全都有显著影响。
- 大多数人一生中至少有一种睡眠障碍。

总结

睡眠医学的流行病学是一个复杂的课题，虽然已经发表了许多优秀的研究报告，但需要更多的工作来确定每一种睡眠障碍的真实患病率和发病率，以及它们对健康和社会的影响。流行病学结果因研究人群、使用的研究方法和使用的诊断标准而异。随着睡眠障碍定义的发展，我们希望研究方法能够标准化，更好地认识到睡眠医学疾病的负担，从而给予有针对性的治疗。本章总结了关于这一广泛主题的可用数据。

参考文献和拓展阅读

请扫描书后二维码，获取参考文献和拓展阅读资源。

第 71 章

睡眠医学与公共卫生和公共政策

Raghu Pishka Upender

张保坤 译 唐吉友 审校

章节亮点

- 通过调查已知影响健康结果的睡眠的各个方面，包括睡眠持续时间、睡眠时间、睡眠效率、睡眠质量、警觉性和表现，睡眠医学和公共卫生之间日益紧密的联系得到了强调。
- 关于睡眠生理学和睡眠障碍知识的不断发展

正在影响各种安全敏感行业的公共政策，如交通和医疗保健行业。文中还讨论了许多法规背后的简要历史背景。
- 睡眠医学界可以通过与政府监管机构和行业利益相关者合作来制定公共政策，改善睡眠健康和安全。

睡眠医学和公共卫生

睡眠是一种重要的生物功能，它被认为是通过进化用来帮助生物体应对地球上自然发生的明暗循环的。人类一生中近 1/3 的时间都在睡眠，这一事实强调了睡眠在生理上的重要性。尽管睡眠的功能仍有待于充分阐明，但目前的证据表明，睡眠在发育、神经认知表现、情绪调节和代谢稳态等方面发挥着关键作用[1]。越来越多的证据表明，即使存在部分睡眠不足也会对健康产生深远的影响[2]。经常在媒体上提到的术语——睡眠健康，是一个强调睡眠与健康之间紧密联系的恰当术语。

在过去的 20 年里，公众对睡眠健康的兴趣一直在稳步增长。这种兴趣的产生不仅是因为人们越来越认识到睡眠在生理上的重要性，也因为人们越来越认识到一般人群中普遍存在睡眠剥夺和睡眠障碍。自 1984 年以来，美国疾病控制与预防中心（Disease Control and Prevention，CDC）一直在通过行为风险因素监测系统（Behavioral Risk Factor Surveillance System，BRFSS）跟踪美国的健康状况和危险行为，这是世界上正在进行的最大的电话健康调查系统。在 2014 年的调查中，大约 35.2% 的美国成年人报告称每晚睡眠不足 7 h。在黑种人和印第安人等少数群体中，每晚睡眠时间少于 7 h 的比例甚至更高[3]。

美国医学研究所估计，有 5000 万～ 7000 万人患有慢性睡眠和觉醒障碍[4]。

各种表现形式的睡眠不足与不良健康结果有关，并在个人和社会层面造成了巨大的经济负担。睡眠不足和睡眠障碍的花费估计高达数十亿美元。例如，仅

在美国成年人中，未经治疗的阻塞性睡眠呼吸暂停（OSA）的成本负担就估计为 1496 亿美元，包括与共病疾病、住院、事故和生产力损失相关的直接和间接成本[5]。

例如，在美国，政府发起的公共卫生倡议——《2020 年健康人群》，其中包括一个专门关于睡眠健康的部分，以提高公众对睡眠不足和睡眠障碍的不良影响的认识[6]。美国陆军采用了一项名为"绩效三位一体"的计划，将**睡眠**、**营养**和**体育活动**一起作为健康和绩效的三大支柱[7]。通过这些努力，睡眠健康素养正在提高，但知识和健康行为的积极变化之间的鸿沟仍然巨大。为了充分认识到睡眠的好处，公共卫生举措必须关注睡眠的各个方面——睡眠持续时间、睡眠时相、睡眠效率、主观睡眠满意度和白天的警觉性，这些都与健康结果有关[8]。

睡眠持续时间

最佳生理机能所需的睡眠时间因年龄和个体而异。例如，新生儿的睡眠时间为 16 h 或更长，其中大部分时间处于快速眼动（rapid eye movement，REM）睡眠状态。到 2 岁时，睡眠持续时间下降到 11 ～ 12 h。学龄儿童每天大约睡 10 h，而青少年每晚睡 9 ～ 10 h[9]。成年人每晚睡 8 h 左右，不受生活方式的限制。总睡眠时间随着年龄的增长以每十年 10 min 的速度下降，而睡眠效率以每 10 年 3% 的速度下降。慢波睡眠和 REM 睡眠等睡眠成分也会减少，但所占比例不同[10]。

通勤时间长、工作时间长等现代生活方式正日益蚕食着传统的睡眠时间，造成了一个长期睡眠不足的社会。根据一些报告，在过去的一个世纪里，美国人

的平均睡眠时间下降了 20%[11]。电灯泡和廉价人造光源的出现，对人类 24 小时的睡眠-觉醒模式产生了巨大的影响。光照会激活脑干唤醒系统，并通过抑制褪黑素减弱睡眠信号。因此，通常在一天结束时出现的昼夜节律觉醒信号的峰值被推迟了，这使得人们在晚上保持清醒[12]。另外，上学和上班时间过早会妨碍早上的补偿性睡眠。因此，睡眠时间在两端都受到挤压。2010 年的一项全国健康调查发现，30% 的美国成年人（4060 万工人）报告称平均每晚睡眠时间不足 6 h[13]。更令人担忧的是学龄儿童、青少年和年轻人的睡眠时间不断减少。在 2015 年 CDC 的一项健康调查中，72.7% 的 9—12 年级的高中生报告称每晚睡眠不足 8 h[14]。美国国家睡眠基金会 2006 年的美国睡眠调查发现，6 年级和 12 年级学生每晚的睡眠时间从 8.4 h 下降到 6.9 h，但生理睡眠需求在这个年龄段并没有明显下降[15]。一项系统的回顾表明这是一个全球性的问题，在 1905—2008 年的研究期间，每晚睡眠时间减少了 1 h[16]。

　　并非所有的研究都显示了睡眠时间的减少。例如，2003 年对近 2000 名 16 ～ 93 岁的英国人进行的面对面采访发现，自我报告的睡眠时间与 1969 年进行的睡眠调查相比没有显著差异[17-18]。另一项研究使用了 1975—2006 年 31 年间进行的 8 项调查的日记，结果表明，兼职工人、退休工人、家庭主妇或失业者的睡眠不足比例并没有改变，而学生的睡眠不足比例实际上下降了，他们占参与者的比例不到 5%。全职工作者是唯一一个在 31 年间睡眠不足的比值比增加的群体，比值比为 1.19（95% 可信区间，1.00 ～ 1.42；$P = 0.05$）。长时间的工作者在睡眠少于 6 h 的人群中更为常见，这表明可能存在因果关系[19]。另一项研究调查了 15 个国家从 20 世纪 60 年代到 21 世纪初的数据，发现 7 个国家成年人的平均睡眠时间实际上增加了：保加利亚、波兰、加拿大、法国、英国、韩国、荷兰（每年 0.1 ～ 1.7 min/ 晚），日本、俄罗斯、芬兰、德国、比利时、奥地利（每年 0.1 ～ 0.6 min/晚）等 6 个国家的睡眠时间有所减少。美国和瑞典的研究结果不一致[20-21]。这些研究中一些相互矛盾的发现可能与方法因素有关。值得注意的是，大多数评估睡眠时间的流行病学研究采用主观检测方法，容易出现回忆和反应偏差。受试者可能会混淆睡眠时间和在床上的时间。因此，未来对睡眠行为的公共健康监测应该包括更客观的睡眠持续时间。低成本的活动监测仪和社交网络平台可以收集更客观的睡眠时间测量数据。

　　大量文献将睡眠持续时间与健康状况联系起来。睡眠持续时间和死亡风险之间最早的关联是在一项前瞻性研究中发现的，该研究对 100 多万名受试者进行了为期 2 年多的跟踪调查。那些报告每晚睡 7 h 的人的死亡率低于那些报告睡眠时间超过或少于 7 h 的人[22]。这些发现在加州阿拉米达县的一项对 7000 名受试者的研究中得到了证实，他们被随访了 9 年[23]。分析表明，每晚睡眠少于 6 h 或超过 9 h 的人经年龄调整后的总死亡率是每晚睡眠 7 ～ 8 h 的人 1.6 倍。世界各地的一些研究也发现了死亡率和睡眠时间之间的 U 型关系，这种关系在成年人的一生中都是成立的[24]。研究表明，即使在控制了合并症后，睡眠不足也会导致较高的死亡率[25]。睡眠不足可能对生理有各种不利影响从而导致较高的死亡率。研究发现，睡眠时间短的人患高血压[26-27]、动脉粥样硬化[28]、冠状动脉疾病[29]、缺血性卒中[30]、血脂异常[31] 和糖尿病[32] 的可能性更高。在成人和儿童人群中进行的大量研究表明，肥胖和睡眠时间之间存在着很强的联系，这可能是通过调节食欲激素的改变来介导的[33]。儿童肥胖和糖尿病发病率的上升被认为与慢性部分睡眠不足有关。

睡眠时相

　　传统的作息时间正在改变，以满足全天候的现代全球经济的需求。据估计，约有 2000 万美国工人（占劳动力总数的 17.7%）轮班工作，这至少在一定程度上超出了传统的早 6 点到晚 6 点的工作时间[34]。多达 4.3% 的工人主要在夜间工作。随着经济的全球化，这种趋势在过去的 50 年里更加明显。非传统工作时间的比例因行业而异，在保护服务、食品服务、运输和保健行业中最高。非传统的时间表会对内在的生物节律（昼夜节律）产生重大影响，昼夜节律经过数千年的进化，在环境的光明和黑暗中优化人类的生理和行为。人类的昼夜节律系统在明亮阶段提供警报信号，在黑暗中促进睡眠，与褪黑素分泌的时相一致。由于昼夜节律警报信号的拮抗作用，发生在白天的睡眠通常是片断化的，持续时间较短。研究表明，夜班工人的平均睡眠时间比白班工人要少 30 ～ 60 min[35]。相反，对大多数人来说，在黑暗中保持清醒是极其困难的，特别是在凌晨时分，此时昼夜节律警报信号达到最低点。

　　对于大多数经历过时差的人来说，改变睡眠时间的不利影响是显而易见的，因为他们跨越了多个时区。跨越多个时区的快速旅行会导致昼夜节律与目的地昼夜周期不同步，因为昼夜节律的适应速度较慢，平均每天只能适应 1 h。因此，在新地点，昼夜节律信号与环境和社会暗示相冲突，导致令人不快的症状，包括白天疲劳、易怒、注意力不集中、消化问题、过度嗜睡和夜间失眠。周末将就寝和起床时间推迟 1～2 h 的人可能会出现类似但不那么严重的症状。"周一早上忧郁"的部分原因可能是这种"社交时差"。

昼夜节律失调对轮班工作者来说是一个永恒的问题，因为人们几乎不可能保持一致的睡眠-觉醒作息表，这与环境的光-暗周期不一致。即使是少量的环境光也可以驱动昼夜节律向光或活跃相转移。社会因素迫使大多数轮班工人在休息日回归到更传统的作息时间，以陪伴家人和朋友，并处理商务事务。因此，轮班工人被迫在不一致的昼夜节律期工作和睡觉。应对昼夜节律失调所带来的生理挑战的能力因人而异，而且是可遗传的。20%～30% 的轮班工人会经历所谓的轮班工作睡眠障碍，这些症状与时差反应类似，包括疲劳、失眠、注意力不集中、情绪低落和记忆力减退[36]。患有轮班工作睡眠障碍的工人有更高的抑郁和焦虑发生率，也更容易发生事故[37]。胃溃疡、心脏病、缺血性卒中、肥胖和代谢综合征的患病率较高[38]。最近，人们对轮班工作与癌症，尤其是乳腺癌风险增加之间的相关性很感兴趣[39]。褪黑素被认为在肿瘤监测中发挥作用，夜间光照对褪黑素的抑制被假设为轮班工人肿瘤发生的潜在机制。最近的一些研究质疑这种增加的癌症风险是否真实存在[40-41]。

睡眠效率和睡眠质量

"睡眠效率"被定义为总睡眠时间除以在床上试图入睡的时间。这一指标往往会随着年龄的增长而下降，部分原因是腹侧视前区产生 γ-氨基丁酸的神经元减少，部分原因是与年龄增长有关的医学、心理和社会因素。因为睡眠质量的主观体验并不总是与当前可用的客观测量方法相关联，所以睡眠质量的定义不那么明确，也更难测量。然而，人们普遍认为，高质量的睡眠意味着快速入睡，睡眠不被唤醒，醒来时得到充分休息。许多人认为，高质量的睡眠是白天最佳表现和积极情绪的先决条件。与睡眠效率一样，睡眠质量随着年龄的增长而下降，这是由于人类睡眠生理的变化以及与之同时出现的医学、心理和睡眠障碍——认识到后者很重要，因为有效的治疗方法是可行的。

失眠是最普遍的睡眠障碍之一，其特征是难以入睡和难以维持睡眠。慢性失眠症影响着大约 3000 万美国人，给患者带来了极大的痛苦[42]。许多研究表明，失眠和抑郁之间存在显著的联系。一些人认为失眠可能是抑郁症发病的早期标志。尽管病理生理学关系仍有待澄清，但焦虑、觉醒和昼夜节律紊乱的神经通路可能有重叠[43]。失眠和抑郁之间的密切联系也

增加了治疗失眠预防某些抑郁症病例的可能性，但现有的数据有限[44]。

睡眠呼吸暂停是另一种常见的睡眠障碍，它与睡眠效率和睡眠质量有关。OSA 的定义为呼吸暂停低通气指数 > 5 和过度嗜睡，其患病率在成年人群中女性为 9%，男性为 24%[45]。由于肥胖症的流行和人口老龄化，OSA 的患病率正在上升。多种因素可能是导致老年人 OSA 患病率增加的原因。这些包括与年龄相关的体重增加，咽部肌张力降低，以及对缺氧、高碳酸血症和呼吸负荷的感觉运动反应性下降[46]。呼吸暂停和低通气事件的停止通常取决于躯体和（或）皮质的觉醒，因此睡眠片段化是 OSA 内在的病理生理学表现。持续气道正压通气（continuous positive airway pressure，CPAP）治疗对睡眠片段化非常敏感，这为显著提高睡眠效率和质量提供了机会。

不宁腿综合征是一种神经系统疾病，其患者的睡眠效率也会降低，影响着大约 5% 的普通人群。不宁腿综合征的特征是有一种不可抗拒想要移动腿的冲动，并经常伴随着夜间周期性的肢体运动[47]。

许多研究已经表明了睡眠效率、主观睡眠质量和各种健康结果之间的联系。例如，一项关于自我报告睡眠参数的日本人群队列研究发现，与那些正常醒来的女性相比，自称觉醒状态差的女性死亡率更高（相对风险为 1.97）[48]。

警觉性和表现

对大多数人来说，睡眠的价值在于它能使人们在清醒期恢复警觉性和改善表现。当睡眠不理想时，人们会感到没有休息，并表现出一系列的神经认知缺陷，包括记忆力差、注意力下降、反应慢和判断力受损。利用精神运动警觉性检测进行的精细研究表明，随着睡眠限制的增加，反应时间减慢与剂量有关[49]。精神运动警觉性检测的平均失误次数随着睡眠限制的增加而增加。每晚睡眠时间少于 5 h，表现就会急剧下降。为了使表现恢复到基线水平，需要几个晚上的恢复性睡眠。

除了影响白天的表现外，白天警觉性下降还与健康状况不佳有关。在一项对 5888 人的研究中，白天嗜睡是唯一与死亡率、心血管疾病和充血性心力衰竭相关的睡眠障碍症状[50]。在调整了年龄和其他因素后，这些相关性在女性中仍然存在。在另一项对居住在社区老年人（65 岁）的研究中，那些经常打盹并在认知测试中出现 2 次或 2 次以上错误的人，死亡率增加了 1.73 倍[51]。

警觉性和表现的重要性在职业安全中最为重要。下一部分将介绍警觉性、疲劳和性能之间的相互联

系，以及不断发展的公共政策如何减轻几个行业中与疲劳相关的安全风险。

睡眠医学与公共政策

与工作相关的疲劳一直被认为是导致事故的一个因素，尤其是在全天候工作的行业。随着 20 世纪经济的全球化，全天候工作的行业和工人数量有所增加。与之相对应的是，与疲劳有关的事故已经变得越来越常见，对环境和公共安全造成了更大的威胁。例如，1979 年的三里岛核反应堆灾难是人为失误和机械因素共同作用的结果，这导致大量核反应堆冷却剂逸出到环境中。事故与疲劳有关并不奇怪，因为事故发生在凌晨 4 点[52]。另一起与疲劳有关的事故发生在 1989 年，当时埃克森·瓦尔迪兹号油轮在阿拉斯加海岸触礁，泄漏了 1100 万～ 3200 万加仑的原油。这是当时人类造成的最大、最具破坏性的环境灾难[53]。虽然多重因素在事故中起了作用，但机组人员的疲劳被认为是主要因素。调查人员发现，机组人员人手不足，工作过度。疲劳也与切尔诺贝利核事故和挑战者号航天飞机灾难有关[54]。

其他可预防的疲劳相关事故的例子在交通运输和医疗卫生行业比比皆是。为了应对这些事故和促进公共安全，政府已经建立了各种各样的法规。下面将简要讨论交通和医疗卫生行业的这些法规的历史。

交通运输业

铁路

19 世纪末，在美国铁路急剧扩张之后，火车事故（许多与工人疲劳有关）导致了不可接受的生命损失和经济损失。铁路工人被要求长时间工作是很常见的，尤其是在收获季节。公众强烈要求加强监督管理，这导致了第一个试图解决疲劳相关事故的公共政策，即 1907 年的《服务时间法案》（Hours of Service Act）（45USC 第 61 节；1907）。最初通过的法律禁止工人在 24 h 内连续工作超过 16 h。该法案还规定，在轮班 16 h 后，至少要连续休息 10 h；在 24 h 的时间段内，累计工作 16 h 后，至少要休息 8 h。虽然由于报告标准不佳，难以评估该法的直接影响，但现有数据表明，尽管客运量和货运量有所增加，但在该法颁布后的 10 年里，伤亡人数有所减少[55]。随后，该法律在 1969 年被修改为只允许工作 14 h，在 1971 年被修改为 12 h。为了应对 2002 年和 2008 年发生的几起致命的铁路事故，美国国会通过了《2008 年铁路安全改进法案（Rail Safety Improvement）》（49 USC 21101；2008），该法案使美国运输部（U.S.

Department of Transportation，USDOT）的成员联邦铁路管理局（hours-of-service，FRA）能够颁布新的安全法规来管理铁路安全的各个方面，包括铁路服务时间（Federal Railroad Administration，HOS）要求。这项法律对铁路和信号工人每月的值班时间和空驶时间（出差时间）总额规定了法定限制为 276 h，允许员工连续轮班时间不得超过 12 h，在 24 h 内将不间断工作时间从 8 h 增加到 10 h，连续工作 6 天需要连续休息 2 天，连续工作 7 天需要连续休息 3 天，允许空载时间减少到每月 30 h，以及要求以电子方式保存 HOS 记录[56]。值得注意的是，在美国运输部监管的所有运输方式中 HOS 标准是唯一被锁定在法规（即法律强制执行）中的标准，而不是被行政法规调整的标准。

航空

长期以来，飞行员疲劳一直被认为是导致飞行员失误的一个因素，而飞行员失误又会增加驾驶飞机内在危险。1931 年，在美国商务部在航空公司要求的 140 h 和航空公司飞行员协会倡导的 85 h 之间，制定了每月飞行 110 h 的时间限制。1938 年，民用航空局颁布了国内飞行时间规定，将 24 h 内飞行时间限制在的 8 h 以内[57]。这些飞行时间和工作时间的规定是多年来不断演变的，主要是出于对公共安全的关注和广泛报道的坠机事件，以及对操作环境中人类疲劳的更好理解。美国航空安全监管机构联邦航空管理局（Federal Aviation Administration，FAA）于 2011 年完成了一项重大监管改革。

2011 年新规的主要内容包括，根据飞行员首次飞行的时间、预定飞行区段的数量和跨越的时区数量，对飞行和值班时间提出不同的要求。飞行值班时间限制在 9 ～ 14 h，飞行时间限制在 8 ～ 9 h。飞行员必须有至少 10 h 的休息时间，其中包括飞行执勤前 8 h 的不间断睡眠机会，比以前的规则增加了 2 h 的休息时间。为了解决累积疲劳问题，2011 年的规定包括每周、每月和每年的飞行和工作时间限制。例如，飞行员被要求每周连续休息 30 h。飞行员和航空公司在考虑飞行员的工作能力时，需要共同承担责任，包括上下班等工作前的疲劳。飞行员被要求明确声明他们的健康状况适合执勤，航空公司被要求在飞行员疲劳或不适合飞行时解除他们的职务[58]。航空公司也被要求实施一个全面的疲劳风险管理计划。2011 年的规定只适用于客运飞行员，不包括只驾驶货运飞机的飞行员，尽管他们在相同的航线上驾驶相同类型的飞机，而且容易出现同样程度的疲劳。在撰写本文时，FAA 正在考虑一项计划，修改空乘人员的工作时间限制，以确保他们至少有连续 10 h 的预定休息时间[59]。

货车运输业

与其他运输方式一样，对美国商业司机不安全日程安排的担忧促使了美国州际商务委员会（Interstate Commerce Commission, ICC）的成立，该委员会随后对汽车运输具有了监管权力，并于 1938 年颁布了第一部政府法规。原来的 ICC 要求司机值班时间不超过 15 h，在 24 h 内工作不超过 12 h。该规定允许至少 9 h 的休息时间（8 h 的睡眠时间）和 3 h 的值班时间用来吃饭和休息。ICC 还规定，每周的工作时间在连续 7 天内不得超过 60 h，或连续 8 天内不得超过 70 h，这一规定至今仍然有效。在最初的规则发布后不久，在劳工和汽车运营商利益竞争的压力下，ICC 决定了 8 h 的连续休息时间和 10 h 的驾驶限制。此外，由于恶劣的天气条件，行业协会主张将限制时间延长了 2 h，这一规定仍然有效[60]。

尽管有越来越多的证据表明司机疲劳驾驶与事故风险有关，但从 20 世纪 30 年代末开始实施的 HOS 制度在根本上没有改变。1989 年，美国运输部发起了一项名为"驾驶员疲劳和警惕性研究"的实地研究，以确定 HOS 规定、驾驶员疲劳和涉及商用机动车辆的严重事故频率之间的关系。该研究于 1996 年完成，发现一天中的时间点是影响驾驶员疲劳和警觉性的最强和最一致的因素。司机面部录像显示，夜间驾驶时的困倦率明显高于白天驾驶时。这一时段比驾驶时间或累计出行次数更能预测驾驶性能的下降。该研究还发现，司机在床上的时间平均为 5.2 h，比他们报告的"理想"每日睡眠时间少了约 2 h。夜间驾驶司机在床上的时间最少，约 4.4 h。不足为奇的是，睡眠时间和下一次开车时的困倦程度呈负相关；换言之，睡眠越少越容易犯困，这是意料之中的事。司机报告比性能测试显示得更加警觉[61]。在 2004 年的一项研究中，分析了三家全国性运营商的事故数据，事故风险在驾驶前 6 h 统计数据上是相似的，然后在 6 h 后非线性增加。第 11 个小时的事故风险是第 1 个小时的 3 倍多。多日驾驶计划也与统计上显著增加事故风险相关，其幅度与驾驶时间相当[62]。根据 2006 年一份分析 100 辆汽车自然驾驶研究数据的报告，在 22% ～ 24% 的交通事故中，瞌睡是一个促成因素[63]。

这些和其他类似的研究促使取代国际商会的联邦汽车运输安全管理局（Federal Motor Carrier Safety Administration, FMCSA）在 2003 年和 2011 年更新了法规。2003 年颁布的规定为了增加司机的睡眠时

间，将司机的每日时钟调整为 24 h，将下班时间从 8 h 延长至 10 h，并将总驾驶时间缩短至 14 h。驾驶时间从原来的 10 h 增加到 11 h，只要有 34 h 以上的休息时间，就可以重新计算工作时间。不幸的是，这给司机创造了一个机会，让他们连续驾驶 14 h，每周工作 80 h 或更多。2011 年的规定试图弥补这种安全风险，规定连续驾驶 8 h 后，至少要有 30 min 的休息时间，限制重启规定的使用时间为每 168 h 一次，并将每周最大工作时间减少到 70 h。考虑到人类生理节奏，2011 年的规则还要求 34 个休息时间包括凌晨 1 点至 5 点的两个时间段[64]。这一规定为那些经常在夜间工作和工作时间很长的司机提供了一个在昼夜节律低谷时睡觉的机会，克服了夜间工作时可能产生的慢性疲劳。

法规在不断发展，但在撰写本文时，以下规则对载客和载货车辆的司机有效。

载货司机：

1. 11 小时驾驶限制：连续休息 10 h，最多可驾驶 11 h。

2. 14 小时限制：上班后连续驾驶时长不得超过 14 h，随后应下班休息 10 h。休息时间不包含在 14 h 内。

3. 30 分钟休息时间：司机在连续驾驶 8 h 后，必须有 30 min 的休息时间。休息时间可以通过任何连续 30 min 的非驾驶时间（即，值班不驾驶，下班，卧铺，或这些连续时间的任何组合）来满足。

4. 在连续 7 ～ 8 天内，不得在值班 60 ～ 70 h 后驾驶。司机可在连续休息 34 h 或以上后重新开始连续 7 ～ 8 天的工作。

载客司机：

1. 10 小时驾驶限制：连续休息 8 h，最长可驾驶 10 h。

2. 15 小时限制：工作驾驶 15 h 后不得驾驶，连续休息 8 h。休息时间不包括在 15 h 内。

3. 60 ～ 70 小时限制：在连续工作 7 ～ 8 天内，驾驶时间不得超过 60 ～ 70 h。

此外，还提供卧铺，以及在恶劣天气和紧急情况下的豁免。

海运业

疲劳也是海洋运输业的主要问题，其运营挑战不同于其他运输方式。机组人员经常离家工作 3 ～ 6 个月，工作环境往往难以预测，有时还很危险。安全威胁始终存在，时刻保持高度警惕是避免伤害、财产损失和环境灾难的关键。持续获得充足的恢复性睡眠对水手来说是一种奢侈，他们很少能得到这种享受，因为他们必须在一艘嘈杂的移动船舶上轮班工作和睡

觉。船员工作和娱乐之间缺乏明确的区分会增加他们的压力，特别是当与来自不同国家、说不同语言的船员一起工作时。狭小的房间、环境噪声、振动、热量和恶劣的天气都会影响睡眠质量[66]。24 h 的作业限制了睡眠时间，并要求一些船员在昼夜节律不利的时间睡觉。这些因素造成的疲劳程度比其他行业严重得多[67]。一项将疲劳与海上人员伤亡关联起来的研究发现，33% 的人员伤亡和 16% 的重大船只伤亡都与船员疲劳有关[68]。

1978 年，联合国下属机构国际海洋组织起草了第一套关于海员最低能力和安全的国际标准。由此产生的《海员培训、发证和值班标准》（Standards of Training, Certification, and Watchkeeping for Seafarers, STCW）包括了每周最低休息时间，后来增加到目前的每周 77 h。在美国，海岸警卫队管理内陆（"棕水"）和沿海（"蓝水"）的水路作业，并根据 STCW 规定了最低休息时间。目前，每 24 h 至少需要休息 10 h，每 7 天至少需要休息 77 h。在 24 小时内，休息时间不得超过两个时段，其中一个时段至少 6 h[69]。

内河拖船业长期采用 6 h 值班与 6 h 休息交替的轮班制（6：6：6：6），即每个船员每 24 h 值班 2 次，休息 2 次。虽然这种安排限制了轮班时间，从而减轻了与工作相关的疲劳风险，但它不提供给船员连续睡眠至少 7 h 的机会。此外，它还需要一些船员在不利的昼夜节律阶段工作和睡眠。例如，工作人员通常从午夜工作到早上 6 点，然后从中午工作到下午 6 点。这两种工作周期都包括昼夜节律最低温度，这可能与嗜睡增加有关，特别是在驾驶室等久坐不动的工作环境中。

美国海岸警卫队（U.S. Coast Guard, USCG）试图引入 HOS 条例，遭到业界强烈反对。例如，USCG 在 2011 年发布了一份通知，称它正在考虑制定规定，要求每天至少有 7 或 8 h 的休息时间。USCG 引用了大量的科学研究，认为 6 h 的休息时间不能提供不间断的睡眠机会，并导致比 8 h 休息时间更严重的疲劳[49, 70-75]。代表驳船运营商的行业领袖强烈反对对调度安排的任何改变，理由是睡眠和值班背后的科学研究不完整。一项由美国水路组织和驳船运营商资助的研究发现，前后驾驶室的船员报告的卧床时间和睡眠时间相似。其中一个睡眠周期较长，被称为"锚定睡眠"，而第二个较短的睡眠周期被称为"小睡"。当把这些睡眠时间结合起来时，船上的总睡眠时间与在家时相同。即使他们在床上躺了 8.1 h，但实际的平均睡眠时长为 6.6 h，睡眠效率仅有 81.4%。另一方面，夜班人员的睡眠质量更差，这可能是因为他们的

睡眠周期（早上 6 点到中午，下午 6 点到午夜）发生在不利的昼夜节律时段[76]。USCG 是否会继续推行有关 HOS 的规定还有待观察。

医疗卫生行业

患者的护理需要昼夜不停地工作，在此期间，连续性的护理是至关重要的。轮班时间往往很长，因此增加了与疲劳有关事故的风险。这个问题在医生和外科医生的培训中最为突出。在现代医学早期，医师教育包括短期高强度训练，在此期间，住院医生每周 7 天，每天 24 h 照顾患者。到 20 世纪下半叶，"住院医师实习"融入了新的学习方式，成为多年的经验[77]。值班时间仍然很长，并被认为是医生培训的关键。很明显，到 20 世纪 70 年代，越来越多关于睡眠剥夺影响的证据一致表明，这使住院医生犯了更多的错误[78]。早在 20 世纪 80 年代，一些内科和儿科培训项目就试图平衡服务和教育需求与住院医生的个人需求。1984 年，住院医生在监管不足的情况下工作了 36 h 而发生了用药错误，导致纽约的利比·锡安（Libby Zion）死亡，并引发了一场持续至今的全国性辩论。美国研究生医学教育认证委员会（Accreditation Council for Graduate Medical Education, ACGME）花了近 20 年时间才实施了第一个通用的工作时间要求。2003 年的政策规定了每周 80 h 的最大工作时间，并将连续轮班时间减少到不超过 30 h[79]。由于对患者安全和居民健康的持续关注，该标准在 2011 年被进一步修改[80]。新制度规定，每 24 小时工作的最长时间为 16 h，每 7 天休息 1 天，取消了第一年住院医师的整夜呼叫责任[81]。

许多研究都考察了工作时间限制实施前后的错误率。2004 年的一项研究比较了传统的住院医师工作时间表（＞ 24 小时轮班和长工作周）和新的时间表（更短、＜ 24 小时轮班和更少的每周工作时间）。与修改后的时间表相比，传统时间表实习生的严重医疗差错发生率较高 35.9%〔(136.0 vs. 100.1)/1000 患者·天；P ＜ 0.001)〕，其中非截获严重差错发生率高 56.6%（P ＜ 0.001）。在传统计划中，实习生犯的严重诊断错误是干预计划的 5.6 倍〔(18.6 vs. 3.3)/1000 患者·天；P ＜ 0.001)〕[82]。

虽然现有文献显示，限制值班时间可改善住院医师的健康状况和睡眠时间，但它们也产生了意想不到的后果。一些研究认为，由于值班时间限制而导致的交接数量的增加破坏了护理的连续性，这导致诊断延误、住院时间延长和可预防并发症的增加[83]。一项比较 2003 年和 2011 年值班时间规定的研究发现，遵守 2011 年规定的项目增加了交接，减少了住院医师

参加教学会议的时间，减少了白天工作时间实习生的人数[84]。

培训项目的教员还担心，受训者没有充分接触到病例组合，并且在已经漫长的研究生多年培训中缺乏足够的经验。这些担忧导致毕业后教育认证委员会放宽了 2011 年的规定[85]。2017 年生效的现行标准提供了更灵活的排班选择，包括以下规则：

- 在 4 周的时间内，平均每周最多 80 h。
- 在预定的临床工作和教育期间之间有 8 h 休息时间。
- 24 小时上门服务后，14 h 内免于临床工作和教育。
- 如平均超过 4 周，则每 7 天最少休息 1 天。
- 工作时间不应超过连续 24 h 的预定临床任务。多达 4 h 的额外时间可用于与患者安全相关的活动，如提供有效的护理过渡和（或）住院医生教育。
- 在 4 周的平均时间内，上门服务的频率不应超过每 3 晚一次。

一项集群随机非劣效性试验比较了灵活和标准住院医师值班时间规则下的患者安全结果，发现 30 天死亡率、7 天再入院率和其他患者安全指标之间没有显著差异[86-87]。该研究还发现，在试验期间，参加弹性项目的实习生与参加标准项目的实习生相比，没有出现更多的慢性睡眠不足或嗜睡[87-88]。

危险工作场所

除了前面讨论过的行业之外，还有许多职业是 24 h 工作的，有可能影响公共安全和健康。这些职业的工人包括消防队员、护理人员、警察、救灾工人、军事人员、公用事业运营商和生产危险或有毒化学品的工厂运营商。与疲劳相关的事故导致生命损失、环境灾难和经济损失的例子不胜枚举。1986 年"挑战者号"航天飞机失事的部分原因是睡眠不足的人做出了一系列注定失败的决定[89]。1989 年，由于工作过度和人手不足，埃克森瓦尔迪兹号油轮搁浅，造成了环境破坏。今天，阿拉斯加威廉王子湾仍然受其影响[53]。

睡眠医学界的作用

如前所述，在认识到疲劳是健康和安全的一个重要因素方面，许多行业取得了明显进展。然而，还有许多工作要做。睡眠相关临床医生、科学家和倡导者在睡眠医学和科学知识的社会化发展中发挥着重要作用。除了提高公众对睡眠在健康和安全方面的认识

和教育外，睡眠专业人员还需要在制定和推广行业特定法规和最佳做法方面发挥积极作用，以减轻与疲劳有关的事故。促进健康和安全的同时，这些疲劳对策必须切实可行，必须满足利益攸关方的业务和经济需要。在倡导一项具有潜在破坏性的政策之前，睡眠专家必须对特定行业的操作规范有一个正确的认识。一项要求船员有更长休息时间的循证政策，如果没有考虑到形成独特的 6∶6∶6∶6 方表的经济力量，那么这项政策将会失败。这个作息表允许 2 名船员 24 h 操作拖船，他们都不需要忍受 12 h 轮班的疲劳。这种作息表的缺点是，它将睡眠时间限制在较短的时间，并要求一些船员在昼夜节律的不利阶段睡觉。根据目前对人类睡眠生理学的了解，这种工作和休息时间安排将会导致长期睡眠不足、工作表现不佳和更大的事故风险。然而，如果没有令人信服的证据将当前的作息时间与操作安全风险联系起来，行业利益相关者将强烈反对并最终反对任何试图改变作息时间的规定。运输业的利润率通常很低，采用额外的试点以扩大休息时间会使驳船业无法与其他运输方式竞争。此外，如前所述，周密的政策可能会对住院医师工作时间限制产生意想不到的后果。

当睡眠专业人士与行业倡导者合作时，他们更有可能在行业内带来有意义的改变。与要求改变长期观察到日程安排的政策相比，旨在提高睡眠效率和睡眠质量的政策更有可能被海洋行业接受。例如，由美国海岸警卫队开发的船员耐力管理系统（Crews Endurance Management Systems，CEMS）提供了一套行业专用工具和实践，来帮助海上运营商提高工作环境的生产率和安全性[90]。CEMS 概述了一些缓解疲劳风险的策略，包括使用人造光将昼夜节律温度切换到非工作时间，以改善睡眠。除此之外，还包括改善睡眠（减少噪声和灯光）、睡眠卫生、锻炼、营养和压力管理的建议。

通过监管 HOS 来解决疲劳感的方法已不再够用。这种狭隘的方法只解决了导致疲劳的众多因素中的一个。大多数联邦机构现在都支持更全面的、针对特定行业的疲劳风险管理系统（fatigue risk management systems，FRMS）。其中一些程序采用数学模型，试图根据已知的影响警觉性和表现的因素来预测疲劳相关事故的风险[49]。这些因素包括自我平衡睡眠驱动、警觉性的昼夜变化、觉醒惯性、任务类型和任务时间。这些模型已被应用于许多行业，以识别非传统、轮转工作计划中的疲劳风险。尽管这些新方法基于人类睡眠-觉醒生理学，但在工作环境中实施时必须谨慎。为了使疲劳模型适用，从这种建模中得出的疲劳分数必须对给定的操作设置具有足够的

正负预测值。换言之，疲劳评分必须足够精确，以帮助管理层决定哪些人应该工作，哪些人不应该工作。表示出高疲劳的低精度模型会扰乱工作和侵犯劳动收入，这种错误的模型不太可能成功实施。此外，许多可用的模型还没有纳入睡眠生理学和疲劳易感性的个体差异。

睡眠倡导者还可以通过与政府监管机构合作，帮助制定影响公共健康和工作场所安全的政策。熟悉这些机构及其管理的行业是驾驭复杂的监管生态系统的必要条件，因为各种利益相关者都在竞相促进自己的利益。在美国，国家运输安全委员会（National Transport Safety Board，NTSB）负责调查所有运输方式的重大事故，并提出安全建议；然而，它缺乏执行这些规定的权力。美国运输部及其成员机构（即 FAA，FRA，FMCSA，以及管道和危险材料安全管理局）负责制定和执行管理各自行业的法规。

在制定新法规或政策时，监管机构必须考虑经济影响、成本效益分析和行业投入。他们经常受到政治压力的影响。举个例子，2013 年底，美国联邦航空局决定修改有关未经治疗的 OSA 的规定，如果未经治疗，飞行员和交通管制员将被取消资格。拟议的修改进一步规定，所有体重指数（BMI）大于 40 的飞行员都必须由委员会认证的睡眠专家进行评估，并接受 OSA 治疗以获得医学认证。拟修改的政策还指出 BMI 阈值将逐渐降低，直到所有患有 OSA 的飞行员得到治疗[91]。工业界的反应很快。在给美国联邦航空局的一封信中，飞机所有者和飞行员协会认为，"政策不恰当地绕过了规则制定过程；忽视可能更有效和高效的解决方案；没有明确的安全效益；并将不合理的成本强加给用户社区……2011 年，美国联邦航空局发现 124 973 名飞行员被认为肥胖，这使他们成为在扩大政策下进行检测的潜在候选人……仅测试飞行员的潜在成本就在 9900 万～ 3.74 亿美元[92]。"经过有效的游说，美国国会在几天之内就采取了行动，并发布了一项立法，要求美国联邦航空局在对 OSA 做出任何政策改变之前，必须经过正式的规则制定程序。规则制定的过程中允许行业和公众在公共论坛上影响政策制定。修订后的指南要求使用"病史、症状和体格检查 / 临床表现的综合评估"来确定 OSA 的风险，"不应仅根据 BMI 来取消飞行员的资格[93]。"

这个例子是一个典型的例子，说明由于社会经济因素，一个促进睡眠健康和安全的良好政策是如何难以实施的。这些政策被认为是对个人的过度负担，侵犯了他们谋生的权利，尤其是在航空等安全记录一直很好的行业。

睡眠倡导者可以帮助行业利益相关者实施基于睡眠科学的疲劳风险管理计划。即使是利润驱动型的公司也会采取健康和安全促进措施，只要这些措施在经济允许范围内。在施耐德国家有限公司（Schneider National Incorporated，SNI）的支持下，Berger 及其同事们创建了一个睡眠呼吸暂停诊断和治疗项目，消除或降低了治疗睡眠呼吸暂停的许多障碍。通过多种渠道提供关于睡眠呼吸暂停的教育，从而提高意识，以减少司机的焦虑和对这种情况的误解。职业卫生专业人员、安全人员和培训工程师接受了监测睡眠呼吸暂停症状的培训。司机们表示，该计划不会产生任何自付费用，因此消除了一个主要的财务障碍。评估在主要 SNI 操作中心附近进行，从诊断到治疗呼吸暂停的时间为 2 天，从而最大限度地减少调度限制和远离工作的时间。SNI 还明确规定了签约 USDOT 的医生需要哪些文件，以确保统一的高标准报告。在 348 名被诊断患有睡眠呼吸障碍并接受治疗的司机中，医疗费用和事故发生率分别下降了 57.8% 和 73%。接受持续气道正压（continuous positive airway pressure，CPAP）治疗的驾驶员保留率是公司驾驶员总人数的 2.29 倍[94]。

SNI 睡眠呼吸暂停计划的成功鼓励了其他运输公司实施类似的计划。然而，为了实现全面的健康和安全效益，项目必须提前筛查和治疗睡眠呼吸暂停，以确保患者的长期参与和坚持使用 CPAP。发展这种全面的睡眠呼吸暂停监测计划的一个主要挑战是为地理上分散的劳动力提供护理。一项涉及拖船驾驶室工作人员的小型研究表明，集中护理协调、远程依从性监测和远程医疗工具可以为患者提供可接受的睡眠呼吸暂停护理，并达到较高的 CPAP 依从率[95]。

任何疲劳管理计划中最重要的方面都是企业安全文化，这种文化将员工和公众的安全置于企业利润之上。睡眠专业人士可以通过接触教育行业领袖、政府机构和广大公众，从而发挥促进这种文化发展的重要作用。他们可以从过去成功的公共卫生运动中汲取灵感，这些运动带来了有意义的行为改变和社会效益。Ignaz Semmelweis 及其追随者的努力帮助人们建立了洗手习惯，在过去 150 年里挽救了无数人的生命，减轻了许多痛苦[96]。如果没有肺科医生和急诊科医生的努力，就不会有因为减少吸烟和广泛使用安全带所挽救的许多生命。同样，睡眠医学在改善公共健康和安全方面也具有巨大的潜力，因为睡眠和睡眠障碍对健康和安全有着深远的影响。

临床要点

　　睡眠医学会对公众产生巨大的积极影响，因为睡眠和睡眠不足在许多方面影响着公众的健康和安全。只有当人们更加深刻地认识到睡眠的重要性时，睡眠医学的前景才会实现。睡眠专业人士正处于一个独特的位置，他们通过教育和宣传来提高这种意识。这些专业人士有很多与行业和政府机构合作的机会，帮助将睡眠科学知识转化为改善公众健康和安全的实际解决方案。

总结

　　睡眠是一种重要的生物功能，它在生理上的重要性在过去几十年才变得清晰。尽管越来越多的人认识到睡眠对健康的作用，但在现代社会，睡眠不足的现象还是很普遍的。美国医学研究所估计，有 5000 万～ 7000 万人患有慢性睡眠不足。许多因素导致了这种令人担忧的睡眠不足趋势。长时间的工作、长时间的通勤、不断扩大的全天候运营、易于获取的点播数字娱乐以及社交媒体的普遍使用，正在创造一种倡导"努力工作，尽情玩耍"的文化，这种文化让人几乎没有时间睡觉。廉价的人造光源对人类 24 h 的自然睡眠模式产生了巨大的影响。暴露在光线下会延迟夜间警觉性峰值信号，从而干扰昼夜节律，并使人们以牺牲睡眠为代价，将清醒活动延长至深夜。另外，学校和许多工作场所需要早起。因此，睡眠时间在两端都受到挤压。据估计，30% 的美国成年人（4060 万工人）平均每晚睡眠时间不足 6 h。睡眠不足并不是上班族所独有的。学龄儿童和青少年的睡眠趋势表明在过去 100 年里，他们的睡眠时间减少了 1 个多小时。睡眠不足与许多慢性疾病有关，如高血压、糖尿病、心血管疾病，以及全因死亡。当睡眠障碍被纳入考量时，由此导致的睡眠不足可能是我们这个时代最重要的公共健康问题。本章描述了各年龄段睡眠行为的当前趋势，它们对健康、行为和公共安全的潜在影响，以及睡眠专业人员在促进睡眠健康和公共安全方面可以发挥的作用。

参考文献和拓展阅读

　　请扫描书后二维码，获取参考文献和拓展阅读资源。

睡眠医学中的法律问题

导论

第 72 章

Daniel B. Brown
张卫华　译　陆　林　审校

虽然睡眠医学是一个相当新的领域（参见第 1 章），涉及的法律问题却已存在数个世纪。自 4000 年前《汉谟拉比法典》颁布以来，法律体系就一直在对心灵的交互作用进行着处理。在古罗马，被告有精神失常，不能有效控制心灵，就不定罪[1]。当不良事件或犯罪行为发生，加害者就一定是"罪犯"或必须承担法律责任？他的精神状态，即犯罪的意图，界定责任需要考虑吗？过去的 40 年里，伴随睡眠医学领域的进展，涉及的法律问题受到关注[2]。

第 73 章讨论法律的意涵。睡眠疾病患者实施了可怕的行为，是否应该承担法律责任？睡行症患者实施的杀害，应该承担什么法律责任[3]？在 Broughton 描述觉醒障碍之前，这类异常行为要承担什么责任，一直缺乏有力的科学解释[4]。现在有了科学解释的基础，那么科学家作为专家，在司法案件中扮演什么角色？

第 74 章讨论因疾病而日间困倦多睡和功能受损，导致不良后果（如车祸），这些情况下产生的非常多样的法律责任。临床诊治者、患者和患者的雇主，各自的责任是什么？对这类患者应给予什么法律保护？与嗜睡相关的交通事故的大多数案例涉及睡眠呼吸障碍患者。

对疲乏和安全敏感性高的职业如医学和航空业来说，多睡和功能受损是严重的问题[5]。本篇第 75 章讨论法律意涵。

睡眠医学已经成为独立的领域，相关标准应逐步制定。第 76、77 章对美国和欧洲围绕临床实践和管理的规则制定做了综述。

临床工作者从事患者管理，要熟知的不仅是睡眠医学的医学专业知识，还要建立法律意识。

参考文献和拓展阅读

请扫描书后二维码，获取参考文献和拓展阅读资源。

第 73 章　睡眠法医学：睡眠暴力行为的法律责任

Michel A. Cramer Bornemann, Mark W. Mahowald[†]

张卫华　译　陆林　审校

章节亮点

- 睡眠法医学是指将神经科学的原理应用于睡眠学和睡眠医学，对涉嫌犯罪活动的非同寻常、激越的或古怪的人类睡眠行为进行调查。通常情况下，这种调查是形成专业观点的基础，以在刑事审讯中对被告人的意识状态做出判断。

- 意识不是一种绝对"有或无"的状态，而是以一种连续谱的形式存在着。睡眠和清醒不是完全互斥的意识状态。清醒、非快速眼动睡眠和快速眼动睡眠有可能同时发生或快速振荡交替。这一现象是理解暴力性异态睡眠司法鉴定的关键。

- 意识可以从行为中游离。神经生理机制可以解释与睡眠有关的暴力性或其他不符合社会规范的行为。

- 在刑事诉讼（criminal proceeding）中，仅仅提交一项临床诊断常常不足以免除有罪判定。在法庭审理中，对被告人的意识状态和应承担的法律责任，睡眠医学专业人员有进行描述和陈述的责任。

> 控告一个人即是在表达一种道德责难，如果这个人的行为不应该受责难，那么控告他就是一个错误。如果这个人因被控告而受到伤害，这对他是不公正的。
>
> ——**Sanford Kadish，2000**[1]

自古以来，哲学家们就注意到心灵-身体的矛盾性。神经科学的不断进展，使得我们解释大脑如何影响心灵和行为的问题时，能更接近答案。

睡眠法医学的发展

睡眠法医学（sleep forensics）的正式定义是将神经科学原理和技术应用于睡眠学和睡眠医学。这些原理和技术作为调查与涉嫌犯罪活动相关的不寻常的、激越的或古怪的睡眠相关行为的手段，已经得到国际间专业人员的广泛认可。调查结果要在法庭上按照刑法的条款规则接受进一步审查。

睡眠法医学的最佳应用包含一种可修订的概念性方法，是将当代神经科学的意识和睡眠-觉醒游离的概念应用到睡眠医学。相比美国《刑法典范例》（U.S. Model Penal Code，MPC）所列举的方法，这种动态方法更可取，因为它使用了在犯罪行为推断中需要的状态定义和临床疾病标识。

因此，接受安排去进行犯罪指控调查的医学专业人员，需要做的事情绝不仅仅是进行是否患有某种睡眠障碍的评估。从根本上来说，医学专业人员对被告意识状态的判断至关重要。这需要深入理解神经科学的意识概念，知晓在睡眠中可能发生的各种类型行为的神经科学模型，并选择适当的以共识为基础的临床指南，对所指控的睡眠中暴力行为进行辅助判断。

医学专业人员在与律师、法官和法律实施的互动过程中，还要清醒地坚守作为睡眠专业人员身份的初始职责。睡眠专业人员应推动开展介绍认知神经科学领域进展的普及性讲座，支持建立和发展进一步研究的框架，尤其是异态睡眠领域研究的架构。

对犯罪精神状态鉴定的法律思想的发展

概述

受英国最高法院（1613）首席大法官 Edward Coke 爵士的影响，英美法律界定刑事犯罪的基础，是一个人必须处于犯罪所必需的精神状态，即存在犯罪意图。有犯罪意图的人，但是没有相应的犯罪行为，则不能被定罪。典型情况是，可在犯罪意图中发现有主观意愿，而身体活动要在犯罪行为中出现，这两方面存在的证据是确定一个罪行的基础。

根据《汉谟拉比法典》记载，至少在公元前1772 年，人们就认识到精神状态受损可能减轻刑事

[†] Deceased.

处罚。罗马帝国也有类似现象，认定当人们有精神状态改变，处于一种精神不正常，即不能控制心智的状态，发生相应罪行的被告会被判定无罪[2]。

1843 年，Nicolas Tindal 爵士提出了著名的姆纳顿规则（M'Naghten Rule）。当犯罪行为是被告在患有理智缺损或精神疾病的情况下发生的时候，这些规则能提供为被告的犯罪行为进行申辩的法律概念性框架。辩护要得以成立，必须能证明行为人处于一种"他不知道自己正在实施行为的属性和性质，或者，他虽然知道性质，但不知道他所做的是错误的"精神状态[3-4]。

从神经科学的视角，犯罪行为或犯罪行为的成分，远不如基本的犯罪意图要素更令人有兴趣。因此，姆纳顿规则的实施成为神经科学对刑法产生影响的有分水岭意义的时刻，因为这使得精神状态，或者可能更准确而言是脑，成为质询的焦点。

睡眠

对犯罪控告来说，围绕睡眠的质询是，睡眠状态是否存在足以支持对实施者行为进行定罪的犯罪意图。1846 年，美国法庭上出现的第一起"睡行症辩护"，是马萨诸塞州蒂勒尔（Tirrell）案[5]。在这个有里程碑意义的案例中，老练的演说家、美国参议员 Rufus Choate 使用"睡眠精神错乱"概念，成功地完成了对蒂勒尔（Albert Tirrell）的谋杀控告的辩护。该案的证据显示，蒂勒尔用剃刀残忍地杀死了受害人，几乎把她的头从身体上割下来，放火焚烧了血腥的犯罪现场，然后企图逃离该国[6]。Choate 是一位有创新意识的法律战术家，受英国姆纳顿规则的影响。Choate 认为，在某种程度上，睡行症（sleep walking）患者蒂雷尔是在无意识的睡行状态下杀死了受害者。

在 19 世纪中后期，没有合理的医学理论能对睡行症做出解释，更不用说对睡眠中出现的明显复杂的暴力行为进行解释了。尽管如此，对在睡眠状态下犯下致命罪行的被告，法院还是愿意采纳他们是处于短暂性的"理性缺损"或"精神疾病"状态的辩护意见。参见 HMS Advocate v. Fraser（1878）[7]和 Fain v. Commonwealth（1879）[8]。

在睡眠的生理活动能够用可靠的神经科学仪器进行客观的测量和验证之前，为睡眠中出现的犯罪行为辩护，往往需要将这种行为与其他更容易理解的医学或精神疾病状态联系起来作类比，比如精神错乱或自动症行为。例如，法庭以精神错乱为理由，对无法分辨是非的病态精神活动所导致的犯罪行为作无罪判定。如有类似场景，被告因非自愿身体动作所造成的犯罪指控，即使当时他处于有意识或神志清醒的状态，法庭也可能判决不予刑事处罚。因此，无意识自

动行为的辩护可能适用于由癫痫发作、神游状态和边缘精神病的激发性反应引起的行为，而精神错乱辩护则适用于被告在妄想偏执精神分裂症的暴发性痛苦中实施的行为。

法律界对睡眠的看法发生转变始于 1968 年，Roger Broughton 发表了一篇影响深远的学术论文，描述了睡行症、噩梦（nightmare）和觉醒的错乱状态以及快速眼动睡眠之间的关系[9]。这篇文献对睡眠障碍和其他疾病现象或精神性疾病之间关系提出了明确界限，应该是第一个具有直接法律意义的与睡眠相关的科学性文献，正如 1992 年加拿大的刑事案件（Regina v. Parks，1992）[10]，Broughton 作为被告的专家证人出庭作证。

Parks 案的被告声称，他在清晨发生了睡行，开车到岳父岳母的家里，因岳父岳母的身体接触激发了攻击行为，用菜刀杀死了他的岳母，致岳父受重伤[11]。被告辩称，自己的行为是因自动性的睡行而不是精神错乱。作辩护的专家证人说，睡行症不是一种神经疾病、精神疾病或其他疾病，而是一种在儿童中非常常见的睡眠障碍，在成人中也有发现。

陪审团以自动行为作为依据，宣告被告无罪，是完全无罪，而不是认定被告因精神失常而不定罪，这种情况通常会对被告有一定程度的机构性监禁管理。加拿大最高法院受理了此案，对这一法律问题单独做出判决，即睡行症是应该归列为非精神错乱性的自动症，还是因某种"精神疾病"引发的精神错乱性自动行为，相应的陪审团可以据此以精神错乱做出不定罪的裁决。由于专家无可辩驳地论证睡行症是一种睡眠障碍，而不是一种精神缺陷，法院驳回了将睡行症认作是一种精神障碍的观点。

意识思想的演变

刑法假定大多数的人类行为是自愿的，个人对自己的行为是有意识地知晓的。所有刑事责任的认定都以是一种自愿行为作为基础，或者是自愿行为中的一种疏忽，而被告本来应该是有能力避免的。自愿是判断犯罪意图成立的第一步。如果情状证明犯罪意图是真实存在的，那么对情状中的过失性质可区分为四个层级来评估罪责，即故意、知情、鲁莽和疏忽。刑法根据过失的程度来决定杀人的级别（谋杀，过失或疏忽杀人），而级别认定直接影响到刑罚的严重程度。

因为自愿性是判断犯罪意图的绝对基础，所以令人惊讶的是 MPC 没有明确具体地定义自愿行为，却给出了非自愿行为的多个案例，其中一个非自愿行为的例子是在无意识或睡眠期间出现的身体动作。这种

情况下，MPC 就将睡眠与无意识等同起来，并认定睡眠状态发生的身体动作是非自愿的，并可能被免除刑事处罚。MPC 列举的其他三个非自愿行为的例子，包括反射性惊厥、不是行为者的不论是有意地还是习惯性地努力或决定而发生的身体动作，以及催眠状态或催眠暗示下的行为[12-13]。

清醒的意识

对意识的神经科学机制进行全面综述，远远超出了本章的范围。无论如何，意识包含的对环境的知觉、对我们身体的知觉，以及内省（自我知觉），都只能是在我们清醒的时候才完整出现。

在神经科学家看来，意识是一个有着不同含义的术语，但它在法律领域的定义则一直很固定。例如，在科学中，意识一方面可以用来描述一个人是否处于某意识状态，即是否有意识改变、下降甚至丧失。另一方面，意识可能是一种心理过程的特质或属性，像有意识地思考、观察和感受的能力。对于特质意识，意识的表现进一步区分为两种状况，通常分别是现象的和需要意识深入的。

令人遗憾的是，对状态和特质意识的神经基础，目前还没能确定一种不依赖于人们外在表现或行为的直接客观性标记。不过，人们相信，介导意识的神经活动处理过程发生在大脑额-顶叶区的皮质网络中。这些网络在注意和行为选择的信息传入和存储方面起着重要作用。由于额-顶网络调控行为选择，因此当处于植物状态的患者恢复时该区域得到激活，或健康人执行费力的知觉任务时该区域变得更加活跃，就不足为奇了。

睡眠是由脑干核团的神经元活动和神经递质平衡规律地和主动地转换所引发。对睡眠中个体进行功能神经影像学研究显示，在快速眼动（rapid eye movement，REM）和非快速眼动（non-rapid eye movement，NREM）睡眠中，前额叶和顶叶皮质区较静息清醒状态会变得不活跃[14-16]。在静息清醒状态下最活跃的区域，包括左背外侧和内侧前额叶区、顶下皮质、后扣带回以及楔前叶[15]。在 REM 睡眠中，尽管整体上脑血流量和能量需求增加，但前额叶和顶叶皮质仍保持相对低的局部脑血流量[17]。因为意识只能在我们清醒时完全出现，所以前额叶皮质对于意识来说显然不可或缺。

另一个重要的区域是背侧丘脑，被称为"通往皮质的门户"，以及与之相伴的"门户守护者"网状复合体（其中一部分常被称为膝状体周围核团）[18-21]。Francis Crick 认为，网状复合体的输入和输出门控，是大致地按照整个脑皮质的分布相对应地排列。根据

他的"探照灯假说"，网状复合体可以激活丘脑的较活跃部分，同时可以抑制较不活跃部分，从而使得"注意"能保持集中在最活跃的丘脑皮质区域[22]。虽然对丘脑网状复合体的功能尚未完全理解，但它对意识至关重要，相比之下，小脑环路则没有这种作用。

意识的连续谱

首先提出意识的现代概念，可能是有影响力的美国科学心理学家和实用主义者 William James（1842—1910 年）。意识被细分为 9 个不同的成分（表 73.1），所有成分都无缝隙地整合到我们自己的个人意识体验中。

意识是层级的而不是二分的。根据这个看法，J. Alan Hobson 提出了 AIM 概念。这个概念在时间上创建了一个四维的"心灵空间"，通过 3 个变量进行描述：激活（activation，A）、输入-输出门控（input-output gating，I）和神经调节比（neuromodulation ratio，M）（将氨基酸能与胆碱能的比值作为指标来测量）。所有这些变量决定了意识状态的变化，而意识状态又有序地调控清醒到睡眠的振荡摆动。

这些变量可以反映每个状态的生理特性[23]。变量之间的相互作用，可能会导致暂时的非稳态状况，进而在没有意识或记忆的情况下激发或引起非期望的行为，此类行为可能就包括 REM 睡眠行为障碍（REM sleep behavior disorder，RBD）相关的暴力性行为发作[24]。

状态决定参数的循环模式具有惊人的一致性。然而，有许多临床和实验证据表明状态成分分离。这种分离可以解释为三种状态的临床和神经生理元素同时混合，包括：清醒、NREM 睡眠和 REM 睡眠。根据 Mahowald 和 Schenck 的研究[25]，这些因素可分为三类，包括神经解剖学损伤或刺激、药理学机制和睡眠剥夺。神经解剖学损伤或刺激包括下丘脑、丘脑和脑

表 73.1　意识的 9 个成分	
成分	**功能**
知觉	输入信息的集合
注意	输入信息的选择
记忆	存储材料的提取
定向	时间、地点和人物的判定
思维	对材料的深加工
表述	材料的语言符号化
直觉	行动的本能倾向
意向	目标的表现
意志	行动的决心

干操纵或刺激，从而诱发状态分离。导致各种状态分离的药理学机制包括操纵胆碱能或谷氨酸神经递质系统。全身麻醉导致"认知解离"，进一步解释了状态分离[26]。至于睡眠剥夺，Montplaisir 及其同事最近的研究表明，睡行症是由维持稳定慢波睡眠的机制发生功能障碍引起的，同时睡行者暴露于稳态睡眠压力增加时尤其容易出现睡行[27-28]。

状态分离是指中枢神经系统在正常动态重组，即从一种状态（或模式）转换到另一种状态时，出现时间或切换错误的结果。一种状态的元素会持续存在或被错误地引入另一种状态中，这通常会带来引人关注和戏剧性的后果。

深度电极脑电图研究显示人类清醒和睡眠区域是同时活动的，为状态分离提供了客观支持[29-32]。这一概念有助于解释睡眠惯性、清醒幻觉、嗜睡症、RBD、清醒梦、灵魂出窍体验、濒死体验、被压抑或恢复的童年性虐待记忆、外星人绑架记忆以及性唤起障碍等现象（图 73.1）[33-39]。因此，状态分离支持意识是一种连续体这一概念。

固定行为模式和中枢模式发生器：行为研究的神经行为学方法

动物行为学是在自然条件下研究动物行为的整体模式，强调这些模式的功能和进化过程。随着生理学研究方法的不断发展，更加精细和巧妙的实验室研究技术被应用于动物行为学，由此，神经生物学和动物行为学结合逐渐形成神经行为学[40]。

动物行为学中一种重要的行为类型是固定行为模式（fixed action pattern，FAP）。这是一种本能的、不可分割的行为序列，一旦启动就会完整地执行该行为序列。FAP 是固定不变的，它是由内在释放机制神经网络接受外部信号刺激所启动产生的。

FAP 在动物中无处不在，从无脊椎动物到高级灵长类动物都能看到该现象。触发 FAP 的运动可能是由中枢模式发生器（central pattern generators，CPG）启动的："运动是由专门的神经细胞网络引发的，该网络包含必要的信息，以适当的顺序和强度激活不同的运动神经元，从而产生运动。这种网络被称为中枢模式发生器[41]"。

Tassinari 及其同事认为，与某些癫痫发作和异态睡眠相关的运动事件具有非常相似的特征[42]。这表明先天性和固定的 FAP 可能是由 CPG 引发的。Tassinari 认为，CPG 是中脑、脑桥和脊髓神经元聚集体，这是由遗传所决定的。从进化的角度看，CPG 与生存所必需的先天性原始行为（如进食、运动或繁殖）有关。

在高等灵长类动物中，新皮质调控会抑制 CPG。许多 CPG 位于脑干，并与控制觉醒、NREM 睡眠和 REM 睡眠转换的过程密切相关。尽管新皮质抑制作用具有昼夜节律，但 Tassinari 提供了一个神经生物学模型，在这个模型中，癫痫和睡眠都可能导致新哺乳动物的皮质暂时失去控制，这是通过 CPG 启动的共同唤醒平台途径引起的，而 CPG 反过来又触发了这些 FAP（图 73.2），导致突然出现的怪异运动或情绪表达，这与清醒的新皮质介导的昼夜节律行为不同。

Tassinari 提出的关于 CPG 和 FAP 作用的概念为异态睡眠提供了生理学解释。这一概念在睡眠法医学中尤其有用，这是因为异态睡眠和癫痫发作时，人们

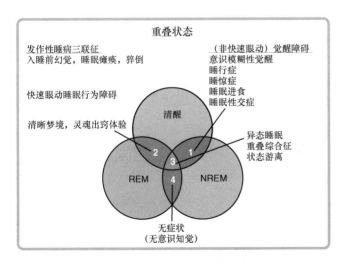

图 73.1 状态之间的重叠。NREM，非快速眼动；REM，快速眼动（Modified from Mahowald MW, Schenck CH. Dissociated states of wakefulness and sleep. Neurology. 1992；42：44-52）

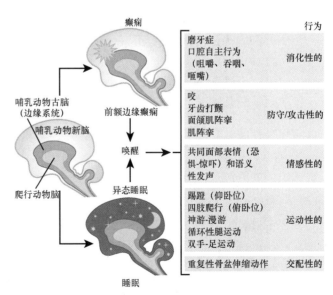

图 73.2 通过唤醒平台的中枢模式发生器引发的内在原始性的行为（Modified from Tassinari CA, Rubboli G, Gardella E, et al. Central pattern generators for a common semiology in fronto-limbic seizures and in parasomnias: a neuroethologic approach. Neurol Sci. 2005；26：S225-32）

往往会在无意识的情况下出现模式化的刻板行为。在处理犯罪指控及其与睡眠相关疾病的潜在关联时，睡眠医学专业人员可以使用行为模式识别、应用神经行为学概念（表明状态分离）和神经行为学调查技术。这种方法可能特别有益，并且与当前主流神经科学的发展趋势一致。

做梦的意识

显而易见，随着入睡开始，感觉信息输入在很大程度上消失了，我们与外部环境互动的能力减弱了。霍布森（J. Alan Hobson）概述了意识状态范式，随着大脑状态的变化，组成意识的九个部分都发生了不同程度的变化，并且这种变化是在睡眠-觉醒周期中以重复和刻板的方式进行的。此外，意识是分级的，状态的变化似乎具有非常显著的幅度，因此可以对意识的主要生理基础做出强有力的推断[23]。通过多导睡眠图研究，睡眠医学专业人员认识到状态决定生理事件的一致性，这在不同患者之间是一致的。分析从清醒到睡眠或从 NREM 到 REM 的转换过程，并分离其各个组成部分来推断其潜在状态，包括相关的意识程度，这种方法被称为过程分割（图 73.3）。霍布森阐明有关意识状态范式应用的三个重要原则。

首先，意识处于大脑激活过程的顶端。因此，即使是激活程度的微小扰动也会导致清醒警觉性减弱。其次，即使意识可能在很大程度上失去活动，但是大脑仍保持高度活跃，并能够处理信息。功能成像研究显示，即使意识在很大程度上消退了，大脑仍有 80% 处于活跃状态。最后，大多数大脑的活动与意识无关。至于意识消失，是指"对自身因果关系和大脑信息处理能力判断很差"的状态[23]。

认知的神经科学已经发生了翻天覆地的变化，但是法律体系尚未意识到这些变化并将其纳入法律领域。令人困惑的是，在神经科学的词汇中，仍然保留"有意识"和"无意识"这两个术语，但这些术语背后的思想和原则已经发生了很大的变化，并不断得到完善，其中一个例子是 Tononi 的意识整合信息理论。

	清醒	非快速眼动	快速眼动	因果假设
感觉和知觉	生动的，外界依赖性产生的	迟钝的或缺失的	生动的，体内自发性产生的	突触前抑制，阻断感觉输入
思维	逻辑性和进行性	逻辑性和进行性	不合逻辑的，古怪的	注意记忆和意志缺失，引发逻辑顺序思维失效和规则不稳定；类比代替分析
注意	完整的，活跃的	缺失	缺失	单胺能调节下降导致信号和信噪比的减少
定向	完整的	不稳定的	不稳定的	胆碱能系统产生的内部不一致的定向信号
情绪	受抑制的	虚弱的	偶尔地强烈	杏仁体和颞叶相关结构胆碱能过度激活
直觉	受抑制的	虚弱的	偶尔地强烈	下丘脑和边缘前脑胆碱能过度刺激激发CPG/FAP轴
单胺能神经抑制 (−)				单胺能神经抑制 (−)
胆碱能神经激活 (+)				胆碱能神经激活 (+)

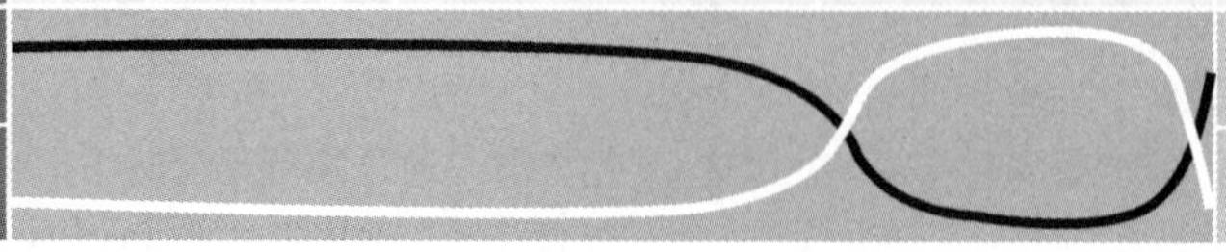

图 73.3　进程分段：不同状态之间意识成分的对比。CPG，中枢模式发生器；FAP，固定行为模式（Modified from Hobson JA. States of consciousness：normal and abnormal variation. In：Zelazo PD，Moscovitch M，Thompson V，eds. The Cambridge Handbook of Consciousness. Cambridge University Press；2007：69.）

自 20 世纪 80 年代以来，神经科学的进步支持了有意识和无意识过程连续体的存在，神经科学在很大程度上抛弃了受弗洛伊德学说影响的精神分析概念和理论。意识和无意识之间的界限，就像清醒和睡眠之间的界限一样，是可渗透的、动态的和交互的。因此，目前 MPC 和法律界所持有的意识与无意识之间的二分法，缺乏有效的科学支持。反而是这种状态分离模型有助于解释睡眠法医学中不寻常的、非理性的或古怪的人类行为。

睡眠中发生的复杂行为

越来越多的律师请睡眠医学专业人员协助审查法律案件，其中大多数涉及犯罪行为指控。传统的方法是评估异态睡眠来解释与睡眠相关的不同表现的暴力行为。典型的辩护策略是将这些行为伪装成异态睡眠症状，从而完全免除肇事者的罪行。案件要求审查夜间发生的古怪活动是否单纯是药物不良反应引起的愤怒，如苯二氮䓬类药物，特别是非苯二氮䓬类药物的这类反应并不罕见。

睡眠相关的暴力行为事件，已经在一般的自动行为模式的背景下进行了审查，其中很多有据可查的案例是由各种各样的疾病引起的。导致睡眠相关暴力行为的疾病可分为两大类：神经性和精神性疾病（框 73.1）。这些由原发性神经系统疾病引起的行为可以通过意识消失模型的概念方法、临床疾病的共同生理学机制以及由神经符号学支持的 CPG 平台来解释。

框 73.1　与睡眠期间产生的自主行为有关的情况

原发性睡眠障碍（神经性疾病）
觉醒障碍
- 意识模糊性觉醒
- 睡眠相关的异常性行为（睡眠性交症）
- 睡惊症
- 睡行症

REM 睡眠行为障碍
夜间癫痫发作
强迫性入睡前幻觉
梦呓

精神性疾病
游离状态（可能仅出现在睡眠中）
创伤后应激障碍
诈病
代理型综合征 "做作性障碍"
精神病态

注：REM，快速眼动。

与睡眠法医转介相关的刑事和民事诉讼范围

从司法系统到睡眠医学的转介，以请医学专业人员作为证人参与刑事案件，正不断增加而成为惯例。现在有大量的证据表明，潜在导致犯罪行为的非常复杂的行为可能都源于睡眠的基础——没有记忆和有意识的认知。最近，Cramer Bornemann 及其同事提供了第一份关于法律诉讼范围的报告，这些诉讼是由法律界提交给一个学术睡眠医学中心的。2006—2017 年，该报告记录了 351 起连续发生的法律案件，涉及 23 类刑事和民事诉讼，其中谋杀、过失杀人、殴打和性侵犯最为普遍（图 73.4）。到目前为止，最常见的刑事诉讼是性侵犯，约占所有案件的 41%。其中，涉及的可能与睡眠有关的疾病主要是异态睡眠和药物作用，后者主要为唑吡坦。有趣的是，Cramer Bornemann 及其同事发现，法医认为异态睡眠与觉醒混淆密切相关，而不是 RBD。尽管后者是一种常见的临床主诉。在这 351 起案件中，虽然有少数案件可能存在 RBD 的嫌疑，但最终的分析并不支持任何刑事案件中存在 RBD。

协助确定睡眠相关暴力行为的临床指南

医学和法律文献已经对自动行为的法律含义进行了讨论和辩论[46-50]，明确指出一个特定潜在的器官性或精神性的睡眠和暴力状况并不能与任何特定行为建立因果关系。

为了帮助确定特定暴力行为中是否存在潜在的睡眠障碍，专业人员应遵循基于同行评议的国际临床经验的指导方针。目前，已经提出了一些临床指南[51-54]，用以确定睡眠障碍的具体特征：

- 根据病史，有理由怀疑他患有真正的睡眠障碍。曾经发生过类似的事件，伴有良性或恶性的结果。
- 患者必须与环境有一定程度的互动。这种行为不可能完全是被动的。
- 行为持续时间通常很短（几秒钟），但是持续时间较长（几分钟）也不一定排除睡眠障碍或与睡眠相关的行为。行为通常是突然的、直接的、冲动的和无意识的——没有明显的动机。或者，虽然表面上是有目的性的，但与整个情境完全不相称，不符合个人（清醒时）的性格特征，也没有预谋的证据。

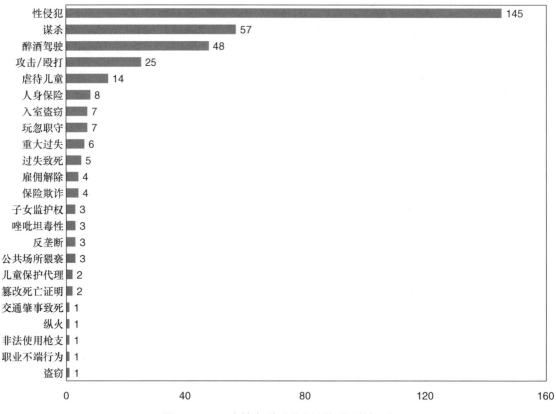

图 73.4　351 个转介到睡眠法医学项目的概要

- 受害者只是碰巧在场，通常就在附近，并且可能是唤醒睡行者的刺激因素。睡行者很少（如果有的话）寻找受害者[54-55]。
- 意识恢复后，睡行者立刻感到困惑或恐惧，并不会试图逃跑、隐瞒或掩盖行为。有证据表明，睡行者在睡行中缺乏意识。通常情况下，睡行者会对该行为有一定程度的遗忘，但这种遗忘并不一定是完全的。
- 在睡惊、睡行或睡眠僵住的情况下，这种行为可能发生在觉醒时（很少在入睡时），通常在睡眠开始至少 1 h 后发生。试图唤醒患者时也会发生该行为。镇静催眠药或之前的睡眠剥夺会增强其作用。
- 最后一点，暴力行为不能用其他精神障碍、医学状况、药物或物质使用障碍来更好地解释。总之，将带有犯罪含义的暴力行为归因于异态睡眠是一种排除性诊断，明确理解其他情况在统计上往往更有可能。请注意，这一最终指南也与《睡眠障碍国际分类》第 3 版中的异态睡眠诊断标准一致。

确定睡眠障碍在暴力行为中作用的临床指南，不应该被视为僵化的规则，也不应该被视为一套必要的标准。它们只是提供了一个方向，用以衡量在进行可能的刑事辩护时，支持睡眠障碍的论点是否能站得住脚。论点的强度应该考虑到当前的意识和行为的神经科学模型，并得到医学专业人员临床经验的支持。

为了解决法庭上的伪科学问题，一些专业协会制定了专业人员证人资格和证词的指南。美国睡眠医学会对专业人员证人和证词的立场来源于美国医学协会在其 2004 年伦理和司法事务委员会报告中所持的意见[56]。

专家证词必须保持公正。对准确性和公正性的最终检验标准是愿意原封不动地提供原告或被告使用的证词。从业者应该愿意提交这样的证词供同行评审。为了建立一致性，专家证人应该将其以前的证人证词提供给双方的律师和专家证人。

医疗专家的职责不是为客户打赢官司。尽管使用不相关的、不诚实的专业术语试图欺骗和（或）获得优势以获得裁决的情况并不罕见。相反，对于那些承担医学专家证人职责的专业人员来说，道德层面上最重要的是承认和重视自身在社会中作为法律体系内教育者的特权地位，推广已发表的经过同行评议的科学，并在发表意见时尽量减少偏见。专家证人的目标不是简单地确定或促进在任何特定案件中解决"合理怀疑"的论点，因为这一过程最好推迟使用法律用语，这些法律用语最常在律师的结案陈述中提供。因此，专家证人的角色是试图在案件背景下，不带偏见、简洁、清晰地向陪审团传达科学有效的信息，而陪审团则根据这些信息确定罪责[57]。判定有罪或无罪的决定权绝不应掌握在医学专家手中，他们的职责是确保陪审团接受教育和充分了解情况，为法律的正当程序正常运转和高效做出贡献[57]。

临床要点

酒精的作用

在过去，酒精出现在 NREM 异态睡眠的潜在诱因列表中。然而，它从来没有随附有实证研究的科学引文。最近，由于缺乏实证研究支持，《精神障碍诊断与统计手册》第 5 版（DSM-5）和《睡眠障碍国际分类》第 3 版（ISCD-3）都已将酒精从潜在诱因列表中删除。现在 ICSD-3 规定："不应该在酒精中毒的情况下诊断觉醒障碍。"

目前，一方面还没有关于酒精影响患者睡行症临床诊断的实证研究。另一方面，有数百项关于酒精影响大脑和行为的科学研究，可以解释所有被错误地归因于酒精诱发的睡行为。此外，每年都报道了数百万起与酒精有关的暴力和性侵犯案件。

总结

神经科学的进展加深了我们对大脑如何实现行为调控的理解，包括简单的运动到思考，再到睡眠-觉醒过程的昼夜变化。

这些科学进步带来的社会和文化影响尚未被理解，甚至尚未被设想。然而，法律界已经意识到新的神经科学带来的影响，因为科学直接挑战了法律目前持有的意识结构，即由犯罪意图和自愿行为要求定义的意识结构。为了研究这些问题，美国麦克阿瑟基金会于 2007 年成立了法律和神经科学项目（www.lawneuro.org），由 40 名神经科学家、法律专家和哲学家组成[62]。法律界需要纳入的两个重要概念是，意识不是全有或全无的，而是在一个范围内呈谱系发生的；意识可以与行为分离。

睡眠法医学的作用远不止在个别法律案件中提供医学专家证词。认知神经科学的发展将继续改变我们对人类意义的理解，因此，法律也必须随之改变。

睡眠法医学的概念方法鼓励进一步研究来定义和表征清醒和睡眠的混合状态以及异态睡眠。了解这些内容有助于全面理解复杂人类行为的连续谱。基础神经科学家、睡眠医学临床医生和法律界的密切合作将有助于促进意识和罪责共同概念的发展。

参考文献和拓展阅读

请扫描书后二维码，获取参考文献和拓展阅读资源。

第 74 章

睡眠障碍患者及其雇佣者与治疗者的法律义务

Daniel B. Brown

李 哲 译 陆 林 审校

章节亮点

- 患者有权拒绝其睡眠障碍的治疗，但是如果能够预见患者的睡眠障碍会对其他人造成伤害时，（拒绝治疗）的患者可能要承担（法律）责任。
- 如果因意外丧失意识或癫痫发作而在驾驶时"突然昏迷"的司机，可以免除撞车造成的损害赔偿责任。但是，如果司机事前知道或可预见他或她的"昏厥"或睡眠起始时，免除损害赔偿责任的辩护将会以失败告终。
- 美国至少有两个州，新泽西州和阿肯色州，将疲劳因素纳入对疲劳驾驶者的危险驾驶罪的判定中。

- 如果工伤事故发生在雇员受雇佣期间，雇主必须就雇员的过失承担法律责任。因此，如果卡车司机工作时在方向盘上睡着而造成的伤害，货运公司可能也要连带承担法律责任。
- 即使雇员的疲劳是由于雇主过度安排员工的工作时间而造成的，但是发生在雇佣关系以外的场地，由于雇员的疲劳而造成的损害，雇主不承担法律责任。
- 自 2008 年《美国残疾人法案修正案》（Americans with Disabilities Act Amendments Act，ADAAA）通过以后，睡眠障碍更有可能被 ADA 视为一种"残疾"。

诸如阻塞性睡眠呼吸暂停（obstructive sleep apnea，OSA）等睡眠障碍已经被证实会使患者的睡眠呈现片段化，剥夺患者的休息和破坏其睡眠修复能力[1]。除了共病心肺疾病以外，未经治疗的 OSA 还会造成患者的日间嗜睡，日间嗜睡会影响患者白天在工作中或者在公路上的各方面表现[2]。睡眠剥夺和像发作性睡病及特发性嗜睡症等睡眠障碍也同样会影响患者的日间表现。

司法体系审查一个人是否遵守合理或法定的行为准则，主要审查其是否违反该准则而导致他人受伤。民法赔偿方案中，通常会给予受伤方经济赔偿，作为他们因疏忽造成损害的补偿[3]。美国刑法则根据美国州或联邦法规所确定的对公众有害的行为进行罚款、监禁或其他惩罚[3]。

民法程序聚焦于违法者是否对受伤方负有责任，并且是否违反了这一责任而导致受伤方的损害[3]。刑法则聚焦于违法行为是否违反了特定法规所认定的犯罪活动的各个要素[4]。

由于一个人的睡眠障碍导致的疲劳与其白天活动功能受损之间存在因果关系，法律将审查睡眠障碍患者或对其进行诊疗的（专业人士）或其雇主是否承担任何特殊的责任。这个责任可能是为了保护患者或保护与患者可能接触的人。本章简要讨论了睡眠障碍患者、诊断和治疗他们的医疗专业人员及雇佣潜在的疲劳人员的个人或实体在当前美国法律下所应承担的法律责任。关于睡眠问题的大部分法律文献都涉及睡眠呼吸障碍或睡眠剥夺的案例。临床医生应该考虑到任何原因引起的严重嗜睡可能导致的患者表现受损，并因此可能需要承担的法律后果。

法律中睡眠呼吸暂停的综述

早在 20 世纪 60 年代，就有一批欧洲人描述了最终被称为睡眠呼吸暂停的疾病，1973 年该病首次记载在重要期刊中[5]（详见第 1 章）。直到 1980 年社会保障福利 Parks 诉讼 Harris 案中，这种疾病才首次在美国的一份判决报道中出现[6]。刚被诊断为睡眠呼吸暂停的 Parks 起诉推翻自己被拒绝福利的决定，理由是职业专家证实其患有由睡眠障碍所致的不受控制的嗜睡[6]。这个早期案件并没有考虑到这个疾病通过治疗可以改变残疾后果，因为持续正压通气（continuous positive airway pressure，CPAP）治疗睡眠呼吸暂停直到 1981 年才出现，即 Parks 判决后 1 年[7]。

Parks 案后，对 OSA 的法律认知发展缓慢。例如，在 Parks 案之后的 9 年中，所有美国上诉案件中提到睡眠呼吸暂停的仅有 17 起。然而，在 1980 年之后，美国法律对 OSA 的认可程度迅速增长，尤其是在 2005 年以后。在 1980—2005 年的 25 年间，美国提到 OSA 的案件数量增长了 4000%，在这段时间内有 772 起案件提到了 OSA。在 2006 年 1 月 1 日至 2014 年 7 月 1 日的 8 年间，美国提到 OSA 的案件数增加到了惊人的 5196 起，随后的 5.5 年，至 2020 年 1 月 1 日又增加了 5581 起。需要明确的是，自 Parks 案以来的这 11 566 起案件中，大多数案件只是简单提及 OSA。例如，OSA 通常只是被视为被告的健康状况中的一种，对案件结果没有影响。这些案件中只有极少数涉及医生未能诊断或治疗 OSA 而导致的责任问题。

阻塞性睡眠呼吸暂停患者的法律义务

一个长期存在的普遍规定表明，患者可以选择忽视他们的躯体疾病并拒绝治疗而不需要承担法律后果[8]。然而这种拒绝治疗的权利并不意味着患者可以忽视他们的决定所带来的对公共安全的风险[8]。例如，在加利福尼亚，有一项法规要求那些患有某些传染病的人采取预防措施，以避免通过公共接触而故意传播疾病[9]。同样地，尽管 OSA 患者可以选择不通过诸如 CPAP、口腔（矫治器）或者外科（手术）等治疗，但是在疲劳驾驶或者其他需要安全行为的活动时仍可能需要承担法律后果。

1925 年，康涅狄格州最高法院的一起案件解决了一个关于司机在睡眠或其他失去意识状况下的法律责任的新问题。在 Bushnell 诉讼 Bushnell 案中[10]，Bushnell 夫妇从康涅狄格州开车去罗德岛送儿子上大学。在返回的途中，Bushnell 先生在驾驶时打瞌睡，撞到了一棵树而发生了单车事故，致使正在睡觉的 Bushnell 夫人受伤。

Bushnell 夫人以疏忽行为起诉她的丈夫，称他未能以合理的方式驾驶汽车。Bushnell 先生则辩称，他在睡觉时不需要履行保持对车辆控制的责任，因为睡眠和其他无法预见的晕厥情况是一样，是突然发生的。Bushnell 先生辩称，本质上他那天没有调整驾驶行为的责任，因为睡眠起始的瞬间无法提前确定。

法院对 Bushnell 先生声称他没有预警入睡的说法提出了质疑。法院收到的医学证据表明，与突然的昏厥不同，睡眠常常具有可识别的预期征兆。根据 20 世纪初的医学知识，这些征兆包括幸福感（改变）、疲劳和感觉迟钝。基于这些医学证据，法院裁定 Bushnell 先生知道或应该知道他在开车时被睡眠所困扰，并且他应该停车休息。由于他的睡眠起始是可

预见的，法院认定 Bushnell 先生应对妻子的伤害承担责任。这个裁决还明确规定，如果司机出现无法预见的意识丧失，如突然的癫痫发作或昏厥，那么司机不需要在（本次）驾驶中承担（不良后果）的法律责任。

"突然昏厥"规则是对那些突然和无法预见地睡眠起始或癫痫发作的司机的重要法律保护。这种意识可能是由疾病或过去在驾驶时有入睡或失去意识倾向的经验所形成的。如果一个患者知道自己经常出现癫痫发作或每天几次的嗜睡发作，那么即使这些发作是意外的，那这个人上路驾驶也是玩忽职守。

突然昏厥规则的稳定性可以从 2006 年佛蒙特州的 State 诉讼 Valyou 案件中看出[11]。在这个案件中，被告在上班途中多次打盹，但仍然继续开车，最终在入睡后与另一辆车相撞[11]。佛蒙特州最高法院引用了 Bushnell 规则，即单纯在驾驶中入睡本身并不构成严重过失[11]。然而，"当驾驶员已经充分意识到入睡的危险，但仍然继续驾驶，驾驶员随后无法保持清醒，可能构成严重过失。"佛蒙特州最高法院认为被告应对他知道自己存在入睡高风险并可能伤害他人的情况下仍然坚持驾驶负有责任。明尼苏达州上诉法院在 2012 年的 Kellogg 诉讼 Finnegan 案件中引用了 Bushnell 的可预见性原则，讨论了驾驶中的睡眠起始问题[12]。

疲劳驾驶的刑事责任

美国一些州已经回顾审查了他们的过失杀人或危险驾驶法律，并对这些法律进行了修订，以识别由睡眠剥夺引起的不稳定驾驶行为。首先开始的是新泽西州，在 2003 年通过并颁布了《Maggie 法》（Maggie's Law）[13]。这项法律是在大学生 Margaret "Maggie" McConnell 死亡之后制定的。McConnell 被一名在事故发生前 30 h 没有休息并在事故发生前数小时吸食了可卡因的司机撞死[14]。与酒后驾驶不同，新泽西州的法律没有要求将疲劳驾驶视为司机危险驾驶的条件或因素。法官拒绝接受司机睡眠剥夺的证据以证明其不计后果的行为，作为本次事故的责任人，司机仅仅受到了罚款 200 美元的惩罚[14]。

《Maggie 法》是一项证据规则，规定在证明被告在 24 h 未睡眠后驾驶的情况下，"应推定被告在驾驶时存在危险行为"，以便给被告定犯有交通肇事致人死亡罪[13]（重点强调）。该法律还规定，驾驶过程中的睡着可能会被推定为危险行为，而不考虑是否有睡眠剥夺的情况[13]。

最终通过的《Maggie 法》并没有将疲劳驾驶定为犯罪行为。疲劳驾驶只能作为被告危险驾驶的间接

证据。与醉酒驾驶相比,《Maggie 法》规定醉酒驾驶"应推定被告危险驾驶"[13]。因此,与醉酒驾驶不同,新泽西州的法律并不会仅凭疲劳驾驶的证据自动定罪驾驶者为危险驾驶。

与醉酒驾驶不同,《Maggie 法》对于危险疲劳的证明本身就很困难,因为该法律对睡眠不足的定义十分严格。根据《Maggie 法》的规定,要定罪,需要证明被告在连续 24 小时以上的时间内没有休息后驾驶。根据这一规定,如果在相关的 24 h 期间司机有过 10 min 的小睡,那么检察官关于被告因不眠而推断其危险驾驶的证据就被推翻。尽管《Maggie 法》存在缺陷,但它确实为各州在交通肇事致人死亡案件中考虑疲劳驾驶作为证明危险驾驶的因素提供了一条途径。

2013 年,阿肯色州成为第二个扩大过失杀人法案的州,认定疲劳为交通刑事杀人案的因素之一。阿肯色州的法律规定,因在醉酒状态下驾驶车辆、飞机或水上交通工具;超车时经过停止的校车;疲劳驾驶等情况下疏忽造成他人死亡者,将被判定为 B 级重罪[15]。疲劳的定义是"连续 24 小时未睡眠",或者"连续 24 小时没有睡眠并处于睡着状态"[15]。与新泽西州的法律不同,阿肯色州在证明过失杀人罪时并没有区分疲劳驾驶和醉酒驾驶。

在过去的 10 年里,其他几个州也提出了扩大危险驾驶法以包括疲劳驾驶的提案[16]。尽管出现了一些备受关注的事件,比如 2014 年那位睡眠不足的沃尔玛卡车司机撞上喜剧演员特雷西·摩根的豪华轿车,但所有尝试都以失败告终。在 21 世纪初期,通过立法积极应对疲劳驾驶的热情在逐渐消退。

医生对睡眠障碍患者的责任

在建立医患关系时,医生在患者的治疗过程中应承担合理的监护责任[17]。很少有专门的案例报道指出医疗保健提供者在诊断或治疗睡眠障碍方面存在责任。一个罕见的例子是 1993 年路易斯安那州的 Cornett 诉讼 State, W.O. Moss 医院案[18],该案确立了医生对其治疗的患者在病情告知和对于未经治疗的睡眠障碍(如阻塞性睡眠呼吸暂停)相关的潜在致命风险告知等方面具有责任。

在 Cornett 案中,治疗 Cornett 先生的医院因他发生心肺停止而被判定负有责任。Cornett 先生曾向医院的医生主诉过睡眠呼吸暂停的症状,包括他在 3 个不同的场合开车时打瞌睡。然而,医院的医生在几个月的时间里主要关注 Cornett 先生的其他疾病,为他进行了糖尿病和肢端肥大的内分泌学检测。

尽管医院的医生知道阻塞性睡眠呼吸暂停是一种潜在致命的疾病,Cornett 先生却从未接受过阻塞性睡眠呼吸暂停的检测或治疗,并且也没有被告知未经治疗的睡眠呼吸暂停可能带来风险。在审判中,专家证人证明 Cornett 先生的死亡很可能是由于他未经治疗的睡眠呼吸暂停引起的。医院的医学专家证人证明阻塞性睡眠呼吸暂停是一种紧急情况。根据这些事实,医院及其医生无法在患者死亡后逃脱医疗事故责任[18]。

在医生对患者承担的监护责任中,包括获取与患者健康护理相关的所有重要信息的责任。在 Feitzinger 诉讼 Simon 案中[19],患者 Feitzinger 先生接受了一次常规的疝气手术。麻醉师未询问 Feitzinger 先生的睡眠呼吸暂停情况,并且没有了解到他患有 OSA 的病史和目前使用 CPAP 的情况。结果,在手术期间和康复期间未建议使用 CPAP。

在 Feitzinger 先生的案件中,他在接受疝气手术后的第 3 天出现肺炎,并最终因心脏停搏而死亡。他的遗产(所有者)对医疗事故提起了诉讼,声称如果麻醉师了解了 Feitzinger 先生的完整病史,就会知道他患有 OSA,并会建议在手术和康复过程中使用 CPAP。根据专家证词,CPAP 的使用可能可以预防患者的肺炎和最终死亡。法院认定,麻醉师未检查与睡眠相关的呼吸障碍该原因已经足够成立,并将此案交由陪审团审理[19]。

知情同意原则要求为 OSA 患者进行外科治疗的医生需要告知患者手术风险和治疗选择,如 CPAP[20]。因此,在 Russell 诉讼 Brown 案中[20],原告主诉打鼾和反复出现扁桃体炎而在耳鼻喉科就诊。医生在诊断患者患有轻度睡眠呼吸暂停后,建议对扁桃体炎进行扁桃体切除术,并对打鼾进行手术性悬雍垂咽成形术。

患者在手术中出现并发症,并对医生提起诉讼,声称医生从未告知患者手术的风险或睡眠呼吸暂停的非手术替代方法,如 CPAP 或激光手术。然而,陪审团最终支持了医生的立场[20]。医学专家在庭审中作证,认为医生的行为在合理的医疗标准范围内。此外,患者签署了一份广泛的同意书,削弱了他对无效同意的主张。尽管证词支持了陪审团的裁决,但法官指出,在知情同意案件中,已经明确了患者必须被告知替代治疗方法以及该治疗方法的风险和益处的规定[20]。

医生对第三方的责任

通常情况下,由于患者的过失或犯罪行为对第三方造成的损害,患者的医生不承担任何法律责任[21]。在法律上,医生对未知第三方承担法律责任是不合规则的[21]。睡眠障碍患者行为的责任是否归咎于睡眠医生，取决于案件事实和医生是否告知患者未遵守疾病治疗可能产生的不良影响的记录。

在加利福尼亚州的一个重要案例中，如果医生知道或应该知道其患者可能会对他人造成严重身体伤害，比如一个告诉他的心理医生他计划杀死他追踪的女性的精神病患者，那么医生有责任采取合理措施防止患者对他人造成伤害[22]。然而，在医生仅仅对严重疾病提供药物治疗或诊断的情况下，这种责任很少发生[23]。尽管存在一些相反的法律[24]，法院通常会认为，患者是否服用医生为其病情开具的药物[25]，或者在睡眠呼吸暂停的情况下，患者是否使用 CPAP 治疗，已经超出了医生的控制范围。

如果医生的治疗方法是否使用可能导致患者身体功能受损，那么医生有责任将可能带来的风险告知患者[26]。在 Gooden 诉讼 Tips 案中[27]，一位医生为他的患者开具了甲喹酮片剂，但未告知患者在服药后存在驾驶危险。服药后，患者在驾驶过程中造成了第三方受伤。受伤的第三方对该医生提起了损害赔偿诉讼。

法院判决医生对受伤的第三方负有责任，不是因为医生有责任阻止患者驾驶，而是因为医生有责任警告患者不要驾驶，而医生未能履行这一责任[27]。治疗 OSA 或其他睡眠障碍的医生也有类似的责任，即警告患者在疲倦或服用影响表现的药物时的驾驶风险。

警告责任只有当医生知道或应该知道患者的疾病可能导致伤害时才适用。在 Calwell 诉讼 Hassan 案中[28]，被告医生检查了他的患者 Sharon Rylant，她主诉睡眠紊乱和疲劳。医生在排除了嗜睡症的可能性后为 Rylant 处了盐酸阿米替林以解决患者的日间困倦。在接下来的 3 年里，Rylant 连续在该医生处就诊，但她从第一次就诊后的几年里从未主诉过驾车时的嗜睡感。后来，Rylant 在驾车时睡着了，撞到了沿街骑自行车的 Calwell。Calwell 对医生未能警告 Rylant 不要驾驶提起了诉讼。

法院裁定该医生不对 Calwell 的伤害承担责任[28]。法院关注的是在这几年的时间里，Rylant 继续在被告医生处就诊，但她从未主诉过过度嗜睡。根据这些事实，法院认定被告医生未警告 Rylant 过度嗜睡对驾驶的危险[28]并没有违反监护义务。

医生可能通过遵守州公共安全披露法来履行警告责任。这些法律要求或建议医生需要将继续驾驶会对公众构成危险的患者身份向政府公共卫生或机动车辆部门通报。有关这些法律的详细讨论可参见第 67 章。

雇主对有睡眠障碍雇员的责任

在美国，法律上的"代理人责任原则"规定，雇主可能会对员工在履行职责时的行为承担连带责任[29]。因为许多雇主（如货运公司、零售商如沃尔玛或邮递服务公司）雇佣司机，如果司机工作时在驾驶过程中睡着了，并在事故中伤害到第三方，那么这些雇主将会承担连带责任[30]。

如果事故发生在雇佣范围内，那么货运公司通常会试图通过否认他们司机的过失来进行辩护。因此，当 Norman Munnal 在驾驶卡车时睡着了，并在偏离正常车道时撞到了对向行驶车道上的一名女性导致其死亡时，他的雇主引用了俄亥俄州版本的"突发性晕厥"原则，将事故归咎于 Munnal 的"突发性失去意识"[31]。

如前所述，如果被告知道失去意识是可能发生的也就是可预见的，那么以突发晕厥进行辩护将以失败而告终[32]。在 Munnal 案中，Munnal 作证说，他有在不可预测的时间入睡的倾向，并且出现过至少一次睡眠驾驶[31]。尽管 Munnal 作证说他每晚睡 8 h，但 Munnal 的未婚妻作证说，他睡眠质量不好，平均每晚只睡 3 h。事故后进行的睡眠监测结果显示，Munnal 患有严重的 OSA[31]。

尽管没有证据表明 Munnal 在进行睡眠监测之前意识到自己患有睡眠呼吸暂停症，或者他的未婚妻曾向他提到她对他的睡眠质量的担忧，但法院认为有足够的证据表明 Munnal 意识到自己存在过度困倦。由于这种意识和专家的证词表明 Munnal 事故的原因可能是睡着了而不是突然昏厥，法院认定 Munnal 因未以安全的方式操作卡车而存在过失。Munnal 的雇主因 Munnal 在工作范围内驾驶卡车而被认定有连带责任。

超负荷工作下雇主的责任

一些员工在漫长的工作日结束后开车时睡着了，他们试图让给自己安排过多工作的雇主承担法律责任。即使雇主安排了过多的工作对雇员所谓的疲劳应负有责任，但是法院通常认定雇主对雇员下班后的行为不负责任[32]。

Black 诉讼 Villiam 保温材料公司案[33]就是一个典型案例。在这个案件中，Black 在开车的时候睡着了，冲入对侧车道，与迎面而来的车发生了碰撞，并因该碰撞而丧失了生命。Black 的遗孀起诉了她丈夫的雇主，声称该卡车公司在要求 Black 长途通勤和长时间工作方面存在过失，并且雇主未能提供适当的培训或保障措施以防止此类事故的发生[33]。

法院裁定，雇主对 Black 这次事故没有责任，确保其能够安全开车上班是 Black 的个人责任[33]。导致 Black 疲劳的原因如做第二份工作和长时间的通勤是 Black 的一些个人决定[33]。

在 Barclay 诉讼 Briscoe 案中[34]，Sgt. Barclay 与 Richardson 正面相撞，造成灾难性的损害。Richardson 倒班工作 22 h 在回家的路上睡着了。Barclay 起诉 Richardson 和其雇主。法院指出，上下班是雇员的责任，如果没有特殊情况，雇主对雇员的上下班行为不负责任[34]。法院不认为 22 h 轮班工作是一种特殊情况，尤其是 Richardson 完成这么长时间的轮班工作不是公司强迫他的，而是其自愿行为[34]。

通常情况下，通过独立承包商提供服务而不是全职或兼职雇员的企业对于其承包劳动力的行为或疏忽不承担责任[35]。但像 Uber 和 Lyft 这种基于网络平台公司的司机这种零工工作者则出现了一个新的责任问题。这些平台设定司机的费率，禁止匿名乘车，并限制司机连续工作的小时数[36]。最近，一家联邦上诉法院裁定，根据《公平劳动标准法》和类似的宾夕法尼亚法律，UberBlack 和其司机之间的订单安排足够证明其符合"雇员"身份，就可以进行进一步诉讼[36]。如果确认为雇员身份，可能会将 Uber 司机在工作期间由于过度嗜睡而导致的事故的责任转移到 Uber 公司。

根据《美国残疾人法案》，雇主有责任顾及员工的睡眠障碍

美国联邦《美国残疾人法案》(Americans with Disabilities Act，ADA) 与各州的职业保护法共同保护残疾雇员免受雇主的歧视[37]。ADA 禁止雇主解雇、不晋升受保护的残疾雇员或对其不提供"合理调整措施"[37]。

受保护的残疾是指根据法院系统定义的"主要生活活动"之一受限[38]。法院很少增加新的主要生活活动，但长期以来一直认为睡眠和呼吸是主要生活活动[39]。正如后面所讨论的，OSA 或其他睡眠障碍在 2008 年《美国残疾人法案》修正案通过之前很少被认定为符合法律要求的残疾。

要建立 ADA 违规行为，雇员必须证明：①他／她是残疾人；②他／她在有或没有合理调整措施的情况下，仍然有能力胜任工作的基本职责；③雇主因为残疾而采取了不利的工作行动，或者未能提供合理调整措施[40]。

在 2008 年[41] 通过《美国残疾人法案修正案》(American with Disabilities Act Amendments Act，ADAAA) 之前，很少有法院认为 OSA 的诊断对睡眠或呼吸产生足够的影响，以触发 ADA 的保护。在

通过 ADAAA 后，国会降低了原告的举证负担，只需证明"功能限制程度"，这是比 ADAAA 之前应用的"显著限制"标准更低。ADAAA 适用于 2009 年 1 月 1 日之后发生的情况。

在 ADAAA 之前，如果没有证据证明 OSA 或睡眠困难对其主要生活活动的影响，那么仅凭这些指控是不足以证明主要生活活动受到睡眠问题的限制[42]。一家法院认为，一个人入睡困难并不会对睡眠活动产生不利影响，因为睡眠困难被认为是非常普遍的，并且因为该原告没有提供证据证明他的困难比其他许多成年人的困难更严重[42]。如果成功使用口腔矫治器或 CPAP 来治疗症状，法院认为这将完全消除 OSA 作为 ADA 标准的残疾，因为成功的治疗可以消除残疾症状[43]。

在 ADAAA 通过之前，很少的情况下法院会认定 OSA 严重到足以触发 ADAAA 之前的保护措施[44]，特别是在严重睡眠呼吸暂停引起的疲劳无法通过 CPAP 等治疗缓解的情况下[45]。例如，2009 年宾夕法尼亚州的 Peter 诉讼 Lincoln 技术学院案中[45]，原告作证称他每晚醒来 5 ～ 6 次，并且在白天工作和驾车时都会昏昏欲睡。该患者的睡眠呼吸暂停障碍对各种治疗方法都没有应答，包括 CPAP、扁桃体手术、口服药物和纯氧疗法。这个特定患者的严重且无法治疗的睡眠呼吸暂停症才视为残疾。

ADAAA 的目的是重新聚焦 ADA 案件，确定雇主是否歧视雇员，而不是对患者是否真正符合法律定义的残疾进行广泛分析。原告仍然有举证责任，要证明与一般人口相比，他们是残疾的。然而，只需提供医生证词证明睡眠障碍影响睡眠并导致在工作中入睡即可满足这一举证责任。此外，即使是使用 CPAP 治疗成功的 OSA 患者也符合 ADA 中的残疾判定。

2013 年的 Orne 诉讼 Christie 案[46] 展示了 ADAAA 通过后 ADA 决策中的一些变化。Orne 在担任弗吉尼亚州公司委员会金融机构局的主要顾问期间被告知他在工作时睡着了，他将这归因于晚上睡眠困难。Orne 去看了一个睡眠障碍专家，被诊断为患有 OSA，并被开具了 CPAP 的处方。这种治疗对 Orne 的症状有效。

雇主知道了 Orne 的诊断和治疗计划，然而，几个月后，他被告知他必须接受降职并减薪，否则将面临解雇。法院认定 Orne 的睡眠呼吸暂停症以及他在白天的困倦足以使他在新的 ADAAA 标准下被认定为残疾。此外，成功的 CPAP 治疗对残疾的存在没有影响[46]。

总结

OSA 和其他类型的睡眠障碍或者睡眠剥夺都有

可能导致患者白天出现嗜睡情况，从而损害患者的工作能力或驾驶能力。尽管患者有权利拒绝睡眠障碍的治疗，但如果这一决定对他人造成伤害，患者仍然要承担相应的责任。例如，美国某些州的新刑事疏忽法会对疲劳驾驶提出诉讼。

内科医生有义务治疗患者的睡眠障碍。内科医生必须告知存在睡眠障碍的患者由于可能会导致严重的嗜睡而存在驾驶风险。由于雇员的疏忽产生的不良后果，雇主有连带责任，但是即使由于雇主安排雇员超时工作，雇员离开工作岗位以后的行为后果，雇主不承担任何责任。

最后，2008 年对 ADA 的更新放宽了在 ADA 保护范围内对残疾的定义。因此，与睡眠相关的呼吸障碍和其他睡眠障碍更有可能根据 ADAAA 的规定被认定为残疾。

临床要点

临床医生必须告知他们正在治疗的患者，如果他们患有可能导致严重困倦的疾病，那么在驾驶机动车辆或重型机械时存在风险。临床医生必须熟悉所在地区关于困倦和驾驶机动车辆的法规。

参考文献和拓展阅读

请扫描书后二维码，获取参考文献和拓展阅读资源。

第 75 章　疲劳和安全敏感行业的法律问题

Daniel B. Brown

司佳玥　译　王雪芹　审校

章节亮点

- 睡眠不足会导致工作中的失误。这些错误可能会造成悲剧性后果。
- 各行各业，包括海事、航空航天、医疗、军事、核工业和航运业，都实施了有关疲劳和睡眠的法规，以减少工作场所事故。
- 美国许多州都实施了疲劳驾驶法规，这可能会导致那些在没有充足睡眠的情况下驾驶的人承担法律责任。

睡眠不足（lack of sleep）会影响工作表现，导致工作失误。在过去的几十年里，由于睡眠不足而导致的一些备受瞩目的事件使公众意识到睡眠不足的危害。为此，美国国会和世界上一些国家的政府，以及许多行政机构和专业团体，都权衡了睡眠不足的有害风险，并制定了安全法规，以保护工作场所和整个社会的成员。

历史

缺乏睡眠可能导致工作场所的错误，从而产生悲剧性后果。历史上，许多事故都被归因于缺乏睡眠。以下是部分案例：

- 1979 年，美国宾夕法尼亚州三里岛的一个核反应堆经历了部分熔毁，归因于人为错误[1]。轮班工人因缺乏睡眠，未注意到一个卡住的阀门导致反应堆失去冷却剂[2]。最终，堆芯过热并受损[3]。
- 1986 年 1 月，航天飞机挑战者号在发射后不久爆炸，导致机上所有宇航员丧生[4]。这起事件部分归因于缺乏睡眠，因为关键管理人员只睡了 2 小时，从凌晨 1 点就开始工作，做出了糟糕的决策[5]。
- 1986 年 4 月，切尔诺贝利核电站发生严重熔毁事故[6]。这场灾难是人为错误的结果，员工在工作了超过 13 h 后感到疲劳[7]。这次事故是人类历史上最可怕的核事故[8]。
- 1989 年，埃克森·瓦尔德兹号油轮搁浅，倾泄了 1080 万加仑原油到海洋中[9]。这场灾难发生在三副连续清醒时间超过 18 h 后，因为极度疲劳未能正确判断船只的位置[10]。这次石油泄漏对周围的野生动植物造成了巨大的损害，该地区的环境至今仍未完全恢复[11]。
- 1999 年，美国航空 1420 号航班在恶劣雷雨天气中坠毁[12]。尽管主要原因是天气，但该航班的两名飞行员连续工作接近 14 小时试图在危险条件下降落，显示出糟糕的判断力[13]。
- 2013 年，美国纽约市布朗克斯区的一名工程师在操作 Metro-North 列车时在控制台上睡着了，导致列车脱轨[14]。尽管该工程师之前没有睡眠障碍的记录，但后来的调查发现他患有睡眠呼吸暂停[15]。
- 2020 年，由于许多与睡眠有关的交通事故，美国国家运输安全委员会的 2020 年十大意愿清单中有两项与睡眠有关：减少疲劳相关事故和要求医疗健康-筛查和治疗阻塞性睡眠呼吸暂停。

非安全敏感行业有关疲劳的法律规定

从法规角度来看，从事零售、娱乐、住宿和其他一般不被视为典型安全敏感的活动的企业通常不受雇员工作时间的监管限制。这些领域的雇主可以自由安排雇员的工作时间，只要雇员愿意，并且雇主愿意支付。在这些行业中，雇主因雇员由疲劳导致的工作表现下降所面临的法律风险远比在交通等安全敏感行业中的雇主面临的风险要有限。

例如，法院通常判定过度安排雇员工作时间的雇主不会对雇员在长时间工作后导致的受伤承担责任。Barclay 诉讼 Briscoe（Barclay v. Briscoe）案，47 A.3d 560，427 Md. 270（Md.，2012），就是一个有教育意义的案例。在 Barclay 中，一个码头工人在完成巴尔的摩港口的工作地点长达 22 h 的工作后驾车回家途中睡着了。这名码头工人与一名早晨的通勤者迎头相撞，导致了通勤者的严重伤害和码头工人自己的死亡。通勤者起诉这名码头工人的雇主存在主要过失，未能保护交通行人免受雇员长时间工作后驾车的伤害。

根据大多数美国州法院的规定，马里兰上诉法院拒绝了受伤通勤者的赔偿请求。法院认为，雇主只是为工作制定了工作时间表，没有积极控制 Richardson 是否在疲劳状态下驾车回家。因此，法院认为雇主没有义务对可能因雇员的疲劳是就业的可预见后果而受伤的第三方负责[16]。在这方面，法院坚决拒绝"在所有行业中制定某种司法强制的最大工作时间标准"。

行业法规

与非安全敏感行业的雇主不同，其员工的工作任务会直接影响公共安全的雇主对其员工的疲劳行为负有法律义务。这些法律义务以政府和行业法规的形式出现，涉及服务时间和疲劳管理。本章的其余部分将讨论其中的各种监管方案。

海事领域

美国的海事法律，编入了 46 U.S.C. § 8104，已经制定了减少因疲劳引起的事故的规则。这些规则规定了个人每天工作的小时数限制，但在紧急情况下有例外。

根据 § 8104 的规定，对于离港的船舶，负责甲板巡视的官员必须在前 12 小时内休息了至少 6 小时。在某些总吨位不超过 100 吨的特定类型船只上工作时，在港口停留时，海员 24 小时内不得工作超过 9 小时；在航行时，海员 24 小时内不得工作超过 12 小时[18]。紧急情况下可以豁免这些要求[19]。在一些总吨位超过 100 吨的较大船只上，船上的海员必须分为至少 3 个独立的值班，每个值班轮流交替[20]。这样可以让不值班的人休息和恢复。甲板上或发动机部门的人每天的工作时间不得超过 8 小时[21]。同样，在紧急情况下可以有例外[22]。

特定的规则可能适用于某些类型的船只。例如，在牵引船上，海员每天的工作时间不得超过 12 小时，但紧急情况除外[23]。此外，在油轮上，海员每 24 小时最多可工作 15 小时，或者在 72 小时内最多可工作 36 小时，但紧急情况除外[24]。

国家航空航天局

美国国家航空航天局（National Aeronautics and Space Administration，NASA）认识到由于轮班工作或长时间工作所引起的生物钟紊乱可能导致判断力受损、反应时间减缓以及视觉/认知固定化[25]。这些

因素可能导致潜在的任务关键错误和事故。NASA 的程序要求认识到，"最大限度地减少人为错误因素，特别是疲劳，所需的安全工作实践，需要安全的工作-休息周期和班次安排"[26]。

根据 NASA 的非关键职位的程序要求（NASA's Procedural Requirements，NPR），员工的最长工作时间不得超过：①连续工作 12 小时（在紧急情况下，经批准可连续工作 16 小时）；②1 周工作时间不得超过 60 小时；③连续工作 7 天，不得少于 1 天全休；④4 周内的工作时间不得超过 240 小时；⑤连续 12 个月内的工作时间不得超过 2500 小时[27]。NPR 进一步规定，在两个班次之间，员工必须至少得到 8 小时的休息时间[28]。最好提供至少 10 小时的休息时间，为员工的通勤时间以及日常生活和睡眠需求提供至少 12 小时或更多的时间[29]。

住院医师

纽约是美国第一个实施住院医师工作时间限制的州[30]。这些规定的支持者在一个患者因为不当医疗护理而死亡的事件中增加，人们认为这是因为医生和住院医师过度劳累所导致的[31]。纽约的住院医师工作时间限制规定，编入了 10 CRR-NY § 405.4，规定承担住院患者护理职责的医学住院医师每周工作时间不得超过 80 小时，持续 4 周[32]。此外，住院医师的连续工作时间不得超过 24 小时[33]。对于外科住院医师的呼叫值班情况，如果①这些班次很少中断，限于需要住院医师持续负责的患者，②这种责任不会每隔两个晚上出现一次，③包括夜班呼叫的连续工作安排后，会有至少 16 小时的不工作时段，④医院实施了额外的政策，以在一个异常繁忙的呼叫值班期后为住院医师减轻压力，那么这些要求不适用[34]。

2003 年，在纽约实施这些工作时间限制后，美国住院医师培训认可委员会（Accreditation Council for Graduate Medical Education，ACGME）制定了一项新的认可要求，与纽约的法律相同，适用于所有获得认可的医疗机构的住院医师[35]。2011 年，ACGME 发布了修订的规定，这些规定在 2017 年进一步修订。目前，ACGME 要求医学住院医师和住院医师培训计划将临床和教育值班时间限制在每周 80 小时内，连续工作时间不得超过 24 小时，平均分布在 4 周内，包括所有院内呼叫活动和兼职工作[37]。审查委员会可以向计划授予有限的例外，最多不超过每周 88 小时[38]。住院医师必须安排每周至少 1 天的休息时间，平均分布在 4 周内[39]。在这些休息日不能分配在家呼叫任务[40]。即使不需要过夜呼叫，也需要提供休息设施，以满足疲劳的住院医师的需求[41]。

美国军方

与许多其他强制遵守的规定不同，美国陆军颁布的规定往往更像是一种指导，然而，考虑到战场上不确定的日常条件，这是可以预料的。美国陆军的训练规定建议每名受训者每晚获得 7 小时的睡眠。美国陆军《作战和作战压力控制领导者和战士在战场上的手册》描述了军事人员在安排睡眠时间时考虑的因素[43]。美国陆军建议最佳睡眠时间为晚上 11 点到早上 7 点，因为这符合人体的自然昼夜节律[44]。它还建议每 24 小时获得 7 ~ 8 小时的睡眠，并警告说减少这个数量会降低表现[45]。尽管连续的睡眠是首选，但睡眠可以在两个或更多较短的时间段之间分割，以获得完整的 7 ~ 8 小时的睡眠。该手册还根据正在执行的任务优先考虑了睡眠的需求[47]。做出关键决策的领导者拥有睡眠的最高优先级[48]。执勤、执行烦琐任务或分析信息的士兵拥有睡眠的第二优先级[49]。最后，从事只需要体力劳动的士兵拥有睡眠的第三优先级[50]。

核反应堆

鉴于一些备受关注的核事故至少部分是由操作人员疲劳引起的，美国核监管委员会已经对核电厂操作员的工作时间设置了限制。根据 10 C.F.R. § 26.205 的规定，员工每 24 小时可以工作最多 16 小时，每 48 小时可以工作最多 26 小时，每 7 天可以工作最多 72 小时[51]。在有限的情况下可以获得例外[52]。员工还必须在每个工作期后获得休息时间[53]。这些休息时间的长度取决于员工的工作时间[54]。例如，员工在工作了至少 10 小时后，必须获得至少 10 小时的休息[55]。

此外，员工必须获得一定数量的休息日，取决于他们的工作计划。例如，工作 10 小时班次的员工每周至少必须有 2 天的休息日[57]。在未经计划的准备演习中，员工未经计划地参与此次演习的时间不计入当天的工作时间中[58]。

铁路领域

随着 2008 年美国《铁路安全改进法》（*Rail Safety Improvement Act*）的通过，美国国会指示某些铁路公司制订并实施铁路安全风险减少计划[59]。根据法律，该计划必须包括一个疲劳管理计划，旨在减少铁路员工的疲劳，并减少因疲劳导致的事故、事件、伤害和死亡的可能性[60]。这个疲劳管理计划必须考虑影响疲劳的生理和人为因素，并促进适当的疲劳对策来解决安全问题，如排班实践、小睡政策以及避免员工休息周期突然变化[61]。

现行法规针对铁路员工的工时限制如下。这些规

定编入了 49 U.S.C. § 21103，规定员工每月最多可以为其雇主工作 276 小时[62]。此外，员工的连续工作时间不得超过 12 小时[63]。每名员工每 24 小时必须连续休息 10 小时[64]。员工在连续工作 6 或 7 天后，不得继续工作，具体取决于员工在此工作期间之前休息了多长时间[65]。紧急情况下可能会有例外；然而，即使在这种情况下，员工每 24 小时只限于额外工作 4 小时[66]。

卡车运输

在卡车运输行业，卡车司机的昏昏欲睡是一个非常普遍的风险。例如，由美国联邦机动车载运安全管理局（Federal Motor Carrier Safety Administration，FMCSA）赞助的一项研究发现，45% 的美国卡车司机在驾驶时有时或经常难以保持清醒[67]。此外，许多备受关注的事故涉及在驾驶时睡着的卡车司机[68]，而一项为期 5 天的研究发现，卡车司机平均每天只能睡 4.78 小时，而实际躺在床上的时间每天只有 5.18 小时[69]。因此，法规限制了卡车司机上路的小时数。

卡车运输的法规涵盖商用机动车辆（commercial motor vehicles，CMV）。商用机动车辆是指：①重量达到 10 001 磅或更多；②运输危险品需要贴牌；③设计或用于运输 16 名或更多乘客，包括司机，但不是为了报酬；或者④设计或用于运输 9 名或更多乘客，包括司机，以获取报酬[70]。

运送货物的独自卡车司机在休息了连续 10 小时后，最多可以连续驾驶 11 小时[71]。与此同时，司机不能连续工作超过 14 小时[72]。司机每 7 天不得驾驶超过 60 小时，或者每 8 天不得驾驶超过 70 小时[73]。然而，达到这个小时限制的卡车司机可以休息连续 34 小时，其中包括凌晨 1 点到 5 点的两个夜晚，然后可以继续驾驶[74]。在 COVID-19 的美国卫生紧急情况下，这个凌晨 1 点到 5 点的豁免被暂停。每 168 h 可以使用一次"重新开始"[75]。卡车司机还需要在班次的前 8 小时内休息 30 分钟[76]。

鉴于 COVID-19 紧急情况，FMCSA 修改了这些工时规定，以提供更大的灵活性[77]。新规定部分放宽了 30 分钟休息的要求，以反映实际驾驶 8 小时而不是 8 小时的工作时间，后者可能不包括实际驾驶[78]。工时要求的短途例外被扩展到 150 英里，将 14 小时的工作班次视为短途旅行的例外[79]。

美国交通部（U.S. Department of Transportation，USDOT）还在努力要求司机进行睡眠呼吸暂停测试。尽管 USDOT 在 2013 年 10 月获得了美国国会授权，要求进行这种测试，但必须先完成冗长的正式规则制定程序，然后才能实施这一要求。正式规则制定程序是一个行政机构研究新规则的成本和效益，并允许行

业公众发表意见的过程。一些人对此决定表示赞赏，认为测试和治疗阻塞性睡眠呼吸暂停可能会给行业带来超过 10 亿美元的费用；政府应该花时间确保完成适当的分析，并选择适当的规定语言。其他人则认为，规则制定过程是一个对急需规则的不必要的延迟。这些团体担心规则制定过程将需要数年时间，新的睡眠测试要求可能永远不会得以实施。

航空公司

美国联邦航空局（Federal Aviation Administration，FAA）限制航空公司飞行员的工作时间。单人或双人机组的飞行员每个日历季度最多可以飞行 500 h，连续两个日历季度最多可以飞行 800 h，每个日历年最多可以飞行 1400 小时[85]。对于 24 小时的工作时间，限制的持续时间取决于是单人还是双人机组[86]。对于单人机组，总飞行时间不能超过 8 小时[87]。对于双人机组，总飞行时间不能超过 10 小时[88]。在完成一段工作时间后，需要根据目的地是否跨时区以及飞行是否因不可预见的因素（如恶劣天气）而延长，而确定不同数量的休息时间[89]。例如，一个没有不可预见飞行延长的多个时区的航班需要飞行员至少休息 14 小时[90]。

目前，FAA 要求所有被诊断出患有阻塞性睡眠呼吸暂停症的飞行员具有普遍不符合资格的医疗状况，必须接受治疗以避免发放特殊的医疗证明。2013 年 11 月，FAA 的航空外科医生得出结论，阻塞性睡眠呼吸暂停症在体重指数（body mass index，BMI）超过 40 的肥胖人群中几乎普遍存在。该外科医生提出的指导意见要求所有 BMI 达到 40 或更高的飞行员进行 OSA 评估，并在需要时接受 OSA 治疗，以获得飞行的医疗许可。针对行业和美国国会的关切，FAA 放弃了客观的 40 BMI 标准，转而采用了更灵活的标准。较新的规定为医疗检查员提供了在适宜飞行检查中筛选睡眠障碍的指导。显示出睡眠呼吸暂停症迹象的飞行员会获得医疗证明，并有望在 90 天内接受睡眠评估。评估不一定需要由睡眠专家执行[95]。被诊断患有睡眠呼吸暂停症的飞行员必须记录其治疗的开始、使用和有效性，以继续获得飞行的许可[95]。FAA 已经发布了一个流程图，描述了符合当前指南的飞行员筛查呼吸暂停症的过程[96]。

疲劳驾驶

疲劳驾驶会大大增加碰撞的风险。例如，一项研究发现，在 24 小时内睡眠不足 5 小时的驾驶员的车祸风险几乎增加了 3 倍[97]。疲劳驾驶也与饮酒相提并论。在一项研究中，醒着 24 小时的人的表现就像

酒精浓度为 0.10% 的人[98]。作为对比，美国的法定酒精浓度限制为 0.08%[99]。

除了规范专业人士的睡眠外，美国的一些州还修改了法律，将睡眠剥夺纳入他们对危险驾驶的刑事定义中。第一个这样做的州是新泽西州，于 1997 年在该州刑法典中颁布了被称为《Maggie 法》（Maggie's Law）的立法，以纪念大学生 Margaret "Maggie" McConnell 的死亡[100]。一名司机在事故发生前 30 小时没有休息，并在事故发生前数小时吸食了可卡因，撞到了 McConnell[101]。在诉讼过程中，法官拒绝承认司机的睡眠剥夺证据以证明其鲁莽行为，而司机只因造成事故而被罚款 200 美元[102]。

《Maggie 法》是一个证据规则，规定在连续 24 小时未睡眠后驾驶"可能会导致被告鲁莽驾驶"的推定（强调已加）[103]。该法律还规定，在驾驶过程中入睡可能会推定鲁莽行为，而不考虑是否睡眠不足[104]。虽然可能很难证明在碰撞发生时司机正在驾驶，或者在 24 小时的法定时期内一直醒着，但《Maggie 法》确立了，在新泽西州，如果被证明疲劳驾驶，可以维持刑事定罪。

在 2013 年，阿肯色州成为美国第二个通过对其过失杀人法规进行疲劳驾驶修正的州，将因疲劳操作车辆、飞机或水上交通工具而疏忽造成他人死亡定为乙级重罪[105]。"疲劳"被定义为"连续 24 小时没有休息"，或者"连续 24 小时没有休息，而且处于睡眠状态"[106]。

包括马萨诸塞州、田纳西州、纽约州和俄勒冈州在内的美国几个州曾试图通过类似于新泽西和阿肯色州的法规，将疲劳驾驶定为刑事犯罪[107]。尽管迄今为止这些尝试都未成功，但像 2014 年因疲劳驾驶的沃尔玛卡车司机在撞击喜剧演员特雷西·摩根的豪华轿车时发生的事件[108]，经常引起公众对这个问题的关注，吸引了立法者的重要关注。

临床要点

- 通常情况下，在工作时间之后的情况下，雇主没有法律责任保护机动车辆的公众免受员工疲劳驾驶的影响，即使员工的疲劳可能是由于雇主过度安排员工的工作班次所引起的。

- 另外，在法律上，如因疲劳导致的驾驶障碍引起的车祸，如果事故发生在员工工作期间，雇主对其员工的过失行为负有责任。

- 为了保护公众，美国政府在许多安全敏感行业（如商业卡车运输、核能和商业航空）实施工作时间规定。

总结

　　睡眠不足会在工作场所和驾驶时造成失误，导致悲剧性后果。从历史上看，许多备受瞩目的事故至少部分归因于睡眠不足。包括海事、航空航天、医疗、军事、核能和航运在内的各行各业都实施了有关疲劳和睡眠的规定，以减少工伤事故。例如，ACGME 规定，医疗机构要想保持其认证资格，就必须限制住院医师的工作时间。美国一些州还实施了瞌睡驾驶法规，规定如果驾驶员在保持清醒状态至少 24 小时后发生相撞事故，将承担刑事责任。

参考文献和拓展阅读

　　请扫描书后二维码，获取参考文献和拓展阅读资源。

睡眠医学的临床实践与合规性——美国

第 76 章

Daniel B. Brown

干迪嘎 刘砚南 胡宇昕 译 王雪芹 审校

章节亮点

- 美国的睡眠医学服务和睡眠障碍治疗高度分散。政府和大多数商业保险支付者将睡眠医学、睡眠检测和睡眠治疗划分为独立的报销类别，它们分别具有不同的执业许可和认证、人员资格认证和覆盖条件。患者自荐转诊的法律规定在某些情况下可能限制治疗医生为自己的患者提供持续气道正压通气（continuous positive airway pressure，CPAP）、下颌前伸口腔装置疗法或其他耐用医疗设备以治疗其睡眠疾病。
- 由医生和独立的睡眠中心开展的阻塞性睡眠呼吸暂停的实验室和家庭睡眠检测（home sleep testing，HST）由购买的医疗保险、医疗补助、TRICARE 和大多数商业保险报销。多导睡眠监测和 HST 用于许多其他睡眠障碍如失眠、不宁腿综合征和嗜睡症的治疗时，则通常不在政府或私人保险报销的范围内。
- 睡眠医学特别适合开展远程医疗。基于网络的应用程序，睡眠检测和 CPAP 设备定期收集和传输的电子数据可供睡眠科医生进行远程解释和监测。全美通常可以通过州立法使商业保险覆盖许多远程医疗服务，但《健康保险便携性和责任法案》（Health Insurance Portability and Accountability Act，HIPAA）的隐私规则和医疗保险覆盖条件严重限制了大多数家庭远程医疗的实施。为应对 COVID-19 大流行而采取的多项紧急措施暂时减少了大部分远程医疗的阻碍。在紧急状态结束后，预计将继续放松 COVID-19 之前的一些限制措施。
- 美国政府认为多导睡眠图、HST 和 CPAP 治疗极易出现欺诈和滥用。因此，政府医疗保健计划将睡眠医学服务的报销与各种技术要求挂钩，包括但不限于由主治医生进行面对面检查，其记录必须包括特定的规定注释，实验室必须由特定机构认证，并仅使用认证的睡眠技术员进行检测，检测报告必须由持有特定委员会认证的医生进行解释，CPAP 只能由耐用医疗设备供应商提供，对于家庭睡眠检测而言，这些供应商不得与家庭睡眠检测提供商有关联。

与许多慢性疾病一样，阻塞性睡眠呼吸暂停（obstructive sleep apnea，OSA）与其他睡眠障碍的检测、治疗会包括一系列复杂的临床活动。睡眠障碍患者的护理计划包括医疗检查、夜间监测、使用耐用医疗设备（durable medical equipment，DME）进行持续的呼吸或牙科器械治疗、监测和随访。医疗服务的开展涉及各种法律、监管和报销规则，其中很少有协调一致的规则促进临床睡眠药物的无缝交付。本章介绍了美国睡眠从业者在为睡眠障碍患者提供服务时面临的一些法律、监管和报销障碍。

国家睡眠服务许可证

国家睡眠实验室许可证

许多州通过需求证明（Certificate of Need，CON）流程在其辖区内分配医疗资源。获得医疗机构运营的 CON 是一个漫长、昂贵且往往充满对立的过程。幸运的是，睡眠实验室通常无须 CON，或者可以免除所需的 CON 州审查[2]。

州法律是与 CON 审查分开的，州法律要求医疗机构在运营前获得许可证。尽管作为医院或医生执业的一部分进行的诊断检测几乎总是不受州医疗机构许可的约束，但独立的睡眠实验室作为"医疗诊所"或其他医疗机构[3]可能属于州监管的范围。独立睡眠实验室是独立于医生诊所或医院运营的。

目前，至少有 3 个州要求独立的睡眠实验室在运营前获得医疗机构许可：佛罗里达州[4]、新泽西州[5]、阿拉巴马州[6]。许可证要求填写申请并明确实验室的所有权结构、医疗监督以及与其他医疗机构的关系[7]。有趣的是，这些州仍旧需要这些实验室获得医疗许可证，即便在这些医疗机构只做家庭或进行便携睡眠监测，而没有任何患者就诊。其他州可能会加入独立睡眠实验室许可证监管的行列。

睡眠医师资格证书

尽管相对较新，但睡眠医学目前在美国是一个医学实践的亚专业。美国睡眠医学考试委员会（American Board of Sleep Medicine，ABSM）于 20 世纪 70 年代末开始向医生和科学博士颁发睡眠医学的医师资格证书。美国医学专业委员会（American Board of Medical Specialities，ABMS）于 2007 年开始向部分内科、家庭医学、麻醉学、耳鼻喉科、儿科以及精神病学和神经病学领域的医生颁发睡眠医学的亚专业认证证书。

如后文所述，政府和商业支付者通常要求解读多导睡眠图（polysomnography，PSG）或家庭睡眠检测的医生持有 ABSM、ABMS 或某些其他认证，作为获得报销的条件。然而，俄克拉荷马州采纳了一项法规，禁止非注册医生解读睡眠监测，而不考虑监测的付款来源。

认为公共安全需要对睡眠障碍检测进行特定监管的俄克拉荷马州立法机构于 2009 年通过了俄克拉荷马州睡眠诊断检测法规。该法案在睡眠医学领域设立了最低医疗标准。它规定，在俄克拉荷马州，未经 ABSM 或 ABMS 认证的医生解读睡眠监测是非法的。或者，解读睡眠监测的医生必须完成由研究生医学教育认证委员会认证的 1 年睡眠医学研究生课程，或者获得由美国骨科协会颁发的特殊资格认证或睡眠医学附加资格认证。否则，在俄克拉荷马州，医生解读在俄克拉荷马州进行的诊断性睡眠监测的结果是非法的。

俄克拉荷马州还设立了睡眠测试设施及其员工的最低要求。根据该法案，①俄克拉荷马州的睡眠诊断检测设施必须获得美国睡眠医学学会（American Academy of Sleep Medicine，AASM）、卫生保健认证委员会（Accreditation Commission for Health Care，ACHC）或联合委员会的全面或临时认证或认可；②俄克拉荷马州的睡眠实验室必须由注册的睡眠医生监督；③ HST 必须由注册的睡眠医生监督的技术人员执行。在这方面，俄克拉荷马州的法律是全国最具体的。

非内科医生的 PSG 技师的州立许可证

施行及判读睡眠监测的非内科医生需具备专业技能并经过培训。这些人通过注册多导睡眠图技术专家委员会[10]、美国睡眠技术专家协会[11]和美国睡眠医学委员会注册睡眠技术专家计划等组织获得认证[12]，从而提高了他们的专业技能和地位。这些认证机构通常认可三个级别的睡眠技术人员的专业知识水平：实习生、技术人员和技术专家[13]。

睡眠实验室被鼓励使用持有公认睡眠技术专家证书的技术人员。一些付款方要求技师必须获得认证，作为支付的条件。例如，医疗保险不会认为由执业医师或独立诊断检测机构进行的睡眠监测在医学上是必要的，除非参加夜间监测或处理家庭睡眠检测的技术人员经过指定的专业委员会的适当认证，并在州许可的情况下获得执行该任务的州许可[14]。

除了认证睡眠技术师的私人行业机构外，一些州对其州内的睡眠技术师也实施了加州立许可要求。例如，乔治亚州、路易斯安那州、新墨西哥州、北卡罗来纳州、马里兰州、弗吉尼亚州、哥伦比亚特区、爱达荷州、田纳西州、纽约州和加利福尼亚州等多个州已经认可了 PSG 的卫生健康专业，并采纳了对这些非医生睡眠检测人员的强制许可或注册要求。

例如，在纽约州，PSG 技师的许可要求申请人年满 18 岁，完成提供 PSG 技术知识的教育要求，通过考试，并证明具有"良好的道德品行"。而未能使用注册睡眠技师的睡眠实验室可能面临潜在的州法律刑事或民事处罚。

实施持续气道正压通气的州立许可证

CPAP 被美国食品和药品监督管理局[28]以及州药房管理法律和医疗设备法规视为一种规范性医疗器械。根据州法律[29]和保险报销目的，CPAP 也是 DME 的一项[30]。

大约一半的州，包括佛罗里达州[31]、田纳西州[32]和俄亥俄州[33]，要求分配 DME（如 CPAP）的个人或实体在向最终用户交付 DME 之前应获得州许可证。几乎所有向 DME 供应商颁发许可证的州里，医生或其他执业医疗保健从业人员都不需要额外获取许可证，他们可以将设备从其执业的诊所分发给其患者。

除了供应商的州立许可外，许多州（但不是所有州）认为 CPAP 滴定和教育是呼吸治疗的内容，只能由适用州持有呼吸治疗许可证或 PSG 技术执照的人员实施。然而，持有符合州法律 PSG 技术或执照的人员可以免于申请呼吸治疗师执照。

睡眠药物的医疗保险覆盖范围

报销推动了美国的卫生保健服务的提供。睡眠药物的提供以及检测和治疗的类型在很大程度上取决于健康保险计划对睡眠障碍服务提供者施加的覆盖条件。

睡眠检测的医疗保险覆盖范围

《医疗保险计划 B 部分》覆盖由医生或独立的诊断检测部门进行的实验室内和家庭睡眠测试，被视为在《医疗保险医生费用表》下可支付的"其他诊断检测"。根据《医疗保险医生费用表》计划，医疗保险支付了医院门诊服务的许多技术组成部分。《医疗保险》将某些门诊服务分类为称为"门诊支付分类（APC）"的组别，为每个分类组内分配所有活动设立了付款率。例如，在医院门诊设置中进行的实验室 PSG 监测的技术组成部分将在 Level 4 APC 诊断监测组 5724 下支付，而无人值守的家庭睡眠检测属于 Level 1 APC 诊断检测组 5721。

所有诊断检测的医疗保险覆盖都需要医生的医嘱和适当的医生监督。医疗保险和医疗补助服务中心（Centers for Medicare and Medicaid Service，CMS）已授权特定地理区域内医疗保险行政承包商（Medicare administrative contractors，MACs）制定了医疗保险覆盖特殊医疗的必要性覆盖条件。

到 2020 年，联邦医疗保险与 6 个不同的承包商签订合同，在 12 个不同的地理区域（即 B 部分管辖区）管理联邦《医疗保险计划 B 部分》。每个 MAC 都采纳了一个被称为"本地覆盖范围决定"（Local Coverage Determination，LCD）或称计费条款。它涉及实验室 PSG 或流动家庭睡眠检测的医疗保险覆盖的医疗必要性要求。目前的每一份 LCD 和文章都规定了各种覆盖条件，包括以下认证要求：①实验室必须获得 AAM、ACHC 或联合委员会的认证；②进行检测的医生必须获得睡眠医学或特定相关领域的委员会认证；以及③进行检测或评分的技术人员，即使是家庭睡眠检测，也必须持有注册多导睡眠图技术人员委员会的认证或培训记录[42]。这些医疗保险条件既适用于医生诊所，也适用于商业性独立的睡眠中心[42]。

First Coast Service Options（FCSO）（佛罗里达州）发布的睡眠检测 LCD 要求由治疗医生完成的面对面就诊记录包含睡眠史和体格检查、Epworth 嗜睡量表的结果，以及患者的体重指数和颈围的记录，以及重点的心肺和上呼吸道评估。First Coast 认为，没有这些具体记录的医疗保险睡眠检测不是医学上必要的，不符合医疗保险的覆盖范围，即便所有 OSA 的适应证都明确并在检查记录中明确记录。

持续气道正压治疗的医疗保险覆盖范围

CPAP 疗法是阻塞性睡眠呼吸暂停（OSA）的黄金标准治疗方法。CPAP 设备和相关用品属于 DME。作为 DME 的一部分，CPAP 设备和供应商受到家用医疗设备供应行业的管理，这意味着 CPAP 的交付、设置和报销受到其自身医疗必要性和医疗保险费用表的约束，与管理诊断睡眠检测性能的规则分开。

例如，注册医疗保险系统的 CPAP 供应商必须遵守一套复杂的 30 个左右的供应商标准，包括最低空间、保险范围和运营时间要求；持有选定认证机构的认证；以及缴纳 50 000 美元的保证金以抵消不当行为造成的损失[46]。医疗保险的注册和支付由地区 DME 医疗保险管理承包商管理，每个承包商都遵守 LCD 在承包商管辖范围内注册 CPAP 报销的覆盖条件[47]。根据 LCD，医疗保险将仅在以下情况报销 DME 供应商提供的治疗 OSA 的 CPAP 费用：

1. 受益人在进行睡眠测试之前由治疗医生进行面对面的临床评估，以评估其对 OSA 的益处。

2. 受益人进行的睡眠监测符合 OSA 的最低标准。

3. 睡眠监测由符合医疗保险睡眠测试要求的测试提供者执行。

4. 睡眠监测由获得 AASM、ACHC 或联合委员会认证的睡眠中心的执业睡眠医师或中心内的医师判读。

5. 受益人在应用后的 90 天内通过主观和客观的证据表明继续使用设备并从中获益。

CMS 长期以来一直认为，睡眠监测的提供者或其附属公司提供 CPAP 设备，那么其可能会从监测结果判读中获取不当的自身利益。对于 CMS 来说，测试提供者和 CPAP 供应商之间的关联可能会激励开具更多不必要的监测订单，并可能对阳性监测结果解读造成偏差，这可能是为了推动 CPAP 销售。

为了减少这些可预见的滥用行为，CMS 采取了一项特殊的支付规则，禁止医疗保险向 DME 供应商支付 CPAP 费用，如果该 CPAP 供应商直接或间接隶属于 OSA 诊断的睡眠监测提供商[49]。所谓的附属关系是指通过补偿安排或所有者关系在各方之间建立的关系[50]。这个特殊的支付禁令仅适用于用于诊断患者 OSA 的监测是家庭睡眠检测。换句话说，只要用于诊断患者 OSA 的睡眠监测是完全的、在实验室内进行的、整夜的，医疗保险将为 CPAP 供应商报销费用，即使 CPAP 供应商与睡眠监测提供者存在关联关系。

睡眠口腔科：口腔矫治器治疗的医疗保险覆盖范围

CPAP 治疗的一种替代方法是在夜间佩戴口腔装置，可以推动下颚并在睡眠期间打开患者的气道。AASM 建议睡眠医生为那些不能耐受 CPAP 治疗或更愿意选择其他替代疗法而不是完全不治疗的成年 OSA 患者开具口腔装置处方。医疗保险将定制的口腔装置作为一种 DME 支付，根据医疗保险耐用医疗设备、假肢、矫形器和用品（DMEPOS）费用表中的项目支付。

与由 DME 供应商配发和计费的 CPAP 不同，口腔装置必须由牙医以 DME 供应商的身份进行配发和计费。换句话说，为了获得医疗保险的报销，寻求口腔装置疗法的患者必须就诊于一位已在医疗保险计划中注册为 DME 供应商的执业牙医。

OSA 的诊断和用于治疗 OSA 疾病状态的口腔矫治器超出了牙医执照范围的医学实践[54]。因此，提供口腔矫治剂治疗的牙医只能根据患者的主治医生的处方制造和安装这些设备[52]。

这也意味着牙医不应为了诊断患者的 OSA 而下医嘱或进行睡眠监测，包括家庭睡眠检测[55]。由于睡眠监测不在牙医执照的范围内，少数几个州的牙科执照委员会已经禁止牙医出于任何目的使用 HST[56]。

根据医生的医嘱为医疗保险受益人提供口腔矫治器治疗的牙医必须遵守适用于 DME 医疗保险供应商的大多数资质条件。医疗保险支付的报销是一次性付款，包括制造和安装设备所产生的所有时间、劳动力、材料、专业服务、放射科和实验室费用，以及首次放置后 90 天内所需的调整和专业服务[57]。

医疗补助覆盖范围

医疗补助是由联邦政府补贴的一项国营医疗保健计划，根据各州为其居民制订的医疗保健计划条款和条件而运行。对 50 个州睡眠监测医疗补助覆盖率进行全面调查，超出了本章的范围。然而，明尼苏达州医疗援助计划下的医疗补助睡眠监测的覆盖条件是有说明性的。

明尼苏达州的医疗保健计划，包括明尼苏达州医疗补助计划，只有在受过训练的睡眠专家仔细的医学检查后，经过仔细的实验室检测的情况下，才会报销提供者的睡眠监测费用[58]。无人值守的家庭睡眠检测目前不在明尼苏达州医疗保健计划的范围内[58]。然而，如果睡眠专家在家里进行睡眠监测，并且患者没有活动能力或患有严重和持续的精神障碍，则居家睡眠监测也将被补助覆盖[58]。

睡眠测试的商业保险范围

几乎所有的商业健康保险计划都涵盖 OSA 检测。保险条件因个人计划的条款而异。大多数计划只有当患者因健康原因不适合进行较便宜的家庭睡眠检测，或者家庭监测结果不足以诊断为 OSA 时，才会涵盖实验室 PSG 监测[59]。

医疗欺诈和滥用法律

医疗欺诈与滥用法律可以作为两个不同的概念类别。一个类别涉及禁止自荐转诊。这些法律禁止医生将患者转诊到医生或其家人拥有所有权或其他经济利益的实体。在美国联邦层面，该领域的主要法规是《斯塔克法》（Stark Law）。

另一大类涉及禁止回扣、贿赂或其他支付，以引导患者前往特定医疗保健提供者。反回扣法禁止任何人（不仅仅是医生）因医疗保健服务的转诊而支付或接收金钱或其他有价物品。联邦反回扣法不仅限于转诊付款，还包括向任何仅是推荐或甚至安排由医疗保险、医疗补助或任何其他联邦医疗保健计划报销的医疗保健服务的人支付款项、赠送礼物或其他报酬。

《斯塔克自荐转诊法》

除非有例外，美国联邦的《斯塔克法》禁止医生（或该医生的直系亲属）将指定的医疗服务转诊给该医生拥有直接或间接所有权或补偿的实体，前提是该服务由医疗保险或医疗补助支付。

违反《斯塔克法》的处罚包括拒绝支付、退还违规收取的金额，以及对明知该服务可能无法获得支付仍转诊的医生处以民事罚款，最高可达每项账单或索赔 15 000 美元。如果医生或实体参与间接规避斯塔克法的迂回安排，那么这项民事罚款将跃升至每次罚款 100 000 美元。

只有指定的医疗服务的转诊是被禁止的。整夜 PSG 和 HST 都不属于指定医疗服务的任何类别。因此，医生对医疗保险或医疗补助的睡眠监测的转诊不受《斯塔克法》的禁止，除非睡眠监测是在医院环境中进行的。住院和门诊医院服务被指定为医疗服务，医生对作为住院或门诊医院服务进行的医疗保险或医疗补助的睡眠监测的转诊将被视为对指定医疗服务的转诊。但是，只有在转诊医生与医院存在不符合斯塔克法例外情况的所有权或补偿安排的情况下才会发生违规。

耐用医疗设备的自荐转诊法（self-referrals for durable medical equipment）

与非医院睡眠检测的转诊不同，对于耐用医疗设备（DME）的转诊是根据《斯塔克法》指定医疗服务的转诊。因为 CPAP 和口腔矫治器是 DME，所以整个《斯塔克法》都适用于这些 OSA 的治疗。这意味着，在没有例外的情况下，如果 DME 供应商要求从政府医疗保健计划中支付该项目[3]，医生不能将患者转诊给医生或医生家人有投资或经济利益的 DME 供应商。

《斯塔克法》规定了某些医疗服务项目的转诊，这些项目是医生诊疗程序的辅助，如医学影像或处方药物服务。这种附属服务的例外允许医生在满足某些条件的情况下将指定医疗服务项目转诊给医生自己的诊所。

遗憾的是，DME 项目，如 CPAP 或口腔器械，不包括在辅助治疗的例外情况下[67]。这意味着，如果患者是医疗保险或医疗补助受益人，医生不得从医生办公室向自己的 OSA 患者提供 CPAP，除非存在另一个《斯塔克法》例外，例如农村提供者或个人实施的例外。

AASM 于 2018 年向 CMS 请求，要求其考虑一项特殊的《斯塔克法》例外情况，允许经认证的睡眠中心和注册的睡眠医生发放医疗保险 CPAP，作为负责任的连续性护理的一部分[68]。2019 年，CMS 提出了某些《斯塔克法》例外情况，以通过其他被禁止的转诊服务促进基于价值的协调护理[69]。CMS 宣布的提案没有涉及睡眠医学的任何特定例外。相反，CMS 继续怀疑 DME（即 CPAP）供应商和转诊医生之间的财务关系。该提案不将 DME 供应商放在拟议的基于价值的《斯塔克法》例外[70]。

州自荐转诊法

许多州都有自己的法律限制自荐转诊。一些州，如密歇根州，采用了非常接近联邦《斯塔克法》的规定[71]。因此，联邦法律规定的例外情况很可能是州法律规定的自动例外情况[71]。其他州，如佐治亚州，使用自己的定义和例外情况条例[72]。

重要的是，这些州不论联邦或州医疗保健计划是否对项目或服务进行了报销，都会惩罚自荐转诊。在这些法律下，即使是自费患者被推荐到由医生拥有或与医生有薪酬安排的实体，也可能是非法的。

《联邦反回扣法》

《联邦反回扣法》禁止任何人故意和自愿地索取或接受任何付款，以换取将个体推荐给另一个人或实体，以提供或安排提供任何项目或服务，这些项目或服务可能全部或部分由任何联邦资助的医疗保健计划支付[73]。

违反法律包括索取、提供、支付或接受非法报酬的行为[73]。报酬包括以现金或实物形式转让任何有价值的东西，无论是直接还是间接，无论是公开还是秘密[73-74]。

条例是双向的。索取并接受报酬以换取转诊，这与支付回扣本身一样严重。违反《反回扣法》的行为构成重罪，最高可处以 25 000 美元的罚款、5 年以下的监禁，或两者并罚[73]。定罪还将导致自动被排除在医疗保险、医疗补助和其他联邦资助的医疗保健项目之外[75]。

违反《反回扣法》的行为可能会受到民事罚款，每违反一项条例，罚款金额为 50 000 美元，外加非法转移报酬金额的 3 倍[76]。值得注意的是，实施民事经济处罚只需要提供绝大多数的证据，而不是刑事处罚所需的排除合理怀疑的证据[77]。因此，政府在民事诉讼中比在刑事诉讼中更容易确定侵权行为。民事罚款的规定增加了与涉及法规但不受法定例外或监管安全港保护的做法相关的风险，后面将讨论。

《反回扣法》的例外和安全港条款

《反回扣法》涵盖了美国几乎所有的医疗保健交易。面临风险的行为不仅包括现金贿赂，还有一系列谈判达成的商业行为——销售佣金、低于市场的租金、与供应商合资产生的分配、昂贵的礼物、医疗总监费用和某些设备租赁安排。作为睡眠检测服务审计的一部分，政府或其承包商可能会对这些安排进行审查[78]。

为了回应业界的担忧，国会在法律中加入几个例外情况，并批准颁布具体的"安全港"支付做法[79]。睡眠医学中常见的安全港的例子包括转诊医生和睡眠测试提供者之间的合资企业、医疗总监和其他个人服务协议，以及空间租赁安排。遵守适用安全港的所有方面可以保护行为人免受《反回扣法》的起诉。然而，未能满足适用安全港的每一个要素并不意味着该活动是非法的。这种活动在政府看来可能是可以接受的，这取决于各种因素。

《美国国家反回扣法》

许多州都制定了自己的反回扣法。几乎所有的州医师执照委员会都禁止支付或分担转诊费用。一些州，如加利福尼亚州和佛罗里达州，将转诊病人的付款或实物交换定为犯罪，不管服务报销的来源是什么[80-81]。

《佛罗里达州患者经纪法》规定，任何人，包括任何医疗保健提供者或医疗保健机构，①以现金或实物直接或间接提供或支付任何佣金、奖金、回扣或贿赂，或以任何形式参与任何分摊费用安排，诱导患者转诊或医疗保健提供者或医疗保健机构的赞助；②直接或间接以现金或实物形式索取或收受任何佣金、奖金、回扣、回扣或贿赂，或以任何形式参与任何分摊费用的安排，以换取将患者转介至医疗保健提供者或医疗保健机构；③协助、教唆、建议或以其他方式参与此类行为[81]都是违法的。该法案具体涵盖律师和其他顾问以及为参与此类安排的人员提供咨询的参与者[81]。

《联邦虚假索赔法》

根据《联邦虚假索赔法》，若是向 CMS 提出索赔，要求其支付违反《斯塔克法》或《反回扣法》规定的物品或服务的费用，可能构成虚假索赔。《虚假索赔法》是在南北战争期间颁布的，旨在阻止战争奸商，允许个人对向政府提交虚假索赔的医疗保健公司提起诉讼[82]。处罚包括偿还欺诈索赔，以及截至 2020 年 6 月的强制性民事处罚，每次索赔至少 11 665 美元，不超过 23 331 美元，金额可以增加 2 倍[83-84]。举报人可以保留一定比例的损失和处罚，在某些情况下可能高达 30%[83]。由于每次睡眠研究的罚款可能超过 60 000 美元，因此根据法律可能获得的赔偿金会大幅增加。

近年来，根据虚假举报法规，睡眠实验室操作员面临的风险有所增加。一些州通过了州虚假索赔法案，在许多方面印照了联邦虚假索赔法案[85]。

建议参与政府报销计划的睡眠实验室和睡眠医生采用合规的计划，或采取其他审计和监测行动，以确保不违反欺诈和滥用法律。

远程医疗与睡眠医学

睡眠医学特别适合通过远程电子设备进行远程医疗实践。实时互联网会诊允许从业者进行互动式病历记录和治疗，并使用外围电子设备执行身体和诊断检测，包括家庭睡眠检测。

新冠病毒大流行已经加速了远程医疗的采用，暂时放松了特定的法律障碍和报销禁令。例如，在应对大流行的紧急规定之前，医疗保险在不涉及紧急情况下不会覆盖起源于患者家中的医生就诊。在没有紧急措施的情况下，医疗保险只会在患者位于农村地区并且身体位于特定的医疗保健机构，如医生办公室、医院、熟练护理中心或其他指定设施时才覆盖远程医疗会诊。

COVID-19 疫情措施还放宽了影响远程医疗的医疗保健隐私保护法规。在大流行之前，HIPAA 要求遥感医疗软件平台包括广泛的电子数据和安全性要求。许多常见的面向消费者的基于网络的音视频软件程序由于不符合 HIPAA 标准而不适用于医疗保健会诊。

在疫情爆发初期，美国卫生与人类服务部的民权办公室宣布，在疫情期间通过电子信息技术与患者沟通的医疗保健提供者违反 HIPAA 的处罚将被豁免。

医疗保健行业评论家预计，在公共卫生紧急状态期间出现的远程医疗的扩张将在紧急情况结束后很长一段时间内持续。在紧急状态期间和之后，睡眠远程医疗从业者将面临一些基本的法律条件，包括国家许可、建立专业关系和治疗同意等。

医师执照

从事远程医疗的医生必须遵守适用于所有情况的两条基本规则：①提供服务的医生必须在患者所在州获得执照[89]；②远程医疗医生必须以符合有效医患关系的方式参与诊疗[90]。一些州已经批准（至少暂时）豁免，允许在一个州获得执照的医生与另一个州的患者进行远程医疗。

为了简化医生活动仅限于州外远程医疗的州的医生执照发放，大多数州现在通过加入州医疗委员会联合会的州际医疗许可证契约（Federation of State Medical Board's Interstate Medical License Compact, FSMB）来放松其把关职能[91]。FSMB 契约的成员国希望成立一个州际委员会，为在一个成员州内信誉良好的医生提供快速许可程序，以获得在另一个成员州执业的许可证。某些其他州颁发特殊的远程医疗许可证或执照，允许未在发证州获得许可的从业者在发证州提供远程医疗服务。

无论是在完全许可证下还是在有限使用执照下提供远程医疗服务，所有从事远程医疗服务的医生都必须与远程患者建立有效的医患关系。未能建立关系可能会增加违规行为。

根据州法律的不同，远程医疗会诊中建立有效医患关系的标志通常需要实时音频/视频通信、获取患者病史、医生使用技术或外围设备进行患者检查，这些设备等同于或优于个人检查，根据州医疗记录法记录会诊并维护患者记录，根据需要提供随访护理建议，以及披露从业者的联系信息供患者使用[92]。

远程医疗会议的许可

根据互联健康政策中心的数据，各州和哥伦比亚特区要求远程医疗从业者在电子会议之前获得患者的远程医疗同意[93]。尽管远程医疗同意书并不完全是一份"治疗同意书"文件，但它在医生的记录中提供了证据，证明患者同意由远程医生通过远程医疗进行就诊和治疗。此类同意的草案模板可在州医疗委员会或州医疗补助门户网站上获得。

远程医疗软件和设备

从事远程医疗的人员必须确保用于进行远程医疗的软件和设备符合 HIPAA 和适用的州患者隐私法。而并非所有交互式远程医疗软件平台都能满足这些要求。

例如，佐治亚州的医疗补助远程医疗手册明确指出，通过网络摄像头或基于互联网的技术（如 Skype、Tango）提供的服务是不合适的技术，除非它们被用作安全网络的一部分或专门配置用于安全传输和存储受电子保护的健康信息[94]。HIPAA 指南要求传输受保护的个人健康信息的软件使用端到端加密[95]。在此类平台中或平台上传输和保存的数据还必须具有审核、归档和备份功能。

总结

尽管睡眠检测和 CPAP 设备可以通过医疗保险、医疗补助和私人付款人进行报销，但已经制定了许多广泛的报销欺诈和滥用禁令。在联邦层面，《反回扣法》禁止医疗机构提供或接受任何直接或间接的报酬来鼓励患者转诊。此外，《斯塔克法》禁止医生将指定的医疗服务转介给自己拥有的实体、直系亲属或与医生有经济关系的人，除非有规定的例外情况。此外，《虚假索赔法》禁止医疗提供者对政府付款的医疗服务进行欺诈性计费。各州可能还有自己的欺诈和滥用的立法。为了提供这些服务，一些州要求从事睡眠检测的技师获得许可。俄克拉荷马州甚至有更严格的规定，要求医生必须具备专业证书才能解释睡眠检测结果。

参考文献和拓展阅读

请扫描书后二维码，获取参考文献和拓展阅读资源。

第 77 章

睡眠医学的临床实践与合规性
——欧洲

Thomas Penzel

张新阳 译　王雪芹 审校

章节亮点

- 欧洲睡眠医学由欧洲睡眠研究学会（European Sleep Research Society，ESRS）统筹。在某种程度上，ESRS 是由来自欧洲各国的睡眠学会代表组成的代表大会。欧洲各国的睡眠医学及睡眠医学服务水平因其各自的医疗保健体系存在差异。
- ESRS 发布了有关睡眠科医师、心理学家、科学家和睡眠技师认证的欧洲标准。欧洲睡眠学家考试起始于 2012 年。关于睡眠医学的 ESRS 教材提供了考试范围，该教材于 2014 年出版，并于 2020 年更新。
- ESRS 发布了欧洲睡眠中心认证指南，并建立了一个研究中心网络。在 ESRS 的支持下，欧洲各国睡眠学会正在考虑制定欧洲睡眠医学中心认证的统一指南。

欧洲睡眠医学研究拥有悠久的历史，注重基础科学。在过去的一个世纪里，欧洲各地的医疗和教育机构长期从事睡眠研究，产生了开创性的见解。1972 年，一小群睡眠研究人员和临床医生想有一个能交流和推进睡眠研究科学思想的论坛，遂在瑞士创立了欧洲睡眠研究学会（European Sleep Research Society，ESRS）[1]。从那以后，ESRS 成为欧洲睡眠领域最杰出的汇总者和传播者，其目标是促进欧洲睡眠研究，改善对于睡眠障碍患者的护理，并传播睡眠研究的相关信息。ESRS 是世界睡眠研究学会联合会的创始组织之一。1992 年，ESRS 创办了《睡眠研究杂志》（*Journal of Sleep Research*），并在欧洲各地举办两年一次的年会。

与睡眠研究不同，为欧洲睡眠障碍患者而生的睡眠医学在欧洲各国独立发展。这是因为欧洲各国的医疗保健系统各不相同。最初，欧洲睡眠医学与临床研究密切相关，ESRS 在欧洲各国的先驱性睡眠研究团体之间进行交流。

如今，在那些人口众多的欧洲国家，有一些大型的全国性睡眠学会，其成员达数千人。其中许多全国性睡眠学会的会员人数超过 ESRS 的会员人数。然而，许多人口较少的欧洲国家没有足够规模的国家睡眠学会，也没有运营专业学会的基础设施。对于这些国家而言，ESRS 为其睡眠医学需求和服务提供的支持至关重要。

1994 年，ESRS 成立了一个临床委员会，旨在交流欧洲各国关于睡眠医学服务的经验。该委员会还致力于协调欧洲各地不同保险和报销计划之间的运转。该委员会还致力于制定标准实践文件和支持欧洲各国睡眠临床医生的教育交流。

欧洲各国睡眠学会代表大会（Assembly of National Sleep Societies，ANSS）是从该委员会的工作基础上发展起来的。ANSS 是一个会员制组织，由大约 30 个欧洲国家睡眠学会组成，学会成员为各国代表。该学会致力于满足睡眠医生的临床需求，帮助他们交流思想和理念，为睡眠障碍患者提供服务，促进欧洲睡眠医学的发展。ANSS 隶属于 ESRS，每年举行一次学会代表和国家主席会议。

2004 年，ESRS 理事会首次与代表 ANSS 的各国学会主席会面。ANSS 一致认为，在欧洲制定统一的政策和程序来解决睡眠医学问题是有必要的。ANSS 和 ESRS 通过工作组在 2006 年制定了欧洲睡眠中心认证的统一标准[2]，2009 年制定了睡眠专业人员的认证标准[3]，2014 年制定了睡眠中心成人临床程序以及临床教育认证标准[4-5]。这些标准和程序都已发表在《睡眠研究杂志》上。

为了解决未采用 ESRS 协议的欧洲国家的拼凑标准问题，ESRS 于 2010 年成立了 ESRS 睡眠医学委员会（Sleep Medicine Committee，SMC）。SMC 负责制定和推进①临床服务的实践文件和服务指南，②睡眠医学专业人员（医生、心理学家和其他科学家、技师）的认证，以及③睡眠医学中心的认证。

在没有国家认证，或者希望用 ESRS 标志作为国家认证的欧洲国家中，SMC 为睡眠专业人员和睡眠中心提供认证和认可。SMC 与 ANSS 的各国代表合作，与 ESRS 的其他团体共同开办教育课程和暑期学校，以提供教育机会。SMC 是一个教育信息交流中心，帮助规范整个欧洲的睡眠医学教育。

标准

睡眠技术人员

与其他地方一样，欧洲开展整夜多导睡眠图（polysomnography，PSG）监测时，需要由非医师的技术人员进行睡眠监测的设置和操作。受过培训的睡眠技师的参与是 ESRS 睡眠中心认证标准的一环。一些欧洲国家认可 PSG 技师或技术专家这一独立的专职医疗职业。一些欧洲国家已经建立了自己的睡眠技师学会，独立的欧洲睡眠技师学会（European Society of Sleep Technologists，ESST）成立于 1996 年。ESST 与 ESRS 同期召开两年一次的年会，并在教育和认证方面与 ESRS 密切合作。

睡眠中心认证

ESRS 也致力于实现欧洲睡眠中心的认证。2006 年，ESRS 指导委员会在《睡眠研究杂志》上发表了《欧洲睡眠医学中心认证指南》。欧洲睡眠中心的认证工作仍在进行中。

与美国相比，欧洲设立睡眠医学机构的情况较少见[6]。这是因为许多欧洲睡眠中心与领域内的活跃人士有关，然而这些人士尚未将自己的中心出售给或合并到医疗保健机构中。一些学者认为这是一种损失，因为建立学术性睡眠中心是必要的，睡眠医学作为医疗保健的一部分，需要应对日益严峻的挑战[7-8]。

睡眠医学专业人员认证

ESRS 成立了睡眠医学委员会，以满足欧洲各国睡眠学会的需要，并协调欧洲的睡眠医学标准。较大的全国性睡眠学会已经为各自国家的睡眠专业人员设立了国家睡眠医学证书。根据各国的医学教育体系不同，这些考试由全国性睡眠学会、医师学会、大学或其他教育机构负责实施。

欧洲各国对这些认证的认可程度差异很大。目前，德国、法国、西班牙和匈牙利在国家层面认可了睡眠医学为亚专科。德国医师学会在呼吸病学（肺病学）、神经病学、精神病学、儿科医学和耳鼻喉医学等专科下设立了睡眠医学亚专科。

由于欧洲各地缺乏通用的睡眠医学认证，因此欧洲提倡所有国家在 ESRS 授权下统一认证。基于 ESRS 工作组在 2009 年发布的认证指南，欧洲睡眠专业人员认证于 2012 年开始[3]。总的来说，人们认识到睡眠医师认证能提高睡眠障碍患者的医疗服务[9]。

工作组的指导方针明确了 4 种不同的认证：医师认证、心理学家认证、科学家认证和睡眠技师认证，具体取决于申请人之前的教育背景。所有被认证者都被称为欧洲睡眠学家，并注明具体类型。

认证的基本要求包括在睡眠中心接受为期 12 个月的全职临床培训。在此期间，申请人应该评估至少 100 名患者，应该包括患有睡眠呼吸障碍、失眠症、嗜睡、运动障碍和昼夜节律障碍的病例。认证要求具备以下方面的经验：临床问诊，诊断标准和分类系统的使用，睡眠日记、问卷和评分量表的使用，心理评估以及生理监测。此外，还需要会使用体动记录仪进行评估。

PSG 的工作经验必须包括接线、夜间监测、评分、解释和报告。还必须证明具有多次小睡睡眠潜伏期试验、觉醒维持试验及其他测试的经验。在治疗方面，申请人需要表现出在患者教育、治疗实施方面的技能，以及与其原专业学科相关的患者治疗经验。

认证要求在各种睡眠障碍治疗方面具有丰富的经验，如药物治疗、持续气道正压通气（continuous positive airway pressure，CPAP）、认知行为治疗和保健行为。其中一些经历可以在经批准的睡眠医学课程中获得。

所有认证都要求申请人参加笔试。2012 年和 2013 年的首次考试都是根据祖父母规则（grandparenting rule）①举行的。医师、心理学家和科学家的定期考试始于 2014 年，之后每年一次。考试中 SMC 问题的题量增加到 100 个。考试增加了"实践部分"，要求考生对一些 PSG 帧进行评分，并对病例进行评估。睡眠技师于 2014 年和 2015 年进行了祖父母规则考试。从 2016 年起，技师考试与医师、心理学家和科学家考试同时定期举行。

ESRS 努力推动通用的欧洲睡眠专业认证，与此略有相似的是欧洲呼吸学会（European Respiratory Society，ERS）也在努力为呼吸科睡眠医生创建欧洲认证。ESRS 致力于满足各国睡眠学会的需求，各国学会要求其睡眠专家会员具有资格证明。ERS 的方法是制定课程表，然后开设课程，并在课程结束后为成功通过结业考试的从业者颁发证书。

ERS 方法是 2009 年启动的欧洲呼吸医学认证大框架的一部分[11]。该框架旨在协调欧洲呼吸医学专

---

① 祖父母规则：多用于球类运动中，指允许参与者选择为他们任何祖先的国家效力，直到祖父母。

家教育（harmonize education in respiratory medicine for European specialists，HERMES），因为欧洲医学教育主要由国家负责。欧洲医学学会在协调医学教育方面的工作进展缓慢。ESRS 和 ERS 正共同努力，将教育内容以及教育和考试模块认证并行。

睡眠医学中心认证

与医师认证一样，欧洲睡眠中心认证目前也是由各种规则拼凑而成。欧洲较大的全国学会已经为其睡眠中心制定了认证程序，如英国和德国。根据欧洲这些特定国家的医疗保健体系，这些认证得到医疗保险、医疗保健官方的认可，确保了医疗质量。然而，大多数欧洲国家并没有采用睡眠中心认证标准。

ESRS 尽管已经启动了欧洲睡眠学家认证，但是预计不会实施欧洲睡眠中心的通用认证。2009 年，《睡眠研究杂志》发布了欧洲睡眠医学中心认证指南。目前的设想是，对照发布的建议检查一些国家的国家认证，并在适用的情况下认可这些国家认证。对于没有国家认证的欧洲国家，ESRS 将帮助各国睡眠学会创办国家认证系统或根据东道国的意愿组织睡眠中心认证的实地考察。

预计将对目前的认证指南进行修订，以反映睡眠记录和评分方面的变化。除技术更新外，修订还反映了不同的睡眠医学服务专业等级，从家庭医生水平到大学级别。修订反映了睡眠中心的不同级别。最高级别是提供多种睡眠医学中心服务，包括门诊服务以及睡眠中心的日间、夜间检测，还包括睡眠医学教育培训和睡眠医学临床研究项目。第二级别与最高级别类似，但是没有临床研究项目，而且睡眠医学培训项目也很有限。第三级别包括大多数类型的睡眠医学服务，以及大多数日间、夜间检测项目，以满足地区的临床需求。专科的睡眠中心（如呼吸科或神经科）是属于这种类别还是更低级别尚无定论。

患者管理

欧洲各国对睡眠障碍患者的管理差异很大。这在很大程度上取决于当地的医疗保健系统和睡眠学会的要求。对欧洲睡眠呼吸障碍的管理进行了调查，发现家庭睡眠检测广泛用于许多欧洲国家[13]，来帮助患有睡眠呼吸障碍的患者。一些国家要求进行Ⅲ级家庭睡眠检测，而部分国家则认为Ⅳ级家庭睡眠检测足够诊断睡眠呼吸障碍并开展治疗。还有一些国家要求进行心肺监测 PSG 来诊断阻塞性睡眠呼吸暂停低通气综合征、开具 CPAP 治疗处方。

教育

ESRS 支持研究人员和医生的教育，以及睡眠医师和睡眠科学家的专业教育。除了评审和认定外，ESRS 睡眠医学委员会还支持为欧洲的睡眠学家编写教材。

首先是建立一套基础的知识和技能。少数欧洲的大学已经为一些经过选拔的学生开设了睡眠科学或睡眠医学的硕士课程。牛津大学就成功开设了此类课程。

2014 年，《睡眠研究杂志》发表了《睡眠医学知识和技能目录》[5]。目录旨在描述欧洲睡眠医学教育的标准化课程。目录由 ESRS 理事会及 SMC 根据教材、实践标准指南、系统综述和专业经验编制而成。随后，来自欧洲不同国家的 110 名睡眠医学专业代表通过一项在线调查，对目录进行了验证。

该目录作为睡眠医学教育、睡眠医学课程和睡眠医学考试的基础，不仅为具有睡眠专业学位的医师服务，还为临床心理学家、科学家、技师和护士等获得博士和硕士学位的医疗专业人员服务，他们都可能在专业上涉及睡眠医学。目录共 10 章，涵盖睡眠生理学、病理学、诊断及治疗等内容，还包括欧洲睡眠医学的部分社会和组织方面的内容。欧洲睡眠医学教材就是按照这个大纲出版的[14]。欧洲学分互认体系规定睡眠医学教育对象参加睡眠医学教育活动，所获得的知识和技能水平要达到 60 学分。目前正对目录进行修订，以反映睡眠医学领域的变化。与此同时，ESRS 的睡眠医学教材也进行了修订和更新，并在 2020 年出版。

遵守法规和报销政策

欧洲各国的医疗保健体系不同，政府对睡眠医学服务和报销的规定也有所不同。虽然许多国家都认为有必要对睡眠障碍患者进行诊断、治疗和随访，以保证良好的医疗实践和公共安全（对于过度嗜睡的司机而言），但是目前几乎没有采取任何措施来协调不同的监管方案。

一项 2007 年的研究表明，大多数欧洲国家都意识到了驾驶员日间过度思睡所带来的公共安全风险，而这种嗜睡部分上是由睡眠呼吸障碍引起的[15]。研究中的一项工作是对 25 个欧洲国家的驾照规定进行调查，然而调查显示一半以上的国家在驾照规定中未提及阻塞性睡眠呼吸暂停低通气综合征。2014 年 7 月 1 日，欧洲驾照规定修订版发布。其中提到，呼吸暂停-低通气指数要在 15 次 / 小时以上，并伴有明显的白天嗜睡，才能诊断阻塞性睡眠呼吸暂停低通气综合征[16]。患有睡眠呼吸暂停低通气综合征的一类驾驶员（非商业驾驶员）必须接受适当的治疗并改善嗜睡情况，才能获得或更新驾照，且每 3 年必须进行一次定期体检。二类驾驶员（商业驾驶员）必须每年进行一次定期体检。该规定没有明确医生的资质，也没有明确如何评估嗜睡的情况。2015 年 12 月 15 日，该规定被纳入欧洲各国的法律。然而，这些规定的实施却相对滞后，因为并未明确由哪个机构来负责规定的实施[17-18]。

COVID-19 和欧洲睡眠中心

2020 年 COVID-19 大流行给欧洲医疗保健系统带来了重大挑战。各国在应对挑战时面临着一些困难，这与各国医生、护士、医院以及医疗设备（如呼吸机、氧气机）等医疗资源有关。由于欧洲大多数睡眠中心都设在医院内（估计占 80%），因此许多睡眠中心作为疫情封控的一部分被关闭。主要收治呼吸科患者的医院睡眠中心（估计占 20% ～ 50%）被用来收治感染患者，因为这些中心拥有通气和供氧的专业技能。给患者的建议遵循 AASM 关于使用 PAP 设备的指导内容。

睡眠医学的医疗保险：德国经验

德国在睡眠医学保险和监管方面的经验提供了一个欧洲范例。几乎每个德国人都有医疗保险，并希望所有医疗服务都在保险范围内。德国共有约 100 种不同的保险供公民选择。没有投保的患者很少。

保险分为两种类型：一种是面向 85% 以上人口的普通基本保险，任何人都可以参保；另一种是面向 11% 人口的所谓私人保险。每种医疗保险计划下的医疗服务基本相同，但也存在细微差别。参加私人保险的患者可以选择更多的医生，如果住院有更多机会住进单人病房。私人保险患者的医生报销额度要高于普通保险患者。

参与私人保险的德国公民每月缴纳的保险费因年龄和风险各异。年轻人的保险费相对较低，而老年人的保险费则较高。一个人必须拥有高收入才有资格购买私人医疗保险，而普通保险的医保费用只是投保人收入的百分之一。

一般来说，德国的医疗保险涵盖睡眠呼吸暂停低通气综合征诊断和治疗的所有费用，以及所有更换和维修项目的费用。有不规则打鼾的主诉或者被观察到呼吸暂停的患者，会去家庭医生处寻求指导。患者不能直

接去睡眠中心。睡眠中心只接受转诊和确诊的患者。

家庭医生如果怀疑患者患有睡眠呼吸暂停低通气综合征，会将其送往拥有家庭睡眠检测执照的呼吸科医生处。如果要对家庭睡眠监测的费用进行医保报销，该呼吸科医生必须具有相关执照。医生要获得执照，需要参加一个为期 5 天的以睡眠呼吸障碍为重点的睡眠医学基础课程，并在课程结束后通过 60 min 的考试。

如果家庭睡眠检测结果显示患者患有睡眠呼吸暂停低通气综合征，呼吸科医生会将患者转至睡眠中心，进行 CPAP 滴定和 PSG 监测。睡眠中心必须获得德国睡眠学会或其他机构的认证，才能进行医疗保险报销。患者在接受 3 ～ 6 个月治疗后，转回呼吸科医生处再行一次家庭睡眠检测，作为治疗后的检查。此后，除非患者出现新的不适，否则不再计划复诊。

医疗保险公司如果认为诊断有误或转诊不合理，则可以要求监管机构审查患者的医疗记录。这些审查组织被称为保险公司的医疗服务机构，通常由监管机构聘用的专科医生组成。他们会检查病例，审查是否所有的诊断步骤都是按照指南进行。他们将审查呼吸科医生的资质以及睡眠检测数据，以确定检测的质量以及诊断和治疗决定是否合理。

医生使用的审查标准来源于循证文献，这些标准被编入医保服务的睡眠呼吸障碍指南中。如果被审查组织拒绝报销，呼吸科医生不能向患者或保险公司申诉，只能向独立的监管机构申诉。医生可以要求患者自行支付医疗费用，但作为一种文化风俗，德国病人并不希望自行支付医疗服务费用。因此，医疗服务提供者几乎从不要求患者自费。医生如果被发现处方有误或某项步骤没有必要，则要担责、并赔付处方费，而不是医院或机构承担。为此，德国医生拥有职业保险。如果与医生在聘用合同中达成一致，医院也可以承担这些赔付。

临床要点

- 欧洲睡眠医学教育正在发展过程中，其课程设置以全球睡眠生理学、睡眠障碍和治疗的证据和知识为基础。
- 所有国家都在推进睡眠专业人员和睡眠中心的认证工作，努力在患者服务和医疗质量方面达成共识，这不仅依赖医疗保健系统，更多地依赖潜在的病症。
- 睡眠障碍管理依靠学术机构推动，这些机构正在逐步建立睡眠医学项目，并对这些项目进行调整，已实现可比目标，最终优化患者照料。

总结

　　欧洲在睡眠研究方面有着悠久的传统。睡眠医学与世界其他国家同步发展，ESRS 涵盖睡眠科学和睡眠医学。睡眠医学更多的是一个国家层面的问题，因为欧洲各国的医疗保健系统迥然不同。一些国家拥有大型全国性睡眠医学会，具备睡眠中心和睡眠专家认证资格。其他国家则更多地依赖 ESRS。ESRS 试图为睡眠专家和睡眠中心认证制定共识规则，并为睡眠专家和技术人员提供培训。有关这些问题的出版物已经汇编成册，并在《睡眠研究杂志》上发表。这些步骤的实施在欧洲各国之间相互配合，并且与 ERS 发起的类似活动进行协调。欧洲各国对睡眠障碍患者的管理各不相同，而且与报销制度密切相关。

参考文献和拓展阅读

　　请扫描书后二维码，获取参考文献和拓展阅读资源。

职业睡眠医学

导论

第 78 章

Samantha Riedy，*Nancy Wesensten*，*Gregory Belenky*

郭俊龙　张　斌　译　张　斌　审校

　　职业睡眠医学利用临床、实验和现场研究来维持人们的工作表现。它与职业医学、工业和组织心理学联系在一起，正作为睡眠医学的一个分支发展。职业睡眠医学的目标是开发技巧、技术和程序，以保持人们在工作场所和其他作业环境下的工作表现以及与之伴随的生产效率、安全性、健康和幸福感。

　　作业环境是一个人们工作表现对系统输出至关重要的工作场所；如果人出了问题，系统就会出现问题。职业睡眠医学适用于所有涉及人类工作表现和全天候工作的作业环境。作业环境的例子包括军事行动、海上作业、医疗、陆地运输、航空、安保工作、能源生产、资源开采、金融市场、工业生产、信息媒体和情报收集活动。

　　睡眠减少（清醒时间）、昼夜节律紊乱（一天中的时间）和工作量（完成任务时间 / 任务难度）相互作用，会降低人们工作表现并增加自我报告的疲劳和思睡。随着疲劳度的增加，工作表现会下降，生产效率降低，出错、意外和事故的发生风险升高。职业睡眠医学旨在减少这些不利影响，并为企业系统的疲劳风险管理提供依据。

　　本章将对第 10 篇职业睡眠医学章节进行简要概述。

第 79 章：睡眠减少后的行为障碍及其后果

　　实验室研究中发现睡眠减少导致的神经行为缺陷模式告诉我们，睡眠缺乏可能会如何影响工作表现。在受控的实验室条件下，神经行为任务中的表现损害常会随着睡眠缺乏的积累而增加——这种影响受到昼夜节律的调节，因此在昼夜节律中的低谷期尤为严重。当保持注意力的能力下降时，完成任务时间显著增加，而小憩（结束任务）可以恢复表现。

　　如第 79 章所讨论的，受睡眠减少影响的作业有关现象的例子包括睡眠减少引起的工作表现不稳定、思睡与完成任务时间相互作用、动态决策障碍，以及思睡引起的大脑局部活动的改变。例如，在作业条件下，暴露于重要事件以及持续注意力的中断和（或）动态注意力的控制问题可能会导致事故的发生，而这本身是睡眠-觉醒和昼夜节律因素的影响。

第 80 章：作业环境中的睡眠和睡眠障碍

　　工作场所中常见的睡眠障碍包括睡眠呼吸暂停、失眠、倒班相关障碍，以及不那么常见的发作性睡病、特发性嗜睡和其他睡眠障碍。睡眠障碍可以通过睡眠减少和睡眠质量差引起日间过度思睡和工作表现受损。在作业环境中，工作表现下降、工作安全风险，以及缺勤、生产效率、健康和幸福感等问题会因睡眠障碍未治疗或治疗不充分而加剧。

如第 80 章所讨论的，管理工作场所的睡眠障碍包括从筛查开始的多层次方法。筛查可能包括筛查风险因素、使用自我报告工具识别日间思睡和相关症状，以及使用功能表现测评来识别损害。超过正常范围的工作者可能会被转介到睡眠障碍医学专家那里进行诊断、治疗和依从性监测。实际上，管理工作场所的睡眠障碍通常指管理阻塞性睡眠呼吸暂停，但也可以扩展至涵盖其他常见的睡眠障碍（如失眠和倒班相关障碍）。

第 81 章：倒班、倒班相关障碍和时差

在工业经济中，倒班工作和跨时区旅行很常见。两者都会替代原本 24 小时生物节律中的睡眠和清醒。工作者的昼夜节律最终（几天内）会重新与新的时区同步。但在大多数倒班工作者中，他们的昼夜节律不会与夜间倒班工作同步，部分原因与日光暴露以及休息日恢复夜间睡眠作息有关。

如第 81 章所讨论的，这种不同步会造成白天失眠和夜间工作时过度思睡，当这种情况足够严重时，会被诊断为倒班相关障碍（shift-work disorder，SWD）。除了单位层面调整倒班的时间安排和持续时间外，减少 SWD 的治疗还包括环境控制（如夜间照光和白天在黑暗中睡眠）以及药物干预（如夜间倒班时服用保持觉醒的兴奋剂和白天休息时服用能维持和延长睡眠的睡眠诱导药物）。

时差以在新的当地时间出现日间过度思睡和夜间失眠为特征。与 SWD 不同，时差是自限性的，因为昼夜节律在持续的日光暴露作用下会逐渐与当地时间重新同步。因此，如果选择适当的时间，明亮的光线暴露可以促进重新同步。午睡和使用咖啡因是可用于减少日间过度思睡的安全且有效的对策。

第 82 章：疲劳的应对

疲劳的应对有助于在面对睡眠减少、睡眠质量差、睡眠惯性和昼夜节律紊乱时维持工作表现和工作安全。因此，疲劳的应对是一种能减少工作表现受损而不一定需要增加睡眠时间和质量的手段。如第 82 章所讨论的，疲劳的应对可分为四大方面，包括行为、环境、技术和药物。这些疲劳应对的例子分别包括午睡和小歇、增加日光暴露、应用疲劳检测技术以

及使用咖啡因等兴奋剂。睡眠、思睡和工作表现间的数学预测模型可以被用来帮助揭示在作业中何时可能需要进行疲劳应对。

第 83 章：睡眠、思睡和表现预测模型

现存的睡眠、思睡和工作表现间的数学预测模型均是基于睡眠调节的双过程模型。相应地，睡眠、思睡和工作表现受两个神经生物学过程调控：一个是由先前睡眠-觉醒决定的内稳态过程，另一个是接近 24 小时生物节律的昼夜节律过程。这些模型可用于量化实际或预测的睡眠-觉醒规律对思睡和工作表现的影响。

如第 83 章所讨论的，传统的预测模型是单步模型，直接通过睡眠-觉醒数据预测思睡和工作表现。近年来，两步模型已被开发，其通过工作-休息安排预测睡眠-觉醒行为，并通过睡眠-觉醒数据预测思睡和工作表现。这一发展使得工作单位可以使用预测模型去主动评估工作-休息安排中出现疲劳的可能性，并确定减少疲劳的必要程度。预测模型作为疲劳风险管理系统的一个组成部分，其在作业环境尤其是运输领域中发展迅速。

第 84 章：疲劳风险管理系统

疲劳风险管理是职业睡眠医学中一个新兴的应用领域。如第 84 章所讨论的，疲劳风险管理系统（fatigue risk management system，FRMS）的 4 个核心组成部分包括政策及规范文件、疲劳风险管理过程、安全保障过程和推广过程。顾名思义，疲劳风险管理包含了主动地管理风险（这反过来意味着会承受一定的风险）。相反，工作时间（hours-of-service，HOS）规定的规则明确了倒班工作的持续时间、倒班工作的间隔和倒班工作中的休息时间，从而先行强加了一个限制以消除风险。然而，因为这些 HOS 规则并非基于有利于工作表现的生理学规律（即人类的昼夜节律和睡眠内稳态），所以它们在某些方面（如限制连续工作的时间）过于严格，且在其他方面（如允许一天工作 23 h 以及其他与昼夜节律生理不符的安排）可能不安全。

如第 84 章所讨论的，基于睡眠-觉醒和昼夜节律规律的 FRMS 提供了一种替代规定 HOS 规则的方式。FRMS 被调整以适应作业环境，并经反复检查和修改以满足作业的要求。与工作者被鼓励在 HOS 限制下工作的 HOS 规定的规则不同，FRMS 鼓励工作者睡眠（如在飞行过程中小睡）以延长执勤时间（如

超远程飞行）。实施 FRMS 的一个意想不到的结果是将安全责任的重心从监管机构转移到雇主及雇员身上。

第 85 章：疲劳风险管理中的安全案例和评估合规性替代方法

为了在 HOS 规定的规则外运行，单位可能需要展示安全案例，并演示疲劳相关安全风险是可以通过替代的途径充分降低和管理的。例如，在商业航空中，航空公司可能会开发遵循标准安全操作的替代方法。如第 85 章所讨论的，要做到这一点，安全案例必须详细说明建议的不适用处、风险评估、降低风险的措施以及持续监控，从而保证替代方法的持续有效性。建立一个可靠的安全案例需要多方的投入和专业知识，包括工作者本身、工会、管理层、监管机构和研究人员。

第 86 章：疲劳防护

疲劳预防策略是个人和团队使用的降低风险的策略，以使工作者即便是在疲劳时也能安全工作。如第 86 章所讨论的，疲劳预防也可以被应用到工作系统中。这包括重新设计系统（如疲劳检测技术），从而有一个额外对抗疲劳的、减少疲劳转变为工作错误、意外或事故可能性的防护。这种不同于 HOS 规则的观念转变意味着，疲劳不能简单地从倒班工作中完全消除，而必须得到减轻和管理。如第 86 章所详述的，未来重要的问题将是如何将这些经常是非正式的策略融合进单位的安全文化中、如何评估疲劳预防策略的有效性，以及它们与其他疲劳防护措施相比如何。

第 87 章：运动员群体的睡眠健康：独特的挑战和实践方案

获得充足的睡眠和减少昼夜节律紊乱对于运动员群体促进恢复、保持表现和降低受伤风险十分重要。如第 87 章所讨论的，安排过度、旅行安排、过早的清晨练习、睡眠障碍和其他因素均与运动员群体中的睡眠缺乏、睡眠质量差、时差和（或）昼夜节律去同步有关。然而，关于这些因素对运动表现影响的研究有限，尤其是与其对认知表现的显著影响相比。此外，睡眠障碍治疗和疲劳应对方法（如光照疗法）对提高运动员表现的效果还没有很好地阐释。

第 88 章：职业睡眠医学领域的评估

睡眠医学主要关注患者个体特定睡眠障碍（如睡眠呼吸暂停）的诊断和治疗。作为睡眠医学临床实践的补充，职业睡眠医学在团体层面实行，不仅可以维持工作的生产效率和安全，还可以保持工作者职业生涯中的整体健康。

如第 88 章所讨论的，职业睡眠医学正在多个方面不断发展，包括疲劳的风险管理，反映疲劳对作业表现、安全的短期影响和对健康、幸福感的长期影响的倒班政策的开发，疲劳的驾驶预防，SWD 的减少，特殊人群（如最初响应人员）的行为和药物干预，甚至遗传学。

参考文献和拓展阅读

请扫描书后二维码，获取参考文献和拓展阅读资源。

睡眠减少后的行为障碍及其后果

Hans P.A. Van Dongen,*Thomas J. Balkin*,*Steven R. Hursh*,*Jillian Dorrian*

马旭旺　郭俊龙　译　张　斌　审校

章节亮点

- 睡眠减少会导致思睡和对认知行为产生深远的负面影响，并增加犯错和意外发生的风险。
- 本章提出了 4 种睡眠减少影响表现的作业相关现象，包括睡眠减少后工作表现不稳定、思睡与任务时间的相互作用、动态决策障

碍，以及思睡引起的大脑局部活动的改变。
- 本章总结了目前关于睡眠减少对表现影响的有关认识，并讨论了其在作业环境中的实际应用问题。

引言

　　每个人都至少会偶尔地经历一次睡眠不足，而很大一部分成人会长期遭遇这种情况。根据 2014 年行为风险因素监测系统电话调查的数据[1]显示，35%的美国成人的平均睡眠时间低于推荐的每 24 h 睡眠 7 h[2]。如果将有睡眠障碍的人群（如睡眠呼吸暂停、失眠等）和因其他因素（如倒班工作、个人生活方式）长期睡眠限制的人群一起考虑在内，预计有多达 7000 万美国人患有慢性睡眠减少[3]，他们可能因此每天出现思睡及表现受损。世界各地都有类似的统计数据；例如，澳大利亚的研究表明，多达 40% 的成人会经历某种形式的睡眠不足，20% 的成人经历日间过度思睡并出现表现受损[4]。据估计，每年因睡眠减少导致的工作表现受损给世界经济造成了数千亿美元的损失，这些损失包括事故、直接医疗支出、工作效率及生产效率降低[5-6]。

　　本章总结了目前关于睡眠减少对工作表现影响的有关认识，并讨论了其在作业环境中的实际应用问题。

睡眠减少导致表现受损的性质

　　思睡程度的变化由前次睡眠的持续时间、醒后时长以及昼夜节律决定（见第 39 章），其以一种可预测的方式驱使着各种任务中表现的改变。例如，在精神运动警觉性测试（psychomotor vigilance test，PVT）中的表现会随着多日来睡眠限制的夜间睡眠时长减少而呈剂量依赖性下降[7-8]。即便如此，在实际应用中识别和解决睡眠减少后的表现受损依然具有挑战性，这是因为睡眠减少后的认知表现并不仅仅只是一个

人思睡程度（入睡动力）的反映[9]。特别地，思睡导致的认知表现下降并不是反应时间（reaction time，RT）整体分布全都改变（普遍变慢）的结果，而是反应时间的试次间变异性增加的反映[10-11]，相对较长的反应时间与"正常"反应时间（即在休息良好状态下反应时间的范围内）混合的比例增加[11-12]。

　　据推测，睡眠减少的表现变异性增加很可能是维持清醒状态的生理过程中稳定性降低的表现。具体而言，这是由于睡眠状态间歇性侵入清醒状态所致[11, 13]。这种假设也就暗指，由睡眠减少导致的表现受损应当是普遍性的；也就是说，睡眠减少应该影响认知行为的各个方面。然而，来自认知 / 行为和神经影像的研究证据却并不都支持这一假设[14-15]。例如，在许多研究中，睡眠剥夺者在工作记忆、执行认知功能以及决策方面几乎没有表现出明显的变化[14]。近期关于睡眠 – 觉醒过程结构的证据表明，思睡对执行特定任务过程中使用最频繁的神经通路影响最大。思睡的不良影响似乎以一种使用依赖的方式，在这些神经通路介导的特定认知过程中最为突出[16-17]。

　　不幸的是，要说明不同的认知过程（如信息编码、工作记忆）受到睡眠减少影响的程度并不容易，更不用说量化。这是因为①任意一项指定任务的执行都涉及多个认知过程，每个不同的（且通常不可观察到的）认知过程都受到程度未知的睡眠减少带来的影响[18]；②对于不同的认知过程，没有一个共通的标准进行衡量和比较。某些认知任务的设计使得睡眠减少对特定认知过程的影响可以通过对比不同的任务条件（如工作记忆任务中记忆 2 个、3 个或 4 个项目）来进行评估[19]，但这样的设计假设了睡眠减少对所有其他相关认知过程的影响在每种测试条件下都保持不变。

尽管这一领域的研究越来越受到关注[14, 28]，但要确定睡眠减少对各种认知过程的不同影响，在实验和逻辑层面的挑战仍相当大。在一定程度上，这是因为睡眠减少检测的灵敏度不仅随着任务执行中各认知过程对睡眠减少敏感度的函数变化，也随着检测本身参数的函数变化。例如，任务时长控制、时间压力、测试中提供反馈的数量等会影响受睡眠减少影响的表现检测的灵敏度[20-21]（见第 38 章）。

同样地，效应大小之类的统计指标对于比较在特定睡眠减少条件下用一组特定的测试参数进行的不同特定测试的敏感度有效[22-23]，但它们不能用于对比睡眠减少对一种认知能力较对另一种认知能力影响程度的基础。使问题进一步复杂化的是，在睡眠减少的易感性方面存在着巨大的、类似性格的个体差异[24-26]。这些不确定性也存在于工作场景中，在该环境中一项工作常常包含多种任务，且需要多人完成该工作。

这些挑战使研究人员难以理解由于睡眠减少导致工作表现受损的认知和神经学基础。然而，从实际的角度看，昼夜节律和内稳态过程调节警觉性和表现的已知原理的应用仍然可以有效地应用于作业环境中。也就是说，虽然目前还不能预测特定个体在特定任务中表现下降的确切程度，但睡眠减少导致表现受损的总体趋势（包括时间和程度）是可以预测的，并可以有效用于作业环境中[27]。

在本章中，我们将讨论作业环境中思睡的四种特征现象。第一是作业过程中工作表现不稳定转变为错误和事故。第二是睡眠减少与任务时间效应的相互作用，第三是快速变化的环境下注意力控制缺陷的作用。第四是思睡引起的与认知能力下降有关的大脑激活模式改变。

表现不稳定：对错误和事故的影响

大规模的相关性研究显示，干扰充足的日常睡眠的工作安排（包括延长工作时间和倒班工作制）与人为错误和事故发生的风险增加有关[28-30]，会导致安全性和生产效率的降低[31-33]。然而，就像完全清醒不能保证不发生错误一样，困倦者不会仅仅因为睡眠剥夺而犯错误或造成事故。在事故调查中，即使思睡的存在是无可争议的，也不可能将其确定为事故发生的原因，除非有充足的证据表明事故是由明确的睡眠起始直接造成的[34-35]。

造成这种情况的原因有两个。第一，思睡很少是事故发生的唯一原因，从人员短缺到设备故障、安全检查覆盖不足等各种因素常与人为错误相结合，导致不良后果。第二，如前所述，睡眠减少导致人为错误

是在表现变异性增加的背景下发生的[11]，因此其在某程度上是随机的。换句话说，尽管表现下降的可能性 / 频率随着睡眠的减少而增加，并且在昼夜节律警觉性的下降阶段尤为明显，但困倦者的实际任务表现可以随时在"受损"到"正常"之间变化。

睡眠-觉醒史和昼夜节律相互作用，决定了思睡 / 警觉和表现能力（见第 39 章）。思睡随着清醒时间的变化而变化，随着清醒时间的延长，睡眠的驱动力逐渐地增加。思睡也会随着昼夜时间的变化而变化，伴随着生物钟，警觉性在"夜间"降低，导致睡眠驱动力增加（思睡）。因此，当长时间工作导致睡眠减少以及在夜间或清晨工作时，警觉程度以及工作能力会降低[36-37]。此外，长期睡眠减少会导致数天、数周[7-8]甚至更长时间的持续表现下降；但目前尚未进行明确的长期研究。

毫不意外，目前已经明确警觉性和表现的昼夜节律（即一天中所处的时间）变化与事故率和损伤的昼夜规律有关[28, 38]。很少有证据表明事故 / 损伤与清醒时长特定相关的表现变化有关。然而，清醒时长与事故风险之间关系可以通过司机睡着导致交通事故的统计数据来推断[39-40]。尽管缺乏确凿的证据（应注意的是，交通调查员可能存在偏倚——当事故发生在夜间的特定时间段，其更有可能将事故归因于驾驶员思睡），但我们可以合理地假设，睡眠-觉醒史与昼夜节律相互作用增加了思睡程度、降低了表现能力，也增加了驾驶失误和导致交通事故的可能性[35, 41-42]。

许多与职业相关的任务，从系统监控和威胁检测到驾驶，容易受睡眠减少的影响，至少部分原因是这些任务需要持续的注意力[43-44]。在以广泛的自动化为特征的现代作业环境中，这类任务很常见。自动化和其他技术革新广泛地提高了安全性，但通过将工作表现的需求转移到持续注意的任务上，这可能同时增加了人为错误发生的可能性[45-46]。这是因为维持注意力的能力受到睡眠减少和一天中所处的时间（以及之后讨论的任务时间）的负面影响。矛盾的结果是，尽管严重的事故越来越罕见，但这些事故一旦发生，将会是极具毁灭性和代价极大的[47-48]。

由于这样的灾难性事故很罕见，并且这类事故的发生通常还取决于随机因素或随机事件偶然的共同发生，因此很难预测由睡眠减少引起事故的风险。即便从更广泛的角度考虑，将险些发生的事故（"险些"[49]）以及其他工作表现错误都纳入，依然难以说明思睡和事故率之间的关系。考虑到睡眠减少导致的表现受损的随机性本质，可能会对这个问题有所启发。

图 79.1 说明了睡眠减少导致的表现不稳定如何引发事故。PVT 是一项有效的针对持续注意力的测

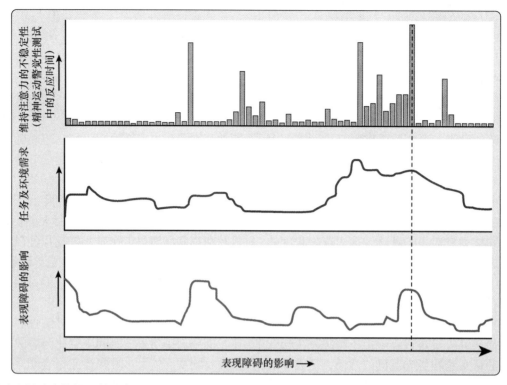

图 79.1 睡眠减少导致事故的机制示意图。最上方的图片描绘了一个连续保持清醒 60 小时的人在精神运动警觉性测试（PVT）中在 10 分钟内完成任务的反应时间（RT），这是由 Doran 及其同事在一项发表的实验中观察到的[11]（图片经许可后重制）。这说明了在 10 分钟内注意力不稳定性的随机性；较高的条柱表示反应迟缓，表明注意力缺失。中间的图片显示了当前任务及环境需求变化的假设模型（向上对应更大的需求）。底部的图片展示了人为错误在任务过程中可能产生的影响的假设水平。从思睡如何导致事故的角度看，当认知处理需求高时，注意力不集中会导致人为错误，继而如果这种错误的影响足够大，就会导致事故[118]。因此，睡眠减少要真正地导致事故发生，必须存在注意力下降、大量的认知处理需求以及人为错误的高度影响这三者在时间上一致（用灰色虚线表示）[119]（From Doran SM，Van Dongen HPA，Dinges DF. Sustained attention performance during sleep deprivation：evidence of state instability. Arch Ital Biol. 2001；139：253-67.）

试，对睡眠减少尤为敏感[22, 50]。因此，PVT 中记录的一系列 RT 可以被认为是任务中注意力不集中的记录。为了说明目的，假设在操作环境中执行指定任务所需的认知功能是相同的，那么 PVT 中长 RT 反映了在当前任务中存在注意力不集中（注意力缺失）的时段。当在注意力不集中的时间区间内，如果对认知处理的要求很高，那么出现人为错误的可能性会增加。如果人为错误在那个特定的时间有很大的负面影响，那么就可能导致事故。

例如，如果任务是驾驶汽车，在注意力不集中的时段来到了有停车标志的十字路口，那么对停车标志的觉察和处理可能会失败，并且可能会在没有刹车的情况下穿过十字路口——这就是人为错误。如果此时有另一辆车驶入十字路口，那么就可能会发生碰撞。如果此时没有其他车辆进入十字路口或者没有十字路口，和（或）如果注意力不集中的时段更早或更晚地出现，那么事故就不会发生。

从这个角度看，注意力不集中和错误的显著影响这两者必须在时间上吻合，才会导致事故的发生。由

此得出，事故风险与注意力不集中的总时间（累计注意力缺失时间）和关键任务事件的密度（即先前风险或暴露[51]）成正比。如果给出关于后者的信息，就有可能通过预测累计注意力缺失的时间来预测事故风险。注意力缺失的次数和持续时间之间有很强的正相关性[50]，因此预测 PVT 中注意力缺失次数的数学模型可能有助于达到这一目的（见第 83 章）。

任务时间效应及其与睡眠减少的交互作用

工作时间规定旨在减轻思睡对作业中的工作表现和工作风险带来的影响，通常只关注"上班时长"而没有考虑到睡眠-觉醒史和昼夜节律。这其中既有历史原因，也有现实原因[52]。要有效地处理睡眠-觉醒及昼夜节律因素的影响，需要对工作者的睡眠时机和睡眠时长进行规定，而这几乎是不可能强制执行的。此外，即使个体得到了充分的休息，工作表现也会随着工作时间的持续推移而下降[53]，而小歇会使

其得到改善[54]。然而，随着工作时间的推移，清醒时间增加，昼夜节律时间也在流逝。基于警觉性的昼夜节律恰好处于增加或下降的阶段，工作时间增长和清醒时间累积对表现受损的影响会被抵消或放大。因此，不将所有这些影响因素都考虑在内，工作时间规定也永远不会完全有效[52, 55]。

随着时间推移，在特定任务中连续工作而导致的表现下降，这一现象通常被称为任务时间效应。这一效应在需要持续注意力的任务中尤为明显，如对睡眠减少十分敏感[20, 22, 57]的PVT[56-57]。任务时间效应已被概念化为随着时间推移与认知努力相关的大脑资源的耗竭。而这些大脑资源与那些调节思睡的不用，它们只需要休息（结束任务）就能实现恢复[57]。一种可能性是，休息介导的恢复可能是局部神经通路中类似睡眠样状态的结果，而这些神经通路可以促进当前任务中涉及的认知过程。

任务时间效应与清醒时间和一天中所处的时间相互作用。也就是说，随着清醒时间的增加，稳态睡眠的驱动力会增加，在连续执行任务中表现会下降得更快，而这种相互作用是由警觉性的昼夜节律调节的。图79.2对此进行了说明，图中描述了在40 h的连续清醒状态下每2 h进行一次10 min的PVT的每分钟平均反应速度[58]。任务时间效应在严重的睡眠减少

前十分明显，即从早上8点到第一天的午夜。睡眠剥夺加剧了工作任务时间效应，尤其是在夜间和清晨。例如，比较第1天上午8点和第2天上午8点的10 min测试表现的变化，可以发现整体表现以及10分钟内表现下降的速度的差异。

有趣的是，在图79.2中，从前一次PVT的第10 min到下一次PVT第1分钟，这之间尽管没有睡眠的干预，在PVT上的表现依然得到了恢复。即使在整体表现降低最明显的时期（第二天早上6点到10点左右），这一现象也十分明显。尽管这10 min内的平均表现有所下降，但早上8点PVT第1分钟的平均速度依然高于早上6点PVT第10分钟的平均速度。换句话说，即便在睡眠剥夺情况下，小憩（结束任务）也能逆转任务时间效应。

一个合理的假设是，任务时间效应至少在一定程度上是动机相关的[59-60]，也就是说，每回合10 min的PVT中每分钟平均速度的降低代表了在这一回合中动力的下降，并且在一回合PVT结束到下一回合开始之间反应时间的恢复仅仅反映了一些短期的动力恢复。然而，目前已经发现，任务中出现的表现受损可能会延续到随后立即进行的另一项任务中[61-62]，这说明动机下降并不能解释所有的任务时间差异。也就是说，任务时间效应不一定会在连续执行的任务之

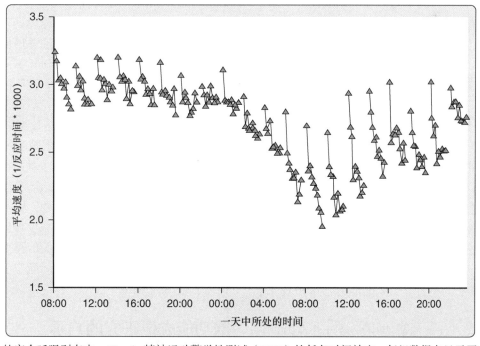

图 79.2 在40 h的完全睡眠剥夺中，10 min精神运动警觉性测试（PVT）的任务时间效应。每组数据点显示了10 min的任务时间内连续1 min区间中（未在时间轴上按比例绘制）的平均速度［反应时间（RT）的倒数］。请注意，由于清醒时间和一天中所处时间的相互作用，在40 h的睡眠剥夺中整体表现发生了变化。任务时间效应表现为每一回合PVT中10个1 min区间的平均速度的稳步下降，下降的幅度与清醒时间及一天中所处时间的相互作用有关。还需要注意的是小憩的恢复作用，使得尽管没有睡眠的干预，但上一回合PVT的第10分钟相比，2 h后下一回合PVT第1分钟的结果有所提高（Reproduced from Wesensten NJ，Belenky G，Thorne DR，et al. Modafinil vs. caffeine：effects on fatigue during sleep deprivation. Aviat Space Environ Med. 2004；75：520-25，with permission.）

间延续；在某些情况下，执行不同的任务可以像小歇一样恢复表现。据推测，任务时间的延续效应反映了共同认知过程和神经通路的使用，从而阻止了这些通路中休息介导的恢复，并导致了表现进一步下降（如上所述）[57]。

从实践的角度来看，清醒时间和一天中所处的时间导致的思睡与任务时间的相互作用引起表现缺陷的程度是一个十分重要的问题。睡眠减少通常由于外界强制（如工作性质的）要求个体长时间保持清醒，执行目标导向的任务。因此，那些在几乎连续执行的任务中测量睡眠减少影响的研究可能最好地复刻现实世界的作业条件。在一项这样的研究中，受试者在 54 h 持续清醒状态下执行了高认知要求的工作，对其不定时地使用主观评定量表（包括情绪、疲劳和思睡量表），并让其有短暂的用餐和个人卫生的休息时间[63]。这项研究没有包含以较慢的速度完成工作的比较条件[即更频繁和（或）更长的休息时间]。然而，与之前发表的使用类似任务但时间较短的睡眠剥夺研究相比，持续的认知工作在睡眠剥夺情况下会加快表现下降的速度。

因此，表现受损的速度和程度随着任务时间和思睡程度（稳态睡眠压力和警觉性的昼夜节律的共同作用）而变化[58, 64]。这意味着，由工作时间造成的那部分表现受损可以通过简单的休息（结束任务）来逆转，而由睡眠减少所致的那部分则只能通过恢复性的睡眠才能逆转。

睡眠减少导致的动态决策障碍

睡眠减少对于需要持续注意力的任务的影响一直被认为是巨大的。与直觉相反的是，睡眠不足对决策等更复杂的任务影响被发现相对较小，而且不一致[22-23, 65-66]。然而，越来越多的证据表明，当环境节奏快、随时间推移而变化并且结果不确定时，睡眠减少会导致决策能力根据条件变化而动态调整的障碍。动态调整决策以适应不断变化的条件方面产生严重的缺陷[67-68]。特别地，睡眠减少会严重损害利用先前决策的反馈来调整后续决策的能力，这种现象被称为"反馈迟钝"[69]。

在揭示了这一现象的研究中，参与者在时间压力下进行"go/no go 反转学习任务"，他们必须依赖之前做出选择的结果的反馈才能完成这项任务。首先，参与者利用反馈来了解 8 个数字刺激中的哪 4 个需要响应（"go"），以及哪 4 个需要不作响应（"no go"）。在一个不可预测的时间，大约在任务进行到一半时，"go"和"no go"的刺激在没有任何警告的

情况下被颠倒。参与者必须再次利用选择结果的反馈，发现并适应这种颠倒。在基准日，休息良好的参与者很容易发现哪些刺激是"go"，哪些刺激是"no go"，他们也很快适应了意料之外的颠倒。但是当同一批参与者在被剥夺睡眠后第二次执行任务时，他们在刺激颠倒前后的表现都明显下降，颠倒后的反应从未超过机会水平的表现。相比之下，在没有睡眠剥夺的条件下，参与者第二次执行这项任务时，颠倒前后的任务表现都有所改善。因此，虽然休息良好的人能够有效地利用选择结果的反馈来指导他们的决策，但睡眠减少的人却不能。他们在刺激颠倒前的学习阶段表现出了明显的障碍，且这种障碍在刺激颠倒后的阶段更加突出[69]。

尽管反馈迟钝的机制尚未完全阐明[68]，但这一现象不能完全解释为由于持续注意力的缺陷而未能处理反馈信息。当充分休息者执行另一种版本的"go/no go 反转学习任务"时，其中一些反馈被掩盖（即遮掩）以模拟注意力缺失，他们没有出现与睡眠剥夺研究中观察到相同的模式或同样严重的表现障碍[69]。其他实验结果表明，睡眠减少引起的反馈迟钝不是源于刺激编码退化[70]、工作记忆资源减少[19, 71]、睡眠剥夺导致学习功能受损[72]，也不是源于对干扰的敏感性增强[19, 73-74]。相反，当收到的反馈表明决策结果出乎意料时（如在任务发生意外变化后），睡眠减少的个体在快速适应认知资源以处理不断变化的环境方面有很大的困难。换句话说，他们似乎在动态注意力控制方面存在问题[75-78]。

在时间压力下，动态注意力控制问题使得个体难以克服先前的预期，导致认知灵活性下降、无法更新情境感知；而毅力[68, 72]，这是长期以来人们意识到的，但直到最近才被了解受睡眠减少的影响[79-80]。显然，这些睡眠减少引起的动态注意力控制问题，在高风险、快节奏的作业环境中可能会产生灾难性的后果，如在军事行动、紧急医疗情况以及灾难应对中[72]。在时间压力下，可能由于睡眠减少导致的动态注意力控制问题可能引起决策失误相关的重大事故，其中包括在关塔那摩湾坠机的美国国际航空公司 808 航班空难和三里岛核事故。

脑功能成像研究的启示

脑功能成像研究显示，在睡眠剥夺期间，大脑局部的活动减少，其中前额叶皮质、顶下/颞上皮质和丘脑的减少最为明显[81]。基于这些发现，人们预测了由睡眠减少导致的各个方面的具体表现缺陷。例如，睡眠减少会导致负责调节特定认知表现和感知的

前额叶皮质区的代谢活动减少，可以据此预测并证实睡眠剥夺会引起某些执行性的心理功能（如风险或动态决策[82-86]、道德判断和领会幽默的能力[87-88]）的缺陷并会导致辨别气味的能力下降[89]。

尽管这些结果表明特定大脑区域的活动水平与认知表现之间存在关联，但大脑区域活动与认知表现之间并不是直接的关系[90]。例如，来自功能磁共振成像（functional magnetic resonance imaging，fMRI）研究的数据显示，不仅思睡相关的表现障碍与特定皮质区域的活动减少（与大脑的其他区域相比）有关，而且在睡眠剥夺下特定任务中保持接近基线水平表现的能力与在休息良好的状态下执行相同任务时没有激活的（通常是相邻的）皮质区域的激活有关[91-92]。在睡眠剥夺下，那些fMRI图像显示出这种"新的"大脑区域激活的个体相较于那些fMRI图像没有显示这种相对激活区域变化的个体，能够更好地维持任务表现。这些发现说明，对大脑其他区域资源利用的个体差异可能是某些任务下睡眠减少恢复能力个体差异的基础。

然而，随后的fMRI研究描绘了更复杂的情况[93-94]。结果表明，在休息良好的状态下针对指定的任务，个体拥有不同程度的空余的功能神经环路来处理信息[15]，而睡眠剥夺会减少可用的功能神经环路的数量[15, 94]。这些发现为睡眠减少条件下对任务特定的适应能力的个体差异提供了另一种解释。也就是说，对于正在进行的任务，那些在基线时具有最多空余功能神经环路的个体可能也是那些在睡眠剥夺期间能够承受可用环路减少最多的人，因此他们可能对睡眠减少造成的表现下降弹性最大[15]。

思睡和表现之间的关系也可以在醒后的最初几分钟内进行调查。矛盾的是，醒来后紧接着的这段时间的特点是深度的思睡和表现缺陷，这些特点在醒后约30 min内迅速消失。这种现象被称为"睡眠惯性"。对睡眠惯性的研究表明，困倦但睡眠充足的大脑会逐渐变得清醒[97]。

正电子发射断层扫描（positron emission tomography，PET）可有效用于测量和比较大脑局部血流模式，它可以提供睡眠剥夺、非快速眼动（non-REM）睡眠和睡眠惯性期间大脑的绝对活动水平信息。与充分休息后的清醒状态相比，睡眠剥夺下清醒状态的特点是大脑活动的绝对水平整体下降，其中下降最明显的是异态联合皮层（主要是前额叶）和丘脑[81]。当将非快速眼动睡眠和充分休息后的清醒状态进行比较时，类似的特征也很明显：大脑整体失活（比睡眠剥夺下清醒状态更明显），最明显的失活发生在前部（前额叶）皮质区和包括丘脑在内的中央脑区[98]。相比之下，紧接觉醒后出现的睡眠惯性期的特点是局部脑血流量的双向变化，即在清醒后最初的5～20 min内前部皮质区的活动和中央脑区的活动减弱[99]（图79.3）。

因为在这3种状态（睡眠剥夺后清醒、非快速眼动睡眠以及睡眠惯性）中唯一普遍的发现是前部/前额皮质失活，因此推测前额叶皮质的活动是思睡及其伴随的表现缺陷的关键决定因素。综上所述，神经成像研究的结果表明，受思睡波动影响的任务表现障碍与局部大脑活动以及各脑区间连接模式有关[100]，尤其与涉及前额叶皮质的功能连接有关。

作业环境中的行为受损

嗜睡每年都会造成数十万起交通事故[101]，并且一直被认为是诸如切尔诺贝利核泄漏事件、埃克森-瓦尔迪兹油轮溢油事件以及决定发射挑战者号航天飞机事件等的工业灾难的一个促成因素。本章概述了目前关于睡眠减少、警觉性昼夜节律和任务时间因素对

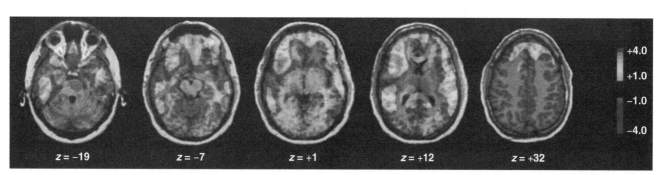

图79.3　脑地形图描绘了在从2期睡眠中醒来后5～20 min的睡眠惯性期间局部脑血流量的变化。Z值使用颜色进行编码，显示了醒后5～20 min获得的扫描图像中每个像素按比例归一化后的局部脑血流量变化的显著程度。Z值的范围根据色带进行编码，红色代表Z值大于＋4.0，紫色代表Z值小于－4.0。正值代表觉醒后5～20 min的血流量相对增加；负值代表觉醒后5～20 min的血流量相对减少（Reproduced from Balkin TJ，Braun AR，Wesensten NJ，et al. *The process of awakening: a PET study of regional brain activity patterns mediating the reestablishment of alertness and consciousness. Brain.* 2002；125；2308-19，with permission.）（见彩图）

工作表现的综合影响的认识。

图 79.4 描述了这些因素在更大的作业环境中的情况，其中工作表现的神经生物驱动因素与作业环境特征相互作用，决定了工作表现的结果以及错误、意外和事故发生的风险。目前的工作时间规定没有充分地考虑到这种复杂性，这限制了它们在作业环境中提高安全性和生产效率方面的效用[52]。最新开发的将预测认知障碍的数学模型整合进工作时间管理的框架内的方法可在一定程度上解决这一问题（见第 83 章）。

睡眠减少对表现的其他间接影响也应当被注意。思睡可能会增加冲动性和冒险性[84, 102]，并损害对表现的自我监测[70, 103]、对行为和情绪的自我调节[104]以及社会监测和互动[104-107]。尽管冒险性和睡眠减少已被认为是年轻男性司机潜在的致命风险的组合，但这些功能受损在多大程度上导致了错误和事故的发生还尚不清楚[108-109]。还有一些证据表明，睡眠减少对沟通和团队凝聚力均会产生负面影响，并对作业产生不利影响[110]。

在工作场所，当评估错误、意外和事故的风险时，应尽可能考虑所有相关因素的独立影响和综合影响（图 79.4）。这类风险的潜在成本和结果应决定是否需要采用风险管理策略[52, 111-114]。最佳的做法是在疲劳风险管理系统的背景下执行（见第 84 章）。

在临床上，仍然很难衡量睡眠减少和思睡的后果以及干预的必要性。临床医生应当与主观或客观存在的患者讨论他们出错和发生事故的风险。临床医生也可以通过询问以下问题来评估风险水平：

- 工作类型。
- 工作性质（安全敏感度 / 关键任务）。
- 风险暴露程度。
- 意外及事故发生史或"险些"发生事故史。
- 可采取的安全措施（如小歇、使用符合人体工程学的工具）。
- 习惯的睡眠-觉醒 / 睡眠-工作时间表。
- 职责、任务、爱好及干扰睡眠的事情。
- 存在睡眠障碍的潜在证据（示例见第 80 章）。
- 上下班通勤时间。
- 不良事件的可能后果。

此外，重要的是要考虑到因不同的司法管辖和临床角色（如全科医生、心理学家、职业医学专家）而有所不同的法律和道德要求。例如，在可能影响工作安全的情况下，可能需要出于法律和（或）道德上的义务向雇主报告过度思睡。

在这种情况下，有关工作准备的临床决策往往是

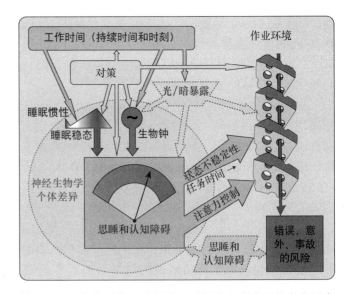

图 79.4 在作业环境中睡眠减少时导致表现障碍的多个因素的相互作用的示意图。工作的持续时间和时刻决定了所需的清醒的时刻和（最小）持续时间，并从而决定了稳态睡眠压力的累积（在清醒期间）和释放（在有睡眠机会期间）。此外，来自生物钟的警觉驱动力的强度随着工作的时刻而变化，与稳态睡眠驱动力相互作用决定了思睡以及伴随的认知损害的程度（见第 38 章）。这表现为行为的不稳定性，这种不稳定被任务时间效应和动态注意控制缺陷所放大。这些影响加剧了错误、意外和事故的风险。工作的时刻和持续时间（因此是清醒的）也会影响环境光的暴露，根据光暴露的时机、持续时间和强度，可能会①影响生物钟的节律，②减少思睡并直接改善认知损害（尽管是暂时的），以及③通过影响视野和能见度从而影响错误、意外和事故的风险[120]。环境中的许多因素，如自动化程度[46]、天气状况或分心（见第 38 章），可能会直接或通过改变思睡程度和认知损害来调节作业风险。根据 Reason 的事故发生"瑞士奶酪"模型（Reason's "Swiss cheese" model）[119]，当风险因素在时间和空间上一致时事故才会发生（即当"瑞士奶酪"上的"洞"排成一排时，问题才能传导并且转变为事故）。可以使用广泛的对策和缓解措施（例如，小歇、午睡、服用褪黑素、摄入咖啡因、使用安全设备和增加人手）来改善风险结局[113, 121]。图中的神经生物学部分（紫色圈中）显示出巨大的个体差异，但它们随时间的动态变化可以被数学模型很好地理解和预测（见第 83 章）

复杂的，获得法律、伦理和专业资源对于帮助临床决策至关重要[115]。与当事人讨论他们对睡眠减少相关损害的主观评估往往是不足的以及强调人们往往会高估自己能力的清醒通常是有帮助的[8-9]。此外，由于人为错误的随机性（图 79.1），过去的表现或安全性不能保证未来的表现或安全性。让当事人注意这些问题可能有助于临床医生支持他们做出行为的改变或者其他的改变，从而降低他们发生睡眠减少相关的错误和事故的风险。

临床要点

多种因素（如近期或长期的睡眠–觉醒史、昼夜节律、任务时间效应以及对睡眠减少易感性的个体差异）之间的相互作用导致思睡相关的表现缺陷并造成错误和事故。在制定作业工作–休息时间表、实施风险管理策略和评估报告思睡或认知表现缺陷的患者时，应考虑到这些因素。

总结

睡眠减少在作业环境中几乎无处不在。它通过普遍降低效率和生产力、高估个人表现能力、降低认知灵活性、增加错误以及（有时是灾难性的）工业事故的发生，对社会造成不可估量的损失。这些现象显示了睡眠起始的内稳态压力和警觉性的昼夜节律的综合作用，并有一些证据表明这些现象与任务需求相互作用[116-117]。此外，在诱发思睡条件下保持表现的能力也存在相当大的个体特征差异。未来，我们将会更好地认识和理解睡眠减少和任务相关变量之间的相互作用、提高测量这些作用的能力，以及实施与目前规定工作时间不同、能有效解决这些影响的警觉 / 表现管理策略。

致谢

这项研究得到了美国（Walter Reed）陆军研究所的研究参与计划的部分支持，该计划在美国能源部和美国陆军医疗研发司之间的机构协议下由橡树岭科学和教育研究所管理。文中观点仅代表作者本人观点，不代表美国陆军、美国国防部、美国政府或作者所属的任何机构的官方政策或立场。

参考文献和拓展阅读

请扫描书后二维码，获取参考文献和拓展阅读资源。

第 80 章　作业环境中的睡眠和睡眠障碍

Andrew Vakulin, Shantha Rajaratnam, Ronald Grunstein

黄芷婷　郭俊龙　译　张　斌　审校

章节亮点

- 睡眠障碍，包括失眠、阻塞性睡眠呼吸暂停和嗜睡障碍，在作业环境中很常见。如果不加以治疗，这些情况会导致日间过度思睡，并增加出错和事故的风险。
- 日间过度思睡的症状和功能性表现障碍在不同患者/员工之间差异很大，因此必须根据个人情况进行全面的适情评估。

- 当在员工中发现睡眠障碍时，依靠员工的既往病史和自我报告往往是不合适的。尤其是在容易出现报告偏倚的作业环境中。
- 睡眠专家和职业临床医生应考虑采用正式的评估策略，包括睡眠障碍的筛查和诊断以及客观的功能性警觉/表现测试，然后再确定适情的建议。

引言

睡眠障碍对日常功能的影响已被公认[1-2]。有睡眠障碍的患者在工作环境中经常有矿工、出勤主义，以及错误、意外、事故的风险增高等问题。对于某些工作，有关于是否存在睡眠障碍的监管要求。本章介绍了患有原发性嗜睡、失眠和阻塞性睡眠呼吸暂停（obstructive sleep apnea，OSA）等常见睡眠障碍的患者的职业健康问题。

作业环境中睡眠障碍的患病率和影响

发作性睡病和其他中枢性嗜睡障碍

嗜睡障碍的特征是日间过度思睡以及并非由夜间睡眠中断或昼夜节律紊乱导致的病理性睡眠驱动力升高。这些疾病统称为中枢性嗜睡障碍，包括原发性嗜睡障碍如发作性睡病和特发性嗜睡症[3-4]，其以日间过度思睡为特征的慢性疾病。这些情况与生活质量下降、残疾增加以及工作表现下降有关，从而影响职业健康和安全。研究发现，与健康对照组或者普通人群相比，嗜睡者的情绪受损、更严重的精神病理学症状以及人际交往和工作问题在发作性睡病患者中更为普遍[5]。此外，失业增多、提前退休、领取社会救济、矿工、出勤主义和低工资都见于嗜睡症患者[6-12]。

大多数关于中枢性嗜睡障碍职业健康方面的数据往往来自于诊断特发性发作性睡病的患者群体研究而非其他类型的中枢性嗜睡障碍，如特发性嗜睡[12a]。从实践和监管的角度看，合理的做法是将这些疾病视

为同一谱系的一部分并将其严重程度视为对安全和生产力风险的影响。一个可能的例外是 1 型发作性睡病特有的猝倒这一运动障碍，除了嗜睡症以外，其特征是在仍清醒/有意识时出现短暂的肌张力突然丧失。因此，猝倒可能导致从跌倒时的轻伤到车祸所致患者和他人受伤或死亡事故的额外不良后果；然而，支持这些关系的研究有限[13-14]。这可能是因为患有猝倒症的患者可以预估猝倒的发生，并调整他们的行为以降低意外或事故的风险[14]。

除了潜在疾病的影响外，用于治疗嗜睡症的药物也可能产生职业风险。例如，苯丙胺和其他兴奋剂与撞车风险增加有关[15]，γ-羟基丁酸盐可损害精神运动警惕性和驾驶表现[16]。事故风险增加的原因被认为是多方面的，包括冒险行为的增加、交通规则的遵守程度降低，以及包括嗜睡和疲劳在内的药物副作用。

工作场所中的发作性睡病和其他中枢性嗜睡障碍

发作性睡病、特发性嗜睡障碍和其他中枢性嗜睡障碍对患者和医生而言都是一个重大挑战，临床医生经常参与有关工作合适度、工作条件和职业安全的决策。

在最近一项基于网络的美国国家健康调查（US National Health and Wellness Survey）的分析中[11]，根据年龄、性别、种族/民族、婚姻状况、教育程度、家庭收入、身体质量指数、吸烟状况、饮酒情况、锻炼情况、身体合并症，将 437 名患有发作性睡病的患者与 837 名对照以 1：2 的比例配对。发作性睡病组有更多的合并症以及更高的精神疾病发病率。发作性睡病组的长期致残率比对照组高 70%。发作性睡病

组有工作可能性更小，旷工和出勤主义更严重。美国的 BOND 研究[17]对 600 名发作性睡病患者和 2279 名匹配的对照组进行了生产效率结果的亚组分析，发现发作性睡病患者与对照组相比有更高的缺勤率、事故发生率和短期残疾相关的致残日。有趣的是，在员工的补偿要求方面，两组之间没有显著差异。这些数据强调了嗜睡症患者所面临的巨大疾病负担以及管理这一问题的复杂性。深度的思睡会严重限制发作性睡病患者的受教育机会，包括就业所需要的基本技能[10]。诊断和适当使用药物会有帮助；然而，即使接受了最佳的治疗，也仍经常会有残留症状、病耻感和自尊心丧失，这些都会导致或加剧精神疾病。理解精神健康状况不佳在发作性睡病相关残疾中的综合作用对于理解其对职业健康影响是至关重要的。据报道，30% ～ 50% 的发作性睡病患者会被解雇[9, 19]。

道路安全中的发作性睡病和其他中枢性嗜睡障碍

警觉性受损是发作性睡病和其他中枢性嗜睡症的显著症状。警觉性受损和其他认知功能受限相互作用，会降低驾驶和在其他关键任务中的表现[20-22]。总体而言，这些研究的研究对象相对较少，分析确定风险最大的个体的能力不足。然而，考虑到这些关系，车辆碰撞在发作性睡病患者中发生率较高也就不足为奇了[23]。中国台湾最近的一项研究将发作性睡病患者（n = 329）与匹配的对照组（n = 987）进行了比较，结果显示发作性睡病患者机动车交通事故（motor vehicle accident，MVA）后住院率较对照组高 6.7 倍[24]。车祸风险可通过治疗发作性睡病加以调节，并已证明在持续治疗 5 年后可使风险恢复到对照组的水平[24-25]。

失眠

失眠的特点是"难以入睡，难以维持睡眠，比预期早醒，拒绝按时上床睡觉，或在没有父母或照顾者干预的情况下难以入睡"，伴有患者报告的功能障碍，每周至少出现 3 次、持续至少 3 个月，且这些症状不能由其他睡眠障碍或睡眠机会不足来更好地解释（见第 69 章）[25a]。这些症状也可能预示着另一种睡眠障碍，如倒班相关障碍（见第 81 章）[25a]。关于哪些类型的神经认知障碍与失眠有关，文献中存在一些不一致之处[26]。这些差异可能是源于疾病的异质性以及研究之间的方法差异。也就是说，失眠患者通常会报告有明显的痛苦和日间功能障碍[27]。

普通大众中从业人员的失眠

全国调查评估了工作人群中失眠的流行情况。在一份美国工作者的全国健康和营养检查调查的代表性样本中，整体样本中的 19.2% 报告有失眠（定义为睡眠质量差），而在倒班工作者中则为 30.7%[28]。一份 2008 年美国国家睡眠基金会的"美国睡眠（Sleep in America）"电话民意调查的分析使用了有效的睡眠问卷条目并根据诊断标准将患者划分为不同的睡眠障碍风险类别[29]。该民意调查样本的人口学和就业特征与国家劳动统计数据接近。研究人员发现，26% 的人报告每周有几个晚上或以上难以入睡，42% 的人报告每周有几个晚上或以上经常醒来，另有 49% 的人报告每周有几个晚上或以上存在不能恢复精力的睡眠。那些有失眠症状的人出现包括工作中认知任务的困难、情绪相关问题、出勤主义和旷日等的负面工作结果的概率更高。他们在前一年经历作业事故的概率也更高。美国失眠调查（American insomnia Survey）是针对一项美国大型健康计划的参与者的全国性调查，其研究了失眠症状与工作场所事故、工作错误和工作损伤之间的关系[30-31]。该调查使用简短失眠症问卷（Brief Insomnia Questionnaire）评估从业人员失眠的患病率[32]，发现失眠症状持续至少 30 天的患者占 23%，而症状持续至少 12 个月的患者占 20%[30]。失眠也与工伤相关［比值比（odds ratio，OR）= 1.9，95% 可信区间（confidence interval，CI）：1.4 ～ 2.6］，在校正社会人口学混杂因素后仍相关（OR = 2.0，95% CI：1.4 ～ 2.8），但在对合并症校正后不显著（OR = 1.4，95% CI：0.9 ～ 2.0）。在控制合并症后，由失眠引起的工伤预估占总工伤的 4.6%。失眠还与代价高昂的工作场所事故和（或）错误（定义为造成 500 美元及以上的损失）显著相关，在控制合并症后 OR 为 1.4[31]。相较于与失眠无关的事故和错误的平均代价，与失眠相关的事故和错误的平均代价显著更高。最后，据估计，失眠与 7.2% 的代价高昂的工作场所事故和错误以及这些事件支出的 23.7%（高于任何其他已确定的慢性疾病）有关，如果在美国整体人口中进行预测，其总价值将达到 311 亿美元[31]。在随访中，报告有较多失眠症状（即 3 ～ 4 个症状）的中老年就业人员（即 50 ～ 70 岁）因健康状况不佳而离职的比例是其他人的 2 倍[33]。这些发现表明，失眠症状加重是该年龄组离职的一个预测因素。

作业环境中的失眠

在不同的研究中，作业环境中失眠症状的检出率有所不同，部分原因是人群和（或）研究方法的差异。使用阿森斯失眠量表（Athens Insomnia Scale）[34]，大型职业筛查研究发现 6.5% 的美国北部警察[35]和 6% 的美国消防员[36]有中度至重度失眠风险的症状。使用失眠症严重程度指数（Insomnia Severity Index），15.2% 的商用机动车驾驶员被筛选为失眠高风险[37]，相比之下，年龄和性别匹配的普通人群对照组为 4.1%[38]。在一份急救医疗人员的样本中，使用了广泛的睡眠问卷中的两个问题，50.3% 的人被发现存在睡眠起始延迟，13.1% 的人被发现维持睡眠困难[39]。使用台湾的健康保险研究数据库，与匹配的对照组相比，医院医生接受失眠治疗的校正 OR 为 2.0（95% CI：1.9 ～ 2.1），表明其因失眠而接受治疗的可能性更大[40]。类似地，在相同的数据库中，与匹配的对照组相比，护士的校正风险比为 1.4（95%CI：1.4 ～ 1.5）[41]。在美国一家全球制造公司的员工样本中，使用简短版本的睡眠状况指针（Sleep Condition Indicator）测量失眠症状，34.5% 的人报告入睡困难，60.4% 的人报告维持睡眠困难，并有 35.1% 的人报告早醒[42-43]。这项研究还发现失眠症状与工作场所的生产效率受损有关[42]。然而，仍需要使用经过验证的筛查工具以进行更多抽样方法严格的研究。

失眠对作业结果的影响

1983—2010 年，一项综述纳入了 30 项评估失眠、失眠症状或睡眠质量差相关的作业结果的研究[44]。本综述的总体结论是，失眠症状与工作场所安全和生产效率降低、疾病相关的缺勤增加、职业发展阻碍以及工作满意度降低独立相关。

越来越多的证据表明，失眠和失眠症状与作业事故以及其他安全相关事件有关。2005 年台湾社会发展趋势调查结果显示，台湾成年人中失眠症状，尤其是早醒和不能恢复精力的睡眠，与其在工作和休闲时间发生小事故的概率升高有关[45]。同样，另一项研究发现，在瑞典的一组成年人样本中，持续的失眠症状（在基线和 10 年随访时均存在）与自我报告的作业事故风险较高有关，尽管结果并未显示登记报告的作业事故或病假的风险显著增加[46]。在一组卡车司机的样本中，失眠患者报告的在研究前 3 年内的 MVA 及前 6 个月内的未遂事故较其他司机更多，即使在控制了包括 OSA 在内的混杂因素后也是如此[47]。

很少有研究调查失眠症状对工作场所安全行为的具体影响，而这些安全行为可能最终会导致不良安全事件。安全行为是指工作场所强制执行的满足和维持最低安全要求的实践和程序，以及进一步促进工作场所安全的其他自愿行为。最近的一项针对建筑工作者的研究显示，在过去 1 个月中入睡困难和维持睡眠困难与报告的自愿安全行为减少有关[48]。此外，这些影响是由工作场所的"认知失败"介导的，而"认知失败"是通过个人报告在工作中参与反映认知受损的

特定行为的频率来衡量的。另一些人也提出，失眠与受伤风险增加之间的关系可以通过失眠对安全行为的影响来解释[49]。

虽然先前的研究集中于失眠和失眠症状对作业结果的潜在影响，但除了倒班工作以外，作业因素对失眠形成的影响所受到的关注相对较少。一项研究显示，在年龄较大的工作者中，18.8% 的人报告有失眠症状，导致失眠的作业风险因素包括失业、倒班工作、在工作中缺乏控制和支持、工作不安全感和对工作不满[50]。

失眠、工作压力和职业倦怠的相互作用

失眠、工作压力和职业倦怠之间的相互关系之前已经有过描述。一项前瞻性研究对挪威倒班工作的护士使用了 Bergen 失眠量表（Bergen Insomnia Scale）[51]测量失眠，并使用问卷评估人格特征、生活方式因素、精神健康、思睡和工作压力源的问卷，在基线和大约 2 年后进行了调查[52]。研究者发现，无法克服困倦、暴露于欺凌行为，以及工作和家庭生活间任务的负面溢出，预示着 2 年后失眠症状的增加。失眠与焦虑呈双向关系。另外，抑郁是失眠的一个预测因子，但失眠不是抑郁的预测因子。

最近一项包含 17 项研究的荟萃分析调查了工作压力变量和失眠之间的关系[53]。研究发现，高水平的工作压力、付出与回报的不平衡、高要求以及工作-家庭的冲突与更大的失眠风险有关。支持这些发现的是，最近一项针对刚毕业护士的前瞻性研究表明，工作压力与他们做护士第一年的失眠严重程度增加有关[54]。

失眠和工作压力（包括工作要求、决策权、和工作场所的社会支持）的相互关系在最近一项针对瑞典工作人口的大样本前瞻性研究中得到了证实[55]。在另一项针对日本地方政府日间雇员的研究中，角色冲突以及焦虑性格都与失眠症状相关，这强调了个人特质和工作相关的因素在这种关系中的作用[56]。

工作努力-恢复模型（work effort-recovery model）是一个用于解释工作压力-失眠相互关系的模型，在模型中睡眠被视为一种典型的恢复活动[57]。工作努力-恢复模型表明，长期反复暴露在紧张的工作环境中，再加上恢复和应对能力不足，随着时间的推移会导致对应激原适应不良的反应并开始对健康产生负面影响[58]。例如，在一项研究中，第二天工作压力增加的预期会降低睡眠质量，表现为慢波睡眠的减少[59]。睡眠质量与工作压力、反刍、疲劳和幸福感之间存在密切关系，这为努力-恢复理论提供了支持[57]。

职业倦怠是由于管理不当和慢性工作压力而导致的综合征。一项对 36 项前瞻性研究的系统回顾研究

了职业倦怠对身体、心理和职业的影响，在其中一些而非全部研究中，失眠被发现是职业倦怠的结果[60]。在美国北部的消防员中，失眠筛查阳性的人有较高的职业倦怠风险（校正 OR 3.60），包括倦怠的两个方面，即高情绪耗竭（校正 OR 3.78）和低个人成就（校正 OR 2.16）[61]。这项研究还发现，夜间工作期间的睡眠可调节睡眠障碍对职业倦怠风险的影响，这表明睡眠具有保护作用，但过度思睡则有害。

阻塞性睡眠呼吸暂停

OSA 是一种常见的睡眠相关的呼吸障碍，其特征是反复的上呼吸道阻塞导致睡眠中频繁觉醒和氧饱和度下降[62]。在过去的 20 年里，随着肥胖症的增加，OSA 的患病率持续上升；最近的研究表明，高达 25% 的中年人患有中度至重度 OSA[63-64]。OSA 在老年人、男性、亚洲裔、黑种人以及绝经后妇女中也更为普遍[62, 65-67]。OSA 与日间过度思睡、神经行为功能障碍[1]、心血管疾病[68]、负性精神健康结局[69]、生活质量下降[70]和早亡有关[71-72]有关。

据估计，OSA 每年造成的直接和间接经济损失在美国为 6500 万至 1.65 亿美元[73]，在澳大利亚则为 2100 万美元[74]。在运输行业等许多安全至关重要的作业环境中，与普通人群相比，OSA 可能更普遍。据多项报道，超过 50% 的员工患有或处于睡眠相关呼吸障碍的风险中[38, 75-76]。这在作业环境中是个重要问题，因为 OSA 与 MVA 风险增高至少 2.5 倍有关[77]，而且 OSA 症状与工作场所事故风险增加 2 倍有关[78]。作业环境中的事故可能会对经济和安全造成灾难性后果，包括损坏、受伤和丧生。

日间过度思睡是 OSA 的一个关键症状，也可能是工作场所疲劳相关事故的一个重要驱动因素。最近的一项共识声明指出，疲劳是事故的一个可预防诱因，运输作业中高达 20% 的事故与疲劳有关，超过了与酒精或药物使用相关的事故发生率[79]。OSA 被认为是导致某些重大运输事故的关键因素，例如 2014 年北方铁路事故、2016 霍博肯运输事故以及 2016 年长岛铁路事故。减轻 OSA 对安全的负面影响，仍然需要在安全至关重要的职业中对 OSA 进行系统的筛查、诊断和管理[80]。

在筛查 OSA 患者是否适合工作 / 驾驶时，一个重要的挑战是各个患者之间日间思睡和警觉性表现存在明显的异质性，而这与工作、交通失误及事故没有密切的关系。例如，在一项针对 530 名最近发生车祸的与 517 名没有发生车祸的澳大利亚卡车司机的病例对照研究中，分别有 31% 和 30% 的人患有中度至重度 OSA，但这与车祸风险无关[81]。在一项实验室的模拟驾驶研究中，大约 35% 的 OSA 患者表现出明显的行为障碍，其余 65%OSA 患者相较于年龄匹配的对照组，即使存在睡眠限制或饮酒，其行为也没有出现损害[82]。重要的是，驾驶表现与 OSA 严重程度的常规临床指标［即呼吸暂停低通气指数（AHI）或低氧血症］或日间过度思睡无关。OSA 相关的日间症状、功能结果和事故风险的异质性，强调了作业环境中对患有 OSA 的员工进行可靠的客观功能筛查的重要性，而不能单纯依赖对病情的诊断和确认。

睡眠障碍筛查和功能障碍评估

从职业医学的角度对睡眠障碍进行筛查，包括了识别风险因素和症状，以便在需要时进行诊断性检查和恰当的治疗。在某些情况下，当工作者被诊断为睡眠障碍时，需要使用功能表现筛查来识别疲劳相关的功能障碍，并且可能需要秩序追踪治疗效果和进行依从性监测。根据作业环境，有效的筛选问卷可能足以识别出高风险员工，尽管在安全至关重要的作业环境中常常需要进一步地客观诊断和检查。虽然在决定是否适合驾驶 / 工作时客观检查显然是可取的，但仍没有规范的标准或评估，并且每个医生的意见往往是不同的[83]。

对于安全至关重要的职业，事故风险评估是睡眠障碍的一般临床评估的重要组成部分，尤其是在专业司机中。临床评估需要详细的病史和驾驶史。与如 Epworth 嗜睡量表（Epworth Sleepiness Scale，ESS）[84]等自我报告工具相比，对专业司机进行客观检查是一种更可靠的驾驶表现的衡量方法。ESS 是用来评估睡眠障碍或生活方式因素相关的日间过度思睡的一项主流临床问卷[85]。在运输行业等作业环境中使用 ESS 的主要挑战是，员工存在严重少报或否认症状[86]。例如，在患有发作性睡病或其他中枢性嗜睡障碍患者中，ESS 与实际或模拟驾驶中的驾驶表现无关[22]。同样，在 OSA 患者中，先前使用 ESS 的研究发现只有 4.5% 的卡车司机报告有日间过度思睡，而在普通人群中，这一比例为 12% ～ 33%[87-90]。这与针对卡车司机的匿名研究形成了鲜明对比，在这些研究中，过去 5 年内有 20% 的卡车司机报告了入睡导致的意外[91]，另有 15% 报告了思睡相关的未遂事件[92]。员工少报可能是出于对就业或工作许可 / 工作限制方面负面结果的恐惧。

失眠的特征包括起始困难和（或）维持睡眠困难和（或）早醒，伴有功能障碍的症状，每周至少发生 3 次、持续至少 3 个月。失眠严重程度指数和睡眠状况指针是评估失眠主要症状和日间后果的常用问卷。

它可以被用作初步筛查，如有必要，可以将患者转介给睡眠专家。鉴于失眠对日间表现和认知功能影响的报道相对不一致，需要对作业环境中疲劳相关功能障碍进行客观测量[2]。

经过验证的 OSA 筛查工具包括如 STOP-BANG[93]、OSA50[94] 和 SomniSage 问卷[95] 等的问卷。这些问卷测量了 OSA 的风险因素，包括躯体及人体测量学特征（如肥胖、年龄和性别）和各种症状及行为（如打鼾、呼吸暂停和高血压）。

客观测量 OSA 症状可以更好地评估 OSA 风险。特别是，肥胖或颈 / 腰围的测量是迄今为止 OSA 最有力的预测因子，经常用于在作业环境中筛查 OSA。也就是说，使用不同的筛检问卷以及选择不同的体重指数（body mass index，BMI）或者肥胖临界值和指标，OSA 症状的检出率以及这些测量方法的敏感性可能会有很大差异。例如，如果使用至少 30 kg/m² 作为 BMI 划界值（即 BMI 定义的肥胖阈值），一项研究发现，50% 的商务司机被认定为 OSA 高风险，而整个样本中有 19% 被确诊患有 OSA（即 AHI > 10 次 / 小时）[87, 96]。相比之下，以 35 kg/m² 作为 BMI 划界值（即 BMI 定义为严重肥胖的阈值），12% ～ 13% 的商务司机被确定为 OSA 高风险，其中的 10% ～ 12% 确诊患有 OSA[87, 96]。最后，以 40 kg/m² 作为 BMI 划界值（即 BMI 定义的病态肥胖阈值），只有 6% ～ 7% 的商务司机被认为有 OSA 高风险，而几乎所有的这些司机都被确诊有 OSA[87, 95]。因此，了解使用给定的阈值的含义非常重要。使用 30 kg/m² 的 BMI 作为阈值时可能过于宽松，会导致沉重的、对客观检查有更多需求的资源负担，假阳性率也更高。使用 40 kg/m² 的 BMI 作为阈值对 OSA 有更高的阳性预测值，但这个阈值可能会遗漏很多真正的 OSA 病例。值得注意的是，美国联邦汽车安全管理局和其他国际运输机构并未使用或设定肥胖指标的划界值来筛查 OSA。在实践中，许多职业医学专家认为 35 kg/m² 的 BMI 是一个合理的中间值。

表 80.1 总结了可用于识别睡眠障碍高危工作者的主观筛选测试、客观筛选测试和客观日间思睡评估。表 80.1 还总结了主要用于研究但在筛查睡眠障碍时也应考虑使用的针对功能障碍和警觉性不足风险的其他客观筛查措施。

过度思睡和功能障碍筛查（另见第 207 章）

多次睡眠潜伏期测试

多次睡眠潜伏期测试（Multiple Sleep Latency Tes，MSLT）是一种测量患者在没有任何警觉性因素的情况下，在白天多次 20 min 的小睡机会中入睡的生理倾向的临床诊断工具[98, 113]。睡眠潜伏期和快速眼动睡眠潜伏期是测量的关键参数。MSLT 用于发作性睡病和特发性嗜睡的诊断，有时也用于评估其他如 OSA 和周期性肢体运动障碍等睡眠障碍的日间过度思睡。在研究中，MSLT 是否能恰当评估私人司机和商务司机疲劳相关驾驶障碍和事故风险的证据并不一致[98]。例如，一项早期研究报告称，在 1988—1993 年有 MVA 的司机和无 MVA 的司机的睡眠潜伏期没有差异[114]。然而，在 OSA 患者中观察到 MSLT 睡眠潜伏期与模拟驾驶表现之间的弱相关性[115]。MSLT 的睡眠潜伏期和模拟驾驶表现也被发现可在持续气道正压通气（continuous positive airway pressure，CPAP）治疗后改善[116]。MSLT 睡眠潜伏期与驾驶表现和事故风险之间不一致且通常较弱的关系可能是由于不同测试中评估认知过程的根本差异以及评估思睡的环境的差异（即在实验室与在驾驶模拟器中或在路上）。MSLT 可能具有有限的生态效度，因为其评估目标是入睡倾向，而在驾驶时的警觉性依赖保持清醒的能力。潜在的天花板效应和地板效应以及动机效应也被认为是该测试在区分非常清醒和非常困倦患者时的潜在局限性[113, 117]。因此，在临床上对来自安全关键岗位的 OSA 患者进行筛查时，通常不使用或不推荐使用 MSLT。

清醒维持试验

清醒维持试验（Maintenance of Wakefulness Test，MWT）通过多个 40 min 的日间测试来评估在白天的催眠环境中保持清醒的能力。在日间测试中，患者被要求抵抗睡眠并保持清醒，这对于驾驶时保持清醒来说，相较于 MSLT 具有更高的生态效度。先前评估 MWT 作为驾驶表现预测因子的研究发现，MWT 睡眠潜伏期与模拟驾驶中转向偏差[101]、碰撞[100] 以及真实道路驾驶中不适当的变线[99] 之间存在显著的负相关关系。芬兰最近的一项研究纳入了经验丰富的驾驶教练，他们专门进行现实生活中的驾驶能力评估，以确定患者驾驶和持有第二类车辆执照是否安全[118]。研究者发现，MWT 潜伏期评分有助于区分那些经驾驶能力评估合格的驾驶员与那些不合格的驾驶员[118]。最近的研究表明，MWT 测试中的另一些替代指标，如微睡眠，可进一步提高该测试区分清醒和困倦患者的能力，尤其是在睡眠潜伏期评分处于正常临床阈值边缘的患者中[119]。尽管这些替代指标与驾驶表现有关，但目前还缺乏其与道路或工作场所发生的疲劳相关事件直接相关的研究。

虽然 MWT 被认为是日间警觉性的金标准测试，与驾驶表现有明显的关系，并且作为功能筛选测试有一定的效用，但它必须要结合仔细筛选和回顾病史使用。MWT 的主要局限性是该测试既耗时又成本高，并且与驾驶障碍的关联强度可能不足以作为作业环境中所有员工 OSA 的常规筛查测试。美国睡眠医学会建议，MWT 仅用于白天明显思睡的患者，以及临床医生担心他们的驾驶和工作安全的患者[113]。因此，大多数睡眠诊所都不常规使用 MWT。与驾驶相关的

表 80.1　睡眠障碍的主观筛查工具和客观功能筛查工具

筛查工具	介绍	结果或划界值，以及利弊	应用情况
Epworth 嗜睡量表（ESS）[85]	通过在 8 种情况下打瞌睡或入睡的可能性来评估思睡的 8 项自评问卷	● 总分＞ 10 提示日间过度思睡 ● 与工作场所 / 驾驶事故风险的关系不一致 ● 对睡眠障碍员工有潜在的偏倚[89]	ESS 结合其他方法一起可用于检测日间过度思睡。临床和研究中常用于 OSA 和中枢性嗜睡障碍的患者
失眠严重程度指数（ISI）[37]	评估失眠的性质、严重程度和影响的 7 项自评问卷	● 总分 0 ～ 7 分提示正常睡眠，8 ～ 14 分提示亚临床失眠，15 ～ 21 分提示中度临床失眠，22 ～ 28 分提示重度临床失眠 ● 越来越多的证据表明失眠症状与工作场所安全和生产力结局相关[53, 60]	ISI 被广泛用于临床和研究中失眠的评估。它最好与功能障碍筛查结合使用。迄今为止，它还没有正式用于就业筛查
睡眠况指针（SCI）[43]	评估失眠的主要症状和日间结局的 8 项问卷	● 分数＜ 16 提示失眠 ● 越来越多的证据表明失眠症状与工作场所安全和生产力结局相关[42, 53, 60]	SCI 越来越多地用于临床和研究中。它最好与功能障碍筛查结合使用。迄今为止，它还没有正式用于就业筛选
OSA50 问卷[9]	评估 OSA 风险的 4 项问卷	● 分数＞ 5 提示中度到重度的 OSA ● 部分基于客观的肥胖和年龄测量 ● 对 OSA[97] 中的规则敏感，但在作业环境中可能会有偏差	OSA50 经过验证可用于临床人群，适用于对工作场所 OSA 高危人群筛查。它最好与客观诊断和功能障碍筛查结合使用
STOP-BANG 问卷[93]	评估 OSA 风险的 8 项问卷	● 对 0 ～ 2 个问题回答"是"提示低风险，3 ～ 4 个问题提示中度风险，5 ～ 8 个问题提示高风险 ● 部分基于客观的肥胖和年龄测量 ● 对 OSA 中的规则敏感，但在作业环境中可能会有偏差	STOP-BANG 已在临床和普通人群中得到验证，适用对工作场所 OSA 高危人群筛查。它最好与客观诊断和功能障碍筛查结合使用
体重指数（BMI）[86]	一般肥胖的测量，定义为体重（kg）除以身高（m）	● 用于筛查高危 OSA 有多种划界值，包括 BMI ＞ 30 kg/m² 、＞ 35 kg/m² 和 40 kg/m² ● BMI 与 OSA 的严重程度呈正相关 ● 较高的 BMI 划界值对客观确诊 OSA 有更高的敏感性，但特异性较低 ● 在作业环境中未指定和规定合适的 OSA 划界值	BMI 已被用于作业环境中高危 OSA 的筛查指标。它最好与客观诊断和功能障碍筛查结合使用
过度思睡和功能障碍筛查			
多次睡眠潜伏期试验（MSLT）[98]	测量病理性日间思睡。它衡量的是 4 ～ 5 个 20 min 的白天小睡机会中入睡的倾向	● 入睡潜伏期≤ 8 min 提示过度思睡 ● 连续两次≥ 2 次 REM 起始睡眠提示发作性睡病 ● 适用于发作性睡病的诊断和特发性嗜睡及 OSA 患者过度思睡的确诊 ● 需要可控的睡眠实验室专业设备和人员	MSLT 在用于研究环境和临床环境中，诊断嗜睡症和评估其他睡眠障碍（如特发性嗜睡和 OSA）中的过度嗜睡。也是常用于评估对治疗的反应
清醒维持试验（MWT）[98]	在 4 个 40 min 的日间测试中测量保持清醒的倾向	● 脑电图测量的入睡潜伏期是主要结果 ● 有时用于评估发作性睡病或特发性嗜睡的治疗反应 ● 一些证据表明 MWT 的睡眠潜伏期与真实世界的驾驶和事故相关[22, 99-101] ● 需要可控的睡眠实验室的专业设备和人员	MWT 经常用于研究和临床中测量保持清醒和警觉的能力。它已被用于在安全至关重要的职业中 OSA 员工的筛查

表 80.1　睡眠障碍的主观筛查工具和客观功能筛查工具（续表）

筛查工具	介绍	结果或划界值，以及利弊	应用情况
牛津睡眠阻力（OSLER）试验[102]	在 40 min 的白天测试中保持清醒倾向的行为测量，其中，受试者每隔 3 s 对微弱的灯光闪烁做出反应	• 对连续 7 个刺激无反应提示睡眠起始 • 1 或 2 次测试可能是有益的 • 不依赖脑电图或专业设备 • 可用于评估治疗反应 • 一些证据表明与驾驶和事故有关[102-103] • 修改后的简短版可能适用于睡眠障碍员工的工作场所测试	OSLER 主要用于研究，但也用于临床试验
精神运动警觉性测试（PVT）	一种灵敏的睡眠减少和随后警觉性下降的测量方法，在 3 min、5 min 或 10 min 测试中测量简单反应时间	• 简单反应时间（RT），其中注意力缺失定义为 RT > 500 ms • > 10 次失误被认为是明显的警觉障碍 • 一些证据表明与驾驶、警觉性表现和微睡眠发生相关[104-107] • 识别未来长期驾驶障碍的表型和事故风险的能力不确定	PVT 已用于研究和临床，可能适合用于适勤、状态警觉性的测量。它还可能有助于识别在开始工作前状态警觉性受损和适勤风险的增加睡眠障碍员工
驾驶模拟器	基于所需检查的环境和障碍使用不同的模拟器和驾驶场景	• 测量结果包括转向偏差、速度偏差、制动参数、反应时间和碰撞事件 • 模拟器表现与真实驾驶相关，但常会夸大表现的受损[108-109] • 需要标准化和验证 • 在作业环境中广泛接受和使用前，需进一步标准化评估	驾驶模拟器越来越多被用于研究以及职业治疗中，以评估各种疾病人群的驾驶适宜性，包括老年司机、卒中后、阿尔茨海默症、创伤性脑损伤和创伤后应激障碍[109]。这尚未转化为在作业环境对睡眠障碍的驾驶适宜性评估
眼部测量	测量眼睑和瞳孔运动参数	• 测量结果包括眨眼持续时间、眼睑闭合速度、闭眼时间百分比和眼球跳动 • 眼部指标显示出与模拟驾驶和道路驾驶的表现、微睡眠和错误有很大联系[110-111] • 识别未来长期驾驶障碍的表型和事故风险的能力不确定	眼部测量用于研究和临床。随着技术的发展，它有可能用于睡眠障碍员工的职业功能筛查。此外，它可能有助于识别状态警觉性受损和适职高风险的睡眠障碍员工
定量睡眠脑电图（EEG）	EEG 记录的功率谱分析。它量化了 0.4 ～ 35 Hz 间的脑电图功率频率	• 结果可能包含预定义的频率范围（即 δ、θ、α、σ 和 β）、慢速比、功率密度和 δ/α 比值 • OSA 和失眠患者的 qEEG 指标与健康睡眠者不同 • qEEG 指标与包括驾驶在内的警觉表现之间关联的证据有限[112] • 需要专门的设备	定量睡眠脑电图可用于研究和一部分临床环境。使用简化的 EEG 采集硬件和分析可对 OSA 员工进行工作场所功能筛查

MWT 调查结果也并不一致，可能是由于天花板效应和动机效应[117, 120]，特别是在筛选员工时如果工作许可 / 工作限制会受影响的情况[121]。

牛津睡眠抵抗试验

　　牛津睡眠抵抗（Oxford Sleep Resistance，OSLER）试验通过要求个体专注于重复的光刺激并做出反应，比 MWT 更有效地测量清醒的维持[102]。与 MWT 不同，它不需要脑电图（electroencephalography，EEG）。在 OSLER 试验期间，受试者需要保持清醒，并在 40 min 的时间里每隔 3 s 对微弱闪光做出反应。

如果受试者对连续的 7 次闪光没有做出反应，则认为睡眠起始。与 MWT 相比，从 OSLER 试验中得到的睡眠潜伏期与 EEG 测量的睡眠潜伏期非常接近[122]。此外，试验中的表现已被证明对 CPAP 治疗敏感，可经 CPAP 治疗而显著改善[123]。这些因素，以及可以从试验中获得的额外的表现数据，如对刺激反应的时间和错误反应的时间，加上其技术要求低和成本低，使 OSLER 试验被认为适用于大型研究。由于其主动性特质，该测试也可能更适合用于评估日间思睡与疲劳驾驶和疲劳相关的事故风险的关系。在这个测试中，患者需要主动参与并执行单调的重复任务，这可能更好地反映了在长途驾驶中保持警觉性的行为。一项对 2001—2012 年有交通事故登记的确诊 OSA 患者中有 MVA 和无 MVA 进行对比，检查了它们的持续注意力，并使用了修订版的 OSLER 试验。研究人员发现，与无 MVA 的患者小臂，MVA 患者 OSLER 试验的表现指标有所下降（即反应时间更长、注意力缺失更多）[103]。在另一项研究中，作者使用 OSLER 试验比较了 OSA 患者和对照组的日间思睡，发现即使是单一的测试，使用反应时间和错误等表现指标时也能敏感地识别出日间过度思睡的患者[124]。OSLER 试验可以被认为是一种日间过度思睡的测试，由于其操作简单、成本较低以及所需测试时间较短，可作为作业环境中职业筛查的一部分来帮助确认 OSA 患者的功能障碍。

精神运动警觉性测试

精神运动警觉性测试（psychomotor vigilance test，PVT）用于睡眠研究已有 30 多年，被认为是一种灵敏的检测由睡眠减少或睡眠障碍引起的警觉性障碍的试验[125-128]。PVT 已被证明可用于识别健康青年人群中易出现睡眠减少的个体[106-107, 129]，并对与 OSA 相关的损害敏感。在一项关于商务司机和紧急救援人员研究中，PVT 被发现在识别有严重微睡眠风险的员工方面很有用[105]。在最近一项针对航空公司飞行员的研究中，PVT 被提出作为一种在复杂的作业环境中监控警觉性的可行方法[104]。另一项研究表明，PVT 可用于在炼油/石化工厂中识别不适合工作的员工[130]。虽然这一证据表明 PVT 可能有助于识别警觉性降低、功能受损严重的员工，但仍需要更多的研究来确定 PVT 是否在预测 OSA 员工未来的事故风险方面有用。

驾驶模拟器评估

驾驶模拟器越来越多地被职业治疗师用于筛选司机是否适合驾驶，并有着在安全可控的情况下评估驾驶表现的优势[109]。这在睡眠减少和睡眠障碍的情况下很重要，因为由此产生的疲劳影响可能是不可预测的（如注意力不集中），并可能是很严重的（如睡着时撞车），这使得在道路上驾驶评估变得不那么可行。驾驶模拟器测量实际驾驶的主要方面，包括视觉追踪和协调、注意力、反应和警觉性[108, 131]，在不同睡眠障碍患者和实验条件下的研究中产生可重复的结果，并且对治疗效果很敏感。研究表明，虽然模拟器研究倾向于高估一些驾驶异常，但结果与道路驾驶表现有很好的相关性[108, 132]。使用驾驶模拟器评估驾驶适宜性存在一定局限性；这包括晕动症、动机因

素、不同类型的模拟器和它们相对真实驾驶的有效性，以及缺乏标准化的模拟器类型和驾驶场景。尽管存在这些局限性，驾驶模拟器的使用仍得到了职业治疗师的支持[109]，以及越来越多的睡眠专家的支持[108, 133]。研究表明，它是一种有效的评估脑卒中后、痴呆和睡眠障碍等多种疾病中驾驶适宜性的工具。

警觉性障碍和驾驶风险的新电生理客观标志物

人们越来越热衷于在健康人群中寻找量化思睡并解释其对睡眠减少易感性广泛个体差异的生物标志物[134-135]。在健康受试者中已经发现了一些生物标志物，这些生物标志物似乎至少解释了睡眠剥夺导致的神经行为反应的一部分个体差异，包括遗传多态性（PER3、ADORA2A、COMT）、基因表达、蛋白质组学、炎症标志物（IL-1、IL-6、TNF-α、CRP）、行为指标（精神运动性警觉和姿势描记）、脑功能成像/光谱学，以及电生理指标（脑电图、事件相关电位，心率变异性和眼电图）[135]。其中一些新的警觉性标志物可用于 OSA 员工的职业筛查；然而，在作业环境和睡眠诊所应用之前可能需要更多的研究和验证来证明这些标志物与事故风险的关联性以及有效治疗后的降低情况，但这是朝着正确方向迈出的一步。

睡眠脑电图

如果怀疑患有 OSA 的员工需要正式诊断，可能需要进行夜间多导睡眠监测（polysomnogram，PSG）检查。这需要收集大量的电生理数据。虽然该方法足以对不同的睡眠阶段、皮质觉醒和清醒期进行分类，并为睡眠障碍的诊断提供信息，但这种方法没有考虑到大量的表型信息，而这些表型信息可能与患者日间功能相关，并可能有助于临床决策是否适合驾驶/工作。例如，通过对定量脑电图（quantitative EEG，qEEG）的功率谱进行分析，可以量化睡眠微结构。qEEG 技术在 OSA 的研究中得到了越来越多的应用[136]。研究表明，与健康对照受试者相比，OSA 患者在睡眠和清醒时的 EEG 记录期间都表现出广泛的 EEG 减慢。此外，只有少数针对 OSA 患者的研究检验了 EEG 活动与包括思睡及神经行为功能在内的日间结局之间的关系[136]。例如，一项针对 10 名患者的研究发现，在治疗前，那些第一个非快速眼动期慢波活动较少的患者在第二天 MSLT 中的睡眠潜伏期更短，表明思睡与慢波活动减少有关[137]。在最近一项针对 76 例 OSA 患者的研究中，定量 EEG 功率是驾驶模拟器中驾驶偏差的显著独立预测因子，而 OSA 的严重程度和日间思睡的常规指标（如呼吸暂停和觉醒指数）与驾驶表现无关[112]。也有证据表明

qEEG 对 CPAP 治疗敏感：治疗后睡眠质量提高，这进一步支持了 EEG 作为的表型标志物的潜在效用。鉴于 EEG 已经在常规的诊断睡眠研究中采集，采用 qEEG 指标为临床决策提供信息具有成本效益和效率。然而，在此之前，必须开展更大规模的试验来验证 EEG 在 OSA 风险患者表型分析中的效用，且重要的是，将其与道路 / 工作表现和事故风险联系起来。

警觉和疲劳的眼部测量

眼睛和眼睑的眼部测量已被用于量化健康受试者在各种睡眠限制范式下的生理警觉性状态，并已被证明对困倦和随之而来的功能障碍敏感[110-111, 138-139]。一项研究使用驾驶模拟和 PVT 来评估基线和睡眠剥夺后 24 h 后的警觉性表现，同时测量眼部眨眼参数[110]。作者发现，眼睑闭合的时间和眼睑闭合的速度与模拟驾驶中的碰撞事件和 PVT 失误显著相关。在另一项研究中，在封闭道路上使用仪表化车辆进行的实际道路驾驶中，在睡眠剥夺的情况下，眼部测量指标的眨眼频率、眨眼持续时间和眨眼幅度更高，并与偏离车道事件的发生概率更高相关[139]。在一项针对倒班工作人群的眼部测量的效用测试中，眼部测量指标可以提高对驾驶表现不佳的预测[111]。有趣的是，最新的一项研究表明，在驾驶前评估的眼部测量指标可以预测随后在驾驶过程中发生的损伤，这说明了眼部测量作为适勤测试的潜在效用。然而，目前缺乏在 OSA 人群中使用眼部测量的证据，仍需进一步验证静息基线的眼部测量对预测不同人群中警觉性障碍风险的能力。

作业环境中睡眠障碍的管理

临床医生经常参与帮助患者，而雇主则也一同在确保工作场所安全和给予支持。世界各地的工作场所立法制度各不相同，并非所有的立法制度都会将睡眠障碍患者视为残疾。睡眠障碍患者，如发作性睡病和 OSA，在与卫生保健提供者和（或）雇主的面试中都会遇到难题，包括是否要透露他们的诊断。他们的诊断可能会导致工作表现受到更严格的审查、工作受限，甚至被解雇或失去晋升机会。

患者的职业评估需要详细了解患者的症状、生活质量、功能障碍和工作场所的需求。工作场所残疾评估所需的文件通常是结构化的，其适用于身体残疾或常见精神疾病的诊断，但不适合睡眠障碍。即使对于经验丰富的睡眠医学医生而言，核心的嗜睡障碍仍让人进退两难，部分是因为客观确诊需要 MSLT，而 MSLT 并不精确，以及因为这些疾病表现的异质性。

因此，需要更系统的评估工具来帮助标准化对睡眠障碍的职业评估。例如，一项 1 型发作性睡病严重程度的量表（但不包括其他嗜睡症）最近被发表，该量表可能对职业健康有益[140]。在澳大利亚，嗜睡症患者不允许持有无条件驾驶执照，但持有有条件执照是允许的，但要有睡眠医生向道路管理部门提交的报告。职业司机不能有猝倒史，必须在治疗 6 个月后无症状，并且必须在 MWT 上有正常的睡眠潜伏期。驾驶管理机构会考虑驾驶的性质（如长途或本地），以及医疗检查的频率和限制，如最远行程。40 min 的驾驶测试和 2 h 模拟驾驶测试相结合被建议作为评估发作性睡病或嗜睡障碍患者驾驶适宜性的办法，也是一种监测治疗效果的办法[22]。这个建议对许多国家来说可能不切实际，在监督下进行道路驾驶考试可能不可行。筛选那些最高风险者然后对其进行详细检查的替代标志物可能有更大的效用。向雇主披露是一个复杂的问题。一旦意识到员工患病，雇主可以为员工提供便利，如工作时间更灵活和小睡。在强制药物检测的工作场所，不披露可能会给患者带来问题。在支持这一过程中，临床医生的作用非常重要，医生可对雇主进行教育，并可提供在不使雇主陷入经济困难的情况下提供帮助的建议。

发作性睡病的药物治疗对改善驾驶表现的功效已有研究。一项研究表明，甲基苯丙胺（40 ~ 60 mg）增加了 MSLT 期间的睡眠潜伏期，并降低了简易计算机驾驶任务的错误率，使驾驶表现回归到对照组水平[141]。在另一项研究中，使用交叉设计将莫达非尼（400 mg）或安慰剂给予 27 名中枢性嗜睡患者（13 名发作性睡病患者，14 名特发性嗜睡患者）和健康对照组[142]。所有参与者都在正常交通的公共高速公路上进行驾驶测试。相对于安慰剂，莫达非尼改善了驾驶表现，降低了车道位置的标准偏差和意外过线次数。然而，服用莫达非尼的患者仍然比对照组参与者有更多的意外过线[142]。在驾驶模拟器上，健康对照组服用 γ - 羟基丁酸（50 mg/kg）会损害驾驶表现，并在驾驶模拟器上引起交通事故，但由于药物的半衰期，在给药 3 ~ 6 h 后没有发现相应损害，这提示服药 3 h 后才能安全驾驶[143]。不幸的是，尽管它是一种治疗发作性睡病的药物，但没有现实中发作性睡病患者的可用数据。

在失眠管理方面，失眠认知行为治疗（cognitive behavioral therapy for insomnia，CBT-I）已经在作业环境中实施并进行了测试，通常通过在线平台进行。一项针对数字化职业心理健康干预对处理失眠和心理健康有效性的随机对照试验（randomized controlled trials，RCT）进行的系统性回顾和荟萃分析发现，

CBT-I 对失眠的治疗有显著的中度影响[144]。一项比较基于 CBT-I 原则的在线自助康复训练项目的 RCT 发现，相较于等候名单中的控制组，6 个为期 1 周的 CBT-I 模块可改善普通工作人群的失眠严重程度得分[145]。这些影响甚至在 6 个月的随访中仍然存在。该研究还表明，工作相关的反刍和担忧会影响睡眠干预的效果。

CBT-I 用于治疗倒班相关睡眠障碍有效性的研究结果往往不一致。一项研究检验了为期 4 周的在线 CBT-I 干预和面对面门诊 CBT-I 干预，发现两者的干预都改善了睡眠效率、幸福感、失眠和抑郁症状[146]。在一项小样本纳入患有慢性失眠倒班工作者的非随机化研究中，CBT-I 改善了自我报告和活动仪测量的睡眠潜伏期、自我报告的睡眠质量，以及日间功能和精神症状的指标[147]。这些影响可在 6 个月的随访期维持。一项类似的研究纳入了更多的白班工作者和患有慢性失眠症的倒班工作者，该研究发现由训练有素的职业卫生服务护士提供的 CBT-I 可中度改善62% 完成 24 个月随访的参与者的失眠严重程度[148]。相反，一项纳入失眠倒班工作者的 RCT 发现，失眠症状和总睡眠时间在 CBT-I 干预和睡眠卫生控制性干预后都有所改善，而两种干预措施之间没有显著差异[149]。

除了 CBT-I 和其他心理学方法，如短程行为疗法和数字行为疗法，评估作业环境中的失眠干预措施的研究有限。一项安慰剂对照的交叉研究检验了褪黑素治疗（睡前 30 min 服用 3 mg）在改善入睡困难的倒班工作者睡眠方面的功效[150]。干预改善了睡眠潜伏期和睡眠效率。尽管越来越多的证据表明失眠及失眠症状对工作场所安全和生产力结局有负面影响，但除了睡眠方面的益处外，失眠治疗能提高工作场所安全和生产力的证据有限。鉴于与失眠相关的高代价和不良影响，有必要进一步研究评估干预措施的有效性。目前还没有作业环境中针对失眠临床筛查和管理的具体指导方针或立法。这可能是由于失眠对警觉性受损的影响，以及对驾驶和疲劳相关工作场所事故的影响的证据有限。历史上，临床医生不一定认为失眠是一种代表着重大作业安全风险的睡眠障碍，但鉴于越来越多的证据表明失眠对包括工作安全和生产力在内的身心健康的负面影响广泛存在，所以这种观点正在改变，并应该会推动政策的制定。

关于作业环境中 OSA 的管理，理想情况下应：①由经验丰富的睡眠专家进行高风险病例筛查，其中包括 OSA 症状的详细病史、过度思睡情况和事故史，并进行诊断性测试以确认存在 OSA；②由疲劳 / 思睡相关的损害风险的有力客观证据支持[151]。由于缺乏准确且易于开展的客观表现测试，这种方式的 OSA 管理并不总是可行。一旦确诊存在 OSA 尤其是确定伴

有功能损害，任何对作业的影响或限制都必须根据当地的工作 / 驾驶适宜性指南来实施，且更重要的是，要启动适当的 OSA 治疗。随后通过定期随访和功能评估来监测治疗依从性也至关重要。在美国，目前还没有针对商务汽车司机等作业环境的全面的 OSA 风险评估的标准或规定[152]。尽管经过多年的证据收集、专家共识和多项建议，但将 OSA 在作业环境中筛查和管理的方法转化为立法仍存在重大障碍。在澳大利亚，医疗专家在评估患有 OSA 的驾驶员是否适合驾驶方面有具体的建议，但各州关于强制性报告高风险患者的立法有所不同。从雇主的角度来看，目前还没有系统的、标准化的立法来筛查患有 OSA 的司机。

在作业环境中进行 OSA 筛查和管理的主要临床挑战集中于确定疾病的存在并开始治疗。将中到重度 OSA 视为高事故风险这种简单一刀切的方法可能是不合适的。这经常在没有确认任何功能表现损害的情况下发生，这可能是不合适的。OSA 患者在症状、日间警觉性和功能方面存在很大的个体差异，这可能是由个体对思睡或 OSA、神经行为障碍和疲劳相关事故风险的个体易感性的表型差异所致[81-82, 153]。因此，一些严重的 OSA 患者报告没有白天思睡、也从未经历过事故，而另一些病情更轻的患者却经历过明显的损害。这反映在当涉及区分 OSA 患者警觉性相关的工作失误、驾驶表现差和事故风险高低时，目前 OSA 严重程度的临床指标和自我报告的日间思睡指标不可靠和不充分[81-82, 112]。这在交通运输领域尤其成问题，因为大多数员工都报告自己处于警觉状态[89]。

在这种情况下，尽管 OSA 是 MVA 的最大危险因素，但这种风险只涉及一小部分 OSA 人群[81-82, 155]。目前国际上缺乏统一的指南和立法，这表明人们认识到缺乏筛选和识别 OSA 员工的最佳客观指标及方法，这些员工实际上代表着更高的风险而不仅仅是疾病。

临床要点

睡眠障碍在作业环境中很常见，会对健康、安全和生产力产生负面影响。由于白天症状的异质性、功能障碍的不同影响以及自我报告偏倚，睡眠障碍筛查和功能障碍评估在作业环境中具有挑战性，使其难以仅依赖病史和症状。仅依靠病史和筛查问卷可能不足以进行临床决策和客观诊断，应在可能和适当的情况下进行功能表现的检查。然而，现阶段缺乏工作 / 驾驶适宜度的标准化评估，因此没有通过商议的标准或立法来促进这一点。临床医生应该利用他们的临床判断和可用的证据以及各种评估工具对作业环境中的睡眠障碍患者进行评估。

总结

作业环境中的睡眠障碍很常见，并与不利的健康、安全和生产力结局相关。在作业环境识别和管理睡眠障碍，包括嗜睡、失眠和 OSA 等主要疾病，对于消除睡眠相关的疲劳、缺勤、功能障碍和安全风险至关重要。职业睡眠医生对员工的全面评估，包括筛查、诊断和管理以及使用的工具，必须适合环境，并以疲劳风险管理框架为指导。鉴于越来越多的人理解和认识到白天结局和事故风险的巨大个体异质性，不包括风险评估的简单、一刀切的筛查和诊断方法可能是不合适的。随着客观检查和行为表型方面进一步的研究和发展，应该有可能更好地将睡眠障碍的诊断与作业环境中的功能障碍和警觉性受损风险的增加联系起来。

参考文献和拓展阅读

请扫描书后二维码，获取参考文献和拓展阅读资源。

倒班、倒班相关障碍和时差

Christopher L. Drake，Kenneth P. Wright，Jr.，Philip Cheng
许 苑 郭俊龙 译 张 斌 审校

第 81 章

章节亮点

- 倒班发生在通常为睡眠所预留的时间，它对工作安全、生产效率和获得充足睡眠的能力产生了负面影响。
- 长期从事夜班工作的工作者患各种疾病的风险更大，包括心血管和胃肠道系统疾病以及癌症。
- 时差也会对睡眠和表现产生不利影响，尽管

其影响的持续时间通常比倒班短。
- 基因和行为的个体差异降低了对倒班和跨时区旅行的适应能力。
- 利用昼夜节律原理为行为和药物治疗策略提供信息，可以帮助倒班工作者和那些经历时差的人。

我们终年无休的社会使工作者作息时间与内在的昼夜生理节律背道而驰。这种错位会严重地扰乱睡眠-觉醒和其他生理过程，增加了发病率和死亡率。本章将倒班和时差的基础科学和实验室研究联系起来，描述这些作息对生理和健康的潜在影响。本章展示了职业健康研究的结果，介绍了临床医生和患者关于倒班相关障碍（shift-work disorder，SWD）和跨时区旅行（时差）治疗至关重要的因素，并提出了建议。

与倒班和时差相关的昼夜节律紊乱及光暴露的影响

体内的生物钟一天 24 h 小时都在调节着生理过程。我们体内的生物钟在生理性的昼和夜之间有所不同，部分原因是它可以在夜间促进睡眠，在白天促进觉醒以及相关功能[1]。对于大多数人而言，生理性的昼夜与环境上的昼夜（即阳光）是一致的，人类的生物钟每天都会重置以保持每天都是 24 h[2]。光是昼夜节律同步的主要环境时间线索[3]，光照暴露的时机决定了内在时钟的相位（即时间）。重要的是，光对内在时钟的影响因光照暴露时间的不同而不同；有时，光线可以使内在时钟的相位延迟（如将睡眠和醒来的时间推迟），这将有助于当向西旅行时适应较晚的时区。在其他时候，光线可以使内在时钟的相位提前（如将睡眠和醒来的时间提前），这将有助于向东旅行时适应较早的时区[4]（图 81.1）。倒班和跨子午线旅行导致了内在生物钟与工作或旅行引起的睡眠和清醒作息之间的正常时间关系错位。换句话说，倒

班工作和跨时区旅行都需要在生理性的夜晚保持清醒，而在生理上的白天睡觉。倒班工作者的光线暴露和睡眠-觉醒作息模式的改变以及频繁的跨子午线飞行可导致昼夜节律紊乱，其发病形式为睡眠紊乱、警觉性受损、健康相关后果以及严重影响生活质量。

倒班

流行情况

美国的劳动人口超过 1.3 亿人[5]。根据对倒班的定义和地区的不同，倒班的流行程度估计值也有所不同，但 2015 年基于美国全国的估计表明，26.6% 的就业成人是倒班工作者[6]。如果估计中包含从事早班和不经常或不定期倒班的工作者的话，这一比例会更高。在美国，17.7% ～ 25.9% 的劳动者在下午 2 点到早上 6 点半开始倒班[7]。这些数据表明，多达 3400 万美国成人规律或轮班工作。来自其他国家的数据也表明，倒班工作的人口比例很高：斯洛文尼亚为 32%，英国为 22%，澳大利亚为 16%，希腊为 25%，芬兰为 25%，日本为 22%[8-9]。这些估计包括多种形式的倒班工作安排，这可能会导致不同程度的昼夜节律紊乱，进而导致发病风险。

夜班工作者

常规在晚上 6 点至次日凌晨 4 点的夜班工作者[10]约占美国总劳动力的 4.3%，2019 年约为 559 万人。然而，这是一个保守的估计，因为它不涵盖通常包括夜班在内的倒班安排可变的工作者。尽管有人

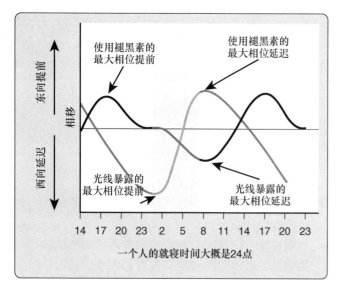

图 81.1　当昼夜节律系统与当地环境时间保持同步时，1 天（6.7 h）光照暴露（灰线）和 3 天（3～5 mg）外源性褪黑素（黑线）的相位曲线示意图。光线和褪黑素对昼夜节律相位重置的反应取决于内在生物暴露时间。一般来说，在习惯的就寝时间之前和之后的几个小时内，明亮的光线照射会导致最大的西向相位延迟，而在习惯的醒来时间之前和之后的几个小时内，明亮的光线照射会导致最大的东向相位提前。从相位延迟过渡到相位提前的时间，在年轻人中平均约为习惯性觉醒时间前的 2.5 h，在老年人中为 2 h。因此，靠近交叉点的强光照射可能会使昼夜节律朝与期望相反的方向移动。与光线的影响相反，在下午晚些时候摄入外源性褪黑素会导致最大的东向相位提前，而在习惯性醒来后不久以及之后几个小时摄入褪黑素会导致最大的西向相位延迟。褪黑素引起的相位延迟转变为相位提前的时间平均是在下午早些时候

推测，与倒班安排相比，长期夜班工作在昼夜节律调节方面可能有好处，但现有的文献并不支持这一观点[11]。相反，客观和主观指标的结果普遍表明，规律的夜班比晚班和轮班会导致更大的总睡眠时间减少[12-14]。连续夜班导致睡眠减少的积累，进而导致体内稳态中睡眠负债的增长。这种睡眠负债加上昼夜节律紊乱对睡眠和清醒的干扰影响，对倒班工作者的工作表现和安全产生了负面影响。比较研究表明，即使是适度的睡眠减少也会损害警觉性和表现，其程度与酒精中毒的法定上限相似[15-16]。毫不奇怪，与白班、晚班甚至轮班相比，夜班工作会产生最大程度的思睡，而且在清晨思睡程度最高。

轮班工作者

轮班是指可变的工作时间安排，包括白班、早班、晚班和夜班的组合。这些轮换可以是快速的（如 1 周内工作时间的多次变化）或缓慢的（如每班 3 周）。据估计，美国人口中有 400 多万轮班工作者（占总劳动力的 2.7%）[7]。由于轮班的不断变化，工作相关的睡眠-觉

醒作息常常与内在昼夜节律发生冲突。事实上，几乎所有轮班工作者在休息日都恢复到白天清醒、晚上睡觉的状态。因此，和夜班工作者一样，轮班工作者的睡眠时间比白班工作者少得多就不足为奇了[14]。

轮班工作者面临着与轮班的频率和方向有关的独特挑战。值得注意的是，关于轮换频率对睡眠-觉醒功能的影响有很多争论。尽管一些数据表明，快速轮换比缓慢轮换更容易导致睡眠减少[14]，但最近的其他研究表明，快速轮换在睡眠质量、思睡和心理社会影响方面可能有一些优势[18-19]。由于人体昼夜节律起搏器的反应相对较慢，快速轮换也许不太可能导致倒班与日光去同步，而缓慢轮换（如每周或更长时间轮换一次）更可能导致昼夜节律时间的转变。由于连续夜班的情况较少，快速轮换可提供更多的时间用于社交和家庭活动，改善睡眠和警觉性，并且相对于缓慢轮班安排通常更受欢迎[18, 20]。尽管如此，关于缓慢轮班和快速轮班安排的优势仍然缺乏共识，鉴于大量的时间安排、工作者偏好和结果的优先次序（即睡眠、表现、健康、生活质量）不同，争论可能会继续。

就轮班轮换的方向而言，顺时针（即延迟）和逆时针（即提前）轮换与白天工作相比都会减少睡眠时间[21]。这些影响被认为对顺时针轮换不那么严重，因为生物钟的自然倾向就是延迟到更晚的时间[21-22]。虽然工作效率、工作满意度和工作与生活的平衡可以在顺时针轮换时得到改善，但移位方向对睡眠、警觉性和工作表现的影响也可能受到年龄和轮换速度的影响[20]。

早班工作者

《睡眠障碍国际分类》（*International Classification of Sleep Disorders*，ICSD-3）将凌晨 4 点开始到早上 7 点工作归类为早班[10]。早上 7 点是美国最常见的倒班，至少有 1810 万工作者（占美国劳动力的 12.4%）属于这一类别[23]。考虑到该上班时间，许多早班工作者通常在早上 5 点之前醒来，因此许多早班工作者可能在他们的昼夜节律低谷之前或期间起床，这可能导致这一人群中过度思睡的比例很高[24]。此外，早班工作者报告的睡眠障碍几乎和夜班工作者一样严重[25]，而且早班工作者睡眠时间明显少于白班工作者[24]。这些因素，再加上清晨严重的睡眠惯性[26]，表明这些工作者经常在睡眠剥夺和接近昼夜节律警觉性最低点的时候在上班的路上，这可能会在早晨通勤期间引起严重的机动车事故危险。

晚班 / 下午班工作者

在下午 2 点到 6 点上班的晚班工作者占美国所有工作者的 4.3%[23]。这类工作者面临着社会孤立的风

险，因而生活质量下降[27]。与上早班（总睡眠时间较少）的工作者不同，上晚班的工作者平均每晚睡眠为 7.6 h[14]，比大多数白班工作者的睡眠时间（6.8～7.0 小时 / 晚）要多[28]。由于体内生物钟有一个平均略长于 24 h 的内在周期[22]，由此产生的内在节律延迟的趋势加上允许晚一点起床的作息安排，也许可解释晚班工作者被观察到总睡眠时间增加的原因。然而，一些晚班工作者可能会因为家庭责任而需要在休息日早些起床所以睡眠时间缩短；随着时间的推移，这种睡眠时间的减少可能会导致严重的损害。因此，并不是所有的倒班工作时间安排都有相同的发病风险，夜班工作者通常不会比白班工作者受到更多的影响。然而，如果倒班工作超过了一般 10～12 h 的倒班时间，很可能会对工作表现造成严重损害[29]。

倒班相关疾病

睡眠不足

来自美国睡眠医学会、美国睡眠研究协会和美国国家睡眠基金会的共识声明一致认为，每晚睡眠少于 7 h 代表睡眠不足[30-31]。美国疾病控制与预防中心（Centers for Disease Control and Prevention，CDC）对超过 6000 名成年人进行的一项具有代表性的全国性调查［国家健康与营养调查（National Health and Nutrition Examination Survey，NHANES）］的结果显示，夜班工作者睡眠不足（＜7 小时 / 晚）的检出率为 61.8%，显著高于白班工作者的 35.9%[32]。当使用体动记录仪客观地测量睡眠时，也观察到类似的结果，表明不规律倒班工作者和夜班工作者的睡眠时间比白班工作者少[33]。

过度思睡

考虑到倒班工作者睡眠机会减少、睡眠片段化以及夜间缺乏昼夜节律警觉信号，过度思睡是倒班工作最常见和最令人虚弱的后果之一也就不足为奇了[34-35]。在一次夜班后，客观测量的思睡程度可能与在发作性睡病和睡眠相关呼吸障碍患者中观察到的水平相似[36]。许多倒班工作者的睡眠严重不稳定，这可能会加剧他们的思睡。此外，在白天（当他们应该睡觉的时候）参加家庭活动会严重限制睡眠机会。这些多方面因素导致的警觉性损害在连续的倒班中增加[37-38]，并可能产生危险的睡眠负债累积，而这可能需要诊断为 SWD 并需要临床关注（见后面的"倒班相关障碍"部分）。

睡眠障碍

对倒班工作人群而言的另一个相关危害是，当生

物钟积极促进清醒时，工作者经常试图在白天时间睡觉[34-35]，导致难以启动和维持睡眠。此外，白天的睡眠可能会因其他白天活动的家庭成员、交通噪音和额外的外部干扰而扰乱。生物钟遵循睡眠觉醒作息突然变化（需要几天甚至几周）而变化缓慢，再加上不稳定的光照暴露[39]，会阻碍生物节律对倒班工作作息的适应，从而导致 SWD（见"倒班相关障碍"部分）[40]。因此，在许多倒班工作者中，即使在倒班工作数月或数年后，甚至在停止长期倒班工作后，睡眠障碍和思睡仍持续[41]。

疲劳和思睡相关的事故

大部分倒班工作者从事对安全敏感的工作，如应急响应、紧急医疗救治、安保和运输。来自受控实验室环境、大型流行病学研究和临床样本的证据已经确定了倒班工作和事故之间无可争议的关联[42-43]。

机动车辆事故。在一项对护士的大样本研究中，79.5% 的夜班护士报告至少发生过一次疲劳驾驶事故，与白班工作的护士相比，这一风险增加了 3.96（95%CI：3.24～4.84）[44]。其他研究表明，在 1 个月内每延长一次倒班工作时长，MVA 的风险就会增加近 10%[45]。下班后开车回家是一个风险特别高的时间，这与接近昼夜节律中警觉性的最低点是一致的[17, 46-48]。对于应急响应职业，如现役警察，研究发现在标准的 10 h 夜班后，他们在驾驶模拟器中的表现和警觉性明显受损，表明这一对安全敏感的人群发生事故的风险很大。

工作场所事故。对于医务人员，皮肤损伤[49]、医疗和诊断错误[50]，以及患者死亡率在延长和非常规倒班工作人员中有所增加[51]。倒班工作医生的较高医疗错误率并不新奇，因为研究结果显示，重度轮班的住院医师表现出的受损水平与血液酒精浓度为 0.05% 的轻度轮班住院医师的相似[52]。在工业环境中，事故和受伤在夜班中增加，随连续的倒班而积累，并随着清醒时间的增加而增加[43]。

包括三哩岛事故、美国航空公司 1420 号班机失事[53]和切尔诺贝利灾害在内的灾难都是在夜班期间发生的，这使人们更加注意到与倒班工作安排有关的风险和代价[54]。在美国，与睡眠有关的事故的成本损失每年高达 400 亿美元，占美国交通事故总损失的 24%[55]。这些数据表明，应该仔细权衡特定行业中与倒班工作相关的经济节约与社会总体成本，包括增加的死亡风险和与睡眠有关的事故的总体成本[56]。

工作效率

倒班工作的负面影响不仅限于重大不良事件和灾

难，还延伸到日常生产力。倒班工作与认知灵活性降低[57]、威胁的觉察受损[58]以及工作效率降低[59]之间的关联已被证实。因此，在众多的作业环境中，工作者的表现在夜间显著降低。其他证据表明，与白班工作者相比，夜班工作者的缺勤率更高，尤其是那些患有失眠和（或）过度思睡者[28]。这些对认知负面影响的机制可能是多方面的，但一项在长期倒班工作者中进行的控制良好的实验室研究提供了强有力的证据，证明昼夜节律紊乱是一个主要的促成因素[60]。

倒班工作对健康的影响

大量资料证明了倒班工作对健康的负面影响[61]。值得注意的是，大型前瞻性研究的结果显示，倒班工作者乳腺癌的风险增加了36%～60%[62-63]，而那些夜班轮班超过15年的人患直肠癌的风险增加了60%[64]。后一种影响随着夜班暴露年数的增加而特别明显，表明其存在剂量-反应关系。与倒班工作相关的其他发现包括十二指肠溃疡的风险增加4倍（经内窥镜证实）[65]，心血管疾病发病率和死亡率增加[66-68]，其中包括动脉粥样硬化和心肌梗死[67]。两项针对女性的大型前瞻性队列研究也发现，随着轮班工作年数的增加，患冠心病的风险增加[69]。总体而言，倒班工作会增加患2型糖尿病的风险[70]。然而，也有数据表明，在睡眠时型清晨型的人群中，2型糖尿病的风险随着倒班工作时长的增加而增加，而在夜间型的人中没有观察到这种情况[71]。倒班工作者的不良饮食习惯[72]和其他不良健康行为可能是发病率增加的部分原因[73]。尽管如此，内分泌系统的昼夜节律和睡眠-觉醒调节[74-75]，以及昼夜节律紊乱对胰岛素抵抗的负面影响的实验证据表明，内源性节律和睡眠-觉醒作息之间的失调是倒班工作者患糖尿病风险增加的一个主要促成因素[75-76]。

倒班工作对心理健康和生活质量的影响

工作因素，包括工作控制的减少、缺乏管理支持、高工作要求和工作场所暴力的增加，经常导致倒班工作者所经历的社会心理压力增加[77]。夜班工作一直被证明会增加抑郁[78-79]和焦虑[76]的风险。在这一人群中，这些疾病的发展主要是由SWD介导的（见"倒班相关障碍"部分）[80]。倒班工作还会对员工的家庭和生活质量产生负面影响，比如更高的离婚率、更低的工作满意度以及家庭和社交的限制[18, 28]。在控制了一些人口学变量后，一项为期5年的纵向研究结果表明，父母倒班工作与5～12岁儿童的学习成绩差和行为问题之间存在关联[81]。

良好的职业实践

全球化和一个全年无休的社会需要全天候的劳动力，如应激反应、紧急医疗救治、运输、食品供应和无数其他领域。疲劳风险模型为风险管理提供了一个有用的框架，包括优化倒班计划的设计、实施工作者教育项目以及应用关键的疲劳/思睡/错误检测的方法[82]。现有的文献清楚地表明，没有一个特定的倒班计划是对所有人都最佳的，也没有对睡眠、警觉性和工作表现的所有潜在结局都是最佳的。这些有价值的风险管理策略可以辅以个性化的医疗措施，以优化倒班工作者的睡眠、表现、健康和生活质量。在决定适当的倒班计划和（或）干预措施以加强对倒班工作的适应时，个性化方法可认识到工作者偏好、生理和行为脆弱性，以及家庭/社会活动方面的复杂性[40]。

良好的职业实践具有巨大的潜力，可以减少倒班工作者的总体发病率。作为整体疲劳风险管理策略的一部分而实施的干预措施，如工作计划调整、倒班前睡眠储备、咖啡因使用的具体策略，以及识别昼夜节律阶段的移动应用程序，可能对某些倒班工作环境有帮助[84-85]。即便如此，哪怕尽了最大的努力，一些倒班工作者还是会在工作迫使的睡眠-觉醒作息中挣扎。事实上，在相同的倒班安排上，人们在昼夜节律紊乱、过度思睡和睡眠中断的易感性方面存在着巨大差异[40]。

倒班工作耐受度

有些工作者可以忍受倒班工作的影响，并可以保持无症状[40]。在其他工作者中，内在昼夜节律的时间（以内源性褪黑素的升高作为指标）不适应工作迫使的睡眠-觉醒作息，因此长期失调[86-88]。与那些褪黑素水平显示出对夜间工作适应的人相比，昼夜节律紊乱的工作者白天睡眠减少。个体昼夜节律系统本身的差异（如昼夜节律周期、昼夜节律幅度和系统对光的反应）可能导致对倒班工作的不适应。研究表明，造成个体差异的一个因素包括生理上的昼夜偏好（即早起与晚起）[89]，这与生物钟基因 *PERIOD3* 的多态性有关[90-91]。许多关于昼夜偏好和 *PERIOD3* 基因的研究都集中在睡眠减少对清醒功能损害的程度上[91-92]。事实上，在多次睡眠潜伏期试验（multiple sleep latency test，MSLT）中，携带5个重复 *PERIOD3* 等位基因的夜班工作者比携带纯合子的工作者客观思睡程度更高[72]。

之前的研究还表明，一小部分人对昼夜节律紊乱和睡眠系统的其他干扰造成的睡眠中断特别敏感[93]。这种对环境干扰或"睡眠反应"引起的睡眠障碍特征是一种遗传的睡眠障碍和失眠倾向，表现在睡眠系统对压力干扰敏感或"反应"[94]。前瞻性数据表明，高反应性睡眠者，即使没有睡眠障碍或精神疾病史，也高度不耐受倒班工作，并有显著发病率的风险[80]。综上所述，这些数据强调了倒班工作者不仅在倒班工作的耐受度上存在很大差异，而且各种各样的因素都会影响一个人对倒班工作的耐受度。不幸的是，相当一部分工作者难以适应倒班工作，最终发展为 SWD[86]。

倒班相关障碍

睡眠和清醒的中断可以反映倒班工作暴露的常规反应。在许多个体中，这些症状会变得慢性且严重，导致 SWD 的诊断[10]。SWD 是一种睡眠-觉醒障碍，涉及在睡眠期失眠和（或）在清醒期间过度思睡，与倒班工作直接相关（ICSD-3 诊断标准见表 81.1）[10]。不能忍受倒班工作的人，尽管有充足的卧床时间（即 7～9 h）且没有其他未经治疗或治疗不充分的睡眠障碍，但仍会出现失眠和（或）过度思睡的症状。研究表明，在 SWD 的患者中，使用自我报告[95]和多导睡眠监测（polysomnographic，PSG）都发现其存在睡眠起始和维持障碍[96]。睡眠中断均可出现在白天和夜间的睡眠期间[96]。患有 SWD 的人很难在清晨工作和通勤时间中保持清醒。这些缺陷会对其工作表现、驾驶安全、生活质量、工作满意度和健康产生不利影响。未来研究的一个主要挑战是确定哪些特定

类型 SWD 的发病率与失眠、过度思睡或昼夜节律紊乱有关，或是与这 3 个因素的某种组合有关。

流行情况

对倒班工作者失眠和过度思睡的临床评估是确定 SWD 实际患病率的必要条件。在一个有代表性的倒班工作样本中，夜班工作者的患病率估计为 14%～32%，轮班工作者的患病率则估计为 8%～26%，具体取决于采用的 SWD 的定义[28]。其他研究的结果也给出了类似的估计，在北海石油钻井平台工作者中约为 23%[97]，在日本轮班护士中约为 24%[98]，在一般夜班工作护士中为 38%[99]，以及在一项随机倒班工作者人群的样本中接近 32%[100]。一项使用 ICSD-3 临床诊断标准并对工作时间客观验证的针对芬兰卫生工作者样本的研究发现，SWD 患病率更低，为 3%～6%，其原因可能是诊断标准较严格[101]。

倒班相关障碍中的精神疾病

大量研究表明，与健康的倒班工作者和白班工作者相比，SWD 患者的抑郁和焦虑程度更高[80, 102]。重要的是，倒班工作暴露与新发抑郁和焦虑之间存在 SWD 发病的中介关系[80]。

倒班相关障碍的躯体疾病发病率

除了睡眠-觉醒障碍外，与无 SWD 的夜班工作者相比，SWD 患者在注意力和记忆的神经生理测量

表 81.1　倒班相关障碍的诊断标准

《睡眠障碍国际分类》（ICSD-3）标准：睡眠-觉醒昼夜节律障碍的总体标准

A. 睡眠-觉醒节律失调长期或反复发作，主要是由于内源性昼夜节律定时系统改变，或者由于内源性昼夜节律与期待或需求的生理环境或社会 / 工作作息时间直接的不匹配

B. 昼夜节律紊乱会导致一系列失眠症状，或嗜睡，或两者兼有

C. 睡眠-觉醒节律紊乱导致有临床意义的痛苦或心理、生理、社会、职业、教育或其他重要功能的损害

昼夜节律睡眠障碍——倒班相关障碍的具体标准（ICD-10-CM 代码：G47.26）

A. 有失眠和（或）过度嗜睡，伴总睡眠时间减少，与工作日程经常性占用常规睡眠时间有关

B. 症状存在至少 3 个月，与倒班工作日程有关

C. 至少 14 天（工作日和休息日）的睡眠日志和体动记录仪监测（可能的话最好同步进行曝光量测量）提示，睡眠-觉醒模式紊乱

D. 睡眠和（或）觉醒紊乱不能以其他现存的睡眠疾病、内科或神经系统疾病、精神疾病、药物使用、睡眠卫生不良或物质应用更好地解释

《精神障碍诊断与统计手册》第 5 版（DSM-5）：睡眠-觉醒昼夜节律障碍诊断标准（307.45）

A. 一种持续的或反复的睡眠中断模式，主要是由于昼夜节律系统的改变，或在内源性昼夜节律与个体的躯体环境或社交或工作时间表所要求的睡眠-觉醒周期之间的错位

B. 睡眠中断导致过度思睡或失眠，或两者兼有

C. 该睡眠障碍引起有临床意义的痛苦，或导致社交、职业和其他重要功能方面的损害

标注类型：

倒班工作型：与倒班工作时间表（即需要非常规的工作时间）有关的在主要睡眠周期中失眠和（或）在主要觉醒周期中过度思睡（包括不经意的睡眠）

方面表现出明显的受损[103]。与无 SWD 的倒班工作者相比，有 SWD 者也显示出更高的溃疡和胃肠道疾病[104-105]、缺勤、家庭及社交活动困难的检出率，以及更高的严重抑郁症和情绪问题发生率[28, 106-107]。不足为奇的是，患有 SWD 的倒班工作者较无 SWD 或白班工作者报告有更高的睡眠相关事故的发生率[108]。虽然在倒班工作者中发现心脏病发病率更高，但尚不清楚这种发病率是否与 SWD 的症状直接相关[28]。在一项研究中，相较于无 SWD 者，SWD 与更严重的尿路症状相关[109]。在一项针对男性工作者的研究中，SWD 患者的睾丸激素水平被发现较无 SWD 的夜班工作者平均低 100.4 ng/dl[110]。与倒班工作耐受度本身相反[40]，在确定 SWD 特定发病率的最终结论前，需要对符合 SWD 诊断标准的患者进行更多的研究。

临床评估

ICSD-3 提供了 SWD 的诊断标准（表 81.1）[10]。诊断是通过完整的睡眠史得出，而依照诊断标准，不需要 PSG 来确诊该疾病。然而，如果怀疑有其他睡眠障碍（如阻塞性睡眠呼吸暂停），则可能需要进行 PSG[111]。SWD 的临床评估与其他睡眠障碍类似，特别是第 43 章所述的其他昼夜节律睡眠-觉醒障碍。然而，对倒班工作者的评估也需要仔细关注工作-睡眠时间表对认知、社交和健康相关功能的影响。应仔细评估患者保持清醒的能力，特别是在安全敏感活动（如通勤、危险的工作任务等）期间，因为 SWD 患者较不符合诊断标准的倒班工作者，其发生与思睡相关事故的概率高 2 倍[28]。在一天 24 小时内确定充足的睡眠机会（即 7～9 h）以排除睡眠不足（倒班工作者中常见的情况）具有挑战性，但它仍然应该被作为一种诊断性排除，并被视为综合评估的一部分。

对 SWD 的临床评估应包括评估患者思睡和失眠症状的严重程度。Epworth 嗜睡量表（Epworth Sleepiness Scale, ESS）在评估思睡方面特别有用，并且可以很容易地在临床环境中使用。ESS 评分大于 10 分被认为具有临床意义。根据 ESS 10 分的阈值定义过度思睡，在倒班工作者中报告的检出率高达 44%[28]，而在使用该标准的日间工作者的代表性样本中报告的患病率为 24%～33%[28, 112-113]。

标准化和规范的评估工具，如失眠严重指数（Insomnia Severity Index, ISI）、匹兹堡睡眠质量指数（Pittsburgh Sleep Quality Index, PSQI）和 PROMIS 睡眠障碍量表，对于确定睡眠障碍的程度和相对影响非常重要[28, 112-114]。此外，在确定治疗效果时，这些工具甚至更为关键。众多针对失眠症一般评估及其与功能关系评估的临床指南已出版，应在评估倒班工作

者时考虑使用[115]。在考虑适当的治疗策略之前，确定患者是否报告入睡困难、维持睡眠困难或两者兼有是鉴别诊断的重要依据。对患者近期工作安排的全面记录对于诊断至关重要，因为许多类型的倒班安排（特别是快速逆向轮班安排）会导致严重的睡眠障碍和过度思睡[116]。如果晚班工作者出现过度思睡或失眠的症状，应考虑其他可能的原因，因为晚班工作者较不容易引发 SWD；然而，SWD 可能会发生在有强烈的清晨型生物钟偏好或对社交或家庭需求很高的晚班工作者身上。应该收集工作日和休息日的睡眠-觉醒信息，因为最近的研究表明，SWD 患者在休息日不太可能进行补偿性睡眠，这可能是一个有价值的临床指标[95]。

临床医生还必须意识到与倒班工作相关的潜在心理健康（如抑郁、焦虑）、胃肠道、心血管、癌症和其他健康风险。应鼓励工作者定期进行身体检查，以排除这些疾病并采取适当的预防措施。此外，与使用或滥用缓解失眠的物质（如非法药物和酒精）、不良饮食以及使用尼古丁相关的健康风险，这些在倒班工作者中很常见，也应在临床评估期间进行彻底评估。最后，教育倒班工作者适当的睡眠行为（即睡眠卫生）、强调休息日充足的睡眠机会是至关重要的。

尽管具有挑战性，但使用至少 7 天的体动记录仪监测对于评估每个倒班患者的昼夜节律时相至关重要[117]。如果不能准确测量昼夜节律，昼夜节律干预措施（如使用强光/生物时相药）的使用就会受到严重限制，甚至可能因治疗时机不恰当而加剧某些患者的症状。昼夜节律数学模型很容易获得，并且已被验证可在夜班工作者中使用体动记录仪预测昼夜节律时相[118]。其他确定昼夜节律紊乱的有效方法，如睡眠日志/日记，已经取得了成功，并且可以作为验证患者是否需要昼夜节律调整的另一种可行替代方法[119]。考虑到模型的可用性和易用性，准确预测倒班工作者昼夜节律时相和预测昼夜节律行为干预有效性的能力有可能将从使用促睡眠和促觉醒药物的症状管理临床方案转变为重新调整潜在的昼夜节律以匹配工作迫使的睡眠-觉醒时间作息[117]。

治疗

SWD 的一个主要特点是其症状与倒班工作直接相关，因此通常在返回日间工作后会有所缓解[10]。恢复白天工作后症状的改善表明昼夜节律紊乱是潜在的病理生理机制。如果不取消夜班，工作调整可能会有一些好处，如转为晚班、从逆向轮班转为正向轮班，以及合并通过允许"自己安排"倒班来增加工作

者的控制[120]。将睡眠时型与工作时间表相匹配也是有益的。研究表明，相对于其他时型，早起型（即早起/早晨型）的人对夜间倒班的睡眠适应性较差[121]，而从夜班中剔除极端早起型和在早班中剔除极端晚起型可以大幅提高睡眠时间和睡眠质量[122]。然而，在大多数情况下，临床干预是必要的，因为工作和（或）个人以及社会的限制可能阻碍主要的工作时间计划的调整。因此，治疗必须针对 SWD 的两种症状：通过使用药物[123]、行为干预［如失眠认知行为疗法（cognitive behavioral therapy for insomnia，CBT-I）、午睡锚定睡眠］[124-125] 和昼夜节律干预（如定时人工强光照射）[82] 来减少过度思睡和（或）改善睡眠。

即使在做出 SWD 诊断之前，临床医生也必须首先解决所有潜在的安全问题，对于在驾驶时出现过度思睡的倒班工作者和对个人或公共安全至关重要的职业，应降低立即进行治疗干预的门槛[10]。倒班工作者通常会有混乱的睡眠-觉醒作息，可能会大幅减少他们在床时间以应付他们的社交、工作和日常义务。潜在的影响因素包括轮班时间短（即快速轮回）、长时间加班以跟上工作要求、副业，或者在白天保持清醒以参与典型的家庭和社交活动。所有这些因素都会使倒班工作者难以获得足够的睡眠机会。临床医生需要与每位患者一起解决这些问题，这样才能让睡眠成为健康的必需品。

昼夜节律的干预措施

倒班相关障碍的个体化医疗。虽然昼夜节律干预对睡眠-觉醒的益处已在倒班工作者中得到证实[126]，但相对于每个人的昼夜节律时相的治疗时间是一个需要考虑的关键因素。使用个体化医疗方法，包括在治疗前确定个体的昼夜节律时相和睡眠时型，对于匹配患者（如清晨型与夜晚型）的睡眠/工作时间表的调整方案以及确定光照和药物干预的恰当时间非常重要[122]。如果没有关于个体内源性节律的信息，光、作息调整或生物时相药治疗可能会在错误的昼夜节律时相中应用，导致其昼夜节律和睡眠-觉醒障碍加剧。

定时强光暴露。使用适当定时的人造光（5000 ～ 10 000 lux）以改变内源性节律已在倒班工作者中被研究。对于白天工作的人来说，在晚上接近习惯就寝时间及之后的几个小时内暴露于强光下会导致内在生物时间的相位延迟，而在早上习惯清醒时间前大约 2 h 暴露在强光下会导致相位提前（图 81.1）。在实践中，每在强光下适当地暴露 1 h，通常会导致内源性生物钟偏移 0.5 h。

利用这些规律，旨在产生昼夜节律起搏器的相位延迟的干预措施（即夜班前半段照明亮光线，而后日间处于黑暗）已被证明可以改善日间睡眠和夜间功能[127-129]。Czeisler 及其同事[129] 在实验室连续 4 个晚上暴露在 7.5 h 的强光下（7000 ～ 12 000 lux），并在早上 9 点到下午 5 点在黑暗中睡觉，以治疗倒班工作造成的昼夜节律紊乱。与暴露于室内光线（150 lux）和不规律睡眠的对照组相比，治疗组的昼夜节律（即温度、皮质醇、警觉性）显示出了 9.6 h 的延迟（即晚一些时间）。他们同时白天平均多睡 2 h，夜间警觉性和认知能力也有所提高。

折中昼夜节律时相。尽管在受控的实验室环境中能够实现大的相移，但在现场研究中获得的效果通常不太稳定[130]，因为这需要几乎完全控制暴露在光线和黑暗中的时间，而这在大多数工作环境中是不实际的。因此，短暂的间歇性光照（15 min/h）诱导"折中"的昼夜节律时相（即中等但稳定的约 6 h 延迟）已在模拟倒班工作中进行了测试，并显示出可改善睡眠时长和精神运动表现[131]。虽然这种方法与长期夜间工作和休息日的普通日间安排是兼容的，但由于昼夜节律时相的时间在实际倒班工作者人群中变化更大并且可能会因工作环境实际限制而有效性受限，因此对 SWD 患者进行额外的随机对照试验十分迫切。

生物时相药。一些有限的证据表明，具有相移特性的化合物（如生物时相药）也可能对倒班工作者有益[123]。外源性褪黑素可能是人类最强的非光性生物时相药。正常情况下，内源性褪黑素水平在习惯性就寝前 2 h 左右上升[132]，整晚保持高位，并在习惯性醒来时间时再次下降。使用外源性褪黑素来改变昼夜节律通常遵循光的相位响应曲线的倒数（图 81.1）。因此，在生理性的日间间服用褪黑素可用于昼夜节律时钟的相位提前或相位延迟[133-134]。在倒班工作的研究中，褪黑素（0.5 ～ 3 mg）通过时相延迟或提前可改善昼夜节律适应性，但具体取决于给药时间[128,135]。适当时间的褪黑素和强光的组合也可以用来诱导比单独使用更大的相移[136]。重要的是，为了使褪黑素成为一种有效的相位重置剂，控制光照是至关重要的，因为不适当的环境光照会很容易抵消褪黑素产生的任何相移。褪黑素已被证明在低至 5 mg 的剂量下就会导致行为障碍，建议如果在服用后需要保持清醒超过 30 min 时要慎用[128,135]。只要可能，应使用纯度和剂量水平认证的褪黑素制剂。

改善白天（和夜间）睡眠

应鼓励 SWD 患者在夜班结束后立即入睡，并在睡眠期间使用遮光罩、耳塞和舒适的眼罩来维持有利于睡眠的环境。对于 SWD 患者而言，把睡眠放在首位尤其重要，因为这些患者往往会在休息日放弃睡眠减少的补偿[95]。如果昼夜节律与夜班足够一致，白天睡眠就会得到改善[122, 127, 129]。然而，昼夜节律干预的实际限制往往会阻止昼夜节律与作息完全对齐（如日间光照），因此需要直接针对睡眠改善的干预。倒班工作者缺乏昼夜节律调节表现为日间睡眠后半段的睡眠障碍[127]。

锚定睡眠

使用两个睡眠时段：①一个 4 ～ 5 h、代表一天中一个时间（如从早上 8 点到中午，倒班工作者被指示"总是睡觉"，不管它是工作日还是休息日）的"锚定"睡眠时段；②根据工作安排，在不规律的时间内再睡 3 ～ 4 h，这可能有助于稳定昼夜节律并增加给定 24 h 内的睡眠时间。来自两项研究的结果表明，将睡眠分为两个阶段可能会带来一些好处，包括延长白天的睡眠时间[137]和减少入睡后的清醒时间[138]。

当褪黑素（和褪黑素激动剂）作为一种非生物钟的睡眠诱导剂使用时，在生理性的日间中内源性褪黑素水平较低时给药，剂量低至 0.3 mg 即可以增加总睡眠时间[139-142]。在倒班工作者中，褪黑素剂量在 5 ～ 10 mg 睡眠可得到一些改善[143-144]。相比之下，较低剂量（1.8 mg）没有产生强有力的效果[145]。

促眠药

促进睡眠的药物通常用于上夜班的人。例如，最近的数据显示，20% 的警察会使用促进睡眠的药物[146]。虽然促眠药物可以改善白天的睡眠，但这些效果并不能转化为夜班期间显著提高警觉性[147-148]。与中效化合物（半衰期 5 ～ 12 h）相比，短效促眠药（即半衰期 1.5 h）对有单纯性睡眠维持问题（即难以保持睡眠但没有入睡问题）的倒班工作者可能没有什么好处。在这一人群中，残留镇静的风险是至关重要的，应当仔细考虑，因为倒班工作者通常从事安全敏感的职业（如消防、警察、医疗卫生、运输）且通常只有明显少于连续 7 ～ 8 h 的睡眠时间。

与白班工作者一样，应强烈劝阻 SWD 患者使用酒精来帮助睡眠，因为酒精可能会滥用，而且倒班工作者在下半夜可能特别容易受到酒精破坏睡眠的影响[149]。在白天夜班前打个盹以及晚上小睡一会儿，对提高警觉性和工作表现都很有效[150-152]。在一项研究中，夜班前 30 min 的晚上小睡联合咖啡因（250 ～ 350 mg）对提高警觉性和工作表现特别有益，持续时间长达 3 个晚上[153]。一项对职业司机的研究

表明，临床可行的短暂小睡（2 次，每次 20 min）和短暂的光照时间（5000 lux 下 10 min）相结合，可以减少多导睡眠监测测量的驾驶时睡着的次数[152]。最后，一项关于小睡效果的荟萃分析表明，小睡对减少夜班期间的思睡有一定的好处[154]。

促觉醒药物

许多经历过思睡的人会用咖啡因来解决这个问题。咖啡因可以用来改善生理性夜晚中的清醒和表现[153, 155]。尽管睡前使用咖啡因可能有助于减少睡眠惯性对表现的影响[156]，但这种方法尚未在 SWD 患者中进行测试。在 Wyatt 和同事的一项研究中[157]，低剂量咖啡因 [0.3 mg/（kg·h）] 在长时间清醒（29 h）和昼夜节律紊乱的情况下服用，有助于受试者保持清醒、改善记忆和精神运动表现。总体而言，证据支持使用咖啡因可以提高倒班工作者的警觉性[158]。促觉醒的药物也用于许多涉及倒班工作的职业，如警察[146]。虽然其他警觉性药物也有被使用，但 II 类（Schedule II）的兴奋剂药物，如苯丙胺和哌甲酯，存在一些缺点，包括滥用的可能性很大，这抵消了它们在倒班工作时提高警觉性的能力[159-160]。

美国食品和药物管理局（Food and Drug Administration, FDA）批准的用于增强 SWD 患者警觉性的药物已被用于促进患者夜间清醒。一项关于使用莫达非尼治疗 SWD 的研究提供了证据，证明其对职业相关结果的治疗效果，包括驾驶时思睡。在该研究中，204 名符合 SWD 标准的患者在临床现场试验中连续 3 个月每晚服用 200 mg 莫达非尼或安慰剂[161]。莫达非尼组在精神运动警觉性和开车回家路上的困倦上在不同终点都比安慰剂组有显著改善。在夜班期间，患者在 MSLT 上客观定义的思睡也显著降低，尽管警觉性水平没有恢复到经典日间评估的正常水平。重要的是，在夜间开始时服用莫达非尼对随后的白天睡眠没有有害影响[161]。阿莫达非尼是莫达非尼的长效异构体，它也被证明对治疗 SWD 患者的过度思睡有效，并能减少通勤回家时的思睡程度[162]。在一项针对 SWD 患者的安慰剂对照驾驶模拟器研究中，阿莫达非尼改善了驾驶表现，包括减少了夜班至上午 9 点期间横向位置的标准偏差和驶离道路偏差[163]。它已被 FDA 批准用于 SWD，并已被证明可以显著减少过度思睡和改善该患者的整体临床状况及表现[162]。一些研究已经检验了在正常、健康的志愿者中，在生理性夜间促觉醒联合治疗的效果。研究的联合治疗包括咖啡因和强光[155]、咖啡因和小睡[153]以及小睡和莫达非尼[164]。这种促觉醒的治疗组合被报告比单独使用任何一种治疗都更有益。

多组分行为治疗

鉴于造成 SWD 症状的因素多种多样，人们对 SWD 的多成分方法的行为治疗的兴趣一直在上升。虽然没有经过广泛的测试，但一些初步研究表明，它对自我报告的失眠症状和睡眠质量，以及日记和（或）体动记录仪导出的睡眠，包括睡眠潜伏期和睡眠效率，都有积极的影响[125, 165-166]。这些方法通常包括失眠行为治疗的典型组成部分，如睡眠卫生教育、刺激控制、改进版的睡眠限制（防止因过度思睡而加剧安全风险）和压力管理策略（如放松技术、认知重组）。有些还结合了人工和自然光作为治疗成分的策略性使用[125, 165, 167]。值得注意的是，只有一项研究使用了随机对照试验方法，并发现多组分方法与睡眠教育对照之间没有差异[167]；然而，结果显示，没有 SWD 的倒班工作者在次要结果（如生活质量、对睡眠的不合理信念、体动记录仪记录的总睡眠时间）方面表现出更多的改善，这表明可能需要进一步针对 SWD 患者量身定制或加强干预措施[167]。最后，对多组分行为治疗的兴趣还包括使用数字化健康干预措施，初步数据显示与面对面治疗的效果相当[125]。

倒班相关障碍管理指引

鉴于缺乏评估和治疗 SWD 的临床工具，我们建议一套简短的临床指引（表 81.2）。这些指引是基于既定的昼夜节律规律、疲劳风险管理建议[168]和 SWD 的临床试验[162-163, 169-171]。在可能的情况下，所有的临床治疗方法都应结合治疗过程中出现的与工作有关的问题。然而，在处理这些问题时，我们应该认识到，《美国残疾人法案（Americans with Disabilities Act，ADA）》缺乏对 SWD 的明确保护，因为它不被视为残疾。此外，法院一般不支持在 ADA 规定下不能完成倒班工作的观点，因为变为晚班或夜班被认为是微不足道的事情[172-173]。虽然这种情况可能会在未来涉及 SWD 的法庭案件中得到解决，但解决和预防 SWD 问题的一个新方法是，在开始雇主规定的特定倒班工作之前，为工作者提供机会和资源来使他们的昼夜节律系统与倒班时间表保持一致。

预防

尽管上述干预措施对目前在夜间工作时出现症状的个体仍然是一种可行的方法，但在进入夜班工作作息之前立即改变昼夜节律来预防症状的发作可能具有显著的优势[174]。利用强光调整昼夜节律与倒班工作安排的倒班工作模拟研究已经顺利进行，并证明了强光可改善睡眠、警觉性和表现。然而，如果要将预防 SWD 从昼夜节律科学研究转化为可行的临床干预措

施，则需要克服一些限制，包括实验室环境的人为控制性质和实现折中相位位置通常所要求的时间[174]。在预防方面，快速正向的倒班安排可以防止在倒班工作过程中睡眠负债积累[175]。SWD 风险的生物标志物，如睡眠反应性[80]、PERIOD3 基因型[176]和其他患者特征，包括睡眠时型，可能对识别高危个体很重要，可用于前瞻性随机对照试验，以测试预防性干预措施的有效性[176]。

时差及时差相关障碍

每年有数百万人乘飞机旅行。时差反应是由跨越多个时区向东或向西快速旅行导致内源性生理性时间和环境时间不匹配造成的。旅行前和旅行期间的睡眠紊乱和（或）睡眠时间缩短也可能导致时差症状。

症状的严重程度和持续时间（即对旅行的耐受性）取决于①旅行的方向和跨越时区数量，②旅行时获得充足睡眠的能力，以及③在旅行期间和在新时区对环境昼夜节律时间线索的暴露。在新的时区，症状包括白天疲劳、思睡和失眠。胃肠道紊乱常见，可能与在生理性时间摄入食物而身体还没有准备好承担这一功能有关[177-178]。虽然时差管理中使用的昼夜节律规则与倒班工作相似，但环境因素（如白天的光照）通常有助于在旅行到不同时区后的适应。因此，时差症状通常会在几天内消退，尽管在某些情况下，症状会持续数周。

时差反应的症状是由于在东行之后，旅行者试图在他或她的内源性生理性夜晚到来之前在新的时区睡觉。在新时区的睡眠因此受到干扰，这种睡眠中断会导致随后的日间思睡和疲劳。日间思睡和疲劳也会因为旅行者必须在他或她的内源性生理学夜晚保持清醒而发生。在生理性白天的睡眠能力（易失眠）和在生理性夜晚保持清醒的能力的个体差异也可能导致时差症状。与时差相关的认知障碍可能会产生严重的后果，导致驾驶困倦或飞机事故、使商务旅行者的决策能力受损，以及影响运动表现。在其他情况下，时差可能会带来不便，导致在观光、参加社交活动或吃饭时难以保持清醒。思睡和疲劳也会增加酒精对表现受损的影响[179-181]。向东旅行后的时差反应通常被报告比向西旅行更严重。向西旅行可能更容易，因为人类生物钟的平均周期超过 24 h，所以有晚睡和睡懒觉的生理学倾向。然而，有 20% ~ 25% 的人生物钟短于 24 h[182]，这样的人可能更容易适应向东旅行。

治疗

成功的治疗需要详细的病史和昼夜生理学知识，

表 81.2 倒班相关障碍评估与管理的临床指引

评估

Ⅰ. 确定昼夜节律紊乱（睡眠日志及与光照一致的体动记录仪）

Ⅱ. 评估睡眠障碍

　　A. 确定入睡困难、维持睡眠困难，或有非恢复性睡眠（包括白天和夜间睡眠）

　　B. 测量警觉性程度

　　C. 评估在不适当的情况或时间入睡的情况［使用 Epwroth 嗜睡量表（ESS）］，特别注意困倦驾驶

　　D. 确定与工作相关的重要因素：下班后的通勤时间，连续倒班的次数，倒班的类型，倒班之间的时间

Ⅲ. 确定对社交和家庭责任的影响

管理

Ⅰ. 倒班工作者应定期进行体检，并注意与倒班工作相关的心理（如抑郁症）、胃肠道、心血管和潜在癌症的风险

　　A. 睡眠相关共病：确定睡眠呼吸障碍、不宁腿综合征或其他潜在睡眠障碍的风险

　　B. 其他合并症：确定可能导致失眠或过度思睡症状的躯体或精神疾病

Ⅱ. 确定调离倒班工作是否合适或实际可行。如果患者符合倒班相关障碍的诊断标准，停止倒班工作计划应该是与患者讨论的第一选择

Ⅲ. 确定针对患者的治疗方法

　　A. 生物钟适应

　　　　1. 考虑个体差异因素（如年龄、时相偏好）

　　　　2. 考虑折中的相位位置（如在上半夜使用明亮的光线而在日间增加黑暗）

　　　　3. 夜班工作者：在休息日，采用晚睡作息（即凌晨 3～4 点就寝）

　　B. 症状管理

　　　　1. 失眠

　　　　　　a. 良好的睡眠习惯

　　　　　　　　i. 针对不适当的睡眠行为，鼓励在白天睡眠时使用眼罩、耳塞和遮光罩

　　　　　　b. 睡眠维持是首要问题

　　　　　　　　i. 考虑中效促眠药（半衰期 5～8 h）

　　　　　　　　ii. 考虑在白天睡眠时使用褪黑素（≈3 mg）

　　　　　　c. 睡眠起始问题

　　　　　　　　i. 考虑短效催眠药

　　　　　　d. 休息日的睡眠问题

　　　　　　　　i. 考虑固定的睡眠-觉醒时间表和锚定睡眠

　　　　2. 过度思睡（即 ESS 评分＜10）

　　　　　　a. 解决睡眠障碍，如果有的话

　　　　　　b. 考虑在倒班前服用促觉醒的药物（如莫达非尼、阿莫达非尼）或超说明书的兴奋剂（如苯丙胺、哌甲酯）

　　　　　　c. 建议在倒班前进行预防性的小睡

　　　　　　d. 明智地使用短暂到中等长度的小睡（30～60 min），并认识到睡眠惯性的风险（考虑小睡前使用咖啡因来减少睡眠惯性）

　　　　　　e. 在倒班期间考虑综合治疗策略（促觉醒药物、明亮的光线、锚定睡眠和小睡）

Ⅳ. 解决额外的工作、社交和家庭因素

　　A. 社交/家庭/心理：改善家庭/社交、工作和睡眠时间的平衡，治疗社会心理压力、抑郁或婚姻不和谐，如果有的话。教育患者家属倒班工作者需要有保护的睡眠时间

　　B. 健康和安全：促进改善健康的饮食习惯，注重与主要睡眠段相关的规律和时间安排（不要在就寝时间前 2～4 h 内），减少不适当的药物使用，在适当时间增加锻炼（不要在就寝时间前 2～4 h 内），针对疲劳驾驶的风险和表现脆弱的关键时间进行教育

　　C. 与工作相关：减少连续倒班的次数（＜4 次），减少倒班时长（＜12 h），使用顺时针轮换，确保倒班之间有足够的时间（＞11 h），不在昼夜节律最低点（早上 4 点到 7 点）进行繁重的工作，解决通勤时间问题（更长＝更大的事故风险），更改为白班或夜班，考虑加入倒班工作关注计划

以及有效的对策来改善睡眠、觉醒和昼夜适应。大多数时差反应治疗的证据来自实验室研究，现场研究有限[183]。目前，FDA 还没有批准治疗时差相关障碍的药物。

在飞行中和在新时区促进睡眠

旅行者应该了解可以控制的环境因素以促进睡眠[184]。大多数从美国向东飞往欧洲的航班都安排在

夜间。眼罩、耳塞或降噪耳机可能有助于在飞行中促进睡眠。在飞行中应避免或尽量减少饮酒。尽管酒精可缩短睡眠潜伏期，但它会破坏睡眠的连续性[149]。与多站航班相比，直航航班在旅行期间提供了更多的睡眠机会。到达目的地后，通常建议立即适应新时区的新就寝时间和起床时间。外源性褪黑素呈剂量依赖关系，可以缩短睡眠潜伏期和增加睡眠持续时间，应当在生理性白天服用[141-142, 185]。因此，如果在飞行和（或）新的时区试图在生理性白天睡觉，褪黑素可以用来改善睡眠质量和持续时间。在旅行期间使用褪黑素之前，应在原先时区试用，以确定对所选剂量的反应。处方的褪黑激素受体激动剂，如雷美替胺[139]和他司美琼[140]，被报告可以改善生理学日间的睡眠，因此它们可能对治疗时差反应有用。在一项临床试验中，与安慰剂相比，在跨越五个时区（从夏威夷到美国东海岸）的向东航空旅行后，雷美替胺（1 mg）缩短了睡眠潜伏期。此外，4 mg 的雷美替胺减少了一些白天的时差症状[186]。FDA 没有批准雷美替胺和他司美琼用于治疗时差反应。褪黑素和褪黑素激动剂大约需要 1 h 启动生理变化以促进睡眠，因此建议在倾向的就寝时间前 1～2 h 服用褪黑素。

非处方促眠药尚未经过测试来确定其治疗时差反应的有效性。几种被批准用于治疗失眠的处方苯二氮䓬受体激动剂已经在模拟和实际的时差试验中进行了测试。这些研究的结果表明，在飞机旅行期间睡眠可得到改善[187-188]，但几乎没有证据表明这些或其他睡眠药物能改善随后的清醒状态。此外，必须考虑非处方和处方促睡眠药的副作用（如认知和平衡障碍）。

在飞行中和在新时区促进清醒

大多数从欧洲向西飞往美国的航班都安排在白天。在新的时区保持清醒直到就寝时间应该会促进睡眠。在向西飞行期间以及在向东或向西飞行后的新时区中，小睡可能会有效地促进随后的清醒[189-190]。咖啡因可能是在飞机旅行中最常用的自我选择的促进清醒对策。睡眠剥夺和模拟飞机旅行的研究表明，咖啡因有助于在生理性夜晚促进清醒[155, 157-158]。

莫达非尼已被证明可以改善睡眠剥夺和昼夜节律紊乱期间认知功能的几个方面[191]，但不是全部，而这些是飞机旅行中常见的因素。在一项针对时差相关障碍患者的临床试验中，与安慰剂相比，在跨越 6 个时区（从美国东海岸到法国）的向东航空旅行后，阿莫达非尼（150 mg）可增加 MSLT 中的睡眠潜伏期，降低了患者对时差严重程度的评分[192]。然而，与安慰剂相比，在服用阿莫达非尼的睡眠期间，睡眠起始后的清醒程度也更高，且一些受试者报告存在失眠的

副作用。因此，如果使用阿莫达非尼治疗时差相关障碍，应监测患者的睡眠障碍；或者，选择短效化合物莫达非尼可能更好。阿莫达非尼的其他副作用还包括头痛、恶心和心悸。

昼夜节律适应

将昼夜节律系统调整到一个新的时区通常需要几天的时间。据估计，每跨越一个时区，完全的昼夜节律调整可能需要一天或更长时间。恰当时间的强光照射及昏暗或黑暗，可以加快体内生物钟对新时区的适应（图 81.1）。外源性褪黑素也可能有助于改变旅行中的生物钟。褪黑素给药诱导相移的时间与光诱导相移的时间相反（图 81.1）。例如，如果希望向西的相位延迟，那么早晨暴露于昏暗的光线和褪黑素中，再加上晚上暴露于明亮的光线下，可能会促进延迟（图 81.2 和图 81.3）。在旅行期间和旅行结束后，不适当的光照和黑暗时间会使生物钟向错误的方向移动，从而使时差症状的持续时间从几天增加到 1 周以上。

部分飞行前昼夜节律适应

旅行前对旅行者的生物钟进行部分预适应[193-194]

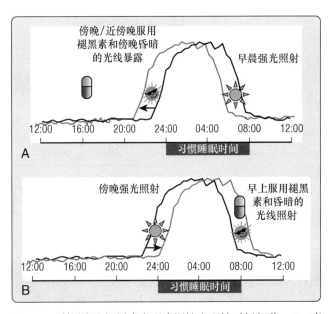

图 81.2　利用光和褪黑素实现内源性生理性时间相移。**A**，当旅行者适应当地时间时，早上的光照和下午的褪黑素摄入会导致内源性生物钟向东相位提前移动。黑线表示初始褪黑素节律，灰线表示治疗后提前的褪黑素节律。**B**，晚上的光照和早晨的褪黑素摄入会引起内源性生物钟向西的相位延迟移动。黑线表示初始褪黑素节律，灰线表示治疗后延迟的褪黑素节律。向东旅行的调整应包括晚上暴露于昏暗的光线或黑暗中。如果太阳还没有落山，可以戴上太阳镜，并把屋里的灯关暗。向西旅行的调整应包括在早晨暴露于昏暗的光线或黑暗中。当飞机旅行者需要保持清醒时（如工作或驾驶）应避免使用褪黑素，因为褪黑素被报告会损害表现

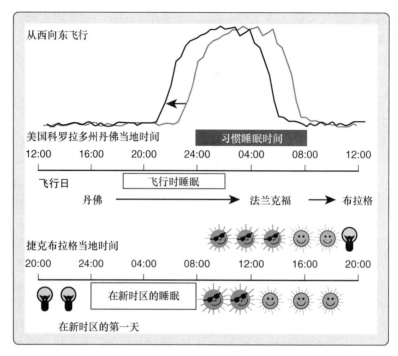

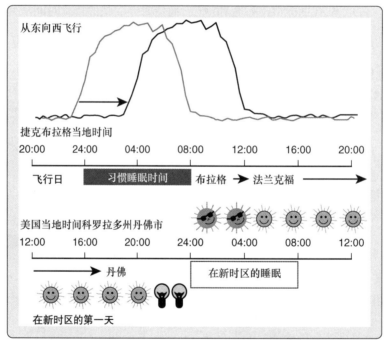

图 81.3 飞机旅行中的昼夜节律适应。上图:当向东旅行时,飞行旅行者需要提前他或她的睡眠时间表和内源性生物钟的时相,这样两者都发生得更早。在当前从科罗拉多州丹佛市到捷克共和国布拉格的旅行示例中,飞往法兰克福的主要飞行(黑色长箭头)发生在生理性夜晚开始时,此时内源性褪黑素水平较高(灰线;上图)。旅客应该在飞机上尽可能多地睡觉,以减少飞机旅行期间睡眠不足的负面影响。当内源性褪黑素水平较低时,登机后不久服用外源性褪黑素可以帮助旅行者比正常情况下更早入睡。在这个例子中,旅行者在法兰克福停留了几个小时,然后换乘飞往布拉格的航班。在生理性夜晚的大部分时间里,光照会导致向西的相位延迟,这与所需要的向东移动相反;因此,在原先时区习惯醒来的时间之后,旅行者应避免暴露在强光下(太阳下戴太阳镜),并戴上眼罩或太阳镜。随后暴露在强光下(在太阳下不戴太阳镜和灯泡)将促进旅行者的生物钟向东提前相移(黑线;上图)。睡眠时间应与布拉格当地时区一致,如果在内源性褪黑素水平低时服用褪黑素,褪黑素可能再次帮助生物钟相移,促进睡眠。第二天,旅行者首先应继续避免暴露在强光下。每天暴露在强光下的时间可提前 1~2 h。下图:当向西旅行时,飞行旅行者需要推迟他或她的睡眠时间表和内源性生物钟的时相(灰线;下图),以便两者稍晚发生。以从布拉格到丹佛的旅行为例,飞机飞行发生在生理性的白天,此时内源性褪黑素水平较低,旅行者应该在旅行的大部分时间保持清醒,假设旅行前睡眠充足。咖啡因和(或)小睡可以帮助保持随后的清醒。在整个飞行过程中,直到新时区的就寝时间之前,都应该暴露在强光下,以促进向西的相位延迟(黑线;下图)

可能会缩短时差症状的持续时间。部分预适应包括在向东飞行前 1～3 天早睡早起，或在向西飞行前晚睡晚起，并适当定时接受光照（图 81.3）。在向东飞行前提早醒来，应同时暴露在明亮的光线下（如在日出时散步或打开屋内的灯），并在夜间暴露于昏暗的光线下。在向西飞行之前，晚一点的就寝时间和起床时间应该与晚上暴露于明亮光线、早上暴露于昏暗光线相结合。对于使用这种方法成功评估和治疗的完整案例介绍，请参阅 Wright 的描述[195]；临床管理建议见 Sack 的总结[196]。

结论

倒班工作会导致身体衰弱，包括长期睡眠中断、社交孤立和昼夜节律紊乱[197]。倒班工作的负面影响可能涉及胃肠道、心血管和其他生理系统[198]。虽然睡眠中断和昼夜节律系统之间的直接关系以及相应的发病率需要进一步研究，但可以通过针对这些系统的干预措施来改善昼夜节律和睡眠对倒班工作的适应。警觉性受损可能需要超越昼夜节律和睡眠相关干预的管理策略。对于 SWD 患者，治疗应针对昼夜节律调整倒班时间表，并在必要时治疗过度思睡和（或）睡眠中断症状。虽然诊断 SWD 的患者的数据有限，但成功的治疗方法包括促觉醒药物、预防性小睡、在恰当时间暴露在明亮的光线下和黑暗中，以及综合对策（适当时）。睡眠障碍、睡眠时间短和昼夜节律紊乱会对飞机旅行期间和之后的工作效率、表现和安全产生负面影响。睡眠和昼夜节律科学原理表明，在飞行前、飞行中和抵达时，恰当地暴露在光线和黑暗中，可以加快适应新的时区，而在飞行期间和飞行后不恰当地暴露在光线和黑暗中，可能会使生物钟朝着错误的方向移动，从而延长时差症状的持续时间。

临床要点

倒班工作

倒班工作会扰乱睡眠和昼夜节律，并与心脏代谢疾病、胃肠道疾病和癌症的风险增加有关。仔细应用昼夜节律原则（恰当时机的光-暗暴露和褪黑素）可以改善对倒班工作的调整。褪黑素和处方促眠药可能对某些人有额外的好处。FDA 批准的促觉

醒药物治疗通常对 SWD 患者有用。

时差

快速向东或向西跨越多个时区的旅行会导致昼夜节律紊乱，从而导致失眠和白天思睡，同时影响驾驶能力和认知。昼夜节律适应新的时区需要适当地定时暴露在光线和黑暗中。不恰当时间的光照会使生物钟向错误的方向偏移，延长时差症状。促进清醒和促进睡眠的对策可以分别用于解决旅行期间和在新时区的白天思睡和睡眠中断的症状。

总结

倒班工作和跨时区旅行是司空见惯的。这些因素对昼夜节律构成了挑战，因为它们需要在睡眠-清醒作息的时间上发生突然的、经常很大的变化。个体在适应昼夜生理和睡眠-清醒行为之间不匹配的能力上存在差异，而这种不匹配反过来又会影响睡眠-清醒、心脏代谢和胃肠道系统功能。失眠和过度思睡是 SWD 的典型症状，可导致其他疾病（如事故）。对 SWD 症状的有效治疗包括夜间强光照射和日间保持黑暗、通过小睡锚定睡眠来增加 24 h 的睡眠时间，以及增强睡眠和增强清醒的药物。时差症状包括胃肠道紊乱、白天疲劳、思睡和失眠。认知障碍会产生严重的后果，包括驾驶受损和决策受损。适当时间的光照和黑暗等干预措施可以改善昼夜节律对时区变化的适应；促睡眠药和褪黑素及褪黑素激动剂（在生理上的白天时）可能促进睡眠，但可能不会改善在新时区的清醒程度。在新的时区，预先调整生物钟、摄入咖啡因和小睡是促进清醒的有效对策。

致谢

我们要感谢睡眠医学部，亨利福特健康系统托马斯罗斯睡眠障碍和研究中心的工作人员以及科罗拉多大学博尔德分校的持续支持。

参考文献和拓展阅读

请扫描书后二维码，获取参考文献和拓展阅读资源。

第 82 章

疲劳的应对

J. Lynn Caldwell, John A. Caldwell, Anna Anund

王佳佳 张 斌 译 张 斌 审校

章节亮点

- 疲劳主要是急性或慢性睡眠限制、工作时间过长以及伴随的生物钟紊乱和（或）昼夜节律紊乱的结果。
- 疲劳会损害健康、工作安全和幸福感。
- 睡眠减少会对认知功能产生累积的不利影响，包括警觉性降低、注意力不集中、短期记忆退化、逻辑推理受损、冲动控制不良以

及无法控制的入睡。
- 睡眠不足会对认知能力产生累积的不良影响，包括警觉性降低、注意力不集中、短期记忆退化、逻辑推理受损、冲动控制不佳以及无法控制的入睡。
- 疲劳的影响可以通过实施基于证据的疲劳风险对策来减轻。

引言

由于夜以继日的工作、不规律的工作时间安排、短而多变的下班时间、长时间的通勤和糟糕的睡眠环境，疲劳在工业化国家中普遍存在。夜以继日的工作和不规律的工作时间安排会导致昼夜节律和睡眠-觉醒行为紊乱，这可能会对睡眠的质量和时间产生影响。短暂而多变的下班时间、长时间的通勤和糟糕的睡眠环境则进一步降低了睡眠质量和时间[1-2]。

维持睡眠的内稳态驱动的增加和维持觉醒的昼夜节律驱动的减少会增加疲劳感[3]。尽管对睡眠减少和疲劳的易感性及恢复力存在个体差异[4]，但大多数疲劳者在警觉性、信息处理、反应时间、决策、情境感知和记忆方面出现损害。他们往往没有充分意识到疲劳在多大程度上降低了自身表现。尽管与人们通常的看法相反，但人们即使反复暴露于睡眠不足中，其仍会难以适应[5]。此外，从慢性睡眠限制引起的疲劳中恢复通常比完全睡眠剥夺后快速恢复所需的时间更长——在多数情况下，恢复正常睡眠作息的时间长达 1 周[6-7]。

缓解和管理疲劳

各种策略可以帮助缓解和管理疲劳。选择缓解策略之前，必须仔细考虑导致疲劳的因素和产生疲劳的环境。在本章中，我们将集中讨论由睡眠剥夺、睡眠限制、睡眠片段化和昼夜节律紊乱引起的疲劳。我们强调适合用于减轻疲劳相关风险的疲劳应对方法和策

略。这些策略可分为四大类：行为策略、环境策略、技术策略和药物策略。在这些类别中，一些对策旨在首先防止疲劳的发生（即预防疲劳的对策），而另一些则旨在工作环境中管理疲劳并减轻已经存在的疲劳的影响（即处理疲劳的对策）。预防性疲劳对策包括教育员工睡眠的重要性，并教导他们如何提高睡眠的恢复价值，确保正确的诊断和治疗睡眠障碍，正确使用促睡眠的药物，设计和实施最佳的工作休息计划，并避免不适合时间的光照以尽量减少扰乱昼夜节律和睡眠。操作性疲劳对策包括在工作场所小睡、建立足够的小歇、使用促觉醒药物、优化工作环境（如光照、人体工程学），以及使用技术来识别和（或）避免与上班疲劳相关的功能损害。

行为策略

疲劳行为对策是指可由个人或组织实施以缓解或管理疲劳的措施。预防性疲劳行为对策侧重于改善睡眠时间、质量及疲劳的表现。

改善睡眠和减轻疲劳的教育

教育员工了解睡眠、昼夜节律和疲劳之间的关系是优化工作表现的第一步。应该让工作者认识到下班期间充足的睡眠对减轻疲劳的重要性、睡眠不足的危险，并为他们提供从清醒活动中完全恢复所需的适当睡眠时间和质量的策略。此外，必须让个人和组织了解未诊断的睡眠障碍的负面影响，以促进对这些损害警觉的疾病的认识和治疗。处理这些问题的细节见第81 章和第 84 章。

促进清醒的小睡

小睡（napping）是一种策略，根据其应用情况，可以被认为是一种预防性或操作性的工作场所疲劳对策。如果在上班之前小睡，以确保达到上班前充足的睡眠时间，则小睡是预防性的；如果在工作环境中实施小睡，以补偿与工作相关的持续睡眠减少（如过长的上班时间导致睡眠不足时），则小睡是操作性的（或策略性的）。在主要睡眠时间不足以维持警觉性和工作表现的情况下，小睡是一种有效的缓解疲劳对策[8]。对倒班工作者的研究表明，在夜班期间小睡可以提高警觉性和工作表现[9-10]。此外，在夜班之前或在长时间清醒之前小睡——一种通常被称为"储蓄睡眠"的策略——可以减少累积的睡眠负债，并通过缓解急性疲劳来提高工作场所的安全[10-12]。在实施小睡的方法之前，需要考虑几个重要因素。

小睡时机。 在最佳时间小睡，无论是从睡眠减少的数量还是从昼夜节律阶段来看，都会影响小睡的有效性。鉴于身体内源性生物钟的功能，小睡的时机应该考虑到入睡的难易程度和可能的睡眠质量。此外，小睡计划应该平衡可能的睡眠惯性引起的短期负面影响（醒来后随即出现的昏沉）和已知的睡眠惯性消散后小睡对个人表现的长期积极影响。

小睡时长。 一般来说，在长时间的工作/清醒期间，任何长度的小睡都能提高工作表现和警觉性。Bonnet[13]发现小睡时长和工作表现之间的剂量-反应关系，结论是小睡时长应该尽可能长，尤其是在通宵倒班之前，以产生最大的表现获益。他还得出结论，在严重睡眠减少之前进行的预防性小睡，比那些因长时间持续清醒而导致睡眠减少进行的小睡更好。Brooks 和 Lack[14]发现，20 min 和 30 min 的小睡可以改善长达 155 min 的整体认知表现，而 10 min 的小睡对认知表现仅有 95 min 的影响。Driskell 和 Mullen[15]得出的结论是，小睡可带来与基线水平相当、有时甚至更优的工作表现获益，其工作表现获益的持续时间与小睡的时间长度成正比（如 15 min 的午睡可以带来 2 h 的获益，而 4 h 的午睡可以带来 10 h 的获益）。然而，无论小睡时间长短，随着小睡后清醒时间的增加，工作表现的获益也随之下降（即 4 h 小睡的获益在醒来后不久比醒来后 10 h 更大，尽管后来的工作表现仍然达到或超过了基线水平）。

睡眠惯性。 每当提出将小睡作为对策时，都必须考虑睡眠惯性（即醒来后随即出现的昏沉）的影响。睡眠惯性会暂时损害工作表现、降低醒后的警觉性。睡眠惯性的持续时间取决于许多因素，如小睡/睡眠的持续时间、先前保持清醒的时间，以及所处一天中

的时间；然而，睡眠惯性通常在醒来后 1 ~ 35 min 内消失[16]。避免睡眠惯性的一个常见建议是保持小睡时间相对较短，以防止深睡眠开始（以及随后从深睡眠中醒来）。然而，这种策略只适用于休息良好的人，因为人们发现，在长时间清醒后小睡短至 10 min 就会出现睡眠惯性[17]。睡眠惯性是小睡的一个短期缺点，尤其是在小睡后不久需要返回工作或醒后的工作表现至关重要的情况下；然而，睡眠惯性的短期负面影响必须与已知的小睡对警觉性和工作表现可持续到工作时间后期的长期积极影响进行权衡。

小睡阻碍。 在一些环境中（如科技行业），小睡变得越来越普遍。然而，在其他环境中（如医疗保健），对人员覆盖充足性、合适的小睡设施、需要随时待命/急救人员的睡眠惯性，甚至是对"工作时睡觉"的负面舆论担忧，都阻碍了工作场所小睡策略的实施[18]。

暂时提高警觉性的小歇

小歇（rest breaks）是一种可以在睡眠减少发生前后实施的策略，也是一种可以整合到大多数工作环境中的对策。当工作单调、乏味或高度自动化时，短暂的休息可以暂时提高警觉性。允许员工站起来走动会增加休息的获益[19]，在休息期间社交互动也是如此[20]。但不管这些因素如何，在手头的任务中抽出时间进行任何形式的休息都会短暂地提高警觉性和工作表现[21]。

提高警觉性的其他行为策略

其他一些策略已经被证明对长时间保持清醒者的警觉性有轻微影响，但这些策略似乎远不如本节中提到的其他方法有效。一项对 3000 多名司机的调查发现，打开收音机和打开窗户是消除思睡的常见行为[22]，尽管缺乏证据表明这些对策是有效的。Reyner 和 Horne[23]发现，"车内"对策，如打开收音机或脸吹冷空气，对主观思睡没有效果或仅有持续约 30 min 的短期效果。Schwarz 及其同事[24]也支持这些发现，他们得出结论，不建议将打开车窗和听音乐作为缓解司机思睡的对策。

另一种提高警觉性的常用策略是运动。然而，几乎没有证据表明这一策略是有益的。与音乐和冷空气一样，运动带来的益处通常都是短暂的[25-26]，或者对高级认知功能没有帮助[27]。如果运动时间长且强度大，疲劳和思睡实际上会比不运动时更多[25]。不过，如果运动时间短且经常进行，则可能对夜班工作者有利[28]。

环境策略

一旦睡眠减少，就可以在工作中实施环境策略，

也可以在严重疲劳成为问题之前用来提高警觉性。一些形式的环境变化已被证明是无效的疲劳对策。一方面，声音和温度的控制对疲劳者的警觉性影响很小[29]。另一方面，光照的控制则被证明非常有价值。

光照

正确数量、正确类型和正确时机的光照已被证明对警觉性和昼夜节律调节都有好处[30]。虽然以光照为中心的策略的设计和实施是复杂的，但一般来说，光照可以用作预防性疲劳对策（如当它有助于减轻昼夜节律紊乱和提升上班前的睡眠质量）或作为工作时疲劳对策（如当它有助于显著提高工作时的警觉性和表现）。

增加光照。 从使用光照作为一种有效的操作性（工作时）疲劳对策的角度来看，大多数研究表明，蓝/绿光谱的光对警觉性和工作表现有显著的积极影响，无论光照是在没有得到充分休息的晚上还是在睡眠减少可能不构成问题的白天[31]。在正确的时间光照也对昼夜节律有积极影响，从而更快地适应夜班或新时区[32]。阳光是一种明显的自然光源，但也有许多类型的人造光源可以在需要时提供额外的光照。如前所述，确定调节昼夜节律的最佳光照时间（相对于显著提高警觉性）是一个复杂的问题，因此在依赖调整光照来帮助克服时差或倒班之前，应查阅详细的参考资料[33]。

避免不必要的光照。 虽然光照可以显著提高警觉性和工作表现，但不正确的光照会在适应新时区或工作时间安排方面产生不良影响，因为不恰当的光照时间会抵消想要的昼夜节律调整[30]。旅行者在东西方向跨时区长途旅行之前，应咨询在线规划工具（如 http://www.jetlagrooster.com）以计划何时避免（以及何时经历）光照来实现最大获益。试图在白天睡觉的夜班工作者应该使用防蓝光眼镜以避免在开车回家的路上暴露在阳光下。策略性地使用防蓝光眼镜可以减少睡眠干扰和提高轮班工作者的工作表现[34]。即使是对白天工作的工作者，晚上（睡前）佩戴防蓝光眼镜也可以显著提高自我报告的夜间睡眠质量[35]，而早上佩戴则可以延缓昼夜节律，使夜班后的日间睡眠更好[36]。这种眼镜似乎还可以防止与睡前使用电子阅读器、电脑或智能手机相关的问题[37]。此外，由于在"错误"的时间使用发出蓝光的电子设备会对睡眠和昼夜节律产生负面影响[38]，因此晚上使用智能手机和平板电脑时，应使用防蓝光的应用程序。无论是在晚上还是在白天，更好的睡眠质量会带来更好的工作表现并减少工作时的思睡。

技术辅助

有一类疲劳对策与前面讨论的有些不同，它涉及在工作环境中检测疲劳的技术应用或工具，以及旨在尽量最小化工作场所疲劳影响的技术应用或工具。此外，还有一些基于技术的策略，旨在帮助制定工作/休息时间表，这些时间表比那些基于指定性规则的时间表更不容易疲劳。

疲劳检测策略

疲劳检测策略旨在识别表现出疲劳相关损害迹象的人员，从而使他们能够更好地意识到自身潜在有问题的疲劳程度、为他们症状面临的疲劳提供提高警觉性的对策和（或）完全离开工作环境。

工作中的眼部监测。 通过在线测量眼球运动来评估疲劳程度似乎是所有可用策略中最有前途的。各种策略已经在研究环境中被证明是有用的，但是它们不容易转换至现实世界中应用。清醒者和困倦者的眼球运动经常重叠，造成了假阳性或假阴性[39]。瞳孔不稳定性的测量在估计清醒时间方面已被证明相当敏感和特异，并提供了类似其他思睡测量方法，如精神运动警觉性测试（Psychomotor Vigilance Task，PVT）中的失误、脑电图（electroencephalography，EEG）微睡眠、慢眼球运动和闭眼[40]的时间概况，但这些测量方法不适用于普通工作场所。问题在于，眼部疲劳的测量可能会受到光线条件和其他环境因素的干扰。

工作中的生理监测。 多年来，EEG、脑事件相关电位（event-related brain potentials，ERP）和心率变异性（heart-rate variability，HRV）等测量方法已被作为潜在的警觉性追踪/疲劳检测技术进行研究；然而，与在实验室中成功识别疲劳的其他技术一样，这些测量在实际操作中不容易实现。它们往往是侵入性的、不舒适的、易受环境干扰的，并且需要大量的数据处理[41-42]。

工作中的头部位置监测。 由于困倦的人往往会因为颈部肌肉张力的丧失而出现点头或突然的头部"弹回"，对此类动作的在线识别被认为是严重警觉性不足的一个提示。然而，颈部肌肉张力的丧失直到人们入睡时才会发生，而此时，工作表现已经受到严重损害。多轴头部位置坐标监测可能是一个更好的选择，但综合评估 x、y、z 轴（向前/向后、向左/向右，以及向上/向下）运动所需的复杂传感器系统通常不适用于作业环境。

工作中的任务表现监测。 从"生态有效"和不分散注意力的角度来看，针对工作表现的嵌入式测量对于疲劳监测是可取的，但确定适合各种作业环境的候选方案是困难的。然而，在汽车驾驶领域，这类系统已经显示出巨大的前景。车道跟踪系统等系统旨在检测或预测偏离预期行驶路线的不必要偏差，这些系统在近年大幅增加。这些系统提供了对驾驶员疲劳的检测或预测，以及对驾驶员的反馈和警告，以防止严重的表现障碍。这些技术的有效性很难评估[43]，但有证据表明，听觉和（或）视觉警告系统可以减少在相对较短的驾驶期间的非自愿车道偏离[44]。例如，虽然不是由车载系统产生的，但在道路上转向时地面所产生的噪音和振动已被证明可以成功地提示司机错误的车道偏离[45]。

自动化。 虽然不是"疲劳监测"或"适勤"策略，但自动化通常被认为是减少疲劳的驾驶员或操作员犯错的一种有用的技术方法。但由于有研究表明，自动化程度的提高实际上会降低驾驶员[46]和其他场景下[47]的警觉性，似乎完全去除人工操作的全自动化是唯一真正以自动化为中心的疲劳解决方案。不幸的是，这种水平的技术应用预计不会在不久的将来实现，同时，在部分自动化中操作员只能扮演相对不活跃的监督角色，这可能会导致更多而不是更少的疲劳相关安全问题[48]。未来，将前面提到的一些疲劳检测系统和自动化的使用相结合，使用户"跳出循环"可能是有希望的。

基于技术的计划设计策略

基于经过验证的生物数学模型的计算机辅助计划工具，旨在提高通过复杂的、基于科学的计划原则创建更安全的工作/休息时间安排的便利性（见第 83 章）。生物数学模型使用睡眠-觉醒过程和每天对应的时间点作为模型输入来预测警觉性、疲劳性和（或）表现的时间概况。这些工具可以预防性地使用，以帮助制定减轻疲劳的工作/休息时间表。它们还可以用来比较估计的几种可能可行的倒班工作时间安排的疲劳影响，从而选择最佳方案。如果必须制订疲劳计划，这些工具可以确定工作计划中可能需要采取疲劳对策的时间段。最后，建模工具可以帮助确定一系列抗疲劳干预措施的最佳时机，进行事故的事后调查，以及规划积极的疲劳缓解目标。

药物辅助治疗

当时间安排、环境或工作因素阻碍适当休息时，药物治疗可能是一种选择。在这些条件下，可使用促眠药物以促进下班后的睡眠（当有睡眠机会时），或在睡眠剥夺不可避免时使用促觉醒药物以提高觉醒程度。

改善睡眠的药物

当睡眠困难时，助眠药物有助于防止睡眠剥夺或睡眠限制/中断可能引起的工作表现下降。一般而言，当其他选择不合适时，助眠药物只应当短期使用。例如，当"外源性"昼夜节律因素（如遇到倒班或时差）或不可避免的"睡眠干扰因素"（如睡眠环境中不舒适的光线、噪声和温度）威胁到充分的休息恢复时，可使用助眠药物来改善睡眠。

药物选择。 众多的处方药物均可促进睡眠，而选择哪一种应当基于促眠药物的特点及病情。长效促眠药，如替马西泮，其半衰期为 3.5 ～ 18 h，可用于维持夜间较长时间的睡眠和（或）优化有充足睡眠机会（如 8 ～ 10 h）的夜班工作者的白天睡眠[49-50]。半衰期为 3 ～ 6 h 的缓释唑吡坦等更为中效的药物可能适用于睡眠时间较短或担心有宿醉效应[51]。另一种中效的替代药物是右佐匹克隆，其半衰期为 5 ～ 6 h。右佐匹克隆已被证明在给药 10 h 后有最小的药物残留效应[52]。对于短睡眠时间或睡眠时间早于通常习惯的就寝时间的睡眠起始问题（与睡眠维持相反），唑吡坦（平均半衰期 2.5 h）或扎来普隆（平均半衰期 1 h）较长效促眠药更优，因为它们较短的半衰期会显著降低入睡后镇静的可能[53-54]。当需要使用短效药物时，雷美替胺（一种通过褪黑素通路作用的药物）也可能是合适的。然而，尽管雷美替胺就如极短半衰期的苯二氮䓬类药物或其他 GABA 激动剂一样对诱导睡眠有效，但它并不是维持睡眠的最佳选择[55]。苏沃雷生（一种半衰期约为 9 h 的药物）的作用机制与 GABA 激动剂及褪黑素拮抗剂不同。苏沃雷生阻断的是促进觉醒的促食欲素，从而诱导睡眠、减少觉醒并增强睡眠稳定性[56]。这一药物可能会被证明是另一种中效的助眠药物[57]，但其对日间睡眠和（或）时差的治疗有效性尚未得到验证。非处方药和草药也可以帮助睡眠。大多数非处方助眠药物含有抗组胺药苯海拉明或多西拉敏。一般而言，这些药物至少能在一定程度上改善自我报告的睡眠情况，尽管它们往往无法对客观的睡眠指标产生实质性影响。草药，如缬草和褪黑素，也缺乏效果[58]。尽管几个世纪以来缬草根一直被用作助眠药物，但支持其有效性的研究结果不一。一般而言，缬草根可能有一些轻微的益处，但证据并不支持使用缬草根作为失眠的一般治疗方法[59]。褪黑素具有微弱的促眠或"催眠"特性，理论上应该有助于异相睡眠[60]。大量证据表明，适当的使用褪黑素可以改善昼夜节律以适应新的时间计划[61]。然而，很少有证据表明，当患有与昼夜节律紊乱无关的失眠患者将褪黑素作为常规助眠药物服用时，褪黑素可改善其睡眠[62]。治疗原发性失眠症的临床指南不推荐苯海拉明或褪黑素作为睡眠起始或睡眠维持性失眠的治疗方法[63]。

选择正确的助眠药物。 药物的选择取决于睡眠时机、预期的睡眠时长以及是否有较高可能出现意料之外的睡眠中断。平衡优化睡眠的需要和避免残留效应是很重要的，但一般来说，促眠药可以最大限度减少倒班工作和快速跨时区旅行相关的睡眠中断。只要计划得当[64-65]，就可以使用促眠药物而不必过分担心睡眠后的宿醉效应。既往研究一致认为，促眠药可以增加倒班工作者的白天睡眠时长和倒时差旅行者的异相睡眠，尽管睡眠的增强并不总是有助于夜班工作者更好的工作表现或旅行者减轻日间时差症状[66]。尽管如此，美国睡眠医学会的《昼夜节律睡眠障碍的临床评估和实践治疗指南》建议促眠药物可用于帮助解决倒班反应和时差，前提是要警惕不良反应发生的可能[67]。

促觉醒药物

在睡眠不足或缺少睡眠机会和（或）睡眠环境不佳的情况下需保持警觉性，可考虑短暂使用处方药或非处方药以促觉醒。一般而言，处方药物被推荐用于减少睡眠障碍相关日间思睡，但它们也可以帮助改善睡眠不足下的警觉性。非处方的咖啡因很容易获取（至少在美国时这样），因此被广泛用于克服睡眠不足造成的疲劳。

旧的处方药物选择。苯丙胺如哌甲酯、右苯丙胺和甲基苯丙胺长期以来被认为是睡眠剥夺时改善工作表现的最有效药物，并且其中的一些药物被发现在军事环境中特别有用。然而，如增加焦虑和意识错乱、血压和心率的上述、体温升高及滥用可能等副作用的风险使得在工作和时差情况下不适合常规使用这些药物[67]。实际上，没有一种含苯丙胺的药物被 FDA 批准用于治疗倒班相关思睡或时差相关睡眠障碍。

新的促觉醒处方药物选择。莫达非尼和阿莫达非尼是用于治疗与倒班相关睡眠障碍有关的日间过度思睡及发作性睡眠相关思睡的较新药物[68]。当睡眠和昼夜节律因素导致工作表现降低时，这两种药物对保持警觉性都非常有效。在 Liira 及其同事的一项综述[69]中，莫达非尼和阿莫达非尼都被报告可以改善倒班工作者的主观思睡情况及其在精神运动警觉性测试的表现，因此两者都可能可以改善真实世界中的作业表现。莫达非尼和阿莫达非尼因其较低的滥用风险而被归类为Ⅳ类（Schedule Ⅳ）药物，因此比右苯丙胺等Ⅱ类药物更受欢迎。

替代的非处方促觉醒物质。长期以来，咖啡因一直是备受欢迎的可提高精神和认知功能的非处方物质。200 ～ 600 mg 的咖啡因对睡眠不足者的工作表现、情绪和警觉性有多种好处，而 300 mg 的剂量对从事单调互动的休息人员有益，如军事放哨和长时间高速公路

驾驶[70-72]。咖啡因可自由而容易获取，是减少精神疲劳最安全的干预方法之一。

选择合适的替代物质。是否使用阿莫达非尼、莫达非尼或咖啡因取决于这些药物的可获得性及所需的作用时间[73]。阿莫达非尼和莫达非尼都是只能通过处方获得的长效药物，而咖啡因则是一种相对短效的物质，广泛存在于饮料、糖果、口香糖和药片等多种形式当中。这三种选择都可以暂时缓解睡眠剥夺不足对工作表现的影响。美国睡眠医学会的《昼夜节律睡眠障碍的临床评估和实践治疗指南》指出，莫达非尼和咖啡因都可以提高倒班工作者的警觉性，咖啡因被认为是对抗时差引起思睡的好方法[67]。然而，在这两种情况下，都应当注意避免干扰任何存在的睡眠机会。

临床要点

长时间工作、睡眠不足和昼夜节律紊乱导致的疲劳会带来重大的工作表现、健康和安全风险。这些风险可以通过一系列包括药物、基于经验的行为干预和基于技术干预的综合应对措施有效减少。

总结

睡眠限制、紧张 / 长时间的工作安排、倒班工作、时差及其他因素导致的疲劳对安全、工作表现、健康和整体幸福感构成极大的威胁。然而，有一些经验上经过验证的抗疲劳策略可以更好地促进睡眠恢复、优化生理节律调节和减少现实世界中疲劳的影响。关于疲劳生理基础和问题真正的严重性的教育是重要的第一步。一旦工作者确信恰当的疲劳管理的重要性，就可以向他们提供关于疲劳监测方法和关于减少疲劳的循证策略的必要信息，其中包括：①行为策略，如实行良好的睡眠卫生、策略性小睡和适当时间的小休；②环境策略，如最佳的光线；③包括工作表现监测和履职适应性评估的技术干预；以及④药物干预，如使用促觉醒药和促眠药。除此之外，还应重视生物数学模型的应用以帮助设计最优的倒班工作安排，以及将疲劳风险管理系统纳入单位的整体安全管理计划中。充分整合的、基于科学的、多方面的疲劳管理方法对于提升工作者健康和幸福感以及在当今快节奏环境下增强作业安全至关重要。

参考文献和拓展阅读

请扫描书后二维码，获取参考文献和拓展阅读资源。

睡眠、思睡和表现预测模型

Samantha Riedy, *Steven R. Hursh*, *Drew Dawson*, *Thomas J. Balkin*, *Hans P.A. Van Dongen*
刘飞翔 张 斌 译 张 斌 审校

章节亮点

- 睡眠减少和昼夜节律紊乱会导致思睡和神经行为表现的改变。生物数学模型被开发用于预测这些变化的大小和时间分布。
- 大多数现有的生物数学模型都是基于两个生物过程的相互作用来预测思睡或神经行为表现：昼夜节律性和内稳态睡眠-觉醒调节。睡眠惯性可能作为第三个过程参与其中。
- 生物数学模型的最新进展包括解释长期睡眠

限制的累积效应、个体化模型预测、改进根据作息时间表预测睡眠时机和时长的睡眠估计，以及纳入动态昼夜节律转换和同步化。
- 生物数学模型作为帮助估计和减少疲劳相关风险的工具和疲劳相关风险管理系统的组成部分，它在作业环境中的使用中得到了越来越多的认可。

警觉性和神经行为表现随着时间的推移而发生变化，这种变化是一天中所处时间、觉醒时间以及各种个人特定和情景性因素的函数。在睡眠不足和（或）夜间觉醒期间，警觉性和表现都会下降（见第 39 章）。描述与这种下降有关的重要神经生物学过程的方程已被纳入"疲劳的生物数学模型"。这些模型可以定量预测警觉性和表现随时间的变化，以及可以用于描述和预测在给定清醒-睡眠或工作-休息时间安排下的思睡和表现；可以为疲劳对策应用的决策提供信息；可以帮助改善工作时间表、生产效率和安全性；以及帮助疲劳相关事故的调查。

大多数现有的生物数学模型根据两个基本的神经生物过程的量化来预测思睡或表现：昼夜节律过程和内稳态过程[1-7]（见第 39 章）。昼夜节律过程的特点是生理活动的周期性变化，体现在人类绝大多数生理和行为方面的 24 小时节律。在思睡和表现建模的背景下，昼夜节律过程的状态是由一天中所处的时间决定的，这为警觉性和表现提供了一种对抗思睡的驱动力，这种驱动力在晚上达到高峰、在清晨达到低谷。昼夜节律过程的时间可以通过暴露于（明亮的）光照而发生改变[3]（见第 37 章）。内稳态过程的特点是对睡眠的生理压力，这种压力随着清醒时间推移而增强，随着睡眠时间推移而消散。因此，内稳态过程的状态由当前清醒时间、最近获得的睡眠时间以及先前的睡眠-觉醒过程决定。当内稳态睡眠压力较高时，思睡会增加，表现也会下降。内稳态过程与昼夜节律过程相互作用，并随着时间的推移推动思睡和表现的

变化[8]。

除了昼夜节律和内稳态过程外，第三个过程——睡眠惯性，也与思睡和表现随时间的变化有关。睡眠惯性指的是在醒来后立即出行的警觉性和表现的暂时性下降[9]。它影响的大小取决于觉醒时人所处的睡眠阶段和睡眠深度、昼夜节律时相和之前睡眠-觉醒过程[10]。睡眠惯性会随着清醒时间推移而迅速消散[11-12]，这一过程的影响通常在觉醒后 20 min 内可以忽略不计。

生物数学模型的最新进展包括对昼夜节律、内稳态和睡眠惯性过程的数学表示的改进，其中包含增加了相互作用条件以描述这些过程之间的非叠加效应[6, 13-14]。一些模型的新增成分还包括兴奋剂使用的影响[15]、在无光照时间线索下昼夜节律过程的同步[16]和（或）其他已知的调控思睡和表现的外部因素。

生物数学模型的组成部分

昼夜节律过程

清醒时的表现和入睡的驱动力都在一定程度上受到昼夜节律的控制[3, 17-18]。对于遵循夜间睡眠作息的人，他们的表现和警觉性在傍晚达到高峰，在清晨降至最低。警觉性和表现的第二个高峰在上午 10 点左右，而第二个不太明显的低谷在下午的早些时候。睡眠倾向与这一模式呈负相关，它在表现和警觉性达到低谷的同时达到高峰。

一些模型使用两个相互关联的谐波振荡（余弦函数）将表现和警觉性中的这些大小高峰和低谷结合起来，其中一个的时间周期为 24 h，另一个为 12 h。这将产生如图 83.1 所示形式的复合函数。更多动态的昼夜节律过程模型使用极限环振荡器，也产生了类似形式的函数[19]。一些证据表明，昼夜节律过程的幅度（即高峰和低谷之间的差值）取决于内稳态过程的状态（即睡眠负债水平）。昼夜节律和内稳态过程之间的这种"非线性相互作用"的实现在不同的模型中有所不同[6, 20]。一些模型还考虑了个体因素对昼夜节律过程时相（即时间）的影响，如睡眠时型和环境因素等，以及最重要的日照的时机[21]。

睡眠-觉醒内稳态过程

睡眠的生理压力及其对警觉性和认知表现的影响通常被建模为一个内稳态过程[18, 22-23]。内稳态过程包括对睡眠的压力，这种压力在清醒时增加、在睡眠时消失。警觉性和表现随着睡眠压力的增加而降低，随后随着睡眠压力的降低而提升。因此，完全睡眠剥夺会导致警觉性和表现迅速而显著的下降，随后恢复睡眠则会导致警觉性和表现的快速改善[8]。

实验室研究表明，长期睡眠限制（每 24 h 中睡眠时间少于约 8 h）会导致累积的警觉性和表现缺陷[24-25]。对于每晚睡眠时长超过约 4 h 的人，其表现会在几天内下降，但最终似乎会达到一个平衡水平，除非进一步减少每天的睡眠时间，否则不会进一步积累睡眠负债[26-27]。这提示了一种反馈调控系统的存在[28]。然而，睡眠-觉醒内稳态过程并不是有无限可塑性的，就保持稳定（尽管有所增加）的睡眠压力的能力而言，可以耐受的睡眠限制程度是有限的。每晚睡眠时长少于 4 h 的人并不能达到平衡状态，其警觉性和表现也会持续下降[26-27]。因此，每晚 4 h 的睡眠可以被视为一个临界值，低于这个临界值，清醒时内稳态睡眠压力的积累将超过睡眠期间内稳态睡眠压力的消散。生物数学模型的模拟阐明了当睡眠减少到约每晚 4 h 以下时内稳态过程的这种变化（即行为的质变）[28]（图 83.2）。

睡眠限制对表现和恢复能力降低的长期影响表明，睡眠-觉醒内稳态过程的某些方面经历了一个渐进的变化——相对于完全睡眠剥夺后的恢复而言，恢复速度较慢[26-27, 29]。这一现象促使建模人员增加一个长期过程来修正睡眠-觉醒内稳态过程[5, 28, 30]。实

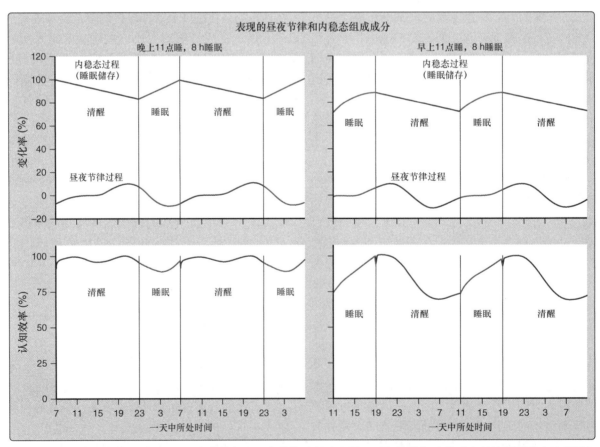

图 83.1　睡眠-觉醒内稳态过程（上图，上方曲线）和昼夜节律过程（上图，下方曲线）及其对表现的预测影响（下图）。图是基于生物数学模型[5]，对 16 h 清醒 /8 h 睡眠时间表中认知效率进行模拟，睡眠从晚上 11 点开始（夜间睡眠，左图）或上午 11 点开始（白天睡眠，右图）。刚觉醒后预测的有效率的小幅下降反映了睡眠惯性。睡眠期间的表现预测是估计的，因为实际上它们无法在睡眠期间被观测到

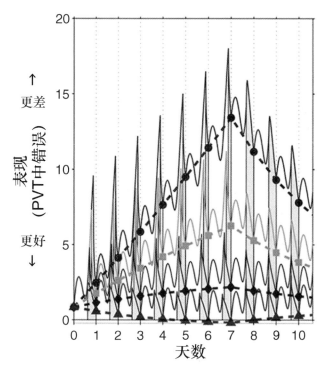

图 83.2　每晚睡眠不足或超过约 4 h 的情况下，精神运动警觉性测试（Psychomotor Vigilance Test，PVT）中表现受损的不同（即质变）。生物数学模型预测显示了一个实验室实验，其中受试者暴露于基线日时的 8 h 卧床时间（time-in-bed，TIB）（此处只显示最后一天，作为第 0 天）；7 天中的 3、5、7 或 9 h TIB（第 1 ～ 7 天）；以及恢复日时的 8 h TIB（第 8 ～ 10 天）[26]。细曲线分别显示了 3 h（紫色）、5 h（橙色）、7 h（棕色）和 9 h（蓝色）条件下的生物数学模型预测结果[28]。粗虚曲线显示了几天内的趋势，揭示了在 3 h 睡眠限制的条件下，表现受损随睡眠限制天数的增加而加重，而在 5 h 和 7 h 的条件下受损的程度逐渐减弱。请注意，在 9 h 的条件下，表现逐渐改善。浅灰色区域代表夜间睡眠时段（Reprinted with permission from McCauley P, Kalachev LV, Smith AD, et al. A new mathematical model for the homeostatic effect of sleep loss on neurobehavioral performance. J Theor Biol. 2009；256：227-239.）（见彩图）

验室研究结果还表明，将睡眠时间延长到每天 8 h 以上并持续一段时间，可以在一定程度上抵抗睡眠减少的影响并减少恢复时间[31-32]，这正如数学预测的那样[28]。同样，相关的现场研究表明，延长睡眠时间可以改善认知表现，即使是在恢复习惯的睡眠-觉醒作息之后[33]。相反，睡眠限制会加剧随后的完全睡眠剥夺的负面影响[34]。

就像睡眠限制一样，睡眠片断化会对恢复产生负面影响，从而损害警觉性和表现。目前还不清楚这在多大程度上是源于总睡眠时间的减少，还是睡眠碎片化本身的直接影响[35]。无论其机制如何，用卧床时间数据而不是总睡眠时间数据参数化的生物数学模型，不能直接解释睡眠片段化对随后警觉性和表现的

影响。然而，这些影响可以通过调整睡眠过程中内稳态过程的恢复速度来估量。解释睡眠片断化和短暂觉醒后重新回到恢复性睡眠所需大致时间的生物数学模型，在恢复过程中增加了一个惩罚，比如从睡眠起始到警觉性和表现开始改善的固定延迟[5]。

睡眠惯性

与生物数学模型相关的第三个过程是通常在觉醒后立即出行的暂时性表现受损，称为睡眠惯性[2]。它常被建模为呈指数级下降的表现受损[5, 36-37]。由于睡眠惯性的持续时间相对较短，因此它主要适用于可能要求个体在醒来后立即执行行动的作业环境（如应急反应人员和待命的医疗服务人员），而且并不是所有的生物数学模型在其预测中都包含睡眠惯性。

综合效应：预测表现

警觉性和表现被建模为代表昼夜节律过程、睡眠-觉醒内稳态过程和睡眠惯性（如果包括在内）的数学函数的综合效应。图 83.1 展示了在每天夜间或日间睡眠时间约为 8 h 的时间表下所引起的昼夜节律和内稳态过程的综合效应。

在白天清醒期间，内稳态过程的增强被昼夜节律过程的增强抵消，从而导致白天的警觉性和表现相对稳定。昼夜节律过程在午夜达到顶峰，随后在深夜下降，而这有助于睡眠起始。在夜间睡眠中，内稳态过程的减弱和昼夜节律过程的减弱则共同促进了整夜睡眠的维持。第二天早上，昼夜节律过程开始增强，觉醒发生，循环重复[1, 8, 38]。在夜间清醒和白天睡眠期间，睡眠时间和昼夜节律之间会存在偏差。觉醒发生在一天中昼夜节律过程相对较弱的时间，而睡眠发生在一天中昼夜节律过程相对较强的时间。这使得人们很难获得充足的睡眠，并可能降低清醒时的表现（图 83.1）。

睡眠预测

在某种程度上，生物数学模型预测的准确性取决于对睡眠时间和时长的准确测量或预测。如果有真实的睡眠测量数据，那么思睡和表现可以直接从真实的睡眠-觉醒数据中预测出来（"一步法"）。如果没有真实的睡眠测量数据，则必须首先预测睡眠时间和时长。这可以使用睡眠调控的双过程模型[39]或相互抑制神经元模型通过数学运算来完成[40-43]。随后可以使用预测的睡眠-觉醒数据来预测思睡和表现（"两步法"）（图 83.3）。

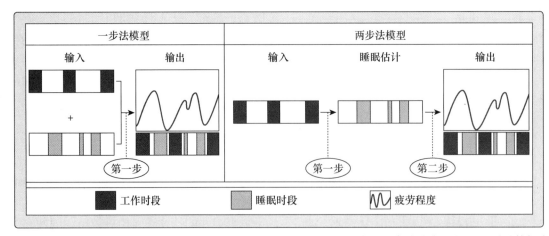

图 83.3　一步法和两步法建模的疲劳的工作-休息时间表。在一步法中，思睡或表现直接从实际的睡眠测量数据中预测出来。在两步法中，先根据工作-休息时间表预测睡眠-觉醒行为，然后根据预测的睡眠-觉醒行为预测思睡或表现（Reprinted from Kandelaars KJ，Dorrian J，Fletcher A，Roach GD，Dawson D. A review of bio-mathematical fatigue models：where to from here? Sixth Conference on Fatigue Management in Transportation. 2005；1-19.）

开发睡眠预测算法的一种方法是利用在现场研究中收集的睡眠-觉醒和工作数据来观测睡眠的可能性[44-47]。睡眠预测通常会受到计划工作时间和任何其他睡眠限制（如通勤时间）的影响，并且预测将取决于一天中所处的时间（昼夜节律时相）和内稳态睡眠倾向。睡眠预测算法通常在群体水平预测睡眠；因此，所有具有相同工作-休息时间表的员工将具有相同的睡眠-觉醒行为，以及随之的相同思睡和表现预测结果。

大多数可用的睡眠预测算法没有考虑到驱动个体睡眠-觉醒行为独特的社会或其他因素，尽管人们已经首次尝试将这些因素纳入其中[48-50]。也有人提出算法来解释同个体之间睡眠行为的多样性，而不考虑多样性的来源[51]，但它们尚未在作业环境中使用。

在最近对睡眠模式的研究中，人们观察到，个体用来管理和组织睡眠的策略和做法可能会因职业而异[52]。例如，主要在夜间进行的货运作业中，人们很大一部分睡眠时间是在白天，而不同人在如何管理白天睡眠的方式上存在很大差异[53]。对于从事这些行业的人而言，在不考虑特定作业限制的情况下预测睡眠-觉醒行为的睡眠预测算法可能不太准确[52]。

睡眠估计算法的另一种方法是直接用工作-作息时间表预测思睡或表现，而不需要通过中间步骤预测睡眠。这种方法已经被一个生物数学模型采用，在该模型中，工作-休息时间表被认为是在工作期和非工作期之间振荡的方波函数，每个方波函数都与不同的疲劳和恢复值有关[54]。

昼夜时相转换

在旅行到另一个时区或从事倒班工作后，人体内部的昼夜节律振荡器会逐渐转换到新的作息。当人们旅行到另一个时区后，昼夜节律的时相可以调整到与新的活动模式相一致[3, 5, 56-57]。然而，在倒班工作中，完全地适应昼夜节律变化通常无法实现，部分是源于早晨的阳光照射或在休息日重回到夜间睡眠[58-59]。因此，生物数学模型通常不包含解释倒班工作者昼夜节律调整的过程，或者以较慢速度发生的昼夜节律适应[5]。

假定介导昼夜节律时相转换的因素因模型而异。昼夜节律时相的一个主要驱动力是暴露在阳光或强光下[60]，特别是暴露于光谱的蓝光部分[61]（见第 37 章）。在一些模型中，需要将直接测量的光暴露量作为模型输入，并用于预测昼夜时相转换[3]。其他模型使用阳光的替代物[5]，因此不需要将光照作为模型的输入。然而，这也意味着这些模型缺乏机制来解释光暴露作为疲劳对策的作用[62-64]（见第 82 章）。

睡眠时间本身也可能有助于昼夜节律的调整[65-66]。这已经通过各种不同的机制被整合到生物数学模型中，包括逐渐调整昼夜节律的时相以与正常的睡眠-觉醒模式相一致的过程，而不使用光照作为额外的模型输入[5]，以及通过昼夜节律灵敏度调节器作用于昼夜节律起搏器的睡眠-觉醒驱动和光驱动的结合[16]。

其他模型组件

个体对睡眠减少和异常昼夜节律（如倒班工作）的反应差异是思睡和表现预测差异的重要来源[8]。这对大多数生物数学模型构成了挑战，这些模型通常是为了预测群体平均表现而开发的。对睡眠减少易感性的个体差异已被证明是特征样的[67]，因此在个体水平上可能是可以预测的[68]。

两种互补的策略已被实施，以在个体水平上实现生物数学模型预测[69]。第一种是将个体差异的预测因素整合到潜在生物过程的特定方面，如早晚性[21]、特定的遗传多样性[70]或性别[71]，并纳入到模型方程中。第二种策略是基于对实时或回顾性的表现测量，为个体量身定制模型参数。这方面的算法已经开发出来了[69, 72-75]。

作业结果指标的选择

针对生物数学模型的一个批评是，由于它们在很大程度上是用实验室数据进行参数化和验证的，所以它们与实际作业表现的相关性是存疑的[76]。特别值得关注的是关于它们的结构效度和生态效度的问题，即，模型预测是否与现实作业中的表现相关，以及使用实验室数据开发的模型预测是否适用于现实作业环境。

通过构建模型来预测与作业相关的结果，例如疲劳相关事故的风险，可能会消除这些担忧[77-78]。如果测量的结果不经常发生，继而可能需要多年的数据收集才能构建有效的模型，又或者如果结果主要发生在严重思睡但未有较低思睡程度下受损的证据，那么开发作业相关结果的预测可能会很困难。如果结果对轻度至中度思睡不敏感，那么在达到严重思睡和表现受损发生并出现负面结果之前，也很难利用基于结果的生物数学模型有效地引入干预措施（如午睡、咖啡因）。

因此，我们需要的是一种对不同程度思睡和表现受损更加敏感的结果测量。例如，道路运输中的急刹车事件构成了一个有研究前景的结果指标[79]。急刹车事件具有较高的结构效度和生态效度。急刹车是一种回避性行为，大多数与实际事故无关的情况都可以被合理地视为险些发生的事件。这些事件的发生率也高于交通事故，这使得急刹车事件成为一种更实用和可行的结果指标，它可以在中等程度思睡的情况下发生，因此有助于采取干预措施（如在休息站休息），以帮助避免更严重的思睡和事故。

虽然急刹车事件较交通事故对疲劳更敏感，但使用比实际作业表现对疲劳更敏感的结果指标，如精神运动警戒测试（Psychomotor Vigilance Test，PVT）中的表现[80-81]，可能会使预期风险增加。尽管 PVT 中的表现与其他疲劳衡量指标直接的关系以及与事故风险之间的关系是复杂的[82]，但我们可以合理地假设，这种关系在某一时刻通常是单调的，即在给定时间内，PVT 中表现受损程度越大，此时与疲劳相关的事故风险就越大。因此，使用敏感的结果指标（如 PVT 中的表现）测量疲劳，在出现作业相关的表现损害前，如急刹车事件或紧急交通事故，有更多机会实施干预。

此外，选择一个极其敏感的结果指标，而不考虑直接的操作适用性，可以避免对特定作业的结果指标选择相关的困境。在作业中通常有许多重要的结果，每个结果对疲劳影响的敏感性都是不同的。基于如 PVT 等敏感的测量方法的模型可在作业表现被影响之前识别警觉性和表现的恶化程度，从而有助于在最佳时机以及最有效干预措施的应用。

用于作业环境的模型

对工作和休息时间的规定正逐渐从主要基于规则的指定方法转向以表现为基础的、在作业环境中安全管理的框架[83]。因此，越来越多的组织需要识别和量化与疲劳相关的风险，并确保恰当的控制或缓解措施到位，以安全作业。生物数学模型提供了一种方便的方法，可以帮助组织定量地确定与任何工作时间安排有关的疲劳相关风险的预期水平，以及为了持续安全工作而需要缓解疲劳的程度。也就是说，生物数学模型提供了一种明确而简单的方法来量化疲劳的可能性，以此作为风险评估和缓解过程的一部分。在一定程度上，这种方法得益于睡眠预测算法的发展（如前所述），这种算法能够在缺乏睡眠-觉醒数据的情况下进行这种量化。

在这种情况下，生物数学模型的应用导致了疲劳阈值的使用，预测疲劳低于阈值时可以继续工作，而预测疲劳超过阈值时则被认为不能继续工作。然而，鉴于模型预测中固有的不确定性（如由于使用预测的睡眠-觉醒行为和群体平均预测）、潜在的不精确假设（如关于先前的睡眠-觉醒过程或用于建模的初始条件）以及疲劳相关因素之外的危险因素的影响，疲劳阈值和作业安全性之间的关系也并不稳健。

因此，基于模型的疲劳风险管理方法建议放弃使用固定的疲劳阈值[84]，而是在可能的工作时间安排之间选择一种基于预测疲劳[85]或疲劳暴露累计时间[51]相比较的方法，以确定疲劳风险较小的时间安排。这种比较方法也可用于识别疲劳风险的可能来源（如累积的睡眠负债或昼夜节律紊乱），并指导实施缓解措施以降低疲劳风险。当以这种方式使用模型并将其整合到疲劳风险管理或整体风险和安全管理框架中时（见第 84 章），生物数学模型可以成为帮助控制疲劳相关风险和管理作业安全的有效工具，其方式比带有当班时间和休息时间阈值的指定性工作时间规定更为灵活。

生物数学模型之间的不同之处在于，它们在昼夜节律与内稳态睡眠-觉醒调节对疲劳的影响上给予的相对权重不同，它们在缺乏实际睡眠-觉醒数据的情况下处理睡眠估计的方式不同，它们是否以及如何考虑睡眠的预期质量（或恢复值），以及包括其他可能与疲劳相关的因素，如地理位置和一年中所处时间或因饮食、个人卫生和通勤而失去的睡眠机会的时间[86]。它们的共同点是，某些情况和影响根本无法预测；因此，无论使用哪种模型或其实施有多么复杂，都不应指望预测总是正确的。操作性验证对于确保模型产生在给定的作业环境中有意义的预测结果非常重要。此外，建议将生物数学模型的使用加入疲劳风险管理框架中，以提供所需的检查和平衡（见第 84 章）。

在作业环境中使用生物数学模型的一个问题是，人们经常报告他们预测的疲劳水平与他们在特定工作时间安排相关的疲劳上的主观体验不一致，这在实践中通常被人们视为生物数学模型的失败。虽然在某些情况下可能是这样的[52]，并且人们知道主观和客观疲劳在睡眠减少天数[27]和个体之间存在差异[87]，但这也反映了人们未能清楚地了解生物数学模型可以实现什么、不能实现什么。特别是，生物数学模型在确定工作时间表是否能提供足够的睡眠机会，从而充分控制疲劳以保障安全工作环境的方面是有用的。如果实际获得的睡眠大大少于假设的睡眠机会，那么可能会有比模型预测更严重的疲劳，而且安全性也可能会受到影响。

除了在基于模型的疲劳风险管理中使用外，生物数学模型在作业环境中也可能是有用的，可作为帮助解释睡眠、昼夜节律和疲劳基本原理的教育工具。生物数学模型也可以作为调查不良事件、事故和损伤的司法鉴定工具，以检查涉及疲劳的可能性[88]。然而，模型预测本身既不能证明也不能排除疲劳的参与；需要进行额外的评估以增加这种推断的可信度[89]。虽然生物数学模型不是万能的，而且在一些如紧急医疗服务等作业环境中，支持使用生物数学模型的证据仍然不足[90]，但它们已在商业航空[91-92]和铁路运输[73, 93]中得到广泛应用，而且在其他作业环境中似乎也大有潜力。

生物数学模型的局限性

生物数学模型建立在快速发展的科学基础上。因此，在评估这些模型时，应该考虑到一些局限性，包括：①相对于从实验室和现场研究中获得的观测结果，模型预测的准确性；②模型的通用性，即在模型适用于其开发过程中未使用的睡眠-觉醒-工作场景

的程度，以及适用于不同环境和背景的程度；③模型敏感性和特异性之间的平衡，即在特定作业环境中识别有意义的思睡和表现时间的增加或减少是开放还是保守的程度。这些以及其他建模问题在 2002 年华盛顿州西雅图疲劳和表现模型研讨会（Fatigue and Performance Modeling Workshop）上进行了讨论，并在已出版的会议记录中进行了记录[94]。从那时起，生物数学模型有了进一步的发展，使得这些记录中的一些信息过时了。然而，这些记录仍可为生物数学模型的科学发展提供宝贵证据。

模型输出的准确性取决于模型主要输入的准确性。如前所述，睡眠-觉醒模式代表关键输入，但该信息通常在作业环境中不可获取，因此必须进行估计或假设。同样，昼夜节律的测量在作业环境中也几乎无法获得，因此必须根据睡眠时间、光暴露或其他生物节律的环境驱动因素来估计昼夜节律的时相和幅度。这样的估计对大群体来说可能足够了，但对于预测个人的表现可能不太有用，例如极端早起或极端晚睡型的人[95]。在这种情况下，可以应用附加信息（如最近的睡眠-觉醒过程）来减少该误差源。最近的证据表明，某些表现指标可能比某些生理系统，如激素节律和身体核心体温，更快地适应时区变化，这增大了输出的不准确性[96]。一些模型校准了先前研究中生理系统的适应速度，因此可能低估了表现适应的速度。这需要更多的研究来解决这一假定的限制。

影响思睡和表现的另一个因素是员工所承担的工作量，它可能代表模型预测中的残差来源。工作量是一个非常笼统的术语，可以指一天的当班时间、任务时间、任务负荷、执行任务的复杂性、在当班期间意外挑战增加的额外负担，甚至包括同事缺乏经验，这可能会增加有经验员工的工作量。这其中一些因素是可预测的，而且可能会被纳入生物数学模型[97]。在航空工作中，指代工作量的例子包括飞行期间的航段数、降落机场的难度、特定机场中常见的拥堵，以及在世界一些地区的语言困难。许多其他潜在的工作负荷因素无法预测，如恶劣天气、设备故障和人员问题。考虑到这种复杂性和不确定性，疲劳模型很难准确地①预测工作负荷，②将这些因素整合成一个单一的、可以量化它们综合影响的指标，以及③估计工作负荷因素对表现和安全性的影响。

生物数学模型的另一个主要输入是"初始状态"。这指的是先前的睡眠-觉醒过程、昼夜节律时相，以及根据特定模型的其他可提供作为预测起点的相关变量。如果初始状态未知，则需要对可能的既往睡眠-觉醒过程和昼夜节律时相进行假设。这些假设的准确

性首先就决定了模型预测的准确性。然而，初始状态估计的影响会随着时间的推移而减小[98]，而当实际的日常睡眠测量值提高（如动态睡眠测量）或工作时间表的睡眠估计量增加并用作模型输入时，模型的精确度也随之提高。

结论

生物数学模型根据睡眠-觉醒过程、昼夜节律和睡眠惯性之间的函数关系预测生理上的思睡或表现。这些模型的预测通常是在群体水平上进行的，但如果纳入个人特征或之前收集的个人水平的思睡和表现数据，则可能可以进行个体层面的思睡或表现预测。为了获得准确的群体或个体水平的思睡或表现预测，获得准确的实际或估计的睡眠-觉醒数据是至关重要的。此外，除了睡眠-觉醒模式、昼夜节律和睡眠惯性外，其他因素也会影响思睡和表现。一些生物数学模型引入兴奋剂使用和光暴露等因素；然而，工作负荷、存在睡眠障碍以及其他生理和非生理因素仍然是表现和思睡预测的潜在误差的残差来源。在作业环境中，生物数学模型提供了一种有用的工具来评估工作-休息安排中发生思睡或表现受损的可能性，它们也正越来越多地被纳入疲劳风险管理系统。与指定性工作时间规定不同，这些模型提供了基于生理的、灵活的和可量化的方法来优化作业环境中的安全性和表现。

临床要点

睡眠减少和昼夜节律紊乱会导致神经行为表现的缺陷。基于这些因素预测表现的生物数学模型是有价值的工具，越来越多地被应用各种环境中。对个人而言，这些模型可以用来确定睡眠-觉醒时长和时间对警觉性和表现的影响，从而指导临床、职业和个人做出有关睡眠习惯和对策的决策。对于雇主、监管机构和职业医学从业者而言，这些模型有助于指导设计更好的工作时间表，减少表现失误和事故，帮助进行与疲劳相关的事故调查，改善员工的健康和幸福感，并促进公共安全。

总结

由于睡眠减少会导致注意力不集中、反应速度减慢、推理和决策能力受损，因此在工业和军事作业环境中，睡眠减少都是导致失误和事故的主要原因。生物数学模型已被发展运用于实验室和现场环境中预测人们睡眠和警觉性介导的表现。这些模型正在被整合到计划工具中，以预测和避免作业环境中的表现受损。现有的大多数模型基于三个基本组成部分来预测表现：警觉性和睡眠倾向的昼夜变化，内稳态睡眠-觉醒调节，以及睡眠惯性。这些过程根据睡眠-觉醒模式的函数关系随时间的推移而变化，并结合起来产生警觉性和神经行为表现的变化。针对睡眠机会或工作安排的大范围变化，目前的模型对群体平均表现提供了足够准确的预测。目前大家正在努力进一步改进这些生物数学模型，以提高对个体预测的准确性，并纳入决定表现结果的其他因素。

致谢

这项研究得到了美国沃尔特·里德陆军研究所的研究参与计划的部分支持，该计划在美国能源部和美国陆军医疗研发司之间的机构协议下由美国橡树岭科学和教育研究所管理。文中观点仅代表作者本人观点，不代表美国陆军、美国国防部、美国政府或作者所属的任何机构的官方政策或立场。

参考文献和拓展阅读

请扫描书后二维码，获取参考文献和拓展阅读资源。

第 84 章

疲劳风险管理系统

T. Leigh Signal，Margo van den Berg，Philippa H. Gander，R. Curtis Graeber

吴永希　译　魏世超　审校

章节亮点

- 疲劳风险管理系统（fatigue risk management systems，FRMS）是应用睡眠和昼夜节律科学解决现实职业安全问题的范例。要实现这一目标，需要睡眠和昼夜节律科学家与组织内的利益相关者开展合作，开发共享知识库和建设性互动。

- FRMS 广泛应用于各行各业，包括航空、商业道路运输、海洋石油工业、铁路和医疗保健等领域。将 FRMS 应用于较小的组织是一个日益受到关注的领域，同时，将 FRMS 与其他旨在管理疲劳以外风险的职业健康和安全系统进行整合也是一个重点。

- 每个行业都面临着与疲劳相关的特定挑战，也会具有独特的术语，但 FRMS 的核心原则和组成部分是相同的。组织内 FRMS 的复杂程度需足以应对工作环境中的相关风险。

- FRMS 的四个核心组成部分包括政策和文件、FRMS 流程、安全保障流程以及推广流程。FRMS 流程和安全保障流程是两个闭环系统，利用共享数据来管理疲劳风险，并实现对 FRMS 的持续改进。上述流程均以政策为指导和依据。推广活动包括教育和交流，旨在组织内部推广和支持 FRMS 的实施。

引言

本章概述了支持有效的疲劳风险管理系统（FRMS）的科学原理和实践过程。FRMS 是组织用来帮助减轻和管理特定工作场所中疲劳相关风险的一整套流程。它是将睡眠和昼夜节律科学应用于现实问题的一个范例。

全球范围内，对睡眠产生影响的工作越来越普遍[1]。根据调查，在过去 1 个月中，欧洲有 19% 的劳动力报告曾经夜间工作，17% 的劳动力从事倒班工作[2]。美国、挪威、澳大利亚和新西兰的比例也类似[3-6]。倒班工作可以广义地定义为任何影响睡眠时间、时长或质量的工作。它有很多形式，可能涉及早班、晚班、夜班、随叫随到的工作以及轮班或不规律的工作模式[7]。有时候也会使用非标准工时或不规律工作这些术语来描述这类工作，但为了简洁和一致性，本章将通篇使用"倒班工作"一词，其重要特征为工作对睡眠的影响。

在倒班工作中，非全日制工作[2-3]和独立合同工作[8]非常普遍，这往往导致工作时间不稳定或不连贯[9-10]。近年来，年轻人[5]、低收入人群[5]和少数民族群体[11]更倾向于从事倒班工作。倒班工作日益普遍是由于多种需求的推动，包括社会对全天候服务的期望、双收入家庭、能够让人们在不同时间和地点工作的技术、全球化以及市场的去监管化[7]。

倒班工作带来的挑战

倒班工作可能带来重大的与疲劳相关的挑战，因为个体需要在昼夜节律周期中睡眠压力较高且劳动效能较差的时候工作。因此，睡眠可能会被安排在昼夜节律周期中不太理想的时间[12]，这可能导致昼夜节律紊乱，并且难以获得足够的高质量睡眠[13]。不规律或不断变动的工作时间，再加上工作之外其他的生活需求，使得规划充足的睡眠机会变得困难[12]。

出于对工作场所安全后果的考虑，工作安排所造成的疲劳成为人们关注的主要问题。主要来自实验室研究的实验证据表明，工作绩效的多个方面下降与睡眠不足[14-15]、持续清醒时间延长[16-17]以及在不利的昼夜节律时段下工作存在一致相关性[18]。倒班工作与工作场所受伤风险增加[6, 19]、报告的事故和错误增加[20-21]，以及在驾车回家途中睡着的发生率增加有关[22]。疲劳还与一些工作场所灾难性事件有关[23-25]，这表明，在工作场所中未经缓解的疲劳所带来的风险可能是相当大的。

除了绩效和工作场所安全的后果外，现有强有力的证据表明，包括夜班工作在内的倒班工作是发生一系列不良健康结局的独立风险因素[13]。其中一些最有力的证据来自纵向研究，这些研究比较了大规模的上夜班和不上夜班护士的健康情况。美国护士健康研究是追踪调查女性主要慢性疾病风险因素的最大规模的前瞻性研究之一，自 1976 年以来已有超过 275 000 名参与者。研究发现，女性轮值夜班（定义为每月至少值 3 个夜班）与全因死亡率和心血管疾病死亡率（5 年后）以及肺癌死亡率（15 年后）的增加存在密切联系[26]。此外，其他研究显示，夜班工作与缺血性脑卒中[27]、2 型糖尿病[28]、结直肠癌[29]和乳腺癌的风险增加有关[30]。丹麦护士队列研究报告称，夜班和晚班工作的护士患糖尿病的风险增加，与仅白班工作的护士相比，全因死亡率和特定死因死亡率（心血管疾病、糖尿病、阿尔茨海默病和痴呆症）[32]也较高。

习惯性短睡眠也被认为是发展为这些疾病的独立风险因素之一[33]。有趣的是，对 815 名来自新西兰的一项纵向队列研究的非倒班工人进行研究发现，在控制了睡眠时间、性别和时间型因素后，更高的社会时差得分（每周计划工作日与休息日中间睡眠时间的差异）与更高的身体质量指数、更大的脂肪质量以及肥胖和代谢综合征的发病率增加相关[34]。需要进一步的研究来阐明昼夜节律不同步和睡眠限制是否相互作用和（或）独立增加了倒班工作人员患病风险的问题。

2019 年，针对方兴未艾的研究，国际癌症研究所召集了一个工作组，以此重新评估倒班工作致癌性的证据[35]。该工作组基于人类患癌的有限证据、动物实验研究的充分证据以及动物研究有力的机制证据，确认了夜班工作为"可能对人类致癌"这一分类。从科学的角度来看，一些职业、个体、生活方式和环境因素可能会中介、混杂或缓和夜班工人的潜在癌症风险。

疲劳的定义

由于疲劳产生症状的多样性及个体表现症状的差异性，使用"疲劳（fatigue）"一词可能会引起混淆[36-37]。例如，不同的监管机构和政府机构都在努力对疲劳进行定义[38-40]，其中大多数都同时考虑了疲劳的原因和后果。国际民航组织（International Civil Aviation Organization，ICAO）的定义既全面又适用于工作环境。它阐述疲劳是：

> "一种由于睡眠不足、清醒时间延长、昼夜节律时相和（或）工作量［脑力和（或）体力活动］而导致的精神或身体性能下降的生理状态，

可能会影响一个人的警觉性和执行与安全职责相关的操作能力"[41]。

这个定义明确指出疲劳有生物学原因，它是一种生理状态，而不是缺乏动力或不愿执行任务，它影响精神和身体的表现能力。然而，值得注意的是，来自健康状况、环境（如极端温度、高海拔或噪声）和压力的疲劳不在此定义范围内，尽管这些疲劳原因与许多工作场所相关[42-43]。此外，疲劳还会受到工作之外的活动的影响。因此，有效地管理工作场所的疲劳需要雇员和雇主以及相关的监管机构共同承担责任。

疲劳管理的法律法规

疲劳是一种独特的工作场所危害，因为它会对与工作表现相关的认知和身体机能的许多方面产生负面影响。因此，减轻和管理疲劳对于维持全天候运营的安全至关重要。管理工作场所疲劳的必要性是基于保障人们的基本劳动权利，包括"公正和有利的工作条件""休息和休闲，包括合理限制工作时间"的权利[44]，以及"享有可达到最高健康标准"的权利[45]。

根据行业和组织背景的不同，疲劳管理（management of fatigue）可能存在不同的外部要求。组织通常必须遵守国家的工作时间法规（如《欧盟工作时间指令》[46]以及澳大利亚、新西兰和英国的《健康与安全法》），遵守劳动协议中规定的疲劳管理要求，和（或）遵守监管机构规定的限制。

在许多安全要求严格的行业（如交通运输业），监管机构规定了单次工作周期的最长工作时间、累计工作时间（如 1 周、1 个月或 1 年内）以及工作周期内和工作周期之间的最短休息时间。这种限制最长工作时间和规定最短休息时间的传统方法，是一种相对简单、一刀切的疲劳管理模式，往往不考虑睡眠、时间生物学和安全科学方面的最新知识以及不同行业的运营知识[47-48]。

一些监管机构为组织提供了一种选择，即寻求监管机构批准规定方法之外的工时限制[49]。这是与以绩效为基础的立法的普遍转变同时发生的，这种立法规定了必须达到的安全标准，但没有规定如何做到这一点[47]。要跳出规定的限制，组织通常需要向监管机构提交安全案例（见第 85 章），以证明他们将如何使用其提出的替代方法识别和管理与疲劳相关的危险。

FRMS 还与安全管理系统（safety management system，SMS）科学一起发展和演变。SMS 侧重于识别和控制所有工作场所的危险，以防止意外事件或伤

害的发生[50]。推而广之，FRM 涉及修改和应用更普遍的风险管理流程，以专门管理与疲劳相关的危险。

ICAO 提供了一个有用的定义，即 FRMS 是"基于科学原理、知识和运行经验的数据驱动手段，用于持续监测和管理疲劳相关安全风险，旨在确保相关人员保持足够的警觉性"[41]。

这突出了 FRMS 的一些重要特点，包括：数据是 FRMS 运行的核心，它不是一个静态系统，并且需要来自各方利益相关者的投入。睡眠和昼夜节律科学方面的专家可以对 FRMS 的开发和持续运行做出重大贡献，但这必须与组织内了解其运作和疲劳受损者在其工作场所面临风险的人员合作完成。

疲劳风险管理系统的核心组成部分

FRMS 的 4 个主要组成部分，也直接对应于 ICAO 的 SMS 框架，包括政策和文件、FRM 流程、安全保障流程和推广流程。FRM 流程和安全保障流程是两个闭环系统，利用共享数据来管理与疲劳相关的风险，并共同实现 FRMS 的持续改进（图 84.1）。图中描述的 FRM 流程闭环系统（图 84.1 左侧）遵循典型安全管理周期的基本步骤[50]，详细说明了用于收集关于潜在疲劳危害的数据、确定其潜在风险、决定如何管理和降低这些风险，以及确定当前降低风险措施是否有效的日常流程。安全保障流程闭环系统（图 84.1 右侧）侧重于确保 FRMS 按预期运行，并包括跟踪疲劳测量指标随时间的变化，将 FRMS 的表现与安全目标进行比较，并在出现疲劳相关风险时予以识别。FRMS 的推广活动包括教育和交流，以促进和

支持组织内的 FRMS。FRMS 以政策为指导和依据，所有流程都必须记录在案。下文将详细讨论这 4 个主要组成部分。

政策及文件

与任何政策一样，FRMS 政策是组织意图的声明，但具体针对的是疲劳相关风险的管理。其目的是为组织内各部门提供明确的指导，以便围绕管理疲劳相关风险做出决策。因此，它应明确规定 FRMS 的目标（即安全目标），组织和管理层对支持、资源配置和改进 FRMS 的承诺，哪些组织流程纳入 FRMS，以及这些流程如何与其他安全流程整合和关联。在 FRMS 政策中，应明确阐述雇主和员工在疲劳管理方面的共同责任，并由负责的高级管理人员签署改政策。包括 FRMS 政策在内的 FRMS 文件是 FRMS 活动和变更的记录。文件对于审计和监督 FRMS 至关重要。

疲劳风险管理流程

疲劳监测和危险识别

正如 ICAO 对 FRMS 定义的明确指出，该系统依赖各种来源的数据，以识别潜在的疲劳相关危险，并监测疲劳缓解措施的有效性。数据源必须以相对易于使用和持续解释的格式存在，并需要定期重新评估，以确定它们是否提供足够有用的信息。

疲劳相关危险的识别可以是预测性的（即在危险发生之前识别疲劳相关危险），主动性的（即实时监测以识别疲劳相关危险），以及（或者）是被动性的（即在事件发生后识别疲劳相关危险）。

运行经验、生物数学建模工具和现有的研究证据

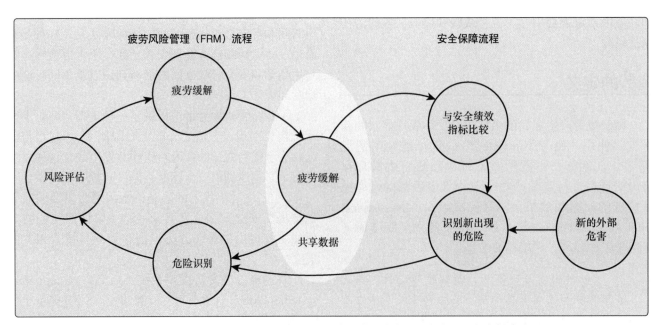

图 84.1 疲劳风险管理系统（FRMS）的运行组件，包括 FRM 流程和安全保障流程

可用于预测性地识别疲劳相关危险。生物数学模型利用睡眠和昼夜节律科学来预测与某种工作模式相关的疲劳程度。然而，值得注意的是，这些模型通常预测的是一般个体的疲劳、警觉性或工作表现。这些模型无法预测某个个体在特定工作环境中的安全风险。有关这些模型的详细信息请参阅第 83 章。

主动的数据收集涉及实时收集与疲劳相关的危险信息。疲劳报告可能是最常用的主动工具。有效的疲劳报告取决于报告系统的可访问性和易用性，相关信息的收集，以及由具备足够知识的人员对报告进行快速评估以评定报告情景中与疲劳相关的风险。作为外部流程的基础，组织必须建立有效的安全报告文化。这通常依赖"公正文化"原则，即承认人是会犯错的，特别是在疲劳情况下，犯错可以从中吸取教训，但不能容忍有意行动导致安全性降低[51]。另一个组织可获得的关于疲劳的直接信息来源是实际工作时间，当实际工作时间经常与计划工作时间不同时，实际工作时间就显得非常重要。为了更好地了解与疲劳相关的具体危害及其带来的风险，有时有必要使用多种睡眠、疲劳和工作表现的测量方法进行全面的前瞻性数据收集。下文将详细讨论的超远程（ultra-long-range，ULR）飞行航班就是一个例子。

事件发生后收集的数据可用于疲劳相关危险的被动识别。安全调查是被动数据的常见来源。重要的是寻求关联的疲劳相关信息（如之前的睡眠史和一天中时间），并且在安全调查中要考虑这些信息以及导致事件发生的工作表现下降的性质[41]。

风险评估

FRMS 的基本作用是减少和管理疲劳带来的风险。个人的疲劳程度可能相同，但与安全相关的风险却大相径庭，这取决于他们所执行的任务和所处的工作环境（例如，在办公室完成行政任务 *vs.* 操作对安全至关重要的机器）。FRM 的目的是评估在确定的工作环境中某个特定的疲劳相关危险所带来的风险，以便在需要时确定有效的缓解措施。

评估疲劳相关危险带来的风险的最常用的方法是使用标准的可能性-严重性矩阵，并将其应用于不同的任务中。然而，这种方法在量化疲劳相关风险方面的实用性值得怀疑，因为通常不考虑现有的缓解措施，而且对风险的严重性进行分类通常需要考虑到最坏的可能结果[52]。可以合理地假设，一个严重受疲劳损害的个体在完成一项对安全至关重要的任务时，可能会导致灾难性的结果。

还有其他的方法也被提出，其中严重性分类被修改以反映预测的疲劳水平，而可能性分类则被修改以

反映个体可能暴露于疲劳诱发情况的频率[41]。一般人的预期疲劳程度可以通过生物数学模型获得。

另外，还可以识别与工作模式相关的疲劳潜在原因，如值班是否可能导致睡眠不足、长时间清醒、昼夜节律紊乱，或与改变工作量的因素有关。这些原因与可能的缓解措施同时考虑[52]。然后将无法完全缓解的疲劳原因进行总结和分类，以确定剩余的疲劳相关风险的可接受性。尽管这种方法有其优点，但尚未经过验证。

目前所有与疲劳相关的风险评估程序都有其局限性，尚未达成普遍共识的方法。这凸显了负责疲劳相关风险评估的人员必须接受过适当的 FRM 培训并具备操作专业知识，或者可以接触具备必要专业知识人员的重要性。

缓解措施

工作场所需要的缓解措施取决于风险评估程序的结果。如果疲劳相关风险被认为可接受，则可能不需要采取缓解措施（或进一步的缓解措施）。否则，应在合理可行的情况下尽可能降低疲劳相关风险，并且应根据科学和操作知识选择缓解措施。组织内负责管理 FRMS 流程的人员应就合适的缓解措施提出建议，但由于缓解措施往往具有财务和资源成本，因此最终决策可能由具有对组织整体风险和资源的更广泛了解的其他人员做出。

在任何注重安全的行业中，不太可能只有单一的缓解措施[48, 53]，工作和休息时限（或排班设计）只是其中一个防御层面。缓解措施还包括主动采用的措施（如基于科学的排班实践、员工教育和适当的人数）到战略性采用的措施（如工作场所小睡以及光照、运动、交谈和咖啡因的使用）。这些战略性缓解措施在第 82 章中会更详细地讨论。在 FRMS 中，必须记录实施的缓解措施，并传达给所有相关人员[54]。

安全保障流程

安全保障流程旨在检查 FRMS 是否按预期运行，并广泛审视 FRMS 的各项活动。如图 84.1 所示，FRM 流程和安全保障流程共享数据源。安全绩效指标（safety performance indicator，SPI；下文将详细介绍）从这些共享数据中获取，是可用于跟踪疲劳随时间变化的趋势和评估 FRMS 在实现 FRMS 政策所述的安全目标有关绩效的衡量指标[49]。安全保障流程还涉及观察组织及其运营环境的变化，以识别新兴的疲劳风险，并通过提前调整 FRMS 来预防任何不利后果。通过对 FRMS 的定期审查和审核实现持续改

进，也是安全保障闭环的一部分。组织内负责 FRMS 的人员可以根据要求向安全保障流程提供专业知识和数据，但总体责任应由组织内负责更广泛安全工作的人员承担。

安全绩效指标

除了由安全保障流程进行实时监控外，SPI 还用于确定 FRM 过程是否足够管理日常的疲劳相关风险。为了确定疲劳是否得到充分管理，将 SPI 与事先商定的可接受风险水平阈值进行比较。作为 FRMS 过程的一部分，应从收集的数据中获得一系列 SPI，其中一些与运营焦点相关，而其他则与主动和被动数据相关。运营相关的 SPI 的示例包括工作期限不超过一定时长或工作期间的休息时间不低于最小时长。与主动和被动数据相关的 SPI 包括疲劳报告的百分比、缺勤和病假率以及疲劳相关事件的发生率。当主动收集数据以解决特定的疲劳风险时，如下文描述的 ULR 操作，则可利用 SPI 来决定风险的可接受性和已实施的缓解措施的有效性[55]。

疲劳风险管理系统的推广流程：培训和交流

培训和交流是 FRMS 的关键环节，有助于发展和维持有效的安全报告文化，并使雇主和雇员了解在疲劳管理方面分担责任的必要性。

为了支持 FRMS 的实施和可持续性，所有在 FRMS 中发挥作用的人员，包括高级管理人员、排班人员、安全人员和操作人员，都必须充分了解睡眠和昼夜节律科学，以及与其职责相关的 FRMS 流程和责任，特别是识别和报告疲劳危险的需求。这应通过基于能力的培训来实现，并将培训记录作为 FRMS 文件的一部分保存。

应通过各种媒体（包括新闻通讯、公告板、网站、业务会议和电子邮件）定期进行交流，以分享"经验教训"、FRMS 的成功案例以及与 FRMS 相关的政策和流程的变化和其他行动。

疲劳风险管理系统的职责

组织内必须有一个或一组人负责 FRMS 的活动。该组织有时被称为疲劳安全行动小组（fatigue safety action group，FSAG），应包括来自组织各个部门的代表。该小组负责 FRMS 的建立和日常运营，并与组织的其他部门进行整合。

航空疲劳风险管理系统

航空业是最早采用 FRMS 的行业之一。在 20 世纪 90 年代初，南太平洋的一家航空公司召集了一小组科学家、飞行员代表和航空医学专家，开发了一种以科学为基础的方法，以适用于现有的长途飞行模式。尽管所有这些飞行模式都在现有的合同和监管限制范围内，但机组人员的疲劳问题定期地被报道，特别是在长途飞行任务中。在某些航线上进行了主动地数据收集，并由独立的睡眠和昼夜节律科学家小组与航空公司管理层、工会代表和排班经理一起审查，评估与疲劳相关的风险、它们可能带来的危害，并确定必要时需要采取何种缓解措施。民航局批准将这一程序作为遵守规定限制的替代手段，并参与了审查。该程序后来被称为疲劳风险管理系统（FRMS）。

在 2001 年，飞行安全基金会（Flight Safety Foundation，FSF）寻求制定 ULR 运营和监管指南时，这一开创性工作所获得的经验和知识被证明是非常宝贵的。ULR 运营是指在特定城市之间的航班，最初被定义为超过传统的 16 h 飞行时间限制[41]。ULR 航班通常由 4 名飞行员轮流在与乘客舱分隔的机组休息区的舱位上休息。该航空公司开发的 FRMS 成为来自 14 个国家的 90 个参与者（飞行员、科学家、制造商、航空公司管理层和监管机构）所达成的共识协议的基础[56]。时至今日，随着 ULR 运营在全球范围内变得普及，该协议仍在成功实施。同样的 FRMS 框架也成为 ICAO 制定的 FRMS 指南的基础，该指南于 2011 年全球实施[57]。

尽管航空运营商可能在其部分或全部运营中已经采用了 FRMS，但本文以 ULR 运营中的 FRMS 应用为例。

危险识别

基于科学原理和操作经验，先前已经确定了与 ULR 运营相关的疲劳危险[56, 58]。长时间的飞行和值班可能导致睡眠不足、长时间清醒、任务疲劳，并且很可能要求机组在昼夜节律周期不利的时段工作。快速的时区变化和对停留时区的一些适应导致的昼夜节律紊乱也会影响机组成员在进港航班上的功能和睡眠能力，以及行程结束后的恢复速度。机组成员经历的睡眠不足和昼夜节律紊乱程度在很大程度上取决于航班和中途停留时间与机组成员的生物钟时间的关系[41]。

尽管最近针对乘务员的研究强调了考虑工作量、整个 ULR 行程中疲劳的累积效应以及整个轮值工作中 ULR 行程背景的重要性[59-61]，但预计这些疲劳危害对于飞行组和乘务组人员是相同的。

减轻和管理与超远程飞行相关的机组人员疲劳

为管理 ULR 运行中的疲劳风险，通常采取的疲劳缓解措施主要基于现有的飞行机组数据和 ULR 的排班惯例[56, 58, 62]。这些措施包括：①在机组休息设施中安排飞行中的休息时间，②至少 2 天的停留时间，在进港航班之前至少有 2 次主要的睡眠机会，以及③在 ULR 行程前后保留休息时间，以协助准备行程和后续恢复。在 ULR 行程前后安排休息日也是为了便于在开始下一个执勤期之前重新适应住所时间[58]。

飞行中休息时间对疲劳的缓解效果取决于机组成员在飞行途中能够获取的睡眠数量和质量[63]。这反过来又取决于运营因素，如航班的当地起飞时间、飞行持续时间和飞行中休息时间的安排[64-66]，以及环境因素，如颠簸、噪声和舒适度[59, 67-68]。

飞行组和乘务组人员在飞行途中的睡眠受到相同因素的影响。然而，由于要求所有乘务员在用餐服务期间保持清醒，他们可用的飞行中休息时间比飞行组人员要少。此外，在许多国家，对乘务组的机上休息设施的监管要求不如飞行组严格[69]。乘务组的高工作量也可能潜在地影响其飞行中睡眠的恢复价值。与飞行组相比，乘务组的体力负荷要求更高[70-75]。高工作要求和与乘客互动相关的压力预计会增加其放松所需的时间，进而可能影响其后续的睡眠[76]。

机组成员疲劳监测的数据来源

当疲劳风险可能较高或难以估计时，如在一个全新的运营中，建议对机组成员的睡眠、疲劳和表现进行主动监测。用于主动监测的措施选择应反映疲劳和安全风险的预期水平，因为与其他常规收集的运营数据相比，这种数据收集相对耗时和耗费资源[41, 55, 77]。

为了说明这一点，在第一次 ULR 运行验证期间，采用了多导睡眠图（polysomnography，PSG）来监测飞行组人员在计划中的机上休息时间的睡眠情况，并使用体动记录仪和睡眠日记来监测飞行组人员在起飞前 3 天、整个飞行过程中和起飞后 3 天的睡眠情况[78]。此外，还采用了 10 min 的精神运动警觉性任务（psychomotor vigilance task，PVT）[79]来监测每个航段的表现变化。这些措施共同促成了对飞行组人员疲劳情况的全面评估以及在首次 ULR 运行中实施的疲劳缓解措施的有效性[78]。

后续对新引入的 ULR 航线（至少是已发表的研究）进行的主动监测研究依赖活动记录仪和睡眠日记来监测飞行组的睡眠[80-83]，并使用较短的 5 min 版本的 PVT 来减少对机组人员工作流程的干扰[84-85]。推荐用于主动监测飞行组疲劳的措施（活动记录仪、睡眠/工作日记和 PVT）也适用于乘务组[61]，尽管需要考虑这两个职业群体之间的差异[59-61]。

多个因素可能影响机组成员参与主动数据收集

的积极性。例如，与在 ULR 航班中接受监测的飞行组人员相比[80]，执行相同航线的乘务组人员的回应率和完成率较低，因此需要更多乘务员自愿参与才能获得足够的数据[61]。公司的支持程度可能在其中发挥一定作用[59, 86-87]。不过，定期的疲劳管理培训可以增强机组成员对其在 FRMS 中的角色及公司角色的理解，进而可能增加他们参与主动数据收集的意愿[41]。

此外，PVT 在评估乘务组人员在 ULR 飞行中疲劳相关表现变化是否有用还需要仔细考虑。测试环境中的干扰以及在繁忙的客舱中完成 PVT 很可能是造成 van den Berg 等（2015 年）[61]所报告结论的原因，即与执行相同 ULR 航线的飞行组人员相比，乘务组人员的起飞前表现较慢以及在后续测试中观察到较大变异性[80]。精神运动警觉性只是受睡眠不足影响的诸多表现之一，而机组成员个人的 PVT 表现与团队表现之间的关系尚不清楚[77, 88]。

工作量被认为是导致乘务组人员疲劳的一个重要因素[60, 71, 89-92]，因此有必要对工作量进行持续监测。可以通过在疲劳报告（FRMS 的重要组成部分）中纳入适当的工作量问题来实现这一目标，并确保在与乘务组人员进行的主动监测研究中包括工作量的测量指标。

与生成 SPI 所必需的定量数据相比，定性数据不仅能够提供更丰富和更深入的背景信息，而且能够识别出在 FRMS 中使用定量方法无法轻易发现的问题和关注点。在这种情况下，焦点小组是一种特别有用的方法，因为这种小组访谈可以让机组成员分享他们的观点和经验（无论是消极的还是积极的），提出他们可能有的任何顾虑，并提供可能的改进方案[59]。这种方式也向机组成员传达了他们的反馈被重视这一信息。航空组织可以将不定期的焦点小组作为其FRMS 的一部分[93]，例如作为对新引入航线上疲劳风险缓解措施进行评估的一部分。这些工作可在增强员工对 FRMS 的信心和促进未来合作方面发挥关键作用。

医疗保健中的疲劳风险管理系统

与运输部门不同，医疗保健工作人员（医务人员、护士、其他卫生专业人员等）的工作时间和休息时间通常不受具体法规的限制，尽管在某些情况下专业机构可能提供了建议的限制范围，特别是在专业培训期间。《欧盟工作时间指令》的实施存在争议是一个例外，该指令限制初级医生、高级医生和护士每周工作不超过 48 h，并限制所有倒班工作最多连续工作 13 h[94-96]。

另外，医疗保健工作者受到普遍的工作场所健康与安全立法的保护。虽然在此类立法中很少具体提及对疲劳和倒班工作的管理，但这些立法可以为定义 FRM 的职责提供框架。例如，新西兰《工作场所健康与安全法》将疲劳视为工作场所危害的原因之一[96a]。必须"在合理可行的范围内"管理危害及其相关的健康和安全风险。该法案并没有具体提到倒班工作，但管理该法案的监管机构——新西兰工作安全局的指导文件将倒班工作列为疲劳的一种原因[97]。这为新西兰公立医院护士管理疲劳和倒班工作的新职业准则提供了监管框架，并获得了新西兰工作安全局和工会理事会的认可。该准则基于商业航空的方法[41, 98]，并由梅西大学卫生学院的研究人员与新西兰护士组织（代表护士的主要工会）合作制定，并得到代表所有利益相关方的咨询小组的支持。该职业准则旨在说明构建疲劳和倒班工作管理系统的原则和方法。

在新西兰和许多其他国家的医院中，FRM 目前在很大程度上依赖集体就业协议中规定的工作时间限制。许多不同的工作模式都符合这些要求，但这并不意味着它们同样安全[99]。排班和与倒班工作相关的数据管理通常下放到各个护理单元，护士们普遍期望能够选择自己的工作班次。这导致医院内部和医院之间不同科室的工作模式存在较大差异。新西兰《职业准则》的实施刚刚开始，如何将这些单位协调到一个管理整个医院风险的系统中是一个挑战。另一个挑战是，虽然必须向监管机构报告更多的重大事故，并可能对其进行调查，但整个医疗保健行业总体上并不重视建立有效的安全报告文化，而在航空安全领域则得到了大力提倡[100]。如果人们不愿意或无法报告疲劳相关问题，那么这些问题将很难被发现。

这个例子说明，FRMS 并不是一个简单的"一刀切"的解决方案。它的基础是整合利益相关者的知识和专长，以找到更好的解决方案。这需要建立共享的知识库，并促进利益相关者之间的建设性互动。疲劳和倒班工作管理系统的复杂性必须足以管理其适用工作环境中的相关风险。如何将其与现有的安全管理活动结合起来，不同的组织和员工群体也会有所不同。

其他行业的疲劳风险管理系统

许多其他行业也使用 FRMS，如商业道路运输、铁路、石油和天然气以及核电行业。本章讨论 FRMS 在这些不同行业中的应用超出了范围，但是无论在哪个行业，FRMS 的原则是相同的。每个行业都有其独特的疲劳相关挑战，虽然术语可能不同，但在铁路[40]、商业道路运输[101]和海洋油气业[102]等领域有许多优秀的 FRMS 指导材料可供参考。

为小型组织调整疲劳风险管理系统的规模

如前所述，FRMS 的规模和复杂性应与所管理的疲劳相关风险相对应。再加上建立和管理 FRMS 所需资源较大，故迄今为止，FRMS 主要用于大型组织。将 FRMS 扩展到在较小的组织中有效运作是 FRM 下一步发展的重点。许多较小的组织希望积极主动地进行疲劳管理，并获得安全效益。在由监管机构规定的最长工作时间和最短休息时间的环境中，较小的组织可能还希望利用 FRMS 所允许的更大的运营灵活性。

无论组织的规模大小，FRMS 的关键要素都必须到位，尽管参与管理这些流程的人员数量会减少。需要考虑到这些人员所承担的工作量，并确保他们之间具备所需的知识和技能。在 FSAG 中，一个人可以代表多个利益相关者群体。FSAG 的职责可能被纳入组织内的其他与安全相关的团体中，如现有的运营安全委员会或健康与安全委员会，并将疲劳问题作为委员会每次会议的常设议程项目。

在较小的组织中，FRMS 系统可收集和监控的疲劳相关数据量必然会减少。查看模式或趋势可能会更加困难，较少的员工人数可能也会降低数据分析的统计效力，并增加数据保密的难度，特别是对提供疲劳报告的员工而言。即使在大型组织中，疲劳报告的匿名性也很难实现；因此，信息的保密性往往是一个更加现实的期望。

同一行业同一部门工作的较小组织应考虑合作，共享资源，特别是科学专业知识、培训材料和机会、沟通流程，并在适当情况下共享数据，以便各组织能够相互学习。

尽管在较小组织中管理 FRMS 可能会面临额外的挑战，但也会有一些优势。流程不需要太复杂，组织内部的沟通可能更简单、更迅速，变革可能更容易实现。总的来说，在不同情况下应用 FRMS 还有很多需要学习的地方，并且需要制定激励措施，使疲劳管理流程在更广泛的行业和组织中扎根。

疲劳风险管理系统和其他职业健康和安全流程的整合

大多数 FRMS 只关注提高安全性，但在 SMS 的背景下，疲劳可以被视为一个复合危害，因为它同时影响安全和健康[100]。理想情况下，倒班工作对健康和幸福感的短期和长期影响都应作为组织风险管理方法的一部分加以考虑。然而，在许多行业中，通常采用不同的立法和监管框架来管理安全和健康风险。在包括新西兰、澳大利亚和英国在内的几个国家，职业健康与安全（occupational health and safety，OHS）立法也描述了管理风险的四步流程，这与 FRMS 的方法相对应[103-105]，并要求制定政策和文件、对所有相关人员进行风险管理培训以及质量保证。新西兰和澳大利亚的 OHS 立法还特别将疲劳列为危险的原因之一。

由于疲劳的影响范围广泛，涉及操作安全和与健康相关的问题，如果将这两个管理系统联系起来，便可优化 FRM。但不是让 FRMS 和 OHS 并行运作，它们的某些组成部分可以重叠，以确保有效的合作和沟通。例如，健康与安全委员会的代表可以同时担任 FSAG 的成员，反之亦然。

此外，疲劳管理培训和教育应扩展至长期睡眠限制和反复昼夜节律紊乱所致的不良健康结果，进一步教育员工尽可能理解获得充足睡眠的重要性。同样重要的是，公司的管理人员和医疗人员应了解这些与旷工、生产力和成本相关的负面健康结局，以确保实施最佳的缓解措施[106]。

尽管 ICAO 在其 SMS 指南中建议，通过综合风险缓解系统可以更有效地管理疲劳等复合危险[100]，但其 FRMS 指南目前只关注运营安全。

将 FRMS 和 OHS 系统有效关联的方法和程序各组织之间预计会有所不同，但通过经验交流，可有助于原则和指南的制定。

临床要点

疲劳风险管理系统（FRMS）涉及睡眠、时间生物学和安全科学与运营知识的结合应用，以降低职业环境中的疲劳相关风险。FRMS 包括四个关键组成部分。FRM 流程和安全保障流程是两个闭环系统，利用共享数据来管理疲劳风险，并共同实现 FRMS 的持续改进。这些流程都以政策为指导和依据。推广活动，包括教育和交流，在组织内部促进和支持 FRMS。

总结

任何扰乱睡眠时间、质量或时机的工作都可能带来与疲劳相关的重大挑战。FRMS 是一套将科学知识与运营经验相结合的流程，可以用于改善在规定工作时间限制下或规定法规之外运营的疲劳相关风险管理。FRMS 由两个相互关联的闭环系统组成。第一个闭环由 FRMS 流程组成，包括对一系列数据源的持续监测，以识别与疲劳相关的危险、评估危险带来的风险、实施控制和缓解措施以管理疲劳相关风险，以及监测缓解措施的有效性。第二个闭环是安全保障流程，侧重于评估 FRMS 的整体有效性和持续改进。所有 FRMS 流程均在组织的 FRMS 政策和文件中作了详细说明，并得到培训和推广活动的支持，同时这些活动受到组织内负责 FRMS 的一组人员的监督。

参考文献和拓展阅读

请扫描书后二维码，获取参考文献和拓展阅读资源。

第 85 章

疲劳风险管理中的安全案例和评估合规性替代方法

Philippa H. Gander，Amanda Lamp，Thomas Nesthus，Jim Mangie，Don Wyko，
Lora Wu，Lauren Waggoner，Gregory Belenky

林懿祺 译　魏世超 审校

章节亮点

- 睡眠限制、清醒时间延长、昼夜节律不同步和工作量在疲劳有关损伤的发生中起到重要作用，鉴于对这一作用的认识不断加深，工作场所中对疲劳相关风险管理的新法规也随之出台。

- 另一种监管方法允许机构自主开发结合科学原理的循证疲劳风险管理系统（fatigue risk management system，FRMS）。如需应用此方法，机构需要提交一项安全案例，向监管者保证他们能够充分预测和管理FRMS所涉及的运行中的疲劳相关风险。

- 本章介绍了4个成功的安全案例，每个案例都使航空公司能够在新的 FRM 规范之外

运营，这一新规范由美国联邦航空管理局（United States Federal Aviation Administration，FAA）于 2014 年引入。其中两个安全案例使航空公司能够开展超出规定的飞行和值勤时间限制的超长航程。其他两个安全案例允许航空公司能够继续执行不符合 2014 年新规定的航行。

- 安全案例需要整合监管、运营和科学专业知识，从而开发出安全且可接受的解决方案。为了说明这一过程，本章介绍了监管机构、航空公司运营商、飞行员代表和科学家的观点，其中每位都至少直接参与了一个安全案例研究。

引言

如果运输运营商想要超出工作时间限制，或想在疲劳管理条例中的任何其他规定之外运营，通常需要准备一份安全案例（safety case）[1-2]。在安全案例中，运营商必须向监管机构证明，他们能够运用自身的监管方法，充分预测和管理运营中与疲劳相关的安全风险。这一过程要求运营商和监管机构对以下事项有充分的理解：①疲劳的原因；②疲劳状态下从事相关工作的风险；③有效可行的缓解措施。本章描述了商业航空的 4 个成功安全案例，以及来自监管机构、航空公司运营商、飞行员代表和科学家的观点，其中每位都至少参与了一个安全案例。

安全案例和新的监管方法以科学证据为基础，这些证据表明，疲劳的各种体征和症状反映了一种生理状态，即由于急性或慢性睡眠不足、长时间清醒、在生物钟周期的次优时间工作和睡眠，或体力和脑力过载而导致的工作表现受损[2]。

传统的疲劳风险管理方法主要着眼于规定最长

工作时间和最短休息时间，以此降低人们在工作场所疲劳的可能性[3]。这种方法存在固有的弱点。首先，作为一个单一的策略，它无法充分解决上述疲劳原因[4]。其次，它无法消除 24/7 全天候工作制的疲劳，因为最佳的人体机能需要夜间不受限制的睡眠。需要额外的策略来减轻和管理残余疲劳相关的风险。再次，与疲劳人员相关的安全风险不仅取决于个体的疲劳程度（此为限制工作时间这一策略的重点），还取决于任务的性质以及工作环境中存在的其他危险和安全防御措施。对于夜间单独行驶的卡车司机，与驾驶舱内带有副驾驶员、且飞机正处于巡航飞行期间自动驾驶模式的飞行员来说，30 s 的意外微睡眠给二者带来的安全风险截然不同。

一个强大的安全案例需要运用各种类型的专业知识，以使工作人员能够在既有规定之外工作。科学家和研究人员可对以下方面提供建议：疲劳的原因、不同类型的损害以及降低疲劳相关风险的不同缓解措施的可能有效性。在安全案例所涉及的操作中，具有工作经验的人员须着重了解该背景下与疲劳人员相关的具体安全风险以及可行的缓解措施。管理人员对管理

疲劳相关风险的组织要求、期望和制约应有必要的了解。监管者有责任根据其保护公众安全的职责，确定可接受的风险水平。

商业航空的监管变化和要求

此处介绍的安全案例用于管理商业航空中的飞行员疲劳，基于以下两个关键因素，其所处的监管环境也在迅速发展：①越来越多的人认识到，限制飞行和值勤时长的规定无法充分解决机组人员疲劳的所有原因；②技术发展使飞行时间越来越长。2003 年，因超过大多数国家对最长飞行值勤时间的监管限制，飞行超过 16 小时的航班不被允许。因此，飞行安全基金会召集了一个指导委员会，并与监管机构、航空公司、员工代表和科学家举行了一系列国际会议，第一次提出了有关机组人员在超过 16 h 的航班［称为超远程（ultra-long range，ULR）航班］工作时的疲劳管理建议[5]。基于这些建议，2004 年第一批 ULR 商用客运航班获得新加坡民航局批准，由新加坡航空公司运营，且在初期由独立科学机构进行了密切的监测。

2011 年，国际民用航空组织（International Civil Aviation Organization，ICAO）发布了新的国际标准和推荐措施（Standards and Recommended Practices，SARP），用于管理航空公司飞行员和机组人员的疲劳。他们仍要求各国对飞行和值勤时长有规定性限制，但同样允许他们引入新的监管选项，航空公司可以提出自己的替代方案，通过循证的疲劳风险管理系统（fatigue risk management system，FRMS）来管理机组成员在特定操作时的疲劳[2, 7-8]。如果航空公司希望在规章之外运营（被 ICAO 称为"变更"），则需要提出一个安全案例，说明他们将如何管理可能出现的疲劳风险[2, 7]。

与 2011 年 ICAO 的变革类似，美国联邦航空管理局（United States Federal Aviation Administration，FAA）在 2014 年制定了新的监管框架，其中包括更新后的限制规定和新设的 FRMS 监管选项。为了获得在规章之外开展特定飞行运营的批准，航空公司必须向 FAA 提交一份安全案例，说明它将如何管理疲劳相关风险，使其安全水平至少与合规运营时的安全水平相当[9]。航空公司将获得临时批准以实施安全案例中提议的操作，从而收集数据，证明其至少可以达到同等的安全水平。

安全案例的要素

证明 FRMS 可以提供至少与合规运营同等的安全水平看似简单。其实不然。它对监管机构、航空公司及其科学顾问都具有重大意义，并且需要就用于衡量安全水平的科学合理的方法达成一致。关键问题包括测量什么、何时收集数据，以及采取不同方法测量可接受的疲劳风险水平的统一标准（疲劳安全绩效指标）[7]。

在商用航空中，一个安全案例需要具备 4 个基本要素[2, 7]：
1. 拟议豁免规定性要求的性质、范围和影响。
2. 风险评估（risk assessment）。
3. 风险缓解措施。
4. 对运行的持续监控，以追踪 FRM 的有效性。

尽管这 4 个要素必须被解决，但如果预期疲劳风险较高和（或）预期的疲劳风险水平存在更多不确定性，则需要更为复杂的安全案例。本章介绍的 4 个安全案例很复杂，因为安全对商业航空这个行业至关重要，且这些安全案例来自 FAA 引入 ULR 航班及管理飞行员疲劳的新监管框架后首轮获批的案例[9-10]。

安全案例 1：超远程航班中飞行员疲劳的管理

监管背景

安全案例 1 开发于 2011 年 ICAO 监管框架和 2014 年 FAA 监管修订之前[9-10]。它遵循 2003 年飞行安全基金会的建议[5]，最初于 2008 年获得 FAA 批准，更新版本于 2014 年获得批准。作为获批内容的一部分，在 FAA 的要求和监督下，该航空公司参与了一项由 3 家航空公司参与的研究，旨在比较飞行员在 ULR 航班与在规定范围内运营的远程航班上的睡眠和疲劳情况[11]。

要素 1：安全案例 1 的范围

2003 年飞行安全基金会的建议指出，ULR 应作为两个城市之间的独立的一组往返航班开展，而非作为较长的国际航班序列的一部分。由于航班时间、方向、时长、交通模式、季节影响等方面的运营差异，每对通航城市都应分开考虑。安全案例 1 的第一个版本着眼于波音 777（B777）在亚特兰大（Atlanta，ATL）和印度孟买（Mumbai，BOM）之间的航班。出港和进港航班的飞行时间均超过了 16 h，超出了当时的规定限制。

要素 2：风险评估

用于评估拟议的 ATL-BOM-ATL 航班的疲劳风险的数据来自新加坡（Singapore，SIN）和洛杉矶

（Los Angeles，LAX）之间的首个 ULR 商业航班的研究，该研究遵循了飞行安全基金会的建议，并得到了新加坡民航局的批准。

SIN-LAX-SIN 和 ATL-BOM-ATL 行程在关键飞行特点上非常匹配，包括飞行方向（向东出港）、持续时间、跨越时区的数量和停留时间（所有 BOM 和大多数 LAX 的停留时间为 48 h）。ATL-BOM-ATL 航班晚 2.8 ～ 4.5 h 起飞，具体取决于飞行方向和季节。两趟航班都有 4 名飞行员（2 名机长和 2 名副驾驶）。一名机组人员负责出港航班的起飞和进港航班的着陆，另一名机组人员负责相反的任务。着陆机组人员被分配了飞行中第二次和第四次（共 4 次）的休息时间。在准备安全案例 1 时，SIN-LAX-SIN 的 URL 已连续 4 年实现每日安全运营。

风险评估的下一步是选择一个生物数学模型，用于预测飞行员在 ATL-BOM-ATL 航班中可能出现的疲劳程度。根据在 SIN-LAX-SIN 航班上监测到的飞行员睡眠和疲劳情况，对两个商用生物数学模型的预测结果进行了测试。其中一个模型被否决，因为该模型预测的飞行员在飞行期间工作表现下降的幅度远大于观察到的飞行员在精神运动警觉任务（psychomotor vigilance task，PVT）中的测量结果[12-15]。它还预测 LAX 的中途睡眠没有起到恢复的作用，这与飞行员的疲劳和嗜睡评级或 PVT 表现不符。相比之下，第二个模型[16]的预测结果在多导睡眠图测量的 SIN-LAX-SIN 航班上飞行中睡眠的个体差异范围内。该模型预测，相比于许多现有的双飞行员和三飞行员的远程飞行，ATL-BOM-ATL 飞行将具有更高的最低警觉水平。

要素 3：疲劳缓解（Fatigue Mitigation）

安全案例详细说明了以下缓解措施：

- 尽管飞行和值勤时间有时会超过规定的限制，但需要满足行程结束后的休息要求、累计飞行时间和值勤时间的限制。
- 公司为飞行员制定了特定路线的指导手册，并取得了监管机构的批准。其中包括了对开发 ATL-BOM-ATL 航行的科学原理的解释，以及在整个旅行中改善睡眠的建议。
- 优化飞行员飞行中睡眠的缓解措施包括：使用配备最先进休息设施的飞机，通过在驾驶舱内提供膳食来增加休息期间的睡眠机会，以及在 4 名机组人员中安排 2 名机长，因此每位机长不需要负责整趟行程（这超出了监管要求）。
- 在 BOM 的 48 h 中途停留期间，优化飞行员

睡眠的缓解措施包括：根据航空公司的劳动协议详细审查中转酒店，并制定程序，使航空公司运营控制中心能在不影响飞行员睡眠的情况下通知酒店航班延误。引导机组人员在停留期间尽量保持 ATL 时间（即常驻基地时间）。

- 安全案例还详细规划了有关延误和改道的管理，其中包括开发生物数学模型，用于预测规划场景中的疲劳程度。

要素 4：疲劳监测（Fatigue Monitoring）

飞行员可以使用紧急和非紧急情况下的既定流程来报告疲劳问题。指定的管理人员在运营控制中心全天候处理紧急情况。飞行运营部门每天审查非紧急报告并采取行动。作为运营初 90 天的额外保障，运营控制中心有一名专职值班飞行员监督运营情况，审查每次 ATL-BOM 航班的前 7 h 和最后 4 ～ 6 h 内以及 BOM-ATL 航班的前 12 h 和最后 3 h（可能存在较大运营风险的时段）出现的任何问题并采取行动。

2008 年，安全案例 1 的第一版基于新的 FAA 法规（OpSpec A332）获批。然而，OpSpec A332 受到航空公司的强烈质疑，随后被撤回。该航空公司独自决定，不引入 ATL-BOM-ATL 行程，而是在 ATL 和约翰内斯堡（Johannesburg，JNB）之间开发类似的 ULR 行程。

验证研究

随着对 ULR 运营监管方法的不断思考，FAA 在 2008 年推出了一项由三家航空公司参与的研究，并对其进行监督，以比较飞行员在 ULR 飞行（包括 ATL-JNB-ATL 飞行）和远程飞行中的睡眠和疲劳情况。本研究对安全案例 1 中提出的用于 ULR 运行的 FRM 方法进行了操作验证。

该研究于 2009—2010 年进行，其中有 70 名飞行员参与，他们进行了 ATL-JNB-ATL 的 ULR 航行，以及亚特兰大与迪拜、特拉维夫或拉各斯之间的远程航行，在航行之前、期间和之后均接受了监测。研究得出结论，ULR 和远程航行在睡眠模式（通过体动记录仪测量）、嗜睡评级（Karolinska 嗜睡量表[17-19]）、疲劳评级（Samn-Perelli 机组状态检查[20-22]）或 PVT 表现[12-15]等方面的差异很小。有差异的是，疲劳指标在 ULR 航行结束时较低，这可能是因为飞行员在较长的飞行中获得了更多的睡眠[11]。

安全案例 1 的结论

鉴于 SIN-LAX-SIN 的 ULR 航行已经连续 4 年实

现了每天安全运行，有人认为，ATL-BOM-ATL 的 ULR 航行具有相似的疲劳缓解操作，其安全水平至少与在规定范围内的远程航行所达到的安全水平相当。生物数学模型同样预测到，ATL-BOM-ATL 飞行将比许多现有的双飞行员和三飞行员的远程航行具备更高的最低警觉水平。

此外，验证研究表明，基于安全案例 1 管理的 ULR 航行，其疲劳相关风险水平至少与在 FAA 每日飞行和值勤限制范围内的远程航行的风险水平一样低。在此项研究的验证之下，2014 年，在新的 FAA 监管框架下，安全案例 1 被批准用于 B777 运营。

安全案例 2：扩展安全案例 1，允许在导致超出 FAA 每日飞行和值勤时间限制等不可预见的情况下完成飞行

监管环境

2014 年 FAA 对 4 名飞行员机组的飞行和执勤时间做出规定，最长飞行时间为 17 h，最长每日值勤时间为 19 h[10]。然而，意外刮风、天气和医疗原因导致的改道或其他不可预见的情况，有时会导致飞行和值勤时长超出限制。

要素 1：安全案例 2 的范围

2013 年，航空公司对安全案例 1 涉及的 B777 运营进行了回顾性分析，发现在 2012 年 6 月 1 日至 2013 年 9 月 30 日发生了 22 次改道和 79 次延误，导致航班和（或）值勤期超过规定的每日限制。其中，69 次（68%）发生于 ATL-JNB-ATL 的 ULR 行程中，大部分在较长的 JNB-ATL 返程航段。图 85.1 强调了超出限制的航行具有明显的季节性。因此，该航空公司探索了基于安全案例 1 的 FRMS 的延展方案，以便在出现不可预见的延误或改道、可能导致飞行和值勤超时的情况下，仍能完成 B777 航班。然而，该延展方案不允许航空公司作出超规的时间安排。

要素 2：风险评估

在预测图 85.1 中与超时相关的疲劳风险时，使用了 2 个现有的包含有受推荐的疲劳安全绩效指标的数据集[7]：由新加坡民航局批准的新加坡（SIN）樟宜和新泽西州纽瓦克（EWR）之间的 ULR 航行[23]，和一个结合了 4 家航空公司 4 项研究数据的大型数据库，这些研究对远程和 ULR 航行中的 4 名飞行员进行检测，其中包括了安全案例 1 中的 B777 验证研究。

在 SIN-EWR-SIN 的 ULR 航行中，SIN-EWR 航

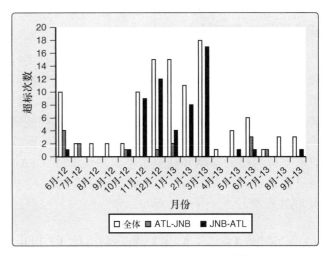

图 85.1　16 个月内波音 777 超出飞行时间限制（17 h）和（或）值勤时间限制（19 h）的次数。ATL，亚特兰大；JNB，约翰内斯堡

班的平均飞行时间为 19.1 h，EWR-SIN 航班的平均飞行时间为 18.5 h。相比之下，图 85.1 中超过 FAA 17 h 限制的情况中，有 98% 的时长位于 17 ～ 18.5 h。SIN-EWR-SIN 的 ULR 航行中，在 SIN-EWR 航班上的平均执勤时间为 20.7 h，在 EWR-SIN 航班上的平均执勤时间为 20.4 h。相比之下，图 85.1 中超过 FAA 19 h 限制的情况中，有 89% 的时长位于 19 ～ 20.5 h。SIN-EWR-SIN 航行的验证研究的结论是，飞行员在这一航程中的警觉性水平不低于较短的 SIN-LAX-SIN 的 ULR 航程，也不低于此前研究过的其他远程航行的水平[23]。

四个航空公司合并后的数据集包括了 237 名飞行员的体动记录仪记录的睡眠、嗜睡和疲劳评级以及 PVT 数据，这些数据来自三大洲、受三个不同国家监管框架约束的航空公司在 13 对远程和 ULR 城市航线上的监测。其中包括了 729 次飞行中 46 次（6.3%）超过 17 h 和 730 次执勤中 75 次（10.3%）超过 19 h 的数据。考虑到所包含的航班范围，控制飞行方向的分析（混合模型方差分析）、到达时间和机组位置，以及飞行员个体内和个体间差异。在较长的飞行中，在下降顶点（开始进场和着陆的高工作负荷和有关安全的关键阶段）的疲劳水平较低。据估计，飞行时间每增加 1 h，飞行员的睡眠时间延长 10 min，他们在下降顶点的 PVT 响应速度会增加 0.03 次 / 秒。

要素 3：疲劳缓解

安全案例 2 是在安全案例 1 的基础上扩大 FRMS 的使用范围，因此安全案例 1 中的缓解措施也适用于超过每日飞行和值勤时间限制的 B777 航班的疲劳管理。

安全案例 2 的结论

当 B777 航班因不可预见的情况而超过每日飞行和值勤时间限制时，来自 5 项监测研究的适用数据可用于估计其疲劳程度。所有分析得出的结论是，飞行员在 B777 航班延误和改道等长时间航行观察到的嗜睡和疲劳水平，都不高于在获批的 ULR 航班和远程航班上所测得的嗜睡和疲劳水平，并且保持在 FAA 每日限制的范围内[23, 25]。安全案例 2 于 2017 年获得 FAA 批准。

安全案例 3：三人飞行航班的休息时间分配

监管背景

当机上有 2 名以上的飞行员（航班飞行员数量的最低要求）时，则允许使用更大的飞机进行更长时间的飞行，因为随着机组人员的增加，所有飞行员都可以有在飞行中休息和睡觉的机会。每日最长飞行和值勤时间取决于飞行员数量（3 名或 4 名）、值勤开始的时间以及飞机上可供飞行员使用的休息设施类型。与三人机组相比，四人机组的每日最高工作时间更长，他们每人可用休息时间约为总休息时间的一半，而三人机组每人的可用休息时间为总休息时间的 1/3。

2014 年，FAA 监管协议增加了一项新要求，即在增加机组人员的航班上，着陆飞行员（同时驾驶舱内的另一名飞行员负责监视）必须在飞行值勤的后半段至少休息 2 h，以减少清醒时间和下降顶点的疲劳程度[1, 24]。这适用于 4 名飞行员的机组人员，但对于较短航程的 3 名飞行员的飞行来说，迫使着陆飞行员进行第三次休息可能导致无法预料的后果。

要素 1：安全案例 3 的范围

安全案例 3 为航空公司探索新方案，允许 3 名飞行员机组中的着陆飞行员选择第二次休息或第三次休息。为了确保他们有充足的睡眠机会，至少要给他们 1/3 的总休息时间，且这一时间不少于 1 h 45 min，休息时间最多比飞行值勤的后半程早 1 h。这一规定是基于以下几个方面考虑的。

第三次休息不一定提供最佳的睡眠机会，这取决于休息出现于昼夜节律主时钟周期中的哪一时间。有趣的是，据报道，着陆飞行员更喜欢第二次休息，它发生于用餐服务之间，此时客舱活动较少。这是有利的，因为在大多数 3 名飞行员的飞机上，飞行员可在客舱带有隐私窗帘的座位上休息，这使得他们能够采取平躺或接近平躺的睡眠姿势。

另外 3 个因素会影响 3 名飞行员机组的休息时间的分配。2014 年的规章制度要求监视着陆的飞行员有连续 90 min 的睡眠机会。该航空公司还有一个缓解措施，即第三名（后备）飞行员在下降顶点承担所有辅助和管理职责，以此减少着陆和监视飞行员的工作量。因此，后备飞行员也需要在下降顶点得到充分休息。最后，按照法规和既定惯例，机长可以根据每位飞行员的疲劳程度灵活地更改当天的休息时间分配。

为了描述安全案例 3 可能涵盖的运营范围，1 个月内 4151 次定期航班的详细信息可供参考，这些航班配备 3 名飞行员的机组，且飞行值勤时间少于 14 h（数据包括出发和到达城市、每月航班的航班数量、为航班提供服务的机队、预定起飞时间和最长飞行值勤时间）。

要素 2：风险评估

安全案例 3 的风险评估包括：① 文献回顾；② 估计安全案例涵盖的 4151 次航班样本中第二次与第三次休息提供的睡眠机会；③ 航空公司有关飞行员休息偏好记录的既往研究。

文献回顾发现，大多数实地研究都集中在睡在水平铺位上的 4 名飞行员机组成员身上。相比之下，3 名飞行员在客舱座位上的睡眠预计会受到更多干扰。针对四名机组人员的研究表明，飞行中的睡眠通常比在地面上的睡眠更浅、更碎片化[26]。总睡眠时间随着休息时间的长短以及发生于昼夜节律主时钟周期何时段而变化。较少的总睡眠时间和较长的清醒时间与下降顶点更高程度的疲劳和困倦有关[24]。

在 4151 次样本航班中，最长的预定航班为 11 h 59 min。假设 3 次休息同等时长，且在休息结束前 20 min 醒来，那么在下降顶点飞行着陆的飞行员在第二次休息后共清醒 4 h 9 min，在第三次休息后共清醒 50 min，即没有长时间的清醒。对于 4151 次飞行样本中的 2063 次航班，可以合理地假设飞行员适应了其住所时区，因此到达和离开居住地的时间可以作为昼夜节律时相的替代指标。对于每个航班，第二次休息与第三次休息提供的睡眠机会是相对于昼夜节律周期中（预估的）休息时间进行评估的[1]。例如，在常规的清醒日，航班在昼夜节律低谷（02:00 至 06:00）出发，并在午夜前降落，且没有一次休息与睡眠的最佳昼夜节律时间重合。然而，与午睡窗口重叠的休息时间（无论第二次还是第三次休息）将提供比早点或晚点休息更好的睡眠机会。总的来说，这些分析表明，让飞行员在着陆时灵活选择第二次或第三次休息，其获得的安全水平至少与规定第三次休息所达到的水平相当。

此外，对早前两项关于 3 名飞行员的休息时间偏好进行了重新审查。在檀香山和日本之间的往返航班上，42 名着陆飞行员中只有 1 人进行了第三次休息[27]，而在西雅图和日本之间的往返航班上，12 名着陆飞行员中有 2 人进行了第三次休息[28]。

要素 3：疲劳缓解

航空公司所有参与三人飞行航班的飞行员都接受了符合 FAA 要求的疲劳管理培训[29]。调度员和参与三人飞行航班管理的其他人员也需要参加 45 min 的疲劳管理培训课程，该课程概述了飞行员疲劳是安全问题的原因，解释了疲劳相关症状背后的生理学机制，讨论了调度在飞行员疲劳中的作用，并回顾了航空公司 FRM 方法的目的和过程。

该航空公司实施的 FRM 策略还包括在部分两人合规飞行的航班上配备第三名飞行员，从而使飞行员能够在飞行中休息并获得睡眠，并在下降顶点向后备飞行员分配辅助和管理任务，以此来减少着陆飞行员的工作量。

要素 4：疲劳监测

安全案例 3 涉及的航班上的所有飞行员都接受了特定培训，学习疲劳报告机制。他们被告知，如果遇到认为是疲劳问题的情况，他们有责任提醒管理层，并在适当的情况下暂停或拒绝执行任务。疲劳构成飞行安全问题与否，所需要填写的报告表格是不同的。如果飞行员选择说明自己过于疲劳而无法执行任务，也同样有明确的流程。

如果飞行操作人员遇到其认为可能导致疲劳相关风险的情况，他们必须通知相应的主管或经理。飞行员疲劳项目主管和疲劳安全行动小组对所有的疲劳报告进行确认、评估和（在适当情况下）行动，并定期向飞行员提供反馈。

验证研究

FAA 要求进行一项验证研究，以证明在 3 名飞行员增加的飞行期间，采用安全案例 3 中描述的方法，第三次休息并不总能提供比第二次休息更好的睡眠机会[30]。飞行员完成一页调查，调查涉及在 53 对城市之间、跨越 1 ~ 7 个时区、停留 1 天的进出港航班（586 次调查）。这些航班的到达居住地时间在 3 个 4 h 的区间内（22:00 至 01:59、02:00 至 05:59、06:00 至 09:59），在每个区间内，几乎同等数量的飞行员进行了第二次和第三次休息。

在 92% 的飞行中，着陆飞行员选择第二次休息。

在控制飞行时间后，对所有机组位置的第二次和第三次休息进行比较，休息时间、获得睡眠的可能性（两次休息均为 91%）、飞行中的总睡眠时间、主观睡眠质量评级或下降顶点的疲劳和嗜睡评级均无差异。对 02:00 至 09:59 着陆的航班进行额外的基准化分析，比较了符合 FAA 要求的三人飞行和四人飞行航班在下降顶点的疲劳和嗜睡评级，未发现显著差异。

安全案例 3 的结论

验证研究发现，无证据支持在三人飞行的航班中，第三次休息始终比第二次休息提供了更好的睡眠机会。总体而言，有观点认为，允许三人飞行的航班中的着陆飞行员能灵活选择第二次或第三次休息，至少提供了与要求着陆飞行员进行第三次休息相当的安全水平[1]。安全案例 3 在 2015 获得 FAA 批准。

安全案例 4：在总飞行时间超过 16 小时和值勤时间超过 18 小时的多部门值勤日管理飞行员疲劳

监管环境

2014 年，FAA 规定，配备 3 级休息设施的三人飞行航班，最长工作日限制为 15 h[10]。从疲劳的角度来看，令人担忧的是，长时间值勤加上多次飞行，会增加飞行员的工作量和累积的疲劳程度。

要素 1：安全案例 4 的范围

一家航空公司飞行了 30 多年而从未发生过事故的三人飞行员航班不再符合这些新限制。该航班通常被称为"跳岛"，其为密克罗尼西亚和马绍尔群岛的岛屿提供主要的、有时是唯一的物资、邮件和运输服务。在出港值勤日从关岛出发，在密克罗尼西亚停靠 2 ~ 3 站（在丘克、波纳佩，有时在科斯雷），在马绍尔群岛停靠两站（在夸贾林和马朱罗），最后在檀香山结束。抵达檀香山后，飞行员有 2 ~ 3 天的停留时间。进港值勤日从檀香山沿原路返回关岛。这些值勤日有 5 ~ 6 个航班，值勤时间为 15 ~ 16 h。安全案例 4 支持应用 FRMS 来管理飞行员在跳岛航班中的疲劳。

要素 2：风险评估

在 2014 年规定实施之前，该航空公司认识到跳岛航班是违规的，并且缺乏类似的航空研究作为风险评估的参考。因此，一项研究将"跳岛"之旅（主要是白天飞行）与更短的"三角"之旅（主要是夜间飞行）的睡眠和疲劳评估结果进行了比较，后者在一日内从关岛飞到马尼拉再到科罗尔，再返回关岛，并且符合了新规定。两趟航班都使用 B737 飞机，机组人员包括一名机长和两名副驾驶，他们在出港和进港值勤日进行飞行。飞行员在客舱带脚凳的躺椅上休息。有观点认为，在昼夜节律警觉性较低的时间段（02:00 至 06:00）工作所致的睡眠不足和表现下降，增加了合规的三角旅行中疲劳有关损害的可能性，这至少可以部分抵消跳岛航班中额外的航段和更长的值勤日所造成的疲劳程度。两趟航班都对参与者进行了监测，并使用公认的安全评估指标（飞行中的总睡眠、最终下降顶点前 24 h 的睡眠、疲劳和困倦评级，以及 PVT 速度）。总体而言，证据表明其安全水平至少相当于三角旅行。

尽管最初的安全案例是有利的，但由于飞行的独特性，FAA、运营商及各自的科学顾问一致认为，根据 FRMS 的豁免政策，最佳缓解措施是将工作日在 2 个机组（4 名飞行员）之间分开，具体如下所示。在出港当天，机组 A 将飞行 4～5 个航段，从关岛飞往马朱罗，机组 B 将飞行最后的航段，从马朱罗飞往檀香山（飞行时间较长，约 5 h）。在入境当天，机组 A 将飞行初始航段，从檀香山飞往马朱罗，机组 B 将飞行 4～5 个航段，从马朱罗飞往关岛。

FAA 要求进行一项验证研究，将修正后的"跳岛"航班与"三角"航班进行比较。在两次航班中再次对参与者进行监测，并比较了两次旅行最低和最高疲劳水平的期时间。非劣性实验用于确定等效性和（或）优效性[31]。此外，商用生物数学模型用于比较两次旅行在下降顶点的"预测有效性"。

要素 3：疲劳缓解

以下为安全案例 4 对跳岛航班中疲劳缓解措施的详细说明：

- 飞行由两个完整的机组完成。
- 最长的值勤时间为 17.5 h，其中包括意外情况下的缓冲时间，并且限制了每天的飞行时间。
- 对不操作的飞行员使用的商务舱或头等舱座椅进行了升级，以满足 2014 年监管规定中 3 级休息设施的新标准。
- 如果操作的机组人员在任一时刻确定他们不再适合值勤，不操作的机组人员只要适合值勤，便可以向调度部门申请在剩余的行程中接替操作机组人员的工作。
- 预定停留时间最短为 48 h。
- 在进港值勤日开始时，离开檀香山的出发时间被推迟，以使在当地晚上停留结束时有更多的睡眠机会。

- 建议机组在整个行程中始终遵循关岛时间（关岛时间比檀香山时间早 20 h）。

要素 4：疲劳监测

飞行员可以通过针对紧急和非紧急情况的既定流程报告疲劳问题，并在运营控制中心指定管理员 24/7 全天候处理紧急情况。非紧急报告将被每天审查，并由航班运营部门采取行动。飞行员还会收到有关在这次非常规旅行中管理疲劳的具体信息和建议。

安全案例 4 的结论

有研究遵循安全案例 4 中的方法，对两个机组的跳岛航班进行验证，得出的结论是，已有的证据支持"跳岛"之旅与"三角"之旅的值勤日至少具有同等的安全水平。安全案例 4 于 2014 年获得批准。

讨论

这些安全案例的复杂性反映了商业航空运营中安全这一关键性质，且这些案例是在 FRMS 经验相对有限的情况下提出的。他们强调了汇集专业知识和共享数据的必要性，以构建强大的安全案例。以下部分提供了 4 位作者的观点，他们共同研究了上述一些安全案例。他们对利益相关者在安全案例开发中的不同角色发表见解。

运营者的观点

对于运营者来说，安全案例的开发涉及许多任务。一旦一项运营不符合监管规定，就需要发现其可能增加疲劳风险的领域。重点在于，此项运营与运营者了解和经手的其他运营有何不同。接下来进行差距分析，确定是否/何处需要额外的运营和人员绩效数据。此后运营者可准备进行安全案例的开发。

运营者应问自己："要在可接受的安全水平下进行这一项运营，需要什么？"这是让科学家、安全专业人员、机组人员和监管机构均应参与讨论的关键点。需要由科学家指导如何验证运营的安全性，包括确定需要哪些科学数据、以及需要多少数据足以支持假设。由安全专业人员帮助进行安全风险评估，并确定额外风险是否在机构定义的可容忍水平内。在整个阶段，应咨询机组成员，以确保他们了解运营者的提议，并在作决定时提供意见。监管机构需要在整个阶段充分了解情况，以便他们对运营者的工作、所产生的信息以及所有利益相关者执行中的流程充满信心。所有利益相关者都应在以上讨论中持续提出缓解措施。

机组人员的观点

机组人员所扮演的角色，远不止是数据收集过程中的数据来源。积极且受过教育的机组人员代表可提供有关某些安全风险的重要知识，特别是与考虑中的运营及可行的缓解措施相关的安全风险。国际民用航空组织对 FRMS 的定义承认了对此运营经验的需求。机组人员也应自问："要在可接受的安全水平下进行这一项运营，需要什么？"

充分了解拟议的运营和关键的疲劳安全绩效指标，可以提高从机组人员处收集到的数据的价值和数量。此外，对计划制订更深入的理解和参与，可能增强机组人员遵守计划的意愿和能力，以减轻其在安全案例所涉及的运营中的疲劳程度。

敬业的机组职工的价值，不仅仅在于成为所需的运营类型发展的组成部分。在计划制订、批准和实施后，此类活跃和敬业的职工可以成为运营的"耳目"，对计划中的缓解措施的有效性进行最佳评估，并为进一步的完善提供建议，从而提高整个飞行运营的安全性。

监管机构的观点

随着超过规定飞行和执勤限制的长途直飞城市通航业务的增加，利用相关运营数据进行安全案例开发变得至关重要，以此方能向监管机构保证新航线对飞行员和飞行公众确实是安全的。在城市对飞的盈利航线的设计中，使用能够延长飞行时间的飞机，并不能自动确保飞行员不会达到人类耐力的极限。因此，在开发安全案例时，监管机构信任航空承运人（运营人）及其科学家代表是至关重要的。

安全案例数据不仅为可接受表现的提供了支持证据，而且还证明了过度疲劳是通过与整个操作相关的缓解策略来管理的，首先是飞行前准备、机上休息程序、中途停留的睡眠和开始另一次飞行任务之前的飞行后恢复时期。如果对拟飞行运营的安全性没有信心，批准此类飞行豁免的监管风险将是未知和不可接受的。

从监管和科学的角度来看，强烈建议发布安全案例中获得的数据，其为安全案例的一部分。这有助于我们更好地了解在每个安全案例的条件和限制下，延长飞行执勤时间和其他特定操作的结果。以这种方式共享数据，并在航空公司之间提供最佳实践范例，进而提高全球飞行运营的安全性。

科学家的观点

在制定可靠的安全案例中，科学家的作用是提供专业知识，明确现有科学证据的局限性，并对他们的建议承担个人责任。在整个安全案例的开发和获批过程中，科学家需要保持中立，并取得所有利益相关者的信任。

这需要一系列的技能和任务，首先是对任何相关的先前研究进行批判性评估。需要向所有利益相关者清楚地描述方法上的局限性和知识差距，以便就现有数据和研究结果是否足以评估运营风险进行有力的讨论。科学家通常还可以发现和评估拟议的缓解措施，以降低预估的疲劳相关风险。他们必须保持职业操守，坦率地讨论他们对风险估计和拟议的缓解措施的任一保留意见。

下一个关键任务是设计数据收集研究，以验证根据安全案例的规定飞行时所达到的安全水平。这包括措施的选择、分析方法以及能够可靠地检验公认假设所需的参与者人数。该研究需要与运营者合作设计，运营者通常会为数据收集付费，并了解研究中的运营的后勤要求和限制。监管机构需要批准研究设计，这通常是一个重复的过程。关键是要有足够的统计能力，以便根据数据得出可靠的结论。监管要求是要证明其达到的安全水平至少与在规定范围内达到的相当。最近的一些研究通过使用等效性或非劣性检验满足了这一要求[31-32]。

获得独立的伦理批准、数据收集、分析和报告撰写通常涉及不同角色的人员。根据我们的经验，一个科学家团队配备一名明确的项目负责人，可提供健全的流程。除了作为科学方面的领导，项目负责人还是监管机构、航空公司和职工合作伙伴的联络人。

从科学家的角度来看，尽可能在同行评审的文献中发表研究，这对于建立科学知识体系和职业发展非常重要。然而，安全案例是航空公司和监管机构之间的机密文件，工作的某些方面可能会给航空公司带来竞争优势。因此，在任一数据收集项目的计划阶段，建议与所有利益相关者讨论项目的哪些方面可能适合发表，以及拟发表研究的作者署名和否决权。

临床要点

疲劳风险管理（fatigue risk management，FRM）的新方法基于科学证据，即疲劳体征和症状反映了由于急性或慢性睡眠不足、长时间清醒、在生物钟周期中的次优时间工作和睡眠或体力和脑力过载而导致的工作表现下降。规范性条例对工作时间和休息时间作出了明确的限制，旨在减少工作场所的疲劳。然而，他们受到越来越多的挑战，因为他们①没有充分解决与工作相关的睡眠限制和昼夜节律紊乱，②没有对疲劳人员在不同工作环境受到的特定风险采取量身定制的措施。在允许的情况下，安全案例提供了一种替代方法，汇集了公司、员工团体和科学家的专业知识，来开发数据驱动的 FRM 系统，从而管理特定工作环境中的风险。在商业航空中，安全案例必须向监管机构证明，其提出的方法可以预测和管理与疲劳相关的风险，使这一风险至少与在规定范围内运营时相当。安全案例还强调了科学知识上存在的差距，并可以产生新的研究方向。

总结

安全案例需要汇集监管、运营（管理层和职工）和科学专业知识，以便开发出能够在规定的 FRM 条例之外运营的安全、可被接受的解决方案，其定义了监管机构代表公众能接受的风险水平。

这里介绍的安全案例的复杂性反映了商业航空的多样性和安全的关键性。但是，不同程度的复杂性均以相同的原则为准。需要定义拟豁免的性质、范围和影响，估计相关的安全风险，实施合适的缓解措施，并通过持续监测公认的安全绩效指标来评估有效性。一些监管机构还要求，在试验安全案例提出的方法期间进行验证研究，然后才能取得在超规运营的完全豁免。

安全案例同样在推进科学知识方面做出了重要贡献，并强调了局限所在，这些局限有待更多的研究。与所有跨学科项目一样，他们通常会经历挫折和兴奋的多个阶段，但当他们提出安全、灵活的解决方案时，最终有所收获。

参考文献和拓展阅读

请扫描书后二维码，获取参考文献和拓展阅读资源。

疲劳防护

Matthew J.W. Thomas, Drew Dawson

林倩雯 译 魏世超 审校

第 86 章

章节亮点

- 疲劳和活动表现损害历来被视为一种安全"缺失"模式。"疲劳"一词是指对安全和生产力有重大影响的活动表现损害。
- 在传统的安全缺失模式中，疲劳风险管理的重点在于消除疲劳。因此，职业环境通常会规定工作时限和最低休息时间。虽然这样可以减少疲劳，但并不能消除工作场所的疲劳。

- 在职业环境中，娴熟的工人能够施行风险减少策略，以便在疲劳状态下也能安全操作。我们称这些适应性和保护性的风险减少措施为"疲劳防护"策略。
- 疲劳防护的概念强调，疲劳也与积极的行为修正策略有关，以保护实际工作表现和系统安全免遭损害。

引言

自第二次世界大战以来，人们越来越意识到疲劳是错误的根源，并且对运输、紧急服务、卫生保健等行业的运行安全也是一种威胁。目前有大量的文献记载了疲劳的原因和影响。简言之，原先的睡眠-觉醒行为、时间和工作量是决定工人疲劳程度的关键因素。认知处理能力的减退以及注意力和情绪控制能力的下降，都会增加任务相关错误的可能性，从而影响判断力、决策力，最终危及工作场所安全。

为了减少疲劳相关错误的发生，各组织通常响应监督管理，尝试通过控制个人的工作时间来降低发生此类错误的可能性。在发达国家，许多工作场所被施以规制，以此减少疲劳相关风险并提高安全性。在1920—1980 年，作为改善安全和社会成果的总体趋势的一部分，人们对工作时间做出了的严格限制。

在过去的 40 年里，这一趋势至少在一定程度上发生了逆转，因为整个西方世界的新自由主义政府需要努力实现相互矛盾的社会期望，即：①增加服务的可用性，②减少税收及政府在基本服务上的开支。这种情况在通常由政府资助的领域（如卫生保健和紧急服务部门）尤其如此。因此，工作时间安排通常会扩展，随之而来的是工作时长较长的员工减少，加班时间增加（尤其是无薪），以及"随叫随到"型工作数量增加。关于服务时间规定和疲劳风险管理的进一步讨论参见第 84 章。

对于监管机构和组织来说，通过限制工作时间

安排来管理疲劳日渐艰难。对运营效率、收入和利润的短期影响使得限制工作时间安排变得非常困难。另外，限制值班时长和每周值班数对控制时间因素造成的疲劳几乎没有任何作用。在过去，尽管这种想法是错误的，人们仍普遍认为遵守工作时间安排是减轻疲劳相关风险的有效控制手段。虽然提供充足的睡眠机会可以减轻睡眠不足导致的疲劳，但对疲劳的昼夜变化却没有太大的帮助。此外，人们越来越意识到，疲劳相关错误所带来的相对风险往往低于因工作时间减少而取消服务所带来的风险。正如我们在其他地方（有争议的）提出的那样，"有时候一个累了的医生比没有医生好"[1]。

基于疲劳科学，也许可以公正地说：

- 在任何需要通宵工作的行业中，疲劳都是无法被消除的。
- 工作时间安排不能确保员工都能拥有充足的睡眠以恢复至适宜工作状态（fit-for-duty，FFD）。

这一认识的后果是深远的。也就是说，调整工作时间并不能有效地降低疲劳相关错误发生的可能性。因为许多人不得不在夜间工作，在这当中昼夜节律对疲劳的影响是不可避免的，而且即使工作时间安排能提供足够的机会恢复至 FFD，但人们的生活往往充斥着烦琐的家庭和社会义务，这些事务可能会取代睡眠或减少睡眠的机会，导致工作中与疲劳有关的风险不受控制。

我们最好的假设是，一定量的与疲劳相关的风险是不可避免的，并且永远无法通过规范工作时间安

排来控制。此外，当疲劳时将人从工作场所移除的风险，可能会因服务可及性减少反而增加了。我们需要一个新模式，以此管理无法通过调整工作时间来控制的疲劳相关风险。也就是说，我们需要设法确保人们在疲劳的情况下能够安全地工作。

第一部分：个人和团队的疲劳防护

在 20 世纪末，James Reason 教授指出，"人类的错误可以减少，但不能被消除"[2]。大多数传统的安全管理方法倾向于通过制定标准操作程序或通过工程和设计等策略来消除人为错误。

当任何高风险行业发生灾难时，个人和团队的行为往往被强调为主要的原因。人为错误是大多数工业灾难的罪魁祸首，这句话已经在我们的安全管理建设中根深蒂固。

疲劳的缺陷模式

疲劳历来被认为是一种主要的安全"缺失"模式。事实上，大多数关于疲劳的定义都是从活动表现"损害"的角度来构建这一现象的[3]。现今，相当多的研究从多方面强调疲劳与活动表现下降的关系，包括疲劳与酒精中毒的相似性[4]和实验室认知功能损害[5]，以及疲劳对决策的影响[6]和在实际工作中错误率的增加[7]。同样，疲劳也被定义为典型的"产生错误的条件"，它反过来又导致操作者表现欠佳，并对安全产生直接的负面影响[8-10]。

近年来，这些"缺陷"模式受到了安全科学界内部的大量批评。虽然把人看作工程系统中最脆弱、最易变和最不可预测的组成部分已经司空见惯，但这一立场并没有真正反映出人类操作者能够以何种方式适应他们的表现，以减轻诸如疲劳等因素的影响。简言之，传统的方法没有赞美任何工作系统中人这一组成部分所带来的独特能力。

在这个时候，任何系统中都只剩下唯一一个智能组件，即人力元素。我们的能力确实不容小觑，我们能从最微妙的线索中预测变化，能管理复杂的动态场景，也能在各种压力影响下做出决策。

归根结底，疲劳防护反对将疲劳仅仅视为活动表现损害这么简单。相反，尽管疲劳确实会导致某些方面的表现下降，但它也与积极的行为修正策略有关，从而避免实际工作表现和系统安全退化。正如 Sidney Dekker 所问的那样，"人类是一个需要被控制的难题，还是一个可以利用的解决方案[11]？"

与将人视为安全缺失模式不同，一种新的范式被提出，即"安全-Ⅱ（Safety-Ⅱ）"。在安全-Ⅱ范式中，安全被定义为一种"进行动态权衡和调整活动表现，以满足不断变化的需求和处理干扰和意外"的能力[12]。因此，安全被视为人类活动表现的产物，这可能受到限制，但最终是实现安全操作的根本所在。

通过安全-Ⅱ模型的视角，疲劳不再被简单地视为另一种产生错误的条件。疲劳必须再定义为一种自然而然的活动表现变化，并且必须在日常操作中积极管理，以减少与疲劳有关的风险，并确保安全操作的维持。在这一背景下，"疲劳防护（fatigue proofing）"的概念赞扬了人类为有效管理这一普遍现象所带来的解决方案，以及在面对疲劳时也能保持安全和高效的活动表现。

疲劳应对措施

通常，针对疲劳对工作表现的负面影响所提出的第一道防线是部署一系列的疲劳应对措施（参见第82章）。事实上，科学文献证实了多种形式的疲劳应对措施在工作情景中的有效性。

例如，休息时间在维持操作安全方面的作用是众所周知的，休息时间不足与受伤和事故风险之间的关联亦然[13]。同样地，小睡对保持工作表现的有效性也被广泛接受，并在文献中得到充分支持[14-17]。随后，使用咖啡因和其他兴奋剂，如莫达非尼，被视为疲劳应对措施而受到了重点评估，现在被广泛应用于高强度的持续行动，特别是在军事领域[18-22]。

虽然这些传统形式的疲劳应对措施被认为是有效的，但它们只代表了在现实工作环境中缓解疲劳的一小部分方法。为了全方位地了解疲劳防护策略，我们需要超越这种以药物为导向的方式，探索专家级操作员为减少疲劳相关风险所采取的一系列行为策略。

控制和代偿性努力

在个人层面上，"疲劳自动地、直接地与工作表现下降相关联"这一简单概念在这几十年来一直受到挑战。在这个领域的一项开创性工作中，Hockey[23]描述了当我们在理解疲劳和表现的关系时，还需要把动态分配资源的补偿性控制机制的运作考虑在内。

这种所谓的"认知-能量框架"表明，能量消耗或精力付出能够有意识地根据工作需求增加或减少[23]。在疲劳的情况下，操作人员能够在工作需求较低的时候节约资源，相反，在出现需要提高工作表现的情况时，也会增加精力投入。因此，这种根据不同的工作需求动态分配精力的方式，可以克服疲劳对工作表现的负面影响。

这个框架强调了人类在工作表现上自我调节的一面，以及根据需要动态再分配资源的独特能力。虽然这并不意味着这种能力是无限的，但代偿性努力（compensatory effort）是一个重要的概念，它可以帮助我们理解如何保护工作表现不受疲劳的负面影响，特别是在高风险的工作环境中。

非技术性技能和团队合作

除了个人层面的代偿性努力外，对疲劳防护的进一步了解来自于对高风险行业专家的观察，专家们积极采取各种行动以确保与疲劳有关的工作表现损害不会导致任何操作技能的退化。

第一个提出非技术性技能（nontechnical skills）和团队合作作为疲劳应对措施的重要性的研究，是一项由美国航空航天局埃姆斯研究中心在 20 世纪 80 年代中期开展的模拟研究[24]。在这项研究中，商业航空公司短途航线的机组人员在疲劳或精力充沛的状态下进行了一次模拟航线的飞行。研究结果出人意料地发现，休息充分的机组人员的表现明显不如疲劳的机组人员。正如研究结果所述：

> "近期的操作经验似乎对机组人员的工作表现有很大的影响，并可能作为一种应对执勤后机组人员疲劳程度的策略[24]。"

在最近的随访研究中，这一发现更具说服力。例如，在一项检验飞行员的睡眠-觉醒曲线与操作表现之间的关系的研究中发现，虽然中等量的睡眠限制与飞行员错误的显著增加有关，但飞行员能够制定策略，以提高对错误的有效检测和管理。因此，即使在疲劳相关错误率增加的情况下，也没有对操作安全产生不利影响[7]。

观察到的这些应对疲劳的行为中，有许多可以用非技术性技能来描述，特别是那些与沟通和团队合作相关的行为。非技术性技能培训项目长期以来一直是高风险行业的培训重点，在 20 世纪 80 年代以驾驶舱资源管理（Cockpit Resource Management，CRM）的形式成为提高安全性的焦点[25-28]。最近，CRM 培训项目已经远远超出了商业航空驾驶舱的范围，进入医疗保健、采矿、铁路等众多行业[29]。鉴于近期对一线操作有效错误管理的研究，毫无疑问，非技术性技能培训项目是疲劳防护日常操作的关键组成部分。

疲劳防护策略的收集和正式化

个人和团队采取的疲劳防护策略在本质上通常是非正式的和特异性的[30]。从个人记忆法和核查表，双重和三重检查，到比平时更早开始工作以"争取时间"，疲劳防护策略通常由带有专业技术属性的隐性知识组成。从组织的角度来看，其中一个最重要的考虑因素是如何通过知识共享、培训以及在某些情况下将防疲劳策略程序化来实现这些非正式策略的"收集"和正式化。

对专家表现的观察以及从其他领域启发的对策是获取疲劳防护策略的重要组成部分。诸如关键决策法[31]及其变体等技术在揭示隐性知识和理解疲劳防护策略方面尤为有用。

然而，疲劳防护策略的收集和正式化进程在一定程度上受到基础组织文化和组织的安全管理方法的限制。在当前环境下，通过在执行过程中提供完善的标准化操作规程和程序性纪律，安全通常被构建为工作规范的产物。这种以合规为导向的安全方法未能体现真正专业技术的动态性质。因此，疲劳防护需要在程序规范与符合非技术性技能及错误管理策略的开发和部署之间取得平衡。

第二部分：疲劳防护系统

另一种降低日常操作中疲劳相关风险的方法是对工作系统进行疲劳防护。除了由个人和团队制定的行为方面的疲劳防护策略外，工作系统的疲劳防护还包括应用技术加成或系统再设计，以确保疲劳不会对生产力或安全产生负面影响。

这种方法再次建立在这样的假设之上，即有时疲劳是不可避免的，个人和团队将在较高水平的疲劳相关风险下工作。

在这种情况下，降低风险的其他形式的策略包括预测工作表现下降，建立机制以防疲劳相关损伤导致负面结果等。

疲劳监测技术

在一系列行业中，工程系统已经安装到位，以便监测操作员可能出现的警觉性降低或入睡的情况，进而提醒操作员或采取相应措施以确保系统安全。

在铁路运营方面，为了防止因疲劳相关损伤或能力丧失引发事故或意外，驾驶员警戒装置已经投入使用几十年。铁路中常用两种警戒系统。第一种是"死者系统"，其设计要求驾驶员必须不断按下按钮、踏板或水平杆。第二种警戒系统监控驾驶员在列车控制系统上的输入，在没有输入的情况下，需要按下一个按钮。当不符合此类装置的限制条件时，系统就会发出声光报警提醒做出反应。如果在预定时间内没有任何反应，列车将自动刹车[32]。这种警觉系统的衍生产品目前已应用于各行各业，并可有效抵御嗜睡和微睡眠对工作表现的影响。然而，它们也可能无意中造成某些驾驶任务的单调乏味，从而产生意想不到的有害影响[33]。

近年来，人们开发出了更复杂的方法来监测操作员的警觉性和损伤。目前，在道路运输行业主要有两种类型的系统。第一种是面向驾驶员的系统，用于监测一系列疲劳相关的行为表现，如闭眼、眨眼频率或头的位置等。第二种是前向系统，用于监控嵌入式性能指标，如车道偏差和其他车辆动力学等。

其次，前向系统监控嵌入式性能指标，如车道偏离和其他车辆动态。尽管这些技术可能有助于运输业等行业的疲劳管理，但目前还缺乏高质量、独立的研究，尚无法提供一致性证据来支持这些系统在实施中的有效性和可靠性[34]。

弹性工程和容错设计

疲劳防护的最后一个组成部分是采用整体的系统设计策略，用以预测疲劳的发生，从个人和团队工作表现的可变性来了解疲劳相关风险，并建立屏障以防止因疲劳相关错误导致的生产力和安全性的损害。在复杂的系统中，完全消除人为错误是徒劳的，因此系统的设计必须确保那些无法避免的错误不会导致难以接受的结果[35]。

近年来，这种方法被称为"弹性工程（resilience engineering）"，其系统被设计为在面对人类工作表现变化和出现误差时也不会"脆弱"。从这个意义上讲，脆弱的系统是指易受自然扰动和条件干扰影响的系统，如人为错误造成的干扰。在许多方面，我们传统的安全管理方法创造的系统过于脆弱。对工作规范的高度约束和严格规定的方式就是一个典型的例子。只要一切按照程序进行，就能保证安全。然而，一组单一的标准操作程序很难覆盖现实操作中出现的所有突发事件。当事情没有完全按照计划进行时，脆弱的系统就会崩溃。

对容错设计和弹性工程的共同追求为个人和团队提供了追求卓越的自由。他们侧重于支持专业操作人员有效地管理现实世界中复杂和往往不可预测的操作[11]。

就像许多人为因素一样，这种对系统采取疲劳防护的方法发扬了我们在工作场所中作为专家的优势，同时也体恤了我们因疲劳等因素造成的局限性。

结论

疲劳防护是指个人和团队调整行为以确保在疲劳状态下仍能保持安全和生产力而采取的一系列策略。我们认为，尽管大多数防护策略是非正式的，且未被记录在正式的安全管理系统中，但毫无疑问这些策略已经开始施行了。我们坚定地认为这些策略大有可为，而且很容易被各组织识别和采用。在文化上，我们持续了一个世纪的传统疲劳风险管理，其特点是仅仅将控制工作时间安排作为对策。尽管在管理疲劳相关风险方面效果不佳，但其特异性和灵敏度较高，且管理简单。对工作时间安排的规定为这种简单的服从性措施带来了较低的分歧。一次轮班或者少于 12 h，或者超过 12 h。一名员工的工作时间或者少于 40 h，或者超过 40 h。在许多情况下，证明依从性的简便易行已成为证明安全工作系统的代名词。这是可以理解的。相对于许多危害而言，疲劳科学是复杂的。它要求对诱发因素的可控或不可控程度有微妙的把握。疲劳防护需要对人为因素和非技术性技能的习得有详细的了解。

我们未能最大限度地采用疲劳防护的所有方面，这可能反映了最初疲劳管理的历史和学科渊源。在大多数发达国家，工作时长主要是作为工作财务方面的一个考量，并在劳资关系的支持下进行协商的。在大多数发达国家，工作时间主要是作为工作的一个经济方面，在劳资关系的支持下进行谈判。工作时长的重要性主要体现在其短期的财务后果上，而不在其安全结局上（即，工资成本、员工收入、运营效率、企业盈利等）。在大多数发达国家，通过安全系统管理疲劳是一种相对较新的现象，直到 21 世纪的前 10 年才在一些英语国家开始。世界上大部分的其他地方，疲劳管理或者不受监管，或者通过遵从性和规章进行管理。

挑战就在于此。我们的劳资关系体系和许多安全监管机构并不具备实施前文所述的疲劳缓解措施的良好条件。尽管这些措施可能有效，但在缺乏强有力的人因文化的情况下，一个组织如何识别、试验和采用这些措施？监管机构如何确定疲劳防护战略的适宜性和有效性？与衡量工作时长相比，这是一个复杂的问题。对一个工人群体有效的方法可能对其他工人群体无效。即使面对类似的工人群体，在一种文化背景下起作用的措施（如自我鉴定损伤）在另一种文化背景下可能不受欢迎。这也许就解释了为什么近年来提出的许多疲劳防护策略仍然是"非正式"安全管理系统的组成部分。

未来十年的挑战是如何重塑组织和监管机构的安全文化，使它们能够帮助自己和他人识别、实施和评估有效的疲劳防护策略。如何让员工与他们的经理分享他们如何在疲劳时也能安全地工作？如何支持组织中的安全专业人员识别、描述、正式化及评估潜在的疲劳防护技术，并与组织中的其他人员或同行分享？如何支持监管机构制定框架，以支持有效地使用和推广潜在的疲劳防护策略？如何支持对视察员的培训，以评估该组织是在有效实施这些策略，还是仅仅通过虚假的方式掩盖事实上的放松管制？

总结

在本章中，我们概述了各组织机构在工作中降低疲劳相关风险的新方法。在我们看来，这一章介绍了一种全新的方法，各组织机构以此方法降低疲劳相关风险，而无须让员工离开工作场所。这种缓解措施在工作场所中极其有用，因为员工离岗后无人提供服务显然也会带来额外的风险。即不提供服务的风险大于由疲劳员工提供服务的风险。

基于"安全Ⅱ（Safety Ⅱ）"的设想，我们已经确定员工同时是问题的产生来源和解决方案。根据多次工作场所的讨论，我们已经确定了人们控制风险和减少疲劳相关错误所致风险的方法，而不需要限制个人的工作时间安排。这些都是我们（通过情境关联学习）适应疲劳工作的巧妙方法，同时提高了我们发现或预防错误的可能性，避免错误所致的不良后果的发生。

参考文献和拓展阅读

请扫描书后二维码，获取参考文献和拓展阅读资源。

第 87 章

运动员群体的睡眠健康：独特的挑战和实践方案

Scott Kutscher, Amy Bender, Charles Samuels

林倩雯 译 魏世超 审校

章节亮点

- 竞技运动员通常是健康的个体，对生理、心理和新陈代谢有反复的、大量的需求。
- 训练、比赛和行程安排往往要求运动员长时间、高负荷的运动，清晨早起，甚至要在不利的昼夜节律阶段参赛。
- 睡眠不足和昼夜节律不同步在运动员中十分普遍。获得充足的睡眠和最小化昼夜节律不同步是运动员健康的重要考量因素。
- 本章介绍了一种基于三大核心原则的临床综合疗法：①确保充足的睡眠；②筛查睡眠紊乱和睡眠障碍；③调节昼夜节律不同步和改善睡眠卫生习惯。

引言

运动员（athlete）经常需要在训练、旅行、工作、学习和家庭生活之间取得平衡，这对运动员提出了很高的要求，并缩减了他们恢复、休息和睡眠的时间。众所周知，睡眠对身心健康、工作表现和整体幸福感非常重要。运动科学界认为，睡眠对于恢复、维持运动表现以及降低受伤风险至关重要[1]。尽管这一观点的系统性证据有限，但管理运动员群体的睡眠和昼夜节律失调已成为各级运动员健康管理的重要组成部分。睡眠临床医生应了解目前可获得的研究和证据，以及证据在这一独特的潜在患者群体中的走向。改善睡眠数量和质量、监测和治疗睡眠障碍以及减轻昼夜节律失调的影响，均有助于提高运动员的恢复能力、应变能力及潜在的运动表现。

睡眠不足、睡眠紊乱和睡眠障碍

运动员睡眠不足

包括高校运动员调查在内的研究发现，睡眠不足、睡眠质量差和日间过度思睡在运动员中十分普遍。例如，Mah 等（2018 年）[2]和 Knufinke 等（2018 年）[3]发现，超过 1/3 的学生运动员每晚睡眠时间少于 7 h；据 Pittsburgh 睡眠质量指数量表（Pittsburgh Sleep Quality Index，PSQI）评估，超过 40% 的学生运动员的睡眠质量较差；据 Epworth 嗜睡量表（Epworth Sleepiness Scale，ESS）评估，不到 50% 的学生运动员有日间过度思睡（ESS 评分 > 10）。

日程安排过满、日程安排不当和旅行通常是造成运动员睡眠不足（sleep loss）的罪魁祸首。研究一再表明，与休息日相比，运动员在高强度训练和比赛前的睡眠时间更少，而这种影响是由一天中的时间所介导的[4]。例如，一项针对优秀游泳运动员的研究发现，这些运动员训练前一晚的睡眠时间为 5.4 h，造成睡眠时间减少的部分原因是清晨开始训练。相比之下，优秀游泳运动员在休息日前一晚的睡眠时间为 7.1 h。相比之下，精英游泳运动员在休息日前一晚的睡眠时间为 7.1 h[5]。在一项涉及优秀足球运动员的研究中，运动员们在夜间比赛前的睡眠时间要少于日间比赛前或常规训练前的睡眠时间[6]。

睡眠质量和睡眠数量还取决于许多其他的因素，比如运动员的睡眠环境、训练负荷和行程安排。这些因素会导致睡眠的移位、截断、不可预测和（或）碎片化。此外，急性或慢性疾病，如疼痛、情绪障碍和（或）睡眠障碍，也会降低睡眠质量和睡眠数量。图 87.1 概述了影响睡眠机会的各种个人和环境因素之间的相互作用。

运动员睡眠紊乱和睡眠障碍

睡眠临床医生在筛查、评估、诊断和治疗运动员睡眠障碍时需要考虑很多因素，如训练和赛季。睡眠障碍会降低睡眠质量和数量，从而影响恢复，损害运动员的身心健康，有时还会降低他们的运动成绩。在我们的印象中，运动员往往不把睡眠和睡眠健康作为健康管理的重要因素。睡眠临床医生可以在促进运动

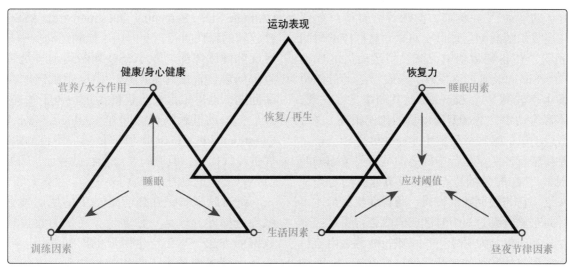

图 87.1　特殊人群（如运动员和职业运动员）的睡眠状态、恢复和人的表现之间的关系。睡眠状态是恢复的基础，是稳固人类身心健康的关键生理状态，因此睡眠和昼夜节律因素必须加以管理以使恢复力达到最优水平，防止因旅行和倒班工作导致的慢性睡眠限制和昼夜节律紊乱造成负面后果。维持最佳表现力需要运动员的健康、幸福和恢复力共同发挥作用（Reprinted with permission Vila B，Samuels C，Wesensten NJ. Sleep problems in first responders and in deployed military personnel. Figure 76.6 in Kryger M，Roth T，Dement WC，eds. Principles and Practice of Sleep Medicine，6th ed. p. 731.）

员睡眠健康方面发挥重要作用，也可以在教育教练和辅助人员睡眠健康的重要性和获得充足的优质睡眠方面发挥重要作用。睡眠临床医生在促进运动员睡眠健康、教育教练员和辅助人员关于睡眠健康和获得充足优质睡眠的重要性方面均发挥重要作用。有效的治疗可能会因训练、比赛和行程安排的要求而变得复杂。使用助眠药物和（或）兴奋剂必须慎重考虑。药物的使用和选择都很复杂，因为必须遵守世界反兴奋剂机构有关禁用物质的政策。

在体育运动中，失眠和阻塞性睡眠呼吸暂停（obstructive sleep apnea，OSA）是最常见的睡眠障碍之一。失眠是运动员中最常见的睡眠障碍[7]。OSA 并非在所有运动中都常见，其最常见于力量型运动，因为此类运动员通常颈围较大，睡眠时保持气道开放的压力差较小。不宁腿综合征和周期性肢体运动障碍等运动障碍不太常见，但有时也会在运动员中发现[8-9]。我们在此主要讨论失眠、OSA 和昼夜节律紊乱。有关作业环境中睡眠障碍的进一步讨论，请参阅第 80 章。

力量型运动员与阻塞性睡眠呼吸暂停

参与以体重增加为优势的运动项目的运动员（如足球、橄榄球和举重），其发生 OSA 的风险可能更高。如前所述，这在一定程度上是由于颈围的增加和压差的降低导致在睡眠中难以保持气道通畅。George 及其同事[10]（2003 年）在一项针对职业足球运动员的研究中发现，26.9% 的足球运动员 OSA 筛查呈阳性。进攻型和防守型线卫以及颈围较大或体重指数大于 40 的球员患 OSA 的风险更大[11]。治疗 OSA 在改

善睡眠、健康和运动表现方面具有巨大的潜力。

失眠

失眠的症状，如入睡困难和维持睡眠，是运动员常见的症状。美国全国大学生健康评估调查了 8683 名大学生运动员，结果发现有 22% 的运动员患有失眠[12]。同样，一项对法国运动员的调查发现，22% 的运动员患有失眠[13]，而一项对 107 名冰球运动员的调查研究发现，12% 的运动员患有失眠[14]。与这些发现相反，一项针对意大利奥林匹克运动员的研究发现，只有 4% 的运动员患有失眠[15]。在不同的赛季，症状的严重程度会有所不同。例如，一项针对优秀运动员的调查研究发现，64% 的优秀运动员在比赛前一晚的睡眠质量较差[16]。失眠的治疗在一定程度上取决于睡眠问题的主诉，但一般来说，建议睡眠临床医生避免开具长期使用镇静剂和催眠药的处方。治疗失眠的基石应该是行为疗法，而药物治疗只应在有指征的情况下使用，并作为行为管理策略的辅助手段。

运动员中的昼夜节律不同步

训练、比赛和行程安排可能会导致昼夜节律时间和当地时间不一致。这对运动员来说非常重要，因为即使是对昼夜节律系统的微小干扰，也会对睡眠产生巨大影响，并可能影响运动员的表现[17-18]。因此，识别和解决昼夜节律失调（circadian misalignment）和昼夜节律障碍是至关重要的。值得关注的是，初步研究表明，运动员倾向于参加更符合其时间型（即昼夜

节律偏好）的运动[19]。例如，游泳等需要清晨起床的运动往往吸引清晨型运动员。对运动员群体的时间型研究表明，在各种运动中，清晨型运动员的比例很高[18-20]。Silvia 及其同事发现，夜晚型运动员的睡眠障碍发生率较高[21]。Samuels 及其同事[18a]发现，在各种体育运动中，清晨型运动员的比例很高[20-22]，而夜晚型运动员的睡眠障碍发生率往往更高[23]。

时差和旅行疲劳是旅行中的运动员需要考虑的两个重要因素[24]。时差的特点是昼夜节律时间与当地时间不一致，它与短期睡眠障碍、肠胃症状和身体不适有关。向东旅行超过 3 个时区或向西旅行超过四个时区后，时差现象尤为明显[25-26]。旅行疲劳是由旅行引起的一系列身体和认知症状，但与昼夜节律时间和当地时间不一致无关[27]。图 87.2 描述了时差和旅行疲劳之间的关系，以及这些因素如何影响恢复并导致过度训练。褪黑素、光疗法、避光技术、保守使用镇静剂和其他方法可以帮助减轻和管理与旅行相关的昼夜节律紊乱。关于时差的进一步讨论参见第 81 章。

睡眠障碍的筛查

标准化的睡眠筛查问卷可以作为快速识别潜在睡眠障碍运动员的切入点。目前使用最广泛的睡眠调查问卷是 PSQI[26]；然而，关于 PSQI 在运动员中测量是否有效仍然存疑[27]。运动员睡眠筛查问卷（Athlete Sleep Screening Questionnaire，ASSQ）是一种较新的睡眠问卷，专门用于检测运动员中具有临床意义的睡眠障碍[28]。ASSQ 判断运动员是否存在无睡眠问题、轻度睡眠问题、中度睡眠问题或重度睡眠问题，然后根据严重程度为进一步干预提供建议。最后，运动员睡眠行为问卷（Athlete Sleep Behavior Questionnaire，ASBQ）可评估适应不良的睡眠行为，促进睡眠优化；但该问卷尚未经过验证，需要进一步研究以进行正式的临床验证[29]。

每日睡眠日记在体育运动中的使用频率高于睡眠筛查问卷。这是一种廉价、高效的收集日常睡眠数据的方法，不会产生明显的回忆偏倚。可穿戴技术越来越多地被用于收集睡眠数据，这些设备往往比睡眠筛查问卷更精确。Ibáñez 及其同事[29]（2018年）对文献进行了回顾，发现可穿戴设备的灵敏度在 88% ~ 98%，特异度在 20% ~ 52%[30]。通过日常监测和可穿戴技术准确收集睡眠数据，可为运动员的睡眠习惯提供宝贵的信息。这些数据可用来指导运动员如何改善睡眠习惯或实施小睡策略。然而，重要的是，可穿戴技术并不能筛查或检测出可能提示存在睡眠障碍的有临床意义的睡眠紊乱。

优选干预措施

睡眠健康管理的基本原则是增加总睡眠时间，筛

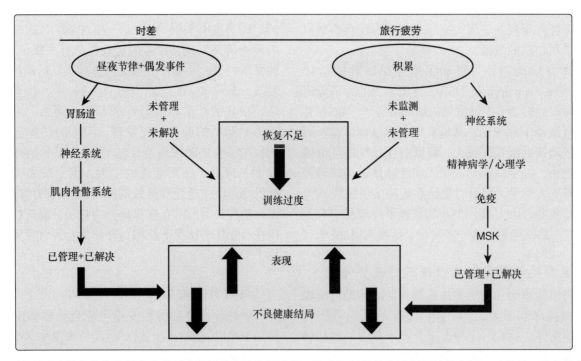

图 87.2　管理运动员时差和旅行疲劳的理论目标是保持恢复过程，防止恢复不足和过度训练综合征。时差是一种偶发性现象，而旅行疲劳则是累积性的。运动员以频率高但距离短的方式旅行，更容易造成旅行疲劳的后果，因此需要建立一套监测系统。长途旅行频率较低的运动员则需要管理时差。睡眠临床医生必须了解旅行压力的本质，以便对运动员进行有效和积极的管理〔From Samuels CH. Jet lag and travel fatigue：a comprehensive management plan for sport medicine physicians and high-performance support teams. Clin J Sport Med. 2012；22（3）：268-73.〕

查和治疗睡眠障碍，调节昼夜节律紊乱，为运动员和团队提供睡眠健康信息和资源。该方法已被加拿大体育局正式确定并成功实施，作为终身运动项目中长期运动员培养计划的一部分，该计划指导了运动员从童年到进入国家队及退役后各阶段的管理[31]。

增加睡眠时间

增加睡眠时间（sleep extension）是指每天获得的睡眠量高于或超过基线水平，以提高随后的运动表现。在各种关于运动的对照实验中，增加睡眠时间一直被证明可以提高运动表现。大学生篮球运动员在基线时自我报告和体动记录仪记录的平均睡眠时间分别为 470.0±65.9 min、400.7±61.8 min，通过连续5～7周每天增加 111 min 的睡眠时长，其罚球和三分球命中率提高 9%，冲刺时间提高 4%，情绪和日间嗜睡也有所改善[32]。橄榄球运动员连续3周增加 6% 的睡眠时间，其反应时间提高 4%，皮质醇减少 19%[33]。同样，网球运动员每天增加睡眠时间，其发球准确率提高 6%[34]。最后，大联盟棒球运动员连续5晚将每天睡眠时间从 6.3 h 增加到 6.9 h 后，其

视觉空间搜索反应时间有所改善[35]。除了增加睡眠时间外，"睡眠银行"（译者注：即在预期的睡眠剥夺期之前有意增加睡眠时间的做法。有研究认为，通过提前"储存额外睡眠"，可在随后的睡眠限制期间带来保护性益处，并促进从睡眠限制中恢复过来。参考文献：Rupp TL, Wesensten NJ, Bliese PD, et al. Banking sleep: realization of benefits during subsequent sleep restriction and recovery. Sleep 2009；32：311-21.）可用于解决因旅行、生活因素（如家庭负担或压力性生活事件）以及可能影响睡眠机会的训练/赛程所导致的预期睡眠限制问题。不过，睡眠银行尚未专门针对运动员群体进行研究[36]。

小睡

小睡（napping）是运动员和职业运动员从睡眠不足中恢复、补充夜间睡眠和提供潜在成绩优势的重要干预措施。运动员可通过小睡来弥补慢性睡眠债，长达 2 h 的小睡已被证明可有效恢复失去的睡眠[37]。一项研究发现，在运动表现任务中，小睡比咖啡因更能提高成绩[38]。小睡已被证实可改善情绪，

临床要点

对于在工作中遇到运动员的睡眠专科医生和研究人员来说，着重考虑对运动员睡眠健康产生直接影响的生活方式、压力和限制的本质差异是很重要的。重中之重，临床医生和研究人员必须了解睡眠作为这一特殊人群关键恢复方法的重要性。恢复对于期望超常表现的本来健康的人群的功能复原和保

持身心健康至关重要。筛查睡眠紊乱和睡眠障碍是有针对性的系统性方法的第一步，随后是适当的调查，然后是根据运动员的生活方式和需求进行干预。对运动员群体采用治疗内科和精神疾病人群的睡眠和昼夜节律紊乱的标准方法很少可行，而且经常失败（图 87.3）。

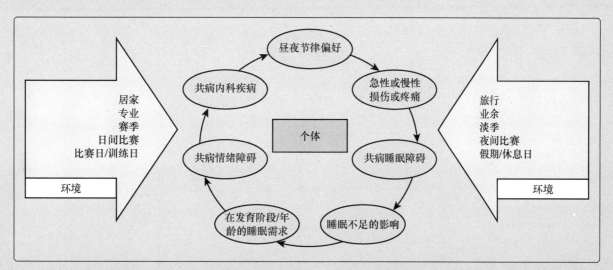

图 87.3 睡眠临床医生在处理这一特殊人群时需要考虑的影响睡眠的主要因素之间的相互作用。一个运动员的睡眠可能会受到多种静态或动态情况的挑战，如情绪、受伤或睡眠障碍，这些都需要加以识别和妥善解决。此外，来自竞技环境的外部压力也对睡眠产生影响，这些压力往往超出运动员个人的控制范围，构成进一步促进或降低睡眠的独特条件［Reproduced with permission from Kutscher SJ. Sleep & elite athletic performance. Practical Neurology（US）. 2019；18（3）：41, 47-48, 52.］

提高警觉性和注意力，并提高运动表现[39]。在使用小睡策略时应考虑几个因素，包括：睡眠惯性；小睡的时间点，尤其是在旅行时；小睡的持续时间；小睡的环境；以及小睡是否会干扰夜间睡眠。

褪黑素和光照疗法

尽管在运动员中联合使用褪黑素、光疗和避光技术的疗效证据有限，但事实仍然是，在评估和治疗旅行中的运动员时，稳定昼夜节律、管理睡眠时相障碍以及提高昼夜节律调节速度是睡眠临床医生需要考虑的重要因素。

行为睡眠医学

行为睡眠医学干预应侧重于减少唤醒、管理睡眠习惯、增加总睡眠时间、小睡策略，以及减轻技术对睡眠健康的负面影响等方面[40-42]。

总结

运动员通常是一个健康的群体，他们的生活对人的生理、心理和代谢健康提出了很高的要求。不管临床医生遇到的是优秀的奥林匹克 / 职业运动员、大学生运动员还是高中运动员，事实是在大多数情况下，这些健康人群所处的苛刻环境从睡眠和昼夜节律两个方面严重影响他们的睡眠健康。了解这些特殊人群的独特需求，学习独特的评估和干预方法，将为睡眠学科临床医生提供一个更可靠、更有效和更成功的方法，并与睡眠专科患者 / 来访者这一特殊群体建立关系。

参考文献和拓展阅读

请扫描书后二维码，获取参考文献和拓展阅读资源。

职业睡眠医学领域的评估

第 88 章

Thomas J. Balkin

林懿祺 译 魏世超 审校

章节亮点

- 职业睡眠医学是一个新领域。为满足全球 24 小时社会和经济的需求，倒班工作人员的数量在增加，职业睡眠医学的重要性和相关性也在增加。

- 疲劳风险管理系统（fatigue risk management systems，FRMS）与传统的"服务时间"规定相比，具有多项优势，包括具备相关政策和程序，使工作人员能够实时识别出具有潜在危险性的警觉性和表现下降，并有利于及时应用合适的干预措施。

- 作为 FRMS 的组成部分，数学表现预测模型（mathematical performance prediction model，MPPM）有利于对睡眠–觉醒的数据做出解释，以及解释睡眠–觉醒史、昼夜节律、疲

劳和工作表现之间的关系。一些阻碍降低了工作环境中 MPPM 的应用比例，包括缺乏模型验证的标准，以及未能考虑工作环境中影响疲劳和表现的多种因素。

- 流行病学研究揭示了倒班工作与多种病理现象之间的关联。动物研究表明，睡眠不足与神经炎症过程、β-淀粉样蛋白和 tau 沉积以及氧化损伤等病理生理变化之间存在切实关系，这一现象可能是由淋巴回流的减少介导的。

- 随着科学发现的不断积累，预计政府和行业将采取更多的政策，不仅会考虑倒班工作对安全和表现的短期影响，还考虑倒班工作对健康的长期影响。

职业睡眠医学领域的评估

"职业医学"领域是对与工作有关的损伤和疾病的评估和治疗。它起源于古代，关于工作对健康的负面影响的早期描述可追溯到大约公元前 1700 年[1]。"职业睡眠医学（ocupational sleep medicine）"一词最早由 Belenky 及其同事于 2011 年创造[2]，顾名思义，这个新兴领域整合了职业医学和睡眠医学。构想该领域的主要原因之一，是认识到可以有效应用睡眠及其影响工作表现的知识，以便提高工作环境中的安全性和生产力。为了满足全球 24 小时社会和经济的需求，倒班工作逐渐增多，因此这一目标的相关性和重要性也在增加。

睡眠不足和昼夜节律不同步对所有工作环境中的工作人员都是潜在问题，但它们在需要倒班工作、跨子午线旅行和（或）值班的职业中最为普遍。正如职业睡眠医学部分的其他章节所述，睡眠不足和昼夜节律不同步会导致警觉性和工作表现下降[3-4]，并增加事故风险[5]。因此，长期以来，人们普遍认识到工作人员获得充足睡眠的重要性，特别是在航空等工作中，在这些工作中，注意力不集中、情况感知能力下

降、判断力受损、反应迟缓以及其他睡眠不足引起的损害，对工作人员自身、同事和公众都构成显著的安全风险[6-7]。

鉴于显著的安全风险，导致急性或慢性睡眠不足、昼夜节律不同步和（或）低睡眠质量（即睡眠的恢复作用下降）的情况，可能降低个人或团体在工作环境中的警觉性和表现，这些情况均适用于职业睡眠医学领域。

睡眠障碍

职业睡眠医学的研究人员和医生已经着手解决一个重要问题，即如何处理在工作环境中降低警觉性和工作表现的睡眠障碍[8]。这个问题在过去几年引起越来越多的公众关注，可能是媒体关注度递增的结果。例如，2016 年和 2017 年纽约地区发生两起严重通勤列车相撞事故，其中一起造成死亡，每起事故均造成 100 多人受伤，据报道，安全委员会官员得出的结论是，两名列车工程师都患有阻塞性睡眠呼吸暂停，这被认为是两起事故的直接原因（https://www.nytimes.com/2018/02/06/nyregion/train-crash-sleep-apnea.html）。此类悲剧提出了一些重要而严峻的问

题，例如：如何在工作环境而非临床环境中发现这些睡眠障碍？如果被发现，应该如何治疗工作人员，另外，考虑到睡眠障碍对安全要求高的工作存在的潜在风险，是否应当对治疗进行监测？这些仅仅是安全专家、临床医生、保险公司、律师、研究人员和监管机构目前面临的实际和伦理难题的一部分，这些难题涉及如何减轻睡眠障碍在工作环境中的影响。

一般工作人群

当然，在工作环境中，嗜睡和昼夜节律不同步有关的工作表现下降问题和风险不仅限于患有睡眠障碍的工作人员。几个世纪以来，人们已经认识到，工作时间过长和连续倒班可能会对其他健康的个体造成相当大的损害[9]。这在一定程度上解释了为什么要制定政策，规定工作时间限制和最低的休息时间。然而，最近的趋势是，制定和实施基于证据的工作时间管理规则和条例，用于提高工作人员的安全，以及提高因疲劳工作而面临风险者的安全。随着基于睡眠和昼夜节律科学的规章制度的制定和实施，趋势总体继续朝着积极的方向发展。

尽管睡眠不足和昼夜节律不同步的负面影响不仅限于警觉性和认知能力受损[10]，人们认为，相比于主要涉及脑力劳动的职业，主要涉及体力劳动的职业受睡眠不足的影响更小[11]。当然，对于不同的职业性质，工作相关错误的潜在严重性有很大差异。一个显著的例子是，核电厂操作员失误造成的潜在后果（如大规模死亡和受伤以及环境破坏）比包裹分拣工厂的工人失误造成的潜在后果（如丢失或损坏、提起和搬运包裹有关的受伤）更为可怕。如图 88.1 所示，灾难性错误的可能性因职业而异，并在很大程度上决定了社会或政府规定职业可接受的风险 / 生产力权衡。

工作时间准则

值得注意的是，在过去约 200 年的大部分时间里，要解决工作场所警觉性和工作表现下降的问题，以及随之而来的风险，主要的（通常也是唯一的）"工具箱中的工具"是对工作休息时间表的管控，也称为工作时间（hours-of-service，HOS）的准则和规定，它限制各种职业允许工作的时间。毫无疑问，HOS 规定的推出，为改善工作人员健康、安全和生活质量提供了一种方法。然而，其有效性存在明显的局限：①尽管工作时间表的最低要求为工作人员提供了充足的睡眠机会，但其并不能保证工作人员在任何

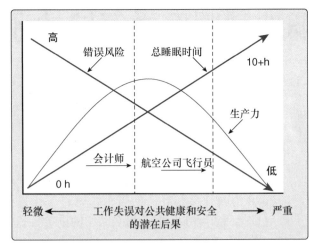

图 88.1　因素间相互关系的描述，这些因素是在确定倒班时间和时长的受监管程度时，至少需要考虑在内的。如图所示，随着每晚睡眠时间的增加，工作中出错的风险也会降低。生产力最初随着睡眠时间的增加而增加，但对于大多数成年人来说，当总睡眠时间为 7 ～ 8 h 的时候，生产力就会趋于稳定，并随着睡眠时间的增加而下降（即随着睡眠时间的延长，可用的工作时间被削减，生产力方面的收益递减）。对于航空公司飞行员来说，犯错的潜在后果非常严重，因此牺牲生产力来降低犯错风险是有意义的。在犯错后果不太严重的职业中（例如，在公共卫生方面），接受更大的错误风险以使生产力最大化更有意义

特定夜晚获得确切充足的睡眠（如由于照顾孩子的需要、家庭紧急情况、与诱发焦虑的事件相关的短暂失眠、慢性睡眠障碍等）；② HOS 规定未考虑不同个体在睡眠需求和受睡眠不足影响的敏感度上的差异。因此，一刀切的 HOS 规定提供的保护对部分人来说是严重不足的，例如，极少数人每晚虽然有 7 h 的睡眠时间，但实际上每晚需要 9 h 以上睡眠，才能维持白天正常警觉性和活动，还有些人对睡眠不足引起的警觉性和表现下降尤为敏感。

疲劳风险管理系统

在很大程度上，通过在一些工作环境中添加疲劳风险管理系统（fatigue risk management systems，FRMS）（通常是在现有的 HOS 规则之上），能够解决 HOS 规则的一些不足之处。尽管具体情况因行业和工作、FRMS 的不同而异，但全面的 FRMS 通常包括几个组成部分：符合行业法规的疲劳管理政策，相关教育和培训项目，工作人员报告主观疲劳的流程，调查、报告和记录可能的疲劳相关事件的程序，以及随后实施和评估干预措施有效性的能力，其中干预措施被设计用于降低疲劳相关的风险[12]。FRMS 还能实际监测和评估与工作相关的疲劳程度，逻辑上这是此系统

成功的基础。正如 Greg Belenky 博士（个人通讯）简洁地总结道，这是因为"无法在现场测量的东西，就无法在现场进行管理。"

当然，在大多数工作环境中，评估嗜睡和疲劳最直接的方法，是简单地依靠工作人员的自我评估。这种自我评估在很大程度上反映了倒班的持续时长和时间，这会影响睡眠时间和持续时长，但它们也可以反映感知到的与工作相关的压力水平等因素[13]。一般来说，对于没有睡眠障碍的人，嗜睡的主观评分与客观评估的相关性较好，特别对于慢性、特质性的嗜睡，可以通过 Epworth 嗜睡量表等主观评分量表进行评估[14]。然而，对于嗜睡波动更剧烈的情况，如在 8 h 倒班期间可能发生的嗜睡情况，主观和客观评估之间的关系较为不确定（例如，参见 Saletin 及其同事[15]以及 Tremaine 及其同事[16]），并且相较于主观的自我评估，客观评估通常对急性睡眠不足的影响更敏感[17]。对于患有阻塞性睡眠呼吸暂停[18]和发作性睡病[19]等睡眠障碍的人来说尤其如此，随着时间的推移，他们在主观上会对降低的警觉性有所适应。此外，在现实工作环境中，主观评估更有可能受到非疲劳相关因素的影响，出于各种非疲劳相关的原因，工作人员可能对报告过度疲劳有所犹豫，原因包括担心工作保障、对个人能力过度自信、不愿给同事增加额外的工作负担等。因此，可以合理地预期，与完全依赖主观的自我评估相比，疲劳和工作表现的客观评估总体会在最大限度上提高安全性和生产力。然而，无论客观评估的结果如何，过度疲劳的自我评估都应该受到认真对待。

在执行安全相关的重要工作时，如何客观地发现变得疲惫的工作人员，以减轻缓解这些事件的后果，相关的工作有悠久的历史。一个早期的例子是"驾驶员安全装置"（driver safety device，DSD；也称为"失能开关"），它于 19 世纪 90 年代首次安装在有轨电车上。该装置要求驾驶员在有轨电车行驶时保持对杠杆的压力。如果驾驶员睡着或因任何原因失去知觉，操纵杆上的压力就会消失，从而自动启动制动器。因此，该装置有助于在驾驶员突然完全丧失行为能力时，保护乘客不受伤害。然而，在驾驶员身体机能仅部分受损时（例如，具有潜在危险程度的困倦或醉酒），只要该驾驶员保持知觉和足够的自我意识以维持对 DSD 杆的压力，DSD 就不能保护乘客免受伤害。

近期的工作重点已经适当地集中开发相关方法，用于发现更敏感的损害指标，这些指标可能反映工作相关心理能力的缺陷，如判断、情况感知和问题解决，和（或）显示工作人员疲劳与工作表现下降趋势的方法。这些措施包括行为措施（例如，点头[20]），生理

状态测量（例如，通过反映警觉性降低的心理生理评估，眼睑闭合的频率和持续时间[21]，脑电图中 θ 活动的增加[20]等），和（或）通过表明工作人员警觉性降低的措施（例如，驾驶的机动车辆偏离车道[22]）来发现实际工作表现下降。当超过有意义的阈值时，此类措施可用于触发警报，警示受影响的工作人员，以及可能警示指挥链上的管理人员需要进行干预。

相对于单独的 HOS 规定，使用疲劳监测的 FRMS 所带来的优势是显而易见的：可以实时识别警觉性和工作表现潜在危险程度的下降，从而有利于以最佳且及时的方式进行干预。此外，FRMS 还为增加工作安排的灵活性提供前景，因为根据工作人员现有和预期的工作能力，工作时间可以被更灵活地确定（见下一节有关数学模型的内容），而不是仅仅基于严格的 HOS 规定。然而，尽管 FRMS 朝着改善工作场所安全和工作表现的目标迈出了重大一步，它们也与之前的 HOS 规则一样，并非没有问题。例如，有时很难评估困倦测量与有意义的表现风险之间的关系。因此，根据对工作人员的监测来确定触发警报的正确阈值，也可能具有挑战性，且这一困难对 FRMS 的最终作用具有重大影响：如果阈值设置得太低（例如，如果白天警觉性的正常波动触发警报，则实际上，这一波动不会明显改变错误或事故的发生风险），那么这些警报最终可能会失去其信息价值，并且被忽略。然而，如果阈值设置得太高，那么警觉性和表现的潜在危险程度的下降将不会被发现，也失去了监测工作人员疲劳的作用。

数学表现预测模型

数学表现预测模型（mathematical performance prediction models，MPPM）被越来越多地应用于工作环境中。MPPM 根据近期的睡眠历史和昼夜节律来预测嗜睡、疲劳和（或）工作表现（请参阅 Riedy 及其同事的第 83 章进行回顾）。这些 MPPM 结合了我们对睡眠和昼夜节律及其与警觉性、困倦、疲劳和（或）工作表现之间关系的科学理解。虽然它们目前最常作为工具，用于制定工作-休息时间表（例如航空旅行时间表），但随着逐步被纳入 FRMS，它们将发挥更大的作用。事实上，它们的用途已经从制定工作休息时间表，扩展到事故后调查中疲劳可能性的检查，以及安全案例的开发。将来，MPPM 预测还可以被有效地用于工作环境中，以①在明显的警觉性/工作表现下降之前，提出预防性干预措施的建议，和（或）②结合对工作人员的睡眠-觉醒行为的连续监测，持续自动更新对工作人员损伤水平的预测。

实施数学表现预测模型的障碍

数学表现预测模型以团体数据为基础

MPPM 是基于团体数据开发的。因此，他们的预测反映了"普通人"的警觉性和工作表现，他们预测个人表现的效用取决于个体的"睡眠需求"和"对睡眠不足的敏感性"与团体平均值的接近程度。目前，这一缺点正在通过开发至少一种个性化 MPPM（即统一表现模型，在"2B-Alert"应用程序中有示例）来解决，该模型"学习"个体如何应对睡眠不足[23]。这种方法的一个缺点，是它要求个体间断地进行精神运动警觉测试（Psychomotor Vigilance Test，PVT）。重要的是，PVT 进行得越频繁，PVT 前夜的睡眠时长的差异就越大，个体化过程就越准确。

数学表现预测模型以精神运动警觉测试数据为基础

对 MPPM 的另一项批评是，它们（很大程度上）基于 PVT 数据，而 PVT 与现实世界实践的相关性在很大程度上是未知的。处理这个问题的另一种方法是 MPPM 缺乏有意义的、被广泛理解的工作表现下降量表。目前对于这个问题存在三种潜在、不互斥的解决方案。①有更具实践意义的表现评估手段，用以测试睡眠不足对其影响，从而为构建特定职业的 MPPM 提供必要的数据。注意：创建针对特定职业的 MPPM 将是一个成本高昂的过程，对于很多职业来说，这在逻辑上和实践上都很困难，甚至不切实际。② MPPM 预测可以按照已被广泛接受的损伤量表［即血液酒精浓度（blood alcohol concentration，BAC）］进行报告[24]。然而，尽管睡眠不足和酒精中毒导致的损伤类型存在相似性，两者的相似性并不完全一致（例如，酒精对手-眼协调的影响更大）。③第三种可能性是，一种基于 PVT 的新量表，随着它的持续使用，最终能够获得意义且被接受[25]，这与 BAC 大致相同——当 BAC 首次作为清醒量表被引入时，这项测试对于大多数民众来说，可能几乎没有意义——但现在已成为大多数现代国家词典中的标准测试以及易于理解的术语。

未考虑干预措施

对 MPPM 的另一项批评是，它们目前并无、或未能充分考虑可能降低工作表现（例如，任务时间和认知负荷）或提高工作表现（例如，休息时间、激励物和其他疲劳缓解策略）的所有因素。此外，经验丰富的工作人员可以开发并使用自己的风险缓解策略，以确保疲劳时的良好表现和安全性（参见第 86 章）。因此，MPPM 预测并不一定反映错误或事故的真实风险。

引人注目的是，大多数模型都没有考虑常见的干预措施对警觉性和表现的持续性影响，比如咖啡因，它可能是世界上最广泛使用的干预措施，被用以应对下降的警觉性和工作表现。一个例外是美国陆军科学家目前正在开发的 MPPM（即统一表现模型），它循证预测在睡眠不足的情况下，咖啡因对工作表现的影响[26]，并提供了睡眠不足时咖啡因的最佳饮用时间和剂量的方案指导[27]。预计随着 MPPM 的不断发展，它们将考虑更多导致工作表现差异的因素，因此将被更多地纳入各种工作环境的 FRMS。

缺乏验证标准

最后，MPPM 的验证没有公认的标准（这些标准通常是专有的），这一事实对它的广泛采用构成了潜在阻碍，或至少降低了它们可能被广泛采用的速度。由于没有标准，人们总有可能认为需要更多的数据和研究，才能在特定的工作环境中正确地应用模型。然而，即使缺乏此类标准，MPPM 也越来越多地被政府和行业所使用。这可能是因为基于模型的警觉性/表现预测不仅以科学证据为根据，而且通常也符合逻辑和人类的经验，至少这是一部分原因。这些模型主要通过量化工作表现和（或）风险的预测水平，增加了客观性和特异性，这些风险主要由相关因素导致的，如"警觉性的昼夜节律"的时段、"近期的睡眠史"以及可能在未来的某个时间点的"任务时间"和（或）"认知负荷"，假定后两个因素被发现可解释工作表现和风险的差异中有意义的部分。

对正统观念的挑战

尽管图 88.1 中描绘的睡眠时长介导的生产力和风险之间的权衡很直接，但有人认为这种关系并不一定反映损害和风险在所有职业中的关系。例如，值得注意的是，有人认为这种关系不适用于美国医疗居民，因为与医疗交接相关的风险已得到充分记录（即把有关患者现有健康状况的责任和信息从一名医疗专业人员转移到另一名）。据推测，由于交接对患者健康存在风险，因此将交接次数保持在最低限度，可以提高患者的安全性，这是通过让住院医师连续倒班长达 28 h 来实现的。当然，这种睡眠时长的水平严重不足，会导致前额皮质活动显著减少和认知能力下降[28]，包括医务人员的工作表现下降[29]，从逻辑上讲，这会对患者的安全构成明显的威胁。事实上，根据图 88.1 中描述的关系，可以推测，如果信息交接的发送端和（或）接收端的人睡眠不足，则医疗交接的风险很可能会加剧。尽管如此，有一些证据表明，这些长时间的倒班并没有明显降低患者的安全性[30-31]，可能（尽管这是推测）是因为失效安全程序与对患者照顾和安全的共同责任，往往了减少疲惫的住院医师出错的后果。

回顾与本主题相关的所有文献，或是对住院医师持续工作的倒班时间长达 28 h 的相对优点和风险提出意见，这些都超出了本章的范围。但可以预见的是，在不久的将来，其他职业的工作安排将与住院医师的倒班工作安排更加一致。这并不是因为有关患者安全的相对风险问题可能被解决，而是因为在确定倒班的参数时，患者的安全将被认为不应是考虑的唯一因素：这些倒班的住院医生的健康和福利将被更多地纳入考虑。

倒班工作对健康的影响

正如本章开头所指出的，职业医学的诞生可以追溯到大约公元前 1700 年，当时首次记录了工作对健康的负面影响。相比之下，到目前为止，相对新兴的职业睡眠医学领域主要着眼于改善工作环境中工作人员的短期警觉性和工作表现，从而提高生产力，并预防性地降低事故和伤害的风险。但基于逐渐增多的科学证据，职业睡眠医学领域目前正在扩大范围，更加重视倒班工作和睡眠不足对工作人员健康和福利的潜在影响，从而回到职业医学领域古老的根源。

越来越多的证据表明，倒班工作对工作人员的健康具有长期的负面影响[32-33]。人们常常不清楚倒班工作的负面影响是否直接归因于昼夜节律不同步、常伴昼夜节律不同步的睡眠紊乱和睡眠不足，抑或是两者的综合影响[34]。一些负面的健康结果也可能是倒班工作的副作用造成或加剧的，包括饮食选择[35]和夜间暴露于人工照明，这与夜班工人患乳腺癌的风险增加有关[36]。如图 88.2 所示，目前有多种疾病被认为与倒班工作相关[37]，尽管应该指出的是，将倒班工作与不同疾病联系起来的科学证据在数量和质量上具有很大差异。

证据显示倒班工作与长期健康结局之间存在显著关联，其中许多证据来自流行病学研究，表明了两者之间的相关性，这一点并不让人意外。然而，来自动物研究的实验性证据也在不断增多，它不仅证实了睡眠不足作为倒班工作几乎不可避免的后果，对健康具有长期影响，而且还揭示了有关其原因和影响的可能生理机制。有动物研究确定了睡眠限制引起神经化学物质、神经生理学和神经结构等方面的后果，目前提示了三种可能的病理生理过程。

神经炎症

研究证明睡眠紊乱能上调大脑中的促炎细胞因子[38]，这很可能是小胶质细胞激活的结果[39]。发生睡眠不足后，小胶质细胞和星形胶质细胞出现神经炎症激活，其被证明导致了皮质突触成分的吞噬作用[40]。其他研究也类似地揭示了睡眠剥夺期间皮质、皮质下神经元和突触营养不良的变化[41]。

氧化损伤

同样，一些研究表明，动物的睡眠不足与氧化应激有关[42]。在小鼠中，人们发现睡眠限制与蓝斑和下丘脑外侧的促食欲素 / 下丘脑分泌素神经元中活性氧的产生和抗氧化酶的消耗有关，可能导致神经元死亡，进而丢失来自这些核团的皮质传出投射[43]。

Tau 蛋白和 β - 淀粉样蛋白的沉积

此外，老鼠发生急性睡眠剥夺后，中枢神经系统间质液中的 β - 淀粉样蛋白[44]和 tau 蛋白[45]增多，而它们均与阿尔茨海默病的病理生理学有关。据推测，这是睡眠不足介导的类淋巴回流减少的结果[46]。

尽管神经炎症和氧化损伤介导的类淋巴回流（进而可能介导大脑中 tau 蛋白和 β - 淀粉样蛋白的沉积）的程度尚不清楚，但该领域累积的证据表明，这些过程很可能单独或交互地导致了一些疾病，疾病至少与睡眠限制有关（图 88.2）。

对政策的影响

澳大利亚在疲劳管理实践的前沿研究和实施方面享有盛誉，与其当之无愧的声誉一致的是，2019 年，澳大利亚议会承认了广泛关联倒班工作与健康的新兴科学证据，成为第一个正式承认此证据的政府。关于"睡眠健康意识"的官方报告中，第一个建议是"委员会建议澳大利亚政府将睡眠健康作为国家优先事项，并认识到，睡眠健康与锻炼和营养一样，对健康和福利的重要性"。此外，本报告的第 11 项推荐包括建议政府资助那些重点为"长期倒班工作对睡眠健康的影响，以及最大限度降低相关健康风险的可能措施……"的研究（https://www.aph.gov.au/Parliamentary_Business/Committees/House/Health_Aged_Care_and_Sport/SleepHealthAwareness/Report/section?id ＝ committees%2Freportrep%2F024220%2F26554）。

鉴于公众日益认识到睡眠不足对工作环境中安全和工作表现的影响，以及越来越多的科学证据表明倒班工作与长期不良的健康结局之间的因果关系，其他工业化国家的政府可能很快会加以重视，并随之效仿。

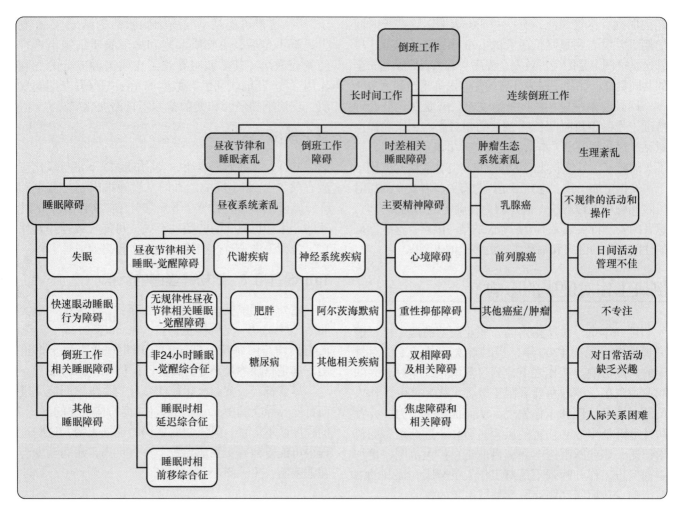

图 88.2 疾病分类列表，分类的依据为推定的倒班工作相关的病理生理机制（Reprinted from Khan S，Duan P，Yao L，Hou H. Shiftwork-mediated disruptions of circadian rhythms and sleep homeostasis cause serious health problems. Int J Genomics. 2018；2018：8576890. https://doi.org/10.1155/2018/8576890.）

临床要点

相对于单独的工作时间规定，基于证据的疲劳风险管理系统（FRMS）可以提高工作环境中的安全性和生产力。因此，在商业和政府业务中，将继续增加对 FRMS 的进一步开发和应用。然而，由于越来越多的科学证据表明倒班工作对健康负面的结局，在接下来有关倒班工作的政策法规制定和 FRMS 中，将会更多考虑这些对健康的长期影响，FRMS 将被用以具体实施。

总结

职业睡眠医学涵盖与睡眠、睡眠不足、昼夜节律不同步和睡眠障碍有关的所有工作相关问题。FRMS 代表了管理工作安全和工作表现的重大进步。FRMS 包括多个组成部分，但它的作用最终源自技术：能够敏感测量和准确监测与工作相关的疲劳和工作表现水平，并使用这些数据流来预测未来的工作表现和相关风险（例如，MPPM 的输出）。此外，越来越多的科学证据表明倒班工作对健康的负面影响，预计政府和行业的政策将不仅逐步考虑倒班工作对安全和工作表现的短期影响，还有倒班工作对健康的长期影响。

致谢

这项研究得到了美国 Walter Reed 陆军研究所的研究参与项目的部分支持，该计划由橡树岭科学与教育研究所通过美国能源部和美国陆军医学研究与发展部之间的跨机构协议进行管理。本文表达的观点仅代表作者的观点，并不反映美国陆军部、美国国防部、美国政府或作者所属的任何政府机构的官方政策或立场。

参考文献和拓展阅读

请扫描书后二维码，获取参考文献和拓展阅读资源。

失　眠　第11篇

失眠的病理生理学及治疗进展导论　第89章

Christopher L. Drake，*Julio Fernandez-Mendoza*
李明哲　译　陆　林　审校

> "失眠的一个特点是，持续的时间越长，就越古怪。"

——**William C. Dement**

每个人都对失眠有一定程度的了解，许多人都苦于它对我们生活的控制。失眠是一个不请自来的"不速之客"，既是一天劳累的尾声，也是明天忧虑的前奏。有时，这个"不速之客"只来了一夜，天亮就走了；有时，失眠会持续很长时间，我们都不记得它是怎么来的。当然，我们希望只要在床上多躺一会儿，失眠就会接受暗示并离开我们。然而，失眠却让它自己舒服起来，翘着脚在床上哼着让我们无法入睡的夜曲。

《睡眠医学——理论与实践》（*Principles and Practices of Sleep Medicine*，PPSM）第7版是涵盖失眠这一广阔领域最全面、最及时的文献综述。本版囊括了流行病学家、心理学家、精神病学家、儿科医生和基础科学家等众多跨学科专家的不同观点。这些观点表明，睡眠启动和维持困难并不能充分概括失眠；相反，这些思想领袖强调了失眠的病因、评估和治疗在整个生命周期中的潜在复杂性。读者将了解到失眠最新估计的流行率、人群中的持续率和发病率、不同种族和文化之间的差异、我们对失眠的潜在病理生理学已经了解（和仍然不了解）的内容，以及失眠未得到治疗或

治疗不妥善的不良后果，包括已经确定的导致精神疾病的病理学风险。

有关失眠行为疗法的研究表明，该疗法在长期缓解失眠症状、改善生活质量和降低精神共病风险方面具有显著疗效。因此，第7版《PPSM》扩大了失眠的行为治疗的覆盖范围，包括新的循证疗法，如新型睡眠限制范式或正念疗法。此外，在COVID-19全球大流行期间，增加行为治疗的可及性，包括支持远程医疗和数字疗法，显得比以往任何时候都及时。针对失眠治疗对认知和生理过度亢奋的治疗效果不佳，以及在现实世界中实施失眠认知行为疗法（cognitive behavioral therapy for insomnia，CBT-I）的障碍，更大的治疗覆盖面也使我们能够考虑当前治疗方法的不足之处。

第7版《PPSM》包括几个值得重点关注的新主题，其中包括McCrae及其同事关于不同种族、民族和文化群体失眠差异的详细综述（见第90章）。此外，本版还收录了Barclay及其同事撰写的关于小儿失眠的章节（见第92章），该章节描述了小儿失眠的发展轨迹以及遗传和环境决定因素。本版对失眠的多基因性质进行了全新的探讨。在Ong及其同事撰写的第93章中，读者可以及时了解到可穿戴技术在评估失眠方面的最新科学成果，以及失眠诊断和亚型分类方面的问题。本版还包括了Hall及其同事撰写的

一章引人入胜的内容（见第 94 章），讨论了多维度、多方法框架的作用，包括客观睡眠测量作为严重失眠后续症状的表型标记，以及作为重要的公共卫生需求的多维度睡眠健康。读者可以了解到令人兴奋的睡眠时间短的失眠领域。睡眠持续时间短的失眠已被公认为一种生物学上更为严重的失眠表型，可能需要特殊的治疗方法。这一日益发展的失眠领域对目前仅依赖患者自我报告症状的做法提出了质疑，并敦促睡眠科学家重新考虑如何更好地利用客观测量睡眠方法，更好地将失眠概念化为一种多维度的睡眠障碍。本版新增了 Vedaa 及其同事撰写的新章节（见第 97 章），介绍了数字和远程医疗在治疗失眠的疗效，包括成功实施的后勤障碍。本篇的许多章中挑战了人们对失眠的普遍观点，包括失眠高唤醒概念、失眠完全基于症状以及 CBT-I 在所有患者群体中都高效等，从而推动失眠领域在未来进一步发展。

失眠国度

难以入睡。难以保持睡眠。过早醒来并无法继续入睡。睡眠连续性紊乱。睡眠质量差。没有睡眠。所有这些描述都指向成年人最常见的睡眠问题——失眠。在任何时候，大约每 3 个成年人中就有 1 人有失眠症状，而每 10 个成年人中就有 1 人符合失眠的诊断标准。失眠一般被认为是夜间睡眠的启动和维持问题。对患者来说，失眠既让人不安又难以预测。考虑到这些经历以及失眠对日间功能的潜在影响（疲劳、抑郁、焦虑、注意力不集中），我们会发现一个常见的，甚至可以说是普遍的现象，失眠会对患者的生活质量产生腐蚀性影响。这种损害可能会使人衰弱，因此值得进一步研究和临床关注。

越来越多的文献强调，失眠如不及时治疗，会降低生活质量、社会交往和幸福感，并增加精神失常的风险。失眠患者到急诊室就诊的次数、服用处方药的次数和门诊就诊的次数远远多于睡眠良好者，因此失眠给国家的医疗资源造成沉重负担也就不足为奇了。对于失眠的人来说，经济负担可能会让他们感到窒息。失眠患者会花费数十亿元购买处方药和非处方助眠药物，依赖酒精和药物来帮助睡眠。他们会更频繁地上班缺勤，并且在上班时工作效率也比休息得好的同事要低。据估计，在美国每年因失眠损失 3.67 亿个工作日，相当于 920 亿美元的年损失。来自世界其他发达国家的估计数字也呼应了这些数据。此外，失眠治疗不当也是导致未来工作残疾的一个风险因素，其程度与抑郁症相似。失眠也可能是青壮年劳动力致残的一个重要风险因素。事实上，目前的证据表明，

失眠是一个独立的临床实体，而不是其他所谓原发性疾病（如抑郁症）的副产品。现在的这种模式转变，强调失眠本身就是一个关键的干预目标，值得引起更多的公共卫生关注。

数着狂奔的羊群

几十年来，我们通过 3-P 模型（易患因素、诱发因素和持续因素）从行为角度来理解失眠的病因。然而，在过去的 30 年里，我们对失眠的易感性和诱发机制的认识有了极大的提高。虽然传统的行为和认知框架经受住了时间的考验，但最新的人体模型视角结合了神经生物学、生理学和遗传学研究的发现。书中有几章回顾了实验室实验、流行病学研究和失眠轨迹的长期前瞻性研究，涵盖了失眠发展和维持方面最前沿的发现。令人兴奋的是，非人类模型变得越来越重要，并极大地影响了我们对人类失眠病因的理解。Perlis 及其同事介绍了啮齿类动物和果蝇研究的最新证据（见第 91 章），这些证据可能会让我们了解失眠症在人类中是如何发展的，并揭示了我们的干预手段可能如何发挥其益处。

海岸上的"伊塞洛斯"

尽管"失眠"这个词可能有无数的定义和概念，但在《睡眠障碍国际分类》第 3 版（*International Classification of Sleep Disorders*，third edition，ICSD-3）和《精神障碍诊断与统计手册》第 5 版（*Diagnostic and Statistical Manual of Mental Disorders*，fifth edition，DSM-5）中失眠都有明确的定义。Ong 及其同事（见第 93 章）强调了诊断系统之间的基本重叠，并着重指出了 DSM-5 和 ICSD-3 标准之间的细微差别。值得注意的是，评估章节已经更新，以反映当前关于失眠与其他合并症关系的分类学概念。该章节反映了当前的主流观念，即失眠不应被视为继发性疾病，即使在有合并症的情况下也需要进行独立治疗。此外，作者还评估了目前可用的诊断工具，包括临床访谈、自我报告调查和新兴的可穿戴技术，并讨论了每种工具对诊断决策、病例概念化和失眠表型化的贡献。

孩子般的睡眠

第 7 版《PPSM》首次收录 Barclay 及其同事撰写的关于失眠发展轨迹的章节，从婴儿期开始，一直延伸到成年（见第 92 章）。睡眠稳态和昼夜节律时钟在出生后需要几个月的时间才能形成，在出生后的大约 6 个月内夜间频繁醒来是正常现象。然而，如果儿童的睡眠模式无法恢复正常，或在一段正常睡眠时间后

变得紊乱，就可能患上儿童失眠。虽然儿童行为性失眠与青少年和成人失眠有重叠的特征，但其独特之处在于，儿童的就寝时间对发育阶段的适当作息日程表的抗拒，和（或）在没有父母或照顾者干预的情况下无法独立入睡。本章将介绍小儿失眠，并回答有关遗传、风险因素、不同发育阶段的治疗方案以及与父母睡眠、压力和心理健康的关系等问题。本章还深入探讨了更多概念性问题：儿童失眠是成人失眠的早期表现吗？如果是，是在谁身上？或者它们是不同的病症吗？为此，读者将探究人类生命周期中失眠的现有科学，包括如何评估失眠症状和病因因素的演变。

听风儿歌唱

在精准医疗时代，失眠的最佳治疗需要临床医生不仅仅要思考夜间症状。有几章讨论了这些额外的考虑因素，包括了解易感因素如何发挥作用，失眠如何与特定的合并症（如睡眠呼吸暂停、疼痛）和人群（如倒班工人和孕妇）相互作用，社会心理支持的作用或缺乏社会心理支持的作用，以及最后，失眠、过度觉醒和白天的影响如何随着时间的推移产生恶性循环，从而导致夜间和白天效应增加，对身心健康障碍的风险也在增加。《PPSM》的失眠部分讨论了这些问题和其他问题，强调我们的治疗方法不能只关注睡眠自我报告，还需要解决一系列背景、维度和以患者为中心的因素。

第 7 版《PPSM》新增了行为治疗的内容，并将其分为 3 章，分别由 Carney、Manber 和 Vedaa 医生撰写。作者们探讨了久经考验的行为睡眠策略的证据，包括睡眠限制、刺激控制和认知疗法，这些通常被打包到 CBT-I 中。CBT-I 和简短的行为疗法不仅能有效治疗失眠，还能减轻常见合并精神疾病的症状。读者将了解到成功接受行为失眠治疗的患者人群，以及应适当调整行为睡眠策略以达到最佳效果的人群（如孕妇、有跌倒风险的老年人）。尽管 CBT-I 疗效显著，但实施和患者可及性的问题（即有效性）阻碍了其发展前景。作者讨论了如何将 CBT-I 更好地融入医疗保健系统，并在目前无法充分获得失眠治疗的不同患者群体中推广。

近年来，远程医疗和数字医疗保健方法急剧增加，自 COVID-19 大流行以来，这一趋势进一步加速。在第 7 版《PPSM》中，Vedaa 及其同事整理了有关通过远程医疗和数字方法提供 CBT-I 疗效的快速累积的数据（见第 97 章）。他们不仅向读者介绍了支持这些新型失眠治疗传递系统的科学现状，还提供了不同层次的数字传递数据：全自动数字疗法、支持性

数字疗法和治疗师指导的数字疗法。尽管远程医疗和数字疗法潜力巨大，但只有少数研究将这些新的治疗方法与面对面治疗的疗效进行了直接比较，因此衡量数字疗法和远程医疗方法的相对疗效仍具有挑战性。数字失眠疗法的一个重要领域是通过适应性方法和阶梯式护理模式等策略，最大限度地提高患者的参与度。在 CBT-I 成为"失眠治疗标准"和完全替代催眠药物进行常规临床护理中一线治疗之前，需要创新策略来达到"数字门槛"，并解决规模和疗效方面的挑战。

COVID-19 大流行的背景

《PPSM》第 7 版的编写工作早在 COVID-19 大流行之前就已开始。即便如此，如果我们不承认大流行不仅影响了我们的治疗方法，还影响了我们对整个领域的看法，那么我们的讨论将是不完整的。2021 年，全球大流行的进程仍不明朗且仍在变化。COVID-19 突然成为美国和世界其他地区的第三大死因。对于研究界来说，要了解 SARS-CoV-2 感染的风险将在多长时间内扰乱日常生活，以及 COVID-19 的发展将在多大程度上决定失眠的自然进程和广大人群新的治疗需求还为时尚早。然而，早期迹象表明，COVID-19 的流行将在许多方面改变医疗保健。尽管对全球睡眠研究人员、临床医生和技术人员的影响各不相同，但向更多基于技术的门诊评估和治疗方法转变的趋势很可能会继续下去。多项研究在 COVID-19 大流行的高峰期进行了调查，结果显示许多人的失眠症状和睡眠不足的情况有所增加，还有一些人的睡眠时间和昼夜节律发生了变化。全世界的一线医护人员——本来就睡眠不足的人群——一直处于超负荷工作状态，看不到任何喘息的机会；压倒性的证据显示，他们的睡眠质量和持续时间受到了极大的影响。在此期间，远程医疗和数字失眠治疗这一新兴研究领域变得比以往任何时候都更加重要。几乎所有以睡眠为主题的期刊都已经或正在计划出版与大流行病相关的睡眠特刊。只有时间才能证明 COVID-19 将如何影响世界、睡眠医学领域以及医疗服务的提供方式（见第 213 章）。

应对未来失眠的挑战

为未经治疗或脱离治疗的患者，特别是那些获得治疗机会有限的患者寻找解决方案，仍然是本领域面临的一项艰巨挑战——特别是使用循证方法研究最严重的难治性失眠患者。目前的进展包括结合药物和行为干预的精彩研究（见第 100 章），Edinger 及其同

事在本节的精彩贡献中回顾了这些研究，调查了特定人群（如失眠和合并抑郁症患者）的治疗效果，并评估了 CBT-I 对非睡眠相关结果（如疼痛、抑郁、焦虑）的益处。这些策略和其他治疗方法的进步，包括连续多次随机分配（Sequential Multiple Assignment Randomized，SMART）试验、适应性干预以及将患者与最有效的药物治疗相匹配，将有助于完成我们在过去 10 年中失去的那些学者的使命：Art Spielman、Dick Bootzin、Peter Hauri 以及睡眠医学之父、受人爱戴的 William（Bill）Dement。

尽管这些不断扩大的选择越来越受到公众的欢迎，但医疗服务提供者仍面临着巨大的局限性和挑战，即使我们的方法非常方便、容易获得且效果显著。这些限制和挑战包括：可扩展性、以降低有效性为代价的可及性、数字化 CBT-I 的个性化，以及将失眠表型与行为疗法或药物治疗中的特定药物相匹配的未知效用。与此同时，远程医疗方法的使用也越来越多，但其效果仍有待商榷。

在特定患者特征（如疼痛，抑郁）的背景下进行治疗已经取得了很大的成功。然而，增强患者参与度和依从性、把失眠缓解率从目前的 50% ～ 60% 再度提高的个性化 / 定制治疗仍然有限。这些方面的进展将取决于本领域及其利益相关者是否愿意认识到我们作为这门科学学科的管理者必须面对的几个关键缺陷，即我们最强烈推荐的行为疗法供不应求。其他挑战也依然存在，包括行为疗法和药物疗法的优化组合、匹配或量身定制，以及将有关催眠药安全性和有效性的科学知识转化到临床中，让患者从这些进展中获益，正如 Bertisch 和 Buysse（参见第 98 章）以及 Krystal（参见第 99 章）所总结的那样。

带有伤口的夜空

在本领域中，在很大程度上否定了客观睡眠测量在失眠评估、表型分类和管理中的作用，而 CBT-I 被誉为行为睡眠医学的"瑞士军刀"。如今，我们知道失眠是一种独立的疾病，对身心健康有独特的危害，失眠中的客观睡眠障碍预示着更严重的表型，失眠治疗需要加强，以更好地治疗特定人群和表型，更好地缓解生理和认知过度亢奋。

作为该部分的作者，我们非常高兴和自豪地向大家呈现第 7 版《PPSM》失眠部分。正如本卷前几版对睡眠医学的崛起所做出的贡献一样，我们希望本章节能继续为失眠症治疗的未来铺平道路，正如 Allison Harvey 博士和 Daniel Buysse 博士在前面第 6 版《PPSM》中所引领的那样。我们的目标是为了解当前失眠的评估、病理生理学、后果及其各种治疗方法的科学现状奠定临床基础。同样重要的是，我们相信，在失眠领域已经建立了坚实而长期的证据基础的情况下，我们有必要超越科学证据的界限，进入到新的发现重新点燃我们内在探索欲望的领域。失眠领域需要进一步的创新，包括预防方法、发现其他病因机制和开发新的药物治疗策略。更重要的是，这些创新需要转化到临床环境中，以便我们更多的患者能够得到安全的治疗。这些创新不仅要以证据为基础，而且要尽可能让更多的患者接受和使用，以真正惠及所有失眠患者。

参考文献和拓展阅读

请扫描书后二维码，获取参考文献和拓展阅读资源。

失眠：流行病学、风险因素以及健康差异

Christina S. McCrae, Daniel J. Taylor, Megan E. Petrov, Michael A. Grandner, Ashley F. Curtis

李婷婷 译 陆 林 审校

章节亮点

- 失眠的患病率估计值差异很大，取决于如何定义失眠，其中大约 30% 的普通人群报告有失眠症状，10% ～ 20% 报告有频繁的症状（每周 3 晚及以上出现失眠），10% 报告有失眠障碍。

- 每年的发病率报告也有所不同，其中 31% ～ 50% 的人报告有失眠症状，2% ～ 15% 的人报告有失眠障碍。

- 重要的是，尽管超过 3/4 报告失眠症状的病例在 3 个月内缓解，但常残留亚临床症状，而那些没有缓解的症状在没有干预的情况下是不太可能缓解的。

- 证据普遍显示，种族 / 族裔的失眠患病率差异很小。然而，对失眠的认知不同，可能会导致具有临床意义的失眠在非白种人中被低估了，特别是在黑种人中。

- 年龄增长、女性和低社会经济地位是失眠的强相关因素，它们可能调节种族 / 族裔差异以及其他风险关系。

- 认知、生理和神经的觉醒，通常被称为过度觉醒，长期以来被认为是失眠的风险因素，但经验支持有限。最新研究证据表明，与过度觉醒有关的因素，如与大脑皮质觉醒有关的环境意识，以及睡眠的压力反应性，可能成为失眠的风险因素。

- 失眠是精神疾病合并症（如抑郁症、药物滥用、创伤后应激障碍）的一个风险因素，反之亦然。然而，对这些关系的机制、因果路径和中介因素 / 调节因素的了解甚少。失眠也可能是医学合并症（如高血压、慢性疼痛）的一个风险因素，但需要更多的证据来支持。

- 反复发作的急性失眠和遗传因素逐渐被认为是失眠障碍的重要风险因素

- 未来的优先事项包括：增加失眠标准化诊断标准的使用和进行更多的纵向研究，扩大对医学合并症、遗传变异和睡眠健康差异的检查，增加对非白种人群体失眠认知的了解，增加对过度觉醒和相关因素的了解，以及对失眠风险关系的其他机制、因果路径和中介因素 / 调节因素的了解。

引言

失眠是最常见的睡眠障碍，也是所有精神疾病中最普遍的一种。评估失眠的流行病学是具有挑战性的，因为失眠是一个统称，用来描述广泛的睡眠行为——从单一的、急性的抱怨到失眠障碍（慢性的、有临床意义的失眠）——所以出现广泛的流行率估计值并不奇怪。解释任何给定的流行率需要了解失眠是如何定义和评估的。

有大量文献支持失眠是精神疾病的一个风险因素。而规模较小但越来越多的文献表明，失眠也可能是躯体疾病的一个风险因素。反之亦然，精神疾病和躯体疾病可预测失眠风险。种族 / 族裔差异小的证据可能低估了非白种人群体中具有临床意义的失眠。目前人们对这些风险关系的机制、因果路径和中介因素 / 调节因素还不是很了解。年龄、性别和遗传是静态风险因素，可能会调节其他失眠风险关系，包括种族 / 族裔差异。

过度觉醒如果不是全部也是大多数失眠模型的一个组成部分，是传统的失眠病理生理学机制。过度觉醒是一个复杂的术语，当用于失眠时，通常是指干扰睡眠的开始和（或）维持的认知、生理和（或）神经的觉醒。然而，在有限的、主要是横断面的研究证据与新出现的对过度觉醒相关因素的研究证据相结合下，出现了关于过度觉醒在失眠中的作用的新问题。

本章回顾了目前关于失眠流行病学和失眠风险因素的文献，描述了其不足之处，并提出了研究的优先次序和方法学改进的方向。

流行病学

失眠的定义

由于多种原因，定义失眠是一项复杂的任务。首先，失眠可以以症状［例如，入睡和（或）睡眠维持困难、早醒］，综合征（例如，每周至少 3 晚出现睡眠困难以及相关的日间功能损伤 / 困扰），或障碍的形式出现（例如，临床医生验证的诊断）。其次，作为另一种疾病或压力生活事件的症状而开始的失眠通常会随着时间的推移演变成一种独立的慢性综合征或疾病。再次，作为一种疾病，失眠具有异质性，有不同的类型和病因。最后，失眠的严重程度往往会随着时间的推移而波动。

文献中包含许多失眠定义，从广义和包容性的到狭义和排他性的。失眠的流行病学研究通常是基于人群研究的二次分析，其中睡眠或失眠仅用一个问题进行评估。一些流行病学研究通过简单地询问受访者是否有睡眠问题，依赖受访者的回答提供自己的定义[1]，而其他研究则使用定量的严重程度阈值标准（例如，入睡潜伏期或入睡后醒来时间 > 30 min）对失眠进行更狭义的定义[2]。失眠的不同定义提供了不同的人群患病率，范围为 4% ～ 48%，随着定义从症状（最高）缩小到综合征再到疾病（最低），患病率逐渐下降[3-4]。努力标准化失眠的诊断标准缩小了这一范围[5]。最近修订的《睡眠障碍国际分类》第 3 版（International Classifications of Sleep Disorders，third edition，ICSD-3）[6] 和《精神障碍诊断和统计手册》第 5 版（Diagnostic and Statistical Manual of Mental Disorders，fifth edition，DSM-5）[7] 指定每周至少 3 次主观抱怨睡眠问题，持续至少 3 个月，并伴有相关的日间功能损伤，以诊断慢性失眠障碍（chronic insomnia）。

评估

流行病学研究和临床实践环境传统上依赖于一些项目的自我报告数据。大规模客观评估［多导睡眠图（polysomnography，PSG）或体动记录仪］可能既昂贵又繁琐，并且失眠的诊断标准不需要客观评估，除非需要排除其他睡眠障碍［例如，睡眠呼吸障碍（sleep-disordered breathing，SDB）］。此外，相比于客观的方法，自我报告工具能够更好地捕捉睡眠感知和相关的痛苦，这些可能是治疗和治疗依从性的重要目标[5]。

流行病学调查严重依赖自我报告的回顾性睡眠评估，这种评估容易出现不准确和不可靠的情况，并且可能高估失眠症状，因为它们使用未指定的时间段（例如，参与者报告他们"通常"或"一般"的睡眠方式）或需要对多个晚上进行平均［增加回忆错误和新近度偏差的风险（根据前一晚的睡眠做出回答）][2]，容易受到临时情境和情绪状态（例如，与工作相关的压力、抑郁情绪）的影响，并且通常缺乏有关睡眠环境充足性的信息和其他可能解释主诉睡眠障碍的特定背景下的环境信息。

通过夜间睡眠日记对失眠症状和失眠障碍进行前瞻性评估可以改善回顾性偏差，但其本身并不能提供足够的信息来识别患有失眠症状或障碍的个体（例如，持续时间、日间障碍、排除其他睡眠障碍），并且需要更多时间和密集资源，这可能会影响流行病学研究的可行性。因此，在公开数据库中检查与失眠相关的回顾性条目是有价值的，并强调需要更多地关注失眠的临床和研究，但在解释此类数据时应了解其局限性。睡眠日记和失眠相关条目的一些替代是经过验证的简短回顾性工具，可以将正常睡眠者与可能失眠的人[8]以及符合 DSM-5 失眠障碍标准的人区分开来[9-10]。

患病率

大多数人口水平的估计表明大约有 30% 的美国人口报告有失眠症状。这一估计值在文献中经常被报告，主要来自经典的失眠流行病学研究[12]和共识声明[13]。Ohayon[3] 回顾了 2002 年的文献，发现失眠症状的人群患病率（prevalence）同样约为 33%。当失眠的定义仅限于那些报告频繁或中度至重度症状的人时，人口患病率估计值会下降到约 10% ～ 28%[3]。当定义进一步限制为包括日间后果时，这一估计值会下降到约 10%（表 90.1）[3]。

2007—2008 年国家健康与营养检查调查（National Health and Nutrition Examination，NHANES）的全国代表性加权估计表明，18.8% 的美国人口睡眠潜伏期超过 30 min[4]。这项研究还报告了失眠症状［入睡困难和（或）维持睡眠、早醒］和与失眠相关的非恢复性睡眠的相对频率（图 90.1）。报告每月至少 5 次难以开始或维持睡眠或早醒的个体比例分别为 19.4%、20.9% 和 16.5%。未来的研究将确定 COVID 大流行是否会改变患病率数据。

发病率、持续性和缓解

一项针对美国和英国样本[14]失眠自然史的纵向研究发现，大约 4.4% 的普通人群每月会出现急性失

表 90.1	按 4 个主要定义类别和 3 个症状类别划分的失眠患病率	
类别		患病率（%）
定义类别（研究的数量）		
DSM-Ⅳ 失眠诊断（$n = 5$）		4 ~ 6
睡眠数量或质量不满意（$n = 11$）		8 ~ 18
失眠症状加日间后果（$n = 8$）		9 ~ 15
失眠症状 a（$n = 22$）		10 ~ 48
症状类别		
只有失眠症状		30 ~ 48
失眠症状加频率标准（≥ 3 晚 / 周或者经常 / 总是）		16 ~ 21
失眠症状加严重程度标准（中度至重度）		10 ~ 28

a 失眠症状包括入睡困难或睡眠维持困难。一些研究还将非恢复性睡眠作为一种症状。
DSM-Ⅳ，《精神障碍诊断和统计手册》第 4 版，文本版。
Modified from Ohayon MM. Epidemiology of insomnia: what we know and what we still need to learn. Sleep Med Rev. 2002; 6: 97-111.

眠症状（其中 61.1% 是首发问题）。这反映出急性失眠症状的年发生率估计为 36.6%。当标准仅限于可能患有失眠症的个体［符合 DSM-5 诊断标准并且还报告睡眠潜伏期和（或）入睡后醒来至少 30 min 且生活质量下降］时，这一比例下降至 31.2%。同样，美国的一项全国性研究记录了急性失眠的年发病率为 27.0%[15]。加拿大的一项省级研究描述，"失眠综合征（insomnia syndrome）"（定义为每周至少 3 晚出现

失眠症状，持续至少 1 个月，且存在日间功能障碍）的发病率在 1 年时为 3.8%，在 3 年时为 9.3%。5 年后，在那些基线时没有报告失眠症状的人中，这一比例为 13.9%[16]。从这项大型研究中随机挑选的 100 名个体完成了 12 个月的评估，结果表明，在基线时睡眠质量好的人中，48.6% 的人在一年中出现了失眠症状，14.5% 的人报告有"失眠综合征"[17]。另一项美国前瞻性研究[18]发现，18.4% 的普通人群出现失眠症状，7 年随访后，9.3% 的人出现慢性失眠[19]。

在美国 / 英国的研究中，78.6% 具有失眠症状的人在症状出现后的第 3 个月得到缓解。对于那些符合急性失眠症标准的人来说，这一比例为 67.0%。这些发现表明，每个月都会出现许多有失眠症状的新病例，尽管大多数缓解，但一部分会变成慢性（7.8% 的人口有失眠症状，10.3% 的人口有失眠障碍）。在美国的研究中，类似地，72.4% 的症状得到缓解[15]。在宾夕法尼亚州立大学睡眠队列的另一项美国研究中，44% 具有失眠症状的人完全缓解，而只有 25% 的慢性失眠患者在 7.5 年后完全缓解。在那些没有缓解的人中，58% 仍然失眠；62% 部分缓解，但仍在经历失眠症状[18, 20]。这些发现支持了早期的自然史研究[21-22]，表明一旦失眠变成慢性（即 3 个月），它就不太可能自行缓解。这得到了加拿大研究的支持，该研究观察到 3 个月的窗口期对于定义慢性失眠是可靠的[17]。失眠症状的持续存在已被证明可以通过身体健康状况和心理健康障碍[18, 23-24]以及性别为女性[23]来预测。值得注意的是，即使在缓解后的患者

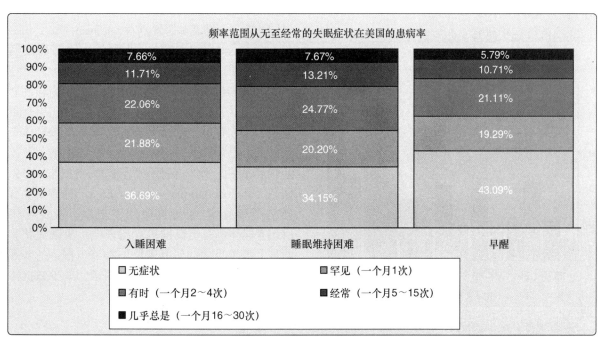

图 90.1　美国失眠症状的患病率。美国普通人群中多种失眠症状（入睡困难、睡眠维持困难、早醒）的相对频率。频率基于疾病控制和预防中心 2007—2008 年国家健康和营养检查调查（National Health and Nutrition Examination Survey，NHANES）的全国代表性加权估计

中，残留症状也很常见，包括疲劳（24.7%）、情绪障碍（23.0%）和认知障碍（22.6%）[23]。

一些假设认为，急性失眠的反复发作会引发慢性失眠[26]。随着时间的推移，急性发作逐渐变得更加独立于诱发压力相关的触发因素，并恶化身体的适应性压力反应系统。这些发作可能会变得更加依赖于持续因素（例如，担心睡眠能力、睡眠不足的日间后果[27]）或适应不良的睡眠相关行为（例如，增加在床上的时间、在卧室进行的活动）。

人口因素和健康差异

性征与性别

失眠在女性中比男性更常见。Lichstein 及其同事[2]回顾了 42 项流行病学研究（其中 33 项报告了性别比较）。总体而言，女性（18.2%）比男性（12.4%）更有可能报告失眠症状。相关前瞻性研究的结果进一步支持女性失眠总体患病率较高（图 90.2）。在定量睡眠参数上（例如入睡潜伏期、总睡眠时长）失眠男性和女性之间没有可靠的差异。逐个 10 年的细分显示，在整个生命周期中，女性的失眠患病率高于男性，但青春期开始前[28]和 30 ~ 39 岁这 10 年除外。具体而言，女性失眠患病率从 12%（20 ~ 29 岁和 30 ~ 39 岁）到 41%（80 岁以上）不等。对于男性来说，这一比例从 6%（20 ~ 29 岁）到 23%（70 ~ 79 岁以及 80 岁以上）不等。虽然女性的患病率普遍较高，但失眠对男性来说可能更成问题，因为在男性（而非女性）中，死亡风险与失眠和睡眠时间短（< 6 h）有关[29]。

对 29 项流行病学研究（n = 1 265 015；718 828 名女性 /546 187 名男性）的荟萃分析[30]发现，女性表现出较高的风险比（risk ratio，RR），为 1.4。这种风险因样本量和研究方法的强度而异，相比于规模较小、不太严格的研究（RR，1.32），在规模更大、更严格的研究中（RR，1.64），女性表现出更高的失眠风险比。同样，对 21 项针对 50 岁以上成年人进行的前瞻性研究的回顾发现，最一致的失眠独立危险因素是女性[31]。在所有回顾的研究中，女性未来失眠风险的比值比（odds ratio，OR）比男性（0.52）高，为 1.44 ~ 2.44。与之前的结果一致[2]，在老年人（65 岁以上）、中年（31 ~ 64 岁）和年轻人（15 ~ 30 岁）中，女性失眠风险明显较高。

这种风险可能从青春期前就开始出现；一项针对儿童（n = 700；年龄 5 ~ 12 岁）的研究[32]发现，与男孩和年龄较小的女孩相比，11 ~ 12 岁女孩的失眠症状患病率（控制焦虑、抑郁症状）要高 10% ~ 14%。另一项研究表明，青春期晚期可能会加剧性别差异。一项以学校为基础的大型研究[33]（n = 7507，年龄 6 ~ 17 岁）发现，青春期早期失眠症状患病率的性别差异较小，而表现出失眠症状患病率更高的较大性别差异，仅在青春期后期及以后出现。在整个青春期，女性和男性之间的相关行为和情绪症状也存在差异，这可能表现了性别角色特异性差异，因为失眠的女性更有可能表现出情绪和人际关系问题，而男性更有可能表现出适应不良行为（如吸烟 / 喝酒）[33]。未来需要更多的工作来描述失眠症状和相关日间功能中的性别（生物倾向）与性别角色差异。

越来越多的证据表明，性少数群体［女同性恋、男同性恋、双性恋和跨性别者（lesbian，gay，bisexual，and transgender，LGBT）］人群的失眠障碍发病率较高。美国的一项全国性调查（n = 9396）[34]发现，自我认同为性少数群体的人比自我认同为异性恋的人报告了更严重的失眠症状。此外，女性比男性更有可能报告失眠症状。对评估异性恋与性少数群体失眠症状的 31 篇文章进行的系统回顾[25]发现大多数研究结果都表明，即使在控制了年龄、性别、社会经济地位（socioeconomic status，SES）、种族 / 族裔、物质使用和身体 / 心理健康问题之后，青少年和成人 LGBT 群体仍有更高的风险出现严重失眠症状。总体而言，需要更多的研究来评估 LGBT 群体的客观睡眠参数，并确定睡眠差异的潜在因素，如少数群体面临的长期压力（如偏见、受害）[25]。

衰老

失眠的患病率和严重程度随着年龄的增长而增加[2, 3, 35]。随访 1 ~ 4 年期间，慢性失眠的平均年

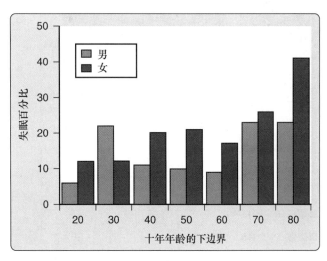

图 90.2　不同性别和年龄失眠的患病率。横坐标上的每个值代表十年年龄的开始，如 20（至 29）和 30（至 39）（Data from Lichstein KL，Durrence HH，Riedel BW，et al. Epidemiology of Sleep：Age，Gender，and Ethnicity. Erlbaum；2004.）

发病率范围在青年至中年人中为 2.4% ~ 4.2%[36-38]，在老年人中为 3.6% ~ 15.2%[39-42]。一项研究[40] 确定，失眠事件随着年龄的增长而增加，与 65 ~ 74 岁的人群相比，75 岁以上人群的失眠率几乎翻倍。失眠似乎也随着年龄的增长而更加持续，每 10 年增加 1.1 倍。老年人失眠症状的年持续率在 13.3% ~ 22.7%[39, 41]。

关于衰老是否是失眠的独立危险因素存在相当多的争论。有证据表明，实际年龄本身并不必然预示着老年人失眠患病率的增加，而是身体和心理健康并发症以及这些并发症所反映的年龄认知解释了这种相关性[44-46]。事实上，一致的失眠预测因素包括情绪障碍、健康状况不佳、疼痛、心血管疾病、呼吸道症状、生活压力事件、躯体不适和记忆问题[39, 41]。老年期间突发性、持续性甚至缓解性失眠可能通过加速细胞老化[47] 增加身体和（或）情感障碍的风险[42]。

种族和族裔

在过去的几十年里，鉴于数据表明种族 / 族裔群体的睡眠健康差异，人们对种族 / 族裔作为重要解释因素的兴趣日益增长。大多数关于种族 / 族裔和失眠的流行病学数据都是对非西班牙裔白种人和非西班牙裔黑种人进行比较的。一项对 13 项研究进行的荟萃分析发现，报告的失眠症状存在种族差异：与黑种人相比，白种人更有可能报告睡眠维持困难和早醒，但没有入睡困难[48]。年龄和性别是黑种人与白种人差异之间值得注意的调节因素，随着年龄的增长，差异逐渐减弱。在女性中，睡眠维持困难的差异较小，而早醒的差异较大。在这项荟萃分析中，作为调节因素的社会经济指标无法计算。经过这项荟萃分析，基于社区和人群的失眠症状研究结果好坏参半[49-50]。此外，检验黑种人与白种人失眠障碍实际患病率差异的研究仍然很少。在有限的可用数据中，黑种人成年人更有可能现患或具有已缓解的短睡眠时长的失眠障碍[51]，这是一种与负面身心健康结果最相关的失眠表型[52-54]。

这些差异的发现可能部分是由于研究设计和所使用的失眠标准的差异造成的。对失眠问题的解释也可能因种族 / 族裔而异。一项全国性调查发现，黑种人报告失眠症状的可能性低于白种人，但他们更有可能报告入睡潜伏期超过 30 min[4]。这一结果表明黑种人可能漏报了具有临床意义的失眠症状。此外，年龄、性别以及历史和当前 SES 指标的调节作用尚未得到充分探索，也可能是一个因素[30, 32, 55-58]。在基于人口的中年至老年人多族裔样本中，失眠严重程度在全种族 / 族裔群体中都随着年龄增长，但与非西班牙裔白种人相比，这种趋势在西班牙裔中最为明显[59]。

相反，在对多族裔青少年和年轻人的研究中没有发现种族 / 族裔差异[60-61]。此外，受教育程度较高的白种人的失眠患病率较低，但与白种人相比，受教育程度较高的西班牙裔成年人的失眠患病率较高[57]。

关于其他种族 / 族裔群体之间失眠患病率差异的现有数据仍然很少。一项大型全国性调查发现，黑种人、墨西哥裔美国人和其他西班牙裔 / 拉丁裔群体报告失眠症状的可能性低于白种人[4]，尽管其他研究表明西班牙裔 / 拉丁裔白种人之间的差异并不一致[62]。同样关于亚洲群体和白种人之间症状报告差异的研究结果也不一[4, 55, 63]。总体而言，少数种族 / 族裔群体报告失眠症状的可能性似乎低于白种人。但这并不一定意味着这些群体失眠的风险不会增加，尤其是黑种人。

教育和社会经济地位

流行病学研究一致表明，社会经济地位低与睡眠质量差有关[3]。一般来说，调查社会经济地位（SES）和失眠的研究比简单地衡量教育程度更为复杂，因为许多变量都会影响 SES（如移民身份、职业、收入、医疗保健机会、粮食不安全）[64]。一项针对美国成年人的研究[55]（n = 159 856，18 岁以上）发现，失业者比就业者出现失眠症状（入睡困难、睡眠维持困难）的概率更高（2 ~ 7 倍）。在失业者中，男性出现这些失眠症状的可能性高于女性。性别也会影响这种关系，因为在未完成高中学业的男性中，失眠症状加重与受教育程度较低之间的关联更为明显[3]。因此，社会和经济健康决定因素可能是前文描述的性别差异背后的潜在因素。另一项研究[65] 发现，个人和家庭教育程度较低的人更有可能患有失眠障碍，并报告失眠相关的损伤更大。重要的是，即使在控制种族、性别和年龄后，教育水平仍与失眠障碍相关。

诱发和诱发风险因素

据认为，某些倾向使人们在接触诱发因素后更容易出现失眠，类似于素质压力模型[66]。相反，失眠可能会加重或成为共病疾病（如抑郁症）的诱发因素[67]。纵向研究设计是通过评估失眠发作前是否存在易感性［如遗传或诱发因素（如压力）］来确定风险的主要手段。

先前回顾的更多是静态风险因素（如性别、种族 / 族裔）。接下来，我们回顾了调查失眠风险因素和失眠作为其他疾病风险因素的研究（主要是前瞻性的）。

人格

横断面研究表明，神经质、宜人性、内倾、缺乏开放性和完美主义是与失眠相关的人格特征，其中神经质在所有研究中表现出最强和最一致的关联[68-70]。不幸的是，很少有纵向数据[70]。现有的研究发现神经质、觉醒、焦虑-思维反刍特质、抑郁特质、社交内向和低自我力量可预测偶发性失眠症状或慢性失眠[18-19, 71-72]。然而，在不考虑遗传倾向、应对方式和压力反应性的作用的情况下检查人格会使纵向数据难以解释[73]。

觉醒度

所有失眠模型（即生理、行为、认知、神经认知）都假设一定程度的觉醒性增强容易导致失眠。不幸的是，几乎所有证明这种关系的证据都是横断面的，并且涉及的是比较有失眠和没有失眠的人当前的觉醒水平[74-75]。证据也相当混杂且效应较低，引起人们的担忧：①这种关系要么不存在；②其影响如此之小且不可靠，以至于没有意义；或者③失眠患者中生理性过度觉醒的存在是异质的，并且仅存在于特定表型中。最新的神经认知研究调查了频谱脑电[76]和神经影像学[77]，表明被认为导致失眠的生理性过度觉醒可能是皮质觉醒导致环境意识增强。由于缺乏这些关联的纵向证据，因此无法描绘因果路径。尽管过度觉醒的个体可能容易出现失眠，但过度觉醒也可能是失眠的下游效应。

遗传学

家庭聚集分析确定某种疾病（即失眠）在家庭成员中是否比在无关人员中更常见。现有的失眠家族聚集研究使用了各种不同的方法（例如，失眠的成人、失眠的儿童、非失眠对照受试者）、失眠定义（例如，严重程度量表、DSM-Ⅲ、DSM-Ⅳ）和混杂因素（例如，年龄、性别、工作安排、合并症）[78-79]。因此结果差异很大，表明遗传风险为20%～73%[80-86]。

双生子研究在方法上比聚集研究更严格，报告复合失眠综合征的遗传率为28%～58%[87-93]，这似乎在青少年[94]、年轻人[95]和成人[91]中纵向存在。关于失眠症状，成人研究报告称，入睡困难的遗传率为28%～32%，睡眠维持困难的遗传率为33%～45%[89, 92]。一项针对儿童的研究因父母（79%）或孩子（17%）报告不同而存在较大差异，考虑到儿童年龄较小（8岁）和潜在的父母报告偏差，这两者都是可质疑的[96]。一项针对8～18岁儿童和青少年双生子的纵向研究观察到失眠的中等遗传性（根据 DSM-Ⅲ 定义的"临床显著失眠"）在所有四波测量年龄——8、10、14 和 15 岁（模式年龄），显示出33%、38%、14% 和 24% 的遗传性[94]。青少年相对于儿童的遗传力值较低，突显了非共享环境的重要性，因为青少年经常经历额外的环境和社会变化，这可能比遗传力在睡眠干扰中发挥更大的作用[94]。有趣的是，另一项针对来自弗吉尼亚州成人双生子精神和药物使用障碍研究[91]（Virginia Adult Twin Studies of Psychiatric and Substance Use Disorders）中的 7500 名成年人的纵向双生子研究发现潜在失眠因素的遗传力存在性别差异，女性（58%）的遗传力高于男性（38%）。

一些研究小组试图鉴定导致失眠风险或作为持续机制的特定遗传机制或多态性。最常研究的基因是周期生物钟基因（即 PER、CLOCK）、血清素转运蛋白基因（即 5-HTTLPR[78]）和多巴胺能系统基因（例如 APOE）。最近的研究发现了多达 57 种与失眠相关的不同单核苷酸多态性，这些多态性在多个大型生物库中得到了复制[97]。

压力和生活事件

不良生活事件会对下丘脑-垂体-肾上腺和交感-肾上腺髓质系统产生生理变化，从而促使个人应对和管理压力的方式发生长期变化[98]。研究表明，应激系统的激活与失眠有关[99-101]，这可以解释为什么个体在经历应激性生活事件后[102-103]，尤其是创伤性事件后[104-105]，睡眠质量会更差。压力，尤其是其在觉醒中的作用，被广泛认为是导致失眠的关键因素[74-75]。然而，失眠与压力之间的关系很复杂。前瞻性证据表明压力反应性是失眠的一个危险因素[71]。由于一些失眠患者可能不会出现压力反应性增加的情况[106]，也许相关问题在于个人的睡眠对压力暴露的反应程度。有相对广泛的研究表明，睡眠对生活压力有反应的人患失眠的风险会增加[74, 87, 107-109]。一项纵向研究表明，经历过压力事件的人在 1 年内患失眠的可能性要高出 13%，那些经历过压力诱发的认知入侵的人的可能性要高出 61%，其中介导压力事件影响的入侵和睡眠反应性是造成这种影响的原因[110]。

合并症

失眠常常与其他疾病并存。然而，近年来，共病失眠的概念已经发生了变化。目前的疾病分类学并没有将失眠视为原发性疾病或继发于其他疾病的疾病，而是认为失眠疾病要么存在，要么不存在，无论是否存在其他疾病[6]。这是因为已经确定证据不支持"继发性失眠"的概念。此外，无论是否存在合并症，失眠治疗通常都是有效的[111-112]。当其他病症与持续且频繁的失眠同时出现时，它们被视为合并症，并且失眠被作为一种单独的疾病进行治疗。

精神疾病

检查失眠与精神疾病之间的风险关系很复杂[113]。失眠是许多精神疾病的症状，增加了这些疾病导致睡眠障碍的可能性，但前瞻性研究表明失眠是这些疾病的危险因素。然而，失眠和精神病理学之间可能存在相互加剧的情况[113]。最近的一项荟萃分析表明，非抑郁个体基线时的失眠症状与抑郁症（OR：2.83）、焦虑障碍（OR：3.23）、酒精滥用（OR：1.35）和精神病性症状（OR：1.28）的发病增加相关。

抑郁

研究表明，抑郁症是最常见的失眠合并症[115]。多达84%的重性抑郁障碍患者报告有失眠症状，而一般人群中这一比例为10%～30%[12, 116-117]。抑郁症或抑郁症状会增加不同年龄组和人群出现失眠的风险（OR：1.1～8.6）[43, 118-121]。有趣的是，只有23%～29%的患者报告在抑郁症之后出现失眠症状，而41%～69%的患者报告在抑郁症之前出现失眠症状，并且8%～29%的患者报告两者同时出现[122-123]。前瞻性研究明确了失眠是抑郁症的一个危险因素[124]。

最近的一项荟萃分析[125]发现，失眠症状导致抑郁症风险增加近2倍（RR：1.89～2.71）。两项研究表明，慢性失眠持续存在[126]或从急性失眠转变为慢性失眠[126-127]预示着首次重性抑郁发作，而小睡可能会缓解这种风险[126]。

自杀

大量证据支持失眠是自杀的危险因素。最近的一项荟萃分析发现，失眠症状与自杀意念（2.8倍）、自杀企图（3.5倍）和完成自杀（2.4倍）显著相关[128]，这一发现在日本成年人[129]和中国精神科门诊患者中得到证实[130]。最近的一项研究在现役军人（n = 380）中以横断面和前瞻性的方式重复了这些结果，但发现这些关系完全由抑郁严重程度介导[131]。一项类似的、规模更大的（n = 1896）平民研究发现"归属感受到阻碍"（即感觉不被他人接受），而不是焦虑或抑郁，介导了失眠与自杀之间的关系[132]。失眠是自杀的一个极其重要的"可改变"风险因素，因为患者，无论是否是军人，可能更愿意透露与睡眠相关的问题而不是情绪障碍。这一假设在更大的样本中得到了验证，该样本显示失眠的严重程度，而不是自杀症状，是美国陆军新兵参加心理健康检查的最佳预测因素，也是后来重性抑郁发作的唯一预测因素[133]。

唯一一项将自杀意念和企图作为失眠风险因素进行检查的研究发现，在控制基线失眠症状和其他相关预测因素［包括绝望、抑郁、创伤后应激障碍（posttraumatic stress disorder，PTSD）、焦虑和物质使用/滥用］后，基线自杀意念并不能预测随访时的失眠症状[134]。

焦虑

失眠也与焦虑症密切相关，多达64%的广泛性焦虑障碍患者报告有失眠症状（更全面的回顾，请参阅第165章）[135]。与抑郁症类似，直到最近，失眠还被认为是焦虑症的症状。与抑郁症相反，44%～73%的患者报告在焦虑症之后出现失眠症状，而只有16%～18%的患者报告在焦虑症之前出现失眠症状，11%～39%的患者报告失眠症状同时出现[122-123]。在多种文化中，焦虑症是成人（RR，1.39～4.24）和青少年（RR，2.3～5.5）失眠症状的风险因素[43, 120-121]。

多项研究证实，失眠是发生焦虑障碍的风险因素。一项文献综述发现，失眠者患焦虑障碍的可能性是没有失眠者的1.97～6.3倍[124]。最近研究发现[43]，在控制年龄、性别、社会经济地位以及基线抑郁和疼痛之后，基线时失眠的人患焦虑障碍的风险增加了1.43～3.64倍。在韩国老年人样本中发现了类似的结果（OR：2.44～5.86）。在控制了人口统计、社会经济因素以及共病焦虑和医疗因素后，在韩国老年人样本中发现了类似的结果（OR：2.44～5.86）。

创伤后应激障碍

大约41%～51%的PTSD患者报告有失眠症状[137-138]，在美国陆军中，多达56%的报告失眠的士兵也报告了共病PTSD[138]。很少有纵向研究探讨失眠与PTSD之间的关系。发现证据甚至调查PTSD作为失眠风险因素的研究就更少了。然而，一些研究发现失眠和其他睡眠障碍是PTSD的危险因素。一项针对生活在持续暴力政治动荡中的巴勒斯坦成年人的研究发现，在6个月的随访中，基线PTSD与"睡眠困难"增加无关，但在控制基线睡眠问题后，基线"睡眠困难"增加与PTSD、抑郁和个人资源损失增加有关[139]。一项针对美国士兵的类似研究也发现，控制基线失眠情况后，部署后4个月的PTSD症状并不能预测部署后12个月时失眠的变化[140]。相反，在这两项研究中，基线失眠可预测随访时的PTSD症状，即使在控制基线PTSD后也是如此。然而，在一项对荷兰服役人员在军事部署前后进行评估的研究中，在控制了多种因素后，基线时的失眠症状严重程度并不能预测 6 个月时的 PTSD 症状（0.86 ～ 1.16）[141]。最近一项调查了世贸中心亲历者（$n = 202$）每日 PTSD 症状和睡眠质量之间的双向关联的研究发现，某一天 PTSD 症状的增加可能与较差的睡眠质量相关，但反之则不然[142]。

物质使用和滥用

一项早期系统评价发现，基线时有失眠症状的人患酒精滥用或依赖症的可能性是没有失眠症状的人的 2.35 倍，患药物滥用或依赖症的可能性是没有失眠症状的人的 7.18 倍[124]。在控制了报告物质使用频率高的患有失眠与没有失眠的青少年后，这些结果在一项调查青春期失眠是否预测成年早期的物质使用的研究中并未得到重复（OR：1.26 ～ 2.85）[143]。然而，最近对此主题的兴趣和证据已大大增加，过去 10 年的研究表明，基线失眠症状预示着青少年酒精和药物使用、滥用和问题的增加[144-150]。一项研究发现，25% 的大学生报告使用酒精或大麻作为助眠剂，而那些在基线时报告这样做的人，在随访时出现酗酒、酒精滥用和问题（平均 68 天后）的可能性更大[151]。毫不奇怪，一项综述发现，入睡困难同样可预测酒精成瘾恢复的人的复发，针对这一点作者认为理论上可能推广到其他精神活性物质（即尼古丁、可卡因、安非他明、阿片类药物、镇静催眠药）[152]。最近的一项研究仅部分支持这一假设，显示治疗前失眠水平预测 12 个月后可卡因成瘾复发（OR：1.04 ～ 1.62），但不可预测海洛因或酒精成瘾复发[149]。

躯体疾病

躯体疾病（medical disorder）在失眠中普遍存在（表 90.2）。有人可能会说，尽管这主要基于横截面数据，但当失眠患病率是人口患病率的 2 ～ 5 倍时（表 90.3），就像许多严重的医疗状况一样[138, 153-154]，这些状况对于失眠可能是一个风险因素。少数检查医疗状况的纵向研究发现一般健康状况或患有一种以上的躯体疾病是失眠的危险因素（OR，1.3 ～ 3.8）[18-19, 71, 118-119]。一项研究发现基线肾 / 膀胱问题和偏头痛，以及在较小程度上，过敏 / 哮喘和贫血，都是慢性失眠的危险因素，但在控制基线心理健康问题后，这些显著的结果就消失了[19]。对同一样本的类似研究发现，当同时考虑（即控制所有因素）躯体（如肥胖、睡眠呼吸暂停和溃疡）和精神（如抑郁）

表 90.2　有或无失眠的人的躯体问题患病率

躯体问题	躯体问题患病率（%）[a]		调节比值比（95% CI）
	PWI	PNI	
心脏疾病	21.9	9.5	2.27（1.13 ～ 4.56）[c]
癌症	8.8	4.2	2.58（0.98 ～ 6.82）
高血压	43.1	18.7	3.18（1.90 ～ 5.32）[d]
神经疾病	7.3	1.2	4.64（1.37 ～ 15.67）[c]
呼吸系统问题	24.8	5.7	3.78（1.73 ～ 8.27）[c]
泌尿问题	19.7	9.5	3.28（1.67 ～ 6.43）[e]
糖尿病	13.1	5.0	1.80（0.78 ～ 4.16）
慢性疼痛	50.4	18.2	3.19（1.92 ～ 5.29）[d]
胃肠道问题	33.6	9.2	3.33（1.83 ～ 6.05）[d]
任何躯体问题	86.1	48.4	5.17（2.93 ～ 9.12）[d]

[a] 患有或不患有失眠症的人报告该特定疾病的百分比。
[b] 针对抑郁、焦虑和睡眠障碍症状进行调整。
[c] $P < 0.05$。
[d] $P < 0.001$。
[e] $P < 0.01$。
CI，置信区间；PNI，不患有失眠症的人；PWI，患有失眠症的人。
Modified from Taylor DJ, Mallory LJ, Lichstein KL, et al. Comorbidity of chronic insomnia with medical problems. Sleep. 2007；30：213-8.

表 90.3　有或无躯体疾病的人的失眠患病率

躯体问题	失眠患病率（%）[a]		调节比值比[b]（95%CI）
	PHM	PNM	
心脏疾病	44.1	22.8	2.11（1.07 ～ 4.15）[c]
癌症	41.4	24.6	2.50（1.01 ～ 6.21）[c]
高血压	44.0	19.3	3.19（1.87 ～ 5.43）[d]
神经疾病	66.7	24.3	5.21（1.22 ～ 22.21）[c]
呼吸系统问题	59.6	21.4	2.79（1.27 ～ 6.14）[c]
泌尿问题	41.5	23.3	3.51（1.82 ～ 6.79）[d]
糖尿病	47.4	23.8	2.03（0.86 ～ 4.79）
慢性疼痛	48.6	17.2	3.16（1.90 ～ 5.27）[d]
胃肠道问题	55.4	20.0	3.00（1.66 ～ 5.43）[d]
任何躯体问题	37.8	8.4	5.26（2.82 ～ 9.80）[c]

[a] 患有或不患有该特定疾病的人报告失眠的百分比。
[b] 针对抑郁、焦虑和睡眠障碍症状进行调整。
[c] $P < 0.05$。
[d] $P < 0.001$。
CI，置信区间；PHM，报告有躯体问题的人；PNM，未报告有躯体问题的人。
Modified from Taylor DJ, Mallory LJ, Lichstein KL, et al. Comorbidity of chronic insomnia with medical problems. Sleep. 2007；30：213-8.

健康状况和行为因素（如吸烟和饮酒）时，会增加失眠症状（即睡眠质量差）[18]。探究失眠作为躯体疾病的一个危险因素的研究就更少了，考虑到严重失眠的人比睡眠质量好的人报告更多的躯体问题、更多的医生就诊、住院次数是睡眠良好的人的 2 倍，以及更多的药物使用，这是令人惊讶的[155]。挪威最近的一个大规模、前瞻性的基于人口的研究发现，失眠是许多躯体问题发生的重要危险因素：纤维肌痛（OR：1.51 ～ 2.79）、类风湿性关节炎（OR：1.29 ～ 2.52）、关节病（OR：1.43 ～ 1.98）、骨质疏松症（OR：1.14 ～ 2.01）、头痛（OR：1.16 ～ 1.95）、哮喘（OR：1.16 ～ 1.86）和心肌梗死（OR：1.06 ～ 2.00），即使在控制了混杂因素之后也是如此[156]。第 94 章更详细地讨论了这些问题。

心血管疾病和高血压

心血管疾病是失眠的风险因素，但最令人感兴趣的是失眠作为高血压和心血管疾病的风险因素。大多数将失眠作为高血压发病风险因素的研究一致表明两者之间存在正相关关系。一项纳入前瞻性研究的荟萃分析发现，失眠与高血压风险增加 5% ～ 20% 相关[157]。然而，这项荟萃分析以及其他几项研究并没有充分解释 PSG 证实的 SDB，而且高血压往往是由自我报告或基于单时间点血压评估[158]。此外，文献还不清楚这些风险是否适用于失眠症状或失眠障碍或两者。针对其中一些缺陷的纵向研究表明失眠症状和慢性失眠仍然是高血压的危险因素，但仅限于客观测量的睡眠时间短的情况下[24, 159]。最近的一项系统评价得出结论，失眠频率较高、慢性和（或）与客观睡眠时间短或生理过度觉醒，与高血压风险增加相关[160]。

前瞻性研究还表明，与正常睡眠者相比，失眠者发生心血管疾病事件的风险更高[161-162]。先前的荟萃分析发现，失眠症状会增加多种心血管结局（如心肌梗死、卒中）的风险（28% ～ 45%）。然而，失眠定义和评估缺乏一致性。与高血压研究类似，客观睡眠时间短表型的失眠似乎与心血管疾病发生风险增加 29% 相关。

工作

与全职工作的人相比，失眠症状在失业或无法工作的人以及就业不稳定的人中更为常见[163]。多项研究表明，失眠会影响个人的工作能力。与睡眠良好的员工相比，失眠员工在工作中的自尊心较低，工作满意度较低，工作效率也较低[164]。失眠员工的生产力下降了约 6.1%，而睡眠良好的员工的生产力下降了约 2.5%（绝对差异为 3.6%）[165]。这些结果与另一项研究类似，该研究表明，在控制年龄、性别、种族 / 民族、教育、收入和整体健康状况后，与睡眠良好的人相比，经常睡眠困难的工人对自己的工作表现的评分绝对差异为 3.6%，而他们自己的表现与感知之间则有 2.4% 的差异[166]。这项研究进一步表明，按 5 分制计算，每增加 1 分，工作表现就会下降 1.1%[167]。这项研究还表明，持续的睡眠问题与缺勤和医疗费用增加有关，并且在 1 年内，如果睡眠恶化，这些结果也会恶化。这些结果与其他人的研究结果一致，表明失眠与缺勤[168-172]、职业伤害 / 事故[169-170, 173-174] 以及残疾赔偿的可能性有关[167, 175-177]。

争议

根据流行病学研究得出结论具有挑战性，因为方法学（即不同的失眠定义、对替代解释的控制不足）差异很大。一些研究检查睡眠"问题"或"干扰"，而不是失眠症状、综合征或诊断，但可能会评估失眠的组成部分，这进一步导致了更大的方法学差异。在解释流行病学发现时，仔细考虑这些方法学差异非常重要。此外，失眠通常与其他未确诊的睡眠障碍（如阻塞性睡眠呼吸暂停）并存[178-179]，但睡眠合并症的患病率尚不清楚。

临床要点

- 尽管 30% 的人偶尔会出现失眠症状，但慢性失眠影响了 10% 的总人口。

- 大多数新报告的失眠症状会在 3 个月内缓解。那些症状通常是不需要干预的。

- 高龄、女性和低社会经济地位是失眠的最强风险因素。

- 失眠是精神疾病（如抑郁症、药物滥用、创伤后应激障碍）和可能的医疗合并症（如高血压、慢性疼痛、哮喘）的风险因素，但还需要更多证据支持。此外，人们对这些风险关系的机制、因果路径和中介 / 调节因素知之甚少。

- 对失眠的认知差异可能会导致少数族裔成年人失眠主诉的减少，并导致低估临床上显著的失眠。

总结

慢性失眠的患病率为 10%，但失眠症状出现在更大比例的人群中。对失眠的认知方式的差异可能

会低估少数种族 / 族裔成年人中具有临床意义的失眠。高龄、女性和社会经济地位低是失眠的重要风险因素。过度觉醒作为失眠诱发风险因素的经验支持是有限的，但新出现的证据表明，过度觉醒相关因素（如皮质觉醒 / 环境意识、睡眠的压力反应性）值得进一步研究。复发性急性失眠和遗传是新出现的风险因素。失眠也是精神疾病和可能的医疗状况的危险因素，但对于该风险背后的机制和重要中介 / 调节因素仍然知之甚少。研究重点包括：增加标准化失眠标准的使用，纵向研究，扩大对医疗合并症、遗传学和睡眠健康差异的检查，加深对非白种人群体对失眠的看法、过度觉醒和相关因素，以及失眠风险的其他机制、因果路径和中介 / 调节因素的了解。

参考文献和拓展阅读

请扫描书后二维码，获取参考文献和拓展阅读资源。

失眠的病因学和病理生理学

Michael L. Perlis，Jason G. Ellis，Kai Spiegelhalder，Dieter Riemann
高　腾　译　陆　林　审校

第 91 章

章节亮点

- 20 世纪 90 年代末，关于失眠障碍的病因学和病理生理学模型只有两种：刺激控制模型和 3P 模型。
- 自 20 世纪 90 年代以来，在人类和动物研究中，关于失眠的病因学和病理生理学的理论观点不断激增。
- 新的失眠模型整合了从人类、哺乳动物和果蝇研究中获得的证据。
- 人类失眠模型包括经典刺激控制模型、3P 模型、神经认知模型、心理生物学抑制模型和神经生物学模型。
- 非人类失眠模型包括 CanoSaper 啮齿动物模型、Shaw 果蝇模型和 Belfer-Kayser 果蝇模型。
- 这些模型对当前和未来的治疗方法的实施和探索具有重要的意义。

引言

直到 20 世纪 90 年代末，关于失眠的病因和病理生理学只有两种模型，即刺激控制模型和三因素（three-factor，3P）模型。缺乏理论观点的探索主要有 3 个原因。第一，长期以来，失眠仅被定义为一种症状，这使其本身并未被作为一种疾病而进行研究。第二，笼统地将失眠归因于过度觉醒（生理或中枢神经系统觉醒水平过高从而干扰入睡过程），从而掩盖了其他机制探索的必要性。第三，对于那些倾向于理论的人来说，认可行为模型（即刺激控制模型[1]和 3P 模型[2]）及其指导的治疗方法在一定程度上阻碍了对其他模型及治疗方法的探索。

自 20 世纪 90 年代以来，在人类和动物研究中，关于失眠的病因学和病理生理学的理论观点激增。在本篇的前一个版本中描述并讨论了 9 个人类模型。这些模型跨越经典的行为观点，到传统的认知集中框架、更现代的认知信息处理角度、考虑基础觉醒和睡眠需求的交互范式以及失眠的核心神经认知和神经生物学模型，融合了功能和神经生理学的观点。在本章中，回顾了 5 个人类模型和 3 个动物模型：经典刺激控制模型（classical stimulus control）[1]、3P 模型[2]、神经认知模型[3]、心理生物学抑制（psychobiological inhibition，PI）模型[4]、神经生物学模型[5]、CanoSaper 啮齿动物模型（CanoSaper rodent model）[6]、Shaw 果蝇模型[7]和 Belfer-Kayser 果蝇模型[8]。对这些模型的理论重要性和它们的影响力（持续存在，并且经

常被引用）进行回顾。本卷提供了对现有模型的更全面报道（见表 91.1）。

失眠的定义

《精神障碍诊断与统计手册》第 5 版（*Diagnostic and Statistical Manual of Mental Disorders*，fifth edition，DSM-5）[9]和《睡眠障碍国际分类》第 3 版（*International Classification of Sleep Disorders*，third edition，ICSD-3）[10]将失眠障碍定义为，每周至少 3 晚入睡困难或睡眠维持困难，持续至少 3 个月，并进一步规定失眠的诊断必须考虑睡眠机会、日间功能损伤及痛苦程度、症状表现（儿童和老年人）是否因照顾者的存在而不同，以及失眠并不能用其他睡眠障碍或精神疾病来更好地解释。为了进一步理解这一点与之前的定义有何不同，以及关于这些变化的影响的评论，请参阅本篇的第 93 章。

人类模型

刺激控制模型

基本说明

刺激控制模型由 Bootzin 在 1972 年首次提出[1, 11]，它基于一个刺激可能引起一系列反应的行为原则，源自于条件反射理论（conditioning history）（图 91.1）。一个简单的条件反射即一个刺激总是配对地产生一个单一的行为，因此，在很大程度上来说，一个刺激仅

表 91.1　按日期顺序排列的失眠模型的核心概念

人类模型	动物模型
刺激控制失调促进觉醒状态	社会心理压力会导致失眠
与睡眠相关的刺激可能成为觉醒的条件刺激压力诱发失眠 所有个体均存在失眠的风险（急性失眠）	诱发性失眠与下丘脑视前区（VLPO）的异常活动有关
失眠可能"战斗或逃跑"反应的一部分	诱发性失眠与大脑皮层的激活有关
失眠可能会影响正常的睡眠稳态和昼夜节律	类似失眠的睡眠模式是可遗传的（并受基因/实验室选择的影响）
睡眠延长（睡眠机会和睡眠能力之间的不匹配）使失眠持续发生	选择性培养的短睡眠（低睡眠能力）与睡眠连续性障碍有关
感觉和信息处理能力的改变是慢性失眠的特征	睡眠连续性障碍和睡眠不足与果蝇白天的睡眠缺陷有关
慢性失眠导致正常睡眠适度遗忘的减弱	在实验室条件下的睡眠机会和能力的不匹配对野生型果蝇是"无害的"
"抑制与睡眠相关的去觉醒"（而不是过度觉醒）会导致持久的睡眠连续性障碍	突变的短睡眠果蝇表现出不匹配的睡眠机会和能力
由于注意力、意图和努力从压力源转移到失眠，从而导致了持续失眠（A-I-E 通路）	睡眠机会和能力的不匹配可以通过改变明暗周期来纠正
慢性失眠可能作为一种混合状态发生（部分非快速眼动睡眠和部分清醒）	
在非快速眼动睡眠期间，慢性失眠可能是一种与局部神经元兴奋状态相结合的混合状态	

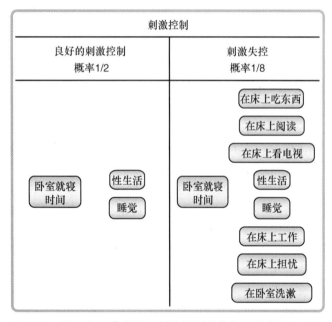

图 91.1　该示意图代表了对刺激控制的条件反射模型。在左边的框架（良好的刺激控制）中，卧室与睡眠和性生活紧密相连，规定事件的正交性和相等的概率，卧室与睡眠之间的关联概率是 1/2。在右边的框架（刺激控制失调）中，卧室不与睡眠和性生活存在紧密联系，同样规定事件的正交性和相等的概率，卧室与睡眠的关联概率是 1/8。刺激控制失调的治疗含义是主动去除在卧室进行的除性生活以外的非睡眠行为，从而使睡眠发生在卧室的概率最大化

产生一个反应。一个复杂的条件反射模型为一个刺激可以引发各种行为，一个刺激只产生一个反应的概率很低。在失眠患者中，与睡眠相关的正常线索（例如，床、卧室、就寝时间等）经常与非睡眠的行为配对。例如，为了应对失眠，人们可能会花大量的时间在床

上和卧室里保持清醒状态，并从事除睡眠以外的行为。这些应对行为在患者看来既是合理的（例如，待在床上至少是一种"休息"的观念），又是有效的（例如，在卧室里从事其他行为有时似乎会改善睡眠）。然而，这些做法为刺激控制失调奠定了基础，也就是说，减少了睡眠相关刺激引起睡眠和困意可能性。图 91.1 提供了刺激控制和刺激控制失调的示意图。

优势和局限性

基于刺激控制理论的治疗是应用最广泛的行为治疗之一，其疗效已得到证实[12-16]。然而，这种治疗的成功并不足以证明刺激控制障碍是导致失眠症的病因或病理生理学的原因。事实上，一项调查发现，刺激控制指令的反向操作也改善了睡眠的连续性[17]。刺激控制视角的另一个局限性是，它侧重于工具性条件反射，即减少或增加睡眠发生概率的行为。最初的模型没有明确经典条件反射或巴甫洛夫条件反射是否也可能是一个可操作因素。具体来说，清醒的生理与睡眠相关刺激的规律配对可能导致睡眠相关刺激成为保持清醒的条件反射。后一种可能性虽然不是经典刺激控制视角的一部分，但显然与之一致[11]。

对科研和临床的意义

无论作为一种单一疗法还是作为失眠认知行为疗法（cognitive behavior therapy for insomnia，CBT-I）的一个组成部分，考虑到刺激控制疗法的疗效，都有必要明确有多少治疗结果可能与这种治疗方式（与睡眠限制，睡眠卫生和认知疗法相比）相关。不止于此，对条

件控制进行单独研究也很有意义，因为它不仅包含指令"将在卧室的活动限制为睡觉和性生活"，还要求只有困的时候才能上床，醒了就离开卧室，不管晚上睡多久，每天早上均要在同一时间起床，并且白天不可以小睡。这些成分中的任何一种，单独或联合，都可以解释刺激控制的有效性，并可能通过刺激控制失调以外的机制来实现，如睡眠-觉醒时序紊乱、条件性觉醒（巴甫洛夫条件反射）和睡眠稳态失调。例如，要求患者不管晚上睡多久，每天早上均要在同一时间起床，防止过多的时间待在床上（见下文 Spielman 的三因素模型），可保证有足够的睡眠压力，从而在随后的晚上有更好的睡眠[18]。与此相关的是，清醒时离开卧室可能是确保患者处于完全清醒状态（与微睡眠状态相比）的一种手段，因此也可能通过睡眠稳态过程（与简单刺激控制相比）改善睡眠。不仅如此，晚上完全清醒可能会产生比正常情况更大的"稳态启动"，并且这样做在一定程度上解释了刺激控制的功效[19]。

三因素模型

基本说明

这个模型，也被称为 Spielman 模型（Spielman model）、3P 模型或行为模型，描述了睡眠连续性障碍如何急性发生，以及它如何变为慢性并自我维持[2]（图 91.2 和图 91.3），最终导致失眠障碍。该模型是基于三个因素的相互作用。前两个因素（易感因素和诱发因素）代表了失眠的压力-素质概念化表述。第三个因素（维持因素）代表了行为如何调节慢性化过程。

易感因素：贯穿整个生物心理社会层面。生物学因素包括，失眠的遗传易感性或相关的病因因素、基础代谢率的增加、高敏感性、睡眠反应性，以及与睡眠和清醒相关的神经递质系统的改变。心理因素包括容易忧虑或过度沉思。社会因素很少在理论层面上被关注，包括与床伴睡眠习惯不同，以及存在无法在正常时间段睡眠的客观因素（例如，抚养孩子）等。

诱发因素：触发睡眠连续性障碍的急性事件。"触发因素"主要与生活压力事件（真实的或感知到的威胁）有关，包括躯体和精神疾病[20-22]。需要注意的是，急性睡眠连续性障碍非常常见（发生率为每年 27% ~ 36%），但只有一小部分患者（15% ~ 20%）会发展为失眠障碍。

持续因素：个体旨在补偿（或应对）失眠的行为，却实际上强化了睡眠问题。持续因素包括在卧室里进行睡眠以外的活动、清醒时待在床上以及在床上待的时间过长。刺激控制指的是其中的前两个，而三因素模型的经典版本主要关注卧床时间过多。过多的卧床时间包括睡觉早、起床晚和（或）以日间小睡作为补偿失眠的方法。这种补偿行为是为了获得更多的睡眠机会，并很容易自我强化，因为它们使睡眠不足得以"恢复"，从而改善日间症状。但睡眠机会的增加可能会导致睡眠机会和睡眠能力之间不匹配[2, 23]。不匹配的程度越大，个体就越有可能在睡眠期间保持长时间清醒，不管有什么失眠的诱发因素。

三因素模型及其模式图已定期更新[24]，图 91.3 中提供了两个例子。Spielman 提出的一个版本，代表了失眠发展过程中事件的发生和抵消的过程。另一个版本，四因素（4P）模型，将巴甫洛夫（经典）条件反射作为一个独立的永久性因素。经典条件反射是指通过中性的刺激（或对其他生理反应的条件刺激）来可靠地诱发特定的生理反应。在失眠的情况下，经典条件反射是曾经的睡眠刺激会引发觉醒反应。这种现象常被患者描述为，"就好像我一走进卧室，就突然清醒了……就像有个开关从瞌睡切换到了清醒。"

优势和局限性

三因素模型在概念上很有吸引力，并与临床经验和睡眠-觉醒调节的过程相吻合[25]。该模型对患者和临床医生都很有价值，而且从该模型（睡眠限制）得出的治疗方法也是有效的。也就是说，很少有研究评估睡眠限制疗法作为一种单一治疗，也没有研究评估睡眠限制疗法作为 CBT-I 的一个组成部分的相对疗效[26]。因此，很难评估该模型的治疗效果。此外，即使研究可以表明 CBT-I 的大部分临床疗效来自于睡眠限制疗法，该模型的正式验证仍然需要一个自然辨证研究，证明从急性到慢性失眠的过渡在很大程度上是由睡眠延长介导的。

该模型的另一个局限性是，失眠的易感性存在个体差异，是个体内部的一个特质因素。由于受试者之间的差异，意味着一些人不太容易患失眠症，而一些人处于中度风险，还有一些人处于高风险。虽然存在

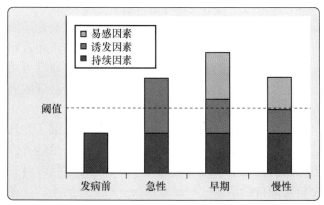

图 91.2 该图代表了 1987 年经典的 3P 模型。在图 91.3 中展示了另外两个最新的表示形式。方便读者就该模型的 3 个版本进行比较分析

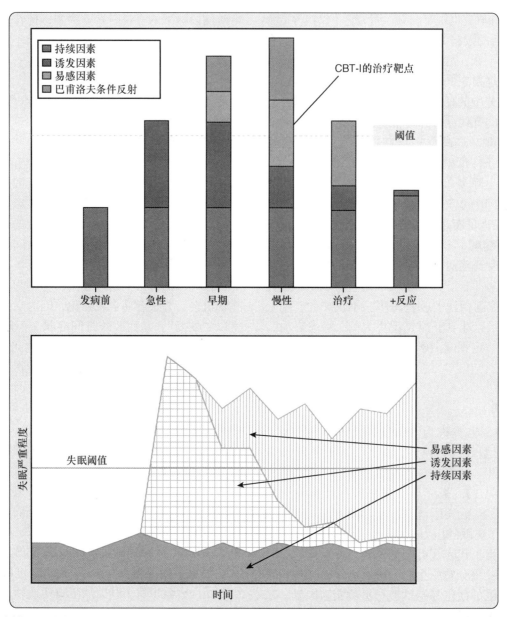

图 91.3 三因素模型的动态版本（图 91.2）相对于原始模型的优势在于，它能够体现每个因素的时间进程。四因素模型的优势在于①明确地纳入巴甫洛夫条件反射，并展示了这一因素如何影响失眠的临床过程；②描述了认知行为治疗失眠（CBT-I）在治疗结束后以及停药后 6～12 个月的疗效

失眠易感性，但所有个体都有失眠（急性失眠）的风险的观点也是合理的，某种程度上是个体对压力的适应性反应；也就是说，真实的或被感知到的威胁触发的系统反应，打破了正常的睡眠所必需的稳态和昼夜节律（参见下文 Cano-Saper 模型）[27-28]。也就是说，尽管一些易感性可能确实是"天生的"，但有一些可能会随着生活情况的不同而变化（例如，新的睡眠环境或伴侣、怀孕或养育孩子、激素状态的改变、衰老的影响、失眠经历等），较新的 Spielman 模型（图 91.3）就描述了随时间变化的诱发因素[24]。

对科研和临床的意义

关于失眠的易感性目前有几种可能的研究途径。

例如，最近已经有研究针对基因数据进行了评估[29-30]。而作为这种方法的补充，医学人类学研究在文化层面评估失眠的易感性（工业与非工业社会，城市化过程中人工光和其他因素的影响[31]），自然辩证研究可用于评估个体水平上的失眠易感性（生物社会心理因素在良好的睡眠向急性失眠转换中的作用）[22]。

三因素模型已经被应用作为临床治疗失眠（尤其是睡眠限制疗法）的理论基础。这种疗法，虽然被许多人认为是 CBT-I 最有效的一个部分，但它是针对一个特定的持续因素——睡眠延长——发展而来的。在整个 CBT-I 过程中，其他治疗的组成部分针对其他持续因素。例如，刺激控制是对卧室非睡眠行为以及觉醒状态卧床时间的控制，认知疗法解决改变个体对于失眠的灾难性和功能障碍的观念，睡眠卫生教育，如改变不科学的抗疲劳措施。这些治疗成分的相对疗效还需要通过针对单一因素的研究进一步评估。Maurer 及其同事最近进行了一个这样的研究[32]，他们表明睡眠限制比单纯的睡眠计划正规化产生了更好的结果。

也就是说，至少有两项评估相对效果的研究（例如，认知和行为疗法治疗失眠[33-34]），来确定 CBT-I 中的哪一部分是必不可少的和（或）提供最大占比的"治疗效果"。这两项研究中的第一项表明，刺激控制和睡眠限制产生了类似的结果。第二项研究表明，行为疗法和认知疗法产生了类似的治疗效果，尽管行为疗法起效更快。

最后，三因素模型也可能有助于确定失眠的替代治疗靶点。例如，该模型可用于指导现有疗法针对诱发（而不是持续）因素的进一步开发。这种治疗可用于增强治疗效果，减少复发的风险以及预防首次失眠发作。

神经认知模型

基本说明

神经认知模型是基于 3P 和 4P 模型，并在他们的基础上进行了扩展[3]（图 91.4）。神经认知模型的中心原则包括：①基于高觉醒的多元视角（皮质、认知和躯体觉醒）；②说明皮质觉醒（相对于认知或躯体觉醒）是失眠的病因和病理生理学核心；③在慢性失眠的背景下，皮质觉醒是经典条件反射的结果，其对认知过程的自由化作用是在正常睡眠中见不到的；④睡眠连续性障碍（在慢性失眠的情况下）的发生不是由于高度觉醒，而是由于睡眠开始阶段和非快速眼动睡眠期间大脑对感觉和信息处理的增加；⑤睡眠状态"错觉"源于非快速眼动睡眠期间感觉和信息处理的增加以及正常睡眠中度遗忘症的减弱。

与失眠的 3P 和 4P 行为模型一样，神经认知模型认为急性失眠的发生与诱发因素和易感因素有关，而慢性失眠的发生与持续因素有关。像 3P 模型一样，慢性失眠是机体针对睡眠延长进行的调节发展而来的。与 4P 模型一样，神经认知模型认为经典条件反射也是慢性失眠的一个持续因素。也就是说，睡眠相关刺激与失眠相关觉醒状态的重复配对，最终导致睡眠相关刺激在入睡前后或睡眠期间引发（或维持）高于平常水平的皮质唤醒水平。在慢性失眠的情况下，我们认为这种形式的觉醒与躯体觉醒、认知觉醒的生物基础和促发因素以及直接导致睡眠状态错觉的觉醒形式无关。在睡眠连续性障碍和睡眠状态错觉的情况下，皮质觉醒可以与睡眠并存，并通过睡眠期间增强的感觉处理、增强的信息处理和长期记忆形成产生有害作用。

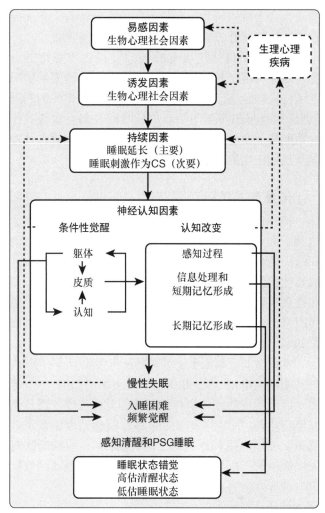

图 91.4　本示意图与既往版本的神经认知模型有几点不同：①虚线以突出反馈回路（实线代表前馈回路）；②对维持因素的表述进行了更改。主要因素调整为"睡眠延长"（既往版本为卧床时间增加及在床上保持清醒的时间增加）。次要因素被指定为"睡眠刺激作为条件刺激物（CS）"。这意味着"睡眠刺激"变成了觉醒的条件刺激。图示中标记为"神经认知因素"的部分可能与"清醒持续时间"（在入睡前发生的事件）以及"抑制觉醒失败"（在非快速眼动睡眠期间发生的事件）相对应。后者可能与 Cano 和 Saper 所描述的"混合状态"（不完全是睡眠或清醒）相对应，并且可以通过 Buysse 及其同事提出的"局部神经元兴奋"来解释。CS，条件刺激物；PSG，多导睡眠图（多导睡眠监测）

增强的感觉处理： 在睡眠开始和非快速眼动睡眠阶段，增强的感觉处理（对内源性或外源性刺激的处理，以及潜在的惊恐和定向反射）是直接干扰睡眠的启动以及维持的因素。

增强的信息处理： 在非快速眼动睡眠中，增强的信息处理（接收、区分刺激并形成刺激事件的短期记忆）模糊了睡眠和清醒之间的感知区别，从而导致产生睡眠状态的错觉。

增强的长期记忆： 在睡眠开始时和非快速眼动睡眠期间，增强的长期记忆（刺激事件发生后数小时）

被认为会干扰入睡和睡眠过程中的主观体验，从而导致在睡眠连续性方面主观和客观评估的差异。

最后，条件性皮质觉醒被假设是自我强化的过程，就像睡眠延长一样，可以在没有原始诱因的情况下维持失眠状态。也就是说，每次与睡眠相关的刺激（即睡眠环境的细节）引起皮质唤醒，都会增强其作为觉醒相关条件刺激的潜力，以增强感觉、信息处理以及长期记忆的形成。

优势和局限性

神经认知模型的主要优势是，其关于觉醒的概念包含了多元化的视角，而不仅仅是直接干扰睡眠启动和维护的高度觉醒状态。囊括了功能性条件反射以外的其他机制：即经典条件反射作为维持因素。在类型和强度层面区分觉醒反应，前者是导致急性失眠的主要因素，而后者参与慢性失眠过程，特别是慢性失眠是如何不断自我强化的。

本模型的证据来源于对失眠及非失眠个体的研究，包括使用脑电图[35-42]和正电子发射断层扫描[43-44]等措施监测的皮质或中枢神经系统的觉醒程度、通过诱发反应电位[45-46]判定增强的感觉信息处理、在正常的睡眠使用内隐和外显记忆语义测试[47]明确睡眠对失忆的缓解，以及睡眠状态错觉与皮层觉醒或诱发反应电位异常的客观测量之间的关联[48-50]。

神经认知模型的主要局限性是对于一些问题没有充分解释，包括从急性失眠恢复到良好睡眠的过程、睡眠启动和非快动眼睡眠期间节律和稳态在大脑区域或环路异常激活的重要性、异常激活是否也可能发生在皮质下区域以及失眠的神经生物学机制可能是一个混合状态（作为一种状态分离清醒和非快速眼动睡眠障碍，正如 Mahowald 和 Schenck 在 1991[51] 年所预测的那样）。自神经认知模型首次被引入以来，一些关于该模型的功能解剖的推测已经发表[52-53]。

对科研和临床的意义

该模型的许多中心原则都需要进一步的经验验证。例如，需要实验研究证明失眠障碍患者的神经认知过程（感觉和信息处理和长期记忆形成）的确被改变了，并随着慢性失眠的发作而发生，其程度与失眠的严重程度密切相关。此外，还须证明"失眠反应"的条件反射部分（即神经认知处理是条件反射的过程），以及明确神经认知改变的处理过程：①神经生物学底物（例如，改变特定的大脑区域的活动性或局部神经元觉醒的发生过程）和②功能性结果（睡眠连续性障碍和睡眠状态错觉）。简而言之，需要一种新的实验范式。

神经认知模型可能为现有疗法的潜在作用机制提供一些见解，也可为新疗法的潜在靶点提供方向。在现有治疗的情况下，药物治疗可能是有效的，各种化合物阻断了感觉和信息处理，或促进了对睡眠期间形成的情景记忆的健忘状态。这个想法，首先由 Mendelson 提出[54-59]，他考虑到了苯二氮䓬类药物和苯二氮䓬类受体激动剂对唤醒阈值和记忆形成的影响。睡眠限制疗法也可能通过这些机制发挥作用，因为这种治疗方式有助于加深睡眠，这可能是增强与睡眠相关的中度失忆症的内源性形式[60-61]。新的医学治疗的潜在途径包括评估具有高于正常的导致失忆潜力的化合物作为催眠药的疗效，前提是其起效的时间窗可以限制在睡眠过程中。鉴于这是不可能的，强有力的导致失忆的药物被用于通过实验来确定睡眠期间发生的失忆在多大程度上会影响早晨关于睡眠连续性和睡眠质量感受。或者，也可以在白天使用兴奋剂（如莫达非尼）使觉醒时间延长，从而通过增加睡眠压力来减少夜间皮质觉醒。行为治疗的途径包括使用更严格的睡眠限制来扭转不正确的条件反射的方案，如强化睡眠再训练疗法[62]。

心理生物学抑制模型

基本说明

心理生物学抑制（PI）模型假设良好的睡眠是由自发性和可塑性维系的（图91.5）[4, 63]。自发性是指睡眠启动和维持不是人为控制的，而是源自于稳态和昼夜节律调节[25]。可塑性是指机体适应真实环境的能力。在正常情况下，睡眠是被动发生的（不受个体注意力、意图或努力的控制）。在正常睡眠的背景下，有压力的生活事件会导致生理和心理觉醒，从而导致与睡眠相关的去觉醒反应被抑制，并且选择性关注生活的压力源。在急性失眠中，生理和心理觉醒状态会干扰正常的睡眠稳态和昼夜节律调节。急性失眠好转或持续，取决于压力源是否解决或个人关注急性失眠时出现的失眠症状。患者的注意力从生活压力源转移到失眠症状，是急性睡眠连续性障碍转变为自我延续的失眠障碍的 3 个关键事件中的第一个。总的来说，这 3 个事件（注意力、意图和努力）被称为 A-I-E 途径。当个体无法入睡时，他们的注意力就会被吸引到一个原本会自动完成的过程上，从而阻止了知觉脱离和行为无反应（睡眠）。因为注意力的主要功能是促进行动对感知需求的反应，启动一个有意识的过程（有目的的睡眠尝试），从而进一步抑制正常的觉醒下调。最后，入睡的意图会触发睡眠的努力，而这种努力，和增强的注意力和意图一样，会进一步抑制与睡眠相关的去觉醒。总之，与睡眠相关的去觉醒的抑制反映了慢性失眠中出现的睡眠相关的注意力、意图和努力。

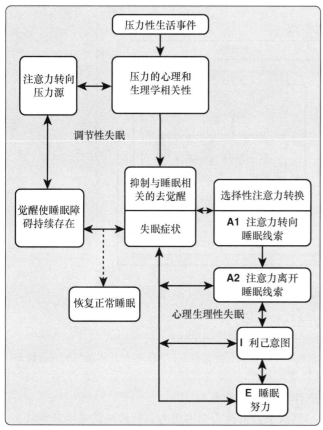

图 91.5　心理生物抑制模型着重于解释失眠如何通过以下两种方式得以维持：①睡眠相关非觉醒状态的抑制，②睡眠相关注意力、意图和努力的增加

优势和局限性

PI 模型的一个主要优势是，它区分了急性睡眠连续性障碍和失眠障碍，并描述了两者之间的过渡的机制。这个区分非常重要，因为它考虑到急性睡眠连续性障碍（随后恢复正常睡眠）是一种正常的生理现象[28]（参见 Cano-Saper 模型）。中介变量的描述不仅在概念上清晰且具有说服力，而且有大量证据表明注意力偏向或选择性注意在失眠中是可以被调控的[64-77]，尽管一些实验结果与睡眠相关的一些方面产生了不一致的现象[78-79]。

PI 模型的另一个优势在于它允许客观测量失眠中的认知过程。失眠患者常常抱怨认知事件干扰睡眠，比如入侵性思维、飞快的思绪、担忧以及无法从环境中解脱或身体感觉中脱离出来。对这类认知事件的识别依赖于自我报告。该模型的构建可以通过客观测量进行操作性定义和测试，如计算机化的情绪性 Stroop 任务、诱发式变盲任务和点探测任务[64-79]。

最后，PI 模型提出抑制与睡眠相关的去觉醒（而不是过度觉醒）可能是急性和慢性失眠共同成因。在急性失眠中，通过心理和生理应激的相关性来抑制去觉醒。而在失眠障碍中，与睡眠相关的注意力、意向

和努力的参与会持续性地抑制去觉醒状态。这种重新构思代表着对慢性失眠的病理生理学可能进行了潜在的范式转变。这不仅仅是从心理和行为的角度出发，也同时包括了神经生物学的视角。因为过度觉醒和去觉醒抑制在神经生物学上可能有着不同的基础。例如，过度觉醒可能与高皮质醇血症[80-82]和交感神经张力的增加相关[83-89]，而去觉醒抑制可能与 γ- 氨基丁酸能（gamma-aminobutyric acid-ergic，GABA）系统减少[90-91]和（或）促食欲素系统的过度活化相关[92]。

PI 模型的主要局限性在于它未能充分考虑昼夜节律和稳态对睡眠的重要影响，也未考虑行为中介因素或调节因素，比如睡眠延长和刺激失控。这些因素可以被视为以睡眠努力的形式隐含在此模型当中。尽管如此，如果能明确地纳入睡眠延长和刺激失控，PI 模型将更加全面。其他局限性包括：将注意力偏向仅视为失眠的一种持续因素（实际上，注意力偏向也可能是急性或复发性失眠的一种易感因素[93]），对于从急性睡眠连续性紊乱恢复到良好睡眠的转换缺乏概念上的详细说明（虽然它在模型中被提及），以及对于去觉醒抑制与更传统的过度觉醒概念之间的相似性和差异性缺乏详细说明[94]。最后，与所有先前的模型一样，对于模型组成部分的评估有限，包括对 A-I-E 途径中意图[95]、努力[996]以及"去觉醒抑制的持续状态"的评估。

对科研和临床的意义

PI 模型有助于解释认知行为疗法（CBT-I）的疗效。任何能够增强与睡眠相关的去觉醒或促进瓦解注意力、意图和努力行为或认知干预都有助于恢复正常的睡眠。例如，睡眠限制可能通过增加稳态压力并克服注意力、意图和努力的影响，帮助恢复睡眠的自主性。同样，刺激控制可能加强床与睡眠去觉醒之间的适应性和自主性关联。最后，放松、分散注意力和冥想的方法能减少个体对睡眠的担忧，而逆向意图方法能将注意力从睡眠的担忧中完全转移出来，达到 A-I-E 途径的重新聚焦。关于新治疗方法的发展，PI 模型支持感官过滤训练和正念疗法的基本原理 [例如，针对失眠的正念疗法（MBT-I）][97-98]。

神经生物学模型

基本说明

神经生物学失眠模型着眼于可能导致慢性失眠的大脑活动和功能的变化（图 91.6；另请参阅 Riemann 及其同事[99]对失眠中神经生物学研究的综述）。具体来说，Buysse 及其同事[5]认为失眠是"一个以非快速眼动睡眠期间神经结构持续觉醒样活动为特征的

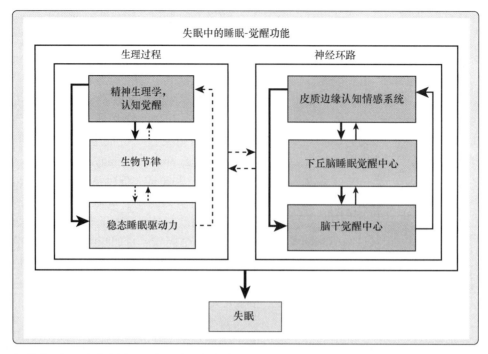

图 91.6　神经生物学模型是一个状态模型，主要关注在非快速眼动睡眠中，失眠可能是存在"局部神经元兴奋"的混合状态

睡眠-觉醒调节紊乱，同时导致特定脑区的觉醒和睡眠神经活动模式"（原文出处的第 133 页）。皮质定义的非快速眼动睡眠期间的觉醒样活动，特定发生在前额叶和顶叶皮层、副边缘皮层、丘脑和下丘脑觉醒中枢。这些脑区在睡眠期间的局部激活，会导致"对环境的持续感知"（原文出处的第 133 页）[5]。换句话说，这种综合作用可能直接导致入睡和（或）维持睡眠的能力减弱（下丘脑-脑干），以及在睡眠期间丘脑和顶叶皮质的感觉和信息处理、副边缘皮质的情绪处理，以及前额叶皮质执行功能的异常。

优势和局限性

神经生物学失眠模型是一个综合性模型，提供了比一般的过度觉醒或"入睡"系统抑制概念更具体的失眠机制。该模型将失眠定义为一种复合状态（部分睡眠和部分觉醒），伴随着睡眠深度变化而出现的局部神经元变化，这有助于解释失眠的临床特征。该模型借鉴了神经认知模型[3]、神经元转换概率模型[100]、正常睡眠-觉醒调节的两过程模型[25]，以及近期关于睡眠开关和局部神经元变化的神经科学研究发现[101-102]。此外，神经生物学失眠模型也呼应了 Mahowald 和 Schenck[51] 提出的状态解离性障碍（status dissociates disorder）的概念，该概念表明意识的混合状态（觉醒、非快速眼动睡眠和快速眼动睡眠的共同激活）可能在多种睡眠障碍中出现，包括嗜睡症、REM 睡眠行为障碍和错乱性觉醒。值得注意的是，Mahowald 和 Schenck[51] 并未提出失眠是状态解

离性障碍的一种表现。

这个提议认为失眠代表一种持续警觉的异常状态，这是由局部神经元的兴奋造成的，它在现有的文献报道中增加了两个方面的内容。首先，这个模型明确了在其他模型中隐含的内容：失眠在某种程度上是一种持续觉醒的状态，可以发生在全脑范围（客观失眠/睡眠维持障碍）或更发生于局部神经元［主观失眠/睡眠维持时间正常（即睡眠状态错觉）］。其次，将局部睡眠的概念应用于解释失眠的机制，说明失眠在入睡过程中或睡眠期间可能涉及异常的感觉和信息处理或错误的记忆形成。该模型还为理解浅睡眠或睡眠状态错觉现象提供了理论支撑，并解释了客观治疗效果不佳而主观效果却很好的偏差[103]。主客观不同的治疗效果的情况下，即多导睡眠图改善较小而主观改善明显，这是因为在关键脑区或通路中，被兴奋的局部神经活动减少。

神经生物学失眠模型的第一个局限性在于它并非一种病因模型。它并不关注良好睡眠如何转变为失眠，也不关注急性睡眠连续性紊乱如何转变为失眠障碍。未来对这个模型的深入阐述可以解释局部觉醒是如何产生的，以及与该现象相关的功能和生理异常如何编码为失眠的症状（入睡和睡眠维持困难）。第二个局限性是，与神经认知模型一样，它主要关注非快速眼动睡眠期间的异常脑活动，而未考虑到最近研究发现的关于分段快速眼动睡眠在失眠中的作用[104-105]。

对科研和临床的意义

未来对神经生物学失眠模型的研究很可能会

大量依赖神经影像学［可能还需要密集阵列脑电图（electroencephalogram，EEG）研究］，以记录失眠患者在睡眠前和睡眠期间脑区和环路水平的失调。通过横断面和纵向扩展的范式，可以研究急性睡眠连续性紊乱与失眠障碍之间的转变过程。

该模型对于临床治疗意义是多方面的，其中包括探讨目前的医学和认知行为方法是否能够最小化或消除局部神经元的兴奋状态。CBT-I 可以通过增加睡眠的稳态压力来实现这一点，而使用苯二氮䓬类和苯二氮䓬类受体激动剂的药物治疗可以通过调节中枢神经系统的 GABA 活动来实现。神经调节技术可能需要进一步研究，以增加觉醒期间或减少睡眠期间的脑部区域活动。

动物模型

Cano-Saper 啮齿动物模型

基本描述

此模型是一种急性应激诱导失眠的大鼠模型，是通过使用物种特定的社会心理应激反应而开发的。在笼子交换范式中，通过对社会环境进行操作来诱发应激[6]。这是通过将一只雄性大鼠在其睡眠周期的高峰时刻从其熟悉的饲养笼中转移到之前饲养另一只雄性大鼠，并还存有其代谢物的笼中来实现的。因为大鼠具有很强的领地意识，即使在竞争者不存在的情况下，暴露于竞争者的气味和视觉线索会引发应激相关的"战斗或逃跑"反应，包括自主神经和下丘脑-垂体-肾上腺轴的激活。几个小时后，当急性应激的生理指标减弱时，仍会使睡眠受到持续的干扰（即，入睡困难和睡眠维持困难）。

在失眠期间，大脑的激活电路通过检测转录因子 Fos 的表达来进行评估，Fos 是一种广泛用作神经元活动标记的蛋白质。观察到在大脑皮质、边缘系统、与觉醒相关的脑区（如蓝斑核和组织丘核）以及部分自主神经系统通路的激活增加。令人惊讶的是，在促睡眠的脑区［如腹外侧前丘脑区（ventrolateral preoptic area，VLPO）和前丘脑中部核］中也出现了激活。这种共同激活导致了一种独特的大脑活动模式，不同于清醒或正常睡眠期间观察到的模式：在睡眠相关大脑环路中表现出与睡眠类似的特征，而觉醒系统和皮质则表现出与清醒状态类似的激活水平。高度的皮质激活还与非快速眼动睡眠期间的高频脑电波（代表清醒状态）相关[3, 35-36, 42, 106-109]，并与失眠患者中发现的升高的 β 波活动一致。随后的实验揭示，在通过细胞特异性损伤或药物抑制边缘或觉醒区域之后，出现了特定睡眠参数的恢复，并改变笼子交换范

式下的大脑活动模式。这表明，应激诱导的失眠需要与正常睡眠倾向同时发生的一系列神经元事件。这种级联可能包括感觉输入（即竞争者的气味和视觉线索），激活边缘区域，进而激活部分觉醒系统，随后激活大脑皮质。皮质激活可能在非快速眼动睡眠期间表现为高频脑电图活动，而在抑制觉醒系统的部分区域后，这种脑电活动便消失了。

需要将这个特定的应激范式可能引发新的中间状态放在正常的睡眠-觉醒控制背景下进行考虑[110-111]。如 Saper 及其同事所提出的[111]，在正常动物中，主要的促进睡眠的神经元群（VLPO）与组成觉醒系统的神经元群（组成唤醒系统的组织包括组胺能的脑垂体下核、5-羟色胺能的脊髓背侧核和去甲肾上腺素能的黑质-蓝斑核）之间存在相互抑制的神经投射。在睡眠时，VLPO 神经元活跃，而在清醒时，觉醒系统神经元活跃。这种相互抑制构成了一个类似于触发开关的控制系统。在这种情况下，当一侧强烈激活时，它会抑制和关闭另一侧，从而降低对自身的抑制性输入（去抑制），并增强自身的活动。在没有其他因素的情况下，这种配置使电路呈现出"双稳态"的状态（在一个或另一个状态中保持稳定），快速且完全地在状态之间转换，没有共同激活的中间状态。

因此目前看来，笼子交换范式中 VLPO 和觉醒系统的同时激活是令人惊讶的。一个可能的解释是，在压力诱发的失眠中，由于体内的稳态和昼夜节律驱动，VLPO 被充分激活，但由于来自皮质和边缘系统的输入的强烈刺激，觉醒系统无法正常关闭。与此同时，觉醒系统也无法关闭 VLPO，因为它受到睡眠剥夺导致的较强稳态压力的驱动而高度活跃。这导致了通常不会同时激活的两个对立系统的同时激活，使得双稳态电路呈现不稳定的状态（即开关被迫处于中间位置）（图 91.7）。

优势和局限性

这个大鼠模型的"笼子交换范式"具有几个优点。首先，它将急性睡眠连续性干扰概念化为"战斗或逃跑"反应的一部分，或者是其产生的结果。它通过使用一个心理社会性压力因素（感知到领地威胁）来诱发睡眠连续性干扰，并成功地产生了急性失眠的形式，包括初始型和后期型。其识别了涉及睡眠与清醒调节的特定神经效应，并产生了与人类失眠一致的脑电图结果。它的整体发现与将失眠视为高度唤醒障碍的概念相一致，其神经学发现表明急性失眠是由通常以双稳态方式运作的系统同时激活而导致的混合状态。

此大鼠模型明确地将急性失眠视为"战斗或逃跑"反应的一部分或结果，这是非常有用的。这表

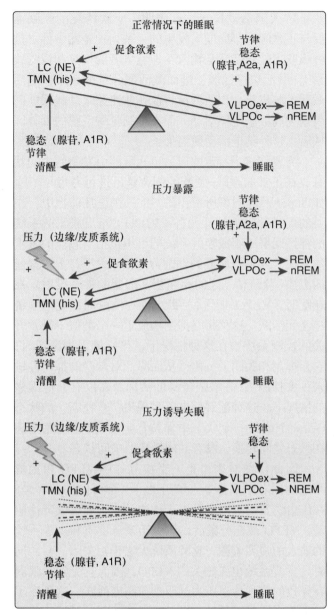

图 91.7 Cano-Saper 模型模式图。在正常睡眠中,昼夜节律和稳态驱动增强了促进睡眠的脑区活动,同时抑制了觉醒系统,促发睡眠状态(稳态作用是由腺苷 a1 和 A2a 受体介导的)。压力通过大脑皮质和边缘系统激活部分觉醒系统,而这种激活与昼夜节律和稳态驱动的方向相反。在压力引起的失眠中,皮质、边缘系统和觉醒系统激活持续存在,但因为老鼠睡眠不足导致稳态压力增强,同时昼夜节律驱动仍然有利于睡眠状态。因为这两种力量保持对立的状态,迫使睡眠-觉醒开关不稳定,从而出现一个中间状态,即睡眠和觉醒环路同时被激活,且每种状态都不能充分抑制另一种。A1R,A1受体;his,组胺;LC,蓝斑;NE,去甲肾上腺素;NREM,非快速眼动睡眠;REM,快速眼动睡眠

明失眠可能是一种短暂的现象,是对真实或感知到的威胁的适应性反应,这与 Richardson 在 2007 年提出的观点一致,即"失眠反映了超活动状态下的觉醒系统,这些系统是与睡眠-觉醒控制不直接相关的,它们可以暂时性地取代正常的睡眠-觉醒控制,以促进

更为紧迫的功能,即应激反应"[27]。值得注意的是,这个概念在 1991 年就被 Spielman 和 Glovinsky 提到,当时他们指出:

> "从进化的角度来看,觉醒优先于睡眠这一事实是有道理的。无论睡眠有多么重要,在山狮进入洞穴时,适应性地推迟睡眠是合理的。(摘自来源文献第 3 页)"[112]

最后,关于失眠可能存在混合状态的观点是对过度激活概念的重要完善,与多个人类模型一致,其中一个模型在本章中没有涉及——Merica 及其同事提出的神经元转换概率模型[100]。

大鼠急性失眠模型存在一些局限性。与所有动物模型一样,它无法确定主观的失眠抱怨,并且作为急性失眠的类比,可能不适用于评估临床相关的慢性失眠状况。虽然建立慢性失眠模型(如使用条件反射范式)可能更有意义,但急性模型可以作为指导,帮助我们了解或探寻慢性失眠模型。例如,该模型清晰地确定了相关联的脑区,并清晰地描述了一种可能区别于急性和慢性失眠的脑活动模式,即睡眠及觉醒系统同时激活。该模型的另一个局限性可能是其依赖 Fos 表达作为观测指标,而非所有神经元都会在动作电位活动中表达 Fos。因此,这可能会将笼子交换范式的神经生物学效应的解析仅限于表达 Fos 的区域。

对科研和临床的意义

从大鼠模型中观察到的结果可能有助于确定药物治疗的潜在靶点,从而指导新疗法的开发。一个重要的发现是,在大鼠模型中,促进睡眠的神经元群体完全活跃,问题是在觉醒和边缘系统异常的持续激活,而这些系统在应该完全关闭的时候仍然处于活跃状态。这表明,关闭这些系统的持续激活可能是治疗压力诱发性失眠(以及可能是慢性失眠)的更好方法,而不是仅仅针对睡眠系统进行干预。此外,识别出这些神经生物学异常的表型可能有助于寻找更具特异性的药物治疗方法,从而可能减少副作用发生概率。

Shaw 果蝇模型

基本描述

Shaw 果蝇模型的概念基础是失眠与遗传易感因素存在一定相关性,并且失眠的发生率与可遗传因素相关[29-30]。鉴于失眠的复杂性和已观察到的症状特征,单基因突变似乎很难产生能够充分反映人类失眠情况的动物模型。一种替代方法是在一个群体中

识别同时表现出多种失眠行为特征的自然变异体[113]。这些个体的表型变异可能是许多基因的轻微变化共同导致的,因此更有可能反映人类失眠症的复杂特征[114]。综上,通过实验室筛选来放大这种自然多基因变异,并利用全基因组阵列进行鉴定就是 Shaw 果蝇模型的基本方法。

对野生型 Canton-S(Cs)果蝇的正常数据集进行评估表明,它们在睡眠时间和活动水平上均展现出足够的变化范围,这使它们很适合进行实验室选择(图91.8)[7]。选择表现为睡眠时间减少、入睡潜伏期延长、睡眠阶段持续时间缩短以及清醒活动水平升高的果蝇(类似失眠症状,简称为 ins-l 果蝇),并且进行连续繁殖。如图 91.8 所示,在选择过程中,总睡眠时间(total sleep time,TST)逐渐减少。在第 65 代,超过 50% 的 ins-l 果蝇每天的睡眠时间少于 60 min。与人类失眠症状类似,ins-l 果蝇从灯光熄灭到夜晚的第一个睡眠阶段的入睡潜伏期延长,表明它们有入睡困难[115]。ins-l 果蝇也表现出睡眠维持困难,表现为无稳定的长时间的睡眠。

为了评估经过选择繁殖的果蝇的睡眠模式在多大程度上代表人类慢性失眠,科研工作者对 ins-l 果蝇的睡眠进行了慢性评估(即异常睡眠模式在生命周期内的稳定性),并对 ins-l 果蝇的清醒状态进行了评估以了解其在白天的典型症状(如疲劳、嗜睡、注意力或记忆受损)以及失眠对健康的不良影响(增加的死亡率)。慢性评估显示 ins-l 果蝇的睡眠模式随时间保

持稳定。至于白天的表现,相对于 Cs 果蝇,ins-l 果蝇的唾液淀粉酶水平(用于测量嗜睡的潜在生物标志物)在其清醒期间明显升高。使用厌恶性光趋避抑制测试来评估学习能力,发现睡眠时间最短的 ins-l 果蝇的学习能力显著受损,相比之下,Cs 果蝇没有此问题[116]。通过在无障碍环境中评估步行过程中自发择倒次数,发现 ins-l 果蝇存在运动和(或)协调困难。最后,或许是最被关注的是,与 Cs 果蝇相比,ins-l 果蝇的寿命缩短,与流行病学研究中关于失眠和(或)睡眠时间缩短对寿命影响的结果相一致[117-119]。

总的来说,选择繁殖方法有效地产生了睡眠时间缩短、入睡潜伏期延长和睡眠持续时间缩短的动物。这些睡眠效应被发现是持久的,并与白天功能受损的后遗症有关。这些发现表明,果蝇模型也许能够合理地模拟人类慢性失眠。

优势和局限性

果蝇模型的一个主要优势在于其方法是利用人类失眠中常见的睡眠参数,通过实验室选择进行操控,并在连续繁殖中放大。特别是,使用多个参数可以确保该模型更接近于人类的失眠表现。该模型的另一个优势是此表型在日间功能方面也表现出缺陷,包括嗜睡、学习障碍、协调困难和寿命缩短。

该模型的其中一个局限是像动物模型一样无法建立主观失眠抱怨。其他潜在局限性包括观察到的睡眠连续性障碍的慢性程度和严重程度。关于慢性程度,

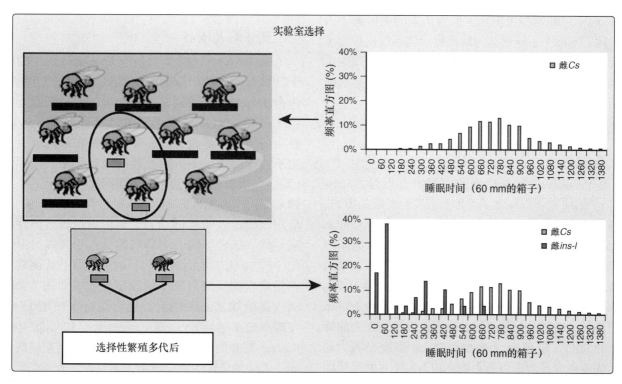

图 91.8 Shaw 模型中产生短睡失眠果蝇(ins-l)的实验室选择过程

有人可能认为该模型不是心理生理性失眠的类比，而更类似于特发性失眠。这可能是正确的，因为在人类失眠症状和动物模型中，从早期到晚期都存在睡眠启动和维持问题和（或）睡眠时间缩短。至于严重程度，ins-l 果蝇的总睡眠时间严重减少（每天 1 ~ 2 h），而这在心理生理失眠患者中并不常见。最后，ins-l 果蝇的嗜睡表现存在争议，根据多重睡眠潜伏期测试的共识意见，慢性失眠患者没有表现出病理性嗜睡。这在一定程度上可能是监测问题，因为许多人认为淀粉酶更像是压力的生物标志物，而不是嗜睡的生物标志物[120]。

对科研和临床的意义

未来的研究有许多可能的方向。考虑到失眠的复杂性，不同的选择可能会产生不同的结果。也就是说，在 ins-l 果蝇中发现的基因可能只代表失眠的一种潜在途径。因此，通过不同的果蝇群体，并确定在人类疾病中是否存在任何已确定的基因突变，可能有助于更深入地研究失眠。此外，利用分子遗传学和基因组学策略，可能有助于确定与不同聚合表型相关的基因。其中，需要特殊注意的是要认识到通过实验室选择在果蝇中获得的基因分析可能会揭示两类基因：一类是介导特定行为的成因基因，另一类是行为改变相关的结果基因[121]。大多数研究都集中于识别特定行为的成因基因。然而，考虑到长时间清醒会导致实质性的生理损害[122-123]，包括死亡[124-125]，后一类基因在失眠的研究中也可能特别重要。

Shaw 果蝇模型可能比人们所认识的更接近于人类疾病。实际上，这种认为的操控可能不仅仅产生了较低的"睡眠能力"，而且评估范式本身可能产生了类似于人类的"睡眠延长"的效果：即产生了超过睡眠能力的"睡眠机会"。

Belfer-Kayser 果蝇模型

基本描述

Belfer-Kayser 果蝇模型的主要出发点是，Shaw 等人[7]的研究不仅探索了遗传易感性对失眠的影响，而且与持续性失眠持续性也是相关的（正如 Spielman 模型所预示的）。研究人员通过选择繁殖睡眠时间短的果蝇而不改变环境光照节律以适应其短睡眠，模拟了睡眠能力和睡眠机会的不匹配的情况（图 91.9）。在患有失眠症的人中，这种不匹配被认为是由于卧床时间延长（增加分配给睡眠的时间，以恢复失去的睡眠）导致的。在 Shaw 果蝇模型中，不匹配是因为动物无法避免光照对睡眠的影响（12 h∶12 h 的光照周期）。这种情况会引出一个经验问题：如果改变光照

周期，使睡眠机会和睡眠能力更好地匹配，会发生什么？也就是说，如果睡眠时间短的果蝇的睡眠能力是 4 h，如果将睡眠机会也设为 4 h（即将光照周期从 12 h∶12 h 改为 20 h∶4 h），在这种情况下，睡眠和白天功能会发生什么变化？在人类中，通过自愿限制床上时间来操纵睡眠机会会导致入睡潜伏期缩短和睡眠后清醒时间减少，睡眠效率增加[23]。随着时间的推移，实现这些改进的被试也会在睡眠限制后 6 ~ 12 个月内表现出睡眠能力的增加（即总睡眠时间的增加）[127-128]。因此，问题是在与操纵环境睡眠线索（如光照和温度）的睡眠限制中是否会出现类似的效果？

2019 年，Belfer、Kayser 及其同事进行了一系列研究，对睡眠机会和能力之间的关联进行了系统评估[8]。在这些研究中，将野生型和短睡眠突变果蝇置于改变的光照周期的环境中，以操纵睡眠机会；与人类一样，果蝇的黑暗期促进睡眠。通过一个范例，将黑暗期延长（10∶14 LD 或 8∶16 LD）或缩短（20∶4 LD 或 18∶6 LD），研究人员发现：①对于野生型果蝇，黑暗期延长（扩大睡眠机会）导致睡眠效率降低，睡眠潜伏期延长，醒后睡眠时间增加；②通过调整环境信号来缩短黑暗期（压缩睡眠机会），短睡眠果蝇突变体的睡眠效率提高，睡眠潜伏期缩短，醒后睡眠时间减少；③睡眠能力和机会的匹配与合并睡眠缺陷的阿尔茨海默症果蝇的寿命延长相关。这些效应取决于操控环境的持续时间，但与昼夜节律无关。

优势和局限性

Belfer-Kayser 模型为研究 Spielman 模型的神经生物学基础和睡眠限制效应提供了独特的方法，并为揭示行为疗法的机制和治疗失眠的新靶点开发提供了基础。此外，研究结果已经证明了 Spielman 模型的潜在普适性（即，失眠发生在睡眠机会和能力不匹配的情况下）以及睡眠限制疗法的治疗效果（即，睡眠限制可以逆转入睡和睡眠维持问题，并对睡眠能力产生积极影响）。在更宏观的层面上，成功应用该模型表明通过行为干预可以逆转遗传性的睡眠异常。该模型的一个局限性是由于果蝇的寿命较短（约 30 天）从而对进行长时间观察造成困难，从而很难模拟睡眠限制中的滴定过程（即在 7 天的时间内逐渐增加睡眠机会，通常是每次增加 15 min，使睡眠效率达到 85% 或 90% 的标准）。目前 Belfer-Kayser 模型的滴定过程是使用固定规则完成的：每隔一天增加 2 h 的睡眠机会，无论睡眠效率如何。在这种情况下，从 TST 来看，治疗效果并不显著。即

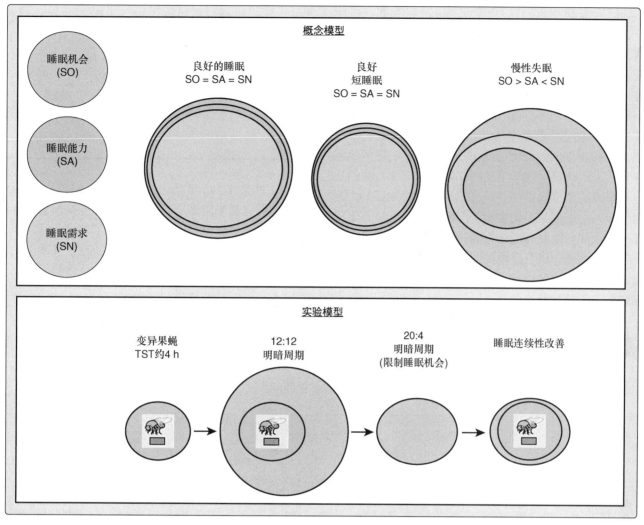

图 91.9　该图代表了与"好与坏"睡眠连续性相关的三个因素（睡眠需求、睡眠能力和睡眠机会），并显示了良好睡眠、良好 /短睡眠以及当睡眠能力和睡眠机会不匹配时必然发生失眠的示意图。TST，总睡眠时间

便采用标准的 CBT-I 滴定计划，急性治疗期间 TST 的增益也很小（±20 min），实际上只有在治疗后的 6 ～ 12 个月内才会显著增加[127-129]。在未来的研究中，开发一种更接近人类实际情况的滴定过程可能会提供更多信息。

结论

Spielman、神经认知、PI、神经生物学以及 Cano-Saper 模型至少有两个核心共同观点：①压力（威胁或被感知的威胁）是急性失眠的主要诱因；②慢性失眠涉及一种"混合状态"，即中枢神经系统同时出现高于正常水平的激活和未能抑制与觉醒相关的神经环路。

神经认知模型和 PI 模型在认知过程在慢性失眠中所起的作用方面存在差异。PI 模型认为认知过程在失眠的维持中起着核心作用［即人们保持清醒是因为

担心和（或）专注于睡不着］。而神经认知模型仅认识到了认知过程的存在，但不将其归为主要原因［即人们是因为清醒才担心和（或）专注于睡不着］。因此，在 PI 模型中，认知可能是"火焰"，而在神经认知模型中则是"吹向火焰的风"。

Cano-Saper 模型在概念层面上与人类模型有所不同，因为它强调"睡眠开关"的机制（而不是功能性或环境因素），以及睡眠开关在急性时期的失调，包括稳态和昼夜节律的失调。然而，这种差异并没有那么显著。值得关注的是"随着时间的推移会发生什么？"。啮齿动物是否可能患上慢性失眠，如果是，是否与人类失眠的情况类似或相关？在没有数据的情况下，可以认为在人类失眠中似乎起作用的条件因素在啮齿动物中也可能起作用。因此，就可能存在慢性失眠的动物模型，并且可以用于研究条件性唤醒和（或）条件性觉醒对持续的睡眠连续性障碍、脑功能、生理和解剖学的影响。

综合分析来看，这些模型之间差异的重点可能不在于确定哪个是正确的，而是在于各个模型在不同情况下的相关程度。虽然对这种观点的评估需要一定的经验，但可以合理地认为——压力反应（包括反应性、强度和恢复）、注意偏向、睡眠延长（即睡眠机会和能力之间的不匹配）、睡眠努力、条件反射和神经生物学改变（皮质激活、"翻板"电路的改变以及NREM 睡眠期间的局部清醒）——都在失眠症的病因学和（或）病理生理学中发挥作用。鉴于此，我们从一个集成的角度提供了并行过程模型（图 91.10）。该模型旨在一个框架内代表 8 个模型的每一个核心组成部分，认知行为及神经认知和神经生物学领域代表同一现象的两面，以及急性失眠是适应性的可能性。在以这种方式构建各种因素时，我们希望激发出对于研究和可能干预的新想法。

分，但本章提出的模型为理解失眠如何变成慢性化、为何呈现出特定表现形式以及不同治疗方法如何和（或）为何奏效提供了理论支持。这样的理论框架虽然还不够完善，但对于个别病例的概念化和未来研究方向有重要的提示作用。

总结

自 20 世纪 90 年代以来，关于失眠症的病因学的理论观点越来越多，其中包括 5 个人类模型和 3 个动物模型。本章对每一种方法进行了总结，回顾了其优点和局限性，并评估了其产生的新疗法和研究的潜力。在总结之后，考虑了现有模型的总体局限性，并提供了一个综合的视角。

参考文献和拓展阅读

请扫描书后二维码，获取参考文献和拓展阅读资源。

临床要点

尽管许多人认为理论主要是学术研究的一部

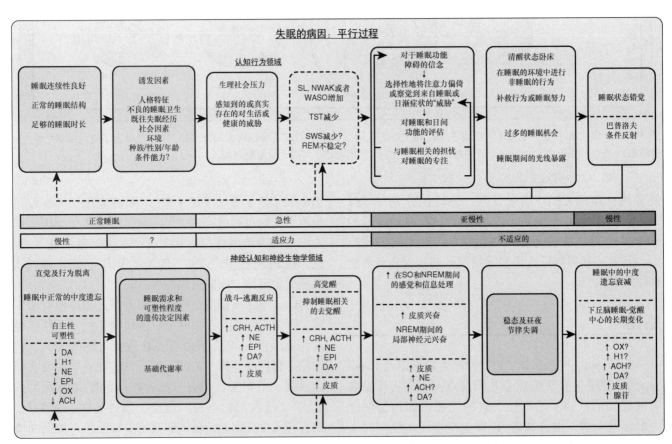

图 91.10　并行过程模型。本模型用来说明：①所有确定的因素是如何参与的，②认知和行为领域可能被视为神经认知和神经生物学领域的平行过程。ACH，乙酰胆碱；ACTH，促肾上腺皮质激素；CRH，促肾上腺皮质激素释放激素；DA，多巴胺；EPI，肾上腺素；H1，组胺-1 受体拮抗剂；NE，去甲肾上腺素；NWAK，觉醒次数；OX，促食欲素；SL，睡眠潜伏期；SO，睡眠开始；TST，总睡眠时间；WASO，睡眠开始后醒来（From Perlis ML，Ellis JG，Kloss JD，et al. Chapter 82—etiology and pathophysiology of insomnia. In：Kryger MH，Roth T，Dement WC，eds. The Principles and Practice of Sleep Medicine. St. Louis：Saunders Elsevier；2017：769-784.）

小儿失眠症及其发展轨迹

第 92 章

Nicola L. Barclay, *Mari Hysing*, *Børge Sivertsen*, *Alice M. Gregory*
李明哲 译 陆 林 审校

章节亮点

- 新生儿夜间觉醒被认为是正常的现象，也是意料之中的事。但在某些情况下，新生儿出生 6 个月后仍难以入睡和频繁夜间觉醒可能会造成问题。对部分人来说，这些困难可能会发展成失眠。
- 在本章中，我们将概述儿童行为性失眠症在症状和病因方面在一定程度上有别于青春期或成年期的失眠症。
- 本章概述了从婴儿期到成年期失眠轨迹的纵向研究，提出了遗传、神经生理学、环境、认知和行为等因素在失眠症的发生和维持过程中的综合作用。我们强调了可能导致失眠症长期稳定的因素和可能导致其变化的因素。
- 了解失眠症在整个生命周期中的病因有可能为临床医生提供最佳治疗方法。有关行为干预和药物干预对小儿失眠症的疗效和有效性的研究还很少。
- 行为疗法是小儿失眠症的推荐一线治疗方法，而药物疗法的证据基础有限。

引言

婴儿期的睡眠变化非常剧烈。不规则的睡眠模式和夜间频繁醒来被认为是出生后最初几个月的正常现象。新生儿的睡眠调节系统尚未发育完全，昼夜节律性褪黑素分泌大约在 2 ~ 3 个月大时才开始形成[1-2]。在这个阶段，夜间喂食也是常见的，对于大多数新生儿来说，这是必需的。因此，我们必须把在出生后的前 6 个月内睡眠的巩固看作是一个正常过程和关键的发育任务。然而，如果入睡困难和频繁的夜间觉醒在 6 个月大时仍然持续，并影响到日常生活，就需要考虑其他因素了。

婴儿期的睡眠困难会给家庭带来沉重负担，并与母亲的抑郁、疲劳和压力以及儿童 / 青少年的情绪和行为障碍有关[3-5]。从纵向和横向来看，生命早期的睡眠中断还与大量的心理健康问题有关[6]。虽然有时会发现从婴儿期到儿童期、青春期和成年期失眠有时候会持续，但在某些人中失眠是短暂的。在人生的不同阶段，失眠的表现形式也会发生变化。事实上，童年期的行为性失眠与青春期和成人的入睡困难在很多方面都是不同的。

本章概述了失眠症发展轨迹纵向研究的证据，并总结了定量遗传研究的证据，这些证据有助于我们了解遗传和环境因素在整个人生失眠症中的相对重要性。这些研究强调，失眠症的持续存在似乎是由遗传、神经生理学、环境、认知和行为因素共同作用的结果。本章还综合了针对这些人群的相对较少的研究，为治疗小儿失眠症提供了循证指南。最后，本章讨论了未来的研究和临床实践方向，以提高我们对于生命全程失眠影响因素的理解，从而开发出量身定制的治疗方法，优化患者护理和家庭幸福。

婴儿期、儿童期和青少年期失眠的发展轨迹

睡眠在整个婴儿期和幼儿期都会发生重大变化，而儿童期失眠症状的发生率和表现形式也呈现出一种发展模式。据一项对近 30 000 名父母进行的国际研究显示，婴儿在出生后的前几个月中，每晚大约会醒来 2 次[7]。到了 6 个月大，夜间醒来仍然频繁，研究表明，大多数婴儿（69%）仍然每晚醒来[8]，但个体差异很大。在婴儿出生后的头 2 年[9]，会出现睡眠巩固和觉醒次数减少的模式，这种模式已在各种评估方法中得到证实[10]。尽管夜间觉醒次数普遍减少，但在 6 个月大时每晚觉醒 3 次或 3 次以上的婴儿中，44% 的婴儿在 18 个月大时仍每晚至少觉醒 1 次[8]。总的来说，随着时间的推移，情况有所改善，瑞典一项对 10 000 名儿童进行的普通人群研究得出结论，随着年龄的增长，学龄前儿童夜间觉醒次数减少，睡眠质量提高[11]。一项针对 10 ~ 13 岁青春期早期儿童的纵向研究也表明，随着时间的推移，儿童的睡眠质量会得到改善，觉醒次数会减少[12]。一项根据儿童行为检查表（Child Behavior Checklist，CBCL）中

与睡眠有关的项目对 492 名儿童进行的睡眠问题进行检查的纵向研究也证实了这一点，即从 4 岁到 15 岁，睡眠问题减少了 50%[13]。同样，另一项纵向研究利用潜在生长曲线分析和 CBCL 发现，家长报告的睡眠问题在学龄前逐渐减少，并在整个童年期保持相对稳定[14]。

尽管有些研究发现，从童年到青春期早期，广义上的睡眠问题普遍减少[13]，但也有研究报告称，从童年早期到青春期晚期，睡眠困难急剧增加，特别是在入睡和（或）维持睡眠方面[15]，而且学龄前出现的睡眠困难很可能会持续到学龄期[16-17]。在青少年中，一项研究表明，52% 在基线时表现出失眠症状的人在 4 年后仍然有失眠症状[18]。最后，多项研究表明，早年经常醒来的人几年后醒来的风险会增加[8, 11, 19]。

定义小儿失眠症

有关睡眠问题的儿科研究侧重于一系列的测量方法和定义，因此它们与失眠症的相关性并不总是很明确。在本节中，我们将探讨小儿失眠症的定义。

诊断标准

在《精神障碍诊断与统计手册》第 5 版（*Diagnostic and Statistical Manual of Mental Disorders*，fifth edition，DSM-5）中[20]，失眠被列为 10 种睡眠−觉醒障碍中的一种，其特点是入睡困难、夜间觉醒或清晨醒来困难[20]。虽然小儿和成人病例被视为同一类别，但这两种类型的病例可能表现出不同的症状，本文提供的信息有助于诊断儿童病例。例如，在某些儿童失眠症病例中，需要护理人员干预可能是关键，这可能表现为儿童"在没有护理人员干预的情况下难以开始睡眠"或"在没有护理人员干预的情况下难以恢复睡眠"。与成人一样，只有当睡眠困难造成临床上显著的损害，并且每周至少出现 3 次，持续时间为 3 个月或更长时间时，才会被诊断为失眠。在做出诊断之前，还需要考虑并发的精神、躯体、戒断和睡眠障碍[20]。

《睡眠障碍国际分类》第 3 版（*The International Classification of Sleep Disorders*，third edition，ICSD-3）也将儿童和成人失眠归为一类[21]。"儿童行为性失眠"被归入"慢性失眠症"的一般类别。与 DSM-5 一样，ICSD-3 的标准侧重于启动和维持睡眠的困难，以及比期望的觉醒时间更早。ICSD-3 还包括了一些特别与儿童相关的标准。这些标准包括"抗拒按适当的时间表上床睡觉"和"在没有父母或照顾者干预的情况下难以入睡"。其中一些行为可能是焦虑的结果，如与照顾者分离的焦虑、噩梦或幼儿的"黑暗恐惧"。ICSD-3 的慢性失眠症诊断标准还规定，必须在有足够睡眠机会的情况下仍出现失眠，必须导致日间功能受损，每周出现 3 次或 3 次以上，并持续至少 3 个月。这种症状不能用其他睡眠障碍来解释。ICSD-3 强调了儿童失眠症的家庭背景，并指出照顾者可能会因为孩子的睡眠困难而耽误自己的睡眠，从而在白天感到困倦。在孩子的睡眠管理问题上出现分歧可能会导致照顾者之间的争吵，而且可能会对失眠的孩子产生负面情绪。

解读诊断标准

ICSD-3 中提供的信息便于对标准进行解释[21]。例如，"入睡困难"可能会有不同的解释。ICSD-3 建议，如果入睡潜伏期或夜间觉醒超过 20 min 可能值得注意（更短的时间可能发生在失眠之外）。此外，在判断具体的早晨觉醒是否有问题时，应考虑儿童入睡的时间。幼儿早晨可能醒来特别早，有数据表明，儿童在年幼时就会早睡早起，随着年龄的增长，这个时间会逐渐推迟，直到十几岁时或可能更晚[22-23]。在考虑夜间觉醒时，年龄也很重要，鉴于 6 个月以下的儿童经常在夜间觉醒，只有在严重的情况下才考虑对年龄较小的儿童进行失眠诊断。根据《婴幼儿心理健康和发育障碍诊断分类》（DC：0-5）[24]，儿童必须至少年满 6 个月才能被诊断为睡眠障碍，年满 8 个月才能被诊断为夜间觉醒障碍，这些都相当于行为性失眠症[24]。因此，在孩子达到 6 个月前，应避免使用"行为性失眠症"这个术语。

在考虑儿童睡眠问题时，发育的其他方面，包括儿童何时过渡到上床睡觉和发展某些认知技能都可能很重要。此外，还必须考虑到睡眠的家庭、文化和历史差异[25]。例如，选择同睡的家庭不太可能报告在没有照料者干预的情况下睡眠困难，而且不同家庭在对被认为是可接受的行为和被认为是有问题的行为的期望方面存在广泛的个体差异。这些因素还可能包括父母不切实际的睡眠期望、神经发育合并症、虐待或依恋困难、父母的边界问题、父母的过度参与或精神病理学、社会决定因素以及居住空间狭窄等环境因素[26]。

失眠的亚型

尽管 DSM-5 和 ICSD-3 放弃了失眠的亚型划分，但失眠仍存在相当大的异质性，某些亚型可能与儿童特别相关。例如，ICSD-2 中使用了"特发性失眠"这个术语，被用来指那些据报道在儿童时期发病但没有已知病因的成人失眠症。同样，在"儿童行为性失眠症"中也提出了三种类型[21]。第一种是"入睡联想型"，可能是指儿童需要特定的物体或环境才能入睡。据报道，这种亚型经常发生在婴幼儿身上。其次，"限制设定型"可能是由于照顾者没有设定一致和适当的界限。据报告，这种亚型多见于年龄较大的婴儿，他们能够挑战照料者的权威。最后，"混合型"是上述过程的综合结果[21]。

还有一些其他亚型也得到了强调。例如，有人提出，有失眠症状［即难以入睡和（或）夜间惊醒］的青少年在客观睡眠时间上也可能存在差异，这可以通过多导睡眠图（polysomnography，PSG）来测量[27]。伴有客观睡眠时间短的失眠被认为是一种更严重的生物驱动亚型，而客观睡眠时间正常的失眠则归因于前面提到的行为过程。一项针对 700 名 5～12 岁儿童和421 名 12～23 岁青少年的研究发现，在有家长报告的失眠症状和客观睡眠时间短的儿童中，下丘脑-垂体-肾上腺（hypothalamic-pituitary-adrenal，HPA）轴活动（即晨间和夜间皮质醇水平）与睡眠时间正常的儿童有差异[28]。与针对成人的研究结果一致，这可能表明客观睡眠时间短的失眠亚型有不同的病因（如生理性过度焦虑）。此外，客观睡眠时间短的失眠症亚型与内化症状有关，而客观睡眠时间正常的失眠症亚型则与设定限制、破坏规则和攻击行为的困难有关[29-30]。

与成人一样，小儿失眠症也可根据症状表现进行分型，包括特定的发育细微差别（如睡眠不安）。在对 338 名 6～48 个月的"失眠"儿童进行评估后，确定了 3 个临床上截然不同的群体[31]。这些群体的特征分别是：①入睡困难和夜间惊醒（伴有睡眠不安）；②早醒；③入睡困难和夜间惊醒（无睡眠不安）。并发不宁腿综合征（restless legs syndrome，RLS）与第 1 组相关，而过敏与第 3 组相关，这表明这三种亚型可能有不同的病因。

尽管还需要进一步研究来证实这些亚型，但这些采用多种方法的不同研究提供的信息具有潜在价值。鉴于睡眠和昼夜节律在人的一生中会发生变化，不同的病因有可能导致不同年龄段的失眠症。

不同时期失眠的稳定性和变化的预测因素

从儿童期到青春期，失眠的发展轨迹可能会发生复杂的变化。在儿童期或青春期的各个时期内，个体的稳定性可能会高于这些时期之间的稳定性[32]。这可以从影响不同时期睡眠的不同因素的框架中加以理解。例如，在生命过程的不同阶段，遗传和环境对睡眠影响的相对贡献可能会发生变化[32-34]。行为性失眠症的性质也可能发生变化。虽然频繁的夜间觉醒是婴幼儿时期的主要特征，也符合父母对睡眠问题的看法[11]，但入睡困难和相关的入睡潜伏期长是青少

年失眠症的主要组成部分[35-36]。这可能是青春期前后失眠不连续的原因。

行为性失眠症的发展变化可能在许多方面反映了睡眠和睡眠问题的正常变化。对于受影响的儿童和家庭以及医疗服务提供者来说，在不同时期个体睡眠的稳定性是另一个需要考虑的重要维度。如前所述，虽然睡眠问题在不同年龄段普遍有所减少，但对于某些儿童来说，症状可能会持续存在。

很明显，对于某些人来说，童年时期的失眠表现会导致整个青春期及以后的失眠发展。下文将介绍失眠的病因基础，尤其关注儿童期失眠症的风险因素，并概述在整个青春期和成年期失眠稳定性以及变化的预测因素的证据。

稳定性的预测因素

遗传

定量遗传学文献提供了有力的证据，表明遗传因素与人生不同阶段的失眠症状有关（参见 Barclay 和Gregory 的综述[37]）。据估计，8 岁儿童失眠症状的遗传率为 17%～79%[32, 38]，12 岁以上儿童为 37%[39]，16 岁青少年为 41%[40]，20 岁青壮年为 35%[41]。虽然遗传率估计值的差异可能与不同研究使用不同的失眠定义有关，但它们也可能表明不同的遗传和环境影响因素在不同的人生阶段可能非常重要。一项针对8～15 岁儿童的纵向双胞胎研究显示，尽管在这一年龄段中，导致失眠症状的风险基因存在重叠，但在10 岁时，不同的基因开始发挥作用[32]。涉及从童年向青春期过渡的基因，如与青春期有关的基因，可能是合理的候选基因。因此，遗传因素可能对失眠在不同时期的稳定和变化有影响。

环境

并非所有导致失眠的因素都是生物因素，还可能包括环境因素。在一项针对 3 个月大婴儿的研究中，社区贫困——定义为贫困、必须领取食品券、父母受教育程度低以及家中没有男性成年人——与通过行动记录仪测量的夜间觉醒次数增加有关[42]。在一项针对 11 岁儿童的研究中也发现了类似的结果，邻里经济贫困与睡眠时间缩短和睡眠效率降低有关[43]。不同的环境影响可能会成为高危人群失眠发作的诱因。可能与青少年有关的诱发因素包括创伤、近亲死亡、搬家或搬校、虐待（尤其是性虐待，这可能导致负面的卧室联想）和欺凌[44-48]。童年创伤和虐待一直被证明会对成年后的睡眠障碍产生长期影响[47]。

环境因素还可能通过表观遗传机制（即基因表达的改变）对失眠产生影响，主要是跨越发育时间

点。特别是，早期生活压力被认为是失眠发病的重要病因。母亲在孩子出生前所承受的压力很可能会通过HPA 轴活动等方式导致孩子更容易受到影响[49]。例如，一项研究表明，受孕前经历心理困扰的妇女预示着婴儿在 6 个月和 12 个月大时夜醒的可能性更大，这与母亲是否经历产后抑郁无关[50]。另一项研究表明，母亲在妊娠早期经历的生活压力事件越多，婴儿在 12 个月大时夜醒的可能性就越大[51]，这与其他研究也强调了母亲心理健康作为婴儿期睡眠紊乱预测因素一致[52]。然而，总体而言，有关失眠症表观遗传学的研究还很匮乏，这为进一步探索其复杂的病因提供了一个途径。

行为

内化和外化行为或情绪障碍很可能是导致失眠稳定的原因。一项澳大利亚队列研究的数据显示，在 4 ～ 12 岁的 5 个时间点收集的数据表明，睡眠问题（类似失眠）与外化困难之间存在双向关系，尤其是在小学过渡时期。纵向研究发现，睡眠问题可预测内化症状，但反向关联并未得到证实[53]。尽管如此，一项针对研究开始时年龄在 1 ～ 6 岁之间的儿童进行的为期 4 年的睡眠问题持续性研究表明，焦虑和抑郁以及攻击、社交和注意力问题都会影响睡眠问题的持续时间[54]。我们还可以假设，分离焦虑或外化行为可能会干扰父母设置限制的尝试。

此外，行为因素（如在床上的时间过长）也可能是导致儿童失眠长期存在的原因之一。对于儿童来说，父母通常会设定上床和起床的时间，而这些时间可能并不总是与儿童的生物睡眠需求或昼夜节律一致。因此，一些儿童可能会在床上度过过长的时间，这可能会让他们对卧室环境产生消极的、与睡眠不相容的认知。这些行为可能会持续到成年[55]。此外，夜间入睡困难可能会增加白天小睡的次数，这在青少年中很常见，而且可能会使白天因疲倦而不活动，所有这些都可能进一步延续夜间睡眠困难。

变化的预测因素

尽管有多种因素对小儿失眠的稳定性有影响，但其中一些因素和其他因素也有助于解释儿童期、青春期和成年期症状的变化。这些因素可能有助于解释那些在儿童期没有失眠症状的青少年或成人失眠的原因，也有助于解释那些小儿失眠症状缓解的青少年或成人失眠的原因。定量研究表明，环境对儿童期和青少年期失眠症的影响在很大程度上具有时间特异性，可能是失眠症随时间变化的原因[32]。

纵向研究表明，生命早期出现的环境因素可能预示着失眠症日后的发展。Zhang 及其同事的一项纵向研究对 9 ～ 14 岁儿童的失眠发病率进行调查的研究中发现[56]，父亲受教育程度较低与随访时新的失眠发病率有关。Gregory 及其同事的研究表明[57]，即使控制了 9 岁时的睡眠问题，童年时期（7 ～ 15 岁）接触的家庭冲突也与 18 岁时患失眠症的可能性增加有关。同样，儿童期的逆境也与成年后睡眠质量差的发生率增加有关[58]，这种关联是由神经质介导的[59]。因此，识别早期和特定时间的环境诱因以及人格类型的致病因素非常重要，因为这样才能实施改变环境风险的策略。

认知能力的变化也可能是造成儿童期睡眠差异的原因。婴幼儿通常会经历分离焦虑，包括独自入睡时焦虑不安，或者在没有照顾者陪伴的情况下难以安然入睡[21]。在 6 岁左右，做噩梦的频率可能会增加[60]，这可能会导致对上床睡觉的恐惧、唤醒程度升高以及与失眠相一致的认知 / 行为的发展。到 10 岁左右，噩梦会逐渐减少[60]。

认知能力的发展也可能是造成儿童期和青少年期失眠差异的原因，因为随着年龄的增长，不良认知可能会变得更加相关。在一项针对 8 ～ 10 岁儿童的自我报告测量中[61-62]，有关睡眠和睡前认知唤醒的功能失调信念被证明与失眠相关条目有关；在一项针对普通人群中青春期早期女孩的样本研究中，灾难性担忧被证明与匹兹堡睡眠质量指数得出的睡眠质量有关[63]。

除了早期生活压力和认知能力的变化外，我们还可能看到青春期睡眠的明显变化。青少年会经历一系列变化，包括激素、生理和心理上的变化，这些变化会共同影响睡眠。正是在青少年时期，我们可能会看到失眠相关症状的性别差异[64]。虽然儿童早期几乎没有性别差异，但从青春期开始，女性更有可能出现睡眠质量较差和睡眠中断的情况[64]，青少年期失眠患病率中观察到的性别差异可能可以通过青春期的开始来解释[64-65]。因此，青春期前后可能存在一些不同的病因，可以预测女性而非男性的失眠情况。激素的变化以及青春期男孩和女孩对压力反应的差异可能是可行的候选解释[64, 66]。另一种解释与昼夜节律有关。男性和女性的昼夜节律不同：女性通常比男性早睡早起[67-68]。一项研究对整个生命周期（从 10 岁到 87 岁）的睡眠时间偏好进行了调查，发现女孩比男孩表现出更大的相位提前（即昼夜节律表现出更早的时间），但仅限于青春期[69]。相位提前的节律可以解释明显失眠症状发生率增加的原因。女性的睡觉时间似乎比男性早，因此较早的睡眠偏移可能会被视为失眠症状（如早醒）[64]。

尽管在青春期失眠和昼夜节律方面存在明显的性

别差异，但我们发现两性的昼夜节律系统都发生了明显的变化[22, 70]。从生理学角度看，青少年会出现昼夜节律相位延迟的现象，也就是说，他们的昼夜节律变得更晚，以至于他们在更晚的时间（通常是凌晨）才开始入睡。通常，人们会把入睡困难（如睡眠-觉醒相位延迟症）解释为失眠，因为人们在与身体的生理睡眠倾向不同步的时间尝试入睡时，可能会产生明显的挫败感，而这在青少年中很常见。然而，由于人们越来越认识到晚睡晚起是正常现象，因此对青少年早上"懒惰"的解释也发生了变化，越来越多的人认为他们的睡眠时间推迟是正常的，也是意料之中的。

其他研究侧重于失眠的神经生理学相关性，其中一项研究表明，与睡眠正常的儿童相比，表现出高频脑电图活动（特别是非快速眼动睡眠时的 β 活动）的儿童更有可能在 7.5 年后的青春期报告新的失眠症状[71]。因此，大脑皮质过度唤醒似乎是青少年失眠日后发展的一个前提因素。

综上所述，这些横断面和纵向研究表明，小儿失眠症的病因是多方面的，遗传、神经生理学、环境、认知和行为因素的综合作用可能会导致失眠症在不同时期的稳定和变化。

小儿失眠症的临床治疗方法

儿童和青少年的失眠症状在表现形式和病因上有很大的差异性。因此，治疗方法也因儿童而异。虽然有一系列循证行为和药物工具可用于治疗成人失眠症，但这些方法在应用于儿童群体时需要进行修改。与成人失眠的治疗方法类似，行为疗法更胜一筹，是推荐的一线治疗方法[72]。然而，一方面，由于全球缺乏训练有素的医疗服务提供者，基层医疗机构获得治疗的机会有限。另一方面，针对儿童和青少年失眠症的药物治疗缺乏明确的证据基础[73]。尽管全科医生经常提供处方药［在许多情况下，尤其是在治疗注意力缺陷多动障碍（attention deficit hyperactivity disorder, ADHD[74]）的情况下，处方药是不符合说明书的］，但由于证据基础薄弱，这些药物的疗效不一致，对潜在的长期副作用缺乏了解，也没有明确的剂量指南。本节提供了评估小儿失眠症的实践指南，并讨论了迄今为止有关行为和药物治疗的疗效、有效性和应用的实证文献。

初步评估

第 93 章全面介绍了失眠的诊断和评估。在本节中，我们将介绍儿科人群诊断和评估的具体细微差别。为儿科失眠症制订治疗方案的第一步是考虑特定年龄段健康睡眠时间的建议，如美国睡眠医学会

提出的建议[75]，并确定睡眠问题的性质。第二步是考虑失眠的潜在原因，排除可能导致入睡或维持困难的其他睡眠或内科疾病，如阻塞性睡眠呼吸暂停（obstructive sleep apnea, OSA）、RLS、昼夜节律紊乱或神经发育障碍，这些疾病通常会将睡眠紊乱作为一种需要关注的并发症［如自闭症谱系障碍（autism spectrum disorder, ASD）或 ADHD］。此外，患有慢性疼痛、1 型糖尿病、胃食管反流、肠绞痛、焦虑或抑郁的儿童，以及经历过创伤性脑损伤或服用过某些药物的儿童也很可能出现睡眠障碍，因此识别潜在的并发症至关重要。针对失眠症的行为治疗应根据并发的情况量身定制，目前一些研究正在探讨这类方法对失眠儿童的可接受性和可行性，如与创伤性脑损伤相关的睡眠困难[76-77]。

第三，临床医生应通过了解卧室环境（如评估温度、光线、噪音）、睡前常规、床（房间）共享、睡眠-觉醒时间安排以及睡前环境条件（如光线照射、社交互动和媒体使用）来评估睡眠卫生状况。Mindell 和 Owens 提供了一份评估睡眠卫生和家长适当建议的综合清单[78]。如果不健康的睡眠习惯导致睡眠紊乱，针对家长和儿童的睡眠卫生建议和睡眠教育可能就足够了。

如果排除了导致睡眠障碍的其他原因，下一步，至少对于年龄较小的儿童来说，就是要确定失眠症状是否可能是由于行为抗拒或习得的睡眠发作联想导致的限制设置不当造成的。确定失眠的具体类型可以指导临床医生采取最合适的行为治疗方法。然而，在实施任何行为策略之前，首先必须建立良好的日间和夜间生活习惯。例如，每天早上起床的时间要保持一致，确保白天小睡是定时的，时长符合儿童的睡眠需求，并确保临睡前的几个小时保持平静和一致。这些都是进一步治疗的起点。

小儿失眠症的行为疗法

少量研究一致地证明行为干预对小儿失眠症的疗效和效果[79]。确定使用哪种行为策略取决于儿童的年龄、性情和照顾者的偏好[26, 79a]。年幼儿童可能受益于由家长/照顾者实施的短期行为技巧，而年龄较大的儿童和青少年则可能受益于更全面的失眠认知行为疗法（cognitive behavioral therapy, CBT-I）。针对年幼儿童（通常从婴儿期到 4 岁）的循证行为疗法包括行为消退疗法及其变体（包括"露营"等改良变体）、父母积极常规教育、睡前消退和定时唤醒[80]。

行为消退疗法以心理学学习原理为基础。行为消退的目的是让孩子发展出积极、独立的独自入睡方法，减少照顾者在场的必要性。分级消退法有很多变

种，包括每晚在一致的时间让孩子上床睡觉，看护人离开房间，并在预定的时间段（如 1 min）后返回。每次返回卧室的时间都会延长，直到孩子睡着为止，但也有一些变体建议在固定时间（如 5 或 10 min）后返回。时间的长短取决于孩子的年龄和性情，以及父母对哭闹的容忍度[80]。如果孩子在夜间中醒来，这个过程会被重复。孩子最终将学会在没有照料者干预的情况下入睡，睡眠开始的联想也会减少。事实证明，渐进式消退法可减少 6～16 个月婴儿的入睡潜伏期、入睡后醒来次数和醒来次数[81]。另一种被称为"露营"的渐进式消退法是让看护人留在房间里陪伴孩子，但每隔一段时间就逐渐远离孩子，最终完全离开卧室。

一些家长担心以"消退"为基础的方法可能会对孩子造成长期伤害，以及质疑是否应该期望幼儿"自我安慰"。虽然有证据表明，这种方法对孩子的情绪和行为发展以及亲子依恋没有短期危害[81]，但我们承认这个问题的敏感性，并认同在任何建议中都必须重点考虑家庭的偏好。

与基于消退的方法相反，睡前消退法涉及刺激控制技术，以发展围绕睡眠开始的积极联想。睡前消退包括如果孩子没有入睡，就把他们从床上抱走。然后将就寝时间推迟一段时间，之后再将孩子送回床上。如果孩子不能很快入睡，就会反复把他们从床上抱走。这种方法既能保持亲子间的积极互动，又能让孩子的同态睡眠压力不断增加，最终让他们迅速入睡。不会产生不适应的睡眠开始联想，孩子会逐渐学会独立入睡，并在几个晚上将就寝时间提前 15 min，直到达到理想的、适合其年龄的就寝时间。事实证明，在 1～4 岁的儿童中，睡前消退可减少入睡潜伏期、入睡后的觉醒和睡前发脾气，睡眠改善可持续至少 2 年[82]。

对一些儿童来说，夜间觉醒发生在睡眠开始后的可预测时间。这时，看护者可在预期觉醒前 15 min 左右定时唤醒孩子。看护人可以轻轻拍打孩子的肩膀，诱发觉醒，然后让孩子继续睡觉。几周后，这种方法可能可以减少自发觉醒的次数，最终可以逐渐减少定时唤醒的频率[80]。虽然实证研究有限，但对现有证据综述可以得出结论，在改善小儿失眠方面，睡前消退和定时唤醒有一定的支持作用[80]。

尽管许多家庭从幼儿失眠的行为干预中获益，但某些家庭却没有。有一些父母和儿童因素可以预测对行为干预的反应。这些因素可能包括夫妻不和[83]、母亲抑郁[84]、儿童焦虑[85]、父母对哭声的耐受性[86]等。在决定是否推荐特定干预时，应考虑这些因素的存在。例如，一项研究表明，父母对哭闹耐受性较高

的家庭，在使用简短婴儿睡眠问卷调查后，父母报告的睡眠问题和报告的夜间醒来情况都有较大改善[86]。另一项研究发现，在分离焦虑较高的儿童中，"露营法"比渐进式消退法的治疗效果更好，尤其是减少了入睡后醒来的次数[85]。还有人认为，睡前消退法对孩子来说几乎没有痛苦，可能更适合分离焦虑症儿童，但目前还没有这方面的研究。

对于年龄较大的儿童和青少年，鉴于睡眠障碍的性质可能更接近成人失眠，CBT-I 可能更适合这个年龄段。CBT-I 是一种多组分疗法，包括睡眠卫生建议、刺激控制、挑战不良睡眠相关认知、睡眠限制和放松训练。针对儿童和青少年的少量随机对照试验（randomized controlled trial，RCT）表明，CBT-I 对这些人群有效[87-89]，但与成人研究相比，针对这些人群的研究要少得多，因此需要进一步开展儿科研究[79]。

小儿失眠的药物治疗

对于行为治疗无效的病例，可采用药物治疗作为辅助疗法[26, 89a]。然而，目前还没有针对小儿失眠症的药物获得批准，大多数药物都是在说明书外使用的。这种情况很让人惊讶，因为一项研究表明，约有 81% 的小儿失眠症患者在就诊全科医生时，医生会开具药物处方来解决睡眠障碍问题[90]。虽然这些处方可能包括镇静抗抑郁药、非苯二氮䓬类镇静催眠药、褪黑素或抗组胺药，但人们对其潜在风险表示担忧；目前还没有关于药物剂量的标准指南，有关其疗效和（或）副作用的数据也非常少。我们经过文献综述得出结论，为数不多的儿科失眠药物治疗的 RCT 研究主要局限于神经发育障碍情况下的褪黑素治疗[91]，其他药物和人群的高质量证据非常少。下文将对这些疗法的现有证据进行总结。

抗抑郁药物，如选择性 5-羟色胺再摄取抑制剂（selective-serotonin-reuptake inhibitor，SSRI）不适用于婴幼儿。羟色胺前体，如 L-5-羟色胺，有证据表明对睡眠有积极影响，包括减少入睡潜伏期和增加慢波睡眠[92]，但在儿童中，这只是在减少睡眠惊恐的情况下进行的研究[93]。

苯二氮䓬类药物和 Z 类药物，如氯硝西泮、唑吡坦和佐匹克隆，常用于治疗成人失眠。然而，这些药物在儿童中的疗效和潜在副作用方面的证据非常有限[26]，因此在获得更多数据之前不建议使用。有两项关于唑吡坦或艾司佐匹克隆治疗多动症儿童的研究表明，这两种药物对睡眠潜伏期或 ADHD 症状均无改善[94-95]。

第一代 H1 抗组胺药常用于治疗儿童睡眠障碍，尽管对其疗效的研究有限，但已被护理人员广泛接

受。一些组胺 H1 受体拮抗剂（包括 niazeprine）也有积极的疗效，在一项研究中，niazeprine 改善了 6 个月至 6 岁儿童睡眠不佳的各种指标，且无明显的不良副作用[96]。然而，少数评估曲美他嗪和苯海拉明的研究在治疗小儿睡眠障碍，尤其是夜行症方面的结果好坏参半[97-101]。虽然不良副作用的记录并不一致，但经常服用镇静抗组胺药的儿童可能会表现出精神萎靡、白天嗜睡，从而导致学习和注意力困难，以及多动、心动过速和口干[102]。由于第一代抗组胺药在儿童中的疗效缺乏证据，对其不良副作用也缺乏了解，因此只推荐在有特殊问题（仅限于荨麻疹、皮炎和过敏性休克）的儿童中使用，对这些儿童来说，镇静可能对其原发疾病有益[103]。此外，由于对镇静作用的耐受性较快，因此不能用于治疗慢性失眠症[104]。

外源性褪黑素在许多国家都可以作为非处方助眠药物买到，因此将褪黑素用作"催眠药"的情况似乎正在增加。鉴于褪黑素具有促进入睡的潜能[105]，人们可能会推断它可能有助于解决入睡困难的问题。然而，褪黑素对发育正常儿童的疗效证据有限。ADHD 和 ASD 儿童在 24 h 内的褪黑素分泌幅度存在差异，这可能是这些人群难以入睡和昼夜节律紊乱的原因。这些儿童可能会从褪黑素中获益，但在其他人群中却鲜有证据。一项关于儿童睡眠障碍药物治疗的系统性综述发现了 18 项以褪黑素为重点的安慰剂对照试验[91]。除 5 项研究外，其他所有研究都是在多动症、自闭症或其他神经发育障碍的背景下对失眠进行评估的。其中只有一项研究被认为是优质证据（其余被认为是"一般"），该研究评估了褪黑素单独使用和与 CBT-I 联合使用治疗 ASD 儿童失眠的情况[106]。在短期内，褪黑素对减少失眠症状和延长睡眠时间最为有效，尤其是与 CBT-I 联合使用时[106]。然而，在入睡潜伏期、觉醒和睡眠时间的变化方面，综述中褪黑素试验的结果不一[91]。值得注意的是，所有关于褪黑素的研究都是短期研究（≤4 周），有关其长期潜在不良反应的信息很少。由于褪黑素是一种激素，有人担心长期使用可能会对青春期发育和生育能力产生不利影响[107-108]。此外，对于有神经发育障碍的儿童和无神经发育障碍的儿童如何使用褪黑素，目前还没有具体的指导原则[109]，因此显然需要进一步研究，以制订最佳的剂量方案。

总之，有证据表明，褪黑素治疗与 CBT-I 联合使用可改善睡眠起始潜伏期和持续时间，尤其是在患有 ASD、ADHD 或神经发育障碍的儿童中，但在短期和长期疗效以及治疗小儿失眠的药物的潜在不良反应方面缺乏证据。

未来的方向

进一步的研究应注意以下几点。

第一，整个领域对小儿失眠症使用了许多不同的定义。一些研究对"睡眠问题"或"睡眠障碍"进行了宽泛的定义，另一些研究则使用了临床或研究诊断标准。将评估方法标准化有助于提高研究之间的一致性，并将实证研究转化为临床研究。另一方面，更明确地探讨这些潜在的不同概念将有助于更好地理解失眠和睡眠障碍的复杂表现。

第二，迄今为止的研究大多采用不同的方法来评估失眠。调查问卷、临床访谈、家长报告、自我报告、睡眠日记、多导睡眠图和行为记录仪都被用于失眠的评估研究。不同的评估方法往往会得出不同的结果，而这些方法中的每一种都有可能在测量不同的病因引起的不同结构。因此，未来的研究应使用与诊断标准一致的测量方法来评估失眠症。

第三，有必要将失眠理论纳入发展背景。例如，有客观睡眠时间短的失眠和无客观睡眠时间短的失眠之间的区别表明了不同的病因基础。这些不同的亚型也有可能代表了不同的发展轨迹，但很少有研究探讨在儿科人群中有无客观睡眠时间短的失眠症的病因差异。还有一个问题是，儿童发病的失眠是否比成人发病的失眠更难治疗。一些证据表明，与成人发病的失眠和抑郁症相比，儿童发病的失眠患者对失眠症的治疗反应较差[110]。要了解是否需要根据这些区别采取不同的治疗方法，还需要进一步的研究。

第四，评估青春期行为疗法效果的研究很少。如果考虑到同时存在心理健康问题，针对昼夜节律紊乱和失眠的跨诊断行为干预可能会特别有用[111]。在所有情况下，都有必要确定治疗是否会同时影响次要结果，如一般和心理健康、情绪、学业成绩和行为，正如之前所发现的那样[112-113]。还需要对行为和（或）药物治疗进行长期跟踪研究，以确定积极的治疗效果能维持多久，以及这些治疗对情绪、行为和发育的长期潜在副作用[80]。特别是，研究应侧重于确定褪黑素对青春期发育的潜在的长期副作用，然后才能将这种治疗方法作为常规疗法。

第五，应进一步研究疗效的潜在预测因素。除了父母的对儿童哭闹耐受性或儿童的焦虑之外，还要预测谁有可能从哪种行为和（或）药物治疗中获益的确定因素，将为实现个性化医疗、最大限度地提高治疗效果和临床效率铺平道路。

从临床角度来看，我们对文献的综述强调了在日常实践中应注意的事项。也许最重要的是，儿科临床医生应在初级医疗环境中接受睡眠障碍的识别、诊断和管理方面的教育。这可能具有挑战性，因为目前睡眠障碍的筛查率很低[114]。尽管"睡眠教练"日益兴起，但在全球范围内，尤其是在儿科护理领域，受过专业训练的 CBT-I 提供者寥寥无几[115]。现在的重点应该是对医疗服务提供者进行有关失眠行为治疗及其在不同人群中应用的教育。也就是说，失眠的数字疗法（见第 97 章）仍有可能增加临床治疗的可及性，并应在儿科人群中进行测试。

此外，还应该编写以证据为基础的家长教育材料，重点是利用睡眠卫生和行为技术应对正常的睡眠困难。鉴于家庭环境对睡眠的影响如此之大，尤其是在年轻人群中，因此重点应放在预防和管理解决方案上，以阻碍长期睡眠问题的发展。目前有很多优秀的指南和资源，如 Meltzer 和 McLaughlin Crabtree[116]、Mindell 和 Owens[78]，以及越来越多由专家主导的网站，如 www.babysleep.com 和易读的科普书籍（如 Gregory 所著的书籍[117]），提供免费的循证、针对特定年龄段的建议和技巧，以解决儿童睡眠问题。

临床要点

小儿失眠症的病因复杂，可能涉及遗传、神经生理、环境、认知和行为等多种因素。这些因素在不同发育阶段的相对重要性各不相同，而且这些影响因素的确切性质也因时间而异。在治疗人生任何阶段的失眠时，都应考虑到可能导致失眠发生的环境因素。针对小儿失眠症的行为治疗是有效的，不仅有可能改善睡眠，还有可能对情绪、认知、行为和总体健康产生积极影响。

总结

流行病学、定量遗传学和分子遗传学研究强调了失眠的多因素病因。遗传、神经生理学、环境、认知和行为因素共同影响着小儿失眠症，而一系列不同的影响因素又导致了失眠的持续存在。研究发现，一些环境因素对睡眠的破坏作用尤为明显，其中包括早期生活压力（可预示当前和未来的失眠情况）、不理想的社会经济环境和某些使睡眠条件面临挑战的育儿方式。小儿失眠症的治疗应根据儿童的年龄、失眠的性质（即入睡相关型还是限制设置型）、潜在并发症的考量以及环境情况来定制。无论是通过培训初级保健睡眠医师，还是通过家长教育计划来增加行为治疗的机会，对于减轻失眠的负担和限制其从婴儿期到成年期的持久轨迹都是至关重要的。

参考文献和拓展阅读

请扫描书后二维码，获取参考文献和拓展阅读资源。

失眠的诊断、评估与评价

Jason C. Ong，*J. Todd Arnedt*，*David A. Kalmbach*，*Michael T. Smith*

杨钰华 译 黄 蓓 荣润国 审校

章节亮点

- 本章概述了失眠障碍临床评估的科学现状。
- 本章介绍了失眠临床评估方法，其中必要的包括临床访谈、睡眠日记和自评测量。客观指标包括多导睡眠监测和体动记录仪，它们并非临床常规检查，但可能适用于特定人群
- 或用于排除其他睡眠障碍。
- 本章对个案概念化考量因素、疗效的评估和不同的临床环境下的注意事项进行了讨论。
- 市面销售的睡眠监测设备尚未在临床中得到验证，但将来或可用于失眠评估。

引言

本章概述了失眠障碍临床评估的科学现状。第一部分回顾了当前分类系统的诊断标准；第二部分描述了失眠临床评估的组成部分，并对市面销售的睡眠监测设备进行拓展讨论；第三部分则从临床背景、人群特征和检测质量三个方面考虑失眠评估手段。最后，本章末尾探讨了重拾关注的客观测量方法和备受瞩目的新兴技术产品。

失眠的诊断

失眠的主要特征包括入睡困难 / 睡眠维持困难，或早醒。然而，这些失眠的症状缺乏特异性，无法充分反映睡眠问题的复杂性或是对日间功能的影响（详见第 89 章）。在某些情况下，这些症状单独出现或仅短暂存在，不需要临床干预。而当症状持续，造成严重困扰和影响时，患者往往会寻求医疗帮助。

失眠诊断的主要分类系统包括《精神障碍诊断与统计手册》（*Diagnostic and Statistical Manual of Mental Disorders*，DSM-5）[1] 和《睡眠障碍国际分类》（*International Classification of Sleep Disorders*，ICSD-3）[2]。诊断失眠障碍的基本要素包括以下标准（由患者报告）：

A. 本人对睡眠时长或质量不满意，伴有入睡困难、睡眠维持困难或早醒。

B. 失眠引起患者困扰或功能损害。

C. 每周至少 3 晚出现失眠症状。

D. 病程至少持续 3 个月。

E. 有足够的睡眠机会仍出现失眠。

F. 失眠无法用其他睡眠-觉醒障碍解释。

G. 排除物质滥用所致。

H. 失眠无法用伴发的精神障碍或躯体疾病解释。

为明确诊断失眠，睡眠障碍（标准 A）必须与患者日间的困扰或损害有关，如导致疲劳或对日间功能的担忧（标准 B）。诊断失眠要求症状达到一定的频率（标准 C）、持续时间（标准 D），并且在睡眠机会充足的背景下发生（标准 E）。其余标准（F ～ H）涉及辨别可能导致失眠症状的其他潜在解释、原因，或者其他可能导致失眠的共病情况。与以前的版本相比，DSM-5 和 ICSD-3 不再区分原发性和继发性失眠或其他失眠亚型（如心理生理性失眠）。而原来的失眠亚型，无论是 DSM-Ⅳ-TR 的原发性和继发性失眠，或是 ICSD-2 根据治疗和预后进行分类，其有效性和可靠性尚未得到充分验证[3]。

目前在 DSM-5 中，失眠障碍被归为单一诊断类别[1]，但可根据共病情况（如精神疾病、躯体疾病或其他睡眠障碍），或是失眠的自然病程（急性、慢性或者复发性）进行分类。当失眠症状持续时间少于 3 个月，但符合所有其他诊断标准时，DSM-5 诊断为"其他特定的失眠障碍"，并注明"短暂性失眠障碍"。相比之下，ICSD-3 根据持续时间将失眠分成慢性失眠障碍（≥ 3 个月，和 DSM-5 标准一致）和短期失眠障碍（≥ 1 个月，但不足 3 个月）[2]。最后，DSM-5 和 ICSD-3 的失眠诊断标准对成人和儿童均适用。

失眠的评估

失眠的临床评估包括临床访谈、失眠整体情况的

自评和睡眠日记。客观测量，如多导睡眠监测和体动记录仪，并非必要手段，但当存在其他症状和体征需要排除其他睡眠障碍，或患者对标准治疗无效时，应予以考虑。失眠发生和持续的概念模型可以为整合不同来源的评估数据提供实用框架。三因素模型[4]可指导评估易感因素（如失眠家族史）、诱发失眠的相关事件（如应激性生活事件）和失眠的维持因素（如卧床时间过长）。过度觉醒的病因模型[5]和对失眠的认知情况（如对失眠及其后果的担忧、不切实际的睡眠预期）[6]可为案例构建和制订治疗计划提供帮助。

临床访谈

临床访谈应详细描述主诉、进行全面的鉴别诊断和制订合理的治疗计划。重要的是，失眠患者通常由于日间功能受损求医，因此，治疗目标应包括夜间和日间的症状。如表93.1.所示，评估纲要包括一般分类和关键问诊要点。结构化临床访谈已经开发应用于研究用途，并有证据支持其可靠性和有效性[7-8]。

访谈通常以引出失眠的主要症状开始，这些症状通常有以下几个方面：入睡困难、无法维持睡眠、早醒、睡眠质量差、睡眠时间过短、工作或生活方式影响睡眠或依赖药物入睡[9]。临床医生应评估夜间症状的频率和持续时间，以确定夜间症状是否符合DSM-5 和 ICSD-3 失眠诊断标准的频率和持续时间，并可帮助日后评估疗效变化。尽管失眠诊断并不需要睡眠监测参数达到某一定量标准，但入睡潜伏期大于30 min 或入睡后觉醒时间超过30 min 通常分别被认为是成人入睡和维持睡眠困难的重要临床表现[10]。夜间症状的严重程度及其对白天功能的影响也应加以评估。

夜间症状导致的日间后果是失眠诊断的必要条件。患者通常抱怨睡眠问题会导致和（或）加重日间疲劳、易怒、认知情绪问题、注意力和记忆力缺损、身体不适或工作/学习问题。由于日间症状会促使患者寻求治疗，因此在评估失眠和跟踪治疗进展时应充分注意这些症状。如果患者有床伴，评估床伴的睡眠习惯对患者睡眠的影响程度可以提供重要的信息。

访谈中应记录患者当前正常生活情况下的睡眠模式，需要收集的信息包括：就寝时间、熄灯时间、起床时间、入睡潜伏期、夜间觉醒的次数和持续时间、总睡眠时间、主观睡眠质量和早晨恢复情况。临床医生应评估平日／工作日与周末／非工作日（如周末睡懒觉）、服用和停用睡眠药物、睡得好与不好的夜晚之间的差异。许多患者认为他们的睡眠情况是没有变化的，无法预测，并且不受环境条件的影响，但仍应要求患者考虑影响睡眠的可能因素。此外，临床医生还应评估患者是否有足够的睡眠机会。例如，同时从

事多份工作或轮班工作并且还要承担家庭责任的人可能客观上没有足够的睡眠时间。

此外，临床医生还应询问患者的睡前活动（如使用电子设备的情况）、难以入睡或半夜醒来的原因（如压力、环境因素）、无法入睡时的应对方式（例如，继续躺在床上、看电视、换房间睡觉）以及改善或加重失眠的因素。了解患者对睡眠障碍的反应（如睡不好后的痛苦程度）和白天的后果（如因疲劳而打盹），可以帮助了解个案情况，并确定治疗目标。

失眠患者通常会使用非处方（over-the-counter, OTC）助眠药物、中草药治疗和酒精进行自我治疗[13]。临床访谈应评估当前和过去的治疗情况，包括处方药、非处方药物、酒精和其他物质，以及非药物治疗方法。询问是否用治疗其他疾病的药物和物质治疗失眠也很重要。因为患者自行治疗可能会不合理用药或不恰当地使用非失眠药物治疗。应评估治疗方法的种类、剂量、使用频率、给药时间、典型反应以及偏离这种模式的情况。临床医生应确定以前的治疗是否充分实施，因为过去的治疗失败可能是治疗不当导致的。此外，还应考虑失眠障碍发生的时间与开始使用药物／物质的时间关系，以及睡眠改变与药物的使用、长期服药和药物停用之间的关系。

不利于睡眠的行为（如在床上和卧室中进行与睡眠无关的活动）和思维认知方式（如担忧睡眠不佳的日间后果）经常会诱发失眠和（或）使失眠持续，应进行详细评估[4-5]。这些行为包括不良的睡眠卫生习惯[14]，但大多数患者在寻求治疗之前已经尝试过纠正这些行为。对睡眠的不恰当的认识反应和态度可能使睡眠障碍持续存在。其中危害最大的是对失眠及其日间后果的担忧，甚至可能增加合并精神疾病的风险。在临床访谈中评估和纠正这些不恰当的认知可以最大限度地提高治疗效果[15-16]。同时，评估相应行为可以发现行为矫正的目标，如试图增加夜间睡眠时长的补偿行为（在床上尝试入睡的时间过长，不规律的睡眠时间）和（或）应对睡眠不佳导致的日间后果的方法（如打盹，增加咖啡因摄入）。

失眠和精神障碍的家族史可以帮助了解失眠的易感因素。失眠患者的一级亲属常常存在睡眠障碍，其中母亲是最常受影响的家庭成员[17-19]。健康的社会决定因素也适用于失眠，如低收入、较低的教育水平、失业、遭受种族或性别歧视以及居住在不安全社区的个体更有可能经历失眠[20]。评估社会因素可以提供重要信息，有助于确定治疗目标或可能出现的治疗障碍。评估社会经历，包括职业或学业表现、人际支持的数量和质量以及生活压力，也能有助于发现潜在的治疗目标。最后，评估患者的工作时间和安排

表 93.1　临床访谈评估大纲

种类	具体细节
主诉	入睡困难，睡眠维持困难，早醒，睡眠质量差，睡眠时间不足，工作 / 生活干扰睡眠，不服药无法入睡 明确发作频率（每周，每月），持续时间，严重程度和病程（阶段性、季节性变化）
发病情况	发病年龄，诱发事件，突然发病 / 逐渐发展，发病前的睡眠模式 / 质量，以往的失眠发作
日间后果	疲劳 vs. 困倦、打盹、认知情况、表现和情绪
目前的睡眠-觉醒时间	就寝时间、醒来时间、起床时间、入睡潜伏期、夜间醒来频率和持续时间、估计的总睡眠时间 明确每晚平均情况和变异程度（如工作日与周末、用药与非用药），确定改善和恶化睡眠的因素
当下和过去的治疗，治疗的充分性，疗效	类型（处方药、非处方药、行为疗法）、剂量、疗效、治疗的充分性
持续性因素：	
行为因素	旨在改善睡眠的做法（如早睡、晚起、增加卧床时间、看电视 / 听广播入睡、醒来后留在床上、周末推迟起床时间） 旨在对抗疲劳的做法（如小睡 vs. 打瞌睡 vs. 休息，增加咖啡因摄入，减少体力活动）
认知因素	对以下方面的担忧：①失眠的后果（疲劳、表现不佳、健康、外貌），②睡不着（"我今晚又睡不着了"），③自我认知（"我不在状态""我无法像正常人一样入睡""睡眠失控了，就像我的生活一样"） 错误的信念：对睡眠的误解（"每个人都睡 8 h""我睡不够 7 h 无法正常工作"），灾难思维（"失眠正在毁了我的生活"），对睡眠要求的误解（"我不能在没有安眠药的情况下入睡""我必须一个人睡觉"）
其他因素	饮酒、噪音、与宠物同床睡觉、睡觉时看表、晚归而没有足够的时间放松
工作	压力、工作日程与睡眠时间冲突或导致失眠
家庭 / 社交	童年时养成与父母一起晚睡的习惯 家族史包括睡眠和精神障碍 应激性生活事件（过去的应激事件可能是诱发因素，当前应激事件可能是持续因素） 环境因素（安全问题、社区）
医疗因素	疼痛和其他躯体状况影响睡眠
药物治疗的考虑因素	影响睡眠-觉醒周期的兴奋性药物和镇静剂（药物类型、剂量、使用频率和时间），副作用，安眠药使用史
精神因素	**抑郁症的主要特征：** 　悲伤、快感缺失、自杀意念 / 行为、绝望、无价值感、重复性负向思考、社交退缩 **焦虑的主要特征：** 　过度担忧、紧张和烦躁；不安、头痛、颤抖、出汗和睡眠障碍 **物质滥用的主要特征：** 　过度和持续使用物质，有控制能力受损的证据，在危险环境中使用和（或）有明显的社交功能损害 　应考虑与当前失眠症状和治疗情况的关系
其他睡眠障碍	睡眠相关呼吸障碍（参见第 15 篇） 中枢性嗜睡（参见第 13 篇） 昼夜节律睡眠-觉醒障碍（第 43 章） 异态睡眠（参见第 14 篇） 睡眠相关运动障碍（参见第 121 ～ 122 章）
他人报告	尽可能从床伴处获得关于患者睡眠模式和其他睡眠障碍的相关信息

（如多份工作，夜班）以及照料他人的责任，可确定是否存在足够机会获得充足的睡眠，或者睡眠症状是否可以通过其他睡眠-觉醒障碍得到更好的解释。

　　临床访谈的一个重要和关键部分是评估精神障碍、物质使用障碍、身体状况以及其他与失眠同时发生的睡眠障碍（表 93.2）[21-22]。评估者应该确定失眠与共病状况的关系，包括时间先后和可能的因果关系。在某些情况下，应当首先关注和治疗不稳定的精

表 93.2　与失眠共病的常见精神或躯体疾病	
躯体状况	精神状况
神经系统（头痛，神经源性头痛，脑卒中，癫痫，脑损伤，痴呆，帕金森病）	情绪障碍（重度抑郁障碍，持续性抑郁障碍，双相障碍，季节性情感障碍）
心血管系统（高血压，心绞痛，充血性心力衰竭）	焦虑障碍（广泛性焦虑障碍，创伤后应激障碍）
呼吸系统（慢性阻塞性肺病，哮喘）	精神病性障碍（精神分裂症）
消化系统（肠易激综合征，反流，消化性溃疡）	进食障碍（厌食症、暴食症）
内分泌系统（甲状腺功能亢进，糖尿病）	注意力缺陷和多动障碍
肌肉骨骼系统（类风湿性关节炎，慢性疼痛）	适应障碍
生殖系统（怀孕，更年期）	人格障碍（边缘型人格障碍）
泌尿生殖系统（失禁、遗尿、良性前列腺增生）	
其他睡眠障碍（睡眠呼吸暂停、不宁腿综合征、周期性肢体运动障碍）	

Modified from Schutte-Rodin S，Broch L，Buysse D，Dorsey C，Sateia M. Clinical guideline for the evaluation and management of chronic insomnia in adults. J Clin Sleep Med. 2008；4（5）：487-504.

神或躯体情况。这些情况也会影响到失眠的治疗计划的选择，如决定启动认知行为疗法，还是药物治疗或联合治疗。

失眠症状是多种精神障碍的重要特征，失眠与其他精神障碍的共病率为 40% ～ 50%，甚至更高[23]。因此，明确未诊断或未充分治疗的精神疾病非常关键，这些疾病可能会导致睡眠障碍，或因睡眠障碍而加重。需要注意的是，共病情况不应成为失眠治疗的唯一焦点，因为失眠和（或）睡眠模式的改变通常是重度抑郁或躁狂发作的前驱症状，而在这些合并的精神疾病缓解后仍会持续存在[24-25]。因此，推荐采用失眠与合并精神障碍共同治疗的方法，比起单独治疗精神障碍，合并治疗精神障碍的缓解率更高[26]。

情绪障碍通常与失眠共病，40% 的抑郁症患者同时符合失眠障碍的诊断标准[27]。双相障碍的患者可能有间歇性失眠，这可能是由于躁狂期间高度觉醒 / 情绪激动所导致。同时，失眠治疗中的睡眠限制导致的睡眠剥夺可能会增加躁狂发作的风险，因此在制订失眠治疗计划时应将双相障碍的病史纳入考虑[28]。失眠还是自杀行为的一个独立风险因素，尤其是在重度抑郁症和慢性疼痛患者中[29-30]。因此，

失眠评估应涵盖当前的自杀风险和以往的自杀意念和行为。失眠常见于焦虑症患者，如惊恐障碍和广泛性焦虑障碍，以及患有创伤和应激相关障碍，如创伤后应激障碍（posttraumatic stress disorder，PTSD）的患者中。相比之下，社交恐惧症、强迫症或单纯恐惧症患者则较少失眠[31-32]。虽然焦虑症状也会在夜间出现，评估思维内容和情境背景有助于判断焦虑患者是否存在失眠共病，抑或睡眠障碍是焦虑症状的一种表现。

研究表明，1/3 ～ 3/4 以上的物质使用障碍患者都有失眠症状[33-34]。例如，在寻求治疗的酒精成瘾患者中，超过 50% 有临床显著的失眠（每周超过 3 晚，持续至少 1 个月）[35]，而且早期戒断期间出现失眠症状可能预测酒精成瘾的复发[34, 36-37]。对于存在酒精滥用的失眠患者，应该考虑共病物质使用障碍的可能，以及饮酒是否被用作睡眠障碍的补偿行为。同样，还应注意患者是如何使用失眠处方药物。临床医生应评估是否存在依赖性和耐受性迹象，以及不良反应（如记忆力减退）或潜在的安全问题（如白天仍然昏昏欲睡、半夜跌倒）。其他的物质滥用，如兴奋剂（如甲基苯丙胺、可卡因）和镇静剂（如大麻、阿片类药物），可能会加剧或导致失眠。近年来，尽管其疗效尚不明确，使用大麻治疗失眠的情况有所增加[38-39]。而且"助眠"也是青少年非医疗使用阿片类药物的首要动机之一[40]。

共病躯体障碍在失眠症中很常见[41]，并且会加重失眠并影响治疗进展（表 93.2）。因此，系统回顾和询问患者病史应成为评估的一部分。为完善临床评估，尽可能在访谈之前查阅医疗记录或进行患者自评问卷调查。如怀疑存在尚未诊断的躯体疾病导致患者的失眠症状，则应根据环境和临床医生的配置，进行体格检查和（或）进一步的实验室检查。

若怀疑有其他睡眠障碍，应确定其能否更好地解释失眠症状，或者其他睡眠障碍与失眠并存。如睡眠障碍有待明确，可以考虑进行实验室多导睡眠图（polysomnography，PSG）监测或家庭睡眠呼吸暂停监测（home sleep apnea test，HSAT）。超过 40% 的阻塞性睡眠呼吸暂停（obstructive sleep apnea，OSA）患者有失眠症状[42]，且在睡眠科就诊的患者中，失眠障碍共病 OSA 非常常见[43]。通常情况下，这些患者会自诉在夜间频繁醒来，并难以重新入睡，但有些患者也会自诉难以入睡。重要的是，患有失眠的OSA 患者对于 OSA 的一线治疗——正压通气——可能耐受性较差[44]。鉴于失眠障碍和 OSA 之间的高共病率，临床医生应评估睡眠呼吸暂停的风险因素，包括肥胖、白天困倦、打鼾和颈围≥ 17 英寸[45]。不宁

腿综合征（restless legs syndrome，RLS）的特点是难以抗拒地想要活动腿部，通常伴有异常感觉[46]，该症状会在夜晚加重，可能会影响入睡和干扰睡眠的维持，因此 RLS 患者可能出现失眠症状。大多数 RLS 患者在睡眠中会有周期性肢体运动[47]，这可能会增加夜间醒来的频率并导致睡眠维持困难。

内源性昼夜节律与外部环境不一致造成的失眠，称为昼夜节律性睡眠-觉醒障碍（circadian rhythm sleep-wake disorder，CRSWD）。区分这两种疾病可通过询问患者睡眠问题在自由支配时间（如周末）里能否改善。CRSWD 中睡眠时相延迟类型通常在常规睡眠时间难以入睡，早晨难以醒来。而 CRSWD 中睡眠时相提前类型则在离就寝时间还有几个小时便感到困倦，但早于计划时间醒来。如果失眠问题可以直接归因于非常规的工作时间安排，则能用 CRSWD- 轮班工作类型解释。

自评测量

对失眠、日间功能障碍、并发症状和其他相关因素的自评测量可提供重要信息，以补充访谈数据。表 93.3 总结了临床和研究中最常用的失眠自评工具。这些测量工具在随访期间评估治疗进展或治效时尤为有用。

睡眠日记是一种前瞻性的失眠评估形式，患者每天早上都要就前一晚的睡眠情况填写一系列问题。标准的睡眠日记[48]可用于评估就寝时间、入睡潜伏期、夜间觉醒次数、起床时间和其他参数。睡眠日记

通常记录 1 ～ 2 周，以获取有代表性的数据样本。睡眠日记的优点在于它的前瞻性，相比于临床访谈中收集的信息，不容易产生偏倚（如首因效应、近因效应）。它们还包括一系列量化数值，个性化描述患者睡眠模式，并可用于指导行为疗法和跟踪治疗后的睡眠参数变化。此外，日常监测睡眠可以帮助患者和临床医生了解睡眠质量的每晚差异，以及改善或损害睡眠质量的因素（如诱因、行为等）。睡眠日记的缺点是可能因需要记录睡眠模式而对时间高度警觉，从而加重焦虑和对睡眠问题的反复思考。

失眠全面评估提供与人群基准数据比较的失眠严重程度指数。这些评估常在随访时进行，以跟踪患者的治疗进展[49]。目前，在临床实践和研究中最常用的失眠自评测量工具是失眠严重程度指数量表（Insomnia Severity Index，ISI）[50]。ISI 由 7 个项目组成，评估过去 2 周的夜间和白天症状的严重程度。评分简单明了，得出的总分与经过验证的临界值可用于识别具有临床意义的失眠症患者。ISI 通常用作筛查工具以及临床实践和临床试验的结果指标[51]，用于评估治疗反应和缓解情况。另一常用工具是匹兹堡睡眠质量指数量表（Pittsburgh Sleep Quality Index，PSQI），已被翻译成 50 多种语言，是世界上使用最广泛的睡眠问卷之一[52]。它包含 18 个项目，评估过去 1 个月的睡眠情况，涵盖多个方面，包括睡眠持续时间、入睡潜伏期、睡眠效率、影响睡眠的行为和白天功能受损程度。作为失眠评估工具，其主要缺

表 93.3　自我报告评估工具总结		
领域	**评估工具**	**实用性 / 目的**
睡眠 / 觉醒模式	睡眠日记	前瞻性评估睡眠参数、上床时间、睡眠质量评分和白天小睡
失眠全面评估	失眠严重程度指数量表 匹兹堡睡眠质量指数量表 PROMIS 睡眠障碍量表 PROMIS 睡眠相关损害量表	评估失眠症状的严重程度和在随访期间的变化
其他评估工具	睡眠信念与态度量表 睡前觉醒量表 格拉斯哥睡眠努力量表 日间失眠症状反应量表 Epworth 思睡量表 疲劳严重度量表 Flinders 疲劳量表 PHQ-9 健康问卷 广泛性焦虑量表 -7 清晨型 / 夜晚型问卷 睡眠卫生指数 Ford 应激失眠反应测试量表 觉醒倾向量表	评估白天功能情况、精神症状情况、睡眠行为或病因（如易感性或持续性因素）

PROMIS，患者报告结局测量信息系统。

点是睡眠障碍的评估范围较广，并非所有项目都评估失眠（如呼吸问题导致的睡眠困难）。虽然失眠患者在 PSQI 上得分较高，但高分（5 分或以上）可能是由其他睡眠障碍引起。美国国立卫生研究院共同基金的患者报告结局测量信息系统（Patient-Reported Outcomes Measurement Information System，PROMIS）中的睡眠障碍量表（Sleep Disturbance Scale）和睡眠相关损害量表（Sleep-Related Impairment Scale）分别评估夜间和白天的睡眠障碍症状[53]。与 PSQI 类似，PROMIS 量表并非专门针对失眠症，尽管许多项目与失眠症相关[54]。

　　了解影响睡眠的认知和觉醒情况，可为病例概念化和治疗目标提供依据。睡眠信念与态度量表（Dysfunctional Beliefs and Attitudes about Sleep Scale，DBAS）[55] 可评估患者对睡眠持有不良信念的程度。DBAS 的分项分析通常能够揭示重要的认知误区，进而帮助治疗。DBAS 的分数往往会随着失眠治疗的成功而降低，反映出患者对睡眠的态度趋于正常。失眠相关认知唤醒的主要测量方法包括睡前觉醒量表（Pre-Sleep Arousal Scale）的认知因素[56]（夜间认知觉醒），格拉斯哥睡眠努力量表（Glasgow Sleep Effort Scale）[57]（入睡困难程度与压力），以及日间失眠症状反应量表（Daytime Insomnia Symptom Response Scale）[58]（以失眠为焦点的思想反刍）。由于认知觉醒与精神障碍具有跨诊断性，因此非睡眠特异性测量也可帮助了解导致睡眠障碍、日间功能受损和（或）精神疾病合并症的认知情况（如重复思考量表[59]、反刍思维量表[60]和宾州担忧量表[61]）。

　　失眠症患者通常会在睡眠问题导致日间功能受损时寻求治疗。大多数失眠症患者都会报告疲劳或困倦，因此，测量这些方面可以明确日间功能受损情况的变化。弗林德斯疲劳量表（Flinders Fatigue Scale）[62] 可以评估失眠引起的疲劳，而疲劳严重程度量表（Fatigue Severity Scale）和 Epworth 思睡量表（Epworth Sleepiness Scale）[63] 并非专门针对失眠。鉴于失眠患者中精神疾病的发病率较高，因此评估精神症状具有重要意义。抑郁量表（如 PHQ-9 健康问卷）和焦虑量表（如广泛性焦虑量表 -7）可用于了解是否存在情绪障碍，并可用于在失眠得到缓解时监测合并精神疾病的改善情况，或者在患者治疗反应不佳时帮助识别问题所在。在解释这些测量结果时，应考虑与失眠症状重叠的部分。

　　调查失眠经历的其他方面和病因 / 持续因素可能具有启发意义。昼夜节律倾向或生物钟类型（如清晨型 / 夜晚型问卷[64]）可用于与昼夜节律性相关睡眠 - 觉醒障碍相鉴别，并帮助临床医生根据患者的睡眠时间提出有针对性的建议。睡眠卫生指数（Sleep Hygiene Index）[65] 还可以帮助人们了解不利于睡眠的行为，这些行为可以作为行为治疗的目标。睡眠反应度指压力暴露对睡眠的干扰程度，有些失眠患者在接受治疗后睡眠反应度会下降，并且治疗后的睡眠反应度可能会预测复发。睡眠反应度可以通过 Ford 应激失眠反应测试量表（Ford Insomnia Response to Stress Test，FIRST）[66] 来测量。总体觉醒水平是失眠的强预测因子，甚至可以预测治疗反应。觉醒倾向量表（Arousal Predisposition Scale）可测量觉醒的特质，包括认知情绪和生理方面的觉醒[67]。

客观测量方法

　　PSG 是睡眠客观测量的金标准。然而，它并不推荐作为短暂或慢性失眠障碍的常规评估，因为失眠症的诊断以自我报告的症状为主[68]。PSG 适用于排除睡眠相关呼吸障碍（sleep-related breathing disorder，SRBD）（如 OSA）、周期性肢体运动障碍（periodic limb movement disorder，PLMD）或在失眠初步治疗失败时使用[68]。然而，越来越多的证据表明，即使是在首诊时否认典型 SRBD 症状的患者当中，SRBD 仍可能是被低估的失眠诱因[69]。虽然失眠患者通常伴有日间思睡，但客观测量日间思睡的标准评估工具，多次睡眠潜伏时间试验（Multiple Sleep Latency Test，MSLT）[70]，不适用于评估失眠患者的嗜睡情况[71]。失眠患者的 MSLT 睡眠潜伏期可能比正常对照组更长，其中一种解释是他们的生理觉醒程度更高[72]。传统 PSG 主要局限性是 1 ～ 2 晚的 PSG 可能难以捕捉到患者平时的睡眠模式，因此在评估习惯性睡眠模式非常重要的失眠症中作用不大。近年来，最初仅为睡眠呼吸暂停筛查开发的居家睡眠测试设备愈发先进，因此，居家 PSG 的可行性也越来越高。

　　体动记录仪是另一种经过充分验证的睡眠 - 觉醒模式测量方法，其中一些临床级设备已经获得美国食品和药物管理局（Food and Drug Administration，FDA）的批准[73]。体动记录仪是一种小型的运动传感器检测仪，通常是三轴加速度计，能够实时检测运动的频率和程度。加速度计安装在手表大小的设备中，可以连续佩戴数天到数月。根据技术指南，可以可靠地通过低活动推断出睡眠时间段[74-75]。专用软件可利用经过验证的算法，得出睡眠 - 觉醒活动行为和昼夜节律参数的综合测量结果。需要注意的是，体动记录仪并不能取代失眠的自我报告评估，但它能提供重要的额外信息。

　　目前的实践指南建议临床医生在评估成人和儿童失眠症患者时，如果需要对睡眠 - 觉醒模式进行客观测量，可以使用体动记录仪评估[76]。对于难以坚持日记监测或无法报告日记信息的患者，如婴儿、幼儿或有认知障碍的人，体动记录仪尤为有用。在被诊断为失眠症的儿童群体中，体动记录仪与睡眠日记结果通常一致，但在识别睡眠维持问题（入睡后觉醒增加）和睡眠总时长的减少方面更为敏感。体动记录仪还可以评估短睡者自评睡眠时长与客观测量之间的潜在差异或一致性[76]。如果体动记录仪显示睡眠时长相对正常，可以将这些发现用作治疗的一部分，即提供教育缓解患者对睡眠不足的焦虑。而如果体动记录仪证实睡眠时长过短，则可能提示其他的躯体或精神因素（如躁狂、内分泌失衡等）。

在使用体动记录仪评估失眠时，需要考虑以下一些局限性。首先，不同设备、制造商和患者群体之间的睡眠和清醒评分算法可能存在差异。因此，必须考虑在特定失眠亚群中使用相应的算法和灵敏度设置[77-78]。此外，就多个睡眠参数而言，体动记录仪检测的准确性不及 PSG，而且准确性会随着夜间觉醒次数的增加而降低[79]。最后，体动记录仪不能提供睡眠结构的测量，而这可能是在研究中评估失眠和睡眠障碍时的一个重要因素。

市面销售的睡眠监测设备

随着移动技术的飞速发展，市面上监测睡眠和日间活动水平的设备越来越受欢迎，并有可能在失眠症评估中发挥作用。这些设备使用一到多个传感器来评估睡眠情况，主要分为可穿戴式和非可穿戴式两类。可穿戴设备可佩戴在手腕或手指上，通常使用加速度计来测量睡眠（如 Fitbit）。其他可穿戴设备如 Oura（佩戴在手指上），使用多种传感器测量睡眠（心率、心率变异性、脉搏幅度、运动、体温等）。而非可穿戴式设备使用床垫（Beddit）或生物运动技术（S+）测量睡眠。

由于这类设备的迅速普及，该领域的专家最近制定了在睡眠和昼夜节律研究中使用可穿戴设备的指南和建议[80]。总体而言，现有证据表明，市面上可穿戴式和非可穿戴式设备在可靠性和有效性方面均存在局限性，限制了在临床上的应用。此外，许多验证研究存在重大局限性，包括样本量小、缺乏与睡眠的金标准测量方法的比较，以及样本特征的异质性（如非临床样本）。因此，专家组得出结论认为，市面销售的设备无法取代 PSG 或临床级（FDA 批准）体动记录仪，并建议进一步开展独立研究，以检查这些设备的可靠性和有效性。目前，患者自评的夜间和白天症状仍然是临床上评估和治疗失眠的金标准。

尽管存在这些局限性，但许多睡眠科就诊的患者仍在家中使用睡眠监测设备。因此，临床医生应该准备好与患者讨论这种技术的优点和局限性。这些设备的低成本、易得性和便利性为长期收集自然数据提供了机会，可用于指导失眠治疗。另一方面，夜间睡眠监测可能会加剧睡眠焦虑，尤其是对失眠患者而言。

失眠临床评估的注意事项

评估失眠时应考虑以下几个因素：临床环境、临床医生的专业领域、患者人群、床伴提供的信息以及治疗的副作用。

临床环境的类型可能会影响评估的时长以及可用资源，如睡眠日记或客观睡眠测量。如果评估是在初级医疗机构进行，评估时间往往较短，重点应放在明确诊断或是否需要进一步的睡眠评估和 PSG 转诊上。简短的自评量表如 ISI，在临床决策或跟踪治疗反应中尤为重要。此外，对任何用于睡眠的药物或物质进行评估也尤为重要，因为初级医疗机构通常是患者首次因睡眠问题就诊的地方，而最初的治疗一般是使用安眠药。

如果在睡眠诊所进行评估，侧重点应在于对失眠的全面评估，并仔细与其他睡眠障碍、躯体和精神疾病进行鉴别诊断。睡眠科医生的培训背景和专业知识将在评估过程中发挥重要作用。进行检查的临床医生可确定是否需要进行 PSG 评估。上呼吸道狭窄、扁桃体肥大或鼻甲肥大可能表明存在 SRBD，需要进行 PSG。心理学家在评估时通常强调对睡眠时间的分析或失眠与精神疾病的鉴别诊断。理想情况下，睡眠医师和睡眠心理学家在内的跨学科护理模式可以涵盖导致失眠的整个生物-心理-社会范围的原因和相关因素。

患者人群是睡眠评估的关键背景因素。对儿童或无法提供准确自述的人群（如认知障碍患者）进行评估时，可能更依赖于客观测量，而不是临床访谈或问卷调查。此外，某些群体患失眠症（女性，尤其是孕妇）、短睡眠（如黑人或非裔美国人、孕妇）以及 SRBD（如东亚人、黑种人或非裔美国人、老年男性、孕妇、肥胖者）的风险更高。[20, 81]

条件允许时，评估失眠患者时应尽可能询问同床伴侣，他们可以提供反映患者睡眠问题性质的额外信息，包括症状的频率、严重程度和持续时间，以及日间功能受损的性质和程度，并且帮助评估治疗反应。值得注意的是，患者与床伴睡眠报告中存在的差异可能对治疗有指导意义，尤其是床伴可以提供重要的鉴别诊断信息，例如 SRBD、PLMD 或异态睡眠。

未来方向

正如本章所讨论的，失眠的诊断主要基于自评量表和临床访谈。生物标志物的缺失一直都是失眠研究和临床诊治的限制因素。因此，使用新的客观测量工具对失眠进行表型分析可以帮助进一步了解失眠的病因。此外，市面销售的用于监测睡眠-觉醒模式的新兴技术，也为失眠的评估提供了新机遇。

虽然客观的睡眠测量在失眠评估中不被看好，但它的实用性正被重新审视。越来越多的证据表明，约有一半的失眠症患者存在睡眠短时长，这可以通过PSG 或体动记录仪来测量[82-85]。在基于生物标志物和结果导向的研究中，相对于客观睡眠时间正常的失眠患者而言，客观睡眠时间短的失眠表型一直与应激系统激活、更多的躯体共病、独特的心理特征以及长期预后不良有关[83-84]。关于治疗反应的回顾性研究结果不一，一些研究报告称，客观睡眠时间短的失眠患者对认知行为疗法的反应较客观睡眠时间正常者差[86-87]，而其他研究则显示这两种表型在治疗反应方面没有差异[88-90]。因此，未来亟需采用前瞻性试验设计进行研究，以阐明客观睡眠时间短对失眠症的诊断价值，并为这一表型的治疗提供参考。

未来的研究还将采用多策略、数据驱动的方法，结合各种数据来源（如自我评估、客观测量、生物标志物）来识别失眠的表型[83]。例如，一项使用临床评估和PSG 的研究确定了 3 种失眠亚型：①主观清醒度高，②轻度失眠，③与失眠相关困扰[91]。另一项研究使用大型普通人群数据集，纳入包括生活事件、生物标志物和治疗反应在内的多种变量，发现了 5 种失眠亚型：①因失眠问题感到高度痛苦，②中度痛苦但对奖赏敏感，③中度痛苦且对奖赏不敏感，④轻度痛苦但对生活事件呈高度反应性，⑤轻度痛苦且对生活事件呈轻度反应性[92]。这种自下而上利用大型数据集的方法可以为个性化的睡眠医学提供新思路。

随着研究级和市面销售的可穿戴设备的快速增长和普及，未来的研究还应明确该如何使用和解读这些工具来帮助临床上病例的概念化和指导治疗计划。例如，无线脑电检测设备可以自行佩戴并连续多晚使用，是临床上可行的尝试，可以提供更详细的数据，更好地描述失眠的特征和亚型，有助于个体化治疗和发病风险评估[93]。新技术还可以提供更多干预的切入点，如通知临床医生患者睡眠模式的变化，或通过自动算法向患者提供行为建议的反馈。随着新技术的出现，临床医生、睡眠研究人员和行业合作伙伴之间的合作将变得尤为重要，以确定何时以及如何使用这些工具来改善失眠的临床管理。

临床要点

失眠是最常见的睡眠-觉醒障碍。全面的临床评估应包括临床访谈、自评量表和睡眠日记，以明确失眠诊断，并描述夜间睡眠障碍、与睡眠障碍相关的日间困扰或功能受损、症状的时间模式以及与失眠相关的病因。

总结

失眠的临床评估应包括全面的临床访谈、睡眠日记和自评量表。临床医生能从中了解夜间睡眠障碍的特征，识别与睡眠障碍相关的日间困扰或功能受损，并确定这些症状的病程或时间模式。此外，还应评估导致、诱发或使得失眠症状持续的因素，包括不利于睡眠的认知和行为、昼夜节律偏好、与睡眠相关的觉醒以及合并的躯体或精神疾病。多导睡眠监测和体动记录仪并非失眠评估的常规方法，但在特殊人群中或在排除其他睡眠障碍时可能会有帮助。收集到的数据可用于案例构建和指导治疗计划。在治疗过程中应进行持续评估，监测治疗进展和潜在的副作用。市面销售的睡眠检测设备尚未得到临床验证，但在不久的将来可能会帮助优化失眠评估，实现睡眠医学的个性化诊疗。

参考文献和拓展阅读

请扫描书后二维码，获取参考文献和拓展阅读资源。

短睡眠时长的失眠与多维睡眠健康

Martica H. Hall, *Julio Fernandez-Mendoza*, *Christopher E. Kline*, *Marissa A. Evans*,
Alexandros N. Vgontzas

龚思怡 译 黄 蓓 荣润国 审校

章节亮点

- 睡眠本质上是一个多维度的生物行为过程。因而研究如何入睡最好从多维度的视角来进行。
- 与人体健康和功能相关的多维度睡眠方法的例子包括失眠伴随客观睡眠时长缩短（insomnia with objective short sleep duration，ISS）的表型（临床视角）和多维睡眠健康（multidimensional sleep health，MSH；公共卫生视角）。
- 从客观睡眠障碍的程度、病因、行为学与生物学因素对失眠的影响、临床特征、自然史以及与发病率和死亡率的关系（特别是对心脏代谢和大脑健康的不利影响）等方面来看，

ISS 表型观点认为失眠是一种异质性疾病。
- MSH 视角认为一般人群中的睡眠与生物行为过程（包括日间功能）密切相关。已有证据表明，睡眠的多个维度都与衡量心理及身体健康的重要指标相关。
- 此外，ISS 表型和 MSH 指标可能比单一指标（如失眠症状、睡眠时长或睡眠质量）更能预测不良健康事件。
- 采用多维度的途径来了解睡眠障碍（临床）和睡眠健康（人群），将有助于我们更好地预测与睡眠欠佳相关的不良健康事件，从而达成在临床环境中治疗，在普通人群中预防。

引言

睡眠从本质上来说是多维的。它可以从睡眠时长、连续性、深度、结构、时间、规律性和主观质量等多个方面进行描述。例如，两个人可能报告相同严重程度的失眠症状，但在客观入睡时间、清醒时间或在床上的睡眠时间却不同。此外，两个人的睡眠持续时间可能相同，但入睡时间或在床上的清醒时间却有所不同。同样地，即使获得相同的睡眠时间，个体在慢波睡眠或快速眼动睡眠时间的比例上也可能不同，因此尽管睡眠持续时间相同，但睡眠结构却可能不同。睡眠的这些多维度特征可能在个体本身以及个体之间整个夜晚之内或多个夜晚之间存在差异。

尽管描述睡眠的变量很多，其中许多变量可以通过自我报告、行为和（或）生理学的方式进行测量，但研究往往侧重于单个变量（如自我报告的睡眠时间）或变量类别（如睡眠连续性、结构等）。然而，这些方法都没有考虑到睡眠的多维特性，对多种个体睡眠特征的评估也没有考虑到其潜在的相互作用。直到最近几年，睡眠研究人员才开始使用多维度、途径来更好地理解睡眠的整体性和影响，这一概念被称为

"睡眠健康"。

本章重点介绍睡眠和昼夜节律研究所衍生出的两种概念方法：失眠伴随客观睡眠时长缩短（insomnia with objective short sleep duration，ISS）的表型和多维睡眠健康（multidimensional sleep health，MSH）的概念。ISS 表型采用多维临床方法，通过自我报告（即失眠症状）和客观测量（即睡眠时间）两个维度，了解失眠的病因、病理生理学、临床特征和自然病程及其对健康和功能的影响。MSH 概念从公共卫生视角出发，主要依靠自我报告（即睡眠的规律性、满意度、警觉度、时间安排、效率和持续时间）来描述和评估睡眠和节律对普通人群健康重要性。MSH 观点认为睡眠与生物行为节律（即昼夜节律，包括日间功能，紧密相连），因此是对更注重临床和客观特征的 ISS 表型的补充。上述每种方法都增进了我们对睡眠和生物节律的了解（我们为何需要睡眠以及如何获得更好的睡眠）。最重要的是，这些方法也增进了我们对失眠与不良健康结局关联性的了解。

客观睡眠时间短的失眠表型

失眠和睡眠时间短是两种非常普遍的睡眠问题，

与多种身心健康问题相关。这些睡眠问题表现出各自的特征；失眠主要特征为入睡困难和（或）难以维持睡眠导致的睡眠不满意，而睡眠时间短则是指睡眠时间受限和不足，可能是自愿的（行为）或由潜在的（生物）因素引起的。因此，这些睡眠特征历来是被单独评估的。

近期的研究考虑了失眠和睡眠时间短对健康的协同影响。其中许多研究发现，相比于单独存在失眠或睡眠时间短，或者两种睡眠问题都不存在的情况[1-2]，同时存在这两种睡眠问题会增加健康风险。这种睡眠问题的聚集现象最近被称为"客观睡眠时间短的失眠症（ISS）表型"，它强调了在理解与失眠相关的病理生理学、临床特征和不良健康风险后，考虑睡眠质量、持续时间等方面的临床重要性。在本节中，我们将对 ISS 表型进行定义，讨论它在研究中的运用，并总结其与身体健康、心理健康和死亡率的关联，以及其对治疗反应潜在影响的新兴文献。

客观睡眠时间短的失眠表型的定义、评估及临床特征

虽然当时仍未被称为 ISS 表型，但对这一系列睡眠问题的研究最早出现在 20 世纪 90 年代末。在这些研究中，研究人员发现，与睡眠良好的人相比，睡眠质量差［例如，多导睡眠监测（polysomnography，PSG）睡眠效率＜ 85%］的年轻人失眠特征明显，表现出更严重的自主神经功能紊乱（如儿茶酚胺水平）和下丘脑-垂体-肾上腺（hypothalamic-pituitary-adrenal，HPA）轴的过度活跃（如皮质醇水平），且与客观睡眠障碍程度呈正相关[3-5]。正如表 94.1 所示，以前的研究主要集中在睡眠质量差的"主观"与"客观"之间的关系上，而没有锚定一个可预测失眠对健康影响的客观睡眠维度。

因此，直到 2013 年，当 Vgontzas 及其同事[1]发表了一篇相关综述，才首次提出了 ISS 表型，并提出客观的睡眠时间短可以作为失眠症生物学严重程度的指标[1]。他们将 ISS 表型描述为生理功能高度激活的一种障碍（即自主神经、神经内分泌、免疫和中枢激活增强），具有慢性持续的病程，与心血管、代谢、神经认知和精神疾病有关[1]。相反，客观睡眠时间正常的失眠症（insomnia with objective normal sleep duration，INS）表型的特点是认知-情感障碍和伴随的皮质激活，更有可能缓解，并与睡眠状态错觉 (sleep state misperception) 和精神疾病相关[1]，这种表型将包括以前被称为主观的、睡眠状态错觉或矛盾性失眠症的病例[6]。这种表型划分与 Bonnet 和 Arand[7]早期提出的观点一致，即失眠症患者的觉醒度［即多

次睡眠潜伏时间试验（Multiple Sleep Latency Test，MSLT）］和自主神经［如心率变异性（heart rate variability，HRV）］的改变支持了客观测量的睡眠能力是睡眠驱动力和中枢神经系统觉醒水平综合作用的结果这一论点，这一发现强调了觉醒状态的双重性质，既有即时、动态的成分，也蕴含了个体固有的特质成分。虽然最初支持这些表型的研究大部分来自 Vgontzas 及其同事，他们使用了宾州州立大学成人队列（Penn State Adult Cohort，PSAC）的数据，但其他研究团队后续也支持了这种多维度的失眠表型研究形式在临床上的重要性。

在 PSAC 中，研究人员采用了多维度的方法，通过自我报告来界定是否存在正常睡眠（即无睡眠问题）、睡眠不佳（即中度至重度失眠症状）和慢性（即病程≥ 1 年）的失眠症状，而通过单晚实验室 PSG（8 h 的标准睡眠时长）定义了客观睡眠时间短（即睡眠效率＜ 75%，相当于＜ 6 h 的睡眠）[1]。在其他研究中，失眠的考量方法有所不同，范围从自我报告的睡眠质量差（即失眠症状）到符合失眠障碍的诊断标准（即症状伴有日间功能障碍、足够的频率和长期性）；由于有关这一表型的研究大多来自大规模流行病学研究，因此这些研究在诊断慢性失眠症患者方面往往能力有限。少于 6 h 的阈值在其他研究小组的 ISS 表型考量中被广泛采用。作为客观评估睡眠的金标准，PSG 被推荐作为分类失眠病例中睡眠时间短的最佳方法，并因此成为评估该障碍所带来的健康风险的指标[8]。然而，PSG 价格昂贵、不实用，并且通常受限于单次评估。许多研究都使用 PSG 的替代方法如体动记录仪（actigraphy，ACT）或自我报告进行评估，因为它们具有可扩展性，并能够在个体习惯的环境中连续多夜评估睡眠。

目前，关于 ISS 表型评估问题的相关研究较少。Rosa 和 Bonnet[9]以及 Castro 及其同事[10]已经证明，自我报告的失眠症状对 PSG 诊断的睡眠障碍的预测能力较差，这突显了这两个睡眠维度之间的相关性较低以及失眠自我报告的异质性。其他证据表明，PSG 评估为 ISS 表型提供了独特的特征。一项在 PSAC 进行的研究表明，ISS 和 INS 表型报告的日常或实验室主观睡眠时间相似，这在准确区分这两种表型方面并不理想[11]。此外，研究还发现，INS 表型的"睡眠状态错觉"（即对 PSG 反映的睡眠时间低估＞ 1 h）明显多于 ISS 表型，后者对睡眠时间的估计相对准确或过高[11]，这一发现验证了早期睡眠状态错觉研究中的"主观"和"客观"性失眠[6]。在一项对符合失眠诊断标准成年人的研究中，Erwin 及其同事[12]观察到在使用单次 PSG 测量的睡眠时间（＜ 6 h）与

研究设计	样本［男性，年龄（岁）］	定义（自我报告＋客观指标）	结局
表 94.1　基于客观睡眠指标的失眠表型与过度激活生物标志物的关联研究			
			警觉度
Sugerman 等，1985[17]（Cross-sectional）	24（25%，21－55）	良好睡眠 失眠＋PSG 标准（主观）[a] 失眠＋PSG 标准（客观）[a]	Ref. ↓ MSLT ← MSLT
Stepanski 等，1988[18]（Cross-sectional）	115（59%，48.1±12.6）	良好睡眠 睡眠不佳＋PSG 示睡眠时长较短	Ref. ↑ MSLT
Bonnet 等，1995[19]（Cross-sectional）	20（N/A，18－50）	良好睡眠 失眠＋PSG 示睡眠效率＜85%	Ref. ↑ MSLT
Bonnet 等，1997[20]（Cross-sectional）	18（78%，18－50）	良好睡眠 失眠＋PSG 标准（睡眠状态错觉）[b]	Ref. ← MSLT
Dorsey 等，1997[21]（Cross-sectional）	31（55%，18－25）	良好睡眠 睡眠不佳＋PSG 标准（主观）[c] 睡眠不佳＋PSG 标准（客观）[c]	Ref. ← MSLT ↑ MSLT
Roehrs 等，2011[22]（Cross-sectional）	150（46%，22－70）	良好睡眠 失眠＋PSG 示睡眠效率＜85% 失眠＋PSG 示睡眠效率＜85%＋MSLT 睡眠潜伏期＜10 min 失眠＋PSG 睡眠效率＜85%＋MSLT 睡眠潜伏期＞16 min	↑ MSLT ↓ PSG 所示睡眠时长
Li 等，2015[23]（Cross-sectional）	315（33%，40.0±10.2）	良好睡眠＋MSLT 睡眠起始＜14 min 失眠＋MSLT 睡眠起始＜14 min 失眠＋MSLT 睡眠起始＞14 min 失眠＋MSLT 睡眠起始＞17 min	← PSG 所示睡眠时长 ↓ PSG 所示睡眠时长 ↓ PSG 所示睡眠时长
			自主神经
Bonnet 等，1995[19]（Cross-sectional）	20（N/A，18－50）	良好睡眠 失眠＋PSG 示睡眠效率＜85%	Ref. ↑代谢率
Bonnet 等，1997[20]（Cross-sectional）	18（78%，18－50）	良好睡眠 失眠＋PSG 标准（睡眠状态错觉）[b]	Ref. ↓代谢率
Bonnet 等，1998[5]（Cross-sectional）	24（N/A，18－50）	良好睡眠 失眠＋PSG 示睡眠效率＜85%	Ref. ↓ HRV
Spiegelhalder 等，2011[24]（Cross-sectional）	104（38%，39.5±11.8）	良好睡眠 失眠＋PSG 示睡眠效率＞85% 失眠＋PSG 示睡眠效率＜85%	Ref. ← HRV ↓ HRV
Bonnet 等，2014[25]（Cross-sectional）	19（N/A，18－50）	失眠＋PSG 标准（睡眠状态错觉）[b] 失眠＋PSG 示睡眠效率＜85%	Ref. ↑代谢率
Miller 等，2016[26]（Cross-sectional）	96（36%，23－75）	良好睡眠 失眠＋PSG 分类Ⅰ（INS）[d] 失眠＋PSG 分类Ⅱ（ISS）[d]	Ref. ← HRV ↓ HRV
Castro-Diehl 等，2016[27]（Cross-sectional）	527（46%，68.3±8.8）	良好睡眠＋ACT 示睡眠时长＞7 h 睡眠不佳＋ACT 示睡眠时长＞7 h 睡眠不佳＋ACT 示睡眠时长＜7 h	Ref. ← HRV ↓ HRV
Huang 等，2018[28]（Cross-sectional）	1047（39%，43.0 中位数）	睡眠不佳＋PSG 示睡眠时长＞5.5 h 睡眠不佳＋PSG 示睡眠时长＜5.5 h	Ref. ↑ HR
Jarrin 等，2018[14]（Cross-sectional）	180（37%，49.9±11.3）	失眠＋PSG 示睡眠时长＞6 h 失眠＋PSG 示睡眠时长＜6 h	Ref. ↓ HRV

表 94.1　基于客观睡眠指标的失眠表型与过度激活生物标志物的关联研究（续表）

研究设计	样本［男性，年龄（岁）］	定义（自我报告＋客观指标）	结局
			神经内分泌
Vgontzas 等，2001[4]（Cross-sectional）	24（62%，29.4±6.8）	良好睡眠 失眠＋PSG 示睡眠效率＞70% 失眠＋PSG 示睡眠效率＜70%	Ref. ← 24 h 皮质醇 ↑ 24 h 皮质醇
Fernandez-Mendoza 等，2014[29]（Cross-sectional）	327（46%，5－12）	良好睡眠＋PSG 示睡眠时长＞7.7 h 睡眠不佳＋PSG 示睡眠时长＞7.7 h 睡眠不佳＋PSG 示睡眠时长＜7.7 h	Ref. ← a.m./p.m. 皮质醇 ↑ a.m./p.m 皮质醇
D'Aurea 等，2015[30]（Cross-sectional）	30（17%，30－55）	失眠＋PSG 示睡眠时长＞5 h 失眠＋PSG 示睡眠时长＜5 h	Ref. ← a.m. 皮质醇
Castro-Diehl 等，2015[31]（Cross-sectional）	600（47%，69.1±9.0）	良好睡眠＋ACT 示睡眠时长＞6 h 失眠＋ACT 示睡眠时长＞6 h 失眠＋ACT 示睡眠时长＜6 h	Ref. ← CAR ↓ CAR
Castro-Diehl 等，2016[27]（Cross-sectional）	527（46%，68.3±8.8）	良好睡眠＋ACT 示睡眠时长＞7 h 睡眠不佳＋ACT 示睡眠时长＞7 h 睡眠不佳＋ACT 示睡眠时长＜7 h	Ref. ← alpha 淀粉酶 ↑ alpha 淀粉酶
Mohammadi 等，2018[32]（Cross-sectional）	53（60%，14±62）	良好睡眠 失眠＋PSG 标准（矛盾性的）e 失眠＋PSG 标准（心理生理的）e	Ref. ↑ a.m. 皮质醇 ← a.m. 皮质醇
			免疫
Vgontzas 等，2002[33]（Cross-sectional）	22（64%，29.4±6.6）	良好睡眠 失眠＋PSG 示睡眠效率＜80%	Ref. ↑ IL-6 转变
Fernandez-Mendoza 等，2017[34]（Cross-sectional）	378（54%，12±23）	良好睡眠＋PSG 示睡眠时长＞7 h 睡眠不佳＋PSG 示睡眠时长＞7 h 睡眠不佳＋PSG 示睡眠时长＜7 h	Ref. ← CRP ↑ CRP
Tempaku 等，2018[35]（Cross-sectional）	925（45%，48.1±19.8）	良好睡眠＋PSG 示睡眠时长＞6 h 睡眠不佳＋PSG 示睡眠时长＞6 h 睡眠不佳＋PSG 示睡眠时长＜6 h 失眠＋PSG 示睡眠时长＞6 h 失眠＋PSG 示睡眠时长＜6 h	Ref. ← 端粒酶长度 ← 端粒酶长度 ← 端粒酶长度 ↓ 白细胞端粒酶长度
			皮质
Krystal 等，2002[36]（Cross-sectional）	50（38%，54.4±10.5）	良好睡眠 失眠＋PSG 标准（主观）f 失眠＋PSG 标准（客观）f	Ref. ↓ δ，↑ σ/β 功率 ↑ σ 功率
Parrino 等，2009[37]（Cross-sectional）	40（20%，45.0±8.0）	良好睡眠 失眠＋PSG 标准（矛盾性的）g	Ref. ↑ CAP/A2 率
Turcotte 等，2011[38]（Cross-sectional）	78（38%，25－55）	良好睡眠 失眠＋PSG 标准（矛盾性的）e 失眠＋PSG 标准（心理生理的）e	Ref. ↑ N1/P2/ 注意 ↓ N1/P2/ 抑制
St-Jean 等，2012[39]（Cross-sectional）	67（40%，25－55）	良好睡眠 失眠＋PSG 标准（矛盾性的）e 失眠＋PSG 标准（心理生理的）e	Ref. ↓ L/ ↑ R 前额叶激活 ↑ R 顶叶激活
Spiegelhalder 等，2012[40]（Cross-sectional）	54（37%，47.1±6.0）	良好睡眠 失眠＋PSG 标准（主观）f 失眠＋PSG 标准（客观）f	Ref. ← δ/σ/β 功率

表 94.1 基于客观睡眠指标的失眠表型与过度激活生物标志物的关联研究（续表）

研究设计	样本［男性，年龄（岁）］	定义（自我报告＋客观指标）	结局
Bastien 等，2013[41]（Cross-sectional）	88（37%，25－55）	良好睡眠 失眠＋PSG 标准（矛盾性的）e 失眠＋PSG 标准（心理生理的）e	Ref. ↑ N1/ ↑ P2 幅度 ↑ N1 幅度
St-Jean 等，2013[42]（Cross-sectional）	67（40%，25－55）	良好睡眠 失眠＋PSG 标准（矛盾性的）e 失眠＋PSG 标准（心理生理的）e	Ref. ↓ δ 功率
Chouvarda 等，2013[43]（Cross-sectional）	30（33%，37.9±N/A）	良好睡眠 失眠＋PSG 标准（矛盾性的）e 失眠＋PSG 标准（心理生理的）e	Ref. ↑ A3-B3/A1-B1 率 ↑ A3-B3 率
Pérusse 等，20154[44]（Cross-sectional）	113（42%，25－55）	良好睡眠 失眠＋PSG 标准（矛盾性的）e 失眠＋PSG 标准（心理生理的）e	Ref. ↑清醒时 REM 干扰
Normand 等，2016[45]（Cross-sectional）	70（36%，25－55）	良好睡眠 失眠＋PSG 标准（矛盾性的）e 失眠＋PSG 标准（心理生理的）e	Ref. ↓纺锤波长度 ←纺锤波长度
Fernandez-Mendoza 等，2016[46]（Cross-sectional）	44（36%，16.6±2.0）	良好睡眠 睡眠不佳＋PSG 示睡眠效率＞85% 睡眠不佳＋PSG 示睡眠效率＜85%	Ref. ↑ 睡眠潜伏期的 β 功率 ↑睡眠潜伏期的 β 功率 ↑ NREM 期的 β 功率

注：

a Sugerman 等[17]通过多导睡眠监测（PSG）确定了"主观"和"客观"亚组；"客观失眠"定义为 2 期睡眠的平均潜伏期＞30 min 或平均睡眠效率＜90%；否则，被归类为"主观失眠"。

b Bonnet 等[20]通过 PSG 标准确定了一个"睡眠状态错觉"亚组；睡眠状态错觉定义为 PSG 睡眠潜伏期＜30 min 和睡眠效率＞90%，对睡眠潜伏期的过高估计达到 100%，以及两个 PSG 夜晚的睡眠潜伏期估计≥20 min。

c Dorsey 等[21]使用 PSG 确定了主观和客观亚组；主观失眠的定义为自我报告的入睡潜伏期/PSG 入睡潜伏期比例＞1.5；如果主观潜伏期/PSG 潜伏期比例＜1.5，则被归类为客观失眠。

d Miller 等[15]通过 PSG 总睡眠时间、入睡潜伏期和睡眠中醒来后清醒时间的聚类分析确定了失眠亚组；失眠亚组分别命名为 ISS 和 INS，与其总睡眠时间低于 6 h 和高于 6 h 相对应。

e Mohammadi 等[32]、Turcotte 等[38]、St-Jean 等[39, 42]、Bastien 等[41]、Pérusse 等[44]和 Normand 等[45]通过 PSG 标准确定了"矛盾性"和（或）"心理生理学"亚组；矛盾性失眠的定义为 PSG 总睡眠时间＞6.5 h 和睡眠效率＞85%，主观和 PSG 总睡眠时间之间的差异＞60 min，或主观和 PSG 睡眠效率之间的差异＞15%，或频繁记录睡眠日志上的失眠夜晚；否则，被归类为心理生理学失眠。

f Krystal 等[36]和 Spiegelhalder 等[40]通过 PSG 确定了主观和客观亚组；主观失眠的定义为①总睡眠时间≥6.5 h，②年龄＜60 岁：总睡眠时间为 6.0～6.5 h，睡眠效率＞85%，或③年龄≥60 岁：总睡眠时间为 6.0～6.5 h，睡眠效率＞80%；否则，被归类为客观失眠。

g Parrino 等[37]和 Chouvarda 等[43]通过 PSG 标准确定了矛盾性和（或）心理生理学失眠亚组；矛盾性失眠的定义为 PSG 总睡眠时间＞6.5 h，PSG 入睡潜伏期＜30 min，主观与 PSG 之间的总睡眠时间低估≥120 min，以及对 PSG 入睡潜伏期的主观估计超过 PSG 的 20%；否则，被归类为心理生理学失眠。

h Mohammadi 等[32]包括青少年（14～62 岁）和 42% 的男性失眠者，而只包括成年人（26～59 岁）和 81% 的良好睡眠男性。

ACT，体动记录仪；ACTH，促肾上腺皮质激素；a.m.，上午；CAP，循环交替模式；CAR，皮质醇唤醒反应；CRP，C-反应蛋白；良好睡眠，无睡眠不良或失眠（即良好睡眠对照组）；HR，心率；HRV，心率变异性；IL-6，白细胞介素-6；INS，睡眠时长正常的失眠；失眠，根据诊断标准或有慢性失眠的主诉（即失眠障碍）；ISS，睡眠时间短的失眠；MR，代谢率；MSLT，多次睡眠潜伏时间试验；N/A，不可用；NREM，非快速眼动睡眠；睡眠不佳，入睡困难、睡眠维持困难、早醒和（或）非恢复性睡眠，通常为中度至重度或频繁发生（＞3 次/周），不具备慢性或诊断标准（即失眠症状）；p.m.，晚上；PSG，多导睡眠图；Ref.，用于比较的参考组；REM，快速眼动睡眠；SL，睡眠潜伏期；TST，总睡眠时间。

睡眠日记或 ACT 测量的日常睡眠时间（＜6 h）之间较差的一致性，这提示不同的测量方法可能需要不同的阈值来判定。此外，使用 PSG 和自我报告来描述成人失眠患者（主要表现为短睡眠时长）的研究表明，与 PSG 相比，自我报告睡眠时间少于 6 h 对健康造成的风险较小[13-15]。对于单次夜间睡眠是否足以定义睡眠时间短的问题，Gaines 及其同事[16]研

究了单夜 PSG（给予 8 h 的睡眠时长）来评估短期和长期的一致性。他们对成人在睡眠门诊连续评估 3 晚或相隔约 2.6 年再次进行睡眠评估，发现使用睡眠时间中位数对第一晚 PSG 的睡眠时间进行分类的一致性超过 70%[16]。综上所述，这些有限的文献表明，当使用相同的截断值（cut-offs）时，自我报告和 ACT 数据可能无法像 PSG 那样精确地识别睡眠时

间短，对于患有失眠症的个体来说，单次 PSG 足以刻画基于 PSG 评估的睡眠时间短，同时也需要后续验证性研究用更环保的、同样可靠的客观睡眠测量方法取代 PSG。

总体而言，人们已使用多种方法对 ISS 表型进行研究。除了最初使用 PSG 的研究之外，其他研究还考察了自我报告的睡眠质量差和睡眠时间短（通过主观报告或 ACT 评估）的综合影响。其中一些研究表明，与使用更有效考量失眠的方法和通过 PSG 评估的睡眠时间的研究相比，自我报告的睡眠不良[1]和睡眠时间[13]的精确性较低[2]。当研究健康风险时，后一个问题尤为重要。

客观睡眠时间短的失眠表型与身体健康

ISS 表型的一个重要特点是生理性过度兴奋状态，这一特征反映出压力系统在 24 h 内持续性地被激活，这会极大地影响稳定的睡眠能力[1]。如表 94.1 所示，大量的观察性研究发现，失眠和客观睡眠障碍的个体中过度兴奋指标更高［如 MSLT 增加、高皮质醇水平、HRV 降低、高频脑电（electroencephalography，EEG）活动增多等］[4-5, 17-48]。尽管其中大多数研究使用了 PSG 进行评估，但最近的 3 项 ACT 研究也报告了类似的发现[27, 31, 48]。ISS 表型中观察到的心脏自主功能障碍、HPA 轴调节失调和低度炎症被认为是连接该表型与心血管和代谢疾病风险增加的机制[1]。

如表 94.2 所示，同时存在失眠症状和睡眠时间短一直与罹患心血管疾病（cardiovascular disease，CVD）和 CVD 风险增加密切相关。在这些研究中，仅有失眠或仅有睡眠时间短的人，罹患 CVD 风险大大降低甚至不再有增高的风险。其中最一致的发现之一是 ISS 表型中罹患高血压（hypertension，HTN）风险增加[49]，这一发现得到了 11 个横断面研究的支持[13, 23, 28, 50-57]。在截至目前的唯一一项纵向队列研究中，Fernandez-Mendoza 等人[58]发现，在为期 7.5 年的随访期间，与睡眠良好者相比，ISS 表型罹患 HTN 的风险增加了 3.75 倍。值得注意的是，INS 表型［比值比（odds ratio，OR）为 0.85］和睡眠时间短的睡眠良好者（OR 为 0.88）与罹患 HTN 的风险增加无关[58]。只有一项运用 PSG 评估睡眠时间的横断面研究得出了相反的结果。在该研究中，与 INS 表型（28.5%）相比，ISS 表型与现患 HTN（43.5%）风险的增加没有关联或关联不一致（OR 分别为 0.80 和 1.82）[59]。

如表 94.2 所示，在 7 项研究中，ISS 表型还与代谢功能紊乱有关，包括葡萄糖代谢受损[60]和 2 型糖尿病（type 2 diabetes，T2D）的患病和[55, 61-64]和发病风险[65]。此外，两项基于实验室的小型研究发现，与 INS 表型相比，ISS 表型的成年人在代谢功能方面有所改变，其中一项研究表明 ISS 表型的人群空腹血糖水平升高[30]，另一项研究表明 ISS 表型的人群胰岛素敏感度升高（即空腹状态和口服葡萄糖刺激后胰岛素分泌较低）[66]。还有一项研究表明，ISS 表型的人更可能有影响代谢健康的饮食习惯[67]。然而，现有文献的 10 项研究中，有 4 项依赖于自我报告的睡眠时间[55, 61, 63-64]，另外 1 项研究依赖于 PSG 评估的睡眠时间，但未能揭示 ISS 表型与 T2D 患病率存在

表 94.2　基于客观睡眠指标的失眠表型与不良健康结果的相关性研究

研究设计	样本［男性，年龄（岁）］	定义（自我报告＋客观指标）	结局
			心血管健康
Vgontzas 等，2009[50]（Cross-sectional）	1741（48%，20－88）	良好睡眠＋PSG 示睡眠时长＞6 h	Ref.
		睡眠不佳＋PSG 示睡眠时长＞6 h	OR = 0.79 HTN
		失眠＋PSG 示睡眠时长＞6 h	OR = 1.31 HTN
		睡眠不佳＋PSG 示睡眠时长在 5～6 h	OR = 1.48 HTN
		失眠＋PSG 示睡眠时长在 5～6 h	OR = 3.53ᵃ HTN
		睡眠不佳＋PSG 示睡眠时长＜5 h	OR = 2.43ᵃ HTN
		失眠＋PSG 示睡眠时长＜5 h	OR = 5.12ᵃ HTN
Fernandez-Mendoza 等，2012[58]（Longitudinal，7.5-yr follow-up）	786（49%，20～84）	良好睡眠＋PSG 示睡眠时长＞6 h	Ref.
		睡眠不佳＋PSG 示睡眠时长＞6 h	OR = 0.50ᵃ HTN
		失眠＋PSG 示睡眠时长＞6 h	OR = 0.85 HTN
		睡眠不佳＋PSG 示睡眠时长＜6 h	OR = 1.34 HTN
		失眠＋PSG 示睡眠时长＜6 h	OR = 3.75ᵃ HTN
Nakazaki 等，2012[56]（Cross-sectional）	86（29%，73.6±4.9）	良好睡眠＋ACT 示睡眠时长＞5 h	Ref.
		失眠或 ACT 示睡眠时长＜5 h	↑ CIMT
		失眠＋ACT 示睡眠时长＜5 h	↑ CIMT，CPS

表 94.2　基于客观睡眠指标的失眠表型与不良健康结果的相关性研究（续表）

研究设计	样本［男性，年龄（岁）］	定义（自我报告＋客观指标）	结局
Li 等，2015[23]（Cross-sectional）	315（33%，40.0±10.2）	良好睡眠＋MSLT 示入睡时间＜14 min	Ref.
		失眠＋MSLT 示入睡时间＜14 min	OR＝1.17 HTN
		失眠＋MSLT 示入睡时间＞14 min	OR＝3.27ᵃ HTN
		失眠＋MSLT 示入睡时间＞17 min	OR＝4.33ᵃ HTN
Bathgate 等，2016[13]（Cross-sectional）	255（35%，46.2±13.7）	失眠＋PSG-1 示睡眠时长＞6 h	Ref.
		失眠＋PSG-1 示睡眠时长＜6 h	OR＝3.33ᵃ HTN
		失眠＋PSG 示睡眠时长＞6 h	Ref.
		失眠＋PSG 示睡眠时长＜6 h	OR＝3.5ᵃ HTN
Johann 等，2017[59]（Cross-sectional）	328（38%，44.3±12.2）	失眠＋PSG-1 示睡眠时长＞6 h	Ref.
		失眠＋PSG-1 示睡眠时长＜6 h	OR＝0.80 HTN
		失眠＋PSG-2 示睡眠时长＞6 h	Ref.
		失眠＋PSG-2 示睡眠时长＜6 h	OR＝1.82 HTN
Bertisch 等，2018[15]（Longitudinal，11.4 year follow-up）	4994（47%，64.0±11.1）	良好睡眠＋PSG 示睡眠时长＞6 h	Ref.
		睡眠不佳或失眠＋PSG 示睡眠时长＞6 h	HR＝0.99 CVD
		睡眠不佳或失眠＋PSG 示睡眠时长＜6 h	HR＝1.29ᵃ CVD
Fernandez-Mendoza 等，2018[70]（Cross-sectional）	1741（48%，20～88）	良好睡眠＋PSG 示睡眠时长＞6 h	Ref.
		睡眠不佳或失眠＋PSG 示睡眠时长＞6 h	OR＝1.33 CVD
		睡眠不佳或失眠＋PSG 示睡眠时长＜6 h	OR＝1.85ᵃ CVD
Huang 等，2018[28]（Cross-sectional）	1047（39%，43 median）	睡眠不佳＋PSG 示睡眠时长＞5.5 h	16.6% HTN
		睡眠不佳＋PSG 示睡眠时长＜5.5 h	27.5%a HTN
Hein 等，2019[57]（Cross-sectional）	1272（53%，44.9±12.3）	失眠＋PSH 示睡眠片段化＜18 h	Ref.
		失眠＋PSH 示睡眠片段化＞18 h	OR＝1.59ᵃ HTN
		失眠＋PSG 示睡眠效率＞85%	Ref.
		失眠＋PSG 示睡眠效率在 65%～85%	OR＝0.92 HTN
		失眠＋PSG 示睡眠效率＜65%	OR＝1.57ᵃ HTN
		失眠＋PSG 示睡眠时长＞7 h	Ref.
		失眠＋PSG 示睡眠时长在 5～7 h	OR＝0.89 HTN
		失眠＋PSG 示睡眠时长＜5 h	OR＝1.91ᵃ HTN
Hein 等，2019[54]（Cross-sectional）	703（45%，45.0±12.3）	失眠和 MDD＋PSG 示睡眠效率＞85%	Ref.
		失眠和 MDD＋PSG 示睡眠效率＞70%～85%	OR＝1.15 HTN
		失眠和 MDD＋PSG 示睡眠效率＜70%	OR＝2.19ᵃ HTN
			代谢健康
Vgontzas 等，2009[61]（Cross-sectional）	1，41（48%，20～88）	良好睡眠＋PSG 示睡眠时长＞6 h	Ref.
		睡眠不佳＋PSG 示睡眠时长＞6 h	OR＝1.52 T2D
		失眠＋PSG 示睡眠时长＞6 h	OR＝1.10 T2D
		睡眠不佳＋PSG 示睡眠时长在 5～6 h	OR＝1.55 T2D
		失眠＋PSG 示睡眠时长在 5～6 h	OR＝2.07 T2D
		睡眠不佳＋PSG 示睡眠时长＜5 h	OR＝1.06 T2D
		失眠＋PSG 示睡眠时长＜5 h	OR＝2.95ᵃ T2D
Vasisht 等，2013[66]（Cross-sectional）	28（39%，48.0±9.0）	失眠＋PSG 示睡眠时长＞6 h	Ref.
		失眠＋PSG 示睡眠时长＜6 h	↑胰岛素敏感度
D'Aurea 等，2015[30]（Cross-sectional）	30（17%，30～55）	失眠＋PSG 示睡眠时长＞5 h	Ref.
		失眠＋PSG 示睡眠时长＜5 h	↑空腹血糖
Johann 等，2017[59]（Cross-sectional）	328（38%，44.3±12.2）	失眠＋PSG-1 示睡眠时长＞6 h	Ref.
		失眠＋PSG-1 示睡眠时长＜6 h	OR＝1.39 T2D
		失眠＋PSG-2 示睡眠时长＞6 h	Ref.
		失眠＋PSG-2 示睡眠时长＜6 h	OR＝2.30 T2D

表 94.2　基于客观睡眠指标的失眠表型与不良健康结果的相关性研究（续表）

研究设计	样本 [男性，年龄（岁）]	定义（自我报告 + 客观指标）	结局
Hein 等，2018[62]（Cross-sectional）	1311（53%，45.1±12.4）	失眠 + PSG 示睡眠时长 > 8 h 失眠 + PSG 示睡眠时长在 6.5-8 h 失眠 + PSG 示睡眠时长 < 6.5 h	Ref. OR = 1.11 T2D OR = 1.81[a] T2D
Castro-Diehl 等，2018[67]（Cross-sectional）	2007（46%，45 ～ 84）	良好睡眠 + ACT 示睡眠时长 > 6 h 睡眠不佳 + ACT 示睡眠时长 > 6 h 睡眠不佳 + ACT 示睡眠时长 < 6 h	Ref. ←充足的饮食 ↓充足的饮食
			脑健康
Bonnet 等，1995[19]（Cross-sectional）	20（N/A，18 ～ 50）	良好睡眠 失眠 + PSG 示睡眠效率 < 85%	Ref. ↓认知水平
Bonnet 等，1997[20]（Cross-sectional）	18（78%，18 ～ 50）	良好睡眠 失眠 + PSG 标准（睡眠状态错觉）[b]	Ref. ←认知水平
Fernandez-Mendoza 等，2010[76]（Cross-sectional）	678（40%，50.4±11.5）	良好睡眠 + PSG 示睡眠时长 > 6 h 失眠 + PSG 示睡眠时长 > 6 h 失眠 + PSG 示睡眠时长 < 6 h	Ref. ←认知水平 ↓认知水平
Edinger 等，2013[77]（Cross-sectional）	184（48%，20 ～ 79）	良好睡眠 失眠 + MSLT 示入睡时间 < 8 min 失眠 + MSLT 示入睡时间 > 8 min	Ref. ←认知水平 ↓认知水平
Miller 等，2016[26]（Cross-sectional）	96（36%，23 ～ 75）	失眠 + PSG 分类 I（INS）c 失眠 + PSG 分类 II（ISS）[c]	Ref. ↓认知水平
Biddle 等，2017[78]（Cross-sectional）	74（100%，50 ～ 75）	失眠和 MDD + ACT 示睡眠效率 > 80% 失眠和 MDD + ACT 示睡眠效率 < 80%	Ref. ↓认知水平
Miller 等，2017[79]（Cross-sectional）	47（32%，23 ～ 56）	良好睡眠 失眠 + PSG 分类 I（INS）C 失眠 + PSG 分类 II（ISS）C	Ref. ←代谢物水平 ↓代谢物水平
Khassawneh 等，2018[80]（Cross-sectional）	89（29%，35.1±12.8）	良好睡眠 失眠 + PSG 示睡眠时长 > 6 h 失眠 + PSG 示睡眠时长 < 6 h	Ref. ←认知水平 ↓认知水平
Fan 等，2019[81]（Cross-sectional）	86（39%，46.4±8.5）	良好睡眠 失眠 + PSG 示睡眠时长 > 6 h 失眠 + PSG 示睡眠时长 < 6 h	Ref. ←认知水平 /BDNF ↓认知水平 /BDNF
Fernandez-Mendoza 等，2019[82]（Cross-sectional）	1741（48%，20 ～ 88）	良好睡眠 + PSG 示睡眠时长 > 6 h 睡眠不佳 + PSG 示睡眠时长 > 6 h 失眠 + PSG 示睡眠时长 > 6 h 睡眠不佳 + PSG 示睡眠时长 < 6 h 失眠 + PSG 示睡眠时长 < 6 h	Ref. OR = 0.46 CI OR = 0.66 CI OR = 2.26[a] CI OR = 2.65[a] CI
			行为健康
Bonnet 等，1995[19]（Cross-sectional）	20（N/A，18 ～ 50）	良好睡眠 失眠 + PSG 示睡眠效率 < 85%	Ref. ↑紧张 / 抑郁
Bonnet 等，1997[20]（Cross-sectional）	18（78%，18 ～ 50）	良好睡眠 失眠 + PSG 标准（睡眠状态错觉）[b]	Ref. ↑焦虑 / 思维反刍
Dorsey 等，1997[21]（Cross-sectional）	31（55%，18 ～ 25）	良好睡眠 睡眠不佳 + PSG 标准（主观）[d] 睡眠不佳 + PSG 标准（客观）[d]	Ref. ↑神经质 ↑内向性

表 94.2　基于客观睡眠指标的失眠表型与不良健康结果的相关性研究（续表）

研究设计	样本［男性，年龄（岁）］	定义（自我报告＋客观指标）	结局
			心血管健康
Edinger 等，2000[87]（Cross-sectional）	125（50%，40～79）	良好睡眠＋PSG 标准（主观）	↓焦虑，信念，↑情绪
		良好睡眠＋PSG 标准（客观）	Ref.
		失眠＋PSG 标准（主观）e	↑焦虑，信念，↓情绪
		失眠＋PSG 标准（客观）e	Ref.
Fernandez-Mendoza 等，2011[88]（Cross-sectional）	866（52%，20～88）	良好睡眠＋PSG 示睡眠时长＞6 h	Ref.
		失眠＋PSG 示睡眠时长＞6 h	↑焦虑 / 反刍
		失眠＋PSG 示睡眠时长＜6 h	↓应对技能
			↑抑郁 / 躯体症状
Fernandez-Mendoza 等，2015[89]（Longitudinal, 7.5 year follow-up）	1137（52%，20～88）	良好睡眠＋PSG 示睡眠时长＞6 h	Ref.
		睡眠不佳＋PSG 示睡眠时长＞6 h	OR = 1.80, a 1.33 MDD
		失眠＋PSG 示睡眠时长＞6 h	OR = 1.80, a 1.00 MDD
		睡眠不佳＋PSG 示睡眠时长＜6 h	OR = 1.82, a 1.59 MDD
		失眠＋PSG 示睡眠时长＜6 h	OR = 2.81, a 2.20a MDD
Fernandez-Mendoza 等，2016[90]（Cross-sectional）	397（58%，12～23）	良好睡眠＋PSG 示睡眠时长＞7 h	Ref.
		睡眠不佳＋PSG 示睡眠时长＞7 h	↑外显化的
		睡眠不佳＋PSG 示睡眠时长＜7 h	↑内显化的
Calhoun 等，2017[91]（Cross-sectional）	700（46%，5～12）	良好睡眠＋PSG 示睡眠时长＞7.7 h	Ref.
		睡眠不佳＋PSG 示睡眠时长＞7.7 h	↑外显化的
		睡眠不佳＋PSG 示睡眠时长＜7.7 h	↑内显化的
			死亡率
Vgontzas 等，2010[95]（Longitudinal, 12-yr follow-up）	1741（48%，20～88）	无失眠＋PSG 示睡眠时长＞6 h	Ref.
		失眠＋PSG 示睡眠时长＞6 h	OR = 1.10 women
		失眠＋PSG 示睡眠时长＜6 h	OR = 0.36 women
		无失眠＋PSG 示睡眠时长＞6 h	Ref.
		失眠＋PSG 示睡眠时长＞6 h	OR = 0.74 men
		失眠＋PSG 示睡眠时长＜6 h	OR = 4.00a men
Bertisch 等，2018[16]（Longitudinal, 11.4-yr follow-up）	4994（47%，64.0±11.1）	良好睡眠＋PSG 示睡眠时长＞6 h	Ref.
		睡眠不佳＋PSG 示睡眠时长＞6 h	HR = 0.99
		睡眠不佳＋PSG 示睡眠时长＜6 h	HR = 1.07
		失眠＋PSG 示睡眠时长＜6 h	

注：

a 点估计的 P 值＜0.05。

b Bonnet 等[20]利用多导睡眠监测标准识别了"睡眠状态错觉"亚组；睡眠状态错觉的定义是入睡潜伏期＜30 min、睡眠效率＞90%、睡眠潜伏期的估计超过实际的 100% 以上，并且两晚多导睡眠监测中的睡眠潜伏期估计为 20 min 或更多。

c Miller 等[26. 79]利用多导睡眠监测的总睡眠时间、入睡潜伏期和睡眠后清醒时间对失眠亚组进行了聚类分析；失眠亚组根据总睡眠时间低于 6 h 和高于 6 h 来命名为 ISS 和 INS。

d Dorsey 等[20]利用多导睡眠监测识别了"主观"和"客观"亚组；如果自我报告的入睡潜伏期与 2 期睡眠的入睡潜伏期之比大于 1.5，则定义为主观失眠；否则，如果主观潜伏期 / 客观潜伏期的比值小于 1.5，则被归类为客观失眠。

e Edinger 等[87]利用多导睡眠监测识别了主观和客观亚组；如果满足以下条件之一，则定义为主观失眠：①总睡眠时间 ≥ 6.5 h，②年龄 ＜ 60 岁：总睡眠时间 6.0～6.5 h 且睡眠效率＞85%，或者③年龄 ≥ 60 岁：总睡眠时间 6.0～6.5 h 且睡眠效率＞80%；否则，被归类为客观失眠。

ACT，体动记录仪；BDNF，神经营养因子衍生物；CI，认知功能障碍；CIMT，颈动脉内中膜厚度；CPS，颈动脉斑块评分；CVD，心血管疾病，此处指横断面和纵向研究中的患有或发生心血管疾病；良好睡眠，没有睡眠不良或失眠（即良好的睡眠对照组）；HR，风险比；HTN，高血压，此处指横断面和纵向研究中的患有或发生高血压；失眠，根据诊断标准或有慢性失眠的主诉（即失眠症）；MDD，重度抑郁症，此处指横断面和纵向研究中的患有或发生重度抑郁症；MSLT，多次睡眠潜伏时间试验；OR，比值比；睡眠不佳，入睡困难、睡眠维持困难、早醒和（或）非恢复性睡眠，通常为中度到重度或频繁（＞3 次 / 周），没有慢性化或诊断标准（即失眠症状）；PSG，多导睡眠监测；PSG-1，第一晚多导睡眠监测；PSG-2，第二晚多导睡眠监测；Ref.，用于比较的参考组；T2D，横断面和纵向研究中的患有或发生 2 型糖尿病；TST，总睡眠时间。

显著关联（OR 为 2.30）[59]。

另一组将 ISS 表型与心脑血管疾病关联起来的证据来自于 10 项研究，这些研究显示，在失眠和睡眠时间短的共同作用下，心脑血管疾病[15, 56, 68-75]（包括动脉粥样硬化、心肌梗死和冠心病）的发病率或发病风险增高。然而，其中 8 项研究依赖于自我报告的睡眠时间，并且有 2 项研究结果不一致[74-75]。Bertisch 及其同事[15]进行了一项纵向队列研究，利用 PSG 确定了 ISS 表型与心血管疾病事件的关系，他们分析了睡眠心脏健康研究（Sleep Heart Health Study）的数据，发现 ISS 表型（而非 INS 表型）的心脑血管疾病发生风险增加了 29%（表 94.2）[15]。最后，最近的研究提示 ISS 表型可能通过加速细胞衰老从而增加年龄相关的疾病风险。在一项 925 位成年人参加的横断面研究中，ISS 表型的人白细胞端粒长度较短的概率约为正常睡眠时间的良好睡眠者的 4.2 倍[35]，这一发现与先前文献中报告的免疫变化一致（表 94.1）。

总体而言，现有大部分研究表明，ISS 表型与罹患心血管和代谢相关疾病，尤其是与高血压、2 型糖尿病和心血管疾病的风险增加有关；而 INS 表型则不然。然而，许多大型队列研究已经探究了自我报告的睡眠不良（作为失眠的替代指标）和睡眠时间短（通过自我报告评估）对健康结果的综合影响。尽管这些研究报道了与这种自我报告的睡眠问题相关的显著健康风险，但这些研究的效应强度通常不大，并且比那些更严格地定义失眠（如慢性的失眠主诉或失眠障碍）和客观评估睡眠持续时间（如 PSG 或 ACT）*的研究相比，缺乏精确性，正如已经在三项研究中评估和展示的那样[13-15]。此外，由于缺乏客观测量指标，也无法充分控制通常与失眠表型常见共病的因素（如睡眠呼吸暂停）。因此，尽管既往研究表明 ISS 表型与心血管和代谢疾病之间的因果关系，但未来的前瞻性和机制研究应使用客观的睡眠测量方法来阐明这种关系。

大脑健康是失眠研究及其表型的另一个传统研究领域。虽然在失眠的早期研究中认知障碍仍然难以捉摸，但越来越多的证据表明，失眠和客观睡眠障碍的个体在执行功能上表现较差[19-20, 26, 76-82]。具体而言，ISS 表型的成年人在处理速度、持续注意力、切换注意力或工作记忆方面存在认知缺陷，并且出现认知障碍的可能性增加，但 INS 表型的成年人则没有这些认知缺陷（表 94.2）[19-20, 26, 76-82]，还

有另外一项基于自我报告的睡眠持续时间的研究也支持这一观点[83]。此外，最近的研究未能重复出以往关于失眠个体 γ - 氨基丁酸（gamma-aminobutyric acid，GABA）水平降低或默认模式网络（default mode network，DMN）连接受损的发现，但发现 PSG 测量的睡眠持续时间较短与前扣带回皮质的 GABA 水平降低相关[84]，而 PSG 测量的睡眠效率较低与后纵列皮质 / 海马和 DMN 各个节点之间的觉醒连接性增强相关[85]。这两项新颖的研究表明，ISS 表型可能与大脑生物标志物的改变有关，例如谷氨酸代谢物和脑源性神经营养因子的减少[79, 81]。综上所述，这些研究表明 ISS 表型和神经认知功能的改变以及认知障碍潜在风险增加相关[1]。然而，与心血管代谢健康的研究相比，脑健康研究数量较少，并且已完成的研究多为横断面研究。因此，需要使用客观的认知和睡眠测量方法进行纵向研究，随访失眠个体足够长的时间以观察其认知变化。

客观睡眠时间短的失眠表型与精神健康

失眠是不良心理健康的已知预测因素，包括抑郁和焦虑[85-86]。在最初的特征描述中，研究者认为失眠的两种表型（ISS 和 INS）都会增加患精神障碍的风险[1]。在 ISS 和 INS 表型中观察到的皮质动态变化（表 94.1）[36-46]被认为是这两种表型与罹患精神障碍风险增加连接的共同机制之一[1]。然而，他们还假设 ISS 表型会通过慢性的生理性过度兴奋状态（如 HPA 轴过度活跃）使个体更易于罹患精神病，而 INS 表型则通过认知情绪因素（如应对能力）与精神病理相联系[1]。大量的研究[19-21, 87-92]表明，与仅有失眠或睡眠时间短相比，ISS 表型与更高的精神病的发病[93-94]和患病风险[55]有关。INS 表型在成年人中表现为焦虑、反刍和适应不良的信念和应对资源[20-21, 87-88]，在儿童和青少年中表现为外化行为（表 94.2）[90-91]。然而，一些最近基于自我报告睡眠时间短的研究报道了更高比例的心理健康障碍，如焦虑或抑郁[55, 92]。鉴于 ISS 和 INS 表型中自我报告和客观睡眠持续时间之间的差异（即睡眠状态错觉），因此仍需要纵向研究，包括客观睡眠测量，以帮助我们更好地了解 ISS 和 INS 表型对心理健康影响的关联程度和潜在机制。

客观睡眠时间短的失眠表型与死亡率

与 ISS 对身心健康的影响不同，ISS 表型会增加

---

* 参考文献：13, 14, 23, 28, 30, 50, 54, 56-58, 61, 62, 66, 70

死亡风险的证据仍有争议（表 94.2）[16, 95]。在 PSAC 研究中，与良好睡眠对照组相比，ISS 表型与全因死亡风险增加相关；然而，这种效应只在男性中能观察到，并且当存在 HTN 或 T2D 时更为明显[95]。换句话说，男性似乎更容易受到 ISS 的影响，如果他们已经患有心血管和代谢疾病，则死亡风险会更高。其他研究也指出，ISS 表型患者的全因死亡风险[96]或 CVD 死亡风险[97]增加。然而，在其他队列研究中，ISS 表型与全因死亡风险的增加并无关联[15, 74]。总体而言，ISS 表型与死亡风险之间的不确定关系似乎与自我报告的失眠症状与死亡率之间的不确定关系相似[98]。

客观睡眠时间短的失眠表型与治疗

正如接下来的章节将详细介绍的那样，认知行为治疗失眠（cognitive behavior therapy for insomnia，CBT-I）是该疾病推荐的一线治疗方法，当 CBT-I 无效时则建议使用催眠药物[99]。Vgontzas 及其同事最

初提出[1]，ISS 表型的最佳治疗方法可能不同于 INS 表型。具体而言，针对潜在生理性过度兴奋的治疗（如药物治疗）可能适用于 ISS 表型，而 INS 表型可能对单独的 CBT-I 反应更好[1]。

目前尚未进行前瞻性随机临床试验（randomized controlled trail，RCT）来研究靶向疗法对 ISS 和 INS 表型患者的疗效。然而，在现有的 RCT 中，研究人员已经通过基线时 PSG 或 ACT 评估的睡眠时长，对成人失眠患者的依从性和治疗反应进行了研究。如表 94.3 所示，有 4 项研究发现[100-106]，基线时的客观睡眠时间短与不同形式 CBT-I 治疗后患者报告的较低的缓解率有关[100, 102-103, 106]，而另外 3 项研究则报告了 CBT-I 治疗后的缓解率与基线时的客观睡眠时长无关[101, 104-105]。值得注意的是，在这 7 项使用客观睡眠测量方法的 CBT-I 研究中，INS 表型（53%，$n = 214$）比 ISS 表型（30%，$n = 196$）的综合缓解率高出约 20%。此外，依赖于自我报告的睡眠时间短的研究在 CBT-I 的依从性（退出率）[107-109]和对

表 94.3　基于客观睡眠指标的失眠表型与行为治疗相关性的研究

研究设计	样本 [男性，年龄（岁）]	定义（自我报告＋客观指标）	结局	
			回应率 a	缓解率 b
Troxel 等，2013[100]（Retrospective）	39（33%，72.5±6.6）	失眠＋PSG 示睡眠时间＞6 h	N/A	81.3%
		失眠＋PSG 示睡眠时间＜6 h	N/A	18.8%
Lovato 等，2016[101]（Retrospective）	91（47%，63.3±6.4）	失眠＋PSG 示睡眠时间＞6 h	N/A	51.9%
		失眠＋PSG 示睡眠时间＜6 h	N/A	55.6%
Bathgate 等，2017[102]（Retrospective）	60（48%，56.2±10.1）	失眠＋ACT 示睡眠时间＞6 h	100.0% c	88.0% c
		失眠＋ACT 示睡眠时间＜6 h	48.6.0%	2.9%
Miller 等，2018[103]（Retrospective）	39（37%，41.4±11.8）	失眠＋PSG 分类 I（INS）d	70.0% c	30.0%
		失眠＋PSG 分类 Ⅱ（ISS）d	37.0%	32.0%
Rochefort 等，2019[104]（Retrospective）	159（39%，50.3±10.1）	失眠＋PSG 示睡眠时间＞6 h	60.0%	46.0% e
		失眠＋PSG 示睡眠时间＜6 h	58.3%	25.0%
Crönlein 等，2020[105]（Retrospective）	92（22%，50.8±11.5）	失眠＋PSG 示睡眠时间＞6 h	N/A	54.5%
		失眠＋PSG 示睡眠时间＜6 h	N/A	51.7%
Kalmbach 等，2020[106]（Retrospective）	113（0%，56.4±5.3）	失眠＋PSG 示睡眠效率＞85%	N/A	61.8% c
		失眠＋PSG 示睡眠效率＜85%	N/A	37.8%

注：
a 临床上治疗后失眠症状明显改善（Lovato 等[100]和 Rochefort 等[103]的失眠严重指数下降至少 8 分，Miller 等[102]的下降至少 6 分），或 6 个月的随访后症状改善明显（Bathgate 等[101]的睡眠日记测量总清醒时间下降至少 25% 或更多）。
b 治疗后临床上没有明显的失眠症状（Lovato 等[100]，Miller 等[102]，Rochefort 等[103]和 Kalmbach 等[106]的失眠严重指数＜8；Troxel 等[99]的匹兹堡睡眠质量指数＜5；Crönlein 等[104]的 Regensburg 失眠量表＜12），或 6 个月的随访后症状无明显的改善（Bathgate 等[101]的失眠症状问卷＜39.5）。
c 点估计的 P 值＜0.05。
d Miller 等[102]利用多导睡眠监测的总睡眠时间、入睡潜伏期和睡眠后清醒时间对失眠亚组进行了聚类分析；失眠亚组根据总睡眠时间低于 6 小时和高于 6 小时来命名为 ISS 和 INS。
e 点估计的 P 值＜0.09。
所有研究都是对现有随机临床试验的回顾性分析。
ACT，体动记录仪；失眠，根据诊断标准或有慢性失眠的抱怨（即失眠症）；N/A，不适用；PSG，多导睡眠监测；TST，总睡眠时间。

CBT-I 的治疗反应方面的结果一致性较差[110]。

尚未有研究发表关于 ISS 表型是否对药物治疗的反应比 INS 表型更好。然而，最近的研究评估了失眠治疗对生理性过度激活状态指标的影响。CBT-I 治疗后，生理性过度激活状态的常见指标（如皮质醇和 HRV）的变化极小[111-113]，而唑吡坦的使用可能会导致夜间唾液皮质醇水平降低[114]。有初步研究比较了曲唑酮和 CBT-I 对 ISS 表型成人的治疗效果，发现曲唑酮（助眠药物在过去 10 年间在美国使用呈上升趋势）可能比 CBT-I 更显著改善生理性过度激活状态的指标（如皮质醇、非快速眼动睡眠 β 频段 EEG 活动）和延长客观睡眠时间[115-116]。

总体而言，研究结果存在分歧，因为所述的研究中没有进行前瞻性随机对照试验，以测试 ISS 和 INS 表型在接受 CBT-I 或药物治疗时的不同依从率和治疗反应。

展望

自 ISS 表型这一术语被首次定义以来，研究发现它可以预测重大不良健康风险，特别是在心血管、代谢疾病和神经认知方面。然而，对于这种表型还有许多待了解之处。首先，我们需要了解如何最好地识别这种表型；特别需要更多的研究来测试更实用（即非 PSG）的客观测量是否能够可靠、准确地识别这种表型。其次，我们需要更好地了解 ISS 表型如何引起更高的身体健康风险，包括风险的程度。因此，我们亟需开展更多的纵向研究，使用客观评估的睡眠持续时间并考虑主要的混杂因素（如睡眠呼吸暂停）。这些研究还将有助于了解 INS 表型在精神疾病风险增加的情况下的潜在心脏代谢适应能力。最后，还需要进行前瞻性随机对照试验，以确定如何最佳地治疗这些失眠表型；特别是需要了解改善生理性觉醒是否有助于改善失眠。总体而言，在过去的 10 年中已经证明了 ISS 表型的重要性；未来对其评估方法、健康风险识别和有针对性的治疗等方面的改进将进一步明确失眠表型对评估、诊断和治疗高患病率疾病的重要性。

多维睡眠健康

多维睡眠健康（MSH）是睡眠与昼夜节律科学中的一个新兴概念，它通过考虑夜间睡眠、行为节律和日间功能来综合反映 24 h 的睡眠体验[117]。MSH 的重点是关注人群层面上的睡眠状况和健康睡眠的存在。这一理念将睡眠从疾病的医学模式转向健康状态，正如 1948 年世界卫生组织的宪章所阐述的："健康是身体、心理和社会完善的状态，而不仅仅是没有疾病或虚弱[118]。"然而，在过去的 50 多年里，睡眠流行病学和临床睡眠医学都没有使用这一框架。睡眠健康为睡眠提供了一个积极的参考框架，可以对人群中的每个人进行评估，并且"最佳"睡眠健康的具体标准可能为改善睡眠提供明确的目标，而不仅仅是缓解负面症状[117]。在本章节中，我们将讨论睡眠健康的定义和评估方法，以及有关睡眠健康与身体健康、心理健康和死亡率之间的相关文献。

多维睡眠健康的定义、评估和特征

尽管其他人也使用了"睡眠健康"这个术语，但本章节将使用 Buysse 于 2014 年提出的多维度观点[117]："睡眠健康是一种多维的睡眠-觉醒模式，适应个人、社会和环境需求，促进身体和心理健康。良好的睡眠健康的特点是主观满意、睡眠时间适当、持续时间充足、效率高以及在清醒状态能保持警觉。"在 Buysse 的定义发表之后，规律性被纳入睡眠健康的另一个组成部分，并被定义为睡眠时间的一致性。睡眠健康的这 6 个多维度组成部分——规律性（regularity）、满意度（satisfaction）、警觉性（alertness）、睡眠时间（timing）、效率（efficiency）和持续时间（duration）——可以用"RU SATED"这个词来帮助记忆。

有几项研究利用 RU SATED 概念来评估 MSH 与重要的身心健康指数之间的关联。然而，随着研究的深入，需要考虑的一个问题是（如后来将规律性纳入 RU SATED 概念所强调的那样），已确定的组成部分是否都是必要的（即，是否需要所有的组成部分？）和（或）这些维度是否足够（即，是否应包括其他特征？）。在迄今为止发表的唯一一项验证研究中，Becker[119] 报告称 RU SATED 六个组成部分具有良好的聚合效度和可靠性。然而，验证性因素分析（confirmatory factor analyses）显示将 MSH 组成部分载荷到一个因子上，可除去睡眠效率，表明这个项目可能不是必要的[119]。另一项包括 3 个老年人流行病学队列的研究测试了睡眠健康的众多维度与死亡率相关性影响[120]。结果显示，与任何单个睡眠维度相比，综合睡眠健康测量对死亡率的预测作用更强，这表明良好的睡眠健康在预测预期寿命时可能存在年龄相关的差异。

另一个重要的测量问题是如何最好地将睡眠健康的各个组成部分合并成一个单一的综合评分。迄今为止，大多数研究，包括本章总结的研究，是将单个成分进行二分法处理，然后将其相加得出综合得分（表 94.4；其中包括睡眠健康研究的定义和分界点）[119-133]。创建每个组成部分的截断值主要基于文献中的规范和观察数据分布的统计方法[129]。一项研究通过创建受试者操作特征曲线（receiver operating characteristic curve，ROC curve）来获得 6 个睡眠健康组成部分的经验性截断值，以评估其在一个样本中的特异性和敏感性；然后将这些截断值用于生成与之相关的第二个样本中的一个综合得分[123]。值得注意的是，Brindle 及其同事[123] 生成的 ROC 曲线用于预测心脏代谢疾病的发病率，这些由 ROC 定义的截断值可能不适用于其他人群和结局的研究。未来的研究可能还会使用其他更复杂的统计方法来创建综合得分[134]。此外，还值得考虑如何优化综合得分，使其在临床环境中更易于使用，类似于心血管风险评分计算器[135]。总体来说，改进 MSH 的评估和有效性的目标对于推进我们对睡眠和生物节律在健康和功能的关键指标（包括健康寿命和总寿命测量）中的作用的理解至关重要。

多维睡眠健康与身体健康

有 8 项研究将 MSH 与身体健康，尤其是心脏代谢疾病联系起来。Dalmases 及其同事报道[124] 自我报告的 MSH 比单纯的自我报告的睡眠持续时间能更好地预测自我报告的健康状况，而且与饮食、体育活动、饮酒和吸烟等既定风险因素相比[125]，更好的自我报告的 MSH 与更好的自我报告的身体健康关联更切。只有两项研究将更好的 ACT 评估的 MSH 与已确认的发病率和死亡率的危险因素联系起来，包括较低的自我报告的健康限制[126] 和心血管代谢疾病的发病率（定义为自我报告的医生诊断或目前使用药物治疗 HTN、T2D、卒中或心血管疾病，或与 T2D 一致的血红蛋白A1c 值）[123]。与将 MSH 与发病率和死亡率联系起来的研究相反，有 3 项研究报道称 MSH 与客观评估的体重指数（包括肥胖）并无显著关联[121, 126-127]。利用骨质疏松性骨折研究和医疗索赔的数据，较好的MSH 与随后 3 年中较低的医疗总费用相关，但在校正了功能限制、慢性疾病和抑郁症状这些因素后，这种关联不再显著，这表明这些因素可能是睡眠健康与医疗费用关联的重要混杂因素或中介因素[128]。值得注意的是，这些研究表明，与单独的每个睡眠维度相比，睡眠健康的多维指数与身体健康的关联更为稳健和一致（表 94.4）。总的来说，将 MSH 与身体健康结果相关联的研究中，有 6 项研究考察了横断面的关联（表 94.5）[121-122, 124-127, 131]，只有 2 项研究考察了纵向关联（表 94.6）[121, 128]。显然，当下迫切需要更多纵向和实验研究，以评估 MSH 与客观测量的身体健康之间的时序和因果关系。同样重要的是，研究将 MSH 与身体健康相关联的通路，并确定重要的效应修饰因素，如年龄、性别、社会人口特征和现

有疾病。

多维睡眠健康与精神健康

既往的 3 项研究提示 MSH 与青少年、中年和老年人群中的心理健康相关联。其中一项研究报告称，睡眠健康日记评分较好的青少年抑郁和焦虑症状较轻，认知问题较少，与朋友和家人的社交问题以及躯体症状也较少[127]。DeSantis 及其同事[126] 报告称，通过 ACT 评估出 5 或 6 项良好睡眠健康指数的中年人，其心理困扰程度较低，包括焦虑和抑郁症状。在老年妇女中，自我报告的良好睡眠健康指数与 6年随访时患有抑郁症的概率降低之间存在剂量-反应关系[129]。

在两项研究中，已知会增加精神疾病发病率的不良生活环境也与睡眠健康不佳有关。其中一项研究发现，回顾性报告的童年期创伤与中年人自我报告和ACT 评估的睡眠健康不佳相关[122]。另一项研究显示，不良的住房条件和社区条件预示着 ACT 评估的睡眠时长、睡眠效率、入睡后清醒时间和自我报告的睡眠质量方面的差异[136]。这些数据表明，成长和环境因素可能会影响睡眠健康，进而对心理健康产生不利影响。

与身体健康领域的研究类似，这些关注心理健康的研究也表明，综合衡量睡眠健康的指标与不良结果的关联比单独考虑每个睡眠指标更为紧密。然而，现有研究大多为横断面研究（表 94.5）[126-127, 129-130]，还需要进行更多的纵向研究（表 94.6）[129]。正如将在接下来的章节中进行回顾，人们一直在努力了解改善失眠如何能改善心理健康，比如重度抑郁症或焦虑症。尽管如此，我们仍然需要进行务实的、以人群为基础的试验，对改善 MSH 的策略进行评估，将其作为预防精神疾病发病率和改善精神疾病临床进程的一种策略。

多维睡眠健康与死亡率

新的证据表明，MSH 可能是死亡的重要预测因素。通过 6 项 RU SATED 指标和 1 项基于 ACT 的日常节律指数对老年人的多维睡眠健康进行评估，其对全因死亡时间的预测作用强于已知的风险因素，包括2 型糖尿病、高血压、卒中史、种族或吸烟状况[132]。此外，多维睡眠健康与死亡风险呈分级关联[132]。一项更大规模的随访研究对来自睡眠心脏健康研究、骨质疏松性骨折研究和老年男性睡眠障碍结果研究队列的数据进行了分析，建立了一种自我报告的 MSH 测量方法，包括睡眠时间、睡眠持续时间、效率、日间小睡和嗜睡、主观睡眠质量、睡眠呼吸暂停和失眠症

表 94.4　特定研究中"良好"睡眠健康组成部分的定义

引文	规律性	满意度	警觉度	时机	效率	持续时间
Becker 等，2018[119]	每天大约在同一时间醒来（误差在 1 h 以内）	对睡眠感到满意	整天清醒无打瞌睡	在 2～4a.m. 入睡（或试图入睡）	SOL 和 WASO < 30 min	6～8 h
Bowman 等，2020[121]	睡眠中点的标准差 < 60 min	清晨醒来时感觉休息地有些，相当或非常好	ESS ≤ 10	睡眠中点在 2～4a.m.	睡眠效率 > 85%	6～8 h
Brindle 等，2018[122]	男性睡眠中点的标准差 < 29 min，女性睡眠中点的标准差 < 26 min	以 66.66 为中位数分割（0～100）	ESS ≤ 10	男性的睡眠中点为 2:27～3:38a.m.，女性的睡眠中点为 2:41～3:54a.m.	睡眠效率 > 85%	7～8 h
Brindle 等，2019[123]	睡眠中点的标准差 < 1 h 5 min	< 2.8（1～5）	< 2.2（1～5）	睡眠中点在 2:24～3:30a.m.	睡眠效率 > 83%	5 h 20 min～7 h 6 min
Dalmases 等，2018[124]	未包含	对睡眠感到满意	整天清醒无打瞌睡	在 2～4a.m. 入睡（或试图入睡）	SOL 和 WASO < 30 min	6～8 h
Dalmases 等，2019[125]	未包含	对睡眠感到满意	整天清醒无打瞌睡	在 2～4a.m. 入睡（或试图入睡）	SOL 和 WASO < 30 min	6～8 h
DeSantis 等，2019[126]	睡眠中点的标准差 < 1 h	> 3（1～5）	未包含	睡眠中点早于 4a.m.	睡眠效率 ≥ 85%	6～8 h
Dong 等，2019[127]	睡眠中点的标准差 < 1 h	根据 PSQI 评价，"非常好"或"相当好"的睡眠质量评级	10 项睡量表 ≤ 7.5	睡眠中点在 2～4a.m.	≥ 85%	10～13 岁儿童需要 9～11 h 的睡眠，14～18 岁青少年需要 8～10 h 的睡眠
Ensrud 等，2020[128]	未包含	睡眠时长 ≥ 个体所需的睡眠时间	ESS ≤ 10	样本中睡眠中点的第 2～7 个八分位数	SOL < 30 min	7～9 h
Furihata 等，2017[129]	未包含	从来没有，很少或有时睡眠不足	从不、很少或有时感到过度嗜睡	睡眠中点在 2～4a.m.	SOL < 30 min	7～9 h
Furihata 等，2020[130]	未包含	获得非常足够或足够的睡眠	从不、很少或有时感到过度嗜睡	样本中睡眠中点的第 2～4 个八分位数	从不、很少或有时出现 DIS、DMS、EMA	≥ 6 h
Kubala 等，2020[131]	每天大约在同一时间醒来（误差在 1 h 以内）	对睡眠感到满意	整天清醒无打瞌睡	在 2～4a.m. 入睡（或试图入睡）	SOL 和 WASO < 30 min	6～8 h
Wallace 等，2018[132]	清醒时间的标准差 < 45 min，并且节律性测量值 PsF ≤ 785.60。	根据 PSQI 评价，"非常好"或"相当好"的睡眠质量评级	ESS ≤ 10	睡眠中点在 2～4a.m.	WASO < 88 min	5.3～7.5 h
Wallace 等，2019[120]	未包含	根据 PSQI 评价的睡眠质量	ESS 与瞌睡	就寝时间，起床时间	睡眠效率和 SOL	总睡眠时间，卧床时间
Wallace 等，2019[133]	未包含	根据 PSQI 评价的睡眠质量	ESS ≤ 10	睡眠中点在 2～4a.m.	睡眠效率 ≥ 85%	6～8 h

注：DIS，入睡困难；DMS，维持睡眠困难；EMA，清晨早醒；ESS，Epworth 嗜睡量表；PsF，脉动计伪 F 统计量；PSQI，匹兹堡睡眠质量指数；SOL，入睡潜伏期；WASO，睡眠后清醒时间。

表 94.5　多维睡眠健康：横断面研究

引文	样本	MSH 方法	描述	关键性发现
Furihata 等，2017[129]	来自 SOF 队列的老年女性（N = 6485）	5 种组成成分，自我报告	MSH 与抑郁症状的关联	MSH 与抑郁症状呈分级相关
Dalmases 等，2018[124]	来自 CHS 调研的成年人（N = 4385）	SATED 问卷和自我报告的睡眠时长	MSH 与数种慢性病的关联	在 ROC 分析中，相较于睡眠时长，SATED 的 AUC 值更高
Dalmases 等，2019[125]	来自 CHS 调研的成年人（N = 4385）	SATED 问卷和自我报告的睡眠时长	SATED 与其他行为健康风险因素相比，两者与总体健康的关系	比起身体活动、饮食、烟草和酒精，MSH 是更强的危险因素。
Brindle 等，2019[122]	来自 MIDUS 队列（N = 432 和 N = 271）	睡眠日记和体动记录仪	MSH 与心脏代谢结局的关联	MSH 与心脏代谢疾病相关的死亡率有关联
DeSantis 等，2019[126]	低收入黑种人（N = 738）	体动记录仪	MSH 与心理压力、BMI、身体机能的关联	MSH 与较低的心理压力和更好的身体机能得分相关
Dong 等，2019[126]	有健康风险的青少年（N = 176）	睡眠日记	MSH 与综合风险因素相比，与 5 个健康领域的关系	MSH 与情感、认知和社交健康风险相关
Kubala 等，2020[131]	中老年（N = 114）	RU SATED 问卷	MSH 与计步器评估的身体活动的关联	MSH 与更高的中等和高强度身体活动相关
Furihata 等，2020[130]	女护士（N = 2482）	5 种组成成分，自我报告	MSH 与抑郁症状的关联	MSH 与抑郁症状呈分级相关
Bowman 等，2020[121]	来自 SWAN 队列的中年女性（N = 221）	体动记录仪	MSH 与体重指数和腰臀比的关联	在调整共变量后，MSH 与体重指数或腰臀比无关

注：AUC，曲线下面积；BMI，身体质量指数；CHS，加泰罗尼亚健康调查；MIDUS，美国中年期研究；MSH，多维度睡眠健康；ROC，受试者工作特征曲线；RU SATED，睡眠规律性、满意度、白天警觉性、时间安排、效率和持续时间评估问卷；SATED，睡眠满意度、白天警觉性、时间安排、效率和持续时间评估问卷；SOF，骨质疏松骨折研究；SWAN，全国妇女健康研究。

表 94.6　多维睡眠健康：纵向研究

引文	样本	MSH 方法	描述	关键性发现
Furihata 等，2017[129]	来自 SOF 队列的老年女性（N = 3806）	5 种组成部分，自我报告	MSH 与抑郁症状之间的前瞻性关联	MSH 与抑郁症状呈前瞻性的分级相关
Wallace 等，2018[132]	来自 MrOS 队列的老年男性（N = 2897）	7 种组成部分，自我报告和体动记录仪	MSH 可作为死亡风险的一个预测指标	MSH 与死亡率风险呈分级关联
Wallace 等，2019[120]	来自 SOF，MrOS，SHHS 队列的老年人（N = 8668）	9 种组成部分，自我报告	47 个预测死亡率的健康相关的测量和领域（包括 MSH）的重要变量	MSH 是全因原因和心血管死亡的重要预测因子，且比自我报告的健康和心力衰竭这些预测因子更为有效力。
Wallace 等，2019[133]	来自 SOF，MrOS 队列年龄性别匹配的老年人（N = 1722）	5 种组成部分，自我报告	3 种 MSH 表型与全因死亡率之间的关联	与正常睡眠时间和短睡眠时间的失眠相比，睡眠倾向增强表型的失眠表型全因死亡的风险最高
Ensrud 等，2020[128]	来自 SOF 队列的老年女性（N = 1459）	5 种组成部分，自我报告	MSH 与医疗保健费用和使用之间的前瞻性关联	MSH 与医疗保健总费用呈前瞻性的分级相关
Bowman 等，2020[121]	来自 SWAN 队列的中年女性（N = 221）	体动记录仪	MSH 与体重指数及腰臀比之间的前瞻性关联	在调整了睡眠研究时期的脂肪含量值后，MSH 与体重指数或腰臀比不存在前瞻性关联

注：MrOS，老年男性睡眠障碍结果研究；MSH，多维睡眠健康研究；SHHS，睡眠、心脏、健康研究；SOF，骨质疏松骨折研究；SWAN，全国妇女健康研究。

状以及影响睡眠的药物使用情况等指标[120]。这些指标评估了 MSH 和已知的风险因素与全因死亡和心血管死亡率的关系。MSH 是预测全因死亡率和心血管死亡率的重要指标。虽然 MSH 的预测作用不如社会人口统计学、身体健康和药物使用等多维指标，但 MSH 对这两种结果的预测作用仍强于一些已知的死亡风险因素，如健康行为（包括饮酒、吸烟和体育锻炼）[120]。然而，这些 MSH 研究纳入了一些除失眠外的其他睡眠障碍（如睡眠呼吸暂停）和已知与发病率和死亡率相关的药物（如催眠药）。

总体而言，现有文献大多基于主要为白人为主的老年人群的研究，这限制了研究结果的普适性。同时，需要更多关于健康差异如何影响 MSH 与死亡率之间进行的关联性研究。这种关联的潜在机制也尚未探索。与失眠及其表型一样，在得出 MSH 与死亡率之间的确定性结论之前，需要更好地控制现有疾病（例如，睡眠呼吸暂停等睡眠疾病）以及潜在的性别差异的影响。

展望

越来越多的文献支持 MSH 与身心健康以及潜在的死亡率之间关联的假设。在目前的 12 项研究中，很少有相互矛盾的结果，大多数研究表明 MSH 与不良健康结局的关联比单个睡眠维度更为密切。虽然关于 MSH 的初步证据主要来自 Buysse 及其同事的研究，使用了两个美国队列的数据，但仍需要更多其他研究者使用多维度对大型睡眠队列进行更多研究。同时，仍有许多问题有待回答，包括进一步的心理测量评估和改进的方法、定义和标准化的开发。例如，目前尚不清楚 6 个 RU SATED 项目是否最能预测身心健康，或者是否需要考虑其他或替代的睡眠维度。还需要研究的是，每个维度的权重是否相同，还是某些维度比其他维度更重要。还需要检验相同的维度和相同的权重是否对所有人群和健康结局都具有相同的预测能力，或者特定的维度和权重是否与青少年或老年人等人群最相关，或者在研究发病率和死亡率时是否最相关。此外，还需要检验排除具有已知影响发病率和死亡率的睡眠障碍症状或诊断的个体是否会改变与 MSH 相关的风险程度。当然，探究机制的实验研究对于评估 MSH 与健康的因果关系至关重要，因为它们可能与失眠表型所确定的机制有相同之处。同样重要的是，确定哪些人以及在什么情况下 MSH 会影响身心健康和死亡率。最后，开发一种可扩展的 MSH 测量方法对于将这个概念转化为可在临床实践中使用的工具至关重要。例如，有必要优化一种类似于心血管风险评分计算器的综合 MSH 评分，

以便在临床特别是初级保健机构中能够使用。这样的 MSH 评分需要在临床样本中进行测试，以更好地了解其中哪些维度需要自我报告或客观测量来预测失眠等慢性睡眠障碍患者的发病率和死亡率。

临床要点

- 根据 20 世纪 90 年代的重要发现，研究人员首次提出客观睡眠测量可以作为失眠及其表型的生物学严重程度的指标。

- 在过去 10 年进行的研究继续支持失眠伴随客观睡眠时间短（ISS）的表型与生理条件下过度觉醒的状态、心血管、代谢疾病和神经认知发病率增加有关，而失眠伴随客观睡眠时间正常的表型则不具有这种相关性。

- 最近的研究还表明，这两种失眠表型均与精神疾病的发病率相关，尽管可能通过不同的心理生物学机制。

- 新近研究中应用的方法包括纵向调查、使用居家体动记录仪、诊断准确性测量以及通过回顾性研究评估被试者对认知行为疗法的治疗反应。

- 多维度睡眠健康（MSH）是了解普通人群中良好睡眠与健康关联的重要一步。

- 优化的 MSH 指标可以帮助我们开发睡眠健康风险评分，类似于心血管风险评分。

- 简单的 MSH 测量方法可以在初级保健和预防性睡眠宣传活动中使用，对睡眠科的临床医生同样有用。

总结

尽管在睡眠不良个体合并疾病发生率很高，但失眠对身体健康的影响仍然难以预估。睡眠是一个多维度的生物行为过程，有许多变量可以描述它，并且可以通过自我报告、行为和（或）生理学方式进行测量。不过，大多数研究仍倾向于关注单个变量（如自我报告的睡眠时长）或变量类别（如睡眠结构），以了解睡眠质量差与不良健康结局之间的关联。近年来，睡眠研究人员已开始使用多维度的途径来更好地理解睡眠健康的性质和影响。临床视角专注于失眠症表型，而公共卫生视角则开始关注 MSH。从临床角度来看，失眠症是一种异质性疾病，包括客观睡眠障碍程度、病因、行为与生物学因素的作用、临床特征、自然史以及与发病率和死亡率的关联，特别是与不良心脑血管和脑健康结局的关联。MSH 通过自

我报告（即失眠症状）和客观测量（即睡眠时长）两个方面来表征失眠。公共卫生视角认为睡眠与生物行为节律有着千丝万缕的联系，并主要基于自我报告的规律性、满意度、警觉度、睡眠时间安排、效率和睡眠时长来综合考虑其重要性。最重要的是，与失眠症状、睡眠时间或睡眠质量等单一指标相比，ISS 表型和 MSH 指标可能更能预测不良健康结局。采用这种多维度、多方法的途径来理解睡眠障碍（临床）和睡眠健康（人群）将有助于我们更好地预测与睡眠质量不佳相关的不良健康后果，在临床中治疗，并在普通人群中预防。

参考文献和拓展阅读

请扫描书后二维码，获取参考文献和拓展阅读资源。

第 95 章

行为治疗Ⅰ：治疗方法和实施

Colleen E. Carney, *Meg Danforth*

陈斯婧 译 荣润国 审校

章节亮点

- 虽然大部分行为疗法即使作为单一疗法也十分有效，但这些治疗方法通常联合使用作为治疗慢性失眠的一线疗法。
- 认知行为疗法（cognitive behavioral therapy，CBT）中关键的行为治疗包括利用刺激控制以减少条件性觉醒以及利用睡眠限制以增加睡眠驱动力。
- 失眠认知行为疗法（cognitive behavioral therapy for insomnia，CBT-I）存在多种有助于其推

广与应用的治疗形式，包括基于网络和书籍的自助疗法，以及可同时为多位来访者提供服务的团体治疗。
- 需要应用主观测评问卷（如失眠严重程度指数量表）从来访者的角度评估其症状严重程度，以应用监测睡眠状况的常用工具（共识版睡眠日记）监测治疗目标的达成情况及治疗效果。

引言

　　行为疗法可有效治疗慢性失眠，即使是那些患有合并症或其他精神疾病的患者也能从中获益。在本章中，我们将概述诱发失眠及导致失眠持续存在或加重的因素，并介绍行为疗法是如何基于这些影响失眠的因素发展而来的，以及其如何通过不断完善直至被证明能够有效治疗失眠。此外，我们将讨论行为疗法中已被证实有效的行为策略，如刺激控制（stimulus control，SC）、睡眠限制疗法（sleep restriction therapy，SRT）、放松训练和反觉醒策略，以及将这些方法组合而形成的一种治疗方法——失眠认知行为疗法（cognitive behavioral therapy for insomnia，CBT-I）。我们还将讨论 CBT-I 的应用和治疗形式，与其在患有合并症的人群及其他特殊人群中的应用，以及介绍监测治疗情况的常用问卷。

失眠治疗的行为策略

　　针对失眠等疾病的传统行为策略主要包括识别疾病的诱发因素和持续因素，以及应用学习原则来设计和检验干预措施以解除这些的病因[1]。实施这一行为策略的前提是假设改变行为可以对睡眠调节系统产生积极影响，并可间接帮助患者认识到一些可能对睡眠无益的信念，以减轻失眠症状。但这并不是说患者需要将失眠的发生归咎于自己的某些行为，相反地，

这一假设是基于不管最初导致失眠的原因是什么，行为的改变都可以对患者自身产生强大的影响并缓解失眠症状。以 SC 为例，这种行为疗法是用于解决大多数慢性失眠患者不经意将床与清醒状态进行关联的情况[2]。当床不再与睡眠状态联系在一起时，来访者可以通过 SC 中的一套行为规则重新建立床与睡眠的关联。行为疗法的优势在于它是一项经过验证并被证明有效的失眠干预措施。一些在 CBT-I 中不可或缺的治疗模块已被证实可以作为单一疗法治疗失眠。因此，我们在表 95.1 中总结了应用于 CBT-I 中的治疗方法及其具体内容。

刺激控制

　　刺激控制（SC）的原理是刺激可以与各种反应相关联[2]。在理想情况下，卧室环境始终与睡眠相联系，而床则是与睡眠反应高度相关的条件性刺激。而当出现失眠时，躺在床上这一行为与保持清醒总是相伴出现，因此患者逐渐将床与清醒状态联系在一起，从而床不再是与睡眠反应高度相关的刺激。因此，SC 的目标就是要将入睡前的刺激限制为仅与睡眠相关的刺激和（或）避免与清醒状态相关的刺激。SC 的核心是认识到在睡眠问题出现的早期阶段，在床上保持清醒的时间会相对既往增加。随着时间的推移，床逐渐与清醒状态相关联，从而成为保持清醒状态的条件性刺激。这是失眠症患者意识不到的问题，也可能正是急性失眠产生的后果。一旦急性失眠得到解决，患者就有望恢复正常睡眠；然而，如果条件性清醒 /

心理治疗	治疗要点
刺激控制	遵循以下 5 项规则重建床和睡眠之间联系： 1. 仅在晚上有睡意时才上床休息（即主动入睡） 2. 如果在床上无法入睡，则离开床 / 卧室，直到再次感觉困倦时再回到床上 3. 不管前一晚的睡眠如何，每天早上都在同一时间起床 4. 床只用于睡觉（不在床上做清醒状态下会进行的活动） 5. 避免日间小睡
睡眠限制疗法	将卧床时间限制为治疗 2 周前的平均睡眠时长 在进行 2 周的睡眠限制后： 1. 如果睡眠问题得到缓解，则继续执行睡眠限制 2. 如果来访者出现过度嗜睡的情况，则在之后的 2 周将卧床时间延长 15 ~ 30 min，并在之后的治疗中继续调整卧床时间直到嗜睡症状得到缓解。在此期间出现的任何睡眠问题都可以通过重新限制卧床时间得以解决
放松疗法	可每天练习以下一个或多个放松技巧： 1. 渐进式肌肉放松法 2. 意向放松疗法 / 自体训练 3. 深呼吸 / 腹式呼吸法
矛盾意向法	要求来访者每晚在固定的时间上床，并尝试在床上整夜保持清醒
认知疗法	应用以下一个或多个方法挑战不合理的睡眠信念： 1. 记录想法 2. 苏格拉底式提问法 3. 行为实验
反觉醒策略	降低睡前思维的活跃水平。常用的反觉醒策略包括： 1. 设定缓冲时间（睡前放松） 2. 设定忧虑时间 3. 每天进行正念练习
睡眠卫生教育	以下是一些从睡眠研究中总结出的规则，可能能够用于纠正与睡眠相关的不良习惯： 1. 咖啡因：于午后停止摄入咖啡因，并且限制咖啡因的摄入量（对摄入量和停止摄入的时间的规定在不同研究中存在差异） 2. 减少 / 停止尼古丁的使用 3. 规律运动，但应避免在睡前几个小时内运动 4. 避免在深夜进食 5. 减少使用酒精、大麻及其他干扰睡眠的物质 6. 改善睡眠环境：减少光线和噪音的干扰，调整卧室温度
失眠认知行为疗法	该疗法是一种基于证据的多组分疗法，用于调整干扰睡眠的行为。其中最常见的组分是： 1. 刺激控制 2. 睡眠限制疗法 3. 认知疗法 4. 反觉醒策略；有些治疗方案包括放松疗法 5. 睡眠卫生教育
正念疗法	这一训练强调的是将注意力集中于当下，并对当下的一切观念都不作评判

条件性觉醒开始出现，并成为导致失眠持续发生的原因之一，就可能将急性失眠转变为慢性失眠。而要解决条件性觉醒这一问题，就需要通过仅在晚上有睡意时才上床休息这一行为重新建立床与睡眠的联系。

为了重建床 / 卧室和睡眠之间联系，来访者需要通过判断自己是否感觉困倦来确定何时上床睡觉。困倦的特征是在临近入睡前可以观察到的一系列行为（例如，由于肌肉张力降低造成的头部向前或向后倾斜，眼睛向后转动，注意力不集中，打盹等）。让来访者感到困倦及出现困倦相关行为时再上床，而不是使用时钟来确定何时上床，会增加快速入睡的可能性（即，因为此时他们已经能够主动进入睡眠状态）。

如果躺在床上后，来访者注意到他们不再感到困倦，而是处于清醒或无法入睡的状态，或者已经过去 15 min（即，虽然感到困倦但无法在 15 min 内入睡），他们则需要离开床 / 卧室，直到再次感觉困倦时再回到床上 [3]。大多数治疗师反对向来访者指出执行这一策略的时间准则（即 15 min），因为这可能会导致来访者反复查看时间；而这一问题可以通过个案分析解决。如果来访者就算长时间在床上保持清醒也不愿起床，则制定 10 min 的时间准则可能有助于执行这一策略。而对于习惯频繁查看时间的来访者，则需告知他们将时钟放在看不见的地方，并专注于感受困倦 / 准备入睡的感觉。来访者可根据自身需要重复此步骤以重新建立床与睡眠的联系（打破床与清醒的联系）。此外，不管前一晚的睡眠如何，每天早上都在同一时间起床。这有助于固定睡眠发生的时间和地点，从而在睡眠时间窗内建立床与睡眠的联系。鉴于来访者只能在感觉到困倦时才上床睡觉，因此无法设置固定的就寝时间，但可以通过闹钟设置起床时间。禁止在床上进行除睡觉以外的活动，因为在床上保持清醒会削弱床与睡眠的联系。有一些夫妇选择将性行为转移到不同的房间（即，因为这是一项在清醒时进行的活动），而其他夫妇则选择将性行为作为例外并继续在他们的床上 / 卧室里发生性行为。此外，应避免日间小睡，以进一步在睡眠时间窗内建立床和睡眠的联系。第 96 章会简要回顾 SC 的功效；既往多项研究表明 SC 可作为单一疗法治疗失眠，研究人群包括以入睡困难为主诉的失眠患者 [4-6]、老年人群 [7-8] 以及参加团体和个体治疗的患者 [5-8]。尽管 SC 已被证实能够有效治疗失眠 [7]，但在临床实践中，它较常与 SRT 联合使用。

睡眠限制疗法

睡眠限制疗法（SRT）是基于与生物性驱动力相关的研究，这些研究表明剥夺或消耗维持生理需求所需要的物质会相应地增加生理需求 [9]。例如，食物剥夺会增加觅食行为。同样的，当睡眠被剥夺后，睡眠倾向就会增高。吃、喝、睡等维持基本生存所需的生理行为都参与了机体稳态的维持，而 SRT 正是通过这一原理产生功效。来访者需要通过减少卧床时间——减少尝试入睡的时间从而获得足够的睡眠驱动力，进而更好地巩固睡眠及加深睡眠深度 [10-11]。

SRT 是一个因其名称而被误解的治疗方法，因为它的目标其实是通过限制卧床时间使之接近当前的平均睡眠时长，而不是缩短睡眠时长。因此，许多治疗师也将这种治疗方法称为"卧床时间限制" [12]。卧床时间限制是通过利用机体稳态机制将治疗 2 周前

的平均睡眠时长作为卧床时间窗。但某些治疗师在设定来访者的卧床时间窗时会适当延长卧床时间（例如，将正常的入睡潜伏期纳入考量，将卧床时间延长 30 min） [3]。此外，卧床时间通常不应短于某个特定的时间（如 5～6 h）以防止来访者在日间过度思睡；但同样的，最短卧床时间的设定存在一些差异，并且尚无可用于指导临床决策的实证研究。这种限制卧床时间的做法可提高睡眠效率，并有助于巩固睡眠。虽然该方法对治疗失眠极其有效，但同时也可能导致日间困倦，因此随着治疗的推进，需要适当延长卧床时间 [13-14]。当来访者出现主观嗜睡，平均入睡潜伏期少于 10 min，和（或）平均睡眠效率大于 85% 或 90% 时，则应考虑适当延长卧床时间。SRT 可单独用于治疗失眠，疗程为 2～6 周，每周一次。虽然它本身已被证实是治疗失眠的有效方法 [7, 15-16]，特别是用失眠严重程度指数量表（Insomnia Severity Index, ISI）和睡眠日记评估治疗效果时，但 SRT 更常作为 CBT-I 的一部分在临床实践中应用。

放松疗法

放松疗法（relaxation therapy，RT）是指一系列有实证支持的放松练习，其作用是降低觉醒水平。在失眠研究中得到验证的 RT 包括呼吸法、意象法和肌肉放松法等疗法。尽管 RT 的治疗效果不如 CBT-I，但各种放松疗法对治疗失眠都有效 [17-18]。Lichstein 及其同事提出，大多数用于治疗失眠的放松疗法都应遵循 Benson 的放松建议 [19-20]，即让自己处于安静的环境中，保持舒适的姿势，找到一个可以倚靠的物体，并持有顺其自然的态度。大多数关于治疗失眠的放松疗法研究都是在几十年前发表的，主要针对以入睡困难为主要表现的失眠，因此尚不清楚它是否可以用于治疗以睡眠维持困难为主或不同症状同时出现的失眠。

在治疗师指导下进行的意向放松疗法是一种将令人放松的场景 / 情景可视化的放松技巧。其指导语类似于其他放松疗法，都要求来访者在白天及夜晚选择一个不易被打扰的环境并保持舒适的姿势进行练习。第一次练习通常是在治疗师的办公室进行，并要求来访者记录下方法，以便来访者回家后继续练习。来访者想象的场景通常是与自身相关的、发生在过去的、令人相对放松且容易进行思考的场景。当来访者难以回想起这样的场景时，治疗师可与来访者一起讨论可能的放松场景，直到来访者选择一个与他个人相关的场景。例如，来访者可能会描述他某次去海滩度假的场景，并将这一场景中的景象、声音、味道、触觉和气味想象出来。

渐进式肌肉放松法（progressive muscle relaxation, PMR）的做法是渐进地收紧而后放松身体的 16 个肌群，并重点关注收紧和放松肌肉这两种感觉的对比[21]。这种放松练习通常是在治疗师的指导下进行，并要求来访者在每次治疗后都根据相应的音频指导每天进行练习。在每次治疗后利用音频再次进行练习被视为是掌握这一放松方法的关键[22]。PMR 是一种深度放松技巧，广泛用于缓解压力、焦虑等问题并被用于治疗头痛和焦虑症等慢性疾病。虽然对于何时进行练习比较合适目前尚未有定论，但一般来说，应先在白天练习这一技能以放松肌肉及降低紧张的水平，并最终做到能够在睡前完成 PMR 以达到放松状态[23]。

自体训练这一放松训练技巧要求来访者躺下或者选择一个舒适的姿势，并重复默念一系列能够引起温暖及沉重感的口诀[24]。这些口诀有时会是重复的自我陈述，例如，"我很平静"。想象体内的温暖和沉重感据说能够扩张血管及降低肌肉张力，从而有助于降低觉醒水平。与 PMR 类似，掌握这种放松技巧需要在治疗师的指导下进行多疗程的训练并配合日常的练习[25]。日常练习的目的是最终能够在睡前使用该放松技巧。

矛盾意向法

矛盾意向法已被证实是用于治疗以入睡困难为主要表现的失眠的有效疗法，其指导语相对简单，即"躺在床上并尝试在床上整晚保持清醒"。这种方法之所以能够有效治疗失眠可能跟以下几个原因有关。首先，整晚保持清醒是一件令失眠患者感到极其恐惧的事，因此这一做法对于失眠患者而言类似于对其进行暴露疗法。其次，Espie 及其同事进行了一系列研究，表明失眠的一个主要问题是失眠患者总是努力尝试要入睡[26]。努力尝试入睡与进入睡眠所需的状态恰好相反；而尝试相反的策略即努力保持清醒反而更容易睡着。虽然一些来访者可能认为他们已经在床上整夜保持清醒，但这种治疗的不同之处在于要求他们有意避免努力尝试入睡这一行为。这一治疗方法可有不同的疗程，即 2 次、4 次或 8 次[4, 6, 27-28]。由于这一治疗方法可灵活调整疗程的长度并有坚实的研究证据支持，采用 CBT-I 治疗失眠是否优于此疗法仍待探讨。然而，由于大多数失眠患者并不只有入睡困难这一症状，这可能限制了这种治疗方法作为单一疗法治疗失眠。

认知疗法和反觉醒策略

前面介绍的每一种行为干预疗法都是能够单独应

用于治疗慢性失眠的有效疗法[29]。CBT-I 中的"C"代表"认知"疗法（cognitive therapy, CT）；在撰写本文时，还没有足够多的研究证明 CT 作为单一疗法治疗失眠的有效性；然而，有大量证据表明 CT 与其他疗法联合使用可有效治疗失眠。过去不同 CBT 研究对于 CT 的描述存在一些差异。改变信念的方式有很多，包括心理教育、苏格拉底式提问法、记录想法和行为实验。目前已有一项关于 CT 的大规模随机对照试验（randomized controlled trial, RCT），而这一研究主要是应用行为实验作为干预方式[30]。行为实验之所以能在既往研究中成为主要干预方式，可能是因为有研究表明与口头挑战不合理信念相比（即记录想法），行为实验更能有效改变不合理信念[31]。由于行为干预疗法本身在失眠治疗中的有效性，导致一些人认为 CT 是不必要的，但是 CT 仍有可能在失眠治疗中发挥重要作用，因为相比行为干预，信念的改变可能更有助于长期维持 CBT-I 的疗效[14]。此外，改变不合理的睡眠信念与多项临床指标的改善相关[32]。未来仍需要更多的研究进一步探索改变认知和信念在治疗慢性失眠中的作用。

睡前焦虑是导致入睡潜伏期延长最重要的睡眠认知因素之一[33]。对于那些躺在床上时总是感到焦虑的人来说，失眠的行为疗法是行之有效的策略：SC 能够使床不再成为导致焦虑和保持清醒的条件刺激，而 SRT 则能通过增加睡眠驱动力，使来访者因太过困倦而睡着，不再有时间感到焦虑。然而，多种与问题处理/解决相关的策略能够更直接地改变睡前认知觉醒。最早被应用的认知策略之一是由 Espie 和 Lindsay 提出的在晚上进行的写作干预方法，这种方法类似于设定忧虑时间[34-35]。它的原理是基于未解决的问题会导致焦虑并增加觉醒从而干扰睡眠，而制订解决问题的计划可以减少这种焦虑伴随患者入睡的可能性。设定忧虑时间则是要求来访者在睡前几个小时留出时间来记录下最有可能让他们晚上无法入睡的问题，以及他们可以采取的最直接的解决问题的方法及步骤。将此方法与失眠的行为疗法相结合比单独应用行为疗法（联合应用 SC 和 SRT）更能降低失眠的严重程度与减少失眠相关焦虑[36]。

正念疗法

正念疗法是一种训练来访者不加评判地观察、描述和体验当下的治疗方法。在治疗课程中，训练有素的引导师会介绍正念的主要原则（例如，初学者的心态、不强求、放手、不评判和接纳），并指导个人进行各种形式的冥想（例如，正念饮食、身体扫描和步行冥想）。此后，引导师将会简短询问来访者课后进行正念练习的情况。于课后每天进行注意力训练是正念疗法的关键。虽然相对于仅改变睡眠习惯的行为疗法，正念疗法需要来访者在日常投入更多的时间，但这一治疗方法可能会吸引那些将觉醒视为导致失眠发生的关键因素的患者。此外，对于那些不想或难以改变睡眠习惯的人来说，正念疗法也可能更容易坚持；然而，尚无足够的证据表明失眠可以在不改变睡眠行为的情况下得到有效治疗。目前已有 3 个 RCT 研究表明以团体治疗的形式将正念疗法与行为疗法结合能够有效治疗失眠[37-40]。

睡眠卫生教育

睡眠卫生教育（sleep hygiene，SH）是互联网上传播最多的治疗策略，也是治疗师最常引述的治疗策略。然而，由于 SH 在临床试验中常常作为安慰剂对照，因此尚未有充分证据表明 SH 可单独用于治疗有不良睡眠卫生行为的失眠患者[41-44]。SH 被用作安慰剂对照的原因是它对患者而言是可信的治疗方法，但它并不是能够单独治疗失眠的有效疗法[45-46]。SH 目前仍为 CBT-I 的组分部分原因可能是其治疗成本较低，可仅以宣传册为载体向特定患者传递相关的临床建议。值得注意的是，SC 这一有效的治疗方法也可以宣传册为载体传递治疗信息。与 SC 和 SRT，甚至 CT 不同的是，目前并没有研究专门在失眠患者中验证 SH 的有效性，相关研究都是为了探索其他的治疗方法是否有效。由于与睡眠卫生相关的建议具有可变性，因此很难确切地证明这种"治疗方法"是否有效。在治疗过程中解决与睡眠卫生相关的因素有时可能是必要的，但并不足以作为单一疗法治疗失眠。换言之，睡前摄入咖啡因是不明智的，因为它的兴奋剂特性会对睡眠产生负面影响，但减少甚至不摄入咖啡因并不足以解决失眠患者的睡眠问题。因此，SH 仍旧被保留在 CBT-I 治疗中以纠正失眠患者的不良睡眠卫生习惯，然而，由于睡眠良好者和失眠患者的睡眠卫生习惯实际上并没有明显的差异，并且失眠患者并不总是有不良的卫生习惯，因而 SH 通常是不需要进行的[47-50]。此外，SH 可能实际上已经造成了一些问题。例如，将其纳入 CBT-I 治疗中会推迟其他有效疗法的实施时间，并且由于 SH 缺乏疗效，可能会影响来访者对其他有效疗法（如 CBT-I）的看法，此外，虽然尚未经过研究证实，将 SH 纳入 CBT-I 治疗中可能还会给来访者带来不必要的负担。

多组分失眠认知行为疗法

最常见的失眠治疗是结合 SC、SRT、SH、CT、RT 和（或）其他类型的反觉醒策略，因此获得了多

组分 CBT-I 的名称。多组分 CBT-I 通常应至少包括 SRT 和 SC[51]。多组分疗法非常有效[7]，即使是对于那些有其他合并症的患者，CBT-I 也是有效的，且疗效持久[51]。请参见表 95.2 了解 CBT-I 逐次访谈的概要。

失眠的简明行为疗法（brief behavioral therapy for insomnia，BBTI）是一种多组分治疗，结合了心理教育、SC 以及基于患者治疗前睡眠日记进行的 SRT。虽然此疗法通常具有较短的疗程，但在不同研究中其疗程的长短有所不同。BBTI 最初分两次进行[52]，但一些研究已经根据 CBT-I 能够取得最佳疗效的访谈次数，将 BBTI 的疗程增加到两次面对面的访谈加上两次电话或线上随访[53]。此外，还有研究将 BBTI 与治疗噩梦的意象排练疗法相结合，一共包括 8 次治疗[55]。鉴于 BBTI 的疗程可能与 CBT-I 一样长，而 CBT-I 是一种更成熟的治疗方法，它可以通过直接改变患者的不合理信念来提高治疗的依从性，因此治疗师为何要使用 BBTI？ BBTI 成为 CBT-I 的替代选择的其中一个原因可能是由于 BBTI 是一种规范的行为疗法，CT 相关知识及经验不足的从业者可能偏向于选择 BBTI。此外，BBTI 是将两种有效的行为疗法相结合的治疗方法，并且在临床实践中不要求对接受这一治疗方法的患者进行随访，因此是一项适合在基层发展的医疗服务。

失眠认知行为疗法的实施

个体治疗及其疗程

CBT-I 的最常用及被研究最多的治疗形式是个体治疗，即治疗师和患者在门诊进行一对一的治疗[21, 54]。在大多数采用这种治疗形式的 RCT 中，治疗师通常都是由具有博士或硕士学历的心理学家担任，尽管也有很多研究是由经过培训的其他专业人员（如护士）担任治疗师，并取得了相似的成功率[56]。多个 Meta 分析和系统综述表明，个体 CBT-I 是短期和长期治疗失眠障碍的有效方法[57]。CBT-I 是一种简短的干预措施，因此大多数个体治疗的疗程包括 4～8 次治疗[58]。Edinger 及其同事发现，相对于疗程更短或更长的多组分 CBT-I，当其疗程为 4 次且每 2 周进行一次时效果最佳，能够更好地改善短期及长期的睡眠状况[54]。

表 95.2 中提供的例子是疗程为 4 次的个体治疗大纲。这一大纲制定的前提是假定在第一次治疗正式开始之前已经对患者进行了全面的诊断及治疗规划评估。在这个治疗模型中，一旦来访者被诊断为失眠障碍，并且治疗师和来访者都同意进行 CBT-I 治疗，治疗师就会指导来访者如何填写睡眠日记并

表 95.2	治疗大纲
时间	治疗内容
第一周 第二周	诊断及治疗规划评估，要求来访者记录睡眠日记
第三周	完成睡眠日记 进行心理教育、刺激控制、睡眠限制疗法和睡眠卫生教育
第四周	在家练习在治疗中学习到的行为策略
第五周	解决来访者在家练习行为策略时产生的顾虑，提高其依从性，并衡量是否需要调整治疗方案 进行认知疗法，并在时间允许的情况下，介绍反觉醒策略/放松疗法
第六周	在家练习在治疗中学习到的行为策略
第七周	解决影响依从性的因素，并衡量是否需要调整治疗方案 继续进行认知疗法；介绍反觉醒策略（如果在上次治疗没有介绍）
第八周	在家练习在治疗中学习到的行为策略
第九周	解决影响依从性的因素，并衡量是否需要调整治疗方案

From Edinger JD, Carney CE. Overcoming Insomnia: A Cognitive-Behavioral Therapy Approach, Therapist Guide. 2nd ed. Oxford University Press; 2015: 141.

要求来访者记录为期 2 周的睡眠日记以监测自身的睡眠状况。治疗师会询问来访者对于每天完成睡眠日记这一任务是否会存在任何顾虑，并与来访者共同解决这些顾虑（例如，将日记放在醒目的地方、设置闹钟提醒自己早上完成日记、挑战来访者的灾难性信念，即解答来访者的疑问，如认为记录睡眠日记可能会使睡眠恶化而不是改善睡眠状况等）。因此，第一次治疗需要从记录睡眠日记开始，以便之后进行睡眠限制。

其他治疗形式

很多专业组织，包括美国内科医师学会[59]，已正式认定 CBT-I 为成年慢性失眠患者的一线治疗方法。在选择治疗方案时，大多数患者也更愿意选择 CBT-I 而不是助眠药物[60]，而临床医生亦是如此[61]。然而，由于经过专业培训、能够实施 CBT-I 的临床医生短缺，推广和普及 CBT-I 仍受限制。在过去的 10 年中，有观点提出应该采用阶梯式护理模式治疗失眠[62-63]。目前，研究人员已经证实替代传统个体治疗的其他治疗形式的有效性，包括团体治疗[64]，自助书籍[65]，为基层医疗设定的、简短的治疗方案[14, 56, 66-67]，基于电话、视频以及网络的 CBT-I[68-72]。这些创新性的治疗形式在 COVID-19 流行期间得到了广泛应用（参见第 213 章）[72a]。

在老年人及共病其他精神、躯体健康问题的患者中的应用

目前，已有充分的证据表明，传统的 CBT-I 能够有效应用于老年人及那些患有其他躯体和精神健康问题的人[46, 51, 73]。这样的研究结果并不令人意外，因为老年失眠患者及共病其他健康问题的患者具有与单纯性失眠患者相同的导致失眠持续存在因素：他们的某些行为会阻碍睡眠驱动力"累积"，以及干扰昼夜节律、导致过度觉醒。例如，老年人和共病其他健康问题的患者的日常活动量可能会减少，而卧床时间则可能增加；因此，在这些患者中，失眠治疗需要针对的问题是相同的[74]。

尽管传统的 CBT-I 能够有效治疗老年人及共病其他健康问题的患者的失眠问题，仍有研究者提出应该对其进行改良。例如，Smith 和他的同事（2005）提出[75]，CBT-I 在特定人群中应用时可能导致某些问题（例如，SRT 可能会增加惊恐发作、精神病性症状以及躁狂症状的发生风险），因此需要对 CBT-I 进行适当的修改以优化其治疗失眠的效果。在某些情况下，临床医生可以采取反控制的方法[76]，即将 SC 中离开卧室这一规则改为从床上坐起来，不再尝试入睡，直到困意再次出现。因此，在改良后的 SC 治疗中，患者仍然可以待在床上。这种方法主要适用于那些跌倒风险高的人群（例如，虚弱的老年人、服用了可能使其晚上站立不稳的药物的患者、身体活动受限或者受居住条件限制无法前往另一个房间的人）。此外，CBT-I 还能进行以下修改：①修改 SRT（例如，设置睡眠限制的限值为不少于 6 h）；②用睡眠压缩取代 SRT，以便更缓慢地减少卧床时间（即每周 30 min）[77]；或者③取消 SRT 以减少可能出现的治疗副作用（例如，导致癫痫或惊恐发作的阈值降低，或增加出现躁狂或精神病性症状的风险）[78]。

虽然在某些情况下需要对 CBT-I 的治疗流程进行修改删减，但同时需要注意的是，在特定情况下，也可能需要在 CBT-I 中增加某些治疗模块以增强其疗效。例如，疲劳是癌症患者存在的一个显著问题，因此将疲劳管理加入 CBT-I 的治疗中已成为一种增加疗效的方法[79]。一些虽然不是专门针对老年人的治疗手段，如辅助镇静催眠药物减药的认知和心理教育干预以及用于减药过程中的认知行为疗法已与 CBT-I 相结合，应用于对镇静催眠药物产生依赖的老年人[80]。而对于那些共病创伤后应激障碍的失眠患者，则可进行针对噩梦的治疗（如意象排练疗法）[81]，即排

练一个新的梦境场景来替代噩梦。此外，共病严重精神疾病的患者，特别是有精神病性症状和双相障碍的患者[78, 82-83]，则往往需要进行昼夜节律的调整以解决其睡眠极度紊乱及睡眠时相延迟的问题，而传统 CBT-I 并不会特别针对昼夜节律问题。因此，利用相关策略帮助双相障碍患者在早晨克服睡眠惯性以达到早起这一目的等多种方法已与 CBT-I 相结合以增强其疗效。因为这些方法被应用于除失眠以外还存在其他睡眠问题的人群，所以被称为跨诊断治疗，并且由于这些行为疗法可同时针对多种睡眠问题，往往能产生较好的疗效[84]。

失眠认知行为疗法中使用的评估工具

监测 CBT-I 治疗的评估工具

失眠障碍的诊断主要是基于个体描述的症状，而非客观测评。因此，症状的主观测评是必不可少的，睡眠日记则是主观测评的关键工具，用于识别失眠干预的行为目标、指导行为干预的实施、识别与治疗依从性相关的问题以及评估治疗效果[85]。尽管在既往文献中睡眠日记有多个版本，但共识版睡眠日记（Consensus Sleep Diary，CSD）是由 25 位睡眠领域的专家共同协商编写的，用于将睡眠日记标准化[86]。CSD 是一个前瞻性工具，要求填写者在睡醒后记录前一晚的主观睡眠情况。其主要条目包括患者的上床时间、自我估计的入睡所需时间以及起床时间。此外还可包括一些其他条目，如询问患者的小睡、用药以及饮酒情况等。睡眠日记记录的相应指标，如小睡情况、饮酒情况、卧床时间以及作息时间的变化，都可以为制定行为干预目标提供信息。在治疗进行期间完成 CSD，有助于临床医生根据患者的自身数据来测试预先设定的目标是否达成（例如，将卧床时间缩短 1 h 应该会使相应的睡眠指标得到改善），并根据患者的实际情况修改治疗方案。CSD 对于 CBT-I 中的 SRT 的实施尤为重要：于治疗初规定的卧床时间是根据 CSD 记录的患者平均睡眠时间制定的，在之后的治疗中，临床医生会根据 CSD 的数据来评估患者的治疗依从性并调整卧床时间。此外，CSD 在 CT 中还可用于检验患者的睡眠信念。例如，CSD 记录的数据可用于检验患者认为自己"完全没有睡着"的这种全有/全无式思考是否准确。并且，CSD 能够有效地评估 CBT-I 治疗后的睡眠改善情况[87]。

另一个重要的失眠主观测评工具是 ISI[88]。ISI 是用于评估失眠严重程度的测量工具，包括 7 个条目，问题涉及入睡困难、半夜醒及早醒症状的严重程度、受试者对其睡眠模式的满意度、与睡眠相关的担忧、睡眠问题对日常功能的影响以及受试者意识到的失眠对其自身的影响程度。每个条目的评分共分为 5 个等级，量表总分为 0 ~ 28 分。在社区人群中，建议使用 10 分作为判定失眠的临界值，而在基层诊所则建议将 14 分作为临界值，此外，治疗前后的分数变化是否达到 8 分则被提议作为判定治疗是否达到最佳疗效的标准[89-90]。目前已有多项研究显示 ISI 对治疗变化的评估敏感性高，因此，它可能能够用于治疗进展的追踪[30, 91-92]。尽管 ISI 有较好的心理测量学特性，但仅靠 ISI 的分数仍无法全面获悉来访者具体的睡眠状况。这是因为在以患者为中心的方法中，构建相关问题虽然是了解患者情况的基础，除此之外仍需患者提供更多的背景信息。

体动记录仪

体动记录仪是一种用于监测活动和休息周期的设备，通常佩戴在非优势手腕上。设备可持续记录一段时间内（数天至数周）的运动和（或）光线数据，并通过算法将其转换为睡眠参数的估计值（如总睡眠时长、入睡潜伏期、入睡后的觉醒时间）。体动记录仪并不直接监测睡眠情况，也不像 CSD 一样对睡眠情况进行主观测评，而是通过体动推断睡眠和觉醒模式。因此，较难通过这项技术推测那些躺在床上数小时不动或整天久坐工作的人的睡眠模式。体动记录仪对于整体睡眠-觉醒参数（如总睡眠时长和睡眠效率）的估计在可接受的范围内，但在估计离散或事件参数（如入睡潜伏期和入睡后的觉醒时间）方面准确性较低。因此，如果在临床上将其应用于测评失眠状况，它则更有可能被用于评估 24 h 的睡眠觉醒模式，这种评估常需要在那些具有非典型昼夜节律的患者中进行或者用于监测患者是否有遵守在治疗中设定的卧床时间[93]。由于可信度存疑、成本高昂以及费用报销的限制，体动记录仪在临床中的应用受到一定限制。值得注意的是，近年来消费级的睡眠监测设备越来越普及、价格越来越低并且越来越流行。临床医生和他们的患者应该知道的是，这些设备绝大多数是商业化研发，并无研究证据支持其可靠性和有效性[94]。尽管体动记录仪提供的数据可能能够对主观测评工具和多导睡眠图的测量结果进行补充，但由于体动记录仪的设备及算法并未统一，由不同设备导出的夜间睡眠-觉醒数据以及日间小睡数据在可靠性和有效性方面可能存在显著差异[95-96]。并且，这种设备无法捕捉受试者的主观失眠体验——诊断失眠障碍的必要信息。

此外还有其他许多有价值的评估工具，包括评估其他症状（如疲劳）的工具；在认知疗法中应用的评估工具；以及在其他睡眠障碍中应用的工具，如多导睡眠图。而主要应用于失眠行为疗法中的测评工具则为①睡眠日记和②回顾性主观测评问卷，如 ISI。

临床要点

- 睡眠卫生教育并不是治疗失眠的有效方法；在基层开展针对失眠的医疗服务时可以考虑使用刺激控制（stimulus control，SC）作为单一疗法。与其他行为疗法一样，SC 治疗后需要进行后续跟进，这一跟进可以通过电话来完成。

- 需要应用主观测评问卷（如失眠严重程度指数量表）从来访者的角度评估其症状的严重程度，以及用共识版睡眠日记监测治疗目标的达成情况及治疗效果。

- 睡眠日记的数据对于计算睡眠限制疗法中的初始卧床时间以及在随后的治疗中对卧床时间进行调整至关重要；计算卧床时间不能基于来访者对睡眠时间的回顾性估计。

- 没有条件进行失眠认知行为疗法（cognitive behavioral therapy for insomnia，CBT-I）一对一个体治疗的患者应考虑其他的治疗形式，包括基于网络的 CBT-I。

总结

- 行为疗法是基于学习理论并经过实证检验和证实的方法；在行为疗法中常用的假设是通过改变行为可以引起生理和思维的变化。

- 临床证据最充足的行为疗法是 SC 和 SRT/ 卧床时间限制，以及将这两种技术与其他治疗方法相结合的多组分疗法。

- 放松疗法和其他反觉醒策略本身也是有效，但其效应小于 SC 和 SRT。

- CBT-I 有不同的治疗形式，包括简短的个体和团体治疗，自主书籍，基于电话、视频以及网络的 CBT-I；开展不同的治疗形式有助于解决某些地区治疗师资源短缺的问题。

参考文献和拓展阅读

请扫描书后二维码，获取参考文献和拓展阅读资源。

第 96 章

行为治疗 II：疗效和推广

Rachel Manber，*Norah Simpson*，*Lauren Asarnow*，*Colleen E. Carney*

陈斯婧 译 荣润国 审校

章节亮点

- 在过去的 10 年中，失眠认知行为疗法（cognitive behavioral therapy for insomnia，CBT-I）已被几个主要的医疗 / 卫生保健组织认定为治疗慢性失眠的"金标准"（或一线标准治疗）。这些组织包括美国内科医师学会、美国睡眠医学会、英国精神药理学协会以及欧洲睡眠研究学会。

- 大量研究证据表明，CBT-I 能够显著改善单纯性失眠患者或共病其他疾病的患者的失眠严重程度以及改善其睡眠状况。本章还讨论了 CBT-I 对除睡眠以外的其他多种结局指标的影响。在每个小节的讨论部分也强调了未来的研究方向。

- 本章描述了 CBT-I 的临床应用情况，包括大规模施行 CBT-I 所面临的阻碍以及克服这些阻碍的策略。

- 目前促进 CBT-I 推广的途径包括培训更多能够提供此项医疗服务的治疗师、提供真实世界数据以证实 CBT-I 的有效性以及利用其他治疗形式，如团体治疗、远程治疗以及由来访者自主进行的自助疗法（如网络化 CBT-I）替代传统个体治疗。

- 本章讨论了如何应用这些替代传统治疗的创新性治疗形式来突破患者在获取医疗服务时可能遇到的阻碍，以及如何应用阶梯式护理模式将不同的治疗形式结合起来以促进 CBT-I 的推广。

疗效

失眠认知行为疗法（cognitive behavioral therapy for insomnia，CBT-I）是一种简短而有效的多组分治疗，可改变与失眠障碍相关的行为和思维（有关治疗组成部分的详细描述以及如何实施 CBT-I 请参见第 95 章）。既往大量 Meta 分析和综述都提供了有力的证据证明 CBT-I 是治疗失眠障碍的有效治疗方法，能够改善多种与失眠及睡眠相关的测量指标。下文将着重通过与对照组进行比较来讨论 CBT-I 的疗效。在既往疗效实验的众多测量指标中，疾病的缓解率是最理想的、具有临床意义的结局指标。一项基于随机对照试验（randomized controlled trial，RCT）的 Meta 分析显示，成年失眠患者在接受 CBT-I 治疗后的失眠缓解率是 53%[1]；这一 Meta 分析纳入的研究是以失眠严重程度指数量表或匹兹堡睡眠质量指数量表的临界值来判断失眠的缓解情况。然而，正如一项纳入 22 个 RCT 的 Meta 分析所示，当失眠与其他疾病共病时，患者的失眠缓解率则会有所下降。此项 Meta 分析纳入的研究都是在共病失眠和躯体 / 精神疾病的患者中进行的。据该 Meta 分析估计，略多于 1/3 的

共病患者在接受 CBT-I 治疗后失眠得到缓解，而当控制发表性偏倚后，接受 CBT-I 的患者的失眠缓解率是对照组的 2.6 倍[2]。此外，既往 Meta 分析还发现，与对照组相比，CBT-I 能够中等到较大程度地改善失眠症状严重程度[1, 3-4]，尽管这些 Meta 分析纳入的研究数量有限。相关的 Meta 分析还发现，相较于对照组，CBT-I 同样能够中等到较大程度地改善入睡潜伏期、入睡后的觉醒时间、睡眠效率和主观睡眠质量[2, 5]。然而对于睡眠时长这一睡眠健康的重要组成部分（参见第 94 章）以及寻求治疗的患者通常都希望改善的指标，CBT-I 却疗效甚微[6]。虽然既往的 Meta 分析显示 CBT-I 并不能使患者的主观睡眠时长在治疗后即刻增加，Okajima 及其同事（2011）发表的 Meta 分析仍发现，患者的主观睡眠时长在接受治疗后的 3 个月及 12 个月随访评估中较对照组有显著增加，且差异有统计学意义[3]，尽管增加的程度较小。虽然已有强有力的证据支持 CBT-I 对主观睡眠参数的改善作用，但鉴于既往 Meta 分析并未得出一致的结果，目前尚不明确 CBT-I 是否能改善客观睡眠参数。Okajima 及其同事发表的、基于 14 个研究的 Meta 分析发现，CBT-I 能够中等程度地改善入睡后的觉醒时间和睡眠效率[3]。但与之相反的是，Mitchell

等人在一篇基于 12 个对照研究的 Meta 分析中发现，多导睡眠图（polysomnography，PSG）监测的睡眠参数在 CBT-I 治疗后没有显著改变，而通过体动记录仪连续记录的睡眠参数也仅有较小或不显著的改变，并且客观睡眠时长在 CBT-I 治疗后有中等程度的下降[5]。因此，虽然 CBT-I 能够显著改善主观睡眠参数，其对客观睡眠参数（由 PSG 和体动记录仪记录所得）的作用却尚不明确。未来的研究需要进一步探索是失眠治疗对改善睡眠相关测量指标的作用。然而，鉴于主观失眠症状是失眠障碍患者求医的主要原因，仍需重视 CBT-I 对于主观测量指标的改善作用。

既往研究表明，CBT-I 不仅能改善主观测量指标，且作用持久。两个基于随访数据的 Meta 分析表明，与对照组相比，CBT-I 在治疗后的 3、6 和 12 个月仍具有持续的疗效，其对于入睡潜伏期、入睡后的觉醒时间、睡眠效率和失眠严重程度的改善作用仍呈中等效应[3, 7]。虽然效应量随时间的推移呈下降趋势，但这些主观测量指标的改善在 12 个月的随访评估中仍具有临床意义[7]。虽然关于 CBT-I 的 RCT 的随访时间多为 1 年或更短时间，但也有一些研究进行了更长时间的随访。Morin 及其同事发表的一项重要研究表明，CBT-I 的疗效可持续 2 年之久[8]。最近一项基于网络化 CBT-I 的研究显示，与对照组相比，CBT-I 降低失眠严重程度的效应量在治疗后的 3 年随访中仍维持在较大水平[9]。此外，一项基于临床数据的观察性研究显示，CBT-I 对睡眠的改善作用最长可持续 10 年（平均随访时间为 7.8 年）[10]。鉴于随访期间 CBT-I 的效应仍有一定程度的下降，并且既往的随访研究可能存在偏倚，如随访数据并非随机缺失，因此，未来的研究仍需进一步评估 CBT-I 的长期疗效，并采取相关措施最大限度地降低随访脱落率。评估 CBT-I 长期疗效的研究能够为预防失眠复发及制定维持治疗提供指导。

在不同年龄组及共病躯体及精神疾病的患者中进行的研究则进一步验证了 CBT-I 的疗效。既往的 Meta 分析表明，CBT-I 能够有效改善癌症幸存者、成年疼痛患者及共病躯体及精神疾病等患者的失眠问题[2, 11-14]。具有足够统计效力的随机对照研究也发现，CBT-I 能够有效改善绝经后和孕期女性以及抑郁症成年患者（包括正在服用抗抑郁药物的患者）的失眠症状[15-18]。此外，已有足够的证据表明 CBT-I 能够改善老年人的失眠问题和睡眠状况[19]，并且，新近的研究表明它同样也适用于青少年失眠患者[20]。虽然目前已明确 CBT-I 在共病其他疾病的失眠患者中的疗效，但 CBT-I 的疗效在有无共病的患者中是否存在差异，目

前尚无定论。尽管既往 Meta 分析发现，共病其他疾病的患者在接受 CBT-I 治疗后的失眠缓解率略低于单纯性失眠患者，这些 Meta 分析采用的都是二次分析的方法探索共病情况及年龄对疗效的影响，它们进行整合的研究结果都来自于通过与对照组进行比较以验证 CBT-I 疗效的研究，而非对比 CBT-I 在不同人群中的疗效的研究。掌握患者特征与疗效之间的关系对于进一步改进 CBT-I、为患者提供个体化治疗至关重要。进行基于个体水平的 Meta 分析是实现这一目标的潜在手段。在撰写本文时，已有研究在整合个体患者的数据以期解决这一关键问题[21]。

既往的 Meta 分析已表明，CBT-I 的各类治疗形式都能够有效治疗失眠[22]，并且当将特定的治疗形式与对照组相比时，治疗组也具有更大的疗效[23-25]。至于 CBT-I 的自助疗法，目前基于网络的治疗形式越来越普及且已被证明具有疗效[26-.27]。Zacharie 等人进行的基于网络化 CBT-I 的 Meta 分析发现，脱落率是预测疗效的因素之一，脱落率越高，疗效越差[27]。这一发现提示探索如何提高患者在进行 CBT-I 自助疗法时的参与度至关重要。已有证据表明，在进行基于网络的治疗时辅以较高强度的治疗支持比仅提供低强度的支持或不给予支持产生的疗效更大[23, 27-29]。此外，研究者也比较了不同治疗形式的疗效，有一部分 Meta 分析发现，个体治疗比团体治疗或自助疗法更有效[13, 22]。关于不同治疗形式的疗效研究进一步验证了 CBT-I 这一治疗方法的有效性，同时，不同治疗形式间存在的疗效差异也说明采取阶梯式护理模式治疗失眠的必要性，此模式能够最有效地利用医疗资源，并最大限度地惠及患者（见"推广与实施"）。

有效性：对其他症状的影响

目前，有越来越多的研究在评估 CBT-I 疗效的同时，也探索了其对除失眠及睡眠状况以外的其他症状的影响。其中，一些有效性研究选择共病其他疾病或有特定症状的患者（如抑郁自测量表的评分较高但未达到抑郁障碍诊断标准的患者）作为研究对象，探索 CBT-I 对目标疾病或症状严重程度的影响。其他的有效性研究则在一般人群中评估了 CBT-I 对失眠患者的非睡眠结局指标的影响。接下来，我们将回顾涉及以下结局指标的 CBT-I 有效性研究：抑郁、焦虑、疼痛、疲劳和生活质量。此外，由于多个专业的医疗组织，包括美国睡眠医学会，都提倡尽量减少镇静催眠药物的使用[30-31]，我们还将在下文讨论 CBT-I 如何影响镇静催眠药的使用。

抑郁症状

目前已有 3 项 Meta 分析表明在成年失眠患者中进行认知行为治疗能够减轻抑郁症状的严重程度[32-33]。虽然这些 Meta 分析发现，与治疗前相比，患者在接受治疗后抑郁症状有中等到较高程度的改善[33]，但与对照组相比时，改善程度却仅为小到中等[32, 34]。当考虑治疗类型（行为疗法或认知行为疗法）和治疗形式（自助疗法、团体治疗和个体治疗）时，只有个体 CBT-I 治疗（即包括认知及行为疗法这两个失眠治疗模块的一对一治疗）比对照组更大限度地改善抑郁症状[32]。然而，这一项 Meta 分析中关于 CBT-I 自助疗法的研究既包括网络化 CBT-I 研究，也包括基于其他媒介的自助疗法研究，并且该 Meta 分析并未纳入两项大型的网络化 CBT-I 研究[35-36]。鉴于网络化 CBT-I 越来越普及，在进行 Meta 分析时将这两项研究纳入分析尤为重要。这两项大型研究发现网络化 CBT-I 对抑郁症状的改善程度为小到中等。

这三项 Meta 分析纳入的许多研究都排除了符合或可能符合抑郁障碍诊断标准的被试者。因此，对于那些具有明显抑郁症状的患者而言，如果只接受 CBT-I 治疗，其抑郁症状的改善程度可能比这些 Meta 分析报告的还要小。并且，这三项 Meta 分析侧重于探索 CBT-I 作为唯一的治疗时对抑郁症状的作用，而没有评估其作为抗抑郁药的辅助治疗时的作用。目前，有两个 RCT 在为共病失眠和抑郁障碍的患者提供 CBT-I（或针对失眠的对照干预）的同时也为其提供针对抑郁的治疗。这两项研究均发现 CBT-I 作为辅助治疗对于改善抑郁症状的严重程度没有附加效应[17-18]。尽管如此，Manber 及其同事发现，接受 CBT-I 治疗的患者在治疗的前 6 周内失眠症状的改善程度介导了治疗结束后（整个疗程为期 12 周）的抑郁缓解；换言之，失眠症状的早期改变预测了 CBT-I 治疗组而非对照组的抑郁缓解情况[18]。

由于相关研究在样本选择和研究设计方面存在较大的异质性，目前尚无法明确 CBT-I 在改善抑郁症状方面的作用。尽管如此，既往的研究发现还是为未来研究的发展提供了 3 个具有临床参考意义的方向。第一个研究方向是在高风险人群中探索 CBT-I 预防抑郁障碍发生的潜在作用。最近两个关于网络化 CBT-I 的研究发现，CBT-I 确实有望预防抑郁障碍的发生[35, 37-38]，特别是在那些抑郁症状较轻的人群，即未达到抑郁障碍的诊断标准但却有罹患抑郁障碍风险的人群。未来研究的第二个方向是在共患失眠和抑郁障碍的人群中识别哪一类人更容易从 CBT-I 和抗抑郁治疗的联合治疗中获益。例如，Asarnow 及其同事

发现这类人具有的一个特点是更倾向于晚睡晚起（夜晚型）[39, 9]。具体而言，他们发现在共患失眠和抑郁障碍的患者中，更倾向于夜晚型的患者与对照组相比在接受 CBT-I 和抗抑郁药物的联合治疗后抑郁症状有更好的改善。第三个具有临床意义的研究方向是探索如何改善共患失眠和抑郁障碍人群的抑郁症状。例如，Kalmbach 及其同事最近进行的一项研究发现，CBT-I 中的认知疗法可能对于抑郁症状的改善尤为重要[40]。

焦虑症状

2011 年的一项 Meta 分析纳入了 50 个关于 CBT-I 的对照和非对照研究，这些研究都对焦虑及与焦虑有关的症状（如压力知觉）进行了评估[41]。该 Meta 分析发现，当与对照组相比时，个体 CBT-I 治疗对焦虑及其相关症状的改善程度较小（该分析基于 20 项研究），而当进行治疗前后对比时（即组内比较），治疗后焦虑症状的改善程度为中等（该分析基于 30 项研究）。值得注意的是，在那些将戒断镇静催眠药整合到 CBT-I 治疗方案里的研究中，CBT-I 对焦虑这一结局指标的改善效应几乎为零。这一发现提示当在镇静催眠药依赖者中施行包含减药模块的 CBT-I 时，应额外关注患者的焦虑状态以提高疗效（如需了解详情请参见第 100 章）。然而，这一 Meta 分析的结果并不能外推到共患失眠和焦虑障碍的人群，因为该 Meta 分析仅纳入 4 项在共病患者中进行的研究[41]。最近一项基于 8 个 RCT 的 Meta 分析发现，与对照组相比，CBT-I 对焦虑症状仅有较小程度的改善[26]；与之前的 Meta 分析类似，这一分析纳入的研究均不是在共病焦虑障碍的失眠患者中进行的。一项于 2016 年进行的 Meta 分析在有创伤后应激障碍（posttraumatic stress disorder，PTSD）症状或综合征的患者中探索了针对睡眠问题的心理治疗对其相关症状的改善作用，与既往研究结果不同的是，这一分析发现治疗对于 PTSD 症状的改善程度为中等。然而，基于这项 Meta 分析，较难明确 CBT-I 对 PTSD 症状的作用，因为在其纳入的 8 个研究中，仅有 3 个将 CBT-I 作为单一疗法；其余研究都应用了针对噩梦的干预措施，有些研究是仅对噩梦进行干预，另一些则是与 CBT-I 联合应用。综上，对于没有共病焦虑障碍的患者来说，CBT-I 对于焦虑症状的作用较小，而目前尚缺少研究在共病焦虑障碍的失眠患者中评估 CBT-I 对焦虑症状的作用。

疼痛

既往已有研究在疼痛患者中检验不直接干预疼痛

问题的 CBT-I 治疗方案的作用。Tang 及其同事（2015年）对在疼痛患者中开展的 6 项研究进行了 Meta 分析，发现 CBT-I 对疼痛的影响较小[12]。同样的，Koffel 及其同事（2015年）在一项基于 4 个研究的 Meta 分析中发现，即使研究对象并不限于疼痛患者，不针对疼痛进行干预的 CBT-I 团体治疗对成年失眠患者的疼痛问题的改善效果仍较小[24]。2019 年的一项综述对 CBT-I 缓解疼痛症状的证据进行了回顾[43]。该综述纳入了 2015 年之后发表的数篇文献，并得出了类似的结论："睡眠行为干预减轻疼痛的效果较小且不同研究报告的结果存在差异，但其效果与针对疼痛的心理疗法相当甚至更好。"目前有 3 项样本量较小的研究和 1 项近期发表的大型 RCT 在疼痛患者中检测了同时针对睡眠和疼痛问题的综合干预措施的疗效，研究结果表明此项干预措施有利于缓解慢性疼痛[44-46]。此外，还有相关证据表明，与治疗后的即刻情况相比，单独应用 CBT-I 或将其与针对疼痛的行为干预联合应用对疼痛问题的改善作用在 3 ～ 6 个月的随访中更为显著[47-48]。鉴于睡眠不足与疼痛显著相关[49]，治疗效应的延后出现可能是由于患者在 CBT-I 初始治疗结束后仍会继续运用认知行为疗法的相关组分（即维持治疗），使其总睡眠时长在治疗结束后仍持续增加[3]。因此，未来关于 CBT-I 对疼痛影响的研究应进行长期随访，并考虑在治疗方案中加入维持治疗并评估其效果。

疲劳

由于疲劳是失眠障碍患者的常见症状，因此它是评估治疗效果的重要指标之一。然而对于患者和研究人员而言，疲劳并没有一个明确的定义。由于疲劳是一个多维的感知且其定义尚未统一，目前较难通过既往研究明确阐明 CBT-I 对疲劳的作用。正因为如此，不同研究往往可能衡量的是疲劳的不同维度。尽管如此，在疲劳程度较高人群（如癌症患者）中进行的研究仍发现患者的疲劳程度在接受 CBT-I 治疗后有所改善。一项基于 CBT-I 研究的 Meta 分析表明，疼痛（癌性疼痛和纤维肌痛）患者的疲劳症状在 CBT-I 治疗结束后（6 项研究）及 3 ～ 12 个月后（3 项研究）能够得到中等程度的改善。在这项荟萃分析所纳入的 6 项研究中，只有 2 项研究在治疗中加入专门针对疲劳的干预措施[12]，提示单独应用 CBT-I 即可减轻疼痛患者的疲劳程度。既往的 RCT 同样也发现，共病其他身体疾病的失眠患者（如接受腹膜或血液透析的患者以及慢性阻塞性肺病患者）在接受 CBT-I 治疗后疲劳状态有所改善[50-51]，最近一项在有更年期症状的失眠患者中进行的试验也有相同发现[52]。然

而，当研究在基线疲劳程度存在差异的不同人群中验证 CBT-I 改善疲劳症状的作用时，却没有得出相同的结果。一项网络 Meta 分析在同时纳入基线疲劳程度不同的共病其他疾病的失眠患者和非共病患者后发现，CBT-I 的个体治疗能够中等程度地改善疲劳症状；但在控制研究异质性后，这一项 Meta 分析发现 CBT-I 对于改善疲劳症状并无显著效果[32]。在此之后发表的数篇研究显示网络化 CBT-I 及由治疗师提供的 CBT-I 都能够改善疲劳症状[36, 53-54]。尽管多数探索 CBT-I 对疲劳作用的研究并未在治疗中加入针对疲劳症状的干预措施，但由于失眠患者往往会提出对第二天疲劳状态的担忧，并常指出这是阻碍他们实施卧床时间限制的障碍，因此治疗师在提供 CBT-I 治疗的同时往往也可能需要帮助患者解决其疲劳问题。在 CBT-I 的治疗方案中加入专门针对疲劳症状的干预措施可能会进一步改善患者的疲劳问题，正如之前一项在癌症患者中进行的 CBT-I 研究（Savard 等发表的研究）所做的那样[55]。解决患者的疲劳问题可能能够增加患者对于 CBT-I 中行为干预部分的依从性，继而又能够增强 CBT-I 改善失眠症状的作用。

生活质量

生活质量是失眠的一个重要结局指标，因为慢性失眠是导致生活质量下降的主要原因之一[56]。因此，令人惊讶的是，既往鲜有研究将生活质量作为失眠的结局指标进行调查。一项基于 RCT 的 Meta 分析表明，CBT-I 与总体生活质量的改善显著相关[57]。然而，对于共患精神疾病的患者来说，CBT-I 对生活质量的改善可能有限[14]。此外，还有证据表明 CBT-I 是否能够有效提高生活质量与治疗形式有关；例如，研究发现，虽然基于电话的 CBT-I 能够改善睡眠情况，却并未能改善生活质量[58]。而近期的研究表明，基于网络的 CBT-I 则能够改善与睡眠相关的生活质量，即改善患者自述因睡眠问题引起的生活质量下降[36]。综上，虽然目前证据有限，但 CBT-I 可能具有改善生活质量的作用，尽管生活质量的改善程度可能受测量维度、共病情况和 CBT-I 治疗形式的影响。

镇静催眠药的使用

尽管 CBT-I 的常规治疗方案并不直接涉及镇静催眠药的减药，但却能够显著减少镇静催眠药的使用。最早发现 CBT-I 能够减少镇静催眠药使用的一项研究是基于 100 名患者提供的数据，这些患者都在一个大学睡眠医学中心接受了 CBT-I 治疗[59]。在这项研究中，治疗结束后习惯于服用镇静催眠药的人减少了 54%。随后的对照研究也有类似的发现，即尽

管治疗师并未明确指导患者减药，近一半习惯于用药的患者在 CBT-I 治疗结束后将用药量减半，而接受常规护理的对照组仅有 17% 的人减少了镇静催眠药的用量[60]。此外，还有一部分研究评估了包含减药模块（如在治疗方案中包含与减药有关的信息以及鼓励患者将停药或减药作为治疗目标）的 CBT-I 的效果。2019 年一项基于 8 项研究的 Meta 分析评估了在减药计划中添加 CBT-I 对于减少镇静催眠药使用的影响[61]。研究发现，与单纯地逐渐减少药量相比，在减药计划中加入 CBT-I 可在短期（< 3 个月）而非长期（12 个月）帮助患者减少镇静催眠药的使用。然而，这项 Meta 分析纳入的研究在 CBT-I 治疗方案中关于减药的干预措施并不一致。并且，这些研究在被试的用药频率及时长方面也存在异质性。此外，这项 Meta 分析并未纳入一个基于网络化 CBT-I 的 RCT，在这一研究中约有一半的被试者在基线使用镇静催眠药。在治疗结束后和 3 年随访期间，只有 1/4 的 CBT-I 治疗组被试仍在服用镇静催眠药；并且在 3 年随访时，CBT-I 组和对照组中使用镇静催眠药的人数存在具有统计学意义的显著差异（29% *vs.* 47%）[9]。在临床实践中，许多治疗师会根据临床医生为患者制定的减药计划，运用 CBT-I 策略帮助患者减少或停用镇静催眠药[62]。鉴于越来越多的临床指南都建议最大限度地减少镇静催眠药的使用[63]，未来的研究需要进一步探索哪一些患者相关因素与 CBT-I 治疗后的自发减药有关。与此同时，对于那些比较难以在治疗后自发减药的患者，应进一步制定和完善 CBT-I 相关策略，以帮助这部分患者逐步减少镇静催眠药的使用。本书的第 100 章将会进一步讨论镇静催眠药的停药方案。

推广与实施

遵循多个专业组织制定的失眠治疗指南、大规模施行 CBT-I 这一失眠一线疗法的主要阻碍是获取 CBT-I 的途径有限。克服这一阻碍的策略包括培训治疗师以增加获取 CBT-I 的途径，以及发展创新性的 CBT-I 治疗形式以促进数字技术的应用。接下来将对这些策略展开讨论。

通过培训治疗师推广 CBT-I

培训提供 CBT-I 的治疗师的传统途径是通过心理学研究生课程和（或）博士后培训。培训的课程主要涉及 CBT 的一般原理、睡眠科学及睡眠障碍。尽管大多数心理学研究生课程和住院医师的精神病学课程都会提供针对多种精神障碍的 CBT 培训，但这些

课程却很少提供关于 CBT-I 的专业培训。为了满足患者对 CBT-I 治疗的需求，美国退伍军人事务部为不同学科背景、具有精神心理执业资质的治疗师提供了一个关于 CBT-I 的培训项目。这一为期 4 个月的培训项目为如何增加能够实施 CBT-I 的治疗师提供了一个范例。在过去的 10 年里，美国退伍军人事务部（Veterans Affairs，VA）已通过这一项目在全国范围内为培训了 900 名能够实施 CBT-I 的治疗师。该培训项目除了教学部分（课程涉及睡眠结构、睡眠调节机制和常见的睡眠障碍），还加入了体验式学习，并将角色扮演、专家咨询及为模拟练习提供反馈等方法贯穿整个培训过程。项目中的专家咨询及提供反馈旨在帮助受训者进一步提高技能及掌握 CBT-I 的应用。尽管 VA 培训的是传统的、为期 6 周的 CBT-I，但培训中的病例概念化方法可以帮助治疗师根据患者的具体情况调整和制订个体化治疗方案，特别是对于那些临床表现较为复杂的患者，即存在其他躯体及精神疾病的失眠患者。制订个体化治疗方案包括使用病例概念化模型指导 CBT-I 的组分选择及流程顺序。专家顾问（参与培训项目的 CBT-I 治疗领域的专家）也会聆听培训过程的录音，通过为这一项目编制的能力评价表评估受训者应用每个 CBT-I 组分的能力，而不是仅用治疗保真度检查表检查受训者是否应用了某个组分。

关于这一 VA 培训项目的评估为验证 CBT-I 在真实世界的有效性、评估患者的结局指标与治疗的保真度，以及受训者对 CBT-I 的应用程度提供了参考依据[64-65]。为了提高培训效果，VA 的 CBT-I 培训项目建立了一种用于识别和培养优秀学员的机制，并让这些成员进而成为专家顾问和培训者。这一机制使得培训的范围和影响不断扩大。因此，退伍军人目前可以在各类卫生医疗机构，包括综合医院的精神科门诊、精神专科医院、基层医疗卫生机构、疗养院，甚至是居家医疗护理中接触到 CBT-I 治疗。为了让更多患者接触到 CBT-I 治疗，该项目还为那些能够实施 CBT-I 个体治疗且经验丰富的治疗师额外提供了关于 CBT-I 团体治疗的培训方案。

治疗形式

目前，CBT-I 最常见的治疗形式是由经过专业培训的治疗师（通常是精神卫生专业人员）进行的、面对面的个体治疗。然而，目前有多个因素阻碍了个体治疗的实施。其中的一个阻碍因素是患者必须前往治疗师的办公室，而部分患者由于行动不便、居住的社区离治疗师较远等原因难以获取治疗服务。远程医疗则可用于解决这一阻碍，使治疗师能够借助视频会议施行 CBT-I。无需前往治疗师办公室还可以最大限度

地减少患者的时间成本和经济负担。网络化 CBT-I,如基于互联网或应用程序的 CBT-I 项目,同样也能够解决这些问题,并且还能够进一步减少患者在寻求精神健康服务过程中出现的病耻感、消除候诊时间长的问题,并使患者可以灵活调控治疗的进度。然而,正如前面及第 97 章所提及的,尽管网络化 CBT-I 对于治疗失眠有效,但也有一些研究证据表明其疗效不如由治疗师提供的治疗。此外,网络化 CBT-I 的应用也同样受到一些因素的影响,如患者偏好、对网络技术的熟练程度以及对数字化医疗的接受度。有些患者可能更倾向于选择辅以治疗师指导的线上干预。实际上,已有一项 meta 分析表明,在进行基于网络的治疗时辅以较高强度的治疗支持产生的疗效更大[27]。关于低强度治疗支持的例子包括自动短信提醒;而较高强度治疗支持的例子则为向治疗师进行简短的电话咨询。在网络化 CBT-I 的基础上辅以治疗支持的其他途径包括短期访问治疗师(专业人员或辅助专业人员)或使用聊天机器人(或虚拟治疗师)。这种辅以治疗支持的混合治疗形式可以运用于临床,以提高患者对网络化 CBT-I 提供的治疗建议的依从性。

阶梯式护理模式(stepped-care implementation model)能够将网络化治疗和由治疗师提供的治疗相结合,但这两种治疗方式是按顺序进行而不是同时进行。其中一种方法是先给予患者网络化 CBT-I 治疗,然后再由治疗师向那些在治疗后失眠没有缓解的患者提供 CBT-I 个体治疗。另一种方法是根据患者的临床表现,给予患者网络化 CBT-I 或 CBT-I 个体治疗,然后那些在网络化 CBT-I 治疗后失眠没有得到缓解的患者再接受由治疗师提供的 CBT-I 个体治疗。目前,有一项研究正在探索这种治疗模式的疗效(NCT03532282)。无论采取何种治疗模式,在实施治疗时都需要考虑患者的偏好。值得注意的是,患者对 CBT-I 新型治疗模式的接受[66]。

由于目前有多种有助于 CBT-I 推广的治疗形式,关于 CBT-I 的应用已越来越广泛,因此,目前亟需探索如何在实际应用中最大限度地优化 CBT-I 的疗效。一些仍需解决的有关 CBT-I 疗效的问题如下:如何在治疗师施行 CBT-I 治疗时更好地确保其治疗的保真度?如何在临床应用中而不仅仅是在研究中更好地提高患者的参与度?经济因素(如医疗保险对于网络化干预措施的覆盖范围)如何影响 CBT-I 在社区中的应用?需要为医生提供何种资源以支持他们为患者提供 CBT-I 治疗?为解决这些问题,未来需开展大规模的

实用性临床试验,此外,未来的研究还应利用真实世界数据进一步探索 CBT-I 的疗效。

临床要点

- 失眠认知行为疗法(cognitive behavioral therapy for insomnia,CBT-I)的预期疗效是减轻患者的失眠严重程度和改善除总睡眠时长以外的睡眠相关结局指标,总睡眠时长则会在治疗结束后随着时间推移逐渐增加。
- CBT-I 是针对失眠患者(包括共病其他疾病的患者)的有效治疗方法,并且可能有助于改善除失眠及睡眠状况以外的其他共病症状。
- CBT-I 治疗可能能够改善患者的生活质量、情绪、疼痛和疲劳等症状。
- 远程医疗、网络化 CBT-I 以及辅以治疗支持的线上干预措施有助于 CBT-I 的推广与应用。将网络化 CBT-I 和由治疗师提供的 CBT-I 个体治疗相结合的阶梯式护理模式可能能够通过优化护理模式及资源配置促进 CBT-I 的广泛应用。这些治疗模式的建立可能有助于进一步将行为疗法 /CBT-I 应用于临床。

总结

本章节回顾的证据表明,CBT-I 对于不同的失眠患者群体(包括共病其他疾病的患者和不同年龄段的患者)而言都是有效的治疗方法。在治疗结束时,患者的失眠症状和除总睡眠时长以外的睡眠相关结局指标通常都会得到改善,并且这些改善可长期维持,此外,总睡眠时长在治疗结束后也往往会随着时间的推移而逐渐增加。CBT-I 对除睡眠以外的结局指标也有一定的改善作用,如生活质量、情绪、疼痛和疲劳,并且还能够减少镇静催眠药的使用。网络化 CBT-I 极大增加了 CBT-I 的应用;然而,近期的研究数据表明,它可能不如由治疗师主导的个体治疗有效。将网络化 CBT-I 和由治疗师提供的 CBT-I 个体治疗相结合的阶梯式护理模式可能能够通过优化护理模式及资源配置促进 CBT-I 的广泛应用。

参考文献和拓展阅读

请扫描书后二维码,获取参考文献和拓展阅读资源。

第 97 章

行为治疗Ⅲ：数字和远程医疗

Øystein Vedaa，Katherine E. Miller，Philip R. Gehrman

刘志芬　孙　宁　译　张克让　审校

章节亮点

- 目前认知行为治疗对失眠障碍的疗效已得到证实，但许多患者无法获得面对面的治疗。因此，人们对可以提供治疗的技术手段（包括互联网、移动设备和远程医疗）产生了浓厚的兴趣。
- 与对照组相比，互联网治疗模式具有很强的疗效证据。关于移动设备和远程医疗服务的现有研究数据表明，这些治疗模式对失眠症状也有显著的临床改善作用。
- 基于技术手段的心理治疗与面对面心理治疗的直接比较研究证据不足，因此尚不清楚前者的疗效是否会有折扣。另外还需要确定，对于特定的患者群体（如孕妇），哪些模式是最适合的。在未来几年，这可能会是一个不断发展的领域。

引言

开展失眠认知行为疗法（cognitive behavioral therapy for insomnia，CBT-I）需要成本且受训的临床医生较为缺乏，因此，该疗法迄今仍未在广大失眠患者群体中得到充分推广。CBT-I 的标准方法是与睡眠专家进行面对面的个体治疗，但这也是最耗费资源的方法，而且可获得性有限。因此，其他治疗形式应运而生，包括面对面简短干预[1]、团体治疗[2]、电话咨询[3]等。这些治疗形式可以提高服务效率，帮助更多慢性失眠患者得到有效的治疗，但这仍然需要投入大量资源。在 COVID-19 大流行期间，无法开展面对面的 CBT-I 时，人们通常会探索远程医疗方式（参见第 213 章）。

自 20 世纪 90 年代中期以来，利用技术手段提供认知行为疗法（cognitive behavioral therapy，CBT）来处理心理健康问题和疾病（以行为为组成部分的病症）的情况稳步增加。特别是，当前已经开发出了许多技术，可以利用数字平台或互联网提供 CBT。由于 CBT 具有高度结构化的特点，因此特别适合这种基于人工和算法的交付方式。目前尚没有一个确定的概念来定义这种技术创新：一些文献将其称为互联网 CBT、电子 CBT、计算机化 CBT 或数字化 CBT[4]。美国食品和药品管理局（Food and Drug Administration，FDA）似乎已经认可了"数字"这一术语，其中数字化 CBT 可被归类于数字疗法——从属于数字健康的一个分支[5]。

最近的回顾性研究区分了数字化 CBT 的三种级别（图 97.1）[4, 6]。第一，在支持性数字化 CBT 中，数字化内容通常较为简单，结合面对面的专家治疗发挥纯粹的支持功能。第二，在治疗师指导的数字化 CBT 中，治疗内容的传达、排序主要通过技术平台完成，该技术平台也可能包含一定程度的自动化，治疗师在其中仅起辅助作用。第三种是全自动或自助式的数字化 CBT，基于复杂算法（通常使用互动和定制功能）提供治疗内容，以提高用户的参与度和体验感，这种模式不需要临床医生的任何支持。这三种数字化 CBT 之间的主要差异包括临床医生的参与程度及其自动化水平，这反过来也体现了这些技术手段的预期成本及可推广性。本章的目的是回顾有关 CBT-I 技术手段的新兴研究领域，重点讨论互联网、移动设备和远程医疗等技术手段。

通过互联网提供治疗

在过去的 20 年中，有 200 多项试验证明：基于互联网（即数字技术）的心理健康问题干预卓有成效。最近一项 Meta 分析发现，数字化 CBT 干预对惊恐障碍（panic disorder）、社交焦虑障碍（social anxiety disorder）、广泛性焦虑障碍（general anxiety disorder）、创伤后应激障碍（posttraumatic stress disorder，PTSD）和重性抑郁障碍（major depression）具有中等程度以上的平均疗效[7]。2004 年，Ström 团队发表了一项随机对照试验（randomized controlled trial，RCT），首次证明了互联网治疗形式对失眠障碍的效果，该

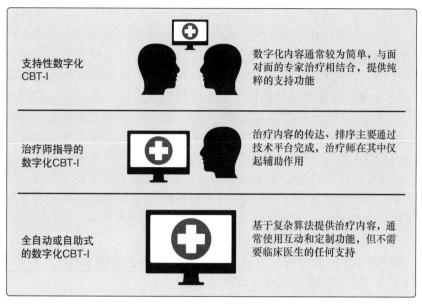

图 97.1　数字化认知行为疗法的三种级别

试验借助网页向参与者提供书面自助材料[8]。自此，CBT-I 的线上版本越来越具有互动性和个性化，数字化干预的效果也有所提升（参见 Ritterband 团队[9]和 Espie 团队[10]的综述）。

通常情况下，数字化 CBT-I 会参照面对面 CBT-I 的内容和形式[11]。每周通常进行 6 次会谈，内容涵盖了 CBT-I 的基本主题：睡眠限制、刺激控制、认知疗法、放松训练、睡眠卫生和复发预防。

最近进行的一项随机对照试验从普通人群中招募了 300 多名成人失眠患者，参与者可以获得全自动化的数字化 CBT-I 或包含睡眠卫生相关信息的网页。研究人员发现，数字化 CBT-I 与失眠严重程度的降低和睡眠觉醒模式的改善（通过线上睡眠日记进行评估）相关[12]。其他一些大型的、精心开展的试验也证明了全自动化数字 CBT-I 在改善抑郁症状[13]、功能健康、心理健康和睡眠相关生活质量[14]方面的功效。此外，一项有 3000 多名学生参与的研究表明，与常规护理相比，数字化 CBT-I 的使用与偏执和幻觉症状的显著减少相关[15]。这些研究结果与几项关于数字化 CBT-I 疗效的荟萃分析（包括治疗师指导式的和自我引导式的两种 CBT-I 形式）的结果一致。总体结论是，数字化干预措施能显著、持久地改善日间和夜间的失眠障碍，其改善程度与传统面对面治疗获得的改善程度相当[16-18]。需治疗人数（number needed to treat，NNT）是衡量需要对多少人进行干预才能得到 1 例起效或康复结果的指标。最近关于数字化 CBT-I 的 meta 分析根据治疗反应或效应大小的估计，计算出失眠严重程度的平均 NNT 为 2.2[17]。这与面对面 CBT-I 研究中所报告的 NNT 值相近：在一项研究中，

失眠障碍状改善病例的 NNT 值为 3.2[19]，而在另一项研究中，不再符合失眠障碍标准的参与者的 NNT 值为 2.4[1]。

大量研究表明，慢性失眠患者合并疾病或心理健康问题的比例很高[20-22]。目前研究已经发现，对于此类患者，失眠严重程度的改善是有意义的[12]。此外，有大量资料表明，对于共病抑郁障碍的失眠患者，数字化 CBT-I 不仅能改善睡眠问题，还能减轻抑郁症状[13,23]。经证明，对于失眠合并癌症[24-25]、帕金森[26]或疼痛的患者[27]，数字化 CBT-I 是一种可行的干预措施。最近一项针对失眠孕妇的数字化 CBT-I 随机对照研究表明，与常规护理相比，失眠严重程度、睡眠质量以及焦虑抑郁症状在干预后都有所改善[28]。

在讨论基于互联网的 CBT 时，人们经常提出一个问题：增加治疗师的支持是否有价值。这个问题很重要，因为在两者同样有效的情况下，无需治疗师支持的数字干预比需要治疗师支持的干预更受欢迎，因为前者更容易推广，成本更低。干预措施的效果是否会随着治疗师支持程度的变化而变化，也会对数字干预的实施产生影响（例如，在阶梯治疗模式的背景下）。有证据表明：要充分发挥数字干预的潜能，治疗师的支持是必要的（参见 Andersson 和 Cuijpers 的报告[30]）。然而，在对照研究设计中，很少有研究对这两种数字干预方式进行比较。此外，还可以合理预期：无指导的、全自动化干预的效果因治疗的病症而异[31]。一项对支持性和自助式数字化 CBT-I 的 meta 分析表明：在治疗师支持程度较高的研究中，失眠严重程度和睡眠效率改善的幅度更大[17]。治疗师的支

持有多种形式，包括面对面会谈、视频会议、电话会谈和电子邮件通信等。一项关于数字化 CBT-I 的随机对照研究表明，电子邮件通信具有额外的治疗效果，在该支持途径下，59% 的受试者在为期 6 个月的随访中达到了失眠的疗效指数标准，而在无支持条件下，这一比例仅为 32%[32]。该研究中的支持途径包括通过电子邮件提醒和激励参与者，给予参与者睡眠时间安排建议（睡眠限制），纠正参与者对失眠障碍的"常见误解"。数字化 CBT-I 干预平均增加了 40 min 的支持时间，这可能表明，与传统的 6～8 次的面对面治疗相比，数字化 CBT-I 在降低成本方面有巨大潜力。也有研究表明，通过自动化提醒，患者的依从性有所提高[33]。不过，数字化 CBT-I 的个性化支持手段仍有待发展，如为用户量身定制反馈和鼓励，以提高用户对治疗干预的参与度和依从性。

尽管有 meta 分析表明，数字化 CBT-I 可改善睡眠和日间功能，其效果与面对面治疗的效果相当[17-18]，但直接将这二者进行比较的研究却很少。一项试验比较了指导式数字化 CBT-I 和面对面个体 CBT-I（每组 $n = 30$）的疗效，结果表明面对面治疗在改善失眠障碍症状和睡眠−觉醒模式方面效果更佳[34]。另一项非劣效性试验比较了全自动化数字化 CBT-I 与面对面治疗的效果（每组 $n \approx 50$），结果表明：在 9 周的随访中，面对面治疗在降低失眠严重程度方面效果更优[35]。其中，面对面治疗组有 52% 的参与者病情得到了缓解，而在数字化 CBT-I 组这一比例只有 18%，两者之间相差 34%，具有显著的统计学和临床意义。然而，在 6 个月的随访中，两组间失眠严重程度的差异与非劣效性界值无显著差异。在上述两项试验中，指导式和全自动的数字化 CBT-I 对参与者的失眠障碍症状都有明显改善作用[34-35]。虽然现有数据表明，在短期内面对面治疗比数字化治疗更具优势，但还需要进行更多的研究，以明确全自动数字化 CBT-I 对睡眠和功能健康的影响。

我们有理由相信，数字化 CBT-I 并不适合于所有人。基于互联网或数字程序的自助解决方案应在阶梯式治疗方法的大背景下组织实施[20]。这将确保那些不能从这种干预措施中获益或者出于其他原因认为全自动化程序存在风险（无法接受的不良影响）的人能够获得适当的替代干预[29]。事实上，一项研究表明，在行为医学睡眠诊所的常规实践中引入阶梯式治疗路径，将全自动数字化 CBT-I 作为初级干预措施，可将服务效率提高 69%[36]。需要设计随机对照试验来评估这种阶梯式 CBT-I 的有效性。此外，在一项概念验证性研究中，Forsell 及其团队在一项随机对照试验中[37]调查了适应性治疗策略在治疗师指导的数字化

CBT-I 中的实用性。在这项研究中，对有可能对治疗没有反应的参与者会提高治疗强度。提高治疗强度的方式包括电话支持、通过普通邮件寄送印刷材料和（或）增加短信提醒。与接受常规护理的对照组相比，适应性治疗策略提高了高危人群的治疗效果，减少了治疗失败例数[37]。Forsell 认为，适应性治疗策略可能是从阶梯式治疗转变为加速治疗的关键，能最大限度地缩短患者忍受痛苦的时间以及无益的低强度干预时长。应进一步发展适应性治疗策略，以确定有效的结果预测算法和增加治疗强度的恰当方式。

通过移动设备提供 CBT-I

现在越来越多的证据支持数字化 CBT-I 的疗效[4, 38]，加上智能手机的普及[39]，移动医疗应用程序（app）可作为阶梯式治疗模式的另一种途径，使失眠患者有更多的机会获得循证干预[40-41]。由于智能手机可以随身携带，很少停机，因此 app 提供了一个方便、私密的治疗途径，患者可以便利地接触到这些内容，否则他们可能不会这样做（如在公共场合）。虽然一些应用程序的开发是基于失眠循证治疗原则，但并不是所有的 app 都是如此，尤其是免费的 app。Yu 及其同事[42]对针对失眠的免费 app 进行了审查，发现这些 app 很少采用循证原则来帮助用户练习能有效控制失眠的行为和认知技能。app 除了在内容上可能存在质控问题外，也常常缺少正式的研究测试[43]。app 缺乏验证和严格测试的情况可能会使用户接受基于不准确的或无效的数据而生成的治疗方案。因此，医疗服务人员在向患者推荐某款 app 之前，有必要先对其进行审查。在本节中，我们将重点介绍使用循证认知行为原则来治疗失眠的 app 及其疗效现状。

如前所述，数字化治疗在临床医生的参与程度、技术自动化的程度、成本和可推广性方面有所不同。与互联网提供的治疗方案类似，现有的 app 也可分为上述几类，或作为其他数字平台的辅助工具（表 97.1）。第一类 app 包括辅助增强面对面 CBT-I 的移动 app，通常为患者提供存储睡眠日记、跟踪治疗进展、查看教育材料以及练习放松策略（在现场治疗之外）等服务。这些 app 的潜在优势在于增加了用户对教育材料的可获得性，并提高了他们对治疗建议的依从性。我们发现，这些 app 对用户很友好，而且很有帮助[44]；不过，它们可能还需要进一步调整，以适合老年用户使用[45]。一项小型随机对照研究比较了单一 CBT-I 和 app 支持下的 CBT-I（CBT-i Coach）的效果，研究发现，用户按照预期使用 app，将 app 整

表 97.1　提供失眠治疗的不同类别移动 app 示例

示例 app	描述	目标用户	结果、可行性、可用性或案例研究
支持性面对面治疗			
CBT-i Coach	与面对面 CBT-i 结合使用	失眠人群	Reilly，Robinson[47] Koffel，Kuhn[46] Babson，Ramo[44]
Win-Win aSleep［WWaS］	与面对面 CBT-i 结合使用	老年失眠人群	Chen，Hung[45]
具有临床支持的指导程序			
互动式复原力提升睡眠策略（iREST）	通过临床医生门户实现数据双向交互，提供基于失眠简短行为治疗的适时干预	正在接受治疗的睡眠障碍患者 聚焦军人群体	Pulantara，Parmanto[48] Pulantara，Parmanto[49]
基于互联网的 app			
Sleepio	全自动化的、订阅性质的互联网 CBT-I 应用程序	成年失眠人群	请参阅通过互联网提供治疗小节中提到的研究
全自动化			
SleepRate	一个全自动化的、订阅性质的 CBT-I 程序	有睡眠困难的人群	Eyal and Baharav[51]（摘要补充） Baharav and Niejadlik[55]（摘要补充）
Night Owl：Sleep Coach	56 天的全自动化 CBT-I 程序	有失眠障碍症状的人群	Harbison，Cole[52]（摘要补充）
Sleep Ninja	全自动化的 6 周 CBT-I 程序	有失眠或睡眠障碍的青少年	Werner-Seidler，Wong[56]
SleepCare（commercial version called Lyla Coach）	全自动化的 6～7 周 CBT-I 程序	失眠的成年人	Horsch，Lancee[54]；Horsch，Spruit[57]

合到治疗中并不会影响治疗效果[46]。尽管这一发现并不显著，但 app 的使用与患者依从性的提高也有很大的关系。Reilly 及其同事[47]最近发表了一项试点研究，该研究评估了美国退伍军人使用 CBT-I Coach 作为失眠自我管理工具的情况。尽管研究的最初意图是将该 app 与医护人员提供的 CBT-I 结合使用，但这项研究在给参与者使用该 app 的同时，还提供了自我管理指南，在为期 6 周的干预中，该指南每周都会指导受试者去复习 app 中的材料或使用 app 中的一些功能。据报告，完成治疗的患者在失眠严重程度、整体睡眠质量和睡眠相关功能方面都有明显改善，这表明，这款 app 可以在没有治疗师帮助的情况下管理失眠障碍症状，从而节约临床资源。

第二类 app 包括与临床医生门户网站相连接的移动应用程序，临床医生可通过该门户网站查看患者数据，并向患者端发送个性化建议，如睡眠限制和刺激控制。这一类程序可以为患者提供临床监测，同时也减少了对面对面预约的需要，比如互动式复原力提升睡眠策略（interactive Resilience Enhancing Sleep Tactics，iREST）平台[48-49]。对该平台的可用性研究表明，参与者认为该平台易于使用和学习，而且每天都使用该 app 记录自己的睡眠情况[49]。此外，在有睡眠障碍的美国服役和退伍军人样本中进行的 iREST

公开试点调查结果显示，干预前后，参与者自我报告的失眠障碍症状显著减少，抑郁、焦虑和 PTSD 症状也有所改善。值得注意的是，这项研究中观察到的治疗应答率和缓解率与由其他 app 提供的 CBT-I 研究中观察到的相当。

在可及性方面，第三类移动干预措施包括无需医生参与的全自动化模式。此类应用程序可以单独使用（如 Sleeprate、Sleep Ninja），也可以作为互联网 CBT-I 的辅助工具（如 Sleepio）。通常，这些程序由服务模块和日常任务组成，给予用户指导，并根据睡眠日记条目或用户输入的信息提供建议。这类 app 虽然不提供临床监测，但其优势在于可以推广到多种无法获得治疗的人群（如生活在农村地区的人、轮班工人）。这些类型的 app 在可行性研究中受到了好评[50]，结果显示在干预前后，睡眠各项指标有所改善（参见 Eyal 和 Baharav、[51] Harbison 团队[52]、Kang 团队[53]的综述）。Horsch 团队[54]是首批开展随机对照试验对 CBT-I 全自动化 app（SleepCare，最近转型为名为"Lyla Coach"的商业版本）进行研究的学者之一。他们发现，对于有轻度失眠的成年人，在失眠严重程度和睡眠效率等主要指标的改善方面，app 组与等待名单控制组相比具有明显的交互效应。总之，这些试点研究的结果支持了使用自动化 app 治疗失眠的适用性，并有望使用户受益。

在过去几年，对提供睡眠障碍治疗方案的 app 的公开研究有所增加，但大多仅针对 app 项目的研究仍处于试验或可行性研究阶段。但上一节所述的互联网治疗项目是个例外，这些项目也可以通过 app 提供（如 Sleepio 或 Shuti，现称为 Somyrst）。还需要进行更多的试验，以确保全自动化 app 在不同患者群体中的有效性和安全性。

CBT-I 的远程医疗服务

由于缺乏接受过 CBT-I 治疗培训的临床医生，CBT-I 的推广及实践受到了限制[58]。尽管增加服务提供者的数量非常关键，但另外一些策略是增加 CBT-I 服务的可及性，特别是对于医疗资源非常匮乏的偏远农村地区的患者而言，这至关重要。增加 CBT-I 可及性的方法之一是使用远程医疗，远程医疗的定义是"在医疗服务提供者与患者之间存在距离的情况下，利用电子通信和信息技术来提供和支持医疗服务"[59]。虽然远程医疗有多种类型，但提供 CBT-I 时适合使用临床视频远程医疗（clinical video telehealth，CVT），与面对面治疗不同，该技术通过视频连接患者和服务提供者。CVT 越来越多地被用于远程心理健康服务。有研究探讨了通过视频远程会议进行医疗管理的可行性（例如，Nieves 团队[60]和 Himle 团队[61]的报告）。几项关于远程医疗的非劣效性研究表明，远程医疗与面对面治疗的效果相当[62-64]。由于对不同精神健康状况和治疗类型进行研究的结果具有一致性，现在人们普遍认为，远程心理健康治疗并不逊色于面对面治疗，因此不再进行更多的直接比较研究。尽管这种全球性声明为时尚早，但它代表了该领域内许多人的想法。然而，针对慢性失眠进行的远程医疗干预研究很少。

首次发表的关于使用 CVT 治疗失眠的研究是一项针对失眠合并抑郁的 CBT 的小型、非对照试点研究[65]。因此，它并非专门的 CBT-I。该研究从农村初级保健诊所招募了 50 岁及以上患有失眠障碍和抑郁症的成人。治疗通过 Skype 进行，每周开展 10 次会谈，每次 50 min。最初有 18 名患者参加了治疗，但由于多种因素，只有 5 人完成了研究。治疗后，参与者失眠和抑郁的情况都有所改善。工作联盟也被认为可以与面对面治疗相当。随后一项规模更大的研究[65a]报告了试验结果，40 名参与者被随机分配，接受失眠和抑郁综合 CBT 或常规护理。在治疗后以及 3 个月的随访中，与常规护理相比，CBT 对失眠和抑郁均有明显改善作用。另外，在一项非对照病例系列试验中

也发现了类似的结果，该研究在美国普通退伍军人群体中开展了由 CVT 提供的团体 CBT-I[66]。这些研究表明，由 CVT 提供的 CBT 能明显改善患者的病情，并强调了技术手段在帮助农村地区患者方面的潜能，因为这些地区获得医疗服务的途径有限。

接下来的一个重要问题是，CVT 提供的 CBT-I 与其他治疗形式相比疗效如何。Holmqvist 团队进行了一项临床试验，将 73 名成年失眠患者随机分配到远程医疗组或互联网 CBT-I 组[67]。两组患者的失眠严重程度均有明显改善，一些证据提示远程医疗组的改善效果更好。不过，由于互联网治疗方式更为便捷，因此更受患者青睐。在一项随机、非劣效性试验中，针对患有 PTSD 的美国退伍军人，比较了由 CVT 提供的团体 CBT-I 和面对面治疗的效果[68]。迄今为止，该研究是唯一一项正式检验远程医疗与面对面治疗效果的研究。虽然目前只报告了试验的初步结果，但这些结果表明，使用 CVT 提供医疗服务并不会降低治疗效果。这一发现与越来越多的证据相一致，即使用视频远程医疗技术提供临床服务并不会降低对失眠[65-67]及其他疾病的治疗效果[62, 64]。

总之，远程 CBT-I 可以克服诸多障碍（如许多地方缺乏受训的医疗服务者），从而提高失眠循证治疗服务的可及性。患者和服务提供者可以更加自信地使用这些技术，因为它们不会降低临床改善效果。进行更多的对照试验来比较远程医疗 CBT-I 和面对面治疗的效果很有意义，然而，如前所述，整个远程医疗领域正在远离此类研究。未来的研究还应探讨某些人是否比其他人更适合这种治疗模式。例如，患者的偏好可能是决定每种治疗方法成功与否的重要因素。此外，还可以利用远程医疗技术来调整 CBT-I 的提供形式和（或）内容。

总结

鉴于失眠障碍的高发病率，人们对可以提供 CBT-I 的技术手段兴趣激增，以解决面对面治疗的可及性和可扩展性有限的问题。其中，互联网、移动设备和远程医疗技术最受关注，尽管还有其他技术手段可以提供医疗服务。在许多随机对照试验中，证据表明，这些技术治疗手段是有效的。目前还不太确定这些模式与面对面治疗相比有何优势，因为对此进行直接比较的研究很少。有限的证据表明，与面对面治疗相比，技术治疗的效果只是略逊一筹，甚至并不逊色。治疗服务可及性增加所带来的利处要大于疗效下降的弊端，尤其是在阶梯式治疗的情况下。然而，还有许多工作要做。在确定哪些技术疗法"有效"的同

时，还必须确定该疗法对哪些人有效，这样才能将个体与他们最有可能受益的干预类型相匹配。数字化CBT-I 前景广阔，它将有助于提高经过证实的、有效的治疗方法的可及性，以满足患者的需求。

临床要点

对 CBT-I 的需求已经超出了受训人员的正常负荷。通过互联网平台、移动设备或 CVT 技术提供CBT-I 是增加治疗可及性的一种手段，可作为阶梯式治疗中的一个重要工具。技术手段也可能会降低治疗成本，尽管这一点尚未得到直接验证。目前还没

有足够的数据能够指导治疗决策，以确定哪种方法对患者最有益，因此在选择治疗方法时应与患者进行讨论。尽管这些方法仍在不断发展，但有证据表明，通过技术手段进行的治疗能够有效改善患者失眠严重程度。如果患者对技术持开放性态度，医疗服务提供者可以考虑将数字化 CBT-I 纳入治疗计划。

参考文献和拓展阅读

请扫描书后二维码，获取参考文献和拓展阅读资源。

第 98 章

药物治疗Ⅰ：治疗方法和实施

Suzanne M. Bertisch, *Daniel J. Buysse*

刘志芬 孙 宁 译 张克让 审校

章节亮点

- 多个指南推荐苯二氮䓬类受体激动剂（benzodiazepine receptor agonists）作为成人慢性失眠障碍的一线治疗药物之一。
- 指南还推荐使用经美国食品和药品管理局（Food and Drug Administration，FDA）批准的其他种类的药物用于成人慢性失眠障碍，包括

褪黑素受体激动剂、三环类抗抑郁药物［如小剂量多塞平（doxepin）］以及双促食欲素受体拮抗剂（dual orexin receptor antagonists）。
- 几乎没有证据支持将非处方药如抗组胺药（antihistamines）和膳食补充剂（包括褪黑素）用于慢性失眠障碍的治疗。

与促眠药物相关的睡眠–觉醒调节模式

有关睡眠–觉醒调节的基础和其临床神经科学的研究结果揭示了催眠药物药理靶点。图 98.1 中的睡眠调节模型描绘了一个简化的电路图，这个简化的电路图将睡眠和清醒的控制描述为几个神经系统之间的动态交互[1]。由脑干吻侧（rostral brainstem）和下丘脑尾端（caudal hypophalamus）的单胺能神经元（monoaminergic neuron）的上升活动及由臂旁核（parabrachial nucleus）和胆碱能区（cholinergic region）引起的唤醒活动产生失眠和觉醒状态[2]。这些促醒区域受到外侧下丘脑（lateral hypothalamus，LHA）穹窿周围区的食欲素-A（orexin-A）和促食欲素-B（orexin-B）（下视丘分泌素（hypocretin）-1；下视丘分泌素 -2）神经元的兴奋，这些神经元也产生谷氨酸和强啡肽（dynorphin）[3]。在入睡时，下丘脑腹外侧视前区（ventrolateral preoptic，VLPO）和正中视前核（median preoptic nucleus，MnPO）的 γ-氨基丁酸（gamma-aminobutyric acid，GABA）和甘丙肽能神经元（galaninergic neurons）抑制下丘脑尾部（caudal hypothalamus）和脑干的促醒区域。基底前脑、面神经旁核和皮质区域促进睡眠。此外，"睡眠开关"模型提出外侧下丘脑和 VLPO/MnPO 区域之间的相互抑制处于动态平衡，以确保稳定的睡眠–觉醒状态（参见第 7 章）[4-5]。

促进睡眠的药物可能在不同程度上影响睡眠–觉醒调节系统。苯二氮䓬受体激动剂（benzodiazepine receptor agonists，BzRA）由于 γ-氨基丁酸 A 型（gamma-aminobutyric acid type A，$GABA_A$）受体的

广泛分布，可能直接影响睡眠–觉醒状态转换系统，并而直接作用于大脑皮质、丘脑和脑干。具有镇静作用的抗抑郁药和抗精神病药物通过对单胺能系统的作用，影响皮质-边缘系统（corticolimbic system）和脑干-下丘脑唤醒系统（brainstem-hypothalamic arousal systems）。抗组胺药在下丘脑和皮质中拮抗组胺 -1（histamine-1，H_1）受体，该受体接受结节乳头核（tuberomammillary nucleus）的投射。褪黑素和褪黑素受体激动剂通过对褪黑素 1 和褪黑素 2（MT_1 和 MT_2）受体的作用，影响来自视交叉上核（suprachiasmatic nucleu）和昼夜节律计时系统（circadian timing system）的"唤醒信号"。促食欲素拮抗剂[6]抑制促食欲素 / 下丘视分泌素对脑干 / 下丘脑唤醒中枢的作用，而 $5-HT_2$ 拮抗剂最有可能具有皮质边缘和脑干的作用位点。这些促进睡眠的药物通过对睡眠–觉醒调节系统施加不同作用来达到它们的功效[7]。

失眠处方药的使用趋势

药物流行病学

来自美国国家健康与营养调查[8]和国家门诊医疗[9]的数据显示，唑吡坦（zolpidem）和曲唑酮（trazodone）是美国最常见的两种治疗失眠的处方药物。唑吡坦的处方量在 20 世纪 90 年代至 21 世纪 10 年代初期有所增加，约有 3.5% 的美国成年人在过去 1 个月内报告使用该药物治疗失眠。来自大型国家药品个人数据库（有雇主提供的保险的个人）的最新数据表明，唑吡坦处方量从 2011 年的 4.6% 下降到 2018 年的 2.5%，而同期曲唑酮的处方率从 1.3% 小幅度增加到 1.8%[10]。这些数据表明，超说明书开具

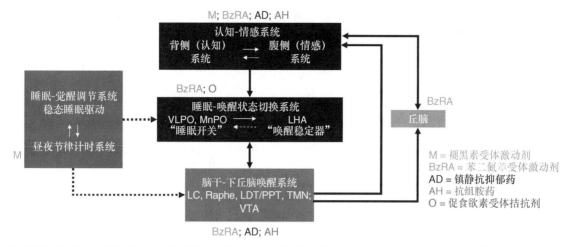

图 98.1　实线箭头表示直接的解剖或生理通路，虚线箭头表示间接途径。LC，蓝斑；LDT，脑桥背外侧被盖核；LHA：下丘脑外侧穹窿周围区；PPT，脚桥被盖核；TMN：下丘脑后结节乳头体核；VLPO，腹外侧视前区；VTA：腹侧被盖区（Adapted from Buysse DJ，Germain A，Hall M，et al. A neurobiological model of insomnia. Drug Discov Today Dis Models. 2011；8：129-137.）

失眠药物处方是常见的，加拿大的一项研究估计，初级保健医生开具的 83% 的曲唑酮处方、36% 的多塞平处方、23% 的阿米替林（amitriptyline）处方和 3% 的米氮平（mirtazapine）处方都是治疗失眠的[11]。

此外，进一步的证据表明，普通成年人在 1 个月内使用非处方（over-the-counter，OTC）药物（如苯海拉明）治疗睡眠的比例可能高达 19%，而褪黑素的使用率，特别是在儿童中[12]，在过去几年中有所增加。睡眠处方药经常与酒精[13]、阿片类药物[14-15]和其他药物联合使用，导致毒性和死亡率增加。尽管治疗失眠的药物普遍使用，但对它们的使用仍然存在重大问题，包括关于短期和长期疗效和安全性的数据很有限。由于许多非处方药经常用于产品标注范围外，或可随意获得，因此对于治疗失眠尚未进行严格的评估，关于适当剂量、疗效和副作用的重要信息仍然很少（另见第 53 章）。

药物类别

苯二氮䓬受体激动剂

药效学和受体药理学：苯二氮䓬受体激动剂（BzRA）包括苯二氮䓬类药物［如替马西泮（temazepam）、三唑仑（triazolam）］和非苯二氮䓬类苯二氮䓬受体激动剂［如艾司佐匹克隆（eszopiclone）、扎来普隆（zaleplon）、唑吡坦（zolpidem）］。BzRA 结合于特异性 GABA$_A$ 受体，具有镇静 / 催眠、抗焦虑、遗忘、肌松和抗惊厥的作用。每种药物的作用取决于它们对负责这些作用的不同 GABA$_A$ 受体亚型的特异性[16]。例如，唑吡坦对含有 α_1 亚基的 GABA$_A$ 受体具有相对特异性，这使得相对于其他效应（如抗焦虑）来说，它对镇静 /

催眠具有更高特异性[17]。虽然一些 BzRA 经过美国食品和药物管理局（FDA）批准用于失眠，而另一些用于抗焦虑，但它们具有类似的药效学特性。因此，氯硝西泮（clonazepam）和劳拉西泮（lorazepam）就作为更具抗焦虑特性和更长作用持续时间的催眠药。对于不同的适应证同时使用 BzRA 药物（例如，劳拉西泮治疗焦虑症，替马西泮治疗失眠障碍）可导致累加效应[18]。

药代动力学：特定 BzRA 效果的临床差异主要源于它们的药代动力学性质，特别是终末消除半衰期。大多数用于失眠的 BzRA 吸收迅速起效快（表 98.1）。吸收较慢的 BzRA（如奥沙西泮）对失眠的效果较差。用于催眠的 BzRA 的消除半衰期差异很大，有可预见的临床效果。例如，扎来普隆的半衰期为 1 h，可缩短睡眠潜伏期（sleep-onset latency，SOL），但对入睡后觉醒（wake after sleep onset，WASO）没有影响；氟硝西泮及其代谢物具有长达 120 h 的半衰期，导致 WASO 减少和白天瞌睡的可能性更大。

对失眠的影响：BzRA 的疗效已在随机对照试验（randomized controlled trials，RCT）中得到证实，这些试验表明：BzRA 在短期内对 SOL、WASO、睡眠效率、总睡眠时间（total sleep time，TST）和睡眠质量有明显的改善，但根据作用持续时间的不同，存在一定的异质性（表 98.1）[17, 20]。其他双盲 RCT 已证明 BzRA 在夜间[21]使用 6 个月，或间歇使用[22] 6 个月，或开放性研究中使用 12 个月时的疗效[20, 23]。

副作用：使用 BzRA 的相对禁忌证包括酒精或镇静剂滥用 / 依赖、严重肺衰竭、肝衰竭以及对该药物类别过敏。BzRA 在抑郁症患者和老年患者中应谨慎

表 98.1 C 失眠障碍常用苯二氮䓬受体激动剂的特点

通用名称	受体结合特异性	剂量范围（mg）	消除半衰期（hr）	代谢作用
艾司唑仑	非特定的	1 ～ 2	10 ～ 24	CYP3A
氟西泮	非特定的	15 ～ 30	48 ～ 120[a]	CYP3A4
劳拉西泮[b]	非特定的	0.5 ～ 2	8 ～ 12	CYP3A4
夸西泮	非特定的	7.5 ～ 15	39 ～ 73[a]	未获及
替马西泮	非特定的	15 ～ 30	8 ～ 20	无
三唑仑	非特定的	0.125 ～ 0.25	2 ～ 6	CYP3A4
艾司佐匹克隆	$GABA_A$，$\alpha_{1,2,3}$	1 ～ 3	6	CYP3A4，CYP2E1
扎来普隆	$GABA_A$，α_1	5 ～ 20	1	次要：CYP3A4
唑吡坦	$GABA_A$，α_1	5 ～ 10	1.5 ～ 2.4	CYP3A4，CYP2C9
唑吡坦缓释剂	$GABA_A$，α_1	6.25 ～ 12.5	1.6 ～ 4.5	CYP3A4，CYP2C9
唑吡坦舌下片	$GABA_A$，α_1	5 ～ 10	1.5 ～ 2.4	CYP3A4，CYP2C9
唑吡坦口服喷雾剂	$GABA_A$，α_1	5 ～ 10	1.5 ～ 2.4	CYP3A4，CYP2C9
唑吡坦舌下含片	$GABA_A$，α_1	1.75 ～ 3.5	1.5 ～ 2.4	CYP3A4，CYP2C9

改编自第 6 版第 87 章。
[a] 活性代谢物的消除半衰期。
[b] 本药未经美国食品和药品管理局（FDA）批准用于治疗失眠障碍。
CYP，细胞色素 P-450（字母和数字指特定 CYP 酶）；$GABA_A$，γ 氨基丁酸 A 型受体复合物。

使用[24]。尽管数据不一致，BzRA 的不良反应包括清晨镇静、顺行性遗忘和平衡障碍，此外还伴有更高的跌倒[25]和髋关节骨折[26]的风险[27-28]。BzRA 还与睡眠相关行为（如梦游、夜间进食、驾驶和性行为）相关，并导致跌倒、车祸和意外过量服用，这导致 FDA 发布了针对睡眠药物艾司佐匹克隆、扎来普隆和唑吡坦的黑框警告[29]。BzRA 还存在反跳性失眠、戒断和依赖的问题。苯二氮䓬类和非苯二氮䓬类苯二氮䓬受体激动剂可发生滥用，尤其是有酒精或其他镇静剂滥用史的患者[30-31]。有些研究发现：BzRA 的治疗剂量与认知功能障碍、痴呆症[32]和死亡率增加有关，尽管有适应证和合并症的混杂可能影响了这些发现[34-35]。有关副作用的进一步讨论请见第 99 章。

镇静型抗抑郁药

在美国，超过 20 种药物被 FDA 批准为抗抑郁药，其中几种通常用于治疗失眠。这些药物包括三环类抗抑郁药（tricyclic antidepressants，TCA）多塞平（doxepin）、曲米帕明（trimipramine）和阿米替林（amitriptyline）以及杂环药物曲唑酮（trazodone）和米氮平（mirtazapine）。只有低剂量多塞平被 FDA 批准用于治疗失眠。镇静抗抑郁药影响上行唤醒系统中多种神经递质［组胺（histamine）、乙酰胆碱（acetylcholine）、

5- 羟色胺（serotonin；5-hydroxytryptamine，5-HT）和去甲肾上腺素（norepinephrine）］的受体。这些药物的详细药代动力学特性总结见表 98.2。这些药物用于治疗失眠障碍（未按说明书），剂量低于抗抑郁或抗焦虑作用的剂量。关于抗抑郁药物对人类睡眠影响的大多数数据来自于抑郁症患者的研究。除多塞平外，尚未进行正式的剂量范围研究来确定治疗失眠障碍的最佳剂量。

曲唑酮

药效学和受体药理学： 曲唑酮是一种作用相对较弱的特异性 5-HT 再摄取抑制剂，对去甲肾上腺素或多巴胺再摄取具有最小亲和力。曲唑酮还抑制 $5\text{-}HT_{1A}$、$5\text{-}HT_{1c}$ 和 $5\text{-}HT_2$ 受体。它对 M_1 受体几乎没有亲和力，但它确实具有中等的 H_1 受体拮抗作用。最后，曲唑酮是 α_2 肾上腺素能受体相对较弱的拮抗剂，而对 α_1 受体的拮抗剂更强[36-37]。

药代动力学： 曲唑酮吸收迅速，口服给药后 1 ～ 2 h 达到血浆峰浓度。与 TCA 一样，它高度（85% ～ 95%）与蛋白结合。曲唑酮的半衰期约为 5 ～ 9 h。

对睡眠和失眠的影响： 关于曲唑酮对人类睡眠影响的研究受限于小样本量，特别是在多导睡眠图（polysomnographic，PSG）研究中，而且研究设计通常仅将睡眠作为次要终点。鉴于临床试验评估曲唑酮

表 98.2	镇静抗抑郁药的药代动力学特性			
通用名称	药物类别	剂量范围，催眠药（mg）[a]	消除半衰期，h（范围）	代谢，细胞色素酶
曲唑酮[b]	苯基哌嗪	25 ～ 150	9（3 ～ 14）	3A4，2D6
米氮平[b]	去甲肾上腺素能和特异性血清素能抗抑郁药	15 ～ 30	25（13 ～ 40）	3A4，2D6，1A2
多塞平	三环	3，6	20（10 ～ 30）	主要：2D6，2C19；次要：1A2，3A4
阿米替林[b]	三环	25 ～ 150	30（5 ～ 45）	主要：2D6，2C19；次要：1A2，3A4

改编自第 6 版第 42 章
[a] 除多塞平外，催眠药剂量均基于已发表的研究和常规临床实践，未针对该适应证进行正式的剂量范围研究。
[b] 本药未经美国食品和药品管理局（FDA）批准用于治疗失眠障碍。
CYP，细胞色素 P-450（字母和数字指特定 CYP 酶）。

对失眠障碍疗效的数据有限，且伴有可预见的风险，近期指南建议临床医生不要用曲唑酮治疗无明显合并症的成年人的入睡或睡眠维持性失眠障碍（与无治疗相比）[38]。一项包括 7 个 RCT 的 Meta 分析，其中包括患有合并症（如重性抑郁障碍、阿尔茨海默病）的患者，表现为：睡眠质量明显改善，夜间觉醒轻微减少，但在客观睡眠指标方面没有其他临床意义的变化[39]。

副作用： 使用曲唑酮可产生副作用，包括直立性低血压、头晕和虚弱[37]。与 TCA 不同，曲唑酮不会引起抗胆碱能副作用[40]，但可能会导致类似抗组胺的作用，如体重增加。曲唑酮可能引起一种罕见但严重的副作用，即男性出现持续性疼痛的勃起（priapism）。该副作用在 40 岁以上的男性中风险较高（1.5 vs. 2.9 每 10 万人年数），并且会在治疗过程中更早地出现。曲唑酮的代谢产物——间氯苯基哌嗪，可能导致 5-HT 综合征（serotonin syndrome）。然而，对于可能存在的滥用的担忧是最小的。曲唑酮不会加重睡眠呼吸障碍。尽管目前还没有关于曲唑酮对睡眠的长期影响的公开信息，但使用几周后可能会出现反跳性失眠[44]。

米氮平

药效学和受体药理学： 米氮平的药理学和受体药理学特性表明，其是一种非常弱的去甲肾上腺素再摄取抑制剂，对 5-HT 再摄取没有影响[45]。然而，类似于 TCA，它通过阻断 α_2 自身受体和异源受体增加 5-羟色胺能和去甲肾上腺素能神经传递[46]。此外，它在 5-H$_{T2}$、5-H$_{T3}$、H$_1$ 和 α_1 肾上腺素能受体上有明显的拮抗作用，这可能有助于其催眠效果。

药代动力学： 米氮平在体内迅速吸收，进行广泛的首过代谢，蛋白质结合率约为 85%，生物利用度约

为 50%。米氮平的消除半衰期约为 20 ～ 40 小时[48]。

对睡眠和失眠的影响： 临床研究表明，米氮平在抑郁症的临床研究中具有主观镇静作用[49]。对于健康成人和抑郁症患者的多项 PSG 研究显示，米氮平降低了 SOL、睡眠连续性和 TST[50-51]。尽管米氮平在催眠方面具有潜力，但目前尚未充分评估其作为催眠药物的效果。在一个涉及 419 名失眠患者的随机对照试验中，对米氮平的 S（＋）对映体——右旋米氮平进行研究。与安慰剂对照，给予 3.0 mg 和 4.5 mg 的右旋米氮平的组在 6 周时显著降低了 WASO、次数，增加了 TST，并改善了失眠程度[52]。

副作用： 除了常见的镇静作用，米氮平还与口干、食欲增加、体重增加（急性和长期）、血清胆固醇升高有关。临床观察表明，每日剂量 > 30 mg 时，米氮平的镇静作用可能比低剂量时更弱。这可能与低剂量下，去甲肾上腺素效应相对于抗组胺和抗血清素效应更强有关[53]。米氮平未与严重毒性或过量死亡相关。

三环类抗抑郁药

三环类抗抑郁药具有环状核心结构，根据其不同的侧链结构分为叔胺或仲胺。三级胺 TCA 通常比二级胺 TCA 具有更强的镇静作用。

药效学和受体药理学： TCA 与多种神经递质的受体相互作用，包括血清素、去甲肾上腺素、乙酰胆碱和组胺受体。阿米替林是所有抗抑郁药中抗胆碱作用最强的药物，多塞平是许多市售抗组胺药物（包括苯海拉明）中更强效的抗组胺药物。低剂量的多塞平在此方面具有高度选择性，对 H$_1$ 受体的亲和力超过其他受体类型的 7 倍[54-55]。因此，多塞平的低剂量（3 mg 和 6 mg）可以实现选择性的 H$_1$ 受体拮抗，而不产生血清素能、去甲肾上腺素和胆碱能效应。与其他

三环类药物一样，多塞平不在药品执法管理局（Drug Enforcement Administration，DEA）的管制之列。

药代动力学：多塞平被迅速吸收（空腹 T_{max} 3.5 h），经历广泛的首过代谢，约 80% 与蛋白质结合。多塞平的消除半衰期约为 15 h[60-61]。多塞平具有高度亲脂性，确保在大脑中的高分布和浓度。与高脂肪膳食一起摄入可增加生物利用度并使血浆峰值浓度延迟约 3 h。

对失眠和睡眠的影响：FDA 批准多塞平治疗失眠的剂量为 3 ～ 6 mg，而其用于治疗抑郁症的剂量则超过 10 倍（即 100 ～ 200 mg）于治疗失眠的剂量。指南建议在睡眠维持失眠时使用多塞平，因为相比于安慰剂，它在 TST、WASO 方面存在客观改善，在睡眠质量方面具有小到中度改善[38]。使用低剂量多塞平（1 mg、3 mg 和 6 mg）的研究还表明，它可以改善睡眠效率[56-59]，尤其是在夜晚的最后 1/4，并且没有明显影响第二天的警觉性和精神运动性能。针对 TCA 在抑郁症患者中的 PSG 效果进行了广泛研究，这些研究表明：阿米替林[62-64]和曲米帕明减少了 SOL 和 WASO，并提高了睡眠效率[65-66]。相比之下，二级胺 TCA（如地昔帕明）对抑郁症患者的睡眠起始或持续性影响很小或没有影响[62-63]。

副作用：高 / 中剂量时多塞平和阿米替林的抗胆碱副作用包括口干、便秘和尿潴留。更严重的副作用包括在闭角型青光眼患者中出现眼部危象、癫痫发作和抗胆碱能性谵妄，这些副作用与剂量相关[67]。与抗组胺作用相关的副作用包括镇静和体重增加。极低剂量多塞平（1 ～ 6 mg）的研究显示：副作用发生率很低，最常见的副作用是嗜睡和头痛。与 α_1 拮抗作用相关的副作用包括体位性低血压，伴有头晕、晕厥和摔倒风险。TCA 可能会导致 QRS 间期、PR 间期和 QT 间期延长以及心脏传导阻滞，不过在年轻健康人中，低剂量多塞平（最高 50 mg）的 QT 间期效应并未观察到[68]。TCA 的过量导致心血管致死主要是其 α_1 肾上腺素受体拮抗作用的结果[69]，当剂量低至抗抑郁药每日治疗剂量的 5 ～ 10 倍时，就会发生这种情况[70]。

促食欲素拮抗剂

促食欲素（orexin）/ 下丘脑分泌素（hypocretin）是一种肽类神经递质，位于下丘脑外侧的穹窿周围神经元[67]。促食欲素能神经元对脑干和下丘脑后觉醒中枢有广泛的兴奋性投射，它们是负责产生和维持觉醒的关键神经肽[71-73]。两种受体对促食欲素信号做出反应：促食欲素 1 受体（orexin 1 receptor，OX_1R）和促食欲素 2 受体（orexin 2 receptor，OX_2R），两者都

有部分重叠的神经系统分布。双重促食欲素受体拮抗剂（dual orexin antagonists，DORA）是 FDA 批准的治疗失眠障碍的最新一类药物。

药效学和受体药理学：苏沃雷生（suvorexant）和莱博雷生（lemborexant）是 OX_1R 和 OX_2R 的强效选择性拮抗剂。与苏沃雷生相似，莱博雷生对 OX_1R 和 OX_2R 都显示出可逆的竞争性拮抗作用，但对 OX_2R 表现出更高的亲和力，且受体开启 / 关闭动力学更快[74]。

药代动力学：苏沃雷生在空腹条件下峰值浓度在 2 h（30 min ～ 6 h）内达到中值 T_{max}，10 mg 剂量的平均绝对生物利用度为 82%。其与血浆蛋白广泛结合（> 99%），其终末半衰期为 9 ～ 12 h。莱博雷生在 1 ～ 3 h 内达到峰值浓度，终末半衰期为 17 ～ 19 h（分别 5 mg 和 10 mg 剂量）。莱博雷生主要通过 CYP_3A_4 代谢[75]，年龄、性别、种族 / 民族或体重指数等因素对其药代动力学没有显著影响。

对失眠的影响：指南推荐：在目前 FDA 批准的剂量范围（10 ～ 20 mg）下，苏沃雷生仅用于维持睡眠[38]。该建议基于临床试验数据，表明 WASO 和睡眠效率有客观改善，但主观或客观 SOL 缺乏具有临床意义的改善。苏沃雷生最近的研究评估了其在目标人群中的功效，包括患有轻度至中度阿尔茨海默病的老年人，这已获得 FDA 的批准[77]。两项 3 期临床试验检验了莱博雷生对慢性失眠的疗效。在一项为期 6 个月的研究中，随机服用 5 mg 或 10 mg 莱博雷生的参与者基本都表现出了更短的 SOL、更短的 WASO 和更高的睡眠效率[78]。在一项针对 55 岁及以上女性和 65 岁及以上男性的为期 1 个月的研究中，通过 PSG 评估，莱博雷生改善了 SOL、睡眠效率和 WASO[79]。

副作用：最常见的不良反应是嗜睡、疲劳、口干和头痛。双重促食欲素受体拮抗剂的其他安全问题包括潜在的镇静残留、白天服用会迅速出现嗜睡、运动障碍、半夜平衡障碍、驾驶障碍和催眠幻觉[80-81]。异态睡眠的风险很低且不可预测，应监测患者是否出现猝倒；促食欲素能神经传递减少是导致嗜睡这一症状的原因。鉴于 FDA 对催眠药的政策更为严格，使用最低有效剂量以尽量减少安全风险（如第二天嗜睡），10 mg 和 20 mg 剂量的苏沃雷生已获得批准[80]，而不是在 3 期试验中测试的 30 mg 和 40 mg 剂量[82]。由于双重促食欲素受体拮抗剂的作用机制，相较于其他类别的催眠药，其因药物间相互作用较少而受到关注，但应避免同时使用中效至强效 CYP3A 抑制剂［如氟康唑（fluconazole）］和诱导剂［如利福平（rifampin）］。对认知障碍和成瘾可能性的担忧仍然

很低。值得注意的是，与苏沃雷生不同，莱博雷生尚未在中度至重度阻塞性睡眠呼吸暂停或慢性肺阻塞性肺疾病患者中进行研究。

褪黑素和褪黑素受体激动剂

褪黑素（N-乙酰基-5-甲氧基色胺）是一种由色氨酸内源合成的激素，在松果体、视网膜和肠道中产生。松果体褪黑素通常在昼夜节律周期的黑暗阶段以昼夜节律方式分泌。两种合成褪黑素受体激动剂雷美替胺（ramelteon）和他司美琼（tasimelteon）已在临床研究中进行了测试。他司美琼与雷美替胺具有相似的作用机制和作用，已获得 FDA 批准，用于治疗非 24 小时睡眠-觉醒障碍[83]，这将在本篇的其他章进行讨论。

药效学和受体效应：褪黑素受体有 3 种亚型，其中 MT_1 和 MT_2 亚型在视交叉上核（SCN）和视网膜中最常见。MT_1 和 MT_2 受体介导褪黑素的相移效应。

药代动力学：外源性口服褪黑素吸收迅速，峰值水平出现在约 30 ～ 60 min 内[84-85]。它的消除半衰期为 40 ～ 60 min。生物利用度低，个体间差异很大[86]，约 85% 的口服剂量通过肝首过代谢消除。雷美替胺吸收迅速，达到最大浓度的时间为 0.75 ～ 1 h，消除半衰期为 0.8 ～ 2.5 h[87]。

对失眠的影响：对人类而言，褪黑素已被研究作为慢性生物剂和催眠药。评估褪黑素的临床试验使用了各种剂量，从小于 1 mg 到大于 80 mg。目前尚未证实有明确的剂量反应效应。临床指南不建议对患有入睡困难或睡眠维持性失眠的成人使用褪黑素[38]。这一建议是基于 2 mg 剂量试验得出的薄弱证据，这些试验关于入睡的数据不明确，缺乏睡眠维持性失眠的数据，而且关于危害的证据也很少。然而，工作组指出，在老年人中，SOL 可能的改善与潜在的危害划等号。

根据一项短期临床试验中 PSG 证据的 Meta 分析，指南建议使用 8 mg 雷美替胺治疗入睡失眠。与安慰剂相比，雷美替胺使用后 PSG 示 SOL 平均降低约 9 min。该综述还报道，雷美替胺略微增加了 TST，但在 WASO 或其他睡眠连续性指标中并未产生一致的变化，自我报告数据结果也有类似的结果[38]。在一项为期 6 个月的 RCT 中，与安慰剂相比，雷美替胺略微改善了客观和自我报告的 SOL，但各组之间的 TST 和睡眠连续性差别不大[88]。

副作用：外源性褪黑素对人类具有广泛的治疗指数，通常在 0.1 ～ 10 mg 的剂量下，人体对其有良好的耐受性[89]。低剂量的褪黑素得到了广泛使用，但尚未出现明显的公共健康风险。尽管如此，长期风险

仍然未知。褪黑素最常见的副作用是头痛。由于具有镇静作用，白天不应使用褪黑素。服用抗凝血剂的患者应谨慎使用[38]。褪黑素不会导致依赖性或产生戒断症状。

褪黑素在美国被归类为膳食补充剂，其生产监管方式与食品和药物不同，由此引发了安全问题。正如对 31 种可用褪黑素产品的审查表明：剂量标准化不一致（范围为标签剂量的 83% ～ 478%；至少 10% 存在超过 70% 的剂量变化）和污染很常见（26% 的产品含有未标记的血清素）[90]。因此，消费者应仅使用经过第三方验证的褪黑素产品（如美国药典公约）。

雷美替胺通常具有良好的耐受性，最常见的副作用包括头痛、头晕、嗜睡、疲劳和恶心。目前尚未观察到反弹性失眠，也没有证据表明有滥用的可能。由于潜在的激素影响和长期研究的有限性，育龄妇女应谨慎使用。雷美替胺对睡眠呼吸暂停患者的睡眠呼吸障碍没有影响[91-92]。

其他处方药

加巴喷丁

加巴喷丁（gabapentin）是一种 α-2-δ 电压门控钙通道配体，最初是作为抗惊厥药被开发的，但研究人员随后发现其被广泛用于治疗神经性疼痛和纤维肌痛、不宁腿综合征、双相障碍和失眠。加巴喷丁及其类似物普瑞巴林（pregabalin）始终与患有各种疼痛病症（如纤维肌痛、神经性疼痛、后遗神经痛、术后疼痛）的患者自我报告的睡眠测量的改善相关[93-94]。虽然加巴喷丁有时在临床上用于治疗失眠障碍，包括疼痛引起的失眠、不宁腿综合征或有 BzRA 禁忌证的患者（如药物滥用史），但尚未对其对慢性失眠的治疗效果进行系统评估。加巴喷丁和普瑞巴林的副作用包括镇静和疲劳、头晕、头痛、共济失调、外周水肿、体重增加，以及存在不太常见的白细胞减少的风险。FDA 已强制对加巴喷丁发出黑框警告，警告其导致呼吸抑制，特别是在同时使用其他中枢神经系统（central nervous system，CNS）抑制剂的患者中，包括阿片类药物、抗焦虑药、抗抑郁药和抗组胺药。

喹硫平

第二代抗精神病药物在临床试验中具有很高的嗜睡率[95]。这种效应可能在临床上用于治疗失眠，特别是对于患有严重抑郁症、双相障碍和精神病性障碍的患者。喹硫平（quetiapine）是最常用于非精神

病和非双相障碍患者的药物之一。喹硫平是血清素 5-HT$_{2A}$、H$_1$、α_1 和多巴胺 D$_2$ 受体的拮抗剂。喹硫平吸收迅速，约 1.5 h 内达到峰值浓度，最终消除半衰期约为 6 h。与传统抗精神病药相比，喹硫平的锥体外系副作用发生率较低。然而，它可能会导致低血压。此外，较高剂量的喹硫平与体重增加、葡萄糖耐受不良和神经认知障碍有关。

喹硫平也与 QT 间期延长有关。一项双盲随机对照试验评估了喹硫平 25 mg 对原发性失眠障碍的疗效，结果显示自我报告的 TST 和 SOL 没有显著改善[96]。鉴于抗精神病药物可能具有显著的神经系统和代谢副作用，它们最好用于治疗失眠与主要精神疾病（特别是精神病和双相障碍）共病的个体。

非处方药

抗组胺药

用于治疗失眠的抗组胺药物（antihistamine）是 H$_1$ 受体的可逆拮抗剂。第一代药物包括多塞平（前面讨论过）、苯海拉明（diphenhydramine,）、多西拉敏（doxylamine）、氯苯那敏（chlorpheniramine,）、羟嗪（hydroxyzine,）、美克利嗪（meclizine）、异丙嗪（promethazine）和赛庚啶（promethazine）。基本上所有作为助眠剂销售的非处方抗组胺药都包括苯海拉明（此类药物的原型）或多西拉敏。第二代非镇静抗组胺药物主要用于治疗过敏和过敏反应，而不是失眠。

药效学和受体药理学： 组胺广泛存在于中枢神经系统和全身。目前发现三种类型的组胺受体，标记为 H$_1$、H$_2$ 和 H$_3$。结节乳头核的神经元是中枢神经系统组胺的来源，在清醒时会活跃放电，并受到来自外侧下丘脑促食欲素神经元的兴奋性输入的强化。组胺还抑制腹外侧视前区，该区除了正中视前核外，还含有促进非快速眼动（non-rapid eye movement, NREM）睡眠的神经元[2]。矛盾的是，少数患者会出现中枢神经系统激活的反应，包括烦躁、焦虑和警觉性增强。H$_1$ 抗组胺药还具有拮抗呼吸平滑肌、放松支气管痉挛和促进血管舒张的轻微作用[97]。许多早期镇静抗组胺药（包括苯海拉明）具有与阿托品类似的毒蕈碱抗胆碱能作用。此外，苯海拉明增加 5-羟色胺能神经传递并拮抗肾上腺素能受体。其与容易穿透血脑屏障的第一代抗组胺药不同，第二代 H$_1$ 拮抗剂穿透血脑屏障的能力很小，因此不具有镇静作用[98]。

药代动力学： 抗组胺药可以很好地从胃肠道吸收并广泛分布于全身。大多数第一代抗组胺药，包括苯海拉明和多西拉敏，在 2～4 h 内达到血浆浓度峰值，作用通常持续 4～6 h。苯海拉明的消除半衰期为 4～8 h[99]。

对睡眠和失眠的影响： 第一代抗组胺药与主观困倦和嗜睡有关，因此被广泛用作非处方催眠药。然而，它们的功效尚未得到充分研究。规模最大的一项已发表的试验，在 184 名成人中，对苯海拉明和缬草啤酒花与安慰剂的联合使用进行了比较[100]。与安慰剂相比，苯海拉明与自我报告的睡眠效率的改善相关，但与 SOL 或 TST 无关。自我报告结果的全球衡量标准——失眠严重程度指数显示：与安慰剂组相比，苯海拉明组在 2 周内的减少幅度明显更大，安慰剂组的减少幅度相对较小。在 4 周时未观察到明显差异。PSG 测量的 SOL、睡眠效率和 TST 没有显著的组间差异。鉴于没有明显的好处以及存在潜在的副作用和对其促进睡眠效果存在耐受性[38]，指南不建议使用苯海拉明治疗失眠。

副作用： 苯海拉明对精神运动能力的损害已得到充分证明[101]。流行病学研究还表明：苯海拉明与老年人的认知障碍[102]和痴呆症有关[103]。与中枢神经系统活动相关的其他副作用包括：头晕、疲劳和耳鸣。周围副作用包括：食欲下降、恶心、心动过速、尿潴留、便秘和体重增加。

膳食补充剂

缬草

药效学和受体药理学： 缬草（valerian）制剂的确切作用机制尚不清楚。缬草提取物的镇静、抗焦虑、肌肉松弛和可能存在的抗惊厥作用表明其具有类似 GABA 的活性[104]。缬草提取物含有少量 GABA，但 GABA 不能穿过血脑屏障。

药代动力学： 缬草制剂主要来源于山萝荚（V. officinalis）的跟。提取物中含有许多具有中枢神经系统活性的化学物质，包括比例未知的倍半萜、缬草酸盐、缬草酸和各种其他生物碱[105]。特定缬草制剂的成分还取决于所使用的缬草种类和提取过程。由于缬草制剂中含有多种成分，其药代动力学尚未得到很好的描述。

对睡眠和失眠的影响： 缬草对人类睡眠的影响已在健康的青壮年和患有失眠障碍的中老年人中进行了研究，这些患者普遍有失眠障碍症状而不是失眠障碍。尽管随机对照试验表明缬草可以改善健康成年人的睡眠，但数据表明其对失眠障碍患者的益处微乎其微。一项针对缬草治疗失眠障碍的 Meta 分析（14 项随机对照试验，$n = 1602$）发现缬草组和安慰剂组之间没有短期（≤6 周）差异。值得注意的是，尽管对多种制剂和剂量进行了研究，但鉴于制备方法的信息有限，无法评估偏倚风险[106]。指南不建议将其用于治疗失眠[38]。

副作用：据报道，缬草相关的副作用很少且轻微，包括头痛和虚弱。

其他膳食补充剂

除了褪黑素和缬草之外，很少有临床试验评估其他膳食补充剂治疗失眠的效果。德国洋甘菊（Matricaria recutita）用作药草已有数千年的历史[107]。常见制剂包括茶或酊剂（1 ～ 4 ml/d）。临床前研究表明，洋甘菊的作用机制是黄酮、芹菜素调节 GABA 受体的结果[108]。洋甘菊已在少量短期试验中得到了研究。在 34 名原发性失眠障碍患者中，进行了最严格的随机对照试验，对高级洋甘菊提取物（270 mg，每天 2 次）与安慰剂进行了比较，发现组间差异很小，尽管样本量较小限制了结论[109]。洋甘菊与豚草属于同一花科，有花粉过敏史的患者应谨慎使用，因为已有过敏反应（包括罕见的过敏反应病例）的报告。[107]

据称，外源性摄入氨基酸 L- 色氨酸也可以诱导睡眠，尽管数据有限。基于有限的疗效证据，美国睡眠医学会不建议使用 L- 色氨酸治疗慢性失眠[73]。在 20 世纪 90 年代，出于安全考虑，L- 色氨酸被从市场上召回，因为它与 1500 多例嗜酸性粒细胞增多症 - 肌痛综合征的报告有关。

薰衣草，特别是英国薰衣草（Lavandula angustifolia），通常以油或茶的形式被用来促进睡眠。几项小型、非常短期（＜ 1 周）的研究表明，薰衣草油可以改善健康成年人的睡眠质量[110]。尽管青春期前男性乳房发育症（prepubertal gynecomastia）与薰衣草油有关[112]，但是成人对薰衣草的耐受性一般较好[111]。

大麻素（Cannabinoid）

从开花植物大麻属中培育的药物是全世界最常用的药物之一[113]。大麻植物产生 100 多种萜酚类物质，其中包括 δ-9- 四氢大麻酚（delta-9-tetrahydrocannabinol，THC）是最具精神活性的大麻素；大麻二酚（cannabidiol，CBD）和大麻酚酸作为主要化合物[114]。大麻素与内源性大麻素（endocannabinoid）系统相互作用，该系统是一个广泛分布的网络，可调节各种生理过程，包括疼痛、情绪、记忆、炎症和代谢。内源性大麻素系统包括两个 G 蛋白偶联的大麻素受体 CB1 和 CB2[115-116] 以及内源性配体，包括 2- 花生四烯酰甘油（2-arachidonoyl-glycerol，2-AG）和花生四烯酰乙醇酰胺（AEA 或大麻素）。THC 是大麻衍生药物（如大麻和大麻希）中的主要植物大麻素，

是 CB1 和 CB2 受体[117] 的部分激动剂，可能通过直接 CB1 受体活性发挥促进睡眠作用[118]。CBD 对于 CB1 受体的亲和力较弱，优先与 CB2 受体结合[119]。其他大麻素（如萜烯）对内源性大麻素系统的影响尚不确定。

大麻的催眠作用早已被报道[120]，而失眠是"医用大麻"使用的最常见原因之一[121]。与大麻在社区的广泛使用相反，对内源性大麻素的系统作用以及大麻素（植物和合成）对睡眠的影响的科学认识才刚刚起步。在 PSG 研究中，与对照组相比，急性暴露 THC 的健康成年人的 SOL、WASO 和 REM 睡眠减少，慢波睡眠增多[122-125]。最近的几项研究总结了迄今为止有关大麻素促进睡眠的数据，尽管大麻素具有潜在前景，但尚未对慢性失眠障碍进行充分评估[117, 126-128]。大多数试验侧重于其他慢性病的对症治疗，并将睡眠作为次要结果进行评估[126]。一项不需要临床医生诊断失眠的综述确定了两项随机对照试验：一项针对 9 名轻度失眠患者的 PSG 研究评估 THC 对 SOL 的影响[129]，以及一项交叉试验（$n = 31$）比较了 2 周的萘比隆（0.5 ～ 1.0 mg）（一种合成大麻素）与 2 周的阿米替林（10 ～ 20 mg）治疗纤维肌痛患者的慢性失眠[130]。在这些研究中，睡眠参数和失眠严重程度得到改善。鉴于这些有限的数据，目前无法得出有关大麻素功效的结论。然而，一些随机对照试验正在积极评估各种大麻素治疗慢性失眠的效果，这将为其有效性和安全性提供证据。医用大麻素临床试验中报告的短期副作用包括平衡障碍、意识模糊、头晕、迷失方向、腹泻、欣快感、口干、幻觉、恶心和呕吐[131]。长期使用 THC 与在青春期初次使用会改变大脑发育。增加精神分裂症患者出现暂时幻觉、偏执和症状恶化及大麻素剧吐综合征的风险[132]。美国各州将大麻素用于医疗目的的合法性差异很大，从业者应熟悉其所在地区的法规。

药物治疗的注意事项

由于许多患者可能会出现失眠症状而不是失眠障碍，因此在开始药物治疗之前确保正确的诊断至关重要。

多个专业协会已发布关于成人门诊失眠药物管理的指南，包括美国睡眠医学会（2017 年）、[38]美国医师学会（2016 年）、[133]英国精神药理学协会（2019 年）、[134]欧洲睡眠研究会（2017 年）、[135]墨西哥社会保障研究所（2014 年）、[136]和美国退伍军人事务部 / 国防部（VAV/DOD，2020 年）[137]。值得注意的是，一些指南建议限制使用镇静催眠药，尤其

是对老年人（加拿大、美国和澳大利亚的明智选择报告;《加拿大家庭医生》杂志）。有关序贯治疗和停药的深入讨论，请参见第 100 章。大多数国际指南建议在开始药物治疗之前将认知行为疗法作为失眠的一线治疗。这些指南建议，从业者和患者应共同考虑药物治疗的风险和益处，特别是在行为治疗不可行或无效时，或存在妨碍行为治疗的合并症等情况下[137]。在考虑使用苯二氮䓬受体激动剂（BzRA）安眠药时，仔细评估依赖或滥用的风险至关重要;可以使用无滥用/低滥用倾向的循证替代药物，如多塞平、雷美替胺和苏沃雷生。

鉴于相对有效性的数据有限，现有指南几乎没有提供有关药物排序的建议。尽管存在依赖性、耐受性和安全性方面的担忧，但考虑到 BzRA 对于入睡或维持困难患者的短期疗效已得到证实，一些指南仍将 BzRA 作为一线药物[133-137]。报告清晨镇静的患者可能会受益于半衰期较短的 BzRA;睡眠维持困难的患者可能会受益于半衰期较长的药物。对于共病焦虑症的患者，苯二氮䓬类药物可有效减少睡前或清醒时的焦虑。在没有日间焦虑的情况下，应避免使用长效苯二氮䓬类药物，同时也应避免使用一种以上的BzRA，因为会产生累加效应[138-139]。

一些指南还推荐选用其他非 BzRA 药物来治疗:雷美替胺用于治疗入睡失眠[38]或老年人失眠[134]，苏沃雷生[38,133]和多塞平用于睡眠维持性失眠[38,106]。在对一线药物提出具体建议的指南中，除了使用非苯二氮䓬类 BzRA 外，英国精神药理学协会建议 55 岁以上成年人使用长效褪黑素，欧洲睡眠研究协会建议镇静抗抑郁药，VA/DOD 推荐多塞平作为慢性失眠的一线治疗药物。

鉴于相对有效性的数据有限，失眠疗法排序的算法很少（有关排序的讨论，请参见第 100 章）[140]。因此，应根据患者特征（失眠类型、合并症、既往和当前使用的睡眠药物）、药理学特性（起效时间、作用持续时间）、疗效、安全性和成本来选择药物。

鉴于这些药物的特定药代动力学和受体药理学，除了其他常规处方说明（如避免饮酒和阿片类药物）外，临床医生还应教育患者有关其使用剂量、时间和持续时间的知识。例如，短效药物（如雷美替胺、三唑仑、扎来普隆、唑吡坦）是治疗入睡性失眠的合理一线药物，而对于睡眠维持性失眠，可以考虑使用长效药物。临床医生必须教育患者了解处方安眠药的副作用，并提供持续护理以评估有效性、副作用和停药。为患者设定切合实际的期望也很重要，包括睡眠

药物如何与大脑对睡眠的控制一起发挥作用。为了尽量减少镇静/瞌睡和相关风险的影响，我们支持初步试验作用较短的 BzRA 药物、低剂量多塞平或最低有效剂量的 DORA。如果需要长期治疗，则考虑间歇使用。如果未达到预期结果，应重新评估对当前药物治疗的依从性、剂量和患者使用的情况。如果患者遵守说明，考虑不同的剂量，则应考虑使用同一类药物（例如，从唑吡坦改为艾司佐匹克隆）或另一类药物（例如，BzRA 激动剂改为促食欲素拮抗剂、低剂量多塞平）。成本和处方可用性也可能影响药物的选择。鉴于疗效数据有限，缺乏监管，并且有证据表明剂量不一致和污染，我们不建议使用膳食补充剂，如褪黑素、缬草和色氨酸用于失眠障碍或大麻素。我们还提倡将行为疗法与睡眠药物结合使用，或协助开具安眠药处方。

其他注意事项

某些药物对于患有特定合并症的患者，如头痛疾病（如阿米替林）。同样，当伴有神经性疼痛、纤维肌痛、潮热相关失眠或不宁腿综合征时，可考虑使用 α-2-δ 配体药物加巴喷丁和普瑞巴林来治疗失眠。如前所述，鉴于几种推荐的药物有滥用的可能性，应特别考虑有药物滥用病史的患者。对于此类患者，可考虑使用低剂量多塞平、雷美替胺、DORA 和加巴喷丁。此外，鉴于 65 岁及以上成年人出现认知障碍、谵妄、跌倒[25]、骨折[26]、和机动车事故风险增加，2019 年美国老年医学会就老年人潜在不当用药给出建议:老年人不要使用 BzRA 和 TCA（低剂量多塞平除外）[24]。然而，睡眠症状的混杂仍然是一个问题，失眠和安眠药物的使用都是跌倒的独立危险因素是合理的[27-28]。因此，必须与患者讨论潜在风险并实施减少跌倒的策略，包括评估身体的限制性（如视力、骨密度）和环境评估（如移除松散的垫子、在湿滑的地板上铺地毯）。有关不良影响的全面讨论，请参见第 99 章。

鉴于药代动力学方面记录的性别差异，FDA 修订了针对女性开始使用选择性 BzRA 的建议。此外，使用药物治疗妊娠期和哺乳期失眠的证据有限。尽管存在一些相互矛盾的数据，但怀孕期间使用 BzRA 与先天畸形或低出生体重无关。然而，一些研究表明，它们的使用与早产和自然流产有关[141]。此外，一些小型研究中患有失眠障碍的围绝经期妇女也从唑吡坦[142]、艾司佐匹克隆[143]、雷美替胺[144]、和苏沃雷生[145]中受益。

临床要点

失眠药物治疗的第一步是确保正确的诊断并进行全面的临床评估。尽管最近的指南建议将认知行为疗法作为失眠的一线治疗方法，但药物治疗是通过与患者共同决策过程来推荐的。选择治疗失眠的药物应考虑患者特征（失眠类型、合并症、既往和当前使用安眠药）、药理特性（起效时间、作用持续时间）、疗效、安全性和成本。目前的指南一般不支持使用非处方药。鉴于所有药物类别的已知副作用，有必要对患者进行正确使用教育和密切临床随访，以最大限度地提高疗效并最大限度地减少伤害。

总结

有多种非处方药和处方药可用于治疗失眠。最常用的处方药是 BzRA 唑吡坦。然而，指南支持使用其他药物类别，包括褪黑素受体激动剂、TCA（即低剂量多塞平）和最近开发的 DORA。某些患者可以考虑使用其他常用药物，如杂环类抗抑郁药（曲唑酮、米氮平）、抗精神病药（喹硫平）、TCA（高剂量多塞平、阿米替林）和加巴喷丁，尽管支持其治疗失眠障碍疗效的证据有限。抗组胺药和膳食补充剂（包括褪黑素）等非处方药在治疗失眠障碍方面作用不大。

致谢

作者希望感谢 Drs.Shachi Tyagi、James Walsh、Thomas Roth 和 Andrew D. Krystal。本章改编自《睡眠医学——理论与实践》，2017 年第 6 版，第 42、87 和 88 章。

参考文献和拓展阅读

请扫描书后二维码，获取参考文献和拓展阅读资源。

第 99 章

药物治疗 II：疗效和禁忌证

Andrew D. Krystal

刘志芬 孙宁 译 张克让 审校

章节亮点

- 有效性研究旨在确定某种治疗方法在理想条件下的效果，即设计最灵敏的检测方法以检测治疗效果（治疗效果存在的情况下）。
- 疗效研究旨在确定治疗方法在临床实践中的实际效果。
- 目前已经开展了一系列针对失眠药物的荟萃分析，总结了支持使用现有药物治疗特定类

型睡眠问题的有效性研究。
- 药物的有效性研究及其相对禁忌证共同为优化失眠药物治疗提供了一个框架，即针对特定类型的睡眠问题，为患者选择有效性最强、相关风险最低的药物。
- 提出了针对失眠药物治疗的个性化医疗模式。

引言

有多种药物被用于治疗失眠。本章的重点是回顾关于这些药物是否有用的证据。本章采用了一个传统的框架对药物的有效性和疗效证据进行综述。有效性研究用以评估药物在理想条件下发挥的功能，以确定其治疗效果。此类研究通常包括从相关患者群体中精心筛选受试者、随机分组（通常包括安慰剂）以及在理想条件下用药（如无伴随用药、无合并症、在睡眠实验室中用药[1]等）。因此，有效性研究是一种标准化的检测方法，用于确定药物是否存在治疗效果，但是并不能反映该药物在实际临床实践中的疗效。而这正是疗效研究（又称实用性研究）的目的，它旨在确定在常规医疗实践中治疗的总体收益-风险比[1]。这两类研究之间的区别看似简单明了，但实际上，有效性和疗效之间存在着大量的混淆，这激发了我们进一步的思考。在确定一种潜在的治疗方法对特定疾病是否奏效时，我们的目标是评估在临床实践中该治疗方法能否使患者获益。所以有必要思考：在评估某种方法的治疗价值时是否有必要进行有效性试验。然而，疗效研究存在显著风险，可能会得出假阳性和假阴性结果[2]。在一些情况下，这些药物原本存在的积极效果可能无法在研究中显现[2]，如患者治疗依从性差、临床医生选择治疗对象、缺乏治疗可用性或患者不接受治疗。而当实际疗效并不存在时，疗效研究也可能会错误地得出有益的结果[3]，如下列情况：具有高安慰剂反应的疾病；自发缓解率高的疾

病；临床医生或患者主观认为治疗是有作用的。因此，监管机构在评估药物疗效的证据时，主要要求研究具备有效性试验的关键要素[3]。例如，从 1962年开始，美国食品和药品管理局（the U.S. Food and Drug Administration，FDA）在《美国联邦食品、药品和化妆品法》（the Federal Food，Drug，and Cosmetic Act）现有的安全性要求基础上，增加了"充分有效性证据"的要求。这涉及了整体治疗效益这一通用的概念，被定义为"由充分和完善的对照研究得出的证据"。在对照研究中，区分药物效果与"其他影响因素"（如疾病病程的自发变化、安慰剂效应或观察偏倚）是必要的[4]。其目的是解决由日益增多的"误导性和无依据的声明"带来的问题。目前对有效性研究的要求已经得到发展，包括双盲、随机化、安慰剂/空白对照、终点最小偏倚以及恰当的患者选择，以此作为研究严谨性和可重复性的标准[3]。不过，FDA 指出，其他试验设计也可以提供有效性证据，这取决于研究条件的性质和研究的具体情况。例如，在已明确不存在安慰剂反应的情况下，可以不设立安慰剂对照。

基于上述考虑，我们将有效性研究的证据作为评估失眠药物治疗效果的指标，该指标考虑了安慰剂效应和疾病自发缓解情况，偏倚风险相对较低。本章还考虑了疗效研究的数据，以说明在真实临床实践中的收益-风险比。这些研究成果构成了支持使用药物治疗的证据，并为失眠药物治疗的前沿发展奠定了基础：向失眠药物治疗的个性化医疗模式迈进。本章探讨了这一模式及失眠药物治疗的未来发展方向。

失眠药物有效性评价以及有效性和疗效对比研究的科学依据

要优化关于失眠障碍的有效性研究的设计，就必须在试验设计中加入一些特征，以便在治疗效果确实存在的情况下，最大限度地提高检测治疗效果的能力[2]。其目标是使用尽可能灵敏的检测方法来确定是否存在真正的治疗效果。这就需要恰当选择的对照组、患者治疗分配方式（如随机化）、最小化偏倚（如盲法）、受试者选择、治疗管理方法以及有效可靠的结果评估[2-3]。相反，优化疗效试验的设计则必须包含所有能够最大限度地确定目标治疗方法在实际临床实践中表现如何的特征。然而，许多疗效研究基于实际考虑，采用了一些偏离临床实践的研究特征。本节回顾了优化失眠药物有效性研究中这些特征的相关因素，并将其与疗效研究的典型特征进行对比。

对照疗法

在失眠障碍的有效性试验中会用到安慰剂药物，因为在失眠治疗有效性研究中普遍存在强大的、高度可重复的安慰剂效应，占失眠治疗效果的 69%[5]。相反，在疗效研究中一般不使用安慰剂对照，因为在临床中并不使用安慰剂进行治疗。不过，与另一种临床干预措施进行比较是常见的。

患者治疗分配方法

在有效性试验中，标准的患者分配方法是随机分配，受试者随机接受某种正在研究中的药物或安慰剂进行治疗。基本上所有关于失眠障碍药物治疗的有效性研究都采用了随机分配方法，通常是将相同数量的患者分别分配至药物组和安慰剂组。然而，为了最大限度地增加药物暴露，一些研究会将更多的患者随机分配至治疗组，如一项米氮平（esmirtazapine）试验采用了 3∶1 的药物−安慰剂随机分配比例[6]。在评估一种药物的多种剂量或研究包括一种活性对照物时，有时也会采用替代比例，如在一项包含莱博雷生（lemborexant）（2 种剂量）、唑吡坦控释剂（zolpidem CR）和安慰剂的研究中采用了 5∶5∶5∶4 的随机分配比例[7]。适应性随机化设计的应用越来越多，尤其是在采用多剂量给药方式的 IIa 期研究中。此类研究的目标通常是从一组感兴趣的剂量中选择出最佳剂量。具体做法是在试验过程中通过中期分析来改变随机化比例，根据预先设定的标准将患者以更大的概率随机分配到更有效的剂量组。例如，最近进行的莱博雷生 IIa 期研究使用频繁的中期分析增加了 6 个剂量组中 1 个剂量组的随机分配比例，该剂量组在结合了

治疗改善和日间思睡措施（安慰剂组随机化比例保持不变，为 1/7）的效用函数上得分更高[8]。

在疗效研究中，治疗分配最好由医生决定，就像在临床实践中一样。然而，许多被认为是“疗效研究”的试验采用了随机化和（或）非医师决定的治疗分配方法，实际上这类研究是包含了有效性和疗效成分的混合研究。

最小化偏倚

受试者和临床医生的预期偏倚可能会影响有效性试验的结果，采用双盲法和随机法（包括安慰剂对照）是将预期偏倚降至最低的最佳方法[2]。另外，随机分组可确保临床医生的治疗选择不会影响对治疗有效性的评估，并且可以减少患者对治疗的接受程度对研究结果的影响。

受试者选择

有效性研究通常会选择一部分患者，以确定最有可能对治疗产生反应的亚组（如果存在的话）[2]。这是确定治疗效果的最佳方法，但在进行疗效研究之前还不能确定该治疗能否推广到临床实践。有效性研究采用严格的纳入和排除标准来选择患者，这些标准通常包括：符合失眠障碍诊断、达到客观和（或）主观严重程度阈值、合并躯体和（或）精神疾病、伴随用药以及与患者参与试验能力相关的因素（如认知状况）[2]等。

有效性试验一般采用标准化的手段确定相关疾病的诊断，通常会使用基于睡眠障碍疾病分类学诊断的有效工具[9-10]。这样可以确保临床医生在理解、解释和应用诊断标准方面的多变性不会影响研究检测治疗效果的能力。将没有相关疾病的患者纳入研究会干扰研究结果，因为他们可能是无应答者。此外，在应用诊断标准时因为系统偏倚而将实际患有失眠障碍的患者排除在外，可能导致失眠人群中某些重要的亚组没有被纳入治疗，这可能会影响研究的结果及其可推广性（如对治疗最有反应的亚组可能会被排除在外）。

如果受试者在基线被测定为无症状个体，那么治疗后在相同的测量条件下其“症状”并不会改善，使用严重程度阈值来选择受试者可以解决此类问题。因此，有效性试验通常要求受试者在基线时的主要结局指标至少有中等程度的升高。对此，一项对艾司佐匹克隆研究（$n = 788$）进行的事后分析提供了支持依据，该分析表明，基线时入睡后清醒时间（wake time after sleep onset，WASO）越长，相比于安慰剂，药物对治疗后 WASO 的影响就越大[11]。

有效性研究通常不招募合并有躯体和精神疾病的

患者，因为他们完成研究程序的能力有限，而且其合并症波动会干扰研究结果。

这削弱了研究人群的代表性，因此这种做法在疗效研究中应用有限或不存在。不过，疗效研究通常会排除那些参与研究有高风险的患者，有时这样做是因为在临床实践中这类人群不应接受这种干预方式[2, 12]。

失眠障碍包括合并躯体和精神疾病的睡眠问题，因此纳入有合并症的个体更加复杂[10]。这体现了DSM-5 中的一个变化。在此之前，失眠障碍的有效性试验通常纳入符合"原发性失眠障碍"（没有合并症的失眠障碍）标准的受试者，原因如前所述。失眠障碍有效性试验的设计必须在以下两个方面取得平衡：①与合并症相关的干扰条件的引入；②确定一种可推广的疗效。因此，失眠药物的有效性试验越来越多地纳入了合并症患者。

另一个对失眠障碍研究结果造成干扰的因素是伴随用药，这通常是治疗合并症所需的。造成干扰的原因是伴随药物可能与研究药物有潜在的相互作用，在研究中可能出现不良反应，而不得不将该不良反应视为研究药物的可疑副作用，并可能加重受试者的失眠障碍症状或影响结果评分，而且在研究过程中受试者的合并症也可能会有所改善。因此，在单纯的有效性研究中通常不允许受试者同时服用其他药物。如果允许合并用药，一般会要求伴随药物在整个研究过程中保持稳定剂量。不过，排除合并用药的患者会影响研究结果对于临床实践的可推广性。因此，在疗效研究中应尽量减少或避免这种做法。

最后，在疗效研究中通常会排除不太可能遵守研究程序的人。这一点很必要，因为这样的参与者会降低研究的敏感性，从而无法检测出有效治疗的益处。

治疗管理

在有效性研究中，所有参与研究的人都会获得治疗[2]。这解决了疗效研究中面临的问题，即由于保险覆盖范围、患者财务状况、交通、流动性或其他因素的变化而导致治疗机会受限。

结果评估

在失眠障碍的有效性试验中，结果评估选择的目标是确定对疗效最灵敏的检测方法（如果疗效存在）。在疗效试验中，则会选择在临床中最具代表性的结果测量方法。在失眠治疗的有效性试验中，如何选择恰当的结果测量指标取决于如何定义失眠。

目前，失眠障碍的定义界定了在评估治疗结果时应设法测量的症状特征：根据 DSM-5 的定义，这些特征包括以下自我报告：①入睡困难；②维持睡眠困难，表现为频繁地觉醒或醒后再入睡困难；③早醒，且不能再入睡；④引起有临床意义的痛苦，或导致社交、职业、教育、学业、行为或其他重要功能的损害[10]。

要想在有效性试验中对失眠障碍的一个或多个症状进行评估，就必须有一种已被证实具有适当测量特性的测量方法。这将确保评估能够测量出其想要测量的内容，并将相关的测量误差降至最低，从而最大限度地提高测量的灵敏度。通常考虑的一系列测量属性包括：重测信度（在预期不发生变化的情况下评分在一段时间内的稳定性）、评定者间信度（对于临床医生评定的测量，评定时的一致性程度）、内部一致性（量表内的项目相关程度/所测内容的相同程度）、内容效度（测量工具在多大程度上反映了相关概念，其组成部分"相对于其预期的测量概念、人群和用途而言是否适当和全面"）、结构效度（"项目、领域和概念之间的关系"在多大程度上符合有关逻辑关系的先验假设，即在类似或不同的患者群体中产生的相关概念或分数的测量结果应存在逻辑关系），以及检测变化的能力（测量工具在多大程度上反应患者群体中相关结构随时间发生的变化）[3]。评估疗效的结果旨在反映临床实践，通常由临床医生进行评定，如在临床总体印象（Clinical Global Impression, CGI）量表中，临床医生根据对患者经历的印象进行评级[13]。

选择有效性试验的结果指标时，需要注意的是失眠障碍的主要诊断标准都来自于患者的自我报告。因此，在评估结果时必须包括自我报告。这是确保内容效度的必要条件。而睡眠日记就是一种高内容效度的自我报告测量方法，已在大量疗效试验中使用，其中许多试验通过了监管机构的审查，最终获得了治疗批准。睡眠日记代表了一系列量表，这些量表的具体问题和形式各不相同。从这些量表中得出的典型结果指标包括一些睡眠参数，如平均入睡潜伏期（sleep-onset latency, SOL）、平均 WASO 或平均总睡眠时间（total sleep time, TST）。多种版本都具有内容效度、结构效度以及检测变化的能力。"共识睡眠日记"是唯一一个基于专家共识意见和患者焦点小组反馈系统开发的[14-16]。另外，在有效性研究中，评估失眠障碍整体严重程度的综合测量法也是常用的方法。它们都是回顾性测量，可以在短时间内获得。失眠严重程度指数（Insomnia Severity Index, ISI）[17-18]和匹兹堡睡眠质量指数（Pittsburgh Sleep Quality Index）[19]具有内容和结构效度、内部一致性、重测信度和检测变化的能力。

许多有效性研究，包括由主要监管机构批准

的有关治疗方法的关键试验，都包括多导睡眠图（polysomnographic，PSG）结果测量方法。而失眠障碍是一种基于患者报告的诊断，在临床实践中一般不会进行多导睡眠图检查，这似乎会限制研究的普遍性。尽管如此，多导睡眠图研究对失眠障碍有效性研究具有非常重要的作用。它是客观测定失眠药物效果的最标准的检测方法，并且提供手段确保了自我报告效果。不仅反映药物对主观状态的整体影响，这种主观状态可能会影响所有类型的评分，而且反映对生理睡眠的作用。作为一种标准化的检测方法，在实验室中进行研究可以消除由于家庭中的不可控因素而产生的误差（即测量误差），这些因素虽然具有普遍性，但会削弱检测的灵敏度。这种实验室方法不能反映习惯性睡眠，而且会带来一些影响，包括新的睡眠环境和记录设备的负担。

因此，这种方法对疗效研究没有用处，但对有效性研究至关重要，因为有效性研究的首要任务是通过严格控制和尽量减少无关变量的变化来检测疗效。

最后，考虑在 PSG 和睡眠日记产生的众多测量指标中，选择哪一种作为特定失眠药物疗效研究的结果测量指标。为明确起见，监管机构通常要求使用 SOL 来评估对入睡情况的疗效，并使用 WASO 或觉醒次数作为睡眠维持情况的测量指标。在监管方面，这种方法的一个好处是可以确定睡眠问题的具体类型，从而为药物的使用指定一个或多个具体适应证。而 TST 或睡眠效率（sleep efficiency，SE%）等指标则无法做到这一点，因为它们包含了入睡和睡眠维持的部分，如果不考虑其他测量方法，就无法将其与 TST 区分开来。

此外，为了提高疗效的特异性，一些有效性研究采用了可以通过 PSG 获得的测量指标。应用这些指标表现疗效比自我报告有更高的特异性。包括每小时的觉醒时间，它反映出夜间发生治疗效果的特定时段。这种方法已经证明，多塞平 3 ~ 6 mg 和下丘脑分泌素 / 促食欲素拮抗剂苏沃雷生和莱博雷生在夜间最后 1/3 的特定时间段中具有独特的疗效，特别是在实验室中 8 h 睡眠的最后 1 h 内[7, 20-22]。由于可能出现具有其他特定效果的药物，因此确定最能反映其独特疗效的测量指标是非常重要的。

支持使用药物治疗失眠的研究证据

支持使用药物治疗失眠的研究证据基础包括大量的有效性研究以及少数更倾向于评估疗效的研究。在这里，我们将对这些文献进行回顾，以提供支持这些药物使用的有力证据。

有效性

在总结有效性研究结果时，笔者主要参考了最近的 Meta 分析，这些分析采用了系统的方法来描述单个药物以及更广泛的失眠药物分组的治疗效果。由于这些研究的方法和目标各不相同，而且都对了解失眠药物的疗效有所贡献，因此本摘要纳入了过去 5 年中进行的一系列 Meta 分析的结果（表 99.1）[23-26]。值得注意的是，本综述中涵盖的药物集至少包含在其中一项 Meta 分析中。这些药物几乎包括所有由世界各地主要监管机构批准的用于治疗失眠的药物以及最常用的非标示治疗失眠的药物。然而，它不包括 FDA 批准的下丘脑分泌素 / 促食欲素拮抗剂莱博雷生，由于该药物的试验结果近期才发表，因此未纳入这些 Meta 分析中[7, 27]。

其他未包括在本次回顾中的药物是因为研究太少不支持进行 Meta 分析。这包括一些非常常用的失眠药物，如抗组胺药多塞平、各种三环类抗抑郁药（如阿米替林）、各种非典型抗精神病药物（包括喹硫平），以及加巴喷丁等抗癫痫药物。第 98 章已经对使用这些药物的临床方法进行了综述。表 99.1 中汇总了 Meta 分析的结果，以每种药物的治疗效应（与安慰剂相比）的均值和 95% 置信区间的形式呈现，其中在关键睡眠参数［总体结局（CGI、ISI、睡眠质量评级）、入睡效应（自我睡眠报告的 SOL，PSG 的 SOL 或持续入睡潜伏期）、睡眠维持效应（WASO）以及自我睡眠报告和 PSG 对 TST 的影响］方面具有统计学意义。

第一项 Meta 分析是 Wilt 团队根据美国内科医师学会的临床实践指南进行的，包括 35 项为期至少 4 周的双盲随机安慰剂对照试验，这些试验对 FDA 批准的用于治疗失眠的药物疗法进行了评估[23]。该 Meta 分析仅考虑自我报告的结果，其中不包括苯二氮䓬类药物。Sateia 团队进行的第二项 Meta 分析是美国睡眠医学会制定的成人慢性失眠障碍药物治疗临床实践指南的一部分。该报告纳入了 46 项研究，这些研究的初始样本量至少为 20 人，研究对象均为成人失眠障碍患者，且无严重并发症。Samara 团队进行的另一项 Meta 分析将注意力聚焦于在 65 岁以上个体中进行的至少 5 天的持续研究[25]。Zheng 团队进行的最后一项 Meta 分析，包括对失眠药物的随机、双盲、安慰剂对照试验，这些试验基于 DSM 诊断，在患有失眠障碍的成年人中进行，这些人没有合并症，也没有合并用药[26]。该试验的研究药物是 FDA 批准用于治疗失眠的药物，包括氟硝西泮、替马西泮、三唑仑、艾司佐匹克隆、扎来普隆、唑吡坦、苏

表 99.1　支持使用失眠药物的 Meta 分析证据

失眠药物	Wilt 等，有利于药物的药物量−安慰剂差异大小：平均值（95%CI）	Sateia 等，有利于药物的药物量−安慰剂差异大小：平均值（95%CI）	Samara 等，老年人中有利于药物的药物量−安慰剂差异大小：平均值（95%CI）	Zheng 等，模型估计的有利于药物的药物量−安慰剂差异大小：平均值（95%CI）	总结
三唑仑 0.125 ～ 0.5 mg 苯二氮䓬类 GABA_A 正向变构调节剂					
全面结果					
SOL				Mix 16.0（5.4 ～ 26.6）	**
WASO					
TST				Mix 20.7（4.6 ～ 45.3）	**
氟西泮 15 ～ 30 mg 苯二氮䓬类 GABA_A 正向变构调节剂					
全面结果					
SOL				Mix 9.2（2.3 ～ 16.0）	**
WASO				Mix 12.6（3.2 ～ 22.0）	**
TST				Mix 26.1（9.5 ～ 42.8）	**
替马西泮 7.5 ～ 15 mg 苯二氮䓬类 GABA_A 正向变构调节剂					
全面结果		SQ NS	SQ 0.5（0.1 ～ 0.9）		
SOL		SR 20.1（1.1 ～ 39.1） PSG 37.1（21.3 ～ 52.8）	SR 11.4（6.5 ～ 16.3）	Mix 16.0（5.4 ～ 26.6）	***
WASO				Mix NS	
TST		SR 64.4（8.1 ～ 121） PSG 99.1（63.4 ～ 135）	SR NS	Mix 19.1（3.1 ～ 35.1）	*
唑吡坦 5 ～ 10 mg 非苯二氮䓬类 GABA_A 正向变构调节剂					
全面结果		SQ 0.6（0.03 ～ 1.3）	SQ NS		*
SOL	SR 15.0（7.8 ～ 22.1）	SR 19.6（14.2 ～ 24.9） PSG 11.7（4.2 ～ 19.2）	SR NS	Mix 13.6（10.0 ～ 17.2）	*
WASO	SR NS	SR 13.6（7.3 ～ 19.8） PSG 25.5（17.9 ～ 33.0）	SR 14.9（0.3 ～ 29.4）	Mix 19.7（12.8 ～ 26.6）	*
TST	SR 23（2.0 ～ 43.9）	SR 30.0（15.1 ～ 45.0） PSG 28.9（10.9 ～ 47.0）	SR NS	Mix 25.8（18.9 ～ 32.7）	*
唑吡坦缓释液 6.25 mg 非苯二氮䓬类 GABA_A 正向变构调节剂					
全面结果	CGI 1.8（1.6 ～ 2.0）				**
SOL	SR 9（CI NR）	SR NS		Mix 10.1（2.6 ～ 17.6）	*
WASO	SR 16（CI NR）	SR 13.0（3.6 ～ 22.5）		Mix 19.9（12.1 ～ 27.6）	***
TST	SR 25（CI NR）			Mix 32.1（18.1 ～ 46.0）	***
口服唑吡坦 3.5 mg 非苯二氮䓬类 GABA_A 正向变构调节剂					
全面结果					
SOL	SR MOTN 18（CI NR）				**
WASO					
TST	SR 9（CI NR）				**
扎来普隆 10 mg 非苯二氮䓬类 GABA_A 正向变构调节剂					
全面结果		NS	SQ NS		
SOL		SR 11.4（4.6 ～ 27.4） PSG 9.6（0.2 ～ 18.8）		Mix 12.9（9.4 ～ 16.4）	***

表 99.1　支持使用失眠药物的 Meta 分析证据（续表）

失眠药物	Wilt 等，有利于药物的药物量–安慰剂差异大小：平均值（95%CI）	Sateia 等，有利于药物的药物量–安慰剂差异大小：平均值（95%CI）	Samara 等，老年人中有利于药物的药物量–安慰剂差异大小：平均值（95%CI）	Zheng 等，模型估计的有利于药物的药物量–安慰剂差异大小：平均值（95%CI）	总结
WASO		NS PSG		Mix NS	
TST		NS SR		Mix 12.6（6.3～18.9）	*
艾司佐匹克隆 2～3 mg 非苯二氮䓬类 GABA_A 正向变构调节剂					
全面结果	ISI：4.6（3.9～5.3）	SQ 1.5（0.8～2.1）	SQ 0.4（0.3～0.5）		***
SOL	SR 19.1（14.1～24.1）	SR 25.0（13.9～36.1）PSG 13.6（3.7～23.4）	SR 12.5（5.5～19.4）	Mix16.4（12.2～20.6）	***
WASO	SR 21.6（13.6～29.6）	SR 15.1（8.2～22.1）PSG 14.7（11.7～17.7）	SR 12.5（4.5～20.4）	Mix18.0（12.4～23.6）	***
TST	SR 44.8（35.4～54.2）	SR 57.1（37.5～76.8）	SR 23.9（3.3～44.6）PSG 25.5（13.5～37.5）	Mix34.6（25.4～43.7）	***
褪黑素不同剂量褪黑素受体激动剂					
全面结果		SR NS	SQ 0.7（0.2～1.3）		*
SOL	SR 6.0（2.1～10.0）	PSG 8.9（2.4～15.5）	SR NS		*
WASO	SR NS	PSG NS	SR 24.0（11.1～36.9）		*
TST	SR NS		SR NS		
雷美替胺 8 mg 褪黑素受体激动剂					
全面结果		NS			
SOL	SR NS	SR 11.4（3.3～19.6）PSG 9.6（6.4～12.8）	SR 10.0（4.1～15.9）	Mix10.3（5.2～15.3）	*
WASO	SR NS	SR NS PSG 3.5（2.8～4.2）		Mix NS	*
TST	SR NS	SR NS PSG 6.6（1.4～11.8）	SR NS	Mix NS	*
多塞平 3～6 mg 选择性 H_1 拮抗剂					
全面结果		SQ 0.3（0.1～0.5）	SQ 0.4（0.2～0.7）		****
SOL		SR NS PSG NS	SR 16.8（7.2～26.3）	Mix 5.5（0.1～10.9）	*
WASO		SR 14.4（3.9～24.9）PSG 23.4（16.5～30.3）	SR 17.8（7.3～28.0）	Mix 20.6（14.9～26.2）	***
TST		SR 43.6（5.2～82.0）PSG 32.3（24.2～40.3）	SR 31.2（5.1～57.2）PSG 23.6（6.9～40.3）	Mix 25.4（16.2～34.7）	***
苏沃雷生 10～20 mg 选择性双重下丘脑泌素/食欲素受体拮抗剂					
全面结果	ISI 1.2（0.6～1.8）				**
SOL	SR 6.0（1.9～10.0）	SR 5.2（0.3～10.1）PSG 8.1（2.4～13.9）	SR 7.3（1.8～12.9）		***
WASO	SR 16.0（4.7～27.2）	PSG 16.6（8.3～24.9）	SR 24.3（14.1～34.4）		***
TST	SR 4.7（0.5～8.9）	SR 10.6（1.8～19.4）			***
曲唑酮 50 mg					
全面结果		SQ NS			
SOL		SR 10.2（9.0～11.4）			**

失眠药物	Wilt 等，有利于药物的药物量-安慰剂差异大小：平均值（95%CI）	Sateia 等，有利于药物的药物量-安慰剂差异大小：平均值（95%CI）	Samara 等，老年人中有利于药物的药物量-安慰剂差异大小：平均值（95%CI）	Zheng 等，模型估计的有利于药物的药物量-安慰剂差异大小：平均值（95%CI）	总结
WASO		SR 7.7（6.5 ～ 8.9）			**
TST		SR 21.8（20.1 ～ 23.5）			**
苯海拉明 25 ～ 50 mg					
全面结果		SQ NS	SQ 0.1（0.03 ～ 0.2）		*
SOL		SR NS PSG NS	SR NS		
WASO					
TST		SR NS PSG NS	SR NS		

表 99.1　支持使用失眠药物的 Meta 分析证据（续表）

注：
* 表示跨 Meta 分析的关于疗效的混合证据。
** 表示报告该终点结果的单 Meta 分析的疗效证据。
* 表示跨 Meta 分析的一致疗效证据。
表中缺少信息表明 Meta 分析中未考虑药物或结局。
CGI，临床总体印象量表；CI，置信区间；ISI，失眠严重程度指数；Mix，由任何可用自我报告和 PSG 数据组成的混合物均包括在估计中；MOTN，半夜以后醒来；NR，未报告；NS，药物与安慰剂相比无统计学显著优势；PSG，多导睡眠图；SOL，睡眠潜伏期；SQ，睡眠质量评分；SR，自我报告的结局；TST，总睡眠时间；WASO，入睡后清醒时间。

沃雷生、雷美替胺和多塞平。作者将 SOL、WASO 和 TST 作为终点指标，采用了任何一种可用的测量方法（自我报告、PSG 或两者），并将这些方法融合，得出这些指标的单一结果。为了解决不同时间点的数据可用性和数据缺失的问题，他们采用了基于回归的建模方法来估计治疗与安慰剂的效果以及相关的 95% 置信区间[26]。共有 44 项研究符合其先验标准并被纳入分析。

　　综合来看，这些研究总体上说明了：现有研究在多大程度上为每种药物对所考虑终点的疗效提供了证据（表 99.1）。没有达成此目标的标准方法。然而，当在不止一个 Meta 分析中发现药物与安慰剂相比有显著疗效，那么就可以确定该药物在某一终点指标具有相对令人信服的疗效证据，从而获得有用的信息。此外，如果某项研究是唯一报告了特定结果的研究，那么找出该药物的疗效证据也是很有意义的。最后，当各项研究结果参差不齐时，就会指出一些药物具有一定的疗效，但不太令人信服。从这个角度看，Meta 分析总体上为以下药物提供了相对令人信服的疗效证据：替马西泮对于入睡有疗效；唑吡坦缓释片用于改善 WASO 和 TST；扎来普隆对于入睡有效；艾司佐匹克隆改善总体疗效、入睡、WASO 和 TST；多塞平改善总体疗效、WASO 和 TST；苏沃雷生用于 SOL、WASO 和 TST。一项 Meta 分析报告了以下药物的疗效证据：三唑仑用于入睡和 TST；氟西泮对于入睡、WASO 和 TST 有疗效；唑吡坦控释剂用于总体疗效；经口唑吡坦用于夜间重新入睡和 TST；苏沃雷生用于入睡、WASO 和 TST；曲唑酮用于入睡、WASO 和 TST。Meta 分析为以下方面提供了不同的疗效证据：替马西泮用于 TST；唑吡坦用于总体疗效、入睡、WASO 和 TST；唑吡坦控释剂用于改善入睡；扎来普隆对 TST 有疗效；褪黑素对总体疗效、入睡和 WASO 有疗效；雷美替胺用于入睡、WASO 和 TST；多塞平用于入睡；苯海拉明改善总体疗效。这些结果构成了支持失眠药物治疗的有效性研究基础。值得注意的是，对于本文中考虑的一些药物和未考虑的一些药物而言，缺乏相对积极的证据指标更多的是反映了对这些药物进行的研究存在的局限性，以及在报告这些研究结果的论文中存在的问题（许多论文没有以能够纳入荟萃分析的格式报告结果），而不是该药物缺乏疗效证据。在考虑的药物中，三唑仑、氟西泮和曲唑酮在这方面尤为突出，因为这三种药物在 4 项 Meta 分析中只有 1 项被纳入。

有效性

　　本文考虑的是最近的一项研究，该研究主要结合了疗效研究的特点。该研究是为数不多的，能说明美国最常用的两种失眠处方药——唑吡坦和曲唑酮——在临床实践中可能发挥的作用的研究之一[28]。该研究是一项连续多次分配试验，其中 211 名符合失眠障碍诊断标准的患者以单盲方式被分配至行为治疗（behavioral therapy，BT）与 5～10 mg 唑吡坦的治疗中，未缓解的患者进入第二阶段，其中唑吡坦未缓解者被随机分配至 50～150 mg 曲唑酮治疗组或行为治疗，BT 非缓解者被随机分配至 5～10 mg 唑吡坦治疗组或认知行为治疗。唑吡坦和曲唑酮的剂量均根据副作用和改善程度进行调整，以此反映临床实践。由于本章的重点是药物治疗，我们仅考虑唑吡坦和曲唑酮的研究结果（其他结果见第 100 章）。在第一阶段，唑吡坦的应答率为 49.7%［缓解的比值比（odds ratio，OR）1.18，95% 置信区间（confidence interval，CI）0.60～2.33］，缓解率为 30.3%（OR 1.41，95%CI 0.75～2.65）。对于第一阶段中 BT 未能缓解的患者，添加唑吡坦可显著提高 62.7% 的应答率（OR：2.46，95%CI 1.14～5.30）和 55.9% 的缓解率为（OR：2.06，95%CI 1.04～4.11）。对于那些在第一阶段接受唑吡坦治疗后病情未能缓解的患者，改用曲唑酮治疗并不能显著提高应答率，但却能将缓解率从 31.4% 提高到 49.4%（OR 2.13，95%CI 0.91～5.0）。此外，研究还注意到这些组中的应答率和缓解率在长达 1 年的时间内保持稳定。这项研究表明，在临床实践中，唑吡坦可能有助于患者的初始治疗，也有助于那些对 BT 治疗无效的患者。此外，在临床实践中，如果将使用唑吡坦未缓解的患者换用至曲唑酮治疗，他们可能会缓解。

失眠药物治疗的禁忌证

失眠患者的药物治疗没有绝对禁忌证。然而，有一些相对禁忌证会增加治疗的风险。对于每位患者，需要权衡治疗的风险与预期的益处以及不治疗失眠可能带来的风险。例如，患有物质滥用障碍（如酗酒）的个体在接受苯二氮䓬类药物治疗失眠时，滥用药物的风险明显增加。然而，如果患者恢复酗酒会面临严重的并发症，但避免恢复酗酒的唯一方法是对严重的失眠障碍进行有效治疗，而唯一有效的治疗方法就是苯二氮䓬类药物，那么风险效益分析可能会倾向于使用苯二氮䓬类药物进行治疗。在这种情况下，滥用相关问题的风险被防止恢复饮酒的医疗益处所抵消（通常会避免向此类患者开具苯二氮䓬/非苯二氮䓬类药物）。在这种情况下，本节将考虑一些最重要的相对禁忌证，作为风险效益分析的基础，包括肝衰竭、重度阻塞性睡眠呼吸暂停（obstructive sleep apnea，OSA）/慢性阻塞性肺疾病、妊娠、自杀倾向、滥用倾向和与其他药物的相互作用（表 99.2）。然而，重要的是要意识到有一些相对禁忌证比其他禁忌证更严重。其中最强烈

的禁忌证包括：曾因使用某种药物而出现过敏反应或其他严重反应，以及在妊娠期使用某些药物。在所考虑的药物中，有一部分被认为在妊娠期，尤其是在妊娠早期使用会有相对较高的重大不良后果风险；这已被视为使用这些药物的禁忌证。

另一个与风险受益比相关的关键因素是年龄。一般来说，65 岁以上人群的药物不良反应发生率是 65 岁以下人群的 2 倍[29]。造成这种情况的主要原因是老年人对副作用的敏感性和易感性更高（跌倒后果更严重，对认知障碍的敏感性更高，冠心病和高血压等疾病的发病率更高），药物的血药浓度更高（由药物吸收、分布、代谢和排泄的变化以及分布容积的变化引起），以及由于服用合并药物而导致药物-药物相互作用的可能性更大。在考虑对老年人进行失眠药物治疗时，必须考虑到这些因素。

肝衰竭

用失眠药物治疗肝衰竭患者有风险，因为所有这些药物都会被肝酶分解。对于肝功能严重障碍的患者，这些药物无法有效失活。因此，这些药物的血药浓度很可能会大大高于正常水平，从而增加中毒的风险。因此，有严重肝功能障碍的患者应慎用所有治疗失眠的药物。然而，每种药物代谢的具体途径会影响肝功能，增加中毒风险的程度。通过肝细胞色素 p450 微酶代谢的药物比葡糖醛酸结合代谢的药物受影响更大，后者的毒性风险较低。在本文考虑的药物中，只有替马西泮通过葡糖醛酸结合代谢，因此，尽管毒性风险仍然很大，但与其他药物相比，其毒性风险相对较低[30]。

妊娠

在可能的情况下，非药物治疗是失眠孕妇的治疗首选，以最大限度地降低治疗风险。治疗失眠障碍的药物在孕期使用时的风险程度各不相同。有一些证据表明，在妊娠期间，尤其是妊娠早期使用苯二氮䓬类药物可能与胎儿损伤有关。因此，三唑仑、氟西泮和替马西泮被指定为妊娠 X 类，意味着 FDA 认为"孕妇使用该药的风险明显超过潜在益处"。否则，所有其他考虑的药物都被分配到 C 类，这表明"动物生殖研究显示对胎儿有不良影响"，不过没有进行充分和良好对照的人体研究。尽管存在潜在风险，但潜在的益处可能需要在孕妇中使用该药物。但褪黑素和苯海拉明除外，褪黑素没有被 FDA 划入妊娠类别，因为褪黑素作为一种补充剂，FDA 并不监督这种药物；苯海拉明被指定为 B 类，表明"动物生殖研究未能证明对胎儿的风险，并且没有在孕妇中进行充分和良

表 99.2　失眠药物的一些重要相对禁忌证

失眠药物	肝衰竭毒性风险	妊娠类别 [a]	经母乳排泄	0～100 滥用责任评级 [35, b]	DEA 滥用责任类别	药物增加风险
三唑仑	高	X	是	42	Ⅳ [c]	强效 CYP3A4 抑制剂；红霉素、西咪替丁、雷尼替丁
氟西泮	高	X	未知	38	Ⅳ	
羟基安定	中	X	是	50	Ⅳ	
唑吡坦	高	C	是	33	Ⅳ	强效 CYP3A4 抑制剂
唑吡坦缓释剂	高	C	是	33	Ⅳ	强效 CYP3A4 抑制剂
经口唑吡坦	高	C	是	33	Ⅳ	强效 CYP3A4 抑制剂
扎来普隆	高	C	是	50	Ⅳ	西米替丁
艾司佐匹克隆	高	C	未知	50	Ⅳ	强效 CYP3A4 抑制剂
雷美替胺	高	C	未知	0	NO	强效 CYP3A4，CYP1A2，和 CYP2C9 抑制剂
多塞平	高	C	未知	NR	NO	单胺氧化酶抑制剂；西咪替丁
苏沃雷生	高	C	是	NR	Ⅳ	强效 CYP3A4 抑制剂
曲唑酮	高	C	是	0	NO	强效 CYP3A4 抑制剂单胺氧化酶抑制剂
苯海拉明	高	B	是	25	NO	

注：

[a] 妊娠类别：X，研究已证明胎儿异常和（或）基于来自研究或上市经验的不良反应数据存在人类胎儿风险的积极证据，并且在妊娠女性中使用该药物涉及的风险明显超过潜在获益；C，动物生殖研究已显示对胎儿有不良影响，目前尚无充分且严格对照的人体研究，但尽管存在潜在风险，但潜在获益可能证明妊娠女性使用本品是合理的；B，动物生殖研究未能证明对胎儿的风险，并且没有在孕妇中进行充分和良好对照的研究，或者动物研究显示了不良反应，但在孕妇中进行的充分和良好对照的研究未能证明对任何 3 个月的胎儿的风险。

[b] 100 是最大可能的滥用责任，0 是无滥用责任。

[c] DEA Ⅳ 表明滥用的可能性低，依赖性风险低。作为肝酶细胞色素 P4503A4 的强抑制剂的药物包括酮康唑、伊曲康唑、泊沙康唑、克拉霉素、奈法唑酮、利托那韦、沙奎那韦、奈非那韦、茚地那韦、波普瑞韦、替拉瑞韦、替利霉素和考尼伐坦。作为肝酶细胞色素 P4501A2 的强抑制剂的药物包括氟伏沙明。作为肝酶细胞色素 P4502C9 的强抑制剂的药物包括氟康唑。

DEA，缉毒署；NR，未评级。

好对照的研究；或动物研究显示不良影响，但在孕妇中进行的充分和良好对照的研究未能证明在任何孕期对胎儿有风险。"

自杀倾向

基于人群的研究表明，服用失眠药物与自杀风险升高有关[31]。这种关联是否具有因果关系尚不清楚，因为这些研究没有控制诸如重性抑郁等条件，而这些条件在此类个体中频繁发生。对现有文献回顾表明，可能有两个因素可解释此类关联：一是失眠药物在过量服用时的致死性，二是药物诱发的异态睡眠可能导致未知的自伤行为或自杀行为。后一种情况似乎很少见，而且具有一定的推测性。因此，这里的重点是，给有自杀倾向的人开药时，这些人可能会过量服药，试图结束自己的生命。尽管有些药物已被多次过量服用，但是本文所讨论的失眠障碍药物单药过量致死的情况很少发生[32]。除雷美替胺和苏沃雷生外，所有药物均至少在 1 例病例中出现过单药过量致死的情况。不过，这至少在一定程度上反映出，与所有其他考虑的药物相比，这两种药物的处方用量相对较少[31-34]。考虑到现有数据，在最近的一项分析中，对除苏沃雷生之外所有处方药物均按过量致死率进行了排名：除雷美替胺被赋予较低的风险水平外，其余药物的风险等级基本相同[34]。与单一药物过量死亡相比，与酒精和阿片类药物等其他中枢神经系统抑制剂合用时的过量死亡更为常见。在这些情况下，这些制剂是否对致死率有重大影响尚难确定。考虑到这些药物可能具有致命性，在考虑为有自杀风险的人开具所有这些药物时必须谨慎。对于自杀风险高且患有睡眠发作性失眠障碍的患者，雷美替胺是一个可以考虑的选择。

滥用倾向

现有证据表明，根据动物和人体研究，用于治疗失眠障碍的药物具有滥用倾向，仅只有一小部分易感个体将其用作娱乐目的。美国缉毒署根据动物数据和滥用风险研究（其中药物被给予已知的多物质滥用者），为 FDA 批准使用的所有药物分配滥用等级。因此，这些类别可以提供向易滥用个体开具处方的风险指示。这些类别见表 99.2。大多数药物被列为第 IV 类，这表明尽管存在滥用风险，但"滥用的可能性低，依赖的风险低"。例外情况是多塞平、褪黑素、雷美替胺、曲唑酮和苯海拉明（以及其他 OTC），这些药物未列入清单，因为它们的滥用风险未被确定。最近一项分析中考虑了现有的人类和动物研究，对除苏沃雷生外的所有药物的滥用倾向进行了排序[36]。药物的风险评分为 0 ～ 100，100 为最大风险（表 99.2）。

药物相互作用

所有促进睡眠的药物都与其他镇静药物（包括酒精）具有累加效应。因此，当服用其他促进睡眠的药物时，应谨慎使用失眠药物。有观察性研究表明：与单独使用阿片类药物相比，失眠药物会增加阿片类药物的致死率，应当引起特别关注。据推测，这是由于阿片类药物和苯二氮䓬类药物联合使用时，呼吸抑制和深度镇静作用增强所致。然而，除了苯海拉明外，没有数据证明失眠药物与阿片类药物联合使用的安全性[37]。因此，在考虑将任何这些药物与阿片类药物联合使用时应谨慎。

当将这些药剂与抑制其一种或多种代谢途径的药物联合使用时，风险也会增加。由此导致的血药浓度升高增加了毒性风险。许多失眠药物可能受到肝细胞色素 P450 微酶（liver cytochrome P450 microenzyme）的特定抑制剂的影响。当三唑仑、唑吡坦、艾司佐匹克隆、雷美替胺、苏沃雷生、曲唑酮与 P450 CYP3A4 微酶强抑制剂联合使用时（包括：酮康唑、伊曲康唑、泊沙康唑、克拉霉素、奈法唑酮、利托那韦、沙奎那韦、奈非那韦、茚地那韦、波普瑞韦、替拉瑞韦、替利霉素、考尼伐坦和西咪替丁），毒性风险增加（表 99.2）。雷美替胺与强烈抑制 P450 CYP1A2 的药物（包括氟伏沙明）和强烈抑制 P450 CYP2C9 的药物（如氟康唑）联合使用时，毒性风险增加。西咪替丁阻断了参与这些药物代谢的几种肝微酶，增加了三唑仑、扎来普隆和多塞平的毒性风险。使用阻断单胺氧化酶（其负责分解许多单胺以及酪胺）的药物增加了多塞平和曲唑酮发生的血清素综合征或高血压反应的风险。然而，这些风险被认为与其抗抑郁药剂量有关，该剂量高于通常用于治疗失眠障碍的剂量，特别是多塞平。

重度阻塞性睡眠呼吸暂停 / 慢性阻塞性肺疾病

由于失眠药物觉醒迟钝和抑制呼吸驱动的能力，当使用这些药物治疗重度 OSA 和慢性阻塞性肺疾病（chronic obstructive pulmonary disease，COPD）患者时，应采取预防措施。对于一部分此类药物，已经在患有轻度至中度 OSA 和 COPD 的个体中进行了研究并证明了其安全性，但尚未在患有严重疾病的个体中进行研究。

失眠药物的个性化治疗

作者回顾了治疗失眠的主要药物在疗效、有效性和相对禁忌证方面的证据。在失眠障碍患者经历的一系列问题中，不同类型的药物对不同类型的睡眠问题具有治疗效果。对于不同的失眠障碍患者群体，这些药物的风险也不同。因此，要优化治疗，就必须进行个性化治疗，为患者选择最能解决其特定类型睡眠问题的药物，同时尽可能减少药物的副作用和风险。过去，由于药物的作用机制有限，而且缺乏具有高度特异性药理作用的药物，故个性化治疗只能在有限的程度上实现。

尽管我们已经有一些具有高度特异性药理作用的药物，例如苯二氮䓬类药物，这些药物的药理效应通常只是与 GABA$_A$ 受体复合物上的特定位点结合，但由于 GABA$_A$ 受体在大脑中的广泛分布，所以这些药物可以产生广泛的临床效应。其结果是，这些药物可以改善失眠患者所有的主要睡眠问题，以及一些常见的共病症状（焦虑和疼痛）和其他症状（癫痫发作），但需要权衡随之而来的不良影响，如认知障碍、精神运动功能障碍和滥用倾向。

除苯二氮䓬类药物以外，长期以来我们还发现有一些药物可以通过其他机制产生显著的临床效果。例如，抗抑郁药阿米替林或抗精神病药硫利达嗪对组胺 H$_1$ 受体的拮抗作用；然而，这些药物对其他类型的受体也有显著的临床作用，这不仅对睡眠问题产生更广泛的影响，而且也产生了大量不良反应。直到最近，人们才对只具有组胺 H$_1$ 拮抗作用的治疗进行研究[38]。最近研究的另一个具有高度特异性的药物包括下丘脑分泌素 / 促食欲素受体拮抗剂。

只有在药物具有高度药理特异性的情况下，个性化治疗方法才是可行的，因为这类药物对失眠患者可能遇到的一系列睡眠问题中的子集具有疗效，而且由于它们只影响单一的药理系统，其潜在的副作用也相对更小。使用与个体需求匹配的高度特异性效应的药物的结果是：风险-效益比优于那些具有更全面 / 非

表 99.3　失眠障碍药物治疗的个体化治疗模式

失眠类别			无药物或医疗条件	肝衰竭	妊娠	高物质滥用风险	服用 CYP3A4 抑制剂	服用 CYP1A2 或 CYP2C9 抑制剂	服用西咪替丁	服用 MAO 抑制剂
睡眠发作	睡眠维护	清晨醒来								
X			1-TE ZA ES S 2-TI TR 3-ZE M R D	1-TE	无; Cat C-ZA ES S	2-TR 3-M R D	1-TE ZA 3-M D	1-TE ZA ES S 2-TI TR 3-ZE M D	1-TE ES S 2-TR 3-ZE M R	1-TE ZA ES S 2-TI 3-ZE M R
	X		1-ZE ES D S 2-TZ TR 3-Z M R	无	无; Cat C-ZE ES D S	1-D 2-TR 3-M R	1-D 3-M	1-ZE ES D S 2-TZ TR 3-Z M R	1-ZE ES S 2-TZ TR 3-Z M R	1-ZE ES S 2-TZ 3-Z M R
		X	1-D S	无	无; Cat C-D S	1-D	1-D	1-D S	1-S	1-S
X	X		1-ES S 2-TR 3-Z M R D	无	无; Cat C-ES S	2-TR 3-D M R	3-D M	1-ES S 2-TR 3-Z ZE M R D	1-ES S 2-TR 3-ZE Z M R	1-ES S 3-Z M R
X	X	X	1-S	无	无; Cat C-S	无	无	1-S	1-S	1-S

注: 1, 基于 Meta 分析的具有最佳支持疗效的治疗。2, 仅一项 Meta 分析中疗效结果报告提示疗效的治疗。3, Meta 分析中疗效证据混杂的治疗。
Cat C, 妊娠 C 类; D, 多塞平; E, 艾司唑仑; M, 褪黑素; R, 雷美替胺; S, 苏沃雷生; TI, 三唑仑; TZ, 经口唑吡坦; TR, 曲唑酮; TE, 替马西泮; Z, 唑吡坦; ZA, 扎来普隆; ZE, 唑吡坦控释剂。

特异性效果的药物。

这篇关于失眠药物的疗效 / 有效性和禁忌证的综述表明，这种个性化可能在一定程度上是可行的，并且会影响临床护理质量。作者对这些可能性总结如下：失眠患者所经历的睡眠问题类型、其相关疾病和伴随用药，以及在个体化治疗框架中治疗此类患者的最佳干预措施（表 99.3）。为此目的，假设应首先考虑对个人所患睡眠问题的类型具有最强治疗效果，且具有循证支持的药物（表 99.1 中的 *** 表示），其次考虑在 Meta 分析报告中具有支持性证据的药物（表 99.1 中的 ** 表示），然后是 Meta 分析中具有混杂支持性证据的药物（表 99.1 中的 * 表示）。考虑到相对禁忌证，选择对患者特定类型的睡眠问题疗效证据最充分且没有明显相对禁忌证的药物（表 99.2）。

本文综述的 Meta 分析没有考虑到一个与疗效相关的问题，但它与个性化治疗有关，那就是需要采取更具体的睡眠维持疗法。患者可能会存在影响整个晚上或仅限于晚上的一部分时间的睡眠维持障碍。因为有明确的证据表明：具有明显的睡眠维持效果的药物在夜晚的不同时间点产生这些效果，因此通过将患者的睡眠问题的时间与药物治疗效果的夜晚时间相匹配，可以优化睡眠维持治疗。唑吡坦控释剂仅在夜间的前 6 h 显示治疗效果，而多塞平 3～6 mg 和苏沃雷生在夜间的最后 1/3 具有独特的治疗效果[20, 22, 39]。因此，在失眠药物的个性化用药框架中，考虑到了药物维持睡眠效果的时间分布。另外，由于氟西泮的半衰期过长，近年来已极少使用，因此未被考虑。由此产生的个体化治疗框架在表 99.3 中呈现。

未来方向

上文对现有药物疗法证据基础的回顾表明，现有疗法中存在一些重要空白，这为今后的治疗发展提供了机会。这些空白包括：在妇女怀孕期间使用有效，且不增加风险的药物，无滥用风险且对入睡问题以及入睡和睡眠维持问题并存的患者有效的药物，以及对肝衰竭患者的入睡和维持问题有效且不会增加风险的药物。这些机制已被证实会影响睡眠 - 觉醒功能，但尚未被用于失眠药物的开发。包括靶向腺苷、甘丙肽

（galanin）、多巴胺和许多神经肽机制。最后，我们还需要进行更多的疗效研究和更多的现有治疗方法比较研究，这样才能更好地了解如何利用现有选择进行个性化和优化治疗。

临床要点

长期以来，失眠障碍患者的临床治疗一直是"一刀切"。临床医生往往会确定一种治疗方法，用于大多数甚至所有失眠障碍患者。然而，随着时间的推移，已经积累了大量证据，表明药物对特定类型的睡眠问题具有疗效，并且根据患者的临床情况，其相对禁忌证也有所不同。这些证据为优化治疗提供了指导，可为每位患者选择最有可能改善其睡眠问题类型且相关风险最小的药物。

总结

有许多药物可用于治疗失眠。在 Meta 分析中总结了大量有效性研究，这些研究记录了哪些治疗方法对失眠患者经历的特定类型的睡眠问题有效。这包括：①入睡困难，证据有力支持使用替马西泮、扎来普隆、艾司佐匹克隆和苏沃雷生进行改善；②没有早醒的睡眠维持问题，证据有力地支持使用唑吡坦控释剂、艾司佐匹克隆、多塞平和苏沃雷生；③伴随早醒的睡眠维持问题，对此现有研究最强烈地支持使用多塞平和苏沃雷生。此外，特定药物的使用存在许多相对禁忌证。这些禁忌证包括肝衰竭患者、妊娠患者、药物滥用高危人群以及合并使用相互作用药物的患者。疗效和相对禁忌证的数据提供了一个框架，用于选择最有可能为每位患者带来最佳风险效益比的失眠药物，并为失眠药物治疗的个性化医疗方法奠定了基础。

参考文献和拓展阅读

请扫描书后二维码，获取参考文献和拓展阅读资源。

第 100 章

药物治疗Ⅲ：失眠的心理和药物治疗的序贯和联合

Jack D. Edinger，Charles M. Morin，Wilfred R. Pigeon

刘志芬 孙 宁 译 张克让 审校

章节亮点

- 针对失眠的心理/行为治疗以及各类药物治疗已被广泛应用。心理/行为治疗起效缓慢，但疗效持久，而药物治疗可以迅速缓解症状，但持续使用可能疗效并不会持久。然而，这两种治疗方式都不是普遍有效的，在某些情况下，联合或转换治疗方式会产生最佳疗效。

- 以往和近期一些研究都探讨了以下问题：①过去接受过药物治疗的患者是否会对失眠心理/行为治疗反应降低？②药物和心理联合

  或序贯治疗的最佳方法是什么？③当初始治疗方式未能产生最佳疗效时，转换治疗方式（即由心理/行为治疗改为药物治疗，或者相反）是否会有额外效果？④失眠心理/行为治疗能否与其他形式的心理治疗有效结合，以解决睡眠问题和并发症？⑤什么方法能够最有效地帮助患者停用安眠药物？

- 本章回顾了失眠序贯联合治疗的研究结果，并重点介绍了在改善失眠患者护理方面具有前景的治疗组合及顺序。

引言

慢性失眠的广泛流行与日间功能受损、精神疾病和躯体疾病风险增加以及全球数百万人的医疗费用增加相关[1-9]。目前最可行和最受支持的失眠治疗方法包括各类药物治疗（如苯二氮䓬受体激动剂、褪黑素受体激动剂、促食欲素拮抗剂、镇静抗抑郁药和非处方抗组胺药）和心理/行为治疗，特别是失眠认知行为治疗（cognitive behavioral therapy for insomnia，CBT-I）。药物可以迅速改善症状，且广泛可得，因此是大多数失眠患者最先接受的治疗方法。这类药物通常耐受性良好，但长期使用可能会产生潜在的不良反应（如日间镇静）以及耐受性和依赖性[10-11]。此外，关于药物长期使用或停药后可持续获益的数据有限[12-13]。与此相反，CBT-I不仅在短期内具有睡眠改善效果，而且作用持久，具有良好的耐受性并受到患者的青睐，而且与药物治疗相比，其副作用普遍较小[14-17]。因此，CBT-I已成为成人失眠患者的一线治疗方法[18-19]。

然而，我们应该认识到，无论是CBT-I还是某种类型的药物治疗，没有任何一种疗法对所有患者都有效或有益。以CBT-I为例，在所有接受该疗法的患者中，有35%～40%的患者的症状没有得到"临床

意义上的"改善，而只有不到50%的患者在接受这种治疗后失眠障碍状得到了缓解[3, 14]。因此，相当一部分失眠患者在单独接受CBT-I后没有达到预期的治疗效果。这一观察引发了人们对现有失眠疗法的一系列思考。首先，由于许多失眠患者在接受CBT-I之前都曾接受过药物治疗，这是否会影响他们对后续治疗的反应？其次，一些患者可能需要辅助用药来优化其治疗效果。因此，接下来的问题是如何最好地将药物治疗和CBT-I结合起来，以达到最佳治疗效果。此外，是否存在确定的治疗顺序（如从药物治疗到CBT-I或从CBT-I到药物治疗）比单独提供CBT-I治疗效果更好？ 最后，值得注意的是，大多数失眠患者并非单独出现失眠障碍症状，而是共病对睡眠有影响的其他疾病（如重性抑郁障碍、慢性疼痛）。那么，问题就在于是否应将合并症的治疗与失眠治疗结合起来，以优化失眠治疗效果。

在本章中，我们将会讨论上述问题。在第一部分，我们查阅了相关文献，以确定与未接受过药物治疗的患者相比，先前接受过失眠药物治疗的患者对CBT-I的反应是否会减弱。在第二部分，我们回顾了各种关于CBT-I联合药物治疗的研究结果，以确定这种联合治疗方式是否存在最佳模式。在第三部分，我们回顾了有关CBT-I和药物治疗顺序的有限文献，以确定将这种治疗作为第一和第二阶段干预措施的价

值。在第四部分，我们回顾了一些研究，这些研究对心理疗法联合 CBT-I 以同时解决失眠和相关合并症的问题进行了评估。最后，我们讨论了帮助催眠药物依赖患者摆脱依赖的策略。本章最后总结了我们的研究结果，并对未来亟需开展的研究提出了建议。

先使用催眠药物后接受心理治疗的研究结果

进行过心理 / 行为治疗临床试验的人都明白，大多数参加此类试验的患者在第一次接受此类治疗之前都有很长的失眠史。事实上，在第一次接触试验中提供的非药物干预措施之前，通常这些被试者患有失眠障碍长达 10 年或更久。当然，在第一次接受心理 / 行为治疗前的一段时间内，许多患者寻求其他失眠疗法，并且相当一部分患者开始依赖处方安眠药来治疗失眠。因此，不管是通过研究来诊还是临床转诊的失眠患者，在首次接触心理 / 行为失眠治疗时，其中许多患者都成为了催眠药物的长期使用者。

值得注意的是，通过药物治疗和心理 / 行为治疗管理失眠涉及患者不同的行为和认知"集"。从患者

的角度来看，药物治疗通过使用镇静催眠药来满足"按需入睡"的需求。如果患者发现药物有效，他们可能能够在合理范围内灵活调整睡眠时间表，并且可能不需特别改变睡眠习惯就能够睡得更好。相比之下，许多失眠心理 / 行为疗法，特别是 CBT-I，要求遵循相当严格的睡眠–觉醒时间表，并改变一些当前的睡眠习惯以改善睡眠。他们不能期望按需睡眠，而必须接受这样的理念：通过显著改变睡眠习惯和对睡眠过程的认知，他们可以使自己的睡眠更加可靠。对于未接受过药物治疗的患者来说，接纳这些疗法需要的行为和认知改变可能相对容易，但失眠心理 / 行为治疗所需的转变范式对于催眠药物长期使用者来说可能更具挑战性。因此我们有理由推测，催眠药物的使用可能会降低患者对心理 / 行为干预的应答。

然而，回顾已发表文献之后发现，使用催眠药物的患者对失眠心理 / 行为治疗的反应并不比未使用药物的患者差。例如，表 100.1 提供了一系列研究及关于评估睡眠改善指标的观察结果，该结果针对服用和未服用催眠药物的患者。除一项试验外，其余试验表明，服药患者睡眠改善的结果指标与未服药患者相当。唯一一个显示未服药患者反应更好的试验样本较

表 100.1 催眠药物使用者和非使用者对心理 / 行为失眠治疗的反应[74-83]

研究引文	积极治疗	n（样本量 / 女性 %）	研究结果
Backhaus et al., 2001	CBT-I＋放松疗法	20/65%	12 例患者中有 5 人停止使用催眠药物；未服用催眠药物的患者比服用催眠药物者改善更明显
Baillargeon et al., 1998	刺激控制疗法	15/67%	SOL 缩短；催眠药物的使用量减少了 84%
Dashevsky et al., 1998	刺激控制＋睡眠限制＋睡眠卫生＋放松疗法	48/75%	SOL, WASO, SE%, TST 都有所改善 53% 的样本至少减少了 50% 的催眠药物使用量
Espie et al., 2001	CBT-I＋放松疗法	138/68.8%	SOL, WASO 改善 74 名催眠药使用者中的 50 名在 1 年的随访中未使用药物
Lichstein et al., 1999	药物戒断和（或）放松疗法	40/57.5%	在 3 个月的随访中，服用药物的患者对催眠药的使用减少了 78%
Morgan et al., 2004	CBT-I 和（或）药物戒断	209/67.5%	PSQI 睡眠指数改善，接受 CBT-I 的患者中有 39% 的人催眠药物使用量减少了基线水平的 50% 以上
Reidel et al., 1998	刺激控制和（或）药物戒断	41/54%	是否药物治疗均有相似的改善
Semeit et al., 2004	CBT-I 和渐进的放松或自适应训练	229/75.1%	接受 CBT-I 治疗的患者的睡眠得到改善，药物使用减少
Strom et al., 2004	互联网 CBT-I	109[a]/65.1%	与对照组相比，CBT-I 组中无用信念和催眠药物的使用明显减少
Verbeek et al., 1999	CBT-I＋放松疗法＋药物戒断	86/65.1%	催眠药物使用者的睡眠改善与没有药物治疗的患者相当

[a] 样本量包括 28 例治疗退出者。
该表显示了催眠药物使用者和非使用者对各种类型的失眠心理和行为治疗的反应。除了列出的第一项研究外，所有研究都表明，催眠药物使用者和非使用者对列出的治疗反应相当。
CBT-I，失眠认知行为治疗；PSQI，匹兹堡睡眠质量指数；SE%，睡眠效率；SOL，入睡潜伏期；TST，总睡眠时间；WASO，入睡后觉醒。

小，只有 20 名参与者。此外，其余的许多试验表明，服药患者和未服药患者在睡眠改善方面表现相当，而且表明，许多服药患者在接受心理/行为治疗后就会减少或停止用药，即使在没有正式指导减少药物的研究中也是如此。

更新的数据支持了表 100.1 中的结果，这些数据来自一项测试线上 CBT-I 版本的试验[20]。在这项大型试验中，失眠患者被随机分配接受线上 CBT-I 治疗或候补对照治疗。其结果总体显示，与对照组相比，治疗组的睡眠和失眠障碍症状明显改善。然而，从该试验中获取的未发表数据表明，那些在试验开始时正在使用催眠药物的患者在线上 CBT-I 干预方面的表现与那些在试验开始时未服用药物的患者相当（图 100.1）。除了这些发现之外，一项同样采用线上 CBT-I 干预的早期研究[21]显示，接受这种治疗的服药患者比被分配到候补对照的服药患者停用药物的可能性更大。该文献表明，由于患者在治疗开始时正在服用催眠药物，催眠药物与心理/行为疗法的偶然结合不应降低对积极结果的期望。

认知行为疗法与催眠药物联合使用的治疗结果

尽管有大量文献记录了 CBT-I 和各类药物治疗失眠的效果[22-23]，但令人惊讶的是，直接比较这两种治疗方式益处的研究（不到十几个）却非常少（表 100.2）。现有的证据表明，当用作单一疗法时，CBT-I 和药物在几个睡眠-觉醒参数（入睡潜伏期、入睡后觉醒、总睡眠时间）和其他患者报告的结果上都有显著改善（如觉察到的失眠严重症状、情绪症状和日间疲劳）。Meta 分析得出的效应表明，CBT-I 可能在减少入睡潜伏期和入睡后清醒时间等睡眠连续性参数方面具有优势，而药物对于增加总睡眠时间更有效[15, 22-24]。同样清楚的是，没有一种单一疗法，无论是心理治疗还是药物治疗，对所有失眠患者都有效或可行。每种治疗方式都有其自身的优点和局限性。正如我们之前指出的，药物可以快速缓解症状。然而，除了某些例外情况，这些益处在停药后就

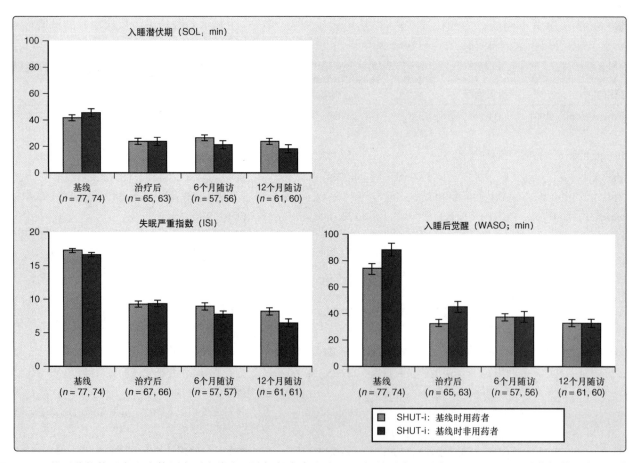

图 100.1　催眠药物使用者和未使用者对在线失眠认知行为疗法（CBT-I）的反应。图表显示，SHUT-i 对药物使用者和非使用者在改善睡眠指标方面同样有效。SHUT-i 组在基线时被细分为药物使用者和非使用者。药物使用被定义为在基线时根据睡眠日记使用了任何睡眠药物。每个组的样本大小显示为 n = 药物使用者，非使用者。对于所有指标，组别 × 时间的交互作用均不显著［Data from Ritterband LM，Thorndike FP，Ingersoll KS，et al. Effect of a web-based cognitive behavior therapy for insomnia intervention with 1-year follow-up：A randomized clinical trial. JAMA Psychiatry. 2017；74（1）：68-75.］

表 100.2　认知行为治疗与失眠药物的比较研究

研究引文	有效治疗	n（样本量 / 女性 %）	研究结果
McClusky et al., 1991	三唑仑，Rel/SC	30/56.7%	这两种治疗方法都减少了 SOL，但只有在 Rel/SC 组中获得的改善得以保持
Milby et al., 1993	三唑仑，三唑仑＋Rel/SC	15/N/A	相对于单独使用药物治疗，联合疗法对 TST 的改变更大
Hauri, 1997	SH/Rel，SH/Rel＋三唑仑，候补对照	26/73.1%	在治疗后，两种疗法在 SOL 和 SE 方面均优于对照组，但在随访时，不使用药物的治疗效果最好
Morin et al., 1999	CBT，替马西泮，comb，安慰剂	78/64.1%	3 种治疗方法在治疗后均比对照组更有效。睡眠改善在仅使用认知行为疗法组中得以最好地保持
Morin et al., 2009	CBT，CBT＋唑吡坦	160/60.6%	CBT 和联合疗法之间的短期结果无差异。最好的长期结果是最初采用联合疗法，然后转为仅采用 CBT（停止药物治疗）
Morin et al., 2016	BT，唑吡坦，CT，曲唑酮	211/62.5%	作为初始治疗，BT 和唑吡坦之间没有差异。第二阶段治疗显著增加了应答者和缓解者的数量。最佳的治疗序列是以 BT 为起点的序列。采用 CT 和曲唑酮作为第二阶段治疗对于合并精神障碍的患者更为有效
Rosen et al., 2000	艾司唑仑/SH，艾司唑仑/rel，艾司唑仑/意象	41/65.6%	WASO、TST 和 SE 在两种联合疗法中均有改善，但只有药物 / 睡眠卫生（drug/SH）联合疗法中 TST 有改善
Jacobs et al., 2004	CBT，唑吡坦，comb，安慰剂	63/69.8%	在治疗后和随访时，CBT 对于 SOL 和 SE 效果最好。药物治疗只在治疗期间有效，没有超过仅使用 CBT 的优势
Vallières et al., 2005	CBT，唑吡坦，comb	17/58.8%	当治疗序列以 CBT 为起点时，获得最佳结果
Sivertsen et al., 2006	CBT，唑吡坦，安慰剂	46/47.8%	与药物治疗 4 个指标中的 3 个相比，CBT 在短期和长期的结果中表现最佳
Wu et al., 2006	CBT，替马西泮，comb，安慰剂	71/N/A	在治疗后，3 种治疗方法相对于对照组更为有效。SOL、TST 和 SE 在治疗后，相对于 CBT，药物治疗改善更大，但在随访时，CBT 相对于药物治疗或联合疗法在所有变量上都有更大的改善

BT，行为疗法；CBT，认知行为治疗；comb，组合；CT，认知治疗；N/A，不适用；post，治疗后；Rel，放松；SC，刺激控制；SE，睡眠效率；SH，睡眠卫生；SOL，入睡潜伏期；TST，总睡眠时间；WASO，入睡后醒来时间。

会消失。相反，CBT-I 可能需要更长的时间才能改善睡眠，但这些改善效果在时间上是持久的。基于这些观察，似乎有充分的理由将 CBT-I 和药物结合起来，以利用药物带来的更快的益处和 CBT-I 的更持久的效果。

最初几项研究调查了联合治疗的效果，其将三唑仑与放松和刺激控制疗法[25-26]或睡眠卫生混合干预措施（与放松疗法相结合）进行了比较[27]。这些早期研究是用相对较小的样本进行的，并显示药物在治疗过程中有时在第一周就能改善入睡潜伏期和总睡眠时间，而行为疗法在治疗过程中显示出轻微的延迟获益。在一项比较艾司唑仑加肌肉放松（或意象引导）与艾司唑仑加睡眠教育的研究中[28]，药物结合行为治疗的两组研究在入睡后觉醒、睡眠效率和总睡眠时间方面取得了显著改善，但接受艾司唑仑加睡眠教育

的患者仅在总睡眠时间方面取得改善。总的来说，这些早期的非对照研究表明，接受行为干预治疗的患者，无论是否同时服用药物，在 1、6 和 10 个月的随访中都比单独接受药物治疗的患者更能得到持续改善。

三项随机对照试验（randomized controlled trials，RCT）研究了 CBT-I、药物和联合疗法相对安慰对照组的效果。第一个此类安慰剂对照试验[29]在 78 名老年人中对药物安慰剂与 CBT-I 和替马西泮（单独使用和联合使用）进行了比较。在主要终点指标（入睡后觉醒）上，三种治疗方法都比安慰剂更有效，联合方法比单独使用 CBT-I 或替马西泮产生的益处稍好一些。8 周治疗期结束时停止用药，并在 3、12 和 24 个月后进行自然随访。随着时间的推移，接受药物治疗的患者失去了初始疗效，而接受 CBT-I 治疗的患者的睡眠改善得到保留。接受联合治疗的

患者其长期结果各不相同，一些患者保留了其益处，而另一些患者则没有。总体而言，与单独使用 CBT-I 相比，联合治疗的长期治疗效果较弱。这项研究的另一个有趣之处是在基线和治疗结束时使用多导睡眠图（polysomnography，PSG）。一般来说，与患者报告的结果相比，PSG 测量的改善幅度较小，但 PSG 结果显然与患者在三种治疗条件下报告的改善方向相同。

这些对照研究的总体研究结果是相似的，显示心理和药物干预能够显著改善短期效果，并在某些情况下，药物的改善速度更快。有关长期结果的研究表明，CBT-I 能够长期维持睡眠改善，仅使用催眠药物则不行，而联合疗法结果各异。联合疗法在短期（1 个月）、中期（6 个月）和长期（12 个月和 24 个月）的随访中都产生了相似的结果。在所有包含行为和药物结合疗法的研究中，这两种疗法同时启动和停止，这可能解释了更多变化的长期结果。事实上，服用睡眠药物的患者，无论是否与 CBT-I 相结合，都可能不太愿意投入时间和精力来改变已知会导致失眠的不良行为和认知，从而导致持续失眠。因此，单独使用某种药物可能会削弱患者改变行为的努力和动力。此外，如果患者将最初的睡眠改善仅仅归因于催眠药物，而没有整合自我管理技能，那么一旦停止用药，他们可能仍面临更大的复发风险。由于与睡眠不相容的行为和无益的睡眠相关认知往往会导致失眠持续存在，因此行为和态度的改变对于持续改善睡眠至关重要。因此，与其同时停用 CBT-I 和药物，更有效的策略可能是在患者仍然接受 CBT-I 治疗时逐渐减少药物（在医生监督下），以确保他们充分整合新学到的行为和认知技能。

维持疗法能增强疗效吗？

最近的研究解决了如何最好排序药物和 CBT-I 的问题，并检查了维持治疗的添加是否可以增强长期结果。在一项使用单案例设计方法对 15 名患者测试不同治疗序列的小型调查中，当首先引入 CBT-I 时，无论是单独使用还是与药物联合使用，都获得了最佳结果[33]。一项更大规模的研究进一步探讨了维持治疗和序贯治疗的区别，该研究在两阶段、序贯多任务随机对照试验（SMART 设计）中就 CBT-I 与 CBT-I 联合唑吡坦做了比较，并用 160 名患有慢性失眠障碍的受试者测试了 4 种不同的治疗顺序[34]。在初始为期 6 周的 CBT-I 或 CBT-I 联合唑吡坦治疗后，接受 CBT-I 单独治疗的患者被随机分配到延长为期 6 个月的 CBT-I 治疗，其中包括每月一次的增强疗法，或

不进行额外治疗。最初接受联合治疗的患者被随机分配到 6 个月的单独 CBT-I 治疗（即停止药物）或在延长治疗期间加上药物，这种用药方式是根据需要使用（即每周最多 2 ~ 3 次），而不是如第一阶段治疗中那样每天晚上使用。在最初的 6 周治疗阶段后，CBT-I 单独治疗（60% 的患者达到治疗反应，39% 的患者处于缓解状态）和 CBT-I 联合唑吡坦治疗（61% 的患者达到治疗反应，44% 的患者处于缓解状态）的成功率相似。经过 6 个月的延长治疗，最初接受联合治疗的患者的缓解率（56%）高于单独使用 CBT-I 的患者（43%），并且这种较高的缓解率在 24 个月的随访中持续存在[35]。在将 CBT-I 联合唑吡坦治疗作为初始治疗的患者中，那些继续维持 CBT-I 但在延长治疗期间停止用药的患者比继续间歇使用药物（每周 2 ~ 3 晚）的患者取得了更好的长期结果。总而言之，这些研究结果表明，尽管药物可能在初始治疗过程中提供附加价值，但最有效的长期策略是在初始治疗过程后患者仍在进行 CBT-I 时停止药物治疗。

恢复速度和变化轨迹

除了记录短期和长期治疗结果外，检查治疗过程中的恢复速度也很重要，因为延迟的治疗效果可能会导致一些患者提前或过早停止治疗。在对 160 名接受单独 CBT-I 治疗或与药物联合治疗的患者进行的同一数据集的二次分析中，在 6 周治疗期间对睡眠障碍 / 睡眠 - 觉醒参数的变化速度和轨迹进行了逐周跟踪[36]。接受 CBT-I 联合药物治疗的患者在大多数睡眠参数（入睡潜伏期、入睡后觉醒、总睡眠时间、睡眠质量）方面表现出更快的改善（图 100.2）。与单独 CBT-I 相比，联合治疗的改善在治疗的第 1 周就开始出现，而单独 CBT-I 则需要 2 ~ 3 周的时间。尽管联合疗法在初始治疗的前 2 周速度较快，但在治疗的最后 2 周，睡眠改善没有明显差异。此外，早期治疗反应并不能可靠地预测治疗后的恢复状态。在治疗早期进行联合治疗的一个潜在优势是药物常常有助于增加总睡眠时间，这可能是提高行为干预（尤其是睡眠限制疗法）依从性的重要因素。

应该如何选择初始治疗方案，以及在初始治疗失败时如何继续治疗？

序贯治疗的一个重要问题是：初始治疗是否应该涉及药物治疗或心理 / 行为治疗。治疗方式的选择通常取决于提供者的临床培训，如医生通常会开处方药，而心理学家则会采用 CBT-I。完全从经验上来

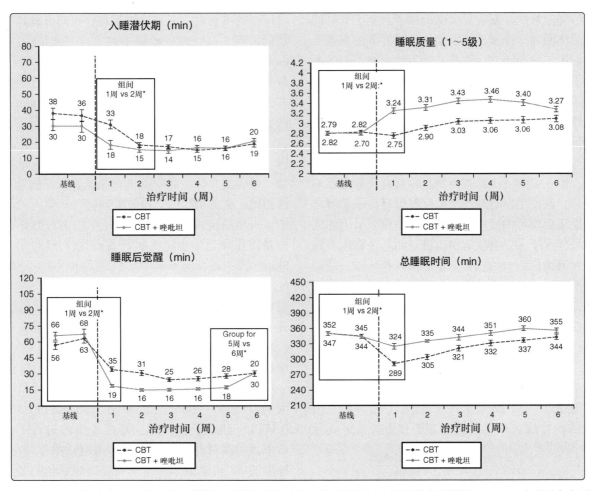

图 100.2　CBT-I 治疗的变化速度和轨迹。数据显示的是治疗过程中从睡眠日记中记录的变化情况。CBT-I：失眠认知行为治疗。min：分钟〔Data from Morin CM，Beaulieu-Bonneau S，Ivers H，et al. Speed and trajectory of changes of insomnia symptoms during acute treatment with cognitive-behavioral therapy，singly and combined with medication. Sleep Med. 2014；15（6）：701-707.〕

看，目前关于选择初始治疗和初始治疗失败后如何进行最佳决策缺乏详细信息指导。药物可能是首选的初始治疗方法，因为它可以快速产生疗效，并可能在治疗早期打断睡眠预期焦虑的恶性循环；此外，它可以使患者改变行为的负担最小化，并且在临床实践中广泛可得。CBT-I 可能是最佳的一线疗法，因为它直接针对失眠的潜在持续因素（与睡眠不兼容的行为和关于睡眠的错误认知），它可以最小化不良事件的风险，并且在短期 CBT-I 疗程后产生持续的睡眠改善效果。但不足之处在于，它需要时间、动力和大量努力才能使睡眠改善显著。

为了解决这些问题，Morin 团队最近完成了一项序贯治疗研究，评估了涉及心理和药物治疗的 4 种治疗序列的疗效，同时还研究精神障碍对失眠疗效的调节效应[37]。心理治疗涉及行为疗法——BT（即睡眠限制＋刺激控制）和认知疗法——CT（即认知重建）。药物治疗包括睡前服用唑吡坦 5 ~ 10 mg，以及每日服用曲唑酮 50 ~ 150 mg。研究对象为 211 名患有慢性失眠障碍的成年人，其中包括 74 名患有焦虑症或心

境障碍的患者。在第一阶段进行 BT（n = 104）或唑吡坦（n = 107）治疗后，未能缓解的患者接受第二阶段治疗，包括药物（唑吡坦或曲唑酮）或心理疗法（BT 或 CT）。第一阶段 BT 未能缓解的患者被随机分配第二阶段治疗，包括唑吡坦或 CT。第一阶段唑吡坦治疗未能缓解的患者被随机分配 BT 或曲唑酮作为第二阶段治疗。主要终点是失眠严重指数（Insomnia Severity Index，ISI）定义的治疗应答和缓解。BT 或唑吡坦的第一阶段治疗产生了相当的治疗应答率（BT = 45.5%，唑吡坦 = 49.7%）和缓解率（BT = 38.0%，唑吡坦 = 30.3%）。对于非缓解者，第二阶段治疗显著提高了以 BT 作为初始治疗的两种组合的应答率（BT 后加唑吡坦＝从 40.6% 增至 62.7%；BT 后加 CT ＝从 50.1% 增至 68.2%），但唑吡坦初始治疗后第二阶段治疗没有显著变化。两个第二阶段治疗序列也观察到了缓解者百分比显著增加（BT 后加唑吡坦＝从 38.1% 增至 55.9%；唑吡坦后加曲唑酮＝从 31.4% 增至 49.4%）。尽管有精神共病患者的应答 / 缓解率较低，但治疗序列（无论是 BT 后加 CT，还是

唑吡坦后加曲唑酮）对合并失眠的患者产生了更好的疗效。总体而言，序贯治疗是优化失眠管理的有效策略。增加第二阶段治疗为那些初始治疗未能缓解的患者带来了更好的效果。合并失眠和精神障碍的患者在针对情绪和睡眠的治疗中受益最多（CT、曲唑酮）。

总体而言，尽管心理和药物联合治疗的概念性理论基础是可靠的，但目前仍没有足够的证据表明联合治疗的效果优于单独治疗。虽然明确联合治疗优于单独服药，但在 CBT-I 上添加药物是否具有优势还不清楚。此外，在使用联合或序贯治疗时仍有许多未解之谜。无论选择哪种治疗序列或组合，治疗效果仍然远未达到最佳水平，仍有很大的改进空间。在临床实践中，治疗或治疗组合的选择应基于实际和证据。药物治疗更易获得，并能快速缓解失眠障碍症状；虽然间歇使用方案在慢性失眠中也可能有用，其主要适应证仍是治疗急性失眠。CBT-I 很可能能够解决持续性失眠的潜在因素并产生更持久的睡眠改善，目前公认是治疗持续性失眠的首选疗法。可能仍需要联合方法来增强短期和长期的疗效，但合理的顺序可能优化治疗效果。需要进一步的研究来验证最佳的治疗算法，因为最佳的治疗反应可能因失眠表型和患者偏好而异（精准医学[38-39]）。

失眠认知行为治疗与其他治疗联合用于共病患者

除了联合行为和药物来治疗失眠外，当失眠与其他疾病共存时，一种方法是将 CBT-I 与针对其他共病的干预方法结合起来。在这方面，CBT-I 已经与非催眠药物治疗或针对共病情况的 CBT 方法相结合。将 CBT-I 与这样的干预方式结合或序贯进行的明显好处是，两种情况（如失眠和抑郁）都得到了相应的治疗。其他好处包括在同一背景下同时进行这两种干预措施（通常由同一干预者进行），为每种干预措施提供交叉强化治疗策略的机会，并且（如果两种干预措施都是非药物干预）避免了药物副作用。

失眠、噩梦和创伤后应激障碍

最早将 CBT-I 原则与其他行为和（或）认知干预结合或序贯应用于失眠和噩梦共病患者。正如本章其他部分详细介绍的，意象排练疗法（imagery rehearsal therapy，IRT）是针对创伤后噩梦患者的一种有效的心理 / 行为疗法[40]。它通常包括噩梦心理教育、选择一个目标噩梦进行重构，以及在会话中和会话之间对重构梦境进行想象排练。已经发表了几项无对照的开放试验和病例系列研究，展示了将 CBT-I + IRT 组

合应用的可行性，以及这种组合疗法对失眠和噩梦症状的影响[41-45]。这些研究中的干预措施是联合治疗，而非序贯治疗。结果表明，联合 IRT + CBT-I 可以在各种样本人群［自然灾害幸存者、暴力犯罪受害者和患有创伤后应激障碍（posttraumatic stress disorder，PTSD）的战斗退伍军人］中进行，不同治疗形式（团体和个体）以及不同会话次数的情况下进行交付。对于失眠和噩梦，干预效果在从小到大范围内波动，但确实支持了需要随机对照试验来评估与对照条件相比，联合治疗的干预效果如何。

一项随机对照试验研究（$n = 22$）对患有 PTSD、噩梦发作和至少中度失眠严重程度（ISI 评分 > 14）的退伍军人进行了 6 次单独的 2 周疗程（3 次 CBT-I，随后 3 次 IRT 疗程）与常规治疗的比较[46]。与对照组相比，序贯 CBT-I + IRT 条件显示失眠严重程度和噩梦频率有统计意义的显著降低，失眠缓解者增多（11% vs. 0），失眠应答者增多（44% vs. 0），与对照组相比，PTSD 缓解率为 50%。Germain 团队进行了一项三组试验，比较哌唑嗪、安慰剂药丸和短期失眠行为治疗（brief behavioral treatment of insomnia，BBTI）+ IRT 联合治疗，并在 8 周内进行了至少 5 次单独的面对面治疗和最多 3 次电话治疗[47]。随机抽取的 50 名退伍军人样本均经历噩梦和中度至重度失眠。治疗后，两个有效干预组的失眠严重程度和噩梦频率比安慰剂组显著降低。在完成者中，随机接受 BBTI + IRT 或哌唑嗪治疗的患者（每种情况均为 79%）的睡眠特异性治疗应答率高于接受安慰剂治疗的患者（39%）。在 4 个月的随访评估中，虽然未评估噩梦频率，但与哌唑嗪组相比，BBTI + IRT 组的失眠严重程度改善更大。相比之下，最近的一项拆解试验将 108 名患有慢性战斗相关 PTSD 和噩梦频繁的退伍军人随机分配到两组治疗中：一组接受单独的 CBT-I 治疗，另一组接受 CBT-I 联合 IRT 治疗。两组患者都接受了 6 次个体治疗，每周一次[48]。两种治疗条件都显著改善了噩梦频率和痛苦感，但 CBT-I 联合 IRT 与单独 CBT-I 相比，在治疗后和 3 个月、6 个月的随访时并没有表现出更大的优势。对失眠严重程度的影响未被报道。

因此，尚无大型的随机对照试验比较 CBT-I + IRT 与对照组，以更可靠地评估这种联合方法对失眠、噩梦以及重要临床结果（如 PTSD 严重程度）的影响。首先，根据对照和非对照研究的结果，对于遭受严重创伤的人群来说，联合认知行为治疗失眠和噩梦显然是可行的。其次，有关联合干预对减轻失眠和噩梦症状严重程度效果的数据参差不齐。第三，在不同的研究中，睡眠改善的程度与临床上有意义的 PTSD 症状

缓解程度之间的关系有所不同，但 PTSD 严重程度的降低是明显的。鉴于某些样本中 PTSD 严重程度似乎确有减轻，这提出了 CBT-I 和（或）IRT 也可能与标准 PTSD 治疗相结合或序贯使用的可能性，以在创伤人群中获得最大效果。一项随机对照试验测试了序贯方法[49]，但仅报告了摘要[50]。该试验将 110 名患有失眠、重性抑郁和与人际暴力相关的 PTSD 的参与者随机分为 2，一组接受 4 次个体化 CBT-I 疗程然后接受 12 次个体化认知处理治疗（cognitive processing therapy，CPT），另一组则先接受注意力控制治疗，然后再接受相同的 12 次 CPT 会话。根据目前的报告，与序贯注意力控制治疗联合 CPT 组相比，序贯 CBT-I 联合 CPT 组在失眠、抑郁和 PTSD 症状严重程度上均有显著的大幅改善。与创伤相关的噩梦类似，关于 PTSD 的现有数据有限，但这些数据表明，CBT-I 及其与 CPT 的结合可以与针对 PTSD 的循证心理治疗序贯使用，这对患有睡眠障碍的创伤人群具有一定的临床益处。

失眠和抑郁

CBT-I 的组合或序贯策略也在患有失眠和抑郁症的患者中进行了测试。第一个是一项小型采用组合方法的无对照试验（n＝5）[51]。Lichstein 团队通过实时音频和视频远程医疗，为患有失眠和抑郁症的老年人提供了 10 次 CBT-I 联合 CBT-D 的个体化治疗［抑郁症认知行为治疗（CBT for depression）］。前 5 个会话是 CBT-I 和 CBT-D 的组合；后 5 次会话主要关注 CBT-D。CBT-I＋CBT-D 组合的前后效果显著。虽然未报告缓解率，但治疗前 ISI 的平均值在中等水平，而治疗后降至正常 / 缓解水平（ISI＜8）；抑郁情况也是如此。第二项研究是一项针对 12～20 岁青少年的小型试验（n＝41），他们随机接受每周 10 次单独的 CBT-D＋CBT-I 治疗或 CBT-D＋睡眠卫生治疗[52]。每项联合治疗均以 3～4 次 CBT-I 或睡眠卫生治疗开始，随后接受 4～6 次 CBT-D。尽管在失眠或抑郁严重程度方面没有观察到组间差异，但与 CBT-D＋睡眠卫生条件组（第 12 周时为 43%，第 26 周时为 43%）相比，CBT-D＋CBT-I 条件下的失眠缓解率较高（第 12 周时为 60%，第 26 周时为68%）。已有两项 RCT 研究测试了将 CBT-I 与抗抑郁（antidepressant，AD）药物结合应用于失眠和重性抑郁障碍患者。Manber 团队[53] 随机分配 150 名参与者接受 7 次可靠的失眠控制治疗（睡眠教育与睡眠焦虑脱敏）或 CBT-I 联合标准化 AD。结果显示不同条件下的抑郁缓解情况没有显著差异（CBT-I＋AD 组为 44%；对照组为 36%），但 CBT-I＋AD 与失眠严重

程度的降低相关。还确定，第 6 周时失眠的改善可以介导抑郁症缓解。鉴于本研究的设计，无法将 CBT-I＋AD 组合与单独的干预措施进行比较。Carney 团队对 107 名参与者进行的一项试验中可以进行这样的比较[54]。在这项 3 组研究中，参与者被随机分配接受 4 次 CBT-I＋AD（艾司西酞普兰）、CBT-I＋安慰剂或 AD＋4 次睡眠卫生控制。每种情况下的 ISI 和抑郁严重程度量表前后都有大幅且显著的降低，但没有组间差异。同样，与对照组（6%）相比，CBT-I＋AD 和 CBT-I＋安慰剂（各 22%）的失眠缓解率较高，但这并非显著差异。PSG 测量显示 CBT-I 组（AD 或安慰剂）的总清醒时间都有所改善，而 AD＋睡眠卫生控制组状况则恶化；睡眠效率也观察到类似模式。最后，在所有 3 种情况下都观察到约 40% 的抑郁症缓解，甚至是未接受抑郁症治疗的 CBT-I＋安慰剂组。总体而言，对于患有失眠和抑郁症的患者来说，将 CBT-I 与抑郁症治疗相结合（相对于单独的抑郁症治疗或抑郁症治疗加对照条件）有一定的优势（表 100.3）。

失眠和慢性疼痛

3 项随机对照试验评估了 CBT-I 与 CBT-P（CBT for pain）的组合，以解决失眠共病慢性疼痛。第一项是一项小型有效性试点研究（n＝21），将等候名单控制组与单独 CBT-I、单独 CBT-P 和 CBT-I＋CBT-P 的 10 个会话进行比较[55]。与对照条件相比，尽管样本量较小，但 CBT-I 和 CBT-I＋CBT-P 都显著减轻失眠严重程度和抑郁严重程度（效应明显）。与对照组相比，这些干预措施对疼痛结果没有显著影响，并且联合干预措施似乎并不比单独的 CBT-I 更有效或更差。

"生活方式"试验[56] 是一项大型（n＝367）随机对照试验，比较了针对老年人合并骨关节炎疼痛和失眠的 3 种为期 6 周的小组干预措施，包括 CBT-I＋CBT-P、单独 CBT-P 和仅教育控制。在治疗后和 9 个月的随访中，CBT-I＋CBT-P 组的参与者的失眠严重程度比仅教育控制对照组或单独 CBT-P 组有更大程度的降低，而疼痛严重程度的变化在三组之间没有差异。在具有显著临床意义的失眠严重程度改善（较基线降低 30%）方面，也观察到了相同的结果（CBT-I＋CBT-P 条件下为 52%，而单独 CBT-P 条件下为 28%；OR＝2.2）；但在疼痛严重程度方面，各组之间没有差异。

三项随机对照试验中最新的也是一项三组研究[57]。它将 CBT-I＋CBT-P 和单独 CBT-P 与常规治疗（疼痛医疗护理）进行了比较。干预措施以 9 个每周 90 min

表 100.3　联合干预治疗合并失眠的随机对照试验

研究引文	共病情况	有效治疗	N（样本量/女性%）	不同治疗条件下的缓解率	ESª（其他发现）
Ulmer et al., 2011	PTSD & 噩梦	CBT-I+IRT TAU	22/33%	失眠: 11%; PTSD: 50% 失眠: 0%; PTSD: 0%	ISI: 2.15 NM: 0.60 PTSD: 1.76
Germain et al., 2012	创伤 & 噩梦	BBT-I+IRT 哌唑嗪 安慰剂	50/12%	总体睡眠 & NM: 62% 总体睡眠 & NM: 62% 总体睡眠 & NM: 25%	
Harb et al., 2019	创伤 & 噩梦	CBT-I CBT-I+IRT	108/14%		无组间差异
Pigeon et al., 2017	PTSD	CBT-I+CPT 注意力控制治疗+CPT	110/97%	PTSD: 70% PTSD: 43%	PTSD: 0.53
Clarke et al., 2015	青少年抑郁	CBT-I+CBT-D SH+CBT-D	41/63%	失眠: 68%; 抑郁: 84% 失眠: 43%; 抑郁: 67%	无组间差异
Manber et al., 2016	重性抑郁	CBT-I+AD 睡眠卫生教育+AD	150/73%	抑郁: 44% 抑郁: 36%	
Carney et al., 2017	重性抑郁	CBT-I+安慰剂 CBT-I+AD SH+AD	107/68%	失眠: 22%; depression: 39% 失眠: 22%; depression: 39% 失眠: 6%; depression: 41%	每一组的 ES 都较大；没有组间的差异
Pigeon et al., 2012	颈、背、肩/慢性疼痛	CBT-I CBT-P CBT-I+CBT-P 等候名单	21/67%		ISI 的效应量（与等候各单组相比）
Vitiello et al., 2013	Chronic pain/骨关节病	CBT-I+CBT-P CBT-P 教育对照组	367/78%	失眠（response）: 52% 失眠（response）: 52% 失眠（response）: 28%	ISI: 0.48 在疼痛疗效方面无组间差异
Lami et al., 2018	Chronic pain/纤维肌痛	CBT-I+CBT-P CBT-P 医疗常规治疗	126/100%		ES for ISI（vs Waitlist）: CBT-I: 1.64 CBT-P: 0.07　CBT-I/P: 2.99 CBT-I/P 在改善睡眠质量方面具有优越性，并具有"更好"的总体结果

ª 与对照组相比，联合 CBT-I 治疗的效应量，报告为 Cohen's d 效应量。

AD, 抗抑郁药物; BBTI, 短暂行为治疗失眠; CBT-D, 抑郁症认知行为疗法; CBT-I, 失眠的认知行为疗法; CBT-P, 疼痛认知行为疗法; CPT, 认知加工疗法; ES, Cohen's d 效应量; ISI, 失眠严重指数; IRT, 意象排练疗法; NM, 噩梦; PE, 持续暴露疗法; PTSD, 创伤后应激障碍; SH, 睡眠卫生; TAU, 常规治疗。

的小组会话形式进行，样本包括 126 名患有纤维肌痛的女性（ $n = 126$ ）。小组互动时间（前后）观察到睡眠质量的显著差异支持 CBT-I＋CBT-P 联合治疗，这是唯一显示睡眠质量前后显著改善的研究组。在疼痛或情绪结果方面没有观察到组间差异。正如作者总结的那样，接受 CBT-I＋CBT-P 的患者总体临床应答模式最佳，这是对评估 CBT 联合治疗失眠和疼痛疗效的三项研究的公正总结。事实上，在本节关于合并症状的所有数据回顾中，或许可以用类似的方式对其进行总结（表 100.3）。将 CBT-I 与另一种心理 / 行为疗法相结合或序贯使用来解决共病，既可以实现，又可以在有数据的情况下继续保持较高的表面效度。从进行的相对有限的一组随机对照试验来看，联合或序贯方法肯定优于对照条件，并且似乎比针对共病的单独干预产生更好的总体临床结果。因为评估这个问题的数据有限且混杂，目前尚不清楚组合方法或序贯方法是否优于单独的 CBT-I。

使用心理 / 行为失眠疗法来协助停药

大多数失眠障碍患者会在初级保健机构寻求治疗，其中常作为首选且通常是唯一治疗方法的是开具处方催眠药物[58-59]。事实上，现有数据表明催眠药物治疗非常普遍：据估计，仅 1995 年失眠患者在处方催眠药物上的花费就远远超过 2.85 亿美元[60]。2010年，5%～10% 的美国成年人因睡眠问题被开具了超过 1500 万剂次的催眠药物处方，使催眠药物成为成年医学中最常开具的药物之一[61]。在老年人群中，催眠药物的使用率似乎更高：社区研究显示高达14% 的老年人使用催眠药物[62]。尽管对许多患者来说，催眠药物的使用是短期或间歇性的，但相当一部分患者属于较为频繁和长期使用群体。例如，最近的一项研究表明，电子健康记录数据集中确定的 10 000名催眠药物使用者中，约 1/3 的患者使用了整个患者组处方安眠药的 90% 以上。此外，流行病学研究表明，至少 65% 的人至少 1 年持续使用催眠药物，至少 30% 的人至少 5 年使用此类药物[62-63]。尽管许多长期使用催眠药物的患者表达了停药意愿，但他们通常也对自己能否停药表示怀疑。目前的证据表明这样的怀疑是有道理的：在长期使用催眠药物后，减少或停用药物对许多患者来说是一个挑战。事实上，通过自行尝试成功减少或戒除安眠药的情况比较罕见[64]。对自主停药率的最佳估计来自对"最低限度的干预"的研究，例如，医疗服务者向长期用药患者发送个性化信函，建议他们逐步停药。最近一项使用这种最低限度干预的研究发现，2004 年长期使用苯二氮䓬

类药物的人中，只有 14%（285）的使用者在收到此类信件后 3 个月内戒掉了苯二氮䓬类药物的使用[65]。因此，很明显，大多数长期催眠药物使用者在没有某种正式帮助的情况下不太可能实现药物戒断。

为了帮助此类患者，了解哪些因素可能维持催眠依赖非常重要。在这方面，临床和研究观察表明，心理因素在长期使用催眠药物和难以实现催眠戒断方面发挥着核心作用。例如，观察性研究表明，催眠药物使用者认为自己更无法控制自己的睡眠，并且与其他非使用药物的患者相比，他们更坚信自己需要催眠药物[66]。对于这些人来说，有意尝试少服药或不服药入睡会引发焦虑，尤其是在特定的睡眠时间内。对于许多人来说，这种焦虑足以引发中断性睡眠觉醒，从而导致失眠复发或现有失眠障碍状恶化。这些人通常不会将睡眠障碍的加剧归咎于焦虑，而是将其归咎于药物的减少 / 停用，从而恢复使用催眠药物。当然，恢复用药可以减少干扰睡眠的焦虑，进而改善睡眠。患者认为药物治疗非常必要的观念被强化，故恶性循环持续存在[67]。考虑到这些因素，在药物逐渐减少的过程中有效管理患者的焦虑、与睡眠相关的观念，对于干预措施（旨在实现催眠戒断）的成功至关重要。

鉴于这些观察，我们可以合理地预期，CBT-I 能够在帮助催眠药物使用者停药方面发挥作用。具体来说，其认知部分似乎有助于解决上述支持药物依赖的无益的睡眠相关理念，而行为部分似乎有助于帮助患者建立更有效的促进睡眠的行为。此外，一旦催眠药物停止使用，CBT-I 方案可以作为失眠治疗的替补或替代疗法，从而使患者从药物依赖转向自我管理的睡眠方式。事实上，为催眠依赖患者提供有效的替代治疗（如 CBT-I）预计会比单独逐渐减少药物产生更成功的结果。

迄今为止，令人惊讶的是，很少有研究检验 CBT-I是否有助于催眠依赖患者实现催眠戒断，但现有证据表明，这种疗法在这方面可能是一种有用的干预措施。Morin 团队[68]对 76 名苯二氮䓬类安眠药使用者进行了一项随机对照试验，这些使用者都希望停止使用安眠药。该试验中的患者被分配接受为期 10 周的干预，包括单独的 CBT-I、单独的医师监督下逐渐减少药物干预（physician-supervised medication tapering，SMT）或两种干预的组合。CBT-I 干预措施包括标准组成部分，包括刺激控制疗法和睡眠限制（以帮助患者养成促进睡眠的习惯）以及认知疗法（以解决患者与睡眠相关的无益信念）。SMT 在逐渐减量期间提供医生指导支持，并遵循框 100.1 中所示的一系列步骤。所有三种干预措施均显著减少了苯二氮䓬类药物

框 100.1　监督药物减量方案的组成部分

- 从多种催眠药物转为单一催眠药物
- 每周为药物使用设定一个目标
- 每 2 周减少催眠药物剂量 25%
- 逐渐引入无药物的夜晚
- 提前计划无药物的夜晚

Morin CM，Bastien C，Guay B，Radouco-Thomas M，Leblanc J，Vallieres A. Randomized clinical trial of supervised tapering and cognitive behavior therapy to facilitate benzodiazepine discontinuation in older adults with chronic insomnia. Am J Psychiatry. 2004；161（2）：332-342.

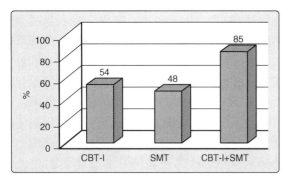

图 100.3　各干预组在治疗结束时停用催眠药物的百分比。所示值为每组催眠药使用者在治疗结束时间点之前停用催眠药物的百分比。CBT-I，失眠的认知行为疗法；CBT-I＋SMT，联合治疗；SMT，监督药物逐渐减量［Data reported by Morin CM，Bastien C，Guay B，Radouco-Thomas M，Leblanc J，Vallieres A. Randomized clinical trial of supervised tapering and cognitive behavior therapy to facilitate benzodiazepine discontinuation in older adults with chronic insomnia. Am J Psychiatry. 2004；161（2）：332-42.］

的使用数量（减少 90%）和频率（减少 80%），其中接受 CBT-I＋SMT 联合干预组表现出最大的改善。图 100.3 显示了每个干预组在 10 周干预结束时实现催眠戒断的比例。可以看出，大多数（85%）接受 CBT-I＋SMT 联合干预的患者在治疗结束时实现了催眠戒断，而 CBT-I 组和 SMT 组中只有 54% 和 48% 的患者实现了催眠戒断。治疗组结束时不再接受药物治疗。接受 CBT-I 的两组患者比单独接受药物减少的患者感受到了更大的主观睡眠改善。PSG 数据显示，从基线到治疗后，在所有三种情况下，N3 阶段和快速眼动（rapid eye movement，REM）睡眠所花费的时间百分比有所增加，N2 阶段和总睡眠时间有所减少。鉴于 CBT-I 包含睡眠限制指令，故治疗后时间点 PSG 总睡眠时间的减少并非不典型。12 个月的随访中，最初苯二氮䓬类药物的减少保持良好，在此期间睡眠改善变得更加明显。

　　尽管这项研究的结果表明，CBT-I 的使用极大地提高了催眠戒断的成果，但另外两项研究的数据却提供了一些不太令人印象深刻的结果。在其中一项研

究中，O'Connor 团队[69] 招募了 86 名希望停止催眠的催眠依赖的患者，以评估 SMT 和针对失眠的心理干预措施。最初的 41 名患者队列仅接受了 SMT 干预，包括常规治疗（仅逐渐减量）及同一诊所的医生咨询。第二组 45 名患者随后被随机分配至 CBT-I＋SMT 组或群体支持（group support，GS）＋SMT 组。尽管意向治疗分析显示 CBT-I 条件略有优势，但在 3 个月的随访中，CBT-I 和 GS 对照获得的结果相当。在第二项研究中，Belleville 团队[70] 将 53 名催眠依赖患者随机分配到为期 8 周的单独 SMT 或与自助 CBT-I（每周邮寄附有治疗说明的小册子）相结合。治疗说明包含面对面 CBT-I 中包含的常见 CBT 组成部分，但本研究中的患者接受不接触治疗师的 CBT-I。这项研究的结果并未显示，与仅接受 SMT 的患者相比，接受 SMT＋自助 CBT-I 的患者催眠药物使用量的减少幅度更大。对于两组来说，每周使用催眠药物的次数从基线时几乎每晚使用减少到治疗后每周少于一次。每晚用药剂量（劳拉西泮剂量当量）从 1.67 mg 降至 0.12 mg。然而，那些接受 SMT＋自助 CBT-I 的人确实比那些单独接受 SMT 的人表现出更大的睡眠改善。SMT＋自助 CBT-I 接受者的睡眠效率提高了 8%，而仅接受 SMT 的人保持在原有水平。此外，SMT＋自助 CBT-I 接受者每晚的总清醒时间减少了 52 min，但仅接受 SMT 的接受者增加了 13 min。Belleville 和 Morin[71] 进行的后续二次分析表明，试验结束时失眠严重程度较低，预示着在 6 个月的随访期内保持不服药的可能性增加。因此，CBT-I 组表现出的更大的睡眠改善似乎转化为更高的长期催眠戒断率。

　　迄今为止，只有一项研究[72] 比较了不同逐渐减量干预措施的短期和长期结果。该报告是 Morin 团队[68] 之前所引用研究的后续调查，并提供了治疗后 3、12 和 24 个月的随访数据，该数据仅针对通过初始 10 周干预实现戒断的原始研究参与者（n＝47）。图 100.4 显示了每个治疗组中参与者在各自治疗结束时停止使用催眠药物并在各个时间点保持戒断的百分比。图 100.4 表明，SMT 和 SMT＋CBT-I 干预措施比单独使用 CBT-I 表现出更好的持续戒断效果，但组合干预措施为其接受者带来了最佳的长期结果。尽管如此，值得注意的是，即使这种治疗也只有略多于一半的患者能够实现长期戒断。此外，在 3 种治疗条件下，重新使用催眠药物的概率都相当大。因此，虽然 SMT 和 CBT-I 的结合产生了最好的短期和长期结果，但即使接受这种"最佳"治疗的患者中，很大一部分似乎也无法戒除使用催眠药物

　　除了治疗后失眠的严重程度之外，尚不清楚哪些

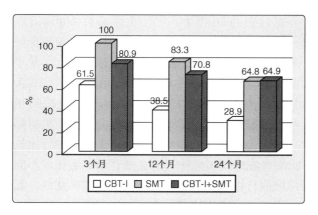

图 100.4　那些在治疗结束时停用催眠药物的人在时间上的戒断率。在每种治疗条件下，在治疗阶段结束时停用催眠药物的催眠药物使用者亚组在不同时间段的持续戒断率。CBT-I，失眠认知行为治疗；CBT-I ＋ SMT，联合治疗；SMT，监督药物逐渐减量［Data shown in figure were reported in Morin CM，Belanger L，Bastien C，Vallieres A. Long-term outcome after discontinuation of benzodiazepines for insomnia：A survival analysis of relapse. Behav Res Ther. 2005；43（1）：1-14.］

其他因素可能导致希望戒断药物的被试中产生相对较高的催眠药物复用率。然而，一种可能的解释与先前试验中使用的逐渐减药的方式相关。尽管逐渐减量是一般方法，但之前的试验仅采用"开放标签"方法，其中患者了解其每晚的药物剂量以及在整个减量过程中何时减少剂量。在这方面，Roehers 团队[13] 已经证明，每晚服用催眠药物来治疗失眠的人，当他们连续 7 晚盲目改用安慰剂时，通常不会出现睡眠恶化的情况。因此，是否知道其在特定夜晚的药物剂量可能是影响催眠戒断的一个因素。

基于这一原理，Edinger 团队[73] 最近完成了一项随机对照试验，研究了 78 名想要戒除催眠药物的患者。在此 RCT 中，被试者首先完成基线测量，然后进行 4 次个人 CBT-I 课程。随后，他们被随机分配到 3 种 20 周的双盲减量方案之一，其中药物剂量要么保持不变（对照），要么每 2 周减少 25% 或 10%。减量期间，所有参与者每 2 周与研究医生联系一次，研究医生提供支持和指导，同时监测药物的停药效应。20 周结束时，盲法被解除，完成两项盲法减量方案之一的参与者进入 3 个月的随访期，而对照组的参与者则在随访结束之前接受了开放式减量方案。

初步分析显示两个盲法减量组的结果没有差异，因此将他们的数据合并并与开放式戒断的对照组数据进行比较。在 20 周的减量期结束时，完成盲法减量的患者中有 92.9% 戒断了催眠药物，而接受开放减量的患者中有 77.3% 在此节点戒除药物。在 3 个月的随访中，72.1% 接受盲法减量的患者没有使用催眠药物，而接受开放减量的患者中只有 52% 没有使用催

眠药物。3 个月随访的其他比较表明，接受盲法戒药的参与者使用安眠药的频率（P ＝ 0.042；效应大小 ＝ 0.62）和剂量（地西泮剂量当量；P ＝ 0.041；效应大小 ＝ 0.53）均较接受开放式戒药的对照组更低。尽管本研究设计的性质排除了关于盲法戒断的明确结论，但结果表明，有必要对盲法和开放式催眠药物戒断进行进一步的直接比较。

总体而言，对单独 CBT-I 或 CBT-I 联合 SMT 对于停用催眠药物的有用性进行测试的研究相对较少，这一点令人费解，因为有大量研究对患有或不患有严重睡眠障碍合并症的患者进行了睡眠干预测试。诚然，这一领域还需要更多的研究。鉴于在催眠停药试验中，较高的初始药物剂量、更严重的失眠障碍状、更大的焦虑和痛苦以及较低的自我效能等因素已被证明是负面预后因素[69, 71-72]，针对这些因素测试更强干预措施的研究似乎是有用的。此外，目前还不清楚所提供的治疗顺序是否会影响结果。例如，CBT-I 和逐渐减量干预是同时向患者提供的，但 Edinger 团队的研究除外[73]，该研究在患者开始减药之前按顺序完成了 CBT-I 治疗。治疗顺序似乎可能对最终的戒断结果产生一些影响。当然，随着我们对催眠药物戒断干预措施的了解加深，未来还需要进行大量研究来解决新的问题。

> **临床要点**
>
> 　　心理 / 行为失眠疗法，特别是 CBT-I，对于既往接触过催眠药物的患者可能有效。此外，还有新的数据探索 CBT-I 和催眠药物的最佳排序，以达到最佳治疗效果。由于心理 / 行为失眠治疗和药物治疗都不是普遍有效的，因此当最初的治疗方式不能产生令人满意的结果时，转换治疗方式可能会更有价值。

总结

　　心理 / 行为失眠疗法，特别是 CBT-I 被广泛推荐作为失眠障碍的一线治疗方法，但药物治疗是迄今为止更常用的方法。单独使用这两种方法都无法为超过 50% ～ 60% 的患者带来具有临床意义的治疗结果。此外，慢性失眠常伴有睡眠中断，需要进行单独治疗。鉴于这些现实情况，对于许多患者来说，治疗慢性失眠的最佳方法可能是结合或依次提供多种干预措施。

　　现有的临床试验数据表明，可以在使用催眠药物的患者中开始 CBT-I。与一些临床预期相反，数据表明催眠暴露不会降低对 CBT-I 和相关行为失眠疗法的

反应性。此外，一些催眠药物使用者在接受 CBT-I 后能够戒除催眠药物，即使他们没有得到正式的催眠药物减量指导。然而，将心理 / 行为治疗与催眠药物相结合以改善结果的努力却取得了好坏参半的结果。看来，在治疗初期使用催眠药物，然后心理 / 行为治疗干预继续进行的情况下将其逐渐停用，可以获得最好的结果。尽管如此，最近的一项试验表明，将行为治疗改为药物治疗或从药物治疗改为行为治疗可能会使一些在初始治疗中未达到最佳效果的患者受益。对于许多患有失眠和合并症的患者来说，有充分的证据表明 CBT-I 可以与针对共病的心理治疗相结合或序贯进行。这些支持数据并没有十分有力，但 CBT-I 与 IRT 联合治疗噩梦、CBT-I 序贯针对 PTSD 症状的心理治疗以及 CBT-I 与针对疼痛障碍的心理治疗结合的益处确实存在。令人惊讶的是，将 CBT-I 与 CBT-D 联合的证据很少，而且就其附加益处而言也没有定论。最后，当需要停止催眠药物时，CBT-I 可能会有所帮助，特别是与（或随后）监督下催眠药物减量计划结合使用时。

在过去的 10 年中，关于失眠心理 / 行为治疗的组合和序贯使用的文献不断增加。如今该领域存在几个未来方向，以实现失眠护理的个性化医疗。几乎所有情况下，无论是解决 CBT-I 和催眠药物、CBT-I 和另一种心理治疗还是 CBT-I 和逐渐减少策略的相关问题，都需要能够容纳多个治疗组的大型随机对照试验。例如，将联合治疗与单独的各个治疗进行比较非常重要。在序贯试验中，有必要让研究组比较不同的治疗序列，以及与单一治疗条件做比较。此外，需要进行规模试验来适应各种表型，如客观正常和短睡眠持续时间的表型[8, 38]以及患有精神和医学合并症的表型，以解决不同的干预组合和序列带来的不同反应。要完成这个未来的研究议程，将需要设计灵活的研究和充足的研究资金。

参考文献和拓展阅读

请扫描书后二维码，获取参考文献和拓展阅读资源。